U0587655

2026 护理学（中级）

核心考点快速记与历年考题同步练

主编 王 冉 曹鸿云

中国健康传媒集团

中国医药科技出版社 ·北京

内 容 提 要

　　本书是依据最新的护理学（中级）考试大纲编写而成。其中，"统领全局"帮助大家指明复习方向，掌握和熟练掌握的内容应是考生重点复习的内容；"浪里淘沙"中的内容是在分析往年考试的基础上提炼出来的核心考点，是考生要重点掌握的内容；"锦囊妙记"为考生列出了法宝级的内容，极大地减轻了复习负担；"小试身手"里面的考题用来自测，检验复习效果，并且可以加强对知识点的记忆。本书适合所有参加主管护师技术资格考试的考生使用。

图书在版编目（CIP）数据

2026 护理学（中级）核心考点快速记与历年考题同步练 / 王冉，曹鸿云主编 . -- 北京：中国医药科技出版社，2025.7. --（全国护士（师）资格考试核心考点快速记与历年考题同步练系列）. -- ISBN 978-7-5214-5342-3

Ⅰ. R47

中国国家版本馆 CIP 数据核字第 2025KC2217 号

美术编辑　　陈君杞
版式设计　　张　璐

出版　**中国健康传媒集团** | 中国医药科技出版社
地址　北京市海淀区文慧园北路甲 22 号
邮编　100082
电话　发行：010-62227427　邮购：010-62236938
网址　www.cmstp.com
规格　880 × 1230mm ¹/₁₆
印张　51 ¹/₄
字数　2529 千字
版次　2025 年 7 月第 1 版
印次　2025 年 7 月第 1 次印刷
印刷　大厂回族自治县彩虹印刷有限公司
经销　全国各地新华书店
书号　ISBN 978-7-5214-5342-3
定价　**128.00 元**

版权所有　盗版必究
举报电话：010-62228771
本社图书如存在印装质量问题请与本社联系调换

获取新书信息、投稿、为图书纠错，请扫码联系我们。

编委会

主　编　王　冉　曹鸿云

副主编　喻惠丹

编　委（以姓氏笔画为序）

王　娜　　王　辉　　王海涛　　成晓霞　　余立平

沈正军　　张立君　　范湘鸿　　罗先武　　罗艳萍

孟小丽　　郭梦安　　曹鸿云　　喻惠丹　　程明文

焦平丽　　路　兰　　蔡秋霞　　谭初花　　谭青兰

熊永芳　　魏秀丽

前　言

"打开课本，两眼发呆，最后知道要背得我眼泪掉下来；家人告诉我，一定要考过。"

"考试不是你想过，想过就能过。"

……

一首改编的流行歌曲唱出了广大考生的心声。对于大多数考生而言，考试复习是苦闷的，有太多的内容要去复习，但又不知道如何复习。有没有一本富有亲和力的考试复习书，能为考生指明复习方向？有没有一本考试复习书，能在考前为考生缩小包围圈，让复习变得有的放矢？

这就是编者编写此书的初衷。编者多年从事主管护师技术资格考试培训工作，非常熟悉主管护师技术资格考试命题规律。编者根据历年考试情况，为考生指明了可能的命题点，让考生快乐复习，轻松应试，顺利过关。

"统领全局"帮助考生指明复习方向，考生可根据考试大纲中对相关知识的考核要求，合理分配复习时间，了解的内容记住即可，掌握的内容要求考生在理解的基础上记忆，熟练掌握的内容要求考生在理解的基础上灵活应用，其中掌握和熟练掌握的内容应是考生重点复习的内容。"浪里淘沙"中的内容是在分析往年考试的基础上提炼出来的核心考点，是考生要重点掌握的内容；"锦囊妙记"为考生列出了法宝级的内容，极大地减轻了复习负担；"小试身手"里面的考题可供考生自测，检验复习效果，并且有加强记忆的功效。

本书在编写过程中得到了各位编委和编辑的大力支持，在此一并表示感谢。

考生在翻开书本的同时别忘了登录新浪微博"武汉武哥"，那是我们共同的交流群精神家园，在那里编者为考生释疑解惑；考生不是孤军奋战，公众号（天使助力）是大家的复习乐园！

免费赠送数字资源（10月份左右上线），获取方式见封底。

编　者

目 录

第一篇 内科护理学

第二篇　外科护理学

第三篇　妇产科护理学

第四篇　儿科护理学

第五篇 医院感染护理学

第六篇　护理健康教育学

第七篇　护理管理学

第八篇 社区护理学

第九篇　中医护理学

第一篇　内科护理学

第一章 呼吸系统疾病病人的护理

第一节 概 述

统领全局—考试大纲

1. 熟练掌握呼吸系统的解剖结构与功能。
2. 熟练掌握呼吸系统病人的症状评估。

浪里淘沙—核心考点

一、呼吸系统的解剖结构与功能

(一) 呼吸道

以**环状软骨**为界，呼吸道分为上、下呼吸道。

小试身手 1.上呼吸道与下呼吸道的分界是

A. 咽部　　　　　　　　　　B. 鼻腔　　　　　　　　　　　C. 甲状软骨

D. 气管隆突处　　　　　　　E. 环状软骨

1. 上呼吸道　由鼻、咽、喉组成，主要作用是对吸入气体加温、湿化和净化；**环甲膜在声带下方，是喉梗阻时的穿刺部位。**

小试身手 2.下列关于呼吸系统解剖生理，说法正确的是

A. 呼吸道以甲状软骨为界，分为上、下呼吸道

B. 上呼吸道包括鼻、咽、喉、气管，主要功能是换气

C. 气管在剑突分为左、右两主支气管

D. 右主支气管粗、短而陡直

E. 异物易进入左肺

2. 下呼吸道　起自气管，止于呼吸性细支气管末端，包括气管、支气管、细支气管和肺实质。气管逐级分支到肺泡，共23级，构成气管-支气管树状结构。黏液纤毛运载系统和咳嗽反射是下呼吸道的重要防御机制。

3. 肺和肺泡　左右肺位于纵隔两侧，上端是肺尖，下端是肺底。肺由数亿个肺泡组成，**肺泡是进行气体交换的主要场所**，通过气血屏障进行。

(二) 胸膜和胸膜腔

胸膜腔是由脏层胸膜和壁层胸膜构成的潜在密闭腔隙，**内含少量浆液起润滑作用**。正常人**胸腔内压为负压**，吸气时负压增大。胸内负压可使肺处于扩张状态，同时促进静脉血液及淋巴液回流。

(三) 肺的血液循环

肺接受肺循环、支气管循环双重血液供应。肺循环由肺动脉—肺毛细血管—肺静脉组成，为功能血管，进行气体交换。支气管循环由支气管动脉和静脉组成，为营养血管。

(四) 肺的通气和换气功能

机体与外环境之间的气体交换称为呼吸。呼吸系统主要生理功能是吸入O_2，排出CO_2。

1. 肺通气　使气体有效地进入或排出肺泡称为肺通气。反映肺通气功能的指标：

(1) 潮气量 (V_T)：指平静呼吸时每次吸入或呼出呼吸道的气量。**正常情况下成人潮气量为400~500ml**。

(2) 每分通气量 (MV或V_E)：指静息状态下每分钟吸入或呼出呼吸道的总气量。MV=潮气量 (V_T) ×呼吸频率 (f)，正常情况下成人每分通气量为6~8L。

(3) 肺泡通气量 (V_A)：是指吸气时进入肺泡进行气体交换的气量。V_A=(V_T-V_D) ×f。生理无效腔 (V_D) 是解剖无效腔与肺泡无效腔之和。

(4) 最大通气量：以最快速度和尽可能深的幅度呼吸时的每分通气量。如比预计值降低20%以上为异常。

小试身手 3.正常成人潮气量450ml，呼吸频率14次/分，解剖无效死腔150ml，则其肺泡通气量约为

A. 3000ml　　　　B. 2100ml　　　　C. 3500ml　　　　D. 6300ml　　　　E. 4200ml

2. 肺换气　指肺泡和血液之间进行气体交换。肺换气是呼吸膜以弥散方式进行。

(五) 呼吸运动调节

1. 呼吸中枢　**呼吸中枢位于延髓。**

2. 呼吸运动的化学调节　是指动脉血或脑脊液中O_2、CO_2和H^+对呼吸的调节。

(1) O_2：正常情况下，外周化学感受器对缺氧不敏感，**当PaO_2<60mmHg，缺氧对外周化学感受器产生刺激作用，呼吸加深加快。**

（2）CO_2：CO_2 是通过中枢和外周化学感受器的刺激作用而调节呼吸。

二、呼吸系统疾病病人的症状评估

1. 咳嗽与咳痰　**咳嗽是呼吸系统疾病常见症状之一**。咳嗽、咳痰见于：①**呼吸道疾病：以病毒、细菌感染最常见**，如慢性支气管炎、肺炎等；②胸膜疾病：如胸膜炎、自发性气胸等；③理化因素刺激：吸入刺激性气体、灰尘、冷空气等。

2. 咯血　是指喉以下呼吸道和肺部疾病出血经口咳出者。支气管扩张、支气管肺癌、肺结核、肺炎、慢性支气管炎、肺脓肿等可出现咯血。**40岁以上、有长期大量吸烟史者咯血高度警惕支气管肺癌**，青壮年咯血常见于肺结核、支气管扩张等。

3. 肺源性呼吸困难　呼吸困难是指病人主观感觉空气不足、呼吸吃力，客观表现为呼吸用力，呼吸频率、节律与深度异常。肺源性呼吸困难是由呼吸系统疾病引起肺通气和（或）肺换气功能障碍，导致缺氧和（或）二氧化碳潴留。肺源性呼吸困难分为：①**吸气性呼吸困难**：吸气困难，吸气时间延长，**出现"三凹征"，见于喉头水肿、气管异物、肿瘤等**引起的上呼吸道梗阻；②**呼气性呼吸困难**：呼气费力，呼气时间延长，**见于支气管哮喘、慢性喘息型支气管炎、COPD**等；③混合性呼吸困难：吸气与呼气均费力，由肺组织广泛病变，呼吸面积减少，影响换气功能引起。

> 锦囊妙记：吸气性呼吸困难主要见于上呼吸道梗阻性疾病，如喉头水肿、喉头痉挛，导致气体吸入困难；呼气性呼吸困难主要见于下呼吸道痉挛或肺泡弹性下降，导致气体排出不畅，如支气管哮喘、慢性阻塞性肺疾病（COPD）（简称慢阻肺）等。

小试身手 4.吸气性呼吸困难常见于

A.胸膜病变　　　　B.肺血管病变　　　　C.肺组织病变　　　　D.支气管病变　　　　E.上呼吸道病变

小试身手 5.发作性呼气性呼吸困难可见于下列哪个疾病

A.肺气肿　　　　B.COPD　　　　C.胸膜粘连　　　　D.支气管哮喘　　　　E.支气管扩张

第二节　急性呼吸道感染

统领全局—考试大纲

1. 掌握急性上呼吸道感染、急性气管-支气管炎的病因和发病机制。
2. 熟练掌握急性上呼吸道感染、急性气管-支气管炎的临床表现与护理措施。

浪里淘沙—核心考点

一、急性上呼吸道感染

急性上呼吸道感染是由细菌或病毒引起的鼻腔和（或）咽喉部的急性炎症。

（一）病因及发病机制

70%~80%是由病毒引起。常见的病毒包括流感病毒、副流感病毒、呼吸道合胞病毒、腺病毒、鼻病毒和柯萨奇病毒等。个体受凉、淋雨、疲劳时，机体防御功能下降，病原体迅速繁殖引起感染。

小试身手 6.急性上呼吸道感染的主要病原体是

A.肺炎链球菌　　　　B.病毒　　　　C.溶血性链球菌　　　　D.流感嗜血杆菌　　　　E.支原体

（二）临床表现

1. 普通感冒　成人多由鼻病毒、副流感病毒引起，潜伏期1~3天。初期咽喉发干、喉痒，继而打喷嚏、鼻塞、流涕，鼻涕起始为清水样，2~3天后变稠，伴咽痛。部分病人流泪、呼吸困难、声嘶、干咳或咳少量黏液痰。轻者畏寒或头痛，食欲下降，便秘或腹泻，鼻和咽部黏膜充血水肿。如无并发症1周左右痊愈。

2. **细菌性咽、扁桃体炎**　**多由溶血性链球菌引起**。起病急，咽痛、发热、畏寒，体温39℃以上，体检见咽部充血，扁桃体充血肿大，表面见黄色点状渗出物，颌下淋巴结肿大，压痛。

3. 病毒性咽、喉炎和支气管炎

（1）**急性病毒性咽炎**：咽部发痒、烧灼感，轻度疼痛。体检见咽部充血、水肿，颌下淋巴结肿大，压痛，腺病毒感染出现眼结膜炎。

（2）**急性病毒性喉炎**：声音嘶哑、说话困难、咳嗽时疼痛，伴发热、咽炎和咳嗽。体检见喉部充血水肿，局部淋巴结肿大，压痛，闻及喘鸣音。

（3）急性病毒性支气管炎：咳嗽、无痰或有少量黏痰，伴发热、乏力、声嘶，体检闻及干湿啰音。

（三）护理措施

1. 隔离　呼吸道隔离，避免交叉感染，室内经常通风。
2. 休息　适当休息，避免劳累。
3. 对症护理　嘱咐病人多饮水，维持水、电解质平衡。**高热时物理降温，做好口腔护理，咽痛、声嘶时雾化吸入**。
4. 并发症护理　观察病人是否出现中耳炎的症状，如**耳痛、耳鸣、听力减退、外耳道流脓**等；如病人发热、头痛加重，伴脓涕，鼻窦压痛考虑为鼻窦炎，要及时处理。

5. 药物护理　使用金刚烷胺、吗啉胍、阿糖胞苷等控制病毒感染。利福平对流感病毒有效。选用青霉素、红霉素等抗菌药物控制细菌感染。

6. 健康教育　居室经常通风换气，积极参加体育锻炼，增强抵抗能力。避免淋雨、受凉、劳累等诱因，流行季节少去人多的公共场所。

二、急性气管-支气管炎

急性气管-支气管炎是由各种原因引起的气管-支气管黏膜急性广泛性炎症。

（一）病因及发病机制

1. 感染　**病毒或细菌感染**是本病**最常见的原因**。
2. 理化因素　气候寒冷、粉尘、吸入刺激性气体或烟雾等。
3. 过敏反应　花粉、有机粉尘、真菌孢子等为常见的过敏原。

感染是最主要的病因，过度劳累、受凉是常见诱因。

（二）临床表现

1. 全身症状　发热，全身不适。体温3~5天内恢复正常，咳嗽、咳痰持续2~3周。
2. 局部症状　咳嗽、咳痰，起始为频繁干咳，咳黏液痰，伴胸骨后不适，2~3天后痰液转为黏液脓性；偶见痰中带血。如伴支气管痉挛，出现气急和喘鸣。
3. 体征　听诊肺部闻及干、湿啰音，胸部X线检查正常或见肺纹理增粗，白细胞数升高提示细菌感染。痰涂片或培养找到致病菌。

（三）辅助检查

病毒感染时血白细胞计数多正常；细菌感染时白细胞计数和中性粒细胞比例升高。痰涂片或培养找到致病菌。X线胸片多无异常或肺纹理增粗。

（四）治疗原则

控制感染、止咳、祛痰和平喘。

1. 一般治疗　注意休息，室内经常通风，避免受凉，进高热量饮食，多饮水。
2. 抗菌治疗　选择青霉素、头孢菌素、大环内酯类、喹诺酮类控制细菌感染或**根据细菌培养和药物敏感试验结果选择抗生素**。
3. 对症治疗　发热、头痛者选择解热镇痛药；咳嗽无痰者选用右美沙芬、喷托维林（咳必清）或可待因等止咳药；**痰液黏稠不易咳出者，选择盐酸氨溴索**、溴己新（必嗽平）等祛痰药，也可**雾化吸入祛痰**；选择平喘药，如茶碱类、β_2受体激动剂等缓解支气管痉挛。

小试身手　7. 关于急性支气管炎的治疗原则，**错误**的是

A. 控制感染　　　　　　　　　B. 止咳、化痰、平喘　　　　　　　C. 常口服祛痰剂以止咳祛痰
D. 可行超声雾化吸入　　　　　E. 使用镇咳剂

（五）护理措施

1. 环境　环境整洁、舒适，室内空气新鲜，每天通风2次，每次15~30分钟，避免吹对流风，以免着凉。病室温度为18~22℃，湿度为50%~60%。
2. 病情观察　观察体温及咳嗽、咳痰情况，注意有无胸闷、气促，详细记录痰液颜色、性质、量和气味。指导病人正确留取痰液标本并及时送检。
3. 促进有效排痰　指导病人有效咳嗽、排痰。**痰液黏稠不易咳出时遵医嘱雾化吸入**。

小试身手　8. 患者，女，18岁，诊断为"急性支气管炎"3天，咳嗽、咳痰加重，评估患者痰液黏稠，患者自己难以咳出，清理患者呼吸道首先应选用的方法是

A. 继续鼓励患者咳嗽排痰　　　B. 少量多次饮水　　　　　　　　　C. 体位引流
D. 超声雾化吸入　　　　　　　E. 负压吸痰

4. 饮食护理　给予**高蛋白、高热量、高维生素**清淡易消化饮食，避免油腻、辛辣刺激性食物。如病情允许，鼓励病人每天饮水1500ml以上，以稀释痰液，促进痰液排出。
5. 用药护理　遵医嘱给予祛痰、止咳、解痉、平喘药和抗生素，观察药物疗效和不良反应。
6. 避免诱因　注意保暖，避免尘埃、烟雾吸入，避免疲劳。发热期间卧床休息。
7. 健康指导　指导病人加强锻炼，增强体质，预防感冒，戒烟，改善劳动与生活环境，避免接触或吸入过敏原。

小试身手　9. 某患者3日前频繁干咳，伴胸骨后不适，夜间加剧；现黄色黏痰不易咳出，痰中带血，根据病情你认为该患者存在的主要护理问题是什么

A. 体温升高　与气管、支气管感染有关　　　　　　　　　B. 清理呼吸道无效　与痰液黏稠有关
C. 低效型呼吸形态　与频繁咳嗽有关　　　　　　　　　　D. 气体交换受损　与肺功能障碍有关
E. 知识缺乏

第三节 慢性支气管炎、慢性阻塞性肺气肿

统领全局—考试大纲

1. 了解慢性支气管炎、慢性阻塞性肺气肿的病因和发病机制。
2. 熟练掌握慢性支气管炎、慢性阻塞性肺气肿的临床表现。
3. 掌握慢性支气管炎、慢性阻塞性肺气肿的辅助检查和治疗要点。
4. 熟练掌握慢性支气管炎、慢性阻塞性肺气肿的护理措施。

浪里淘沙—核心考点

一、慢性支气管炎

慢性支气管炎（简称慢支）是指气管、支气管黏膜及其周围组织的慢性非特异性炎症。

（一）病因及发病机制

1. 大气污染 吸入二氧化硫、二氧化氮、氯气、臭氧等刺激性烟雾和气体。
2. 感染 长期、反复感染是慢性支气管炎发生发展的重要因素之一，也是本病急性发作的重要原因。
3. 吸烟 吸烟与慢性支气管炎的发生密切相关。
4. 理化因素 刺激性烟雾、粉尘、工业废气和室内空气污染等。
5. 气候 寒冷是慢性支气管炎发作的诱因。
6. 过敏因素 吸入尘埃、尘螨、细菌、真菌、花粉及化学气体等可引起喘息型支气管炎。
7. 内在因素 自主神经功能紊乱、局部防御功能下降和遗传因素。

（二）临床表现

本病主要表现为慢性反复发作的咳嗽、咳痰或伴喘息，随病情进展并发慢性阻塞性肺气肿和慢性肺源性心脏病。

> 锦囊妙记：呼吸系统疾病的演变过程为慢支→慢阻肺→肺心病→肺性脑病。前一个疾病为后一个疾病的主要病因。

1. 症状 主要症状为咳嗽、咳痰或伴喘息。
（1）咳嗽、咳痰：初期仅在寒冷季节出现，重症病人可四季发作，冬春季节加重，早晚咳嗽明显。痰液多为白色黏痰，细菌感染时咳脓痰，如咳嗽剧烈，支气管黏膜微血管破裂则咳血痰。夜间或清晨痰量较多。
（2）喘息：由支气管痉挛、支气管黏膜水肿、管壁增厚和痰液阻塞引起。
2. 体征 早期多无异常体征，急性期肺底闻及散在干湿啰音，咳嗽、咳痰后啰音消失。喘息型病人呼气延长，伴哮鸣音。
3. 分期 ①急性发作期：指1周内咳、痰、喘任何一项症状明显加剧；②慢性迁延期：指咳、痰、喘症状持续1个月以上；③临床缓解期：经治疗或自然缓解，症状基本消失或偶尔轻微咳少量痰液，持续2个月以上。
4. 分型 分单纯型和喘息型，单纯型仅有咳嗽和咳痰；喘息型除咳嗽、咳痰外，伴有喘息和哮鸣音。

小试身手 10. 慢性支气管炎的临床分型包括
A. 单纯型、喘息型　　　　　　　　B. 单纯型、喘息型、混合型　　　　　C. 单纯型、迁延型
D. 迁延型、反复发作型　　　　　　E. 单纯型、迁延型、反复发作型

根据咳嗽、咳痰或伴喘息，每年发病持续3个月，连续2年或以上，并排除其他心肺疾患（如肺结核、肺尘埃沉着症、支气管哮喘、支气管扩张、心功能不全等）者，即可做出诊断。

（三）辅助检查

1. 血液检查 急性发作期白细胞计数和中性粒细胞比例升高。
2. 痰培养 了解致病菌种类。
3. X线检查 肺纹理增多及紊乱。

（四）治疗原则

1. 急性发作期 以控制感染为主，适当使用祛痰、解痉、平喘和镇咳药物。
（1）控制感染：急性发作期选择青霉素、红霉素、头孢菌素类及喹诺酮类控制感染。单独使用窄谱抗生素时，避免使用广谱抗生素，以免发生二重感染或细菌耐药。如从痰液中培养出耐药菌株，应参照药物敏感试验结果选择抗生素。7~10天为1个疗程。

小试身手 11. 慢性支气管炎急性发作患者首要的治疗是
A. 镇咳　　　　　　B. 祛痰　　　　　　C. 平喘　　　　　　D. 抗感染　　　　　　E. 抗过敏

（2）镇咳、祛痰、平喘：使用抗生素的同时可使用镇咳、祛痰药。对年老体弱、咳嗽无力及痰液较多者以祛痰为主。喘息型病人使用支气管扩张剂平喘。严重剧烈干咳者可使用镇咳剂。
（3）肾上腺皮质激素：慢性喘息型支气管炎使用支气管扩张剂后呼吸道阻塞未缓解或反复发作，使用肾上腺皮质激素。
（4）雾化吸入：稀释气管内痰液。痰液黏稠者加糜蛋白酶雾化吸入，促进排痰。

2.缓解期治疗　增强体质，提高机体抵抗力，避免诱发因素。

（五）护理措施

1.避免诱因　指导吸烟者戒烟，治疗鼻窦炎等易诱发因素。

2.病情观察　观察咳嗽、咳痰情况，如痰液颜色、量等，正确采集痰标本送检。

3.协助排痰　协助年老体弱及卧床病人翻身拍背，指导其深呼吸。痰液黏稠时雾化吸入稀释痰液。

4.协助治疗　急性发作期遵医嘱使用抗生素及平喘祛痰药。

5.饮食护理　给予高蛋白、高维生素清淡食物，嘱病人多饮水，促进痰液排出。

6.健康指导　指导病人戒烟，避免诱发因素，加强体育锻炼，增强机体抵抗力，控制呼吸道感染。

二、慢性阻塞性肺气肿

慢性阻塞性肺气肿是指终末支气管远端气腔扩张、过度充气，肺组织弹性回缩力下降。

（一）病因及发病机制

最常见的病因是慢性支气管炎。其次是吸烟、感染、空气污染等。

小试身手　12.慢性阻塞性肺气肿最常见的病因是

A.肺纤维化　　　　B.支气管哮喘　　　　C.支气管扩张　　　　D.肺尘埃沉着症　　　　E.慢性支气管炎

（二）临床表现

1.症状

（1）**呼吸困难**：早期劳动时出现呼吸困难，**以后逐渐加重**，严重者休息时也出现明显呼吸困难（亲：阻塞性肺气肿的典型表现就是逐渐加重的呼吸困难）。

（2）咳嗽、咳痰：由慢性支气管炎引起的肺气肿，咳声低沉无力，痰量增加，反复咳脓痰。

（3）呼吸衰竭：天气骤变引起慢支急性发作时，支气管分泌物增多，通气功能障碍加重，胸闷、气短。严重时出现呼吸衰竭，如发绀、头痛、嗜睡、意识障碍。

小试身手　13.慢性阻塞性肺气肿最突出的症状是

A.长期反复咳嗽　　　　　　　B.反复咳脓性痰　　　　　　　C.间歇少量咯血

D.逐渐加重的呼吸困难　　　　E.活动后气喘

2.体征　早期仅有慢性支气管炎体征。典型肺气肿病人呈**桶状胸**；呼吸运动减弱，两侧触觉语颤降低，**叩诊呈过清音**，肺下界及肝浊音界下移，心浊音界缩小，肺移动度减小，**两肺肺泡呼吸音减弱，呼气延长，可闻及干湿啰音**。病人呼吸费力，两肩高耸，辅助呼吸肌参与呼吸。

3.并发症

（1）**自发性气胸**：合并肺大疱者在剧烈咳嗽或屏气时，肺泡内压力增加，肺大疱破裂发生自发性气胸。如病人突发呼吸困难，剧烈胸痛、发绀，听诊患侧肺呼吸音减弱或消失，叩诊呈鼓音，考虑为气胸。

（2）肺部急性感染：病人畏寒、发热、呼吸困难、咳嗽、咳痰加重。

（3）其他：肺源性心脏病、呼吸衰竭等。

（三）辅助检查

1.肺功能检查　是判断气流受限的主要指标，对COPD的诊断、严重度评价、疾病进展、预后及治疗反应均有重要意义。

（1）第一秒用力呼气容积占用力肺活量的比值（FEV_1/FVC）是评价气流受限的敏感指标；第一秒用力呼气容积占预计值百分比（FEV_1%预计值）是评估COPD严重程度的敏感指标。

（2）肺总量（TLC）、功能残气量（FRC）和残气量（RV）增加，残气量/肺总量>40%，肺活量（VC）降低，提示肺过度充气。

小试身手　14.患者，男，70岁。有吸烟史30年，反复咳嗽、咳痰30年，伴有活动后气促，肺功能检查FEV_1/FVC为60%，FEV_1为50%，该患者最可能的诊断是

A.肺癌　　　　　　　　　　　B.支气管哮喘　　　　　　　　　C.支气管扩张

D.慢性阻塞性肺疾病　　　　　E.慢性支气管炎

2.X线　早期无异常，反复发作者两肺纹理增粗、紊乱，胸廓扩张，肋间隙增宽，肋骨平行，活动减弱，膈低平，两肺野透亮度增加，见局限性肺大疱。

3.动脉血气分析　可判断低氧血症、高碳酸血症、酸碱平衡失调及呼吸衰竭类型。早期无异常，后期出现PaO_2降低，$PaCO_2$升高及失代偿性呼吸性酸中毒，pH降低。

（四）治疗原则

治疗原则为：①戒烟、避免刺激性气体吸入；②解除呼吸道阻塞因素，保持气道通畅；③合理氧疗，纠正低氧血症；④控制咳嗽和咳痰，控制感染，防治并发症；⑤改善营养状况，训练呼吸功能。

1.急性加重期治疗

（1）控制感染：根据病原菌种类和痰培养药物敏感试验结果**选择抗生素治疗控制感染**。常用药物有大环内酯类（如红霉素、罗红霉素）、喹诺酮类（如左氧氟沙星、莫西沙星）、头孢菌素类（如头孢呋辛、头孢唑肟）等。

（2）祛痰、解痉、平喘：常用茶碱类，如氨茶碱、茶碱控释片；β_2肾上腺素受体激动剂，如沙丁胺醇气雾剂、特布他林气雾

剂；抗胆碱药，如异丙托溴铵气雾剂等。

（3）合理给氧：根据血气分析结果调节给氧浓度。

（4）营养支持：对营养状况差、进食少者给予静脉滴注复方氨基酸、脂肪乳等。

（5）糖皮质激素：重症病人使用糖皮质激素。

2. 稳定期治疗

（1）避免接触诱发因素：避免粉尘、刺激性气体和烟雾吸入，避免接触过敏原，戒烟。

（2）祛痰：痰液黏稠不易咳出者用盐酸氨溴索、溴己新（必嗽平）祛痰，或雾化吸入祛痰。对年老体弱、痰量较大者以祛痰为主，避免使用可待因等强镇咳剂。

（3）解痉平喘：同急性期治疗。

（4）家庭氧疗：鼻导管吸氧，流量为1~2L/分，每天吸15小时以上，使病人在海平面静息状态下，$PaO_2 \geq 7.98kPa$（60mmHg）和（或）使SaO_2升至90%以上。

小试身手 15. 关于COPD氧疗的描述，**错误**的是

A. 给予氧疗，使氧分压>60mmHg　　　　　　B. COPD氧疗应低流量

C. 缓解期COPD病人PaO_2<55mmHg可长期氧疗　　D. COPD病人氧疗应当高流量吸入

E. 长期氧疗可改善COPD伴慢性呼吸衰竭

（5）营养支持，训练呼吸功能，增强体质。

（五）护理措施

1. 休息与活动　急性期卧床休息，协助病人取舒适体位，晚期病人身体前倾，使辅助呼吸肌参与呼吸；稳定期适当活动，但应量力而行、循序渐进，以病人不感疲劳为宜。

2. 用药护理　遵医嘱给药，指导病人学会使用支气管解痉剂。

3. 病情观察　观察呼吸频率、节律、深度和呼吸困难程度。监测生命体征，观察缺氧及二氧化碳潴留情况。监测是否并发自发性气胸，一旦发生张力性气胸及时排气减压。监测动脉血气分析、电解质酸碱平衡情况。

4. 饮食护理　给予高蛋白、高维生素、高热量、清淡易消化饮食，高碳酸血症者应适当控制碳水化合物摄入，以免加重二氧化碳潴留。便秘者进食高纤维素蔬菜水果，保持大便通畅，避免用力排便。如病情允许鼓励病人每天饮水1500ml以上。

5. 保持气道通畅　及时清除呼吸道分泌物，保持气道通畅。

（1）深呼吸和有效咳嗽、咳痰：适用于神志清醒且能咳嗽的病人。指导病人深呼吸和有效咳嗽、咳痰，保证气道通畅，防止肺不张。

（2）胸部叩击与胸壁震荡：适用于久病体弱、长期卧床、排痰无力者。操作方法：①叩击时避开乳房、心脏和骨隆突部位，避开拉链、纽扣等硬物。②操作手法：胸部叩击时病人取侧卧位，叩击者右手手指指腹并拢，使掌侧呈杯状，以手腕力量，由肺底自下而上、由外向内叩击，每一肺叶叩击1~3分钟，120~180次/分。③操作力量以病人不感疼痛为宜，每次叩击、震荡时间为5~15分钟，餐后2小时至餐前30分钟完成，操作时注意观察病人反应。④操作后协助病人排痰；做好口腔护理，祛除痰液气味；观察痰液情况，观察肺部呼吸音及啰音变化。

小试身手（16~18题共用题干）

患者，男性，75岁，诊断为慢性阻塞性肺气肿10年，入院时咳嗽咳痰，伴喘息，呼吸困难，T 38.5℃，P 100次/分，R 26次/分。血气分析提示PaO_2 40mmHg，$PaCO_2$ 60mmHg，pH 6.1；SaO_2 90%。

16. 为该患者体检时**不可能**出现下列哪项体征

A. 呼吸运动增强　　B. 两侧语颤减轻　　C. 可闻及干湿啰音　　D. 心浊音界缩小　　E. 两肺肺泡呼吸音减弱

17. 为该患者的给氧方式和给氧流量分别为

A. 间断鼻导管给氧，氧流量2~3L/min　　　　　B. 间断面罩给氧，氧流量4~6L/min

C. 持续鼻导管给氧，氧流量1~2L/min　　　　　D. 持续鼻导管给氧，氧流量2~3L/min

E. 持续鼻导管给氧，氧流量4~5L/min

18. 下列关于胸部叩击排痰的方法，正确的是

A. 自上而下，由内向外　　　B. 直接叩击病变部位的皮肤　　　C. 叩击者手指伸平，以手腕力量叩击

D. 每一肺叶叩击5分钟以上　　E. 每一肺叶叩击频率120~180次/分

（3）湿化和雾化疗法：适用于痰液黏稠而不易咳出者。注意事项：①湿化时间：不宜过长，一般以10~20分钟为宜。②避免湿化过度引起窒息。③控制湿化温度：湿化温度为35~37℃。④防止感染：严格无菌操作，做好口腔护理。⑤观察药物作用及不良反应，激素类药物吸入后应漱口，防止口腔真菌感染。

（4）机械吸痰：适用于痰液黏稠且无力咳出、意识不清或排痰困难者。每次吸痰时间不超过15秒，两次抽吸间隔3分钟以上。在吸痰前、中、后提高氧浓度，避免吸痰过程中出现低氧血症。

锦囊妙记：不同情况下首选的排痰措施总结如下：

意识清醒、痰液黏稠：雾化吸入、稀释痰液；　长期卧床、久病无力：胸部叩击、拍背；

意识不清、咳痰无力：机械吸痰；　意识清醒、咳嗽有利：深呼吸、有效咳嗽。

6.氧疗护理　低氧血症伴CO_2潴留者，通过鼻导管**持续低流量吸氧**，氧流量为1~2L、**浓度为25%~29%**。

7.呼吸功能锻炼　适用于稳定期病人，进行腹式呼吸和缩唇呼气训练。

（1）**缩唇呼气**：用鼻吸气用口呼气，呼气时口唇缩成吹口哨状，缓慢呼气，同时收缩腹部。吸与呼时间比为**1：2或1：3**。

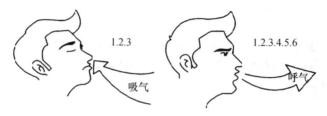

图1-1-1　缩唇呼吸示意图

小试身手 19.患者，男，66岁，患慢性阻塞性肺疾病多年，护士在指导进行呼吸训练时，吸气与呼气时间比最好为

A.吸气：呼气1：2　　　　　　　B.吸气：呼气1：1　　　　　　　C.吸气：呼气1.5：1

D.吸气：呼气2：1　　　　　　　E.吸气：呼气2.5：1

（2）**腹式呼吸**：取立位（体弱者可半卧位或坐位），左右手分别放在腹部和胸前静息呼吸。**吸气用鼻、腹部抬起**，胸部不动；**呼气时用口呼出**，腹部回缩，胸廓保持最小活动幅度，**缓慢呼深吸**，增加肺泡通气量。

小试身手 20.护士指导慢性阻塞性肺气肿患者进行腹式呼吸锻炼，**错误**的是

A.吸气时腹部尽力挺出　　　　　B.呼气时腹部尽力收缩　　　　　C.胸廓随呼吸大幅度活动

D.鼻吸口呼　　　　　　　　　　E.深吸慢呼

8.健康指导　指导病人急性期卧床休息，稳定期开始运动锻炼。指导病人摄入足够热量、蛋白质、维生素、纤维素和水分，肺功能差、严重低氧血症者应吸氧。**用鼻导管吸氧，流量为1~2L/min，每天吸氧15小时以上**。家庭用氧的注意事项：①氧导管**每天更换**；②**夜间睡眠时氧疗不可暂停**；③嘱病人**不可随意调高氧流量**；④氧疗装置定期更换、清洁、消毒。指导病人遵医嘱用药，指导病人监测病情变化，**一旦出现明显呼吸困难、剧烈胸痛、畏寒、发热、咳嗽加重，警惕自发性气胸**、肺部感染等并发症。

第四节　支气管哮喘

统领全局—考试大纲

1.了解支气管哮喘的病因及发病机制。
2.熟练掌握支气管哮喘的临床表现。
3.了解支气管哮喘的辅助检查。
4.掌握支气管哮喘的治疗要点。
5.熟练掌握支气管哮喘的护理措施。

浪里淘沙—核心考点

支气管哮喘简称哮喘，是一种以慢性气道炎症和气道高反应性为特征的异质性疾病。

一、病因及发病机制

（一）病因

尚未完全明确，气道高反应性和环境因素是发病的两个重要因素。哮喘与多基因遗传有关，同时受遗传和环境双重因素的影响。环境中的诱发因素有：①吸入物：如尘螨、花粉、真菌、**动物毛屑**、二氧化硫、氨气等；②感染：如细菌、病毒、原虫、寄生虫等；③食物：如鱼、**虾、蟹**、蛋类、牛奶等；④药物，如普萘洛尔、阿司匹林等；⑤气候变化、运动、妊娠等。

（二）发病机制

哮喘发病机制未完全明确。变态反应（Ⅰ型最多，其次是Ⅳ型等）、**呼吸道慢性炎症**、**气道高反应性**及神经等因素及其相互作用与哮喘的发病密切相关。

小试身手 21.支气管哮喘发生的本质是

A.基因遗传　　　B.环境因素影响　　　C.呼吸道慢性炎症　　　D.气道高反应性　　　E.神经介质平衡失调

二、临床表现

（一）症状

发作性伴有哮鸣音的呼气性呼吸困难，伴胸闷和咳嗽。严重者被迫取坐位或端坐呼吸，干咳或咳大量白色泡沫样痰，发绀等。病人在数分钟内发作，经数小时至数天自行缓解或使用支气管舒张药缓解。

小试身手 22. 支气管哮喘最典型的临床表现是

A. 发作性呼气性呼吸困难　　　　B. 端坐呼吸　　　　C. 夜间阵发性呼吸困难

D. 发作性吸气性呼吸困难　　　　E. 流清涕，打喷嚏

（二）体征

发作时胸廓**过度充气**，有广泛哮鸣音，呼气相延长，轻度哮喘或重度哮喘发作时可无哮鸣音，称为**寂静胸**。严重哮喘时心率增快、奇脉、胸腹反常运动和发绀。缓解期无异常体征。

小试身手 23. 患者，女性，10岁，入院前2小时运动时出现胸闷咳嗽，呼吸困难，入院时听诊两肺广泛哮鸣音，呼气音延长，被迫端坐呼吸，咳大量白色泡沫样痰，T 37.5℃，P 125次/分，BP 130/80mmHg，R 27次/分，焦虑烦躁，大汗淋漓。该患者最可能的诊断是

A. 急性支气管炎　　　　B. 慢性支气管炎急性发作　　　　C. 哮喘急性发作

D. 急性大叶性肺炎　　　　E. 急性肺水肿

（三）分期及病情严重程度分级

支气管哮喘分为急性发作期、慢性持续期和缓解期。

1. **急性发作期**　因接触过敏原或治疗不当引起，病人突然出现气促、咳嗽、胸闷等症状或原有症状加重，伴呼吸困难，呼气流量降低。哮喘急性发作时严重程度分类见表1-1-1。

2. **慢性持续期**　根据临床表现和肺功能等级分为4级，见表1-1-2。

3. **缓解期**　经过治疗或自愈，症状体征消失，肺功能恢复到发作前水平，维持4周以上。

（四）并发症

发作时并发**自发性气胸**、纵隔气肿、肺不张和水电解质酸碱平衡紊乱。长期反复发作和感染可并发COPD、肺源性心脏病等。

表1-1-1　哮喘急性发作的病情严重程度的分级

临床特点	轻度	中度	重度	危重
体位	可平卧	喜坐位	端坐呼吸	—
讲话方式	连续且成句	中断	单字	不能讲话
气短	上楼、步行时	稍事活动	休息时	—
呼吸频率	轻度增加	增加	>30次/分	呼吸频率
精神状态	有焦虑/尚安静	时有焦虑或烦躁	有焦虑、烦躁	嗜睡、意识模糊
出汗	无	有	大汗淋漓	—
辅助呼吸、三凹征	常无	可有	常有	胸腹反常运动
哮鸣音	散在，呼吸末期	响亮、弥漫	响亮、弥漫	减弱，乃至无
脉率（次/分）	<100	100~120	>120	>120次/分或脉率变慢或不规则
奇脉（收缩压下降）	无（1.33kPa）	有（1.33~3.3kPa）	有（>3.3kPa）	无
使用β$_2$受体激动剂后PEF预计值	>80%	60%~80%	—	<60%或<100L/min或作用时间<2小时
PaO$_2$（吸空气）	正常	7.98~10.6kPa	<7.98kPa	—
PaCO$_2$	<5.98kPa	≤5.98kPa	>5.98kPa	—
SaO$_2$（吸空气）	>95%	91%~95%	≤90%	降低
pH	—	—	降低	—

小试身手 24. 轻度哮喘急性发作的临床特点**不包括**

A. PaO$_2$正常（吸空气）　　　　B. 呼吸末期散在哮鸣音　　　　C. 呼吸频率轻度增加

D. 讲话常有中断　　　　E. 可平卧

表1-1-2　哮喘慢性持续期病情严重程度分级

分级	临床特点
间歇（第一级）	症状<1次/周，短期出现，夜间哮喘症状≤2次/月，FEV$_1$≥80%预计值或PEF≥80%个人最佳值，PEF或FEV$_1$变异率<20%
轻度持续（第二级）	症状≥1次/周，但<1次/天，可能影响活动和睡眠，夜间哮喘症状>2次/月，但<1次/周，FEV$_1$≥80%预计值或PEF≥80%个人最佳值，PEF或FEV$_1$变异率20%~30%
中度持续（第三级）	每天有症状，影响活动和睡眠，夜间哮喘症状≥1次/周，FEV$_1$占预计值为60%~79%或PEF60%~79%个人最佳值，PEF或FEV$_1$变异率>30%
严重持续（第四级）	每天有症状，频繁出现，经常出现夜间哮喘症状，体力活动受限，FEV$_1$<60%或PEF<60%个人最佳值，PEF或FEV$_1$变异率>30%

三、辅助检查

（一）血常规检查

发作时血液中嗜酸性粒细胞升高，合并感染时白细胞总数和中性粒细胞增多。

小试身手 25.哮喘合并感染发作时通常可见血常规检查结果

A. 红细胞增多　　　　　　　　B. 嗜酸性粒细胞增多　　　　　　C. 嗜碱性粒细胞增多

D. 中性粒细胞减少　　　　　　E. 血小板减少

小试身手 26.患者，女，30岁，常有夜间突发呼气性呼吸困难，两肺满布哮鸣音，诊断为支气管哮喘，该患者血常规的特点是

A. 嗜碱性粒细胞增加　　　　　B. 嗜酸性粒细胞增加　　　　　　C. 单核细胞增加

D. 淋巴细胞增加　　　　　　　E. 血小板减少

（二）呼吸功能检查

（三）痰液检查

涂片在显微镜下可见嗜酸性粒细胞计数增多（>2.5%），痰液中嗜酸性粒细胞计数可作为评价哮喘气道炎症指标之一，也是评估糖皮质激素治疗反应性的敏感指标。

（四）胸部X线检查

哮喘发作时**双肺透亮度增加，呈过度充气状态**，缓解期多无明显异常。合并肺部感染时见肺纹理增粗及炎性浸润影。

（五）血气分析

哮喘发作时有低氧血症，PaO_2下降，伴CO_2潴留，提示呼吸道阻塞，病情危重。重症哮喘出现呼吸性酸中毒或合并代谢性酸中毒。

（六）过敏原检查

1. 血清IgE　哮喘病人血清IgE升高2~6倍。

2. 过敏原皮试　缓解期用可疑过敏原做皮肤划痕或皮内试验，呈阳性反应。

四、治疗原则

（一）脱离过敏原

是治疗哮喘的最有效方法。如能找出过敏原应立即脱离。

（二）药物治疗

1. 缓解哮喘发作

（1）β_2肾上腺素受体激动剂：可舒张支气管平滑肌，减轻呼吸道阻塞，是控制哮喘急性发作的首选药物。常用药物为沙丁胺醇等，用药方法首选吸入。

小试身手 27.控制哮喘急性发作的首选药物是

A. β_2肾上腺素受体激动剂　　B. β_2肾上腺素受体阻滞剂　　C. 糖皮质激素

D. 抗胆碱药　　　　　　　　　E. 色甘酸钠

（2）茶碱类：可抑制磷酸二酯酶，提高平滑肌细胞内cAMP浓度，拮抗腺苷受体，刺激肾上腺素分泌，扩张支气管，增强呼吸肌收缩，增强呼吸道纤毛清除功能等，口服给药。

（3）抗胆碱药：为M胆碱受体拮抗剂。异丙托溴铵雾化吸入后5分钟起效，维持4~6小时。吸入后能降低迷走神经兴奋性，舒张支气管，减少痰液分泌。与β_2受体激动剂联合起协同作用，适用于夜间哮喘和痰多者。

2. 控制哮喘发作

（1）糖皮质激素：阻止呼吸道炎症发展及降低气道高反应性，是当前防治哮喘最有效的抗炎药物。吸入、口服或静脉用药。

（2）色甘酸钠及尼多酸钠：抑制炎症细胞释放多种炎症介质，预防过敏原引起速发和迟发反应及过度通气、运动引起呼吸道痉挛。通过干粉吸入或雾化吸入。孕妇慎用。

（3）白三烯（LT）调节剂：通过调节LT的生物活性而发挥抗炎作用。具有舒张支气管平滑肌的作用。

（三）急性发作期的治疗

治疗原则：①尽快缓解呼吸道阻塞；②纠正低氧血症；③恢复肺功能；④预防哮喘加重或再次发作；⑤防止并发症。

1. 轻度　每日定时吸入糖皮质激素。出现症状时间断吸入短效β_2受体激动剂。如症状无改善加服β_2受体激动剂控释片或小量茶碱控释片，或加用抗胆碱药（如异丙托溴铵）气雾剂吸入。

2. 中度　加大糖皮质激素吸入量，吸入β_2受体激动剂或口服长效药。症状不缓解者加用抗胆碱药气雾剂吸入，或口服糖皮质激素<60mg/d，必要时氨茶碱静脉滴注。

3. 重度至危重度　β_2受体激动剂持续雾化吸入，或合用抗胆碱药；或沙丁胺醇或氨茶碱静脉滴注，加用口服LT拮抗剂。糖皮质激素静脉滴注，病情好转后逐渐减量，改为口服。适当补液，维持水、电解质、酸碱平衡。如氧疗不能纠正缺氧，行机械通气。预防下呼吸道感染等综合治疗是治疗重症哮喘的有效措施。

（四）哮喘非急性发作期的治疗

　　制定长期治疗方案，防止哮喘再次发作。 以最小量、最简单的联合应用，不良反应最少和最佳控制症状为原则，根据病情程度选择合适的治疗方案。

　　1. 间歇至轻度　根据个体差异，采用 **$β_2$受体激动剂吸入或口服以控制症状**。

　　▣ 小试身手　28. 患者，女，43岁。半年前因发作性呼吸困难被诊断为"支气管哮喘"，近1个月来，每周均有1~2次发作。最重要的治疗方案是每日定时定量

　　A. 服用阿斯咪唑　　　　　　　　B. 吸入布地奈德气雾剂　　　　　　C. 吸入异丙托溴铵气雾剂

　　D. 服用茶碱缓释剂　　　　　　　E. 吸入沙丁胺醇气雾剂

　　2. 中度　定量吸入糖皮质激素。按需吸入 $β_2$ 受体激动剂，效果不佳时加用吸入型长效 $β_2$ 受体激动剂，口服 $β_2$ 受体激动剂控释片、小剂量茶碱控释片或LT受体拮抗剂等，亦可加用抗胆碱药。

　　3. 重度　吸入糖皮质激素。规则吸入 $β_2$ 受体激动剂，或口服 $β_2$ 受体激动剂、茶碱控释片或 $β_2$ 受体激动剂合用抗胆碱药或加用LT拮抗剂口服，如症状仍未控制，应规律口服泼尼松或泼尼松龙，长期服用者尽可能使剂量维持在 ≤ 10mg/kg。

（五）免疫疗法

　　1. 特异性免疫疗法　采用特异性过敏原（如尘螨、花粉等制剂）定期反复皮下注射，剂量由低至高，以免产生免疫耐受性，使病人脱敏。

　　2. 非特异性免疫疗法　注射卡介苗、转移因子等生物制品抑制过敏原反应。

五、护理措施

　　1. 一般护理　<u>尽快脱离过敏原</u>。环境安静、舒适。室内空气流通，**避免放置花草、地毯、皮毛，整理床铺时避免尘埃飞扬**。协助病人取舒适体位，如为端坐呼吸者提供床旁桌。给予清淡、易消化、高热量饮食，避免进食硬、冷、油炸食物，**避免食用鱼、虾、蟹、蛋类、牛奶等食物。指导病人每天饮水2500~3000ml**，以稀释痰液，改善呼吸。

　　2. 病情观察　严密观察呼吸困难、哮鸣音和血气分析结果，警惕气胸、呼吸衰竭等并发症的发生。

　　3. 保持气道通畅　鼻导管或面罩给氧，氧流量2~4L/min。

　　4. 用药护理　$β_2$ 受体激动剂偶有头痛、头晕、心悸、手指震颤等，停药或坚持用药一段时间后可消失。药物用量过大可引起心律失常，甚至猝死。**茶碱类静脉注射浓度不宜过高，速度不宜过快，注射时间在10分钟以上，防止中毒。禁用阿司匹林、$β_2$肾上腺素受体拮抗剂（普萘洛尔等）**，以免诱发或加重哮喘。

　　5. 心理护理　嘱病人避免不良情绪，安慰病人，消除病人紧张情绪。

第五节　慢性肺源性心脏病

▣ **统领全局—考试大纲**

　　1. 熟练掌握慢性肺源性心脏病的病因及发病机制。
　　2. 掌握慢性肺源性心脏病的临床表现和辅助检查。
　　3. 掌握慢性肺源性心脏病的治疗要点。
　　4. 熟练掌握慢性肺源性心脏病的护理措施。

▣ **浪里淘沙—核心考点**

　　慢性肺源性心脏病（简称慢性肺心病）是由肺组织、肺血管或胸廓慢性疾病引起肺组织结构和（或）功能异常，肺循环阻力增加、肺动脉压升高，右心负荷加重，进而右心扩张和（或）肥厚，伴或不伴右心心力衰竭的心脏病。**急性呼吸道感染是慢性肺心病急性发作的主要诱因**。

一、病因及发病机制

　　1. 病因　**慢性支气管、肺疾病是引起肺心病的主要原因，** 其中以COPD最为多见，占80%~90%，其次为支气管哮喘、支气管扩张等。胸廓运动障碍性疾病、肺血管疾病也可引起肺心病。

　　▣ 小试身手　29. 引起肺心病的主要原因是

　　A. 慢性支气管炎　　　　　　　　B. 慢性阻塞性肺气肿　　　　　　　C. 支气管哮喘

　　D. 支气管扩张　　　　　　　　　E. 风湿性心脏病

　　2. 发病机制　缺氧、高碳酸血症和呼吸性酸中毒引起肺血管收缩、痉挛，肺血管阻力增大，导致肺动脉高压。**肺动脉高压形成是肺心病发生的先决条件。** 其中**缺氧**是肺动脉高压形成最重要的因素。肺循环阻力增加，**肺动脉高压可加重右心室后负荷，引起右心室代偿性肥厚、扩张**，最终发展为肺心病。

二、临床表现

（一）肺、心功能代偿期

　　1. 症状　主要是COPD的表现。慢性咳嗽、咳痰、气促，活动后心悸、呼吸困难、乏力，偶有胸痛或咯血。

2.体征　发绀和肺气肿。偶有干湿啰音，心音遥远，$P_2 > A_2$，三尖瓣区闻及收缩期杂音或剑突下心脏搏动增强，提示右心室肥大。部分病人胸腔内压升高，腔静脉回流受阻，出现颈静脉充盈。

小试身手　30.肺心病代偿期的病人体检时可能会发现

A.颈静脉充盈　　　　　　B.视网膜血管扩张　　　　　　C.腹水

D.心脏叩诊浊音界向右扩大　　　　　E.二尖瓣区舒张期杂音

（二）肺、心功能失代偿期

因急性呼吸道感染而使上述症状加重，相继出现呼吸衰竭和（或）心力衰竭。

1.呼吸衰竭　①症状：呼吸困难加重、夜间尤甚，常有头痛、失眠、食欲下降，白天嗜睡，甚至出现表情淡漠、神志恍惚、谵妄等肺性脑病的表现；②体征：发绀、球结膜充血、水肿，严重时视网膜血管扩张、视神经乳头水肿（视神经盘水肿）等颅内压升高表现。腱反射减弱或消失，病理反射阳性。因高碳酸血症病人皮肤潮红、多汗。

小试身手　31.患者，男，70岁。肺心病史多年，近年来呼吸困难明显，又出现头痛、头胀，而且昼轻夜重，昼睡夜醒，伴局限性肌群抽搐，神情恍惚，最可能的诊断是

A.脑痛　　　B.脑肿瘤　　　C.脑膜炎　　　D.脑出血　　　E.肺性脑病

2.右心衰竭　①症状：气促，心悸，消化道淤血症状，如食欲减退、腹胀、恶心等；②体征：发绀，心率增快，心律失常，剑突下闻及收缩期杂音，甚至出现舒张期杂音。体循环淤血，如颈静脉怒张、肝大且有压痛、肝颈静脉回流征阳性、下肢水肿、重者形成腹水。少数病人出现肺水肿及全心衰竭征。

（三）并发症

肺性脑病、电解质酸碱平衡紊乱、心律失常、休克、上消化道出血、DIC等。

三、辅助检查

1.X线检查　显示肺动脉高压，如右下肺动脉干扩张，其横径≥15mm；右心室增大；为诊断慢性肺心病的主要依据。

小试身手　32.明确慢性肺心病诊断的辅助检查主要是

A.血常规　　　B.血气分析　　　C.心电图　　　D.X线检查　　　E.肺功能测定

2.心电图检查　右心室肥大，如电轴右偏、额面平均心电轴≥+90°重度顺钟向转位、$R_{V_1} + S_{V_5} = 1.05 mV$ 及肺性P波。右束支传导阻滞及低电压图形，可作为诊断慢性肺心病的参考。

3.超声心动图检查　测定右心室流出道内径（≥30mm）、右心室内径（≥20mm）、右心室前壁的厚度、左右心室内径比值<2、右肺动脉内径或肺动脉干及右心房增大等指标，可诊断慢性肺心病。

4.血气分析　代偿期出现低氧血症或合并高碳酸血症，当 $PaO_2 < 7.98 kPa$（60mmHg）、$PaCO_2 > 6.65 kPa$（50mmHg）时，提示呼吸衰竭。

5.血液检查　红细胞和血红蛋白升高，血液黏稠度增加。细菌感染时血白细胞计数和中性粒细胞比例升高。

四、治疗原则

（一）急性加重期的治疗

控制感染，畅通气道、改善呼吸功能，纠正缺氧和二氧化碳潴留，治疗心力衰竭，防治并发症。

1.控制感染　根据痰涂片、痰培养和药敏试验选择抗生素。一般主张联合应用青霉素类、氨基糖苷类、喹诺酮类和头孢菌素类。

2.氧疗　给予持续低流量、低浓度给氧。

3.治疗心力衰竭　在积极控制感染，改善呼吸功能后心力衰竭症状一般得到改善，不需加用利尿剂等。但治疗无效者可选用利尿剂、强心药及血管扩张剂。常用氢氯噻嗪加氨苯蝶啶或螺内酯，水肿较重者用呋塞米（速尿）口服或肌内注射，同时口服氯化钾等；强心药的剂量宜小，一般为常规剂量的1/2或2/3，选用作用快、排泄快的强心剂，如毒毛花苷K、毛花苷丙或地高辛等。

4.控制心律失常　经过控制感染、纠正缺氧后心律失常一般可自行消失。如持续存在应使用抗心律失常药。

（二）缓解期治疗

综合治疗，积极防治原发病，提高机体免疫力，去除诱因，避免或减少急性发作，延缓病情发展。

五、护理措施

1.一般护理

（1）休息：呼吸困难和心力衰竭者卧床休息。

（2）饮食：给予高热量、高蛋白、高维生素饮食，禁烟酒。心力衰竭时限制钠盐摄入。水肿者限制水的摄入。

（3）吸氧：缺氧伴 CO_2 潴留时低浓度低流量持续吸氧，流量1~2L/min，浓度25%~29%。

锦囊妙记：呼吸系统疾病中COPD、肺心病和Ⅱ型呼吸衰竭给氧方式均为低流量低浓度持续给氧。

2.观察药物不良反应　重症病人避免使用镇静药、麻醉药、催眠药，以免抑制呼吸。

锦囊妙记：呼吸系统疾病，特别是老年病人，不随意用镇静药、镇咳药和吗啡，以免抑制病人的咳嗽反射和呼吸。

3. 病情观察　观察有无呼吸衰竭、心力衰竭和并发症的发生。

4. 氧疗护理　根据缺氧和二氧化碳潴留情况合理用氧。

小试身手 33. 肺心病病人适宜的氧疗浓度为

A. 1~2L/min　　　B. 2~3L/min　　　C. 4~5L/min　　　D. 6~8L/h　　　E. 8~10L/h

小试身手 34. 根据肺心病患者的血气分析提示 PaO_2 50 mmHg，$PaCO_2$ 60 mmHg，pH 6.1，其最可能的护理诊断是

A. 气体交换受损　　　　　　　B. 清理呼吸道无效　　　　　　　C. 低效型呼吸型态

D. 体液不足　　　　　　　　　E. 体温过高

小试身手 35. 关于慢性肺源性心脏病患者的护理措施，**不正确**的是

A. 加强心理护理

B. 重症病人可使用镇静药、麻醉药、催眠药

C. 缺氧伴有 CO_2 潴留一般给予持续低浓度低流量吸氧，流量为 1~2L/min

D. 给予高热量、高蛋白、高维生素饮食

E. 呼吸困难和心力衰竭时应卧床休息

第六节　支气管扩张症

统领全局—考试大纲

1. 掌握支气管扩张症的病因及发病机制。

2. 掌握支气管扩张症的临床表现和治疗要点。

3. 熟练掌握支气管扩张症的护理措施。

浪里淘沙—核心考点

支气管扩张症是由于支气管及其周围肺组织的慢性炎症和阻塞，导致支气管管腔扩张和变形的慢性支气管化脓性病变。主要表现为**慢性咳嗽、咳大量脓痰和反复咯血**。

一、病因及发病机制

1. 支气管−肺组织感染和阻塞　婴幼儿时期患**麻疹、支气管肺炎、百日咳**等感染性疾病是支气管−肺组织感染和阻塞所致支气管扩张最常见的原因。

2. 支气管先天性发育缺损和遗传因素　较少见。

3. 机体免疫功能失调。

小试身手 36. 支气管扩张症最常见的原因是

A. 肺结核　　　B. 麻疹、百日咳　　　C. 遗传因素　　　D. 重症肺炎　　　E. 慢性阻塞性肺疾病

二、临床表现

（一）症状

1. **慢性咳嗽、咳大量脓痰**　晨起或睡前咳嗽、咳痰加重；急性感染时每天黄绿色脓痰可达数百毫升；厌氧菌感染时痰液呈臭味。痰液放置后分三层：上层为泡沫，中层为浑浊黏液，下层为脓性物和坏死组织。

2. 反复咯血　从痰中带血到大量咯血。如病人仅表现为反复咯血，平时无咳嗽、咳脓痰等症状，称为"**干性支气管扩张**"。

小试身手 37. 支气管扩张反复咯血的主要原因是

A. 支气管过度扩张　　B. 呼吸道感染　　C. 凝血功能受损　　D. 肺动脉压力过高　　E. 肺静脉压力过高

3. 肺部反复感染　支气管引流不畅，病人胸闷，痰不易咳出。炎症扩散到肺组织时，出现全身毒血症状如高热、食欲减退、盗汗、消瘦、贫血等。

4. 慢性感染中毒症状　消瘦、贫血，儿童生长发育迟缓。

小试身手 38. 支气管扩张的典型临床表现为

A. 慢性咳嗽，黏液或泡沫状痰，气急　　B. 慢性咳嗽，大量脓痰，反复咯血　　C. 低热，刺激性咳嗽，黄脓性痰

D. 高热，咳嗽，黏液血性痰　　　　　　E. 吸气性呼吸困难

小试身手 39. 支气管扩张典型的临床表现是

A. 慢性反复咳嗽伴脓痰和咯血　　　　　B. 慢性反复咳嗽咳痰伴喘息　　　　　C. 反复发作性气急胸闷或咳嗽

D. 低热乏力、咳嗽、咯血　　　　　　　E. 急性呼吸困难伴粉红色泡沫样痰

（二）体征

早期无异常体征。**典型体征为病变部位持续存在湿啰音**，部分病人有杵状指（趾）、贫血。

三、辅助检查

1. 痰涂片或细菌培养　发现致病菌，继发急性感染时白细胞计数和中性粒细胞比例增多。

2. 胸部X线检查　下肺纹理增粗，典型者见多个不规则的蜂窝状透亮阴影或沿支气管的<u>卷发状阴影，感染时阴影内见液平面</u>。体层摄片见肺内支气管扩张和变形的支气管充气征。

3. CT　显示管壁增厚的柱状扩张和成串成簇的囊性改变。

4. 纤维支气管镜检查　有助于鉴别肿瘤、管腔内异物或其他阻塞性疾病引起的支气管扩张，同时行局部灌洗、活检。

小试身手 40. 诊断支气管扩张症最主要的辅助检查是

A. 血常规　　　　　B. 血气分析　　　　　C. 痰涂片　　　　　D. 纤维支气管镜　　　　　E. CT

四、治疗原则

<u>治疗原则：防治呼吸道感染，保持呼吸道引流通畅，必要时手术治疗。</u>

1. **控制感染**　急性感染时根据病情、<u>痰培养及药物敏感试验选择抗生素</u>控制感染。联合应用抗生素，轻症者口服阿莫西林或氨苄西林，重症者第三代头孢菌素加氨基糖苷类联合静脉用药。<u>厌氧菌感染加用甲硝唑或替硝唑</u>。

2. <u>加强痰液引流</u>　痰液引流和抗生素治疗同样重要。

3. 病灶较局限经内科治疗无效考虑手术治疗。若病变较广泛，或心肺功能严重障碍者不宜手术。

4. 咯血的处理　见本章第八节肺结核。

小试身手 41. 支气管扩张病人治疗的关键是

A. 止咳平喘　　　　　　　　　B. 手术切除病灶　　　　　　　　　C. 应用垂体后叶素

D. 控制感染及痰液引流　　　　　E. 应用呼吸兴奋剂

五、护理措施

1. 休息　急性感染者卧床休息。<u>取舒适体位，指导病人有效咳嗽，先行5~6次深呼吸</u>，然后于深吸气末保持张口状，连续咳嗽数次使痰到达咽部附近，再用力咳嗽将痰排出。

2. 观察病情　观察咳嗽、咳痰的<u>量、颜色和黏稠度</u>，是否有臭味痰。观察咯血程度，发热、消瘦、贫血等全身症状，病人有无胸闷、气急、烦躁不安、面色苍白、神情紧张、出冷汗等异常表现，定时测量生命体征，记录咯血量、痰量及性质。

3. 饮食护理　指导<u>病人每天饮水1500ml以上</u>，促进痰液稀释，易于咳出。提供高热量、高蛋白、富维生素饮食，避免进食生冷食物诱发咳嗽，少食多餐。

4. 用药护理　选用敏感抗生素，痰液黏稠时超声雾化吸入，湿化气道，促进排痰。

5. 机械排痰　痰液黏稠无力咳出者经鼻腔吸痰。重症病人吸痰前后提高氧浓度，以防吸痰时引起低氧血症。<u>大咯血出现窒息先兆时，协助病人取头低足高俯卧位，轻拍背部促进积血排出，将病人头偏向一侧，防止窒息。迅速清除口鼻腔血凝块，无效时行气管插管或气管切开解除呼吸道阻塞。</u>

小试身手 42. 支气管扩张症病人有效咳痰的方法，<u>错误</u>的是

A. 保证每天饮水1500ml以上

B. 先行5~6次深呼吸，而后于深吸气末保持张口状

C. 声门屏气，用力将气管内痰液和积血咳出　　　D. 取坐位，腿上置枕顶住腹部，咳嗽时身体前倾，头颈屈曲

E. 高热量、高蛋白质、富含维生素饮食，少食多餐，避免冰冷食物诱发咳嗽

6. 体位引流

（1）引流前准备：依病变部位不同采取不同体位，原则是<u>使病变部位处在高处，引流支气管开口向下</u>。同时辅以拍背，借助重力作用使痰液排出。<u>每次15~20分钟，每日1~3次</u>。<u>引流应在饭前进行，防止饭后引流引起呕吐</u>。痰液黏稠者用生理盐水超声雾化吸入或用祛痰药（溴己新、氯化铵等）稀释痰液，以提高引流效果。

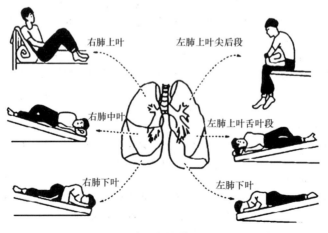

图1-1-2　不同病变部位体位引流时的卧位

（2）引流过程中注意观察有无出现<u>咯血、呼吸困难、头晕、发绀、出汗、疲劳</u>等情况。

（3）引流完毕，嘱病人漱口，保持口腔清洁，减少呼吸道感染。

小试身手 43.关于体位引流的方法，**错误**的是

A.引流支气管开口朝下　　　　B.配合胸部叩击与震颤　　　　C.一般同一体位保持15~20分钟

D.不得空腹进行　　　　E.采用多种体位将病变部位分泌物排出

7.准备好抢救设备和药物。

8.心理护理　指导病人放松身心，防止声门痉挛和屏气。如病人过度紧张遵医嘱使用镇静剂。

第七节　肺　炎

统领全局—考试大纲

1.掌握肺炎球菌肺炎、支原体肺炎、军团菌肺炎、革兰阴性杆菌肺炎的病因及发病机制。

2.熟练掌握肺炎球菌肺炎、支原体肺炎、军团菌肺炎、革兰阴性杆菌肺炎的临床表现。

3.掌握肺炎球菌肺炎、支原体肺炎、军团菌肺炎、革兰阴性杆菌肺炎的辅助检查和治疗要点。

4.熟练掌握肺炎球菌肺炎、支原体肺炎、军团菌肺炎、革兰阴性杆菌肺炎的护理措施。

浪里淘沙—核心考点

一、肺炎链球菌肺炎

<u>肺炎链球菌肺炎</u>是由<u>肺炎链球菌引起的</u>急性肺部感染，<u>居社区获得性肺炎的首位</u>，多见于青壮年。

小试身手 44.肺炎链球菌肺炎常见于

A.老年人　　　　B.儿童　　　　C.青壮年　　　　D.少年　　　　E.孕妇

小试身手 45.细菌性肺炎最常见的病原菌是

A.葡萄球菌　　　　B.肺炎球菌　　　　C.铜绿假单胞菌　　　　D.肺炎链球菌　　　　E.支原体

（一）病因及发病机制

上呼吸道感染后，呼吸道防御功能下降。<u>疲劳、受凉、淋雨、醉酒、长期卧床</u>等使全身免疫力下降而引起肺部感染。

（二）临床表现

1.症状　**起病急骤，寒战、高热（稽留热）、胸痛、呼吸困难、咳嗽、咳痰**。开始为刺激性干咳，咳少量黏液痰，典型者**痰液呈铁锈色**。少数病人出现恶心、呕吐、腹胀等，严重者出现神志模糊、烦躁、嗜睡、昏迷等症状。

小试身手 46.肺炎球菌肺炎病人最具特征性的临床症状或体征是

A.寒战、高热、呈稽留热型　　　　B.明显的肺实变体征　　　　C.不同程度的胸痛及呼吸困难

D.咳铁锈色痰　　　　E.咳大量脓痰

2.体征　早期肺部无异常体征。肺实变时触觉语颤增强，**叩诊呈浊音**，听诊闻及支气管肺泡呼吸音或管状呼吸音。消散期可闻及湿啰音。心率增快，可出现心律不齐。

小试身手 47.为肺炎球菌肺炎患者体检时最可能发现的阳性体征是

A.桶状胸廓　　　　B.触觉语颤减弱　　　　C.叩诊清音

D.听诊闻及管状呼吸音　　　　E.听诊闻及干啰音

3.并发症　<u>严重败血症或毒血症者可引起感染性休克。</u>

（三）辅助检查

1.<u>血白细胞计数和中性粒细胞比例升高</u>，伴核左移或细胞质内出现毒性颗粒。

2.<u>痰涂片或培养见肺炎球菌。</u>

3.X线检查见肺病变处大片均匀、致密阴影，局限于一叶或一肺段。

（四）治疗原则

1.一般治疗　高热者卧床休息，补充营养，大量出汗者静脉补液。

2.抗菌治疗　**首选青霉素G**，80万U肌内注射，每4~6小时一次，**退热后继续用药3天，一般疗程7~10天**。青霉素过敏者改用红霉素、头孢菌素。必要时根据痰培养和药物过敏试验结果选择抗生素。

锦囊妙记：首选青霉素治疗的疾病包括猩红热、肺炎链球菌肺炎、梅毒、破伤风、小儿急性肾小球肾炎合并链球菌感染等。

小试身手 48.肺炎球菌肺炎患者应首选的抗生素是

A.利巴韦林　　　　B.青霉素　　　　C.甲硝唑　　　　D.头孢菌素　　　　E.红霉素

小试身手 49.治疗肺炎链球菌肺炎时，何时可考虑停用抗菌治疗

A. 体温降至正常 　　　　B. 病人的症状、体征消失时 　　　　C. 血白细胞数降至正常

D. 热退后3天 　　　　E. 热退后1周

3.**感染性休克**　**补充血容量**；适量使用血管活性药物，维持血压；联合应用广谱抗生素。病情严重者使用糖皮质激素，维持水、电解质、酸碱平衡。

（五）护理措施

1.一般护理　急性期卧床休息，注意保暖，给予易消化的流质、半流质饮食，鼓励病人多饮水。

2.病情观察　①观察痰液颜色、量，必要时留痰标本送检；②观察生命体征、面色、神志、尿量等变化，如病人出现烦躁、少尿、发绀、体温骤降、脉速、血压下降等，考虑为休克型肺炎，应做好抢救准备；③注意有无并发症发生，如病程延长，或经治疗后发热不退，或体温退后复升，考虑出现了并发症。

小试身手 50.患者，男性，40岁。发热、咳嗽、胸痛伴意识模糊半天。体格检查：患者面色苍白，血压70/40mmHg，脉搏120次/分。实验室检查：白细胞计数16×10^9/L，中性分类85%。X线胸片：右上肺大片密度均匀阴影。该患者的诊断首先应考虑为

A. 结核性胸膜炎 　　　　B. 支气管扩张合并感染 　　　　C. 支原体感染

D. 休克型肺炎 　　　　E. 肺脓肿

3.对症护理　①高热者头部放冰袋或用温水、酒精擦浴，尽量不用退热药；鼓励病人多饮水、做好口腔护理；②气急、发绀者给氧；③咳嗽、咳痰者遵医嘱使用祛痰剂，痰液黏稠者雾化吸入；④剧咳胸痛者取患侧卧位或用胶布固定胸壁；⑤烦躁失眠者遵医嘱使用水合氯醛等；⑥腹胀、鼓肠者局部热敷、肛管排气。

小试身手（51~53题共用题干）

患者，男性，25岁，2天前突然出现高热、寒战、咳嗽，伴胸痛1天，入院时体温达41℃，P 120次/分，R 35次/分，BP 120/80mmHg，痰少而黏稠，呈铁锈色，X线检查右下肺部大片均匀致密阴影，白细胞总数25×10^9/L，中性粒细胞80%。

51.该患者最可能的诊断是

A. 肺炎球菌肺炎 　　　　B. 支原体肺炎 　　　　C. 军团菌肺炎

D. 革兰阴性杆菌肺炎 　　　　E. 非典型肺炎

52.根据所提供的病史，该患者目前主要的护理问题是

A. 气体交换受损与肺组织病变有关 　　　　B. 有感染的危险与抵抗力下降有关 　　　　C. 体温过高与肺部感染有关

D. 活动无耐力与耗氧量增加有关 　　　　E. 知识缺乏

53.对肺炎球菌肺炎病人的护理，错误的是

A. 卧床休息，避免疲劳 　　　　B. 鼓励多饮水 　　　　C. 胸痛病人应取患侧卧位

D. 发热的病人应早期给予药物降温 　　　　E. 重症及老年患者应予氧疗

二、支原体肺炎的护理

支原体肺炎是由肺炎支原体引起的肺部炎症。

（一）病因及发病机制

支原体经口鼻分泌物在空气中传播，多于秋冬季节发病，以儿童和青年人多见。潜伏期一般为2~3周。

（二）临床表现

起病缓慢，头痛、乏力、肌肉酸痛、咽痛、咳嗽、畏寒、发热等，咳嗽逐渐加重，呈阵发性刺激性呛咳，咳黏液痰，偶见血丝。发热持续2~3周，体温正常后仍有咳嗽。体征不明显，与X线征不相称。肺部听诊可闻及干湿啰音，无管状呼吸音。

（三）辅助检查

血白细胞计数正常或仅有25%增高，血沉增快。确诊支原体感染最常用的方法是血清学检查。胸部X线呈浸润影，呈节段性分布，以肺下野多见，可从肺门附近向外拓展。

（四）治疗原则

肺炎支原体肺炎3~4周后可自行消散，应早期使用抗生素。首选红霉素0.3g，每日4次。红霉素浓度不宜过高，滴速不宜过快，以免引起疼痛和静脉炎。用药疗程不少于10天。剧烈咳嗽者适当使用镇咳药。

小试身手 54.支原体肺炎患者首选的治疗药物是

A. 解热镇痛药 　　　　B. 青霉素类抗生素 　　　　C. 大环内酯类抗生素

D. 氨基糖苷类抗生素 　　　　E. 广谱抗生素联合用药

（五）护理措施

1.一般护理　卧床休息。协助病人取头高位或半卧位。给予营养丰富易消化饮食，少食多餐。室内经常通风换气。支原体肺炎经飞沫传播，传染源为病人和恢复期带菌者，因此应将急性期与恢复期病人分开收治。

2.高热护理　高热者给予物理降温（头部冷敷、酒精擦浴等）和药物降温。鼓励病人多饮水。体温不升者注意保暖。持续高热者警惕高热惊厥。

3.病情观察　密切观察生命体征、神志、尿量、皮肤颜色，观察患儿有无喘憋发绀等，一旦出现烦躁、嗜睡、反复惊厥、

腹泻、呕吐等症状，及时通知医生处理。

4. 保持气道通畅　支原体肺炎病人初为干咳，继而咳白色黏稠痰，因此应加强口腔护理，及时清除口鼻分泌物，翻身拍背，鼓励病人自行咳嗽以促进痰液排出。痰液黏稠不易咳出者，给予雾化吸入、祛痰药，促进排痰，必要时吸痰。严重喘憋者给予支气管解痉剂。频繁、剧烈咳嗽者给予镇静剂、止咳药。

5. 观察用药反应　支原体肺炎首选红霉素治疗。红霉素对胃肠刺激大，易引起胃部不适、恶心、呕吐、腹痛，故嘱病人多进食，补充维生素以减轻胃肠道反应，口服蒙脱石散（思密达）保护胃黏膜。

6. 健康教育　向病人及其家属讲解疾病相关知识，指导病人加强体育锻炼，提高抵抗力，改善呼吸功能。

三、军团菌肺炎的护理

军团菌肺炎（又称军团病）是由革兰染色阴性嗜肺军团杆菌引起的一种以肺炎为主的全身性疾病。

（一）病因及发病机制

嗜肺军团杆菌是引起肺炎的主要菌种。该菌存在于水和土壤中，经供水系统、空调和雾化吸入引起肺部感染。老年人、患有慢性病或免疫力低下者易发病，夏季或初秋为高发季节。

（二）临床表现

起病缓慢，也可经2~10天的潜伏期而急骤发病。初期倦怠、乏力和低热，1~2天后出现寒战、高热、肌肉酸痛、头痛。病人咳嗽，痰少而黏，带血性，一般不呈脓性。伴胸痛，进行性呼吸困难；恶心、呕吐和水样腹泻；严重者出现焦虑、感觉迟钝、定向障碍、谵妄等精神症状，可出现呼吸衰竭、肾功能损害和休克。体征：缓脉，肺实变体征，两肺散在干湿啰音，心率加快，胸膜摩擦音。

（三）辅助检查

白细胞总数超过 $10 \times 10^9/L$，中性粒细胞核左移，血沉增快。动脉血气分析提示低氧血症。支气管抽吸物、胸液、支气管肺泡灌洗液做Giemsa染色见军团杆菌。X线显示肺炎早期为斑片状浸润阴影，继而肺实变，下叶较多见，单侧或双侧。严重者伴空洞、胸腔积液或肺脓肿。

（四）治疗原则

治疗首选红霉素，每日1~2g，分4次口服，重症者静脉滴注，用药疗程2~3周。必要时加用利福平，或多西环素疗程3周以上。

（五）护理措施

1. 一般护理　卧床休息，给予高热量、高维生素流质或半流质饮食，鼓励病人多饮水，多吃新鲜蔬菜水果。

2. 高热护理　密切观察体温变化，体温高于39℃时使用温水擦浴或乙醇擦浴，同时头部置冰袋，也可冰水灌肠。必要时用吲哚美辛肛门栓塞或药物降温。

3. 咳嗽护理　密切观察咳嗽、咳痰情况，注意痰液的颜色、量和黏稠度；对痰液黏稠、咳嗽困难者，雾化吸入和给予祛痰药以稀释痰液，促进痰液排出。

4. 药物护理　①使用红霉素时先用注射用水稀释后再加入5%葡萄糖溶液中静脉滴注；②药液不宜过浓，一般0.5~0.75g红霉素加入5%葡萄糖液500ml中静脉滴注，滴速不宜过快，30滴/分；③静脉滴注红霉素前给予甲氧氯普胺（胃复安）以减轻胃肠道刺激症状；④选择大血管穿刺，每天更换注射部位，确保针头在血管内，一旦外渗立即停药，采用50%硫酸镁或金黄散湿敷，避免局部坏死；⑤保持环境清洁，减少不良刺激。合用利福平时，指导病人早餐前1小时服用，禁忌与茶、豆浆、米汤、牛奶同服，定期查肝功能并加用保肝药物。

四、革兰阴性杆菌肺炎

（一）病因

革兰阴性杆菌肺炎是指由肠杆菌、假单胞菌和其他需氧、非需氧的革兰阴性杆菌引起的肺部炎症。病变多为小叶性肺炎或小叶融合性肺炎，常发生在双肺。80%病人伴有基础性疾病，并发症多见，预后较差。感染途径包括：①吸入口咽部的定植菌或胃内容物；②吸入外源性的含病原菌的气溶胶；③其他感染灶通过血运途径播散至呼吸道。

（二）临床表现

肺部感染症状常被基础疾病掩盖，病人出现发热、咳嗽、咳脓痰，如咳暗红色胶冻样稠痰（见于肺炎克雷伯杆菌肺炎）。

好礼相送　　不同痰液提示的疾病（武哥总结，严禁转载，违者必究）

1. 铁锈色痰提示肺炎链球菌肺炎。
2. 粉红色泡沫痰提示急性左心衰竭（急性肺水肿）。
3. 痰液呈臭味提示厌氧菌感染。
4. 大量脓痰并出现分层提示支气管扩张、肺脓肿。
5. 胶冻样痰提示肺炎克雷伯杆菌肺炎。

小试身手（55~57题共用备选答案）

A.铁锈色痰　　　　B.白色黏痰　　　　C.胶冻样痰　　　　D.巧克力色痰　　　　E.果酱样痰

55.肺炎球菌肺炎病人痰液性质多为

56.慢性支气管炎病人痰液性质多为

57.肺炎克雷伯杆菌肺炎病人痰液性质多为

X线见两肺多发的、小叶斑片状病灶，融合呈大片状阴影，病变区见小脓肿或空洞。白细胞升高或正常，**中性粒细胞比例增高及核左移**。

（三）治疗原则

选择广谱抗生素**联合用药、大剂量、长疗程、静脉滴注为主，雾化吸入为辅**。补充营养和水分，充分引流痰液。

（四）护理措施

1. 一般护理　急性期卧床休息，协助病人取**半卧位或头抬高30°~45°**。指导病人进食高热量、高维生素易消化饮食。

2. 咳嗽排痰护理　叩背、翻身、引流，指导病人深呼吸促进排痰，卧床病人行体位引流。**根据X线胸片证实感染部位安置引流体位**。通过深呼吸、自行咳嗽、体位引流和背部叩击等方法促进排痰。根据细菌培养和药敏试验结果选择抗生素，通过雾化吸入稀释痰液促进痰液排出。

3. 预防交叉感染　**革兰阴性杆菌肺炎大多属于院内感染**，故控制和预防院内交叉感染非常重要。按耐药菌感染管理要求，严格落实床旁隔离。严格控制探视人员，严格执行无菌技术，落实手卫生，所有物品、医疗器械做到"一人一用一换"，落实终末消毒。病室通风换气，落实物品、仪器设备和地面等每8小时消毒液湿擦制度等。有条件者住单间、负压病房，实行专人护理，可有效控制交叉感染。

小试身手 58.医院获得性肺炎最常见的致病菌是

A.革兰阳性球菌　　B.革兰阴性杆菌　　C.病毒　　　　D.真菌　　　　E.支原体

4. 发热护理　密切观察体温变化，体温超过39℃给予物理或药物降温。观察病人面色、呼吸、脉搏、血压，防止体温骤降引起虚脱。**降温后30分钟复查体温**。鼓励病人多饮水。

5. 口腔护理　加强口腔护理以减少口腔内定植菌吸入。**及时处理口腔溃疡**，根据黏膜溃疡分泌物细菌培养结果选择漱口液。

第八节　肺结核

统领全局—考试大纲

1. 掌握肺结核的病因及发病机制。
2. 掌握肺结核的临床表现和辅助检查。
3. 掌握肺结核的治疗要点。
4. 熟练掌握肺结核的护理措施。

浪里淘沙—核心考点

肺结核是由**结核杆菌**侵入人体后引起的肺部慢性炎症。**排菌肺结核病人为主要传染源**。主要表现为低热、乏力、咳嗽、咯血等。

一、病因及发病机制

（一）结核菌

结核菌属分枝杆菌，抗酸染色阳性。结核菌分为人型、牛型及鼠型等，**人型是人类结核病的主要致病菌**。

1. 生长条件与速度　结核菌适宜在36℃的环境中生长，适宜酸碱度为pH 6.8~7.2，生长缓慢。

2. 抵抗力　对外界抵抗力较强，**在阴湿环境下能生存5个月以上**，在烈日下暴晒2小时、5%~12%来苏尔接触2~12小时、**75%乙醇接触2分钟或煮沸1分钟可被杀灭**。将痰吐在纸上焚烧是最简单的灭菌方法。

小试身手 59.可杀灭结核分枝杆菌的条件是

A.放在阴湿处　　　　　　B.烈日下暴晒2小时　　　　C.60℃水浸泡数分钟

D.放在有风处2小时　　　E.放在阴凉干燥处2小时

3. 菌体成分　结核菌菌壁含类蛋白质、脂质和多糖类。在人体内蛋白质可引起过敏反应、中性粒细胞和大单核细胞浸润；类脂质能引起单核细胞、上皮样细胞和淋巴细胞浸润而形成结核结节；多糖类可引起免疫反应（如凝集反应）。

4. 耐药性　分先天耐药和继发耐药：①先天耐药：结核菌在自然繁殖过程中由于基因突变而出现少量天然耐药菌；②继发耐药，结核菌与抗结核药物接触一段时间后逐渐产生耐药。

（二）感染途径

呼吸道飞沫传播是肺结核的主要感染途径。排菌肺结核病人是主要传染源。

（三）人体反应性

1. 免疫力　人体对结核菌有非特异性免疫力和特异性免疫力，后者是**感染结核菌后或**通过**接种卡介苗**所获得的免疫力，其免疫力强于先天免疫。

2. 变态反应　结核菌侵入人体后4~8周，机体对结核菌及其代谢产物产生的过敏反应称变态反应，属Ⅳ型（迟发性）变态反应。

小试身手 60.结核菌侵入人体后发生变态反应的时间是

A. 即刻　　　　　　B. 2周后　　　　　　C. 3周后　　　　　　D. 4~8周后　　　　　　E. 3个月后

（四）分型

肺结核分为原发性与继发性。原发性肺结核是指初次感染结核菌后在肺内发生的病变，常见于小儿。此时机体抵抗力低，病原菌沿淋巴管入侵，引起肺门淋巴结肿大，并可进入血液循环引起全身播散。继发性肺结核通常发生于曾受过结核菌感染的成年人，此时人体对结核菌具有一定的免疫与变态反应。从感染结核菌到形成肺结核的演变过程，可分为5型：

1. 原发型肺结核　包括原发综合征和肺内淋巴结核。此型多见于儿童或初次进城的成年人。病灶好发于肺上叶底部、中叶或下叶上部。结核菌从原发病灶通过淋巴管到达肺门淋巴结，引起淋巴管炎和肺门淋巴结炎，称为原发综合征。三者构成哑铃形阴影。

2. 血行播散型肺结核　此型较严重，分为急性、慢性和亚急性。急性血行播散型肺结核儿童多见，当机体免疫力低下时，结核菌大量进入血液循环引起肺内播散，常伴结核性脑膜炎和其他脏器结核。起病急骤，全身中毒症状严重，X线见粟粒样大小病灶。

3. **浸润型肺结核**　**为最常见的继发性肺结核**。干酪性肺炎和结核球也属此型，多见于成年人。当人体免疫力下降，潜伏在肺病灶内的结核菌重新繁殖，形成以渗出和细胞浸润为主，伴程度不同的干酪样病灶，少数是与排菌病人密切接触感染发病。此型肺结核起病缓慢，轻者低热、盗汗等，如人体过敏性高，肺内结核菌量大，病灶呈干酪样坏死、液化，最后形成空洞和病灶的支气管播散。当病灶为大片干酪样坏死时呈叶、段实变时，病情发展迅速，具有高度毒血症状，临床上称为干酪性（或结核性）肺炎。

小试身手 61.继发性肺结核最常见的类型是

A. 原发型肺结核　　　　　　B. 血行播散型肺结核　　　　　　C. 浸润型肺结核

D. 慢性纤维空洞型肺结核　　　　　　E. 结核性胸膜炎

4. 慢性纤维空洞型肺结核　此型病程最长，由于肺结核未及时发现或治疗不当，空洞壁增厚，长期不愈，病灶广泛纤维化。随机体免疫力高低起伏，病灶修复、吸收与进展、恶化交替出现，成为慢性纤维空洞型肺结核。痰中有结核菌，为结核病的重要传染源。X线见肺内单个或多个厚壁空洞，伴支气管播散的病灶及胸膜明显增厚。由于肺组织纤维收缩，肺门向上牵拉，肺纹理呈垂柳状阴影，健侧呈代偿性肺气肿，纵隔向患侧移位。重者因肺组织广泛破坏，纤维组织大量增生，肺叶或全肺收缩，形成"损毁肺"。

5. **结核性胸膜炎**　结核菌侵入胸膜腔引起渗出性胸膜炎。除**胸痛和呼吸困难**外，出现全身中毒症状，早期出现局限性胸膜摩擦音，后期出现胸腔积液体征。X线检查，见中下肺野均匀致密阴影，上缘呈弧形向上，外侧升高。**胸腔积液为渗出液，呈草黄色**，胸腔积液细菌培养可找到结核菌，但阳性率低。有时呈血性，蛋白含量高，在体外易凝固。

二、临床表现

（一）症状

1. 全身症状　缓慢起病，午后低热、乏力、食欲减退、体重减轻、盗汗等。当肺部病灶急性播散时出现高热、畏寒，女性病人月经失调或闭经。

小试身手 62.午后低热多见于

A. 流行性感冒　　　　　　B. 肺结核　　　　　　C. 慢性阻塞性肺病急性期

D. 肺脓肿　　　　　　E. 军团菌肺炎

2. 呼吸系统症状　咳嗽、咳痰，多为干咳或咳少量黏液痰，继发感染时痰液呈黏液脓性且量增多。约1/3病人咯血，咯血分为：①小量咯血：是指24小时咯血量在100ml以内；②中量咯血：是指24小时咯血量为100~500ml；③大量咯血：是指24小时咯血量在500ml以上，或一次咯血量大于100ml（在100~500ml之间）。多为少量多次或大咯血，甚至引起失血性休克；病变累及胸膜时出现胸痛，随呼吸和咳嗽加重；大咯血时如血块阻塞大呼吸道引起窒息；重症肺结核或病变范围较大时，出现渐进性呼吸困难、发绀，如并发气胸、肺心病、心脏衰竭、呼吸衰竭或大量胸腔积液可突发呼吸困难、发绀。

小试身手 63.大咯血是指24小时的咯血量超过

A. 100ml　　　　　　B. 200ml　　　　　　C. 300ml　　　　　　D. 400ml　　　　　　E. 500ml

（二）体征

多无明显体征，干酪样肺结核时有肺实变体征。结核性胸膜炎见胸腔积液。

（三）并发症

自发性气胸、支气管扩张、脓气胸、肺心病。结核菌随血行播散引起脑膜、心包、泌尿生殖系统及骨结核等。

三、辅助检查

1. **结核菌检查**　是确诊肺结核的主要方法。**痰培养更精确，且可鉴别菌型**，做药物敏感试验。**痰菌阳性提示病灶开放，具有传染性。**

小试身手 64. 确诊肺结核的主要依据是

A. 低热、盗汗、咯血　　　　　　　　B. X线胸片有空洞　　　　　　C. 痰结核菌阳性

D. 结核菌素试验阳性　　　　　　　　E. 胸部CT

2. **影像学检查**　胸部X线检查可为诊断、分型及了解病情变化提供依据。CT可发现微小或隐蔽性病变，了解病变范围及组成，为诊断提供依据。

3. **结核菌素试验**　多采用纯蛋白衍生物，取0.1ml稀释液在**前臂掌侧做皮内注射，注射后48~96小时测皮肤硬结直径**，如小于5mm为阴性，≥5mm为阳性，其中<10mm为一般阳性，10~15mm为中度阳性，>15mm或局部出现双圈、水疱、坏死或淋巴管炎为强阳性。

小试身手 65. 结核菌素试验判断结果的时间是注射后

A. 8小时　　　　　B. 12小时　　　　　C. 24小时　　　　　D. 72小时　　　　　E. 96小时

小试身手 66. 结核菌素试验1~2天后观察皮肤硬结，以下哪种情况提示结核菌素试验中度阳性

A. <5mm　　　　　B. 5~9mm　　　　　C. 10~15mm　　　　　D. >20mm　　　　　E. 局部有水疱、坏死

小试身手 67. 患儿，2岁，接受结核菌素试验后注射局部出现红晕及硬肿，平均直径在5~9mm，应考虑为

A. 阴性（－）　　　B. 一般阳性（+）　　　C. 中度阳性（++）　　　D. 强阳性（+++）　　　E. 极强阳性（++++）

用5IU结核菌素做试验，阳性仅提示结核菌感染，并不代表患病；用1IU结核菌素做试验呈强阳性，常提示体内有活动性结核病灶。结核菌素试验对婴幼儿的诊断价值高，因年龄越小，自然感染率越低。

成人结核菌素试验阳性**仅表示接种过卡介苗或受过结核菌感染，并不代表一定患病；结核菌素试验阴性说明机体没有结核菌感染**，阴性还可见于：①初染结核菌4~8周内，变态反应尚未完全建立；②严重结核和危重病人，由于免疫力低下和变态反应暂时受抑制，结核菌素试验可暂时阴性，待病情好转后转阳；③机体免疫力低下或受抑制时，老年人结核菌素反应常为阴性。

4. **其他检查**　急性活动性肺结核病人白细胞正常或轻度升高。严重病例出现贫血、血沉加快、白细胞减少或类白血病反应。**纤维支气管镜对诊断和鉴别诊断有重要价值。**

四、治疗原则

（一）抗结核化学药物治疗

1. **化疗原则**　早期、联合、适量、规律和全程治疗。

小试身手 68. 肺结核的化疗原则**不包括**

A. 早期　　　　　B. 规律　　　　　C. 全程　　　　　D. 足量　　　　　E. 联合

2. 常用抗结核药物

（1）**异烟肼**（H.INH）：杀菌剂，对A群菌的作用最强。口服吸收快，能渗入组织，透过血脑屏障。本药偶见肝脏损害、**周围神经炎**、中枢神经系统兴奋或抑制等。后两者与维生素B_6缺乏有关，必要时补充维生素B_6预防。注意事项：慢性肝病、精神病和癫痫病人、孕妇及哺乳女性忌用或慎用；避免同时服用抗酸药；**定期查肝功能**。

小试身手 69. 使用异烟肼和利福平进行抗结核治疗中，主要常见的脏器损害是

A. 肾脏受损　　　B. 肝脏损害　　　C. 脑部受损　　　D. 心脏受损　　　E. 听神经损害

（2）**利福平**（R.RFP）：为广谱抗生素，对A、B、C群结核菌有杀菌作用。可出现消化道不适、流感综合征、肝功能损害及过敏反应等不良反应。用药时需注意：**肝功能严重损害和怀孕3个月以内孕妇禁用；使体液及分泌物呈橘黄色，使隐形眼镜永久变色；监测肝脏毒性及过敏**等。

（3）**链霉素**（S.SM）：为半杀菌剂。**主要不良反应是听神经损害**，病人出现眩晕、耳鸣、**耳聋**和共济失调，严重者应及时停药，肾功能损害严重者禁忌使用。过敏反应较少见。用药时**注意听力变化**及有无平衡失调，**进行听力检查**；了解尿常规及肾功能变化。

（4）**乙胺丁醇**（E.EMB）：为抑菌药。不良反应偶有胃肠不适、**球后视神经炎**，停药后多能恢复。用药前后每1~2个月**检查一次视觉灵敏度和颜色鉴别力**。

小试身手 70. 用药过程中要密切注意视力、视觉变化的抗结核药是

A. 异烟肼　　　B. 利福平　　　C. 吡嗪酰胺　　　D. 乙胺丁醇　　　E. 链霉素

（5）**吡嗪酰胺**（Z.PZA）：能杀灭巨噬细胞内、酸性环境中的结核菌。**不良反应有高尿酸血症、胃肠不适、关节痛及肝损害等。定期查肝功能**；注意关节疼痛、皮疹等反应；定时监测ALT及血清尿酸；避免日光过度照射。

（6）**对氨基水杨酸钠**（P.PAS）：为抑菌药，不良反应较多，现已被乙胺丁醇取代。

> **锦囊妙记**：抗结核药物的不良反应可利用谐音记忆：一周（**异**烟肼：**周围**神经炎）以后（**乙**胺丁醇：**球后**视神经炎）练听力（**链**霉素：**听力**损害）。

小试身手（71~72题共用备选答案）

A. 异烟肼　　　　　B. 利福平　　　　　C. 链霉素　　　　　D. 乙胺丁醇　　　　　E. 对氨基水杨酸钠

71. 引起视神经损害的药物是

72. 引起听神经损害的药物是

3. 化疗方案

（1）**长程化疗**：指联合使用异烟肼、链霉素和对氨基水杨酸钠治疗，疗程12~18个月。

（2）**短程化疗**：指联合用两种或两种以上杀菌剂，总疗程6~9个月。

（二）对症处理

1. 毒性症状　有严重毒性症状时卧床休息；并发结核性浆膜炎时加用**糖皮质激素，以减轻炎症和过敏反应。**

2. 咯血　小量咯血嘱病人安静休息，避免情绪紧张，必要时使用止咳、镇静剂，年老体弱、肺功能低下者慎用强镇咳药，以免抑制咳嗽反射及呼吸引起窒息。

大咯血时**绝对卧床休息**，胸部置冰袋，配血备用。取患侧卧位，轻轻将气管内积血咳出，**垂体后叶素5~10U**加在25%葡萄糖液40ml中于15~20分钟内缓慢静脉注入，然后将垂体后叶素加于5%葡萄糖液中按0.1U/（kg·h）速度静脉滴注维持。脑垂体后叶素可收缩小动脉和毛细血管，使肺血流量减少，**促进止血**。高血压、冠心病及孕妇忌用。若咯血过多，酌情输血。大咯血不止者经纤维支气管镜止血，必要时肺叶或肺段切除及支气管动脉栓塞。

小试身手 73. 肺结核大咯血患者合适的体位是

A. 健侧卧位　　　B. 患侧卧位　　　C. 平卧位　　　D. 半卧位　　　E. 膝胸卧位

窒息是咯血病人致死的主要原因，需严加防范，积极抢救。一旦出现胸闷、憋气、发绀、面色苍白、大汗淋漓、烦躁不安，**应考虑为窒息。**一旦发生应**协助病人取头低脚高45°的俯卧位**，轻拍背部，促进积血排出，并尽快吸出口、咽、喉、鼻部血块，有条件时用鼻导管机械吸引；高浓度吸氧，必要时使用呼吸兴奋剂。

小试身手 74. 下列关于肺结核伴咯血病人的处理**不妥**的是

A. 嘱病人绝对卧床休息

B. 鼓励病人轻咳将血排出，不可屏气

C. 消除病人紧张情绪

D. 协助病人健侧卧位，轻拍病人后背刺激咳嗽

E. 避免使用止咳、镇静剂

小试身手 75. 抢救肺结核病人大咯血窒息最关键的措施是

A. 立即注射呼吸兴奋剂　　　　　　　　　B. 立即吸氧

C. 立即输血　　　　　　　　　　　　　　D. 立即让病人取头低脚高位，并轻拍背部

E. 立即进行人工呼吸

（三）手术治疗

适用于肺组织严重破坏，长期内科治疗无效，如一侧毁损肺伴支气管扩张等。

五、护理措施

1. 一般护理　合理休息与活动：①活动期或咯血时以卧床休息为主，适当下床活动。②大咯血时绝对卧床休息。③恢复期适当增加户外活动，如散步、打太极拳等，加强锻炼，提高机体抵抗力。④轻症病人正常工作，避免劳累和重体力劳动。⑤睡眠充足，劳逸结合。⑥保持环境安静、舒适。

2. 饮食护理　①蛋白质补充，成人每日蛋白质摄入量为1.5~2.0g/kg。②每天摄入新鲜蔬菜水果以补充维生素，维生素C可减轻血管渗透，促进渗出病灶吸收；B族维生素对神经系统及胃肠神经有调节作用。③食物搭配合理，色、香、味俱全，保证营养摄入。④创造整洁、舒适的进餐环境。⑤病人如无心肾功能障碍，鼓励病人每日饮水不少于1.5~2L。

3. 用药护理　督促病人坚持服药，观察药物不良反应，如有无肝区疼痛、巩膜黄染及胃肠道反应，**过早停药或不规则服药是治疗失败的主要原因。**

4. 健康指导　①早期发现病人并及时化疗。病人住单间，**行呼吸道隔离**，室内经常通风，每日**用紫外线照射消毒**，或用1‰过氧乙酸1~2ml加入空气清洁剂溶液内**喷雾消毒**。②指导病人不可面对他人打喷嚏或咳嗽，**严禁随地吐痰**。打喷嚏或咳嗽时用双层纸巾遮住口鼻，**纸巾用后焚烧**，痰液经灭菌处理。③未感染结核菌的新生儿、儿童及青少年**接种卡介苗**。④为预防传染，餐具、痰杯煮沸消毒或用消毒液浸泡消毒，共同进餐时使用公筷。⑤**被褥、书籍在烈日下暴晒6小时以上。**⑥外出时戴口罩。密切接触者去医院接受相关检查。

小试身手 76. 对于被结核菌痰液污染的纸张，最简单的灭菌方法是

A. 加热至100℃消毒20分钟　　　　B. 加苯酚浸泡　　　　C. 加漂白粉浸泡

D. 将痰吐在纸上焚烧　　　　　　　E. 加含氯消毒剂搅拌

5. 做好咯血病人的护理　如防止病菌向健侧播散、预防窒息等。

第九节 肺脓肿

统领全局—考试大纲

1. 了解肺脓肿的病因及发病机制。
2. 掌握肺脓肿的临床表现。
3. 了解肺脓肿的治疗要点。
4. 掌握肺脓肿的护理措施。

浪里淘沙—核心考点

肺脓肿是由多种病原体引起的肺部化脓性感染。早期为肺组织的感染性炎症，继而坏死、液化，由肉芽组织包绕形成脓肿。**主要表现为高热、咳嗽，咳大量脓痰。**

一、病因及发病机制

肺脓肿的主要病原体是厌氧菌、需氧菌或混合性感染。急性肺脓肿以厌氧菌感染多见。根据感染途径不同，肺脓肿分为吸入性、血源性和继发性三种。

1. **吸入性肺脓肿** 最常见，病原体经口、鼻、咽部吸入发病。当全身抵抗力下降，吸入菌量大时，就会发生肺脓肿。吸入性肺脓肿以厌氧菌感染多见。仰卧位时好发于上叶后段或下叶背段；直立位或坐卧位时好发于下叶基底段；右侧位时好发于右上叶前段或后段形成的腋亚段。

> **小试身手** 77.仰卧位时吸入性肺脓肿好发生的部位是
> A. 肺下叶背段 　　 B. 肺下叶后基底段 　　 C. 肺上叶前段 　　 D. 肺尖 　　 E. 右肺上叶后段

2. **血源性肺脓肿** 因疖、痈、骨髓炎等引起的菌血症或败血症，细菌随血流到达肺内，引起肺小血管栓塞、炎症、坏死而形成脓肿，常为多发性小脓肿。致病菌以金黄色葡萄球菌最常见。

> **小试身手** 78.血源性肺脓肿最常见的病原体是
> A. 铜绿假单胞菌 　　 B. 金黄色葡萄球菌 　　 C. 肺炎克雷伯菌 　　 D. 肺炎链球菌 　　 E. 流感嗜血杆菌

3. **继发性肺脓肿** 某些原发性支气管、肺或肺血管疾病，如支气管扩张、支气管肺癌、肺结核空洞等继发感染引起肺脓肿；支气管异物呼吸道阻塞，导致肺脓肿特别是小儿肺脓肿；肺邻近器官化脓性病变直接侵犯肺引起肺脓肿。

二、临床表现

急性起病，畏寒、高热，体温达39~40℃，多为弛张热，伴咳嗽、咳脓痰或脓臭痰。炎症累及胸膜时出现胸痛，胸痛与呼吸有关。病变范围大时出现呼吸困难，伴精神不振、全身乏力、食欲减退等。开始为少量黏液或黏液脓痰，如感染不能及时控制，1~2周后突然咳出大量脓痰，量达300~500ml/天。厌氧菌感染痰液呈臭味。少数病人咯血，咳脓血痰，偶见中大量咯血，引起窒息。病人咳出大量脓痰后体温下降，全身毒性症状减轻，数周内恢复正常。

血源性肺脓肿早期出现畏寒、高热，因原发病灶引起，数日或数周后出现咳嗽、咳痰，量不多，极少咯血。

体征：病变大而浅表者有肺实变体征，并发胸膜炎时，出现胸膜摩擦音或胸膜腔积液体征。慢性肺脓肿（病程超过3个月）有杵状指、贫血和消瘦。血源性肺脓肿无阳性体征。

> **小试身手** 79.肺脓肿痰液的特征为
> A. 铁锈色痰 　　 B. 黏液状痰 　　 C. 脓臭痰，留置后分层
> D. 粉红色泡沫样痰 　　 E. 白色泡沫样痰

> **小试身手** （80~81题共用备选答案）
> A. 白色泡沫样痰 　　 B. 粉红色泡沫样痰 　　 C. 铁锈色黏痰
> D. 暗红色胶冻样稠痰 　　 E. 大量脓臭痰
> 80. 肺脓肿
> 81. 肺炎球菌肺炎

三、治疗原则

1. 支持和对症治疗 如改善营养状况、脓胸引流等。
2. 处理原发病灶。
3. **抗菌和痰液引流** 是治疗肺脓肿的关键。选用青霉素、林可霉素、甲硝唑等。体位引流排痰时使脓肿处于最高位置，每日2~3次，每次10~15分钟；痰黏稠不易咳出者，使用祛痰药或雾化吸入稀释痰液，促进痰液排出。体位引流时应防止大量痰液涌出引起窒息。纤维支气管镜冲洗、吸引也能改善引流。

少数经内科治疗无效者考虑手术治疗。手术适应证为：肺脓肿病程超过3个月，内科治疗脓腔未减少，反复感染、大咯血者；伴支气管胸膜瘘或脓胸经抽吸冲洗脓液疗效不佳者。

四、护理措施

1. 注意休息 急性期卧床休息；当脓毒血症症状控制后，病人可适当下床活动。

2. 做好口腔护理，高热者物理降温。

小试身手 82. 患者，男，50岁。高热3天，咳大量黄色脓臭痰伴咯血1天入院，诊断为肺脓肿。护士在对该患者进行口腔护理指导时**不妥**的是

A. 服药后漱口　　　　　　　　B. 咳痰后漱口　　　　　　　　C. 临睡前漱口

D. 体位引流后漱口　　　　　　E. 进食后漱口

3. 加强营养，改善机体营养情况，提高机体免疫力，促进炎症吸收和组织修复。

4. 观察痰液颜色、性质和量，正确留取痰标本并及时送检。

5. 给予雾化吸入，促进痰液排出，协助病人进行体位引流。

6. 密切观察病情，并发大咯血休克时应积极抢救。

第十节　原发性支气管肺癌

统领全局—考试大纲

1. 掌握原发性支气管肺癌的病因及发病机制。

2. 掌握原发性支气管肺癌的临床表现（分类）。

3. 了解原发性支气管肺癌的辅助检查和治疗要点。

4. 熟练掌握原发性支气管肺癌的护理措施。

浪里淘沙—核心考点

原发性支气管肺癌（简称肺癌）起源于支气管黏膜或腺体，伴区域淋巴和血行转移。早期表现为**刺激性咳嗽和痰中带血**。

一、病因及发病机制

1. **吸烟**　是主要病因，吸烟时间越长，量越多，开始吸烟年龄越早，死亡率越高。

2. 空气污染　工业发达国家肺癌的发病率比工业落后国家高，城市比农村高，提示环境污染与肺癌有关。

3. 职业因素　长期接触石棉、砷、铬、镍、芥子气、二氯甲醚、氡、煤烟、焦油和石油中的多环芳烃、烟草的加热产物等可诱发肺癌。

4. 电离辐射　长期接触放射性物质，如铀、镭、中子和α射线、X线等，大剂量电离辐射可引起肺癌。

5. 饮食与营养　如食物中缺乏维生素A或血清维生素A含量低时，患肺癌概率增高。

6. 肺部慢性炎症、病毒感染、真菌毒素、结核瘢痕、免疫力低下、内分泌失调及遗传因素等与肺癌发病有关。

小试身手 83. 下列哪项因素与肺癌的发生最为密切

A. 大气污染　　　　B. 工业致癌物　　　　C. 电离辐射　　　　D. 肺部慢性炎症　　　　E. 吸烟

二、分类

（一）解剖学分类

1. **中央型肺癌**　指发生在段支气管以上至主支气管的癌肿，多为鳞癌和小细胞癌。

2. **周围型肺癌**　指发生在段和段以下支气管的癌肿，以腺癌多见。

小试身手 84. 周围型肺癌最常见的组织类型

A. 鳞状上皮细胞癌　　　　　　B. 小细胞未分化癌　　　　　　C. 大细胞未分化癌

D. 腺癌　　　　　　　　　　　E. 转移癌

（二）组织学分类

1. 鳞癌　**最常见**，多见于老年男性，与吸烟关系最密切。鳞癌生长缓慢，转移较晚，手术切除机会较多，五年生存率也高，但对化疗、放疗不如小细胞癌敏感。

2. 小细胞癌　**恶性度最高**，患病年龄较轻，因其细胞质内含神经内分泌颗粒，可引起异位内分泌综合征。小细胞癌对化疗、**放疗较其他类型敏感**。

3. 大细胞癌　恶性度较高，但转移较小细胞癌晚，手术切除机会相对较大。

4. **腺癌**　女性多见，多为周围型，症状出现较晚，恶性度介于鳞癌与小细胞癌之间，对化疗、放疗敏感性较差。

锦囊妙记：在肺癌的组织分型中，鳞癌最多见，腺癌多见于女性，小细胞癌恶性程度最高，但对放、化疗最敏感。

小试身手 85. 恶性程度最高的肺癌是

A. 鳞癌　　　　　B. 腺癌　　　　　C. 腺鳞癌　　　　　D. 小细胞癌　　　　　E. 大细胞癌

三、临床表现

（一）症状

1. 呼吸系统症状

（1）咳嗽：**阵发性、刺激性干咳或少量黏痰**，当肿瘤阻塞管腔引起狭窄时咳嗽加重，多为持续性，且呈高音调金属音。

（2）咯血：**部分病人以咯血为首发症状**，痰中带血或少量咯血。

（3）胸痛：病变累及胸膜或胸壁时，出现持续、固定、剧烈胸痛。

（4）呼吸困难：与癌肿阻塞呼吸道并发肺炎、肺不张或胸腔积液有关。

（5）喘鸣：肿瘤引起支气管部分阻塞。

2. 全身症状

（1）发热：多由继发感染引起。

（2）食欲减退、消瘦、明显乏力：体重下降，病人明显消瘦或呈恶病质。

（3）肿瘤向远处转移：①脑转移：头痛、眩晕、呕吐、共济失调、复视、颅内压增高、半身不遂等。②肝转移：黄疸、食欲减退、肝大、肝区疼痛、腹水等。③骨转移：局部疼痛和压痛。④皮下转移：触及皮下结节。⑤其他：如异位内分泌综合征、肥大性骨关节病、高钙血症、低血磷等。

（4）癌肿压迫并侵犯邻近组织：①声音嘶哑，系肿瘤**压迫喉返神经引起**。②膈肌麻痹，因**膈神经受压引起同侧膈肌麻痹**。③上腔静脉综合征，因上腔静脉受压所致。④Horner综合征，表现为患侧眼睑下垂、瞳孔缩小、眼球内陷、球结膜充血及额部少汗等。⑤臂丛神经受压出现同侧臂痛、麻痹或肌萎缩。⑥食管受压引起吞咽困难。

小试身手 86. 当肺癌压迫喉返神经时导致

A. 痰中带血　　　　B. 声音嘶哑　　　　C. 持续性剧烈胸痛　　　D. 上腔静脉压迫　　　E. 呕吐

（二）体征

晚期病人出现声音嘶哑、锁骨上和腋下淋巴结肿大，前胸浅静脉怒张。部分病人出现杵状指（趾）、库欣综合征等。

四、辅助检查

1. 胸部影像学检查　**胸部X线检查是发现肺癌最常用和首选方法**。

2. **痰脱落细胞检查**　非小细胞癌的阳性率达70%~80%。

3. **纤维支气管镜检查**　对肺癌的诊断具有重要意义。

4. 其他　如胸腔积液癌细胞检查、淋巴结活检、癌胚抗原检测等。

> **好礼相送**　　恶性肿瘤确诊的方法（武哥总结，严禁转载，违者必究）
> 1. 支气管肺癌：纤维支气管镜。2. 胃癌：胃镜。
> 3. 大肠癌：直肠镜或乙状结肠镜。4. 食管癌：食管镜。
> 5. 膀胱癌：膀胱镜。
> 对于恶性肿瘤的确诊方法，只要为空腔脏器，直接或间接与外界相通，确诊方法均为内镜。

小试身手 87. 患者，女，60岁。咳嗽伴痰中带血3个月。胸部X线片示左肺门阴影，大小3cm×2cm。对明确诊断最有价值的检查是

A. 支气管镜检查　　B. 经胸壁穿刺活检　　C. 胸部MRI　　　D. 胸部CT　　　E. 痰液检查查癌细胞

五、治疗原则

综合治疗。小细胞肺癌多选用**化疗+放疗+手术**，非小细胞癌（鳞癌、腺癌、大细胞癌）**先手术后放疗和化疗**。

小试身手 88. 鳞状上皮细胞型肺癌首选的治疗手段是

A. 免疫学治疗　　B. 中医中药治疗　　C. 化学药物治疗　　D. 放射治疗　　E. 手术治疗

（一）手术治疗

Ⅰ期、Ⅱ期和部分Ⅲ期非小细胞肺癌病人首选手术，术后视情况放、化疗。

（二）放疗

术前放疗可提高切除率及治愈率。放疗对控制骨转移性疼痛、脊髓压迫、上腔静脉阻塞综合征，支气管阻塞及脑转移引起的症状疗效较好。

（三）化疗

选用2~3种作用于不同周期的抗癌药物联用、间歇、短程为化疗原则。是**小细胞肺癌首选及主要的治疗方法**。化疗可延长病人生存期。辅助性化疗用于非小细胞性肺癌可提高手术和放疗效果。化疗后局部加放疗，以手术及继续全身化疗对减少复发和消灭残存微转移灶有重要意义。

（四）治疗癌痛

药物可缓解或预防癌痛。应个体化使用止痛药。在24小时内定时给药，首选口服给药。

（五）减轻呼吸困难

1. 消除呼吸道阻塞 应用 β_2 受体兴奋剂解除支气管痉挛，用麻醉性镇咳药控制刺激性咳嗽，使用镇咳剂和小剂量麻醉剂可缓解严重的呼吸困难。

2. 处理胸腔积液 胸腔积液引起呼吸困难与疼痛时应进行引流，若胸腔积液反复发生可注射硬化剂使潜在的胸膜腔闭塞。

（六）其他

肺癌脑转移引起颅内压增高时使用脱水剂治疗及放疗。

六、护理措施

1. 疼痛护理

（1）采取各种措施减轻疼痛，减少疼痛的诱发因素。

（2）遵医嘱使用止痛药，把握好用药时机，严格掌握用药剂量，密切观察镇痛效果。

（3）按摩、针灸、经皮肤电刺激止痛穴位或局部冷敷等。

2. 饮食护理

（1）吞咽困难者给予流质饮食，进食宜慢，取半卧位以免发生吸入性肺炎或呛咳，引起窒息。

（2）必要时输血、血浆或白蛋白，提高机体抵抗力。

3. 皮肤护理

（1）照射后勿擦去皮肤放射部位涂上的标志，皮肤照射部位忌贴胶布，忌用碘酊、红汞涂擦。洗澡时不用肥皂或搓擦，不用化妆品涂擦，以免加重皮肤反应。

（2）穿宽松柔软衣服，防止摩擦。避免阳光照射或冷热刺激。避免搔抓、压迫。如有渗出性皮炎应暴露，局部涂鱼肝油软膏。

（3）协助病人取舒适体位，床单平整、干净，经常变换体位，防止局部组织长期受压引起压疮。

4. 用药护理

（1）观察骨髓抑制情况，每周检查1~2次血常规，当白细胞总数降至 3.5×10^9/L时及时报告医生停药。当白细胞总数降至 1×10^9/L时，遵医嘱输白细胞及使用抗生素预防感染，做好保护性隔离。

（2）化疗期间少量多餐，避免粗糙、过热、酸辣刺激性食物。化疗前后2小时避免进食。

（3）化疗后病人常出现口干、口腔pH下降，易致牙周病和口腔真菌感染，需进行口腔护理。不进硬食物，用软牙刷刷牙，用盐水或复方硼砂溶液漱口，避免口腔黏膜损伤。

（4）化疗药物刺激性强、疗程长，注意保护静脉血管。

（5）药物毒性可引起皮肤干燥、色素沉着、脱发和甲床变形者，向病人做好解释和安慰。

5. 健康指导 宣传吸烟对健康的危害，指导病人戒烟，避免被动吸烟。防止空气污染。指导病人增强战胜疾病的信心，提高生命质量。肺癌高危人群定期体检，做到早发现，早治疗。

第十一节 自发性气胸

统领全局—考试大纲

1. 掌握自发性气胸的病因及发病机制。

2. 掌握自发性气胸的临床表现和辅助检查。

3. 了解自发性气胸的治疗要点。

4. 熟练掌握自发性气胸的护理措施。

浪里淘沙—核心考点

气胸是指气体进入胸膜腔造成胸膜腔积气。当肺部疾病使肺组织及脏层胸膜自发破裂，或因靠近肺表面的肺大疱、细小气肿泡自发破裂，肺及支气管内气体进入胸膜腔，称自发性气胸。

一、病因及发病机制

自发性气胸分为特发性和继发性。特发性气胸多为脏层胸膜下肺泡先天发育缺陷或炎症瘢痕引起肺表面细小气肿泡破裂所致，多见于瘦高体形的男性青壮年，常规X线检查肺未见明显病变。继发性气胸多在肺疾病基础上发生，发生机制为：①肺气肿、肺大疱破裂，其直接原因为细支气管炎性狭窄引起活瓣作用，使肺内压急剧升高致肺气肿或肺大疱破裂；②肺组织坏死伴脏层胸膜破溃。

气胸发生诱因：持重物、剧烈活动、剧咳、用力排便、打喷嚏等用力屏气，呼吸道内压力突然升高。

小试身手 89.患者，男，19岁。瘦高体型，因半年来无明显原因第3次发生"自发性气胸"入院治疗，患者询问反复发病的原因，最合理的解释是

A. 可能是儿童期百日咳后遗症　　B. 可能幼儿期有过麻疹后肺炎　　C. 可能有过肺结核病

D. 可能继发于慢性阻塞性肺疾病　　E. 可能有肺先天发育缺陷

二、临床表现

1. 症状　**典型症状是胸痛、干咳和呼吸困难**。张力性气胸病人出现烦躁不安、发绀、出冷汗、脉搏细速、心律不齐、意识障碍等。血气胸病人如失血过多会出现血压下降，甚至休克。

2. 体征　右侧气胸可使肝浊音界下移；液气胸时闻及胸内振水音；皮下气肿时有皮下握雪感。

3. 并发症　脓气胸、血气胸、纵隔气肿、皮下气肿及呼吸衰竭等。

三、辅助检查

1. X线检查　对诊断有重要意义。

> 锦囊妙记：骨折、气胸、肠梗阻、胃肠穿孔、泌尿系结石等疾病诊断均首选X线。

2. 胸腔内压测定。

四、治疗原则

（一）一般治疗

卧床休息，吸氧；使用支气管扩张剂如氨茶碱；使用可待因止咳等。

（二）排气治疗

少量胸腔积气，**肺萎陷面积小于20％可继续观察，不必抽气**，气体可自行吸收。肺萎陷>20％或症状明显需考虑排气治疗。

小试身手 90.自发性气胸抽气治疗的指征

A. 肺萎陷之前　　B. 肺萎陷大于10％　　C. 肺萎陷大于20％　　D. 肺萎陷大于30％　　E. 肺萎陷大于40％

1. 紧急排气　在**紧急情况下张力性气胸可用小刀或粗针头刺破胸壁，排出胸腔内高压气体**。

2. 人工气胸箱排气　此装置可同时测定胸腔内压并进行抽气，**一般一次抽气量不超过1L**。

> 好礼相送"一次放液知多少"（武哥总结，严禁转载，违者必究）
> 1. 心包穿刺放液时，一次放液不超过200ml。
> 2. 尿潴留病人一次放尿不超过1000ml，胸腔积液、积气一次放液、放气不超过1000ml。
> 3. 羊水过多时一次放羊水不超过1500ml。
> 4. 腹水病人一次放腹水1000ml。

3. 胸腔闭式引流或连续负压吸引　适用于经反复抽气疗效不佳的气胸。

（三）原发病及并发症治疗

治疗原始疾病及诱因，积极预防或处理继发感染；严重血气胸除进行抽气排液和适当输血外，考虑开胸探查结扎出血点；严重纵隔气肿做胸骨上窝穿刺或切开排气。

（四）手术治疗

慢性气胸（病程超过3个月）、反复发作的气胸和肺大疱考虑手术治疗。

五、护理措施

（一）身心休息

1. 环境安静舒适，嘱病人卧床休息，**勿屏气和用力**。

2. 告知病人抽气后呼吸困难可缓解，消除病人紧张情绪，必要时使用镇静剂。

（二）保持大便通畅，勿用力排便。

（三）胸腔闭式引流的护理

1. 向病人解释胸腔闭式引流的目的和操作过程。

2. **引流瓶、橡胶管须无菌**。向引流瓶内注入适量无菌蒸馏水，调节好引流压力，标记引流瓶内最初液面的高度；确保水封瓶密封；**引流瓶位置低于胸腔，以防止瓶内液体逆流入胸腔**。引流瓶靠近地面放置妥当，防止引流瓶被踢倒或打破。

3. 引流术后观察排气情况，如有**气体自水封瓶表面逸出或长玻璃管液面随呼吸上下波动，提示引流通畅**。

4. 如病人呼吸困难加重，发绀、大汗、四肢湿冷、血压下降等情况应立即通知医生处理。

5. 记录引流液性状和量，及时更换引流瓶。

6. **定期挤压引流管**（先用一手捏住近胸端引流管，另一手在其下方向引流瓶方向挤压），防止引流管堵塞。

7. 协助病人取舒适卧位，鼓励病人翻身，深呼吸和咳嗽，促进胸膜腔内气体排出，使肺复张。每天进行手臂和全范围关节活动，防止肩关节粘连。切口严重疼痛时适当使用止痛剂。

8. 紧急情况的处理 病人床旁置一止血钳，下划线当引流瓶被打破时，护士应**迅速用止血钳夹闭引流管**，及时更换引流瓶。**如胸腔引流管不慎滑出胸腔时，嘱病人呼气，迅速用凡士林纱布覆盖伤口，立即通知医生处理。**

小试身手 91. 气胸病人在胸腔闭式引流期间正确的护理措施是

A. 引流管必须保持平直拉紧状态

B. 定期挤捏引流管，一手捏住近引流瓶端引流管，一手顺着引流管向上方挤捏

C. 鼓励病人经常翻身，进行深呼吸和咳嗽

D. 不慎打破引流瓶或漏气时应迅速拔出引流管

E. 若胸腔引流管不慎滑出胸腔时，嘱病人深吸气，迅速用凡士林纱布按压伤口

小试身手 92. 气胸病人胸腔闭式引流期间护理措施正确的是

A. 若胸腔引流管不慎滑出胸腔时，嘱病人深吸气　　　　B. 引流瓶损坏或漏气应迅速拔引流管

C. 鼓励病人经常翻身，深呼吸和咳嗽　　　　D. 引流管位置保持和胸腔平齐

E. 引流管必须保持平直拉紧状态

第十二节　呼吸衰竭

统领全局—考试大纲

1. 掌握呼吸衰竭的病因及发病机制。

2. 掌握呼吸衰竭的分型。

3. 掌握缺 O_2 和 CO_2 潴留对机体的影响。

4. 熟练掌握呼吸衰竭的临床表现。

5. 了解呼吸衰竭的辅助检查。

6. 掌握呼吸衰竭的治疗要点。

7. 熟练掌握呼吸衰竭的护理措施。

浪里淘沙—核心考点

呼吸衰竭是指各种原因引起呼吸功能严重受损，以致在静息状态下不能有效进行气体交换，造成机体缺氧伴（或不伴）二氧化碳潴留，产生一系列病理生理改变的临床综合征。在海平面正常大气压、静息状态下，呼吸室内空气，**动脉血氧分压（PaO_2）低于60mmHg（8kPa）伴（或不伴）二氧化碳分压（$PaCO_2$）高于50mmHg（6.67kPa），即为呼吸衰竭。**

锦囊妙记：考生应能够根据 PaO_2 和 $PaCO_2$ 的结果判断呼吸衰竭的类型。$PaO_2<60$mmHg属于Ⅰ型呼吸衰竭，$PaO_2<60$mmHg和 $PaCO_2>50$mmHg属于Ⅱ型呼吸衰竭，即只有一种异常（PaO_2）为Ⅰ型呼吸衰竭，两种异常（PaO_2、$PaCO_2$）为Ⅱ型呼吸衰竭。

小试身手 93. 诊断Ⅱ型呼吸衰竭的血气分析标准为

A. $PaO_2<50$mmHg，$PaCO_2>40$mmHg　　　　B. $PaO_2<60$mmHg，$PaCO_2>50$mmHg　　　　C. $PaO_2<50$mmHg，$PaCO_2>60$mmHg

D. $PaO_2<60$mmHg，$PaCO_2>70$mmHg　　　　E. $PaO_2<70$mmHg，$PaCO_2>80$mmHg

一、病因及发病机制

（一）病因

在我国以慢性呼吸道疾病引起呼吸衰竭最为常见。

1. 呼吸系统疾病 包括：①呼吸道疾病：如上呼吸道梗阻、重度哮喘、慢性支气管炎等；②肺组织疾病：如严重肺部感染、肺水肿、重症肺结核、弥漫性肺纤维化、成人呼吸窘迫综合征等；③胸廓病变：如胸廓畸形、外伤、大量胸腔积液等；④肺血管疾病：如肺血管栓塞等。

2. 神经系统及呼吸肌疾病 脑血管病变、脑外伤、多发性神经炎、重症肌无力等。

（二）发病机制

缺氧和二氧化碳潴留发生的主要机制为肺泡通气量不足、通气与血流比例（V/Q）失调、肺动-静脉样分流、弥散障碍及氧耗量增加。其中**肺泡通气不足可引起缺 O_2 和 CO_2 潴留及二氧化碳分压升高，而二氧化碳分压升高，直接影响肺泡二氧化碳分压。而通气与血流比例失调是低氧血症最常见原因。**

二、分型

1. 按病理生理和动脉血气分析结果分类：①Ⅰ型呼吸衰竭：仅有缺氧，不伴二氧化碳潴留或二氧化碳降低；②Ⅱ型呼吸衰竭：既有缺氧又有二氧化碳潴留。

2. 按疾病发生缓急分类：①急性呼吸衰竭：指原来呼吸功能正常，在突发因素的作用下，如脑血管意外、电击、溺水、药物中毒、神经肌肉病变等引起肺功能衰竭。②慢性呼吸衰竭：是在原有慢性呼吸系统疾病的基础上，呼吸功能损害日益加重，若机体通过代偿适应，仍能从事日常活动，称为代偿性慢性呼吸衰竭；若并发呼吸道感染进一步加重呼吸系统负担，出现严重缺氧、二氧化碳潴留和酸中毒时，则为失代偿性慢性呼吸衰竭。

三、缺O_2和CO_2潴留对机体的影响

（一）中枢神经系统

1. 中枢神经系统尤其是大脑皮质细胞对缺O_2十分敏感，突然中断供氧（纯氮）20秒即可出现深昏迷和全身抽搐。轻度缺氧时注意力不集中，智力减退、定向障碍，随缺氧加重，出现烦躁不安、神志恍惚、谵妄、甚至昏迷。严重缺氧病人因脑疝而死亡。

2. CO_2潴留起初脑细胞兴奋性降低，大脑皮质活动受抑制，随CO_2增加，大脑皮质兴奋，若CO_2继续升高，皮质下层受抑制，使神经处于麻醉状态。缺O_2和CO_2潴留可使脑血管扩张，血流量增加。严重者引起脑间质水肿，颅内压增高，组织缺氧加重。

（二）呼吸系统

缺O_2主要通过颈动脉窦和主动脉体化学感受器的反射作用刺激通气，缓慢缺O_2时反射作用迟钝。

（三）循环系统

缺O_2和CO_2潴留可刺激心脏，使心率加快、心排出量增加、血压升高。缺O_2和CO_2潴留可引起肺小动脉收缩，肺循环阻力增加，导致肺动脉高压、右心负荷增加。长期缺氧使心肌收缩力下降，心肌变性坏死，导致心力衰竭。急性严重缺O_2或酸中毒引起心律失常，甚至室颤或心脏骤停。

（四）肝、肾功能

缺O_2引起肝细胞损害，谷丙转氨酶（丙氨酸氨基转移酶，ALT）升高。轻度缺O_2和CO_2潴留会扩张肾血管，增加肾血流量和肾小球滤过率，使尿量增多，但当$PaO_2<40mmHg$，$PaCO_2>65mmHg$时，肾血管收缩，肾功能受抑制，使尿量减少。

（五）血液系统

长期缺氧促红细胞生成素增加，引起继发性红细胞增加，一方面增加了携氧量，另一方面使血液黏稠度增加而加重了心脏负担。

（六）电解质、酸碱平衡

严重缺O_2时体内产生了大量乳酸和无机磷，出现代谢性酸中毒。急性CO_2潴留加重酸中毒，常伴高钾和低氯血症。

四、临床表现

除原发病症状外，呼吸衰竭以缺O_2和CO_2潴留引起多脏器功能障碍为主。

1. **呼吸困难** 胸闷、呼吸费力、憋气、喘息等最常见。呼吸频率、节律和幅度可发生变化。上呼吸道梗阻出现吸气性呼吸困难，干咳、高调吸气相哮鸣音，伴"三凹征"。慢性阻塞性肺疾病为呼气性呼吸困难，出现点头或提肩呼吸。肺实质炎症、胸廓运动受限时出现混合性呼吸困难，即吸气和呼气均费力，呼吸浅快。中枢性呼吸衰竭出现潮式、间歇或抽泣样呼吸。

小试身手 94. 呼吸衰竭最早出现的临床表现是

A. 黄疸   B. 精神错乱   C. 呼吸困难   D. 下肢水肿   E. 消化道出血

2. **发绀** 是呼吸衰竭的典型表现，因低氧血症引起血中还原血红蛋白增加所致。当$SaO_2<90\%$时可在口唇、指甲处出现发绀。

3. 精神、神经症状 急性缺氧出现精神错乱、烦躁、昏迷、抽搐等症状。慢性缺氧出现智力或定向障碍。轻度CO_2潴留表现为多汗、烦躁、白天嗜睡、夜间失眠等兴奋症状。随着CO_2潴留加重出现**肺性脑病，表现为神志淡漠、谵妄、间歇抽搐、扑翼样震颤、视神经乳头水肿、昏睡、昏迷等**，重者因脑水肿、脑疝死亡。

4. 血液循环系统症状 早期心率加快、血压升高，脑血管扩张引起搏动性头痛；晚期严重缺氧引起酸中毒，循环衰竭、血压下降、心率缓慢、心律失常甚至心脏停搏。CO_2潴留出现皮肤潮红、湿暖多汗；慢性缺O_2和CO_2潴留引起肺动脉高压，右心衰竭。

五、辅助检查

1. 血气分析 $PaO_2<60mmHg$，$PaCO_2>50mmHg$，$SaO_2<75\%$。代偿性酸中毒或碱中毒，pH在正常范围；低于7.35为失代偿性酸中毒，高于7.45为失代偿性碱中毒。

小试身手 95. 最有助于呼吸衰竭临床诊断及其分类的依据是

A. 有无明显发绀　　B. 有无睡眠倒置　　C. 有无意识障碍　　D. 血气分析的结果　　E. 呼吸功能的检查结果

小试身手 96. 患者，男性，70 岁，慢性支气管炎、肺气肿史 20 年，1 周前发热、咳嗽、咳痰、气促加重，神志不清半天，血气分析 PaO_2 40mmHg，$PaCO_2$ 100mmHg，pH7.25，BE-8mmol/L，可以判断患者目前处于

A. 代偿性呼吸性碱中毒　　　　　B. 失代偿性呼吸性碱中毒　　　　　C. 失代偿性代谢性碱中毒

D. 失代偿性代谢性酸中毒　　　　E. 代偿性代谢性酸中毒

2. 实验室检查　感染时血白细胞计数及中性粒细胞比例增加。尿中可见红细胞、蛋白及管型、尿素氮升高。

3. 电解质　呼吸性酸中毒合并代谢性酸中毒时，常伴高钾血症。呼吸性酸中毒合并代谢性碱中毒时，常有低钾和低氯血症。

4. 痰液检查　痰液涂片与细菌培养有利于明确病因。

5. 肺功能　FEV_1、FVC 低于正常值。

六、治疗原则

治疗的基本原则是在保持呼吸道通畅的前提下，迅速纠正缺 O_2 和 CO_2 潴留，维持代谢和酸碱平衡，积极治疗原发病，消除诱因，维护心、脑、肾等重要脏器功能，预防并发症。

（一）保持呼吸道通畅

呼吸道通畅是纠正缺 O_2 和 CO_2 潴留的先决条件，是治疗的基础。

1. 清除呼吸道分泌物，必要时气管插管或气管切开。

2. 缓解支气管痉挛　使用解痉剂，必要时给予肾上腺糖皮质激素缓解支气管痉挛。

（二）氧疗

氧疗可提高肺泡氧分压（PaO_2），增加氧弥散能力，改善低氧血症。

PaO_2<60mmHg 为氧疗的指征。PaO_2<55mmHg 必须氧疗。

Ⅰ型呼吸衰竭：给予较高浓度氧（35%~50%）或高浓度氧（>50%）吸氧，当 PaO_2>70mmHg 时逐渐降低氧浓度，以避免长期吸入高浓度氧引起氧中毒。

Ⅱ型呼吸衰竭：低浓度（<35%）持续给氧。氧浓度按下列公式估算，实际吸入氧浓度（%）= 21+4×氧流量（L/min）。

> 锦囊妙记：慢性阻塞性肺疾病、肺源性心脏病、Ⅱ型呼吸衰竭的给氧方式均为低流量、低浓度持续性给氧，即 1~2L/分。

小试身手 （97~98题共用题干）

患者，女，32 岁。呼吸困难、咳嗽、咳痰入院，查体：R 34 次/分，BP 110/50mmHg，动脉血气：pH 7.21，$PaCO_2$ 60mmHg，PaO_2 55mmHg，诊断为"Ⅱ型呼吸衰竭"。

97. 患者送入 ICU 后，最合适的监护措施是

A. 持续体温监测　　　　　　B. 动脉血氧饱和度监测　　　　　　C. 心排出量监测

D. 无创血压监测　　　　　　E. CVP 监测

98. 患者吸氧时，氧流量应控制在

A. 1~2L/min　　B. 2~4L/min　　C. 4~6L/min　　D. 6~8L/min　　E. 8~10L/min

（三）增加通气量以减少 CO_2 潴留

1. 呼吸兴奋剂　常用呼吸中枢兴奋剂是尼可刹米，用量为 0.375~0.75g 静脉缓慢滴注。

2. 机械通气　严重呼吸功能障碍经治疗无效者考虑机械通气。

（四）纠正电解质、酸碱平衡紊乱

1. 呼吸性酸中毒　改善通气，维持有效通气量，促进 CO_2 排出。

2. 代谢性酸中毒　多为低氧血症引起乳酸增多，血容量不足、周围循环衰竭、肾功能障碍影响酸性代谢产物排出引起，治疗措施是改善缺氧，及时治疗原发疾病，若 pH<7.20 时补充碱性药物。

3. 呼吸性酸中毒合并代谢性碱中毒　主要原因为快速利尿或使用激素而致低血钾、低血氯，补充碱性药过量，治疗中 $PaCO_2$ 下降过快。因此在使用机械通气时应避免 CO_2 排出过快，严格掌握补碱的量，使用利尿剂时注意补充氯化钾等。

4. 呼吸性碱中毒　常因通气过度、$PaCO_2$ 下降过快所致，应适当控制通气量。

5. 电解质紊乱　以低钾、低氯、低钠最为常见。

（五）营养支持

呼吸衰竭病人抢救时常规鼻饲高蛋白、高脂肪、低糖类及富含维生素、微量元素流质饮食，必要时行静脉营养。一般热量达 14.6kJ/（kg·d），病情稳定后鼓励病人由口进食。

（六）合并症防治

慢性呼吸衰竭常见的合并症是慢性肺源性心脏病、右心衰竭，急性加重时可并发上消化道出血、休克和多器官功能衰竭等，应积极防治。

（七）控制感染，积极治疗原始疾病

严重呼吸衰竭可因脑水肿、脑疝危及生命，**应给予脱水治疗**。一般主张轻中度脱水为宜，以防止脱水后血液浓缩，痰液黏稠不易咳出。

1. 控制感染　**呼吸道感染是呼吸衰竭最常见的诱因**。因此呼吸衰竭病人在加强痰液引流的同时，应选择有效抗生素控制感染。

2. 病因治疗　针对原始疾病进行治疗。

七、护理措施

1. 一般护理

（1）休息与活动：根据病情安排适当活动。

（2）协助病人取**半卧位或坐位**，指导病人有效呼吸，如趴伏在床上或桌上，借此增加辅助吸气肌的功效，促进肺膨胀。病情稳定后指导病人练习缩唇呼吸和腹式呼吸，改善通气功能。

2. 病情观察　密切观察病人呼吸困难程度，评估呼吸频率、节律和深度，辅助呼吸肌参与呼吸的情况。监测生命体征，评估有无异常呼吸音、有无咳嗽及能否有效咳痰，记录痰液的量、色、质。正确留取痰标本。监测动脉血气。评估病人意识及神经精神症状，观察缺O_2和CO_2潴留情况，观察有无肺性脑病症状。昏迷病人观察瞳孔大小及对光反射、肌张力、腱反射及病理征。

3. 氧疗的护理　见本章第三节慢性阻塞性肺气肿。

4. 用药护理

（1）遵医嘱正确用药：①茶碱类、β_2受体激动剂可松弛支气管平滑肌，减轻呼吸道阻力，缓解呼吸困难。教会病人正确使用支气管解痉气雾剂。②**呼吸兴奋剂如尼可刹米**可改善通气，减轻CO_2潴留。**使用的前提是保持呼吸道通畅**，静脉滴注时速度不宜过快，适当提高吸氧浓度，及时观察神志、呼吸的变化，**如出现恶心、呕吐、烦躁、面色潮红、肌肉颤动、皮肤瘙痒等现象，应减慢滴速并通知医生减量，严重者及时停药**。③**Ⅱ型呼吸衰竭病人禁用抑制呼吸的药物，如吗啡等，慎用镇静剂，如地西泮等**。

小试身手 99.慢性呼吸衰竭病人应用呼吸兴奋剂的先决条件是

A. 换气功能良好　　B. 气道通畅　　C. 紫绀不明显　　D. 无肝肾功能不全　　E. 呼吸不规则，但无惊厥

小试身手 100.某呼吸衰竭病人，应用呼吸兴奋剂的过程中，出现恶心、呕吐、烦躁、面颊潮红、肌肉颤动等现象应首先考虑

A. 肺性脑病先兆　　B. 通气量不足　　C. 呼吸兴奋剂过量　　D. 呼吸性碱中毒　　E. 痰液阻塞

（2）遵医嘱正确使用抗生素控制肺部感染。

5. 心理护理　教会病人缓解焦虑的方法，以缓解呼吸困难，改善通气。

小试身手 （101~102题共用备选答案）

A. 清理呼吸道无效　　B. 体温过高　　C. 营养失调　　D. 气体交换受损　　E. 精神困扰

101.慢性呼吸衰竭患者常见的护理问题是

102.支气管扩张最突出的护理问题是

第十三节　急性呼吸窘迫综合征

统领全局—考试大纲

1. 掌握成人呼吸窘迫综合征的病因。

2. 熟练掌握成人呼吸窘迫综合征的临床表现。

3. 掌握成人呼吸窘迫综合征的辅助检查和治疗要点。

4. 熟练掌握成人呼吸窘迫综合征的预防和护理措施。

5. 掌握急性呼吸窘迫综合征的病因及病理。

6. 熟练掌握急性呼吸窘迫综合征的临床表现。

7. 掌握急性呼吸窘迫综合征的治疗与护理要点。

浪里淘沙—核心考点

急性呼吸窘迫综合征（ARDS）是指在严重创伤、感染、休克、大手术等严重疾病的过程中继发的一种以**进行性呼吸困难和难以纠正的低氧血症**为特征的急性呼吸衰竭。

一、病因

各种严重创伤和感染、心肺复苏后、药物中毒、休克等均可引起ARDS。

二、临床表现

ARDS以进行性呼吸困难为特征，早期除呼吸音稍弱外，肺内常无啰音，X线检查也无明显变化。根据病变程度可分为3期：

1. 初期　呼吸困难，呼吸频率加快，有呼吸窘迫感，体检无明显体征，血气分析显示动脉血氧分压下降，一般性给氧不能缓解。

2. **进展期**　呼吸困难加重，发绀，听诊双肺有中小水泡音、管状呼吸音。病人出现昏迷，发热，X线片可见网状阴影，继之肺出现斑点状或成片状阴影，血气分析显示呼吸性及代谢性酸中毒。

3. 末期　病人出现深度昏迷，呼吸困难及缺氧更加严重，出现严重酸中毒、心律失常，当动脉血氧分压下降至3.3kPa（25mmHg），CO_2分压上升至7.3kPa（55mmHg）时，心跳、呼吸停止不可避免，各种抢救措施很难奏效。

小试身手 103.ARDS患者临床表现的特征是

A. 呼吸音减弱　　　　B. 肺内啰音　　　　C. 肺内无啰音　　　　D. 进行性呼吸困难　　　　E. 代谢性酸中毒

三、辅助检查

1. X线片　早期无异常或肺纹理增粗，继之出现双肺斑片状阴影，后期双肺出现广泛大片致密阴影。

2. **动脉血气分析**　$PaO_2<60mmHg$，$PaCO_2<35mmHg$或正常，氧合指数$PaO_2/FiO_2<300$。

四、治疗要点

1. **迅速纠正低氧血症，改善肺泡换气**　主要治疗方法是机械通气，选用**呼气终末正压通气（PEEP）**。

2. 维持有效循环，防止液体过量及肺水肿　准确记录出入量，及时补充血容量维持有效循环。控制输液总量，以晶体为主，胶体为辅，适当补充蛋白及血浆，液体入量偏多时适当使用利尿药，以排出多余水分。

3. 治疗感染　脓毒症是ARDS的常见病因，ARDS发生后又可引起肺部感染，因此需抗感染治疗。

4. 营养支持　补充足够热量、必需氨基酸和维生素等，防止机体出现负氮平衡。病人不能正常进食时通过静脉补充营养。

五、预防

对重症创伤、严重感染等病人应积极预防其发生，除治疗原始疾病外，还要控制液体输入速度，避免长期吸入高浓度氧气。不宜输入大量库存血液，因其可诱发DIC，DIC有时可引起ARDS。危重病人加强肺部护理，及时翻身、排痰。积极治疗肺部感染，密切观察病情，及时发现病人是否出现呼吸困难。

六、护理措施

1. 呼吸道管理

（1）人工气道的护理：湿化人工通气管，供气系统必须设有湿化装置。

（2）保持呼吸道通畅：①每小时评估病人呼吸状况1次，按需抽吸呼吸道分泌物，抽吸的指征有：频繁咳嗽，肺部听诊有痰鸣音，呼吸机高气压报警等。②每2小时翻身1次，叩背，指导病人咳嗽、深呼吸。吸痰过程中注意给氧，观察病人生命体征，监测血气分析结果。

2. 维护循环功能　持续监测病人血压、心率、尿量，合理补液，监测CVP的变化。

3. 预防感染　操作前后洗手。定期更换并消毒呼吸机管道及接触呼吸道的设备。气管插管应每天更换位置，气管切开处每日换药一次。

4. 营养支持　经静脉或胃肠管提供足够营养。

第十四节　呼吸系统疾病病人常用诊疗技术及护理

统领全局—考试大纲

1. 掌握呼吸系统疾病病人常用诊疗技术的适应证。
2. 了解呼吸系统疾病病人常用诊疗技术的禁忌证。
3. 掌握呼吸系统疾病病人常用诊疗技术的护理。

浪里淘沙—核心考点

一、胸腔穿刺术

（一）目的

1. 抽取胸腔积液送检，以明确性质，协助诊断。
2. 排出胸腔内积气，缓解压迫症状，避免胸膜粘连增厚。
3. 胸腔内注射药物，治疗疾病。

（二）适应证

胸腔大量积液或气胸者；胸腔积液性质不明者；脓胸抽脓灌洗治疗或恶性胸腔积液需胸腔内注入药物者。

（三）方法

1.常规消毒穿刺点皮肤，术者戴手套、铺孔巾，使用利多卡因逐层浸润麻醉。

2.术者左手示指和拇指固定穿刺部位皮肤和肋间，右手持穿刺针沿下位肋骨上缘缓慢刺入胸壁直达胸膜，将50ml注射器接至胶管上，抽取胸腔积液或气体。当注射器吸满后注意先夹紧胶管，再取下注射器排液或排气，防止空气进入胸膜腔。

3.每次抽液、抽气时，不宜过快、过多，防止胸腔内压骤降，引起肺水肿或循环障碍、纵隔移位等。减压抽液、抽气首次不宜超过600ml，以后每次不宜超过1000ml；诊断性抽液50~100ml。如有治疗需要，抽液后可注入药物。

小试身手 104.胸腔穿刺首次抽取液体不得超过600ml，以后每次不得超过

　A.600ml　　　　　B.800ml　　　　　C.1000ml　　　　　D.1200ml　　　　　E.1400ml

4.术中密切观察病人情况，病人如有不适，应减慢抽吸或立即停止抽液，如病人突然头晕、心悸、冷汗、面色苍白、脉速、四肢发凉，提示发生了"胸膜反应"，应立即停止抽液，使病人平卧、保暖、吸氧，密切观察血压，建立静脉通道，防止休克。必要时遵医嘱皮下注射0.1%肾上腺素0.5ml。

小试身手 105.一患者在胸腔穿刺的过程中突然出现头晕、心悸、出冷汗，面色苍白，脉搏细弱，提示可能发生了

　A.血气胸　　　　　B.胸膜反应　　　　　C.心力衰竭　　　　　D.空气栓塞　　　　　E.晕针

小试身手 106.胸腔穿刺抽液时病人出现头晕、出汗、面色苍白、四肢发凉，应立即

　A.减慢抽液速度　　　　　　　　B.停止抽液，平卧观察血压　　　　　　　　C.皮下注射0.1%肾上腺素

　D.高浓度吸氧　　　　　　　　E.密切监测血压

5.术毕拔出穿刺针，消毒穿刺点后覆盖无菌纱布，胶布固定。

（四）护理

1.术前护理

（1）穿刺前向病人说明穿刺目的和术中注意事项。胸腔积液积气是引起呼吸困难的主要原因，胸腔抽液抽气是治疗大量胸腔积液、气胸的一个重要手段。嘱病人穿刺时尽量不要咳嗽或深吸气，术中不要移动体位，以免损伤胸膜、肺组织而发生气胸、血胸等。

（2）胸腔积液的穿刺点为叩诊实音最明显部位，一般在肩胛线或腋后线第7~8肋间，也可选腋中线第6~7肋间。气胸者穿刺点为锁骨中线第2肋间或腋前线第4~5肋间。

小试身手 107.气胸患者，X线检查显示右侧肺压缩65%，计划进行人工气胸排气治疗，在胸腔穿刺时选取的位置通常是

　A.右腋前线，第7肋间下位肋骨上缘　　　　　B.右锁骨中线，第5肋间下位肋骨上缘　　　　　C.右腋中线，第4肋间上位肋骨下缘

　D.右腋前线，第3肋间上位肋骨下缘　　　　　E.右锁骨中线，第3肋间下位肋骨上缘

2.术后护理

（1）术后嘱病人取平卧位或半卧位，观察呼吸、脉搏；注意穿刺点有无渗血或渗液。

（2）注入药物者应卧床2~4小时，并反复转动体位，使药液在胸腔内涂布均匀。

（3）记录抽出液的色、质、量并及时送检。

二、纤维支气管镜检查术

纤维支气管镜检查术的目的包括：①不明原因的咯血或痰中带血，以协助诊断；②临床上疑为支气管肺癌，需取活检者；③已确诊为支气管肺癌，向腔内注射药物；④吸出较小的阻塞性组织或异物及痰液。

（一）适应证

1.胸部X线阴影原因不明、肺不张、阻塞性肺炎、支气管狭窄或阻塞、胸腔积液等病因诊断。

2.原因不明的刺激性咳嗽，经3周抗炎治疗无效，疑为异物或肿瘤者。

3.原因不明的咯血，需明确病因及出血部位者。

4.引流呼吸道分泌物、行支气管肺泡灌洗、去除异物、摘除息肉、局部止血及用药、扩张狭窄支气管或激光治疗者。

5.引导气管插管。

（二）禁忌证

1.严重肝肾功能不全，极度衰弱者。

2.严重心肺功能不全，频发心绞痛，严重高血压，严重心律失常者。

3.主动脉瘤有破裂危险者。

4.2周内有支气管哮喘发作或大咯血者。

5.出凝血机制严重障碍者。

6.麻醉药过敏者。

（三）方法

1.局部麻醉　先用1%麻黄碱喷入鼻腔，再用2%利多卡因溶液喷雾鼻腔及咽喉部，每2~3分钟喷1次，共3次。插入纤维支气管镜过程中，根据需要可再注入2~3ml利多卡因，总量不超过250mg。

2.体位　取仰卧位，不能平卧者取坐位或半坐位。

3.插入途径　一般经鼻腔插入，若鼻腔狭小，可经口腔插入。气管切开者可经气管切开处插入。

（四）护理

1. 术前护理

（1）向病人说明检查目的、操作过程及配合的注意事项。

（2）详细了解病史和体格检查，评估胸片、肝功能、出凝血时间及血小板检查结果，对心肺功能不全者做心电图和血气分析。

（3）<u>术前4小时禁食禁饮，术前半小时皮下注射阿托品1mg；</u>年老体弱、病重者或肺功能不全者吸氧。

（4）用物准备：纤维支气管镜、活检钳、细胞刷、冷光源等，吸引器，注射器，药物（1%麻黄碱、2%利多卡因、阿托品、肾上腺素、生理盐水），氧气，必要时准备简易呼吸气囊、心电监护仪等。

2. 术后护理

（1）<u>术后禁食2小时，以防误吸。2小时后进温凉流质或半流质饮食。</u>

（2）鼓励病人咳出痰液及血液；<u>术后半小时内减少说话，使声带休息，如有声嘶或咽喉部疼痛可雾化吸入。</u>

（3）密切观察病人有无发热、胸痛；有无呼吸道出血，若为痰中带血丝，一般不需处理，如出血较多，应及时通知医生处理。注意有无胸闷、气急等情况，少数病人可并发气胸（对钳检的病人应特别注意）。

（4）及时留取痰液标本送检；必要时遵医嘱使用抗生素，防治呼吸道感染。

三、采集动脉血和血气分析

<u>动脉血气分析能客观反映呼吸衰竭的性质和程度，是判断病人有无缺氧和二氧化碳潴留以及机体酸碱平衡状态的可靠方法。</u>对指导氧疗、调节机械通气的各项参数以及纠正酸碱失衡有重要的临床意义。

（一）适应证

各种疾病、创伤或外科手术疑发生呼吸衰竭者，心肺复苏病人，急、慢性呼吸衰竭及机械通气者。

（二）护理

1. 操作前准备

（1）向病人说明穿刺目的和配合的注意事项，使病人放松。

（2）用物准备：2ml无菌玻璃注射器，7号针头（肥胖者选用8号针头），肝素溶液（1250U/ml），软木塞，静脉穿刺盘。

2. 操作过程

（1）先用2ml无菌玻璃注射器抽吸肝素溶液0.5ml。来回推动针芯，使肝素溶液涂布针筒内壁，然后针尖朝上，排尽针筒内空气。

（2）<u>选择股动脉、肱动脉</u>或<u>桡动脉为穿刺点。</u>先用手指摸清动脉搏动、走向和深度。常规消毒穿刺部位皮肤及操作者左手示指和中指，然后左手示指和中指固定动脉，右手持注射器，针头朝下排弃多余肝素溶液（可避免针头内残留空气），刺入动脉，血液将借助动脉压推动针芯后移，采血1ml。

（3）拔出针头后立即用消毒干棉签压迫穿刺点，将针头刺入无菌软木塞内，以隔绝空气（针筒内如有气泡应先排出气泡），并用手转动针筒数次使血液与肝素溶液充分混匀，以防凝血。

3. 操作后护理

（1）<u>穿刺点按压5分钟以上，防止局部出血或形成血肿。</u>

（2）<u>采血后标本立即送检，</u>若不能及时送检，应<u>将其保存于4℃环境中，但不得超过2小时，</u>以免影响检查结果。

小试身手 （108～109题共用题干）

患者，男，66岁。因慢性肺源性心脏病急性加重入院治疗。血气分析：pH 7.21，PaO_2 45mmHg，$PaCO_2$ 75mmHg，HCO_3^- 18.6mmol/L，BE 5mmol/L。

108. 关于检测动脉血气分析时的注意事项，**错误**的是

A. 血标本可以保存在4℃环境中4小时再送检

B. 穿刺处按压5分钟以上

C. 血采出后立即将针头刺入软木塞或胶塞，并转动针管，使血液与肝素混匀

D. 抽取肝素抗凝

E. 嘱患者平静呼吸，不屏气，不过度通气

109. 该患者酸碱失衡的类型是

A. 呼吸性酸中毒合并代谢性碱中毒　　　　B. 代谢性碱中毒　　　　C. 呼吸性酸中毒合并代谢性酸中毒

D. 呼吸性酸中毒　　　　E. 代谢性酸中毒

参考答案

1.E　2.D　3.E　4.E　5.D　6.B　7.E　8.D　9.B　10.A　11.D　12.E　13.D　14.D　15.D　16.A　17.C　18.E　19.A　20.C
21.C　22.A　23.C　24.D　25.B　26.B　27.A　28.E　29.B　30.A　31.E　32.D　33.A　34.A　35.B　36.B　37.B　38.B　39.A
40.E　41.D　42.C　43.D　44.C　45.B　46.D　47.D　48.B　49.D　50.B　51.A　52.C　53.C　54.C　55.A　56.B　57.C　58.B
59.B　60.D　61.C　62.B　63.E　64.C　65.E　66.C　67.B　68.C　69.B　70.B　71.D　72.C　73.B　74.D　75.D　76.C　77.A
78.B　79.C　80.E　81.C　82.A　83.E　84.D　85.A　86.B　87.A　88.E　89.E　90.C　91.C　92.C　93.C　94.C　95.B　96.D
97.B　98.A　99.B　100.C　101.D　102.A　103.D　104.C　105.B　106.B　107.E　108.A　109.C

第二章　循环系统疾病病人的护理

第一节　概　述

统领全局—考试大纲

1. 掌握循环系统的结构与功能。
2. 掌握循环系统疾病症状评估。

浪里淘沙—核心考点

一、循环系统的结构与功能

1. **心脏**　是一个中空的肌性器官，由左右心房和左右心室组成，左心房、左心室之间的瓣膜为二尖瓣，右心房、右心室之间的瓣膜为三尖瓣。左右心室与大血管之间有瓣膜相通，左心室与主动脉之间有主动脉瓣，右心室与肺动脉之间有肺动脉瓣。心脏通过有节律地收缩和舒张推动血液循环，腔静脉收集的含氧量低的血液流入肺动脉，将自肺静脉回流来的含氧量高的血液泵入主动脉，供应全身各器官。

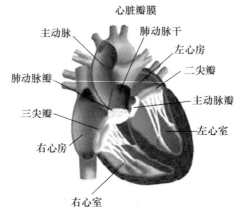

图1-2-1　心脏瓣膜解剖图

小试身手　1.二尖瓣的解剖位置是

A. 左心房与左心室之间　　　　B. 右心房与右心室之间　　　　C. 右心室与肺动脉之间

D. 左心房与主动脉之间　　　　E. 左心房与肺静脉之间

2. **心脏传导系统**　心脏传导系统由窦房结、结间束、房室结、希氏束、左右束支及其分支和浦肯野纤维网组成，其中**窦房结具有最高的自律性**。

3. **心脏的血液供应**　**心脏本身的血供主要来自冠状动脉**，起源于主动脉根部，其大分支分布于心肌表面，小分支进入心肌，经毛细血管网汇集成心脏静脉，最后形成冠状静脉窦进入右心房。

4. **血管**　是循环系统运输血液的动脉、毛细血管和静脉。动脉管壁含较多肌纤维和弹力纤维，具有一定的张力和弹性，在各种血管活性物质的作用下收缩和舒张，改变外周血管的阻力，又称"阻力血管"，将血液从心脏向组织输送。毛细血管连接小动脉和小静脉，呈网状分布，管壁仅由一层内皮细胞和少量纤维组织组成，是血液和组织进行物质交换的场所，提供氧、激素、酶、维生素和其他营养物质；带走代谢产物和二氧化碳，故毛细血管又称"功能血管"。静脉将血液从组织汇入心脏，管壁较薄、管腔较大，能容纳大量血液，又称"容量血管"。

5. **调节血液循环的神经体液因素**　①调节循环系统的神经：交感神经兴奋心脏肾上腺素能α和β受体，心率加快、传导加速和心肌收缩力增强，周围血管收缩（α和β受体兴奋使冠状血管和骨骼肌内血管舒张）；副交感神经通过兴奋乙酰胆碱能受体，心率减慢、传导抑制、心脏收缩力减弱和周围血管扩张。②调节循环系统的体液因素：激素、电解质和一些代谢产物是调节循环系统的体液因素；儿茶酚胺、钠和钙等增加心率和心肌收缩力，乙酰胆碱、钾和镁等减慢心率和降低心肌收缩力。

小试身手　2.能够引起心率减慢，心肌收缩力减弱的因素**不包括**

A. 交感神经兴奋　　B. 副交感神经兴奋　　C. 低钠　　　　D. 高钾　　　　E. 高镁

二、循环系统疾病症状评估

1. **心源性呼吸困难**　指病人呼吸时感到空气不足、憋气、呼吸费力，多由左心功能不全导致肺淤血、肺组织弹性下降，影响气体交换所致。**其特点为活动、劳累时发生或加重，休息时缓解或减轻；仰卧时加重，坐位时减轻。**

（1）**劳力性呼吸困难**：指呼吸困难在重体力活动时出现，休息后缓解。

（2）夜间阵发性呼吸困难：夜间熟睡后1~2小时突发呼吸困难，病人因严重胸闷、气急而憋醒，被迫坐起，称为夜间阵发性呼吸困难。轻者数分钟至数十分钟后症状消失，重者有咳嗽、咳泡沫样痰、气喘、发绀、肺部哮鸣音，又称为**心源性哮喘**。

（3）端坐呼吸：中重度呼吸困难者因卧位时呼吸困难加重而被迫取半卧位或坐位，称为端坐呼吸。

小试身手 3. 心源性呼吸困难最先出现的表现是

A. 劳力性呼吸困难　　　　　　　　B. 夜间阵发性呼吸困难　　　　　　C. 心源性哮喘

D. 端坐呼吸　　　　　　　　　　　E. 急性肺水肿

2. 心悸　指病人自觉心跳或心慌伴心前区不适感。发病原因包括：①心律失常：是引起心悸的重要因素。②心脏搏动增强：多见于贫血、高热、甲状腺功能亢进症（简称甲亢）以及心室肥大者。③心脏神经官能症。

3. 发绀　是指血液中**还原血红蛋白增多**，导致皮肤与黏膜呈青紫色。观察部位：口唇、甲床、颊部。

（1）中心性发绀：多由于肺淤血、肺水肿等原因造成肺含氧不足，使体循环毛细血管中还原血红蛋白增多所致。

（2）周围性发绀：由于周围循环血流障碍，血流缓慢，毛细血管血液中氧气在组织中过多消耗引起，常见于右心衰竭、缩窄性心包炎、严重休克等。

（3）混合性发绀：充血性心力衰竭发绀既可为中心性，也可为周围性，称混合性发绀。

小试身手 4. 发绀时血液中的以下哪种成分增加

A. 红细胞　　　　B. 血小板　　　　C. 血红蛋白　　　　D. 还原血红蛋白　　　　E. 间接胆红素

4. 胸痛　胸痛常由心肌缺血、缺氧所致。

（1）**心绞痛**：由心肌暂时性缺血引起，**典型特点是在情绪激动、体力活动或饱餐等诱因作用下发生胸骨后或心前区疼痛，呈压榨、紧缩或憋闷感**，可向左肩、颈、左上肢放射，疼痛一般持续数分钟，经休息或服硝酸甘油后缓解。

（2）**心肌梗死**：由严重持续的心肌缺血导致心肌细胞坏死引起。疼痛更剧烈、持续时间达数小时，硝酸甘油不能缓解。

5. 水肿　指过多液体积聚在组织间隙。心源性水肿是右心功能不全的主要表现。

（1）心源性水肿的发生机制：①右心衰时体循环静脉淤血，有效循环血量减少，肾血流量减少，继发性醛固酮增多引起水钠潴留。②静脉压升高使毛细血管内压力增高，液体自毛细血管内渗透到组织间隙，导致水肿。

（2）心源性水肿的特点：**水肿出现在身体下垂部位**，一般病人易出现在**双下肢**，卧床时常出现于枕部、肩胛部及腰骶部等，严重水肿病人出现胸腔和腹腔积液。

小试身手 5. 心源性水肿的特点是

A. 身体下垂部位及会阴部水肿　　　　B. 颜面部水肿　　　　C. 一定伴有胸腔积液

D. 一定伴有腹水　　　　　　　　　　E. 渗出性水肿

6. 晕厥　指一时性广泛脑组织缺血缺氧引起短暂、突然的可逆性意识丧失。其原因包括除脑血管病变以外的各种器质性心脏病引起的心律失常，如严重房室传导阻滞、病态窦房结综合征、阵发性室性心动过速、心室纤颤、心脏骤停等均可引起晕厥。阿-斯综合征是指心排血量突然下降出现的晕厥。

第二节　心力衰竭

统领全局—考试大纲

1. 掌握急性心力衰竭、慢性心力衰竭的病因及发病机制。
2. 熟练掌握急性心力衰竭、慢性心力衰竭的临床表现。
3. 掌握急性心力衰竭、慢性心力衰竭的辅助检查和治疗要点。
4. 熟练掌握急性心力衰竭、慢性心力衰竭的护理措施。

浪里淘沙—核心考点

心力衰竭是指各种心脏疾病引起心脏结构和功能异常，导致心室充盈或射血减少的临床综合征。心力衰竭因通常伴肺循环和（或）体循环充血，故又称为充血性心力衰竭。心功能不全是指伴有临床症状的心力衰竭。

1. 心力衰竭的分型　按发展速度分为急性和慢性心力衰竭；按发生部位分为左心、右心和全心衰竭。

2. 心功能分级　美国纽约心脏病学会（NYHA）根据病人的自觉活动能力将心功能分为四级：

Ⅰ级：病人患有心脏疾病，但活动量不受限制。平时一般活动不引起心悸、疲乏、呼吸困难或心绞痛。

Ⅱ级：心脏病病人，**体力活动轻度受限**。休息时无自觉症状，但平时一般活动可出现上述症状，休息后症状缓解。

Ⅲ级：心脏病病人，**体力活动明显受限**。休息时无症状，小于平时一般活动即可出现上述症状，休息较长时间后症状缓解。有轻度脏器淤血表现。

Ⅳ级：心脏病病人，**不能从事任何体力活动**。休息时也出现心衰症状，体力活动后加重。有重度脏器淤血表现。

锦囊妙记：考生应能根据病例中提供的信息判断病人心功能的等级。事实上，心功能Ⅰ级（不受限制）、心功能Ⅳ级（完全受限制）是两个极端，不需记忆，考生只要区别心功能Ⅱ级、Ⅲ级。Ⅱ级是日常活动引起气急、心悸，Ⅲ级是稍微活动引起气急、心悸。心功能分级可总结为：一不限、二小限、三大限、四全限。

小试身手 6. 患者，女性，体力活动轻度受限，休息时无自觉症状，平时一般活动出现乏力、心悸、呼吸困难等症状，休息后症状很快缓解。该病人心功能属于

    A. 0级　　　　　　　　B. Ⅰ级　　　　　　　　C. Ⅱ级　　　　　　　　D. Ⅲ级　　　　　　　　E. Ⅳ级

1994年美国心脏病协会（AHA）对NYHA心功能分级进行了修订，采用并行的两种方案，第一种即上述方案，第二种是客观评估，即根据客观检查如心电图、X线、负荷试验、超声心动图等评估病人心功能等级：

    A级：无任何心脏、血管疾病的客观依据；

    B级：客观检查示有轻度心脏、血管疾病；

    C级：客观检查示有中度心脏、血管疾病；

    D级：客观检查示有严重心脏、血管疾病。

一、慢性心力衰竭

（一）病因与发病机制

1. 基本病因

（1）原发性心肌损害：①缺血性心肌损害：**冠心病和（或）心肌梗死是引起心力衰竭最常见的原因**。②心肌炎和心肌病：病毒性心肌炎和扩张型心肌病最为常见。③心肌代谢障碍性疾病：糖尿病最为常见。

（2）心脏负荷过重

1）容量负荷过重：见于心脏瓣膜关闭不全导致血液反流，如主动脉瓣、二尖瓣关闭不全；左右心或动静脉分流性先天性心脏病如房间隔缺损、室间隔缺损、动脉导管未闭等。伴全身血容量增多或循环血量增加的疾病如慢性贫血、甲亢等也会引起容量负荷过重。

2）压力负荷过重：使左右心室射血阻力增加的疾病如高血压、肺动脉高压、主动脉及肺动脉瓣狭窄等。

> 锦囊妙记：前负荷增加是指心脏在收缩之前的血容量比正常情况下多。瓣膜关闭不全导致血液反流，心室血容量增多；室间隔缺损、房间隔缺损致右心腔血容量增多→心脏在下次收缩之前血容量增多→心脏前负荷增加。

后负荷增加是指心脏在收缩时克服的阻力增大。高血压时血管阻力大，瓣膜狭窄时流出道狭小→心脏射血时阻力大→心脏后负荷增加。

小试身手 7. 可引起左心室前负荷过重的疾病是

    A. 高血压　　　　　B. 主动脉瓣狭窄　　　　　C. 二尖瓣关闭不全　　　　D. 肺动脉高压　　　　E. 肺动脉瓣狭窄

小试身手 8. 引起右心后负荷加重的疾病有

    A. 高血压　　　　　B. 肺心病　　　　　C. 主动脉瓣关闭不全　　　　D. 主动脉狭窄　　　　E. 输液过多

2. 诱因　常见诱因包括：

（1）**感染**：是最重要的诱因，呼吸道感染最常见。

小试身手 9. 心力衰竭最重要的诱因是

    A. 感染　　　　　　B. 心律失常　　　　　C. 血容量增加　　　　D. 情绪激动　　　　E. 过度劳累

（2）心律失常：心房颤动是诱发心力衰竭最重要的因素。

（3）血容量增加：高盐饮食，静脉输液过多过快等。

（4）情绪激动或过度劳累：如妊娠末期及分娩、情绪激动、重体力劳动等。

（5）药物使用不当：如停用降压药及洋地黄不当等。

（6）并发其他疾病或原有心脏病病情加重：如并发甲亢、贫血、风湿病或心肌梗死。

3. 发病机制　慢性心力衰竭的发病机制十分复杂，主要机制有4种：Frank-Starling机制、神经体液代偿机制、体液因子改变、心肌损害与心室重构。

（二）临床表现

1. **左心衰竭**　以肺淤血和心排血量降低为主要表现。

（1）症状

1）呼吸困难：**劳力性呼吸困难是左心衰竭最早出现的症状**。活动使回心血量增加，左心房压升高，肺淤血加重，病人体力活动时发生或加重，休息后缓解或消失。夜间阵发性呼吸困难为左心衰竭的典型表现，其发生机制是睡眠平卧血液重新分配使肺血流量增多，夜间迷走神经张力高，小支气管收缩，横膈上抬，肺活量减少等，病人入睡后突然憋醒，被迫坐起，呼吸深快，严重者伴哮鸣音，称之为"心源性哮喘"；严重心力衰竭者出现端坐呼吸，因平卧时回心血量增多，横膈上抬，呼吸困难更加明显。采取的坐位愈高提示左心衰竭的程度愈重。"心源性哮喘"进一步发展，出现急性肺水肿，是左心衰竭最严重形式。

> 锦囊妙记：左心衰竭的发生机制：肺静脉的血液向左心回流。左心衰竭时→左心腔压力升高→肺静脉血液回流受阻→肺淤血→气体交换障碍，患者出现呼吸困难。

2）咳嗽、咳痰和咯血：咳嗽、咳痰因肺泡和支气管黏膜淤血所致。开始常在夜间出现，坐位或立位可减轻，痰呈白色浆液泡沫状，偶尔痰中带血丝。长期慢性淤血时肺静脉压升高，肺循环和支气管血液循环之间形成侧支，在支气管黏膜下形成扩张

血管，此血管一旦破裂可引起大咯血。

3）疲倦、乏力、头晕、心慌：因心排血量降低，心、脑、骨骼肌等血液灌注不足所致。

4）尿少及肾功能损害症状：严重左心衰竭时血液再分配，肾血流量明显减少，病人出现少尿。长期慢性肾血流量减少，血尿素氮、肌酐升高并出现肾功能不全症状。

（2）体征

1）肺部湿啰音：由肺毛细血管压升高，液体渗到肺泡出现湿啰音，随病情发展，啰音可从肺底至全肺，**特点为身体低垂部位出现啰音**。

2）心脏体征：除原发心脏病固有体征外，慢性左心衰竭病人心脏扩大、肺动脉瓣听诊区第二心音亢进及舒张期奔马律。

2.右心衰竭

（1）症状

1）消化道症状：**是右心衰竭最常见的症状，主要表现为腹胀、食欲减退、恶心、呕吐**，系因胃肠道及肝脏淤血所致。

2）劳力性呼吸困难：右心衰竭有明显的体循环淤血时可出现呼吸困难。

（2）体征

1）水肿：**出现于身体的低垂部位**，常为凹陷性及对称性，严重者可出现胸腔积液，均由体静脉压升高所致。

2）颈静脉征：**颈静脉搏动增强、充盈、怒张是右心衰竭的最主要体征**，肝颈静脉回流征阳性则更具特征性。

3）肝大：肝脏因淤血而肿大，伴压痛，持续慢性右心衰竭可致心源性肝硬化，晚期可发生黄疸、大量腹水及肝功能受损。

> 锦囊妙记：右心衰竭的表现可记为"一水两大及其他"。一水即水肿，两大即颈静脉增大和肝大，其他即发绀。

小试身手 10.提示右心衰体循环淤血最重要的体征是
A.肝脏肿大　　　　B.腹水　　　　C.颈静脉充盈　　　　D.下肢水肿　　　　E.肝颈静脉回流征阳性

4）心脏体征：除原有心脏病的固有体征外，右心衰竭可因右心室扩大而出现三尖瓣关闭不全的反流性杂音。

小试身手 11.右心功能不全的体征是
A.肺部湿啰音　　　　　　B.舒张期奔马律　　　　　　C.颈静脉征阳性
D.心浊音界向右扩大　　　　E.肺动脉瓣听诊区第二心音亢进

3.全心衰竭　右心衰竭继发于左心衰竭而形成全心衰竭。

（三）辅助检查

1.血液检查　血浆B型利钠肽（BNP）和氨基末端B型利钠肽前体（NT-PYOBNP）测定已成为心力衰竭病人的重要检查之一，有助于心力衰竭的诊断与鉴别诊断，**判断心力衰竭严重程度、疗效及预后**。

2.X线检查

（1）心影大小及外形可为病因诊断提供重要依据。

（2）肺淤血程度能直接反映心功能状态。早期肺静脉压增高时，肺门血管影增强；肺动脉压增高时右下肺动脉增宽，出现肺间质水肿时肺野模糊。

3.超声心动图　能更准确反映各心腔大小及心瓣膜结构及功能情况，同时能估计心脏功能。射血分数（EF值）可反映心脏收缩功能，正常EF值>50%；舒张功能不全时，心动周期中舒张早期与舒张晚期（心房收缩）心室充盈速度最大值之比（E/A）降低。

4.放射性核素心血池显影　有助于判断心室腔大小，计算EF值及左心室最大充盈速率可反映心脏舒张功能。

5.有创性血流动力学检查　将漂浮导管经静脉插管至肺小动脉，可测定各部位压力及血液含氧量，计算心脏指数（CI）及肺小动脉楔压（PCWP），直接反映左心功能，正常时CI>2.5L/（min·m^2），PCWP<12mmHg。

（四）治疗原则

采取综合治疗措施达到提高运动耐量，改善生活质量；防止或延缓心肌进一步损害；降低病死率。

1.病因治疗　控制高血压，改善冠心病心肌缺血，心瓣膜病行手术治疗等。消除诱因：如积极控制感染，对于心室率较快的心房颤动，如不能及时复律应尽快控制心室率，甲亢、贫血是心力衰竭加重的原因，应注意检查并及时治疗。

2.减轻心脏负荷

（1）休息：避免情绪激动和精神紧张，控制体力活动，保证充足睡眠，降低心脏负荷。

（2）限制钠盐摄入：有利于减轻水肿，在使用强效排钠利尿剂时不可过分限盐。

（3）使用利尿剂：利尿剂是治疗心力衰竭最常用的药物，通过排钠排水以减轻心脏负荷，减轻水肿。常用药物有：①噻嗪类利尿剂：为中效利尿剂，代表药物有氢氯噻嗪，长期服用应注意补钾。②袢利尿剂：代表药物为呋塞米（速尿），为强效利尿剂，注意预防低血钾。③保钾利尿剂：与噻嗪类或袢利尿剂合用可起到保钾排钠作用，代表药物是螺内酯（安体舒通）。

（4）使用血管紧张素转换酶抑制剂（ACEI）：通过扩张血管减轻淤血症状。常用药物有：①卡托普利每次12.5~25mg，每日2次。②苯那普利每次5~10mg，每日1次。③培哚普利每次2~4mg，每日1次，用药时监测高血钾、低血压、干咳及一过性肾功能损害。

（5）正性肌力药

1）洋地黄类药：**可加强心肌收缩，抑制心脏传导系统、兴奋迷走神经，改善血流动力学变化。肥厚型心肌病禁用洋地黄**。常用洋地黄制剂有：①地高辛0.25mg，每日1次，连用7天后血浆浓度可达稳态。适用于中度心力衰竭的维持治疗。②毛花苷丙

（**西地兰**）为静脉注射剂，适用于急性心衰或慢性心衰加重时，特别适用于心衰伴快速心房颤动者。

2）非洋地黄类正性肌力药：①肾上腺能受体兴奋剂如多巴胺、多巴酚丁胺，由小剂量开始，以不引起心率加快及血压升高为宜，只能短期使用。②磷酸二酯酶抑制剂如氨力农和米力农，重症心衰病人短期使用。

（6）醛固酮受体拮抗剂：螺内酯小剂量使用，每次20mg，每日1~2次，对抑制心血管重构、改善慢性心力衰竭的远期预后有很好的作用。

（7）β受体阻滞剂：常用药物有卡维地洛、美托洛尔等。待心脏衰竭稳定后从小剂量开始，逐渐增加剂量，适量维持。

（五）护理措施

1.给氧　给予氧气吸入，根据缺氧程度调节氧流量。

2.休息与活动　减少机体耗氧、减轻心脏负担。协助病人取半卧位或端坐位休息，限制活动量，避免疲劳。

3.呼吸监测　如呼吸困难的程度、发绀、肺部啰音变化；血气分析和血氧饱和度等。

4.输液的护理　控制输液量和速度，告知病人及家属勿随意调快滴速，以免诱发急性肺水肿。

5.饮食护理　记录每日液体入量、食盐摄入量。病人饮水需用固定容器，**食盐每日不能超过5g**，应用利尿剂时可适当放宽。禁食含钠量高食品，如腌制品、海产品、啤酒、发酵面食、罐头、味精、碳酸饮料等。给予高蛋白、高维生素、易咀嚼易消化清淡饮食，限制总热量摄入，少量多餐，避免过饱。

6.血管扩张剂的护理　监测血压，ACE抑制剂会出现直立性低血压、皮炎、蛋白尿、咳嗽、间质性肺炎等，需监测血压；ACE抑制剂有较强的保钾作用，与不同类型利尿剂合用时应特别注意。

7.皮肤护理　保持床单柔软、平整、干燥。嘱病人穿柔软宽松的衣服。为病人翻身时避免损伤皮肤。定期为病人更换体位，按摩骨隆突处，预防压疮。

8.血管紧张素转换酶抑制剂的护理　遵医嘱正确使用ACEI，其不良反应有直立性低血压、咳嗽、蛋白尿、皮炎及间质性肺炎等。

9.利尿剂的护理　正确使用利尿剂，观察不良反应。如袢利尿剂和噻嗪类利尿剂主要不良反应是低钾血症，从而诱发心律失常或洋地黄中毒。故应监测有无乏力、**腹胀、肠鸣音减弱等低钾血症**表现。同时补充含钾丰富食物，如深色蔬菜、红枣、瓜果、菇类、豆类等，必要时补充钾盐。口服补钾应在饭后或将水剂与果汁同服，以减轻钾盐对胃肠道的刺激；静脉补钾时每**500ml液体中氯化钾含量不宜超过1.5g**，且速度不宜过快。噻嗪类利尿剂可出现胃部不适、腹泻、呕吐、高血糖、高尿酸血症等。螺内酯毒性小，除高血钾外还有嗜睡、运动失调、男性乳房发育、面部多毛等不良反应，肾功能不全及高钾血症者禁用。在非紧急情况下，**利尿剂的使用以早晨或日间为宜**，以免夜间频繁排尿而影响病人睡眠。

小试身手 12.使用利尿剂时应该注意

A.长期使用呋塞米会引起高血糖、高血钾、高尿酸血症

B.口服补钾水剂应在饭后或与果汁同服

C.静脉补钾时，500ml液体氯化钾含量不超过2.0g

D.氨苯蝶啶利尿剂长期使用会引起低血钾和胃肠道反应

E.肾功能不全和低血钾患者禁用螺内酯利尿剂

10.洋地黄的护理

（1）注意事项：①洋地黄用量个体差异大。老年人、冠心病心肌缺血缺氧、重度心力衰竭、低钾血症、肾功能不全者对洋地黄敏感，使用时严密观察用药反应。②注意不与普罗帕酮、维拉帕米、钙剂、胺碘酮、阿司匹林等药物合用，以免引起中毒。③严格遵医嘱用药，**教病人服地高辛前自测脉搏，当脉搏少于60次/分或节律不规则应暂停服药并报告医生**；用毛花苷丙或毒毛花苷K时须稀释后缓慢静脉注射，同时监测心率、心律及心电图变化。

小试身手 13.当为一位慢性心功能不全的病人发放洋地黄时，常规检查中发现病人的脉搏为60次/分，不整，此时应

A.立即停止发药并报告医生　　　B.询问有无其他不适后再发药　　　C.照常发药但注意观察

D.发药后立即报告医生　　　E.照常发药

（2）密切观察洋地黄中毒表现：**洋地黄中毒最重要的表现是各类心律失常**，最常见为**室性期前收缩**，多呈二联律，其他如房性期前收缩、心房颤动、非阵发性交界性心动过速、房室传导阻滞等。**快速房性心律失常伴传导阻滞是洋地黄中毒的特征性表现**。胃肠道反应如食欲减退、恶心、呕吐，**神经系统症状如头痛、倦怠、视力模糊、黄视、绿视**等。

锦囊妙记：关于洋地黄毒性反应，不需要考生具体记忆，神经系统表现为错视、胃肠道表现为恶心、呕吐，心血管系统表现为心律失常。

小试身手 14.病人出现洋地黄中毒时，最常出现的心律失常类型为

A.室上性心动过速　　　B.心房纤颤　　　C.室性早搏二联律

D.房室传导阻滞　　　E.室性心动过速

小试身手 15.下列哪项是洋地黄类药物中毒最重要的临床表现

A.室早二联律　　　B.出现奔马律　　　C.黄视、绿视

D.恶心、呕吐　　　E.头痛、倦怠

（3）洋地黄中毒的处理：①立即停药。②快速心律失常者选用苯妥英钠或利多卡因，有传导阻滞及缓慢性心律失常者静脉注射阿托品，必要时安置临时起搏器。③血钾浓度低应补充钾盐，可口服或静脉补充氯化钾；停用排钾利尿剂。

小试身手（16~17题共用题干）

患者，女，32岁。有风湿性心瓣膜病史多年，近2年反复出现活动后心悸、气促、下肢水肿。因1周前感冒后心悸、气促明显加重，不能平卧，伴有下肢水肿而入院。查体：P 110次/分，R 28次/分，神情疲倦，端坐呼吸，颈静脉怒张，肝颈静脉回流征阳性；下肢膝以下凹陷性水肿。

16.依据患者的临床表现，其心功能为

A. V级　　　B. IV级　　　C. III级　　　D. II级　　　E. I级

17.针对患者采取的护理措施，**错误**的是

A.鼓励床上多活动下肢　　　B.缓解紧张情绪　　　C.鼓励多饮水

D.限制钠盐摄入　　　E.半卧位

二、急性心力衰竭

急性心力衰竭是由于急性心脏病变引起心排血量急剧下降，导致组织器官灌注不足和急性淤血综合征。急性右心衰竭即急性肺源性心脏病，较少见。急性左心衰竭较常见，以急性肺水肿或心源性休克为主要表现。

（一）病因与发病机制

1.病因

（1）急性广泛前壁心肌梗死、室间隔破裂穿孔、乳头肌梗死断裂等。

（2）感染性心内膜炎引起瓣膜穿孔、腱索断裂导致瓣膜急性反流。

（3）高血压性心脏病血压急剧升高，在原有心脏病的基础上出现心律失常。

（4）输液过快过多导致心脏负荷过重。

2.发病机制　心肌收缩力突然下降，心排血量急剧减少，或左室瓣膜急性反流，左室舒张期末压迅速升高，肺静脉回流不畅，导致肺静脉压快速升高，肺毛细血管压随之升高使血管内液体渗到肺间质和肺泡内，**形成急性肺水肿**。

（二）临床表现

病情发展迅速，**病人突发严重呼吸困难**，呼吸频率达30~50次/分，**强迫端坐位**，频繁咳嗽，咳大量粉红色泡沫样痰，面色灰白或发绀，大汗，皮肤湿冷，**有窒息感，极度恐惧、烦躁不安**。早期血压一度升高，随后下降。听诊**两肺布满湿啰音和哮鸣音**，心率增快，心尖部第一心音减弱，**可闻及舒张期奔马律**，肺动脉瓣第二心音亢进。

小试身手 18.急性左心衰竭的体征是

A.强迫侧卧位　　　B.咳大量铁锈色泡沫样痰　　　C.皮肤潮红

D.两肺布满干性啰音　　　E.可闻及舒张期奔马律

小试身手 19.左心功能不全最严重的表现是

A.心悸气短　　　B.劳力性呼吸困难　　　C.端坐呼吸

D.夜间阵发性呼吸困难　　　E.急性肺水肿

小试身手 20.患者，男性，65岁，因咳嗽、咳痰、尿少、呼吸困难加重入院。医生考虑为急性左心衰竭，其咳痰的性质是

A.白色浆液痰　　　B.粉红色泡沫样痰　　　C.铁锈色痰　　　D.脓臭痰　　　E.痰中带血丝

（三）辅助检查

漂浮导管床边血流动力学监测，根据动脉血压和肺小动脉楔压（PCWP）结果调整用药。

（四）治疗原则

1.**体位**　协助病人**取坐位，双腿下垂**，减少静脉回心血量。

2.**镇静**　吗啡3~5mg**静脉推注，3分钟推完**，必要时重复。吗啡可使病人镇静，同时也可舒张静脉和小动脉，减轻心脏负荷。老年病人酌减剂量或改为肌内注射。

3.**吸氧**　**高流量吸氧，6~8L/min**。

4.减轻心脏负荷　**快速利尿**，如静脉推注呋塞米20~40mg。使用血管扩张剂，如硝普钠或硝酸甘油，血压低者与多巴胺或多巴酚丁胺合用。

5.强心药　快速洋地黄制剂如毛花苷C（西地兰）适用于快速心房颤动伴急性左心衰竭者，禁用于重度二尖瓣狭窄伴窦性心律者。如病人近1~2周内曾用过洋地黄制剂应警惕中毒。

6.平喘　氨茶碱0.25mg稀释后缓慢静脉推注，除可解除支气管痉挛，还可兴奋心肌，扩张外周静脉和利尿。

（五）护理措施

1.体位　协助病人**取端坐位，双腿下垂**，减少静脉回心血量，减轻心脏前负荷。

2.给氧　**高流量鼻导管吸氧，6~8L/min**，严重者面罩呼吸机加压给氧，使肺泡内压在吸气时增加，有利于气体交换，同时对抗组织液向肺泡内渗透。

小试身手 21.对急性左心衰的病人采取加压给氧的主要目的是

A.增加肺泡毛细血管通透性　　　B.增加肺泡的表面张力　　　C.降低肺泡的表面张力

D.降低肺泡内泡沫的表面张力　　　E.增加动脉血氧分压

小试身手 22.急性左心衰竭的病人给氧方式是

A. 持续低流量给氧1~2L/min　　B. 持续低流量给氧2~3L/min　　C. 持续高流量给氧4~6L/min

D. 持续高流量给氧6~8L/min　　E. 可用50%的乙醇湿化

3. 迅速建立静脉通路给药

（1）吗啡：吗啡5~10mg皮下注射或缓慢静脉注射可使病人安静，减少躁动，同时舒张小血管，减轻心脏负荷。必要时隔15分钟重复使用，共2~3次。但肺水肿伴颅内出血、神志障碍、慢性肺部疾病者禁用。老年人减量或改为肌内注射。

（2）快速利尿剂：呋塞米20~40mg静脉注射，10分钟起效，4小时后可重复1次。

（3）血管扩张剂：硝普钠、硝酸甘油或酚妥拉明静脉滴注，需监测血压，根据血压调整剂量，维持收缩压在100mmHg左右。①硝普钠：为动静脉扩张剂，用药后2~5分钟起效；一般剂量为每分钟12.5~25μg。硝普钠含有氰化物，连续使用不得超过24小时，宜现用现配，不得与其他药物配伍及使用同一静脉通路。②硝酸甘油：扩张小静脉，减少回心血量。一般从10μg/min开始，每10分钟调整1次，每次增加5~10μg至血压达到上述水平。③酚妥拉明：为α受体阻滞剂，扩张小动脉。以0.1mg/min开始，每5~10分钟调整1次剂量，最大可增至1.5~2.0mg/min。

（4）洋地黄制剂：适用于心房颤动伴快速心室率或已知有心脏增大伴左心室收缩功能不全者。可选用毛花苷C稀释后缓慢静脉注射，首剂0.4~0.8mg，2小时后酌情再给0.2~0.4mg。急性心肌梗死病人24小时内禁用洋地黄制剂。

（5）氨茶碱：解除支气管痉挛，并有一定的正性肌力及扩张血管、利尿作用。

4. 用药护理　使用吗啡时注意观察有无呼吸抑制、心动过缓；使用利尿剂时严格记录尿量；用血管扩张剂时监测血压，防止低血压。硝普钠应现用现配，避光滴注；使用洋地黄制剂要稀释，推注速度宜慢，同时监测心率变化。

5. 保持呼吸道通畅　协助病人咳嗽、排痰。观察记录病人咳嗽情况、痰液性质和量。

6. 病情监测　严密观察呼吸、意识、皮肤颜色及温度、肺部啰音变化，监测血气分析结果，安置漂浮导管者密切监测血流动力学的变化。

7. 心理护理　抢救时保持镇静、操作熟练、忙而不乱。简要介绍本病的救治措施及监护的重要性，使病人产生安全感。

好礼相送　　　**急性左心衰竭记忆口诀（武哥总结，严禁转载，违者必究）**

左心衰，呼吸快；泡沫痰，粉红色；

听诊肺，湿啰音；端坐位，腿下垂；

快给氧，高流量；酒湿化，泡沫消。

第三节　心律失常

统领全局—考试大纲

1. 了解心律失常的临床表现。
2. 掌握心律失常的心电图检查。
3. 了解心律失常的治疗要点。
4. 掌握心律失常的护理措施。

浪里淘沙—核心考点

一、概述

心脏传导系统由形成和传导心电冲动的特殊心肌组成，包括窦房结、结间束、房室结、希氏束、左右束支和浦肯野纤维。窦房结是心脏正常心律的起搏点。心律失常是指心脏冲动的起源部位、节律、频率、传导速度与激动次序异常。

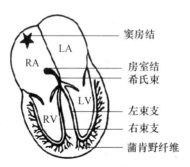

图1-2-2　心脏的传导系统

（一）分类

按发生原理不同，心律失常分为冲动形成异常和冲动传导异常。

1. 冲动形成异常

（1）窦性心律失常：包括窦性心动过速、窦性心动过缓、窦性心律不齐、窦性停搏。

（2）异位心律

1）被动性异位心律：①逸搏；②逸搏心律。

2）主动性异位心律：①期前收缩；②阵发性心动过速；③心房扑动、心房颤动；④心室扑动、心室颤动。

2. 冲动传导异常

（1）生理性：干扰和房室分离。

（2）病理性：①窦房传导阻滞；②房内传导阻滞；③房室传导阻滞；④束支或分支阻滞或室内阻滞。

（二）发病机制

1. 冲动形成异常

（1）自律性增高：自主神经系统兴奋性改变或心脏传导系统病变，导致心肌细胞不适当的发放冲动；原来无自律性的心肌细胞如心房、心室肌细胞出现异常自律性，引起各种心律失常。

（2）触发活动：是指心房、心室与希氏束-浦肯野细胞在动作电位后产生除极活动，被称为后除极。若后除极幅增高并抵达阈值，引起反复激动，导致持续性快速性心律失常。一般见于心肌缺血-再灌注、儿茶酚胺浓度增高、洋地黄中毒、低血钾时。

2. 冲动传导异常　折返是所有快速性心律失常最常见的发病机制。产生折返的条件：①心脏两个或多个部位传导性与不应期各不相同，相互连接形成一个折返环路；②折返环的两支应激性不同，其中一条通道发生单向传导阻滞；另一通道传导缓慢，使原先发生阻滞的通道有足够时间恢复兴奋性；③原先阻滞的通道再次激动从而完成一次折返激动。冲动在环内反复循环，产生持续而快速的心律失常。

二、窦性心律失常

正常窦性心律冲动起源于窦房结，频率为60~100次/分。心电图显示窦性心律的P波在Ⅰ、Ⅱ、aVF导联直立，aVR导联倒置，P-R间期0.12~0.20秒。

（一）窦性心动过速

窦性心动过速是指成人窦性心律的频率超过100次/分，其频率大多在100~150次/分。健康人在吸烟、饮酒、饮茶、喝咖啡、剧烈运动或情绪激动时可出现，表现为心悸。

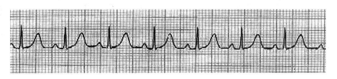

图1-2-3　窦性心动过速

治疗病因和去除诱因，必要时使用β受体阻滞剂如普萘洛尔（心得安）减慢心率。

小试身手 23. 成人窦性心率超过多少称为窦性心动过速

A. 60次/分　　　　B. 80次/分　　　　C. 100次/分　　　　D. 120次/分　　　　E. 140次/分

（二）窦性心动过缓

窦性心动过缓是指成人窦性心律频率少于60次/分，窦性心动过缓常伴**窦性心律不齐（不同P-P间期差异大于0.12秒）**。常见于健康青年人、运动员或睡眠时。多无自觉症状，**当心率过慢出现心排血量不足时，病人出现胸闷、头晕等，甚至晕厥。**

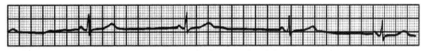

图1-2-4　窦性心动过缓

无症状不必治疗，如因心率过慢出现症状者可用阿托品、麻黄碱或异丙肾上腺素等治疗，症状不能缓解者考虑心脏起搏治疗。

小试身手 24. 最有可能引起因心排出量突然减少而发生晕厥的情况是

A. 病态窦房结综合征　　　　B. 窦性心动过缓　　　　C. 心房颤动

D. 阵发性室上性心动过速　　　　E. 频发性室性早搏

（三）病态窦房结综合征

是由窦房结病变导致功能障碍，产生多种心律失常。常见于冠心病、心肌炎、风心病等，轻者出现发作性头晕、黑蒙、乏力、心悸、心绞痛等症状，重者出现阿-斯综合征。

心电图特点：①持续而显著的窦性心动过缓；②窦性停搏与窦房传导阻滞；③窦房传导阻滞与房室传导阻滞并存；④心动

过缓－心动过速综合征：是指心动过缓与房性快速性心律失常（如房性心动过速、心房扑动、心房颤动）交替发作；⑤房室交界区性逸搏心律等。

治疗原则：无症状者不必治疗；**有症状者起搏器治疗**。应用起搏器治疗后病人仍有心动过速，可同时使用抗心律失常药。

三、期前收缩

期前收缩是临床上最常见的心律失常，是因窦房结以外的异位起搏点过早发出冲动控制心脏收缩。根据异位起搏点部位不同，期前收缩分为房性、房室交界性、室性三类，其中室性期前收缩最常见。

（一）病因

健康人过度疲劳、情绪紧张、吸烟、饮酒或饮浓茶时出现生理性期前收缩。冠心病、风心病、心肌炎、心肌病、二尖瓣脱垂等心脏病引起病理性期前收缩。此外，药物、电解质紊乱亦可引起期前收缩。

（二）临床表现

偶发期前收缩一般无症状，部分病人有漏跳感。当期前收缩频发时病人感心悸、胸闷、憋气、乏力、心绞痛等。听诊心律不齐，第一心音增强，第二心音减弱甚至消失。

（三）心电图检查

1. **房性期前收缩**　①P波提前发生，形态与窦性P波不同，提前发生的P波P-R间期大于0.12秒。②提前出现的P波后的QRS波形态正常；伴室内差异性传导时QRS波宽大畸形。③代偿间歇不完全。

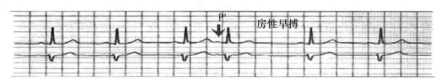

图1-2-5　房性期前收缩

2. **房室交界性期前收缩**　①提前出现QRS-T波群，该QRS-T波形态与正常QRS-T波群基本相同；②P波为逆行型（在标准Ⅱ、Ⅲ与aVF导联中倒置），可出现在QRS波群之前（P-R间期小于0.12秒）、之后（R-P间期小于0.20秒），偶尔可埋没在QRS波群之内；③期前收缩后多见一完全性代偿间歇。

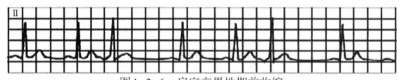

图1-2-6　房室交界性期前收缩

3. **室性期前收缩**　①提前出现QRS波群，宽大畸形，时长超过0.12秒，其前无P波；②ST-T与主波方向相反；③代偿间歇完全。

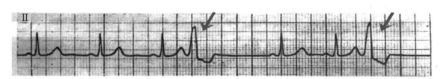

图1-2-7　室性期前收缩

（四）治疗原则

1. 积极治疗原始疾病，如改善心肌缺血，控制心肌炎症，纠正电解质紊乱。避免情绪紧张或过度劳累等诱因。

2. 无明显症状者无需药物治疗，有明显症状给予药物治疗。**房性、交界性期前收缩选用普罗帕酮、莫雷西嗪、β受体阻滞剂。室性期前收缩选用β受体阻滞剂、美西律、普罗帕酮、莫雷西嗪等。对急性心肌梗死急性期伴发室性期前收缩早期应用β受体阻滞剂**，可减少室颤的危险。

四、阵发性心动过速

阵发性心动过速是由3个或3个以上连续发生的期前收缩组成的。根据异位起搏点部位不同，可分为房性、房室交界区性和室性心动过速。房性与房室交界区性阵发性心动过速统称为室上性心动过速。

（一）病因

1. 室上性心动过速见于无明显器质性心脏病者，也可见于冠心病、风心病、甲亢、慢性肺部疾病、洋地黄中毒等病人。

2. 室性心动过速见于各种器质性心脏病病人，急性心肌梗死病人最常见，心力衰竭、心脏瓣膜病、心肌病、电解质紊乱等亦可引起。

（二）临床表现

1. **室上性心动过速** 突发突止，**可持续数秒、数小时甚至数日**，发作时感胸闷、心悸、头晕、心绞痛，甚至心力衰竭、休克。听诊心室率达150~250次/分，大多心律绝对规则，**心尖部第一心音强度恒定**。

2. 室性心动过速 非持续性室速（发作持续时间短于30秒，能自行终止）常无症状。持续性室速（发作持续时间超过30秒，需应用药物或电复律才能终止）常伴明显血流动力学改变及心肌缺血，心脑肾等脏器供血减少，病人出现心绞痛、呼吸困难、低血压、少尿、晕厥、休克甚至猝死。听诊心率为每分钟140~220次，心律轻度不规则，第一、二心音分裂，收缩期血压随心搏变化而变化。

（三）心电图检查

1. **室上性心动过速** ①心率150~250次/分，节律规则；②QRS波形态及时限正常；③**P波为逆行性（Ⅱ、Ⅲ、aVF导联倒置）**，常埋藏在QRS波群内或位于终末部分，与QRS波群关系恒定；④起始突然，常由一个期前收缩触发。

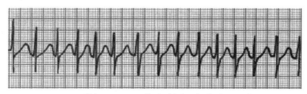

图1-2-8 室上性心动过速

2. **室性心动过速** ①3个或3个以上室性期前收缩连续出现；②QRS波形态畸形，时限大于0.12秒，有继发性ST-T改变，ST-T波方向常与QRS波群主波方向相反；③心室率通常为100~250次/分，心律一般规则；④多数情况下P波与QRS波群无固定关系，房室分离；⑤见心室夺获或室性融合波，是确立室性心动过速诊断的最重要依据；⑥一般发作突然开始；⑦根据室性心动过速发生时的QRS波群形态，室速可分为单形性室速和多形性室速。

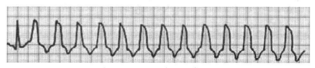

图1-2-9 室性心动过速

（四）治疗原则

1. **室上性心动过速** ①刺激迷走神经；②使用抗心律失常药：**首选维拉帕米**，普罗帕酮、艾司洛尔、腺苷等药物也可选；③合并低血压的病人使用去氧肾上腺素、甲氧明、间羟胺等升压药。血压升高，反射性兴奋迷走神经，可终止心动过速；④**伴心力衰竭者可首选洋地黄类**，如毛花苷C静脉注射；⑤对药物治疗无效或不适合药物治疗者，经食管心房起搏或经静脉心房或心室超速起搏或程序刺激，可有效终止心动过速；⑥**以上方法无效采用同步直流电复律**。预防发作选用维拉帕米、普罗帕酮等。长期频繁发作且症状较重，口服药物预防效果不佳者行导管射频消融术。

2. 室性心动过速 无器质性心脏病者如无症状或血流动力学改变，治疗同室性期前收缩；持续性室性心动过速发作，无论有无器质性心脏病均应给予治疗。**终止室性心动过速发作**：室性心动过速病人如无血流动力学障碍**首选利多卡因或普鲁卡因胺静脉注射后持续静脉滴注**，首次剂量为50~100mg，必要时5~10分钟后重复。发作控制后继续利多卡因静脉滴注维持24~48小时以防复发，维持量1~4mg/min。普罗帕酮、胺碘酮、普鲁卡因胺等也可选用。如病人已发生低血压、休克、心绞痛、脑部血流灌注不足时，**迅速行同步直流电复律**。洋地黄中毒引起室性心动过速，不宜用电复律，首选苯妥英钠静脉注射并补充钾盐。

小试身手 25.患者，男，20岁。有哮喘史，半小时前突发心悸。查体：心率180次/分，律齐，无杂音，胸透正常，心电图为阵发性室上性心动过速。首选的治疗措施是

A.美西律静脉注射   B.利多卡因静脉注射   C.维拉帕米静脉注射

D.氨茶碱静脉注射   E.普萘洛尔静脉注射

五、扑动与颤动

当自发性异位搏动的频率超过心动过速的范围时形成扑动或颤动。根据异位搏动起源部位不同分为心房扑动与颤动，心室扑动与颤动。心室扑动与颤动是最危重的心律失常。

（一）病因

心房扑动与颤动大多见于器质性心脏病人，**最常见于风湿性心脏病二尖瓣狭窄**、冠心病、心肌病及甲亢、洋地黄中毒。心室扑动与颤动常为器质性心脏病及临终前发生的心律失常，多见于急性心肌梗死、严重低血钾、洋地黄中毒、心肌病以及胺碘酮、奎尼丁中毒等。

（二）临床表现

1. 心房扑动与颤动 如心室率不快无任何症状，心室率快者可出现胸闷、心悸、头晕、乏力、心绞痛。**心房扑动者听诊心律规则或不规则**。心房颤动体检第一心音强弱变化不定，心律绝对不规则，**心室率快时出现脉搏短绌**。心房颤动是心力衰竭最常见诱因之一，易引起心房内附壁血栓形成，部分血栓脱落引起脑栓塞、肢体动脉栓塞、视网膜动脉栓塞等。

小试身手 （26~27题共用题干）

患者，女，39岁。有心脏病史8年，最近感到心悸，查体：心率108次/分，律不齐，第一心音强弱不等，心尖部有舒张期隆隆样杂音。

26.最可能的诊断是

A.心房颤动　　　　　B.室性早搏　　　　　C.房性早搏　　　　　D.窦性心律不齐　　　　　E.窦性心动过速

27.为进一步明确心律失常的性质，首选的检查是

A.嘱患者屏气后再听诊　　　　　B.嘱患者左侧卧位再听诊　　　　　C.X线胸片

D.超声心动图　　　　　E.心电图检查

2.心室扑动与颤动　临床表现无差别。一旦发生，病人迅速出现意识丧失、抽搐，继之呼吸骤停。听诊心音消失、脉搏摸不到、血压测不出。

（三）心电图检查

1.心房扑动　①P波消失，代之以250~350次/分的心房率、间隔均匀、形状相似的锯齿状f波，扑动波之间的等电位线消失；②F波与QRS波群成某种固定比例，**最常见的比例为2：1房室传导**，有时比例关系不固定，引起心室律不规则；③QRS波形态一般正常，伴室内差异性传导或原有束支传导阻滞者**QRS波群增宽、变形**。

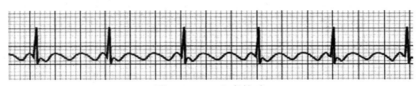

图1-2-10　心房扑动

2.心房颤动　①P波消失，代之以350~600次/分小而不规则的基线波动，间隔不均匀，形态、振幅均变化不定的f波；②**QRS波群间隔绝对不规则，心室率每分钟100~160次**；③QRS波形态一般正常，伴室内差异性传导或原有束支传导阻滞者QRS波群增宽、变形。

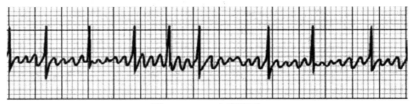

图1-2-11　心房颤动

小试身手 28.下列哪项**不属于**房颤的特点

A.P波消失，代之不规则的形态变化不均的f波　　　　　B.QRS波形态正常

C.第一心音强弱变化不均　　　　　D.心律绝对不齐

E.心率小于脉率

3.**心室扑动**　心电图为匀齐、大而规则的正弦波图形，**频率为每分钟150~300次**，难以区分QRS-T波群。

4.**心室颤动**　心电图为形态、频率及振幅极不规则的波动，**其频率为150~500次/分**，无法辨认QRS波群、ST段及T波。

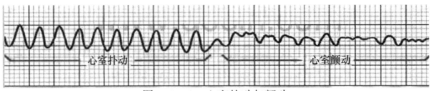

图1-2-12　心室扑动与颤动

小试身手 29.QRS波群与T波消失，呈形状、频率、振幅高低各异、完全无规则的波浪曲线，属于

A.窦性心律失常　　　　　B.房性期前收缩　　　　　C.室性期前收缩　　　　　D.心室颤动　　　　　E.心房颤动

（四）治疗原则

1.心房扑动　针对原始疾病进行治疗。**转复心房扑动最有效的方法是同步直流电复律术**。普罗帕酮、胺碘酮对转复及预防房扑复发有一定疗效。钙通道阻滞剂如维拉帕米对控制房扑心室率也有效，**目前对单纯控制房扑的心室率首选洋地黄类制剂**。

2.心房颤动　除积极治疗原发病外，对阵发性心房颤动如持续时间短、发作频繁、自觉症状不明显者无需治疗；对发作时间长、频繁、发作时症状明显者，给予洋地黄、维拉帕米、普罗帕酮、胺碘酮等治疗，但**最有效的复律手段为同步直流电复律术**。慢性房颤者栓塞的发生率高，如无禁忌抗凝治疗。

3.心室扑动及颤动　争分夺秒地进行抢救，尽快恢复有效心室收缩，包括胸外心脏按压、人工呼吸、**锁骨下静脉注入利多卡因50~100mg**或阿托品、肾上腺素。如心电图示颤动波高而大，频率快，**应立即行非同步直流电复律**。

小试身手 30. 患者，男性，50岁，肺癌晚期。住院期间突然出现意识丧失，血压测不清，颈动脉搏动消失。心电图显示为心室颤动，此时应首选的治疗措施是

A. 静脉推注利多卡因　　B. 同步直流电复律　　C. 非同步直流电复律　　D. 安装起搏器　　E. 应用洋地黄类药物

小试身手 （31~32题共用题干）

A. 静脉注射阿托品　　B. 静脉注射利多卡因　　C. 非同步直流电复律　　D. 同步直流电复律　　E. 安装永久起搏器

31. 病态窦房结综合征，发生了阿-斯综合征的患者的治疗应为

32. 急性心肌梗死患者发病后24小时出现心室扑动，应立即给予

六、房室传导阻滞

房室传导阻滞是指房室交界区脱离了生理不应期后，冲动从心房传入心室受到阻滞。据阻滞程度不同，分为三度，一度、二度为不完全性房室传导阻滞，三度为完全性房室传导阻滞。

（一）病因

临床上最常见的病因为器质性心脏病，如冠状动脉痉挛、急性心肌梗死、心内膜炎、心肌病、病毒性心肌炎、急性风湿热、原发性高血压等，洋地黄中毒、电解质紊乱、心脏手术、甲状腺功能减退症（简称甲减）等也可引起。

（二）临床表现

1. 一度房室传导阻滞　除原发病症状外，常无其他症状，听诊第一心音强度减弱。

2. 二度房室传导阻滞　分为Ⅰ型与Ⅱ型，Ⅰ型又称文氏阻滞，病人心悸与心搏脱漏感，听诊第一心音强度减弱并有心搏脱漏。Ⅱ型又称莫氏现象，病人有头晕、乏力、心悸、胸闷等症状，有间歇性心搏脱漏，但第一心音强度恒定，该型易发展为三度房室传导阻滞。

3. 三度房室传导阻滞　临床症状取决于心室率快慢与伴随病变，病人出现疲惫、乏力、头晕、心绞痛及心力衰竭，如心室率过慢导致脑缺血时出现短暂性意识丧失，甚至抽搐，即阿-斯综合征。严重者猝死，听诊第一心音强度不等，可闻及心房音，血压偏低。

（三）心电图检查

1. 一度房室传导阻滞　P-R间期超过0.20秒，无QRS波群脱落。

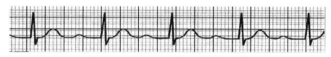

图1-2-13　一度房室传导阻滞

2. 二度房室传导阻滞

（1）Ⅰ型：①P-R间期进行性延长，直至QRS波群脱落；②相邻R-R间期进行性缩短，直至P波后QRS波群脱落；③包含QRS波群脱落的R-R间期比两倍正常窦性P-P间期短；④最常见的房室传导比例为3：2或5：4。

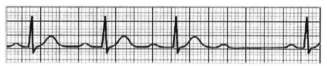

图1-2-14　二度Ⅰ型房室传导阻滞

小试身手 33. 某患者心电图主要表现为：P-R间期进行性延长，直至QRS波群脱落，该患者最可能的心律失常是

A. 房性早搏　　　　　　　　　　　B. 一度房室传导阻滞　　　　　　　　　C. 二度Ⅰ型房室传导阻滞

D. 二度Ⅱ型房室传导阻滞　　　　　E. 三度房室传导阻滞

（2）Ⅱ型：①下传的搏动中，P-R间期恒定不变，可正常或延长；②有间歇性的P波与QRS波群脱落，呈2：1或3：2传导；③QRS波群形态一般正常。

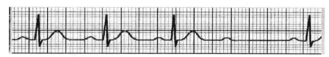

图1-2-15　二度Ⅱ型房室传导阻滞

3. 三度房室传导阻滞　①P-P间隔相等，R-R间隔相等，P波与QRS波群无关。②P波频率快于QRS波频率。③阻滞位于希氏束及其附近，心室率40~60次/分，QRS波群正常，心律较稳定；阻滞位于室内传导系统的远端，心室率在40次/分以下，QRS波群增宽，心室率亦常不稳定。

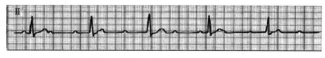

图1-2-16　三度房室传导阻滞

（四）治疗原则

1. 一度或二度Ⅰ型房室传导阻滞，心室率不慢且无症状者，治疗原始疾病，心律失常本身无需治疗。

2. 二度Ⅱ型或三度房室传导阻滞，心室率慢且影响血流动力学应及时提高心室率以改善症状，防止阿-斯综合征。常用药物有：①阿托品：每次0.5~2mg，静脉注射，适用于阻滞位于房室结的病人；②异丙肾上腺素：用于任何部位的房室传导阻滞，但对急性心肌梗死病人慎用；③对心室率低于40次/分且症状严重者，特别是曾有阿-斯综合征者，首选临时或埋藏式心脏起搏治疗。

七、心律失常病人的护理

1. **休息与体位** 严重心律失常者卧床休息，以减少心肌耗氧量，当心律失常发作病人出现胸闷、心悸、头晕等不适时取高卧位、半卧位，**尽量避免左侧卧位**，因左侧卧位可使病人感到心脏搏动而使不适感加重。卧床期间加强生活护理。

2. **吸氧** 伴呼吸困难、发绀者给氧。

3. **心电监护** 严密监测心率、心律变化。**频发（每分钟在5次以上）**、多源性、成对的或呈R on T现象的室性期前收缩、二度Ⅱ型房室传导阻滞、三度房室传导阻滞、室性心动过速应立即处理。安放监护电极前清洁皮肤，电极放置部位应避开胸骨右缘及心前区；定期更换电极，观察局部皮肤有无发红、发痒等过敏反应，必要时抗过敏治疗。

> **小试身手** 34.频发性室性期前收缩是指室性期前收缩发作频率超过
> A. 2次/分　　　　B. 5次/分　　　　C. 8次/分　　　　D. 12次/分　　　　E. 15次/分

4. **病情监测** 监测电解质及酸碱平衡状况，密切观察病人的意识、脉率、心率、呼吸、血压、皮肤、黏膜状况等；一旦病人出现意识突然丧失、抽搐、大动脉搏动消失、呼吸停止、血压测不到等应立即进行抢救，如心脏按压、人工呼吸、电复律或安装临时起搏器等。

5. **做好抢救准备** 建立静脉通路，准备抗心律失常药及除颤器、临时起搏器等。

6. **用药护理** 遵医嘱使用抗心律失常药，纠正因心律失常引起的心排血量减少，改善机体缺氧，提高活动耐力。口服药按时按量服用，静脉注射药物（如普罗帕酮、维拉帕米）时速度应慢，必要时监测心电图，注意用药过程中及用药后心率、心律、血压、脉搏、呼吸、意识。

（1）**利多卡因**：在心力衰竭、肝肾功能不全、酸中毒和老年病人中应用应减少剂量，以免引起**中枢神经系统毒性反应**和心血管系统不良反应。前者出现**嗜睡、眩晕、感觉异常、视物不清**，严重者**谵妄、昏迷**；后者出现窦房结抑制、传导阻滞、低血压等。

（2）**普罗帕酮**：不良反应少。可有胃肠道和神经系统反应如恶心、呕吐、眩晕、口内金属味、眼闪光等。个别病人出现手指震颤、窦房结抑制、房室传导阻滞和低血压。

（3）**普萘洛尔**：低血压，心动过缓、心力衰竭等，可加重哮喘与COPD病情；糖尿病病人出现低血糖、乏力。

（4）**胺碘酮：最严重的不良反应是肺纤维化**，还可出现转氨酶升高、光过敏、角膜色素沉着，甲亢或甲减，胃肠道反应如恶心、呕吐、排便习惯改变，心动过缓、房室传导阻滞或因Q-T间期过度延长而致尖端扭转型室性心动过速。

（5）**维拉帕米**：**偶有肝毒性**，负性肌力作用与延缓房室传导作用，**可致低血压**。

（6）**腺苷**：胸部压迫感、呼吸困难等，但持续时间常短于1个小时。

> **小试身手**（35~36题共用备选答案）
> A. 中枢神经系统毒性反应　　　B. 肺纤维化　　　C. 低血压、低血糖
> D. 心动过缓　　　E. 呼吸困难
> 35.利多卡因的不良反应是
> 36.胺碘酮的不良反应是

7. **制定活动计划** 评估病人活动方式与活动量，与病人及家属共同制定活动计划，告诉病人限制最大活动量的指征。

第四节　冠状动脉粥样硬化性心脏病

统领全局—考试大纲

1. 熟练掌握心绞痛和急性心肌梗死的病因及发病机制。
2. 熟练掌握心绞痛和急性心肌梗死的临床表现。
3. 了解心绞痛和急性心肌梗死的辅助检查。
4. 掌握心绞痛和急性心肌梗死的治疗要点。
5. 熟练掌握心绞痛和急性心肌梗死的护理措施。

浪里淘沙—核心考点

冠状动脉粥样硬化性心脏病（简称冠心病）是指冠状动脉粥样硬化，使血管管腔狭窄、阻塞和（或）因冠状动脉痉挛导致心肌缺血缺氧，甚至坏死而引起的心脏病。本病好发于40岁以上的人群，男性多于女性，脑力劳动者居多。

一、概述

（一）病因及发病机制

本病发病的危险因素或易患因素包括：

1. **血脂异常** 脂质代谢异常是冠状动脉粥样硬化最重要的危险因素。总胆固醇（TC）、甘油三酯（TG）、低密度脂蛋白（LDL）或极低密度脂蛋白（VLDL）增高等是危险因素。

小试身手（37~38题共用备选答案）

A. 血脂异常　　　　B. 高血压　　　　C. 心律失常　　　　D. 感染　　　　E. 过度疲劳

37. 心力衰竭最重要的诱发因素是

38. 冠状动脉硬化最重要的危险因素是

小试身手 39. 下列哪项指标与动脉硬化的发生呈反向关系

A. 总胆固醇增高　　　　B. 甘油三酯增高　　　　C. 高密度脂蛋白增高

D. 低密度脂蛋白增高　　　　E. 极低密度脂蛋白增高

2. **吸烟** 吸烟导致本病的发病率和病死率增加2~6倍。吸烟可造成动脉壁氧含量不足，促进冠状动脉粥样硬化形成。

3. **高血压** 收缩压和舒张压增高与本病发病相关。

4. **糖尿病和糖耐量异常** 糖尿病病人本病发病率增高2倍，糖耐量降低者发病率增高。

5. **其他** ①肥胖；②缺少体育运动，脑力工作者；③高热量、高胆固醇、高糖和高盐饮食者；④A型性格者，性格急躁、争强好胜，不注重休息和劳逸结合者；⑤家族遗传史等。

（二）临床分型

本病可分为下列5种类型：

1. **无症状性心肌缺血**（亦称隐匿型冠心病） 病人无自觉症状，而负荷试验时心电图有心肌缺血表现（ST段压低、T波低平或倒置）。

2. **心绞痛** 发作性胸骨后疼痛，为一过性心肌缺血引起，心肌无组织形态改变或有纤维化改变。

3. **心肌梗死** 由于冠状动脉闭塞导致心肌缺血坏死，症状严重，常伴心力衰竭、心律失常、心源性休克等。

4. **缺血性心肌病** 为长期心肌缺血导致心肌纤维化，表现为心脏增大、心力衰竭和心律失常。

5. **猝死** 因原发性心脏骤停而猝死，多因缺血心肌局部发生电生理紊乱引起严重室性心律失常引起。

二、心绞痛

心绞痛是在冠状动脉狭窄的基础上，由于**心肌急剧缺血、缺氧**引起以发作性胸痛或胸部不适为主要表现的临床综合征。本病多见于40岁以上人群，男性多于女性。情绪激动、劳累、受凉、饱餐等为主要诱因。

（一）病因及发病机制

当冠状动脉病变导致管腔狭窄时，限制了血流量增加，但心肌供血量相对稳定，不会产生心绞痛。一旦心脏负荷加重，心肌收缩力增强、心率增快，心肌氧耗量增加，心肌对血液需求量增加，而冠状动脉血流量不能相应增加，引起心肌急剧、暂时性的缺血缺氧，心绞痛发作。

在缺血缺氧的情况下，心肌内积聚过多的**酸性代谢产物**如乳酸、丙酮酸等**刺激**心脏内自主神经**传入纤维末梢而产生痛觉**。

（二）临床表现

1. **症状** 以发作性胸痛为主要表现，疼痛特点为：

（1）诱因：**常因体力劳动或情绪激动而诱发，饱餐、寒冷、吸烟、心动过速也可诱发。**疼痛发生在体力劳动或激动时。

（2）性质：**压迫、紧缩或发闷感，**也可有烧灼感，**偶伴濒死恐惧感。**发作时病人被迫停止原有活动，直至症状缓解。

（3）部位：**位于胸骨体上段或中段之后可波及心前区，手掌范围大小。**常放射至左肩、左臂内侧达无名指和小指，或至咽、颈、背、下颌部等。

（4）持续时间和缓解方式：**疼痛持续3~5分钟，很少超过15分钟，休息或舌下含服硝酸甘油缓解。**

小试身手 40. 心绞痛的特点是

A. 发作与体力劳动无关

B. 心前区剧烈的持续性刺痛

C. 部位主要在胸骨体的上段或中段之后波及心前区

D. 疼痛界限清楚，常可放射至双侧肩部和两臂内侧

E. 舌下含服地高辛后3~5分钟缓解

2. **体征** 一般无异常体征。发作时血压升高、心率增快，面色苍白、皮肤出冷汗，心尖部可听到第四心音、暂时性收缩期杂音。

3. **临床分型**

（1）稳定型：由体力活动或其他增加心肌耗氧量的因素诱发，在1~3个月内发作次数、持续时间、疼痛程度、缓解方式大致相同。

（2）不稳定型：稳定型劳力性心绞痛以外的缺血性胸痛统称为不稳定型心绞痛。

4.严重度分级

Ⅰ级 一般体力活动不受限制，仅在强体力、长时间劳动时发生心绞痛。

Ⅱ级 一般体力活动轻度受限，快步走、登楼梯、饱餐后、寒冷、精神应激引发心绞痛。

Ⅲ级 一般体力活动明显受限，步行一段路或登一层楼梯发生心绞痛。

Ⅳ级 一切体力活动均能引起不适，静息时也可引起心绞痛。

（三）辅助检查

1.心电图检查 半数病人静息心电图正常或出现非特异性ST段和T波异常。心绞痛发作时可出现暂时性心肌缺血性ST段压低，T波倒置，偶见ST段抬高。运动负荷试验、24小时动态心电图以及心电图连续监测为常规检查项目。

2.**冠状动脉造影** 具有确诊价值，是目前确诊冠心病的主要检查手段。选择性冠状动脉造影可发现各支动脉狭窄性病变的部位并估计其程度。管腔直径减少70%~75%以上会严重影响冠脉血供，50%~70%也具有一定临床意义。

3.运动负荷试验 运动中出现典型心绞痛表现，心电图ST段压低≥0.1mV，持续2分钟为阳性。

（四）治疗原则

1.发作时的治疗

（1）休息：发作时立即休息，一般停止活动后即可缓解。

（2）药物治疗

1）较严重的发作需选用作用快、疗效高的**硝酸酯制剂**。这类药物可扩张冠状动脉，增加冠状动脉血量；还可扩张周围血管，减少静脉回心血量，从而减轻心脏负荷和心肌氧耗量，缓解心绞痛。常用药物有：①硝酸甘油：0.3~0.6mg，舌下含服，1~2分钟起效，持续30分钟左右。②硝酸异山梨酯：每次5~10mg，舌下含服，2~5分钟见效，维持2~3小时。

2）烦躁不安、疼痛剧烈者使用镇静剂或肌内注射吗啡5~10mg。

2.缓解期治疗

（1）一般治疗：避免过度劳累、情绪激动、暴饮暴食、大量饮酒等诱因，积极治疗高血压、高脂血症、糖尿病等，控制病情发展。

（2）药物治疗：使用作用持久的抗心绞痛药物。

1）硝酸酯制剂：①硝酸异山梨酯口服，每次5~10mg，每日3次，服后30分钟起效，持续3~5小时；②缓释剂可维持12小时，每次20mg，每日2次；③长效硝酸甘油透皮制剂，2%硝酸甘油油膏或橡皮膏贴片贴在胸前、上臂皮肤，适用于夜间心绞痛发作的预防。

2）β受体阻滞剂：通过阻断拟交感胺类对心率和心肌收缩力受体的刺激作用，减慢心率、降低血压和心肌收缩力，减少心肌氧耗量。常用药物有：美托洛尔、阿替洛尔、比索洛尔、卡维地洛。本药与硝酸酯类药物有协同作用，易引起低血压，开始剂量宜小；支气管哮喘、低血压及心动过缓禁用；停药时逐渐减量，以免诱发心肌梗死。

3）钙通道阻滞剂：能抑制钙离子流入细胞内，抑制心肌收缩，减少氧耗量；扩张冠状动脉，解除冠状动脉痉挛，改善心肌供血；扩张周围血管，降低动脉压，减轻心脏负荷；降低血液黏稠度，抗血小板聚集，改善心肌微循环。适用于高血压病人。常用药物有：①维拉帕米每次40~80mg，每日3次；②地尔硫草每次30~60mg，每日3次；③硝苯地平每次20~40mg，每日2次。停药时宜逐渐减量直至停服，以免发生冠状动脉痉挛。

4）抗血小板聚集药：防止血栓形成，常用药物有：①肠溶阿司匹林，每次75~100mg，每日1次；②双嘧达莫，每次25~50mg，每日3次。

5）抗凝治疗：常用抗凝药物包括普通肝素、低分子肝素、磺达肝葵钠等。

6）调脂治疗：如他汀类药物，使斑块稳定。他汀类药物应用期间，少部分病人出现肝酶和肌酶（CK、CK-MM）升高等副作用。

（3）介入及外科手术治疗：对符合适应证的心绞痛病人可行经皮冠状动脉腔内成形术；外科治疗适用于病情重、药物治疗效果不佳，经冠状动脉造影后显示不适合介入治疗者选择冠状动脉旁路移植术。

（五）护理措施

1.活动与休息 发作时立即停止活动，卧床休息，协助病人取舒适体位。不稳定型心绞痛卧床休息1~3天，保证睡眠。

2.饮食护理 进食低热量、低脂、低胆固醇、低盐、高纤维素易消化饮食，戒烟酒及辛辣食物，避免进食过快过饱，防止便秘。

3.心理护理 解除病人紧张情绪。疼痛缓解后嘱咐病人减少或避免过度劳累、情绪激动或悲伤、寒冷刺激等诱因；保持情绪稳定，改变急躁易怒、争强好胜的性格等。

4.给氧 呼吸困难发绀者给氧，维持血氧浓度在90%以上。

5.用药护理 ①发作时立即给予硝酸甘油或硝酸异山梨酯5~10mg舌下含服，服药后3~5分钟仍不缓解，再服1次；②对于心绞痛发作频繁或含服硝酸甘油效果差的病人，静脉滴注硝酸甘油；③烦躁不安、疼痛剧烈者肌内注射吗啡5~10mg；④监测血压及心率变化，注意调节滴速，嘱病人及家属切不可擅自调节滴速而引起低血压；⑤部分病人用药后出现面色潮红、头胀痛、头昏、心动过速，是因药物扩张血管所致，第1次用药后嘱病人平卧；⑥青光眼、低血压病人忌用。

小试身手 41.对心绞痛病人给予硝酸甘油用药，正确的护理是

A.发作时立即口服，3~5分钟不能缓解可再服一次

B.发作时立即用2%硝酸甘油贴剂贴在胸前

C. 静脉给药时10mg硝酸甘油加入250ml液体中应在30分钟内滴注完毕

D. 部分病人用药后可出现心动过缓、恶心等症状，嘱病人平卧

E. 监测血压和心率变化，低血压和青光眼病人忌用

6. 疼痛护理　评估疼痛部位、性质、程度、持续时间，有无面色苍白、大汗、恶心、呕吐等症状。严密观察血压、心电图变化，嘱病人疼痛发作或加重时立即告诉医护人员。

7. 病情观察与处理　观察病人活动时有无呼吸困难、胸痛、速脉等反应，一旦出现上述症状应立即停止活动，并积极处理，如含服硝酸甘油、吸氧。必要时床边24小时监测心电图，定期复查心电图、血糖、血脂，积极控制高血压、糖尿病、高脂血症。

8. 嘱病人如疼痛发作频繁、程度加重、服用硝酸甘油不缓解，伴出冷汗等，应立即送医就诊，警惕发生心肌梗死。

三、急性心肌梗死

急性心肌梗死是指在冠状动脉病变的基础上，因冠状动脉供血急剧减少或突然中断，心肌严重而持久缺血导致心肌坏死。主要表现为胸骨后剧烈疼痛、白细胞计数和血清坏死标记物升高、心电图特异性改变，还可出现发热、心律失常、休克或心力衰竭。

（一）病因与发病机制

冠状动脉粥样硬化是基本病因。当一支或多支冠状动脉管腔狭窄超过75%，一旦狭窄部血管粥样斑块增大、破溃、出血，局部血栓形成、栓塞或血管持续痉挛，管腔完全闭塞，而侧支循环尚未完全建立；心肌严重而持久急性缺血达20~30分钟以上，即可发生心肌梗死。诱发因素包括：①交感神经兴奋，机体应激反应增强使血压升高、心率增快，冠状动脉张力增高；②休克、脱水、手术或严重心律失常导致心排血量下降，冠状动脉血流量锐减；③饱餐特别是进食高脂肪餐后血脂升高，血液黏稠度增加；④重体力劳动、情绪激动或血压急剧升高等使心肌耗氧量增加。梗死部位心肌在冠状动脉闭塞后20~30分钟发生坏死，1~2小时大部分心肌呈凝固性坏死，6小时出现明显的组织学改变。梗死心肌的瘢痕愈合需6~8周，即成为陈旧性心肌梗死。

（二）临床表现

1. 先兆症状　起病前数日乏力、胸部不适、活动时心悸、气急、烦躁、心绞痛。特别是新发生心绞痛及原有心绞痛加重较为突出，表现为发作较以往频繁、程度更加剧烈、持续时间更长，硝酸甘油不能缓解。心电图出现明显缺血性改变。

2. 典型症状

（1）疼痛：为最早出现的突出症状。多发生在清晨安静时，无明显诱因，疼痛性质和部位与心绞痛相似，但程度更加严重，常呈难以忍受的压榨、窒息或烧灼样，伴大汗、烦躁不安、恐惧及濒死感，持续时间可长达数小时或数天，口服硝酸甘油不能缓解。部分病人疼痛可向上腹部、下颌、颈部、背部放射。

表1-2-1　心绞痛与心肌梗死的鉴别

区别点	心绞痛	心肌梗死
诱发因素	体力劳动、情绪激动、饱餐、寒冷、吸烟、心动过速等	常无明显诱因
疼痛性质	压迫感、发闷、紧缩感，偶可有濒死感	与心绞痛类似
持续时间	3~5分钟内，一般不超过15分钟	数小时或数天
缓解方式	含服硝酸甘油缓解	含服硝酸甘油不缓解

小试身手 42. 心肌梗死最早、最突出的症状是

A. 恶心、呕吐　　　B. 发热　　　　　C. 疼痛　　　　　D. 心律失常　　　　　E. 心源性休克

（2）全身症状：发作后24~48小时出现发热，体温达38℃左右，可持续3~7天。伴心动过速、白细胞升高、红细胞沉降率加快。

（3）胃肠道症状：疼痛剧烈时出现恶心、呕吐、上腹胀痛和肠胀气，重者发生呃逆。与坏死心肌刺激迷走神经及心排血量下降组织灌注不足有关。

（4）心律失常：多发生在起病后1~2天内，尤以24小时内最为多见，以室性心律失常最为多见，尤其是室性期前收缩。频发的、成对出现的、多源性或呈R on T现象的室性期前收缩以及短阵室性心动过速为心室颤动的先兆。心室颤动是心肌梗死病人24小时内死亡的主要原因。下壁梗死易发生房室传导阻滞。

小试身手 43. 导致心肌梗死患者24小时内死亡的最常见原因是

A. 心律失常　　　B. 心力衰竭　　　C. 心源性休克　　　D. 心脏破裂　　　E. 脑栓塞

（5）低血压和休克：疼痛缓解而病人收缩压仍低于80mmHg并伴有面色苍白、皮肤湿冷、脉搏细速、大汗淋漓、烦躁不安、尿量减少、反应迟钝，甚至晕厥则为心源性休克。休克多在起病后数小时至1周内发生。

小试身手 44. 患者，男，59岁，冠心病、心绞痛5年，3小时前发生心前区剧烈疼痛服用硝酸甘油3片未缓解，急诊入院。心电图检查发现ST段弓背上抬，随后相应导联出现病理性Q波，血压85/55mmHg，心率108次/分。律齐。入监护室观察治疗，经用药后疼痛缓解。2小时后心电监测示血压70/50mmHg，心率118次/分。患者烦躁不安，皮肤湿冷，此时最可能发生了

A. 脑出血　　　B. 室壁瘤破裂　　　C. 心源性休克　　　D. 心律失常　　　E. 心力衰竭

（6）心力衰竭：主要为急性左心衰竭，在起病最初几天内或在梗死演变期出现。病人表现为呼吸困难、咳嗽、烦躁、发绀等，重者出现肺水肿，随后出现颈静脉怒张、肝大、水肿等右心衰竭体征。右心室心肌梗死者一开始即可出现右心衰竭伴血压下降。

3.体征

（1）心脏体征：心脏浊音界正常或轻中度增大；心率增快或减慢，心尖部第一心音减弱，闻及第四心音奔马律；部分病人心尖部可闻及粗糙的收缩期杂音或喀喇音，为二尖瓣乳头肌功能失调或断裂引起；少部分病人起病2~3天后出现心包摩擦音，为反应性纤维性心包炎所致。

（2）血压：早期血压可一过性增高，之后所有病人血压明显降低。原有高血压病人血压可降至正常以下。

（3）并发症

1）乳头肌功能失调或断裂：二尖瓣乳头肌因缺血、坏死等使收缩功能障碍，造成二尖瓣脱垂及关闭不全。轻者可恢复，重者发生急性肺水肿。

2）心室壁瘤：主要见于左心室，较大室壁瘤体检时左侧心界扩大，心脏搏动广泛。X线透视、超声心动图、左心室造影见心室局部搏动减弱或反常搏动，心电图示ST段持续抬高。室壁瘤可导致左心衰竭、心律失常、栓塞等。

3）栓塞：发生在起病后1~2周，如为左心室附壁血栓脱落所致，病人出现脑、肾、脾或四肢动脉栓塞。下肢静脉血栓脱落造成肺动脉栓塞。

4）心脏破裂：少见，常在起病1周内出现，多为心室游离壁破裂造成心包积血引起急性心脏压塞而猝死，偶有室间隔破裂造成穿孔引起心力衰竭或休克而在数日内死亡。

5）心肌梗死后综合征：发生在心肌梗死后数周至数月内，表现为心包炎、胸膜炎或肺炎，有发热、胸痛等症状。

小试身手 45.患者，女，75岁。因急性下壁心肌梗死入院。入院第3天，于心尖部出现3/6级收缩期杂音，同时心力衰竭加重。使用纠正心衰的药物效果差，最终患者死亡。最可能的诊断为心肌梗死并发了

A.乳头肌或腱索断裂　　B.梗死后综合征　　　C.心室游离壁破裂　　D.室间隔穿孔　　E.急性肺心病

（三）辅助检查

1.实验室检查

（1）血液检查：24~48小时后白细胞计数升高，中性粒细胞增多，嗜酸性粒细胞减少或消失，红细胞沉降率加快，C-反应蛋白增高持续1~3周。起病数小时内血中游离脂肪酸升高。

（2）血心肌坏死标志物增高：①肌红蛋白在起病后2小时内升高，12小时达高峰，24~48小时内恢复正常。②肌钙蛋白I（cTnI）或T（cTnT）在起病3~4小时后升高，cTnI 11~24小时达高峰，7~10天恢复正常，cTnT于24~48小时达高峰，10~14天恢复正常。上述指标是诊断心肌梗死最具敏感性和特异性的生化指标。③肌酸激酶同工酶（CK-MB）在起病4小时内增高，16~24小时达高峰，3~4天恢复正常，其增高的程度能较准确反映心肌坏死的范围，对心肌梗死早期诊断有重要价值。

（3）血清心肌酶：血清肌酸激酶（CK）在起病后6小时内升高，24小时达高峰，3~4天恢复正常；天门冬氨酸氨基转移酶（AST）在起病6~12小时内升高，24~48小时达高峰，3~6天后恢复正常；乳酸脱氢酶（LDH）起病8~10小时后升高，2~3天达到高峰，1~2周后恢复正常。

小试身手 46.急性心肌梗死时，下列哪种血清酶升高最早、恢复最快

A.谷丙转氨酶　　　　　　　B.肌酸磷酸激酶　　　　　　　C.天门冬氨酸氨基转移酶

D.乳酸脱氢酶　　　　　　　E.谷草转氨酶

2.心电图

（1）特征性改变：急性期：①ST段抬高呈弓背向上（反映心肌损伤）；②宽而深的Q波（反映心肌坏死）；③T波倒置（反映心肌缺血）。

好礼相送　　　　　　　**急性心肌梗死口诀**（武哥总结，严禁转载，违者必究）

　　心肌梗死临床表现口诀：疼痛发热过速心，恶心呕吐失常心，低压休克衰竭心（疼痛为主要症状，心律失常为死亡的主要原因）。

　　心肌梗死心电图特征口诀：心梗T倒（置）ST变（弓背向上提高），急性异Q要出现。

非ST段抬高型心肌梗死者的心电图有两种表现：①有ST段压低但无病理性Q波；②无ST段抬高也无病理性Q波，仅有T波倒置。

（2）动态性改变：①起病数小时后，ST段明显抬高，弓背向上，与直立的T波连接形成单向曲线，并出现病理性Q波，同时R波降低，为急性期改变；②在非治疗干预的情况下，抬高的ST段可在数日至2周内逐渐回到基线水平，T波变为平坦或倒置，为亚急性期；③在非治疗干预的情况下数周后，T波倒置加深呈冠状T，此后逐渐变浅、平坦，部分可在数月或数年后恢复直立，也可永久存在，为慢性期改变；④Q波大多永久性存在。

非ST段抬高型心肌梗死演变过程：①ST段压低，继而T波倒置加深呈对称，病理性Q波不出现；②T波倒置在1~6个月恢复正常。

（3）定位：根据特征性心电图改变的导联数来进行心肌梗死的定位。如V_1、V_2、V_3导联示前间壁心梗；V_1~V_5导联示广泛前壁心梗；Ⅰ、aVL导联示高侧壁心梗；Ⅱ、Ⅲ、aVF导联示下壁心梗。

3.超声心动图　M型超声可了解心室壁的运动和左心室功能，诊断室壁瘤和乳头肌功能失调，为临床治疗及判断预后提供重要依据。

（四）治疗要点

对ST段抬高的急性心肌梗死，早发现、早住院，强调院前处理，尽快恢复心肌的再灌注，及时处理心律失常、泵衰竭。住

院后争取在30分钟内进行溶栓或在90分钟内开始介入治疗。

1. 一般治疗

（1）休息：急性期绝对卧床休息，保持病房安静。减少探视，减少不良刺激，缓解紧张焦虑情绪。

（2）吸氧：鼻导管间断或持续吸氧3~5天，重者面罩给氧。

（3）监护：在CCU行心电图、血压、血氧、呼吸监测2~3天，严重血流动力学改变者行漂浮导管做肺毛细血管楔嵌压和静脉压监测。

（4）建立静脉通路：保证给药途径畅通。

（5）使用阿司匹林：无禁忌证下即刻给予肠溶阿司匹林150~300mg嚼服，以后每日1次，3日后改为每次75~100mg，每日1次长期服用。

2. 解除疼痛 尽快解除病人疼痛。常用药物有：哌替啶50~100mg肌内注射或吗啡5~10mg皮下注射，必要时1~2小时重复1次；以后每4~6小时重复应用；同时给予硝酸甘油或硝酸异山梨酯舌下含服或静脉滴注。

3. 心肌再灌注 起病6小时最迟12小时使闭塞的冠状动脉再通，使心肌恢复灌注。

（1）溶栓疗法：起病6小时内使用纤溶酶原激活剂激活纤溶酶原，使之转变为纤溶酶，溶解冠脉内血栓，使闭塞的冠状动脉再通，心肌恢复再灌注。

1）适应证：①两个或两个以上相邻导联ST段抬高在诊断标准以上（肢体导联≥0.1mV，胸前导联≥0.2mV）或急性心肌梗死伴左束支传导阻滞，起病在12小时以内，年龄小于75岁；②ST段抬高的心肌梗死，起病时间12~24小时，有进行性缺血性胸痛且有广泛ST段抬高者。

2）禁忌证：①1年内发生过缺血性脑卒中或脑血管事件；②1个月内有活动性出血或有创伤史；③有慢性严重高血压病史或发病时血压>180/110mmHg；④3周内做过外科大手术；⑤2周内做过不能压迫部位的大血管穿刺术；⑥有出血倾向或发病前正在进行抗凝治疗；⑦疑为主动脉夹层等。

小试身手 47. 下列哪种情况属于溶栓治疗的禁忌证

A. 2年前有缺血性脑卒中发生史　　　B. 有消化道活动性出血病史　　　C. 有慢性严重高血压病史

D. 有施行过外科大手术病史　　　E. 有进行过抗凝治疗史

3）药物应用：①尿激酶150万~200万U，30分钟内静脉滴注；②链激酶或重组链激酶（rSK）150万U，60分钟内静脉滴注；③重组组织型纤维蛋白溶酶原激活剂（rt-PA）：先静脉注射15mg，继而30分钟内静脉滴注50mg，其后60分钟内再滴注35mg，用rt-PA时需联合抗凝治疗。

（2）经皮冠状动脉介入治疗（PCI）：实施PCI首先要具备实施介入治疗的条件，并需建立急性心肌梗死急救的绿色通道。病人入院明确诊断后，既要对病人给予常规治疗，又要在做好术前准备的同时将病人送入心导管室。

1）直接PCI的适应证：①ST段抬高和新出现左束支传导阻滞。②ST段抬高型心肌梗死并发休克。③非ST段抬高型心肌梗死，但梗死的动脉严重狭窄。④有溶栓禁忌证，又适宜再灌注治疗的病人。

2）补救PCI的适应证：对于溶栓治疗后仍有胸痛，抬高的ST段降低不明显，应实施补救PCI。

3）溶栓治疗再通后PCI的适应证：溶栓治疗再通后，在7~10天行冠状动脉造影，对残留的狭窄血管适宜行PCI的，可进行PCI。

（3）手术治疗：药物溶栓治疗无效或介入治疗失败且有手术指征者，争取在6~8小时内实施主动脉–冠状动脉旁路移植术。

4. 处理心律失常 ①室性期前收缩或持续阵发性室性心动过速，首选利多卡因50~100mg静脉注射，必要时可5~10分钟重复，直至室性期前收缩控制或总量达300mg，继以1~3mg/min静脉滴注，维持48~72小时；②发生心室颤动或持续多形室性心动过速时，尽快使用非同步直流电除颤或电复律；③室上性快速心律失常常用维拉帕米、胺碘酮等药物控制；④缓慢型心律失常时用阿托品0.5~1mg静脉注射；⑤发生二度或三度房室传导阻滞，尽早使用人工心脏起搏器起搏治疗。

5. 控制休克 ①补充血容量：病人有血容量不足或监测中心静脉压及肺动脉楔压低者，给予低分子右旋糖酐静脉滴注；②应用升压药：无血容量不足血压偏低者，给予多巴胺或多巴酚丁胺静脉滴注；③应用血管扩张剂：经上述处理血压仍不升者，特别是伴有四肢厥冷及发绀时可应用硝普钠或硝酸甘油；④其他：纠正酸中毒，避免脑缺血等。

6. 治疗心力衰竭 主要是治疗急性左心衰竭，急性心肌梗死发生后24小时内避免使用洋地黄制剂；右心室梗死的病人慎用利尿剂。

7. 其他治疗

（1）抗凝疗法：常见的药物有肠溶阿司匹林等。

（2）调脂治疗：常用他汀类药物。

（3）β受体阻滞剂和钙通道阻滞剂：急性心肌梗死在无禁忌证的情况下尽早使用β受体阻滞剂，尤其是对广泛前壁心肌梗死伴有交感神经功能亢进者，可防止梗死范围扩大、改善预后。

（4）血管紧张素转化酶抑制剂和血管紧张素受体阻滞剂：起病早期使用有助于心肌重塑，防止发生心力衰竭。常用药物有卡托普利、依那普利。血管紧张素受体阻滞剂常用药物有氯沙坦、缬沙坦。

（5）极化液疗法：用氯化钾10ml、门冬氨酸钾镁20ml、胰岛素10U加入10%葡萄糖液500ml内静脉滴注，每日1次，7~14日为一疗程，可改善心肌收缩功能，减少心律失常。伴有二度以上房室传导阻滞者禁用。

8. 并发症的处理 ①乳头肌功能失调或断裂以及心脏破裂应手术治疗；②心室壁瘤如引起严重心律失常或影响心功能，应手术切除；③栓塞给予溶栓或抗凝治疗；④心肌梗死后综合征使用糖皮质激素治疗。

（五）护理措施

1. 休息及饮食　疼痛时绝对卧床休息，保持环境安静，限制探视，以减少心肌氧耗量。保证充足睡眠；低脂、低胆固醇、易消化饮食，避免饱餐；肥胖者限制热量摄入，控制体重，戒烟限酒；克服焦虑情绪，保持乐观心态。

2. 吸氧　间断或持续吸氧，以增加心肌供氧。

3. 止痛　遵医嘱给予吗啡或哌替啶止痛，给予硝酸甘油或硝酸异山梨醇酯静脉滴注，烦躁不安者肌内注射地西泮，监测有无呼吸抑制、血压下降、脉搏加快等不良反应。

4. 溶栓治疗的护理　迅速建立静脉通路，保持输液通畅。心肌梗死6小时内的病人给予溶栓治疗。**根据下列指标判断溶栓是否成功：**①胸痛2小时内基本消失；②心电图ST段于2小时内回降>50%；③2小时内出现再灌注性心律失常；④血清CK-MB酶峰提前出现（14小时以内）。

5. 活动指导　指导病人康复训练，根据病情和病人活动中的反应，逐步增加活动量、活动时间和次数。急性期12小时绝对卧床休息，若无并发症，24小时内应鼓励患者在床上行肢体活动，若无低血压，第3天可在病房内走动，梗死第4~5天，逐步增加活动量直至每天3次步行100~150米。运动以不引起任何不适为度，**心率增加10~20次/分为正常反应**，运动时心率增加小于10次/分，可加大运动量，进入下一阶段训练。若运动时心率增加超过20次/分，收缩压降低超过15mmHg，出现心律失常，或心电图ST段缺血型下降>0.1mV或上升>0.2mV，则应回到前一运动水平，若仍不能纠正，停止活动。

小试身手（48~50题共用备选答案）

患者，女，59岁，晨起时突然出现胸骨后疼痛，伴大汗，持续两小时不缓解，护理体检T 37℃，P 45次/分，R 18次/分，BP 90/60mmHg，大汗淋漓，口唇发绀，心电图Ⅱ、Ⅲ、aVF导联可见病理性Q波，ST段弓背向上抬高，T波正负双向，实验室检查肌红蛋白和肌钙蛋白均增高。

48. 该患者最可能的诊断是

　A. 前壁心肌梗死　　　B. 前间壁心肌梗死　　　C. 正后壁心肌梗死　　　D. 下壁心肌梗死　　　E. 心尖部心肌梗死

49. 目前首优的护理诊断是

　A. 躯体移动障碍与病情需要绝对卧床休息有关　　　　　　　B. 活动无耐力与氧的供需失调有关

　C. 疼痛与心肌缺血坏死有关　　　　　　　　　　　　　　　D. 气体交换受损与呼吸受限有关

　E. 有感染的危险与抵抗力降低有关

50. 对该患者活动方面的康复指导正确的是

　A. 第一天绝对卧床休息，胸痛消失后方可下床活动　　　　　B. 第二天可在床上进行适当的主动运动

　C. 第二周可尝试上下楼梯　　　　　　　　　　　　　　　　D. 运动后心率增加10~20次/分为正常反应

　E. 运动后收缩压下降超过15mmHg，应立即停止任何运动

6. 便秘的护理　①评估病人平常有无习惯性便秘，是否使用通便药，是否适应床上排便等。②心理疏导：向病人解释床上排便对控制病情的重要性，病人排便时提供屏风遮挡。③指导病人通便：如进食清淡易消化含纤维素丰富的食物；每日清晨给予蜂蜜20ml加适量温开水同饮；适当腹部按摩（按顺时针方向）以促进肠蠕动；遵医嘱给予通便药物等。嘱病人勿用力排便，病情允许时使用床旁坐便器，必要时含服硝酸甘油，使用开塞露。

7. 心理护理　向病人介绍CCU的环境、监护仪的作用，帮助病人树立战胜疾病的信心。

第五节　心脏瓣膜病

统领全局—考试大纲

1. 了解心脏瓣膜病的病因及发病机制。
2. 掌握心脏瓣膜病的临床表现、辅助检查、治疗要点和护理。

浪里淘沙—核心考点

心脏瓣膜病是由多种原因引起的单个或多个瓣膜结构或功能异常，导致瓣口狭窄和（或）关闭不全。其中二尖瓣最常受累；其次为主动脉瓣。

风湿性心脏瓣膜病（简称风心病）是风湿性炎症引起的瓣膜损害，多见于40岁以下人群，女性多于男性。

一、二尖瓣狭窄

二尖瓣狭窄是风心病中最常见的类型。正常成人二尖瓣口面积为4~6cm^2，瓣口面积减至2.0cm^{2}以下为轻度狭窄，小于1.5cm^{2}为中度狭窄，小至1cm^{2}时为重度狭窄。

小试身手 51. 风心病病人最常见的病变类型是

　A. 主动脉瓣狭窄　　　B. 二尖瓣关闭不全　　　C. 二尖瓣狭窄　　　D. 肺动脉瓣狭窄　　　E. 主动脉瓣关闭不全

（一）病因及发病机制

1. 病因

（1）**风湿热：是最常见的病因**，2/3的感染者为女性，约半数病人无急性风湿热病史，但大多有反复链球菌性扁桃体炎或咽炎史。病人在急性风湿热后至少2年才形成二尖瓣狭窄，多次发生风湿热出现狭窄较早。

（2）结缔组织病或先天性畸形：如系统性红斑狼疮心内膜炎等。

2. 发病机制　慢性二尖瓣狭窄可致左心房扩大、左心房附壁血栓形成和肺血管床闭塞性改变。本病的病理生理改变分为三个阶段：①左房代偿期：瓣口面积减至2.0cm²以下（轻度狭窄），左心房压升高，左心房代偿性肥大。②左房失代偿期：瓣口面积小于1.5cm²甚至小于1.0cm²时，左心房扩张超过代偿极限，左心房压持续升高，肺静脉和肺毛细血管压升高，肺循环淤血。③右心受累期：由于肺静脉压长期升高，肺小动脉持续收缩，最终导致肺血管阻力增高，肺动脉压升高引起右心室肥厚，三尖瓣和肺动脉瓣关闭不全直至右心衰竭。

（二）临床表现

1. 症状　代偿期症状轻微，失代偿期可出现下列症状：

（1）**呼吸困难**：为最常见的早期症状。随瓣膜狭窄加重病人出现劳力性呼吸困难、夜间阵发性呼吸困难、静息时呼吸困难、端坐呼吸，严重者出现急性肺水肿。

小试身手 52.二尖瓣狭窄最早出现的症状是

A. 咯血　　　　B. 水肿　　　　C. 劳力性呼吸困难　　　　D. 端坐呼吸　　　　E. 咳嗽

（2）咳嗽：病人平卧时出现干咳。右心受累时出现食欲下降、恶心、腹胀、水肿、少尿等。

（3）咯血：夜间阵发性呼吸困难或咳嗽后痰呈血性或血丝痰，**重度二尖瓣狭窄大咯血为首发症状**。急性肺水肿时咳大量粉红色泡沫样痰。

小试身手 53.容易引起咯血的瓣膜病是

A. 主动脉瓣关闭不全　B. 联合瓣膜病　　　C. 主动脉瓣狭窄　　　D. 二尖瓣关闭不全　　　E. 二尖瓣狭窄

（4）其他：右心受累时可出现食欲下降、恶心、腹胀、少尿、水肿等。

2. 体征　重度二尖瓣狭窄有"二尖瓣面容"，双颧绀红。

（1）二尖瓣狭窄的心脏体征：心尖部听诊可闻及第一心音亢进和开瓣音，提示瓣膜弹性及活动度尚可；如第一心音减弱或开瓣音消失提示瓣叶钙化僵硬；心尖部可闻及局限、不传导的低调的隆隆样舒张期杂音，常可触及舒张期震颤。

（2）肺动脉高压和右心室扩大的心脏体征：肺动脉高压在肺动脉瓣区可闻及第二心音亢进伴分裂，伴肺动脉扩张时可在胸骨左缘第2肋间闻及舒张早期吹风样杂音，称Graham Steel杂音；右心室扩大可见心尖搏动弥散，在三尖瓣区可闻及全收缩期吹风样杂音，吸气时加强。

3. 并发症

（1）**心房颤动**：为早期并发症，**一般为病人就诊的首发症状**。开始为阵发性，后发展为慢性心房颤动，并成为诱发心力衰竭、栓塞、急性肺水肿的主要原因之一。

小试身手 54.风湿性心瓣膜病二尖瓣狭窄最常见的心律失常是

A. 期前收缩　　　B. 房室传导阻滞　　　C. 窦性心动过速　　　D. 心房颤动　　　E. 室上性心动过速

（2）栓塞：20%的病人可发生体循环栓塞，以脑动脉栓塞最为多见，其次是下肢动脉、肠系膜动脉、视网膜中央动脉等。

（3）右心衰竭：为晚期常见并发症。

（4）肺部感染：较常见，为心力衰竭的主要诱因之一。

（5）**急性肺水肿**：为重度二尖瓣狭窄的严重并发症。

小试身手 55.重度二尖瓣狭窄的严重并发症是

A. 感染性心内膜炎　　B. 急性肺水肿　　　C. 肺部感染　　　D. 心房颤动　　　E. 栓塞

（三）辅助检查

1. **X线检查**　轻度二尖瓣狭窄时X线表现正常。中重度狭窄时，左心房增大，肺动脉段突出，**心影呈梨形（二尖瓣型）**，有肺淤血、间质性肺水肿征象，晚期右心室扩大。

2. 心电图　重度二尖瓣狭窄有"二尖瓣型P波"，QRS波群示电轴右偏和右心室肥厚。可伴各类心律失常，**以心房颤动最为常见**。

3. **超声心动图检查**　为诊断二尖瓣狭窄最可靠的方法。

小试身手 56.明确诊断风湿性心脏病二尖瓣狭窄的检查是

A. 心电图　　　　B. ECG　　　　C. 超声心动图　　　　D. 胸部X线　　　　E. CT

（四）治疗要点

1. 一般治疗　预防风湿热复发；呼吸困难者减少体力活动、限盐、口服利尿剂、控制急性感染、贫血等诱发急性肺水肿的因素。

2. 并发症的处理

（1）**大咯血**：病人取坐位，使用镇静剂、止血剂及利尿剂。

（2）急性肺水肿：处理与急性左心衰竭所致肺水肿基本相同。区别在于须避免使用以扩张小动脉、减轻心脏后负荷为主的血管扩张剂；只在心房颤动伴快速心室率时使用正性肌力药。

（3）**心房颤动**：控制心室率、争取恢复和保持窦性心律、**预防血栓栓塞**。

（4）右心衰竭：限制钠盐摄入，应用利尿剂和地高辛。

3. **介入和手术治疗**　为本病治疗的有效方法，二尖瓣口面积小于1.5cm²并伴有症状时手术治疗。

二、二尖瓣关闭不全

（一）病因与发病机制

1. 病因　二尖瓣和左心室结构异常可引起二尖瓣关闭不全。

2. 发病机制　左心室收缩时，由于二尖瓣关闭不全，左心室部分血液反流入左心房，左心房血容量增加，负荷增大，左心房扩大。当不伴二尖瓣狭窄时，心室舒张期左心房仍可将多余的血液送至左心室，久之导致左心室扩大、肥厚。长期严重的负荷增加，终致左心室心肌功能衰竭，左心室舒张末期压力和左心房压明显升高，出现肺淤血，最终导致肺动脉高压和右心衰竭。

（二）临床表现

1. 症状　二尖瓣轻度关闭不全时仅有轻度劳力性呼吸困难，严重反流时心排血量减少，<u>首先出现的症状是疲乏无力</u>，呼吸困难出现较晚。

2. 体征　心尖搏动向左下移位，心脏向左下扩大。<u>心尖部第一心音减弱，全收缩期粗糙的高调吹风样杂音</u>，向左腋下、左肩胛下区传导。

3. 并发症　感染性心内膜炎发生率较二尖瓣狭窄高，但体循环栓塞较二尖瓣狭窄少见。

（三）辅助检查

1. X线检查　慢性重度反流常见左心房、左心室增大，左心室衰竭时可见肺淤血和间质性肺水肿。

2. 心电图　左心房增大，部分有左心室肥厚及非特异性ST-T改变，心房颤动常见。

3. <u>超声心动图　诊断二尖瓣关闭不全的敏感性几乎达100%</u>。

4. 放射性核素心室造影　通过左心室与右心室心搏量之比值评估反流程度，该比值>2.5提示反流严重。

5. <u>左心室造影</u>　通过观察收缩期造影剂反流入左心房的量，为判断反流程度的"金标准"。

（四）治疗原则

1. 一般治疗　预防感染性心内膜炎及风湿热复发。

2. 并发症处理

（1）心房颤动：有体循环栓塞史或超声检查见左心房血栓者应长期抗凝治疗。

（2）心力衰竭：限制钠盐摄入，使用利尿剂、血管转换酶抑制剂、β受体阻滞剂和地高辛。

（3）手术治疗：包括瓣膜修补术和人工瓣膜置换术。

三、主动脉瓣狭窄

正常成人主动脉瓣口面积大于$3.0cm^2$，当瓣口面积减小一半时，机体可代偿，当面积小于$1.0cm^2$时会出现症状。

（一）病因与发病机制

1. 病因

（1）风湿性心脏病：风湿性炎症导致瓣膜交界处粘连融合，瓣叶纤维化、钙化、僵硬和挛缩畸形，使其开放受限引起狭窄。

（2）先天性畸形：先天性二叶瓣畸形为成人孤立性主动脉瓣狭窄的常见病因。

（3）退行性老年钙化性主动脉狭窄：为65岁以上老年人单纯性主动脉狭窄的常见病因。

2. 发病机制　<u>正常成人主动脉瓣口面积均在$3.0cm^2$以上，当瓣口面积减小一半时，机体可代偿</u>，收缩期仍无明显跨瓣压差；当面积小于$1.0cm^2$时，左室收缩压明显升高，跨瓣压差显著。主动脉瓣口狭窄使左心室射血受阻，后负荷增加，左心室进行性向心性肥厚，最终由于室壁应力增高、心肌缺血和纤维化导致左心衰竭。左心室射血受阻，左心室排出量减少，使脑动脉、冠状动脉供血减少，病人出现相应症状。

（二）临床表现

1. 症状　<u>呼吸困难、心绞痛和晕厥为主动脉瓣狭窄三联征</u>。

（1）呼吸困难：<u>劳力性呼吸困难为首发症状</u>，后可发生夜间阵发性呼吸困难、端坐呼吸和急性肺水肿。

（2）心绞痛：常由体力活动诱发，休息后缓解，主要由心肌缺血引起。

（3）晕厥：<u>多发生于运动中或运动后即刻，少数在休息时发生，由脑缺血引起</u>。

> **小试身手** 57. 风湿性心脏病病人易发生晕厥的病变基础是
> A. 二尖瓣狭窄　　　　　　　B. 二尖瓣关闭不全　　　　　　　C. 主动脉瓣狭窄
> D. 主动脉瓣关闭不全　　　　E. 三尖瓣关闭不全

2. 体征　心尖搏动相对局限、持续有力，<u>在胸骨右缘第2或第3肋间可闻及响亮的、吹风样、粗糙的收缩期杂音，向颈部、胸骨左下缘和心尖区传导</u>，常伴震颤。第二心音减弱。<u>动脉脉搏上升缓慢、细小而持续（细迟脉）</u>。晚期收缩压和脉压下降。

3. 并发症

（1）心律失常：约10%的病人可发生心房颤动，致左心房内压急剧升高和心排血量明显减少，病人出现低血压、晕厥或急性肺水肿；主动脉瓣钙化侵及传导系统可致房室传导阻滞。

（2）心脏性猝死：一般发生于曾有症状者。

（3）其他：体循环栓塞、心力衰竭、胃肠道出血均较少见。

（三）辅助检查

1. X线检查　左心房左心室轻度增大，升主动脉根部扩张，侧位透视可见主动脉瓣钙化灶，左心衰竭时可有肺淤血征象。

2. 心电图　重度狭窄者左心室肥厚伴继发性ST-T改变，可有心房颤动、传导阻滞和室性心律失常。

<u>3. 超声心动图　是确定诊断和判定狭窄程度的重要方法。</u>

4. 心导管检查　可通过测出左心室与主动脉之间的跨瓣压差来判断狭窄程度。

（四）治疗原则

1. 内科治疗　预防感染性心内膜炎及风湿热复发，预防心房颤动、心绞痛和心力衰竭。

2. 手术治疗　<u>人工瓣膜置换术为成人主动脉瓣狭窄的重要治疗方法，重度狭窄伴心绞痛、晕厥或心力衰竭为手术指征。</u>儿童和青少年可在直视下行瓣膜交界分离术。

四、主动脉瓣关闭不全

（一）病因与发病机制

1. 病因

（1）风湿性心脏病：约占2/3，常合并二尖瓣损害。

（2）感染性心内膜炎：赘生物致瓣叶破坏或穿孔，为单纯性主动脉瓣关闭不全最常见的原因。

（3）创伤：心胸部钝挫伤伤至主动脉根部，造成瓣叶破损或急性脱垂。

（4）主动脉夹层：夹层血肿致使主动脉瓣环扩大。

（5）主动脉黏液样变：致使瓣叶舒张期脱垂进入左心室。

2. 发病机制　主动脉瓣关闭不全时主动脉内血液在舒张期反流入左心室，使左心室舒张末容量增加，左心室扩张、离心性肥厚，久之心室收缩功能下降，发生左心衰竭。由于舒张期血液反流回左心室，可引起外周动脉供血不足，主要脏器如脑、冠状动脉等灌注不足而出现相应的症状。

（二）临床表现

1. 症状　早期可无症状，或仅有心悸、心前区不适、头部动脉强烈搏动感等。病变严重时可出现左心衰竭。常有体位性头晕，心绞痛少见，晕厥罕见。急性重者可出现急性左心衰竭和严重低血压。

2. 体征　急性者出现心动过速，第一心音减弱，第三心音常见；慢性者为心尖搏动向左下移位，呈抬举性搏动。胸骨左缘第3、4肋间可闻及舒张期高调叹气样递减型杂音，向心尖部传导，坐位前倾、深呼气时易听到。<u>重度反流者，常在心尖区听到全舒张中晚期隆隆样杂音（Austin-Flint杂音），</u>严重的主动脉反流使左心室舒张压快速升高，导致二尖瓣已处于半关闭状态。<u>收缩压升高，舒张压降低，脉压增大。外周血管征阳性，包括点头征、水冲脉、毛细血管搏动征、股动脉枪击音等。</u>

小试身手 58. 患者，女性，50岁，体检时发现心尖部有抬举性搏动，毛细血管波动征阳性，触诊水冲脉，听诊可闻及股动脉枪击音，该患者最可能的诊断是

　　A. 二尖瓣狭窄　　　　　　　　B. 二尖瓣关闭不全　　　　　　　C. 主动脉瓣狭窄

　　D. 主动脉瓣关闭不全　　　　　E. 心力衰竭

3. 并发症　<u>左心衰竭为其主要并发症，</u>感染性心内膜炎较常见，可发生室性心律失常，但心脏性猝死少见。

（三）辅助检查

1. X线检查　急性者可见肺淤血或肺水肿；慢性者可见<u>心脏外形呈靴型</u>（主动脉型），主动脉弓突出，搏动明显。左心衰竭时肺淤血。

小试身手（59~60题共用备选答案）

　　A. 梨形心　　　　　B. 普大型心　　　　　C. 靴形心　　　　　D. 烧瓶形心　　　　　E. 鼓形心

59. 二尖瓣狭窄心脏浊音界呈

60. 主动脉关闭不全心脏浊音界呈

2. 心电图　急性者常见窦性心动过速和非特异性ST-T改变。慢性者可见左心室肥厚伴劳损。

3. 超声心动图　M型示舒张期二尖瓣前叶或室间隔纤细扑动，是主动脉瓣关闭不全的可靠诊断征象；<u>脉冲多普勒和彩色多普勒血流显像</u>在主动脉瓣的心室侧可探及全舒张期反流束，<u>此为最敏感的确诊主动脉瓣反流的方法。</u>

小试身手 61. 主动脉瓣关闭不全最敏感又方便的检查方法是

　　A. 多普勒超声　　B. 导管检查　　　C. CT检查　　　　D. 心电图检查　　　E. X线检查

4. 放射性核素心室造影　可测定左心室收缩、舒张末容量和射血分数，判断左心室功能。

5. 主动脉造影　当无创技术不能确定反流程度并考虑外科治疗时，可行选择性主动脉造影。

（四）治疗原则

1. 一般治疗　预防风湿热复发，定期随访。

2. 手术治疗　人工瓣膜置换术为严重主动脉瓣关闭不全的主要治疗方法。

五、心脏瓣膜病病人的护理

1. 病情观察　<u>发热病人每4小时测量体温1次；</u>观察有无风湿活动，如皮肤环形红斑、皮下结节、关节红肿及疼痛不适等；

评估病人有无呼吸困难、乏力、食欲减退、尿少等症状，检查有无肺部湿啰音、肝大、下肢水肿等心力衰竭体征。

2. 饮食与休息　给予高热量、高蛋白、高维生素易消化饮食；急性期及左房内有巨大附壁血栓者绝对卧床休息，限制活动量，协助生活自理，以减少机体消耗及防止血栓脱落。避免劳累和情绪激动，以免诱发心力衰竭。

3. 用药护理　遵医嘱给予抗生素、抗风湿、抗心律失常及抗血小板聚集药，注意观察各药物的疗效及不良反应，如阿司匹林可引起胃肠道反应、柏油样便、牙龈出血等。

4. 高热的护理　体温超过38.5℃给予物理降温，30分钟后测量体温并记录，出汗多的病人及时擦干汗液，勤换衣裤、床单保持干燥，防止受凉。做好口腔护理，保持口腔清洁。

5. 栓塞的观察与处理　密切观察有无栓塞征象，一旦发生应立即遵医嘱给予溶栓、抗凝治疗。

6. 告知病人在行拔牙、内镜检查、导尿术、人工流产、分娩等手术前，告诉医师自己有风湿性心脏病史，以便预防性使用抗生素。劝告扁桃体反复发炎者在风湿活动控制后2~4个月行扁桃体摘除术。

小试身手　62. 关于心瓣膜病病人的护理措施，**错误**的是

A. 观察有无关节红肿与不适　　　　　　　　　B. 给予高热量、高蛋白、高纤维素易消化饮食

C. 密切观察有无栓塞征象　　　　　　　　　　D. 鼓励病人活动下肢，防止下肢血栓的形成

E. 劝告扁桃体反复发炎者尽快手术摘除扁桃体

第六节　原发性高血压

统领全局—考试大纲

1. 掌握原发性高血压的病因及发病机制。

2. 熟练掌握原发性高血压的临床表现、辅助检查、治疗要点和护理措施。

浪里淘沙—核心考点

原发性高血压是指病因未明以体循环动脉血压升高为主要表现的临床综合征。长期高血压可引起心、脑、肾等脏器的严重并发症，最终导致器官功能衰竭。继发性高血压约占5%，血压升高是某些疾病的表现之一。高血压的诊断标准是：在未使用降压药物的情况下诊室收缩压≥140mmHg和（或）舒张压≥90mmHg。

小试身手　63. 高血压是指在非药物状态下

A. 收缩压≥100mmHg和（或）舒张压≥70mmHg　　　B. 收缩压≥120mmHg和（或）舒张压≥80mmHg

C. 收缩压≥140mmHg和（或）舒张压≥90mmHg　　　D. 收缩压≥160mmHg和（或）舒张压≥100mmHg

E. 收缩压≥180mmHg和（或）舒张压≥110mmHg

高血压分类和危险度分层：

1. 高血压分类　2005年中国高血压防治指南修订分类标准，将18岁以上成人血压分为不同类型（表1-2-2）。

表1-2-2　血压水平定义和分类

类别	收缩压（mmHg）	舒张压（mmHg）
正常血压	<120	<80
正常高值	120~139	80~89
高血压：	≥140	≥90
1级高血压（轻度）	140~159	90~99
2级高血压（中度）	160~179	100~109
3级高血压（重度）	≥180	≥110
单纯收缩期高血压	≥140	<90

当收缩压与舒张压分别属于不同级别时以较高的分级为准。既往有高血压病史，目前服用抗高血压药物，血压虽低于140/90mmHg，仍应诊断为高血压。

> 锦囊妙记：高血压的分级遵循一定规律：收缩压增加20mmHg，舒张压增加10mmHg，考生记住1级高血压后，2级、3级血压值就很容易推导出来。

小试身手　64. 患者，男，35岁，血压为160~170/100~109mmHg连续监测1周，血压始终波动在此数值范围，对该患者正确的诊断是

A. 单纯收缩期高血压　B. 高血压3级　　C. 临界高血压　　D. 高血压2级　　E. 高血压1级

2. 高血压危险度分层　根据血压水平结合危险因素及是否合并脏器损害将病人分为低、中、高、极高危险组（表1-2-3）。

表1-2-3　高血压病人心血管风险水平分层标准（中国高血压防治指南，2018）

其他危险因素和病史	血压			
	收缩压 30~139mmHg 和/或舒张压 85~89mmHg	1级高血压	2级高血压	3级高血压
无		低危	中危	高危
1~2个危险因素	低危	中危	中危/高危	很高危
≥3个危险因素，靶器官损害，或慢性肾脏病3期，无并发症的糖尿病	中危/高危	高危	高危	很高危
临床并发症，或慢性肾脏病≥4期，有并发症的糖尿病	高危/很高危	很高危	很高危	很高危

心血管疾病危险因素包括：吸烟、高脂血症、心血管疾病家族史、肥胖、缺乏体力活动、男性年龄>55岁、女性年龄>65岁。并存的临床情况如心、脑血管病、肾病及糖尿病。

一、病因及发病机制

（一）病因

1. 体重超重和肥胖　**中国成人正常体重指数（BMI=kg/m^2）为18.5~23.9，体重指数24~27.9为超重，≥28为肥胖**。人群体重指数与人群血压水平和高血压患病率显著相关。**男性腰围≥90cm、女性腰围≥85cm者高血压危险为腰围低于此值者的3.5倍**。

小试身手　65.高血压患病率低的人群腰围指数是

A. 男性≤80cm，女性≤75cm　　　B. 男性≤85cm，女性≤85cm　　　C. 男性≤90cm，女性≤85cm

D. 男性≤95cm，女性≤90cm　　　E. 男性≤100cm，女性≤95cm

2. 年龄与性别　高血压患病率随年龄增长而上升。性别之间患病率无明显差异，青年时期男性患病率高于女性，但女性绝经期后患病率稍高于男性。

3. 饮酒　持续饮酒者比不饮酒者4年内高血压发生危险增加40%。

4. 高盐饮食　食盐摄入量与血压显著相关，我国北方人群血压水平高于南方。因为北方人群食盐摄入量每人每天12~18g，而南方为7~8g。

5. 职业　脑力劳动者患病率比体力劳动者高，城市居民高于农村居民。

6. 遗传　父母为高血压者其子女患病率明显升高。

7. 其他因素　吸烟、长期精神紧张、长期噪声刺激等均与高血压相关。

（二）发病机制

1. 中枢神经和交感神经系统的影响　反复精神刺激和长期过度紧张使大脑皮质兴奋与抑制过程失调，皮质下血管运动中枢失衡，交感神经兴奋，全身小动脉收缩，外周血管阻力增加，血压升高。

2. 肾素-血管紧张素-醛固酮系统的影响　肾素可将肝产生的血管紧张素原水解为血管紧张素Ⅰ，再经血管紧张素转化酶转化为血管紧张素Ⅱ，后者可引起小动脉平滑肌收缩，外周阻力增加；肾素可刺激肾上腺皮质分泌醛固酮，使钠再吸收增加，造成水钠潴留，血压升高。

小试身手　66.高血压发病机制中占主导地位的是

A. 血容量过多　　　　　　　B. 内分泌因素　　　　　　　C. 肾功能异常

D. 高级神经中枢功能失调　　E. 血管内皮功能异常

二、临床表现

（一）一般表现

起病缓慢，早期多无症状，偶于体检时发现血压升高，可有头痛、头晕、眼花、乏力、失眠、耳鸣等症状。

（二）并发症

血压持续性升高，**心、脑、肾、眼底等受损**，出现相应症状。

1. 心　长期血压升高使左心室后负荷增加，心肌肥厚，最终引起心力衰竭。长期血压升高导致动脉粥样硬化引起冠心病。

2. 脑　长期高血压可形成微小动脉瘤，血压骤然升高引起脑出血。高血压促使动脉粥样硬化，引起短暂性脑缺血发作及脑动脉血栓形成。

3. 肾　肾小动脉硬化使肾功能减退，出现多尿、夜尿、尿蛋白及血尿，晚期可出现氮质血症及尿毒症。

4. 眼底　可反映高血压的严重程度，分为四级。Ⅰ级：视网膜动脉痉挛、变细；Ⅱ级：视网膜动脉狭窄，动脉交叉压迫；Ⅲ级：眼底出血或絮状渗出；Ⅳ级：出血或渗出伴视神经乳头水肿。

（三）高血压急症

1. **高血压危象** 因交感神经兴奋导致儿茶酚胺增加引起。病人血压短时间内急剧升高，收缩压达260mmHg、舒张压达120mmHg以上，出现头痛、烦躁、眩晕、心悸、气急、恶心、呕吐、视力模糊等。

2. **高血压脑病** 是指血压急剧升高伴中枢神经功能障碍，如严重头痛、呕吐、神志改变，重者意识模糊、抽搐、昏迷。其发生机制为血压过高导致脑灌注过多，出现脑水肿所致。

小试身手 67. 高血压脑病的特点是

A. 短时间内血压明显升高导致视力模糊，肾功能严重损害

B. 血压突然或短期内明显升高引起中枢神经系统损害

C. 高血压缓慢进展，最终导致脑缺血

D. 高血压缓慢进展，最终导致脑水肿

E. 短时间血压突然升高后突然下降

小试身手 68. 高血压脑病是指

A. 收缩压260mmHg以上时出现的头痛　　B. 脑血管破裂出血　　　　　C. 脑血栓形成

D. 脑灌注过多出现脑水肿　　　　E. 短暂性脑缺血发作

3. 老年性高血压 年龄超过60岁且达高血压诊断标准即为老年性高血压。

三、辅助检查

1. **心电图** 可见左心室肥厚、劳损，电轴左偏。

小试身手 69. 高血压的典型心电图改变是

A. 电轴右偏　　　　　B. 电轴左偏　　　　C. QRS波大于0.12秒　　D. P波双峰型　　　　　E. ST段抬高

2. X线检查 胸片可见左心扩大。

3. 超声心动图 左心室和室间隔肥厚，左心房和左心室腔变大。

4. 眼底检查 有助于了解高血压的严重程度。

5. **动态血压监测** 用便携式血压记录仪测定24小时的动态变化，对高血压的诊断有较高价值。

6. 实验室检查 血常规、尿常规、肾功能、血脂和血糖测定等。

四、治疗重点

治疗目标：使血压下降到或接近正常范围；防止和减少心脑血管及肾脏并发症。降低病死率和病残率。治疗包括非药物和药物治疗两大类。

（一）非药物治疗

适合于各类高血压病人，尤其是Ⅰ级高血压如无糖尿病、靶器官损害的病人。

1. 控制体重 减少热量摄入，增加活动，BMI控制在20~24kg/m^2。

2. **限盐 每人每天平均食盐摄入量为6g。**

3. 减少膳食脂肪 补充适量优质蛋白质，多吃蔬菜和水果，增加含钾多、含钙丰富的食物，如绿叶菜、鲜奶、豆类制品等。

4. 坚持适当体力运动 每周运动3~5次，每次持续20~60分钟。

5. 减轻精神压力，保持心态平和。

6. 戒烟、限酒 不吸烟，限酒，如饮酒，男性每日乙醇摄入量不超过25g，女性减半。避免饮烈性酒。

（二）药物治疗

目前常用降压药物有六类，见表1-2-4。

表1-2-4　常用降压药物的名称、剂量及用法

药物分类		药物名称	每天剂量/mg	用法/（次·d^{-1}）
利尿药	噻嗪类利尿药	氢氯噻嗪	6.25~25	1
		氯噻酮	12.5~25	1
		吲达帕胺	0.625~2.5	1
	袢利尿药	呋塞米	20~80	1~2
		托拉塞米	5~10	1
	保钾利尿药	阿米洛利	5~10	1~2
	醛固酮受体拮抗药	螺内酯	20~60	1~3
β受体拮抗药		普萘洛尔	20~90	2~3

续表

药物分类	药物名称	每天剂量/mg	用法/（次·d⁻¹）
血管紧张素转化酶抑制剂	卡托普利	12.5~50	2~3 次 / 日
	依那普利	5~10	2 次 / 日
	贝那普利	10~20	1 次 / 日
	培哚普利	4~8	1 次 / 日
血管紧张素Ⅱ受体阻滞剂	氯沙坦	25~100	1 次 / 日
	缬沙坦	80	1 次 / 日
钙通道阻滞剂	硝苯地平缓释片	10~20	2 次 / 日
	硝苯地平控释片	20~40	1 次 / 日
	地尔硫䓬	30	3 次 / 日
	氨氯地平	5~10	1 次 / 日
	非洛地平	2.5~20	1 次 / 日
α₁受体阻滞剂	哌唑嗪	1~2	2~3 次 / 日

（三）用药原则

1. 原发性高血压一经诊断需终身治疗（包括非药物治疗）。

2. 药物从小剂量开始，逐渐加量，达到降压目标后改为维持量。

3. 采取联合用药以增强疗效。

4. 对一般高血压病人，不必急剧降压，应缓慢降压，不宜将血压降得过低，一般年轻人控制在120~130/80mmHg，老年人控制在140/90mmHg以下。

小试身手 70. 高血压的用药原则是

A. 诊断确立后通常需要终身治疗

B. 药物从小剂量开始逐渐增加达到降压目的后逐步减量

C. 不宜将血压控制过低，一般成人控制在120~130/90mmHg

D. 快速降压首选硝酸甘油静脉滴注

E. 即使烦躁抽搐者也禁用地西泮肌内注射

小试身手 71. 患者，女性，56岁，患高血压5年，护士指导患者使用降压药时应注意

A. 一周测量血压一次　　　　　　　B. 最好睡前服用　　　　　　　C. 从小剂量开始

D. 血压正常后及时停药　　　　　　E. 短期内将血压降至正常

（四）高血压急症的治疗

迅速使血压下降，积极处理靶器官的损害和功能障碍。

1. 迅速降压，首选硝普钠静脉滴注，开始剂量为10~25μg/min，以后根据血压逐渐加量，直至血压降至安全范围。

2. 硝酸甘油静脉滴注5~100μg/min或硝苯地平舌下含服。

3. 乌拉地尔10~50mg/min静脉滴注。

4. 高血压脑病时给予脱水剂如甘露醇；或呋塞米20~40mg，静脉注射。

5. 烦躁、抽搐者给予地西泮、巴比妥类药物肌内注射，或水合氯醛保留灌肠。

五、护理措施

1. 休息与饮食　高血压初期不限制一般体力活动，但应避免重体力劳动。血压较高、症状较多或有合并症者卧床休息，避免过度兴奋。指导病人低盐、低脂、低胆固醇饮食，限制脂肪、内脏、鱼子、甲壳类食物，多吃新鲜蔬菜水果、防止便秘。肥胖者控制体重，减少总热量摄入，养成良好饮食习惯：细嚼慢咽、避免过饱、少吃零食等。戒烟限酒。

2. 保持病室安静，减少探视，保证充足睡眠。护理操作相对集中，防止干扰病人、引起不适感。

3. 向病人讲解有关高血压相关知识、药物使用知识。

4. 并发症护理

（1）高血压脑血管意外：取半卧位，避免情绪激动，遵医嘱给予镇静剂；保持呼吸道通畅，给氧。高血压急症时首选硝普钠静脉滴注，注意避光。

（2）严密监测血压，观察病情变化，血压急剧升高、出现剧烈头痛、呕吐、大汗、视力模糊、面色及神志改变、肢体活动障碍时，立即处理。

小试身手 72. 以下关于高血压的健康教育内容，正确的是

A. 非药物治疗适用于各型高血压病人　　B. 每人每天食盐降至12g　　　C. 减轻体重，BMI保持10~20kg/m²

D. 减少含钾多、含钙高的食物　　　　　E. 每周运动3~5次，每次1~2小时

小试身手 73.需避光使用的药物是

A.垂体后叶素　　　B.尼可刹米　　　C.硝普钠　　　D.脂肪乳　　　E.复方氨基酸

第七节　病毒性心肌炎

统领全局—考试大纲

1.掌握病毒性心肌炎的病因及发病机制。

2.了解病毒性心肌炎的临床表现、辅助检查、治疗要点和护理措施。

浪里淘沙—核心考点

病毒性心肌炎是由病毒感染引起的心肌局限性或弥漫性炎症。

一、病因及发病机制

各种病毒都可引起，大多数由柯萨奇病毒A、B，ECHO病毒，脊髓灰质炎病毒，流感病毒和HIV病毒引起，其中**柯萨奇病毒B感染多见**。

小试身手 74.引起病毒性心肌炎的最常见病毒是

A.鼻病毒　　　B.腺病毒　　　C.流感病毒　　　D.柯萨奇病毒B　　　E.埃可病毒

二、临床表现

轻者无明显症状，重者可出现心律失常、心力衰竭、心源性休克。细菌感染、营养不良、劳累、寒冷、酗酒、妊娠、缺氧等为诱因。

1.病毒感染症状　**发病前1~3周常有病毒感染前驱症状**，如发热、全身倦怠等"感冒"症状或呕吐、腹泻等消化道症状。

小试身手 75.病毒性心肌炎的患者大多数在发病前有以下哪项病史

A.关节痛病史　　　　　　　B.发病前1~3周上呼吸道或肠道感染病史　　　　　　　C.心绞痛病史

D.头晕病史　　　　　　　E.心慌病史

2.心脏受累症状　胸闷、心悸、呼吸困难、心前区隐痛、乏力等。严重者出现阿-斯综合征、心源性休克。

3.主要体征　出现与发热程度不平行的心动过速，各种心律失常，心尖部第一心音减弱、出现第三心音，交替脉，舒张期奔马律。颈静脉怒张、水肿、肺部啰音及肝大、心脏扩大等。严重者出现心源性休克体征。

小试身手 76.病毒性心肌炎的临床表现**不包括**

A.心悸　　　B.胸闷　　　C.与体温不成比例的心动过速　　　D.交替脉　　　E.奇脉

三、辅助检查

1.实验室检查　血清学检查CK、AST、LDH增高，白细胞升高，红细胞沉降率加快，C-反应蛋白增加。**血清病毒中和抗体、血凝抑制抗体或补体结合抗体**需反复测定，发病后3周间的2次血清抗体滴度呈4倍增高。

小试身手 77.下列与病毒性心肌炎的诊断**无关的**实验室指标是

A.CK增高　　　　　　B.C-反应蛋白增加　　　　　　C.白细胞增高，中性粒细胞增加

D.红细胞沉降率增高　　　E.血清抗体滴度4倍增高

2.X线检查　心影扩大或正常。

3.心电图　ST-T改变，R波降低，病理性Q波以及房室传导阻滞、室性期前收缩。

4.超声心动图检查　左心室壁弥漫性（或局限性）收缩幅度减低，左心室增大等。

四、治疗重点

1.**急性期卧床休息，补充营养**。症状常于数周内消失。

2.**应用营养心肌、促进心肌代谢的药物**　如三磷酸腺苷、辅酶A、大剂量维生素C、细胞色素C、果糖、肌苷等。

3.治疗并发症　心力衰竭者给予利尿剂和血管扩张剂、血管紧张素转化酶抑制剂，由于心肌坏死易引起洋地黄中毒，故洋地黄用量应小。如病人出现完全性房室传导阻滞或二度Ⅱ型房室传导阻滞，并发生阿-斯综合征应及时安装临时心脏起搏器。

小试身手 78.病毒性心肌炎的治疗原则**不包括**

A.大剂量维生素C静脉滴注　　　B.早期使用糖皮质激素　　　C.急性期应静卧休息

D.治疗并发症　　　　　　　E.使用洋地黄剂量应小

五、护理措施

1.创造良好环境　保持病室安静，限制探视，保证病人充分休息和睡眠。

2.休息与活动　向病人解释急性期卧床休息可减轻心脏负担，减少心肌耗氧，促进心功能恢复。**急性期需绝对卧床休息3**

天，第4天可进行关节主动运动，坐位洗漱、进餐；第2周可扶床站立，室内走动；第3周可楼道内走动，上下一层楼。

3. 活动监测 病情稳定后与病人一起制定每日活动计划，严密监测活动时心率、心律、血压变化，若活动后出现胸闷、心悸、呼吸困难、心律失常等应立即停止活动，以此作为限制最大活动量的指标。

4. 饮食护理 给予高蛋白质、高维生素易消化饮食，多吃新鲜蔬菜和水果。禁烟、酒，禁饮浓茶、咖啡，当病人出现心功能不全时给予低热量、低盐饮食。

5. 病毒性心肌炎病人可发生心力衰竭，应指导病人避免呼吸道感染、剧烈运动、情绪激动、妊娠、饱餐、寒冷、用力排便等诱因。

6. 病毒性心肌炎病人可出现各种心律失常，故急性期心电监护，注意心率、心律、心电图变化，同时准备好抢救药品及物品，一旦发生严重心律失常，立即遵医嘱给予抗心律失常药物或配合临时起搏、电复律等。

小试身手 79. 关于心肌炎患者的护理措施，**错误**的是

A. 注意补充富含维生素C的食物

B. 鼓励患者早期活动以预防并发症

C. 注意保持大小便通畅

D. 严密观察患者的心率及心律

E. 注意控制补液速度

第八节 心脏骤停

统领全局—考试大纲

1. 掌握心脏骤停的病因及病理生理。

2. 掌握心脏骤停的临床表现。

3. 熟练掌握心脏骤停的治疗要点。

浪里淘沙—核心考点

心脏骤停是指心脏射血功能突然终止。

一、病因及病理生理

（一）病因

心脏病（**以冠心病最为多见**）、电解质和酸碱平衡紊乱、意外事件、药物中毒、手术或麻醉意外等。

（二）病理生理

1. 代谢性酸中毒 心脏骤停后血流中断，外周组织缺氧引起无氧代谢、乳酸堆积，造成代谢性酸中毒。

2. 细胞内水肿 ATP减少，钠泵失灵，钠转入细胞内。

3. 高血钾。

4. 心脏骤停后脑细胞耐受缺氧4~6分钟，因此应争分夺秒地抢救。

小试身手 80. 脑细胞经受完全性缺血缺氧多长时间会发生不可逆的损伤

A. 4~6分钟　　　　B. 8~10分钟　　　　C. 20~30分钟　　　　D. 30~40分钟　　　　E. 1小时

二、临床表现

1. 先兆症状 可无任何先兆症状，仅部分病人在发病当日有心绞痛、胸闷和极度疲乏感等。

2. **意识丧失和大动脉搏动消失** 是判断心脏骤停最可靠的依据，表现为意识突然丧失，抽搐，呼吸停止，颈动脉搏动消失，心音消失，瞳孔散大，对光反射消失。其中**意识丧失和大动脉搏动消失是最可靠的判读心脏骤停的依据**。一旦诊断为心脏骤停，应迅速抢救。

小试身手 81. 判断心脏骤停最迅速、可靠的临床表现是

A. 心音听不到　　　　　　　　B. 血压测不到　　　　　　　　C. 桡动脉不能触及

D. 意识丧失及大动脉搏动消失　　　　E. 心电图表现为一条直线

小试身手 82. 患者，男，43岁。扩张型心肌病10余年、因心力衰竭收入院治疗。患者在第2天清晨洗漱时突然跌倒，呼之不应，心音消失，血压为0，应立即采取的抢救措施为

A. 心肺复苏术　　　　　　　　B. 建立静脉通路　　　　　　　　C. 给予心电图检查

D. 呼叫医师前来抢救　　　　E. 给氧

3. 心电图表现 包括心脏停搏、心室颤动及电机械分离。心脏停搏心电图表现为一条直线，心室颤动、电机械分离心电图上有电活动，但此时无心排血量。

三、治疗要点

（一）心肺复苏

1. **胸外心脏按压**　按压部位是**胸骨中下1/3交界处**，**按压深度使胸骨下陷至少5cm，按压频率为100~120次/分**。

2. 开放气道　让病人仰卧于硬板床或地上。**清除口中异物，使其头后仰，颏部上抬，防止舌下坠阻塞呼吸道**。如条件允许应争取气管内插管，采用**人工气囊或人工呼吸机辅助呼吸**。

3. 人工呼吸　呼吸道通畅后，首选口对口人工呼吸。

小试身手　83. 建立人工气道最好的方法是

A. 清除呼吸道分泌物　　B. 呼吸机人工呼吸　　　C. 气管切开插管　　　D. 气管内插管　　　E. 口对口人工呼吸

4. 除颤　一旦出现心室颤动，**立即行非同步电除颤**，对于**单相波除颤，成人推荐电击能量360J**，若无效可立即进行第2次和第3次除颤。**双相波除颤可选择150~200J能量**。

5. 药物治疗　开放2条静脉通路，给予利多卡因1mg/kg静脉注射拮抗心律失常；对于心脏停搏者，给予肾上腺素和阿托品静脉注射，在未建立静脉通道之前，可心内注射或气管内导管注入肾上腺素，然后静脉滴注5%碳酸氢钠纠正酸中毒。

小试身手　84. 心肺复苏的操作步骤，**错误的**是

A. 首先开放气道，清除异物，将头后仰，颏部上抬

B. 一手掌根部放于胸骨中上2/3交界处，另一手交叉于上，二手掌根重叠

C. 手指不触及胸壁，手臂与胸骨垂直，把胸骨向脊柱按压，使胸骨下陷5cm，按压频率至少100次/分，按压与放松比例为1∶1

D. 放松时手不能离开胸壁，避免跳跃式和冲击式按压

E. 胸外按压与人工呼吸同时进行，复苏时，单人或双人操作比例均为30∶2

（二）脑复苏

心脏骤停后脑组织缺氧而发生脑水肿，导致颅内压增高甚至脑疝。一般认为**脑细胞缺血缺氧4~6分钟，即可出现不可逆损害**。脑复苏的主要措施包括：

1. 降低体温　在病人颈部、腋下及腹股沟处放置冰袋，头部戴冰帽，配合冬眠疗法可进一步保护脑组织。**降温时严密监测体温，预防冻伤**。

2. **使用脱水剂**　降低颅内压，减轻脑水肿，**常用20%甘露醇**或25%山梨醇及呋塞米。甘露醇、山梨醇应快速滴入，**准确记录出入量，防止过度脱水而引起血容量不足**。

3. 如条件允许尽早行高压氧治疗，以提高氧分压，改善脑缺氧。

（三）复苏后处理

1. 维持循环功能　心脏复跳后心脏仍处于心电不稳定状态，应做好心电监护，预防再次发生心脏骤停。

2. 维护肾功能　监测尿量、尿比重。复苏如血压能维持在10.7~12/6.7~8kPa（80~90/50~60mmHg）而尿量少于30ml/h，可试用呋塞米40~100mg静脉注射。如注射后仍无尿或少尿，提示急性肾衰竭，此时应严格限制入量，监测电解质，防治高血钾，必要时透析治疗。

3. 维持呼吸功能　保持呼吸道通畅，监测呼吸功能。同时做好气管插管或呼吸机护理。

4. 加强基础护理　严密观察意识、生命体征，记录出入量，监测电解质及血气分析结果。保证摄入足够营养，**每日热量供给不少于8.38kJ（2000cal）**。预防感染和压疮等并发症。

第九节　循环系统疾病病人常用诊疗技术及护理

统领全局—考试大纲

1. 掌握人工心脏起搏器和心脏电复律的适应证。

2. 了解人工心脏起搏器和心脏电复律的禁忌证。

3. 掌握人工心脏起搏器和心脏电复律的护理。

4. 掌握冠状动脉造影术、经皮穿刺腔内冠状动脉成形术、经皮穿刺冠状动脉内支架安置术的适应证。

5. 了解冠状动脉造影术、经皮穿刺腔内冠状动脉成形术、经皮穿刺冠状动脉内支架安置术的禁忌证。

6. 掌握冠状动脉造影术、经皮穿刺腔内冠状动脉成形术、经皮穿刺冠状动脉内支架安置术的护理。

浪里淘沙—核心考点

心血管病介入治疗是将治疗器械通过不同途径送入心脏和血管内实施治疗。经静脉心内膜人工心脏起搏术，是最早最广泛使用的一种心血管病介入治疗。

一、人工心脏起搏器

人工心脏起搏是通过起搏器发出脉冲电流，通过电极线传到心肌带动心脏搏动的治疗方法。**可用于治疗缓慢型和快速型心律失常**。

1. 适应证　严重心脏传导阻滞，病态窦房结综合征，反复发作的颈动脉窦性昏厥和心室停顿，介入性心脏病诊治和外科手

术前的"保护性"应用。

2.护理

（1）术前护理

1）向病人解释、常规备皮，<u>术前6小时禁食、禁水</u>。

2）遵医嘱注射镇静剂，开放静脉通路；备齐抢救药物及物品。

（2）术后护理

1）<u>24小时持续心电监护</u>，严密观察心率、心律，有无不起搏、不感知等现象。

2）平卧8~12小时，<u>禁止右侧卧位</u>，术侧肢体不宜过度活动。

3）伤口护理，<u>预防感染</u>：用沙袋压迫伤口4~6小时，观察伤口渗血和炎症征象。遵医嘱使用抗生素3天，更换敷料，观察体温变化。

（3）<u>健康教育</u>：①测脉搏。②脉率明显变化、安装起搏器前症状重现，要及时就诊。③电池耗尽的表现：脉率比预定频率降低10%，应及时更换电池。④定期回院复查：最初半年为每月随访1次，3~6个月随访1次，电池耗尽前每周随访1次。⑤术侧上肢避免过度用力或牵拉，避免影响起搏器的功能或电极脱落。⑥避免靠近强电、磁场、微波炉、雷达、医用理疗设备等，避免使用电复律、透热疗法、大剂量放射线。

小试身手 85.患者，女，55岁，半个月来反复晕厥3次而入院，心电图示二度Ⅱ型房室传导阻滞，植入人工心脏起搏器后，下列护理措施**不妥**的是

A.术后1个月术侧肢体可自由活动　　　B.术侧肢体避免屈曲或过度活动　　　C.咳嗽时尽早应用镇咳药

D.术后48小时后适当床上活动　　　E.绝对卧床1~3天

小试身手 86.安装起搏器术后下列护理措施**错误**的是

A.持续24小时心电监护　　　　　　　　　　　　B.平卧24小时，术侧卧位，术侧上肢制动72小时

C.术侧第4天鼓励病人做肩部活动，防止关节僵硬　　D.术后沙袋压迫4~6小时

E.避免靠近强电、磁场、微波炉、医用理疗设备等

二、心脏电复律

心脏电复律是利用短促而强烈的电能使心脏各部心肌同时除极，中断原有的异位心律，使之转复为窦性心律的方法。可用于消除心室颤动和各种异位性快速心律失常。

1.心脏电复律的种类及适应证

（1）同步电复律：利用同步触发装置感知病人心电图中的R波来触发放电，使电流仅在心动周期的绝对不应期中发放，避免诱发室颤。<u>适用于除室颤与室扑以外的快速异位心律失常的转复</u>。

（2）非同步电复律：在任何时间放电，<u>适用于心室颤动与室扑</u>。首次电复律的能量宜大，<u>成人使用单相波除颤能量为360J，双相波能量为200J</u>。

（3）低血钾及洋地黄中毒引起的心律失常禁用电复律治疗。

2.电复律病人的护理

（1）术前准备　准备除颤器、心电图机、示波器及抢救物品。做好病人心理准备，纠正酸碱电解质紊乱；停用洋地黄1~2天；备皮；术前禁食、排空膀胱。

（2）术中配合

1）平卧，取下义齿，开放静脉通路。

2）连接心电图机、心电监护仪、示波器，术前做全导心电图。

3）检查除颤器同步性能。

4）用面罩吸氧10~15分钟后给予地西泮10~30mg静脉注射，使病人处于昏睡状态。

5）选择正确的电能量单相波形除颤器：<u>一般房颤150~250J，房扑和室速100~150J，室上速50~100J，室颤200~360J</u>。

6）观察病情及心律转复情况。

小试身手 （87~88题共用备选答案）

A.360~500J　　　B.360J　　　C.150~250J　　　D.100~150J　　　E.50~100J

87.室颤病人进行电除颤选择的电能量是

88.房颤病人进行电复律选择的电能量是

（3）术后护理

1）<u>病人绝对卧床24小时</u>，常规低流量鼻导管吸氧。

2）<u>密切观察病情</u>，<u>持续24小时心电监测</u>，观察神志、血压、心率、心律、呼吸。

3）观察电击局部皮肤有无烧伤。

4）观察有无脑动脉栓塞和肺水肿等并发症，脑栓塞于术后24~48小时内最易发生。

5）继续服用抗心律失常药物，以维持窦性心律。

6）保留静脉通道，备齐抢救药物及仪器设备。

小试身手 89.关于电除颤的操作步骤，**错误**的是

A.连接电极片和导线，R为右锁骨下外侧，L为左锁骨下，F为左胸肌下第6、7肋间

B.选择能量：成人首次200J，再次300J，最大不超过360J

C. 电极板表面均匀涂以导电糊，或在除颤部位放盐水纱布

D. 将一电极板放在胸骨左缘第2、3肋间，另一电极板放在右乳头下

E. 保持电极板与患者皮肤紧贴，并使自己身体及周围人离开病人及病床，按下充电按钮，充电

三、冠状动脉造影术

选择性冠状动脉造影术是目前诊断冠心病最为可靠的方法，它可明确冠状动脉病变的部位、性质、范围、侧支循环状况等，有助于选择最佳治疗方案。

1. 适应证　疑有冠状动脉病变者。

2. 禁忌证　严重心功能不全，外周动脉血栓性脉管炎，造影剂过敏，严重心动过缓者应在临时起搏保护下手术。

3. 方法　将心导管经皮穿刺插入股动脉、肱动脉或桡动脉，并推送至主动脉根部，使导管顶端进入左、右冠状动脉开口，注入造影剂使其显影。常用造影剂为76%泛影葡胺及其他非离子型碘造影剂如优维显。

4. 护理　术前需训练床上排尿及连续咳嗽动作，术前6小时禁食、禁水。术后动脉穿刺部位按压15~20分钟，加压包扎，沙袋压迫6小时，术侧肢体制动12小时，注意观察穿刺部位有无出血、血肿及足背动脉搏动情况，观察心率、血压及心电图变化。

四、经皮穿刺腔内冠状动脉成形术

经皮穿刺腔内冠状动脉成形术是扩张冠状动脉内径，解除其狭窄，改善其对心肌血液供应的一种非外科手术方法。

1. 适应证　稳定型心绞痛药物疗效欠佳或不稳定型心绞痛病人有单支、孤立的局限性或不完全性狭窄；冠状动脉近端或远端狭窄、冠状动脉旁路移植术后移植血管狭窄、不稳定型心绞痛、急性心肌梗死、冠状动脉几乎完全阻塞和成形术后再狭窄者。

2. 禁忌证　冠状动脉僵硬或钙化性狭窄或偏心性狭窄、完全闭塞、多支广泛性弥漫性病变，狭窄程度小于50%或仅有痉挛不宜手术者。左冠状动脉主干狭窄或病变在主干分叉附近。

3. 方法　行冠状动脉造影并录像确定狭窄部位，然后用指引导管将带球囊导管置入，再通过导丝引至狭窄病灶处，以造影剂注入球囊，用3040~6080mmHg（405~810kPa）压力扩张球囊，每次持续15~30秒，球囊完全膨胀、血管已扩张后逐渐减压，然后回抽造影剂，将球囊抽成负压后撤出。术时宜将临时起搏导管预先放置于右心室内以防发生缓慢心律失常时作起搏治疗之用。

4. 护理　术前口服抑制血小板药物如阿司匹林，术中肝素化。术后长期服用阿司匹林，并控制冠心病危险因素，应特别重视使用调血脂药，以减少再狭窄发生。术后的主要并发症是冠状动脉闭塞、栓塞、夹层分离或破裂，需做紧急冠状动脉旁路手术。严重室性心律失常也为常见并发症。

五、经皮穿刺冠状动脉内支架安置术

经皮穿刺冠状动脉内支架安置术是将金属或塑料制成的支架，置入狭窄的冠状动脉内，支撑管壁，以恢复管腔内血流畅通。

1. 适应证　由冠状动脉成形术治疗引起的冠状动脉急性闭塞，由内膜撕裂所致，支架可撑开血管，黏合内膜。冠状动脉成形术后疗效不佳或发生狭窄。

2. 禁忌证　有出血倾向者、左主干病变而无保护措施、病变血管直径<2mm、近端血管扭曲、冠状动脉成形处形成血栓等。

3. 方法　多数病人先行冠状动脉成形术，然后置入导引导管使其顶端到达冠状动脉，再向导引导管内置入带支架的导管，将支架送到预定位置，支架脱离，留在血管病变处自动撑张；或置入带支架的球囊导管将支架送到预定位置，快速高压充盈球囊以扩张支架，待其完全扩张后，继续维持高压5~10秒，然后减压退出导管，支架留在病变处。

4. 护理　术中肝素抗凝，术后口服噻氯匹定或华法林维持抗凝治疗1~3个月。常见并发症有血管内膜撕裂、冠状动脉闭塞、心室颤动、心肌梗死、冠状动脉再狭窄、血栓栓塞、出血、支架脱落等。

小试身手 90. 经皮穿刺冠状动脉内支架安置术的并发症**不包括**

A. 冠状动脉闭塞　　B. 血管内膜撕裂　　C. 心脏破裂　　　　D. 心室颤动　　　　E. 心肌梗死

参考答案

1.A 2.A 3.A 4.D 5.A 6.C 7.C 8.B 9.A 10.E 11.C 12.B 13.A 14.C 15.A 16.B 17.C 18.E 19.E 20.B

21.D 22.D 23.C 24.B 25.C 26.A 27.D 28.E 29.D 30.C 31.E 32.C 33.C 34.B 35.A 36.B 37.D 38.A 39.C

40.C 41.E 42.C 43.A 44.C 45.A 46.B 47.C 48.D 49.A 50.D 51.C 52.C 53.E 54.D 55.B 56.C 57.C 58.D

59.A 60.C 61.A 62.E 63.C 64.D 65.C 66.D 67.B 68.D 69.B 70.A 71.C 72.A 73.C 74.D 75.B 76.E 77.C

78.B 79.B 80.A 81.D 82.A 83.B 84.A 85.D 86.B 87.B 88.C 89.D 90.C

第三章 消化系统疾病病人的护理

第一节 概 述

统领全局—考试大纲

1. 熟练掌握消化系统的结构与功能。
2. 掌握消化系统病人的症状评估。

浪里淘沙—核心考点

消化系统由口腔、食管、胃、十二指肠、空肠、回肠、结直肠、肛门、肝、胆囊、胆道及胰腺构成。这些脏器的疾病常见且相互关联。消化系统疾病危重症多，可由多种原因引起。

一、消化系统的解剖结构与生理功能

1. 食管 食管是连接咽和胃的通道，全长约25cm。食管的功能是将食物和唾液送入胃内。食管有三个生理性狭窄，是食管癌的好发部位。食管插管时要注意三个狭窄部位。

2. 胃 是消化道中最膨大的器官，胃的主要功能是暂时储存食物和初步消化食物，并将食糜缓慢送入十二指肠。胃内食物完全排空需4~6小时。

胃分为贲门部、胃底、胃体和幽门部。贲门与食管相连，幽门与十二指肠相连。幽门处的括约肌能有节律地将胃内容物送入十二指肠，并能阻止十二指肠内容物反流。胃壁分为黏膜层、黏膜下层、肌层和浆膜层。黏膜层含有丰富的腺体，由三种细胞组成：

（1）主细胞：分泌胃蛋白酶原，胃蛋白酶原在酸性环境或在胃蛋白酶作用下转变为有活性的胃蛋白酶。

（2）壁细胞：分泌盐酸和内因子，盐酸维持胃内酸性环境，激活胃蛋白酶原为胃蛋白酶，胃蛋白酶使蛋白质易于水解；盐酸可杀灭进入胃内的细菌；盐酸使小肠为酸性环境，有利于铁和钙的吸收。内因子有助于维生素B_{12}的吸收。

（3）黏液细胞：分泌碱性黏液，中和胃酸，保护胃黏膜免受胃酸的侵蚀。

3. 小肠 由十二指肠、空肠和回肠组成。十二指肠起于幽门，下端与空肠连接，分为球部、降部、水平部和升部四段，呈"C"形包绕胰头。球部是消化性溃疡的好发部位；降部内后壁黏膜上有一乳头状突起称为十二指肠乳头，胆总管和胰管汇合此处，胆汁和胰液由此进入十二指肠。十二指肠与空肠相连接的部位由屈氏韧带固定，并于此处将消化道分为上下消化道。

小肠主要生理功能是消化和吸收食物，小肠内的十二指肠腺和肠腺分泌小肠液，小肠液具有消化食物的作用，同时小肠液可稀释消化产物，使其渗透压降低，有利于食物吸收。食物在小肠内停留3~8小时，未经消化的食物残渣则进入大肠。

4. 大肠 全长约1.5m，由盲肠（包括阑尾）、结肠和直肠组成。回肠末端与盲肠交界处有回盲括约肌，其主要功能是防止回肠内容物过快进入大肠，增加食物在小肠内消化和吸收的时间；还可阻止结肠内容物反流入小肠。大肠的主要功能是吸收水分和电解质。

小试身手 1. 结肠的主要功能是

A. 吸收水分和盐类　　　　　B. 吸收胆盐和维生素B_{12}　　　　　C. 吸收脂肪的水解产物

D. 分泌消化液　　　　　E. 产生排便反射

5. 肝胆 肝脏是人体最大的消化腺，具有下列功能：

（1）生成胆汁：胆汁由肝细胞分泌，消化期胆汁直接进入十二指肠，非消化期胆汁进入胆囊储存，胆汁对脂肪的消化和吸收起重要作用。

（2）参与物质代谢：肝脏是糖、蛋白质、脂肪、维生素合成代谢的最主要场所。

（3）解毒作用：肝脏是人体主要的解毒器官，有毒物质经肝脏可转变成无毒或毒性小的物质，最后从胆汁或尿液排出体外。雌激素、醛固酮和抗利尿激素等激素在肝脏内灭活，肝功能减退时，激素在体内积聚过多，引起一系列临床症状。

小试身手 2. 胆汁的主要作用是

A. 促进淀粉水解　　　　　B. 中和胃酸　　　　　C. 杀菌

D. 激活胰蛋白酶原　　　　　E. 促进脂肪的消化和吸收

6. 胰腺 位于腹膜后壁，具有内分泌腺和外分泌腺功能。内分泌功能由胰岛组织完成，胰岛有多种细胞，A细胞分泌胰高血糖素，促进糖原分解和葡萄糖异生，使血糖升高；B细胞分泌胰岛素，促进全身各组织对葡萄糖摄取、分解和利用，促进糖原合成，抑制糖原异生，降低血糖。胰腺的外分泌功能主要是分泌胰液，胰液的消化酶主要有胰淀粉酶、胰脂肪酶、胰蛋白酶和糜蛋白酶，分别水解淀粉、脂肪和蛋白质。

二、消化系统疾病常见症状的评估

1. 恶心、呕吐 急性胃炎可出现恶心、呕吐，并伴上腹部疼痛不适；消化性溃疡并发幽门梗阻时常在餐后呕吐，呕吐物含有隔夜宿食并伴酸臭味；急性胰腺炎可出现呕吐伴上腹部疼痛。剧烈频繁呕吐可使胃液大量丢失，导致脱水、低钠、低钾、代

谢性碱中毒，长期呕吐可致营养不良。

小试身手 3.下列哪种疾病可出现呕吐宿食

A. 急性胃炎　　　　B. 急性胰腺炎　　　　C. 幽门梗阻　　　　D. 胃溃疡　　　　E. 肠梗阻

2. 腹痛　急性腹痛常见于脏器炎症，如急性胰腺炎、胆石症、急性胆囊炎、急性阑尾炎等；脏器破裂、穿孔，如肝、脾破裂，胃、十二指肠穿孔等；空腔脏器扭转、梗死，如肠粘连、扭转、肿瘤等引起的肠梗阻。慢性腹痛多见于消化性溃疡，腹腔脏器肿瘤，慢性炎症，如溃疡性结肠炎、肝炎等。腹腔内实质脏器病变腹痛多呈持续性伴进行性加重，空腔脏器病变呈阵发性绞痛。急性腹膜炎可表现为全腹痛，并伴有压痛、反跳痛、肌紧张等腹部体征。

3. 腹泻　腹泻是指排便次数增多（＞3次/日），或粪便量增多（＞200g/d）或粪便稀薄（含水量＞85%）。评估腹泻应注意起病情况、大便次数、量、性状、气味，有无里急后重，是否有黏液脓血便。溃疡性结肠炎病人表现为慢性腹泻，黏液脓血便伴有腹痛及里急后重。急性胃肠炎常有不洁饮食史，溃疡性结肠炎病人食入乳类蛋白可使腹泻加重。

4. 呕血及黑便　屈氏韧带以上的消化道出血，血液经口呕出为呕血。血液经过肠道时，在肠道细菌作用下，血液中的铁变成硫化铁而呈黑色，即黑便。呕血与黑便是上消化道出血的特征性表现。呕血常伴有黑便，但黑便不一定伴呕血。上消化道出血的常见病因为消化性溃疡出血、食管胃底静脉曲张破裂出血、胃黏膜出血等。

小试身手 4.柏油样黑便见于

A. 痢疾　　　　B. 直肠癌　　　　C. 溃疡性结肠炎　　　　D. 消化性溃疡出血　　　　E. 胃穿孔

5. 黄疸　黄疸是指血中胆红素浓度增高，导致皮肤、巩膜、黏膜及体液发生黄染的现象。肝炎、肝硬化、原发性肝癌病人可出现黄疸。

第二节　胃　炎

统领全局—考试大纲

1. 掌握急性胃炎与慢性胃炎的病因及发病机制。
2. 熟练掌握急性胃炎与慢性胃炎的临床表现。
3. 掌握急性胃炎与慢性胃炎的辅助检查。
4. 熟练掌握急性胃炎与慢性胃炎的治疗要点和护理措施。

浪里淘沙—核心考点

胃炎是各种病因引起的胃黏膜炎性反应。按发病缓急和病程长短，胃炎分为急性胃炎和慢性胃炎。

一、急性胃炎

急性胃炎是由多种病因引起胃黏膜的急性炎症。主要表现为上腹部不适，胃镜检查见胃黏膜充血水肿、出血和糜烂。

（一）病因及发病机制

1. 病原体感染及其毒素损害胃黏膜　细菌包括大肠埃希菌、嗜盐菌、沙门杆菌，病毒包括肠道病毒和流感病毒等。细菌毒素主要是金黄色葡萄球菌毒素的侵袭，多因食入不洁食物引起。

2. 急性应激　重要脏器衰竭、大面积烧伤、大手术、休克等可致胃黏膜糜烂、出血，称为"应激性溃疡"。

小试身手 5.大面积严重烧伤病人容易发生

A. 急性胰腺炎　　　　B. 出血性小肠炎　　　　C. 肝功能衰竭　　　　D. 肠穿孔　　　　E. 应激性溃疡

3. 化学因素　长期服用阿司匹林、吲哚美辛、肾上腺皮质激素、化疗药物、钾和铁剂等可损伤胃黏膜上皮细胞。非甾体类抗炎药可干扰前列腺素合成，使黏膜细胞失去前列腺素保护而发生出血、糜烂。长期饮浓茶、烈性酒等也可诱发。

4. 物理因素　进食过冷、过热、粗糙食物及暴饮暴食等。

5. 胆汁反流　毕Ⅱ式胃大部切除术后因胆汁和胰液中的胆盐和磷脂酶A破坏残胃黏膜而引发糜烂。

（二）临床表现

常有上腹痛、胀满、恶心、呕吐和食欲不振等，重症者可有呕血、黑便、脱水、酸中毒或休克。幽门螺杆菌感染者可出现一过性上腹部不适，如不及时治疗可发展为慢性胃炎。

急性应激或药物引起的急性胃炎，呕血和黑便为常见症状，出血量不多时可自行停止。

体征：急性期上腹轻压痛。

（三）辅助检查

1. 纤维胃镜检查　急性大出血在24~48小时内进行，可明确出血部位并在内镜直视下止血。

锦囊妙记：急、慢性胃炎，胃溃疡，胃癌，食管胃底静脉曲张破裂出血的首选检查方法均为胃镜。

小试身手 6.急性糜烂性胃炎患者进行纤维胃镜检查的时间是出血后

A. 2~6小时　　　　B. 6~12小时　　　　C. 12~24小时　　　　D. 24~48小时　　　　E. 48~72小时

2.粪便检查 大便隐血试验阳性。

（四）治疗要点

1.积极治疗原发病 急性应激引起者积极治疗原发病，应用H_2受体拮抗剂或质子泵抑制剂，或胃黏膜保护剂。

2.剧烈呕吐不能进食者通过静脉补充液体及营养。

3.确诊为细菌感染者使用抗生素治疗。

4.停用损伤胃黏膜的药物，服用抑酸或抗酸药物。

（五）护理措施

1.寻找发病原因，去除诱因。

2.嘱病人卧床休息，急性应激导致出血的病人，作好心理疏导，消除病人恐惧情绪。

3.<u>给予无渣、温热半流质饮食，少量出血给予流质饮食以中和胃酸，大出血者禁食</u>。

小试身手 7.胃炎病人有少量出血可

A.静脉注射垂体后叶素   B.少量温热流质   C.冰水洗胃

D.禁食   E.普食

4.指导病人正确服用药物。

二、慢性胃炎

慢性胃炎指各种病因所致胃黏膜的炎症病变，临床常见。患病率随年龄增长而增加，特别是中年以上更为常见。慢性胃炎分类方法众多，如基于病因可将慢性胃炎分成Hp胃炎和非Hp胃炎；基于内镜和病理诊断可将慢性胃炎分为萎缩性和非萎缩性胃炎；基于胃炎分布可将慢性胃炎分为胃窦为主胃炎、胃体为主胃炎和全胃炎三大类。

（一）病因与发病机制

1.**幽门螺杆菌感染** 是慢性浅表性胃炎的主要病因。幽门螺杆菌感染引起胃黏膜炎症，感染后机体难以清除而转为慢性感染。

小试身手 8.引起慢性胃炎的主要致病菌为

A.链球菌   B.铜绿假单胞菌   C.大肠埃希菌   D.幽门螺杆菌   E.金黄色葡萄球菌

2.**自身免疫** 自身免疫性胃炎属自体免疫反应，病变以富含壁细胞的胃体黏膜萎缩为主。病人血液中可检出壁细胞抗体和内因子抗体。因内因子遭到破坏，<u>维生素B_{12}吸收不良引起恶性贫血</u>。

3.十二指肠液反流 十二指肠液反流入胃，胆汁、肠液和胰消化酶使胃黏膜屏障受损。

4.饮食和环境因素 高盐饮食、食物中缺乏新鲜蔬菜水果与胃黏膜萎缩和肠上皮化生有关。

5.其他因素 吸烟、酗酒、长期食用刺激性食物和药物等损伤胃黏膜。

（二）临床表现

<u>上腹隐痛、食欲减退、餐后饱胀、反酸、嗳气、恶心</u>等。自身免疫性胃炎可出现贫血、体重下降等，体检见舌苔黄白色、厚腻、舌乳头萎缩、上腹部轻压痛。

（三）辅助检查

1.**胃镜及活组织检查** 为最可靠的诊断方法，通过活检可确定胃炎类型。

小试身手 9.胃炎的类型最可靠的诊断方法是

A.典型的症状和体征   B.幽门螺杆菌检查   C.X线钡餐检查   D.胃镜检查   E.B超检查

2.<u>幽门螺杆菌检测</u> 常用方法为涂片、培养、<u>尿素酶测定</u>等。

3.血清学检查 多灶性萎缩性胃炎血清促胃液素含量下降，壁细胞抗体滴度低；自身免疫性胃炎血清促胃液素含量增高，壁细胞抗体和内因子抗体阳性。

（四）治疗重点

1.根除幽门螺杆菌 适用于幽门螺杆菌感染引起的慢性胃炎。常用**四联疗法**，质子泵抑制剂、<u>枸橼酸铋钾（CBS）</u>与甲硝唑、阿莫西林或克拉霉素联合应用。

小试身手 10.临床上幽门螺杆菌治疗采用的四联疗法是

A.枸橼酸铋钾、甲硝唑、克拉霉素、质子泵抑制剂

B.枸橼酸铋钾、甲硝唑、多潘立酮片、质子泵抑制剂

C.蒙脱石散、阿莫西林、多潘立酮片、质子泵抑制剂

D.奥美拉唑镁片、黄连素、西沙必利、质子泵抑制剂

E.奥美拉唑镁片、甲硝唑、阿莫西林、质子泵抑制剂

2.自身免疫性胃炎 恶性贫血者注射维生素B_{12}以纠正贫血。

3.对症治疗 胃酸缺乏者使用稀盐酸、胃蛋白酶合剂；胃酸过多者服用抑酸或抗酸药。胃动力不足者使用胃肠动力药，如多潘立酮（吗丁啉）或西沙必利（普瑞博思）。

（五）护理措施

1. 休息　慢性胃炎急性发作时卧床休息，恢复期生活规律，避免劳累。

2. 疼痛护理　减轻病人紧张情绪，转移注意力；热水袋热敷上腹部，以解除痉挛，缓解疼痛；使用中医针灸疗法缓解疼痛。

小试身手 11. 慢性胃炎患者腹痛发作时，可以缓解腹痛的护理措施**不包括**

A. 腹部捂热水袋　　B. 增加活动量　　C. 转移注意力　　D. 播放轻音乐　　E. 腹部按摩

3. 饮食护理　给予易消化软食，少食多餐以减轻胃部不适；避免食用过热、过凉、刺激性食物；注意食物色、香、味俱全，增进食欲；胃酸缺乏者将食物完全煮熟后食用。

4. 观察药物不良反应　遵医嘱给予杀灭幽门螺杆菌药物并观察不良反应。

第三节　消化性溃疡

统领全局—考试大纲

1. 掌握消化性溃疡的病因和发病机制。

2. 熟练掌握消化性溃疡的临床表现。

3. 掌握消化性溃疡的辅助检查。

4. 熟练掌握消化性溃疡的治疗要点和护理措施。

浪里淘沙—核心考点

消化性溃疡是指发生在胃肠黏膜的炎性缺损，因溃疡的形成与**胃酸和胃蛋白酶的消化**作用有关，因此也叫消化性溃疡。消化性溃疡分为胃溃疡和十二指肠溃疡。

一、病因及发病机制

1. 幽门螺杆菌感染　**幽门螺杆菌感染是消化性溃疡的主要病因**。幽门螺杆菌感染使胃黏膜发生炎症反应，削弱了胃黏膜的保护作用而引起溃疡。

2. 胃酸和胃蛋白酶　消化性溃疡的最终形成是胃酸和胃蛋白酶的自身消化作用。**消化性溃疡发生的关键因素是胃酸，胃酸是引起溃疡的直接原因**，胃酸的损害作用是在胃、十二指肠黏膜的防御和修复机制遭到破坏时发生。

3. 非甾体抗炎药（NSAID）　NSAID通过破坏黏膜屏障使黏膜防御和修复功能受损，引起溃疡。

4. 其他因素　吸烟，急性应激，胃、十二指肠运动异常、遗传因素等。

消化性溃疡是多因素作用的结果，**幽门螺杆菌感染和服用NSAID是主要病因，胃酸在溃疡形成中起关键作用**。

二、临床表现

胃溃疡好发于胃角和胃窦小弯，十二指肠溃疡多发于球部。

典型症状包括：①**慢性病程**：病程长，病史达数年或数十年；②**周期性发作**：发作和缓解交替出现，好发于秋冬和早春季节；③**节律性疼痛**。

小试身手 12. 胃溃疡的好发部位是

A. 胃小弯　　B. 胃大弯　　C. 胃底　　D. 贲门　　E. 幽门管

（一）症状

1. 上腹部疼痛　是消化性溃疡的主要症状。

（1）部位：胃溃疡多位于剑突下正中或偏左，十二指肠溃疡位于上腹正中或偏右。

（2）性质：多为隐痛、钝痛、胀痛、烧灼痛、剧痛或饥饿样不适感。

（3）节律性：**胃溃疡疼痛常在进餐后0.5~1小时出现**，持续1~2小时后逐渐缓解，至下次进餐前消失，其典型**节律为进食-疼痛-缓解**。十二指肠溃疡疼痛为饥饿痛、空腹痛或夜间痛，其**疼痛节律为疼痛-进食-缓解**。

表1-3-1　胃溃疡与十二指肠溃疡的区别

不同点	胃溃疡	十二指肠溃疡
好发部位	**胃角和胃窦小弯**	**十二指肠球部**
疼痛部位	剑突下正中或偏左	上腹正中或偏右
疼痛时间	进餐后0.5~1小时出现，持续1~2小时后逐渐缓解	饥饿痛或空腹痛，餐后3~4小时出现
疼痛规律	**进食-疼痛-缓解**	**疼痛-进食-缓解**

小试身手 13. 胃溃疡患者上腹部疼痛最典型的临床特点是

A. 进食、疼痛、缓解　　B. 疼痛、进食、缓解　　C. 疼痛、缓解、进食
D. 进食、缓解、疼痛　　E. 疼痛、进食、疼痛

小试身手 14.典型十二指肠球部溃疡病人上腹痛的特征是

A.进餐-疼痛-缓解　　　　　　B.疼痛-进餐-缓解　　　　　　C.疼痛-进餐-加剧

D.常伴恶心、嗳气　　　　　　E.常伴呕血与黑便

2.其他　反酸、嗳气、恶心、呕吐等，伴失眠、多汗、缓脉等自主神经功能失调表现。少数病人无症状，以呕血和黑便为首发症状。

小试身手 15.典型消化性溃疡的临床特点**不包括**

A.呕血、黑便　　　　　　　　B.节律性疼痛　　　　　　　　C.周期性发作

D.发作与缓解交替出现　　　　E.慢性过程

（二）体征

活动期上腹部轻压痛，缓解期无明显体征。

（三）并发症

1.出血　是消化性溃疡最常见的并发症，十二指肠溃疡多见，由溃疡侵蚀周围血管引起，**一般表现为呕血或（和）黑便**。

小试身手 16.消化性溃疡最常见的并发症是

A.出血　　　　B.穿孔　　　　C.幽门梗阻　　　　D.癌变　　　　E.腹水

2.穿孔　多见于十二指肠溃疡，表现为突发**上腹部刀割样剧痛**，可迅速遍及全腹，大汗淋漓、烦躁不安，服用抑酸剂不能缓解。体检：腹肌紧张，呈板状腹、压痛及反跳痛，肠鸣音减弱或消失。

小试身手 17.患者，男性，35岁，有胃溃疡病史。饱餐后出现上腹剧烈疼痛，伴恶心呕吐。全腹压痛、反跳痛、肌紧张。应考虑出现了哪种并发症

A.癌变　　　B.感染　　　C.大出血　　　D.急性穿孔　　　E.幽门梗阻

3.幽门梗阻　上腹持续性胀痛、嗳气、反酸，餐后加重，**呕吐大量宿食，呈酸腐味**，呕吐后腹部症状减轻，严重及频繁呕吐者出现脱水或**低氯、低钾性碱性中毒**。体检见**胃型、蠕动波、闻及振水音**。

4.癌变　年龄在45岁以上、有长期溃疡病史、顽固性溃疡经久不愈者、OB试验持续阳性者要高度警惕。

> 好礼相送　　　　消化性溃疡并发口诀（武哥总结，严禁转载，违者必究）
>
> 　　溃疡病，经常见；四大恶魔常出现，出血与穿孔，梗阻与癌变；出血表现为黑便，穿孔出现腹膜炎；梗阻病人吐宿食，少数病人会癌变（疼痛节律性消失，隐血试验阳性）。

小试身手 18.患者，男，68岁。胃溃疡病史18年，常于餐后出现中上腹疼痛，口服氢氧化铝可缓解。近一年来疼痛不规律，伴消瘦，CEA指标升高，大便潜血试验持续阳性。最可能的诊断是

A.胃溃疡伴溃疡出血　　　　　B.胃、十二指肠溃疡出血　　　　　C.胃癌出血

D.慢性胃炎出血　　　　　　　E.食管静脉曲张破裂出血

三、辅助检查

1.胃镜及胃黏膜活组织检查　是确诊的首选检查方法。

2.X线钡餐检查　适用于胃镜检查有禁忌证或不接受胃镜检查者，**发现龛影是诊断溃疡的直接证据**。

3.幽门螺杆菌检查　为常规检查项目。

4.胃液分析　胃溃疡胃酸分泌正常或稍低，十二指肠溃疡胃酸分泌过多。

5.大便隐血试验　活动期消化性溃疡有少量渗血，大便隐血试验阳性。

四、治疗要点

（一）一般治疗

避免过度紧张，定时进餐、避免辛辣刺激性食物和饮料，服用非甾体类药物者尽可能停药。

（二）药物治疗

1.抑制胃酸

（1）**抗酸药**：直接中和胃酸，迅速缓解疼痛。常用药物：碳酸氢钠、碳酸钙、氢氧化铝等。

（2）H_2受体拮抗剂：阻止组胺与H_2受体结合，抑制胃酸分泌。常用药物：西咪替丁、雷尼替丁、法莫替丁。

（3）质子泵抑制剂（H^+-K^+-ATP酶抑制剂，PPI）：是**目前抑制胃酸分泌最强的药物**，常用奥美拉唑（洛赛克）、兰索拉唑、泮托拉唑。

小试身手 19.雷尼替丁治疗消化性溃疡的作用机制是

A.抑制壁细胞Na^+-K^+-ATP酶的活性　B.抑制组胺H_2受体　　C.抗胆碱能神经　　D.抗胃泌素受体　E.保护胃黏膜

小试身手 20.奥美拉唑治疗消化性溃疡的主要机制是

A.阻止组胺与其受体相结合　　B.抑制H^+-K^+- ATP酶　　　　C.中和胃酸

D.保护胃黏膜　　　　　　　　E.杀灭幽门螺杆菌

2. 保护胃黏膜药物

（1）硫糖铝：<u>黏附在溃疡表面阻止胃酸/胃蛋白酶侵袭、促进前列腺素合成，保护胃黏膜。</u>

（2）枸橼酸铋钾（CBS）：除有硫糖铝的作用机制外，还有较强的抑制幽门螺杆菌作用。疗程4~8周。

（3）前列腺素类药物：抑制胃酸分泌，增加胃、十二指肠黏膜的黏液和碳酸氢盐分泌，增加黏膜血流。常用药物为米索前列醇。

小试身手 21. 关于治疗消化性溃疡的药物机制，正确的是

A. 奥美拉唑阻滞 H_2 受体而抑制胃酸分泌

B. 西咪替丁抑制胃壁细胞质子泵活性

C. 硫糖铝除了保护胃黏膜兼有杀灭幽门螺杆菌的作用

D. 氢氧化铝能直接中和胃酸

E. 西咪替丁可直接中和胃酸

（三）杀灭幽门螺杆菌

<u>一种PPI和一种铋剂加上两种抗生素的四联疗法。</u>抗生素常选择<u>克拉霉素、阿莫西林、甲硝唑</u>中的两种，疗程7~14天。

五、护理措施

1. 休息　轻者参加轻微劳动，注意劳逸结合，避免过度劳累。<u>活动期、大便隐血试验阳性者卧床休息1~2周。</u>

2. 饮食护理　<u>给予营养丰富、清淡易消化饮食。</u>急性活动期少量多餐，每天4~5餐，以牛奶、稀饭、面条等碱性食物为主。<u>少量多餐可中和胃酸，</u>减少胃蠕动，同时可避免过饱引起胃窦部扩张增加促胃液素分泌。<u>忌食辛辣、过冷、油炸、浓茶等刺激性食物和饮料，戒烟酒。</u>

小试身手 22. 消化性溃疡病人少量多餐的主要目的

A. 中和胃酸　　B. 减少胃液分泌　　C. 防止饥饿不适　　D. 促进胃窦部扩张　　E. 增加胃的饥饿性蠕动

小试身手 23. 消化性溃疡病人的饮食指导**错误**的是

A. 急性发作期少量多餐，定时定量

B. 以牛奶、苏打饼干、面条偏碱性食物为宜

C. 忌食辛辣、过冷、油炸、浓茶等刺激性食物

D. 饥饿时疼痛，在餐间应加一定量零食

E. 细嚼慢咽

3. 用药护理

（1）H_2受体拮抗剂：餐中或餐后即刻服用或夜间顿服。西咪替丁可通过血脑屏障，偶尔引起精神症状，此药与肝细胞色素P_{450}结合影响华法林、利多卡因等药物在肝内的代谢。用药期间注意监测肝肾功能和血常规。

（2）质子泵抑制剂：引起头晕，初次应用时应减少活动。

（3）胃黏膜保护剂：**硫糖铝餐前1小时服用。**硫糖铝常引起**便秘**，本药含糖量高，**糖尿病病人不宜使用。胶体铋剂**餐前半小时服用，不宜长期使用。米索前列醇常见的不良反应是腹泻，可引起子宫收缩，孕妇禁服。

（4）抗酸药：如**氢氧化铝凝胶在餐后1小时或睡前服用**，抗酸药服用时充分摇匀，服用片剂时嚼服（铝碳酸镁）。抗酸药与奶制品混合形成络合物，避免同时服用。

小试身手 24. 消化性溃疡患者服用铝碳酸镁片的正确方法是

A. 温水吞服　　B. 咀嚼后服用　　C. 餐后两小时服用　　D. 餐前服用　　E. 餐中服用

4. 知识宣教　向病人讲解疾病知识，告诉病人碱性食物和抑酸剂可缓解十二指肠溃疡引起的空腹痛，停用非甾体类抗炎药。讲解疾病的预防保健知识，规律生活与充分休息可促进溃疡愈合，指导病人合理饮食，指导病人正确服用药物及观察不良反应。

第四节　肝硬化

统领全局—考试大纲

1. 掌握肝硬化的病因及发病机制。

2. 熟练掌握肝硬化的临床表现。

3. 掌握肝硬化的辅助检查、治疗要点和护理措施。

浪里淘沙—核心考点

肝硬化是由多种致病因素长期作用于肝脏，造成肝细胞坏死、肝组织弥漫性纤维化、**假小叶和再生结节形成**为特征的慢性肝病，<u>主要表现为门静脉高压和肝功能损害</u>，晚期可并发上消化道出血、肝性脑病、继发感染等。肝硬化的好发年龄为35~50岁，男性多于女性。

一、病因及发病机制

发病原因：**我国以乙型病毒性肝炎最常见**，国外以酒精中毒多见。

1.病毒性肝炎　乙型、丙型或乙型加丁型重叠感染，其中<u>乙型病毒性肝炎最为多见</u>。

小试身手 25.我国肝硬化最常见的原因是

A.酒精中毒　　　　B.胆汁淤积　　　　C.循环障碍　　　　D.病毒性肝炎　　　　E.日本血吸虫病

2.酒精中毒　长期大量酗酒可引起酒精性肝炎，继而发展为肝硬化。

3.胆汁淤积　肝外胆管阻塞或肝内胆汁淤积时，高浓度的胆汁酸和胆红素损害肝细胞，引起肝硬化。

4.血吸虫病　虫卵沉积于汇管区，引起纤维组织增生，导致窦前性门静脉高压。

5.循环障碍　慢性充血性心力衰竭、缩窄性心包炎等，可使肝脏长期淤血，肝细胞缺氧、坏死和结缔组织增生，最终演变为肝硬化。

6.免疫紊乱　自身免疫性肝炎可演变为肝硬化。

7.遗传和代谢障碍　由于遗传或先天性酶缺陷，代谢产物积聚于肝，引起肝细胞坏死和结缔组织增生。

8.工业毒物或药物　长期接触四氯化碳、磷、砷或服用甲基多巴、四环素等，可引起中毒性肝炎，最终发展为肝硬化。

二、临床表现

肝硬化起病隐匿，病程进展缓慢。临床上分为代偿期和失代偿期。

（一）代偿期

早期以乏力、食欲减退为突出症状，伴上腹部不适、腹胀、恶心、腹泻、厌油腻等。肝脏轻度肿大，质硬、轻压痛，脾脏轻中度肿大。肝功能正常或轻度异常。

（二）失代偿期

<u>主要表现为肝功能减退和门静脉高压</u>。

1.肝功能减退

（1）全身症状：一般情况差，消瘦、乏力，面色灰暗无光泽，精神不振，皮肤干糙，舌炎、口角炎，伴不规则低热及水肿。

（2）消化道症状：<u>食欲减退</u>，厌食，进食后上腹饱胀不适、恶心、呕吐。进油腻食物后腹泻。病人因胃肠胀气和腹水感腹胀。上述症状与<u>门静脉高压引起胃肠道淤血水肿</u>、消化吸收障碍有关。

> 锦囊妙记：胃肠道的血液流向门静脉，肝硬化时，门静脉高压，胃肠道血液回流受阻，胃肠道淤血，出现消化道症状。

（3）<u>出血倾向和贫血</u>：牙龈出血、鼻出血、皮肤紫癜和胃肠出血倾向，因<u>肝脏合成凝血因子减少</u>，脾功能亢进和毛细血管脆性增加所致。

（4）内分泌失调：<u>肝脏对雌激素灭活能力减退</u>，<u>雌激素增加</u>。由于雌雄激素平衡失调，男性病人性欲减退、睾丸萎缩、毛发脱落和乳房发育；女性病人月经失调、闭经、不孕等。部分病人面颈部、上胸、肩背和上肢等部位出现蜘蛛痣；手掌大小鱼际和指端腹侧皮肤发红称为肝掌，<u>肝掌和蜘蛛痣与雌激素增多有关</u>。肝功能减退时，肝脏对醛固酮及抗利尿激素灭活减弱，醛固酮及抗利尿激素增多，水钠潴留、水肿，加重腹水形成。<u>肾上腺皮质功能减退</u>，面部和其他暴露部位<u>皮肤色素沉着</u>。

小试身手 26.肝硬化患者出现性欲减退、睾丸萎缩、乳房发育及蜘蛛痣是由于

A.雄激素过多　　　　　　B.垂体功能减退　　　　　　C.雌激素过多

D.肾上腺皮质激素过度　　E.继发性醛固酮增多

小试身手 （27~28题共用备选答案）

A.肝臭　　　B.蜘蛛痣　　　C.顽固性腹水　　　D.扑翼样震颤　　　E.皮肤色素沉着

27.肝功能减退雌激素比例失衡会出现

28.肝功能减退肾上腺皮质功能减退会出现

（5）不规则低热：肝脏对致热因子等灭活降低，还可因继发性感染所致。

2.门静脉高压的三大表现　脾大、侧支循环形成、腹水。

（1）脾大、脾功能亢进：因长期淤血，脾脏轻中度肿大。导致白细胞、红细胞、血小板计数减少，称为脾功能亢进。

（2）侧支循环形成：门静脉压增高时使门静脉系统与腔静脉之间建立门-体侧支循环：①食管和胃底静脉曲张，在门静脉压力持续增加时食管胃底静脉曲张，在诱因作用下破裂出血，**表现呕血和黑便**，严重者周围循环衰竭。②腹壁静脉曲张，脐静脉重新开放，在脐周和腹壁可见以脐为中心向上及下腹延伸的迂曲静脉。③<u>痔静脉扩张</u>，形成痔核，破裂时引起便血。④腹膜后吻合支曲张。⑤脾肾分流。

（3）腹水：<u>是肝硬化失代偿期最突出的表现</u>。腹水形成的原因：①<u>门静脉压升高</u>，毛细血管床静水压增大，组织间液回吸收减少而漏入腹腔；②<u>血清白蛋白降低</u>，清蛋白低于30g/L时，血浆胶体渗透压下降，血液成分外渗；③<u>肝淋巴液生成过多</u>，肝静脉回流受阻时，血浆自肝窦壁渗透至窦旁间隙，使肝淋巴液生成增多，超过胸导管引流能力，淋巴液自肝包膜和肝门淋巴管渗至腹腔；④抗利尿激素及继发醛固酮增多引起水钠重吸收增多；⑤有效循环血容量不足致肾血流量减少，肾小球滤过率降低，排尿减少。

小试身手 29.肝硬化伴门脉高压症的典型临床表现是

A.腹水、上消化道出血、食管静脉曲张　　B.腹水、脾大、食管静脉曲张

C.黄疸、腹水、食管静脉曲张　　　　　　D.腹水、脾大、肾功能衰竭

E.黄疸、腹水、脾大

小试身手 30.门静脉高压的常见表现**不包括**

A. 脾肿大　　　　　　　B. 急性肺水肿　　　　　　　C. 食管静脉曲张破裂出血

D. 脐周静脉形成"水母头"　　　　E. 痔核破裂出血

（三）肝脏

质地坚硬，早期表面光滑，晚期触及结节或颗粒状，一般无压痛，肝细胞进行性坏死或炎症时有轻压痛。

（四）并发症

1. **上消化道出血　为最常见的并发症**，表现为大量呕血和黑便。**出血原因为食管胃底静脉曲张破裂**或并发急性胃黏膜糜烂、溃疡。出血量大引起休克或诱发肝性脑病。

2. 胆石症　患病率约30％。

3. 感染　并发肺炎、胆道感染、败血症和自发性腹膜炎等。

4. **肝性脑病　是晚期肝硬化最严重的并发症，也是最常见的死亡原因。**

5. 门静脉血栓或海绵样病。

6. 肝肾综合征　又称功能性肾衰竭，表现为自发性少尿或无尿、氮质血症，稀释性低钠血症和低尿钠，但肾脏无明显器质性损害。

7. 电解质、酸碱平衡紊乱：①低钠血症：由于长期利尿、大量放腹水导致钠丢失，抗利尿激素增多致水潴留超过钠潴留、低盐饮食引起；②低钾低氯血症与代谢性碱中毒：呕吐、腹泻、摄入不足、长期应用利尿剂、继发性醛固酮增多等均可引起血钾和血氯降低，低钾低氯血症可引起代谢性碱中毒。

8. 门静脉血栓形成。

小试身手 31.肝硬化病人最常见的并发症是

A. 上消化道出血　　B. 肝性脑病　　　C. 原发性肝癌　　　D. 肝肾综合征　　　E. 电解质紊乱

小试身手 32.肝硬化病人最严重的并发症是

A. 上消化道出血　　B. 肝性脑病　　　C. 感染　　　D. 原发性肝癌　　　E. 电解质紊乱

三、辅助检查

1. 血常规　失代偿期贫血，脾功能亢进时白细胞和血小板计数减少。

2. 肝功能检查　失代偿期血清丙氨酸氨基转移酶（ALT）增高，肝细胞严重坏死时血清门冬氨酸氨基转移酶（AST）活力常高于ALT；血清总蛋白正常、降低或增高，但白蛋白降低，γ-球蛋白增高；失代偿期凝血酶原时间延长；重症病人血清胆红素增高。

3. 免疫功能检查　血清IgG、IgA增高，一般以IgG增高最为显著，与γ-球蛋白升高平行。

4. 尿常规　并发肝肾综合征时有管型尿、蛋白尿及血尿，有黄疸时胆红素和尿胆原升高。

5. 腹水检查　**为漏出液**，并发自发性腹膜炎、结核性腹膜炎、癌变时腹水性质发生改变。

6. **肝穿刺活组织检查　有假小叶形成可确诊为肝硬化。**

7. 腹腔镜检查　可直接观察肝脏情况，也可对病变明显处做肝穿刺活体组织检查。

四、治疗要点

早期诊断，治疗病因，缓解病情，延长代偿期；对失代偿期病人对症治疗，改善肝功能，预防并发症。

（一）一般治疗

1. 休息　代偿期适当活动，参加轻体力劳动；失代偿期卧床休息。

2. 维护肠内营养　给予高热量、高蛋白质、高维生素、低盐易消化饮食。肝功能明显损害或**有肝性脑病先兆时限制或禁食蛋白质。**

3. 保护肝细胞，行微创手术，解除胆道梗阻　失代偿期病人给予支持治疗，宜静脉输入高渗葡萄糖补充能量，同时加入维生素C、胰岛素、氯化钾等；病情严重者输入复方氨基酸、白蛋白、新鲜血浆和鲜血。

（二）药物治疗

慎用损伤肝脏的药物，可用维生素和消化酶，水飞蓟素有保肝作用，秋水仙碱有抗炎和抗纤维化作用。中医中药治疗以活血化瘀为主，可改善肝功能。

（三）腹水治疗

1. **限制水钠摄入　腹水病人限盐，进水量每天限制在1000ml左右。**

2. 利尿剂　常用保钾利尿剂如螺内酯（安体舒通）或氨苯蝶啶和呋塞米（速尿）。**利尿速度不宜过快、剂量不宜过大，以每天体重减轻不超过0.5kg为宜**，以免诱发肝性脑病。

3. 放腹水时补充白蛋白　放腹水加输注白蛋白可用于难治性腹水的治疗，**每次放腹水5000ml左右，亦可一次放腹水10000ml甚至将腹水放完，同时静脉输注白蛋白40~60g。**

4. 提高血浆胶体渗透压　定期、多次、少量输注白蛋白或新鲜血，提高血浆胶体渗透压，促进腹水消退。

5. 腹水浓缩回输　多用于难治性腹水的治疗。放腹水5000~10000ml，通过浓缩处理成500ml，再静脉回输，可清除潴留的水和钠，同时可提高血清白蛋白的浓度和有效循环血量，从而减轻或消除腹水。

6. 腹腔-颈静脉引流　是通过装有单向阀门的硅管，利用腹-胸腔压力差将腹水引入上腔静脉。

7. 手术治疗　门体分流术能有效降低门静脉压力，适用于食管胃底静脉曲张破裂出血和难治性腹水，但易诱发肝性脑病，多用于等待肝移植的门静脉高压病人。

（四）肝移植手术

是肝硬化晚期尤其是合并肝肾综合征的最佳治疗，可提高存活率。

五、护理措施

1. 合理休息　根据病情合理安排休息和活动，代偿期病人适当从事轻体力劳动，失代偿期卧床休息。

2. 饮食护理　给予**高热量、高蛋白、高维生素易消化饮食，血氨偏高者限制或禁食蛋白质**，病情好转后逐渐增加蛋白质摄入。蛋白质来源以豆制品、牛奶、鸡肉、鸡蛋、鱼肉、瘦猪肉为主，**血氨增高时选择植物蛋白，**如豆制品。补充丰富维生素，新鲜蔬菜水果。**腹水者低盐或无盐饮食，**钠摄入限制在每天**500~800mg（氯化钠1~2g/d）**，少食含钠食物，如咸肉、酱菜、酱油、含钠味精等；谷物、茄瓜、水果含钠较少；水果、干豆、肉类、硬壳果、马铃薯含钾多。**饮水量每天1000ml左右。**嘱病人戒烟、酒，进餐时细嚼慢咽，避免进食刺激性强、粗纤维和硬食物，以免引起食管胃底静脉曲张破裂出血。遵医嘱静脉补充营养，提高血浆胶体渗透压。

3. 腹水护理

（1）**大量腹水时协助病人取半卧位，**以减轻呼吸困难；**少量腹水者平卧，**以增加肝肾血流量。

（2）严格限制水盐摄入　氯化钠摄入<2.0g/d，入水量<1000ml/d，如有低钠血症，则应限制在500ml以内。向病人及家属讲明限制水钠摄入有利于腹水消退。遵医嘱使用利尿剂，观察电解质酸碱平衡情况。

（3）准确记录24小时出入量，**定期测腹围和体重，观察腹水消长情况。**

（4）协助腹腔放液　术前向病人说明操作过程和注意事项，测量腹围、体重和生命体征，排空膀胱；术中及术后监测生命体征，观察不良反应，**术毕用无菌敷料覆盖穿刺部位，缚紧腹带，防止腹腔穿刺放液后腹压骤降。**记录腹水量、颜色、性质，标本及时送检。

小试身手（33~35题共用题干）

患者，男，56岁，诊断为肝硬化5年，消瘦、乏力、食欲减退，脾肿大，腹水，食道和胃底静脉曲张明显，血液生化白蛋白和球蛋白比例倒置，血氨增高。

33. 该患者最可能发生的并发症是

A. 原发性肝癌　　　B. 感染　　　C. 上消化道出血　　　D. 肝性脑病　　　E. 肝肾综合征

34. 该患者的饮食指导**错误**的是

A. 高热量、高蛋白、高维生素、易消化　　　B. 限制蛋白质，以植物蛋白为主　　　C. 补充足够的维生素

D. 低盐或无盐饮食　　　E. 避免进食粗纤维的、刺激性强的食物

35. 对该病人腹水护理错误的是

A. 大量腹水病人宜取平卧位，增加肝肾血流量　　　B. 限制水钠摄入，每天进水量限制在1000ml左右

C. 准确记录每天出水量，定期测量腹围和体重　　　D. 腹水穿刺前排空膀胱，穿刺后缚紧腹带

E. 使用利尿剂剂量不宜过大，每天体重减轻不超过0.5kg为宜

4. 皮肤护理　每天用温水擦洗皮肤，避免用力搓拭和使用刺激性药皂或沐浴液，水温不宜过高等；衣服宽松柔软；床铺整洁干净，定时更换卧位，以防压疮；皮肤瘙痒时勿搔抓，可涂抹止痒剂，以免皮肤破损和继发感染。

5. 病情观察　观察生命体征、尿量，注意有无并发症发生。

6. 心理护理　安慰病人，帮助病人树立战胜疾病的信心。

小试身手　36. 患者，男，56岁，乙型肝炎病史20年，肝功能反复有异常，乏力、纳差2个月，腹胀、少尿半个月。查体：消瘦，肝病面容，巩膜轻度黄染，肝掌（+），左颈部可见3个蜘蛛痣，腹部明显膨隆，未见腹壁静脉曲张，移动性浊音（+），双下肢轻度水肿，该患者护理措施**不妥**的是

A. 应用利尿剂时必须补钾　　　B. 定期测量腹围和体重　　　C. 皮肤护理

D. 低盐饮食　　　E. 半卧位

小试身手　37. 患者因"肝硬化失代偿期"诊断入院，查体：腹部膨隆，可见腹壁静脉曲张，以下护理措施**错误**的是

A. 记24小时出入液量　　　B. 避免粗纤维多的食物　　　C. 水入量<1000ml/d

D. 控制钠盐1~2g/d　　　E. 取平卧位休息

第五节　原发性肝癌

统领全局—考试大纲

1. 了解原发性肝癌的病因及发病机制。

2. 掌握原发性肝癌的临床表现和辅助检查。

3. 了解原发性肝癌的治疗要点。

4. 熟练掌握原发性肝癌的护理措施。

浪里淘沙—核心考点

原发性肝癌是指肝细胞或肝内胆管上皮细胞发生的癌肿。原发性肝癌的病死率在恶性肿瘤中居第2位。

一、病因及发病机制

病因未明，可能与以下因素有关：

1. **病毒性肝炎** **乙型肝炎病毒、丙型肝炎病毒**与肝癌的发病有关。
2. **肝纤维化** 酒精性肝病及非酒精性脂肪肝后纤维化、肝硬化是肝癌发生的重要危险因素。
3. **黄曲霉毒素** 黄曲霉毒素B$_1$有很强的致癌作用。
4. **饮用水污染** 饮用塘水比饮井水居民的发病率高。
5. **其他** 亚硝胺类、有机氯农药等是可疑致癌物，硒缺乏、遗传因素、嗜酒也是肝癌的危险因素。

原发性肝癌可通过血行转移、淋巴转移、种植转移使癌细胞播散。其中**肝内血行转移是最早最常见的途径**，肝外血行转移最常见的脏器是**肺**，其次为肾上腺、骨、肾和脑。

二、临床表现

早期无明显症状，通过甲胎蛋白（AFP）筛查和B超检出的早期肝癌称为亚临床肝癌。中晚期肝癌的主要症状包括：

1. **肝区疼痛** 多呈持续性胀痛或钝痛。如病变侵犯横膈，疼痛放射至右肩；肝区疼痛是由于肿瘤增长过快，肝包膜被牵拉所致；如**肝癌结节破裂**，坏死的癌组织及血液流入腹腔，出现**腹部剧痛**。
2. **肝大** 呈进行性肿大，质地坚硬，表面凹凸不平，有大小不等的结节或巨块，压痛。
3. **肝硬化** 肝癌伴门静脉高压者脾大、**脾功能亢进，腹水**，侧支循环形成等。
4. **黄疸** 晚期出现黄疸。
5. **全身表现** 发热、食欲减退、腹胀、乏力、进行性消瘦等。由于癌肿代谢异常，出现**低血糖**、高血钙、高血脂、红细胞增多症等，**称伴癌综合征**。
6. **转移灶表现** 肺或胸腔转移，以咯血、气短为主要症状；骨转移局部有压痛或神经受压症状；脑转移有头痛、呕吐等症状。
7. **并发症**
   （1）**上消化道出血**：因门静脉高压引起**食管胃底静脉曲张破裂，出现呕血和黑便**。晚期还可因胃黏膜糜烂合并凝血功能障碍引起广泛出血。
   （2）**肝性脑病**：见于肝癌晚期，约1/3病人死于肝性脑病。
   （3）**肝癌结节破裂出血**：破裂位于肝包膜下，出现局部疼痛；如肝包膜下出血迅速增多则形成压痛性包块，**破入腹腔引起急性腹膜炎**。
   （4）继发感染：合并肺炎、败血症、肠道感染。

小试身手（38~39题共用题干）

患者近年来肝区持续性疼痛，消瘦。查体：肝肋缘下5cm触及，质硬，边缘不规则，有多个结节。拟诊为原发性肝癌。

38.患者诉近半个月来间有突然出现饥饿感，同时有机体发软、心慌、出冷汗的表现，其原因最可能是

A.合并消化性溃疡　　　　　　B.低血糖　　　　　　C.合并消化道出血

D.发作性低血压　　　　　　　E.阵发性心律失常

39.在住院期间，患者突然出现肝区剧烈疼痛，并随即向下腹部弥散性扩散。查体：腹部广泛压痛，有肌紧张和反跳痛。最可能的情况是

A.急性感染性腹膜炎　　　　　B.食管下段静脉破裂出血　　　C.肿瘤合并感染

D.肿瘤结节破裂　　　　　　　E.肿瘤急性坏死

三、辅助检查

（一）肿瘤标志物检测

1. **甲胎蛋白（AFP）** 是早期诊断肝癌最特异性的肿瘤标志物。排除妊娠、肝炎、生殖腺胚胎瘤以外，AFP检查诊断肝癌的标准是：①AFP>500μg/L持续4周；②AFP>200μg/L持续8周；③AFP由低浓度逐渐升高不降。

小试身手 40.早期诊断肝癌最特异性的肿瘤标志物是

A.癌胚抗原　　　　　　　　　B.甲胎蛋白　　　　　　C.鳞状上皮细胞癌抗原

D.糖链抗原15-3　　　　　　　E.前列腺特异性抗原

2. **其他** γ-谷氨酰转肽酶同工酶Ⅱ（GGT-Ⅱ） 阳性率达90%，特异性达97.1%，小肝癌阳性率达78.6%。

3. 其他 异常凝血酶原（AP）、α-L-岩藻糖苷酶（AFU）、酸性同工铁蛋白等增加。

（二）B超检查

对肝癌的定位诊断有较大价值，可发现直径为1cm以上的肝癌。

（三）增强CT/MRI

是目前诊断小肝癌和微小肝癌的最佳方法，可发现直径1cm以下的肿瘤，结合肝动脉造影，对直径1cm以下的肿瘤检出率达90%以上。

（四）数字减影血管造影

能显示直径1cm以上的癌结节，阳性率为87%，结合AFP检查常用于小肝癌诊断。

（五）肝穿刺活检

在超声或CT引导下穿刺癌结节、吸取癌组织检查可获病理诊断。

四、治疗要点

1. **手术治疗**　首选手术切除。诊断明确者及早手术，术中如发现已不宜手术者选择肝动脉插管进行局部化疗或肝血管阻断术，手术结扎肝动脉加插管局部化疗效果较好。

2. **肝动脉化疗栓塞治疗**（TACE）　对肝癌有较好疗效，可提高病人生存率，**是肝癌非手术治疗的首选方法。**

> **小试身手**　41. 肝癌病人非手术治疗首选
>
> A. 肝动脉栓塞治疗　　　　　　　B. 放射治疗　　　　　　　　C. 化疗
>
> D. 生物和免疫治疗　　　　　　　E. 中医治疗

3. 放射治疗。

4. **全身化疗**　适用于有肝外转移或肝内播散者。肝动脉内插管局部化疗效果好。

5. **中医治疗**　治疗原则为活血化瘀、软坚散结、清热解毒。

6. **生物和免疫治疗**　应用生物和免疫治疗可巩固和增强疗效。

7. 肝移植。

五、护理措施

1. 疼痛护理：①观察疼痛性质、部位及伴随症状；②环境安静舒适，减少各种不良刺激；③教会病人放松技巧如深呼吸等，鼓励病人通过交谈、听音乐、玩游戏等转移注意力；④疼痛严重者遵医嘱使用长期镇痛药。

> **小试身手**　42. 关于肝癌病人疼痛护理，**错误**的是
>
> A. 减少各种不良刺激因素和心理压力
>
> B. 教会病人放松的技巧
>
> C. 观察病人疼痛性质、部位及伴随症状
>
> D. 为避免并发症，鼓励病人耐受疼痛，尽可能不使用镇痛剂
>
> E. 自控镇痛泵可以自控间歇性给予镇痛药

2. 病情监测：①观察肝区疼痛有无加重，有无发热、腹水、黄疸、呕血、黑便等；②观察有无转移，有无肝性脑病；③观察病人生命体征，询问病人有无咽痛、咳嗽、腹泻等感染征兆。

3. 合理营养

（1）给予高蛋白质、适当热量、高维生素饮食。避免摄入高脂肪、高热量和刺激性食物，防止加重肝脏负担。恶心、呕吐者服用止吐剂后进少量食物，少食多餐。进食少者通过静脉补充营养。

（2）必要时给予白蛋白治疗，**伴肝功能衰竭或肝性脑病倾向时**，限制蛋白质摄入，甚至**禁止蛋白质饮食。腹水者限制水摄入，低钠饮食。**

4. **肝动脉栓塞化疗术后护理**　术后肝动脉血供减少，产生**栓塞后综合征，出现腹痛、发热、恶心、呕吐及血清白蛋白降低、各种酶升高、肝功能异常**等。

（1）饮食：**术后禁食2~3天**，初期进流质饮食，少量多餐。

（2）穿刺部位护理：**穿刺部位压迫止血15分钟，再加压包扎，沙袋压迫6小时，保持穿刺侧肢体伸直24小时，**观察穿刺部位有无渗血和血肿。

（3）栓塞后综合征护理：腹痛48小时内遵医嘱肌内注射哌替啶。发热与栓塞有关，少数病人术后4~8小时体温升高，持续1周左右。中低发热不需特殊处理，持续高热对症处理。

（4）预防并发症：鼓励病人深呼吸、咳痰，预防肺部感染，必要时给氧。避免肝性脑病的诱因，如病人出现性格、行为异常，警惕肝性脑病。

（5）注意葡萄糖和蛋白质的补充：肝动脉栓塞化疗术1周后，因肝缺血影响肝糖原储存和蛋白质合成，遵医嘱静脉输入白蛋白，适量补充葡萄糖溶液，维持水、电解质平衡，准确记录出入量。

> **小试身手**　43. 关于肝动脉栓塞化疗术后的护理措施，正确的是
>
> A. 术后第二天方可进食，宜少食多餐　　　B. 穿刺部位沙袋压迫止血15分钟　　　C. 保持穿刺侧身体伸直24小时
>
> D. 发生栓塞后综合征腹痛禁使用镇痛剂　　　E. 术后1周后避免输入葡萄糖和蛋白质

5. 心理护理

第六节　肝性脑病

统领全局—考试大纲

1. 掌握肝性脑病的病因及发病机制。
2. 熟练掌握肝性脑病的临床表现和辅助检查。
3. 掌握肝性脑病的治疗要点和护理措施。

浪里淘沙—核心考点

肝性脑病（又称肝昏迷）是严重肝病引起的以代谢紊乱为基础的中枢神经系统功能失调的综合征，主要表现为意识障碍、行为失常和昏迷。门体分流性脑病是由于门静脉高压、门静脉与腔静脉间存在侧支循环，大量门静脉血绕过肝直接进入体循环，这是肝性脑病发生的主要机制。约50%肝硬化病人有脑水肿。

一、病因及发病机制

（一）病因

常见于肝硬化，尤其是病毒性肝炎后肝硬化多见，也可由门体分流术引起。重症病毒性肝炎、中毒或药物所致的急性或暴发性肝功能衰竭也可引起。

> **锦囊妙记**：肝脏疾病的演变过程是：病毒性肝炎→肝硬化→肝癌或肝性脑病，前一个疾病就是后一个疾病的主要病因。

（二）诱发因素

常见诱因：①感染：组织分解代谢增加，产氨增多；②上消化道出血：出血后蛋白质分解，肠内产氨增加；③高蛋白质饮食；④大量排钾利尿和放腹水：有效循环血量减少及大量蛋白质和水、电解质丢失。低血钾时尿排钾减少而氢离子排出增多，导致代谢性碱中毒，促使NH_3通过血–脑屏障产生毒性作用；⑤使用镇静安眠药、麻醉药：抑制大脑和呼吸中枢，造成缺氧，脑组织缺氧时对氨的耐受性下降；⑥便秘：含氨物质在肠道存留时间延长，毒物吸收增加；⑦门体分流术后；⑧尿毒症等。

（三）发病机制

未完全明确，有关肝性脑病的发生机制有很多学说，其中氨中毒学说最为多见。

1. 氨中毒学说　氨代谢紊乱致血氨升高是肝性脑病，特别是门体分流性脑病的重要发病机制。
（1）氨的形成和代谢：氨主要来自肠道、肾脏和骨骼肌。氨通过胃肠道进入体内，正常人胃肠道每天产氨4g，氨弥散入肠黏膜被吸收，游离的NH_3有毒性，且能透过血–脑屏障。
机体清除血氨的途径：①肝脏将有毒的氨经鸟氨酸循环转化为无毒的尿素；②脑、肾、肝等组织在ATP供能的条件下利用氨，合成谷氨酸和谷氨酰胺；③肾是排氨的主要场所，在排酸的同时以NH_4^+形式排出大量氨；④血氨过高时肺可排出少量氨。
（2）肝性脑病血氨增高与氨对中枢神经系统的毒性作用：肝性脑病病人血氨升高的原因是血氨生成过多，代谢清除少。肝功能衰竭时肝脏利用氨合成尿素能力下降，而门体分流存在时，肠道的氨未经肝脏解毒而直接进入体循环，血氨升高。
2. 其他学说　假性神经递质学说、氨基酸代谢不平衡学说、γ–氨基丁酸/苯二氮䓬（GABA/BZ）复合体学说。

二、临床表现

根据意识障碍程度、神经系统表现和脑电图改变，肝性脑病分为四期：
一期（前驱期）　轻度性格改变和行为失常。病人欣快、淡漠寡言，喜怒无常，衣冠不整，不讲卫生或随地大小便，反应迟钝，应答尚准确，但吐字不清且慢。扑翼（击）样震颤。脑电图多正常。此期历时数天或数周。
二期（昏迷前期）　表现为意识错乱、睡眠障碍、行为失常。病人定向力和理解力减退，对时间、地点、人物定向障碍，记忆力、计算能力下降，言语不清、书写障碍，举止反常。睡眠倒错，昼睡夜醒。部分病人出现幻觉、躁狂等。不随意运动和运动失调。体检：扑翼样震颤、肌张力增高，腱反射亢进，巴宾斯基征阳性。脑电图特征性异常。
三期（昏睡期）　以昏睡和精神错乱为主，神经体征加重，病人大部分时间处于昏睡状态，可被唤醒，醒后能回答简单问题，常有神志不清和幻觉，扑翼样震颤。肌张力增高、腱反射亢进，脑电图异常。
四期（昏迷期）　意识完全丧失，浅昏迷时对痛刺激尚有反应，腱反射和肌张力亢进，扑翼样震颤无法引出。深昏迷时各种反射消失，肌张力消失，瞳孔散大，出现阵发性惊厥、踝阵挛和过度换气，脑电图明显异常。

> **好礼相送**　　　　肝性脑病的临床分期（武哥总结，严禁转载，违者必究）
> 一期（前驱期）：性格改变行失常；二期（昏迷前期）：意乱行失睡眠障；
> 三期（昏睡期）：昏睡神乱神经征；四期（昏迷期）：不能唤醒神志丧。

小试身手 44.肝性脑病前驱期会出现以下哪种表现

A. 意识错乱　　　　B. 定向力减退　　　　C. 幻觉躁狂　　　　D. 扑翼样震颤　　　　E. 腱反射亢进

小试身手 45.肝性脑病昏迷前期的临床表现**不包括**

A. 言语不清　　　　B. 行为失常　　　　C. 睡眠障碍　　　　D. 呈昏睡状态　　　　E. 意识错乱

三、辅助检查

1. 脑电图改变　前驱期正常。二、三期脑电图明显异常，节律变慢，出现每秒4~7次的δ波，昏迷时出现每秒1~3次的δ波。

2. 血氨　慢性肝性脑病、门体分流性脑病血氨升高。

3. 心理智能测验　包括数字连接试验、木块图试验、数字符号试验等。

四、治疗要点

综合治疗，消除诱因，减少肠内毒物生成和吸收，促进有毒物质排泄，纠正氨基酸代谢失衡。

（一）一般治疗

1. 清除肠道内积血和止血　上消化道出血是肝性脑病的重要诱因。食管胃底静脉曲张破裂出血时应积极止血并积极补充血容量。清除肠道内积血：①口服或鼻饲乳果糖、25%硫酸镁或乳梨醇溶液；②用生理盐水或弱酸溶液灌肠；③用33.3%的乳果糖灌肠。

2. 合理饮食　限制蛋白质摄入，主要通过糖类供给能力，病情好转或神志清楚后逐步增加蛋白质摄入。

3. 慎用镇静剂　巴比妥类、苯二氮䓬类镇静剂可诱发或加重肝性脑病。如病人躁动不安用抗组胺药。

4. 纠正电解质酸碱失衡　注意纠正低钾和代谢性碱中毒。

5. 预防感染、纠正缺氧、纠正低血糖。

（二）药物治疗

1. 减少肠内氨的生成和吸收

（1）乳果糖：防止便秘，口服后乳果糖在结肠内分解为乳酸和乙酸，降低肠道pH，使肠道细菌产氨减少，同时酸性环境可减少氨的吸收。

（2）乳梨醇：疗效与乳果糖相似，但甜度低，口感好，不良反应少。

（3）口服抗生素：抑制肠道产尿素酶的细菌，减少氨的生成。常用新霉素、甲硝唑等。慎用镇静药及损伤肝脏的药物。

2. 清除有毒物质　降氨药对门体分流性脑病疗效较好。

（1）谷氨酸钾或谷氨酸钠：谷氨酸与游离氨生成谷氨酰胺使氨失去毒性。肾功能不全、尿少时禁用或慎用钾盐，明显水肿、腹水或脑水肿慎用或禁用钠盐。

（2）精氨酸：合成尿素降低血氨，精氨酸呈酸性，不含Na^+、K^+，适用于血pH偏高及腹水病人。

（3）L-鸟氨酸-L-门冬氨酸：促进体内尿素循环而降低血氨。

（4）鸟氨酸-α-酮戊二酸：降氨机制同L-鸟氨酸-L-门冬氨酸，但疗效比L-鸟氨酸-L-门冬氨酸差。

（5）苯甲酸钠：与肠内残余氮源性物质如甘氨酸或谷氨酰胺结合，形成马尿酸，经肾排出，降低血氨。

3. 支链氨基酸　纠正氨基酸代谢失衡，抑制大脑中假性神经递质形成。

4. GABA/BZ复合受体拮抗物　氟马西尼可拮抗体内苯二氮䓬所致的神经抑制。

小试身手 46.关于肝性脑病综合治疗原则的描述，**错误**的是

A. 去除诱发因素是肝性脑病治疗的基本原则

B. 病人躁动不安时可采用巴比妥类药物

C. 注意纠正低钾和代谢性碱中毒

D. 上消化道出血病人应该给予灌肠或导泻

E. 口服乳果糖的目的是减少肠内氨的生成和吸收

（三）对症治疗

1. 预防和控制感染。

2. 防止出血与休克，有出血倾向者输血或静脉滴注维生素K_1。

（四）其他治疗

1. 减少门体分流　对于门体分流引起的肝性脑病，采用介入方法用钢圈或气囊栓塞有关门静脉系统以减少分流。

2. 人工肝　用分子吸附剂再循环系统，血液灌流、血液透析等可清除血氨和其他毒性物质，对急、慢性肝性脑病有一定疗效。

3. 肝移植　严重和顽固性肝性脑病考虑肝移植。

五、护理措施

1. 消除诱因

（1）避免使用含氮药物、催眠药、麻醉药及肝毒性药物　烦躁不安或抽搐者注射地西泮5~10mg，忌用水合氯醛、吗啡、硫喷妥钠等药物。

（2）保持大便通畅，积极控制上消化道出血　及时清除肠道内积血。上消化道出血后的肝性脑病或发生便秘，给予灌肠或导泻。用生理盐水或弱酸性溶液灌肠，禁用肥皂水灌肠。对急性门体分流性脑病昏迷病人首选乳果糖500ml加水500ml做保留灌肠，口服或鼻饲25%硫酸镁30~60ml导泻。

小试身手 47.肝性脑病患者灌肠或导泻时禁忌

A.生理盐水清洁灌肠 　　　　B.肥皂水清洁灌肠 　　　　C.白醋加生理盐水灌肠

D.硫酸镁导泻 　　　　E.33%乳果糖灌肠

小试身手 （48~50题共用题干）

患者，男，50岁。"肝硬化"病史多年，3天前因排黑便而入院。今晨同病室患者诉昨夜其两次在卫生间门口小便，要求对其加强健康教育。

48.依据表现考虑导致其行为异常的最可能原因是

A.对病床安排不满意 　　　　B.因尿急不能忍受 　　　　C.对病房环境不熟悉

D.肝性脑病的征象 　　　　E.卫生习惯不良

49.如果支持你的判断，在对患者进行评估时可能发现

A.言语模糊 　　　　B.有扑翼样震颤 　　　　C.没有使用卫生间的习惯

D.难以沟通 　　　　E.在家有相同的行为

50.医嘱给予患者清洁灌肠，最好选用

A.硫酸镁溶液 　　B.生理盐水 　　C.2%碳酸氢钠 　　D.乳果糖溶液 　　E.肥皂水

（3）保持水、电解质、酸碱平衡　有肝性脑病倾向者避免使用快速、大量排钾利尿剂和大量放腹水。大量放腹水时遵医嘱静脉输入白蛋白以维持有效循环血量，防止电解质紊乱。

（4）预防感染　加强皮肤、口腔护理。

（5）避免发生低血糖　低血糖时能量减少，脑内去氨活动停滞，氨毒性增强。

2.观察病情　观察生命体征、瞳孔、意识及行为表现，观察病人思维、认知情况，以判断病人意识障碍程度。

3.饮食护理

（1）热量供给：每日总热量以糖类为主，昏迷病人鼻饲25%葡萄糖液，减少蛋白质分解产氨。

（2）蛋白质供给：一、二期病人开始数天每日限制蛋白质在20g以内，三、四期病人应禁食蛋白质，鼻饲或静脉注射25%的葡萄糖溶液。病人神志清楚后逐渐增加蛋白质摄入，每天20g，以后每3~5天增加10g，但短期内不超过每日40~50g，病人完全恢复后增加到0.8~1.0g/（kg·d）蛋白质，以维持氮平衡。首选优质植物性蛋白。

（3）脂肪供给：少食含脂肪高的食物，因脂肪可延缓胃排空，增加有毒物质吸收。

（4）维生素供给：进食含丰富维生素食物，尤其富含维生素B、C、K、E等，不宜用维生素B₆，因其可使多巴在周围神经处转为多巴胺，影响多巴进入脑内，减少中枢神经的正常传导递质。

（5）维持水、电解质平衡：水分摄入不宜过多，一般每天入量为尿量加1000ml左右，对脑水肿的病人尤应限制。除肾功能障碍者，钾应补足，限制钠盐。准确记录出入量，监测血钠、钾、氯化物、血氨、尿素等。

小试身手 51.肝昏迷病人的饮食宜采用

A.高蛋白、低脂肪、低盐 　　　　B.高热量、高蛋白、低钾 　　　　C.低蛋白、高脂肪、高糖、低盐

D.适量蛋白和脂肪、低糖、低盐 　　　　E.限制蛋白、低脂肪、高糖

4.用药护理　静脉注射精氨酸速度不可过快，以免引起流涎、面色潮红与呕吐等反应。乳果糖可引起腹胀、腹痛、恶心、呕吐等不良反应，服用乳果糖以调节到每天排便2~3次，大便pH以5~6为宜。使用谷氨酸钾或谷氨酸钠时注意观察病人尿量、腹水程度及电解质情况。不宜长期使用新霉素，一般不超过1个月，因其可引起听力和肾功能损害。应用苯甲酸钠时注意观察有无饱胀、腹痛、恶心、呕吐等。

第七节　急性胰腺炎

统领全局—考试大纲

1.了解急性胰腺炎的病因和发病机制。

2.掌握急性胰腺炎的临床表现、辅助检查和治疗要点。

3.熟练掌握急性胰腺炎的护理措施。

浪里淘沙—核心考点

急性胰腺炎是在多种病因作用下导致胰酶在胰腺内被激活后引起胰腺组织自身消化所致的化学性炎症。主要表现为急性腹痛、发热、恶心、呕吐及血尿淀粉酶增高。急性胰腺炎分水肿型和出血坏死型。

一、病因及发病机制

（一）病因

在我国，急性胰腺炎最常见的病因是胆道疾病，其次是饮食因素；在国外除胆石症外，酗酒为重要病因。

1.胆石症与胆道疾病　胆道结石、炎症或胆道蛔虫均可引起急性胰腺炎，其中以胆石症最为常见。

2.大量酗酒和暴饮暴食　酗酒和暴饮暴食可引起十二指肠乳头和Oddi括约肌痉挛，胰液排出受阻，胰管内压力升高。

3.胰管梗阻。

4.其他 外伤、手术、急性传染病、内分泌和代谢性疾病、过度进食等均可引起胰腺炎。

（二）发病机制

正常胰腺分泌两种消化酶，一种具有生物活性，如淀粉酶、脂肪酶和核糖核酸酶等；另一种是以酶原或前体形式存在的无活性酶，如**胰蛋白酶原**、糜蛋白酶原、前弹性蛋白酶、激肽释放酶原等。正常情况下合成的酶大多数为无活性的酶原。急性胰腺炎时，胰腺腺泡内酶原激活，发生胰腺自身消化。

根据病理改变，急性胰腺炎分为：①急性水肿型：胰腺肿大、间质水肿、充血和炎性细胞浸润；②出血坏死型：胰腺肿大、腺泡坏死、血管出血坏死。

二、临床表现

（一）症状

1.**腹痛** 为本病的主要表现和首发症状，多在暴饮暴食、高脂饮食及饮酒后突然发生。**腹痛位于上腹中部，向腰背部呈带状放射**，疼痛程度轻重不一，**表现为胀痛、钻痛、绞痛或刀割样痛，呈持续性**，有时阵发性加剧，弯腰抱膝可减轻，一般止痛剂无效。水肿型3~5天后疼痛缓解，出血坏死型病情发展迅速，腹痛持续时间长，可为全腹痛。

2.**恶心、呕吐** 起病后即可出现，呕吐频繁者，呕吐物含胆汁，**呕吐后腹痛不减轻**，出血坏死型病人常有明显腹胀或麻痹性肠梗阻，肠鸣音减少。

3.**发热** 中度发热，一般持续3~5天，如体温超过39℃持续不退，提示发生了并发症。

4.**水、电解质及酸碱平衡紊乱** 脱水、呕吐频繁者出现代谢性碱中毒。病情严重者伴代谢性酸中毒，低钾、低镁、**低钙血症**（是病情预后不良的标志）。

5.**休克** 常见于出血坏死型胰腺炎，因各种因素引起有效循环血容量不足。

小试身手 52.出血坏死型胰腺炎的特异性表现是

A.发热、白细胞升高　　　　　　B.血、尿淀粉酶升高　　　　　　C.血压下降、循环衰竭

D.上腹部疼痛　　　　　　　　　E.恶心、呕吐

（二）体征

1.**急性水肿型** 上腹部中度压痛、肠鸣音减弱等。

2.**出血坏死型** 上腹压痛显著，并发腹膜炎时全腹压痛及反跳痛，腹肌紧张，肠麻痹时腹部膨隆，肠鸣音减弱或消失。由于胰酶或坏死组织液穿过腹膜和肌层进入腹壁两侧皮下，腰部两侧出现灰紫色瘀斑称**Grey-Turner征**；**脐周出现皮肤青紫称Cullen征**。胰头水肿压迫胆总管下端或Oddi括约肌痉挛引起黄疸。

小试身手 53.下列哪种疾病会出现称为Cullen征的脐周皮肤青紫

A.急性阑尾炎　　　　　　　　　B.肝硬化　　　　　　　　　　　C.急性腹膜炎

D.急性胰腺炎　　　　　　　　　E.原发性肝癌

（三）并发症

出血坏死型胰腺炎可出现局部和全身并发症，局部并发症包括胰腺脓肿和假性囊肿，全身并发症包括急性肾衰竭、急性呼吸窘迫综合征、心力衰竭、消化道出血、肺炎、败血症、糖尿病、血栓性静脉炎及DIC等。

三、辅助检查

1.**血清淀粉酶测定** 发病后6~12小时开始升高，48小时开始下降，持续3~5天，血清淀粉酶超过正常值3倍即可确诊。淀粉酶升高程度与病情严重程度不成正比，出血坏死型胰腺炎胰腺细胞广泛破坏，血清淀粉酶值正常或低于正常。

2.**尿液淀粉酶测定** 升高较晚，发病后12~14小时开始升高，持续1~2周。

3.**血清脂肪酶测定** 起病后24~72小时开始上升，持续7~10天，对发病后就诊较晚的病人有诊断价值。

小试身手 54.急性胰腺炎血清淀粉酶变化的特点是

A.发作1~2小时开始升高，24小时开始下降　　　　　B.发作4~6小时开始升高，24小时开始下降

C.发作4~6小时开始升高，48小时开始下降　　　　　D.发作6~12小时开始升高，24小时开始下降

E.发作6~12小时开始升高，48小时开始下降

4.**影像学检查** B超与CT扫描可见胰腺弥漫肿大，轮廓与周围边界不清。

5.**其他** 血液检查见白细胞增多；胰源性胸腹腔积液检查淀粉酶升高。重症病例血糖升高，血钙降低，尿糖阳性。

四、治疗重点

轻型胰腺炎经3~5天可治愈，主要治疗措施如下：

（一）抑制或减少胰腺分泌

1.**禁食及胃肠减压** 水肿型需短期禁食；肠麻痹、明显腹胀或需手术者行胃肠减压。

2.H_2**受体拮抗剂** 西咪替丁、雷尼替丁、法莫替丁静脉滴注，以减少胃酸分泌，从而抑制胰腺分泌，预防应激性溃疡。

3.**抗胆碱能药及止痛治疗** 应用阿托品、山莨菪碱等减少胃酸分泌，缓解胃、胆管及胰管痉挛。腹痛剧烈者肌内注射哌替啶止痛。

4.减少胰液分泌　抑制胰液和胰酶分泌，是治疗出血坏死型急性胰腺炎的有效药物，**生长抑素**和其类似物八肽（**奥曲肽**）疗效较好。

5.病情较重者给予心电监护。

小试身手（55~56题共用题干）

患者，女性，55岁，餐后1小时发生上腹部刀割样持续疼痛，向腰背放射。腹胀、恶心、呕吐，呕吐物含有胆汁。入院时 T 38.5℃，P 90次/分，R 18次/分，BP 100/70mmHg，查体上腹部压痛、反跳动，腹肌紧张，肠鸣音消失。入院1天后腰部两侧出现灰紫色瘀斑，实验室检查：白细胞总数和血清淀粉酶均高于正常。

55.该患者最可能的诊断为

A.急性胃炎　　　　　　　　　B.急性肠梗阻　　　　　　　　　C.急性胆囊炎

D.出血坏死型胰腺炎　　　　　E.急性上消化道出血

56.治疗该病最有效的药物是

A.庆大霉素　　　　B.阿托品　　　　C.西咪替丁　　　　D.硫酸镁　　　　E.奥曲肽

（二）纠正休克和水、电解质平衡紊乱

积极补充体液和电解质，避免低钾、低钠、低钙。休克者输入全血及血浆代用品、血浆、白蛋白；血压不升者使用多巴胺、间羟胺等血管活性药。代谢性酸中毒时使用碱性药物。

（三）抗感染

是降低重症病人病死率的重要措施。联合足量使用第三代头孢菌素。

（四）抑制胰酶活性

仅用于重症胰腺炎早期。

（五）营养支持

早期给予肠内营养，改善胃黏膜屏障，减轻炎性反应；重症病人要注意全胃肠外营养（TPN），基本满足机体的营养需要。

（六）手术治疗

怀疑肠穿孔、胰腺脓肿、胆道梗阻加重者考虑手术治疗。

五、护理措施

1.病情观察　严密观察病人生命体征和神志，如病人出现面色苍白、出冷汗、神志不清、尿量减少、血压下降等休克表现，及时报告医生处理；准确记录24小时出入量；观察病人腹痛部位、程度和性质，有无放射痛、腹胀等；定期复查电解质和血尿淀粉酶。

2.休息与体位　卧床休息，协助病人弯腰，取**屈膝侧卧位**，鼓励病人翻身。室内安静舒适，保证睡眠，促进组织修复和体力恢复。

3.药物护理　遵医嘱给予止痛药，**禁用吗啡**，因吗啡可引起Oddi括约肌痉挛，加重疼痛。

4.口腔护理与高热护理　禁食期间口渴时用温开水含漱或湿润口唇；胃肠减压期间，每天用石蜡涂抹鼻腔和口唇，定时生理盐水清洗口腔，做好皮肤护理。高热时物理降温，遵医嘱使用抗生素。

5.饮食护理　急性期禁食1~3天，禁食时每天静脉补液3000ml以上，维持水、电解质平衡。腹痛和呕吐症状基本消失后给予少量低脂、低糖流质饮食，以后逐步过渡到正常饮食，但忌高脂肪、高蛋白质饮食。

小试身手　57.患者，女，36岁。因急性胰腺炎入院，患者精神紧张、焦虑。以下处理措施**错误**的是

A.耐心安慰，减轻焦虑　　　　　　B.给予普通饮食　　　　　　C.认真倾听诉说，科学指导

D.服务周到，使患者放心　　　　　E.热情接待，为患者提供舒适环境

6.防止休克

（1）准备好静脉切开包、人工呼吸机、气管切开包等。有条件者入住ICU，密切监测血压、神志及尿量变化。

（2）嘱病人取仰卧位，注意保暖及给氧。

（3）迅速建立静脉通道，必要时输血或血浆补充血容量，如血压仍不上升，遵医嘱使用升压药物，根据血压调整给药速度，必要时测CVP决定输液量和速度。

7.病人教育

（1）早期告知病人SAP高危因素及可能的后果。

（2）治疗的重要性及作用。

（3）血液净化的重要性。

（4）肠内营养的实施。

小试身手（58~61题共用题干）

患者，女，51岁。上腹部剧烈疼痛、恶心、呕吐3小时，伴发热、腹胀，查体：上腹部压痛，腹肌紧张，经检查诊断为急性胰腺炎。

58.国内急性胰腺炎的最常见原因是

A.胆石症与胆道疾病　　　　　B.手术与创伤　　　　　　　C.胰管梗阻

D.暴饮暴食　　　　　　　　　E.酗酒

59.急性胰腺炎的主要表现和首发症状是

A.发热　　　　　　　B.呕吐　　　　　　　C.恶心　　　　　　　D.腹胀　　　　　　　E.腹痛

60.有关急性胰腺炎病情的叙述，**不正确**的是

A.出血坏死型腹痛持续时间长　　　　　B.水肿型腹痛消失快　　　　　C.腹痛向腰背部放散

D.腹部体征与胰腺病理改变有关　　　　E.病情严重程度与血清淀粉酶升高相平行

61.首选的处理措施是

A.应用抗生素　　　　　　　　　　B.屈膝侧卧位　　　　　　　　C.外科手术准备

D.适当补钾、补钙　　　　　　　　E.禁食、胃肠减压

第八节　上消化道大量出血

统领全局—考试大纲

1.掌握上消化道大出血的病因及发病机制。

2.熟练掌握上消化道大出血的临床表现。

3.掌握上消化道大出血的辅助检查和治疗要点。

4.熟练掌握上消化道大出血的护理措施。

浪里淘沙—核心考点

上消化道出血是食管到肛门之间的消化道出血，是内科常见急症。

上消化道大量出血是指在数小时内失血量超过1000ml或占循环血量的20%，主要表现为呕血和（或）黑便，急性周围循环衰竭。

> **好礼相送**　　　　　**"何为大出血"**（武哥总结，严禁转载，违者必究）
>
> 上消化道大出血是指在数小时内失血量超过1000ml。
>
> 产后大出血是指胎儿娩出后24小时内出血量超过500ml。
>
> 大量咯血为>500ml/d或1次咯血量大于300ml（少量咯血为<100ml/d，中量咯血为100~500ml/d）。
>
> 大量血胸是指积血量在1000ml以上（少量血胸积血量<500ml，中量为500~1000ml）。

一、病因及发病机制

引起上消化道大出血最常见的原因是消化性溃疡，食管胃底静脉曲张、急性胃黏膜损害、胃炎、血液病、尿毒症及应激性溃疡等也可引起上消化道大出血。其他还有如肿瘤，肠套叠等。

> 锦囊妙记：上消化道大量出血最常见的原因是消化性溃疡，但如题干中提到病人既往有肝硬化病史，现出现上消化道大量出血，其最可能的原因是食管胃底静脉曲张破裂出血。

小试身手　62.上消化道出血最常见的病因是

A.食管胃底静脉曲张破裂　　　　　B.胃癌　　　　　　　C.消化性溃疡

D.急性胃黏膜损害　　　　　　　　E.反流性食管炎

二、临床表现

1.**呕血与黑便**　是上消化道出血的特征性表现。上消化道出血均有黑便，但不一定有呕血。出血部位在幽门以下者为黑便，幽门以上者为呕血和黑便，但幽门以上的病变如出血量少、速度慢仅有黑便；幽门以下出血量大、速度快，血液可反流入胃，除黑便外也有呕血。呕血多为棕褐色，呈咖啡渣样，如呕鲜红色血液，提示出血量大、速度快，未经胃酸充分混合即呕出。

黑便呈柏油样，黏稠而发亮，是血红蛋白的铁经肠内硫化物作用形成硫化铁所致。当出血量大，血液在肠道内推进较快，粪便可呈暗红色或鲜红色。

小试身手　63.上消化道出血的特征性表现是

A.呕血和黑便　　　　　　　　B.发热　　　　　　　C.失血性周围循环衰竭

D.氮质血症　　　　　　　　　E.贫血

2.**便血**　当出血量>1000ml，可有便血，大便呈暗红色血便，甚至鲜血便。

3.**失血性周围循环衰竭**　出血量大而快时导致循环血量急剧减少，回心血量不足，心排出量下降，病人头昏、心悸、出汗、恶心、口渴、晕厥。严重者呈休克状态，病人精神萎靡、烦躁不安、面色苍白、四肢湿冷、发绀、意识模糊、脉速、尿少、血压下降等。

锦囊妙记：上消化道大量出血后病人可能会出现休克，因此上消化道大量出血后病人首要的护理问题为体液不足。

小试身手 64.患者，男，56岁。在家突然出现腹痛，呕血约1000ml，排柏油样大便2次入院。查体：T 38.2℃，面色苍白，四肢冰冷。此时病人最主要的护理问题是

A.感染　　　　　B.潜在并发症　　　　C.疼痛　　　　D.活动无耐力　　　　E.体液不足

4.发热　出血后24小时内发热，<u>一般不超过38.5℃，3~5天后自行消退</u>。

5.氮质血症　血液进入肠道，蛋白质分解产物被吸收，尿素氮升高，称肠源性氮质血症。当休克纠正后尿素氮继续升高或持续增高超过3~4天，提示上消化道继续出血或再次出血；如无活动性出血证据，且血容量已基本补足而尿量仍少，考虑为急性肾衰竭。

6.血常规改变　病人出现急性失血性贫血，为正细胞正色素性贫血。出血3~4小时后因组织液进入血管内，血液稀释，出现贫血。一般出血24小时内网织红细胞升高，出血停止后逐渐降至正常，如出血不止可持续升高。<u>白细胞计数出血后2~5小时升高，达（10~20）×10⁹/L</u>，出血停止后2~3天恢复正常。但食管胃底静脉曲张破裂出血的病人，如合并脾功能亢进，白细胞计数不升高。

三、辅助检查

1.实验室检查　查红细胞、血红蛋白、血小板、白细胞、血细胞比容、尿素氮、肝功能、大便隐血试验等。

2.胃镜和结肠镜检查　是上消化道出血的首选检查方法。上消化道出血后24~48小时内紧急内镜检查，可明确病因，还可经内镜紧急止血。

小试身手 65.内镜检查一般在上消化道出血后多长时间内进行

A.6~12小时　　　B.12~24小时　　　C.24~48小时　　　D.36~72小时　　　E.48~72小时

3.X线钡剂检查　适用于有胃镜检查禁忌证或不愿意接受胃镜检查者。<u>对十二指肠降段以下小肠段有特殊诊断价值</u>。由于活动性出血时胃内积血，且抢救阶段病人不能有效配合，<u>检查最好在出血停止且病情基本稳定数天后进行</u>。

四、治疗要点

（一）一般急救措施

卧位，保持呼吸道通畅，避免呕血窒息，必要时吸氧，**活动性出血期间禁食**。

（二）积极补充血容量

建立静脉通路，快速补液，补充血容量，尽早输血，以恢复有效循环血量，保持血红蛋白不低于90~100g/L。<u>肝硬化病人输鲜血，因库存血含氨量高，易诱发肝性脑病</u>。

（三）止血措施

1.药物止血

（1）去甲肾上腺素：使局部血管收缩，去甲肾上腺素8mg加入100ml盐水中分次经胃管滴注入胃内。适用于胃、十二指肠出血。

（2）H₂受体拮抗剂和质子泵抑制剂：抑制胃酸分泌。质子泵抑制剂为抑制胃酸分泌作用最强的药物。<u>急性出血期，奥美拉唑、法莫替丁、雷尼替丁、西咪替丁静脉给药，适用于消化性溃疡或急性胃黏膜损害引起的出血</u>。

（3）血管升压素：收缩内脏血管，减少门静脉血流量，降低门静脉压力，控制食管胃底静脉曲张破裂出血。原发性高血压、冠心病、肺心病、心功能不全及孕妇禁用。

（4）生长抑素：减少腹腔内脏血流，奇静脉血流量也明显减少。

2.三腔或四腔气囊管压迫止血　适用于食管胃底静脉曲张破裂出血。

3.内镜直视下止血。

（四）手术治疗

经内科治疗无效，病情危急，需考虑手术治疗。

五、护理措施

1.心理护理　大出血时陪伴病人，消除病人紧张恐惧心理。

2.体位　<u>绝对卧床休息、平卧、下肢略抬高，保证脑部血液供应。**呕吐时头偏向一侧，防止误吸或窒息**</u>。

3.密切观察病情变化，积极抢救。

（1）观察生命体征、面色、神志变化及尿量　<u>每30分钟至1小时测量生命体征1次</u>，心电监护。**迅速建立静脉通道，立即配血，遵医嘱迅速补充血容量**，进行止血治疗。开始输液宜快，必要时加压输液，根据CVP调整输液量和速度。血管加压素可引起高血压、心律失常或心肌缺血，故滴注速度宜慢。肝病病人忌用吗啡、巴比妥类药物。

小试身手（66~68题共用题干）

患者，男，36岁。排黑色稀便3天，每日3次。病前有多年上腹部隐痛史，经常有夜间痛、饥饿痛，进食后可缓解。查体：贫血

貌，皮肤无黄染，肝、脾肋下未触及。

66.最可能的诊断是

A.急性胃黏膜损害出血　　　　　　B.胃癌并出血　　　　　　　　C.食管胃底静脉曲张破裂出血

D.胃、十二指肠溃疡并出血　　　　E.胃溃疡并出血

67.入院后第2天，患者突然出现呕血约1100ml。对该患者应采取的最主要的护理措施是

A.血红蛋白测定　　　　　　　　　B.给氧　　　　　　　　C.监测心率、体温、呼吸变化

D.迅速建立静脉通道，立即配血，补充血容量　　　E.卧床休息，安慰患者

68.患者目前主要的护理问题是

A.活动无耐力　　　　　　　　　　B.有水、电解质及酸碱平衡失调的危险　　　C.组织灌注量不足

D.有受伤的危险　　　　　　　　　E.营养失调：低于机体需要量

（2）观察呕血、黑便颜色、量、次数、性状，估计出血量：**大便隐血试验阳性提示每日出血量>5ml，黑便提示出血量在50~70ml以上，胃内积血量达250~300ml出现呕血。**一次出血量不超过400ml时不出现全身症状，**如超过1000ml即出现急性周围循环衰竭，严重者引起失血性休克。**

小试身手 69.某上消化道出血病人开始出现黑便，估计其出血量超过

A.30~40ml　　B.50~70ml　　C.250~300ml　　D.400~500ml　　E.1000ml

小试身手 70.上消化道出血的病人，若出现呕血，提示其出血量至少在

A.200ml以上　　B.250ml以上　　C.350ml以上　　D.400ml以上　　E.500ml以上

（3）判断出血是否停止：**血压、脉搏稳定，大便颜色转黄，提示出血停止。**出现下列情况提示继续出血或再出血：①反复呕血，**呕吐物由咖啡色转为鲜红色，黑便次数增多**，粪质稀薄，**色泽转为暗红色或鲜红色**伴肠鸣音亢进；②周围循环衰竭经充分补液、输血后未见明显改善或好转后又恶化，血压波动，CVP不稳定；③**红细胞计数与比容、血红蛋白测定不断下降**，网织红细胞计数持续升高；④补液充足、尿量正常的情况下，**血尿素氮持续或再次升高**；⑤门静脉高压的病人脾脏出血后暂时缩小，如不见脾脏恢复肿大提示出血未停止。

小试身手 71.下列哪种情况提示上消化道出血病人仍然继续出血

A.大便转黄　　　　　　　　　B.血压脉搏稳定在正常水平　　　　　　C.血尿素氮增高

D.网织红细胞计数下降　　　　E.脾肿大病人仍然肿大

小试身手 72.下列哪项提示上消化道出血已减少

A.黑粪变成暗红色　　　　　　B.尿素氮持续升高　　　　　　C.血压波动

D.大便隐血试验转为阴性　　　E.网织红细胞计数升高

（4）防治大出血后诱发肝性脑病。

（5）注意观察血红蛋白、血细胞比容与血尿素氮。

4.三（四）腔气囊管的护理

熟练的操作和插管后的密切观察及精致护理是达到预期止血效果的关键。协助医生为病人做鼻腔、咽喉部局部麻醉，经鼻腔或口腔将胃管插至胃内。当插管至65cm时抽取胃液，检查胃管在胃内，并抽出胃内积血。先向**胃囊注气约150~200ml至囊内压约50mmHg**封闭管口，缓慢向外牵引管道，使胃囊压迫胃底曲张静脉。如未能止血，继续向**食管囊注气约100ml至囊内压40mmHg**封闭管口，使气囊压迫食管下段的曲张静脉。**管外端以绷带连接0.5kg沙袋**，经牵引架作持续牵引。**出血停止后放松牵引，放出囊内气体，保留管道，继续观察24小时**，未再出血可考虑拔管。定时测量气囊内压力，以防压力不足而不能止血，或压力过高而引起组织坏死。**气囊充气加压12~24小时应放松牵引，放气15~30分钟。气囊压迫一般以3~4天为限，**继续出血可适当延长。

73.三腔气囊管压迫止血的护理，正确的是

A.确认插管在胃内后向气囊注气500ml，压力约100mmHg　　　B.向食管囊注气100ml，压力约40mmHg

C.管外端采用2kg沙袋持续牵引　　　　　　　　　　　　　　D.24小时放气15~30分钟，但不能放松牵引

E.出现恶心、胸骨下不适或频繁早搏提示为气囊破裂挤压心脏可能

5.饮食护理

（1）**大量呕血伴恶心、呕吐者禁食。少量出血**无呕吐者，**进温凉清淡流食。**出血停止后进食营养丰富、易消化、无刺激性半流质软食，开始少量多餐，以后过渡为正常饮食。

小试身手 74.对上消化道少量出血、无呕吐的患者，应采取的止血措施是

A.内镜下直视止血　　　　　　B.给予温凉、清淡无刺激性流食　　　　C.胃内灌注去甲肾上腺素

D.冰水洗胃　　　　　　　　　E.应用垂体后叶素

（2）食管胃底静脉曲张破裂出血的病人急性期禁食，出血停止后1~2天逐渐进食高热量、高维生素流食，限制钠和蛋白质摄入，避免诱发肝性脑病和加重腹水。**避免粗糙、坚硬、刺激性食物，细嚼慢咽**，防止损伤曲张静脉再次出血。

（3）禁食期间保证热量供给，静脉补充液体，维持水、电解质平衡，预防和纠正体液不足。

第九节　肠结核

统领全局—考试大纲

1. 了解肠结核的病因及发病机制。
2. 掌握肠结核的临床表现。
3. 了解肠结核的辅助检查和治疗要点。
4. 熟练掌握肠结核的护理措施。

浪里淘沙—核心考点

肠结核是**结核分枝杆菌**侵犯肠道引起的**肠道慢性特异性感染**。肠结核多见于青壮年，女性多于男性，主要表现为腹痛、腹部肿块、腹泻便秘交替出现以及全身中毒症状。

一、病因及发病机制

病原菌主要为人型结核杆菌。结核分枝杆菌侵犯肠道**主要是经口感染**，血行播散引起见于粟粒型肺结核；或由腹腔内结核病灶直接蔓延引起。

结核分枝杆菌入侵肠道后，多在回盲部引起结核病变，其他依次为升结肠、空肠、横结肠、降结肠、阑尾、十二指肠和乙状结肠等。

肠结核病变以炎症渗出为主，当菌量多、毒力大，可发生干酪样坏死，形成溃疡，成为溃疡型肠结核；病人机体免疫状况良好，感染轻，表现为肉芽组织增生、纤维化成为增生型肠结核。

小试身手 75. 最常见的肠结核类型是

A. 出血型　　　　　 B. 坏死型　　　　　 C. 粘连型　　　　　 D. 干酪型　　　　　 E. 渗出型

二、临床表现

多数起病缓慢、病程长，主要表现为：

（一）症状

1. **腹痛** 多位于右下腹部，也可牵涉到上腹部或脐周。疼痛性质**为钝痛或隐痛**，进餐可诱发腹痛或加重腹痛伴有便意，排便后腹痛缓解。

2. 腹泻与便秘 **溃疡型肠结核主要表现为腹泻**，每天排便2~4次，病变严重时，腹泻每天可达十余次。粪便为不含黏液、脓血软便，无里急后重感。间断有便秘，大便呈羊粪状，间隔数天又出现腹泻。增生型肠结核多以便秘为主。

3. 腹部肿块 **肿块位于右下腹，有压痛，位置固定，质硬**，见于增生型肠结核。若溃疡型肠结核合并有局限性腹膜炎，病变肠曲与周围组织粘连时，或同时伴有肠系膜淋巴结核也可出现肿块。

4. 全身症状和肠外结核表现 常有结核病毒血症表现，溃疡型肠结核较明显，**有午后低热、不规则热，伴有乏力、盗汗、消瘦、贫血**。增生型肠结核一般病程较长，偶有低热，多不伴肠外结核。

5. 并发症 肠梗阻、结核性腹膜炎，偶见急性肠穿孔。

结核性腹膜炎是由结核分枝杆菌引起的慢性弥漫性腹膜感染，以青壮年女性多见。可通过腹腔内结核病灶直接蔓延或血行播散引起。本病病理改变分为渗出型、粘连型和干酪型，以粘连型为最多见，可混合存在。主要表现为腹痛、腹胀、腹泻与便秘交替出现及全身中毒症状。应早期、联合、规则及全程抗结核治疗，一般用3~4种药物联合治疗。

（二）体征

病人呈慢性病容，消瘦、苍白、倦怠。增生型肠结核**右下腹可触及包块，质地中等，轻中度压痛**。溃疡性肠结核合并局限性腹膜炎、局部病变肠管与周围组织粘连，或同时有肠系膜淋巴结核时腹部出现包块。

小试身手 76. 患者，女，20岁。低热、腹痛2个月，偶有便秘，胃肠钡餐造影：盲肠和升结肠增生性狭窄、缩短变形。拟诊为肠结核。护理查体中最可能出现的体征是

A. 蠕动波　　　　　　　　　　　　B. 腹肌紧张
C. 肠型　　　　　　　　　　　　　D. 右下腹部肿块，比较固定，质地中等、轻压痛
E. 肠鸣音亢进

三、辅助检查

1. 血液检查 中度贫血，血沉加快，提示结核病活动。PPD试验呈强阳性者对本病诊断有价值。

2. 粪便检查 一般无黏液、脓血，镜下可见少量脓细胞与红细胞。粪便浓缩找结核杆菌阳性，必须同时痰液找结核菌阴性者，才能诊断。

3. X线检查 **胃肠钡餐造影或钡剂灌肠检查对肠结核诊断具有重要价值**。溃疡型肠结核钡剂在病变肠段呈激惹征象，排空快，充盈不佳；增生型肠结核可见肠段增生性狭窄、收缩与变形，钡剂充盈缺损及肠壁僵硬等。

4. 纤维结肠镜检查 可观察升结肠、回盲部病变，确定病变范围及性质，并做活体组织病理检查，对本病诊断有重要价值。

四、治疗要点

1. **休息与营养**　活动期卧床休息，给予高蛋白、高维生素、高热量的易消化饮食，肠道不全梗阻时，应进食流质或半流质饮食，肠梗阻明显时应暂禁食，必要时给予胃肠外营养。

2. **抗结核治疗**　是本病治疗的关键，多采用短程化疗，疗程6~9个月，一般联合异烟肼与利福平两种杀菌药；严重肠结核可加用链霉素或吡嗪酰胺。

3. **对症治疗**　腹痛可用颠茄、阿托品止痛，摄入不足或腹泻严重者补充水、电解质。对不完全性肠梗阻行胃肠减压。

4. **手术治疗**　适用于肠梗阻、肠穿孔、脓肿或瘘管形成者。

5. **病人教育**　①按时服药，及时就医，坚持全疗程治疗；②定期随访，评价疗效；③监测药物不良反应。

五、护理措施

1. **休息**　活动期卧床休息，病情稳定后逐步增加活动量。及时为病人更换床单、衣物，保持皮肤清洁干燥。

2. **饮食与营养**　摄入高热量、高蛋白、高维生素食物。有脂肪泻者少食乳制品、易发酵食物，如豆制品、富含脂肪及粗纤维食物，以免肠蠕动加快。肠梗阻病人禁食。

3. **疼痛的护理**　①严密观察腹痛特点；②与病人交谈，分散其注意力；③采用针灸、按摩等方法缓解疼痛；④遵医嘱使用解痉止痛药，对肠梗阻所致疼痛行胃肠减压，无效者手术治疗；⑤腹痛明显加重、便血，应立刻通知医生处理。

4. **监测病情**　注意观察病人生命体征、腹痛情况，及早发现肠梗阻。

5. **药物护理**　详见本篇第一章第八节肺结核中治疗原则。

6. **消毒隔离**　病人用过的餐具与用品应进行消毒处理，对有开放性肺结核病人采取隔离措施。

7. **心理护理**　向病人讲解低热、盗汗、腹痛、腹泻等症状出现的原因，帮助病人消除顾虑，树立战胜疾病的信心，使病人坚信坚持治疗是可治愈的。

小试身手 77.在晨间护理时，应注意询问肠结核的患者在夜间是否有

A. 发热　　　　B. 大量出汗　　　　C. 多次排便　　　　D. 心情烦躁　　　　E. 夜尿频频

第十节　溃疡性结肠炎

统领全局—考试大纲

1. 了解溃疡性结肠炎的病因及发病机制。
2. 掌握溃疡性结肠炎的临床表现、辅助检查和治疗要点。
3. 熟练掌握溃疡性结肠炎的护理措施。

浪里淘沙—核心考点

溃疡性结肠炎是一种病因未明的直肠和结肠慢性非特异性炎性疾病。病变主要限于黏膜与黏膜下层。以腹泻、黏液脓血便、腹痛及里急后重为主要表现。好发于20~40岁人群。

一、病因及发病机制

病因尚未明确，可能与免疫、遗传、感染、精神神经因素、过敏反应等有关。

二、临床表现

（一）消化系统

1. **腹痛**　轻者或缓解期病人可无腹痛或仅有腹部不适，活动期有轻中度腹痛，局限于左下腹或下腹部，排便后疼痛减轻或缓解。重症者持续性剧烈腹痛，有疼痛–便意–便后缓解的规律，常伴里急后重。

小试身手 78.典型溃疡性结肠炎腹痛的特征是

A. 进食–腹痛–便意–便后加剧　　　　B. 腹痛–便意–便后缓解　　　　C. 进食–腹痛加剧

D. 腹痛–便意–便后加剧　　　　E. 进食–腹痛减轻

2. **腹泻**　腹泻为最主要症状，轻者每天2~3次，重者每天10次以上，可为黏液、脓血便，血便，常伴里急后重。黏液脓血便是由于炎症渗出、黏膜糜烂及溃疡所致。病变局限者可间断出现便秘。

3. **体征**　轻者左下腹轻压痛，重者及暴发型病人常出现鼓肠、腹肌紧张、压痛及反跳痛，应警惕发生中毒性结肠扩张、肠穿孔。

小试身手 （79~80题共用题干）

A. 腹痛　　　　B. 腹泻　　　　C. 呕吐　　　　D. 便秘　　　　E. 水肿

79.溃疡型肠结核最主要症状

80.溃疡性结肠炎最主要症状

（二）全身表现

低至中度发热，重者高热、贫血、消瘦、水与电解质紊乱、低蛋白血症及营养不良。

（三）肠外表现

结节性红斑、关节痛、虹膜炎、前葡萄膜炎、口腔复发性溃疡等。

（四）临床分型及分期

根据病程、程度、范围及病期可分为：①初发型；②慢性复发型。疾病分期：分为活动期与缓解期。

（五）病变范围

分为直肠炎、左半结肠炎及广泛结肠炎。

（六）并发症

严重者可并发中毒性巨结肠、癌变、出血、急性肠穿孔、肠出血等。

三、辅助检查

1. 血液检查　贫血，白细胞增高，血沉增快和C-反应蛋白增高是活动期的标志，严重者血清白蛋白降低。
2. 粪便检查　黏液脓血便，镜下可见红、白细胞。
3. X线钡剂灌肠检查　结肠袋变浅或消失，肠腔变窄，肠壁僵硬，肠管缩短、变细，可呈铅管状，当有伪息肉形成时可见多发性充盈缺损。重型或暴发型病人不宜做钡剂灌肠检查，以免诱发中毒性巨结肠。
4. 结肠镜检查　全结肠或乙状结肠镜检查可确诊。黏膜多发性溃疡、充血、水肿，或黏膜表面粗糙呈颗粒状，黏膜血管模糊、脆且触之易出血。晚期可见假性息肉。

四、治疗要点

1. 一般治疗　急性期卧床休息，给予流质饮食，禁食者给予静脉营养。腹痛时给予解痉止痛药。
2. 氨基水杨酸制剂　柳氮磺吡啶为首选药物，适用于轻、中型或重型经治疗已缓解者，发作时每日4~6g，分4次口服，病情缓解后改为每日2g维持，疗程1~2年。

小试身手 81. 溃疡性结肠炎药物治疗首选

A. 柳氮磺吡啶　　　B. 泼尼松　　　C. 免疫抑制剂　　　D. 氢化可的松　　　E. 奥沙拉嗪

3. 肾上腺皮质激素　适用于暴发型或重型病人。氢化可的松每日200~300mg或地塞米松每日10mg静脉滴注，7~14天改为口服泼尼松每天60mg。病情控制后逐渐减量，直至停药。
4. 免疫抑制剂　适用于激素治疗效果不佳或对激素依赖的慢性持续型病人。
5. 手术治疗　适用于并发肠穿孔、大出血，重症病人，特别是合并中毒性巨结肠经内科治疗无效者。

五、护理措施

1. 休息　活动期充分休息。给病人提供安静环境，充分休息，以减少胃肠蠕动，减轻症状。
2. 饮食护理　给予易消化、少纤维素、高热量、高蛋白质、低渣软食。急性发作期和暴发型病人进食无渣流质或半流质饮食，避免进食生冷及粗纤维素食物，病情严重者禁食并行胃肠外营养，使肠道休息以利于减轻炎症。
3. 腹泻护理　①病情观察：了解腹泻次数，大便性状，有无里急后重，有无全身中毒症状；②腹泻严重者卧床休息，安排病人至离卫生间较近的房间；③指导病人和家属做好肛门及周围皮肤护理，如手纸柔软，擦拭动作轻柔，便后用肥皂与温水清洗肛门及周围皮肤，清洗后轻轻拭干局部，必要时局部涂抹无菌凡士林软膏或涂擦抗生素软膏以保持皮肤完整；④监测病人生命体征，观察有无脱水和电解质紊乱，及时补充液体和营养。

小试身手 82. 因溃疡性结肠炎急性期腹泻严重入院的患者，以下处理措施错误的是

A. 便后清洗肛周皮肤　　　　　B. 避免吃生冷的食物　　　　　C. 鼓励多食富含纤维素食物

D. 嘱患者多卧床休息　　　　　E. 安置在离卫生间较近的病房

4. 药物护理　柳氮磺吡啶可引起恶心、呕吐、食欲减退等不良反应，饭后服用可减少消化道症状；同时可引起皮疹、粒细胞减少、自身免疫性溶血、再生障碍性贫血等，服药期间定期查血常规。应用肾上腺皮质激素要注意激素用量和停药注意事项。对于采用灌肠疗法的病人，应指导病人尽量抬高臀部，以延长药物在肠道内停留的时间。
5. 心理护理　耐心向病人做好解释工作，使其认识到积极配合治疗、良好的心态调节可使症状得到较好控制和长期缓解。

第十一节　消化系统疾病病人常用诊疗技术及护理

统领全局—考试大纲

1. 掌握肝穿刺活组织检查术、纤维胃、十二指肠镜检查术及纤维结肠镜检查术的适应证。
2. 了解肝穿刺活组织检查术、纤维胃、十二指肠镜检查术及纤维结肠镜检查术的禁忌证。
3. 掌握肝穿刺活组织检查术、纤维胃、十二指肠镜检查术及纤维结肠镜检查术的护理。

统领全局—考试大纲

一、肝穿刺活组织检查术

肝活检是经皮穿刺取活体肝组织标本进行组织学检查，也可制成涂片做细胞学检查。

（一）适应证

原因不明的门静脉高压及黄疸者，原因不明的肝功能异常、肝大者，协助各型肝炎诊断，判断疗效及预后。

（二）禁忌证

1. 严重贫血、有出血倾向者，全身衰竭者。
2. 肝血管瘤、肝棘球蚴病、肝周围化脓性感染者。
3. 重度黄疸、腹水、肝功能严重障碍者。
4. 精神障碍等不能合作者。

（三）方法

1. 病人仰卧，将右手置于枕后，身体右侧靠近床边。
2. 确定穿刺点，一般取右侧腋中线第8~9肋间肝实音处为穿刺点。
3. 消毒穿刺部位，铺无菌孔巾，用2%的利多卡因浸润麻醉。
4. 根据不同穿刺目的选择不同型号的穿刺针，活检时选较粗的穿刺针，用10~20ml注射器，抽取3~5ml生理盐水后与穿刺针相连。
5. 用穿刺锥在穿刺点皮肤上刺孔，将穿刺针由此孔沿肋缘与胸壁垂直刺入0.5~1.0cm，然后将注射器内液推注0.5~1.0ml，冲出留在穿刺针内的组织，防止针头堵塞。
6. 将注射器抽吸呈负压不动，嘱病人先深吸气，然后深呼气末屏气，术者将穿刺针迅速刺入肝内并立即拔出，穿刺深度不超过6cm，穿刺部位用无菌纱布压迫5~10分钟，再用胶布固定，压上沙袋并用多头腹带束紧。
7. 将抽吸的肝组织注入95%乙醇或10%甲醛固定液中送检，或制成玻片送检。

（四）护理

1. 术前护理
（1）向病人解释穿刺目的、意义和方法，训练病人屏住呼吸，以便术中配合。穿刺前测量血压和脉搏。
（2）测出凝血时间、凝血酶原时间和血小板、肝功能，异常时遵医嘱肌内注射维生素K₁10mg，连用3天后复查，正常方可实施手术。做血型鉴定、备血。
（3）术前胸部X线检查，了解有无肺气肿、胸膜增厚。
（4）术前禁食8~12小时。
2. 术后护理
（1）术后卧床24小时，监测血压、脉搏，最初4小时内每15~30分钟测1次，如有内出血征象，立即报告医生处理。
（2）观察穿刺部位有无渗血、红肿、疼痛。

小试身手 83. 下列关于肝穿刺活组织检查术的正确护理是
A. 术后向病人解释穿刺的目的、意义
B. 术后注意观察穿刺部位有无渗血、红肿、疼痛
C. 术后最初4小时内每30~60分钟测量血压1次，如有出血征象立即通知医生
D. 术前测定出凝血时间、凝血酶原时间和血小板、肝功能异常者应根据医嘱肌内注射维生素K₁5mg，连用3天后复查
E. 术后病人卧床12小时

二、纤维胃、十二指肠镜检查术

（一）适应证

1. 不明原因的上消化道出血。
2. 疑患上消化道肿瘤者。
3. 有上消化道症状，需检查以明确诊断者。
4. 需随诊的疾病，如萎缩性胃炎、溃疡病、息肉等。
5. 需内镜治疗者，如胃内息肉摘除、取异物、局部止血及曲张静脉结扎等治疗。
6. 疑患胰腺、胆道系统疾病，通过十二指肠镜进行逆行胰胆管造影（ERCP），有助于明确诊断，同时可根据病情选择胆管切开取石术或引流术、内支架植入等。

（二）禁忌证

1. 严重的心、肺、肝、肾功能不全者。
2. 局部炎症，如口、咽、食管、胃急性炎症，特别是腐蚀性炎症。
3. 上消化道大量出血、生命体征不平稳者。

4. 疑有胃肠穿孔者。

5. 严重主动脉瘤者。

6. 严重凝血障碍、活动性肝炎者。

7. 神志不清及精神失常者。

小试身手 84. 以下哪些情况属于纤维胃、十二指肠镜的禁忌证

A. 不明原因的消化道出血　　　　B. 疑有消化道肿瘤　　　　C. 疑有胃肠穿孔

D. 疑有胰腺胆道系统病变　　　　E. 胃息肉摘除

（三）方法

1. 麻醉　常用的麻醉方法：①喷雾法：插管前5~10分钟用2%~4%的利多卡因或2%丁卡因作咽部喷雾麻醉。将喷雾器头放在舌头根部，对准咽喉部喷射1~2次，间隔3~5分钟后再喷一次，共3次，每次喷药后嘱病人做吞咽动作，让麻醉药到达咽喉下部，以减少恶心、呕吐，便于插镜。②口含法：将麻醉液5~10ml口含后，嘱病人头后仰，5分钟后吐出药液或咽下。

2. 协助病人取左侧卧位，解开衣领、腰带，头微曲，双下肢屈曲。指导病人咬紧牙垫，口角旁置弯盘。

3. 缓慢地经牙垫将胃镜插入，当胃镜到达咽喉部时嘱病人做吞咽动作，以利于胃镜通过咽喉部，然后在观察下缓慢插镜，并直视食管、胃和十二指肠黏膜有无病变。当镜头通过幽门进入十二指肠降段，反转镜身观察胃角及胃底，病人出现恶心、呕吐时，护士指导病人深呼吸，全身放松，让唾液流入弯盘内。

4. 检查过程中，观察病人面色、呼吸、脉搏，如有异常应立即停止检查并做相应处理。

5. 医生插镜操作时，护士应观察监视器上图像，按医生指令摄片、录像、采取活体组织标本或刷取细胞送检（10%甲醛溶液固定）。

6. 检查中如视野不清晰、黏液、泡沫、血迹较多时，用50ml注射器抽吸40ml冷开水或生理盐水经活检管注入。

7. 检查中如发现胃内有活动性出血，或活检后出血较多时，应做镜下止血，如8mg/dl去甲肾上腺素40ml做局部喷洒止血或用电凝止血等。

8. 检查完毕，经观察无活动性出血，缓慢退镜，并可再次观察管腔情况。

（四）护理

1. 术前护理

（1）检测肝炎病毒，避免交叉感染。详细了解病史（如有无青光眼、高血压、装有心脏起搏器、有无胃肠道传染病）、有无麻醉药过敏史，出凝血时间、血小板、凝血酶原时间、肝肾功能。老年病人需做心电图检查。

（2）术前禁食8小时、禁烟1天，有幽门梗阻者检查前先抽空胃内容物并清洗。接受胃肠钡餐检查者3天内不宜做胃镜检查。

（3）向病人解释检查的目的、意义、注意事项和配合方法。

（4）指导病人取下活动性义齿，以免检查时误吸。

（5）术前用药：对过度紧张者，有心脑血管疾病者，术前半小时肌内注射或静脉注射地西泮5~10mg，合用山莨菪碱（654-2）10mg或阿托品0.5mg，有利于病人镇静。

（6）用物准备：①胃镜检查仪一套，包括：主机、光源、打印机、吸引器、注水瓶（内装1/2~2/3蒸馏水或冷开水）、活检钳；②2%利多卡因或2%丁卡因、地西泮、肾上腺素、山莨菪碱、生理盐水（或冷开水）等；③无菌5ml注射器及7号针头；④喉头麻醉喷雾器；⑤其他用物，如牙垫、弯盘、纱布、甲基硅油、标本瓶、小镊子、组织吸附小纸片、细胞刷等。

2. 术后护理

（1）术后2小时麻醉作用消失，咽喉部无麻木感，即可进温流质或半流质饮食。如无特殊变化，下餐即可恢复正常饮食。

（2）嘱病人不要用力咳嗽，以免损伤咽喉部黏膜而引起出血。

（3）观察术后并发症：①检查后部分病人可出现腹胀，嘱病人按摩腹部，或坐起哈气，有利于肠道气体排出；②检查后少数病人可出现咽后壁异物感、咽部水肿、咽痛及声音嘶哑，嘱病人不必紧张，1~2天后会自行消失；③对住院病人做好交班观察，注意有无心脏意外、消化道穿孔、严重感染、麻醉意外等并发症。对门诊病人交代清楚，如有呕血、黑便、上腹剧痛应随时就诊。

（4）彻底清洗和消毒内镜等检查器械，用流动水清洗镜身及管道，选用对人体无害和对内镜无损伤的消毒剂，内镜和器械妥善保存，保持干燥。

三、纤维结肠镜检查术

（一）适应证

凡是大肠病变及回肠末端的病变均为纤维结肠镜检查的适应证。不明原因的下消化道出血者，不明原因的慢性腹泻者，不明原因的低位肠梗阻者，疑有大肠或回肠末端肿瘤者，结肠息肉、肿瘤、出血等病变需做内镜治疗或手术定位者，药物或手术治疗后复查及随访者，大肠癌普查者。

（二）禁忌证

1. 严重心肺功能不全，不能耐受检查前清洁肠道准备者。

2. 腹部手术后有严重粘连或其他腹部疾病影响检查者。

3. 结肠急性炎症、重症溃疡性结肠炎、腹膜炎及疑有肠穿孔、肠瘘者。

4. 肠道大出血、血压不稳定者。

5.高热、身体极度虚弱者。

6.妊娠、女性月经期及肠道准备不完善者。

7.精神或心理原因不能合作者。

（三）方法

1.病人取左侧卧位，双腿屈曲。

2.插镜配合 取2%利多卡因棉球，先在肛周涂润滑剂，然后用左手拇指与示指、中指分开肛周皮肤暴露肛门，右手持镜，将镜头侧放在肛门口，用示指将镜头压入肛门，然后稍向腹侧方向插入，速度宜慢，注气进镜病人会感腹胀不适，嘱其缓慢深呼吸。

3.一边插入肠镜，一边观察监视器上图像，按医生指令摄片、录像、采取活体组织或刷取细胞活检（10%甲醛溶液固定）。

（四）护理

1.术前护理

（1）检查前2~3天进少渣饮食，检查前一天进流食或半流食，检查当天空腹或饮少量糖水。

（2）向病人说明检查目的、方法、注意事项。

（3）清洁肠道：常用方法如下：①直接导泻法：用口服高渗性溶液导泻，如于检查前4小时口服硫酸镁50~60ml，饮水1500~2000ml；或于检查前2~3小时一次口服20%甘露醇250ml，同时饮5倍水或2倍5%葡萄糖氯化钠溶液，达到清洁肠道的目的。②检查前1天晚服泻剂，如服番泻叶10g或蓖麻油30ml，或硫酸镁20g，检查日根据肠道情况决定是否要清洁灌肠，直至排出清水样无粪渣的大便为止。

（4）术前适当给予解痉镇静止痛剂。常用药物是阿托品0.5~1mg或丁溴东莨菪碱10mg和地西泮（安定）10mg肌内注射。必要时于检查前10分钟肌内注射哌替啶25~50mg。青光眼或前列腺肥大者禁用阿托品。

（5）术前详细了解病情，阅读X线、钡灌肠片，常规进行肛门指诊，以扩张肛门并指导进镜。

（6）用物准备：内镜装置、电凝电切治疗设备、钢丝支架。

2.术后护理

（1）检查后询问病人腹胀、腹痛及排便情况，观察15~30分钟后再离去，如腹胀明显者行内镜下排气；腹痛未缓解或排血便者，建议留院观察。

（2）做好肛门清洁护理，嘱病人卧床休息。

（3）密切观察生命体征，如出现剧烈腹痛、腹胀、面色苍白、脉率及心率增快、血压下降、大便次数增多等，提示并发肠出血、肠穿孔，应及时报告医生处理。

（4）如肠镜检查无特殊，术后3天内少渣饮食，如行内镜下息肉摘除术，术后进流质饮食1天，少渣饮食3天。注意观察粪便颜色，必要时连续3次粪便隐血试验，以了解有无活动性出血。

小试身手 85.纤维结肠镜检查术前肠道准备**错误**的是

A.检查前4小时直接口服硫酸镁溶液导泻

B.做高频电灼术前2小时直接口服20%甘露醇250ml

C.检查前一天晚上服番泻叶10g

D.检查前一天晚上服硫酸镁20g

E.检查日根据肠道清洁情况决定是否灌肠

（5）避免剧烈运动。

参考答案

1.A 2.E 3.C 4.D 5.E 6.D 7.B 8.D 9.D 10.A 11.B 12.A 13.A 14.B 15.A 16.A 17.D 18.C 19.B 20.B
21.D 22.A 23.D 24.B 25.D 26.C 27.B 28.E 29.B 30.B 31.A 32.B 33.C 34.A 35.A 36.A 37.E 38.B 39.D
40.B 41.A 42.D 43.C 44.D 45.D 46.B 47.B 48.D 49.B 50.B 51.E 52.C 53.D 54.E 55.D 56.E 57.B 58.A
59.E 60.E 61.E 62.C 63.A 64.E 65.C 66.D 67.D 68.C 69.B 70.B 71.C 72.D 73.B 74.B 75.E 76.D 77.B
78.B 79.B 80.B 81.A 82.C 83.B 84.C 85.B

第四章　血液及造血系统疾病病人的护理

第一节　概　述

统领全局—考试大纲

1. 了解血液及造血系统的结构和功能。
2. 了解血液病的分类。
3. 掌握血液及造血系统疾病病人症状及辅助检查评估。

浪里淘沙—核心考点

一、血液及造血系统的结构和功能

血液及造血系统由血液和造血器官组成，血液由血细胞和血浆组成，造血器官包括骨髓、胸腺、肝、脾和淋巴结。

1. **血液组成**　血液由血细胞和血浆组成。血细胞包括白细胞、红细胞和血小板3种。血细胞约占血液容积的45%，其余55%为淡黄色透明血浆。血浆含有蛋白质、凝血及抗凝血因子、抗体、补体、电解质、酶、各种激素和营养物质等。血细胞混悬在血浆中流动以发挥其功能。

2. **血细胞的生理功能**

（1）白细胞：包括中性、嗜酸性、嗜碱性粒细胞和单核、淋巴细胞。主要功能是参与人体对入侵异物的反应过程。

1）粒细胞：①中性粒细胞可杀菌或抑菌，是机体抵抗病原微生物入侵的第一道防线；②嗜酸性粒细胞有抗过敏、抗寄生虫作用；③嗜碱性粒细胞释放组胺，与变态反应有关。

2）单核细胞：吞噬、消灭细胞内的致病微生物，清除衰老组织，识别、杀伤肿瘤细胞。是机体抵御入侵细菌的第二道防线。

3）淋巴细胞：在免疫应答中起核心作用。T淋巴细胞参与细胞免疫，B淋巴细胞参与体液免疫。

> **锦囊妙记**：中性粒细胞可杀灭细菌，细菌感染时中性粒细胞升高，淋巴细胞可杀灭病毒，病毒感染时淋巴细胞升高。

（2）红细胞：红细胞胞质内充满血红蛋白，结合和运输O_2和CO_2。

（3）血小板：具有止血功能，参与生理性止血和血液凝固，维护血管内皮完整。

> **锦囊妙记**：红细胞的主要成分是Hb，Hb的主要功能是运输氧气，因此Hb减少时出现贫血、皮肤苍白；血小板的主要功能是止血，血小板减少时机体易出血。

二、血液病分类

1. **红细胞疾病**　如红细胞增多症、各种贫血。
2. **白细胞疾病**　如白细胞减少或粒细胞缺乏症、白血病、淋巴瘤、骨髓瘤。
3. **出血性疾病**
（1）血小板减少或功能异常：如血小板减少症、血小板增多症、血小板无力症等。
（2）凝血功能障碍：如弥散性血管内凝血、血友病、遗传性酶原缺乏症。
（3）血管疾病：如过敏性紫癜、遗传性毛细血管扩张症。
4. **血栓性疾病**　如血栓闭塞性脉管炎、静脉血栓形成等。

三、血液及造血系统疾病病人症状及辅助检查评估

（一）症状评估

1. **贫血**　是血液系统疾病最常见症状，引起贫血的常见原因为红细胞生成减少、破坏过多及失血，常见疾病有缺铁性贫血、巨幼细胞贫血、溶血性贫血、再生障碍性贫血及出血性疾病大出血时。轻度贫血多无症状，中度以上贫血有头晕、耳鸣、乏力、活动后心慌、气短等。

2. **出血或出血倾向**　是指机体多部位自发性出血和血管受损后出血不止。常见原因包括血小板减少、血管脆性增加、凝血因子减少及血液中抗凝物质增加，常见疾病有原发免疫性血小板减少症、过敏性紫癜、再生障碍性贫血、白血病、血友病等。出血部位遍及全身，以皮肤、黏膜的瘀点、瘀斑，鼻腔、齿龈和眼底出血多见，重者关节腔出血，骨质破坏，导致关节僵硬、畸形，甚至残疾，严重者内脏出血及颅内出血。

3. **继发感染**　发热是继发感染最常见症状。血液病病人感染是由于成熟粒细胞减少、营养不良及机体免疫力下降引起。常见疾病有白血病、再生障碍性贫血、淋巴瘤等。出现口腔黏膜、咽、扁桃体、肺部、泌尿道及肛周皮肤感染，严重者发生败

血症。

4.骨、关节疼痛 肿瘤细胞在骨髓内过度增生或浸润关节，导致骨髓腔或关节腔内张力升高，出现局部或全身多关节疼痛、骨质破坏，甚至发生病理性多处骨折，多见于骨髓瘤病人。

（二）辅助检查

1.血液检查

（1）红细胞计数和血红蛋白（Hb）测定：<u>正常成年男性红细胞数为（4~5.5）×10^{12}/L，女性为（3.5~5.0）×10^{12}/L；Hb男性为120~160g/L，女性为110~150g/L。</u>根据Hb降低程度贫血分为四度：**轻度贫血Hb>90g/L，中度贫血Hb 60~90g/L，重度贫血Hb 30~59g/L，极重度贫血Hb<30g/L。**

> **小试身手** 1.诊断贫血最为重要的依据是
> A.皮肤、黏膜苍白　　　　　B.红细胞计数减少　　　　　C.血红蛋白浓度下降
> D.血管壁通透性增加　　　　E.血小板功能异常

> **小试身手** 2.患者，女，28岁，因月经失调就诊，实验室结果：红细胞2.8×10^{12}/L，血红蛋白75g/L。该患者属于
> A.极重度贫血　　B.重度贫血　　C.中度贫血　　D.轻度贫血　　E.正常

（2）白细胞总数及分类：<u>正常成人白细胞数为（4~10）×10^9/L，白细胞总数>10×10^9/L为白细胞增多，</u>常见于急性感染、白血病等。<u>白细胞总数<4×10^9/L为白细胞减少，</u>常见于病毒感染、再生障碍性贫血、粒细胞减少症等。正常白细胞分类中无幼稚细胞，若存在大量幼稚细胞，考虑为白血病。

（3）网织红细胞计数：正常成人外周血中网织红细胞占0.5%~1.5%，绝对值为（24~84）×10^9/L。网织红细胞增多，提示骨髓红细胞增生活跃，见于急性失血性贫血、溶血性贫血或贫血有效治疗后；网织红细胞减少，提示骨髓造血功能减弱，见于再生障碍性贫血。

> **锦囊妙记：网织红细胞为红细胞的前身，缺铁性贫血治疗有效的标志是网织红细胞上升。**

> **小试身手** 3.缺铁性贫血经铁剂治疗有效后，首先出现的改变是
> A.面色改变　　B.心率快慢　　C.食欲情况　　D.血红蛋白量　　E.网织红细胞升高

2.骨髓细胞检查

（1）正常骨髓象：①骨髓增生活跃。②粒、红比例适当（2：1~4：1），粒、红两系增生良好，两系均见少量原始细胞，以中晚幼居多，各阶段细胞比例正常；粒系占有核细胞的40%~60%，红系及淋巴细胞各占有核细胞的20%。③见到巨核细胞，以产生血小板型居多。

（2）异常骨髓象：①缺铁性贫血骨髓增生明显活跃，红系明显增生，粒、红比例降低。②再生障碍性贫血骨髓增生不良，淋巴细胞相对增多，粒、红两系明显减少。③急性白血病骨髓增生极度或明显活跃，某类细胞高度增生，以原幼细胞增生为主。

3.止血、凝血功能检查

（1）毛细血管抵抗力试验（CRT）：又称束臂试验或毛细血管脆性试验。将血压计袖带缚于上臂后充气，压力维持在收缩压与舒张压之间，持续8分钟后放松袖带，5分钟后记录前臂屈侧直径为5cm圆周内出血点数目。如新出血点超过10个为阳性，表示毛细血管脆性增加，多见于原发免疫性血小板减少症、再生障碍性贫血、血管壁异常等。

（2）出血时间（BT）测定：<u>Duke法测定正常值为1~3分钟，Ivy法为2.5~8.5分钟，BT延长见于血小板减少、血小板功能异常及服用阿司匹林后。</u>

（3）凝血时间（CT）测定：试管法正常值为4~12分钟，超过12分钟为延长，见于血友病、使用抗凝药等。

（4）血小板计数：<u>正常值（100~300）×10^9/L，血小板数<100×10^9/L为血小板减少，</u>见于原发免疫性血小板减少症、再生障碍性贫血、白血病等；<u>血小板>400×10^9/L为血小板增多，</u>见于慢性粒细胞白血病等。

第二节 贫 血

统领全局—考试大纲

1.掌握缺铁性贫血、巨幼细胞贫血及再生障碍性贫血的病因及发病机制。
2.掌握缺铁性贫血、巨幼细胞贫血及再生障碍性贫血的临床表现。
3.了解缺铁性贫血、巨幼细胞贫血及再生障碍性贫血的辅助检查。
4.掌握缺铁性贫血、巨幼细胞贫血及再生障碍性贫血的治疗要点和护理措施。

浪里淘沙—核心考点

贫血是指单位容积周围血液中血红蛋白浓度、红细胞计数和（或）血细胞比容低于相同年龄、性别和地区的正常标准。我国成人贫血的诊断标准为：<u>男性Hb<120g/L、女性Hb<110g/L、妊娠期Hb<100g/L为贫血。</u>

一、缺铁性贫血

缺铁性贫血是最常见的贫血，多见于婴幼儿及育龄期女性。**缺铁性贫血**是体内用来生成Hb的贮存铁缺乏，Hb合成减少、红

细胞生成障碍引起**小细胞、低色素性贫血**。

（一）病因及发病机制

1. 病因

（1）**铁需求量增加而摄入不足**：婴幼儿、青少年、妊娠和哺乳期女性需铁量增加，如铁摄入不足则引起缺铁性贫血。人工喂养儿如不及时补充含铁丰富的食物，也会引起缺铁性贫血。

（2）**铁吸收不良**：铁在十二指肠和空肠上段吸收，胃大部切除及胃空肠吻合术后由于胃酸不足，影响铁吸收。

> **小试身手** 4. 人体铁剂吸收的主要部位是
> A. 胃窦部　　　　　B. 胃体部　　　　　C. 空肠　　　　　D. 十二指肠球部　　　　　E. 十二指肠及空肠上部

（3）**铁丢失过多**：**慢性失血是成人缺铁性贫血最多见的原因**。小量反复失血可使体内贮存减少，如消化性溃疡出血、月经过多、肠息肉、肠道肿瘤、痔疮出血等。

> **锦囊妙记**：成人缺铁性贫血的主要原因是慢性失血，小儿缺铁性贫血的主要原因是喂养不当。

> **小试身手** 5. 成年人缺铁性贫血最常见的原因是
> A. 饮食中缺铁　　　B. 需铁量增加　　　C. 铁吸收不良　　　D. 慢性失血　　　E. 慢性溶血

2. 发病机制　体内铁减少是个渐进的过程，分为缺铁、缺铁性红细胞减少及缺铁性贫血三个阶段。体内铁缺乏不仅可以引起铁代谢异常，还可对造血系统和组织细胞代谢产生影响。

（1）对代谢的影响：体内贮铁减少到不足以补偿功能状态的铁时，铁代谢的各项指标异常。

（2）对造血系统的影响：红细胞内缺铁，Hb合成减少，发生小细胞低色素性贫血。

（3）对组织细胞代谢的影响：组织缺铁，细胞中含铁酶和铁依赖酶活性降低，影响人的精神、行为、体力、免疫力及小儿生长发育和智力。

（二）临床表现

本病起病缓慢，有一般贫血表现，如**面色苍白、头晕、头痛、乏力、心悸气短、耳鸣**等。

1. 营养缺乏　皮肤干燥、角化、无光泽、萎缩、毛发干枯易脱落，指（趾）甲扁平、不光整、脆薄易裂，出现反甲。

2. **黏膜损害**　舌炎、舌乳头萎缩、口角炎、胃酸缺乏及胃功能紊乱引起慢性萎缩性胃炎。严重者有**吞咽困难**，吞咽时感觉食物黏附在咽部，是**缺铁的特殊表现之一**。

3. 精神、神经异常　约1/3病人出现神经痛、末梢神经炎，严重者颅内压增高、视神经水肿、智力障碍等。小儿表现为易激动、好动、头痛、发育缓慢、乏力等。部分病人有异食癖，喜吃泥土、石灰、冰块、生米、纸张等。

（三）辅助检查

1. 血象　为**小细胞低色素性贫血**，红细胞体积较小，形态不一，中心淡染区扩大，甚至呈环形，红细胞平均体积（MCV）、红细胞平均血红蛋白（MCHC）值降低，白细胞计数正常，血小板计数增高。

> **小试身手** 6. 缺铁性贫血的细胞形态学分类属
> A. 小细胞低色素性贫血　　　B. 小细胞正常色素性贫血　　　C. 巨幼细胞贫血
> D. 正常细胞正常色素性贫血　　E. 大细胞性贫血

2. 骨髓象　红系增生活跃，以中晚幼红细胞为主，体积变小，染色质颗粒致密，细胞质少。粒细胞和巨核细胞系正常。骨髓铁染色可见细胞外铁消失或明显减少，铁粒幼红细胞低于16%。

3. 生化检查　血清铁小于8.95μmol/L；血清总铁结合力大于64.44μmol/L；转铁蛋白饱和度小于15%；**血清铁蛋白诊断缺铁的准确度和敏感度最高**，缺铁时血清铁蛋白小于12μg/L。

> **小试身手** 7. 对诊断缺铁性贫血，最有价值的是
> A. 血清铁蛋白　　　　　B. 转铁蛋白饱和度　　　　　C. 转铁蛋白
> D. 血清总铁结合力　　　E. 血清铁

（四）治疗要点

1. 病因治疗　治疗原始疾病。

2. 铁剂治疗　**补充铁剂首选口服**，常用铁剂有琥珀酸亚铁、富马酸亚铁、硫酸亚铁等，每天补充元素铁150~200mg。铁剂治疗后如症状减轻，**网织红细胞计数上升**，提示治疗有效。

注射铁剂的指征：口服铁剂胃肠道反应重，消化道吸收障碍，有胃肠道疾病，要求迅速纠正贫血。常用铁剂为右旋糖酐铁，注射前计算补铁总量：注射用铁的总需要量=（需达到的血红蛋白浓度-病人的血红蛋白浓度）×0.33×病人体重（kg）。成人首次剂量50mg，如无不良反应，从第2天起，每天100mg至总量完成。

（五）护理措施

1. 休息与活动　根据病人贫血情况，合理安排活动。环境安静舒适，睡眠充足。轻中度贫血可轻度活动，以不感觉疲劳为宜。重度贫血、缺氧严重者卧床休息，必要时给氧，待症状好转后逐渐增大活动量。

2. 饮食护理　饮食均衡，不偏食、挑食，给予高蛋白、高热量、高维生素、易消化饮食。对口腔炎、口角炎、舌炎病人加强口腔护理，预防口腔感染。食欲低下者，适当加入调味品刺激食欲。**进食含铁丰富食物，如动物心、肝、肾、瘦肉、蛋和豆**

类、海带、紫菜、木耳等，食用含维生素C丰富的食物和水果，以促进铁吸收。

小试身手 8.选择含有瘦肉、蛋类、猪肚、黑木耳的菜谱，适合于如下血液病患者的是

A.原发免疫性血小板减少症　　　　B.再生障碍性贫血　　　　C.过敏性紫癜

D.缺铁性贫血　　　　E.急性白血病

3.用药护理

（1）口服铁剂：**餐后服用**，从小剂量开始，逐渐加量。主要不良反应为胃部灼热感、恶心、呕吐、上腹部不适、腹泻、便秘等。避免与茶、牛奶、咖啡或含钙、镁、磷酸盐、鞣酸等药物和食物同服，维生素C可防止二价铁氧化，稀盐酸可使三价铁转为二价铁促进铁吸收，因此口服铁剂可加服维生素C、稀盐酸。服用铁剂时使用吸管，以免牙齿变黑。铁与肠道内硫化氢作用生成黑色硫化铁，大便变黑，告诉病人属正常现象，避免病人因出现黑便而紧张。

> 锦囊妙记：关于铁剂可同时服用或不能一起服用的药物或食物，考生记住能同服的是稀盐酸、维生素C和果汁，其余均不能一起服用。

小试身手 9.缺铁性贫血病人补铁时**不宜**选择下列哪种食物

A.豆类　　　　B.蛋　　　　C.纯牛奶　　　　D.动物内脏　　　　E.瘦肉

小试身手 10.口服铁剂的护理，**错误**的是

A.开始量宜小　　　　B.饭后服　　　　C.服铁剂忌饮浓茶　　　　D.可与牛奶同服　　　　E.同时服用维生素C

小试身手 11.关于口服铁剂的护理，**错误**的是

A.饭前服用　　　　B.避免与牛奶、咖啡同时使用　　　　C.液体铁剂应用吸管服用

D.避免同时饮浓茶　　　　E.避免同时服用抗酸药物

（2）注射铁剂：肌内注射可引起局部疼痛，长期注射产生硬结，因此应深部注射，经常更换注射部位。不宜在皮肤暴露部位注射，以防药液外溢引起局部皮肤染色。注射铁剂可出现面色潮红、头痛、头昏、发热、恶心、荨麻疹、关节和肌肉痛、淋巴结炎、低血压等全身反应，严重者发生过敏性休克，故首次注射时应严密观察不良反应，并备好抢救药品。

4.输血　根据贫血程度及症状严重程度输全血或浓缩红细胞。输血时注意控制输血速度，严重贫血者输血时速度宜慢，以免诱发肺水肿。

二、巨幼细胞贫血

由于叶酸和（或）维生素B_{12}缺乏引起的一种贫血，表现为**大细胞性贫血**。

（一）病因及发病机制

体内维生素B_{12}由食物供给，动物肝、肾、心、奶类、蛋类等含有丰富维生素B_{12}，食物中维生素B_{12}与胃体壁细胞分泌内因子结合，贮存体内可供机体使用3~6年。维生素B_{12}缺乏多因内因子缺乏所致。

叶酸易被光照、高温分解破坏，人体叶酸全部从食物中获得，动物肝、肾、绿色新鲜蔬菜、水果含叶酸丰富。体内贮存仅够1~4个月，故缺乏叶酸多见。

叶酸和维生素B_{12}缺乏原因：

1.摄入量不足　与偏食、婴幼儿喂养不当、加热煮沸过度有关。

2.需要量增加，供给不足　如婴幼儿、妊娠和哺乳期女性。

3.吸收不良，利用障碍　如小肠病变、使用抗叶酸药物等。

（二）临床表现

1.营养性巨幼细胞贫血　叶酸缺乏占90%，除一般贫血表现外，病人可出现食欲减退、腹胀、腹泻、舌炎"牛肉舌"。维生素B_{12}缺乏者可引起末梢神经炎、共济失调等。

小试身手 12.下列哪种贫血可出现"牛肉舌"

A.缺铁性贫血　　　　B.巨幼细胞贫血　　　　C.再生障碍性贫血

D.溶血性贫血　　　　E.失血性贫血

2.恶性贫血　由于内因子缺乏，食物中维生素B_{12}不能被吸收所致。本病与自身免疫功能紊乱有关，其表现除贫血外还有四肢麻木、乏力、共济失调等。

（三）辅助检查

1.血象　大细胞性贫血，白细胞和血小板计数减少。

2.骨髓象　红系增生活跃，见巨幼红细胞。

3.叶酸和维生素B_{12}测定　血清维生素B_{12}<74pmol/L，血清叶酸浓度<6.81nmol/L，对本病诊断有重要价值。

（四）治疗要点

1.针对病因进行治疗如纠正偏食、改进烹煮方法。

2.**补充叶酸和（或）维生素B_{12}**。

（五）护理措施

1. 症状护理　舌炎、口腔溃疡者进温凉软食，饭前饭后用漱口液漱口，四肢麻木者注意保暖，下床活动时家人陪伴。

2. 饮食护理　<u>叶酸缺乏者多食绿色蔬菜、水果、酵母，烹煮不要过度；维生素B$_{12}$缺乏者多吃动物肝、肾、心、肉、奶和蛋类。</u>

3. 健康教育　向婴幼儿、妊娠、哺乳期女性及偏食者进行饮食指导。

三、再生障碍性贫血

再生障碍性贫血（简称再障）是由多种原因导致骨髓造血功能障碍，以骨髓造血干细胞及造血微环境损伤、外周全血细胞减少为特征的一种疾病。主要表现为进行性贫血、感染、出血和全血细胞减少。

（一）病因及发病机制

1. 病因　按病因是否明确分为原发性和继发性再生障碍性贫血。病因不明确的为原发性再生障碍性贫血；由药物和化学物质、病毒感染、物理因素引起为继发性再生障碍性贫血。

（1）药物及化学物质：氯霉素、磺胺药、保泰松、阿司匹林、苯妥英钠、异烟肼、氯喹、抗癌药等，<u>其中以氯霉素最多见</u>。苯及其衍生物是引起再生障碍性贫血的重要化学物质。

小试身手 13. 引起再生障碍性贫血最多见的药物是

A. 氯霉素　　　　B. 保泰松　　　　C. 苯妥英钠　　　　D. 磺胺药　　　　E. 阿司匹林

（2）病毒感染：风疹病毒、EB病毒、流感病毒以及肝炎病毒感染均可引起再生障碍性贫血。

（3）物理因素：X射线、γ射线及其他放射性物质等均可使骨髓造血干细胞和骨髓微循环受损，造血干细胞增殖和分化受影响。

（4）其他：少数阵发性睡眠性血红蛋白尿症、系统性红斑狼疮、慢性肾衰竭等可引发再生障碍性贫血。

2. 发病机制　未完全明确，有下列学说：

（1）造血干细胞受损（"种子"学说）：各种致病因素破坏骨髓，造血干细胞数量减少和功能障碍，外周血中全血细胞减少。

（2）造血微环境受损（"土壤"学说）：致病因素破坏造血环境，<u>骨髓微环境中的造血基质细胞分泌造血因子能力下降</u>，使造血细胞的生长和发育失去支持和调节。

（3）免疫介导因素（免疫学说）：骨髓或外周血液中的淋巴细胞能抑制红细胞及粒细胞生长。

（4）遗传倾向：再生障碍性贫血可能与遗传有关。

（二）临床表现

主要表现为**进行性贫血、出血和感染，肝脾淋巴结多无肿大**。根据起病缓急和病情轻重分为急性再生障碍性贫血和慢性再生障碍性贫血。

1. 急性再生障碍性贫血（重型再生障碍性贫血Ⅰ型）　较少见，起病急、发展快，早期出血及感染，后期进行性贫血，鼻腔、口腔、牙龈及皮肤广泛出血，内脏出血多见，如血尿、消化道出血、子宫出血等。多数病人有眼底出血，约一半的病人发生**颅内出血，是本病死亡的主要原因之一**。皮肤、黏膜及肺部反复感染，合并败血症。如不经治疗多在6~12个月内死亡。

小试身手 14. 重型再生障碍性贫血患者死亡的主要原因是

A. 皮肤、黏膜出血　　　　　　B. 皮肤感染　　　　　　C. 肺部感染

D. 脑出血和严重感染　　　　　E. 败血症

2. 慢性再生障碍性贫血　较多见，<u>起病缓慢、病程长，以贫血为主要表现</u>，感染、出血症状较轻，积极治疗病情可缓解或痊愈，预后较好。少数病例病情恶化，表现同急性再生障碍性贫血，预后差。

（三）辅助检查

1. 血象　<u>全血细胞减少</u>，呈正细胞正色素性贫血。急性再生障碍性贫血网织红细胞减少，慢性再生障碍性贫血轻度增加，但绝对值低于正常，白细胞减少，以中性粒细胞减少为主，淋巴细胞增多，血小板减少。

小试身手 15. 患者，男，23岁，3个月前患急性乙型病毒性肝炎，近1周发热、全身皮肤、黏膜出血。血红蛋白70g/L，红细胞2.5×10^{12}/L，白细胞1.5×10^9/L，骨髓检查：红细胞、白细胞、巨核细胞均减少，淋巴细胞0.74。最可能的诊断是

A. 粒细胞缺乏症　　　　　　　B. 脾功能亢进症　　　　　　　C. 急性白血病

D. 再生障碍性贫血　　　　　　E. 营养性缺铁性贫血

2. 骨髓象　急性再生障碍性贫血增生低下或极度低下，粒、红两系明显减少。巨核细胞显著减少，淋巴细胞、浆细胞、组织嗜碱性细胞相对增多。慢性型增生降低或呈灶性增生，但巨核细胞减少。

（四）治疗要点

1. 去除病因　去除损害骨髓的各种因素，禁用骨髓抑制药。

2. 支持疗法

（1）预防和控制感染：注意个人卫生。合并感染时尽早使用抗生素，防止感染扩散。

（2）止血：糖皮质激素对皮肤、鼻黏膜出血有效。血小板$<20 \times 10^9$/L、出血严重、合并内脏出血和颅内出血输成分血、浓缩血小板。

（3）输血：是主要的支持疗法，尽量采用成分血。对粒细胞减少合并严重感染者输注白细胞混悬液。

3. **雄激素**　为治疗慢性再生障碍性贫血的首选药，其作用机制是**刺激肾脏产生促红细胞生成素**。常用丙酸睾酮、司坦唑醇

（康力龙）等。

小试身手 16.慢性再生障碍性贫血患者首选的治疗药物是

　　A.雌激素　　　　　B.雄激素　　　　　C.糖皮质激素　　　　D.甲氨蝶呤　　　　E.抗胸腺细胞球蛋白

小试身手（17~19题共用备选答案）

　　A.免疫抑制剂　　　B.非甾体消炎药　　C.大剂量丙种球蛋白　D.糖皮质激素　　　E.雄激素

17.治疗慢性再生障碍性贫血首选的药物是

18.治疗原发免疫性血小板减少症首选的药物是

19.治疗系统性红斑狼疮首选的药物是

4.免疫抑制剂　目前抗胸腺细胞球蛋白（ATG）和抗淋巴细胞球蛋白（ALG）是治疗重型再生障碍性贫血的主要药物。其作用机制是抑制T淋巴细胞或非特异性自身免疫反应，环孢素用于急、慢性再生障碍性贫血，可选择性作用于T淋巴细胞。大剂量甲泼尼龙和丙种球蛋白也可治疗重型再生障碍性贫血。

5.造血细胞生长因子　主要用于重型再生障碍性贫血。

6.骨髓移植　主要用于重型再生障碍性贫血，多采用人类白细胞抗原（HLA）的同种异基因的骨髓移植。

7.脐血输注　脐带血含丰富的造血干细胞、多种造血刺激因子及较多红细胞、白细胞和血小板，可调节病人的免疫功能，可作为造血干细胞替代骨髓，又可代替输血。

（五）护理措施

1.病情观察　观察病人生命体征，尤其是体温和热型；观察贫血症状，观察有无感染征象；发热时有无寒战，及时发现感染灶；皮肤、黏膜有无出血斑点，有无内脏及颅内出血的症状，如病人出现头痛、恶心、喷射性呕吐等，应警惕颅内出血。

2.合理休息　轻度贫血下床活动，中重度贫血或合并感染者卧床休息，血小板计数<20×10⁹/L或有严重出血时绝对卧床休息，避免情绪激动，防止外伤。

小试身手 20.再生障碍性贫血患者必须绝对卧床休息的指征是血小板数低于

　　A.60×10⁹/L　　　B.50×10⁹/L　　　C.40×10⁹/L　　　D.20×10⁹/L　　　E.10×10⁹/L

3.饮食护理　给予高蛋白、高热量、高维生素易消化饮食，血小板减少者进软食或半流质，避免粗糙、坚硬、刺激性食物，有消化道出血者禁食或进流质饮食，待出血停止后逐渐恢复普通饮食。发热者给予充足水分和热量供应。

4.预防出血

（1）皮肤出血的护理：有出血倾向者减少注射，必须注射时尽量缩短止血带结扎时间，进针准确、快速，拔针后延长按压时间；保持床铺平整、衣物柔软，避免皮肤摩擦、划伤、挤压；保持皮肤清洁，定期洗澡，避免用力揉搓，避免使用强刺激性肥皂。

（2）口腔、牙龈出血的护理：晨起、睡前和进餐前后用洗必泰、生理盐水漱口；保持口腔卫生，指导病人用软毛牙刷刷牙，忌用牙签剔牙，忌食粗硬、辛辣食物；牙龈渗血时用冷水含漱或用肾上腺素棉球、明胶海绵片局部贴敷，及时清除口腔内血块，以免影响病人食欲。

（3）鼻出血的护理：室内湿度50%~60%，用无菌液状石蜡滴鼻，每日3~4次，以防鼻黏膜干燥，避免用力擤鼻和抠鼻；鼻腔少量出血时用1∶1000肾上腺素棉球压迫止血或冷敷，严重出血或后鼻腔出血时用凡士林油纱条填塞，填塞后定时滴入无菌液状石蜡，2~3天取出。鼻腔填塞期间加强口腔护理，注意鼻周皮肤颜色、血液循环情况，预防感染。

（4）内脏出血的护理：注意出血部位和量，监测血压；大出血时及时建立静脉通路，做好配血、输血准备。

（5）眼底及颅内出血的护理：眼底出血时病人视物模糊，嘱病人卧床休息、减少活动，保持镇静，不要揉搓眼睛以免加重出血。如突然头痛、头晕、恶心、呕吐，提示颅内出血。协助病人去枕平卧，头偏向一侧，保持呼吸道通畅；吸氧，头部置冰袋或冰帽，降低脑部耗氧量。迅速建立静脉通路，遵医嘱使用脱水药以降低颅内压，使用止血、止痛、镇静药物；观察生命体征、神志和瞳孔大小。

5.预防感染

（1）内源性感染的护理：加强口腔、皮肤和肛周护理。进餐前后、晨起、睡前漱口。保持皮肤清洁，勤洗澡、勤更衣，女性病人保持会阴清洁和大便通畅，便后用1∶5000高锰酸钾溶液坐浴。肛周脓肿者及时局部理疗或切开引流。

（2）外源性感染的护理：病室温湿度适宜，空气清新，经常开窗通风；定时用紫外线消毒空气，每周2~3次；每天用消毒液擦拭家具、地面2次；控制探视人数，防止交叉感染；严格执行无菌操作，对粒细胞缺乏者行保护性隔离。

（3）高热的护理：给予物理或药物降温。血小板减少者忌用酒精擦浴，以免引起皮肤血管扩张，加重皮下出血。降温时如出汗较多及时擦干，更换衣被，同时防止虚脱。忌用抑制骨髓造血及血小板功能的降温药物。

6.用药护理

（1）雄激素不良反应有肝脏损害、男性化、皮肤痤疮、体毛增多、下肢水肿。

（2）环孢素不良反应有齿龈增生、肝肾功能损害、肌肉震颤、高血压等；用药期间保持皮肤清洁，不要挤抓痤疮，以免感染；定时监测血压、复查肝肾功能等，切勿擅自停药或减量。

（3）丙酸睾酮为油剂，注射后不易吸收，应深部肌内注射，经常更换注射部位，发现硬结及时理疗，促进吸收，避免感染。

（4）免疫抑制剂出现过敏反应、血小板减少和血清病（猩红热样皮疹、关节痛、发热）等，用药前做过敏试验，用药期间做好保护性隔离，口服抗生素，预防感染及出血。

7.输血的护理　贫血严重时输注浓缩红细胞，血小板低于20×10⁹/L，输注浓缩血小板。对于白细胞减少、粒细胞缺乏者，给予粒细胞刺激因子，必要时输浓缩白细胞悬液。

第三节　出血性疾病

统领全局—考试大纲

1. 了解原发免疫性血小板减少症与过敏性紫癜的病因及发病机制。
2. 掌握原发免疫性血小板减少症与过敏性紫癜的临床表现。
3. 了解原发免疫性血小板减少症与过敏性紫癜的辅助检查和治疗要点。
4. 掌握原发免疫性血小板减少症与过敏性紫癜的护理措施。

浪里淘沙—核心考点

一、原发免疫性血小板减少症

原发免疫性血小板减少症（ITP）是一种因**免疫因素**使血小板破坏增加，外周血中血小板减少的出血性疾病。主要表现为自发性广泛性皮肤、黏膜及内脏出血，血小板破坏加速、寿命缩短及出现抗血小板抗体。

（一）病因及发病机制

1. 感染因素　ITP与感染密切相关。急性发病前1~2周有上呼吸道感染史，慢性病人因感染使病情加重。

2. **免疫因素**　急性ITP大多发生在病毒感染恢复期，病毒抗原吸附在血小板表面，自身抗体形成，血小板被破坏；慢性ITP是血小板抗体作用于血小板相关抗原，导致血小板破坏。

3. 肝脾因素　脾是ITP病人产生血小板相关抗体的部位，也是血小板被破坏的场所。被抗体结合的血小板，通过脾脏时易滞留在脾窦，因此增加了血小板被单核–巨噬细胞系统吞噬、清除的可能性。发病期间血小板寿命缩短，**为1~3天**（正常血小板平均寿命为7~11天），急性期更短。

（二）临床表现

1. 急性型　多见于儿童，发病前1~2周有上呼吸道感染史。起病急骤，有发热、畏寒及全身广泛性出血，皮肤和黏膜瘀点、瘀斑，血肿、血疱；也可出现消化道、泌尿道出血，少数病人出现颅内出血，危及生命。病程呈自限性，数周内恢复，少数病人病程超过半年转为慢性。

小试身手 21. 患者，女性，35岁。患原发免疫性血小板减少症。血常规显示：红细胞3.5×10^{12}/L，血红蛋白100g/L，白细胞6.8×10^9/L，血小板30×10^9/L。该患者最大的危险是

A. 全身皮肤、黏膜出血　　　　B. 消化道出血　　　　C. 泌尿道出血
D. 颅内出血　　　　E. 感染

2. 慢性型　多见于40岁以下育龄女性，起病缓慢，出血症状轻，**常表现为反复发作的皮肤和黏膜瘀点、瘀斑**，女性表现为月经过多。部分病人因感染使病情加重，出现严重内脏出血。反复发作者脾肿大。

小试身手 22. 慢性原发免疫性血小板减少症最常见的临床表现是

A. 关节腔出血　　　B. 胸痛　　　C. 乏力　　　D. 皮肤、黏膜出血　　　E. 头晕

（三）辅助检查

1. 血象　血小板减少，急性型多低于20×10^9/L，慢性型为（30~80）$\times 10^9$/L，涂片可见巨大畸形血小板。白细胞多无变化，血红蛋白多少与出血程度有关。

2. 骨髓象　巨核细胞增多或正常。急性型以幼稚巨核细胞增多为主，成熟型巨核细胞较少见；慢性型以颗粒型巨核细胞为主，血小板生成型巨核细胞缺乏。

3. 其他　出血时间延长、束臂试验阳性、血块收缩不良；血小板寿命缩短，急性型缩短至几小时，慢性型缩短1~2天；80%以上ITP病人PAIgG和血小板相关补体（PAC$_3$）增高，缓解期正常。

（四）治疗要点

1. 一般治疗　出血严重、血小板明显减少者卧床休息。使用维生素C、维生素P、卡巴克络、酚磺乙胺等止血药。

2. **糖皮质激素**　为首选药物。其作用机制是：抑制单核–巨噬细胞吞噬和破坏血小板；减少PAIgG形成；抑制抗原–抗体反应；改善毛细血管脆性；刺激骨髓造血及血小板向外周血释放。**泼尼松每日30~60mg口服**，待血小板正常后逐渐减量，缓解后每日5~10mg维持治疗3~6个月，病情严重者静脉滴注地塞米松或甲泼尼龙。

> 锦囊妙记：系统性红斑狼疮、肾病综合征和原发免疫性血小板减少症3种疾病均为免疫性疾病，这3种疾病的治疗均首选糖皮质激素。

小试身手 23. 原发免疫性血小板减少症当前首选的治疗方法是

A. 造血干细胞移植　　B. 免疫抑制剂治疗　　C. 糖皮质激素　　D. 维生素B$_{12}$　　E. 脾切除

3. 脾切除　减少血小板破坏及抗体产生。对糖皮质激素治疗无效或依赖者、出血症状顽固或颅内出血者宜尽早行脾切除。

4. 免疫抑制剂　治疗效果不佳者使用免疫抑制剂治疗，如长春新碱、环磷酰胺、硫唑嘌呤等，环孢素主要用于难治性原发

免疫性血小板减少症的治疗。

5. 输血及血小板悬液　适用于严重出血或脾切除的术前准备。输新鲜血或浓缩血小板悬液止血效果好，但不宜反复多次输血以防产生同种抗体，使血小板破坏加速。

（五）护理措施

1. 减少活动　<u>急性出血期绝对卧床休息，限制活动，嘱病人下床活动时避免外伤。</u>慢性出血或轻度出血时嘱病人多休息，避免不必要活动。

2. 病情监测　观察生命体征、神志、注意出血部位、量，有无内脏及颅内出血。注意治疗后血小板计数有无变化。

3. 饮食护理　<u>给予高热量、高蛋白质、高维生素、少渣饮食</u>，防止出血引起营养不良，少渣饮食可减少胃肠道刺激，避免损伤口腔黏膜。

4. 预防出血的护理　<u>血小板计数低于 $40 \times 10^9/L$，减少活动；低于 $20 \times 10^9/L$，绝对卧床休息，进流质、半流质和少渣饮食，保持大便通畅</u>，有便秘者给予开塞露或温水灌肠，<u>避免用力排便引起颅内出血。</u>

5. 预防感染　长期使用糖皮质激素易诱发感染，因此应预防和控制感染。

小试身手 24. 患者，男性，70岁，诊断为再生障碍性贫血。血常规结果示血红蛋白75g/L，白细胞 $1.5 \times 10^9/L$，血小板 $80 \times 10^9/L$。该病人目前最主要的护理诊断是

A. 营养失调：低于机体需要量　　B. 有感染的危险　　C. 潜在并发症：颅内出血

D. 活动无耐力　　E. 有损伤的危险：出血

小试身手 25. 患者，女，45岁。原发免疫性血小板减少症1年，反复出现鼻出血、牙龈出血、下肢瘀点、瘀斑，对其健康教育**错误**的是

A. 避免穿紧身衣裤　　B. 鼻出血时应尽快局部热敷　　C. 选用软毛牙刷刷牙

D. 不用牙签剔牙　　E. 淋浴时水温不宜超过42℃

二、过敏性紫癜

过敏性紫癜是血管变态反应性出血性疾病，表现为皮肤紫癜、黏膜出血、腹痛、便血、关节肿痛或血尿。

（一）病因及发病机制

1. 病因　多与下列因素有关：

（1）感染：细菌、病毒、寄生虫等。

（2）食物：如鱼、蛋、虾、乳类等异性蛋白质。

（3）药物：抗生素、水杨酸类、保泰松、磺胺药、苯巴比妥类药。

（4）其他：花粉、昆虫咬伤、寒冷及预防接种等。

2. 发病机制　在致敏物质作用下，机体变态反应，引起广泛性小血管炎症改变，血管壁通透性增大，伴渗出性出血和水肿，可累及皮肤、黏膜、胃肠道、关节和肾脏。

（二）临床表现

起病前1~3周有上呼吸道感染史，皮肤紫癜多见。临床表现有5型：

1. **紫癜型（单纯型）** 最常见，皮肤瘀点、瘀斑，多位于下肢及臀部，分批出现，对称分布，融合成片，稍高出皮肤表面，反复发作，少数出现荨麻疹。

小试身手 26. 过敏性紫癜最常见的类型是

A. 单纯型　　B. 腹型　　C. 关节型　　D. 肾型　　E. 混合型

2. 腹型　腹痛，位于脐周或下腹，呈绞痛或持续性钝痛，伴呕吐、腹泻、便血。

3. 关节型　关节痛伴关节肿胀、发热。四肢大关节多见，疼痛反复发作。关节症状数月内消失，不留后遗症。

4. 肾型　在紫癜发生后1周出现蛋白尿、血尿或管型尿。多数病人数周内恢复，少数病人可迁延数月，发展为慢性肾炎或肾病综合征，甚至尿毒症。

5. 混合型　有两种以上类型并存。

（三）辅助检查

<u>血小板计数、凝血时间正常，出血时间可延长。半数以上病人束臂试验阳性，肾脏受累时出现蛋白尿、血尿或管型尿。</u>

小试身手 27. 符合过敏性紫癜的实验室检查是

A. 凝血酶原时间延长　　B. 血小板减少　　C. 凝血时间延长

D. 血块收缩不良　　E. 毛细血管脆性试验阳性

小试身手 28. 患者，女性，25岁，双下肢可见大片紫癜，凝血时间及出血时间正常，束臂试验阳性，血块退缩试验良好。诊断是

A. 原发免疫性血小板减少症　　B. 过敏性紫癜　　C. 再生障碍性贫血

D. 血友病　　E. 血小板增多症

（四）治疗原则

1. 病因防治　去除病因，如消除感染病灶、驱除肠道寄生虫等。

2. 一般性治疗　使用抗组胺药如苯海拉明、氯苯那敏、阿司咪唑（息斯敏），维生素 C、芦丁、卡巴克络等。

3. 肾上腺皮质激素　抗过敏及降低毛细血管壁通透性，对腹痛、关节痛有较好疗效。肾型或皮质激素疗效不佳者使用免疫抑制剂治疗，如环磷酰胺或硫唑嘌呤。

（五）护理措施

1. 急性期卧床休息，对受累部位给予相应护理。

2. 向病人介绍疾病知识，寻找致病因素，避免接触致敏原。

3. 健康教育　指导病人学会自我观察症状，随时就诊。

第四节　白血病

统领全局—考试大纲

1. 了解急性白血病和慢性白血病的病因及发病机制。

2. 了解急性白血病和慢性白血病的分类。

3. 熟练掌握急性白血病和慢性白血病的临床表现。

4. 了解急性白血病和慢性白血病的辅助检查。

5. 掌握急性白血病和慢性白血病的治疗要点和护理措施。

浪里淘沙—核心考点

白血病是一类起源于造血干细胞的克隆性恶性疾病，克隆中的白血病细胞丧失分化成熟能力，滞留在细胞发育的不同阶段，在骨髓和其他造血组织中异常增生，并浸润其他组织器官，而正常造血受到抑制，外周血中出现幼稚细胞，病人表现为贫血、发热、出血和肝脾淋巴结肿大等。

（一）病因及发病机制

病因未明确，**病毒感染是主要因素**，遗传因素、放射线、化学毒物和药物等与发病有关。

小试身手 29. 与白血病发病**无关**的是

A. 药物化学因素　　　B. 病毒因素　　　C. 物理因素　　　D. 免疫功能亢进　　　E. 遗传因素

（二）分类

1. 根据白血病细胞成熟度和自然病程：分为急性白血病和慢性白血病。

2. 根据受累的主要细胞不同：急性白血病分为急性淋巴细胞白血病和急性非淋巴细胞白血病；慢性白血病分为慢性粒细胞白血病和慢性淋巴细胞白血病。

一、急性白血病

急性白血病是骨髓中异常白血病细胞大量增生并浸润各组织器官，使正常造血受到抑制的血液病。

（一）临床表现

起病快慢不一。发病缓慢者面色苍白、疲乏或轻度出血。急性发病者突发高热、明显出血或关节疼痛。

1. **贫血**　早期即可出现，随病程进展不断加重。贫血主要是因正常红细胞生成减少。

小试身手 30. 急性白血病的首发症状为

A. 发热　　　B. 出血　　　C. 贫血　　　D. 肝脾肿大　　　E. 骨骼压痛

2. **出血**　约40%的病人早期表现为出血，**出血的主要原因为血小板减少**。以瘀点、瘀斑、牙龈出血、鼻出血、女性病人月经过多、子宫出血常见。**急性早幼粒细胞白血病易并发DIC而引起全身广泛出血**。眼底出血引起视力障碍，严重时消化道、呼吸道大出血甚至颅内出血。

小试身手 31. 下列白血病最易出现全身广泛出血的是

A. 急性淋巴细胞白血病　　　　　B. 急性巨核细胞白血病　　　　　C. 急性单核细胞白血病

D. 急性早幼粒细胞白血病　　　　E. 中枢神经系统白血病

小试身手 32. 急性白血病患者出血的主要原因是

A. 反复感染　　　　　B. 弥散性血管内凝血　　　　　C. 血小板质和量的异常

D. 白血病细胞浸润　　E. 感染毒素对血管的损伤

3. **发热**　半数病人以发热为早期症状，白血病本身可发热，但高热往往提示继发感染，**感染的主要原因是成熟粒细胞减少**。病人出现发热，伴畏寒、出汗。**感染以口腔炎、牙龈炎、咽峡炎最常见**，也可并发肺炎、肠炎、肾盂肾炎、肛周炎、肛周脓肿，严重者出现败血症或菌血症。常见致病菌为革兰阴性杆菌，如肺炎杆菌、铜绿假单胞菌、金黄色葡萄球菌、大肠埃希菌、粪链球菌等。

小试身手 33. 急性白血病患者突然出现高热，主要原因为

A. 出血　　　B. 感染　　　C. 正常红细胞减少　　　D. 血小板减少　　　E. 白血病细胞浸润

小试身手 34. 急性白血病人最常见的感染部位是

A. 口腔　　　B. 肺部　　　C. 肛周　　　D. 泌尿系统　　　E. 肠

4. 器官和组织浸润的表现

（1）骨和关节：骨痛和四肢关节痛是白血病细胞浸润的常见症状，胸骨下端压痛较为常见，因骨髓腔内白血病细胞过度增殖引起，多见于儿童。

（2）中枢神经系统白血病：因白血病细胞浸润脑膜和中枢神经系统引起。病人头痛、头晕、呕吐、颈强直，严重者抽搐、昏迷。中枢神经系统白血病多发生在缓解期长期生存者，以儿童急性淋巴细胞白血病最多见。

（3）肝脾淋巴结肿大：以急性淋巴细胞白血病多见。白血病细胞浸润肝脾，病人肝脾轻中度肿大，表面光滑，有轻度触痛。淋巴结轻中度肿大，无压痛。

> 锦囊妙记：再生障碍性贫血和急性白血病都会出现全血细胞减少导致感染、出血和贫血，但白血病合并肝脾淋巴结肿大，而再生障碍性贫血无肝脾淋巴结肿大。

小试身手 35. 急性白血病与再生障碍性贫血最显著的区别在于前者

A. 白细胞增多　　　B. 肝脾明显肿大　　　C. 广泛出血现象　　　D. 进行性贫血　　　E. 反复感染

（4）皮肤及黏膜浸润：牙龈增生、肿胀，皮肤出现皮肤粒细胞肉瘤、弥漫性斑丘疹、皮下结节、多形红斑、结节性红斑等。多见于急性单核细胞和急性粒细胞–单核细胞白血病。

（5）其他部位：浸润睾丸时出现一侧睾丸无痛性肿大。眼部浸润时眼球突出、复视或失明。

（三）辅助检查

1. 血象　多数病人白细胞计数升高，达100×10^9/L，分类检查以原始和（或）早幼细胞为主；病人出现正常细胞性贫血，少数病人血涂片检查红细胞大小不等，见幼红细胞；1/2病人血小板低于60×10^9/L，晚期血小板极度减少。

2. 骨髓象　是确诊白血病及判断类型的重要依据。骨髓象显示有核细胞显著增生，出现明显活跃或极度活跃，主要为白血病性原始细胞。

3. 免疫学检查　用于鉴别急性淋巴细胞与急性非淋巴细胞白血病以及T细胞与B细胞白血病。

4. 细胞化学染色　协助区分常见白血病（急性淋巴细胞、急性粒细胞及急性单细胞白血病）的原始细胞形态。

5. 生化检查　中枢神经系统白血病引起脑脊液压力增高；白细胞计数增多，大于0.01×10^9/L，蛋白质增多，大于450mg/L；葡萄糖定量减少；涂片见白血病细胞。

（四）治疗要点

1. 支持治疗

（1）纠正贫血：争取白血病缓解是纠正贫血的最有效方法。严重贫血输注浓缩红细胞或全血。

（2）控制出血：血小板计数过低引起出血，最有效的方法是输注浓缩血小板悬液。

（3）防治感染：使用抗生素治疗，根据细菌培养及药敏试验结果选择抗生素。

（4）预防尿酸性肾病：鼓励病人多饮水、碱化尿液，给予别嘌醇抑制尿酸合成，每日3次，每次100mg，口服。对少尿或无尿者按急性肾衰竭处理。

小试身手 36. 患者，女，30岁，因高热、咽痛、全身痛1周入院。查血象发现有幼稚白细胞，急做骨髓穿刺，骨髓象支持急性粒细胞白血病，医生给予化疗药物同时口服别嘌醇100mg，3次/日。家属询问其服药原因，责任护士的正确回答

A. 增强机体免疫力　　　　　　　B. 抑制尿酸合成　　　　　　　　C. 增强尿素排出

D. 加强化疗药物疗效　　　　　　E. 抑制尿素合成

2. 化学治疗　分诱导缓解和巩固强化两个阶段。

（1）诱导缓解：指从化疗开始到完全缓解这一阶段，以迅速杀灭白血病细胞，使症状消失，血象、骨髓象基本恢复正常。多采用联合化疗，成人首选VADP（长春新碱加柔红霉素、左旋门冬酰胺酶、泼尼松）方案；儿童急性淋巴细胞白血病首选VP（长春新碱加泼尼松）方案。急性非淋巴细胞白血病选DA（柔红霉素加阿糖胞苷）方案。

（2）巩固强化：继续杀灭体内残存白血病细胞，防止复发，延长缓解期和无病存活期。用原诱导方案巩固2~6个疗程，每月强化治疗一次，急性淋巴细胞白血病治疗3~4年，急性非淋巴细胞白血病治疗1~2年，坚持随访。

老年病人或过度虚弱者采用小剂量阿糖胞苷（或三尖杉酯碱）静脉滴注治疗，直至缓解。

3. 中枢神经系统白血病　是减少急性白血病复发的关键，尤其是急性淋巴细胞白血病。具体治疗方法：缓解后鞘内注射甲氨蝶呤，每次10mg，同时使用地塞米松5~10mg，每周2次，共3周，可减轻药物刺激引起蛛网膜炎。亦可用阿糖胞苷30~50mg/m^2鞘内注射，同时做脊髓和头颅放射治疗。

小试身手 37. 治疗中枢神经系统白血病的常用药物是

A. 长春新碱　　　B. 甲氨蝶呤　　　C. 泼尼松　　　D. 阿糖胞苷　　　E. 环磷酰胺

4. 骨髓或外周血干细胞移植　年龄45岁以下的急性白血病在第一次完全缓解时进行。除儿童急性淋巴细胞白血病时间应推迟至第2次缓解和早期复发时。

（五）护理措施

1. 病情观察　观察生命体征，尤其是体温变化和热型，观察有无感染征象，皮肤黏膜疖及出血斑点，有无头痛、恶心、呕吐、颈项强直、意识障碍等颅内出血表现，检查浅表淋巴结、肝脾大小，有无骨关节疼痛等。

2. 口腔护理　指导病人餐前、餐后、睡前用生理盐水或洗必泰液漱口。化疗期间避免过热、坚硬、辛辣刺激性食物，多饮水。使用抗生素时监测口腔pH变化，pH降低时易引起真菌感染，用3%碳酸氢钠漱口液抑制真菌生长；pH升高易引起细菌感染，

用2%硼酸溶液漱口。溃疡局部涂抹金霉素甘油，疼痛剧烈者给予2%利多卡因含漱以减轻疼痛。

3. 保护性隔离：化疗不仅杀伤白血病细胞，还可损伤正常细胞，因此病人在诱导缓解期易发生感染，当白细胞<1×10⁹/L时，感染概率大，要做好保护性隔离。加强口腔、皮肤及肛周护理。如出现感染征象，收集血液、咽部、尿液、粪便和伤口分泌物做细菌培养。一旦感染遵医嘱使用抗生素。

4. 休息与饮食

（1）贫血、感染、出血及化疗期间注意休息，缓解期或慢性白血病病人可适当活动，观察病人活动后心率、心律、呼吸变化。**脾脏明显肿大者取左侧卧位以减轻不适**，避免弯腰和碰撞腹部，防止脾破裂。骨、关节、脾区疼痛者取舒适卧位。白天采取交谈、听音乐、读书等非药物方法止痛，晚间适当使用止痛药，保证病人休息。

（2）加强营养，给予高热量、高蛋白、高维生素易消化饮食，化疗期间饮食清淡，少食多餐，化疗前后1~2小时不要进餐，鼓励病人多饮水，每日饮水2000ml以上，预防尿酸性肾病。

5. 用药护理

（1）局部刺激：阿霉素、柔红霉素、长春新碱等刺激性强，多次注射可引起疼痛及静脉炎，如药液外渗可引起周围组织坏死。注射时选择弹性好的大血管，交替使用，药液按一定浓度稀释。静脉注射前用生理盐水输注或抽回血，确保针头在血管内后再注药，注药速度不宜过慢，注完后用10~20ml生理盐水冲洗血管再拔针；**如外渗**应立即停止注射，回抽3~5ml血以除去一部分药液，局部注入生理盐水稀释药液，**用普鲁卡因封闭或用25%硫酸镁湿敷、冷敷及理疗**。

（2）胃肠道反应：如化疗药强烈致吐，使用前1~2小时使用止吐药，必要时6~8小时重复一次。化疗期间保证病人休息，避免噪音及异味等不良刺激。若呕吐频繁，观察有无水、电解质紊乱。

（3）**骨髓抑制**：从化疗开始至结束后2周加强预防出血和感染，**定期复查血象**，化疗结束后做骨髓穿刺，了解骨髓抑制情况及评价疗效。

> 锦囊妙记：化疗药物最常见的不良反应是骨髓抑制，因此在化疗过程中应定期复查血常规、骨髓象。

（4）肝肾功能损害：甲氨蝶呤、巯嘌呤、左旋门冬酰胺酶可损害肝功能，故用药期间定期监测肝功能。环磷酰胺可引起血尿，输注期间保证输液量，鼓励病人多饮水，每天补水4000ml，以稀释尿中药物浓度，防止出血性膀胱炎。遵医嘱口服别嘌醇抑制尿酸合成。观察小便颜色和量，一旦出现血尿应停止使用，同时检查肾功能。

（5）**心脏毒性**：**阿霉素、柔红霉素、三尖杉酯碱**等药可损害心肌及心脏传导，**使用前、中、后检查心电图及心功能**。对老年或有心脏疾患的病人应缓慢注入药物，必要时做心电监护。

（6）其他：甲氨蝶呤可引起口腔溃疡；长春新碱引起末梢神经炎而出现手足麻木，停药后消失。

> 温馨提示：上述化疗药物的不良反应可记为"长炎""红心""溃甲""酰血"，即长春新碱引起末梢神经炎，柔红霉素引起心肌损害，甲氨蝶呤引起口腔溃疡，环磷酰胺引起出血性膀胱炎。

小试身手 38. 急性白血病患者使用以下哪种药物时，应进行床边心电图监测
   A. 阿糖胞苷 　　　B. 左旋门冬酰胺 　　　C. 环磷酰胺 　　　D. 长春新碱 　　　E. 柔红霉素

小试身手 39. 急性白血病化学治疗易引起末梢神经炎、手足麻木感的药物是
   A. 柔红霉素 　　　B. 高三尖杉酯碱类 　　　C. 甲氨蝶呤 　　　D. 长春新碱 　　　E. 柔红霉素

二、慢性白血病

慢性白血病分为粒细胞、淋巴细胞、单核细胞3型。我国以慢性粒细胞白血病多见，慢性淋巴细胞白血病少见，慢性单核细胞白血病罕见。

慢性粒细胞白血病

慢性粒细胞白血病是起源于多能干细胞的肿瘤增生性疾病，主要表现为脾脏肿大，粒细胞明显增多且不成熟，病程缓慢，大多因慢性粒细胞急性变而死亡。

（一）临床表现

根据自然病程分为慢性期、加速期和急性变期。

1. **慢性期** 缓慢起病，早期无自觉症状，随病情发展，出现低热、乏力、多汗或盗汗、消瘦等表现。**脾脏肿大是最突出的体征，可达脐平面，甚至深入盆腔，质地坚实，表面平滑，无压痛**。如脾梗死压痛明显。约一半病人肝脏肿大，浅表淋巴结无变化。**大多数病人胸骨中下段压痛，是本病重要体征**。慢性期持续1~4年。当白细胞增高超过200×10⁹/L时表现为呼吸窘迫、言语不清、头晕、中枢神经系统出血等症状，称之为"白细胞淤滞症"。

小试身手 40. 慢性粒细胞白血病慢性期最突出的体征是
   A. 胸骨下段压痛 　　　B. 脾大 　　　C. 发热 　　　D. 骨关节痛 　　　E. 贫血

2. **加速期** 发病后1~4年内进入加速期，高热、体重下降、虚弱、脾脏肿大、骨关节痛及贫血、出血。

3. **急变期** 加速期从几个月到1~2年即进入急变期，多为急粒变，少部分为急淋变。表现与急性白血病相似，大多在3~6个月内死于各种并发症。

小试身手 41.患者，男，43岁，患"慢性粒细胞性白血病"2年，近来出现高热，达40℃，胸骨疼痛难忍，并出现脾脏迅速肿大，应考虑

A.类白血病反应　　B.急性白血病　　C.急粒变　　D.脾功能亢进　　E.白血病细胞浸润

（二）辅助检查

1.血象　白细胞计数升高，常超过20×10⁹/L，个别达100×10⁹/L以上。中性粒细胞显著增加，各阶段粒细胞可见，以中性粒细胞中晚幼和杆状核细胞为主。晚期血小板和血红蛋白明显减少，急变期原始及早幼粒细胞等于或大于30%。

2.骨髓象　骨髓增生明显至极度活跃，其中以中性粒细胞中晚幼和杆状核细胞明显增多。原粒细胞低于10%，急变期等于或大于50%。

3.染色体检查　95%以上慢性粒细胞白血病病人血细胞中出现Ph染色体。目前认为P₂₁₀在慢性粒细胞白血病发病中起着重要的作用。

4.血生化　化疗后大量白细胞破坏，尿酸浓度升高。血清维生素B₁₂浓度及维生素B₁₂结合力显著增加。

（三）治疗要点

1.化学治疗

（1）羟基脲：目前是治疗慢性粒细胞白血病的首选药物。常用剂量为每天3g，分2~3次口服。维持剂量每天1g，分1~2次口服。

小试身手 42.慢性粒细胞白血病首选的化疗药物是

A.长春新碱　　B.甲氨蝶呤　　C.白消安　　D.羟基脲　　E.环磷酰胺

（2）白消安（马利兰）：是治疗慢性粒细胞白血病常用药，用药2~3周后外周血白细胞开始减少，停药后白细胞减少持续2~4周。常用剂量为2mg，每天3次，维持量2mg/d或隔日1次。

（3）靛玉红：用药后3~6周白细胞开始下降，2个月降至正常水平。常用剂量每天150~300mg，分3次口服。

（4）其他化疗药物：小剂量Ara-C不仅可控制病情，还可使Ph染色体阳性细胞减少或转阴。6-MP、苯丁酸氮芥、环磷酰胺及其他化疗药物联合应用有效。

（5）干扰素：该药与小剂量Ara-C联合应用，可提高疗效。常用剂量每天300万~900万U肌内或皮下注射，每周3~7次，持续数月至2年不等。

2.骨髓移植　异基因骨髓移植需在慢性期缓解后尽早进行，年龄45岁以下为宜。

3.其他治疗　别嘌醇防止尿酸性肾病；白细胞分离可去除大量白细胞，主要用于白细胞淤滞症；脾放射治疗用于脾脏明显肿大、有胀痛而化疗效果不佳者。

4.慢性粒细胞白血病急性变的治疗　同急性白血病的化疗。

（四）护理措施

1.缓解疼痛

（1）脾胀痛：病人卧床休息，减少活动，取左侧卧位，减轻不适。避免弯腰和碰撞腹部，以免脾破裂。协助病人做脾放射治疗，以减轻脾胀痛。鼓励病人少量多次进餐、进水以减轻腹胀。

小试身手 43.慢性粒细胞白血病患者，诉有腹部不适感，查体时发现脾脏严重肿大，为减轻症状，可指导休息时多取

A.中凹位　　B.左侧卧位　　C.右侧卧位　　D.半卧位　　E.平卧位

（2）病情监测：每日测量脾大小、质地、有无压痛。监测有无脾栓塞或脾破裂，表现为突感脾区疼痛、发热、多汗以及休克，脾区明显触痛拒按、可闻及摩擦音，脾脏进行性肿大，产生血性腹水。

2.预防尿酸性肾病

（1）补充水分：鼓励病人多饮水，每日饮水3000ml以上，促进尿酸和化疗药降解产物排泄。

（2）病情监测：化疗期间定期检查尿酸含量及尿沉渣检查、白细胞计数等。记录24小时出入量，观察有无腰痛或血尿发生。

（3）合理用药：遵医嘱口服别嘌醇，抑制尿酸形成。化疗前后一段时间内给予利尿剂，及时稀释排泄的降解药物。注射药液后多饮水、勤排尿，有助于降解产物排出。

3.化疗药物不良反应　白消安主要不良反应为骨髓抑制、血小板或全血细胞减少及皮肤色素沉着、阳痿、停经等，用药期间定期复查血象。靛玉红主要不良反应是腹泻、腹痛、便血等，使用时注意观察大便。干扰素不良反应有发热、恶心、食欲减退、血小板减少及肝功能异常，定期检查血象和肝功能。

慢性淋巴细胞白血病

慢性淋巴细胞白血病是由于异常小淋巴细胞大量增殖并蓄积浸润造血器官，引起正常造血功能衰竭的恶性疾病。本病多见于50岁以上人群发病，男性略多于女性。

（一）临床表现

起病缓慢，多无自觉症状，淋巴结肿大为就诊的首发症状，触诊淋巴结肿大、坚实、无压痛、可移动。以颈部、腋下、腹股沟淋巴结为主。50%~70%病人肝脾肿大。早期疲乏无力，而后出现食欲减退、消瘦、低热和盗汗等，晚期贫血、出血和感染，以呼吸道感染多见。部分病人并发自身免疫性溶血性贫血。T淋巴细胞白血病晚期出现皮肤结节、增厚以至全身红皮病等。

（二）临床分期

慢淋白血病分为3期：

A期：血和骨髓中淋巴细胞增多；<u>无贫血及血小板减少</u>；肝脾淋巴结肿大少于3个区域；生存期为14~17年。

B期：血和骨髓中淋巴细胞增多；<u>无贫血及血小板减少</u>；<u>肝脾淋巴结肿大在3个或3个以上区域</u>；生存期5~7年。

C期：血和骨髓中淋巴细胞增多；<u>有贫血及血小板减少</u>；<u>无论肝脾淋巴结肿大累及多少个区域</u>；生存期2~3年。

（三）辅助检查

1. 血象　白细胞计数多在（15~200）×10⁹/L之间，淋巴细胞占50%以上，晚期达90%，以小淋巴细胞为主。晚期血红蛋白、血小板减少，溶血时贫血明显加重。

2. 骨髓象　有核细胞增生明显活跃。红系、粒系及巨核细胞生成减少，淋巴细胞占40%以上，以成熟淋巴细胞为主，发生溶血时幼红细胞增多。

3. 细胞遗传学　约50%病人染色体数目及结构异常，B细胞性以+12、14q+染色体异常多见，T细胞性以inv（14）等常见。

4. 免疫学检查　淋巴细胞具有单克隆性。绝大多数淋巴细胞为B淋巴细胞，20%病人抗人球蛋白试验阳性，晚期T细胞功能障碍。

（四）治疗要点

1. 化学治疗　A期病人定期观察无需治疗，B、C期病人需化学治疗。

（1）单一化疗：<u>苯丁酸氮芥是最常用的单一化疗药物</u>，用药2~3周后显效，2~4个月疗效明显，维持治疗6个月停药。每天6~10mg口服，1~2周后减至每天2~6mg。根据血象结果调整剂量。环磷酰胺口服与苯丁酸氮芥疗效相似。

（2）联合化疗：C期病人在使用苯丁酸氮芥或环磷酰胺的同时加用泼尼松10~20mg/d。

2. 放射治疗　适用于淋巴结肿大伴局部压迫症状或化疗后淋巴结、脾脏缩小不佳者。

3. 并发症防治　使用抗生素，积极抗感染；反复感染者注射丙种球蛋白；用较大剂量肾上腺糖皮质激素治疗自身免疫性溶血性贫血或血小板减少性紫癜，疗效不佳且脾明显肿大时考虑脾切除。

第五节　造血干细胞移植病人的护理

统领全局—考试大纲

掌握骨髓移植的适应证与护理。

浪里淘沙—核心考点

造血干细胞移植是通过各种途径收集足够数量造血干细胞移植给病人，重建正常造血和免疫功能。包括骨髓移植、外周血干细胞移植和脐血移植。

一、骨髓移植

骨髓移植是指机体接受超剂量化疗和放疗后，将异体或自体骨髓植入体内，重建造血和免疫功能。

1. 自体骨髓移植　将病人能重建正常造血的自体骨髓冷冻保存，待病人接受超剂量放化疗后再回输给病人，重建自身造血。

2. 同基因骨髓移植　指单卵双胎间的移植，供受者基因完全相同，无排斥和移植物抗宿主病发生，不需移植前免疫抑制。

3. 异基因骨髓移植　将非单卵双生的他人骨髓移植到受者体内，使其生长繁殖。

（一）适应证

1. 急性白血病　骨髓移植可显著提高急性白血病的无病生存期，只要有HLA相合的供髓者，应<u>在首次缓解期内行异基因骨髓移植</u>，年龄控制在50岁以下。儿童ALL因通过化疗获得良好效果，一般主张在早期复发或第二次缓解时进行。

2. <u>慢性粒细胞白血病</u>　目前骨髓移植是根治慢性粒细胞白血病的唯一方法。对年龄在45岁以下，有HLA相合的供髓者，争取在诊断后一年内慢性期进行骨髓移植。

3. <u>重型再生障碍性贫血</u>　年龄不超过40岁，有合适的供髓者，在病人未输血、未发生感染前进行骨髓移植。

4. <u>恶性淋巴瘤</u>　病人年龄55岁以下，重要器官功能正常，属中高度恶性或缓解期短，治疗困难易复发的淋巴瘤病人在全淋巴结放疗和大剂量联合化疗的基础上考虑骨髓移植。

（二）护理

1. 移植前准备及护理

（1）供者准备：异基因骨髓移植供者身体健康，年龄在8~60岁，无严重心肝肾及骨髓疾病，无活动性乙肝、丙肝及巨细胞病毒感染。供受者抽血做人白细胞抗原（HLA）配型，混合淋巴细胞培养，选择HLA相合者。为确保供者安全，移植前2周对供者进行自体循环采血600~800ml，供采髓时回输给供者，避免各种血源性传染病的发生。外周血造血干细胞移植时常应用粒系集落刺激因子为动员剂，使外周血中造血干细胞数量增加。

（2）受者准备

1）全面体检：移植前检查血象、骨髓象、血生化、肝肾功能、心电图等，控制感染灶。

2）体表准备及眼、耳、鼻、口腔、会阴部消毒：入室前1~2天剃去全身毛发，修剪指（趾）甲，当日清洁灌肠，淋浴后用1：2000氯己定（洗必泰）液药浴30分钟，更换无菌衣裤、拖鞋进入无菌层流室。

3）肠道消毒：入室前3天口服肠道不吸收抗生素，进无菌饮食。

4）锁骨下静脉插管：保证化疗、输骨髓、输液及静脉营养。

5）预处理：移植前14天以内进行放、化疗，其目的是杀灭肿瘤或白血病细胞；抑制免疫反应，减少排斥。

6）心理护理：向病人说明BMT治疗、入住无菌层流室的重要性，介绍无菌室内制度、环境，讲解BMT的方法、步骤和可能出现的并发症，教病人配合每天的治疗和护理工作。

（3）空气层流病房准备：用消毒液擦拭室内天花板、墙壁、地面、家具，用0.8%的过氧乙酸按30ml/m³进行喷雾，密闭24小时，进行第2次喷雾，再密闭30分钟后开机通风，做空气细菌培养以监测消毒效果。

2.术中护理

（1）骨髓液采集：采髓部位为两侧髂前、髂后上棘，必要时采集胸骨。造血干细胞4℃保存时最好于60小时内输入，深低温−80℃可保存1年，−196℃可保存数年至数十年。

（2）骨髓回输：预处理结束后间隔一段时间即可经静脉插管回输骨髓液，输注前静脉注射地塞米松10mg以减少输髓反应。采集的骨髓尽可能在6小时内输完，速度先慢后快，为防肺脂肪栓塞，每袋骨髓液输至最后5ml时弃去。另建一通路输鱼精蛋白以中和骨髓液中的肝素。4℃保存的骨髓在室温放置1小时复常温后摇匀输注，深低温保存的在39~41℃水中解冻，一般从解冻至输完不超过10分钟。

3.移植后护理

（1）预防感染：感染的预防和控制是移植成败的关键。因此须实行全方位保护。

（2）预防出血：骨髓移植后血小板减少，如血小板低于$20 \times 10^9/L$，嘱病人减少活动，进软质饮食，保持大便通畅，每天监测血象，密切观察皮肤有无出血点、瘀斑、有无鼻出血、牙龈出血，注意尿、大便及痰液颜色，有无颅内出血征象，必要时输浓缩血小板。

（3）移植物抗宿主病的护理：植活的供者骨髓造血干细胞含免疫活性细胞，主要为T细胞，可与受者组织发生免疫反应，导致组织损伤，称为GVHD。10天内发生的称超急性GVHD；3个月以内发生的为急性GVHD，主要表现为皮肤红色斑丘疹、腹泻、肝功能异常等；3个月以后发生的为慢性GVHD，表现为局限性硬斑或全身性硬皮病，肝功能异常，口腔、眼干燥，呼吸困难等。GVHD轻者可治愈，重者死亡。

小试身手 44.造血干细胞移植术后最严重的并发症是

A.出血   B.感染   C.感染肝炎   D.肝静脉闭塞病   E.GVHD

1）用药护理：移植前一日开始每天静脉滴注环孢素2.5mg/kg，持续1个月，以后每天口服6mg/kg至6个月。环孢素可引起肾毒性、高血压、糖耐量异常、恶心、多毛、齿龈增生、震颤等。用药过程中查肝肾功能，注意血压、尿量变化。应用大剂量肾上腺皮质激素可引起感染和消化道出血，注意体温变化、大便性状。联合应用ATG或ALG时注意过敏反应。

2）病情观察及护理：急性GVHD易发生在移植后20天左右，白细胞逐渐回升时，注意观察耳后、手掌、脚心等部位皮肤改变。首先出现的是皮疹，皮疹严重或发生表皮坏死、皮肤剥脱和水疱形成时保持皮肤、床单清洁，每日温水擦浴，衣物质地柔软，以防出血和感染。腹泻者注意观察大便次数和量，记出入量，加强肛周护理，防止感染。病人进少渣清淡半流质饮食。注意皮肤、巩膜有无黄染。

（4）肝静脉闭塞病（VOD）：是一种以肝内小静脉纤维性闭塞为主要病理改变的疾病。表现为体重增加、肝大、肝区疼痛、腹水、黄疸等。遵医嘱使用小剂量肝素、前列腺素E可预防VOD的发生。移植后每天称体重，必要时测腹围。

二、外周血干细胞移植

外周血干细胞移植即周围造血干细胞移植，是使用造血干细胞动员剂促使干细胞从骨髓组织释放入血，体外富集后替代骨髓造血干细胞进行移植。包括自体外周血造血干细胞移植和异基因外周血造血干细胞移植。

（一）适应证

同自体骨髓移植和异基因骨髓移植。

（二）方法

术前准备及处理同骨髓移植。

1.造血干细胞动员

（1）自体外周血造血干细胞移植：采用化疗联合造血细胞生长因子作为动员剂，用环磷酰胺1~1.5g/m²，阿糖胞苷1~2g/m²，白细胞下降至最低开始回升时，使用G-CSF每日3~5μg/kg，皮下注射，连用3~5天。

（2）异基因外周血造血干细胞移植：单用造血细胞生长因子（G-CSF或GM-CSF）10μg/（kg·d），皮下注射，连用4~5天。

2.造血干细胞富集 分离干细胞采集程序，循环血量10000~14000ml，连用2天，每次采集2小时，用G-CSF 5μg/kg，皮下注射。

3.移植回输后检查、支持疗法、并发症防治和心理护理同骨髓移植。

小试身手 （45~47题共用题干）

患者，男性，45岁，诊断为急性淋巴细胞白血病。化疗后第6天出现肛周感染，体温最高达39.8℃，第7天出现烦躁不安，血压下降，脉搏细数。血常规示WBC $1 \times 10^9/L$，Hb 65g/L，Plt $40 \times 10^9/L$。

45.该病人不宜采用的降温措施是

A.温水擦浴   B.酒精擦浴   C.头颈部放置冰袋   D.应用解热镇痛剂   E.大动脉降温

46.该病人最可能发生了何种并发症

A.颅内出血   B.中枢神经系统白血病   C.化疗性脑膜炎

D.感染性休克   E.心力衰竭

47.若该病人要进行造血干细胞移植，最宜选择的时期是

A. 随时可进行　　　B. 首次缓解期　　　C. 首次复发时　　　D. 第二次缓解期　　　E. 第二次复发时

第六节　血液及造血系统疾病病人常用诊疗技术及护理

统领全局—考试大纲

掌握骨髓穿刺术的适应证、禁忌证和护理。

浪里淘沙—核心考点

骨髓穿刺术

骨髓穿刺术是一种协助诊断血液及造血系统疾病、传染病和寄生虫病等的常用技术。

（一）适应证

适用于不明原因贫血、白血病、多发性骨髓瘤、骨转移瘤、原发性血小板减少性紫癜、疟疾、黑热病等。

（二）禁忌证

血友病、晚期妊娠及局部皮肤感染者禁用。

（三）方法

1.选择穿刺部位、消毒、戴无菌手套，铺无菌孔巾，用2%利多卡因局麻。

2.调节固定器，固定在距针尖1~5cm处，左手固定皮肤，右手持针垂直缓慢刺向骨面，阻力消失、穿刺针固定在骨内，提示已进入骨髓腔。拔出针芯，接上干燥注射器，用适当力量**抽吸骨髓液0.1~0.2ml滴于载玻片上**，迅速做有核细胞计数及涂片检查，**如需做骨髓液细菌检查需再抽取1~2ml**。

小试身手 48.骨髓涂片需抽取骨髓液

A. 0.1~0.2ml　　　B. 0.2~0.5m　　　C. 0.5~1ml　　　D. 1~2ml　　　E. 2~5ml

小试身手 49.行骨髓液细菌检查，应抽取骨髓

A. 0.1~0.2ml　　　B. 0.2~0.5ml　　　C. 0.5~1ml　　　D. 1~2ml　　　E. 2~5ml

3.抽吸完毕，重新插入针芯，拔出穿刺针，**按压1~2分钟后用胶布固定**。

4.操作过程中观察病人面色、呼吸、脉搏、血压，嘱咐病人勿动，以免穿刺针折断；严格无菌操作，以免感染。

（四）护理

1.术前护理

（1）病人准备：向病人说明穿刺目的和过程，以消除顾虑。查出血及凝血时间。做普鲁卡因皮试。

（2）用物准备：消毒治疗盘、2%利多卡因、骨髓穿刺包、棉签、无菌手套、玻片、培养基、酒精灯、胶布等。

（3）穿刺部位及体位选择：根据穿刺部位协助病人取舒适体位。**胸骨取仰卧位**，肩下置垫枕使胸骨抬高；**髂前上棘取仰卧位**；**髂后上棘**取仰卧位或俯卧位；**棘突**穿刺病人反坐靠背椅，双臂伏于椅背上，使背部尽量后突。

小试身手 50.行髂后上棘骨髓穿刺，应选择的体位是

A. 仰卧位　　　B. 坐位　　　C. 俯卧位　　　D. 头低脚高位　　　E. 中凹位

小试身手 51.常用的骨髓穿刺部位**不包括**

A. 胸骨　　　B. 肋骨　　　C. 棘突　　　D. 髂后上棘　　　E. 髂前上棘

2.术后护理

（1）拔针后局部加压，**血小板减少者至少按压3~5分钟**，休息20~30分钟，穿刺部位无出血后即可活动。

（2）术后嘱病人当日不要洗澡，保持局部干燥，如无出血和感染3天后取下敷料。如局部出现红肿触痛，提示感染，及时给予处理。

参考答案

1.C　2.C　3.E　4.E　5.D　6.A　7.A　8.D　9.C　10.D　11.A　12.B　13.A　14.D　15.D　16.B　17.E　18.D　19.D　20.D
21.D　22.D　23.C　24.B　25.B　26.A　27.E　28.B　29.D　30.C　31.D　32.C　33.B　34.A　35.B　36.B　37.B　38.E　39.D
40.B　41.C　42.D　43.B　44.E　45.B　46.D　47.B　48.A　49.D　50.C　51.B

第五章 泌尿系统疾病病人的护理

第一节 概 述

统领全局—考试大纲

1. 掌握泌尿系统的结构与功能。
2. 掌握泌尿系统常见症状及辅助检查评估。

浪里淘沙—核心考点

泌尿系统由肾脏、输尿管、膀胱、尿道及相关血管和神经组成，其主要功能是生成和排泄尿液、产生多种内分泌激素。

一、泌尿系统的结构与功能

1. 泌尿系统的结构 肾为实质脏器，左右各一，位于腹膜后脊柱两侧的脂肪囊中，约在第12胸椎至第3腰椎之间，右肾位置略低于左肾。中国成人肾脏的长、宽和厚度分别为10.5~11.5cm、5~7.2cm和2~3cm。男性一个肾脏重量约100~140g，女性略轻。

肾单位是肾脏结构和功能的基本单位，单个肾脏含100万~200万个肾单位。**肾单位包括肾小体及肾小管。肾小体由肾小球及肾小囊组成。**肾小球是由入球小动脉和出球小动脉及系膜组织所构成的毛细血管网丛，与输入及输出小动脉相连于血管极。

小试身手 1.肾单位的组成是

A. 肾小球和肾小囊　　B. 肾小体和集合管　　C. 肾小球和肾小管　　D. 肾小体和肾小管　　E. 皮质和髓质

肾单位中滤过膜是最重要的结构，分为3层：肾小球毛细血管内皮细胞层、中层致密的基底膜及伸出足突的上皮细胞层。滤过膜的屏障功能包括：①机械屏障：滤过膜仅允许一定大小的蛋白质分子通过。②电荷屏障：滤过膜中带负电荷的物质可阻止带负电荷的血浆白蛋白滤过。上述任何一种屏障受损均可导致蛋白尿。

肾小囊由内外两层组成，内层紧紧包在肾小球毛细血管及球内血管系膜区的周围。外层为肾小囊的外壁。两层之间为一囊腔，与近端肾小管管腔相连，原尿由肾小球滤出后，经该囊腔进入肾小管。

肾小管分为近端肾小管、细段及远端小管。近、远端小管又分为曲部（分别称为近曲小管、远曲小管）和直部两段。近、远端小管的直部和细段组成U字形的肾小管髓袢。

肾小球旁器位于肾皮质，由球旁细胞、致密斑和球外膜细胞组成。

肾皮质和髓质内含大量肾单位和集合管，构成肾实质部分。在这些结构之间含少量结缔组织，称为肾间质。肾间质内有血管、淋巴管和神经穿行。从皮质到髓质内区，间质数量和间质细胞数不断增加，肾髓质中的间质细胞能分泌前列腺素。

2. 肾脏的生理功能

（1）肾小球滤过作用：安静时正常成人每分钟约有1200ml血液流经肾脏。血液流经肾小球时，除血细胞和大分子蛋白质外，几乎所有血浆成分均经肾小球滤过膜进入肾小囊而形成原尿。原尿生成速度与肾小球滤过面积、通透性以及肾小球有效滤过压及肾血流量有关。

（2）肾小管的功能

1）重吸收功能：原尿流经肾小管和集合管时经选择性重吸收，对机体有用的物质重新被吸收。原尿中大部分的葡萄糖、蛋白质、氨基酸、钾、钙、钠、水等在近曲小管重吸收。肾小管的重吸收作用，维持了机体水分及电解质的平衡。

小试身手 2.肾脏维持水平衡功能，主要依靠下列哪项调节来实现

A.肾小球滤过量　　　　　　　　　B.近端肾小管与髓袢的重吸收水量

C.远端肾小管与集合管的重吸收水量　　D.近端肾小管与远端集合管的重吸收水量

E.肾小管的分泌功能

2）分泌和排泄功能：肾小管上皮细胞将自身产生的或血液内的物质分泌到尿中。

3）浓缩和稀释功能：浓缩和稀释功能可反映肾远端小管、集合管对水的调节。正常人缺水时，组织渗透压升高，通过渗透压感受器促进抗利尿激素分泌，使远端小管和集合管对水重吸收增加，尿比重上升，尿液浓缩；相反，当体内水分过多时，抗利尿激素分泌减少，肾小管和集合管对水的重吸收减少，尿比重降低，尿液稀释而排出多余水分。

（3）肾脏的内分泌功能

1）肾素：由球旁细胞分泌。肾素使血管紧张素原转变为血管紧张素Ⅰ，血管紧张素Ⅰ再经血管紧张素转换酶作用，生成血管紧张素Ⅱ和血管紧张素Ⅲ，收缩血管和增加细胞外液量，血压升高。血管紧张素Ⅲ和Ⅱ可通过刺激醛固酮合成和分泌，促进肾小管对钠的重吸收，增加血容量。

2）前列腺素（PG）：来源于髓质的间质细胞，主要有PGE_2、PGA_2及PGF_{2a}，前两者能扩张肾血管，增加肾血流量，促进水钠排出，使血压降低；PGF_{2a}可收缩血管。

3）激肽释放酶：肾皮质内所含缓激肽释放酶促使激肽酶原生成激肽，对抗血管紧张素，使小动脉扩张，肾血流量增加，促进水钠排泄，使血压降低。

4）促红细胞生成激素（EPO）：机体组织缺氧时，肾脏产生EPO增多，刺激骨髓红系增殖、分化，使红细胞数量增多，血红蛋白合成增加。

5）1α-羟化酶：肾皮质可产生1α-羟化酶，使25-羟维生素D₃转化为有活性的1，25-二羟维生素D₃，调节钙磷代谢。

此外，肾脏是肾外分泌的许多激素如促胃液素、抗利尿激素、降钙素等作用的靶器官，以及降解一些肾外激素如促胃液素、胰岛素、胰高血糖素等的主要场所。

小试身手 3.肾脏是下列哪种激素作用的重要靶器官

A.胰岛素　　　　　　B.高血糖素　　　　　　C.胃泌素　　　　　　D.抗利尿激素　　　　　　E.甲状旁腺激素

小试身手 4.肾脏可降解下列哪种激素

A.胰岛素　　　　　　B.甲状腺素　　　　　　C.降钙素　　　　　　D.抗利尿激素　　　　　　E.血管紧张素

（4）系膜功能：系膜细胞分布于毛细血管袢之间，起修补基膜、清除异物、调节肾小球滤过等作用。

二、泌尿系统常见症状及辅助检查评估

（一）症状评估

1.水肿　指过多液体积聚在组织间隙使组织肿胀，是肾小球疾病最常见的临床表现。

肾小球疾病引起的水肿分为两类：一类是肾炎性水肿，主要由肾小球滤过率下降导致"球-管失衡"，水钠潴留，毛细血管静水压增高而出现水肿。水肿为全身性，以眼睑、头皮等组织疏松处最明显。另一类是肾病性水肿，主要由大量蛋白尿造成血浆蛋白过低，血浆胶体渗透压降低，液体自血管内进入组织间隙。一般较严重，多从下肢开始。

小试身手 5.急性肾小球肾炎水肿的主要原因是

A.肾小球滤过率降低　　　　　　B.肾小管重吸收增加　　　　　　C.大量白蛋白丢失
D.继发性醛固酮增多　　　　　　E.继发性心功能不全

小试身手 6.肾性水肿一般先发生在

A.双下肢　　　　　　B.骶尾部　　　　　　C.会阴部　　　　　　D.眼睑及面部　　　　　　E.腹腔

2.排尿异常

（1）尿路刺激征：包括尿频、尿急、尿痛、排尿不尽感及下腹坠痛等。尿频是指排尿次数增多而每次尿量不多且每日尿量正常；尿急是指一有尿意即迫不及待地要排尿而不能自我控制；尿痛是指排尿时膀胱区和尿道有疼痛或灼热感。尿路刺激征多见于尿路感染、结石等。

（2）遗尿：指入睡后不自主排尿而尿床者。2~3岁以前为生理性，3岁以后除功能性外，可由神经性膀胱、感染、后尿道瓣膜、远端尿道狭窄等引起。

3.尿量异常　正常人每日尿量约为1500ml。每日尿量少于400ml为少尿；少于100ml为无尿。每日尿量多于2500ml为多尿，见于糖尿病、尿崩症和肾功能损害的多尿期。

小试身手 7.少尿是指24小时尿量少于

A.100ml　　　　　　B.200ml　　　　　　C.400ml　　　　　　D.500ml　　　　　　E.800ml

4.尿液异常

（1）蛋白尿：每日尿蛋白含量持续超过150mg，蛋白质定性实验阳性。若每日持续超过3.5g/1.73m²（体表面积）或50mg/kg体重，称为大量蛋白尿。

小试身手 8.蛋白尿是指24小时尿蛋白持续超过

A.150mg　　　　　　B.130mg　　　　　　C.110mg　　　　　　D.90mg　　　　　　E.70mg

（2）血尿：新鲜尿沉渣每高倍视野红细胞超过3个或1小时尿红细胞计数超过10万，或12小时计数超过50万，称为镜下血尿。尿外观呈洗肉水样，称肉眼血尿，见于肾小球肾炎、泌尿系结石、结核、肿瘤等。

（3）白细胞尿、脓尿和菌尿：新鲜离心尿液每高倍视野白细胞超过5个，1小时新鲜尿液白细胞超过40万或12小时计数超过100万，称为白细胞尿或脓尿。常见于泌尿系感染、肾小球肾炎等。中段尿涂片镜检，每高倍视野均可见细菌，或培养菌落计数超过10⁵/ml，可诊断为泌尿系统感染。

（4）管型尿：是由蛋白质、细胞或其碎片在肾小管内形成，分为细胞管型、颗粒管型、透明管型和蜡样管型等。正常人尿中偶见透明和颗粒管型。如12小时尿沉渣计数管型超过5000个，或镜检出其他类型管型时，称为管型尿。白细胞管型是诊断肾盂肾炎或间质性肾炎的重要依据，上皮细胞管型见于急性肾小管坏死，红细胞管型提示急性肾小球肾炎。

5.肾性高血压　肾脏疾病可引起高血压，肾性高血压分为肾血管性高血压和肾实质性高血压。肾血管性高血压由肾动脉狭窄或堵塞引起，高血压程度较重，易发展为急进性高血压。肾实质性高血压是肾性高血压的常见原因，主要由急、慢性肾小球肾炎、慢性肾盂肾炎等肾实质性疾病引起。肾性高血压分为容量依赖型和肾素依赖型两类。前者由水钠潴留引起，用排钠利尿剂或限制水钠摄入可明显降低血压；后者由肾素-血管紧张素-醛固酮系统被激活引起，过度利尿常使血压更加升高，而使用血管紧张素转化酶抑制剂、钙通道阻滞剂可使血压下降。

（二）辅助检查评估

1.尿液检查　尿常规检查宜收集清晨第一次尿，因晨尿浓缩和酸化，有利于尿中细胞、管型等成分保留。尿标本留取后需立即送检，一般标本从排出到试验应在1小时内完成。不能立即送检时应加入防腐剂冷藏保存。收集标本的容器应清洁干燥，女性病人避开月经期，防止阴道分泌物混入，必要时留中段尿送检。尿细菌学培养，先用0.1%的碘伏清洗外阴再行尿道口消毒，

用无菌试管接取中段尿送检。尿蛋白定性试验，在24小时内第一次排尿后加入防腐剂，留取全部24小时尿液后量24小时尿液总量，混匀后取适量送检。

2. 肾功能试验

（1）肾小球滤过功能

1）内生肌酐清除率（Ccr）：**是检查肾小球滤过功能最常用的指标**，可动态观察并判断肾脏疾病的进展及预后，**可较早反映滤过功能异常**。

测定Ccr前让病人连续进食3天低蛋白饮食（每日摄入的蛋白质少于40g），并禁食肉类（无肌酐饮食），避免剧烈活动，于第4日晨8时排尽尿液，最后一次排尿后加入防腐剂，准确收集24小时全部尿液。取血2~3ml与尿液同时送检，根据血、尿肌酐值计算出Ccr。

小试身手 9.肾功能损害的早期指标是

　A.内生肌酐清除率　　　B.尿比重　　　　　　C.尿蛋白　　　　　　D.血肌酐　　　　　　E.血尿素氮

2）血尿素氮（BUN）和血肌酐（Scr）：判断肾小球滤过功能，但两者多在肾功能严重受损时才升高，故并非早期诊断指标。BUN值常受肾外因素的影响，不如血肌酐能准确地反映肾脏滤过功能。如两者同时增高提示肾脏严重损害。

（2）肾小管功能测定：包括近端和远端肾小管功能试验。

（3）其他肾功能试验：肾血流量测定、酸碱失衡试验等。

3. 肾病免疫学检查　血浆及肾纤维蛋白降解产物（FDP）测定，尿FDP增加提示肾内有凝血、纤维素沉积及纤溶等改变。血清补体成分测定（血清总补体、C_3等），对探讨肾小球疾病发病机制、指导临床治疗有一定意义。抗链球菌溶血素"O"测定对链球菌感染后肾小球肾炎的诊断起重要作用。

4. 肾脏影像学检查　包括泌尿系统平片、静脉肾盂造影及逆行肾盂造影、肾动静脉造影、膀胱镜检查、B超、CT、MRI等。静脉尿路造影术检查前进少渣饮食，避免摄入产气食物如豆类、粗纤维蔬菜、水果等，检查当日晨禁食，造影前12小时禁水。检查前一晚清洁肠道，于晚饭后2小时冲服或灌肠。术前做碘过敏试验，造影时备好急救药品，注射碘剂过程中密切观察病人情况。检查后嘱病人多饮水，以促使造影剂尽快排出。

5. 肾脏病理学检查。

第二节　急性肾小球肾炎

统领全局—考试大纲

1. 了解急性肾小球肾炎的病因及发病机制。
2. 掌握急性肾小球肾炎的临床表现、辅助检查、治疗要点及护理措施。

浪里淘沙—核心考点

　　急性肾小球肾炎（简称急性肾炎）是以急性肾炎综合征为主要表现的一组疾病，**起病急**，以**血尿、蛋白尿、水肿和高血压**为主要表现，伴一过性肾功能不全。本病常有前驱感染，多见于链球菌感染后。

一、病因及发病机制

　　本病常由**β溶血性链球菌**感染引起，常见于上呼吸道感染、猩红热或皮肤脓疱疮后，感染导致机体产生免疫反应而引起双侧肾脏弥漫性炎症反应。

好礼相送　　　　　　　链球菌感染的疾病（武哥总结，严禁转载，违者必究）

1. 风湿性心瓣膜病　A族乙型溶血性链球菌。
2. 小儿急性肾小球肾炎　A族β溶血性链球菌。
3. 猩红热　A族乙型溶血性链球菌。
4. 风湿热　A族乙型溶血性链球菌。
5. 急性蜂窝织炎　溶血性链球菌。
6. 急性淋巴管炎和淋巴结炎　化脓性链球菌。
7. 亚急性细菌性心内膜炎　草绿色链球菌。

小试身手 10.引起急性肾小球肾炎的最常见病原体是

　A.病毒　　　　　　B.支原体　　　　　　C.衣原体　　　　　　D.链球菌　　　　　　E.真菌

二、临床表现

　　本病多见于儿童，男性多于女性。常于感染后2周起病。本病起病急，病情轻重不一，轻者仅尿常规及血清补体C_3异常，重者出现急性肾衰竭；典型表现为急性肾炎综合征。患者可发生急性肾损伤。本病预后良好，常在数月内自愈。

　　1. 血尿　为病人就诊的主要原因和首发症状。几乎所有病人均有血尿，约30%病人出现肉眼血尿，**尿液呈洗肉水样**，一般于数天内消失，也可持续数周转为镜下血尿。

2.**水肿** 80%以上病人出现水肿，**晨起眼睑水肿，面部肿胀感，呈"肾性面容"**，可伴下肢轻度凹陷性水肿。少数严重者出现全身性水肿、腹水、胸腔积液等。

3.**高血压** 约80%病人发病初期出现一过性轻至中度高血压，经利尿后血压恢复正常。少数病人出现严重高血压，甚至高血压脑病。

4.少数重症病人可发生充血性心力衰竭，常与水钠潴留有关。

小试身手 11.急性肾小球肾炎主要的临床表现是

A.起病急、肾功能急剧恶化、早期出现急性肾衰竭　　　　B.大量蛋白尿、低蛋白血症、水肿、高脂血症

C.无尿、血尿、蛋白尿、水肿、高血压　　　　D.高热、寒战、尿频、尿急、尿痛

E.血尿、蛋白尿、水肿、高血压

三、辅助检查

1.尿液检查 **镜下血尿，呈多形性红细胞**。**尿蛋白(+~++)**，少数病人**有大量蛋白尿**〔**尿蛋白定性(+++~++++)，24小时尿蛋白定量>3.5g**〕。尿沉渣见红细胞。早期尿中白细胞、上皮细胞增多，可见红细胞管型、颗粒管型等。

2.血清C_3及总补体发病初期下降，8周内恢复正常，对本病诊断意义大。**血清抗链球菌溶血素"O"滴度增高**，部分病人早期循环免疫复合物(CIC)及血清冷球蛋白阳性。

3.肾功能检查 Ccr降低，血尿素氮、肌酐升高。

小试身手 12.患者，男，28岁，患急性肾小球肾炎，入院治疗后3个月仍有蛋白尿、血尿。最有助于明确诊断的检查是

A.免疫学检查　　　B.肾活组织检查　　　C.尿液检查　　　D.肾功能检查　　　E.肾脏B超

四、治疗要点

本病为自限性疾病，不宜使用激素及细胞毒药物；病人卧床休息，对症处理；急性肾衰竭者短期透析；积极预防高血压性脑病和急性左心衰。

1.一般治疗 急性期注意休息，**待肉眼血尿消失、水肿消退、血压恢复正常后可逐渐增加活动量**。

2.对症处理 利尿消肿，控制血压，预防心脑合并症。通常利尿治疗有效。经休息、低盐饮食和利尿后高血压仍不能控制时加用降压药。

3.控制感染灶 初期使用青霉素（过敏者可用大环内酯类抗生素）10~14天。反复发作的慢性扁桃体炎，待病情稳定后考虑扁桃体摘除，手术前后2周注射青霉素。

4.透析治疗 发生急性肾衰竭而有透析指征时给予透析治疗。本病有自愈倾向，肾功能多可逐渐恢复，一般不需长期透析。

五、护理措施

1.休息和活动 急性期绝对卧床休息。症状明显者卧床4~6周，待**水肿消退、肉眼血尿消失、血压平稳、尿常规及其他检查基本正常后，可逐步增加活动量**。病情稳定后逐渐从事轻体力活动，避免劳累和剧烈运动，坚持1~2年，待完全康复后恢复正常体力活动。

2.饮食护理

（1）钠盐：急性期严格限盐，以减轻水肿和心脏负担。**一般每天盐摄入量低于3g**，特别严重者禁盐。当血压下降，水肿消退，尿蛋白减轻后，由低盐饮食逐渐过渡到普通饮食。

（2）水和钾：严格记录24小时出入量。遵循**"宁少勿多"**的原则，每日入量为不显性失水量（约500ml）加24小时尿量。

（3）蛋白质：肾功能正常时给予正常量蛋白质1g/（kg·d），出现氮质血症时限制蛋白质摄入，以**优质动物蛋白为主**，如牛奶、鸡蛋、鱼等，避免血中含氮代谢产物潴留。同时饮食热量充足、易于消化和吸收。

小试身手 13.急性肾小球肾炎由低盐饮食过渡到正常饮食的时机是

A.症状消失，血沉正常　　　　B.水肿消退，血压正常　　　　C.水肿消退，肉眼血尿消失

D.镜下血尿消失　　　　E.血清补体恢复正常

3.病情观察

（1）定期测量体重，观察体重变化和水肿消长情况，注意有无胸腔、腹腔、心包积液；观察有无皮肤红肿、破损、化脓等情况，有无发热，发现问题及时处理。

（2）观察病人生命体征，尤其是血压变化，注意有无剧烈头痛、恶心、呕吐、视力模糊，甚至神志不清、抽搐等**高血压脑病**的症状。

小试身手 14.急性肾小球肾炎患者突然出现血压升高，剧烈头痛、呕吐、惊厥等，提示可能发生了

A.急性心力衰竭　　　B.脑疝　　　C.高血压脑病　　　D.低血糖　　　E.高钾血症

（3）准确记录24小时出入量。监测尿量变化，如经治疗尿量未恢复正常，反而减少，提示肾实质严重损害。监测尿常规、肾小球滤过率、BUN、Scr、血浆蛋白、血电解质等的变化。

（4）用药护理：遵医嘱使用利尿剂，观察药物疗效及不良反应，如低钾、低氯等。呋塞米可引起耳鸣、眩晕、听力减退。

4.心理护理 让病人充分理解急性期卧床休息及恢复期限制运动的重要性。多关心病人，及时满足病人需要。

小试身手 15. 患者，男，48岁，蛋白尿、乏力、颜面浮肿2年，3天前因上呼吸道感染症状加重，伴头昏、剧烈头痛、视物模糊，患者担心预后不佳。查体：T 36.7℃，P 82次/分，R 20次/分，BP 150/100mmHg，面色苍白，双下肢凹陷性水肿。尿常规：尿蛋白（+++），红细胞（++）。血常规：红细胞3.0×10^{12}/L。血红蛋白90g/L，该患者的护理措施**不妥**的是

A. 多饮水，保持尿量在2500ml/d　　　　B. 让患者了解有关防治知识　　　　C. 合理膳食，保证足够营养

D. 减轻水肿，维持体液平衡　　　　E. 消除疑虑，配合治疗

第三节　慢性肾小球肾炎

统领全局—考试大纲

1. 了解慢性肾小球肾炎的病因及发病机制。
2. 掌握慢性肾小球肾炎的临床表现、辅助检查、治疗要点及护理措施。

浪里淘沙—核心考点

慢性肾小球肾炎（简称慢性肾炎）是指起病方式不同，病程迁延、进展缓慢，伴有肾功能减退，部分病人最终发展为终末期肾衰竭。**主要表现为蛋白尿、血尿、水肿、高血压**，以青中年男性居多。

一、病因及发病机制

绝大多数慢性肾炎由不同病因的原发性肾小球疾病发展而来，仅有少数由急性肾炎发展所致。

二、临床表现

多数起病缓慢、隐匿，临床表现多样，个体差异大。早期病人出现乏力、疲倦、腰痛、食欲减退。有前驱感染者起病较急。

1. <u>蛋白尿</u>　是<u>本病的必有表现，尿蛋白定量常在1~3g/d</u>。
2. 血尿　多为镜下血尿，也可见<u>肉眼血尿</u>。
3. 水肿　多为眼睑水肿和（或）下肢轻中度凹陷性水肿，由水钠潴留和低蛋白血症引起。
4. 高血压　肾衰竭时90%以上病人有高血压，部分病人肾功能正常时但也出现高血压。
5. 肾功能损害　呈慢性渐进性。肾功能正常或轻度受损的情况持续数年甚至数十年，逐渐发展为尿毒症。
6. 其他　慢性肾衰竭病人出现贫血。长期高血压者出现心脑血管并发症，如眼底出血、渗出，甚至视神经乳头水肿。

三、辅助检查

1. <u>尿液检查</u>　轻度异常。<u>尿蛋白（+~+++），24小时尿蛋白定量1~3g</u>。尿中见红细胞（+~++）、红细胞管型等。
2. 血液检查　肾功能不全者肾小球滤过率（GFR）下降，血尿素氮、肌酐升高。部分病人血脂升高，血浆白蛋白下降，血清C_3始终正常或持续降低8周以上不能恢复正常。
3. B超　双肾出现结构紊乱、缩小等改变。
4. <u>肾活体组织检查</u>　可确定肾炎的病理类型。

四、治疗要点

防止或延缓肾功能衰退、改善或缓解临床症状、防治严重并发症。

1. 降压　高血压可加速肾小球硬化，使肾功能恶化，因此应积极控制高血压。尿蛋白的治疗目标为争取减少至1g/d。<u>限盐，有明显水钠潴留的容量依赖型高血压首选利尿剂</u>，如氢氯噻嗪12.5~50mg/d。<u>对肾素依赖型高血压首选血管紧张素转换酶抑制剂</u>（ACEI），如贝拉普利10~20mg，每日1次；或血管紧张素Ⅱ受体拮抗剂，如氯沙坦50~100mg，每日1次。β受体阻滞剂，如阿替洛尔12.5~50mg，每日2次，还可选用钙拮抗剂，如氨氯地平5~10mg，每日1次。
2. 限制蛋白质及磷摄入　氮质血症者给予优质低蛋白、低磷饮食，减轻肾小球内高压、高灌注和高滤状态，延缓肾小球硬化。
3. 血小板解聚药　大剂量双嘧达莫（300~400mg/d），或小剂量阿司匹林（40~300mg/d）抑制血小板聚集，对系膜毛细血管性肾小球肾炎有一定降尿蛋白疗效。
4. 避免感染、劳累、妊娠、血压增高及使用肾毒性药物（如氨基糖苷类抗生素等）。

五、护理措施

1. 病情观察　观察尿量、水肿程度，是否出现胸、腹腔积液。密切观察血压变化。监测肾功能如Ccr、Scr、BUN，定期检查尿常规，监测有无水、电解质酸碱平衡紊乱。
2. 饮食护理　<u>给予低盐、适量蛋白质、高维生素饮食</u>。氮质血症者限制蛋白质摄入，一般为0.6~0.8g/（kg·d）。<u>给予优质动物蛋白</u>，如牛奶、鸡蛋、鱼类等。血压高者限制钠盐摄入，水肿时限制水分摄入。

锦囊妙记：肝性脑病的病人清醒后应给予优质植物性蛋白，肾脏疾病除肾病综合征外，其余肾脏疾病均应给予优质动物性蛋白。

3. 用药护理　嘱长期服用降压药者勿擅自改变剂量或停药。观察利尿剂的效果及不良反应。慢性肾炎伴肾病综合征者常用激素或免疫抑制剂，观察药物可能出现的不良反应。肾功能不全者在使用ACEI时注意监测高血钾。用血小板解聚药时观察有无出血倾向，监测出凝血时间等。

4. 心理护理　护士多与病人交流，及早发现病人的心理问题并给予心理疏导。

第四节　肾盂肾炎

统领全局—考试大纲

1. 掌握肾盂肾炎的病因及发病机制。
2. 掌握肾盂肾炎的临床表现、辅助检查、治疗要点及护理措施。

浪里淘沙—核心考点

肾盂肾炎是指肾盂、肾盏和肾实质的感染性炎症，主要由细菌感染直接引起。本病好发于女性。

一、病因及发病机制

（一）病因

致病菌以**大肠埃希菌多见**，其次是副大肠埃希菌、变形杆菌、葡萄球菌、粪链球菌、铜绿假单胞菌等。

锦囊妙记：肾盂肾炎、细菌性肝脓肿和继发性腹膜炎的主要致病菌均为大肠埃希菌。

小试身手 16. 肾盂肾炎最常见的致病菌是
A. 葡萄球菌　　　　B. 真菌　　　　C. 厌氧菌　　　　D. 大肠埃希菌　　　　E. 链球菌

（二）发病机制

1. 感染途径：①**上行感染：最常见**；②血行感染：较少见，细菌由体内慢性感染病灶侵入血流，到达肾脏引起肾盂肾炎；③淋巴管感染：更少见；④直接感染：外伤或肾周脏器感染时，细菌可直接入侵引起感染。

锦囊妙记：女性尿道口与阴道、肛门毗邻，会阴的细菌容易通过尿道口入侵引起尿路感染。

小试身手 17. 肾盂肾炎最常见的感染途径是
A. 血行感染　　　B. 淋巴道感染　　　C. 上行感染　　　D. 直接感染　　　E. 腹腔感染

2. 易感因素
（1）**尿流不畅和尿路梗阻，是最主要的易感因素**。肾小管和集合管内结晶，细菌易在肾内停留、生长繁殖引起感染。
（2）尿路畸形或功能缺陷。
（3）导尿、尿路器械检查。
（4）机体免疫力低下。
（5）其他：尿道口或其周围炎症，如尿道旁腺炎、阴道炎、会阴部皮肤感染等，细菌沿尿路上行引起肾盂肾炎。

二、临床表现

（一）急性肾盂肾炎

1. 全身表现　起病急，病人**寒战、高热，体温达38℃以上**（多为弛张热，也可为稽留热或间歇热）。全身不适、乏力、食欲减退、恶心、呕吐、腹痛、腹泻、血白细胞数升高。如高热持续不退提示并发尿路梗阻、肾周脓肿或败血症等。

2. 局部症状　**尿频、尿急、尿痛、排尿困难、耻骨弓上不适等尿路刺激征**，常伴腰痛或肾区不适，腰痛多为钝痛或酸痛，**肋脊角压痛和（或）叩击痛**。腹部上中输尿管点和耻骨上膀胱区压痛。

3. 尿液变化　外观浑浊，见脓尿或血尿。

4. 并发症
（1）**肾乳头坏死**：出现败血症、急性肾衰竭等。表现为高热、腰部剧烈疼痛、血尿，坏死组织从尿中排出，发生肾绞痛。
（2）**肾周围脓肿**：病人原有症状加重，一侧腰部出现疼痛，向健侧弯腰时疼痛加剧。治疗以抗感染为主，必要时行脓肿切开引流。

（二）慢性肾盂肾炎

病程超过半年，有以下表现之一者可诊断为慢性肾盂肾炎：①在静脉肾盂造影片上可见肾盂肾盏变形、狭窄；②肾外形凹凸不平，两肾大小不等；③肾功能持续性损害。

慢性肾盂肾炎临床表现多不典型，轻者无明显症状，仅有肾、尿路症状及尿液改变，部分病人无自觉症状，仅有尿检异常，重者急性发作时表现同急性肾盂肾炎，出现明显全身症状。

1. 复发型　常多次急性发作，发病时出现全身感染症状、尿路局部表现和尿液变化。
2. 低热型　以长期低热为主，伴乏力、腰酸、食欲减退、体重减轻等。
3. 血尿型　以血尿为主要表现，镜下或肉眼血尿，发病时伴腰痛、腰酸和尿路刺激征。
4. 隐匿型　无全身或局部症状，仅有尿液变化，尿菌培养阳性，又称无症状性菌尿。
5. 高血压型　在病程中出现高血压，偶可发展为急进型高血压，伴贫血。

三、辅助检查

1. 尿常规和细胞计数　镜检白细胞明显增多，出现白细胞管型。红细胞增多，出现肉眼血尿。白细胞计数 $\geq 8 \times 10^6$/L 为白细胞尿（脓尿）。尿蛋白为阴性或微量，一般 <2.0g/d。
2. 血常规　急性期血白细胞和中性粒细胞增多，中性粒细胞核左移，血沉增快。慢性期红细胞计数和血红蛋白轻度降低。
3. 尿细菌学检查　含菌量 $\geq 10^5$/ml，即为有意义的细菌尿。膀胱穿刺尿定性培养有细菌生长提示菌尿。
4. 尿沉渣镜检菌　平均每视野 ≥ 20 个细菌即为有意义的细菌尿。
5. 影像学检查　急性期不宜做X线静脉肾盂造影，可做B超检查确定有无结石、梗阻等。

小试身手　18. 患者，女性，30岁，高热伴寒战，腰痛，尿频，尿急，肾脏有明显叩击痛，尿蛋白（++），白细胞（+++），红细胞5个/高倍视野，尿培养为大肠埃希菌，考虑该病人为
　A. 尿道炎　　　　　B. 肾结石　　　　　C. 肾结核　　　　　D. 急性肾盂肾炎　　　　　E. 急性肾小球肾炎

四、治疗要点

（一）急性肾盂肾炎

1. 一般治疗　症状明显时卧床休息，多饮水以增加尿量，促进细菌和炎性分泌物排出。给予易消化高维生素饮食。高热且胃肠道症状明显者静脉补液等。

2. 抗生素治疗

（1）轻型急性肾盂肾炎：口服抗生素治疗10~14天，常用环丙沙星0.25g，每12小时1次；或氧氟沙星0.2g，每12小时1次，一般用药72小时显效。如无效，则应根据药物敏感试验结果更改药物。

（2）较严重急性肾盂肾炎：发热、体温 >38.5℃，血白细胞升高等全身感染中毒症状明显者，需住院治疗，静脉输注抗生素，常用氨苄西林1.0~2.0g，每4小时1次；头孢噻肟钠2.0g，每8小时1次；头孢曲松钠1.0~2.0g，每12小时1次；左氧氟沙星0.2g，每12小时1次，必要时联合用药。氨基糖苷类抗生素肾毒性大，应慎用。静脉用药至退热72小时后改用口服有效抗生素，完成2周疗程。

（3）碱化尿液：口服碳酸氢钠片，每次1g，每日3次，增强上述抗生素的疗效，减轻尿路刺激症状。

（二）慢性肾盂肾炎

1. 一般治疗　去除易感因素，解除尿流不畅、尿路梗阻，纠正肾和输尿管畸形，提高机体免疫力等。多饮水、勤排尿。
2. 抗感染治疗　①两种药物联合应用，必要时中西医结合治疗；②疗程适当延长，选用敏感药物；③抗菌治疗同时去除易感因素；④急性发作期用药同急性肾盂肾炎。

五、护理措施

1. 密切观察病情　监测体温变化，高热者冷敷、温水或乙醇擦浴等。如高热持续不退或体温升高且腰痛加剧考虑为肾周脓肿、肾乳头坏死，应及时处理。
2. 遵医嘱使用抗生素　口服磺胺类药物要多饮水，服用碳酸氢钠，以增强疗效、减少磺胺结晶析出等。
3. 饮食护理　轻者给予清淡、高营养饮食。发热给予流质或半流质饮食，消化道症状严重者静脉补液，注意口腔护理。多饮水，每日入量在2500ml以上。

小试身手（19~20题共用备选答案）
　A. 前一天的出液量加上500ml　　　　B. 前一天的尿量加上1000ml　　　　C. 前一天的尿量加上700ml
　D. 2000ml以上　　　　　E. 1000ml以内
　19. 急性肾衰竭患者每日入液量一般为
　20. 急性肾盂肾炎患者每日入液量为

4. 保证休息和睡眠　急性发作期第1周卧床休息，环境安静舒适，各项治疗操作相对集中。加强生活护理，及时更换汗湿衣被。慢性肾盂肾炎一般不宜从事重体力劳动。
5. 尿细菌学检查　尿细菌定量培养：①在使用抗生素之前或停用抗生素5天后留取标本；②留取标本时严格无菌操作，清洁外阴（男性包皮），消毒尿道口；③留取清晨第一次中段尿（尿液在膀胱6~8小时），在1小时内送细菌培养；④尿标本中勿混入消毒液和（或）外阴分泌物等。

好礼相送　　　　**尿路感染口诀（武哥总结，严禁转载，违者必究）**

尿路感染，女性多见；肠埃希菌，上行入侵；

肾区疼痛，寒战高热；细菌培养，最能确诊；

用药疗程，症状消失，继续用药，三至五天；

尿液培养，连续三次，均为阴性，方为治愈；

细菌培养，中段尿液，用药之前，停药五天。

第五节　原发性肾病综合征

统领全局—考试大纲

1. 了解原发性肾病综合征的病因及发病机制。
2. 掌握原发性肾病综合征的临床表现、辅助检查、治疗要点及护理措施。

浪里淘沙—核心考点

肾病综合征是由多种肾脏疾病引起的具有以下共同表现的一组综合征：①**大量蛋白尿（尿蛋白定量>3.5g/d）**；②**低蛋白血症（血浆白蛋白<30g/L）**；③水肿；④高脂血症。其中①②两项为诊断肾病综合征必须依据。

小试身手 21. 肾病综合征最重要的两项诊断标准是

A. 大量蛋白尿（>3.5g/d）和明显水肿

B. 明显水肿和低蛋白血症（<30g/L）

C. 大量蛋白尿（>3.5g/d）和低蛋白血症（<30g/L）

D. 高脂血症和明显水肿

E. 高脂血症和大量蛋白尿

一、病因及发病机制

分原发性和继发性两类，原发性肾病综合征是指原发于肾小球本身的病变，继发性肾病综合征是指继发于全身系统性疾病或先天遗传性疾病，如系统性红斑狼疮、糖尿病、过敏性紫癜等。

二、临床表现

（一）大量蛋白尿和低蛋白血症

当肾小球滤过膜受损时，**滤过膜对血浆蛋白（主要为白蛋白）的通透性增加**，当原尿中蛋白含量超过肾小管重吸收能力时，**出现大量蛋白尿**。另外肝代偿合成血浆蛋白不足、胃黏膜水肿引起蛋白质摄入减少、吸收不良也加重了低蛋白血症。

小试身手 22. 肾病综合征最根本的病理生理改变是

A. 水肿　　　　B. 高血压　　　　C. 低蛋白血症　　　　D. 大量蛋白尿　　　　E. 高胆固醇血症

（二）水肿

水肿是肾病综合征最明显的体征。严重水肿者出现胸腹腔和心包腔积液。**低蛋白血症、血浆胶体渗透压下降，水分从血管腔内进入组织间隙，是病人出现水肿的主要原因**。

（三）高脂血症

血中胆固醇、甘油三酯含量升高，低及极低密度脂蛋白浓度增高。高脂血症、低白蛋白血症与刺激肝脏合成脂蛋白有关。

锦囊妙记：考生应理解肾病综合征的临床表现。蛋白尿→低蛋白血症→血浆胶体渗透压下降→水肿。同时低蛋白血症所致的胶体渗透压降低及（或）尿内丢失一种调节因子而引起肝脏对胆固醇、甘油三酯及脂蛋白的合成增加→高脂血症。

口诀：肾病综合征，"三高一低"征；血中蛋白降，尿中蛋白升；浮肿不减轻，血中血脂升。

（四）并发症

1. **感染**　是常见的并发症。呼吸道、泌尿道、皮肤及腹腔感染多见。**感染是肾病综合征复发和疗效不佳的主要原因之一**。

小试身手 23. 肾病综合征最常见的并发症是

A. 感染　　　　B. 血栓及栓塞　　　　C. 动脉粥样硬化　　　　D. 肾功能不全　　　　E. 高血压

2. **血栓、栓塞**　病人血液呈高凝状态，加之高脂血症、血液黏稠度增加等因素导致血管内血栓形成和栓塞，**以肾静脉血栓最为多见**。下肢深静脉血栓、肺血管血栓、栓塞、脑血管血栓、冠状血管血栓也不少见。

小试身手 24. 原发性肾病综合征病人最易出现血栓的部位是

A. 肺动脉　　　　B. 冠状动脉　　　　C. 脑动脉　　　　D. 肾静脉　　　　E. 下肢深静脉

3. **急性肾损伤** 低蛋白血症使血浆胶体渗透压下降，水分从血管内进入组织间隙，导致有效循环血量减少，肾脏灌注不足，导致肾前性肾衰竭。

4. **其他** 长期大量蛋白尿、低蛋白血症导致机体负氮平衡和蛋白质营养不良，肌肉萎缩，儿童生长发育落后；免疫球蛋白减少造成机体免疫力低下、容易感染。

三、辅助检查

1. **尿液检查** 尿蛋白一般为(+++~++++)，24小时尿蛋白定量超过3.5g。尿中有红细胞、管型等。

2. **血液检查** 血浆白蛋白低于30g/L，血中胆固醇、低及极低密度脂蛋白增高。血IgG降低。

3. **肾功能检查** 血尿素氮、血肌酐升高。

4. **B超** 双肾正常或缩小。

5. **肾活组织病理检查** 可确定肾小球的病理类型，对指导治疗及明确预后有指导意义。

四、治疗要点

(一)抑制免疫与炎症反应

1. **糖皮质激素** 抑制免疫与炎症反应，抑制醛固酮和抗利尿激素分泌，达到利尿、消除尿蛋白的目的。应用激素时的注意事项：

(1)起始足量，如泼尼松始量为1mg/(kg·d)，共8~12周。

(2)缓慢减药、撤药，足量治疗后每1~2周减少原用量的10%，当减至20mg/d时应更加缓慢减量。

(3)长期维持，以最小有效剂量(10mg/d)作为维持量，服半年至1年或更久。激素可全日量顿服，维持用药期间两日量隔日一次顿服。水肿严重、肝功能损害或泼尼松疗效不佳时，改为口服或静脉滴注泼尼松龙。

病人对激素治疗的反应分为3型：激素敏感型(治疗8~12周内缓解)，激素依赖型(激素减药量到一定程度即复发)，激素抵抗型(激素治疗无效)。

2. **细胞毒药物** 常用于激素依赖型和激素抵抗型病人。若无激素禁忌，一般不首选或单独使用。最常用的细胞毒药物为环磷酰胺，用量为2mg/(kg·d)，分1~2次口服，或隔日静脉注射200mg，总量达到6~8g后停药。

小试身手 25. 患者，男，40岁，近两周晨起眼睑水肿且逐步发展为全身浮肿而就诊，确诊为原发性肾病综合征，该病的主要治疗措施是

A. 应用糖皮质激素或细胞毒药物　　　B. 常用卡托普利减少尿蛋白　　　C. 输注血浆或白蛋白

D. 利尿消肿　　　E. 卧床休息

3. **环孢素** 选择性抑制T辅助细胞和细胞毒性T细胞，3~5mg/(kg·d)，分2次口服，2~3个月后缓慢减量，疗程至少1年。

(二)对症治疗

1. **利尿消肿** 利尿**不宜过快过猛**，以免造成循环血量不足、血液黏稠导致血栓和栓塞。噻嗪类利尿剂和保钾利尿剂合并使用可提高利尿效果，减少钾代谢紊乱。静脉输注血浆或血浆白蛋白可提高胶体渗透压，加用袢利尿剂也可起到良好利尿效果。

2. **减少尿蛋白** 使用ACEI和其他降压药，可有效地控制高血压，减少蛋白尿。前者如贝拉普利10~20mg，每日1次；或卡托普利12.5~50mg，每日3次。后者如氨氯地平5mg，每日1次。

3. **降脂** 常用洛伐他汀，非诺贝特等。

(三)并发症防治

1. **感染** 一旦感染，及时选用敏感、强效及无肾毒性的抗生素，尽快去除感染灶。严重感染难控制时考虑减少或停用激素。

2. **血栓及栓塞** 当血液呈高凝状态时(血浆白蛋白<20g/L)给予抗凝剂如肝素，并辅用血小板解聚药如双嘧达莫或阿司匹林。一旦出现血栓或栓塞时，6小时内使用尿激酶或链激酶溶栓，并合使用抗凝药。

3. **急性肾衰竭** ①积极治疗原发病；②利尿无效且达到透析指征时考虑血液透析；③对袢利尿剂有效者给予较大剂量以冲刷阻塞的肾小管管型；④口服碳酸氢钠碱化尿液，减少管型形成。

五、护理措施

1. **休息与活动** 全身严重水肿，合并胸腔积液、腹水，有严重呼吸困难者绝对卧床休息，取半卧位。适当活动肢体防止血栓形成。病情缓解后逐渐增加活动量。高血压病人限制活动量，老年病人改变体位时宜慢，以防直立性低血压。

2. **饮食护理** 食物中各种营养成分的组成：①蛋白质：摄入正常量的**优质蛋白**(富含必需氨基酸的**动物蛋白**)1.0g/(kg·d)；有氮质血症者限制蛋白质摄入。②低蛋白饮食者提供足够热量，不少于126~147kJ(30~50kcal)/(kg·d)避免负氮平衡。③有明显水肿、高血压或少尿者，严格限制水钠摄入，盐<3g/d，勿食腌制等含盐高的食物。④少吃富含饱和脂肪酸的动物油脂，多食富含多不饱和脂肪酸的食物如植物油及鱼油，进食富含可溶性纤维的食物如燕麦等。⑤补充各种维生素及微量元素铁、钙等。

3. **用药护理**

(1)激素、免疫抑制剂和细胞毒药物：糖皮质激素可引起水钠潴留、血压升高、动脉粥样硬化、高血糖、消化道出血、骨质疏松、继发感染、伤口愈合延迟以及满月脸、水牛背、多毛、向心性肥胖等。大剂量冲击疗法时对病人实行保护性隔离，防止继发感染。饭后服用可减少药物对胃黏膜的刺激。

使用环孢素时注意监测服药期间血药浓度，观察有无肝肾毒性、高血压、高尿酸血症、高血钾、多毛及牙龈增生等。

环磷酰胺易引起**出血性膀胱炎、骨髓抑制、消化道症状、肝功能损害、脱发**等。注意事项：①合理使用静脉：有计划地交替使用，**先远端后近端，逐步向上使用**。如药物刺激性、剂量大时，**宜选用大血管**。避免穿透血管，输注完拔针后轻压血管进针处数分钟，以防药物外渗。②静脉输注前先用生理盐水，确认针头在静脉内后方可推药，输完后再用10~20ml生理盐水冲洗后拔针以减轻药物对局部组织的刺激。③输注过程中如发生外渗，应立即停止注入，立即抽取3~5ml血液以除去部分药液后拔针。局部湿敷或封闭。④给病人提供安静、舒适的环境，避免不良刺激。饮食清淡，少食多餐，避免产气、辛辣和高脂饮食。恶心呕吐时避免进食，及时清除呕吐物，保持口腔清洁。⑤如病情允许鼓励病人多喝水，保证输液量，以促进药物从尿中排出，观察尿量和颜色，一旦发生血尿应停止使用，监测肾功能。⑥为减轻脱发，在注射前10分钟戴冰帽，注射完30~40分钟脱下，以使头皮血管收缩，减少头皮血流灌注，减轻药物对毛囊刺激。⑦护士在配药、输液时戴橡皮手套，以免药液沾染皮肤而损害健康。

小试身手 26.原发性肾病综合征患者，医嘱给予环磷酰胺静脉注射治疗，在用药后应告诉患者注意观察
A. 潜在性外伤　　　　B. 步态不稳　　　　C. 生活自理能力下降　　　D. 血尿　　　　E. 是否有皮肤瘙痒

（2）利尿药：观察有无低钾、低钠、低氯性碱中毒。使用大剂量呋塞米时观察有无恶心、直立性眩晕、口干、心悸等。

（3）中药：如雷公藤制剂，监测血液系统、胃肠道、生殖系统等的不良反应。

（4）抗凝药：观察皮肤、黏膜、口腔、胃肠道等的出血倾向，必要时停药。

4. 病情观察　定期监测体重和水肿消长情况。观察生命体征尤其是血压变化。记录24小时出入量。监测尿量变化，如经治疗后尿量没恢复反而减少，甚至无尿，提示肾实质严重受损。定期测量血浆白蛋白、血红蛋白等。密切监测尿常规、肾小球滤过率、血尿素氮、肌酐、血浆蛋白、血清电解质等的变化。

5. 预防和治疗感染

（1）病区环境清洁、舒适，温湿度适宜，定时开窗通风，定期消毒空气，用消毒药水拖地板、抹桌椅等。

（2）预防感染：告知病人预防感染的重要性，加强营养、注意休息、保持个人卫生，保持全身皮肤、口腔黏膜清洁。保持皮肤清洁干燥，避免搔抓。

（3）减少探视，限制上呼吸道感染者来访。指导病人少去公共场所等人多的地方。寒冷季节外出注意保暖。

（4）观察感染征象：监测生命体征，注意有无体温升高。有无皮肤感染、咳嗽、咳痰、肺部湿啰音、尿路刺激征等。出现感染后遵医嘱采集病人血、尿、痰、腹水等标本及时送检。根据药敏试验结果选择有效抗生素。

第六节　肾衰竭

统领全局—考试大纲

1. 掌握急性肾衰竭和慢性肾衰竭病因及发病机制。
2. 掌握急性肾衰竭和慢性肾衰竭的临床表现、辅助检查、治疗要点及护理措施。

浪里淘沙—核心考点

一、急性肾衰竭

急性肾衰竭是指各种病因导致肾小球功能急剧下降，肾小球滤过率降低，肾小管功能障碍，病人出现进行性氮质血症、水、电解质、酸碱平衡紊乱。

（一）病因及发病机制

1. 肾前性　因有效循环血容量减少，肾灌注不足，肾脏缺血。

2. 肾实质性

（1）以肾缺血和肾毒性物质导致肾小管上皮细胞损伤最为常见。

（2）急性肾间质病变：包括过敏性、感染性、代谢性和肿瘤性。

（3）肾小球和肾小管疾病：各种急性肾炎、急进性肾炎和肾皮质坏死等。

3. 肾后性　见于急性尿路梗阻，如结石、肿瘤等。

> 锦囊妙记：肾前性肾衰竭主要是因肾血流量减少引起；肾性肾衰竭主要是因肾脏本身疾病引起，肾后性肾衰竭主要是因尿路梗阻，尿液排出不畅引起。

小试身手 27.引起急性肾衰竭的肾前性因素是
A. 挤压伤　　　　B. 休克　　　　C. 大面积烧伤　　　D. 双肾结石　　　E. 头皮撕脱伤

小试身手 28.引起急性肾衰竭的肾后性因素是
A. 挤压伤　　　　B. 休克　　　　C. 大面积烧伤　　　D. 双肾结石　　　E. 头皮撕脱伤

（二）临床表现

临床表现差异大，与病因和疾病所处临床分期不同有关。**常见症状包括乏力、食欲缺乏、恶心、呕吐、尿量减少和尿色加**

深，容量增多时可出现急性左心衰竭。

1.起始期 此阶段尚未发生明显肾实质损伤。如采取有效措施，病情常可逆转。

2.进展期和维持期 一般持续7~14天，GFR进行性下降，<u>部分病人可出现少尿和无尿</u>，随着肾功能减退，临床上出现一系列尿毒症表现，主要是<u>尿毒症毒素潴留和水</u>、<u>电解质及酸碱平衡紊乱</u>所致。全身表现包括<u>消化道症状，如食欲减退、恶心、呕吐、腹胀、腹泻</u>等，严重者可发生消化道出血；呼吸系统主要是容量过多导致的急性肺水肿和感染；<u>循环系统因尿少和水钠潴留，出现高血压和心力衰竭</u>、肺水肿表现，因毒素潴留、电解质紊乱、贫血和酸中毒引起心律失常及心肌病变；神经系统受累可出现意识障碍、躁动、谵妄、抽搐和昏迷；血液系统可有出血倾向和贫血。<u>感染是急性肾损伤常见的并发症</u>。在疾病进展过程中还可并发多脏器功能障碍。除此之外，<u>水、电解质紊乱多表现为水过多、代谢性酸中毒、高钾血症、低钠血症、低钙和高磷血症</u>等。

3.恢复期 肾小球滤过率逐渐升高，并恢复或接近正常。<u>出现尿量增多至多尿，再恢复正常</u>，但肾小管上皮细胞功能恢复相对延迟，常需数个月。部分病人最终留有不同程度的肾脏结构和功能损伤。

> **小试身手** 29.急性肾衰竭少尿期引起患者死亡的最常见原因是
>
> A.代谢性酸中毒　　B.尿毒症　　C.高钾血症　　D.水中毒　　E.出血倾向

（三）辅助检查

1.尿检查 <u>尿蛋白（+~++），尿比重1.015以下</u>，镜检可见肾小管上皮细胞。

2.血液检查 血肌酐、血尿素氮升高。

（四）治疗要点

1.早期病因干预治疗 尽早识别并纠正可逆病因，及时采取干预措施，避免肾脏受到进一步损伤，维持水、电解质、酸碱平衡，营养支持，积极预防并发症，适时进行肾脏替代治疗。

2.营养支持治疗 优先胃肠道提供营养，<u>酌情限制水、盐和钾摄</u>入。能量摄入为20~30kcal/（kg·d）[83.7~125.6kJ/（kg·d）]，其中糖类3~5g/（kg·d），脂肪0.8~1.0g/（kg·d），蛋白质0.8~1.0g/（kg·d）。实施连续性肾脏替代治疗，蛋白质酌情增加，每日观察出入量和体重变化，<u>大致进液量为前一天尿量加500ml</u>。

3.并发症治疗 <u>高钾血症是主要死亡原因之一，当血钾>6mmol/L或心电图有高钾表现时需紧急处理</u>。处理措施：停用一切含钾药物；10%葡萄糖酸钙稀释后静脉注射；葡萄糖与胰岛素合用促进糖原合成；及时纠正酸中毒；抗感染治疗。

4.肾脏替代治疗。

（五）护理措施

1.病情观察，准确记录出入量 定时测量生命体征。准确记录24小时出入量。非透析病人严格控制入量，避免水中毒。<u>入液量＝前一天出液量+基础补液量（500ml）</u>。

> **小试身手** 30.急性肾衰竭患者每天的摄入水量为
>
> A.前1天的尿量加上500ml　　B.前1天的尿量加上1000ml　　C.前1天的出量加上500ml
>
> D.前一天的出量加上1000ml　　E.生理需要量加上500ml

2.饮食护理

（1）控制入量。

（2）选择优质蛋白质饮食，能进食的非透析病人蛋白质摄入量为0.55~0.6g/（kg·d）；<u>接受血液透析病人蛋白质入量为1.0~1.2g/（kg·d）</u>；腹膜透析病人为1.2~1.3g/（kg·d）。供给能量应大于125.5kJ/（kg·d），其中30%~40%由脂肪供给，其余由糖供给。

（3）<u>食盐摄入量为1~2g/d，避免食用含钾高的食物（如蘑菇、冬菇、榨菜、荠菜、马铃薯等）</u>。

3.预防感染 做好口腔、皮肤、泌尿道护理，保持清洁，防止压疮。

4.做好透析护理。

二、慢性肾衰竭

慢性肾衰竭为各种原发和继发性慢性肾脏疾病持续发展的共同转归，见于各种慢性肾脏疾病的晚期。因肾功能进行性减退，机体出现代谢产物潴留、水和电解质紊乱、酸碱平衡失调和全身各系统症状。按肾功能损害程度分为：①肾储备能力下降期，GFR减少至正常的50%~80%，血肌酐正常，病人无症状。②氮质血症期，肾衰早期，GFR减少至正常的25%~50%，出现氮质血症，血肌酐高于正常，<450μmol/L，通常无明显症状，可有轻度贫血、多尿和夜尿；③肾衰竭期：GFR减少至正常的10%~25%，血肌酐显著升高（450~707μmol/L），明显贫血，夜尿增多及水、电解质平衡失调，并出现轻度胃肠道、心血管和中枢神经系统症状；④尿毒症期：肾衰晚期，GFR减少至正常的10%以下，血肌酐显著升高>707μmol/L，肾衰临床表现和血生化异常。

（一）病因及发病机制

1.病因

（1）原发性肾脏疾病：如肾小球肾炎、慢性肾盂肾炎、遗传性肾炎、多囊肾等，<u>慢性肾小球肾炎为最常见病因</u>。

> **小试身手** 31.目前我国引起慢性肾衰竭最常见的原因是
>
> A.糖尿病肾病　　B.慢性肾炎　　C.慢性肾盂肾炎　　D.系统性红斑狼疮　　E.肾结石

（2）继发性肾脏病变：如系统性红斑狼疮性肾病、糖尿病性肾病、高血压肾小动脉硬化症所致的肾病。

（3）尿路梗阻性肾病：如尿路结石、神经性膀胱、前列腺增生等。

2. 发病机制　未完全明了，主要有以下几种学说：

（1）慢性肾衰竭进行性恶化的机制：肾实质疾病导致部分肾单位破坏，剩余"健存"肾单位代谢废物排泄负荷增加，代偿性发生肾小球内"三高"（肾小球毛细血管的高灌注、高压力和高滤过）而引起。

（2）尿毒症各种症状的机制：①有些症状与水、电解质和酸碱平衡紊乱有关；②有些症状与尿毒症毒素有关：因残存肾单位不能充分排出代谢废物和不能代谢某些内分泌激素，致使其在体内蓄积引起某些尿毒症症状；③肾脏的内分泌功能障碍（如不能产生促红细胞生成素、骨化三醇等）也可产生某些尿毒症症状。

（二）临床表现

肾衰竭早期除血肌酐升高外无临床症状，仅表现为基础疾病症状。病情发展到残余肾单位不能适应机体最低要求时，各系统功能失调，出现各种代谢紊乱。

1. 各系统症状

（1）胃肠道：食欲减退是最常见的早期表现，病人恶心、呕吐、腹胀、腹泻、舌和口腔黏膜溃疡，口气中常有尿味。上消化道出血也很常见，主要与胃黏膜糜烂和消化性溃疡有关。

小试身手 32. 慢性肾衰竭临床表现中最早、最常见的症状是

A. 贫血　　　　　　　　　　B. 尿毒症性心肌病　　　　　　C. 代谢性酸中毒

D. 胃肠道症状如食欲不振、恶心呕吐等　　E. 高血压

（2）心血管系统：心血管疾病是肾衰竭最常见的死因。

1）高血压：大部分病人存在不同程度的高血压。高血压主要由水钠潴留引起，也与肾素活性增高和使用EPO及环孢素等有关。高血压可引起左心室扩大、心力衰竭、动脉硬化，同时加重肾脏损害。

2）心力衰竭：是常见死亡原因之一。与水钠潴留及高血压有关，部分病人与尿毒症性心肌病有关。尿毒症性心肌病可能与代谢废物潴留和贫血等有关。

3）心包炎：主要见于透析不充分者（透析相关性心包炎），临床表现与一般心包炎相同，但心包积液多为血性，可能与毛细血管破裂有关。严重者可出现心包填塞征。

4）尿素症性心肌病。

5）动脉粥样硬化：常有高甘油三酯血症及轻度胆固醇升高，动脉粥样硬化发展迅速，冠心病是主要的死亡原因之一。

（3）血液系统

1）贫血：为正细胞正色素性贫血，主要原因包括：①肾脏产生促红细胞生成素（EPO）减少；②铁摄入不足；③失血；④红细胞生存时间缩短；⑤体内叶酸、蛋白质缺乏；⑥血中出现抑制血细胞生成物质。

小试身手 33. 慢性肾衰竭患者贫血多见的是

A. 正色素性贫血　　B. 大细胞性贫血　　C. 小细胞性贫血　　D. 巨幼细胞贫血　　E. 再生障碍性贫血

小试身手 34. 患者，男性，48岁，反复水肿5年，进行性贫血6个月，恶心，皮下出血5天。拟以"慢性肾衰竭尿毒症期"入院，Hb 60g/L，血肌酐780μmol/L，引起该患者贫血最主要的原因是

A. 血清铁降低　　　　　　　B. 骨髓受抑制　　　　　　　C. 红细胞寿命缩短

D. 促红细胞生成素减少　　　E. 慢性失血

2）出血倾向：常表现为皮下出血、鼻出血、月经过多、消化道出血等。出血倾向与外周血小板破坏增多、出血时间延长、血小板聚集和黏附能力异常等有关。透析能迅速纠正出血倾向。

3）白细胞异常：部分病人白细胞减少。中性粒细胞趋化、吞噬和杀菌能力减弱，易发生感染。

（4）呼吸系统表现：酸中毒时呼吸深而长，体液过多时引起肺水肿，可出现尿毒症性支气管炎、肺炎、胸膜炎等。

（5）神经、肌肉系统：早期出现疲乏、失眠、注意力不集中等精神症状，后期出现性格改变、抑郁、记忆力下降、判断失误，神经肌肉兴奋性增加。尿毒症时有精神失常、谵妄、幻觉、昏迷等。晚期病人常有周围神经病变，出现肢体麻木、烧灼感或疼痛感、深腱反射迟钝或消失、肌无力、感觉障碍等。

（6）皮肤症状：皮肤瘙痒，面色较深而萎黄，轻度水肿，呈尿毒症面容，与贫血及尿素霜沉积有关。

（7）肾性骨营养不良：可出现纤维性骨炎、尿毒症骨软化症、骨质疏松症和肾性骨硬化症。早期诊断主要依靠骨骼活组织检查。肾性骨病可致骨痛、行走不便和自发性骨折，发生与活性维生素D_3不足、营养不良、代谢性酸中毒及继发性甲状旁腺功能亢进等有关。

（8）内分泌失调：血浆活性维生素D_3、促红细胞生成素（EPO）降低。常有性功能障碍，女性出现闭经、不孕等；男性性欲减退或阳痿；小儿性成熟延迟。

（9）感染：以肺部和尿路感染常见，与机体免疫力低下、白细胞功能异常等有关。血液透析病人易发生动静脉瘘感染或腹膜入口感染等。

（10）其他：体温过低、糖类代谢异常、高尿酸血症、脂代谢异常等。

2. 水、电解质和酸碱平衡失调　如高钾、高镁或低钠血症，水肿或脱水，代谢性酸中毒等，高磷血症和低钙血症在肾衰竭晚期才能检验出来，肾衰竭时低钾血症和高钠血症很少发生。容易脱水和水肿是尿毒症常见的特点。

（三）辅助检查

1. 血常规　红细胞计数下降，血红蛋白含量降低，白细胞升高或降低。

2. 尿液检查　夜尿增多，尿渗透压下降。尿沉渣中见红细胞、白细胞、颗粒管型、蜡样管型等。

3. 肾功能检查　内生肌酐清除率降低、血肌酐升高，血清电解质增高或降低，有代谢性酸中毒。

4.B超或X线平片　双肾缩小。

（四）治疗要点

1. 治疗基础疾病和加重肾衰竭的因素　如纠正水、电解质紊乱、控制感染、解除尿路梗阻、治疗心力衰竭和高血压、停用肾毒性药物等，是防止肾功能进一步恶化，促使肾功能恢复的关键。

2. 延缓慢性肾衰竭的发展：①饮食治疗。②使用必需氨基酸：可补充机体对必需氨基酸的需求，改善蛋白质合成，避免负氮平衡。

3. 并发症的治疗

（1）水、电解质和酸碱平衡失调

1）水钠平衡失调：一般失水可通过口服补充，重度失水者可静脉滴注5%葡萄糖液。水过多时应严格限制入水量，有条件时最好用透析治疗。低钠时补充钠盐，低钠血症出现惊厥、昏迷等精神症状时可用5%氯化钠溶液静脉滴注。钠过多常伴有水肿，应限制水钠的摄入，使用利尿剂等。

2）高血钾：尿毒症病人易发生高钾血症，应定期监测血钾。

3）钙、磷失调：限磷饮食。活性维生素D_3（骨化三醇）0.25~0.5μg/d口服，有助于纠正低钙血症。进餐时口服碳酸钙2g，每日3次，既可补充钙，又可减少肠道内磷的吸收，同时还可纠正酸中毒。

4）代谢性酸中毒：一般口服碳酸氢钠，严重者静脉补碱。透析疗法能纠正各种水、电解质、酸碱平衡失调。

（2）心血管系统

1）高脂血症：治疗原则同其他高脂血症，但是否使用调节血脂药仍未有定论。如要使用氯贝丁酯或胆固醇合成抑制剂时，其剂量应根据肾小球滤过率来调节。高尿酸血症通常无需治疗。

2）高血压：减少血容量，消除水钠潴留，血压多数可恢复正常。减少水钠摄入，可选用利尿剂，如口服呋塞米（40mg，每日3次），必要时静脉滴注。利尿效果不理想时，可透析脱水。另外，可选用降压药如ACEI类（如卡托普利）、钙通道阻滞剂（如硝苯地平）、β受体阻滞剂（如普萘洛尔）等。一般非透析病人应控制血压在130/80mmHg以下，维持透析病人血压不超过140/90mmHg。

3）心力衰竭：与一般心力衰竭治疗相同，肾衰竭中的心力衰竭主要是由于水钠潴留引起，可用透析脱水。

4）心包炎：透析可改善心包炎的症状，当出现心包填塞时，应紧急心包穿刺或切开引流。

（3）血液系统：治疗贫血使用重组人促红细胞生成素（EPO）疗效显著，应注意同时补充造血原料如铁、叶酸等，也可少量多次输血。

（4）肾性骨病：可口服骨化三醇、行甲状旁腺次全切除术等。在慢性肾衰竭早期应注意纠正钙磷平衡失调，可防止大部分病人发生肾性骨病和继发性甲状旁腺功能亢进。

4. 并发感染的治疗　尽量选择对肾毒性小的抗生素。

5. 透析疗法　是替代肾功能的治疗方法，可代替肾的排泄功能。血液透析和腹膜透析的疗效相近，各有优缺点，应综合考虑病人的情况选用。

6. 肾移植　成功的肾移植可使肾功能（包括内分泌和代谢功能）恢复，可使病人完全恢复。应选择ABO血型配型和HLA配型合适的供肾者，并在移植后长期使用免疫抑制剂。

（五）护理措施

1. 合理饮食　限制蛋白质摄入，以降低血BUN，减轻尿毒症症状，有利于降低血磷和减轻酸中毒。长期低蛋白饮食的病人，应使用必需氨基酸疗法或必需氨基酸及其α-酮酸的混合疗法。提供足量糖类和脂肪，以减少体内蛋白分解。

（1）蛋白质的质和量：根据病人肾小球滤过率来调整蛋白质的摄入量。

当GFR≥60ml（min·$1.73m^2$）时，蛋白质摄入量为0.8g/（kg·d）；当GFR＜60ml（min·$1.73m^2$）时，蛋白质摄入量为0.6g/（kg·d）；当GFR≥25ml（min·$1.73m^2$）时，蛋白质摄入量为0.4g/（kg·d）。尽量少摄入植物蛋白。

（2）高热量的摄入：供给足量的糖类和脂肪，以获得充足的热量，减少体内蛋白质消耗。每日供应热量125.5kJ/kg（30kcal/kg）。为摄入足够热量，可食用植物油和食糖，饥饿时可食芋头、马铃薯、苹果、马蹄粉、莲藕粉等。注意供给富含维生素B族、维生素C和叶酸的食物。行透析的病人应给予高蛋白饮食，因透析中会丢失部分氨基酸及小分子蛋白质。血液透析者蛋白质摄入量为1.0~1.2g/（kg·d），腹膜透析为1.2~1.3g/（kg·d）。同时进食高糖、高脂肪食物，以供给充足热量［126~188kJ/（kg·d）（30kcal/kg）］，维持机体正氮平衡。

（3）限制水钠摄入：严格控制入量，可用含冰块或湿棉签涂抹嘴唇代替饮水。

（4）增进病人食欲：适当增加活动量，改进烹调方法，尽量使食物色、香、味俱全，提供整洁、舒适的进餐环境，少食多餐。口气较重的病人加强口腔护理。

2. 休息和活动　卧床休息，避免过度劳累。出现心力衰竭者绝对卧床。

3. 用药护理　积极纠正贫血，如遵医嘱使用促红细胞生成素。观察用药后反应，如头痛、高血压、癫痫发作等，定期查血红蛋白和血细胞比容等。遵医嘱使用降压药和强心药。

4. 病情观察　定时测量生命体征，每日定时测量体重，准确记录出入量。

5. 电解质紊乱的观察和护理　监测血清电解质变化，注意有无脉搏不规则、肌无力、心电图改变等高钾血症征象。有高钾血症者，限制含钾高的食物摄入，如白菜、萝卜、梨、桃、葡萄、西瓜等。积极预防和控制感染，及时纠正代谢性酸中毒，禁止输入库存血等。

6. 肾功能和营养状况的监测　定期监测血BUN、血肌酐、血清白蛋白、血红蛋白等变化。

7.病室定期通风，消毒空气，改善病人营养状况，严格无菌操作，加强口腔及会阴部护理。

第七节　泌尿系统疾病病人常用诊疗技术及护理

统领全局—考试大纲

1.掌握血液透析、腹膜透析和经皮穿刺肾活组织检查的适应证与禁忌证。
2.掌握血液透析、腹膜透析和经皮穿刺肾活组织检查的护理。

浪里淘沙—核心考点

一、血液透析

血液透析是利用弥散、对流作用来清除血液中的毒性物质和去除体内多余水分。血液透析能替代部分肾功能，清除血液中的有害物质，维持体内电解质和酸碱平衡。血液透析分为连续性血液透析和间歇性血液透析。

（一）目的

1.清除体内多余水分和毒素。
2.纠正高钾血症和代谢性酸中毒，维持内环境稳定。
3.补充液体、热量、蛋白质。
4.有利于肾损伤细胞的修复和再生。

（二）适应证

1.急性肾衰竭　主张早期透析。凡保守治疗无效，出现下列情况之一者考虑透析：①急性肺水肿。②高钾血症（血钾≥6.5mmol/L或心电图提示高钾）。③血尿素氮上升达到或超过14.3mmol/L；血肌酐升高达到或超过177μmol/L，血钾上升至6~7mmol/L；血清碳酸氢盐下降多于2mmol/L。④非高分解代谢型有少尿或无尿2日以上、血肌酐达到或超过442μmol/L，血尿素氮达到或超过21.4mmol/L；二氧化碳结合力<13mmol/L；内生肌酐清除率小于1.3ml/（s·1.73m^2）。⑤有尿毒症症状，如恶心、呕吐、意识障碍等。⑥异型血输入者，游离血红蛋白达到或超过800mg/L。

2.慢性肾衰竭　主张早期透析治疗，当内生肌酐清除率低于1.3ml/（s·1.73m^2）开始血液透析治疗。其他指标包括：①血尿素氮达到或超过28.6mmol/L；②血肌酐达到或超过707μmol/L；③高钾血症；④代谢性酸中毒；⑤尿毒症症状；⑥水钠潴留；⑦并发贫血、心包炎、高血压、消化道出血、骨病、周围神经病变及中枢神经系统症状。

3.急性中毒　凡分子量小，不与组织蛋白结合的毒物且能通过透析膜被析出者，争取在8~16小时内进行透析治疗。

（三）禁忌证

血液透析的相对禁忌证为：颅内出血或颅内压增高，药物难以纠正的严重休克、心力衰竭、心律失常、活动性出血及精神障碍不合作者。

（四）护理

1.透析前护理
（1）药品准备：生理盐水、5%碳酸氢钠、肝素等，急救药品、高渗葡萄糖溶液、10%葡萄糖酸钙、地塞米松及透析液等。
（2）病人准备：主要是血管通路的准备，如使用动静脉内瘘应熟悉内瘘的穿刺和保护方法，勿在瘘管侧肢上输液、测量血压等。如使用动静脉外瘘，应注意观察导管有无滑脱、出血、栓塞、感染等，保持导管清洁无菌。透析病人注意补充蛋白质，摄入量为1.2~1.4g/（kg·d），注意控制摄入水量，即两次透析间期病人体重增长不能超过2.5kg。透析前消除病人紧张和恐惧心理。

2.透析中护理
（1）病情观察：观察病人生命体征的变化；观察血流量，血路压力，透析液流量、温度、浓度、压力等各项指标；准确记录透析时间、脱水量、肝素用量等。
（2）并发症的预防、观察及处理
1）低血压：常见的并发症之一。病人出现恶心、呕吐、面色苍白、出汗、胸闷、意识改变等，可能与脱水过多过快、心源性休克、过敏反应有关。应注意严格掌握脱水量，对醋酸盐溶液不能耐受者改为碳酸氢盐透析液。通过透析管道注入生理盐水、碳酸氢钠、林格液或鲜血，一般输入200~250ml，也可静脉注射50%葡萄糖液40~60ml或10%氯化钠10ml。
2）失衡综合征：严重高尿酸血症病人开始透析时易发生，表现为头痛、恶心、呕吐、高血压、抽搐、昏迷等。发生失衡综合征时可静脉注射高渗糖、高渗钠，使用镇静剂等。预防措施为第一次透析时间应短。
3）致热原反应：因毒素进入体内引起，表现为寒战、发热等。预防措施为严格无菌操作，做好透析管道、透析器的消毒等。发生时可用异丙嗪、地塞米松等。
4）出血：多因肝素使用不当、高血压、血小板功能不良等引起。表现为牙龈出血、消化道出血，甚至颅内出血等。注意减少肝素用量，静脉注射鱼精蛋白中和肝素，或改用无抗凝剂透析等。
5）其他：如过敏反应、心绞痛、心律失常、栓塞、溶血等。
3.透析后护理　①测量生命体征，留取血标本做生化检查。②缓慢回血，穿刺透析后注意穿刺部位压迫止血，压迫时间要充分，以彻底止血。③测量病人体重，约定下次透析时间。

二、腹膜透析

腹膜透析是利用腹膜作为透析膜反复向腹腔灌入透析液，借助毛细血管内血浆和腹腔内透析液中溶质浓度和渗透梯度不同，通过弥散和渗透原理，使机体中的代谢废物和潴留水分随废旧透析液排出体外，同时由新鲜透析液补充必要的物质，达到清除体内毒素、纠正脱水、酸中毒和电解质紊乱的治疗目的。

（一）适应证

同血液透析。

（二）禁忌证

（1）绝对禁忌证：①腹膜广泛粘连和纤维化面积大于50%；②腹壁广泛炎症，无法置管。

（2）相对禁忌证：①腹部手术3日内；②腹部有外科引流管者；③腹腔血管疾患；④晚期妊娠或腹内巨大肿瘤；⑤未修补疝；⑥严重营养不良；⑦严重高分解代谢；⑧高度腹水；⑨严重肺功能不全；⑩腹腔内有局部炎症病灶。食管裂孔疝，腹腔与胸腔有交通者、精神性疾病不能合作者不宜行腹膜透析。

腹膜透析最大缺点是经透析丢失蛋白质、氨基酸和维生素致营养不良；腹透导管需长期携带，易感染。另外透析液是葡萄糖溶液，长期应用增加患高血糖的概率。

（三）护理

1. 营养与饮食 ①讲究食物的色、香、味、形、量以及就餐环境；②给予高热量、优质蛋白、高维生素、低磷、低脂饮食，有高血压、水肿病人限制水钠摄入。蛋白质摄入量为1.2~1.5g/（kg·d），选用高生物价动物性蛋白质，如牛奶、鱼、瘦肉等；腹透时从透析液中吸收了大量葡萄糖，食物中避免含单糖高的食物，如糖果、饼干、汽水等；烹调油最好用植物油，避免含胆固醇高的食物；避免含磷高的饮食如肝、脑、蛋黄等。

2. 腹透管出口的护理 严格无菌操作。保持管口周围皮肤清洁干燥、敷料随湿随换。腹透病人不宜盆浴，淋浴时用人工肛袋或不透水敷料妥善保护导管出口处。

3. 透析液 输入腹腔前置于恒温箱或干加热至37℃。腹透前仔细检查腹透液颜色、透明度、有效期等，如发现浑浊、沉淀、渗漏、过期等严禁使用。

4. 病情观察 腹透过程中密切观察透出液颜色、透明度。如病人出现发热、寒战、腹痛，透出液浑浊等，应考虑为腹腔感染。立即取透出液做细菌培养。同时用新鲜透析液直接交换，直到透出液澄清为止。必要时透析液中和，全身用抗生素控制感染。注意有无引流不畅或透析管堵塞。

5. 每日监测体重、脉搏、血压，记录每次透析液的出入量、每日换液次数及时间、尿量。注意有无水肿、胸闷、心悸、四肢无力等现象，以免导致心衰、低钠、低钾等加重病情。

三、经皮穿刺肾活组织检查

（一）目的

明确原发性肾小球肾炎的病理类型；协助肾病的诊断、治疗及估计预后、判断疗效。

（二）适应证

1. 弥漫性肾小球疾病、肾病综合征、无症状性血尿。

2. 原因不明的肾性血尿。

3. 疑有急进性肾小球肾炎者。

4. 急性肾小球肾炎病程超过3~6个月仍有蛋白尿、血尿者。

5. 系统性红斑狼疮、结节性多动脉炎在诊断上有疑问者。

6. 引起急性肾衰竭的原因不明者及移植肾。

7. 继发性或遗传性肾病。

8. 临床怀疑药物性急性间质性肾炎但不能确定病因者。

（三）禁忌证

（1）绝对禁忌证：重度高血压，有明显出血倾向，孤立肾，小肾，心力衰竭，严重贫血，合并精神性疾病不能合作者。

（2）相对禁忌证：肾盂感染性疾病，慢性肾衰竭，过度肥胖和重度脱水，终末期尿毒症。

（四）操作方法

病人俯卧，上腹部区域垫15cm厚枕头，穿刺部位抬高、固定。选肾下极为穿刺点，术区常规消毒，局部麻醉后沿B超导引线进针，当针尖达肾包膜时嘱病人屏气，自动取活体肾组织2次，拔针。所取组织送检。

（五）护理

1. 术前护理

（1）向病人解释检查目的和意义，取得病人同意。

（2）教会病人练习憋气及床上排尿。

（3）抽血查出凝血时间、血红蛋白、血小板计数及凝血酶原时间，了解有无出血倾向及贫血；查血常规、血肌酐、血尿素氮了解肾功能情况；查血型、备血。

（4）术前2~3天使用维生素K，术前5天使用广谱抗生素，术日晨清洁灌肠，禁食4~6小时。

（5）穿刺前24小时停止透析，透析结束时遵医嘱给鱼精蛋白中和肝素。

（6）纠正贫血和控制高血压。

2.术后护理

（1）严密观察病人生命体征、尿液颜色，注意包扎腹带，局部沙袋压迫穿刺部位，24小时后解除，嘱病人继续平卧利用自身体重压迫。观察穿刺点情况；询问病人有无腰痛、腹痛。

（2）平卧24小时并在床上大小便，观察尿色，如有肉眼血尿应及时处理，并延长卧床时间，直到肉眼血尿消失。6小时后协助病人轻微翻身，8小时后移去沙袋，第2天上午取下腹带。

（3）嘱病人少量多次饮水以免血块阻塞尿路；防止1次大量饮水引起消化道不适诱发出血，给予高营养、易消化饮食防止大便干燥腹压增高而诱发出血。

（4）术后3天使用止血药及抗生素等。

参考答案

1.D　2.C　3.D　4.A　5.A　6.D　7.C　8.A　9.A　10.D　11.E　12.B　13.B　14.C　15.A　16.D　17.C　18.D　19.A　20.D
21.C　22.D　23.A　24.D　25.A　26.D　27.B　28.D　29.C　30.C　31.B　32.D　33.A　34.D

第六章　内分泌与代谢性疾病病人的护理

第一节　概　述

统领全局—考试大纲

1. 掌握内分泌系统的生理与功能。
2. 掌握病人的评估。

浪里淘沙—核心考点

一、内分泌系统的生理与功能

（一）内分泌系统的组成及作用

内分泌系统由人体内分泌腺（下丘脑、垂体、甲状腺、甲状旁腺、肾上腺、性腺、胰岛等）及一些具有内分泌功能的组织所组成的系统。内分泌系统主要通过分泌激素在局部、邻近组织、体腔或经血液循环到达靶器官对人体生长发育、代谢、运动、生殖、脏器功能等进行调节，以维持人体内环境稳态。

（二）主要内分泌腺、激素及其作用

常见的内分泌激素及其作用：①生长激素：由腺垂体分泌，刺激骨和身体组织生长。②甲状腺激素：由甲状腺分泌，促进糖、蛋白质和脂肪代谢，促进生长发育。③皮质醇：由肾上腺皮质分泌，参与物质代谢、抑制免疫功能，抗炎、抗过敏及抗毒素。④醛固酮：肾上腺皮质分泌，调节远端肾小管电解质含量，维持有效循环血量。⑤胰岛素：由胰岛分泌，促进葡萄糖转化和利用，降低血糖。

小试身手 1. 与婴幼儿智力发育密切相关的内分泌腺是

A. 下丘脑　　　　　B. 腺垂体　　　　　C. 神经垂体　　　　　D. 甲状腺　　　　　E. 胰腺

小试身手 2. 胰岛素的主要生理功能是

A. 刺激骨髓红细胞生成　　　　B. 调节胃肠平滑肌运动　　　　C. 促蛋白质合成

D. 促葡萄糖利用和转化　　　　E. 促糖原分解及糖异生

（三）内分泌系统的调节

1. 神经系统和内分泌系统的相互调节　内分泌系统由下丘脑调控，下丘脑是联系神经系统和内分泌系统的纽带。下丘脑的神经细胞支配和控制垂体，垂体控制周围靶腺并影响全身。

2. 内分泌系统的反馈调节　内分泌系统对下丘脑-垂体有反馈调节作用，当周围靶腺激素分泌增加时，下丘脑-垂体促激素的分泌减少。当靶腺激素水平下降时，下丘脑-垂体促激素分泌增加。

3. 神经、内分泌及免疫系统的相互调节　神经、内分泌系统与免疫系统之间存在其双向信息传递机制，这是通过神经、内分泌系统和免疫系统共有的化学信息分子与受体实现的。

二、内分泌系统疾病病人的症状评估

1. 身体外形评估
（1）身材变化：观察病人骨骼、肌肉生长与脂肪分布及身材变化，评估病人有否：①巨人症；②侏儒症；③呆小病。

> 锦囊妙记：侏儒症与呆小病身材都矮小，但侏儒症智力正常，呆小病智力低下。

小试身手 3. 呆小症与侏儒症最大的区别是前者

A. 在学龄期发病　　B. 智力低下　　　　C. 身材矮小　　　　D. 上部量>下部量　　E. 性发育迟缓

（2）面容变化：评估有无眼球突出、满月脸、水牛背、向心性肥胖等，有无肢端肥大面容。

（3）皮肤、黏膜色素沉着：色素沉着是指皮肤或黏膜色素量增加或颜色加深。评估色素沉着的部位、范围、颜色及原发病的其他症状。

（4）毛发评估　评估毛发的质地、分布，有无多毛、毛发稀疏和脱落、发质干燥变细等。

2. 营养和代谢异常　了解有无食欲亢进或低下，有无多饮、多食，进食量明显增加或厌食、食欲减退、消化不良、呕吐、腹泻等症状，根据病人体重指数（BMI）、腰围、皮肤、毛发、皮下脂肪、肌肉发育情况评估病人有无营养或代谢异常。

体重指数BMI=体重（kg）/身高（m）^{2}，BMI<18.5为体重过低，BMI18.5~23.9为正常，BMI24.0~27.9为超重，BMI≥28.0为肥胖。

小试身手 4. 肥胖是指体重指数

A. ≥18.5kg/m^2　　　B. ≥18.9kg/m^2　　　C. ≥23.9kg/m^2　　　D. ≥28kg/m^2　　　E. ≥25kg/m^2

3. 排泄功能异常　评估病人有无多汗、多尿、排便次数增多、便秘等。

第二节　甲状腺功能减退症

统领全局—考试大纲

1. 了解甲状腺功能减退症的病因及发病机制。
2. 掌握甲状腺功能减退症的临床表现。
3. 了解甲状腺功能减退症的辅助检查。
4. 掌握甲状腺功能减退症的治疗要点和护理措施。

浪里淘沙—核心考点

甲状腺功能减退症（简称甲减）是由于甲状腺激素分泌及合成不足或周围组织对甲状腺激素缺乏反应引起的临床综合征。

一、病因及发病机制

1. 原发性甲减　占90%以上，由甲状腺本身疾病引起。①自身免疫反应或病毒感染等引起甲状腺炎症，以桥本甲状腺炎最多见；②缺碘；③甲状腺大部切除后；④遗传因素或基因突变；⑤甲状腺内广泛转移癌。
2. 继发性甲减　由于垂体或下丘脑病变导致TSH分泌不足而继发甲减。因肿瘤、手术、放疗或产后垂体缺血性坏死等引起。

二、临床表现

1. **基础代谢率降低综合征**　畏寒、少汗、体温下降、乏力、少语、易疲劳、动作缓慢、体重增加。黏液水肿病人表情淡漠、迟钝、呆滞、面色苍白、鼻唇舌增厚、言语不清、声音嘶哑，毛发干燥、稀疏、脱落，皮肤干冷粗糙。踝部呈非凹陷性水肿。
2. 心血管系统　心动过缓，重者胸腔积液、心包积液、心脏扩大。
3. 消化系统　厌食、腹胀、便秘等，严重者出现麻痹性肠梗阻或黏液水肿性巨结肠、缺铁性贫血或恶性贫血等。
4. 内分泌系统　性欲减退、月经过多、经期延长和不育，男性病人阳痿。
5. 精神、神经系统　嗜睡、记忆力减退、智力下降、反应迟钝、精神抑郁，重者痴呆、木僵、昏睡或惊厥。
6. 肌肉与关节　肌肉松弛无力、肌强直、痉挛、疼痛，偶见重症肌无力。黏液性水肿病人关节腔积液。
7. 黏液水肿性昏迷　是甲减的终末期表现，应立即抢救。
常见诱因：感染、创伤、心衰、肺水肿、手术、麻醉、使用镇静剂等。
表现为：进行性无力、嗜睡，木僵、昏迷；低体温、低通气、低血糖、低钠血症、心动过缓、水中毒，甚至低血压休克。

小试身手 5. 黏液性水肿昏迷首要的诱因是
A. 精神创伤　　　　　　　B. 严重躯体创伤　　　　　　　C. 中断甲状腺素替代治疗
D. 寒冷　　　　　　　　　E. 感染

8. 血液系统　主要表现为贫血。

三、辅助检查

甲状腺摄^{131}I率低于正常，T_3、T_4降低，TSH增高，是最敏感的诊断指标。

小试身手 6. 患者，女性，39岁，既往体健，近1个月来发现记忆力减退、反应迟钝、乏力、畏寒，住院检查：体温35℃，心率60次/分，黏液水肿，血TSH升高，血FT_4降低，可能的诊断是
A. 甲状腺功能亢进症　B. 甲状腺功能减退症　C. 呆小症　　　　D. 痴呆　　　　E. 幼年型甲减

四、治疗要点

1. **甲状腺制剂替代治疗**　适用于不同类型的甲减，永久性甲减需终身服药。常用左甲状腺素（L-T_4）口服。治疗目标是用最小剂量纠正甲减而不产生明显的不良反应，使血TSH值维持在正常范围（0.5~5.0mU/L）。

小试身手 7. 甲减应使用下列哪种激素替代治疗
A. 性激素　　　　B. 甲状腺素　　　　C. 肾上腺皮质激素　　　D. 促甲状腺素　　　E. 升压激素

2. 黏液性水肿昏迷的治疗　①一般治疗：改善呼吸，辅助通气，保持呼吸道通畅；监测血气分析；提高室温、保暖；维持水钠平衡，控制补液速度，避免液体过多；给氧、维持血压、抗感染等。②补充甲状腺激素。③肾上腺皮质激素治疗。④维持水、电解质、酸碱平衡，监测尿量和血压的变化。
3. 对症处理　针对贫血、胃酸降低等给予对症处理。

五、护理措施

1. 病情观察　观察生命体征、神志、皮肤、胃肠道症状及精神、动作、语言状态等。如体温低于35℃、呼吸浅慢、心动过缓、血压降低、嗜睡或出现口唇发绀、呼吸深长、喉头水肿等表现，应考虑为黏液性水肿昏迷，应立即抢救。
2. 药物护理　甲状腺制剂应从小剂量开始，逐渐加量；用药前后测脉搏、体重及水肿情况；观察有无心悸、心律失常、胸痛、出汗、情绪不稳等药物过量症状。长期替代治疗者每6~12个月查血TSH。
3. 日常生活护理　做好饮食照顾，便秘护理，调节环境温度，注意保暖防烫伤；保护皮肤完整性，防止皮肤干裂；防止外伤，适量运动等。

第三节　甲状腺功能亢进症

浪里淘沙—核心考点

1. 了解甲状腺功能亢进症的病因及发病机制。
2. 熟练掌握甲状腺功能亢进症的临床表现。
3. 掌握甲状腺功能亢进症的辅助检查、治疗要点和护理措施。

浪里淘沙—核心考点

甲状腺功能亢进症（简称甲亢）是由各种原因导致甲状腺激素（TH）分泌过多引起的一系列临床综合征，主要表现为高代谢综合征（多食、消瘦、心悸等）、甲状腺肿大、突眼征和自主神经系统失常。毒性弥漫性甲状腺肿（Graves）是引起甲亢最多见的原因。本节主要介绍Graves病。

一、病因及发病机制

1. **遗传因素**　本病有明显的家族遗传性倾向。
2. **免疫因素**　病人血清中甲状腺特异性抗体阳性。

> 锦囊妙记：甲亢、肾病综合征、系统性红斑狼疮、原发免疫性血小板减少症、急性感染性多发性神经根神经炎等均为免疫性疾病。

3. **应激因素**　当感染、创伤、精神刺激等破坏机体免疫稳定性，使有遗传性免疫调节功能缺陷者发病。

二、临床表现

主要包括TH分泌过多引起**高代谢综合征、甲状腺肿和突眼征**。

（一）甲状腺激素分泌过多综合征

1. **高代谢综合征**　由于甲状腺素分泌过多和交感神经兴奋导致物质代谢增强，基础代谢率升高，产热和散热增加，病人出现**低热（体温<38℃）、乏力、怕热、多汗**；甲状腺素可促进糖吸收，加速糖氧化利用和肝糖原分解，使病人糖耐量降低；甲状腺素可促进脂肪合成、分解与氧化，加速胆固醇合成、转化和排泄，病人血总胆固醇降低；甲状腺素可加速蛋白质分解致负氮平衡，病人**体重下降、消瘦**。

2. **精神、神经系统**　情绪不稳、烦躁多虑、多言好动、失眠多梦等；舌平伸及手向前平举时出现细震颤。

3. **消化系统**　食欲亢进，多食消瘦。老年病人食欲减退、畏食。因甲状腺素刺激肠蠕动加快，出现大便次数增多或腹泻，重者出现肝大、肝功能减退和黄疸。

4. **心血管系统**　心悸、胸闷、气促。病人心动过速（心率100~120次/分），休息和睡眠时不缓解；心律失常；**脉压增大**；重者发生甲亢性心脏病，表现为心脏扩大、心房纤颤和心力衰竭等。

5. **运动系统**　出现慢性甲亢性肌病，表现为肌无力和肌萎缩、周期性瘫痪，骨质疏松。

（二）甲状腺肿

甲状腺呈弥漫性、对称性肿大、质软、无压痛，随吞咽上下移动，**伴震颤或血管杂音，为本病重要体征**。甲状腺肿大程度与甲亢病情严重度不相关。

（三）眼征

1. **非浸润性突眼（单纯性突眼征）**：①眼球向前突出，**突眼度一般小于18mm**；②**瞬目减少**；③上眼睑挛缩，睑裂增宽；④向下看时，上眼睑不能随眼球同时下垂；⑤向上看时，前额皮肤无皱起；⑥双眼视近物时辐辏不良。

小试身手 8.非浸润性突眼的特征是

A. 角膜溃疡、全眼炎　　　　　　B. 结膜充血水肿　　　　　　C. 畏光、流泪

D. 瞬目减少　　　　　　　　　　E. 轻度眼突，突眼度18~20mm

2. **浸润性突眼**　多见于成年人，其特征为：①眼球后组织水肿和浸润，突眼度常大于19mm，有时可达30mm；②左右眼球突眼度不对称，相差>3mm；③有异物感、畏光、流泪、复视、斜视、视力减退、视野缩小；④眼球活动度变小甚至固定；⑤严重者眼睑闭合困难，球结膜及角膜外露引起充血、水肿，形成角膜溃疡或全角膜炎而失明。

（四）甲状腺皮肤病

属自身免疫病变。颈前黏液性水肿，呈对称性和非凹陷性。

（五）甲状腺危象

1. **主要诱因**　①**应激状态**：如感染、精神刺激、创伤、放射性碘治疗早期、术前准备不充分等；②严重躯体疾病，如脑血管意外、严重创伤、充血性心力衰竭、败血症等；③口服过量甲状腺制剂；④严重精神创伤；⑤术中过度挤压甲状腺。

2. **临床表现**　①高热（体温>39℃）；②心率增快（140~240次/分）；③厌食、呕吐、腹泻、大汗、休克；④焦虑、烦躁、意识模糊、昏迷；⑤合并心衰、肺水肿等。

小试身手 9. 符合甲状腺危象表现的是

A. 体温37℃　　　B. 便秘　　　　C. 反应迟钝　　　D. 颜面水肿　　　E. 心率140次/分

小试身手 10. 患者，女性，35岁，患甲状腺功能亢进症2年，一直服用丙硫氧嘧啶治疗。最近由于家庭遭遇变故，患者突然出现烦躁不安、四肢无力、心慌气短、多汗。入院查体：T 39.2℃，HR 150次/分，嗜睡。该患者可能出现了

A. 低血糖反应　　　　　　B. 甲状腺危象　　　　　　C. 急性心力衰竭

D. 酮症酸中毒　　　　　　E. 急性肺水肿

三、辅助检查

1. 血清甲状腺素测定　血清总T_3、总T_4及游离T_3、游离T_4水平增高。游离T_3、游离T_4是临床诊断甲亢的首选指标。

2. 促甲状腺素测定　由于T_3、T_4水平的增高，垂体TSH分泌受到抑制，明显降低。

> 锦囊妙记：单纯性甲状腺肿、甲亢、甲减T_3、T_4、TSH的比较，见表2-6-1。

表2-6-1　单纯性甲状腺肿、甲亢、甲减T_3、T_4、TSH的比较

疾病	T_3	T_4	TSH
单纯性甲状腺肿	正常	正常	正常
甲亢	增高	增高	降低
甲减	降低	降低	增高

3. 甲状腺摄^{131}I率　增高且高峰前移。

4. 甲状腺自身抗体测定　甲状腺受体抗体（TRAb）或甲状腺兴奋性抗体（TSAb）阳性有助于Graves病的早期诊断。

5. T_3抑制试验　先测基础摄^{131}I率，口服T_3后做摄^{131}I率，甲亢时不受抑制，而单纯性甲状腺肿者受抑制。此试验可鉴别甲亢与单纯性甲状腺肿。

四、治疗要点

1. 一般治疗　适当休息，给予高热量、高维生素饮食。紧张不安或失眠者给予地西泮镇静。

2. 抗甲状腺药物治疗　常用药物包括硫脲类（甲硫氧嘧啶、丙硫氧嘧啶等）和咪唑类（甲巯咪唑、卡比马唑等）。主要适用于轻中度肿大甲亢病人、20岁以下者、孕妇或合并严重心肝肾疾病不宜手术者、术前准备以及放射性^{131}I治疗前后辅助治疗的病人。

药物作用机制：抑制甲状腺内过氧化酶系，抑制碘离子转化为新生态碘或活性碘，从而抑制甲状腺素合成。丙硫氧嘧啶还可阻滞T_4转变为T_3以及改善免疫监护功能，是严重病例或甲状腺危象时的首选药物。

小试身手 11. 丙硫氧嘧啶的作用机制是

A. 阻断甲状腺素合成　　　　B. 抑制T_4转变为T_3　　　　C. 破坏甲状腺腺泡上皮

D. 抑制甲状腺素释放入血　　E. 抑制甲状腺素的外周作用

最危险的不良反应是粒细胞缺乏，因此应定期复查白细胞并警惕高热、咽痛等症状，其他不良反应有肝脏损害和药疹等。

小试身手 12. 抗甲状腺药物最严重的毒副作用是

A. 皮疹　　　B. 肝功能损害　　　C. 粒细胞缺乏症　　　D. 胃肠反应　　　E. 过敏

其他药物有复方碘口服液、β受体阻滞剂等。

3. 放射性^{131}I治疗　适用于25岁以上、药物治疗无效或反复发作及不宜手术者、非自身免疫性家族性毒性甲状腺肿。对中度甲亢、年龄小于25岁、妊娠哺乳、肝肾功能差、活动性结核、重症浸润性突眼症、甲状腺危象等病人禁用。

小试身手 13. 适合采用放射性碘治疗甲状腺功能亢进症的患者是

A. 肝肾功能差者　　　　　B. 复发且不宜手术者　　　　　C. 重症浸润性突眼患者

D. 甲状腺危象患者　　　　E. 20岁患者

4. 手术治疗　适用于中重度甲亢，长期药物治疗无效；出现压迫症状；结节性甲状腺肿怀疑恶变者。术前给予抗甲状腺药物、碘剂等，应用抗甲状腺药物至症状控制、血T_3、T_4正常。术前2周始加服复方碘溶液，使腺体缩小变硬，以减少术中出血。

5. 甲状腺危象的处理　①迅速减少甲状腺激素合成及外周组织中T_4转化为T_3，首选丙硫氧嘧啶；②抑制甲状腺激素释放入血，可用复方碘口服液，首次30~60滴，以后每6~8小时5~10滴，3~7天后停药；③降低血TH浓度，选用血液透析、腹膜透析或血浆置换等；④支持治疗，纠正水、电解质酸碱平衡紊乱，补充热量和多种维生素，降温、吸氧、防治感染，治疗各种并发症。

小试身手 14. 发生甲状腺危象时，首选的药物是

A. 氢化可的松　　　B. 碘化钠　　　C. 普萘洛尔　　　D. 丙硫氧嘧啶　　　E. 甲基硫氧嘧啶

6. 浸润性突眼的处理　①保护眼睛，预防角膜、结膜炎：适量使用利尿剂以减轻眼周及球后水肿；②使用糖皮质激素和免疫抑制剂：消除局部炎症和抑制免疫反应；③使用抗甲状腺药控制高代谢综合征；④局部治疗：提高头部，低盐饮食，戴眼罩、墨镜，局部点眼药等；⑤严重突眼、暴露性角膜溃疡或压迫性视神经病变病人，做球后放射治疗或手术治疗。

五、护理措施

1. 观察病情变化　密切观察病人高代谢综合征、甲状腺肿和突眼征，严密观察有无甲状腺危象发生。
2. 避免各种刺激　病人注意休息，保持病室安静，避免噪声、强光刺激。
3. **饮食护理**　提供**高热量、高蛋白、高维生素饮食，补充足够水分**，避免浓茶、咖啡等刺激性饮料和食物。给予**禁碘饮食**。
4. 症状护理　**突眼者加强眼部护理。保持皮肤清洁舒适**。腹泻者保持肛周皮肤清洁、干燥。
5. 突眼护理　①加强眼部护理：眼睑不能闭合者注意保护角膜和结膜，外出时戴墨镜或眼罩，以避免强光、风沙及灰尘刺激；**经常点眼药水**，防止干燥、外伤和感染；**睡前涂抗生素眼膏，覆盖纱布或眼罩**；眼睛勿向上凝视，以免加剧眼球突出和诱发斜视。②指导病人减轻眼部症状：0.5%氢化可的松溶液滴眼，减轻局部刺激症状；**睡觉时抬高头部和限制钠盐摄入，以减轻球后水肿**。③定期检查角膜以防角膜溃疡造成失明。④突眼异常严重者做眶内减压术。

小试身手 15.减轻浸润性突眼球后水肿主要的护理措施是
A. 抗甲状腺药物治疗　　　　B. 氢化可的松滴眼　　　　C. 睡前涂抗生素
D. 适量利尿药　　　　　　　E. 外出带目镜

6. 药物护理　遵医嘱用药，长期用药者不能间断用药、不随意变更剂量或停药。严密注意观察药物疗效和不良反应，**警惕粒细胞缺乏，定期复查血常规**。WBC<3.5×10^9/L、粒细胞<1.5×10^9/L时应停药。

> **锦囊妙记**：抗甲状腺药物硫脲类可引起骨髓抑制，造成粒细胞减少引起感染，因此，甲亢病人使用硫脲类药物时应定期检查血常规，监测是否出现粒细胞减少。

7. 预防甲状腺危象　避免感染、外伤、精神刺激等诱因。术前做好充分准备，备好急救药品和抢救设备。

小试身手 16.患者，女，33岁。患甲状腺功能亢进症，易激动，烦躁易怒，多虑，对其最主要的护理措施是
A. 突眼护理　　B. 对症护理　　C. 心理护理　　D. 加强饮食护理　　E. 密切观察病情

第四节　糖尿病

统领全局—考试大纲

1. 掌握糖尿病的分类。
2. 熟练掌握糖尿病的病因及发病机制。
3. 熟练掌握糖尿病的临床表现。
4. 掌握糖尿病的辅助检查。
5. 熟练掌握糖尿病的治疗要点和护理措施。

浪里淘沙—核心考点

糖尿病是由多种原因导致胰岛素绝对或相对分泌不足或作用缺陷，引起代谢紊乱，包括糖、蛋白质、脂肪、水及电解质等，严重者引起酸碱平衡紊乱。主要特征为高血糖、糖尿、葡萄糖耐量降低及胰岛素释放试验异常。

一、分类

1. **1型糖尿病**　胰岛B细胞毁坏，**胰岛素绝对不足**。分免疫介导和特发性两型。
2. **2型糖尿病**　胰岛素抵抗和（或）胰岛素分泌障碍。
3. 特殊类型糖尿病。
4. 妊娠期糖尿病。

> **锦囊妙记**：1型糖尿病的主要病因为自身免疫，多见于青少年，易发生酮症酸中毒，需用胰岛素进行治疗；2型糖尿病的主要病因为遗传因素，多见于成人，主要的治疗方法为饮食控制。

二、病因及发病机制

尚未完全明确，与遗传、自身免疫和环境因素等有关。
遗传因素不论在1型或2型糖尿病均较肯定。病毒感染最主要的环境因素可启动胰岛B细胞的自身免疫反应。病毒感染可直接损伤胰岛组织，或通过损伤胰岛组织后诱发自身免疫反应，使胰岛B细胞减少，胰岛分泌功能下降，血糖升高，最终发展为糖尿病。

三、临床表现

（一）代谢紊乱综合征（三多一少）

1. **多尿**　由于血糖升高，超过肾糖阈而经肾脏大量排出，尿液渗透压升高伴大量水分排出，产生多尿，可达2~3L/d以上。

2. **多饮** 由于多尿失水，病人烦渴多饮。

3. **多食** 葡萄糖大量丢失，体内能量来源不足而易饥饿，病人食量明显增加。

4. **消瘦、疲乏、体重减轻** 组织葡萄糖利用差，脂肪、蛋白质分解增加，加之失水，出现体重减轻。

5. **皮肤瘙痒** 由尿糖局部刺激引起，病人会阴部瘙痒，全身皮肤病瘙痒。

（二）并发症

1. **糖尿病急性并发症**

（1）**糖尿病酮症酸中毒：是糖尿病严重的急性并发症**。代谢严重紊乱，脂肪分解加速、血清酮体超过正常水平为酮血症、尿酮体排出增多时称为酮尿，临床上统称为酮症。当体内酮体积聚，超过机体处理能力便出现代谢性酸中毒，也称为酮症酸中毒。

1型糖尿病有自发糖尿病酮症酸中毒倾向；**2型糖尿病在感染、手术、外伤、精神刺激等作用下也可发生**。饮食过量、胰岛素治疗中断或剂量减少、饮食不调也可引起。

早期表现为原有糖尿病症状加重，继之出现食欲减退、恶心、呕吐、头痛、嗜睡或烦躁、机体严重失水，组织缺乏弹性，眼球下陷，血压下降，当pH<7.2时，呼吸深大，**呼气中出现烂苹果味**，病人意识模糊、昏迷。

小试身手 17. 患者，女性，60岁，患糖尿病5年，平常不规则服药，血糖波动在8.5~10.8mmol/L，尿糖（++~+++），近日感尿频、尿痛，昨日起突然出现神志不清，查血糖28mmol/L，尿素氮7.8mmol/L，血钠148mmol/L，尿糖（+++），酮体（++），应考虑为

　　A. 低血糖昏迷　　　　　　　　B. 糖尿病酮症酸中毒　　　　　　　C. 乳酸性酸中毒

　　D. 高渗性非酮症糖尿病昏迷　　E. 脑出血

小试身手 18. 患者，女，34岁，有1型糖尿病病史，腹泻4天，神志不清2小时。查体：心率136次/分，血压70/50mmHg，皮肤弹性差。实验室检查：血糖36.7mmol/L。查酮体6.8mmol/L，患者呼气可能有

　　A. 烂苹果味　　　　　B. 大蒜味　　　　　C. 宿食味　　　　　D. 血腥味　　　　　E. 尿味

（2）**高渗性非酮症糖尿病昏迷**（又称高渗性昏迷） 常见诱因为感染、血液或腹膜透析、静脉内高营养、输入葡萄糖液或饮用大量含糖饮料。早期表现为多尿、多饮，多食不明显，继而出现**神经精神症状，嗜睡、幻觉、定向障碍、偏盲、偏瘫等，最后昏迷。**

2. **感染**：以皮肤、胆道、泌尿道感染多见。疖、痈等皮肤化脓性感染多见，可发生败血症或脓毒血症。

3. **糖尿病慢性并发症**

（1）大中血管病变：由动脉粥样硬化引起。常受累动脉包括主动脉、冠状动脉、脑动脉、肾动脉和肢体动脉。下肢动脉硬化可致下肢坏疽。

（2）微血管病变：包括肾脏病变和视网膜病变。糖尿病性肾病变包括毛细血管间肾小球硬化、肾动脉硬化。**典型表现为蛋白尿、水肿和高血压。晚期可出现视网膜病变。**

小试身手 19. 糖尿病合并眼部病变及肾病综合征是因为

　　A. 微血管病变　　　B. 大静脉病变　　　C. 小静脉病变　　　D. 大动脉病变　　　E. 小动脉病变

（3）神经病变：周围神经病变最常见，早期出现对称性肢体隐痛、刺痛或烧灼样痛，下肢较上肢严重，肢痛前常有肢端感觉异常（如袜套状或手套状）。后期因运动神经受累，出现肌力减弱、肌萎缩。

（4）眼部病变：**糖尿病性视网膜病变是糖尿病微血管病变的重要表现**。本病可引起白内障、青光眼、屈光改变、黄斑病等。

（5）**糖尿病足**：神经末梢改变、下肢动脉供血不足及细菌感染等引起足部疼痛、皮肤溃疡和肢端坏疽等病变，统称为糖尿病足。

（三）低血糖症

四、辅助检查

1. **尿糖测定** 尿糖阳性为糖尿病诊断提供重要线索。

2. **血糖测定** **空腹及餐后2小时血糖升高是诊断糖尿病的主要依据**。餐后2小时血糖>11.1mmol/L和（或）空腹血糖≥7.0mmol/L即可诊断为糖尿病。

小试身手 20. 糖尿病的诊断标准是：症状+静脉血浆葡萄糖值

　　A. 随机或餐后2小时≥11.1mmol/L或空腹≥7.0mmol/L

　　B. 随机或餐后2小时≥7.8mmol/L或空腹≥7.0mmol/L

　　C. 随机或餐后2小时≥11.1mmol/L或空腹≥7.8mmol/L

　　D. 随机或餐后2小时≥6.1mmol/L或空腹≥7.0mmol/L

　　E. 随机或餐后2小时≥7.0mmol/L或空腹≥6.1mmol/L

3. **口服葡萄糖耐量试验（OGTT）** 适用于可疑糖尿病而空腹或餐后血糖未达到诊断标准者。试验在清晨进行，**禁食至少10小时**。成人试验日晨空腹取血后口服葡萄糖水（75g葡萄糖粉溶于250ml水中）5分钟内服下，服后30、60、120和180分钟时取静脉血测血糖。

4. **糖化血红蛋白测定** **可反映病人近2~3个月内血糖总的平均水平。**

小试身手 21. 反映近2~3个月内血糖控制总体平均水平的检查是

　　A. 口服葡萄糖耐量试验　　　　　　B. C肽　　　　　　C. 果糖胺

　　D. 糖化血红蛋白　　　　　　　　　E. 血酮体

5.血浆胰岛素和C肽测定 有助于了解胰岛B细胞的储备功能。

五、治疗要点

糖尿病治疗包括饮食、运动、口服降糖药及胰岛素治疗。

> **锦囊妙记**：糖尿病的治疗可概括为"五驾马车"：饮食治疗、运动疗法、药物治疗、血糖监测、健康教育和心理治疗。其中饮食治疗是最基本的治疗措施。

（一）糖尿病控制标准

糖尿病理想控制标准为：①空腹血糖4.4~7.0mmol/L，非空腹血糖<10.0mmol/L；②血糖化血红蛋白<7.0%；③血脂：总胆固醇<4.5mmol/L，甘油三酯<1.5mmol/L；④血压：<130/80mmHg；⑤体重指数BMI（kg/m²）<24。

（二）饮食治疗

饮食治疗是所有类型糖尿病的基本治疗方法，**是2型糖尿病的重要治疗措施**。饮食治疗原则为：

小试身手 22.糖尿病治疗的基本措施是

A.学习糖尿病知识　　B.血糖监测　　　　C.加强锻炼　　　　D.药物治疗　　　　E.饮食控制

1.限制每日总热量 根据病人身高、体重，计算标准体重：标准体重（kg）=［身高（cm）-100］×0.9。按照病人的营养状况（正常、肥胖、体重过低）、劳动强度（轻、中、重体力劳动）以及每千克标准体重需要25~35kcal的标准计算病人每日所需总热量。保证每日热量不低于1200kcal以维持人体基础代谢。

2.饮食结构合理 每日总热量按**糖类占50%~65%、蛋白质占15%~20%、脂肪占20%~30%**比例分配。

3.每日规律进食 少食多餐，与运动、药物密切配合。

4.长期坚持。

（三）运动治疗

增强组织对胰岛素的敏感性，促进肌肉对糖的利用，减轻体重，降低血脂、血黏度及血压，防治心血管并发症。适用于轻、中度2型肥胖糖尿病病人以及病情稳定的1型糖尿病病人。

（四）口服降糖药治疗

1.磺脲类 作用机制是**刺激胰岛素分泌**，适用于有一定胰岛功能、经饮食控制效果不理想的2型糖尿病。

2.双胍类 可**促进外周组织摄取葡萄糖**，加速无氧糖酵解和抑制葡萄糖异生。适用于症状轻、体形肥胖的2型糖尿病。常用药物为二甲双胍（降糖片）。

小试身手 23.通过增加外周组织对葡萄糖摄取、抑制糖异生，从而降低血糖的药物是

A.格列波脲　　　　B.格列苯脲　　　　C.二甲双胍　　　　D.噻唑烷二酮　　　　E.α-葡萄糖苷酶抑制剂

3.α-葡萄糖苷酶抑制剂 通过抑制小肠α-葡萄糖苷酶来延迟糖的吸收，降低餐后血糖。常用药物为阿卡波糖（拜糖平）。

表2-6-2 不同降糖药物的比较

类型	代表药物	作用机制	服用方法
磺脲类	格列吡嗪、格列美脲、格列喹酮（糖适平）、格列齐特（达美康）、格列苯脲（优降糖）、甲苯磺丁脲	刺激胰岛B细胞释放胰岛素	饭前半小时口服
双胍类	苯乙双胍、二甲双胍	增加外周组织对葡萄糖的摄取和利用	进餐时或进餐后服
葡萄糖苷酶抑制剂	阿卡波糖（拜糖平）、伏格列波糖	减慢葡萄糖吸收	与第一口饭同时嚼服

（五）胰岛素治疗

1.适应证 ①1型糖尿病；②**糖尿病酮症酸中毒、高渗性昏迷**；③糖尿病合并严重感染、消耗性疾病、肾病、视网膜病变、脑血管意外、心肌梗死等病人；④围术期病人；⑤经饮食及口服降糖药治疗无效的2型糖尿病病人。

2.用法和用量 在一般治疗和饮食治疗的基础上使用胰岛素。对2型糖尿病病人一般选用中效胰岛素，**每天早餐前半小时使用**，开始剂量为4~8U，**根据血糖和尿糖调整剂量**。1型糖尿病病人如上述治疗无效，采用强化胰岛素治疗，**每日分别于早、午、晚餐前注射胰岛素**，常用中效和（或）速效胰岛素。强化胰岛素治疗时，应及早识别和处理低血糖。

（六）糖尿病酮症酸中毒治疗

1.静脉输液 **静脉输液**是抢救糖尿病酮症酸中毒的首要措施。生理盐水溶液稀释血糖，最初2小时内快速输入1000~2000ml，以迅速补充血容量，改善周围循环和肾功能，以后根据血压、心率、尿量、末梢循环、中心静脉压等调整输液量和速度。

小试身手 24.抢救糖尿病酮症酸中毒首要的关键措施是

A.补液　　　　　　　　　　B.防止诱因　　　　　　　　　C.使用小剂量胰岛素

D.纠正脑水肿　　　　　　　E.纠正电解质和酸碱平衡失调

2. **胰岛素治疗** 当血糖降至13.9mmol/L（250mg/dl）时改输葡萄糖液，并加入速效胰岛素（按每小时2~4g葡萄糖加1U胰岛素计算），**小剂量持续静脉滴注速效胰岛素**，每2小时根据血糖调整胰岛素剂量，直至尿酮体消失。

3. 纠正电解质及酸碱平衡失调　轻中度酸中毒无需补碱。严重酸中毒者静脉滴注碳酸氢钠溶液。定时监测血钾水平，结合心电图、尿量调整补钾量和速度。

4. 治疗休克、严重感染、心力衰竭和脑水肿。

六、护理措施

1. 饮食护理　严格执行糖尿病饮食。①三餐热量分配：早、中、晚餐热量分配为1/5、2/5、2/5或1/3、1/3、1/3。②食物选择：食用粗制米、面和适量杂粮，忌食葡萄糖、蔗糖、蜜糖及其制品。每日摄入蛋白质中动物蛋白占总量的1/3。忌食动物脂肪，少食高胆固醇食物（动物内脏类、海鲜等）。饮食中增加纤维含量，每日饮食中纤维含量不少于40g。③每周定期测量体重。

小试身手 25.患儿，男，8岁，因多饮、多尿、多食，体重下降入院。入院后诊断为1型糖尿病。其饮食中全日热量的分配方法是

A. 早餐1/5　中餐2/5　晚餐2/5　　B. 早餐2/5　中餐2/5　晚餐1/5　　C. 早餐2/5　中餐1/5　晚餐2/5

D. 早餐3/5　中餐1/5　晚餐1/5　　E. 早餐1/5　中餐1/5　晚餐3/5

2. 运动护理　①长期坚持规律的体育锻炼。②运动循序渐进、定时、定量；锻炼方式为有氧活动，选择自己感兴趣、简单、易坚持的项目如步行、骑自行车、健身操及家务劳动等。③运动时间：**餐后1小时运动**可达到较好的降糖效果，不要空腹运动，以免发生低血糖。④**常见不良反应：低血糖**、高血糖和酮症、心血管意外和运动系统损伤。⑤不良反应的预防：1型糖尿病病人在活动前需少量补充额外食物或减少胰岛素用量。活动量不宜过大，时间不宜过长。注意活动环境。活动时最好随身携带甜心及病情卡，以备急需。

3. 口服降糖药物的护理　口服降糖药物时嘱病人按时按量服用，不随意增量或减量；观察血糖、糖化血红蛋白等指标；观察有无低血糖反应。

胰岛素治疗的护理：**胰岛素治疗的不良反应包括低血糖反应**、胰岛素过敏和注射部位皮下脂肪萎缩或增生。**发生低血糖时，病人出现头昏、心悸、多汗、饥饿甚至昏迷**。一旦发生应及时检测血糖，根据病情进食糖类饮料或静脉推注50%葡萄糖；胰岛素过敏表现为注射部位局部瘙痒、荨麻疹；为避免注射部位皮下脂肪萎缩，有计划地更换注射部位。

> 锦囊妙记：下列几种疾病病人可出现低血糖：糖尿病、营养不良、小儿腹泻、胃溃疡或胃癌行胃大部切除术后。低血糖的主要表现为：出冷汗、肢冷、脉弱、血压下降等休克表现。出现上述表现可喂糖水或立即静脉注射25%的葡萄糖溶液。

小试身手 26.胰岛素治疗过程中最常见的不良反应是

A. 低血糖反应　　B. 过敏反应　　C. 注射部位脂肪萎缩　D. 酮症酸中毒　　E. 胃肠道反应

小试身手 27.长、短效胰岛素混合使用，必须先抽取短效胰岛素，为防止

A. 发生不良反应　　　　B. 加速胰岛素降解　　　　C. 降低中效胰岛素的效价

D. 发生中和反应　　　　E. 丧失短效胰岛素的速效特性

4. 预防感染　加强口腔护理，预防口腔感染；皮下注射时严格执行无菌操作，防止感染。

5. 防治并发症的护理　①糖尿病酮症酸中毒的护理：准确执行医嘱，确保液体和胰岛素输入。密切观察病人意识，每1~2小时**检测尿糖、尿酮体及血糖、血酮体**等。②低血糖护理：当病人出现强烈饥饿感，伴软弱无力、恶心、心悸甚至昏迷，或睡眠中突然觉醒伴皮肤潮湿多汗时，**应考虑为低血糖**。一旦发生低血糖，应做血糖测定，进食含糖饮料，昏迷者静脉注射50%葡萄糖和肌内注射胰高血糖素。③糖尿病足的护理：关键是预防皮肤损伤和感染，每日清洗足部皮肤和按摩；修剪趾甲略呈弧形，与脚趾等缘；鞋袜平整、宽松等。动态观察足部末梢循环和足部皮肤感觉。

第五节　皮质醇增多症

统领全局—考试大纲

1. 了解皮质醇增多症的病因及发病机制。
2. 掌握皮质醇增多症的临床表现。
3. 了解皮质醇增多症的辅助检查。
4. 掌握皮质醇增多症的护理措施。

浪里淘沙—核心考点

皮质醇增多症，又称库欣综合征，是各种原因引起肾上腺皮质醇分泌增多而引起的临床综合征。主要表现为满月脸、向心性肥胖、多血质、皮肤紫纹、痤疮、糖尿病倾向、高血压和骨质疏松等。

一、病因及发病机制

1. 肾上腺皮质增生　继发于垂体腺瘤或垂体以外的恶性肿瘤等引起ACTH分泌过多，多见于库欣综合征。

2. 肾上腺皮质肿瘤　肾上腺皮质腺瘤或肾上腺皮质腺癌可自主分泌皮质醇。

3. 医源性皮质醇增多症　与长期大量使用ACTH、肾上腺皮质激素有关。

二、临床表现

1. 脂肪代谢障碍 表现为向心性肥胖、满月脸、水牛背、球形腹，但四肢瘦小。

2. 糖代谢障碍病　血糖升高，糖耐量降低。

3. 蛋白质代谢障碍　大量皮质醇促进蛋白质分解，抑制蛋白质合成，出现负氮平衡，皮肤菲薄，毛细血管脆性增加，呈现典型的皮肤紫纹。

4. 电解质紊乱　轻度水肿或低钾血症。

5. 心血管病变　常表现为高血压。

6. 神经精神障碍　激动、烦躁、失眠、抑郁、妄想等。

小试身手 28. 患者，女性，25岁，因血压、血糖升高，向心性肥胖，脸部皮肤薄红入院，入院查体：血压170/100mmHg，月经量少不规则，CT结果为垂体生长肿物，X线显示骨质疏松，初步考虑该为

A. Cushing综合征　　　B. 糖尿病　　　　C. 高血压　　　　D. 子宫肌瘤　　　　E. 垂体瘤

三、辅助检查

1. 血浆皮质醇测定 血游离皮质醇升高，但皮质醇昼夜节律消失，早晨高于正常，晚上不显著低于早晨。

小试身手 29. 患者，女性，30岁，因向心性肥胖伴高血压，皮肤紫纹就诊。入院后最主要的检查是

A. 24小时尿17-羟皮质类固醇　　　　　B. 24小时尿17-酮皮质类固醇　　　　C. 血浆皮质醇

D. 血浆ACTH　　　　　　　　　　　E. 小剂量地塞米松抑制试验

2. 24小时尿皮质醇测定　17-羟皮质类固醇增高。

3. ACTH试验　原发性肾上腺皮质肿瘤病人多无反应，垂体性库欣病和异源ACTH综合征病人有反应。

4. 地塞米松抑制试验　大剂量地塞米松抑制试验：能被抑制到对照值的50%以下者，病变大多为垂体性，不能被抑制者可能为原发性肾上腺皮质肿瘤或异位ACTH综合征。

5. 影像学检查　肾上腺超声检查、蝶鞍区断层摄片、CT、MRI等。

四、治疗要点

1. 垂体ACTH瘤　经蝶窦纤维外科手术、垂体放射治疗、垂体手术加肾上腺切除术。

2. 肾上腺肿瘤　手术有效，不能手术者选用皮质醇合成抑制剂。

3. 异源ACTH综合征　采用手术、放疗、化疗或联合使用皮质醇合成抑制剂。

五、护理措施

1. 病情观察　包括：①向心性肥胖的表现；②皮肤、肌肉、骨骼状态；③有无咽痛、发热、伤口或穿刺部位皮肤红肿热痛、尿路感染等症状；④高血压、糖尿病、电解质紊乱症状；⑤月经紊乱表现；⑥精神状况。

2. 饮食护理　给予高蛋白、高维生素、**低糖类**、低脂、低盐、含钾、含钙丰富食物。含钾丰富食物有橘子、香蕉、猕猴桃、菠菜、白菜、葱头等，含钙丰富食物有豆制品、牛奶、芝麻酱、虾等。并发糖尿病者给予糖尿病饮食。

小试身手 30. 皮质醇增多症患者的饮食指导，**错误的**是

A. 高钙　　　　　B. 高钾　　　　　C. 低盐　　　　　D. 高碳水化合物　　　　　E. 高蛋白

小试身手 31. 关于Cushing综合征饮食护理，**错误的**是

A. 高蛋白　　　　B. 低碳水化合物　　　C. 低钾　　　　D. 高钙　　　　　E. 低热量

3. 适当运动　劳逸结合，活动范围及活动量不宜过大。

4. 保持水、电解质、酸碱平衡　减少液体摄入，记录出入量，监测电解质水平及pH值；指导病人坐位时抬高下肢，以减轻下肢水肿。

5. 预防感染。

6. 防止外伤、骨折　环境安全舒适，移除环境中不必要的家具，浴室铺上防滑垫，减少安全隐患，防止意外。

7. 心理护理　病人因色素沉着、自我形象改变易出现烦躁不安、焦虑、紧张、恐惧等，护士应主动关心病人，鼓励病人多与他人交往，帮助病人树立战胜疾病的信心。

参考答案

1.D　2.D　3.B　4.D　5.E　6.B　7.B　8.D　9.E　10.B　11.A　12.C　13.B　14.D　15.B　16.C　17.B　18.A　19.A　20.A
21.D　22.E　23.C　24.A　25.A　26.A　27.E　28.A　29.C　30.D　31.C

第七章　风湿性疾病病人的护理

第一节　概　述

1. 了解风湿性疾病的分类与临床特点。
2. 了解风湿性疾病病人的评估。

浪里淘沙—核心考点

一、风湿性疾病的分类

风湿性疾病的病因和发病机制复杂多样，大部分疾病的确切病因尚未明确。目前临床较为常用的分类方法仍是沿用1983年美国风湿病协会所制定的分类方法，根据其发病机制、病理和临床特点，将风湿性疾病分为10大类。

二、风湿性疾病的临床特点

1. 受累部位　受累部位主要是骨、关节、关节周围软组织，如肌肉、肌腱、滑膜、滑囊、韧带以及其他器官。
2. 呈发作与缓解相交替的慢性过程　如系统性红斑狼疮、类风湿关节炎、痛风等，都是病程漫长、病情反复，多次发作可造成相应脏器和局部组织的严重损害。
3. 异质性　即同一疾病，在不同病人临床表现、抗风湿药物应用耐受量及其疗效和不良反应、预后等方面差异很大。
4. 免疫学异常或生化改变　风湿病病人常有免疫学或生化检查的异常，如类风湿关节炎病人类风湿因子多呈阳性，系统性红斑狼疮病人抗dsDNA抗体阳性，痛风病人血尿酸水平升高等，是相关疾病临床诊断、病情判断和预后估计的重要依据。

三、风湿性疾病病人的症状评估要点

1. 关节疼痛与肿胀　**疼痛常是关节受累的首发症状**，也是病人就诊的主要原因。疾病不同，关节疼痛的部位和性质不同，护士应评估下列内容。
   （1）评估疼痛的起始情况：评估关节疼痛的发作时间、发病年龄，起病特点，起病缓急，游走性疼痛还是固定性疼痛等。
   （2）评估疼痛部位：侵犯大关节还是小关节；单个还是多个；是否呈对称性分布等。
   （3）评估疼痛形式：发作性还是持续性，是否可逆；有无晨僵、晨僵持续时间。
   （4）评估疼痛的严重程度与活动的关系：有无影响关节活动。
   （5）评估伴随症状：如长期低热、乏力、皮疹、蛋白尿、血尿等。
   （6）评估关节肿胀、活动受限程度及有无压痛等症状。

小试身手 1. 最符合风湿热关节痛特点的是
A. 游走性关节痛　　　　　　　B. 对称性大关节持续性疼痛　　　　　C. 远端指间关节阵发性疼痛
D. 持续性疼痛，活动后可减轻　　E. 对称性近端指间，掌指关节等小关节痛

2. 关节僵硬与活动受限　僵硬（又称晨僵）是指病人晨起前，或病人一段时间没有活动，当开始活动时出现的一种关节局部不适、不灵活感。
   （1）评估关节僵硬与活动受限的发生时间、部位、持续时间、缓解方式、是突发还是缓慢进展。
   （2）评估僵硬关节的分布、活动受限程度、有无关节畸形。
   （3）评估病人肌力，是否出现肌萎缩。
   （4）评估有无血栓性静脉炎、腓肠肌疼痛、局部肿胀、温度升高等。
   （5）评估病人的生活自理能力。

3. **皮肤损害**　风湿病常见皮肤损害有：皮疹、红斑、水肿、溃疡等，**多由血管炎性反应引起**。**系统性红斑狼疮**特征性皮肤改变为**面部蝶形红斑**，口腔、鼻黏膜出现溃疡或糜烂；**类风湿关节炎的皮肤损害**可见皮下结节，**呈对称分布**，质硬无压痛；皮肌炎病人皮损为对称性眼睑、眼眶周围紫红色斑疹及实质性水肿。
   （1）评估皮肤损害的部位、形态、色泽、温度和面积。
   （2）评估皮肤损害的起始时间、演变过程。
   （3）评估口腔、鼻、指尖和肢体有无溃疡。
   （4）评估皮下结节的分布、质地、活动度以及有无压痛等。

第二节　系统性红斑狼疮

统领全局—考试大纲

1. 了解系统性红斑狼疮的病因及发病机制。
2. 掌握系统性红斑狼疮的临床表现、辅助检查和治疗要点。
3. 熟练掌握系统性红斑狼疮的护理措施。

浪里淘沙—核心考点

系统性红斑狼疮（SLE）是一种**自身免疫性**结缔组织病，由于体内存在大量致病性自身抗体和免疫复合物，造成组织损伤，临床出现多个系统和脏器损害，**以青年女性多见**。

> 锦囊妙记：下列疾病均为免疫因素引起：系统性红斑狼疮、原发免疫性血小板减少症、肾病综合征、甲亢、急性多发性神经炎等。

小试身手 2.系统性红斑狼疮发病的原因是
A. 劳累　　　　　B. 药物过敏　　　　　C. 自身免疫　　　　　D. 阳光照射　　　　　E. 性激素

一、病因及发病机制

原因未明，可能与遗传、感染、雌激素、物理因素、药物、免疫异常等因素有关。

二、临床表现

1. 全身症状　活动期出现全身症状，发热、全身不适、乏力、食欲减退、体重减轻及淋巴结肿大。
2. 皮肤、黏膜　SLE病人皮肤损害以皮疹常见，**典型的特征性皮疹有：①蝶形红斑；②盘状红斑；③血管炎性皮损；④手指末和甲周红斑**。部分病人出现光过敏、雷诺现象及脱发。黏膜损害常与SLE活动有关，可累及全身多处黏膜，多见于口腔及唇部，可见白斑、糜烂或溃疡。

小试身手 3.系统性红斑狼疮病人的皮肤、黏膜损害**不包括**
A.蝶形红斑　　　　　B. 玫瑰疹　　　　　C.雷诺现象　　　　　D. 甲周红斑　　　　　E. 血管炎性皮损

小试身手 4.系统性红斑狼疮皮肤损害最具特征性的表现是
A. 环形红斑　　　　　B. 玫瑰疹　　　　　C.瘀点、瘀斑　　　　　D. 蝶形红斑　　　　　E. 紫癜

3. 骨关节和肌肉　SLE病人常伴关节痛，**多为对称性、游走性**，一般不引起关节畸形，最易受累的关节是近端指间关节、腕、膝及踝关节，部分病人可发生**无菌性缺血性骨坏死，股骨头最常受累**，其次为肱骨头、胫骨头等。

小试身手 5.系统性红斑狼疮病人最易发生无菌性缺血性骨坏死的部位是
A. 股骨头　　　　　B. 肱骨头　　　　　C. 胫骨头　　　　　D. 腓骨头　　　　　E. 趾骨头

4. 呼吸系统　大多数SLE病人并发狼疮性肺炎，其特征为双侧弥漫性肺泡浸润性病灶；慢性病人表现为肺间质纤维化，双侧或单侧胸膜炎。病人出现发热、咳嗽、胸痛、呼吸困难等症状。
5. 肾脏　**几乎所有病人都有肾脏受累**，表现为肾炎或肾病综合征。病人出现蛋白尿、血尿、水肿、高血压。**尿毒症是SLE常见的死亡原因**。

小试身手 6.系统性红斑狼疮最常见的死亡原因是
A. 心肌炎　　　　　B. 神经系统损伤　　　　　C. 肾衰竭和感染　　　　　D. 消化道大出血　　　　　E. 肺部感染

6. 心血管　大部分病人出现心血管症状，包括心肌炎、心内膜炎、心包炎等，以**心包炎最常见**，可为纤维素性心包炎或心包积液，**病人出现心前区疼痛和心包摩擦音**或心脏增大。若为心肌炎则出现气促，心前区不适，心律失常，严重者因心力衰竭死亡。
7. 消化系统　食欲减退、恶心呕吐、腹痛、腹泻、吞咽困难、腹水、肝大及肝功能异常。少数病人发生急性胰腺炎、腹膜炎、胃肠穿孔、出血或梗阻等。
8. 神经系统　出现妄想、幻觉、躁动、猜疑等；神经损害以脑损害最多见，表现为癫痫发作、偏瘫、蛛网膜下隙出血。
9. 血液系统　活动性SLE常有慢性贫血，多为正细胞正色素性贫血，少数为自身免疫性溶血性贫血；白细胞、淋巴细胞减少；血小板减少；约半数病人出现无痛性轻、中度淋巴结肿大，以颈和腋下多见，少数病人脾大。
10. 眼　因视网膜血管炎，病人出现眼底出血、视神经乳头水肿、视网膜渗出物等，影响视力，严重者在数日内致盲。

三、辅助检查

1. 一般检查　血沉增快，血清白蛋白降低，活动期免疫球蛋白升高。
2. 狼疮细胞　从外周血中找狼疮细胞。
3. **抗核抗体**　**是目前最佳的SLE筛选试验**，本试验已代替了狼疮细胞检查。

4. 皮肤狼疮带试验　呈阳性反应。

5. 血清补体测定　血清补体C3减少。

小试身手 7.下列哪项检查是目前最佳的系统性红斑狼疮筛选试验

A. 狼疮细胞检查　　　　　　　　B. 皮肤狼疮带试验　　　　　　C. 抗核抗体测定

D. 抗Sm抗体测定　　　　　　　　E. 抗dsDNA抗体测定

四、治疗要点

1. **一般治疗**　活动期卧床休息，积极控制感染，避免日晒。

2. 非甾体抗炎药　主要用于发热、关节肌肉疼痛、关节炎等，常用药物为阿司匹林、吲哚美辛、布洛芬等。

3. **抗疟药**　**氯喹**能抑制DNA和抗DNA抗体相结合，具有抗光敏和控制SLE皮疹的作用，主治红斑狼疮的皮肤损害，若氯喹在体内蓄积可影响视网膜，需定期做眼底检查。

4. **肾上腺皮质激素**　是目前治疗SLE的主要药物，适用于急性暴发性狼疮、有明显脏器损害、急性溶血性贫血者，待病情控制后逐渐减量，多数病人需长期用药。

> 锦囊妙记：系统性红斑狼疮、原发免疫性血小板减少症、肾病综合征3种疾病均为免疫性疾病，所以这3种疾病的治疗均首选皮质激素治疗。

5. 免疫抑制剂　病情反复发作、重症病人需加用免疫抑制剂，如环磷酰胺、硫唑嘌呤等。

6. 大剂量静脉输注免疫球蛋白　适用于狼疮危象、激素或免疫治疗无效、合并全身严重感染的病人。

7. 血浆置换疗法　其原理是除去特异性自身抗体、免疫复合物、非特异性炎症介质等。

8. 中草药　雷公藤对狼疮肾炎有一定疗效。

小试身手 （8~9题共用备选答案）

A. 免疫球蛋白　　　　　　　　　B. 免疫抑制剂　　　　　　　　C. 肾上腺糖皮质激素

D. 抗疟药　　　　　　　　　　　E. 非甾体抗炎药

8. 系统性红斑狼疮的主要治疗药物是

9. 针对系统性红斑狼疮皮肤损害的治疗药物是

五、护理措施

1. **避免诱因**　避免紫外线照射，禁忌日光浴；避免刺激性物质接触皮肤，如碱性肥皂、化妆品、油膏、染发烫发剂、头发定型剂等；避免食用可诱发或加重本病的食物和药物。

小试身手 10.关于系统性红斑狼疮病人皮肤护理，错误的是

A. 常用清水清洗　　　　　　　　B. 忌用碱性肥皂　　　　　　　C. 忌用化妆品

D. 每日用50℃水局部湿敷　　　　E. 避免阳光暴晒

2. 防止疲劳　合理安排休息与活动，急性活动期卧床休息。

3. 饮食　给予高蛋白、高营养、富含维生素饮食，少食多餐。忌食芹菜，无花果，蘑菇，烟熏、辛辣等刺激性食物。

小试身手 11.系统性红斑狼疮病人可食用的食物是

A. 芹菜　　　　　　B. 木耳　　　　　　C. 蘑菇　　　　　　D. 无鳞鱼　　　　　　E. 无花果

小试身手 12.患者，女，60岁，发热，面部有蝶形红斑，对称性关节肿痛，抗结核抗体阳性。对其饮食指导原则错误的是

A. 高蛋白、含钾丰富的饮食　　　B. 低蛋白饮食　　　　　　　　C. 饮食清淡易消化

D. 少食多餐　　　　　　　　　　E. 高营养、低盐饮食

4. **皮肤、黏膜护理**　皮肤瘙痒、疼痛时嘱病人勿挠抓，必要时涂敷止痒剂。皮肤破溃时进行伤口护理。加强口腔护理，保持口腔清洁，口腔溃疡者局部涂碘甘油。

5. **关节护理**　嘱病人勿热敷红肿疼痛的关节，疼痛剧烈时减少活动。

小试身手 13.系统性红斑狼疮的一般护理措施，错误的是

A. 口腔感染可涂碘甘油　　　　　B. 饭后应清洁口腔　　　　　　C. 面部涂油膏保护皮肤

D. 皮肤瘙痒可涂敷止痒剂　　　　E. 切勿热敷红肿疼痛的关节

6. 严密观察病情　①观察皮肤颜色和温度，检查有无结节、红斑出现，观察有无血栓性血管炎或坏死性血管炎发生；②观察及维护肾功能：观察尿量变化，若出现肾功能不全，限制水钠和蛋白质摄入；③观察及维护心脏功能：了解病人有无心包炎或心功能不全等症状，心功能不全者卧床休息，给予半卧位、供氧，给予低盐饮食，忌过饱，严格控制静脉输液量及滴注速度，遵医嘱给予强心利尿剂，观察药物疗效及不良反应；④观察及维护呼吸功能：呼吸困难者取半卧位、给氧；⑤观察精神和意识状态。

7. 药物不良反应的观察及护理　长期使用糖皮质激素可引起高血压、水肿、药物性糖尿病、低血钾，继发感染、骨质疏松、精神兴奋及烦躁失眠等不良反应。如原有消化性溃疡的病人可使病情加重或引起出血。药物护理措施：①饭后服用药物，遵医嘱同时服用胃黏膜保护剂；②用药期间给予低盐、高蛋白、含钾丰富食物，长期用药者补充钙剂及维生素D，防止骨质疏松及股骨头无菌性坏死；③观察血糖、尿糖，及早发现药物性糖尿病；④观察病人精神情绪变化；⑤预防感染；⑥按时按量服用，嘱

病人不要擅自更改剂量及突然停药。

应用免疫抑制剂可引起骨髓抑制，导致白细胞、血小板减少，也可引起恶心呕吐、食欲减退、黏膜溃疡、皮疹、脱发等症状。护理措施：①定期监测血常规。②仔细观察皮肤、口腔黏膜情况，及时处理皮疹及口腔溃疡。③遵医嘱给予辅助药物（如镇静止吐药），以减轻胃肠道反应。治疗间歇期补充营养。④对脱发者，指导病人戴假发套或戴帽以增强自尊。

8. 心理护理　鼓励病人说出内心感受，针对病人心理状态，采用听音乐、放松疗法、指导式想象、按摩等方法疏导；指导病人家属给病人提供良好的心理支持。

好礼相送　　　　　　**系统性红斑狼疮口诀（武哥总结，严禁转载，违者必究）**

　　系统狼疮较少见，蝶形红斑脸上现，肾脏损害最难办，抗核抗体要化验，激素治疗是首选，皮肤护理很关键，日光照射应避免，碱性肥皂不要用，化妆物品不要碰。

第三节　类风湿关节炎

统领全局—考试大纲

1. 了解类风湿关节炎的病因及发病机制。
2. 掌握类风湿关节炎的临床表现、辅助检查和治疗要点。
3. 熟练掌握类风湿关节炎的护理措施。

浪里淘沙—核心考点

类风湿关节炎是一种慢性全身性**自身免疫性疾病**，以手足小关节受累为主，伴有系统性炎症。其主要特点为**慢性、对称性、周围性多个关节炎性病变**，临床表现为受累关节疼痛、肿胀、功能障碍，持续反复发作。其病理改变为**慢性滑膜炎**，侵及下层的软骨和骨，造成关节畸形和功能障碍。

一、病因及发病机制

病因不明，可能与细菌、病毒、支原体、原虫感染、遗传易感性有关。这些因素诱发或启动了自身免疫反应，其中类风湿因子和免疫球蛋白形成的免疫复合物是造成关节和关节外病变的重要因素之一。类风湿关节炎的**基本病理改变为关节滑膜炎**、类风湿血管炎、类风湿结节。

小试身手 14. 类风湿因子是一种

A. 自身抗体　　　　B. 细胞免疫因子　　　　C. 抗原抗体复合物　　　　D. C-反应蛋白　　　　E. 感染性抗原

小试身手 15. 类风湿关节炎的基本病理改变是

A. 免疫反应　　　　B. 关节畸形　　　　C. 骨质破坏　　　　D. 滑膜炎　　　　E. 补体激活

二、临床表现

起病缓慢，发病时伴乏力、低热、食欲低下、体重下降、手足冰冷等症状。

（一）关节表现

1. 关节疼痛与肿胀　由滑膜慢性炎症及周围软组织炎症引起。**最早的关节症状为关节痛，最常出现的部位为掌指关节和近端指关节**，腕、膝、足关节，其次为肘、踝、肩、髋关节。早期疼痛呈游走性，以后逐渐固定，多呈对称性、多关节性、持续性。疼痛关节常伴有压痛和肿胀。

小试身手 16. 类风湿关节炎最早的关节症状是

A. 活动受累　　　　B. 肿胀　　　　C. 畸形　　　　D. 僵直　　　　E. 疼痛

2. 晨僵　是类风湿关节炎突出的临床表现，持续时间超过1小时，活动后可减轻，**晨僵时间长短可作为关节滑膜炎症严重程度的判断标准**。

小试身手 17. 类风湿关节炎最典型的临床表现是

A. 关节疼痛　　　　B. 关节畸形　　　　C. 关节肿胀　　　　D. 发热　　　　E. 晨僵

小试身手 18. 可作为判断类风湿关节炎病情活动度的指标是

A. 晨僵　　　　B. 关节疼痛　　　　C. 关节肿胀　　　　D. 关节畸形　　　　E. 关节功能障碍

3. 关节畸形　最常见的关节畸形是近端指间关节梭形肿胀，**可形成梭状指**。晚期引起关节畸形，最常见的是手指关节半脱位引起尺侧偏斜、天鹅颈样畸形等。

（二）关节外表现

1. 类风湿结节　是本病较特异的皮肤表现。浅表结节多位于关节隆突部及受压部位的皮下，呈对称分布，质硬无压痛，大小不一，直径数毫米至数厘米不等；深部结节见于肺、胸膜、心包等。

小试身手 19. 下列哪项**不符合**类风湿浅表结节的临床特征

A. 多位于关节隆突及受压部位皮下　　　B. 呈对称分布　　　C. 大小不一

D. 质硬　　　E. 有压痛

2. 类风湿血管炎　是引起关节外损害的病理基础，出现坏死性血管炎，可累及机体的任何脏器和组织，引起相应症状，如心包炎、心肌炎、胸膜炎、胸腔积液、肺间质纤维化、脑血管意外、周围神经炎、巩膜炎、结膜炎等。累及肢体可出现大面积皮肤溃破坏死。

3. 弗尔他综合征　脾大及中性粒细胞减少，甚至出现贫血和血小板减少。

4. 其他　肾脏很少受累，如有肾损害应考虑为抗风湿药物所致或并发淀粉样变。部分病人可并发干燥综合征。

三、辅助检查

1. 血液检查　血白细胞计数正常或稍高，轻至中度贫血，血沉加快，C-反应蛋白升高，70%病人类风湿因子阳性，活动期病人血清中出现免疫复合物。

2. X线检查　以手指和腕关节的X线摄片最有价值。疾病不同期可呈现不同表现，Ⅰ期表现为关节肿胀，关节端骨质稀疏；Ⅱ期表现为关节间隙因软骨破坏变窄；Ⅲ期关节面骨质呈侵蚀性改变；晚期出现关节半脱位、骨性强直。

3. 类风湿结节活组织检查　出现典型的病理改变有助于诊断。

四、治疗要点

控制炎症，减轻症状，保护关节功能，降低关节畸形率；选择有效药物治疗最为重要。

1. 非甾体抗炎药　能控制关节肿胀、晨僵和发热等症状，常用药物有阿司匹林、布洛芬等。

2. 慢作用抗风湿药　起效时间长，具有控制病情发展和抗炎作用。常用药为甲氨蝶呤、雷公藤、青霉胺、硫唑嘌呤、环磷酰胺等。

3. 肾上腺皮质激素　用于关节症状严重者，抗炎作用强，能迅速缓解症状，但停药后易复发。

4. 外科手术治疗　对关节畸形失去功能者做关节置换或滑膜切除术。

五、护理措施

1. 病情观察　观察关节肿胀部位、疼痛及活动受限的程度，晨僵的持续时间等；观察有无发作的前驱症状和伴随症状。

2. 肢体活动与关节功能的维护　发热及关节明显肿痛的急性期病人应卧床休息，限制关节活动，避免受压和寒冷刺激。使用各种矫形支架和夹板使关节保持功能位，避免垂足、垂腕等；症状控制后进入恢复期的病人，尽早进行关节功能锻炼，肢体活动从被动活动向主动活动渐进，活动度以病人能承受为宜。对已发生关节畸形的病人，鼓励病人发挥健侧肢体功能。

小试身手 20. 患者，女，48岁。患类风湿关节炎20年，目前仍有不规则低热，关节肿痛及晨僵，最重要的护理措施是

A. 病变关节理疗　　　B. 常规服用泼尼松　　　C. 保护病变关节功能

D. 舒适体位，卧床休息　　　E. 高蛋白、高维生素饮食

小试身手 21. 类风湿关节炎缓解期患者的主要护理措施是

A. 注意休息　　　B. 密切观察药物副作用　　　C. 关节功能锻炼

D. 保持乐观情绪　　　E. 控制感染

3. 晨僵护理　晚上睡眠时用弹力手套保暖；鼓励病人起床时温水浴或用热水浸泡僵硬的关节，起床后活动关节；鼓励病人参加日常活动，避免长时间不动。

4. 用药护理　治疗本病药物的常见不良反应包括胃肠道反应、脱发、肝损害、肾毒性、骨髓抑制等，用药期间严密观察；严格遵医嘱给药，饭后服用，鼓励病人多饮水。

小试身手 （22~24题共用题干）

患者，女性，47岁，近3个月双手出现晨僵，持续1~2小时，第3、4指间关节，第2掌指关节及双膝关节肿痛，伴乏力、低热、食欲减退、体重下降。查体：脾轻度肿大，血常规示WBC 3×10^9/L，Hb 78g/L；PLT 90×10^9/L。血沉加快。

22. 此病情最符合下列哪种疾病

A. 结核性关节炎　　　B. 风湿性关节炎　　　C. 强直性关节炎　　　D. 类风湿关节炎　　　E. 骨性关节炎

23. 目前**不宜**采取的护理措施是

A. 嘱病人卧床休息　　　B. 鼓励病人尽量多活动受累关节

C. 指导病人晚上睡眠时使用弹力手套保暖　　　D. 指导病人晨起时用热水浸泡僵硬的关节

E. 指导病人保持关节于功能位

24. 对该病人**不考虑**使用下列哪种药物

A. 肾上腺皮质激素　　　B. 阿司匹林　　　C. 甲氨蝶呤　　　D. 雷公藤　　　E. 青霉素

参考答案

1.A　2.C　3.B　4.D　5.A　6.C　7.C　8.C　9.D　10.D　11.B　12.B　13.C　14.A　15.D　16.E　17.E　18.A　19.E　20.D　21.C　22.D　23.B　24.E

第八章　神经系统疾病病人的护理

第一节　概　述

统领全局—考试大纲

1. 了解神经系统的结构与功能。
2. 掌握神经系统病人的评估。

浪里淘沙—核心考点

一、神经系统的结构与功能

（一）周围神经系统

1. 脑神经　共有12对。脑神经有运动纤维和感觉纤维，主要支配头面部的运动和感觉。其中Ⅰ、Ⅱ、Ⅷ 3对为感觉神经；Ⅲ、Ⅳ、Ⅵ、Ⅺ、Ⅻ为运动神经；Ⅴ、Ⅶ、Ⅸ、Ⅹ为混合神经。

2. 脊神经　共有31对，均发自脊髓的各段面。每对脊神经由前根（运动根）和后根（感觉根）组成。临床上根据不同部位的感觉障碍水平，判断脊髓病变的平面，对定位诊断具有重要意义。

（二）中枢神经系统

由脑和脊髓组成

1. 脑　包括大脑、间脑、脑干和小脑。

（1）大脑：表面为大脑皮质所覆盖。大脑半球各脑叶的功能：额叶与躯体运动、语言及高级思维活动有关；颞叶与听觉、语言和记忆有关；顶叶与躯体感觉、味觉、语言等有关；枕叶与视觉信息的整合有关；岛叶与内脏感觉有关；边缘叶与情绪、行为和内脏活动有关。

（2）间脑：位于大脑半球与中脑之间，连接脑干与大脑半球。间脑病变影响疼痛、体温、食欲、性功能、睡眠、内分泌等功能的调节。

（3）脑干：由中脑、脑桥和延髓组成，与呼吸中枢、血管运动中枢、呕吐中枢、呃逆中枢等生命中枢互相关联，**当脑干有严重损害，特别是延髓损害时多可导致呼吸、心脏骤停**；脑干的传导功能一方面将脊髓及周围的感觉传导至中枢，另一方面又将大脑皮质的兴奋性传导至脊髓和脑神经支配的效应器官；脑干网状结构具有保持正常睡眠与觉醒的功能。

（4）小脑：与运动的平衡、协调有关。

2. 脊髓　脊髓位于椎管内，上端与延髓相连，下端以终丝终止于第1尾椎的骨膜。**发出31对脊神经**，是四肢和躯干的初级反射中枢，脊髓损害的临床表现为运动障碍、感觉障碍和自主神经功能障碍。

二、神经系统疾病症状的评估

1. 头痛　头痛是神经系统疾病的常见症状。不同病因引起头痛的表现也不相同，护士应评估头痛部位、性质、程度、规律、发作方式以及诱因和伴随症状。

（1）偏头痛：偏头痛常有家族史，偏头痛在发作之前有视物模糊等先兆症状，常为一侧或双侧颞部搏动性头痛，可反复发作，伴恶心、呕吐。休息或服用止痛药后可缓解。

（2）颅内压增高性头痛：常为持续性胀痛，阵发性加剧，伴有喷射性呕吐和视力模糊。

（3）颅外因素所致头痛：包括眼源性头痛、鼻源性头痛和耳源性头痛。

（4）精神性头痛：部位不固定，表现为持续性闷痛，伴心悸、多虑、紧张、多梦、失眠等症状。

2. 意识障碍　意识障碍是人对外界环境刺激缺乏反应的一种精神状态。可通过病人的语言反应、对疼痛刺激的反应、瞳孔对光反射、吞咽反射、角膜反射等来判断意识障碍的程度。意识障碍分为：嗜睡、昏睡、浅昏迷、中昏迷和深昏迷。

（1）嗜睡：是最轻的意识障碍，病人能被唤醒，醒后能进行简单的交谈和配合检查，刺激停止后又入睡。

（2）昏睡：病人处于熟睡状态，较重的痛觉或较响的言语刺激方可唤醒，醒后能简单、模糊地进行不完全应答话题，自发性言语少，停止刺激后立即进入熟睡状态。

（3）浅昏迷：病人意识丧失，对强刺激（如眼眶上压迫）病人出现痛苦表情和躲避反应。瞳孔对光反射、咳嗽反射、吞咽反射和角膜反射存在，生命体征无明显变化。

（4）中昏迷：对外界的正常刺激均无反应，自发动作很少，对强刺激的防御反射、角膜反射和瞳孔对光反射减弱，大小便潴留或失禁。生命体征也有明显改变。

（5）深昏迷：病人对任何刺激均无反应，瞳孔对光反射、咳嗽反射、吞咽反射和角膜反射消失，伴生命体征改变。

小试身手 1.患者整日处于睡眠状态，但呼之能应属于哪种意识障碍

A. 嗜睡　　　　　　B. 昏睡　　　　　　C. 浅昏迷　　　　　　D. 中度昏迷　　　　　　E. 深昏迷

小试身手 2. 压迫患者眶上神经有反应，并且各种反射均存在，这是属于哪种意识障碍

A. 嗜睡   B. 昏睡   C. 浅昏迷   D. 中度昏迷   E. 深昏迷

3. **语言障碍**　分为失语和发音困难（构音障碍）。评估内容包括病人构音和说话、阅读、书写、命名、语言交流能力等。

4. **感觉障碍**　是指机体对各种形式（痛、温、触、压、位置、振动）刺激无感知、感知减退或异常的综合征。

5. **运动障碍**　运动障碍是指人体的运动神经系统的任何部位受损引起的骨骼肌活动异常，可分为瘫痪、不自主运动及共济失调。

6. **肌力**　肌力程度一般分为6级：

0级为完全瘫痪；

1级为肌肉可收缩，但不能产生动作；

2级为肢体能在床上移动，但不能抵抗自身重力，不能抬起；

3级为肢体能抵抗重力，离开床面，但不能抵抗阻力；

4级为肢体能做抗阻力动作，但未达到正常；

5级为正常肌力。

> 锦囊妙记：肌力分级按照由弱到强进行，考生可利用推导法记忆。0级→肢体全瘫；1级→肢体肌肉收缩；2级→肢体可在床上移动；3级→肢体可抬离床面，但不抗阻力；4级→肢体可对抗阻力；5级完全正常。

小试身手 3. 肌肉收缩可引起关节活动，但不能抬高，此肌力为

A. 4级   B. 3级   C. 2级   D. 1级   E. 0级

7. 评估瘫痪的临床表现

1）**单瘫**：表现为**一侧上肢或一侧下肢的运动不能或运动无力**。见于大脑半球、脊髓前角、周围神经或肌肉等病变。

2）**偏瘫**：表现为**一侧面部和肢体瘫痪**。常见于一侧大脑半球病变，如脑梗死等。

3）**交叉性瘫痪**：表现为**病变侧脑神经麻痹和对侧肢体瘫痪**。常见于脑干病变。

4）**截瘫**：表现为**双下肢瘫痪**。**多见于脊髓横贯性损害**。

5）**四肢瘫**：表现为**四肢不能运动或肌力减退**。见于高颈段脊髓病变和周围神经病变。

> 锦囊妙记：偏瘫为一侧上下肢瘫痪，交叉瘫为一侧运动神经元伴对侧上下肢瘫痪；截瘫为双下肢瘫痪；四肢瘫为颈段脊髓横贯性损伤导致的双侧上下肢瘫痪。

小试身手（4~5题共用备选答案）

A. 局限性瘫痪   B. 四肢瘫   C. 截瘫   D. 交叉性瘫痪   E. 偏瘫

4. 坐骨神经根神经炎引起的肌无力常表现是

5. 基底节区的脑出血病人往往表现为

第二节　急性炎性脱髓鞘性多发性神经根病

统领全局—考试大纲

1. 了解急性炎性脱髓鞘性多发性神经根病的病因及发病机制。

2. 熟练掌握急性炎性脱髓鞘性多发性神经根病的临床表现。

3. 掌握急性炎性脱髓鞘性多发性神经根病的辅助检查和治疗要点。

4. 熟练掌握急性炎性脱髓鞘性多发性神经根病的护理措施。

浪里淘沙—核心考点

急性炎性脱髓鞘性多发性神经根病［吉兰–巴雷综合征（Guillain-Barré syndrome，GBS）］，为急性或亚急性起病的多发性脊神经根（可伴脑神经）受累的一组疾病。

（一）病因及发病机制

病因未明，一般认为本病属于一种迟发性**自身免疫性疾病**。其免疫因子可能为存在于病人血液中的抗周围神经髓鞘抗体或对髓鞘有害性细胞因子等。

（二）临床表现

病人发病前1~4周有上呼吸道或消化道感染症状或疫苗接种史，**首发症状为四肢对称性肌无力**，呈对称性弛缓性瘫痪，自肢体远端向近端发展，伴肢体远端感觉异常和（或）手套袜子型感觉减退；脑神经损害引起双侧面瘫在成年人中多见，而延髓麻痹以儿童多见；**严重病例因累及肋间及膈肌而致呼吸肌麻痹**。

病情稳定后2~4周开始恢复，85%的病例可完全恢复，**主要死因为呼吸肌麻痹**、肺部感染和心力衰竭。

小试身手 6.急性感染性多发性神经根神经炎危及生命的原因是

A. 吞咽困难　　　B. 面神经麻痹　　　C.呼吸肌麻痹　　　D. 吞咽困难　　　E. 水、电解质紊乱

（三）辅助检查

典型<u>脑脊液改变为细胞数正常，而蛋白质明显增高，称蛋白–细胞分离现象</u>，发病后第3周最明显。

小试身手 7.急性感染性多发性神经根神经炎病人脑脊液特点是

A. 脓性　　　B. 血性　　　C.蛋白–细胞分离　　　D. 压力升高　　　E. 白细胞增高

（四）治疗要点

1. 严密观察病情　呼吸困难者及时气管切开，呼吸麻痹者行人工呼吸。正确使用呼吸机是抢救成功的关键。

2. 药物治疗　①大剂量免疫球蛋白：与血浆置换治疗效果接近。②免疫抑制剂：环磷酰胺对部分病例有效。③B族维生素、辅酶A、ATP、加兰他敏、地巴唑等可用于辅助治疗。④糖皮质激素适用于慢性病例。

3. 血浆置换疗法　发病2周内接受血浆置换疗法可缩短症状的持续期，缩短使用呼吸机时间，减少并发症的发生。

（五）护理措施

1. 病情监测　动态监测生命体征，观察吞咽情况、运动障碍和感觉障碍的程度及分布。必要时给予重症监护，密切观察意识、血压、脉搏、呼吸、动脉血氧饱和度及情绪变化。<u>询问病人有无胸闷、气短、呼吸费力等症状，注意呼吸困难的程度和动脉血气分析的指标改变。</u>当病人烦躁不安时，应区分是否为早期缺氧的表现；<u>当出现呼吸费力、出汗、口唇发绀等缺氧症状时应立即报告医生建立人工气道，使用呼吸机辅助呼吸。</u>

小试身手 8.患者，男，66岁。上呼吸道感染后2周，出现四肢进行性对称性肌无力，伴手套、袜套状感觉减退，住院期间出现呼吸困难，应监测的指标是

A. 血氧饱和度　　　B. 二氧化碳结合力　　　C. 呼吸形态　　　D. 肺活量　　　E. 血气

2. 营养支持　延髓麻痹而不能吞咽者通过胃管进食，以保证营养供给。<u>进食时和进食后30分钟抬高床头，防止窒息。</u>

3. 生活护理　肢体保持功能位；保持口腔、皮肤清洁。

4. 心理护理　主动关心病人，耐心倾听病人心理感受，解释病情及疾病预后，增加病人信心。

5. 健康指导　①帮助病人掌握疾病的自我护理方法。②坚持肢体被动和主动运动，增进日常生活自理能力。③增强体质，避免感冒、疲劳等诱因。

第三节　脑血管疾病

统领全局—考试大纲

1. 了解短暂性脑缺血发作、脑梗死、脑出血、蛛网膜下腔出血的病因及发病机制。

2. 熟练掌握短暂性脑缺血发作、脑梗死、脑出血、蛛网膜下腔出血的临床表现。

3. 掌握短暂性脑缺血发作、脑梗死、脑出血、蛛网膜下腔出血的辅助检查和治疗要点。

4. 熟练掌握短暂性脑缺血发作、脑梗死、脑出血、蛛网膜下腔出血的护理措施。

浪里淘沙—核心考点

一、概述

脑血管疾病是各种病因使脑血管发生病变引起脑部疾病的总称。我国脑血管疾病呈现北高南低、东高西低的地理分布特征。<u>各种脑部病损，动脉破裂或闭塞，导致脑出血、蛛网膜下腔出血或脑梗死。</u>造成急骤发展的脑局部血液循环和功能障碍，称为急性脑血管病，又称脑卒中或中风、脑血管意外。

（一）病因和危险因素

脑血管疾病的病因包括：血管本身病变（动脉粥样硬化、各种原因引起的动脉炎）、血液成分改变（血液黏滞度增高：如高血脂、高血糖等）、血流动力学改变（高血压、低血压、心功能障碍）。脑血管疾病的危险因素包括：

（1）可干预的因素：<u>高血压、心脏病、糖尿病和短暂性脑缺血发作是脑血管疾病发生最重要的危险因素</u>。高脂血症、动脉硬化、血黏度增高、无症状性颈动脉杂音、吸烟、肥胖、口服避孕药、不良饮食习惯（高盐、高脂、缺钙、酗酒等）等与脑血管病发生有关。

（2）无法干预的因素：<u>年龄、性别、种族和遗传因素等。</u>

（二）三级预防

1. <u>一级预防</u>　指病因预防，是三级预防中**最关键**的一环。在社区人群中筛选上述可干预的危险因素，找出高危人群，及早干预，即积极治疗相关疾病，如高血压、心血管病、高脂血症、吸烟、糖尿病等；提倡合理饮食；适当运动；改变不良行为和生活方式，治疗可干预性危险因素。

2. 二级预防　是在一级预防的基础上，对短暂性脑缺血发作（TIA）、可逆性脑缺血发作进行**早期诊断，早期治疗**，防止发展为完全性脑卒中。

3.**三级预防** 对已出现脑卒中的病人进行干预，防治并发症，减轻残疾程度，提高病人生活质量，预防复发。

二、短暂性脑缺血发作

短暂性脑缺血发作（TIA）是由于局部脑或视网膜缺血引起的短暂性神经功能缺损，临床症状一般不超过1小时，最长不超过24小时，且无责任病灶的证据。

（一）病因及发病机制

1.病因 动脉粥样硬化、动脉狭窄、心脏病、血液成分异常和血流动力学改变等。

2.发病机制 ①微栓子学说；②血流动力学障碍学说；③脑血管痉挛学说；④颈动脉扭曲、受压；⑤心功能障碍、血液高凝状态等。

（二）临床表现

1.**TIA临床特征** ①发病突然；②出现局灶性脑或视网膜功能障碍；③持续时间短，一般10~15分钟，多在1小时内，**最长不超过24小时**；④多有反复发作病史；⑤恢复完全，不遗留神经功能缺损体征。

2.TIA分类

（1）颈内动脉系统的TIA：多表现为单眼（同侧）或大脑半球症状。视觉症状为一过性黑矇、雾视、视野中有黑点或眼前有阴影摇晃。大脑半球症状多为一侧面部或肢体无力或麻木，出现言语困难（失语）和认知及行为功能改变。

（2）椎-基底动脉系统的TIA：表现为眩晕、头晕、构音障碍、跌倒、共济失调、眼球运动异常、复视、交叉性运动或感觉障碍、偏盲或双侧视力丧失。

（三）辅助检查

1.血液检查 检测血糖、血脂、血小板聚集、血黏度。

2.颈部超声波检查 检查双侧动脉有无狭窄。

（四）治疗要点

1.病因治疗 消除危险因素。

2.药物治疗

（1）抗血小板聚集药物：阿司匹林、双嘧达莫等。

（2）抗凝药物：肝素、低分子量肝素等。

（3）降纤药物：适用于有血液成分改变的病人，如纤维蛋白明显升高、频繁发作者可用巴曲酶或降纤酶治疗。

3.外科治疗 对于4个月内反复发作的TIA，病变同侧颈动脉狭窄程度大于70%者，行颈动脉内膜切除术或血管内支架介入治疗。

（五）护理措施

1.疾病指导 指导病人消除紧张、恐惧情绪，帮助病人寻找和去除危险因素，改变不良行为和生活方式。

2.饮食指导 指导病人进食低盐、低脂、低糖、高蛋白、高维生素饮食，多吃蔬菜水果，避免暴饮暴食或过度饥饿。

3.用药指导 指导病人规律用药，不随意更改、终止服药。告知药物作用、不良反应，如出血倾向、血常规改变等。

三、脑梗死

脑梗死是指脑部血供障碍，脑组织缺血缺氧引起坏死软化。临床上常见有脑血栓形成、脑栓塞等，其中脑血栓形成较为常见。

脑血栓形成

（一）病因及发病机制

1.病因 脑血栓形成常见原因是**脑动脉粥样硬化**、高血压、高脂血症、糖尿病等可加速脑动脉硬化的进展，脑动脉炎、结缔组织病、肿瘤、血液高凝状态等引起者少见。

2.发病机制 在颅内外供应脑部的动脉血管内膜发生病理改变的基础上，在睡眠、失水、心衰、心律失常等情况下，出现血压下降、血流缓慢导致血管内有形成分黏附、聚集、沉着、形成血栓引起动脉管腔狭窄，最终管腔完全闭塞。受累血管供血范围内脑组织局部血流急性中断、缺血、软化、坏死而出现偏瘫、失语等。

（二）临床表现

多见于50~60岁以上既往有动脉粥样硬化的老人，多伴高血压、冠心病或糖尿病。多数病人在**睡眠和安静**等血流缓慢、血压下降的情况下发生，次晨被发现时失语，一侧肢体瘫痪。起病前有头昏、头痛、肢体麻木、短暂失语等症状。典型病例在1~3天内达高峰。多数病人意识清楚，少数病人有不同程度意识障碍，但持续时间短，生命体征无明显改变。神经系统体征常见为各种类型的失语和偏瘫。

（三）辅助检查

血、尿常规，血糖、血脂、血液流变学、心电图检查，CT检查可排除脑出血，24小时后脑梗死区出现低密度灶。

（四）治疗要点

挽救缺血半暗带，避免或减轻原发性脑损伤，是急性脑梗死治疗的最根本目标。

1. 急性期治疗

（1）**早期溶栓**：发病后3~4.5小时内行溶栓治疗，可使血管再通，减轻脑水肿、缩小梗死灶。应用溶栓药物前应经CT证实无出血灶，应用期间监测出凝血时间和凝血酶原时间。**尿激酶是临床应用最多的溶栓药**。

（2）**控制血压**：使血压维持在比发病前稍高水平。

（3）减轻脑水肿，降低颅内压：对梗死范围大或发病急骤者，进行抗脑水肿和降低颅内压治疗。如病人出现颅内压增高症状，意识障碍加重时进行**降颅内压**治疗。**常用药物有甘露醇**、甘油果糖。使用脱水剂时注意检测肝肾功能、水和电解质。

（4）**改善微循环**：使用低分子右旋糖酐。

（5）抗凝治疗：对进展型脑梗死病人考虑抗凝治疗。对**出血性梗死或高血压病人禁用抗凝治疗，常用速避凝**。

（6）脑保护剂：常用钙拮抗剂，如尼莫地平；脑代谢复活剂，如胞磷胆碱、吡拉西坦、阿米三嗪萝巴新片（都可喜）、脑活素等。

（7）中药治疗：丹参、红花等活血化瘀、通经活络。

（8）手术治疗：对大面积梗死出现颅内高压危象，内科治疗困难考虑行开颅切除坏死组织和去颅骨减压等。

（9）高压氧舱治疗：提高脑氧供应，促进侧支循环形成；使正常脑血管收缩，增加病变部位脑血液灌注；增强脑组织有氧代谢，加速酸性代谢产物清除。

2. 恢复期治疗 促进神经功能恢复，指导病人康复锻炼。

（五）护理措施

1. 病情观察 动态评估病人的意识状态、生命体征、肢体活动能力、语言能力。

2. **早期康复活动 帮助病人早期进行活动，保持瘫痪肢体各关节的功能位置**，教会病人及家属被动活动和主动活动肢体的方法，以及翻身技巧，帮助病人训练平衡和协调能力。

3. **饮食护理 给予低盐、低脂食物**，对于吞咽困难、饮水呛咳者，可给予糊状流质或半流质食物。

4. 药物护理 **应用扩血管药物时，滴速每分钟30滴左右，并注意监测血压**。使用低分子右旋糖酐时注意观察过敏反应。溶栓和抗凝药应用时注意严格掌握剂量，并观察有无出血倾向。

5. 心理支持 给予心理支持和安慰；帮助病人克服自卑和消极心理，鼓励其进行一些力所能及的活动，如洗脸、更衣等；对言语困难的病人可用肢体语言进行交流。

6. 健康指导 既往有高血压、高脂血症、动脉粥样硬化、糖尿病等的病人，应坚持长期治疗。**指导病人忌烟酒，饮食宜清淡，以低脂、低胆固醇、高维生素食物为宜**。老年人晨起时不要急于起床，最好在床边静坐10分钟后缓慢站起；适当参加运动，以促进全身血液循环。

脑栓塞

（一）病因及发病机制

脑栓塞的栓子可为心源性、非心源性或来源不明者。

1. **心源性栓子 为脑栓塞最常见原因**，风湿性心脏病瓣膜赘生物、附壁血栓脱落最常见。

2. 非心源性栓子 感染性脓性栓子、长骨骨折的脂肪栓子、癌性栓子、气体栓子等。

3. 来源不明性栓子 各种栓子沿血管进入脑动脉或颈部动脉，造成血流阻塞引起相应供血区脑功能障碍。

（二）临床表现

起病年龄不一，多见于中青年。起病急骤，数秒或很短时间内症状达高峰，多属完全性卒中。个别病人在数天内呈阶梯式恶化，因反复栓塞引起。

脑局部症状为局限性抽搐、偏盲、偏瘫、失语等。如无意识障碍，症状轻且很快恢复。严重者可突然出现昏迷、全身抽搐，由于脑水肿或颅内出血引发脑疝导致死亡。

（三）治疗要点

1. 原发病治疗 消除栓子来源，防止脑栓塞复发。

2. 脑部病变治疗 见脑血栓形成部分。

四、脑出血

脑出血为脑实质内的原发性非创伤性出血，多见于高血压合并动脉硬化的病人。豆纹动脉是脑出血最常见的好发部位。

（一）病因及发病机制

高血压合并细小动脉硬化是脑出血最主要的原因，脑血管畸形、颅内动脉瘤、脑动脉炎、血液病等引起少见。

当情绪激动或用力等诱发血压急剧升高时，原本薄弱的动脉管壁破裂出血。

（二）临床表现

脑出血好发于50岁以上的高血压病人，男性多于女性，寒冷季节发病率较高。在情绪激动或兴奋、劳累、用力排便或精神过度紧张时发病。起病突然，进展迅速，症状在数分钟至数小时内达高峰。出现昏迷、偏瘫、呕吐、意识障碍、肢体瘫痪、失语等，血压升高。

出血部位不同，表现也不同，以**基底核区出血最多见，常有偏瘫、偏盲和偏身感觉障碍（三偏综合征），典型症状为突发头痛、呕吐、意识清楚或轻度障碍**，病灶对侧出现偏瘫，患肢病理反射阳性，感觉减退，优势半球出血时失语；脑桥出血出现交叉性瘫痪、中枢性高热、呼吸不规则；**小脑出血表现为颅神经麻痹、眼球震颤、两眼向病变侧同向凝视**。

重者起病急，昏迷快而深，鼾声呼吸，频繁呕吐，呕吐咖啡样胃内容物，多为应激性胃溃疡所致。病人双侧瞳孔不等大，提示脑疝形成。

（三）辅助检查

血常规检查见白细胞升高；重症病人有蛋白尿、尿糖、血尿素氮和血糖升高。腰穿脑脊液压力升高且为均匀血性。**CT、MRI检查**可发现脑出血部位，**明确诊断**。

（四）治疗要点

急性期处理原则：保持安静、防止再出血、减轻脑水肿、维持生命体征平稳，防治并发症。

1. 保持安静　尽量避免不必要搬动。
2. 保持呼吸道通畅　意识不清、呼吸道分泌物多的病人尽早行气管插管或切开。
3. 减轻脑水肿　**控制脑水肿，降低颅内压是脑出血抢救的重要环节。使用20%甘露醇或甘油果糖快速静脉滴注。**
4. 控制血压　脑出血病人血压一般高于平时，这是因为颅内压增高时为保证脑组织血供机体产生代偿作用，当颅内压下降时血压也随之下降，因此要慎用降压药。
5. 止血剂和凝血药　对脑出血无效，如病人并发上消化道出血或有凝血障碍者可使用。
6. 外科手术治疗　大脑半球出血量在30ml和小脑出血量在10ml以上考虑手术清除血肿，降低颅内压；对血液破入脑室行脑室引流。

（五）护理措施

1. 病情监测　严密观察病人生命体征、意识、瞳孔、肢体活动情况、肌力和语言等。
2. 环境　病人绝对卧床休息，保持周围环境安静，避免各种刺激。
3. 营养支持　根据病情给予肠内外营养，如病人发病后3天仍不能进食给予鼻饲流质饮食。每次鼻饲时要抽吸胃液，如发现病人呃逆、腹胀、胃液呈咖啡色或解黑便，应立即停止。

小试身手　9. 脑出血患者不能进食，给予鼻饲饮食的适宜时间是病后

A. 5天　　　　　　　　B. 4天　　　　　　　　C. 3天　　　　　　　　D. 2天　　　　　　　　E. 1天

4. 保持呼吸道通畅　及时清除呼吸道分泌物。
5. 偏瘫护理　尽量保持肢体活动和肌张力，每天患肢进行各关节的被动活动，用垫软枕等方法使关节处于功能位，手臂维持外展位，肘部微屈，仰卧位时肩关节高过肩部。膝下放置小软枕，为防止骨突关节外旋，用毛巾卷放在髋关节外侧。仰卧位时病侧肘关节用夹板固定于90°屈曲功能位。定时更换体位，防止压疮。
6. 健康指导　指导病人改变不良行为和生活方式，戒烟、限酒，低盐低脂饮食，劳逸结合，避免用力排便。

五、蛛网膜下隙出血

蛛网膜下隙出血（SAH）是指由各种原因所致出血、血液流入蛛网膜下隙。蛛网膜下隙出血分为原发性和继发性。原发性蛛网膜下隙出血是指软脑膜血管破裂血液直接流入蛛网膜下隙；继发性是指脑实质出血，血液穿破脑组织流入蛛网膜下隙。

（一）病因及发病机制

最常见病因为先天性动脉瘤破裂，其次是脑动静脉畸形、高血压脑动脉硬化，脑动脉炎和血液病也可引起。各年龄组均可发病，先天性动脉瘤破裂多见于年轻人，动脉硬化多见于老年人。

当情绪激动、干重体力活、酗酒时，动脉瘤破裂出血，血液流入蛛网膜下隙，引起颅内压增高；血液刺激脑膜发生无菌性脑膜炎。因蛛网膜粘连，阻碍脑脊液循环和吸收，出现脑积水；流入蛛网膜下隙的血液刺激血管或血细胞破坏产生血管收缩物质（如5-羟色胺、肾上腺素、去甲肾上腺素、氧合血红蛋白等）发生血管痉挛，病人出现剧烈头痛。

（二）临床表现

起病急骤，在突然用力或情绪激动等诱因作用下，**数分钟内病人出现剧烈头痛、呕吐、面色苍白、全身冷汗，部分病人伴意识障碍**，部分病人有局灶性或全身性癫痫发作。

最具特征性的体征为颈项强直等脑膜刺激征。后交通动脉瘤破裂出现一侧动眼神经麻痹，少数病人陷入深昏迷，去大脑强直，最终因脑疝而死亡。

（三）辅助检查

1. **头颅CT**　临床诊断SAH首选头颅CT平扫检查。
2. 脑脊液检查　脑脊液压力增高（>200mmH_2O），肉眼观察为均匀一致血性，镜检见大量红细胞。若无再出血，1周后脑脊液内红细胞大部分溶解，2~3周后可找到较多的含铁血黄素巨噬细胞。
3. 脑血管造影　**脑血管造影是确定蛛网膜下隙出血病因最有意义的检查**。

（四）治疗要点

主要治疗原则：预防再次出血、防治脑血管痉挛。

1. 保持安静　嘱病人**绝对卧床休息4~6周**，避免可能导致血压和颅内压增高的诱因，防止病人躁动不安。

小试身手 10.蛛网膜下隙出血患者急性期绝对卧床休息的时间为

A. 10周　　　　B. 9周　　　　C. 7~8周　　　　D. 4~6周　　　　E. 2~3周

2.**降低颅内压**　遵医嘱快速滴注20%甘露醇。

3.**使用止血药物**　常用药物为凝血酶、6-氨基己酸、氨甲苯酸、氨甲环酸、酚磺乙胺等。

4.**解除血管痉挛**　常用药物为尼莫地平。

5.**腰椎穿刺**　放出少许脑脊液（5~10ml）以缓解头痛、减轻出血引起脑膜刺激症状。因腰椎穿刺有引发脑疝的风险，应谨慎使用。

6.**病因治疗**　考虑手术或血管内介入治疗。

（五）护理措施

1.**减轻头痛**　遵医嘱使用降颅内压药物，指导病人听轻音乐、缓慢深呼吸、引导式想象等减轻头痛。

2.**病情监测**　首次蛛网膜下隙出血后1个月内再出血的风险最大，2周内再发率最高。严密观察病情变化，病情稳定后再次出现剧烈头痛、呕吐、抽搐发作、脑膜刺激征等考虑为再出血。

3.**避免诱因**　指导病人避免情绪激动、用力排便、剧烈咳嗽、打喷嚏等诱因。

4.**心理护理**　向病人和家属讲解有关疾病知识，减轻其焦虑恐惧情绪。

第四节　癫　痫

统领全局—考试大纲

1.了解癫痫的病因及发病机制。

2.熟练掌握癫痫的临床表现。

3.掌握癫痫的辅助检查和治疗要点。

4.熟练掌握癫痫的护理措施。

浪里淘沙—核心考点

癫痫是一组反复发作的神经元异常放电而引起的暂时性中枢神经系统功能障碍的临床综合征。

一、病因及发病机制

（一）病因

1.**原发性癫痫（又称特发性癫痫）**　无脑部器质性损害的病理变化或代谢异常的证据，大多在儿童或青年期首次发病，可能与遗传因素有关。

2.**继发性癫痫（又称症状性癫痫）**　占大多数，因脑部器质性病变和代谢性疾病引起，可见于各年龄组。

3.**隐源性癫痫**　临床表现提示为症状性癫痫，但现有的检查手段不能发现明确的病因。

（二）影响癫痫发作的因素

1.**遗传因素**　在癫痫的近亲中，癫痫患病率高于一般人群，与常染色体基因突变有关。

2.**环境因素**　饥饿、暴食、疲劳、情感冲动、代谢紊乱等可诱发癫痫。

（三）发病机制

尚未完全明确。可能与脑内的兴奋性递质——谷氨酸和天门冬氨酸显著增加，钙离子和钠离子进入神经元，破坏了正常神经细胞膜电位稳定，出现异常放电有关。

二、临床表现

癫痫的表现多样化，并**具有短暂性、刻板性、间歇性、反复发作的特征**。

（一）癫痫发作

癫痫发作可出现运动、感觉、意识、行为、自主神经功能障碍。每次发作或每种发作称之为癫痫发作。

1.**部分性发作**　最常见，可分为：①单纯部分性发作（不伴有意识障碍），又可分为部分性运动性发作、体觉性发作或特殊感觉性发作、自主神经性发作和精神性发作等。**部分运动性发作时局部肢体抽搐**多见于一侧口角、眼睑、手指或足趾，也可涉及一侧面部和一侧肢体远端。如局部抽搐持续数小时或数日，则称为持续性部分性癫痫。②复杂部分性发作，伴有意识障碍，表现为遗忘症、自动症、精神运动性发作等。③部分性发作继发为全面性强直-阵挛发作。

2.**全面性发作**　包括失神发作、肌阵挛发作、阵挛性发作、强直性发作、强直-阵挛（大发作）。

强直-阵挛发作，开始即累及两侧脑结构，伴有两侧对称性运动症状和（或）意识改变。**强直-阵挛发作以全身对称性抽搐和意识丧失为特征**。其发作经过分为强直期、阵挛期和惊厥后期。

小试身手 11.癫痫大发作最典型的特点是

A.牙关紧闭　　　　　　B.口吐白沫　　　　　　C.意识丧失、全身抽搐

D.全身肌肉强直性收缩　　E.有大小便失禁

（1）强直期：突发意识丧失，全身骨骼肌持续收缩、眼球上窜、喉肌痉挛，发出叫声。口部先强张后突闭，咬破舌头。颈部和躯干先屈曲后反张，上肢先上举、后转为内收、前旋，下肢自屈曲转为伸直。持续10~20秒后转入阵挛期。

（2）阵挛期：不同肌群强直和松弛交替出现，由肢端延及全身。阵挛频率逐渐减慢，松弛期逐渐延长，持续0.5~1分钟。最后抽搐停止，进入疼挛后期。

以上两期都出现心率增快，血压升高，唾液和支气管分泌物增多，瞳孔散大。瞳孔对光反射及深浅反射消失，病理征阳性以及呼吸暂停、发绀。

（3）惊厥后期：阵挛期后尚有短暂的强直痉挛，牙关紧闭和大小便失禁。首先恢复呼吸，口鼻喷出泡沫和血沫，心率、血压、瞳孔等相继恢复，意识逐渐恢复。自发作开始至意识恢复间隔5~10分钟。醒后诉头痛、疲乏，对抽搐过程全无记忆。部分病人意识障碍减轻后进入昏睡状态。若短期内强直-痉挛频繁发作，发作间隙期病人持续昏迷，称为癫痫持续状态。

（二）癫痫症

有一种或数种发作类型而反复发作者即为癫痫症。发作类型分为部分性癫痫和全面性癫痫。部分性癫痫多为儿童期癫痫，有部分性发作和局灶性脑电图异常，无神经系统体征和智能缺陷，常有家族史，与痫性发作不尽相同，但患者症状相当固定；继发性部分性癫痫因病灶部位不同可出现不同类型发作，并可继发为全面性阵挛-强直性发作（GTCS）。

三、辅助检查

1.脑电图　癫痫发作时脑电图出现特异性改变，发作间歇期可记录到散在的阵发性痫性活动波形。

小试身手 12.对癫痫最有诊断价值的辅助检查是

A.脑CT　　　　　　B.脑MRI　　　　　　C.脑电图　　　　　D.脑脊液检查　　　　E.脑血流图检查

2.实验室检查　血常规、血糖、血寄生虫检查。

3.脑血管造影　可见颅内血管畸形、动脉瘤、血管狭窄或闭塞以及颅内占位性病变等。

4.头部放射性核素、CT、MRI检查　可发现脑部器质性病变。

四、治疗要点

1.发作时治疗　当病人全身抽搐和意识丧失时，以保证安全、预防外伤和并发症为主，而不是立即用药，因为任何药物已无法控制本次发作。

2.发作间歇期治疗　发作间歇期应定时服用抗痫药物以预防再发作。治疗原则为：①药物剂量由小到大，逐步增加，监测血药浓度。②一个首选药物增加到有效血药浓度仍不能控制发作，或因不良反应而不能继续使用时应撤换，改用次选药物。撤换需缓慢，至少1周时间。③避免同时使用多种药物。④治疗终止：强直-痉挛发作和单纯部分性发作在完全控制2~5年后，脑电图随访痫性活动消失后可开始停药；停药须缓慢减量，病程越长，剂量越大，用药越多，停药越缓慢，整个过程一般不少于3个月。⑤偶尔发病、脑电图异常而临床无癫痫症状和5岁以下、每次发作均有发热的儿童，一般不服用抗痫药物。

小试身手 （13~14题共用题干）

患者，男，20岁。反复发作四肢抽搐伴意识不清2年，既往曾有类似发作，诊断为癫痫大发作，已持续服抗癫痫药，患者自觉发作次数减少想停药。

13.停药过程中控制减药速度需参考

A.腰穿脑脊液检查　B.血常规和肝肾功能　C.CT　　　　　D.脑电图　　　　　E.心电图

14.护士应告知患者症状完全控制后至少多长时间可以考虑停药

A.2年　　　　　　B.1年半　　　　　　C.1年　　　　　　D.9个月　　　　　E.6个月

3.癫痫持续状态的治疗　在给氧、防护的同时迅速控制发作，及时纠正电解质酸碱平衡紊乱和脑水肿。

（1）地西泮10~20mg静脉注射，速度不超过每分钟2mg；有效而复发者可在30分钟后重复注射，或将地西泮100~200mg溶于5%葡萄糖溶液500ml中于12小时内缓慢静脉滴注。

小试身手 15.癫痫持续状态首选的治疗措施是

A.肌内注射苯巴比妥　　　　　B.静脉注射盐酸氯丙嗪　　　　　C.肌内注射地西泮

D.静脉注射地西泮　　　　　　E.水合氯醛灌肠

（2）苯妥英钠10~20mg/kg稀释在生理盐水20~40ml静脉注射，速度不超过50mg/min。

（3）异戊巴比妥钠0.5g溶于注射用水10ml作静脉注射，速度不超过0.1g/min。注意有无呼吸抑制和血压降低。

（4）10%水合氯醛20~30ml保留灌肠。

4.病因治疗。

5.严密观察不良反应。

五、护理措施

1.一般护理

（1）休息与活动：床单位使用柔软床垫、床旁准备吸氧和吸痰装置，床旁桌准备缠有纱布的压舌板或小布卷等；若出现发作先兆应立即卧床休息。

（2）排便的护理：癫痫发作伴意识障碍或大小便失禁者需及时清除污物，做好会阴部皮肤护理。

2.癫痫发作时的护理　①病人抽搐时需有专人守护、观察和记录发作过程，观察意识和瞳孔变化以及抽搐部位、持续时间等。②对强直-阵挛发作者扶病人卧倒，防止跌倒。③立即松解衣领、衣扣和腰带，迅速将缠有纱布的压舌板置于病人一侧上下臼齿间，防止咬伤舌和面颊部。有义齿者应取出。④不可强行按压或用约束带捆扎抽搐肢体以防骨折，可用枕头保护大关节，在背后垫软物可防止椎骨骨折。⑤将病人头偏向一边，及时清除呼吸道分泌物、呕吐物，以免窒息；给予吸氧。必要时气管切开或使用人工呼吸机辅助呼吸。禁止口腔测量体温，测腋下温度或肛温。⑥少数病人抽搐停止、意识恢复过程中有短暂兴奋躁动，防止自伤或伤人。

小试身手 16.癫痫大发作时护理措施，**错误**的是

    A.扶患者侧卧　　　　　　　B.解开患者衣领　　　　　　　C.在患者上下白齿之间放压舌板

    D.按压抽搐肢体　　　　　　E.将患者头偏向一侧

3.药物护理

（1）观察疗效：观察病性发作次数是否减少、间歇期是否延长、持续时间是否缩短。

（2）观察不良反应：轻者出现胃肠道反应等，一般不影响治疗；中度者出现眼球震颤、共济失调等，提示药物过量引起神经中枢中毒，减量后即可消失；偶可发生严重不良反应，如精神症状、粒细胞缺乏等。

（3）注意事项：用药期间监测血药浓度，同一病人采血时间固定，须在上次服药后间隔6小时以上采取；苯妥英钠宜在饭后吞服；发作多在夜晚和清晨的病人，用药集中在下午和入睡前；地西泮静脉注射时需观察有无呼吸抑制。

4.健康指导　指导病人避免各种诱因；禁止病人参加有危险的活动，如游泳、登高、驾驶以及有炉火或高压电处作业；病人随身携带写有姓名、住址、联系电话及病史等个人资料的卡片，方便紧急情况时联系。

第五节　帕金森病

统领全局—考试大纲

    1.了解帕金森病的病因及发病机制。

    2.熟练掌握帕金森病的临床表现。

    3.掌握帕金森病的治疗要点和辅助检查。

浪里淘沙—核心考点

帕金森病（又称震颤麻痹）是一种常见于中老年的神经变性疾病，以缓慢进展的运动障碍，如**震颤、肌强直、运动迟缓和姿势平衡障碍**等为主要特征。多在50岁以后发病，平均年龄55岁，男性稍多于女性。起病缓慢，逐渐进展。多数首发症状为动作不灵活和震颤。

（一）病因及发病机制

原发性震颤麻痹最主要病变是黑质变性，但具体病因仍不清楚。

    1.年龄因素　本病多见于中老年人。随年龄增长，黑质细胞和纹状体中多巴胺受体减少，是引起本病的主要原因，而乙酰胆碱兴奋性增强导致震颤麻痹。

    2.环境因素　本病与工业和农业毒素有关。

    3.遗传因素　本病有家族聚集现象。

    4.多因素　交互作用。

（二）临床表现

    1.**静止性震颤**　从一侧上肢开始，呈现拇指对掌屈曲的不自主震颤，如同"搓丸"样动作。静止时震颤明显，动作时减轻，入睡后消失，故称为静止性震颤。随病程进展震颤累及面、下颌、唇和四肢。

小试身手 17.帕金森病的典型症状是

    A.肌强直　　　　　B.运动减少　　　　　C.日常活动受限　　　　　D.静止性震颤　　　　　E.言语障碍

    2.**运动迟缓**　病人随意运动减少、减慢，表现为开始动作困难和缓慢，如行走时起动和停止均有困难，起步后呈慌张步态。很难完成精细动作，系鞋带、裤带等不易完成；写字时手抖，字越写越小，称为"写字过小症"。语声单调、低沉，进食和饮水呛咳。

    3.**肌强直**　多从一侧上肢或下肢近端开始，逐渐蔓延至远端、对侧和全身肌肉。面肌强直时表情和瞬目减少，形似"面具脸"。颈肌、躯干肌强直使躯体前屈，行走时上肢摆动动作减少。因严重肌强直和继发性关节强直等导致患者长期卧床，生活不能自理。体检时肢体呈"齿轮样肌强直"。

小试身手 18.患者，男，50岁，右侧肢体逐渐抖动1年余。既往无特殊史。查体：血压150/90mmHg，神志清楚，表情呆板，右上下肢肌力正常，肌张力增高，右上下肢可见静止性震颤，余神经系统检查未发现异常，最可能的诊断是

    A.癫痫局限性发作　　　B.小舞蹈病　　　C.肝豆状核变性　　　D.震颤麻痹　　　E.脑血栓形成

    4.姿势平衡障碍　行走时步距缩短，人往前冲，呈"慌张步态"。

    5.其他　唾液和皮脂分泌增加，汗液分泌增多或减少，排便困难、直立性低血压，出现忧郁和痴呆等精神症状。

（三）治疗要点

    1.药物治疗　早期轻症病人，采用抗胆碱能药物和金刚烷胺等非替代治疗，疗效减弱后改用或加用替代性药品，如复方左旋多巴等。

2. 手术治疗　一般状况好，药物治疗效果不佳或不良反应严重时考虑外科手术治疗，采用立体定向手术破坏丘脑腹外侧核后部以控制对侧肢体震颤。

（四）护理措施

1. **安全护理**　加强安全护理，防止跌倒：①**除去所有的门槛**，以免绊倒病人；②**除去室内尖角的家具**；③**在楼梯两旁加设栏杆**；④**在门把手附近的墙上增设扶手**，以增加病人开、关门时的安全性；⑤**垫高病人座椅的后脚**，使病人较容易坐下或站起来；⑥在床尾处绑上粗长的绳子，使病人可以拉着绳子坐起而便于下床；⑦**升高坐便器的坐垫**，并在厕所、浴室内增设扶手，方便病人穿脱衣服及大小便等。

小试身手 19. 帕金森病患者最主要的护理问题是

A. 潜在性外伤　　　B. 步态不稳　　　C. 生活自理能力下降　　　D. 自尊紊乱　　　E. 躯体移动障碍

2. **饮食护理**　①给予高热量、高蛋白和纤维素丰富食物。将食物切成小块、磨碎做成半流质，方便咀嚼和吞咽。②使用粗大把手的叉子或汤匙，方便病人进食；如病人手指颤抖厉害可协助其进食。③给病人充足的进食时间。④监测体重。

3. **保持大小便通畅**　①让病人摄取足够水分；②指导病人吸气后屏气，增加腹压促进排便；③指导病人排便时间相对固定。

4. **药物护理**　①向病人讲解本病起病缓慢，逐渐加重，药物治疗不能根治，但可减轻症状，预防并发症。②指导病人药物种类和剂量因人而异，自小剂量开始逐渐加量，然后维持服用。③观察药物不良反应，及早处理。

5. **康复护理**　①**做关节的全范围运动可预防关节挛缩**。②**温水浴、按摩等物理治疗有助于缓解肌肉僵硬，并可预防挛缩**。③观察头和颈部是否向前倾，指导病人注意姿势以预防畸形；**躺在床上时不应垫枕头**，还应定时取仰卧姿势。④指导病人在**步行时应以足跟先着地，抬高脚趾，不要拖曳**，鼓励病人手臂自然摆动，以舒展的步伐行走。⑤过度震颤者应让其坐在有扶手的椅子上，手抓住扶手可以稍加控制震颤。⑥让病人穿轻便宽松的衣服，可减少流汗和活动的束缚。⑦**鼓励病人尽量独立完成说话、写字和进食、穿衣、移动等日常活动**。

小试身手 20. 患者，男，72岁，因"运动迟缓、四肢僵硬9年"入院。诊断为帕金森病。以下健康指导内容中错误的是

A. 鼓励患者加强锻炼，例如跑步、游泳等　　　B. 鼓励患者尽量独立完成日常工作

C. 指导患者观察药物的不良反应　　　D. 给予充足的进食时间

E. 注意安全防护

第六节　重症肌无力

统领全局—考试大纲

1. 了解重症肌无力的病因及发病机制。
2. 熟练掌握重症肌无力的临床表现。
3. 掌握重症肌无力的辅助检查、治疗要点及护理措施。

浪里淘沙—核心考点

重症肌无力是神经－肌肉传递功能障碍的获得性自身免疫性疾病。可见于任何年龄，病程迁延数年或数十年。

（一）病因及发病机制

本病是一种与胸腺异常有关的自身免疫性疾病。70%的**重症肌无力病人胸腺肥大**，即使胸腺大小正常也会出现生发中心增多，10%~15%病人合并胸腺瘤。

小试身手 21. 重症肌无力常合并以下哪种疾病

A. 小细胞肺癌　　　B. 甲状腺功能亢进症　　　C. 胸腺增生或胸腺瘤　　　D. 多发性肌炎　　　E. 系统性红斑狼疮

（二）临床表现

表现为骨骼肌易疲劳，**眼外肌最先受累**，出现眼睑下垂、斜视和复视，双侧常不对称；病情进展缓慢，面肌受累时面部皱纹减少，表情动作无力；咀嚼肌和咽喉肌受累时出现吞咽困难、进食时间延长、饮水呛咳、发音不清；颈肌及四肢近端肌群受累，屈颈抬头无力、四肢乏力。如迅速发生呼吸肌严重无力，导致不能维持正常换气功能时为重症肌无力危象。

本病症状有波动性，早晨轻，下午或晚上加重，活动后肌无力明显加重，短暂休息后可减轻。

小试身手 22. 重症肌无力最常受累的肌肉是

A. 四肢肌　　　B. 眼外肌　　　C. 咽喉肌　　　D. 咀嚼肌　　　E. 呼吸肌

（三）辅助检查

1. 疲劳试验　让受累肌群在短时间内重复收缩，如出现无力或瘫痪，休息后又恢复正常为阳性。
2. 抗胆碱酯酶药物试验　①依酚氯铵（腾喜龙）试验：静脉注射依酚氯铵5~10mg，症状迅速缓解为阳性。②新斯的明试验：肌内注射甲基硫酸新斯的明0.5~1mg，20分钟症状明显减轻者则为阳性。
3. 重复电刺激　停用新斯的明24小时后，低频重复电刺激尺神经、面神经或腋神经，记录远端诱发电位及衰减程度，如递减幅度大于10%者称为阳性。
4. AchR抗体测定80%以上的病例AchR抗体滴度增高。
5. 胸腺CT、MRI检查　可发现胸腺增生和肥大。

（四）治疗要点

1.药物治疗　①抗胆碱酯酶药物：抑制胆碱酯酶活性，使释放至突触间隙的Ach存活时间延长。常用药物有溴化新斯的明片剂、吡斯的明片剂、安贝氯铵片剂，同时使用氯化钾、麻黄碱可加强抗胆碱酯酶药物疗效。②糖皮质激素：抑制AchR抗体生成。③免疫抑制剂：首选硫唑嘌呤。

2.血浆置换法　使用正常人血浆或血浆代用品置换病人血浆，去除病人血液中的AchR抗体，效果可维持1周左右，需重复进行。

3.淋巴细胞置换法　定期使用正常人血淋巴细胞替代病人血中产生AchR抗体的淋巴细胞。

4.手术和放射治疗　对年轻女性、病程短、进展快的病人考虑胸腺摘除术，对年龄较大、不宜手术者行胸腺放疗。

5.**重症肌无力危象的处理**　尽快**改善呼吸功能**，呼吸困难者行人工呼吸；按需吸痰，**保持呼吸道通畅**，预防肺不张和肺部感染。

（五）护理措施

1.活动与休息　指导病人控制活动量，以省力、不感疲劳为宜。

2.饮食指导　给予高蛋白、高维生素、高热量、富含钾和钙的软食或半流食，避免干硬、粗糙食物；嘱病人进食前充分休息，或服药后15~30分钟进餐；出现呛咳、吞咽困难应改为鼻饲，防止误吸和窒息。

3.病情监测　动态观察病人呼吸频率、节律、肌无力的表现、缺氧症状，必要时气管插管、气管切开或人工呼吸。

4.保持呼吸道通畅　抬高床头，鼓励病人咳嗽、深呼吸，及时吸痰，清除口鼻分泌物。

5.药物护理　本病需长期服药，告知病人用药方法、注意事项、不良反应等，防止服药不当引起肌无力危象和胆碱能危象。

（1）抗胆碱酯酶药从小剂量开始，按时服药，咀嚼和吞咽无力者在餐前30分钟口服。

（2）**长期应用糖皮质激素治疗**者观察有无消化道出血、骨质疏松、股骨头坏死等并发症。指导**病人摄入高蛋白、低糖、高钙、含钾丰富食物**，必要时给予制酸剂，保护胃黏膜。

（3）使用免疫抑制剂时定时查肝肾功能。

（4）对神经-肌肉传递有阻滞作用的药物禁止使用，以免加重病情。如氨基糖苷类抗生素（庆大霉素、链霉素、卡那霉素、阿米卡星等）、奎宁、普鲁卡因胺、普萘洛尔、氯丙嗪以及各种肌松弛剂等。

小试身手 23.下列属于重症肌无力患者禁忌使用的药物是

A.抗胆碱酯酶药　　　B.奎宁　　　C.糖皮质激素　　　D.免疫抑制剂　　　E.青霉素

第七节　神经系统疾病病人常用诊疗技术及护理

统领全局—考试大纲

掌握腰椎穿刺及脑血管造影的适应证、禁忌证和护理。

浪里淘沙—核心考点

一、腰椎穿刺

脑脊液由脑室脉络丛产生，充满脑室系统。正常情况下脑脊液生成与吸收处于平衡。炎症、脑水肿时脑脊液分泌增多。临床应用腰椎穿刺术（简称腰穿）可协助诊断和治疗。

（一）适应证

1.诊断性穿刺　取脑脊液做常规检查（压力、性状、细胞数量和细菌培养）、生化测定（蛋白质、糖和氯化物）以及细胞学、免疫学和酶学检查，协助诊断脑和脊髓病变。

2.治疗性穿刺　椎管内注入治疗性药物；对颅脑外伤后、脑膜炎及交通性脑积水等颅内压增高患者放出少量脑脊液，降低颅内压。

（二）禁忌证

1.颅内压明显增高　为防止颅内压突然降低，脑组织移位引起脑疝，禁忌腰穿。

2.穿刺部位皮肤或皮下组织感染者。

3.有全身感染性疾病。

4.高位颈椎外伤、占位性病变者。

5.病情危重、躁动不安。

6.明显出血倾向。

（三）方法

1.体位　侧卧靠近床沿、屈颈抱膝、脊柱前屈，躯体呈C字形，脊柱与床面保持平行，骨盆与床面垂直，以增大腰椎间隙，方便穿刺。

2.**选择穿刺点**　选择第3~4或第4~5腰椎棘突间隙。

3.消毒和局部麻醉　穿刺部位消毒后，术者戴无菌手套，用注射器抽取1%普鲁卡因或0.5%~2%利多卡因1~2ml，在穿刺点做皮内、皮下至韧带的浸润麻醉。

4. 穿刺和测压　腰椎穿刺针（带针芯）沿腰椎间隙垂直进针，刺入4~5cm深度或阻力突然降低时，提示针尖已进入蛛网膜下隙，拔出针芯，让脑脊液自动流出，接上测压管测定脑脊液压力。**侧卧位腰穿的正常压力为80~180mmH$_2$O，超过300mmH$_2$O提示颅内压增高，低于80mmH$_2$O时为颅内压降低，脑脊液压力高于正常不放脑脊液，防止发生脑疝。**

5. 压腹和压颈试验　判断椎管内有无阻塞可选用压腹、压颈试验，但颅内压增高或有颅后窝肿瘤者禁用。

6. 收集标本　取脑脊液于无菌试管中送检。如做细菌培养，试管口及试管塞用酒精灯火焰灭菌。

7. 拔针　术毕拔针后用无菌纱布覆盖，胶布固定。

（四）护理

1. 穿刺前　向病人解释腰椎穿刺的目的、方法和注意事项，取得病人知情同意；准备无菌穿刺包；做普鲁卡因过敏试验；嘱患者排空大小便。

2. 穿刺时的配合　协助病人取正确体位，观察病人反应。

3. 穿刺后　穿刺点覆盖纱布后用胶布固定；**协助患者去枕平卧4~6小时**；**患者出现头痛、呕吐或眩晕，是因低颅压引起**，指导患者延长平卧时间，嘱患者多饮水或静脉滴注生理盐水，头痛可缓解或消失。

小试身手 24. 腰椎穿刺后常见的并发症为

A. 脑脊液漏　　　　　　　　　B. 颅内压降低引起头痛　　　　　　　　　C. 脑出血

D. 脑炎　　　　　　　　　　　E. 穿刺部位感染

二、脑血管造影

脑血管造影是将含碘显影剂注入颈动脉、椎动脉或股动脉内，经连续X线摄片记录造影剂进入脑内的时间、行径和分布，显示脑动脉、静脉、静脉窦形态和部位，协助诊断颅内动脉瘤、血管畸形、血管痉挛和颅内占位病变等。

（一）适应证

1. 脑血管疾病　颅内动脉瘤、动静脉畸形、脑动脉痉挛、动脉狭窄闭塞等。

2. 颅内占位病变　脑肿瘤、颅内血肿、硬膜外和硬膜下血肿、硬膜下积液等。

（二）禁忌证

严重出血倾向，对造影剂和麻醉剂过敏，穿刺部位皮肤感染，病情危重不能耐受手术。

（三）方法

1. **颈动脉造影**　取头过伸仰卧位，皮肤消毒、局麻后在胸锁关节上4~5cm，胸锁乳突肌内侧缘，颈动脉搏动明显处进针，穿刺成功后注入60%泛影葡胺10ml，在双球管同时照射下做头部正侧位连续摄片，造影满意后拔针，局部压迫止血。

2. **椎动脉造影**　操作方法同颈动脉造影，穿刺部位是在颈椎5~6横突孔处直接穿刺椎动脉。

3. 数字减影全脑血管造影（DSA）适用于颈动脉、椎动脉起始部、颈内颈外及椎-基底动脉系统等脑血管疾病的检查。

（四）护理

1. 造影前准备

（1）病人准备：向病人解释脑血管造影的目的和造影过程中注入造影剂时会出现脑部突然发热、眼花等一过性症状；**查出凝血时间及血小板计数**，有明显出血倾向者禁忌做脑血管造影。

（2）备皮，局部皮肤破损感染者暂缓造影。

（3）普鲁卡因及碘过敏试验，阳性者禁忌造影。

（4）用物准备：消毒剂、麻醉剂、无菌脑血管造影包、抢救药品等。

（5）检查前测量血压和脉搏，术前4~6小时禁食，嘱病人排空膀胱。

2. 术后护理及观察

（1）穿刺部位用沙袋压迫止血6~8小时，股动脉穿刺者肢体制动6~12小时，观察足背动脉搏动、皮肤颜色、温度等；定时测量血压和脉搏；观察穿刺部位有无渗血或血肿；有无偏瘫、失语、抽搐和意识障碍等症状；椎动脉造影者观察眼球运动和视力。

（2）安静卧床休息4小时后进食或起床活动。

（3）术后24小时内多饮水，促进造影剂排泄。

小试身手 25. DSA检查术后的护理措施，**错误**的是

A. 穿刺部位沙袋加压24小时　　　　　　　　　B. 穿刺侧肢体制动6~12小时

C. 观察穿刺局部有无渗血、血肿　　　　　　　D. 密切观察意识、瞳孔、生命体征的变化

E. 观察双侧足背动脉搏动和肢体远端皮肤颜色、温度

小试身手 26. 关于DSA检查的护理措施，**错误**的是

A. 术前做碘过敏试验　　　　　　　　　B. 术前4~6小时禁食，术前半小时排空大小便

C. 术前常规准备沙袋　　　　　　　　　D. 术后24小时内多饮水

E. 术后穿刺侧肢体应尽早活动

参考答案

1.A　2.C　3.C　4.B　5.E　6.C　7.C　8.A　9.C　10.D　11.C　12.C　13.D　14.A　15.D　16.D　17.D　18.D　19.A　20.A　21.C　22.B　23.B　24.B　25.A　26.E

第九章　传染病病人的护理

第一节　传染病的临床特征

统领全局—考试大纲

掌握传染病的临床特征。

浪里淘沙—核心考点

（一）感染与免疫

1.感染的概念　由细菌、病毒、衣原体、支原体、立克次体、真菌等引起的疾病称为感染性疾病。感染性疾病中具有传染性，并可导致不同程度流行的称为传染病。传染病属于感染性疾病，但并非所有感染性疾病都具有传染性。

感染是病原体侵入人体后与人体相互作用的过程。病原体侵入人体后是否发病取决于病原体的致病作用和机体免疫应答两个方面。感染过程的表现包括5种：

（1）病原体被清除：病原体进入人体后通过免疫将病原体清除或杀灭，不发生病理改变，也不产生任何症状。

（2）隐性感染：又称亚临床感染或不显性感染。病原体进入人体后，仅引起特异性免疫应答，发生轻微病理改变，不产生任何临床症状，通过免疫学检查可发现。

（3）显性感染：又称临床感染。病原体进入人体后引起机体免疫应答，组织损伤，产生病理变化，出现临床特有症状和体征。

（4）病原携带状态：病原体进入人体后，在体内生长繁殖并不断排出体外，成为重要传染源，而人体未出现任何症状。

小试身手　1.病原体在人体内生长、繁殖，并可排出体外，但不引起人体出现疾病属于

A.病原体被清除　　B.病原携带状态　　C.潜伏性感染　　D.隐性感染　　E.显性感染

小试身手　2.病原体进入人体后，在人体内生长繁殖并不断排出体外为重要传染源，而人体不出现任何症状。此表现属于感染过程中

A.潜伏性感染　　　B.病原携带状态　　　C.显性感染　　　　D.隐性感染　　　E.病原体被清除

（5）潜伏性感染：病原体进入人体后寄生在某个部位，潜伏在体内，不发病但也不能将病原体清除，当机体免疫力低下时才发病。

2.感染过程中病原体的作用

（1）侵袭力：病原体侵入机体或借其分泌的酶破坏组织，抑制机体吞噬作用使病原体扩散。

（2）毒力：包括外毒素、内毒素和毒力因子。

（3）数量：入侵病原体数量与其致病能力成正比。

（4）变异性：病原体通过变异逃避机体免疫作用而不断引发疾病。

3.感染过程中免疫应答的作用　免疫应答分为保护性免疫应答和变态反应两类。保护性免疫应答又分为非特异性免疫应答与特异性免疫应答两类。变态反应是特异性免疫应答。

（1）非特异性免疫：是机体清除进入体内异物的一种机制，是生物体与生俱来的。包括：①天然屏障，如皮肤、黏膜、血-脑屏障、胎盘屏障；②吞噬作用：单核-巨噬细胞系统；③体液因子：包括补体、溶菌酶和各种细胞因子。

（2）特异性免疫：是指针对抗原特异性识别后产生的针对该抗原的特异性免疫应答。特异性免疫通常只针对一种传染病。感染后的免疫都是特异性免疫，是后天获得的一种主动免疫。包括由B淋巴细胞介导的体液免疫和T淋巴细胞介导的细胞免疫。

小试身手　3.可使机体产生特异性主动免疫力的是

A.抗毒素　　　　　B.类毒素　　　　　C.丙种球蛋白　　　　D.胎盘球蛋白　　　　E.抗毒素血清

（二）传染病的流行过程及影响因素

1.传染病流行的基本条件

（1）传染源：指病原体在体内生长繁殖并将其排出体外的人或动物。包括病人、隐性感染者、病原携带者、受感染的动物。

（2）传播途径：①空气、飞沫或气溶胶、尘埃传播；②水、食物传播；③手、用具、玩具传播；④媒介昆虫传播；⑤血液、血制品、体液传播；⑥土壤传播。

（3）人群易感性：易感者在某一特定人群中的比例决定该人群的易感性。

2.影响流行过程的因素：①自然因素：包括地理、气候和生态环境等；②社会因素：包括社会制度、经济、文化、生产、生活条件、风俗习惯等。

（三）传染病的特征

1.传染病基本特征

（1）病原体：每种传染病都是由特异性病原体引起，检出病原体对诊断有重要意义。

（2）**传染性**：是传染病与其他感染性疾病的主要区别。

（3）流行病学特征：①流行性：在一定条件下，传染病在人群中广泛传播蔓延，按其强度分为散发、流行、大流行、暴发；②地方性：受地理气候因素影响，某些传染病局限在一定地区内发生，称为地方性传染病；③季节性：某些传染病在一定季节出现发病率升高的现象。

（4）**外来性**：指在国内或地区内原来不存在，而从国外或外地通过外来人口或物品传入的传染病。

2.临床特点　传染病分为以下几个时期：①潜伏期：从病原体侵入人体起至开始出现临床症状的时期。潜伏期意义：**潜伏期是确定传染病检疫期的重要依据，对一些传染病的诊断有一定参考意义**。②前驱期：从起病至出现明显症状的一段时间，该期症状多无特异性，多数传染病在本期已有较强传染性。③症状明显期：出现具有特征性症状、体征。④恢复期：机体免疫力增强至一定程度，体内病理生理过程基本终止，病人症状及体征基本消失。

小试身手 4.确定传染病检疫期的重要依据是

A.前驱期　　　　B.症状明显期　　　　C.潜伏期　　　　D.恢复期　　　　E.后遗症期

（四）传染病预防

1.管理传染源

（1）管理传染病人：对传染病人做到"五早"（即**早发现、早诊断、早隔离、早治疗、早报告**），彻底治疗病人，做好消毒隔离工作。

对传染病及疑似传染病做好疫情报告。法定传染病分为3类：**甲类**：为强制管理的传染病，共2种，**发现后2小时内上报**。**乙类**：为严格管理的传染病，共28种，其中肺炭疽、传染性非典型肺炎要求2小时内上报，其余26种要求发现后24小时内上报。丙类：为监测管理的传染病，共11种，**发现后24小时内上报**。

（2）对密切接触者的管理：采取检疫、医学观察、隔离观察、预防接种或药物预防等。

（3）对病原携带者的管理：对饮食服务行业及托幼机构工作人员定期检查，及时发现病原携带者予以治疗、管理和观察，并调整工作岗位。

（4）对动物传染源：无经济价值的动物予以捕杀，如有经济价值，尽可能加以治疗。

2.切断传播途径　①消化道传染病："三管一灭"（管水源、管饮食、管粪便，灭苍蝇、蟑螂）。②呼吸道传染病：病房通风，必要时消毒空气；呼吸道传染病流行季节戴口罩等。③做好消毒、杀虫工作。

3.保护易感人群

（1）提高人群非特异性免疫力：加强体育锻炼、加强营养、养成良好的卫生习惯、改善居住条件、保持心情愉快等。

（2）提高人群特异性免疫力的措施：**预防接种和预防性服药**。

小试身手 5.保护易感人群最重要的免疫措施是

A.接种疫苗、菌苗、类毒素　　　　B.注射高效免疫球蛋白　　　　C.口服中草

D.接种抗毒素　　　　E.注射丙种球蛋白

（五）传染病的隔离和消毒

1.传染病的隔离

（1）隔离的定义：是将处于传染期内的病人、疑似病人和病原携带者同其他病人分开，或将感染者置于不能传染给他人的条件下。

（2）隔离种类及要求：①接触病人时戴口罩、穿隔离衣、戴手套；②接触病人污染物后以及护理下一位病人时洗手；③污染物品彻底消毒后弃去，实施无害化处理。

我国实行的是以传染病类别为特点的系统隔离法：

1）呼吸道隔离（蓝色标志）：除上述一般隔离措施外，相同病种同住一室，床间距至少2m；痰具每日消毒；病室每日通风至少3次；紫外线每日2次消毒空气；病室保持适宜温湿度。

2）消化道隔离（棕色标志）：同病种病人同住一室，也可与不同病种病人同住一室，但病人之间须实施床边隔离；病人生活用具专用，用后消毒；室内无蝇、无蟑螂。

3）严密隔离（黄色标志）：病人住单间房；禁止随意开关门窗；病人不得离开病室，禁止探视、陪住；污染敷料与物品装袋、贴标签，严格消毒处理；病室每日消毒。

4）接触隔离（橙色标志）：与一般隔离要求基本相同。

5）血液（体液）隔离（红色标志）：接触病人血液（体液）时戴手套、穿隔离衣；若皮肤接触血液（体液）后要立即清洗；一次性注射用品用后消毒、销毁；血液污染室内物品表面时立即用含氧剂清洗消毒。

6）脓液（分泌物）隔离（绿色标志）：污染物弃去时装袋、贴标签、消毒处理后丢弃。

7）结核菌隔离（灰色标志）：隔离室门窗关闭、有特别通风设备，同疗程者住同一室；接触病人或污染物后、护理下一位病人前洗手。

2.消毒

（1）消毒的定义：指用化学、物理、生物等方法清除或杀灭环境中的病原体，是切断传播途径的重要手段。

（2）消毒的种类：①预防性消毒；②疫源地消毒。

小试身手 6.对疑有传染源存在和可能被病原体污染的场所和物品进行消毒属于

A.随时消毒　　　　B.终末消毒　　　　C.预防性消毒　　　　D.定时消毒　　　　E.按需消毒

第二节 病毒性肝炎

统领全局—考试大纲

　　1.掌握甲型病毒性肝炎和乙型病毒性肝炎的病原与流行病学。
　　2.掌握甲型病毒性肝炎和乙型病毒性肝炎的临床表现、辅助检查与治疗要点。
　　3.了解甲型病毒性肝炎和乙型病毒性肝炎的预防。
　　4.熟练掌握甲型病毒性肝炎和乙型病毒性肝炎的护理措施。

浪里淘沙—核心考点

一、甲型病毒性肝炎

　　甲型病毒性肝炎（简称甲型肝炎）是由甲型肝炎病毒（HAV）引起的急性肠道传染病，多见于儿童和青少年，病程呈自限性。

（一）病原

　　甲型肝炎病毒属嗜肝RNA病毒科，HAV只有一个抗原抗体系统和一个血清型，感染后早期出现IgM型抗体，持续时间较短，IgG型抗体可长期存在。HAV抵抗力较强。

（二）流行病学

　　1.传染源　甲型肝炎病人和隐性感染者是主要传染源。
　　2.**传播途径　经粪–口途径传播**。食入被HAV污染的水源和食物是暴发性流行的最主要传播方式，日常生活接触是散发性发病的主要传播方式。
　　3.易感人群　普遍易感，绝大多数为隐性或亚临床型感染。感染后获终身免疫力。

（三）临床表现

　　1.急性黄疸型肝炎　潜伏期2~6周。临床经过分3期：①黄疸前期：起病较急，以畏寒、发热、乏力、消化道症状为主，尿呈浓茶色。少数病例以呼吸道感染症状为主要表现。本期平均持续5~7天。②黄疸期：发热消退，自觉症状减轻，尿色逐渐加深，巩膜、皮肤黄染，于1~2周内达高峰。肝脏肿大，有压痛及叩击痛，脾脏轻度肿大。此期持续2~6周。③恢复期：黄疸逐渐消退，症状减轻至消失，肝脾缩小，肝功能逐渐恢复正常。此期持续1个月左右。
　　2.急性无黄疸型肝炎　症状类似于急性黄疸型肝炎的黄疸前期，多无发热，以乏力和消化道症状为主，无黄疸。血清转氨酶ALT升高。
　　3.亚临床型　此型较多见，症状较轻，血清转氨酶异常升高。
　　4.隐性感染　多见于儿童，一般无明显体征，血清转氨酶正常，血清中抗HAV–IgM阳性，粪便中检测出HAV。

（四）辅助检查

　　1.血尿胆红素检测　黄疸期血清总胆红素、直接胆红素、间接胆红素升高，尿胆红素及尿胆原增加。
　　2.**肝功能检查**　血清丙氨酸氨基转移酶（**ALT**）在肝功能检测中最为常用，**是判断肝细胞损害的重要指标**。急性黄疸型肝炎明显升高。
　　3.血清学检查　**血清抗–HAV IgM**是甲型肝炎早期诊断最可靠的指标。

（五）预防

　　1.**控制传染源**　自起病日起隔离3周；病人粪便和排泄物严格消毒；对生产经营食品的人员应定期体检。对密切接触者应检疫。
　　2.**切断传播途径**　搞好环境卫生，养成良好卫生习惯，加强水源保护，饮水消毒、食品卫生、食具消毒等措施。
　　3.**保护易感人群**　①主动免疫：易感人群接种甲型肝炎减毒活疫苗。②被动免疫：对甲型肝炎病人的接触者，肌内注射人血清丙种球蛋白或胎盘球蛋白，时间不宜迟于接触后7~14天。

二、乙型病毒性肝炎

　　乙型病毒性肝炎（简称乙型肝炎）是由乙型肝炎病毒（HBV）引起的经血液途径传播的肝脏疾病。

（一）病原

　　乙型肝炎病毒属嗜肝DNA病毒科。在电镜下可见到3种病毒颗粒：①Dane颗粒：是完整的HBA颗粒，分为胞膜和核心两部分，胞膜内含乙型肝炎表面抗原（HBsAg），核心部分含有环状双股DNA、DNA聚合酶（DNAP）和核心抗原（HBcAg）和e抗原（HBeAg），是病毒复制的主体；②小球形颗粒；③管状颗粒。

（二）流行病学

　　1.**传染源**　HBV携带者和乙型肝炎病人。
　　2.传播途径　①**母婴传播**；②**输血传播**：输入被污染的血液和血制品；③**医源性传播**：使用未经严格消毒的、被HBV污染的医疗器械；④**性传播**；⑤**密切生活接触传播**：HBV感染者可通过日常生活接触传播给家庭成员。
　　3.易感人群　普遍易感。新生儿、HBsAg阳性者的家人、经常接触乙型肝炎病人的医务人员等是重要的易感人群。

（三）临床表现

1. 急性肝炎　见甲型病毒性肝炎。

2. 慢性肝炎　病程超过半年，反复出现症状和肝功能异常，按病情分为轻度、中度、重度。慢性肝炎表现为面色灰暗、蜘蛛痣、肝掌或肝脾大。

3. **重型肝炎**　临床表现：①黄疸迅速加深；②肝脏进行性缩小、肝臭；③出血倾向，PTA（凝血酶原活动度）低于40%；④迅速出现腹水、中毒性鼓肠；⑤出现肝性脑病症状；⑥肝肾综合征。根据病情和病程，重型肝炎分为急性重型肝炎、亚急性重型肝炎、慢性重型肝炎。

重型肝炎发生的诱因：①未适当休息；②合并各种感染；③长期大量嗜酒或病后嗜酒；④服用有损肝脏的药物，如异烟肼、利福平；⑤合并妊娠。

4. <u>淤胆型肝炎</u>　主要表现为：①黄疸具有"三分离"的特征：**黄疸深，消化道症状轻；ALT升高不明显；PTA下降不明显。**②**黄疸具有"梗阻性"特征**，主要为肝内胆汁淤积。

小试身手 7. 不符合淤胆型乙型病毒性肝炎临床表现的是

A. 黄疸具有"梗阻性"特征　　　　B. PTA下降不明显　　　　C. ALT升高不明显

D. 消化道症状重　　　　　　　　E. 黄疸深

5. 慢性HBsAg携带者　常无症状和体征。

（四）辅助检查

1. 肝功能检查

（1）血清ALT和AST检测：肝损害时**ALT和AST活性升高**，重型肝炎呈胆酶分离现象。

（2）血清白蛋白检测：慢性活动肝炎和肝硬化时常出现血清白蛋白减少，球蛋白升高，白/球（A/G）比值下降，甚至≤1。

（3）血清胆红素检测：急、慢性肝炎出现血清胆红素升高，表现为直接和间接胆红素均升高。淤积型肝炎以直接胆红素明显升高。

（4）凝血酶原时间（PT）和凝血酶原活动度（PTA）测定：可反映肝坏死程度及预后。

（5）血氨测定：肝性脑病时血氨明显升高。

（6）甲胎蛋白（AFP）：肝细胞性肝癌时血清AFP水平明显升高。

2. 血清HBV标志物测定

（1）表面抗原（HBsAg）和抗体（HBsAb）：**HBsAg阳性是HBV感染的主要标志**，血中HBsAb出现是HBV感染恢复的标志。一般血清HBsAb水平≥10mIU/ml时对HBV才有保护。

（2）核心抗原（HBcAg）和抗体（HBcAb）：在血清中一般不能检测出HBcAg。**血清HBcAb阳性提示感染过HBV**。如果HBcAb IgM阳性，HBcAb IgG阴性提示为急性乙型肝炎。如果HBcAb IgM和HBcAb IgG均阳性，提示为乙型肝炎的急性发作期。

（3）e抗原（HBeAg）和e抗体（HBeAb）：血清HBeAg阳性，提示有HBV复制，HBeAb阳性是既往感染HBV的标志。

3. 血清HBV DNA的检测　**血清HBV DNA是HBV复制和传染性的直接标志**。慢性HBV感染者的血清中HBV DNA可持续阳性。血清HBV DNA的定量检测不仅用于HBV感染的诊断，还可监测疗效。

（五）治疗原则

治疗原则是充分休息、营养为主，辅以适当药物，避免饮酒、过劳和使用损害肝脏药物。

1. 一般治疗　早期卧床休息、合理营养，适当饮食，补充维生素。

2. 护肝治疗　①补充B族维生素；②解毒药物，如葡醛内酯（肝泰乐）等；③促进能量代谢药物：ATP、辅酶A等；④促进蛋白质代谢药物：肝安等；⑤改善微循环药物：如低分子右旋糖酐等；⑥输入人血白蛋白或新鲜血浆。

3. 抗病毒治疗　①α-干扰素：能抑制HBV DNA的复制；②核苷类药物：有较好的抗HBV作用，抑制HBV DNA复制。如**更昔洛韦、拉米夫定**等；③中草药。

小试身手 8. 慢性乙型肝炎抗病毒治疗的首选药物是

A. α-干扰素和拉米夫定　　　　B. 拉米夫定和膦甲酸钠　　　　C. α-干扰素和拉米夫定

D. β-干扰素和拉米夫定　　　　E. γ-干扰素和拉米夫定

4. 对症治疗　防治出血、肝性脑病、继发感染及肝肾综合征。

5. 肝移植　替代已丧失的肝功能，清除病人血中毒性物质。用于晚期肝硬化及肝衰竭病人。

小试身手 9. **不宜**作为重型肝炎的治疗措施的是

A. 防治并发症　　　　　　　B. 保肝、促进肝细胞再生　　　　C. 应用干扰素抗病毒治疗

D. 稳定内环境和支持治疗　　E. 卧床休息，清淡饮食

（六）护理措施

1. 病情观察　观察生命体征、神志、黄疸、出血及24小时出入液量、电解质酸碱平衡等。

2. 休息　**休息是急性肝炎治疗的主要措施**，发病后1个月内卧床休息，病情好转后逐渐增加活动量，以病人不感觉疲劳为宜；肝功能正常1~3个月后可恢复日常活动及工作，但应避免过劳及重体力劳动。

3. 饮食　合理营养、适宜饮食是治疗急性肝炎的重要措施。在消化道症状明显时进清淡、适合病人口味的饮食，对体重增加较快的病人，适当控制饮食。重型肝炎病人给低脂、低盐、高糖、高维生素易消化流食或半流食，限制蛋白质摄入。

4. 避免各种诱因　禁用损害肝脏药物、禁嗜酒，避免过度劳累，避免感染。

5. 并发症护理　肝性脑病、出血、感染、肾衰竭的护理参照有关章节。

（七）预防

1. 管理传染源　对病人和家属进行消毒、隔离和预防指导；注意个人卫生，食具、漱洗用具与健康人分开；对所有献血员在献血前常规做HBsAg检查；密切接触者进行乙肝免疫接种。

2. 切断传播途径　①加强血源管理：加强对献血员筛查；对血制品做HBsAg检测；严格掌握输血和血制品的适应证；②对各种医疗器械进行严格消毒，提倡使用一次性注射器、检查和治疗用具，防止医源性传播；③加强托幼单位和服务行业卫生管理。

3. 保护易感人群　①**主动免疫：接种乙肝疫苗**，HBsAg阳性母亲所娩下的新生儿为重点接种对象；②**被动免疫：高效价乙肝免疫球蛋白**。

`小试身手` 10. 预防乙型肝炎最有效的措施为

A. 消灭蚊、蝇　　　　　　　　B. 搞好粪便管理及水源保护　　　　　　C. 注射疫苗

D. 加强医疗器械消毒和血源管理　　　E. 隔离患者

第三节　流行性乙型脑炎

`统领全局—考试大纲`

1. 掌握流行性乙型脑炎的病原与流行病学。

2. 掌握流行性乙型脑炎的临床表现、辅助检查、治疗要点和预防。

3. 熟练掌握流行性乙型脑炎的护理措施。

`浪里淘沙—核心考点`

流行性乙型脑炎（简称乙脑）是由乙型脑炎病毒引起，以脑实质炎症为主要病变的中枢神经系统急性传染病。**乙脑经蚊虫传播**，夏秋季流行。

一、病原

乙脑病毒属虫媒病毒B组，为RNA病毒，呈球形，适宜在神经细胞内生长繁殖。乙脑病毒抵抗力差，不耐热，对温度、醚、酸等敏感。

二、流行病学

1. 传染源　**猪是本病的主要传染源**；人感染乙型脑炎病毒后可成为传染源。

2. 传播途径　主要通过蚊虫叮咬传播，蚊虫感染后10~12天能传播乙脑病毒。

3. 人群易感性　人对乙脑病毒普遍易感，特别是10岁以下儿童。成人大多为隐性感染，感染后获持久免疫力。

4. 流行特征　夏秋季流行，有80%~90%的病例发生在7、8、9三个月。

`小试身手` 11. 流行性乙型脑炎的主要传染源是

A. 病人　　　　B. 蚊虫　　　　C. 猪　　　　D. 鸟　　　　E. 鸡

三、临床表现

（一）初期

病程第1~3天，为病毒血症期。急性起病，高热、头痛、恶心、呕吐、嗜睡。少数病人轻度颈项强直或抽搐。

（二）极期

病程第4~10天，主要表现为脑实质损害。

1. 持续高热　是乙脑必有症状，体温达40℃以上，**呈稽留热**。

2. 意识障碍　**为本病的主要症状**，轻重不一，嗜睡、谵妄、昏迷或定向力障碍。

3. 惊厥或抽搐　因脑实质炎症、脑水肿和呼吸道阻塞引起，抽搐部位和持续时间长短不一。

4. 呼吸衰竭　为乙脑最严重的表现，也是**病人死亡的主要原因**。**中枢性呼吸衰竭的特点为：呼吸节律不规则及幅度不均**，可为双吸气、叹息样呼吸、潮式呼吸等，最后呼吸停止。

高热、抽搐和呼吸衰竭是乙脑急性期的严重症状，三者互相影响、互为因果。

`小试身手` 12. 流行性乙脑炎患者发生中枢性呼吸衰竭，通常表现为

A. 呼吸节律不规则深度不均　　　　　B. 呼吸深度加深后变浅　　　　　C. 呼吸节律不规则及幅度不均

D. 呼吸频率显著变慢加深　　　　　　E. 呼吸频率轻度加快变浅

`小试身手` 13. 乙脑的主要死亡原因是

A. 高热　　　　B. 惊厥　　　　C. 抽搐　　　　D. 呼吸衰竭　　　　E. 脑疝

5. 颅内压增高　剧烈头痛、呕吐、血压升高而脉搏缓慢，**重者发展为脑疝**。

小试身手 14. 一流行性乙型脑炎患者于入院次日昏迷加深，查体：呼吸表浅，两侧瞳孔不等大，对光反应迟钝，颈抵抗，巴宾斯基征（＋），应考虑出现的并发症是

A. 心力衰竭 　　B. 脑疝 　　C. 脑梗死 　　D. 脑水肿 　　E. 呼吸衰竭

6. 神经系统症状和体征　神经生理反射（深、浅反射）改变；锥体束征阳性；脑膜刺激征阳性。

（三）恢复期

恢复期表现为：①中枢性发热，低温持续不退达2周以上；②神经系统功能紊乱，出现多汗、失眠等；③神志呆滞、反应迟钝，记忆力部分丧失、精神行为异常；④肢体强直性瘫痪或癫痫样发作。

（四）后遗症期

发病半年后留有意识障碍、痴呆、失语、肢体瘫痪、癫痫等后遗症。

四、辅助检查

1. 血常规　白细胞计数及中性粒细胞比例升高。
2. **脑脊液**　脑脊液常规检查呈无菌性脑膜炎改变；脑脊液抗体检测见乙型脑炎IgM抗体，**有早期诊断价值**。
3. **血清学检查**　特异性IgM抗体在感染后第4天出现，2~3周达高峰，**是目前最常用的检测方法**。
4. 病毒分离　乙脑病毒主要存在于脑组织中，只有死者脑组织中能分离出病毒。

五、治疗原则

尚无特效抗病毒药物，采用中西医结合等综合治疗，**重点处理好高热、抽搐、呼吸衰竭等危重情况**。

（一）对症治疗

1. 高热　以物理降温为主，用小剂量阿司匹林或肌内注射安乃近等，将体温控制在38℃左右。高热伴抽搐者加用亚冬眠疗法。
2. **惊厥或抽搐**　**镇静止痉**和去除病因。①因脑实质病变引起抽搐：使用抗惊厥药物；②因脑水肿引起抽搐：以脱水治疗为主；③因呼吸道分泌物阻塞致脑细胞缺氧引起抽搐：吸痰、给氧，必要时气管切开；④因高热引起抽搐：降温。

小试身手 15. 乙脑病人惊厥发作时的首选治疗措施是

A. 亚冬眠疗法 　　B. 肌内注射苯巴比妥钠 　　C. 肌内注射或缓慢静脉注射地西泮
D. 水合氯醛溶液灌肠 　　E. 缓慢静脉注射硫酸镁

3. 呼吸衰竭　针对原因进行治疗：①脑水肿、脑疝所致呼吸衰竭：使用脱水剂治疗；②中枢性呼吸衰竭用呼吸兴奋剂；③选用改善脑内微循环的药物，减轻脑水肿；④必要时气管插管、气管切开、人工呼吸器，维持有效呼吸功能。
4. 颅内压升高　早期给予足量脱水治疗，常用20%甘露醇。

（二）中医中药治疗

急性期以清热解毒为主。

（三）恢复期及后遗症期的治疗

功能锻炼，应用理疗、针灸、按摩、推拿等。

六、护理措施

1. **实施虫媒隔离**。
2. 休息　绝对卧床休息，合理安排各种检查，治疗护理操作相对集中，减少对病人的刺激。
3. 病情观察　观察意识，瞳孔大小、对光反射，血压、呼吸等的变化，有无肢体抽动、惊厥等。
4. 高热护理　乙脑病人高热时须采用综合措施降温。
5. 抽搐护理　保持环境安静，减少刺激；抽搐发作时保持呼吸道通畅，防止坠床和舌咬伤；持续给氧；按医嘱给镇静剂，使用脱水剂时注意水、电解质平衡。
6. 呼吸衰竭的护理　保持呼吸道通畅，及时吸痰，给氧；做好气管插管、气管切开及人工呼吸机的护理。
7. 意识障碍的护理　病人仰卧，头偏向一侧；保持呼吸道通畅，维持水电解质平衡；瘫痪者肢体处于功能位，进行按摩及被动运动，防止肌肉挛缩及功能障碍。
8. 恢复期及后遗症的护理　给予针灸、理疗、按摩、功能锻炼等，促进病人康复。

七、预防

1. **灭蚊**　**是预防本病的主要措施**。消除蚊虫的滋生地，喷药灭蚊，使用蚊帐、蚊香、防蚊剂等防蚊措施。
2. 保护易感人群　为易感人群接种乙脑疫苗，在流行季节前1个月完成。
3. 动物宿主的管理　猪是乙脑传播的中间宿主，流行季节前对猪进行疫苗接种。

第四节　艾滋病

统领全局—考试大纲

1. 掌握艾滋病的病原与流行病学。
2. 掌握艾滋病的临床表现、辅助检查和治疗要点。
3. 了解艾滋病的预防。
4. 熟练掌握艾滋病的护理措施。

浪里淘沙—核心考点

艾滋病，即获得性免疫缺陷综合征（AIDS）是由人类免疫缺陷病毒（HIV）感染引起的一种传染病。

一、病原

人体免疫缺陷病毒（HIV）为单链RNA病毒，是一种反转录病毒。HIV病毒**主要感染CD_4^+T淋巴细胞**，也感染单核-巨噬细胞等。HIV在外界的抵抗力不强，对热、酒精、次氯酸钠和漂白粉等化学消毒剂敏感。

二、流行病学

1. **传染源**　HIV感染者和艾滋病病人是本病唯一的传染源。病毒主要存在于病人血液、阴道分泌物、精液、唾液、眼泪、乳汁、尿液、脑脊液中。流行病学研究证明血液和精液有传播作用，乳汁也可使婴儿感染。
2. **传播途径**　①**性接触传播**：为主要传播途径。②**血源传播**：输入被HIV污染的血制品；不规范和非法采血；静脉吸毒者与HIV病人共用注射器；医院消毒隔离措施不严；医务人员意外被HIV污染的锐器刺伤等。③**母婴传播**：孕妇感染者可通过胎盘将HIV传给胎儿。④其他：移植HIV感染者的器官或人工授精、口腔科操作等也可传播。

小试身手 16. 艾滋病最常见的传播途径是
　A. 血液及血制品传播　　B. 注射器传播　　C. 性接触传播　　D. 母婴传播　　E. 粪-口传播

3. **人群易感性**　人群普遍易感，多见于青壮年。**高危人群包括：**①同性恋或性乱交者；②静脉药成瘾者；③血友病及多次输血者；④HIV感染母亲所生婴儿。

HIV感染人体后直接侵犯并毁损辅助性T淋巴细胞（**CD_4^+T淋巴细胞**）及单核-巨噬细胞或间接作用于B细胞和自然杀伤细胞（NK细胞）等，使机体免疫功能受损，最后死于各种机会性感染和恶性肿瘤。

小试身手 17. HIV感染后对免疫系统造成损害，主要的机制是损害哪类细胞
　A. 自然杀伤（NK）细胞　B. CD_8T淋巴细胞　　C. CD_4T淋巴细胞　　D. B淋巴细胞　　E. 中性粒细胞

三、临床表现

（一）艾滋病分期

1. **急性感染期（Ⅰ期）**　HIV感染后，部分病人出现一过性类似单核细胞增多症样症状。发热、头痛、畏食、肌肉关节酸痛、淋巴结肿大等症状，症状轻微，无特异性。检查见血小板减少，CD_8^+T淋巴细胞升高，血液中可检出HIV RNA及p24抗原。
2. **无症状感染期（Ⅱ期）**　无临床症状，但血清中能检出HIV和HIV抗体，此期可持续2~10年或更长。

小试身手 18. 艾滋病病人的无症状感染期可持续
　A. 10年以上　　B. 2~10年　　C. 2~10个月　　D. 2~10周　　E. 2~10天

3. **持续性全身淋巴结肿大综合征（Ⅲ期）**　除腹股沟淋巴结以外，其他部位两处或两处以上淋巴结肿大。淋巴结肿大直径1cm以上，质地柔韧、无压痛、能自由活动。
4. 艾滋病期（Ⅳ期）　长期低热、乏力、体重减轻、慢性腹泻及各种感染。有下列表现：①**机会性感染**：由于免疫缺陷引起多种条件致病性微生物感染，其中以**卡氏肺孢子虫肺炎**最为常见，**且是引起艾滋病病人死亡的主要原因**；②继发肿瘤：最多见为卡氏肉瘤及非霍奇金淋巴瘤；③神经系统病变：头痛、癫痫、下肢瘫痪、进行性痴呆等。

小试身手 19. 艾滋病所致机会性感染死亡的主要原因是
　A. 隐球菌脑膜炎　　B. 机会性肿瘤　　C. 肺孢子菌感染　　D. 巨细胞病毒脑炎　　E. 卡波西肉瘤

（二）受累系统或器官的临床表现

1. **呼吸系统**　以孢子虫肺炎最为常见，其次是肺结核。
2. 消化系统　念珠菌属、巨细胞病毒和疱疹病毒侵犯口腔部及食管，引起溃疡，表现为吞咽疼痛、吞咽困难及胸骨后烧灼痛；肠道隐孢子虫感染引起慢性腹泻，水样便；隐孢子虫、巨细胞病毒引起肉芽肿性肝炎，出现肝大和肝功能异常。
3. 泌尿系统　表现为肾损害症状，出现蛋白尿、氮质血症、急性肾衰竭或尿毒症等。
4. 血液系统　粒细胞和血小板减少，贫血以及霍奇金淋巴瘤等。
5. 中枢神经系统　表现为：①机会性感染：如脑弓形体病、隐球菌脑膜炎、巨细胞病毒脑炎等；②机会性肿瘤：如脑淋巴瘤等；③HIV直接感染中枢神经系统：引起艾滋病痴呆综合征，表现为头痛、头晕、癫痫、进行性痴呆、脑神经炎等。

6. 皮肤、黏膜　表现为复发性单纯疱疹性口炎、慢性单纯疱疹性肛周溃疡、带状疱疹、水痘、皮肤病真菌感染等，卡氏肉瘤出现红色浸润斑和结节。

7. 眼部　常见有巨细胞病毒及弓形虫感染引起视网膜炎，眼部卡氏肉瘤等。

四、辅助检查

1. 血常规　白细胞计数减少，淋巴细胞减少，血红蛋白降低。

2. 免疫学检查　①T淋巴细胞亚群检查CD$_4$$^+$淋巴T细胞计数下降；CD$_4$/CD$_8$<1；②T细胞功能下降；③B细胞功能失调：免疫球蛋白升高及免疫复合物升高。

3. β$_2$微球蛋白和新蝶呤　测定血清中的β$_2$微球蛋白和新蝶呤，其水平升高意味着免疫被激活，提示病情发展至艾滋病期，预后凶险。

4. 病原学检查　①检测HIV-1的抗原为p24，其灵敏度及特异性较高，有助于早期诊断；②HIV-1抗体检查：p24和gp120抗体，阳性可确诊。

5. X线检查　及早做出机会性感染和恶性肿瘤的诊断。

五、治疗原则

目前尚无特效药物，早期抗病毒是治疗的关键。

1. 抗病毒治疗　联合用药。①核苷类反转录酶抑制剂，如齐多夫定、拉米夫定等；②非核苷类反转录酶抑制剂；③蛋白酶抑制剂。

2. 治疗并发症　针对机会性感染选择相应药物。如巨细胞病毒感染用更昔洛韦；卡氏肺孢子虫肺炎用复方磺胺甲异噁唑；隐球菌脑膜炎用氟康唑或两性霉素B等。

3. 支持及对症治疗　输血、补充维生素及营养物质。

4. 预防性治疗　针刺或实验室意外感染者2小时内用齐多夫定（AZT）治疗，疗程4~6周。

六、护理措施

1. 实行血液、体液隔离。

2. 休息　病情恶化期间卧床休息，好转后适当活动。

3. 饮食　给予高热量、高维生素、高蛋白饮食，不能进食者补充液体和电解质等。

4. 对症护理　①针对各种症状进行对症护理，密切观察病情变化；②因艾滋病人免疫功能差，易继发感染，因此应加强口腔和皮肤护理，预防发生感染；③长期卧床病人注意预防压疮等。

5. 药物护理AZT的主要不良反应是骨髓抑制，应定期查血常规。

小试身手　20.患者，男，22岁。体温39.2℃，脉搏88次/分，呼吸20次/分，外观消瘦，评估发现颈部、腹股沟可扪及6个黄豆至蚕豆大小淋巴结、质软、无触痛，口腔可见多个溃疡，经检测HIV抗体阳性，下列护理措施**不正确**的是

A. 病房开窗通风　　　　　B. 接触患者应戴手套　　　　　C. 口腔护理，bid
D. 可用酒精擦浴　　　　　E. 嘱患者卧床休息

七、预防

避免直接接触HIV感染者的血液、唾液、泪水、乳汁、尿液、粪便、精液及阴道分泌物。

1. 管理传染源　加强监测，及时发现病人及无症状带毒者，做好消毒隔离。

2. 切断传播途径　①避免性接触感染HIV：加强与HIV/AIDS有关知识、性行为的健康教育，洁身自好，严禁卖淫嫖娼等乱交行为；②切断经血及血制品传播途径：严禁注射毒品；严格筛选供血、捐献器官人员；防止医源性传播，加强医疗器械的消毒，实行"一人一针一管"注射，推广一次性医疗用品；做好理发、浴池等行业的卫生监督；③切断母婴传播：已感染HIV的育龄女性避免妊娠，已受孕者终止妊娠。

3. 保护易感人群　加强自身防护，如不共用牙刷、剃须刀、食具、毛巾等物品。

小试身手　21.下列关于艾滋病的预防措施中，**错误**的是

A. 进行卫生宣教　　　　　B. 控制传染源　　　　　C. 切断传播途径
D. 采取自我保护　　　　　E. 进行丙种球蛋白预防注射

第五节　狂犬病

统领全局—考试大纲

1. 了解狂犬病的病原与流行病学。
2. 掌握狂犬病的临床表现、辅助检查和治疗要点。
3. 了解狂犬病的预防。
4. 熟练掌握狂犬病的护理措施。

浪里淘沙—核心考点

狂犬病是由狂犬病毒引起的急性传染病，人畜共患，多见于犬、猫、狼等肉食动物。人被病兽咬伤后可引起感染。病程一般不超过6天。

一、病原

病原体为狂犬病毒，狂犬病毒易被日光、紫外线、酒精、甲醛、高锰酸钾等化学消毒剂杀灭。

二、流行病学

1. 传染源　狂犬为主要传染源。
2. 传播途径　为直接接触传播。狂犬病毒通过病兽咬伤、抓伤、舔伤人体皮肤、黏膜后入侵。
3. 人群易感性　普遍易感，人被狂犬咬伤后是否发病取决于：①咬伤部位：头、面、颈、手指等处感染机会多；②创伤程度：伤口深而大发病率高；③伤口局部情况：咬伤后迅速彻底清洗伤口者，发病机会少；④咬伤后的处理：及时全程注射狂犬疫苗者发病机会少；⑤被咬者的免疫功能：免疫功能低下者易发病。

三、临床表现

1. 前驱期　已愈合的伤口、伤口周围及相应神经支配区出现麻木、痒、痛及蚁走感等异常感觉，是最有意义的早期症状。

小试身手 22.狂犬病最有意义的早期症状是

A. 喉头紧缩感　　　　　　　　　　　　　　　　　　　　　B. 恐惧
C. 愈合伤口及其神经支配区有痒、痛、麻及蚁走等异样感觉　　　D. 高度兴奋
E. 发热

2. 兴奋期　①高度兴奋：突出表现为表情极度恐怖，恐水为本病特有表现。风、光、声、触动等刺激也可引起咽肌痉挛和呼吸困难，严重发作时出现全身肌肉阵发性抽搐；②体温增高；③交感神经功能亢进：大汗、流涎、瞳孔散大、心率增快、血压升高等，多数病人神志清楚。
3. 麻痹期　病人肌肉痉挛停止，全身弛缓性瘫痪，逐渐昏迷，最后因呼吸循环衰竭而死亡。

四、辅助检查

1. 血常规及脑脊液　白细胞总数及中性粒细胞增多，脑脊液呈非化脓性改变。
2. 病毒分离　分离唾液及脑脊液中的病毒，唾液分离率较高。
3. 抗体检查　ELISA法用于检测早期的IgM，病后8天50%为阳性，15天时全部为阳性。血清中和抗体于病后6天可测得。

五、治疗原则

无特效疗法，病人住单室隔离，专人护理，积极对症处理、预防并发症，重点是维持呼吸和循环功能。

小试身手 23.狂犬病的主要治疗措施是

A. 严格隔离，对症处理和维持呼吸循环功能　　　　　B. 使用抗病毒药物
C. 使用免疫增强剂　　　　　　　　　　　　　　　　D. 使用免疫抑制剂
E. 使用抗狂犬病毒免疫血清

六、护理措施

1. 单室隔离　保持安静，防止声、光、风的刺激；维持水、电解质平衡；减少吞咽肌及呼吸肌痉挛；保持呼吸道通畅，防止窒息。
2. 健康教育　宣传狂犬病的预防措施；讲述被犬咬伤后立即、彻底处理伤口并注射狂犬病疫苗，可降低狂犬病发病率。

七、预防

1. 管理传染源　对犬进行管理是预防狂犬病最有效措施。捕杀野犬，登记饲养犬，加强管理。
2. 伤口处理　早期有效处理伤口可明显降低狂犬病发病率。被狂犬咬伤后及时用20%肥皂水充分清洗伤口，不断冲洗和擦拭，至少30分钟；伤口较深者需用导管伸入，以肥皂水做持续灌注清洗以去除狗涎；伤口一般不予缝合或包扎，以便充分引流；也可用免疫血清注入伤口底部，事先需做免疫血清试验，阴性者方可使用。

小试身手 24.被病犬咬伤后，伤口处理错误的是

A. 伤口不宜包扎或缝合
B. 伤口用无菌纱布包扎
C. 较深的伤口，清创后伤口底部和周围注射抗狂犬病免疫球蛋白或抗狂犬病毒血清
D. 冲洗后，局部用2%碘酊和70%乙醇消毒
E. 尽快用20%肥皂水或季胺类消毒液反复冲洗至少30分钟

3. 预防接种　①主动免疫：对被野兽、下落不明的犬或猫咬伤者；皮肤伤口为狂犬唾液沾污者；伤口在头、颈处，或伤口大而深者；医务人员的皮肤破损处被狂犬病人沾污者等，应用狂犬疫苗接种。②被动免疫：用抗狂犬病马血清或人体抗狂犬病

球蛋白。抗狂犬病马血清含狂犬病球蛋白，可直接中和狂犬病毒 **应及早使用，伤后即用**，咬伤后1周再用几乎无效。可用一半剂量做伤口处浸润注射，另一半剂量肌内注射。

小试身手 25.关于狂犬病的预防措施，**错误**的是
A.捕杀野犬
B.病犬、病猫、病兽击毙深埋或焚烧
C.正确处理被咬伤口
D.被狂犬咬伤后接种狂犬疫苗
E.易感人群应在未被咬伤前即应预防性接种狂犬疫苗

第六节　流行性出血热

统领全局—考试大纲

1.掌握流行性出血热的病原与流行病学。
2.掌握流行性出血热的临床表现、辅助检查、治疗要点和预防。
3.熟练掌握流行性出血热的护理措施。

浪里淘沙—核心考点

流行性出血热是由汉坦病毒引起的自然疫源性传染病，属于病毒出血热中的肾综合征出血热。

一、病原

汉坦病毒为RNA病毒，有11个血清型，在我国流行的为Ⅰ型和Ⅱ型病毒。

二、流行病学

1.传染源　**鼠类是主要传染源**。
2.**传播途径**　包括：①呼吸道传播：鼠类含病毒的排泄物污染尘埃后形成气溶胶通过呼吸道进入人体；②消化道传播：进食被鼠类含病毒的排泄物污染的食物而感染；③接触传播：被鼠咬伤或皮肤伤口接触含病毒的鼠类排泄物感染；④母婴传播：孕妇感染本病后病毒经胎盘传给胎儿。
3.人群易感性　人群普遍易感，以青壮年、农民多见。以显性感染为主，感染后获稳固免疫力。
4.流行特征　有明显的季节性和地区性。

小试身手 26.关于流行性出血热的描述，**错误**的是
A.由汉坦病毒引起　　　B.是一种自然疫源性疾病　　　C.鼠为主要传染源
D.虫媒传播为唯一的传播途径　　　E.肾脏损害为本病的特征

三、临床表现

临床表现包括三大主征——**发热、出血和肾功能损害**，病程分为**5期——发热期、低血压休克期、少尿期、多尿期和恢复期**。

1.**发热期**　急性起病，表现为：①高热，体温达39~40℃，持续3~7天。②全身中毒症状："三痛"——**头痛、腰痛、眼眶痛**；大多数病人伴恶心、呕吐、食欲减退、腹痛、腹泻等消化道症状；重症病人出现嗜睡、躁动不安、谵妄等。③毛细血管损伤和肾损伤：皮肤出现"三红"——**颜面、颈部、胸部潮红的充血性皮疹**；球结膜水肿；皮肤、黏膜或内脏出血；肾脏受损出现少尿及蛋白尿等。

2.低血压休克期　发热末期或退热同时出现或热退后出现血压下降及休克。若未及时控制，组织长期灌注不足，出现DIC、脑水肿、ARDS、急性肾衰竭等。

3.少尿期　**是本病具有特征性的一期**，也是本病的极期。主要表现为少尿或无尿、尿毒症、水、电解质、酸碱平衡紊乱。

4.多尿期　尿量明显增加，每日尿量达3000ml，少数高达10000ml以上。随着尿量增加，氮质血症下降，精神食欲好转。但易发生低血容量性休克、低钠、低钾、继发感染等。

5.恢复期　尿量逐渐减少至正常，症状消失。此期肾功能尚未完全恢复。完全恢复需1~3个月，重者达数月或数年之久。

小试身手 27.在流行地区，当患者出现下列哪些表现者可诊断为流行性出血热
A.发热、头痛、腰痛、尿蛋白（-）　　　B.发热、腰痛、小便发黄
C.腰痛、尿蛋白（+）、下肢浮肿、贫血　　　D.病毒感染，WBC、PC下降
E.发热、全身中毒症状，充血、出血、肾脏损害

四、辅助检查

1.血常规　白细胞达（15~30）×10^9/L，见异型淋巴细胞。
2.尿常规　尿蛋白（+~++++），少尿期达高峰。部分病人尿中见膜状物。
3.血液生化检查　血BUN、Cr在休克期升高；血气分析、血清电解质等检查。

4.特异性血清学检查 包括特异性抗原和抗体检查。

五、治疗原则

以综合疗法为主，早期使用抗病毒治疗，中晚期对症治疗，防治休克、肾衰竭和出血。治疗原则为"三早一就"，即早发现、早休息、早治疗、就近治疗。

六、护理措施

1.一般护理 ①按虫媒隔离至急性期症状消失。②病情观察：观察生命体征，特别是血压。低血压休克期时每30分钟测血压一次。观察神志、出血。③绝对卧床休息，避免搬动。④饮食清淡可口，营养丰富，少尿期低蛋白饮食，**多尿期进食含钾丰富食物**。

2.不同病期的护理

（1）发热期：物理降温，禁忌酒精擦浴，以免加重皮肤损害。忌用强退热药，以免大量出汗造成虚脱。给予止痛剂减轻疼痛。

（2）低血压休克期：建立静脉通道，快速补液。

（3）少尿期：①严格控制入量，按"量出为入、宁少勿多"的原则，输液速度宜慢；②观察利尿剂的不良反应，注意导泻病人的大便次数；③限制入量，指导病人控制饮水量。

（4）多尿期：补充液体、电解质。做好皮肤口腔护理，预防继发感染。

（5）恢复期：逐渐增加活动量，嘱病人不要劳累，增加营养，给高热量、高蛋白、高维生素饮食。

小试身手 28.流行性出血热病人最适宜补钾的是

A.恢复期　　　　B.多尿期　　　　C.少尿期　　　　D.低血压休克期　　　E.发热期

3.并发症的观察及护理

（1）出血：观察是否有鼻出血、咯血、呕血、便血；是否有烦躁不安、面色苍白、血压下降、脉搏细速等休克表现。查血型、配血，做好输血准备。遵医嘱给止血药。查凝血功能，做好抗凝治疗的准备。

（2）心力衰竭，肺水肿：观察有否呼吸困难、烦躁、心率增快、咳粉红色泡沫样痰、肺底啰音等。左心功能不全时停止输液或控制输液速度。应用强心、利尿剂病人，注意观察疗效及不良反应，给氧。

（3）继发感染：早期发现感染征兆，如体温升高、中毒症状、呼吸系统或泌尿系统感染症状和体征、血常规变化等。加强口腔护理。避免反复插入导尿管，避免泌尿系感染。严格探视制度，避免交叉感染，特别是呼吸道感染。

七、预防

防鼠灭鼠是预防本病的关键。

1.管理传染源 即防鼠和灭鼠。

2.切断传播途径 防螨、灭螨，保持屋内清洁、通风和干燥；加强食品卫生和个人防护。

3.保护易感人群 疫苗接种。

第七节　伤　寒

统领全局—考试大纲

1.掌握伤寒的病原与流行病学。

2.掌握伤寒的临床表现、辅助检查、治疗要点和预防。

3.熟练掌握伤寒的护理措施。

浪里淘沙—核心考点

伤寒是由伤寒杆菌引起的急性传染病，以持续菌血症、单核–巨噬细胞系统受累、回肠远端微小脓肿及小溃疡形成为基本病理特征。

小试身手 29.伤寒的好发部位是

A.回肠下段　　　B.空肠上段　　　C.十二指肠　　　D.乙状结肠　　　E.升结肠

一、病原

1.伤寒杆菌属沙门菌属，革兰染色阴性，有菌体"O"抗原、鞭毛"H"抗原和表面"Vi"抗原。

2.**致病的主要因素是伤寒杆菌内毒素。**

3.伤寒杆菌存活力较强，对热及一般消毒剂敏感。

二、流行病学

1.传染源 为病人和带菌者。慢性带菌者是本病传播或流行的主要传染源。

2.传播途径　<u>消化道传播</u>。<u>水源污染是本病重要的传播途径</u>。

3.人群易感性　人群普遍易感，病后产生持久免疫力。

4.流行特征　全年可见，以夏秋季多见。

三、临床表现

1.初期　病程第1周。起病缓慢，出现发热，体温呈阶梯形上升。

2.极期　病程第2~3周。<u>出现特征性表现</u>：①高热：多呈稽留热；②皮疹：<u>散在淡红色斑丘疹（玫瑰疹）</u>；③相对缓脉：体温每升高1℃，脉搏加快少于15~20次；④<u>肝脾肿大</u>；⑤消化道症状：食欲减退、伤寒舌（舌质红、苔厚腻）、腹胀、便秘或腹泻，<u>右下腹轻度压痛</u>；⑥神经系统症状：听力减退、表情淡漠。

小试身手 30.伤寒极期的特征性表现**不包括**

A.左下腹疼痛　　　　　　　B.肝脾肿大　　　　　　　　C.相对缓脉

D.玫瑰皮疹　　　　　　　　E.高热

3.缓解期　病程第3~4周。体温下降，症状减轻。本期需警惕肠出血或肠穿孔。

4.恢复期　病程第5周。体温恢复正常，症状消失。

伤寒的<u>主要并发症发生在缓解期</u>，有肠出血、肠穿孔，其中以肠穿孔最为严重。

四、辅助检查

1.血常规　白细胞总数及中性粒细胞减少，嗜酸性粒细胞减少或消失。

2.细菌培养　①<u>血培养：是确诊依据</u>。早期即可阳性，在抗菌药物使用前采血以提高阳性率；②骨髓涂片与培养：骨髓涂片找到伤寒细胞，骨髓培养阳性率高于血培养，适合于已用抗生素治疗而血培养阴性的病人；③粪便培养：采集多份标本；④尿培养：采集时避免粪便污染；⑤玫瑰疹的刮取物或活检标本培养可获阳性结果。

3.<u>肥达反应（伤寒血清凝集反应）</u>　应用伤寒杆菌"O"和"H"抗原，通过凝集反应检测病人血清中的抗体。每5~7天复查1次，效价逐渐上升者有诊断价值。

小试身手 31.伤寒诊断常用的实验室检查是

A.肥大反应　　　B.肝功能　　　C.血常规　　　D.病原体分离　　　E.外斐反应

五、治疗原则

1.病原治疗　<u>首选喹诺酮类药物</u>，常用诺氟沙星（氟哌酸）、氧氟沙星（氟嗪酸）、环丙沙星等；其次为氯霉素、头孢霉素类等。

2.对症治疗　严重毒血症者使用抗生素；高热者物理降温；腹泻给予少糖低脂饮食；<u>腹胀时禁用新斯的明</u>，因新斯的明可加快肠蠕动，诱发肠出血或肠穿孔；便秘者使用开塞露或生理盐水低压灌肠，禁服泻药等。

3.并发症治疗　①肠出血：禁食、使用止血剂；大出血者输新鲜血，维持水、电解质平衡；必要时手术治疗；②肠穿孔：及早发现、及早手术。

小试身手 32.伤寒首选的治疗药物为

A.青霉素　　　B.氯霉素　　　C.诺氟沙星　　　D.头孢菌素　　　E.红霉素

六、预防

1.控制传染源　及时发现病人和带菌者，实施肠道隔离。治疗至临床症状完全消失后2周，或临床症状消失及停药后1周，尿、粪培养连续2次阴性（2次间隔为3~5天），方可解除隔离。对接触者进行医学观察、定期进行带菌检查。

2.<u>切断传播途径</u>　<u>为预防本病的关键</u>。加强饮食、饮水卫生，保护水源，做好粪便、污水和垃圾的管理和处理，养成饭前便后洗手，不喝生水、不吃不洁食物。

3.保护易感人群　对流行区居民、旅行者、清洁工、实验室工作人员、医务人员、带菌者家属等接种伤寒杆菌灭活菌体疫苗；加强疫情监测：做好疫情报告和流行病学调查，追踪传染源和确定可疑暴露因素。

七、护理措施

1.休息　绝对卧床休息，体温正常1周后逐渐增加活动量。

2.病情观察　观察体温、消化道症状、腹部症状和体征。

3.饮食　发热期间给予营养丰富、清淡流食，少量多餐；退热期间给予高热量、少渣、少纤维素、少产气半流食；恢复期进软食，逐渐过渡到正常饮食。切忌饮食不节制及食用生冷、粗糙不易消化食物。

4.发热护理　高热时物理降温，不宜用大剂量退热剂，以免大量出汗引起虚脱。保持口腔及皮肤清洁，经常变换卧位，预防压疮。

5.腹胀护理　停食牛奶及糖类食物，补充钾盐。用松节油热敷腹部及肛管排气，<u>禁用新斯的明</u>。

6.便秘的护理　保证至少隔日1次大便，如有便秘用开塞露或温生理盐水低压灌肠。忌用泻药，避免用力排便。

第八节　细菌性痢疾

统领全局—考试大纲

1. 掌握细菌性痢疾的病原与流行病学。
2. 掌握细菌性痢疾的临床表现、辅助检查、治疗要点和预防。
3. 熟练掌握细菌性痢疾的护理措施。

浪里淘沙—核心考点

细菌性痢疾是结肠黏膜化脓性溃疡性炎症，主要表现为发热、腹泻、腹痛、里急后重、**黏液脓血便**，全身毒血症状重者可出现感染性休克或中毒性脑病。

一、病原

1. **病原为志贺菌**，又称痢疾杆菌，革兰染色阴性。

小试身手 33. 细菌性痢疾最常见的致病菌类型是

A. 福氏　　　　B. 宋内　　　　C. 鲍氏　　　　D. 舒氏　　　　E. 志贺

2. 痢疾杆菌可产生内外毒素，**内毒素是引起全身毒血症的主要因素**，外毒素具有神经毒、选择性细胞毒和肠毒样作用。

3. 痢疾杆菌在外界环境中存活力较强，对理化因素抵抗力较差，对各种化学消毒剂敏感。

二、流行病学

1. **传染源**　病人和带菌者。

2. **传播途径**　经粪-口途径传播。

3. 人群易感性　普遍易感，病后免疫力短暂而不稳定，易多次复发和重复感染。

三、临床表现

（一）急性菌痢

1. 普通型　起病急，伴明显的全身症状，如高热。肠道局部症状明显，如腹痛、腹泻、里急后重，大便每日十几次，量少，**稀便为黏液脓血便**，1周左右恢复。如腹泻次数多，出现水电解质紊乱及酸中毒。

2. 中毒型　儿童多见，起病急，高热达40℃以上、反复惊厥、意识障碍，迅速出现循环衰竭和呼吸衰竭，而肠道症状轻微或缺如。直肠拭子取标本镜检可见大量脓细胞和红细胞。分3型：①休克型（周围循环衰竭型）：表现为感染性休克；②脑型（呼吸衰竭型）：有脑水肿、脑疝表现，病人死于呼吸衰竭；③混合型：兼有以上两型表现，最为凶险。

3. 轻型（非典型）　一般无全身毒血症状，不发热或低热。肠道症状轻微，大便次数较少，每日3~5次，呈糊状或稀便。

小试身手 34. 患儿，女，5岁。随家人外出旅行时，突然高热。查体：体温40.2℃，心率112次/分，频发惊厥，瞳孔大小不等。询问病史时，家人诉中午曾食用变质食物。该患儿最可能的诊断是

A. 乙型脑炎　　　B. 中毒型脑型菌痢　　　C. 食物中毒　　　D. 霍乱　　　E. 伤寒

小试身手 35. 患者，男，25岁。3天来体温持续升高，达40℃，伴腹痛、腹泻、里急后重，大便每日10余次，量少，为黏液脓血便。此患者最可能的诊断是

A. 细菌性痢疾　　　B. 斑疹伤寒　　　C. 结肠炎　　　D. 伤寒　　　E. 肝炎

（二）慢性菌痢

病程反复无常发作或迁延不愈超过2个月以上，称慢性菌痢。

（三）并发症

痢疾杆菌菌血症、溶血性尿毒症、类白血病反应及关节炎等。

四、辅助检查

1. 血常规　白细胞总数增高。

2. 粪便检查　①常规：**黏液脓血便**，镜检见大量脓细胞、红细胞、白细胞、巨噬细胞。②**细菌培养：痢疾杆菌培养阳性为确诊的重要依据**。

小试身手 36. 典型细菌性痢疾患者的粪便呈

A. 黏液脓血便　　　B. 陶土样便　　　C. 柏油样便　　　D. 果酱样便　　　E. 米汤水样便

五、治疗原则

以病原治疗为主，辅以对症治疗。

1. 急性菌痢　①消化道隔离至临床症状消失、粪便培养2次阴性。合理饮食，补充水分，维持水、电解质、酸碱平衡；②根据药物敏感试验选择药物进行病原治疗，常用喹诺酮类药物：**诺氟沙星（氟哌酸）、氧氟沙星（氟嗪酸）、环丙沙星等，疗程**

5~7天；③对症治疗。

2. 中毒型菌痢　①病原治疗：静脉滴注抗菌药物；②高热和惊厥的治疗：积极降温及止痉，必要时亚冬眠疗法；③循环衰竭的治疗：低分子右旋糖酐扩容，纠正休克；常用5%碳酸氢钠纠正酸中毒；微循环痉挛期给予扩血管药，如山莨菪碱（654-2）、阿托品等；短期使用肾上腺皮质激素等；④呼吸衰竭的治疗：脑水肿病人进行脱水治疗；保持呼吸道通畅、给氧，必要时使用呼吸兴奋剂及机械通气。

3. 慢性菌痢疾　积极做病原菌分离和细菌药敏试验，合理选择抗菌药物；应用药物保留灌肠。

六、护理措施

1. **消化道隔离**　<u>直至临床症状消失、粪便培养2次均为阴性</u>。

2. 病情观察　监测体温，观察腹泻次数、大便性状、大便量及有无脱水、电解质紊乱；记录24小时出入量；观察肛周皮肤有无破损、有无循环衰竭、高热、惊厥、意识障碍、呼吸困难等并发症。

3. 饮食护理　能进食者给予少渣、少纤维素、高蛋白、高热量、易消化流食或半流食，补充充足水分，脂肪不宜过多；忌食生冷及刺激性饮食，少量多餐，腹泻好转后逐渐增加食量。

4. 发热护理　体温38.5℃以上给予药物或物理降温。

5. 维持水、电解质、酸碱平衡　补充足够液体，轻者口服补充，重者静脉输液。

6. 肛周皮肤护理　每次便后清洗肛周，并涂以润滑剂，或用温水坐浴，防止感染。

7. 药物护理　遵医嘱用药，注意药物剂量、方法、服药时间、疗效及不良反应。

8. 标本采集　痢疾病人需留取粪便标本做常规检查及培养，按要求留取粪便标本。

七、预防

1. 管理传染源　对病人实施消化道隔离至症状消失，粪便培养2次阴性。<u>对接触者观察1周</u>。带菌者调离工作并进行彻底治疗。

2. 切断传播途径　<u>采取"三管一灭"（即管好水、粪和饮食以及消灭苍蝇）</u>，改善环境卫生，注意个人卫生。

3. 保护易感人群　口服F_{2a}型"依链株"活疫苗和T_{32}菌苗。

第九节　流行性脑脊髓膜炎

统领全局—考试大纲

1. 掌握流行性脑脊髓膜炎的病原与流行病学。

2. 掌握流行性脑脊髓膜炎的临床表现、辅助检查、治疗要点和预防。

3. 熟练掌握流行性脑脊髓膜炎的护理措施。

浪里淘沙—核心考点

流行性脑脊髓膜炎（简称流脑），是由脑膜炎球菌引起的化脓性脑膜炎。

一、病原

1. <u>病原菌为脑膜炎球菌，革兰染色阴性</u>。存在于病人鼻咽部、脑脊液、血液、皮肤瘀斑中。

2. **内毒素是致病的重要因素**。

3. 在体外本菌可产生自溶酶，极易自溶，因此采集标本时注意保温并及时送检。

4. 脑膜炎球菌在体外生存力及抵抗力很弱，对寒冷、干燥、热及一般消毒剂敏感。

二、流行病学

1. <u>传染源　为带菌者及病人</u>。

2. <u>传播途径　经呼吸道传播</u>。

3. 人群易感性　人群普遍易感，病后产生持久免疫力。

4. 流行特征　冬春季流行，平均每隔10年左右有一次流行。

三、临床表现

（一）普通型

最常见，占90%，临床过程分3期：

1. 上呼吸道感染期　1~2天，咽痛，鼻咽部黏膜充血及分泌物增多。从鼻咽拭子培养找到病原菌。

2. 败血症期　①突然起病，高热、头痛、呕吐，全身关节疼痛，食欲减退；②皮肤、黏膜出现瘀点或瘀斑，大小不一。

3. 脑膜炎期　高热不退，出现中枢神经系统症状，主要表现为：剧烈头痛、呕吐频繁、烦躁不安、颈项强直，**脑膜刺激征阳性**；病人意识淡漠、嗜睡，严重者谵妄、昏迷，呼吸和循环衰竭。

小试身手 37.患儿，6岁，发热、呕吐2天，精神萎靡1天入院。查体：体温39℃，嗜睡，腹部多个出血点，颈强（+），克氏征（+），最可能的诊断是

A. 流行性出血热　　　　　　　B. 流行性脑脊髓膜炎　　　　　　C. 流行性乙型脑炎

D. 流行性感冒　　　　　　　　E. 流行性腮腺炎

小试身手 38.流行性脑脊髓膜炎患者的特征性临床表现为

A. 恶心、呕吐　　　B. 颈项强直　　　C. 皮疹　　　　　D. 头痛　　　　　E. 高热

（二）暴发型

起病急骤，病情凶险，儿童多见，病死率高。分为3型：

1. 休克型　起病急骤，<u>主要特点为循环衰竭及全身大量出血性皮疹</u>，同时伴高热、头痛、呕吐、意识障碍、惊厥。脑膜刺激征可能阴性，脑脊液可正常。

2. 脑膜脑炎型　以脑实质损害为主，高热、瘀斑、昏迷、呼吸困难、脑水肿、脑疝，常死于呼吸衰竭。

3. 混合型　兼有上述两型表现，病死率极高。

（三）慢性脑膜炎球菌败血症型

不多见，病程迁延数月。发热后皮肤出现红色斑丘疹，退热后皮疹消退；游走性关节疼痛；发热期血培养阳性。

四、辅助检查

1. 血常规　<u>白细胞总数及中性粒细胞增高</u>。

2. 脑脊液检查　脑脊液呈化脓性改变：外观浑浊或脓样；白细胞、中性粒细胞数升高；蛋白质含量升高，糖含量下降。

3. 细菌学检查　皮肤瘀点涂片检查、血或脑脊液细菌培养，<u>检出脑膜炎球菌是确诊依据</u>。

4. 免疫学检测　检测脑脊液中的抗原，其敏感性高，特异性强。

五、治疗原则

早期选用易透过血–脑屏障的抗菌药、联合用药；大剂量静脉给药，保持脑脊液中有效药物浓度，是治疗成功的关键。

1. 普通型　病原治疗，青霉素G、头孢菌素类、磺胺药、氯霉素等；其次是对症治疗。

2. 暴发型　抗菌药物同普通型，以青霉素为主；扩充血容量、纠正酸中毒，应用血管活性药物抗休克治疗；抗DIC治疗；应用脱水剂消除脑水肿；针对呼吸衰竭、高热、惊厥给予相应处理。

六、护理措施

1. 呼吸道隔离，卧床休息。

2. 病情观察　密切观察生命体征、意识、皮疹、面色、瞳孔变化、抽搐，并记录出入量。

3. 饮食　<u>给予高热量、高蛋白、高维生素、易消化流质或半流质饮食</u>。频繁呕吐不能进食及意识障碍者静脉输液，维持水、电解质平衡。

4. 对症护理　①发热护理：给予物理或药物降温。②头痛护理：头痛较重者给予止痛药或脱水药。③皮疹护理：保护大片瘀斑的皮肤，翻身时避免拖、拉、拽；防止尿液、粪便浸渍；用海绵垫、气垫保护；皮疹破溃后，小面积涂以抗生素软膏，大面积用消毒纱布外敷，防止继发感染。床褥保持清洁干燥、松软、平整，内衣宽松、柔软；病室整洁，定时通风，定时空气消毒。④循环衰竭的护理：见中毒性痢疾的护理。⑤呼吸衰竭的护理：见流行性乙型脑炎的护理。

5. 药物治疗的护理　观察磺胺嘧啶的不良反应及注意事项。

七、预防

1. 管理传染源　对病人实施呼吸道隔离，对密切接触者进行医学观察。

2. 切断传播途径　流行期间尽量避免集体活动，不带儿童到公共场所，外出戴口罩，<u>实行切断呼吸道传播途径的措施</u>。

3. 保护易感人群　①药物预防：在流脑流行时，凡有发热伴头痛，精神萎靡，急性咽炎，皮肤、口腔黏膜出血等四项症状中的两项，给予足量全程的磺胺药治疗。②菌苗预防：对易感人群预防注射菌苗。

参考答案

1.B　2.B　3.B　4.C　5.A　6.C　7.D　8.A　9.C　10.C　11.C　12.C　13.D　14.B　15.C　16.C　17.C　18.B　19.C　20.B
21.E　22.C　23.A　24.B　25.E　26.D　27.E　28.B　29.A　30.A　`31.A　32.C　33.E　34.B　35.A　36.A　37.B　38.B

第十章 理化因素所致疾病病人的护理

第一节 中毒概述

统领全局—考试大纲

了解中毒的概述。

浪里淘沙—核心考点

某些物质进入人体后，在一定的条件下，与体液、组织相互作用，损害组织，破坏神经及体表的调节功能，使正常生理功能产生严重障碍，引起功能性或器质性病变及一系列代谢紊乱，称为中毒。引起中毒的外来物质称为毒物。

一、病因

1. 职业性中毒 在生产过程中与有关毒物密切接触。
2. 生活性中毒 误食、接触有毒物质、用药过量、自杀或谋杀等。

二、毒物的体内过程

1. 吸收 通过呼吸道、消化道、皮肤及黏膜侵入人体。
2. 分布 毒物在体内分布于体液和组织中。毒物蓄积的部位可以是其主要致毒部位，也可以由毒物蓄积的部位不断释放毒素，作用于其他部位引起毒性损害。影响毒物体内分布的主要因素是毒物与血浆蛋白的结合力、毒物与组织的亲和力，以及毒物通过某些屏障的能力。
3. 代谢 毒物在体内代谢转化的主要场所是肝脏。影响毒物代谢的因素包括年龄、性别、毒物进入途径、剂量、肝及其他组织的疾病等。
4. 排泄 毒物排泄的主要途径为肾，其次可经胆道、大肠的黏膜排泄。

三、临床表现

1. 神经系统 神经毒物直接作用于中枢神经系统，使脑实质受损，引起急性中毒性脑病。主要表现为不同程度的意识障碍；出现颅内高压症状时，表现为频繁呕吐，瞳孔缩小，呼吸脉搏变慢，血压上升；如有脑疝形成，可出现双侧瞳孔不等大、呼吸衰竭等。
2. 呼吸系统 刺激性腐蚀性气体吸入呼吸道后，可有咳嗽、声嘶、胸痛、呼吸困难等，严重者可出现中毒性肺水肿。
3. 循环系统 可出现休克、心律失常、心脏骤停等。
4. 消化系统 消化道是毒物侵入人体的主要途径，也是毒物吸收和排泄的主要场所。中毒后出现口腔炎、急性胃炎、中毒性肝病。
5. 血液系统 可表现为溶血性贫血、白细胞减少、出血等。
6. 泌尿系统 可表现为急性肾衰竭，常见于中毒性肾小管坏死、肾缺血、肾小管堵塞。
7. 皮肤黏膜症状 一氧化碳中毒，皮肤黏膜呈樱桃红色；毒物烧伤可见皮肤呈腐蚀性损害；硝酸烧伤皮肤呈黄色等。
8. 瞳孔表现 阿托品类中毒的病人瞳孔扩大；有机磷农药、吗啡中毒的病人瞳孔缩小。

小试身手 1. 双侧瞳孔缩小多见于

A. 小脑幕切迹疝　　　　　　　B. 颅内压增高病人　　　　　　　C. 颠茄类药物中毒

D. 有机磷农药中毒　　　　　　E. 酒精中毒

四、急性中毒的诊治原则

（一）迅速确定是否中毒及中毒程度

依据毒物接触史、临床症状、体格检查、毒物检验、生化、血气分析等结果确定是否中毒及中毒程度。

（二）立即处理危及生命的情况

对已经出现的危及生命的症状及时进行抢救。

（三）有效排毒

1. 清除尚未吸收的毒物 ①食入性中毒：常用催吐、洗胃、导泻。催吐用于神志清、能合作者，昏迷、惊厥、服腐蚀剂者禁用。洗胃时间一般在服毒后6小时内进行。病人取头低位并左侧卧位，以防洗胃液误吸入气管，每次注入液量200~250ml，一般洗胃液总量至少2~5L。导泻的目的是清除进入肠道毒物，常用硫酸钠或硫酸镁15g溶于水由胃管灌入。②接触性中毒：尽快将病人转移中毒现场；皮肤接触者可用大量肥皂水或清水冲洗；毒物污染眼睛可用清水反复冲洗至少5分钟，并滴入相应的中和剂。③吸入性中毒：立即脱离现场，呼吸新鲜空气，保持呼吸道通畅，吸氧等。

2.促进已吸收的毒物排泄　常用方法有：利尿、吸氧、血液透析、血液灌流和血浆置换。

3.阻止毒物的吸收　常用特殊解毒剂的应用：①**有机磷农药的解毒剂为氯磷定、碘解磷定**；②**阿片类、吗啡的解毒剂为纳洛酮**；③亚硝酸盐、苯胺中毒所致的高铁血红蛋白血症的解毒剂为亚甲蓝（美蓝）；④急性氰化物中毒的解毒药是亚硝酸钠；⑤**急性砷、汞等重金属中毒的解毒药是二巯丙醇**等。

小试身手　2.阿片类药物中毒治疗时的特效解毒剂是

A.阿托品　　　　　B.纳洛酮　　　　　C.安易醒　　　　　D.亚甲蓝　　　　　E.山梗菜碱

（四）积极的支持疗法

常用的方法有：高压氧治疗、肾上腺皮质激素治疗、呼吸机辅助呼吸等。

第二节　有机磷杀虫药中毒

统领全局—考试大纲

1.了解有机磷杀虫药中毒的病因及发病机制。

2.掌握有机磷杀虫药中毒的临床表现。

3.掌握有机磷杀虫药中毒的辅助检查。

4.掌握有机磷杀虫药中毒的治疗要点。

5.掌握有机磷杀虫药中毒的护理措施。

浪里淘沙—核心考点

有机磷杀虫药的主要毒性是**抑制胆碱酯酶**，引起乙酰胆碱蓄积，使胆碱能神经受到持续冲动，导致机体出现先兴奋后衰竭的一系列症状，严重者可因昏迷、呼吸衰竭而死亡。

一、病因及发病机制

（一）病因

1.职业性中毒　由于生产设备密闭不严，使毒物污染空气；在产品包装过程中手套破损和衣裤、口罩被污染，杀虫药通过皮肤、呼吸道吸收入体内；或在使用及喷洒农药过程中违反操作规则，个人防护措施不符合防毒要求造成中毒。

2.生活性中毒　多由于误服、误用或摄入被杀虫药污染的水源和食物等。

（二）发病机制

有机磷农药进入人体后可与胆碱酯酶结合形成磷酰化胆碱酯酶，**使其失去分解乙酰胆碱的能力（即胆碱酯酶失活）**，造成乙酰胆碱积聚，导致神经传导功能障碍，出现一系列中毒症状。

小试身手　3.有机磷杀虫药的主要毒性是

A.刺激胆碱能神经释放乙酰胆碱　　　　B.抑制胆碱酯酶　　　　　C.刺激机体合成乙酰胆碱

D.使乙酰胆碱排出障碍　　　　　E.促进胆碱酯酶排出

二、临床表现

一般经皮肤吸收，症状常在接触后2~6小时内出现。自呼吸道吸入和口服者可在10分钟至2小时内出现症状。通常发病愈早、病情愈重。无论表现轻重，有机磷农药中毒呼吸气均有特殊大蒜气味。

（一）主要症状

1.**毒蕈碱样症状**　**是最早出现的症状**，因副交感神经末梢兴奋所致，主要表现为**腺体分泌增加及平滑肌痉挛**。因支气管痉挛及分泌物增多，病人出现胸闷、咳嗽、呼吸困难、发绀等，严重时发生肺水肿。**胃肠道出现恶心、呕吐、腹痛、腹泻、流涎**。还可引起大小便失禁、心跳减慢、**瞳孔缩小**、多汗等。

小试身手　4.下列哪项最符合有机磷农药中毒的毒蕈碱样症状

A.腺体分泌亢进，运动神经兴奋　　　　B.腺体分泌亢进，平滑肌痉挛　　　　　C.腺体分泌减退，平滑肌松弛

D.腺体分泌减退，平滑肌痉挛　　　　　E.运动神经兴奋，平滑肌痉挛

2.**烟碱样症状**　横纹肌运动神经过度兴奋，表现为**肌纤维颤动**，先从眼睑、面部、舌肌开始，逐渐发展至四肢、**全身肌肉抽搐，病人常有全身紧束及压迫感**，后期出现肌力减退和瘫痪，如发生呼吸肌麻痹可诱发呼吸衰竭。交感神经节受乙酰胆碱刺激，其节后交感神经纤维末梢释放儿茶酚胺使血管收缩，引起血压增高、心率加快和心律失常。

3.中枢神经系统症状　早期可有头晕、头痛、倦怠无力，逐渐出现烦躁不安、谵妄、抽搐及昏迷。严重时可发生**呼吸中枢衰竭**或脑水肿而死亡。

（二）中毒程度

表1-10-1　有机磷杀虫药中毒程度

分类	表现	全血胆碱酯酶活力
轻度中毒	头痛、头晕、恶心、呕吐、流涎、多汗、视力模糊、瞳孔缩小	50%~70%
中度中毒	除上述症状外，还可出现肌纤维颤动、瞳孔缩小、呼吸困难、大汗、腹痛、腹泻、轻度意识障碍等	30%~50%
重度中毒	除上述症状外出现肺水肿、惊厥、昏迷及呼吸肌麻痹	30%以下

（三）晚发症和并发症

1. 迟发性神经病　急性中毒者病情好转后经4~45天潜伏期又突然出现症状，主要累及运动和感觉系统，表现为下肢瘫痪、四肢肌肉萎缩等，为迟发性神经病。

2. 中间综合征　急性中毒症状缓解后和迟发性神经病发病前，多在急性中毒后24~96小时突然病情加重，表现为肌无力，称中间综合征。

3. 并发症　肺水肿、脑水肿、呼吸衰竭。

三、辅助检查

1. 全血胆碱酯酶测定　胆碱酯酶活性降至正常值的70%以下。
2. 尿中有机磷代谢产物测定。
3. 血、胃内容物、大便中有机磷测定。

四、治疗原则

（一）迅速清除毒物

喷洒农药中毒者应立即离开现场，脱去污染衣服，用肥皂水冲洗皮肤、眼睛，口服中毒者用清水、生理盐水、2%碳酸氢钠（敌百虫忌用）反复洗胃。

（二）尽早给予足量特效解毒药物

1. 抗胆碱药　最常用药物为阿托品。

（1）机制：阿托品能阻断乙酰胆碱对副交感神经和中枢神经毒蕈碱样受体的作用，对减轻、清除毒蕈碱样症状和对抗呼吸中枢抑制有效，对烟碱样症状和胆碱酯酶活力无效。

小试身手 5.阿托品治疗有机磷农药中毒的机制是
A.恢复胆碱酯酶活性　B.预防呼吸肌麻痹　C.解除肌束颤动　D.缓解烟碱样作用　E.拮抗毒蕈碱样作用

（2）使用原则：早期、足量、反复给药，直到毒蕈碱样症状明显好转，或有阿托品化表现为止。当出现阿托品化时，则应减少阿托品剂量或停药。

（3）阿托品化指标：瞳孔较前扩大，颜面潮红、口干、皮肤干燥、肺部湿啰音减少或消失、心率加快。

温馨提示：阿托品化的表现为：阿托品化看扩瞳，唇干舌燥面转红，心率增快啰音失，到此用药应暂停。

（4）阿托品中毒表现：意识模糊、狂躁不安、谵妄、抽搐、瞳孔扩大、昏迷和尿潴留等，应及时停用阿托品，进行密切观察。

2. 胆碱酯酶复能剂　此类药物能夺取磷酰化胆碱酯酶中的磷酸基，使胆碱酯酶恢复活性，且能解除烟碱样症状如肌束震颤。目前常用药为碘解磷定和氯磷定，还有双复磷。用复能剂时应注意不良反应，防止过量中毒，一般不良反应有短暂眩晕、视力模糊或复视、血压升高。碘解磷定剂量较大时可引起口苦、咽痛、恶心、注射速度过快可致暂时性呼吸抑制。双复磷不良反应明显，用量过大，可引起室性期前收缩、室颤或传导阻滞。

（三）对症治疗

有机磷中毒主要死于呼吸衰竭，因肺水肿、呼吸肌瘫痪或呼吸中枢抑制引起。及时吸氧、吸痰、保持呼吸道通畅，必要时气管插管、气管切开或应用人工呼吸机辅助呼吸。发生休克、急性脑水肿、心跳骤停及时救治。早期使用抗生素防治感染。为防止病情反复，症状消失后应至少观察3~5天。

五、护理措施

1. 病情观察　定时测量生命体征，观察神志、瞳孔、肺部啰音、尿量、呼吸困难和发绀情况，监测全血胆碱酯酶活力。
2. 清除未吸收毒物　洗胃后若保留胃管，注意观察洗出液是否有蒜臭味，以决定胃管保留时间。喷洒农药中毒者迅速脱去衣物用肥皂清洗皮肤，注意清洗指甲缝隙、头发。

小试身手 6.患者，男，32岁。在农田劳作时不慎将农药倒在衣服上，农药通过衣服被皮肤、黏膜吸收而发生有机磷农药中毒被送入医院治疗，护士在健康宣教中指导患者在发生该情况应立即
A.送往医院　　B.用肥皂水清洗污染的衣服　　C.用酒精擦洗皮肤
D.用热水擦洗皮肤　　E.脱离现场，脱去污染的衣服

3.**保持呼吸道的通畅**　昏迷者肩部要垫高，以保持颈部伸展；或头偏向一侧，防止舌根后坠，定时吸痰。松解紧身内衣，减少呼吸运动的障碍。一旦出现呼吸肌麻痹应及时准备人工呼吸机。

4.**吸氧**　给予持续吸氧，根据呼吸困难程度调节氧流量。

5.**药物治疗的护理**　遵医嘱给予阿托品和胆碱酯酶复能药，用药过程中要注意观察不良反应。

6.**预防感染**　对昏迷病人要做好口腔护理、皮肤清洁，定时翻身。吸痰时注意吸痰管一次性操作，定期消毒吸痰管，避免交叉感染。

第三节　急性一氧化碳中毒

统领全局—考试大纲

1.了解急性一氧化碳中毒的病因及发病机制。
2.熟练掌握急性一氧化碳中毒的临床表现。
3.掌握急性一氧化碳中毒的辅助检查。
4.掌握急性一氧化碳中毒的治疗要点。
5.熟练掌握急性一氧化碳中毒的护理措施。

浪里淘沙—核心考点

一、病因及发病机制

（一）病因

1.**职业性中毒**　如生产过程中煤气管道漏气。
2.**生活性中毒**　如家庭室内使用煤炉取暖或煤气加热淋浴器，因通风不良造成一氧化碳（CO）中毒。

（二）中毒机制

CO经呼吸道进入血液，与红细胞内的血红蛋白结合**形成碳氧血红蛋白**。**碳氧血红蛋白不能携氧**，而且还影响氧合血红蛋白正常解离，造成氧不易释放到组织，从而导致组织和细胞缺氧。CO中毒时，**脑、心对缺氧最敏感，最先受损害**。

小试身手　7.CO中毒的发病机制是

A.大脑受抑制　　　　　　　B.呼吸中枢受抑制　　　　　　　C.细胞中毒
D.血红蛋白不能携氧　　　　E.肺水肿

二、临床表现

根据临床症状严重程度及碳氧血红蛋白的含量，中毒程度可分为：

（一）轻度中毒

可出现搏动样剧烈头痛、头晕、恶心、呕吐、无力嗜睡、心悸、意识模糊等。**血液中HbCO浓度为10%~30%**。此时若及时脱离环境，吸入新鲜空气，症状可较快消失。

（二）中度中毒

除上述症状加重外，神志不清，浅昏迷，**面色潮红，口唇呈樱桃红色，脉快、多汗**。**血液中HbCO浓度为30%~50%**。如能及时脱离中毒环境，积极抢救，多在数小时后清醒。一般无明显并发症。

（三）重度中毒

深昏迷、抽搐、呼吸困难、面色苍白、四肢湿冷、全身大汗、血压下降。最后死于脑水肿，呼吸、循环衰竭。**血液中HbCO浓度高于50%**。

小试身手　8.患者，男，50岁，因煤气中毒6小时后入院，深昏迷，休克，尿少，血COHb40%，血压：80/50mmHg。诊断为急性一氧化碳中毒。该患者的中毒类型为

A.轻度中毒　　　B.中度中毒　　　C.重度中毒　　　D.慢性中毒　　　E.极重度中毒

（四）迟发性脑病（神经精神后遗症）

急性CO中毒病人在清醒后经过2~60天的"假愈期"，出现下列几种临床表现。

1.**精神意识障碍**　出现幻听、幻视、忧郁、烦躁等精神异常，少数可发展为痴呆。
2.**锥体外系神经障碍**　出现震颤麻痹综合征，部分病人逐渐发生表情缺乏，肌张力增加，肢体震颤及运动迟缓。
3.**锥体系神经损害及大脑局灶性功能障碍**　可发生肢体瘫痪、大小便失禁、失语、失明等。

三、辅助检查

1.**血液碳氧血红蛋白测定**。
2.**脑电图检查**　可见缺氧性脑病波形。

四、治疗原则

（一）立即脱离中毒环境

将病人转移到空气新鲜处，保持呼吸道通畅。

（二）纠正缺氧

氧疗是治疗CO中毒最有效的方法。 吸入氧气可加速碳氧血红蛋白解离，促进一氧化碳排出。

高压氧舱治疗能增加血液中物理溶解氧，供组织细胞利用，加速碳氧血红蛋白解离，提高动脉血氧分压，可迅速纠正组织缺氧。

（三）对症治疗

1. 治疗脑水肿　常用脱水剂、利尿剂等。
2. 降低脑代谢　如病人出现高热及抽搐，采用物理降温，头部用冰帽、体表用冰袋等，使体温保持在32℃左右，低温可降低脑代谢，增加脑对缺氧的耐受性，必要时使用冬眠药。有频繁抽搐者首选地西泮镇静。
3. 促进脑细胞功能恢复　常用三磷酸腺苷、细胞色素C、辅酶A和大剂量维生素C、B等。
4. 防治并发症及迟发性脑病　保持呼吸道通畅，定时翻身以防发生压疮和肺炎，必要时给予抗生素。**急性中毒病人从昏迷苏醒后应休息观察2周，以防迟发性脑病和心脏并发症的发生。**

五、护理措施

1. 昏迷者颈部伸展，防止舌后坠，保持气道通畅。<u>用鼻导管高浓度（60%）给氧，**氧流量8~10L/min，**有条件可用高压氧舱治疗。</u> 呼吸停止者应做人工呼吸，必要时做气管插管或气管切开，并使用人工呼吸机辅助呼吸。

小试身手 9.急性一氧化碳中毒的最佳氧疗措施是

A.低流量持续给氧　　　　　B.低流量间歇给氧　　　　　C.中流量间歇给氧

D.中流量持续给氧　　　　　E.高压氧舱给氧

2. 惊厥者遵医嘱使用地西泮镇静剂，口腔内放置开口器或压舌板，严防舌咬伤。高热者物理降温。
3. 鼻饲营养时给予高热量、高维生素饮食。做好口腔和皮肤护理，定时翻身拍背，防止压疮和肺部感染。
4. **清醒后仍要休息2周，以免发生迟发性脑病。**

小试身手 10.急性一氧化碳中毒患者从昏迷清醒后应休息观察

A.3天　　　　　B.5天　　　　　C.1周　　　　　D.2周　　　　　E.4周

5. 健康教育

（1）加强预防CO中毒的宣传。室内用火炉要装烟筒，保持室内通风。
（2）厂矿要认真执行安全操作规程，煤气管道要经常维修，应有专人负责矿井空气中CO浓度监测，进入高浓度CO的环境，要戴好防毒面具，系好安全带。我国规定车间空气中CO最高容许浓度为30mg/m³。

煤气中毒口诀（主编总结，严禁转载，违者必究）

煤气中毒，脑先受损；樱桃红色，典型体征；碳氧测定，最能确诊；
一旦发生，脱离环境；导管给氧，八至十升；清醒以后，休息2周；
以免发生，迟发脑病。

第四节　中　暑

浪里淘沙—核心考点

1. 了解中暑的病因及发病机制。
2. 熟练掌握中暑的临床表现。
3. 熟练掌握中暑的辅助检查。
4. 熟练掌握中暑的治疗要点。
5. 熟练掌握中暑的护理措施。

统领全局—考试大纲

中暑是指在高温环境下或受到烈日暴晒引起体温调节障碍、汗腺功能衰竭和水、电解质代谢紊乱所致的疾病。

一、病因及发病机制

（一）病因

1. 环境因素　**高温（室温35℃）、烈日暴晒环境下劳动，** 若环境温度偏高，但空气湿度大，通风不良时从事重体力劳动也易中暑。

2.诱发因素 年老体弱、产妇、慢性病病人，睡眠不足、工作时间过长、劳动强度过大、过度疲劳等易诱发中暑。

（二）发病机制

正常人的体温在下丘脑体温调节中枢控制下，机体产热和散热处于平衡，维持体温在37℃左右。机体通过**辐射、传导、对流及蒸发散热**，保持体温稳定。在周围环境温度超过体表温度时，通过辐射、传导及对流散热发生困难，人体只能**借助汗液蒸发散热**，有时大量出汗不足以散热，或空气中湿度大、通风不良，出汗减少使散热受阻造成体内热积蓄，引起中暑。高热对人体的影响：①体温调节障碍：汗腺功能衰竭导致汗闭，体温迅速升高发生热射病。②中枢神经系统抑制：病人注意力不集中，反应迟钝，四肢无力；烈日或高热辐射长时间作用于头部，可穿透头皮和颅骨引起脑组织损伤、充血。大脑温度达40~42℃，体温不一定升高称为日射病。③心脏负担加重：散热时皮肤血管扩张，血液重新分配，血流加速，心排出量增加，大量出汗引起血液浓缩及血液黏稠度增加，心脏负担加重，最终导致心排血量降低。④水盐代谢紊乱：高温工作出汗是主要散热途径，而汗液中氯化钠含量为0.3%~0.5%，排汗增多引起**盐及水丢失，导致脱水**，此时血管扩张，血容量更加不足引起周围循环衰竭的症状称为**热衰竭；丢失盐过多且补充不足引起肌肉痉挛，可发生热痉挛。**

二、临床表现

（一）先兆中暑

在高温环境下活动一定时间后，个体大量出汗、口渴、头晕头昏、胸闷、疲乏，体温正常或略有升高（37.5℃）。如能及时转移到通风阴凉处，适当补充水分和盐，短期内可恢复正常。

（二）轻度中暑

除上述表现加重外，体温升高达38℃以上，出现面色潮红、皮肤灼热或面色苍白、全身皮肤湿冷、血压下降、脉率增快等周围循环衰竭的早期表现。如能及时有效治疗，数小时可恢复正常。

（三）重度中暑

1.**热衰竭**（中暑衰竭） **为最常见的类型**。由于大量出汗导致水盐丢失，外周血管扩张引起血容量不足。主要表现为皮肤苍白、出冷汗、脉搏细速、血压下降、昏厥或意识模糊，体内多无过量热蓄积，体温基本正常。

> **小试身手** 11.由于大量出汗导致失水、失钠等引起的周围循环衰竭属于
> A.热射病　　　　　　B.日射病　　　　　C.热痉挛　　　　　　D.热衰竭　　　　　E.中暑高热

2.**热痉挛**（中暑痉挛） 大量出汗后大量饮水，盐分补充不足，使血清钠、氯浓度下降，病人感到四肢无力，阵发性肌肉痉挛和疼痛，常呈对称性，以腓肠肌痉挛最为多见，体温多正常。

3.**日射病** 由于烈日暴晒或强烈热辐射头部，病人出现剧烈头痛、头晕、眼花、耳鸣、呕吐、烦躁不安。严重时可发生昏迷、惊厥。体温多不升高。

4.**热射病**（又称中暑高热） 早期表现为头疼、头昏、全身乏力、多汗，体温迅速升高，达40℃以上，出现颜面潮红、皮肤干燥无汗、神志模糊、谵妄、昏迷，可伴抽搐，严重者出现休克、脑水肿、肺水肿、DIC及肝肾功能损害。**本型特点为高热、无汗和昏迷**，为严重类型。

温馨提示：热衰竭因大量失水、失钠导致血容量不足而发生周围循环衰竭；热痉挛是大量出汗后补充大量水分，未补充盐分导致血液低渗而出现肌肉痉挛；日射病是烈日暴晒导致脑组织损伤、充血，病人出现颅内压增高的表现；热射病是由于体温中枢功能障碍而致无汗导致散热不足、热蓄积而出现高热、意识障碍。

三、辅助检查

热射病白细胞总数和中性粒细胞比例增高，尿常规见蛋白及管型，血尿素氮、乳酸脱氢酶等增高。**热痉挛血清钠、氯降低**。热衰竭可有血液浓缩、高钠血症。

四、治疗原则

（一）先兆中暑与轻症中暑

立即脱离高温环境，将病人转移到阴凉通风处，给予清凉含盐饮料。

（二）重症中暑

1.**热衰竭** 纠正血容量不足，静脉补充生理盐水及葡萄糖液、氯化钾。一般数小时可恢复。
2.**热痉挛** 给予含盐饮料，若痉挛性肌肉反复发作，静脉滴注生理盐水或葡萄糖生理盐水。

> **小试身手** 12.热痉挛患者需要补充的是
> A.蛋白质　　　　　　B.脂肪　　　　　　C.糖　　　　　　　D.盐　　　　　　E.水

3.**日射病** 头部用冰袋或冷水湿敷。
4.**热射病** 迅速采取各种降温措施。①物理降温：用冷水或酒精擦浴，同时按摩四肢及躯干皮肤，促进血液循环加速散热。**肛温降至38℃时停止降温**。②药物降温：常用药物为氯丙嗪，其作用为抑制体温调节中枢，扩张血管加速散热，降低器官代谢

及耗氧。③纠正脱水、酸中毒及电解质紊乱：**抽搐时肌内注射地西泮**，酌情使用抗生素，积极处理并发症。

小试身手 13.中暑高热病人行物理降温，当肛温降到何值时，应暂停降温

A.32℃   B.35℃   C.36℃   D.37℃   E.38℃

五、护理措施

（1）中暑高热者行降温治疗，每10~15分钟测量1次生命体征。

（2）室温保持在20~25℃，通风良好。

（3）物理降温时，无论擦浴或冰袋冷敷，均应不断按摩四肢及躯干皮肤，使之潮红充血促进散热。测肛温时肛表插入要深，使之能准确反映直肠温度。**肛温38℃时暂停降温，避免体温过低**。

（4）使用氯丙嗪静脉滴注降温时严格遵守控制滴速，严密观察血压变化。

（5）循环衰竭或心肺功能不好者输液速度不可过快，以免诱发肺水肿。

（6）昏迷者保持呼吸道通畅、吸氧、吸痰，定时翻身，做好口腔护理、皮肤卫生。

参考答案

1.D 2.B 3.B 4.B 5.E 6.E 7.D 8.C 9.E 10.D 11.D 12.D 13.E

第二篇　外科护理学

第一章 水、电解质、酸碱代谢失调病人的护理

统领全局—考试大纲

1. 熟悉正常的体液平衡。
2. 掌握高渗性脱水、低渗性脱水、等渗性脱水、水中毒的病因及病理生理。
3. 熟练掌握高渗性脱水、低渗性脱水、等渗性脱水、水中毒的临床表现。
4. 掌握高渗性脱水、低渗性脱水、等渗性脱水、水中毒的辅助检查。
5. 熟练掌握高渗性脱水、低渗性脱水、等渗性脱水、水中毒的治疗要点。
6. 掌握低钾血症、高钾血症的病因病理。
7. 熟练掌握低钾血症、高钾血症的临床表现。
8. 掌握低钾血症、高钾血症的辅助检查和治疗要点。
9. 熟练掌握低钾血症、高钾血症的护理措施。
10. 熟悉钙代谢异常、镁代谢异常、磷代谢异常的病因。
11. 掌握钙代谢异常、镁代谢异常、磷代谢异常的临床表现和治疗要点。
12. 掌握代谢性酸中毒、代谢性碱中毒、呼吸性酸中毒、呼吸性碱中毒的病因。
13. 熟练掌握代谢性酸中毒、代谢性碱中毒、呼吸性酸中毒、呼吸性碱中毒的临床表现。
14. 掌握代谢性酸中毒、代谢性碱中毒、呼吸性酸中毒、呼吸性碱中毒的辅助检查和治疗要点。

第一节 正常体液平衡

浪里淘沙—核心考点

一、水平衡

（一）体液含量与分布

人体体液总量与性别、年龄及胖瘦有关，成年男性体液总量占体重的60%，女性为50%、婴幼儿为70%~80%，随着年龄增长和脂肪含量增多，体液量减少。体液分细胞内液和细胞外液，其中男性细胞内液占体重的40%，女性占35%，细胞外液占20%。细胞外液中组织间液为15%，血浆为5%。

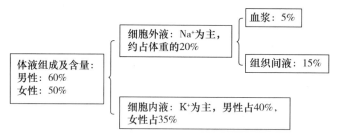

图2-1-1 体液组成及分布

小试身手 1.患者，男，35岁。体重60kg，其细胞外液量约为
A. 6000ml　　　　B. 9000ml　　　　C. 12000ml　　　　D. 15000ml　　　　E. 18000ml

（二）24小时液体出入量

正常成人24小时液体出入量为2000~2500ml（表2-1-1）。

表2-1-1 正常成年人24小时液体出入量

	摄入量（ml）		排出量（ml）
饮水	1600	尿	1500
食物水	700	呼吸蒸发	300
内生水	200	皮肤蒸发	500
—		粪	200
总入量	2500	总出量	2500

1. 无形失水　在正常生理条件下，**人体皮肤和呼吸蒸发的水分，每日约800ml，称为不显性失水**。异常情况下失水量可能更多，如体温升高可增加水分蒸发，**体温每升高1℃，每日每千克体重将增加失水3~5ml**。

2. 尿液　正常人每日尿量1000~1500ml，尿比重为1.012。肾脏每日排泄体内固体代谢物30~40g，每溶解1g溶质需水分15ml，故每日尿量至少需500~600ml水分才能将固体代谢物排出体外。

3. 粪便　消化道每日分泌消化液8000ml以上，但仅有150ml水分经粪便排出，其余被消化道重吸收。

4. 内生水　机体新陈代谢、物质氧化最终生成CO_2和水约300ml。急性肾衰竭时需严格限制入水量，并将内生水计入出入量。

（三）体液平衡的调节

体液平衡是通过神经-内分泌系统和肾脏进行调节，当体液失调时，机体首先通过下丘脑-神经垂体-抗利尿激素系统恢复和维持体液渗透压，血容量的恢复和维持是通过肾素-血管紧张素-醛固酮系统来完成的。

二、电解质的平衡

（一）钠

钠是细胞外液的主要阳离子，维持细胞外液渗透压和容量。钠的**正常值为135~145mmol/L**。钠增多时引起水肿，减少时引起体液渗透压下降、脱水或血容量不足。钠盐主要来自于食物，正常成人每日需氯化钠5~9g，由尿、**粪和汗排出**，其中**肾脏是排出和调节的主要部位**。钠盐摄入过多时肾脏排出增加，摄入过少时肾脏排出减少，**禁食时尿钠可减少至最低限度**。禁食的病人每日需输注等渗盐水500~1000ml。

（二）钾

钾是细胞内液的主要阳离子，正常值为3.5~5.5mmol/L。钾能维持细胞膜的应激性，维持细胞内容量，维持心肌的正常功能。钾来源于食物，主要经肾脏排泄，肾对钾的调节能力有限，**在禁食和低血钾时，肾脏继续排钾**。正常人需钾盐2~3g/d，相当于10%氯化钾20~30ml。

> **小试身手** 2.细胞内液中的主要阳离子是
> A. Ca^{2+}　　　　B. K^+　　　　C. Na^+　　　　D. Mg^{2+}　　　　E. Fe^{2+}

（三）氯和碳酸氢根

氯和碳酸氢根是细胞外液中的主要阴离子，与钠共同维持体液渗透压和含水量。碳酸氢根与氯的含量互补。当碳酸氢根增多时氯含量减少，当碳酸氢根减少时氯含量增加，以维持细胞外液阴离子平衡。

（四）钙

体内钙99%以磷酸钙和碳酸钙的形式存在于骨骼中，**血清钙正常值为2.25~2.75mmol/L**，体内钙45%为离子化钙，对维持神经和肌肉稳定起重要作用。

（五）磷

体内磷85%存在于骨骼中，血清磷正常值为0.96~1.62mmol/L，磷参与核酸、磷脂、细胞膜、凝血因子的组成和高能磷酸键的合成以及蛋白质的磷酸化过程。同时磷参与体内钙、磷代谢及酸碱平衡等。

（六）镁

镁是细胞内的主要阳离子，体内镁约50%存于骨骼中，其余绝大部分存在于细胞内，血清镁的正常值为0.70~1.10mmol/L，镁能维持肌肉收缩和神经活动，激活体内多种酶，促进能量储存、转运和利用。

三、酸碱平衡

血液正常酸碱度（pH）维持在7.35~7.45之间，这是机体进行新陈代谢最适宜的环境。机体通过**血液缓冲系统、肺和肾**3种途径维持体液酸碱平衡。

（一）血液缓冲系统

血液缓冲系统有很多缓冲对，其中最主要的是HCO_3^-/H_2CO_3。当HCO_3^-/H_2CO_3保持为**20：1时，血浆pH维持7.40**。当体内酸增多时，碳酸氢根与氢离子结合，使酸得以中和；当体内碱增多时，碳酸中的氢离子与碱中和。

> **小试身手** 3.正常人血液缓冲系统中HCO_3^-和H_2CO_3之比为
> A. 10：1　　　　B. 15：1　　　　C. 20：1　　　　D. 25：1　　　　E. 30：1

（二）肺

是体内挥发性酸（碳酸）排出的主要器官，当血中$PaCO_2$升高（H_2CO_3增多）时，呼吸中枢兴奋，呼吸加深加快，CO_2排出增加，以降低血中碳酸浓度。相反，当血$PaCO_2$降低时，呼吸变慢变浅，以减少CO_2排出。

> 锦囊妙记：考生如能理解上述肺调酸的机制，就不难理解代谢性酸中毒和代谢性碱中毒呼吸的特点。代谢性酸中毒时，$PaCO_2$升高，呼吸加深加快，代谢性碱中毒时，$PaCO_2$降低，呼吸变慢变浅。

（三）肾

是调节酸碱平衡的重要器官，一切非挥发性酸和过剩的碳酸氢盐经肾脏排泄。但肾脏调节速度缓慢，排出氢离子（H^+），回收钠离子和碳酸氢根离子，尿pH正常为6。

以上3种机制相互配合，为酸碱平衡发挥着调节和代偿作用，其中以肾为主。

第二节　水和钠代谢紊乱的护理

浪里淘沙—核心考点

一、高渗性脱水

1. 病因　<u>水分摄入不足</u>，如长期禁食、**上消化道梗阻**、**高温下劳动饮水少**等；<u>水分排出过多</u>，如呼吸深快、**高热**、大量应用渗透性利尿药。

2. 病理生理　**体液丧失以水分为主，钠盐丢失较少**，细胞外液渗透压增高。由于细胞内液渗透压较低，细胞内的水分向细胞外液转移，导致细胞内脱水，体液渗透压升高，通过渗透压感受器的反射使血管升压素（抗利尿激素ADH）分泌增加，肾小管重吸收水分增加，导致尿少、尿比重增高。

小试身手 4.高渗性脱水的病理特点是
A. 体液以失钠为主　　　　B. 体液以失水为主　　　　C. 体液以失钾为主
D. 体液以失钙为主　　　　E. 体液以失氯为主

3. 临床表现　<u>轻度脱水口渴明显</u>，可伴少尿，水分丧失量占体重的2%~4%；<u>中度脱水口渴更加明显</u>，皮肤弹性下降、黏膜干燥、眼窝凹陷、尿量减少、尿比重高，水分丧失量占体重的4%~6%；<u>重度脱水量大于体重的6%</u>，可出现高热、神经精神症状，如烦躁不安、躁动、幻觉、昏迷、惊厥等。

小试身手 5.高渗性脱水早期的主要表现是
A.尿量减少　　　B.血压下降　　　C.口渴　　　D.神志淡漠　　　E.烦躁

小试身手 6.对于高渗性脱水的临床表现，下列说法正确的是
A.轻度脱水，缺水量为体重的4%~6%　　　B.中度脱水，缺水量为体重的7%~9%　　　C.轻度脱水，即出现口渴尿少
D.重度脱水，缺水量为体重的9%以上　　　E.中度脱水，可出现躁动幻觉

4. 辅助检查　实验室检查，**血清钠高于150mmol/L有诊断意义**；血红蛋白量、血细胞比容升高；尿比重高。

5. 治疗原则　尽早去除病因，能饮水者尽量饮水；不能饮水者**静脉滴注5%葡萄糖液**，脱水基本纠正，血清钠降低后补充适量等渗盐水。

小试身手 7.高渗性脱水补液时宜选用
A.5%葡萄糖液　　　　B.3%~5%氯化钠溶液　　　　C.等渗盐水
D.10%氯化钾　　　　E.10%碳酸氢钠

二、低渗性脱水

1. 病因　频繁呕吐、**严重腹泻**、长期胃肠减压、肠瘘或**大面积烧伤**、创面大量渗液等。大量饮水或静脉输入葡萄糖溶液未补充电解质者，导致细胞外液稀释，血清钠降低引起低渗性脱水。

小试身手 8.等渗性脱水常发生于
A.胃肠液急性丧失　　　B.长期禁食　　　C.高热　　　D.严重腹泻　　　E.肠瘘

2. 病理生理　**失钠多于失水**。脱水早期细胞外液渗透压降低，血管升压素分泌减少，肾小管对水的重吸收减少，故**尿量并不减少，甚至增多**，这更加重了细胞外液的丢失。后期因血容量减少，醛固酮和血管升压素分泌增加，**尿量减少**。

> 锦囊妙记：考生应能理解低渗性透水时早期尿量增多，晚期减少的原因。低渗性脱水时→失钠多于失水→细胞外液渗透压降低→醛固酮分泌减少→肾小管对水的重吸收减少→尿量增多（早期）→血容量降低→尿量减少（晚期）。

小试身手 9.低渗性脱水早期尿量变化是
A.减少　　　B.增多　　　C.先减少后增多　　　D.先增多后减少　　　E.无明显变化

3. 临床表现　早期轻度脱水，血清钠在135mmol/L以下，病人乏力、头晕、手足麻木、无口渴，大约失盐0.5g/kg；<u>中度脱水</u>，血清钠在130mmol/L以下，失盐0.5~0.75g/kg，病人出现周围循环衰竭、脉搏细弱、站立性晕倒、血压下降、恶心呕吐、尿少比重低；重度脱水，血清钠在120mmol/L以下，除上述表现加重外，出现神经精神症状，如抽搐、昏迷、休克等。

4. 辅助检查　**血清钠低于135mmol/L，尿比重低于1.010**。尿钠、氯明显减少。

小试身手 10.低渗性脱水时，血清钠低于
A.135mmol/L　　　B.145mmol/L　　　C.150mmol/L　　　D.155mmol/L　　　E.160mmol/L

5. 治疗原则　积极治疗原发病。轻者静脉补充等渗盐水，重者先静脉输注含盐溶液，后输胶体溶液，再给**高渗盐水（3%~5%氯化钠溶液）**200~300ml，以进一步恢复细胞外液量和渗透压。

三、等渗性脱水

1. 病因　急性腹膜炎、急性肠梗阻、大量呕吐和**大面积烧伤**等最为常见。

2. 病理生理　等渗性脱水时，水和钠成比例丧失，细胞外液渗透压无明显变化。

3. 临床表现　既有脱水症状又有缺钠症状。病人出现尿少、头晕、皮肤弹性差、黏膜干燥和血压下降等。血清钠在正常范围。

小试身手 11.患者，男，36岁，因急性肠梗阻出现频繁呕吐、尿少、血压下降、皮肤弹性差。应考虑病人出现了

A. 高渗性脱水　　　B. 等渗性脱水　　　C. 低渗性脱水　　　D. 代谢性碱中毒　　　E. 代谢性酸中毒

4. 辅助检查　**血清钠维持在正常范围**，血液浓缩，尿比重高。

5. 治疗原则　治疗原发病，用**等渗盐水**和平衡液补充血容量，同时补充每日生理需要量2000ml和氯化钠4.5g。**缺水纠正后盐水与葡萄糖交替输入。**

四、水中毒

水中毒是指水排出障碍或入水量过多，导致大量水在体内潴留，引起血浆渗透压下降或循环血量增多。

（一）病因

1. 水排出障碍　见于肾衰竭。
2. 水摄入过多　摄入或输注过多水分而未补充电解质。
3. ADH分泌过多　见于休克、右心衰竭、肾病综合征、ADH分泌失调综合征等。

（二）病理生理

大量水潴留体内，细胞外液剧增，血钠浓度降低，渗透压下降，细胞外液向细胞内转移，细胞水肿，出现水中毒。同时细胞外液增加抑制了醛固酮分泌，使肾脏远曲小管和肾小球对钠重吸收减少，尿钠增加，血钠下降，细胞外液渗透压进一步下降。

（三）临床表现

水过多时首先引起细胞外液水多钠少，出现低渗。当水进入细胞内后引起细胞水肿、低渗，导致细胞代谢障碍。

1. 急性水中毒　发病急骤，主要是脑水肿，引起颅内压增高，病人出现头痛、呕吐、烦躁、昏迷等症状，重者引起脑疝。
2. 慢性水中毒　往往被原发病掩盖，病人出现软弱无力、恶心、呕吐、嗜睡、泪液和口水增多、体重明显增加等。

（四）辅助检查

实验室检查：血液稀释，血红细胞计数、血红蛋白量、血细胞比容和血浆蛋白量下降，血浆渗透压下降，红细胞平均体积增大等。

（五）治疗原则

治疗原发病，限制水的摄入，利尿脱水，**静脉输注高渗盐水。**

小试身手 12.水中毒治疗可选择

A. 高渗盐水　　　B. 低渗盐水　　　C. 等渗盐水　　　D. 5%葡萄糖溶液　　　E. 血浆

小试身手 13.给予水中毒病人输注高渗盐水的目的是

A. 增加血容量　　　　　B. 补充钠离子　　　　　C. 提高渗透压
D. 降低颅内压　　　　　E. 纠正低渗和缓解细胞水肿

第三节　钾代谢异常的护理

浪里淘沙—核心考点

一、低钾血症

1. 病因病理
（1）入量不足　由于**疾病或手术长期不能进食**者。
（2）排出过多　**严重呕吐、腹泻，持续胃肠减压**，长期使用利尿药等。
（3）体内转移　大量注射葡萄糖与胰岛素时，血钾降低。
（4）碱中毒　细胞内氢离子移出，细胞外钾离子移入，使细胞外液钾离子下降。

2. 临床表现
（1）骨骼肌症状　**最早出现**，表现为**疲乏、软弱、无力**，重者全身肌无力，软瘫，腱反射减弱或消失，**严重者因呼吸肌麻痹出现呼吸困难，甚至窒息。**
（2）消化道症状　恶心、呕吐、腹胀、肠鸣音减弱或消失。

小试身手 14.低钾血症最早的表现是

A. 腹胀　　　B. 恶心、呕吐　　　C. 心率加快　　　D. 肌肉无力　　　E. 心律失常

（3）循环系统症状　心律不齐、心动过速、心悸、血压下降。严重者出现心室纤颤或心脏停搏。
（4）代谢性碱中毒　头晕、躁动、口周及手足麻木、面部及四肢抽搐、手足抽搐等表现。

3. 辅助检查
（1）实验室检查　**血清钾低于3.5mmol/L。** 如存在失钾性肾病，尿中可出现蛋白和管型。
（2）心电图检查　主要改变是T波宽而低或平、Q-T间期延长，出现U波，重者T波倒置、ST段下移。

4. 治疗原则　控制病因，补充钾盐。

5.护理措施　补充钾盐以口服最为安全。静脉补钾的注意事项：

（1）见尿补钾：尿量在40ml/h以上方可补钾。

（2）浓度不宜过高：**氯化钾浓度一般不超过3‰，即1000ml溶液加入氯化钾不超过30ml**。浓度过高可引起心肌抑制，导致心脏骤停。**禁止直接静脉推注补钾**。

（3）速度不可过快：**成年人静脉滴注不超过60滴/分**。

（4）总量不可过大：每日补氯化钾3~6g。

锦囊妙记：补钾应严格执行五不宜：即"不宜过早（见尿补钾）、不宜过浓（<0.3%）、不宜过快、不宜过量、不宜静脉推注"。

小试身手 15.静脉补钾时给药浓度一般应**低于**

A. 3‰　　　　B. 5‰　　　　C. 6‰　　　　D. 8‰　　　　E. 10‰

小试身手 16.500ml葡萄糖溶液中最多能加入10%氯化钾多少毫升

A. 15ml　　　　B. 20ml　　　　C. 25ml　　　　D. 30ml　　　　E. 40ml

二、高钾血症

1.病因病理

（1）入量过多　因**静脉补钾过量、过快、浓度过高引起**。

（2）排出减少　如急性肾衰少尿期出现高血钾。

（3）体内转移　严重组织损伤，**输入大量库存血或溶血等**，大量组织破坏时钾自细胞内排出，释放到细胞外液，引起高血钾。

（4）酸中毒　酸中毒时细胞外液中的氢离子转入细胞内，同时细胞内的钾离子转移到细胞外液中，引起高钾血症。

锦囊妙记：关于酸中毒引起高血钾，碱中毒引起低血钾，考生可简单地记为"高酸低碱"。

2.临床表现

（1）**肌肉无力**　肌肉乏力，麻木，软瘫从躯干到四肢，还可引起呼吸困难。

（2）**微循环障碍**　常见于病情较重者，表现为皮肤苍白、湿冷、青紫、低血压等。

（3）**抑制心肌**　心肌收缩力下降，心动过缓和心律失常。严重者引起心脏停搏。

3.辅助检查

（1）**实验室检查**　**血清钾>5.5mmol/L**。

（2）心电图检查　T波高而尖，P-R间期延长，P波下降或消失，QRS波加宽，ST段升高。

4.治疗原则　控制病因，降低体内钾含量。

5.**护理措施**

（1）**禁钾**　停止使用一切含钾食物和药物。

（2）**抗钾**　使用**10%葡萄糖酸钙20~30ml**（或5%氯化钙）加等量5%葡萄糖溶液缓慢滴入，以拮抗钾离子对心肌的抑制。

小试身手 17.高钾血症致心律失常可静脉注射

A. 等渗盐水　　B. 平衡盐液　　C. 10%葡萄糖液　　D. 10%葡萄糖酸钙　　E. 5%碳酸氢钠

（3）转钾　碱化细胞外液，碳酸氢钠溶液缓慢滴注，使钾转入细胞内。还可使用葡萄糖胰岛素促进糖原合成，带钾入细胞内。

（4）排钾　应用聚磺苯乙烯口服或灌肠，可从消化道排出大量钾离子。**透析疗法是最有效的方法**，常用腹膜透析和血液透析。

第四节　钙、镁、磷代谢异常的护理

浪里淘沙—核心考点

一、钙代谢异常

（一）低钙血症

1.病因　见于急性出血坏死型胰腺炎、消化道瘘、肾衰竭、高磷酸血症、甲状旁腺功能受损等。

2.临床表现　易激动，口周和指尖麻木针刺感，手足抽搐，肌肉疼痛，腱反射亢进，Chvostek征阳性。**血清钙低于2.25mmol/L**。

3.治疗原则　处理原发病、补钙。

（二）高钙血症

1.病因　多见于甲状旁腺增生或腺瘤等，骨转移癌，服用过量维生素D等。

2.临床表现　**血清钙高于2.75mmol/L**。病人疲乏无力、厌食恶心、便秘多尿，重者头痛、心律失常，血清钙>4.5mmol/L时可危及生命。

3.治疗原则　处理原发病，降钙和排钙。

二、镁代谢异常

（一）低镁血症

1. 病因　摄入不足、排出过多、细胞外镁转入细胞内。

2. 临床表现　神经、肌肉和中枢神经系统功能亢进，如精神紧张、易激动、肌震颤、手足抽搐，严重者出现谵妄和惊厥。血清镁低于0.75mmol/L。

3. 治疗原则　补充镁制剂，轻者口服，重者静脉滴注。

（二）高镁血症

1. 病因　主要见于肾功能不全、烧伤、广泛性损伤和应激反应等。

2. 临床表现　主要表现为中枢和周围神经传导障碍，肌肉软弱无力、腱反射减弱或消失、反应迟钝、血压下降，严重者出现呼吸抑制和心脏停搏。血清镁高于1.25mmol/L。

3. 治疗原则　立即停用含镁制剂，静脉缓慢注射10%葡萄糖酸钙10~20ml或氯化钙，对抗镁对心脏和肌肉的抑制作用。

三、磷代谢异常

（一）低磷血症

1. 病因　入量过少，排出过多，输入大量葡萄糖和胰岛素等。

2. 临床表现　缺乏特异性，常表现为头晕、厌食、肌肉无力等神经肌肉症状，严重者出现抽搐、精神错乱、昏迷，甚至呼吸肌无力而死亡。血清磷低于0.8mmol/L。

3. 治疗原则　处理原发病及补磷。

（二）高磷血症

1. 病因　入量过多，排出减少，磷从细胞内转出。

2. 临床表现　常被继发性低钙血症所掩盖，出现低钙血症的临床表现；因异位钙化使肾功能受损。实验室检查，血磷高于1.62mmol/L。

3. 治疗原则　处理原发病，促进磷的排出，应用磷结合剂。

第五节　酸碱平衡失调的护理

浪里淘沙—核心考点

一、代谢性酸中毒

1. 病因病理　体内酸性物质积聚过多或碱性物质丢失过多。

2. 临床表现

（1）呼吸改变　呼吸深快，有时呼吸气有酮味。

（2）心血管系统改变　酸中毒时血清H^+浓度增高，毛细血管扩张，病人出现颜面潮红，口唇呈樱桃红色。休克病人酸中毒时可因缺氧而青紫。

锦囊妙记：酸中毒时（$H^+ + HCO_3^- = CO_2 + H_2O$），血中$PaCO_2$升高，呼吸中枢兴奋，呼吸加深加快。

小试身手 18. 代谢性酸中毒的表现是
A. 呼吸深快，口唇青紫　　　　B. 呼吸深快，口唇樱红　　　　C. 呼吸浅快，口唇青紫
D. 呼吸浅快，口唇樱红　　　　E. 呼吸深慢，口唇樱红

（3）中枢神经系统改变　头痛、头晕、嗜睡等，严重者出现昏迷。

3. 辅助检查　血pH低于7.35，血HCO_3^-值下降；二氧化碳结合力（CO_2CP）、剩余碱（BE）值低于正常，血钾可升高，尿呈强酸性。

4. 治疗原则　积极治疗原发病；纠正脱水，补充碱性溶液，但对缺氧或肝功不全者不宜应用。

二、代谢性碱中毒

1. 病因病理　酸性物质丢失过多，碱性物质输入过多，低钾性碱中毒。

2. 临床表现

（1）病人呼吸变浅变慢。

（2）伴低钾血症及脱水表现等。

（3）出现头晕、嗜睡、谵妄或昏迷等神经精神症状。

小试身手 19. 代谢性碱中毒病人呼吸的特点是
A. 变快　　　　B. 变深　　　　C. 变深变快　　　　D. 变浅　　　　E. 变浅变慢

3. 辅助检查　血pH和HCO_3^-值增高；CO_2CP、BE正值增高；尿呈碱性；可有低钾低氯。

4. 治疗原则　病因治疗。纠正低钾血症，应用酸性药物。

三、呼吸性酸中毒

1. 病因病理　任何影响呼吸，阻碍气体交换的因素，如呼吸道梗阻、胸部外伤、术后肺不张和肺炎等都可引起呼吸性酸中毒。因呼吸功能障碍使体内 CO_2 积聚过多引起。

2. 临床表现　呼吸困难、胸闷、气促、发绀、头痛、谵妄，甚至昏迷等。

3. 实验室检查　血 pH 明显降低，CO_2CP 增高，$PaCO_2$ 增高。

小试身手 20. 动脉血气分析 pH 7.35，$PaCO_2$ 9.3kPa（70mmHg），PaO_2 6.6kPa（50mmHg），BE +2mmol/L，HCO_3^- 26mmol/L，其酸碱平衡失调的类型是

A. 呼吸性酸中毒　　　　　　　B. 代谢性酸中毒　　　　　　　　C. 呼吸性酸中毒并代谢性碱中毒
D. 代偿性呼吸性酸中毒　　　　E. 代谢性碱中毒

4. 治疗原则

（1）控制病因。

（2）改善肺通气　保持气道通畅，如祛痰、低浓度给氧，必要时气管切开，使用呼吸机辅助呼吸等。取高坡半卧位，鼓励病人深呼吸。

（3）酸中毒严重者必要时使用不含钠的有机碱，如三羟甲基氨基甲烷，可直接中和碳酸。

四、呼吸性碱中毒

1. 病因病理　凡肺过度通气都可引起呼吸性碱中毒，见于中枢神经系统疾病、代谢旺盛、机械通气使用不当、低氯血症。因过度换气使血中 $PaCO_2$ 明显降低引起低碳酸血症。

2. 临床表现　部分病人有呼吸不规则、急促、手足、面部肌肉麻木，震颤，手足抽搐。

3. 辅助检查　血 CO_2CP 和 $PaCO_2$ 降低，pH 上升。

4. 治疗原则　控制病因。用纸袋罩住口鼻以增加 CO_2 吸入或吸入含 5% CO_2 的 O_2。出现手足抽搐时给予 10% 葡萄糖酸钙缓慢静脉推注。

五、护理

（一）护理评估

1. 健康史

（1）一般资料：年龄、性别、体重、饮食习惯等。

（2）既往史：了解有无导致水、电解质、酸碱失衡的疾病，如糖尿病、肾脏疾病、消化道疾病等。

2. 身体状况

（1）生命体征：体温过高可引起大汗导致脱水，血容量不足可使血压下降，血容量不足和电解质异常可引起脉搏异常，呼吸变化不仅是体液失调的表现，也是体液失调的原因。

（2）皮肤和黏膜：皮肤和黏膜干燥、弹性下降，眼窝凹陷提示体液不足。

（3）神经精神症状：烦躁不安，惊厥，抽搐和昏迷为重度脱水表现。

（4）液体出入量：禁饮食、严重腹泻、频繁呕吐、长期使用利尿药等可导致体液大量丢失，引起水、电解质、酸碱失衡。尿量减少可由体液不足引起，也可为肾衰少尿期的表现。

3. 辅助检查

（1）实验室检查：血 pH、CO_2CP、K^+、Na^+、Ca^{2+} 等电解质变化。

（2）心电图检查：某些电解质异常可引起心电图明显改变。

（3）**中心静脉压**：代表右心房或胸腔段静脉内压力，其变化能反映血容量和心功能。正常值为（5~10cmH2O），过低提示血容量不足，过高提示心功能不全。

（二）护理措施

1. 维持体液平衡

（1）体液不足的纠正：保证液体入量，制定补液计划。

1）补液量：包括三部分：①生理需要量：正常人每日生理需要量为2000~2500ml。②累积丧失量：从发病开始到就诊时已经损失的液体量。③继续损失量：在治疗过程中继续损失的液体。如呕吐、腹泻、肠瘘、发热、大汗、气管切开等损失液量。

2）补什么？原则是缺什么补什么。正常人每日需氯化钠5~9g/d，氯化钾2~3g/d，葡萄糖100~150g/d以上。

3）如何补：**补液原则是先盐后糖，先晶后胶，先快后慢，尿畅补钾。尿畅是指尿量在40ml/h以上。**

小试身手 21. 尿量须达到多少才能静脉补钾

A. >10ml/h　　　　B. >20ml/h　　　　C. >30ml/h　　　　D. >40ml/h　　　　E. >50ml/h

（2）体液过多的纠正：控制原发病、限制入水量和使用利尿脱水药。

2. 补液观察和监测　生命体征、精神状况、脱水程度、尿量、体重、中心静脉压与血压，心电图和生化指标。

参考答案

1.C　2.B　3.C　4.B　5.C　6.C　7.A　8.A　9.B　10.A　11.B　12.A　13.E　14.D　15.A　16.A　17.D　18.B　19.E　20.D
21.D

第二章 营养支持病人的护理

统领全局—考试大纲

1. 了解手术、创伤、严重感染后的营养代谢特点。
2. 掌握肠内营养的适应证、禁忌证及肠内营养的途径。
3. 熟练掌握肠内营养的护理措施。
4. 熟悉肠外营养的适应证。
5. 了解肠外营养素及制剂。
6. 掌握肠外营养的输注方法。
7. 熟练掌握肠外营养的护理措施。

第一节 手术、创伤、严重感染后的营养代谢特点

浪里淘沙—核心考点

人体营养基质有三类：①供应能量的物质：糖类和脂肪；②构成人体的物质：蛋白质，是生命的物质基础；③构成人体和生命活动的其他物质：电解质、微量元素和维生素等。

人体能量主要来自三大营养素，即**糖原、脂肪、蛋白质**。**糖原储备有限，在饥饿状态下只能维持12小时**。蛋白质没有储备，一旦消耗必定损伤其结构和功能。脂肪是人体饥饿时的主要能源。在手术、创伤、感染等应激状态下体内三大营养素分解代谢增强，合成减少。

小试身手 1. 空腹6小时体内的主要供能物质是

A. 脂肪　　　　B. 蛋白质　　　　C. 维生素　　　　D. 糖原储备　　　　E. 微量元素

中等以下的手术、损伤、感染等应激，病人一般能耐受分解代谢，短期即可恢复。但对于较大手术、多发性损伤、严重感染，病人难以承受高分解代谢以及由此带来的组织器官功能损害和免疫力下降，可引发严重并发症和死亡危险。因此，对上述病人必须给予营养疗法，以纠正高分解状态，提高病人的耐受力。

电解质、微量元素和维生素构成人体组织，维持生命活动。当人体处于应激状态下对这些物质的需要更为强烈，饥饿、创伤和严重感染使人体水、电解质和酸碱平衡紊乱，应根据需要补充。

小试身手 2. 严重创伤应激后营养代谢的特点**不包括**

A. 三大营养素分解代谢加强，合成减少　　　　　　　　B. 血糖降低
C. 呈负氮平衡　　　　　　　　　　　　　　　　　　　D. 易出现水、电解质、酸碱平衡失调
E. 脂肪分解增强

第二节 肠内营养

浪里淘沙—核心考点

肠内营养是通过胃肠道途径为人体提供代谢所需营养素的支持疗法。**肠内营养**更加符合营养物消化吸收、给药方便、相对安全、价格低廉、充分利用胃肠道的免疫防御功能。

一、适应证和禁忌证

1. **适应证** 胃肠道具备吸收各种营养素的能力及耐受肠内营养制剂者。
2. **禁忌证** **严重肠道炎症、腹泻、肠道梗阻、胃肠道有活动性出血及休克**等。

> 锦囊妙记：肠内营养的适应证和禁忌证无需记忆，适应证是肠道没有病变，机体需要补充营养；禁忌证是肠道有病变，无法从肠道供给营养，如肠道严重炎症、梗阻、腹泻、出血，休克因可引起肠黏膜缺血发生应激性溃疡，所以也是禁忌证之一。

小试身手 3. 下列哪项不是肠内营养的禁忌证

A. 肠梗阻　　　　B. 胃肠道活动性出血　　　　C. 昏迷　　　　D. 休克　　　　E. 严重腹泻

二、肠内营养的途径及方式

1. 肠内营养的途径 包括经口摄入、经鼻胃管或胃造瘘、经鼻肠管或空肠造瘘。
2. 输注方式 包括按时分次给予，间歇重力滴注和连续续经泵输注。

三、护理措施

1. 保证营养液及输注用具无菌。肠外营养液配制所需环境、无菌操作技术、配制流程、配制顺序均有严格要求。目前，我国许多医院均建立了静脉药物配制中心，充分保证了肠外营养液配制的安全性。

2. 长期留置鼻胃管、鼻肠管的病人应妥善固定。

3. 预防误吸

（1）保持胃管位置：在输注营养液过程中注意保持鼻胃管的位置，不可上移，对胃排空迟缓、由鼻胃管或胃造瘘输注营养液的病人取半卧位，防止反流误吸。

（2）测胃内残余液量：应每隔4~6小时检查胃内残余量，如大于200ml应暂停输注。

（3）观察及处理：在输注营养液过程中密切观察病人反应，一旦病人出现呛咳、咳出营养液样物，发绀或呼吸急促，即可诊断为误吸，鼓励病人咳出，必要时行气管镜吸出吸入物。

4. 防止胃肠道并发症

（1）置管并发症：①鼻咽及食管黏膜损伤；②管道堵塞。

（2）胃肠道并发症：①恶心、呕吐、腹胀、腹痛、腹泻、便秘；②营养液污染引起胃肠道感染；③药物引起腹痛和腹泻。

预防方法：

1）配制营养液浓度及渗透压：营养液从低浓度开始，一般由12%开始逐渐增至25%，能量从2.09 kJ/ml起，递增至4.18 kJ/ml。

2）控制液量及输注速度：从少量开始，初始为250~500 ml/d，1周内逐渐达到全量。输注速度从20ml/h开始，逐渐增加到120ml/h。

3）控制营养液的温度：营养液温度过高引起胃肠黏膜烫伤，过低易引起腹胀、腹痛、腹泻。一般温度控制在38℃左右。

（3）感染性并发症：①吸入性肺炎：由置管不当或移位引起；②胃排空迟缓或营养液反流；③药物或神经精神障碍引起反射能力低下。

（4）代谢性并发症：高血糖、低血糖及电解质紊乱，由营养液不匀或组件配方不当引起。

小试身手 4. 患者，男性，50岁，脑出血后昏迷，经鼻胃管进行肠内营养支持。下列护理措施中正确的是

A. 灌注营养液时患者宜取半卧位

B. 如胃内残余液量超过300ml应暂停输注

C. 若输注过程中患者突然出现呛咳、呼吸急促应减慢输注速度　　　　D. 营养液浓度一般由25%开始

E. 液量从少量开始，3天内达到全量

5. 导管护理　①妥善固定；②防止扭曲、折叠、受压；③保持清洁无菌；④定时冲洗。

第三节　肠外营养

浪里淘沙—核心考点

一、适应证

胃肠道消化吸收功能障碍；腹泻呕吐严重者；因疾病或治疗需要胃肠道休息者；高代谢状态，胃肠道营养不能满足者；肿瘤放化疗者等。

二、营养素及制剂

1. 葡萄糖　成人对葡萄糖的需求是4~5g/（kg·d），如供给过量，将有部分葡萄糖转化为脂肪沉积于肝脏，为促进合成及葡萄糖利用可加胰岛素。

2. 脂肪　脂肪乳剂是由植物油、乳化剂和等渗剂组成，供给能量和必需脂肪酸，其供能量占总能量的30%~40%，成年人1~2g/kg。

3. 氨基酸　合成人体蛋白质，每日氨基酸用量为1~1.5g/kg，严重创伤时可增至1.5~2.0g/kg，为总能量的15%~20%。

4. 维生素和矿物质　维生素分为水溶性和脂溶性两类。水溶性维生素包括维生素B族、维生素C和生物素，体内无储备。脂溶性维生素包括维生素A、D、E和K，体内有储备，短期禁食不致缺乏，禁食时间超过2~3周才需补充。在感染、损伤、手术等应激状态时，机体对部分水溶性维生素需要量增加，因此要增加维生素C、维生素B6的供给。同时根据病人情况补充钠、钾、钙、磷、镁、氯等电解质。锌、铜、铁也应适当补充。短期禁食不予补充，全肠外营养超过2周时需给予补充。

小试身手 5. 以下属于水溶性维生素的是

A. 维生素A　　　　　B. 维生素D　　　　　C. 维生素E　　　　　D. 维生素K　　　　　E. 维生素C

三、输注方法

1. 全营养液混合输注　又称全合一（AIO）。其优点是合理的热氮比和多种营养素同时进入体内，增加了节氮效果；减少了代谢性并发症的发生；不必多次更换，简化过程和减少感染机会。

2. 单瓶输注　由于各营养素非同时输注，易造成营养素浪费、引起并发症及操作烦琐。

输注途径

1. **周围静脉**　操作简单、应用方便，但受到一定限制，包括所给营养液的浓度、速度、时间，一般不能超过 2 周。

2. **中心静脉**　适用于肠外营养＞10 天，营养素需要量较多及营养液的渗透压较高（超过 900mOsm/L）的病人。

小试身手 6.周围静脉给予胃肠外营养时一般**不超过**

A. 1 周　　　　　B. 2 周　　　　　C. 3 周　　　　　D. 4 周　　　　　E. 5 周

四、并发症

气胸、水胸、血胸、空气栓塞、导管移位及渗漏、血栓性静脉炎、穿刺部位感染、败血症、肠源性感染、高血脂、非酮性高渗性高血糖性昏迷、低血糖、肝胆系统损害等。

五、护理措施

1. **保证营养液及输注器具无菌**　在无菌环境下配制营养液，放置于4℃以下的冰箱内储存，24小时内用完。

小试身手 7.在无菌环境下配置的营养液可保存

A. 4小时　　　　B. 6小时　　　　C. 12小时　　　　D. 24小时　　　　E. 48小时

2. 营养液中严禁添加其他治疗用药。

3. **控制输注速度**　避免输注过快，葡萄糖输注速度不超过200ml/h，常连续匀速输注，不可突然大幅改变输液速度，输注20%的脂肪乳剂250ml需4~5小时。

4. 高热的护理　肠外营养输注过程中可能出现高热，需查明原因给予处理。

5. **导管护理**　穿刺插管部位每日消毒、更换敷料，观察和记录有无红肿热痛等感染征象，如有感染应通知医师拔管，同时做导管尖端细菌培养。

6. **保持导管通畅**　避免导管扭曲、受压，输注结束时用肝素稀释液封管，防止形成血栓。

小试身手 8.患者，男，70岁，因患胰腺癌入院。入院后经锁骨下静脉给予胃肠外营养。下列关于导管的护理措施，正确的是

A. 每周一次消毒穿刺部位　　　　B. 可经锁骨下静脉抽血　　　　C. 可经锁骨下静脉输抗生素

D. 可经锁骨下静脉输血　　　　E. 输液结束后用肝素稀释液封管

参考答案

1.D　2.B　3.C　4.A　5.E　6.B　7.D　8.E

第三章 外科休克病人的护理

1. 掌握休克的病因、分类以及休克的病理生理。
2. 熟练掌握休克的临床表现和治疗要点。
3. 掌握外科常见的休克及护理评估。
4. 熟练掌握外科常见休克病人的护理措施。

第一节 概　述

浪里淘沙—核心考点

休克是机体在各种有害因素侵袭下引起的以**有效循环血容量锐减，组织灌注不足，细胞代谢紊乱和功能受损，微循环障碍**为特点的病理过程。

（一）病因与分类

根据病因不同，休克分为5种类型：低血容量性、感染性、心源性、过敏性和神经源性休克，其中**外科休克以低血容量性和感染性休克最为常见**，低血容量性休克又分为创伤性和失血性休克。创伤性休克常见于骨盆骨折、挤压综合征等严重外伤；**失血性休克**常由于有效循环血量锐减引起，如**上消化道大出血**、**脾破裂等**；**感染性休克**主要是由于细菌及毒素作用引起，常见于**严重胆道感染**、**急性化脓性腹膜炎**、**绞窄性肠梗阻**和败血症等。

（二）病理生理

各类休克的**共同病理生理基础**是**有效循环血量锐减**和组织灌注不足及由此导致的微循环、代谢改变和内脏器官继发性损害等。

1. 微循环的变化

（1）**微循环缺血期**：当有效循环血量锐减时，血压下降，组织灌注不足，细胞缺氧，刺激主动脉弓和颈动脉窦压力感受器引起儿茶酚胺大量释放，肾素、血管紧张素分泌增加等，使心跳加快、心排出量增加，外周和内脏小血管、微血管平滑肌收缩，以保证重要脏器供血。**此期也称为休克代偿期**。

（2）微循环淤血期：毛细血管前括约肌松弛，毛细血管广泛扩张，而后括约肌仍处于收缩状态，使大量血液淤滞于毛细血管，毛细血管内静水压升高、通透性增加，血浆外渗至第三间隙，引起血液浓缩，血液黏稠度增加，回心血量进一步减少，血压下降，重要脏器灌注不足，**休克进入抑制期**。

（3）微循环衰竭期：由于微循环内血液浓缩、黏稠度增加和酸性环境引起血液高凝，红细胞与血小板发生凝集，形成微血栓，甚至发生弥散性血管内凝血（DIC）。随着各种凝血因子消耗，纤维蛋白溶解系统激活，临床出现严重出血倾向。此期也称为休克失代偿期。

小试身手 1. 下列哪项**不是**休克代偿期微循环变化的特点

A. 微动脉、微静脉收缩　　　　　B. 动静脉短路开放　　　　　C. 直捷通道开放

D. 组织灌流减少　　　　　E. 静脉回心血量减少

2. 代谢变化　休克时组织灌注不足、细胞缺氧，葡萄糖无氧酵解，三磷酸腺苷（ATP）的产生大大减少。休克时儿茶酚胺大量释放，胰高血糖素生成增多，胰岛素分泌减少，加速肝糖原和肌糖原分解及刺激垂体分泌促肾上腺皮质激素，使血糖水平升高。休克时血容量降低，血管升压素和醛固酮增加，水钠潴留，以保证重要脏器的供血。

葡萄糖的无氧酵解使丙酮酸、乳酸生成增加，同时肝脏因灌流量减少，处理乳酸的能力下降，导致乳酸堆积，出现代谢性酸中毒。休克时蛋白质分解加速，血尿素氮、肌酐、尿酸含量增加。

3. 内脏器官的继发性损害　内脏器官处于缺血、缺氧状态，组织细胞发生变性、出血、坏死，导致**多脏器功能障碍或衰竭，多器官功能障碍综合征（MODS）是休克病人死亡的主要原因**。

（1）肺：是休克引起MODS时最常累及的器官。肺灌注不足和缺氧可损伤肺毛细血管内皮细胞和肺泡上皮细胞。内皮细胞损伤导致血管壁通透性增加，造成肺间质水肿；肺泡上皮细胞受损导致表面活性物质生成减少，肺泡表面张力升高，肺泡萎陷并出现局限性肺不张；进而出现氧弥散障碍，通气/血流比例失调，**病人出现进行性呼吸困难和缺氧，称为急性呼吸窘迫综合征（ARDS）**。

（2）肾：休克时儿茶酚胺、血管升压素、醛固酮分泌增加，肾血管收缩，肾血流量减少，肾小球滤过率下降，水钠潴留，尿量减少。此时，肾内血流重新分布，转向髓质，结果导致肾皮质血流锐减，肾小管上皮细胞大量坏死，引起急性肾衰竭（ARF）。

（3）心：**冠状动脉血流80%来源于舒张期**。休克时心率过快、舒张期过短或舒张压降低，冠状动脉灌流量减少，心肌因缺血缺氧而受损。一旦心肌微循环内形成血栓，可引起局灶性心肌坏死和心力衰竭。

（4）脑：**休克晚期**，持续性的血压下降，使脑灌注压和血流量下降而出现脑缺氧，并丧失对脑血流的调节作用，毛细血管周围胶质细胞肿胀，血管壁通透性升高，血浆外渗，**出现继发性脑水肿和颅内压增高**。

（5）肝：肝细胞缺血、缺氧，肝血窦及中央静脉内微血栓形成，肝小叶中心区坏死。肝脏灌注障碍使网状内皮细胞受损，肝

脏解毒和代谢能力减弱，易发生内毒素血症，加重代谢紊乱及中毒。临床出现黄疸、转氨酶升高，严重时昏迷。

（6）胃肠道：胃黏膜缺血、缺氧，正常黏膜上皮细胞屏障功能受损，并发急性胃黏膜糜烂或应激性溃疡，临床表现为上消化道出血。肠黏膜缺血、缺氧，可致肠黏膜屏障受损、肠道内细菌及毒素移位，并发肠源性感染或毒血症。

（三）临床表现

休克分为代偿期和失代偿期，各期表现见表2-3-1。

表2-3-1　休克的临床表现

分期	程度	神志	口渴	皮肤、黏膜		脉搏	血压	体表血管	尿量	估计失血量
				色泽	温度					
休克代偿期	轻度	神志清楚，伴有痛苦表情，精神紧张	明显	开始苍白	正常或发凉	100次/分以下，尚有力	收缩压正常或稍升高，舒张压增高，脉压缩小	正常	正常或减少	<20%（<800ml）
休克失代偿期	中度	神志尚清楚，表情淡漠	很明显	苍白	发冷	100~120次/分	收缩压为90~70mmHg，脉压小	表浅静脉塌陷，毛细血管充盈迟缓	尿少	20%~40%（800~1600ml）
	重度	意识模糊，甚至昏迷	非常明显	显著苍白，肢端青紫	厥冷（肢端更明显）	速而细弱，或摸不清	收缩压<70mmHg或测不到	毛细血管充盈更迟缓，表浅静脉塌陷	尿少或无尿	>40%（>1600ml）

小试身手 2.休克代偿期临床表现的特点**不包括**

A.收缩压正常或稍升高　　　　B.尿量正常　　　　C.口渴感明显

D.表情淡漠　　　　E.脉压缩小

小试身手 3.休克早期的临床表现是

A.血压下降，脉压减小　　　　B.血压基本正常而脉压减小　　　　C.血压下降，脉压正常

D.精神兴奋，烦躁不安　　　　E.面色苍白，皮肤湿冷

（四）治疗原则

尽早去除病因，迅速恢复有效循环血量，纠正微循环障碍，增强心肌功能，恢复人体正常代谢，防止MODS发生。

1.一般处理措施

（1）保持呼吸道通畅。

（2）对创伤所致大出血的病人，控制出血。

（3）取休克卧位，以增加回心血量，减轻呼吸困难。

（4）其他：如保暖、减少搬动、骨折处临时固定，必要时使用止痛剂。

2.补充血容量　补充血容量是纠正组织灌注不足和缺氧的关键，是治疗休克最基本的治疗措施。应迅速建立静脉通道，原则为及时、快速、足量，必要时进行成分输血或输入新鲜血。先快速输入扩容作用迅速的晶体液，再输入扩容作用持久的胶体液。

3.积极处理原发病　由外科疾病引起的休克，在恢复有效循环血量后，手术治疗原发病。有时需要在抗休克的同时实施手术。

4.纠正酸碱平衡失调　休克严重、酸中毒明显、扩容效果不佳时，需应用碱性药物纠正。

5.应用血管活性药物　主要包括血管收缩药、扩张药及强心药。血管收缩药使小动脉处于收缩状态，可暂时升高血压，但可使组织缺氧更加严重，应慎重选用。只有当血容量已基本补足而病人发绀、四肢厥冷、毛细血管充盈不良等循环状态未见好转时，才考虑使用。过敏性休克时应及早使用血管收缩药。休克会伴有不同程度的心肌损害，应用强心药。

6.改善微循环　休克发展至DIC阶段，需使用肝素抗凝治疗。DIC晚期使用抗纤维蛋白溶解药。

7.糖皮质激素和其他药物的应用　其他药物如钙通道阻滞剂、吗啡类拮抗剂等。对严重休克及感染性休克病人可使用皮质激素。

小试身手 4.关于休克的治疗，下列哪项是**错误**的

A.尽早去除休克病因　　　　B.恢复血容量　　　　C.尽早使用血管收缩剂

D.处理代谢障碍　　　　E.使用皮质激素

第二节　外科常见的休克

浪里淘沙—核心考点

（一）低血容量性休克

是外科最常见的休克类型，主要由各种原因短时间内引起大量出血及体液丢失，使有效循环血量锐减。多见于大血管破裂，

肝、脾破裂，消化道大出血，门静脉高压所致食管—胃底静脉曲张破裂出血及宫外孕出血等。**治疗此型休克的关键是及时补充血容量、治疗病因和阻止继续失血失液。**

（二）创伤性休克

由于**严重创伤使血液和血浆同时丢失引起的休克称为创伤性休克。多见于各种严重创伤，如大血管破裂、大范围组织挫伤、**大面积撕脱伤、挤压伤、**骨折或大手术**等。需手术治疗者一般在血压回升或稳定后进行。

（三）感染性休克

常继发于**以革兰阴性杆菌为主的感染，**如胆道化脓性感染、急性化脓性腹膜炎、绞窄性肠梗阻、泌尿系感染及败血症等。**在休克未纠正以前，以抗休克为主，同时抗感染。休克控制后治疗感染。**

小试身手 5.感染性休克常继发于何种细菌引起的感染

A.革兰阳性杆菌　　　B.革兰阳性球菌　　　C.革兰阴性杆菌　　　D.革兰阴性球菌　　　E.真菌

第三节　护理

浪里淘沙—核心考点

（一）护理评估

1.健康史　了解有无大量失血、失液，严重烧伤、损伤或感染等。

2.身体状况　评估休克症状、辅助检查结果，了解休克的严重程度。

（1）意识和精神状态：休克早期病人兴奋、烦躁不安；休克晚期病人表情淡漠、意识模糊、反应迟钝，甚至昏迷。

（2）皮肤色泽及温度：评估有无皮肤、黏膜苍白，四肢湿冷；休克晚期可出现发绀，皮肤花斑状。**补充血容量后，若四肢转暖、皮肤干燥，说明末梢循环恢复，休克好转。**但暖休克时皮肤表现为干燥潮红、手足温暖。

（3）血压与脉压：**休克时收缩压常低于90mmHg，脉压小于20mmHg。**

（4）脉搏：休克早期脉率增快；休克加重时脉搏细弱，甚至摸不清。临床常用**脉率/收缩压（mmHg）计算休克指数，指数为0.5表示无休克；≥1.0表示休克；>2.0为严重休克。**

小试身手 6.以下哪项休克指数提示严重休克

A.0.5　　　　　B.1.0　　　　　C.1.0~1.5　　　　　D.1.5　　　　　E.>2.0

（5）呼吸：观察呼吸频率、节律。休克加重时呼吸急促、变浅、不规则。呼吸大于30次/分或小于8次/分提示病情危重。

（6）体温：大多偏低，感染性休克病人高热，**若体温升至40℃以上或骤降至36℃以下，提示病情危重。**

（7）尿量及尿比重：**是反映肾血流灌注情况的重要指标之一。**每小时尿量少于25ml，尿比重增高，表明肾血管收缩或血容量不足。**尿量大于30ml/h时，表明休克好转。**

3.辅助检查

（1）血常规：**红细胞计数、血红蛋白值降低可提示失血情况。**血细胞比容增高提示血浆丢失。白细胞计数和中性粒细胞比例增加提示感染。

（2）动脉血气分析：有助于酸碱平衡失调。动脉血二氧化碳分压（$PaCO_2$）正常值为4.8~5.8kPa（36~44mmHg）。休克时因肺过度换气，$PaCO_2$降低；若换气不足，$PaCO_2$明显升高。若超过5.9~6.6kPa（45~50mmHg）而通气良好，提示肺功能不全。正常动脉血氧分压（PaO_2）80~100mmHg，$PaO_2<8kPa$（60mmHg），吸入纯氧后仍无改善，应考虑为急性呼吸窘迫综合征。

（3）动脉血乳酸盐测定：反映细胞缺氧程度，正常值为1.0~1.5mmol/L。危重病人有时达到4mmol/L及以上，休克时间越长，血流灌注障碍越严重，动脉血乳酸盐浓度越高，提示病情严重。

（4）血浆电解质测定：测定血钾、钠、氯等。

（5）DIC监测：测血小板、出凝血时间、纤维蛋白原、凝血酶原时间及其他凝血因子。血小板低于80×10^9/L，纤维蛋白原少于1.5g/L，凝血酶原时间较正常延长3秒以上时考虑为DIC。

（6）**中心静脉压：正常值为0.49~1.18kPa（5~12cmH$_2$O）。低于0.49kPa（5cmH$_2$O）提示血容量不足；高于1.47kPa（15cmH$_2$O）提示心功能不全；**高于1.96kPa（20cmH$_2$O）则提示充血性心力衰竭。

（7）肺毛细血管楔压（PCWP）：正常值为0.8~2.0kPa（6~15mmHg）。低于正常值反映血容量不足，增高提示肺循环阻力增加，有肺水肿。

（8）心排血量（CO）和心脏指数（CI）：成年人CO正常值为4~6L/min。CI正常值为2.5~3.5L/（min·m^2）。休克时CO及CI多降低。

（二）护理措施

1.补充血容量，恢复有效循环血量

（1）为病人提供专人护理。

（2）建立静脉通路：**迅速建立1~2条静脉输液通道，**必要时行中心静脉置管。

（3）合理补液：**一般先快速输入晶体液，后输胶体液。**根据血压及血流动力学监测结果调整输液速度（表2-3-2）。

表2-3-2　中心静脉压与补液的关系

CVP	BP	原因	处理原则
低	低	血容量严重不足	充分补液
低	正常	血容量不足	适当补液
高	低	心功能不全或血容量相对过多	给强心药，纠正酸中毒，舒张血管
高	正常	容量血管过度收缩	舒张血管
正常	低	心功能不全或血容量不足	补液试验*

*补液试验：取等渗盐水250ml，于5~10分钟内经静脉滴注，若血压升高而CVP不变，提示血容量不足；若血压不变而CVP升高3~5cmH$_2$O，提示心功能不全。

小试身手 7.一休克病人测得中心静脉压高、血压正常，则其原因可能是

A.血容量不足　　　　　　　B.血容量相对过多　　　　　　　C.容量血管过度收缩

D.心功能不全　　　　　　　E.血容量严重不足

（4）详细记录24小时出入量。

（5）严密观察病情变化：每15~30分钟测生命体征1次。观察意识、表情、面色、皮肤肢端温度、瞳孔及尿量。**若病人从烦躁转为平静，意识淡漠转为对答自如；唇色红，肢体转暖；尿量>30ml/h，提示休克好转。**

2.改善组织灌注

（1）**休克体位：将病人头和躯干抬高20°~30°，下肢抬高15°~20°**。

（2）使用抗休克裤。

（3）使用血管活性药物：监测血压，及时调整输液速度。

3.使用增强心肌功能药物　在用药过程中注意观察心率变化及药物不良反应。

4.保持呼吸道通畅

（1）观察呼吸形态、监测动脉血气、了解缺氧程度。

（2）避免误吸引起窒息：**昏迷病人，头应偏向一侧**或置入通气管，以免舌后坠或呕吐物误吸。及时清除气道分泌物。

（3）协助病人咳嗽、咳痰：痰液及分泌物堵塞呼吸道时及时清除，必要时雾化吸入。

5.预防感染　严格执行无菌技术，遵医嘱使用抗生素。

6.调节体温　密切观察体温变化，注意保暖。**切忌使用热水袋、电热毯等进行体表加温。**

输血前应将库存血复温后再输入。

7.预防意外损伤　对于烦躁或神志不清的病人，加床栏以防坠床；必要时约束四肢。

参考答案

1.E　2.D　3.B　4.C　5.C　6.E　7.C

第四章　多器官功能障碍综合征

1. 掌握多器官功能障碍综合征的病因。
2. 熟练掌握多器官功能障碍综合征的预防。
3. 熟悉DIC的病因。
4. 掌握DIC的病理生理。
5. 熟练掌握DIC治疗与护理要点。

第一节　概　述

浪里淘沙—核心考点

多器官功能障碍综合征（MODS）是指在急性疾病过程中，同时或序贯发生两个或两个以上重要器官的急性功能障碍。

（一）病因

发生MODS最常见的器官是肺，其次是肾、肝、心等。MODS可继发于严重感染和损伤、心脏骤停复苏后、休克病人；在原有各种疾病的基础上，遭受上述急性损伤后更易发生MODS；输液、输血、用药或呼吸机使用不当也可诱发MODS。

（二）预防

护理严重创伤、感染、烧伤、休克以及大手术后的病人应警惕发生MODS，一旦出现MODS的早期征象，应及时采取处理措施：

1. 处理各种急症时应有整体观点，运用各种监测手段，及时治疗重要脏器的疾病。
2. 改善病人呼吸循环功能，尽早纠正休克，改善组织缺氧。
3. 联合使用抗生素控制感染。
4. 改善全身状况，纠正水、电解质、酸碱失衡，给予营养支持，做好心理护理。
5. **积极治疗最先出现的脏器衰竭**，以阻断连锁病理反应。

第二节　急性肾衰竭

浪里淘沙—核心考点

急性肾衰竭是指某些原因造成肾脏泌尿功能急剧下降，代谢产物潴留，发生酸碱平衡失调和氮质血症。主要表现为**少尿（每日少于400ml），或无尿（每日少于100ml）、氮质血症和代谢性酸中毒以及多尿（后期）**。

一、病因病理

根据发生的原因，分为以下3种类型：

1. **肾前型**　各种引起肾血流量减少的疾病，如休克、重度脱水、大出血等。
2. **肾型**　由于肾脏本身疾病引起广泛性肾损害而导致的肾衰竭，**最常见的原因为挤压伤**。
3. **肾后型**　主要由肾至尿道发生病变引起**尿路梗阻**，尿液不能正常排出体外，最常见于双肾结石、双侧肾盂输尿管梗阻、后尿道瓣膜、外伤狭窄等。

小试身手 1.下列哪种外伤最容易引起急性肾衰竭

A. 肾挫伤　　　　B. 关节扭伤　　　　C. 大腿挤压伤　　　　D. 头皮撕脱伤　　　　E. 前臂裂伤

二、临床表现

主要表现为**排尿异常和代谢物蓄积**。病程发展分为3期：

1. **少尿或无尿期**　成人24小时尿量少于400ml称为少尿，**少于100ml为无尿**。一般可持续7~14天，平均5~6天，最长达1个月以上。此时尿少且比重低，一般在1.010~1.014之间，尿中含有蛋白质、红细胞、白细胞和管型。

小试身手 2.成人每24小时排尿量不足多少为无尿

A. 50ml　　　　B. 100ml　　　　C. 110ml　　　　D. 120ml　　　　E. 170ml

（1）**高钾血症**：**是最主要和最危险的并发症**，也是引起病人死亡的最常见原因。可出现心律失常，心动过缓，心电图示T波尖而高，QRS间期延长，P波降低，血钾继续升高时可引起心脏骤停。

小试身手 3.急性肾衰竭少尿期最危险的并发症是

A. 水中毒　　　　B. 尿毒症　　　　C. 胃肠道出血　　　　D. 高钾血症　　　　E. 酸中毒

小试身手 4.一名急性肾衰竭病人出现呼吸困难、肌肉乏力，心率56次/分，查心电图：T波高而尖，P−R间期延长，血清钾6.2mmol/L，血清钙2.3mmol/L，血清钠139 mmol/L，此病人出现了

A.高钾血症　　　　B.低钙血症　　　　C.心功不全　　　　D.心动过缓　　　　E.低钠血症

（2）**水潴留导致水中毒**：肾脏排尿减少，水分潴留，细胞外液稀释，血钠降低，水分渗入细胞内，引起细胞水肿。最常见的是肺水肿和脑水肿，**水中毒是肾衰竭早期死亡最常见的原因**。

（3）代谢性酸中毒及其他电解质紊乱：肾衰竭后排酸能力下降，酸性物质堆积，出现代谢性酸中毒。病人出现恶心、呕吐、脉搏细速、呼吸气有酮味，严重时昏迷，继之发生休克。实验室检查CO_2CP下降，血镁升高、低血钙、高血磷等，可出现嗜睡及神经肌肉症状。

（4）尿毒症：代谢产物在体内堆积，血中尿素氮、肌酐上升，病人出现头痛、呕吐、烦躁、意识障碍或昏迷抽搐等症状。

（5）出血倾向：由于血小板下降、凝血因子减少、毛细血管脆性增加，有出血倾向。表现为皮下、口腔黏膜、牙龈及胃肠道出血。消化道出血更加速血钾和尿素氮升高。

2.多尿期　多尿期提示急性肾衰竭好转，**如每日尿量超过800ml，则表示进入多尿期**，最多可达3000ml以上，有时高达5000~7000ml。虽然尿量增多，但肾功能仍未恢复，氮质血症持续存在。多尿期后期，因大量水分和电解质排出而出现脱水及低钾、低钠血症，一般持续时间1~2周。此期病人体重减轻、营养失调、内环境紊乱、抵抗力低下，易继发感染。

3.恢复期　血肌酐及尿素氮逐渐下降，待尿素氮稳定后即进入恢复期，但要恢复正常还需较长时间，部分病人较长时间不能恢复而转入慢性肾功能不全。

小试身手 5.急性肾衰竭病人由少尿期转入多尿期的标志是

A.24小时尿量增至200ml　　　　B.24小时尿量增至300ml　　　　C.24小时尿量增至400ml

D.24小时尿量增至500ml　　　　E.24小时尿量增至800ml

小试身手 6.患儿，女，12岁。全身大面积烫伤伴休克入院。每日尿量不足400ml，患儿头晕、心悸、恶心、呕吐、呼吸深快、胸闷气急。该患儿肾功能处于

A.急性肾衰竭前期　　　　B.急性肾衰竭少尿期　　　　C.急性肾衰竭多尿早期

D.急性肾衰竭多尿期　　　　E.急性肾衰竭恢复期

三、治疗与护理要点

1.少尿期或无尿期

（1）密切观察病人生命体征及神志变化。

（2）严格限制入量，准确记录出入量（尿液、粪便、汗液、引流液等）。**补液原则是"量出为入，宁少勿多"。每日补充液量＝显性失水＋隐性失水－内生水**。理想的控制标准是每日体重减轻0.5kg，血钠维持在130mmol/L，中心静脉压基本正常，无肺水肿、脑水肿、心功能不全等并发症。

（3）肾功能监测：①留置尿管，记录每小时尿量及尿比重；②监测肾功能：尿素值下降、尿钠上升、尿渗透压下降，血尿素氮、肌酐上升；③监测血清电解质失衡情况。

（4）控制饮食：**少尿期3天内不宜摄入蛋白质，严禁摄入含钾食物，不输库存血**，少尿期3~4天后可适当摄入少量蛋白质，如病人进行透析治疗可适当补充蛋白，但应**严格禁止输入钾或摄入含钾食物或药物等**。

小试身手（7~8题共用备选答案）

A.严禁含钾食物、低蛋白　　　　B.高蛋白饮食　　　　C.低蛋白饮食

D.低脂饮食　　　　E.低钠低糖饮食

7.肾功能衰竭少尿期饮食是

8.肾功能衰竭恢复期饮食是

（5）纠正电解质失衡、高血钾及酸中毒。

1）高钾血症：禁用含钾食物及药物，不输库存血。密切观察血钾情况，如血钾超过5.5mmol/L应及时处理。

2）低血钠：限制水摄入，如出现水中毒补充高渗盐水；同时监测血钠水平，给予碳酸氢钠或乳酸钠溶液。

3）酸中毒：输入足够热量，监测CO_2CP及血pH，如血pH低于7.25或CO_2CP低于13mmol/L时补充碱性药物。

（6）预防感染：急性肾衰竭可继发伤口、肺部、泌尿系及全身感染，因此应合理使用抗生素，做好呼吸道及尿管护理。

（7）透析：包括血液透析和腹膜透析。透析时注意无菌操作，病人取半卧位，鼓励病人深呼吸和咳嗽，勤翻身，防止肺部并发症。准确记录出入量，如病人排出不畅，应及时处理。

2.多尿期

（1）记出入量，合理补液。多尿期主要是排出体内潴留液体，注意补充生理需要量，初期补液量是排出水分的1/2或1/3。

小试身手 9.急性肾衰竭多尿期的补液量是补充

A.排出量　　　　B.排出量的1/2或1/3　　C.排出量的2/3　　　　D.排出量的2倍　　　　E.排出量的3倍

（2）密切监测血钾、血钠浓度。

（3）预防感染发生。感染会加重病情，因此应高度重视，必要时选择合适抗生素。

（4）给予营养支持，增强抵抗力。

3.恢复期　指导病人摄入高蛋白饮食，避免接触各种肾毒性物质，提醒病人防止疲劳和定期复查。

第三节　弥散性血管内凝血

浪里淘沙—核心考点

弥散性血管内凝血（DIC）是在某些致病因子的作用下引起凝血功能障碍。其病理特征是微循环内**微血栓广泛形成**，全身皮肤、黏膜和内脏出血，受累器官栓塞与梗死。主要表现为全身广泛性出血、休克，甚至多器官功能衰竭。

（一）病因

1. 感染　**感染是引起DIC最常见的原因**。感染可引起血管内皮损伤，**激活凝血因子XII**，启动内源性凝血系统。同时感染可损伤血小板，促进血小板聚集和释放血小板第3因子，加速凝血酶原激活而促进凝血。

小试身手 10. DIC最常见的病因是

A. 创伤　　　　B. 肿瘤　　　　C. 休克　　　　D. 感染　　　　E. 过敏

2. 严重创伤和恶性肿瘤　组织损伤或坏死，大量凝血因子III进入血液，在钙离子作用下与凝血因子VII结合形成复合物，活化凝血因子X，形成凝血酶原激活物，启动外源性凝血系统引起凝血。

3. 休克　休克时毛细血管血液停止灌注，红细胞聚集性增强，血液黏滞性增加，血管内皮细胞损伤以及促凝物质释放等均可引起DIC。

（二）病理生理变化

1. **高凝期**　在促凝物质作用下凝血因子被激活，凝血酶增加，血液呈高凝状态，易形成血栓。**早期征兆是护士抽血时发现血液不易抽出、血液易凝固**，严重者皮肤出现瘀点或紫斑。实验室检查显示凝血时间缩短，血小板黏附性增高。

2. **消耗性低凝期**　由于广泛血管内凝血，凝血因子和血小板大量消耗，且易继发纤溶，血液转入低凝状态。**病人表现为出血，以皮肤、胃肠道、口鼻黏膜、创口及注射部位出血多见**。实验室检查显示出凝血时间和凝血酶原时间延长，血小板和纤维蛋白原等凝血因子减少。

3. **继发性纤溶期**　由于大量纤溶酶原转变成纤溶酶，同时因纤维蛋白（原）降解产物（FDP）形成，机体出现纤溶和抗纤凝作用，血液凝固性更低，出血倾向更为明显，**常表现为严重出血和渗血、休克甚至MODS等**。实验室检查见血小板计数、纤维蛋白原和其他凝血因子量降低，纤溶酶原减少，凝血酶时间延长，FDP增多和血浆鱼精蛋白副凝固试验（3P试验）阳性。

小试身手 （11~13题共用备选答案）

A. 血液不易抽出，血液易凝固　　B. 皮肤、注射部位出血　　C. 严重出血、渗血、休克

D. ECG示T波高尖　　　　　　　E. 呼吸困难

11. DIC纤溶期出现

12. DIC高凝期出现

13. DIC消耗低凝期出现

（三）治疗与护理要点

早期重在预防。一旦发生DIC，应及时控制原发病，改善微循环，重新建立凝血与抗凝血间的动态平衡。

1. 抗凝疗法护理　及早进行抗凝治疗，**常用药物为肝素、双嘧达莫（潘生丁）、右旋糖酐和阿司匹林**。**肝素能抑制凝血机制，阻止DIC发展，使用越早效果越好**。DIC后期纤溶亢进再单独使用肝素，则有加重出血的危险。

使用肝素的护理要点：①用药前**测定凝血时间**，用药后2小时再次测定凝血时间。如凝血时间短于12分钟，提示肝素剂量不足；若超过30分钟提示过量；**凝血时间在20分钟左右表示肝素剂量合适**。②注意是否出现荨麻疹、鼻炎和流泪，支气管痉挛、过敏性休克等变态反应。③肝素使用过量可引起消化道、泌尿系统、胸腔或颅内出血，部分病人可发生严重出血。若**大出血不止须用等量鱼精蛋白拮抗**。注射鱼精蛋白速度不宜太快，以免抑制心肌引起血压下降、心动过缓和呼吸困难。

2. 抗纤溶疗法护理　DIC后期因继发纤溶亢进而引起出血，必须使用抗纤维蛋白溶解药氨甲苯酸（止血芳酸）、6-氨基己酸等。

3. 密切观察有无MODS的出现。

4. 预防　DIC的关键在于预防，预防措施包括：积极治疗原发病，消除各种诱因。及早预防性抗凝治疗，纠正血液高凝状态。

小试身手 14. DIC病人抗凝疗法的治疗和护理，以下错误的是

A. 纤溶亢进时单独使用肝素，有加重出血的危险　　　　B. 高凝期，肝素越早使用效果越好

C. 肝素过量可用等量鱼精蛋白拮抗　　　　　　　　　　D. 使用肝素后30分钟测定凝血时间

E. 注意变态反应的发生

参考答案

1.C　2.B　3.D　4.A　5.C　6.B　7.A　8.B　9.B　10.D　11.C　12.A　13.B　14.D

第五章　重症病人的监护

统领全局—考试大纲

1. 熟练掌握血流动力学的监测、呼吸功能的监护、其他系统及脏器功能的监护。
2. 熟练掌握氧治疗的适应证、方法及护理要点。
3. 掌握机械通气的临床应用。

第一节　重症病人的监测和护理

浪里淘沙—核心考点

ICU的主要工作内容是对重症病人的生理功能进行监测,对收集的临床资料进行综合分析以做出正确诊断;及时预测和发现病人的病情变化和发展趋势。

（一）血流动力学的监测

1. 血流动力学监测　常用参数包括:

（1）平均动脉压（MAP）:是指心动周期的平均血压,正常值为70~105mmHg。MAP=舒张压+1/3（收缩压-舒张压）。可评估左心室泵血功能、器官和组织血流情况。

（2）中心静脉压（CVP）:测定上下腔静脉或右心房内的压力,评估血容量、右心前负荷及右心功能,正常值为6~12cmH₂O。CVP<5cmH₂O表示血容量不足或静脉回流受阻,应给予补液。CVP过高提示输入液体过量或心功能不全。

（3）肺动脉楔压（PAWP）:有助于判定左心室功能,反映血容量是否充足,正常值为0.8~1.6kPa。PAWP>2.4kPa,说明血容量增加、左心功能不全、急性肺水肿;PAWP<2.4kPa是诊断急性肺损伤和ARDS的重要指标。

（4）肺毛细血管楔压（PCWP）:能较好地反映左心房平均压及左心室舒张末期压。PCWP<0.8kPa,表示心脏前负荷降低,有效循环血量不足;若PCWP>2.4kPa,提示心脏前负荷加重,应用利尿药或扩血管药可降低前负荷,使PCWP降低。

（5）平均肺动脉压（MPAP）:正常值为1.47~2.0kPa。MPAP升高见于肺血流量增加、肺血管阻力升高、二尖瓣狭窄、左心功能不全;降低见于肺动脉瓣狭窄。

（6）心排血量（CO）:指每分钟心脏的射血量,等于心脏每搏输出量×心率,是监测左心功能的最重要指标,正常值为4~6L/min。降低见于回心血量减少、心脏流出道阻力增加、心肌收缩力下降;升高见于回心血量增加、心脏流出道阻力减少、心肌收缩力增强。

（7）每搏排出量（SV）:指一次心搏由一侧心室射出的血量。成年人安静平卧时为60~90ml/beat。SV与心脏前负荷、心肌收缩力及后负荷有关。

（8）心脏指数（CI）:是指每分钟每平方米体表面积的心排血量,正常值为2.5~3.5L/（min·m²）。CI<2.5L/（min·m²）提示心力衰竭;CI<1.8L/（min·m²）提示心源性休克。

（9）体循环阻力指数（SVRI）:是监测左心室后负荷的主要指标。当血管收缩药使小动脉收缩或因左心室衰竭、心源性休克、低血容量性休克等使心搏血量减少时,SVR/SVRI增高;反之,扩血管药、贫血、低氧血症可致SVR/SVRI降低。

（10）肺循环阻力指数（PVRI）:是监测右心室后负荷的主要指标。在正常情况下,肺循环阻力是SVR的1/6。肺血管病变时PVR/PVRI增高,右心室后负荷增加。

（11）左室做功指数（LVSWI）:指左心室每次心搏所做的功,是左心室收缩功能的反映,正常值为45~60（g·m）/m²。

（12）右室做功指数（RVSWI）:指右心室每次心搏所做的功,是右心室收缩功能的反映,正常值为5~10（g·m）/m²。

2. 血流动力学监测静脉置管病人的护理

（1）预防感染:严格执行无菌技术。定期更换穿刺点无菌敷料。若敷料被浸湿或污染应立即更换,穿刺点出现红肿、渗液应立即更换敷料。

（2）妥善固定并保持管腔通畅:妥善固定导管,连接处固定紧密。

（3）中心静脉导管（CVP）护理:每日更换输液管道,准确记录24小时出入量;不用于输血、静脉取血等用途。

（4）肺动脉漂浮导管测压期间的护理:严防气体进入引起空气栓塞;监测肢体末梢循环情况,观察皮肤颜色、脉搏及微血管充盈程度的变化。测压后应监测和记录生命体征。

（5）拔管后的护理:局部加压固定后敷料覆盖,必要时沙袋压迫。拔管后24小时内注意观察局部有无渗血及肢体肿胀等情况。

（二）呼吸功能监护

常用参数如下:

1. 潮气量（VT）　指平静呼吸时每次吸入或呼出的气体容量,正常值为400~500ml（5~7ml/kg）。

2. 肺活量（VC）　指平静呼气末吸气至不能吸为止,然后呼气至不能呼出时所能呼出的气体量,正常值为65~75ml/kg。肺活量主要用来判断肺和胸廓的膨胀度。

3. 无效腔气量/潮气量（VD/VT） 是判断肺泡的无效腔通气，即换气功能的指标，正常值为0.25~0.40。VD/VT增加，提示肺泡通气/血流比率失调，无效通气量增加、有效肺泡通气量减少致通气不足，缺氧和二氧化碳潴留。

4. 肺内分流量（QS/QT） 插入右心漂浮导管后，吸纯氧15~20分钟，同时抽肺动脉和周围动脉血测定氧含量，正常值为3%~5%，ARDS病人可达20%以上。

5. 血气分析指标

（1）pH：表示血浆酸碱度。成人动脉血pH正常值为7.35~7.45。pH<7.35为酸中毒；pH>7.45为碱中毒。

（2）动脉血氧分压（PaO_2）：指动脉血浆中物理溶解的O_2分子所产生的压力，正常值为10.7~13.3kPa（80~100mmHg）。PaO_2降低程度可作为低氧血症的分级依据。

（3）动脉二氧化碳分压（$PaCO_2$）：指动脉血浆中物理溶解的CO_2所产生的压力，是衡量肺通气和判断呼吸性酸碱紊乱的重要指标。正常值为4.53~6kPa（34~45mmHg）。$PaCO_2$增高表示呼吸性酸中毒或代谢性碱中毒时呼吸代偿；$PaCO_2$降低则表示呼吸性碱中毒或代谢性酸中毒时呼吸代偿。

（4）血氧饱和度（SaO_2）：是动脉血中血红蛋白实际结合的氧量与所能结合的最大氧量之比，是反映肺功能状况的指标，正常值为96%~100%。SaO_2的高低取决于血红蛋白的质量。

（5）标准碳酸氢盐（SB）和实际碳酸氢盐（AB）：SB指全血在标准条件下测得的血浆［HCO_3^-］。AB指在标准条件、隔绝空气状态下，血标本中HCO_3^-的真实含量。SB和AB的正常值均为22~27mmol/L。AB升高表示代谢性碱中毒或代偿性呼吸性酸中毒；AB降低表示代谢性酸中毒或代偿性呼吸性碱中毒。若AB>SB，即$PaCO_2$>5.33kPa，提示CO_2潴留；若AB<SB，即$PaCO_2$<5.33kPa，提示过度换气。

（6）缓冲碱（BB）：正常值为45~55mmol/L，BB升高表示代谢性碱中毒或呼吸性酸中毒肾脏代偿；BB降低表示代谢性酸中毒或呼吸性碱中毒肾脏代偿。

（7）剩余碱（BE）：正常值为±3mmol/L。BE负值增加，提示代谢性酸中毒；BE正值增加，提示代谢性碱中毒。

（8）阴离子间隙（AG）：正常值为16mmol/L。若AG升高提示体内酸性物质堆积。

（三）其他系统及脏器功能的监护

1. 中枢神经系统功能监护 观察病人意识状态、瞳孔、反射及肢体活动。

2. 肝功能监护 观察病人神志改变、皮肤巩膜有无黄染，监测血谷丙转氨酶、血清胆红素、血清白蛋白、凝血因子等的变化。若病人出现嗜睡、烦躁、神志恍惚，甚至昏迷，或皮肤、巩膜黄染、腹水等症状，提示肝脏功能障碍或肝性脑病。

3. 肾功能监护 准确记录每小时尿量、尿比重、尿色及性状。创伤后尿液多为鲜红色，且逐渐变浅；尿色呈深茶色提示溶血；尿液浑浊且有泡沫，提示尿路感染或尿中含有多量蛋白。肾功能监测还包括尿常规及血、尿生化检查。如血尿素氮、肌酐持续升高、血肌酐清除率下降、血钾>5.5mmol/L，尿钠浓度下降，警惕急性肾衰竭；如尿素氮较肌酐升高更为明显、比值大于20，多为高分解代谢的结果。

第二节 氧治疗

浪里淘沙—核心考点

氧治疗是通过吸入不同浓度的氧，使吸入氧浓度（FiO_2）和肺泡气氧分压升高，以升高动脉血氧分压（PaO_2），达到缓解或纠正低氧血症的目的。

（一）适应证

动脉血氧分压（PaO_2）是决定氧供的重要因素。轻度通气障碍、肺部感染等对氧疗较为敏感；对于贫血性缺氧或心排血量降低者，必须治疗病因，氧治疗是必需的辅助治疗方法。

（二）方法与护理要点

1. 氧治疗有两种方法

（1）控制性氧疗：病人吸入的气体由该装置供给，气体流速高，可稳定控制并调节FiO_2。常用文图里（Venturi）面罩、呼吸机等。

（2）非控制性氧疗：通过仪器装置提供的气流量只是病人吸气总量的一部分，病人在吸入一定氧的同时还吸入一定量空气，因此FiO_2不稳定也不易控制，适用于不需要精确控制FiO_2的病人。常用鼻导管吸氧、面罩吸氧、带贮气囊面罩吸氧。

2. 护理要点

（1）加强监测：严密观察病人神志、面色、咳嗽和咳痰、发绀、呼吸幅度和节律。注意观察有无呼吸抑制，特别是COPD病人。监测瞳孔、心率、心律、血压、心电图、血气和电解质等。经氧治疗，如$PaCO_2$增加大于1.33kPa（10mmHg），降低氧流量并改善通气量；若$PaCO_2$增高小于0.7kPa（5mmHg），PaO_2改善不明显，应加大氧流量。对于非控制氧疗，最好用测氧仪监测吸入氧浓度。

（2）预防交叉感染：所有供氧装置、器具最好为一次性氧疗用品。

（3）湿化吸入气体：低流量给氧经湿化瓶湿化气体，高流量给氧用湿化器湿化。

（4）防火和安全：不能在氧治疗病人附近打火或抽烟。

第三节　机械通气的临床应用

浪里淘沙—核心考点

（一）人工气道

指将导管直接插入气管或经上呼吸道插入气管所建立的气体通道。目前常用的**人工气道包括气管插管和气管切开**。

1. **建立人工气道的适应证**　①上呼吸道梗阻：口鼻咽及喉部软组织损伤、异物或分泌物潴留引起上呼吸道梗阻。②呼吸道保护性机制受损：当病人意识改变（特别是昏迷）或麻醉时，正常生理反射受抑制，易引起误吸及分泌物潴留，导致肺部感染。③为需要机械通气的病人提供连接呼吸机的通道。

2. 人工气道梗阻的原因　①导管扭曲；②痰液或异物阻塞管道；③气管壁塌陷；④气囊疝出堵塞导管远端开口；⑤管道远端开口嵌顿于隆突、气管侧壁或支气管。

处理方法：①调整人工气道位置；②试验性插入吸痰管吸痰；③抽出气囊气体。如气道梗阻不缓解，应立即拔除气管插管或气管切开所置导管，重新建立人工气道。若气道压力仍高，呼吸机不能达到有效通气，考虑为张力性气胸。

3. 人工气道的护理

（1）心理护理：经常与病人交流，通过面部表情、肢体语言，如手势、点头或文字沟通等方法，以了解病人需求，及时满足病人需要。

（2）**气管插管的护理**：①病人头部后仰，头部位置每1~2小时转动变换一次，避免头皮压伤及导管压迫咽喉部。②妥善固定导管，避免导管滑动；标明导管插入深度，经常检查导管位置。③保持导管通畅，选择比导管略粗的牙垫，避免病人咬扁导管，影响气道通畅；及时吸出导管、口腔及鼻腔内的分泌物；定时雾化吸入，防止痰液黏稠不易吸出。④保持口腔清洁，防止口腔溃疡。⑤气管套囊每隔4~6小时放气3~5分钟，防止套囊对气管黏膜长时间压迫。放气前吸净口咽部分泌物。放气后套囊以上的分泌物可流入气管，经导管吸出。再次充气时压力不可过高。⑥若呼吸道阻力大或导管过细、无效腔量大，可将口腔外的过长导管剪掉。⑦拔除气管插管后，密切观察病人有无会厌炎、喉水肿、喉痉挛，经鼻导管或开放式面罩给氧，防止低氧血症。

（3）**气管切开的护理**：①固定导管的纱布带松紧适宜，以容纳一指为宜。②适当支撑与呼吸机管道相连处的管道，以免气管受压造成气管黏膜坏死。③导管套囊充气压力适当，防止漏气或因压力过高影响气管黏膜供血。④观察切口周围皮肤情况，保持切口周围纱布清洁干燥，定时更换；如使用金属带套管导管，内套管每日至少取出消毒2次。⑤拔除气管插管后，及时清除窦道内分泌物，经常更换纱布，使窦道逐渐愈合。

（二）临床应用

当呼吸器官不能维持正常气体交换，发生（或可能发生）呼吸衰竭时，以机械装置代替或辅助呼吸肌工作，此过程称为**机械通气，是治疗呼吸衰竭的主要方法**。

1. 临床应用　若肺部疾病出现气体交换障碍，导致低氧血症，经面罩吸氧、$PaO_2<70mmHg$、$PaCO_2$正常或偏低，称为换气功能衰竭。由各种原因引起肺泡有效通气量不足、$PaCO_2>50mmHg$、$pH<7.30$，合并不同程度低氧血症者，称为通气功能衰竭。因通气障碍引起的低氧血症，应用机械通气恢复肺泡通气量即可纠正。

（1）**机械通气的适应证**：预防性机械通气适用于：①长时间休克；②严重感染；③慢性阻塞性肺疾病行胸腹部手术，代谢紊乱；④酸性物质误吸综合征；⑤恶病质。

治疗性机械通气适用于：①心肺复苏后期治疗；②换气功能衰竭；③通气功能衰竭；④呼吸功能失调或丧失；⑤非特异性衰弱病人，不能代偿呼吸做功的增加。

（2）**机械通气的相对禁忌证**为：①气胸；②因大咯血或严重误吸引起窒息；③伴肺大疱的呼吸衰竭；④支气管异物；⑤严重心力衰竭继发呼吸衰竭。

（3）常用机械通气模式

1）**控制通气**（CMV）：不允许病人自主呼吸，呼吸做功完全由呼吸机承担。包括压力控制和容量控制。

2）**辅助/控制通气**（AMV/CMV）：病人的吸气力量可触发呼吸机产生同步正压通气。当自主呼吸频率超过预置频率时，为辅助通气；而当自主呼吸频率低于预置频率时，转为控制通气。

3）间歇指令通气（IMV）：机械通气与自主呼吸相结合，在两次正压通气之间允许病人自主呼吸。同步间歇指令通气（SIMV）与IMV的不同之处在于正压通气是在病人吸气力的触发下发生的，避免IMV时可能发生的自主呼吸与正压通气对抗的现象。

4）压力支持通气（PSV）：由病人控制主要呼吸参数，潮气量增加取决于预置压力值，可明显降低自主呼吸时的呼吸做功。

5）**呼气末正压**（PEEP）：呼吸机使呼气末的气道压及肺泡内压高于大气压水平，可使小的开放肺泡膨大，萎陷肺泡再膨胀。**目的是降低肺内分流量，纠正低氧血症。**

小试身手（1~2题共用备选答案）

A. 控制通气　　　　　　　　B. 辅助/控制通气　　　　　　　　C. 间歇指令通气

D. 压力支持通气　　　　　　E. 呼气末正压通气

1. 无自主呼吸的呼吸机应用模式是

2. 降低肺内分流量、纠正低氧血症的呼吸机应用模式是

（4）呼吸机撤离：指由机械通气向自主呼吸过渡，其主要指征是需要呼吸支持的原发病减轻或消除。

1）判断临床情况：①呼吸衰竭病因已基本纠正；②血流动力学相对稳定，休克和低血容量已彻底纠正，无致命的心律失常；

③体温正常，感染控制；④自主呼吸平稳，呼吸有力，有良好的吞咽和咳嗽反射；⑤神志清醒或已恢复到机械通气前的良好状态；⑥吸氧浓度逐渐降至40%以下而无明显呼吸困难和发绀，撤机前12小时停用镇静药物。

2）常用的撤机生理参数：①自主呼吸频率<25~30次/min；②每分通气量<10L/min；③$PaCO_2$、pH达正常水平；④顺应性（静态）≥25~30ml/cmH_2O；⑤PaO_2>60mmHg；⑥PEEP≤5cmH_2O等。

2. 护理要点

（1）病情观察：观察病人神志和呼吸变化。如病人出现神志不清、烦躁不安、发绀、鼻翼扇动等，多为缺O_2、CO_2潴留所致。听诊双侧肺呼吸音，判断有无气管插管移位、气胸、肺不张、肺炎等；胸廓及腹部呼吸运动幅度是肺扩张程度、肺通气量的重要标志，如幅度降低或消失，提示呼吸道阻塞和呼吸机故障；若以胸式呼吸为主，腹部膨隆应警惕急性胃扩张。

（2）监测血气分析：每0.5~1小时做一次血气分析，根据血气分析结果，调节呼吸机参数。

（3）监测气道峰值压（PAP）：若PAP增高，提示呼吸道分泌物过多、气管插管或呼吸机管道阻塞或扭曲等、气管插管的斜面贴壁或滑向一侧支气管。若PAP下降，提示呼吸机管道与气管插管连接处、气管导管气囊或呼吸机管道漏气。

（4）观察呼吸机与病人呼吸是否同步。

不同步的原因：①呼吸道分泌物过多；②气管插管移位；③通气不当；④肺部、胸腔的急性病理改变，如血气胸或肺不张；⑤严重缺O_2、CO_2潴留未得到改善；⑥胃潴留或尿潴留；⑦疼痛。

处理方法：①对术前或清醒病人做好解释工作，取得病人合作；②除外不同步的因素后，在不停机的情况下使用吗啡、地西泮、芬太尼等镇静药，必要时使用肌松药；③及时倒掉呼吸机连接处贮水杯内的蒸馏水，防止过多蒸馏水进入气道；④监测湿化温度，保持湿化器内适当的蒸馏水，利于解痉、抗感染、稀释痰液的药物到达终末气道；⑤气管导管气囊定时放气，以防气管壁黏膜受压、缺血坏死，每次30分钟，每4~6小时一次，放气前吸净口鼻分泌物。

（5）撤离呼吸机过程中，密切观察病人呼吸频率、节律、呼吸深度及呼吸方式，同时监测心率、血压，观察有无出汗、发绀、呼吸窘迫等症状。如病人出现烦躁不安、自主呼吸频率加快、心动过速、SaO_2和PaO_2下降以及$PaCO_2$升高，都是不能耐受撤机的表现，应停止或减慢撤机。

参考答案

1.A   2.E

第六章 疼痛病人的护理

统领全局—考试大纲

1. 掌握疼痛的概念。
2. 熟悉疼痛对机体的影响。
3. 掌握疼痛的治疗方法。
4. 掌握疼痛病人的护理评估。
5. 熟练掌握疼痛病人的护理措施。

第一节 概　述

浪里淘沙—核心考点

（一）概念

国际疼痛研究协会对疼痛的定义为：与现存的或潜在的组织损伤有关联，或者可以用组织损伤描述的一种不愉快的感觉和情绪上的体验。疼痛是人对伤害性刺激的一种主观感受，是人的理性因素、情感因素和生理因素相互作用的结果。北美护理诊断协会对疼痛的定义是：个体经受或叙述有严重的不适或不舒适的感受。

（二）疼痛对机体的影响

1. **对心血管系统的影响**　疼痛时血压升高、心动过速和心律失常。
2. 对呼吸系统的影响　疼痛使骨骼肌活动增加，肺顺应性下降，通气功能下降，病人出现缺氧、二氧化碳潴留、肺不张等。
3. 对内分泌系统的影响　疼痛引起激素释放，并产生相应的病理生理改变。
4. 对免疫系统和凝血机制的影响　机体抵抗力下降；血小板黏滞增强，机体处于高凝状态，易形成血栓。
5. 对胃肠道及泌尿系统的影响　疼痛引起交感神经兴奋，反射性地抑制胃肠道功能，降低平滑肌张力，病人出现腹胀、恶心、尿潴留等。
6. 对情绪及行为的影响　病人因疼痛而感到无助和焦虑，行为上退缩、抑郁、愤怒、注意力分散和失眠等，出现痛苦表情、呻吟、甚至尖叫，常因担心疼痛而不敢活动。

小试身手 1. 关于术后疼痛导致的可能临床表现，**错误**的是

A. 心跳加速　　　　B. 血压升高　　　　C. 心律失常　　　　D. 肺通气功能下降　　　E. 水、电解质紊乱

（三）治疗方法

1. 药物治疗　诊断明确或术后病人主诉疼痛应积极控制。最好在疼痛发作前给药。一般慢性疼痛病人采取定时定量服用。

临床常用药物治疗方法包括：①解热镇痛抗炎药：抑制体内前列腺合成从而达到镇痛的目的，镇痛部位主要在外周，如阿司匹林、对乙酰氨基酚、吲哚美辛、布洛芬（芬必得）等。用于解除头痛、牙痛、神经痛、肌肉痛、关节痛等效果较好。②麻醉性镇痛药：通过与中枢神经的阿片受体结合而产生镇痛效果，如吗啡、哌替啶、芬太尼、可待因等。用于急性剧痛和临终的癌症病人，这类药物易成瘾。③催眠镇静药：常用有苯二氮䓬类（如安定、硝基安定和艾司唑仑等），苯巴比妥类药物。此类药物易引起依赖和耐药。④抗癫痫药：苯妥英钠和卡马西平治疗三叉神经痛有效。⑤抗忧郁药：常用的有丙米嗪、阿米替林、多虑平等。用于治疗患肢痛和带状疱疹后遗神经痛。⑥癌症疼痛的药物治疗采用三步阶梯给药方案。第一步：开始时选用非阿片类镇痛药，如阿司匹林；第二步：单用非阿片类镇痛药不能控制癌痛，应加用弱阿片类药以提高镇痛效果，如可卡因；第三步：疼痛进一步加剧，选用强阿片类药，如吗啡。

给药途径有口服、肌内注射、静脉注射、硬膜外给药等。一般以口服法较好，多用于门诊病人的术后镇痛以及住院病人采用与全身用药结合应用口服给药方法。术后病人的中重度疼痛不宜口服给药。肌内注射比口服给药起效快，是我国围手术期镇痛的主要给药途径之一。静脉单次给药，血浆浓度易维持恒定，起效快，但药物在体内快速重分布，药效作用时间短，需重复给药。连续静脉滴注可维持恒定血药浓度达到更佳镇痛效果。应用输液泵持续泵入镇痛药，可比较安全地达到血药浓度，持续无痛。目前常用药物有芬太尼、阿芬太尼、苏芬太尼、普鲁卡因和利多卡因以及哌替啶等。

硬膜外给药主要阻断神经根及末梢达到镇痛效果，经硬膜外导管，通过可控制性微量泵持续给小剂量止痛药，简便有效，适用于长期疼痛和术后的病人。

2. 非药物治疗　采用心理支持及针刺止痛、推拿按摩、物理疗法等措施。

第二节 疼痛病人的护理

浪里淘沙—核心考点

（一）护理评估

1. 评估疼痛部位、时间、性质、强度、影响疼痛的因素。

2. 评估有无脉搏加快、血压升高、呼吸短促、出汗。气管插管、老年人、有精神症状、婴幼儿等特殊人群不能用语言表达疼痛时，可通过体语、躯体姿势、声音、情绪等非语言形式评估疼痛。

3. 评估病人睡眠时间和质量、饮食、活动、休息等。

4. 疼痛测量的方法：包括口述分级评分法、行为疼痛测定法、数字评分法、视觉模拟评分法、术后疼痛的 Prince-Aenry 评分法、面部表情测量图等。

（二）护理措施

1. 心理支持　陪伴病人，鼓励病人表达内心感受，对其感受表示理解；使用治疗性触摸解除病人身体的紧张度，协助病人精神放松；指导病人掌握预防及减轻疼痛的技巧。此外，执行可能会引起疼痛的操作前告知病人，让其有思想准备，协助病人取舒适卧位，使肌肉放松，减少可能产生疼痛的肌肉阻力。

2. 用药　使用止痛药物的注意事项：

（1）用药前了解止痛药物的作用、给药途径、剂量、不良反应、适应证和禁忌证。

（2）**未明确诊断之前勿随意使用止痛药，以免掩盖病情**。

（3）**术后尽量做到疼痛发作前给药**，开始剂量宜足，以后改为维持量，必要时联合用药。

（4）如非麻醉性药物能达到止痛效果就不使用麻醉性药物。

（5）用药后注意观察病人反应，根据个人情况调整用药剂量。使用麻醉性药物时尽量避免成瘾。

3. 帮助病人取舒适卧位，并用枕头支托骨突出部位，抬高患肢或制动等。及时评估病人疼痛情况，帮助病人找到减轻疼痛的方法。

参考答案

1. E

第七章 麻醉病人的护理

统领全局—考试大纲

1. 掌握麻醉的分类。
2. 熟练掌握麻醉前准备。
3. 熟练掌握常用局部麻醉药物与局部麻醉药中毒及护理措施。
4. 掌握椎管内麻醉的护理措施。
5. 掌握全身麻醉的分类及护理措施。

第一节 概 述

浪里淘沙—核心考点

(一)麻醉分类

麻醉分为局部麻醉、椎管内麻醉和全身麻醉。麻醉药作用于周围神经系统，使相应区域的痛觉消失，运动出现障碍，但病人意识清醒，称为局部麻醉。将局部麻醉药物注入椎管内的某一腔隙使部分脊神经的传导功能发生可逆性阻滞称为椎管内麻醉。麻醉药作用于中枢神经系统，使其抑制，病人意识和痛觉消失，肌肉松弛，反射活动减弱称为全身麻醉。

(二)麻醉前准备

1. 一般准备

(1)术前对于**易消化固体食物或非母乳**至少**禁食6小时**，对于**油炸食物、富含脂肪或肉类食物**至少**禁食8小时**，所有病人术前2小时可饮少量水。

小试身手 1. 成年人常规手术麻醉前，应禁食

A. 2小时　　　　　B. 4小时　　　　　C. 6小时　　　　　D. 8小时　　　　　E. 24小时

小试身手 2. 麻醉前禁水、禁食的主要目的是

A. 提高患者耐受力　　　　　B. 预防呼吸道误吸　　　　　C. 减少呼吸道内分泌物

D. 防止术后腹胀　　　　　E. 防止术后尿潴留

(2)改善病人的全身状况，纠正生理功能紊乱和治疗躯体疾病，以增加病人对麻醉和手术的耐受力。

(3)消除病人对麻醉和手术的顾虑。

2. 麻醉前用药

(1)**镇静催眠药**：如**地西泮**、氯羟西泮、硝西泮。

(2)**镇痛药**：如**吗啡、哌替啶**、喷他佐辛(镇痛新)、芬太尼等。

(3)**抗胆碱能药**：如**阿托品**、东莨菪碱等。

小试身手 3. 全身麻醉前给予抗胆碱药的作用是

A. 镇静　　　　　B. 镇痛　　　　　C. 减少呼吸道分泌物

D. 对抗局麻药毒性　　　　　E. 抑制交感神经兴奋

(4)**抗组胺药**：如**异丙嗪**、阿利马嗪(异丁嗪)，常与哌替啶、阿托品搭配使用，效果较好。

小试身手 4. 以下哪项**不是**麻醉前的常用药

A. 镇静催眠类　　　　　B. 镇痛药类　　　　　C. 异丙嗪

D. 阿托品　　　　　E. 降压药

第二节 护 理

浪里淘沙—核心考点

一、局部麻醉

(一)常用局麻药

1. **酯类** 包括**普鲁卡因**、氯普鲁卡因、丁卡因和可卡因等。
2. **酰胺类** 包括**利多卡因**、布比卡因、依替卡因和罗哌卡因等。

小试身手 5. 下列**不属于**酯类局麻药

A. 可卡因　　　　　B. 普鲁卡因　　　　　C. 利多卡因　　　　　D. 丁卡因　　　　　E. 氯普鲁卡因

（二）局麻药中毒

1. 定义　局麻药中毒是指单位时间内血中麻醉药浓度超过机体耐受力出现一系列中毒症状。**常由下列因素导致**：①药液浓度过高；②用量过大；③药液不慎注入血管；④局部组织血流丰富，吸收过快；⑤患者体质差，对局麻药耐受力差。

2. 临床表现　局麻药中毒分为中枢毒性和心血管毒性。①**中枢毒性**：较多见，患者出现<u>中枢神经系统和交感神经兴奋</u>，表现为精神紧张、出冷汗、呼吸急促、心率增快；严重者出现谵妄、狂躁、肌肉震颤、血压升高，甚至意识丧失、抽搐、惊厥、发绀、心律失常。<u>如惊厥不止，可发生窒息而心脏骤停</u>。②心血管毒性：较少见，但后果严重，表现为嗜睡、呼吸浅慢、脉搏缓慢，心排血量减少，血压下降。严重者昏迷，心律失常，发绀，甚至休克、呼吸心跳停止而死亡。

3. **急救处理**　立即停用局麻药；确保呼吸通畅并给氧。兴奋型患者肌内注射苯巴比妥钠或地西泮，一般稍事休息即可好转，**有抽搐或惊厥时，立即静脉注射地西泮**或硫喷妥钠；惊厥反复发作者静脉注射肌肉松弛剂后行气管插管及人工呼吸。抑制型患者以面罩给氧，机械辅助呼吸，静脉输液加适当血管收缩剂（如麻黄碱、间羟胺等）以维持循环功能；如发生呼吸心脏骤停立即行心肺复苏。

4. 预防与护理　预防措施包括：①避免局麻药注入血管内：注射前先回抽确认无血液方可注射。②控制药物用量：一次用药不超过限量或小剂量分次注射。③给予麻醉前用药，麻醉前使用巴比妥类、地西泮可预防或减轻毒性反应。④**药液内加入适量肾上腺素**：局麻药内加入肾上腺素能使血管收缩，延缓局麻药吸收。心脏病、高血压、老年患者忌用。

在使用局麻药期间密切观察患者意识、生命体征等，注意有无嗜睡、眩晕、惊恐不安、定向障碍、甚至呼吸心搏骤停等全身毒性反应，一旦出现应立即停药并配合医生抢救。

小试身手 6. 下列哪种措施能有效预防局麻药中毒

A. 一次性给足量麻醉剂　　　B. 药物直接注入血管　　　C. 麻醉前应用强心药

D. 局麻药中加入阿托品　　　E. 局麻药中加入少量肾上腺素

（四）护理措施

1. 麻醉前护理

（1）饮食：小手术可不必禁食。手术范围较大者需禁食、禁饮。

（2）**术前用药**：常规应用苯巴比妥钠。中等以上手术可加哌替啶强化麻醉。门诊手术患者不宜用哌替啶，以免引起头晕或回家途中发生意外。

（3）局部麻醉药物过敏试验：**普鲁卡因、丁卡因使用前需做皮肤过敏试验**，皮试阳性或有过敏史者须改用利多卡因。

2. 麻醉后护理　局麻药对机体影响小，一般不需特殊处理。如术中出现毒性反应或过敏反应，即使恢复，也有精神萎靡、软弱、不安或嗜睡等表现，血压偏低，应注意观察患者状态完全恢复为止。必要时静脉输液及使用药物治疗。

二、椎管内麻醉

将局麻药注入椎管内的蛛网膜下隙和硬脊膜外间隙中，即能产生下半身或部位麻醉。根据局麻药注入的腔隙不同，椎管内麻醉分为蛛网膜下隙阻滞（简称腰麻）、硬膜外腔阻滞及腰麻-硬膜外腔联合阻滞。

（一）蛛网膜下隙阻滞

蛛网膜下隙阻滞是将局麻药注入蛛网膜下隙，使脊神经根、脊神经节及脊髓表面产生部分阻滞，主要作用部位在脊神经前根和后根。蛛网膜下隙阻滞对下肢及2~3小时以内的下腹部手术是简单易行、有效的麻醉方法。

1. 常用麻醉药　包括普鲁卡因、丁卡因、布比卡因和利多卡因。**普鲁卡因常用于短小手术，利多卡因用于中等手术，布比卡因和丁卡因用于长时间手术**。

2. 护理措施

（1）一般护理

1）麻醉前：禁食、禁水。局麻药过敏试验；检查脊柱有无畸形、穿刺部位有无感染。

2）麻醉后：**去枕平卧6~8小时**；监测生命体征直到平稳；吸氧；防止麻醉后并发症。

（2）常见并发症及其护理

1）**低血压**：部分交感神经被抑制，迷走神经相对亢进，故可出现血压下降，同时伴有恶心、呕吐。防治措施：加快输液速度，增加血容量，必要时使用升压药麻黄碱，以收缩血管，维持血压。

小试身手 7. 蛛网膜下隙脊神经阻滞麻醉中最常见的并发症是

A. 感染　　　B. 呼吸抑制　　　C. 血压下降　　　D. 麻药中毒　　　E. 麻药过敏

2）恶心、呕吐：由低血压、迷走神经功能亢进、手术牵拉内脏等引起。恶心常是血压下降引起脑缺氧所致。防治措施：吸氧、升压、暂停手术牵拉以减少迷走神经刺激。

3）呼吸抑制：常见于胸段脊神经阻滞，表现为肋间肌麻痹，胸式呼吸减弱，胸闷气促，咳嗽无力，甚至发绀。防治措施：谨慎用药，吸氧，维持循环，紧急行气管插管、人工呼吸。

4）**头痛**：因腰椎穿刺时刺破硬脊膜和蛛网膜，致使脑脊液流失，颅内压下降，颅内血管扩张刺激所致。常出现在术后2~7日、病人术后第一次抬头或起床活动时，疼痛常位于枕部、顶部或颞部，抬头或坐起时加重。

小试身手 8. 腰麻后发生头痛的原因主要是

A. 颅内压升高所致　　　B. 与使用麻醉药品的种类有关　　　C. 颅内压下降，颅内血管扩张

D. 麻醉苏醒后，药物作用消失　　　E. 由体位不适引起

小试身手 9. 下述哪项**不是**腰麻后头痛的特点

A. 可发生在穿刺后6~12小时　　　　　　B. 疼痛常位于额部或颞部

C. 大多数病人在4天内症状消失　　　　　D. 抬头时头痛加重

E. 常发生在病人术后第一次起床活动时

5）尿潴留：因支配膀胱的副交感神经被阻滞后恢复缓慢、下腹部、肛门或会阴部手术后切口疼痛、下腹部手术时膀胱受刺激以及病人不习惯床上排尿等所致。暗示治疗无效者考虑导尿。

（二）硬脊膜外阻滞

硬脊膜外阻滞是将局麻药注入硬膜外间隙，阻滞脊神经根，使其支配区域产生暂时性麻痹的麻醉方法。适用于除头部以外的任何手术。

1．常用麻醉药　临床上**最常用的是利多卡因**、丁卡因、布比卡因。

2．护理措施

（1）一般护理

1）术后需平卧4~6小时，但不必去枕，麻醉后病情稳定即可取适当卧位。

2）监测生命体征直到平稳；吸氧；防止麻醉后并发症。

（2）常见并发症的护理

1）全脊麻：全部脊神经受阻滞称为全脊麻，是硬膜外麻醉最危险的并发症。系硬膜外阻滞时穿刺针或导管误入蛛网膜下隙并将超量局麻药注入而产生异常广泛的阻滞。主要表现为注药后迅速出现低血压、意识丧失、呼吸循环停止，全部脊神经支配区域无痛觉。可因心脏骤停而死亡。

小试身手 10. 患者，女性，39岁，拟行盆腔手术，在硬膜外麻醉时出现低血压，意识丧失，循环呼吸停止，最可能的原因是

A. 麻醉剂过敏　　　　　　B. 局麻药毒性反应　　　　　　C. 全脊麻

D. 硬膜外间隙出血　　　　E. 脑脊液流失过多

2）局麻药毒性反应：导管误入血管或局麻药吸收过快所致。轻度毒性反应出现精神紧张、心跳加速、头晕、耳鸣等症状，严重者出现心动过缓、外周循环迟滞、呼吸抑制，甚至停止。静脉注射麻黄碱及阿托品可缓解。

3）神经损伤：穿刺时挫伤神经组织，病人出现肢体电击样异感，如数分钟后消失可继续注药，否则应改变麻醉方式。处理方法：①立即停止进针，调整进针方向，以免加重损伤；②异感持续时间长者，可能损伤严重，应放弃阻滞麻醉；③脊神经根损伤者，予以对症治疗。

4）其他：穿刺部位感染、导管折断、血肿。

三、全身麻醉

（一）分类

按给药途径不同，全身麻醉可分为吸入麻醉、静脉麻醉和静脉复合麻醉。

1．吸入麻醉　**在临床应用最广泛。**吸入麻醉是将挥发性麻醉药或气体麻醉药经呼吸道吸入肺内，经肺泡毛细血管吸收进入血液循环，到达中枢神经系统产生麻醉效应。

2．静脉麻醉　将静脉麻醉药物经静脉注入，通过血液循环作用于中枢神经系统而产生全身麻醉的方法。静脉麻醉药镇痛效果不强，肌肉松弛效果差。因此用于吸入麻醉前的诱导或单纯用于小手术。常用静脉麻醉药有硫喷妥钠、氯胺酮、咪达唑仑、丙泊酚、芬太尼、吗啡和肌松药。

3．复合麻醉　完全采用静脉麻醉药及静脉全麻辅助药而满足手术要求的全身麻醉方法。

（二）护理措施

1．麻醉前护理

（1）禁食：同麻醉前准备。

（2）局麻药过敏试验：普鲁卡因、丁卡因和利多卡因可发生过敏反应。目前规定普鲁卡因使用前应做皮肤过敏试验。

（3）术前用药：根据医嘱使用镇静药物，多在术前30~60分钟使用。

2．麻醉后护理

（1）一般护理

1）生命体征：密切监测血压、脉搏、呼吸，防止发生麻醉后并发症。

2）保持呼吸道通畅：在药物未完全代谢之前，随时可出现呼吸、循环障碍，特别是苏醒前病人易发生舌后坠、喉痉挛、呼吸道黏液堵塞、呕吐物窒息等，引起呼吸道梗阻。

3）防止发生意外：病人苏醒过程中常出现躁动不安和幻觉，应加以保护，必要时约束，防止病人拔除各种管道造成意外。

（2）常见并发症的防治及护理

1）上呼吸道梗阻：机械性梗阻为常见原因，如舌后坠、口腔分泌物阻塞、异物阻塞、喉头水肿，喉痉挛。见于气管内插管失败、极度肥胖、静脉麻醉未行气管内插管、胃内容物误吸及喉痉挛者。一旦发生应立即置入口咽或鼻咽通气道或立即行人工呼吸。

2）低氧血症：吸氧浓度过低、气道梗阻、弥散性酸中毒、肺不张、肺水肿等原因。表现为病人吸入空气时，$SpO_2 < 90\%$，$PaO_2 < 60mmHg$ 或吸入纯氧时 $PaO_2 < 90mmHg$，呼吸急促、发绀等。应及时给氧，必要时行机械通气。

小试身手 11.全麻术后预防肺不张的措施，以下**错误**的是

A.术前禁烟2~3周　　　　B.术后有效镇痛　　　　C.术后给予镇咳药

D.术前锻炼深呼吸　　　　E.必要时可行纤维支气管镜下吸痰并作冲洗

3）**高血压**：是**全身麻醉中最常见的并发症**。除原发性高血压者外，多与麻醉浅、镇痛药用量不足、未能及时控制手术刺激等有关。术中加强观察、记录，当病人血压>160/mmHg或收缩压高于基础值的30%即应处理，包括加深麻醉、应用降压药等。预防：对于高血压病人，诱导期在快速补液扩容的基础上逐渐加深麻醉。

小试身手 12.全身麻醉中最常见的并发症是

A.上呼吸道梗阻　　B.肺不张　　C.低血压　　D.高血压　　E.心律失常

4）**低血压**：以往血压正常者，麻醉中血压收缩压绝对值低于80mmHg，有高血压病史者血压下降超过术前血压30%为低血压。血压急剧下降者，经快速输血、输液仍能纠正时，应及时使用升压药。预防：全麻前后应给予一定量的容量负荷，并采用联合诱导、复合麻醉，避免大剂量、长时间使用单一麻醉药。

5）**室性心律失常**：因麻醉药对心脏起搏系统的抑制、麻醉和手术造成全身缺氧、高或低碳酸血症、心肌缺血等诱发。对频发室性期前收缩以及室颤者，给予药物治疗同时电击除颤。预防：术前纠正电解质紊乱，特别是低钾血症；麻醉诱导气管插管过程中注意维持血流动力学稳定，避免插管操作导致心血管反应引起心肌负荷过重；对术前有偶发或频发室性期前收缩者在诱导的同时静脉注射利多卡因1mg/kg；麻醉中避免缺氧、过度通气或通气不足。

6）**心搏停止**：是**全身麻醉中最严重的并发症**。需立即行心肺复苏。预防：严格遵守操作流程，杜绝因差错而引起意外；严密监测，建立预警机制。

小试身手 13.全身麻醉后最严重的并发症是

A.高血压　　B.低血压　　C.呼吸暂停　　D.心搏停止　　E.急性支气管痉挛

参考答案

1.D　2.B　3.C　4.E　5.C　6.E　7.C　8.C　9.B　10.C　11.C　12.D　13.D

第八章　外科围手术期护理

1.熟练掌握手术前病人的护理评估及护理措施。
2.熟练掌握手术室物品准备和无菌处理以及病人的准备。
3.掌握手术中的无菌原则。
4.熟练掌握手术后病人的护理评估和护理措施。

围手术期是指从病人进入外科病房到手术后痊愈出院这段时期。围手术期分为手术前期、手术中期和手术后期。<u>手术前期是指病人入院到进入手术室接受手术的时期</u>；手术中期是指病人进入手术室到手术完毕返回恢复室或病房的时期；手术后期是指病人自手术完毕回到病室直至术后康复出院的时期。围手术期护士的职责包括：①术前评估病人的身心状态，提高病人耐受手术的能力；②术中确保病人安全、顺利地完成手术；③术后帮助病人尽快恢复，防治并发症，早日康复。

按手术期限不同，<u>外科手术分为择期手术、限期手术和急症手术</u>。

第一节　手术前病人的护理

浪里淘沙—核心考点

（一）护理评估

1.一般资料　年龄、性别、文化程度、职业和宗教信仰等。

2.生理状况

（1）现病史：本次发病的原因、症状、体征和相关检查等。

（2）健康史：既往史、家族史、遗传史、药物过敏史、外伤手术史、女性病人月经和婚育史及各系统疾病等。

3.心理状况：术前全面评估病人心理状况。

4.辅助检查

（1）<u>三大常规</u>：血常规可了解有无感染、贫血、血小板减少等。<u>尿常规包括尿液比重和有无红、白细胞等</u>。大便常规可了解粪便颜色、性状和有无寄生虫虫卵、有无出血等。

（2）<u>出凝血功能</u>：包括出凝血时间、血小板计数、凝血酶原时间等。

（3）<u>血液生化</u>：包括肝肾功能，电解质，血糖。如血清谷丙转氨酶、直接或间接胆红素升高者，术前应积极护肝治疗；<u>血清白蛋白<30g/L者，术前须予以纠正</u>；糖尿病病人术前应调整胰岛素用量。

（4）<u>肺功能、心电图</u>：协助评估病人心肺功能，异常者术前应予以控制。

（5）影像学检查：胸部X线检查可了解肺部有无占位性及炎性病变；B超、CT、MRI等检查可明确病变部位、大小、范围、性质。

（二）护理措施

1.心理护理　用通俗易懂的语言向病人讲解与疾病有关的知识及手术治疗的重要性，介绍手术前后的注意事项，经常与病人交流，及时发现心理变化，实施心理疏导。

2.身体准备

（1）一般准备

1）完善术前检查：向病人讲解检查的意义及注意事项。

2）<u>排尿训练</u>：术后因麻醉和手术的影响，加之不习惯床上排便，病人易发生尿潴留，术前应进行练习。

3）<u>呼吸道准备</u>：进行戒烟、深呼吸、有效排痰训练。吸烟者术前2周戒烟。胸部手术者训练腹式呼吸；腹部手术者训练胸式呼吸。排痰训练包括咳嗽时按压伤口、有效咳嗽、排痰等。

4）**胃肠道准备**：**择期手术术前8~12小时禁食，4小时禁水**，以免因麻醉或手术引起呕吐窒息或吸入性肺炎。结直肠手术者于<u>术前一日晚用肥皂水灌肠或使用开塞露</u>，<u>排空肠腔内粪便</u>，以防麻醉后大便排出污染手术区及减轻术后腹胀。肠道手术病人术前2~3天开始进混食，口服肠道抑菌药物，以减少术后感染机会。**胃肠道手术病人术晨置胃管**。

小试身手 1.下列关于择期手术患者术前肠道准备的说法，**错误的**是

A.术前12小时禁食　　　　　B.术前8小时禁饮　　　C.结直肠手术患者于术前1日晚灌肠

D.肠道手术患者术前2~3天开始进混食，口服肠道抑菌药物　　E.胃肠道手术患者于术日清晨留置胃肠减压

5）**手术区皮肤准备**：术前1天下午或晚上清洁皮肤，**目的是清除皮肤上的微生物，预防切口感染**。重点是充分清洁手术野皮肤和剃除毛发，范围应大于切口范围。

6）其他准备：大中手术者术前做好血型鉴定和交叉配血试验；术晨测生命体征，**如病人体温、血压升高或女性病人月经来潮，应及时通知医师，必要时延期手术**。入手术室前取下义齿、发夹、眼镜、手表、首饰等；排空尿液，<u>手术时间长或行盆腔手术者留置导尿，使膀胱处于空虚状态，避免术中误伤</u>；准备手术需要的物品随病人一同带往手术室。

小试身手 2.手术日晨的准备中，下列**错误**的是
A.询问女病人是否月经来潮　　　B.如有义齿者应取下　　　C.嘱病人排尽尿
D.体温升高者给予退热药　　　E.准备手术需要的资料和物品带入手术室

（2）特殊准备

1）营养不良：营养不良者常伴低蛋白血症，抵抗力低下，易并发严重感染；且对休克、失血的耐受性差，还可引起组织水肿，影响术后切口愈合。若为严重营养不良病人，首先补充高蛋白质饮食予以纠正。**若血清白蛋白低于30g/L，则需静脉输注血浆、白蛋白制剂**等。

2）心血管病：**病人血压在160/100mmHg以下可不做特殊准备**。血压高于180/100mmHg者给予降压药物，使血压稳定在一定水平，**但不要求将血压降至完全正常。有急性心肌梗死病史者6个月内不行择期手术**，6个月以上且无心绞痛发作者在严密监测下实施手术；心力衰竭者最好在心力衰竭控制3~4周后再手术。

小试身手 3.急性心肌梗死患者若需行择期手术，应在病情稳定后
A.1个月　　　B.2个月　　　C.3个月　　　D.6个月　　　E.12个月

小试身手 4.关于择期手术前的准备，下列护理措施中**不妥**的是
A.血压在160/100mmHg以上者才需要降血压　　　B.心力衰竭病人应在病情控制3~4后再考虑手术
C.呼吸道有感染者要控制感染　　　D.糖尿病病人血糖控制在轻度升高状态即可
E.血浆清蛋白低于50g/L时需要输入血浆

3）肺功能障碍：术前行血气分析和肺功能检查；训练深呼吸和有效咳嗽；为避免呼吸抑制和咳痰困难，麻醉前给药量适宜。

4）肾疾病：凡有肾病者应做肾功能检查，合理控制饮食中蛋白质和盐的摄入。

5）糖尿病：以饮食控制者无需特殊处理；原接受口服降糖药治疗应继续服至术前晚，**禁食病人静脉输注葡萄糖和胰岛素，将血糖控制在7.77~9.99mmol/L**。

6）肾上腺皮质功能不全：除慢性病人外，正接受激素治疗或6~12个月内曾接受激素治疗超过1~2周者，肾上腺皮质功能不同程度受到抑制，应于术前2天开始使用氢化可的松。药物剂量应准确，给药时间选择在内源性激素分泌的高峰点（清晨8时为宜），可减少外源性激素对垂体抑制的不良反应。

7）**皮肤护理**：长期卧床、大小便失禁、消瘦、老年病人有发生压疮的危险。如病情允许，鼓励和协助病人下床活动，以促进血液循环；对生活不能自理者，协助其每2小时翻身一次并按摩骨隆突处；对血流动力学不稳定者，翻身时动作宜慢、幅度要小、避免剧烈改变体位，并注意监测血压，以免发生体位性低血压；对大小便失禁者，便后用水清洗肛周皮肤，并涂凡士林，以减少粪便对皮肤的刺激，保持局部皮肤清洁和干燥。

8）**疼痛护理**：评估疼痛的原因、部位、性质、持续时间以及有无牵涉痛等。向病人讲解减轻疼痛的方法，如取半卧位、使用放松技巧、分散注意力等。必要时遵医嘱给予止痛药，但**诊断未明确前禁用止痛药，以免掩盖病情**。

3.健康教育

（1）饮食：术前、术后进食高蛋白质、热量、维生素和膳食纤维食物。

（2）休息：适当休息，保证睡眠。

（3）预防感染：预防上呼吸道感染；注意保暖，近期有呼吸道感染的家属避免或减少探视，防止交叉感染。

（4）预防术后并发症：术前训练有效咳嗽和床上排便；吸烟者术前2周戒烟。

第二节　手术室护理工作

浪里淘沙—核心考点

（一）物品准备和无菌处理

1.布类用品　手术衣前襟至腰部为双层，防止手术时血水浸透，袖口为松紧口；折叠时衣面向里，领子在最外侧，取用时不致污染无菌面。HBeAg阳性或恶性肿瘤病人用过的布类，需先放入污物池，用消毒剂浸泡30分钟后再洗涤。所有布类用品须经压力蒸汽灭菌合格后方可使用。

2.敷料类　采用吸水性强的脱脂纱布、脱脂棉花制作。

3.器械类　最常用的是刀、剪、钳、针、镊和拉钩等。

4.缝线和缝针

（1）缝线：包括不可吸收和可吸收两类，缝线的粗细以号码标明，有1~10号线。

（2）缝针：有三角针和圆针两类。

5.引流物　包括乳胶片引流条、烟卷式引流条、管状引流管和纱布引流条等。

（二）病人准备

手术病人须提前送到手术室。手术室护士仔细核对病人，确保手术部位准确无误，清点所带物品和药品。

协助病人摆好体位，**体位摆放要求**：①最大限度地保证病人安全与舒适；②充分暴露手术区域，减少不必要裸露；③肢体及关节托垫稳妥，不能悬空；④保证呼吸和血液循环通畅；⑤避免血管神经受压；⑥妥善固定，防止肌肉扭伤。安置好体位后，对已确定的手术切口包括周围**至少15~20cm以内**的皮肤进行消毒。

小试身手 5.手术区皮肤消毒范围应包括切口周围至少

A. 5cm B. 10cm C. 15cm D. 20cm E. 25cm

（三）手术中的无菌原则

1. 严格区分有菌、无菌 手术人员穿好无菌手术衣及戴好无菌手套后，**背部、腰部以下和肩部以上为有菌区，不能用手触摸**。双肘内收，靠近身体。手术台边缘以下的布单不可接触，超过手术台边缘以下的物品一概不可使用。无菌桌桌缘平面以上属无菌，手术人员不得扶持无菌桌的边缘。

小试身手 6.穿无菌手术衣和戴灭菌手套后，其无菌区为

A. 肩，背，前胸，手部 B. 肩部及腰部以上 C. 前胸，手臂，腰部以上

D. 肩，背，腰部以上 E. 前胸，肩部以上

2. 保持无菌物品的无菌状态 无菌区内所有物品都是无菌的，若无菌包破损、潮湿、可疑污染应视为有菌。术中前臂或肘部受污染应立即更换手术衣或加套无菌袖套，若手套破损或接触有菌物品应立即更换。无菌区的布单如被水或血湿透，应加盖干的无菌巾或更换。

3. 保护皮肤切口 切开皮肤前先用无菌聚乙烯薄膜覆盖，再切开皮肤。切开皮肤和皮下脂肪层后，切口边缘以无菌大纱布垫或手术巾遮盖并固定，仅显露手术切口。凡与皮肤接触的刀片和器械不再使用，延长切口或缝合前需用75%乙醇消毒皮肤一次。

4. 正确传递物品和调换位置 器械应由器械护士从器械升降台侧正面方向传递，手术时不可在手术人员背后或头顶方向传递器械及物品。手术过程中，同侧手术人员如需调换位置应先退后一步，转过身背对背地转至另一位置，避免触及对方背部。

5. 沾染手术的隔离技术 行呼吸道、胃肠道、宫颈等沾染手术时，先用纱布垫保护周围组织，再切开空腔脏器，并随时吸净外流物。被污染的器械应放在专放污染器械的盘内，污染的缝针及持针器在等渗盐水中刷洗。当全部沾染步骤完成后，手术人员用无菌水冲洗或更换无菌手套，以减少污染。

6. 手术室门窗关闭，减少人员走动。手术过程保持安静，避免不必要谈话。口罩若潮湿，应及时更换。尽量避免咳嗽、打喷嚏。每个手术间参观人数不宜超过2人，且不可太靠近手术人员或站得太高，不可在室内频繁走动。

第三节 手术后病人的护理

浪里淘沙—核心考点

（一）护理评估

1. 麻醉、手术方式和术中情况 了解麻醉、手术方式、术中出血量、补液量、引流管的放置等信息。

2. 病人状况

（1）心理状况：评估术后病人心理反应，对术后康复的认知和信心。

（2）身体状况：生命体征、意识、切口状况、引流情况等。

（3）辅助检查：血尿常规、血生化、血气分析，胸部X线摄片、B超检查等。

（二）护理措施

1. 心理护理 避免各种不良刺激，缓解不良心理反应，做好心理疏导。

2. 监测生命体征

（1）血压：大手术后或有内出血倾向者每15~30分钟测血压一次，病情稳定后改为每1~2小时一次；中小手术当日每小时测血压一次，监测6~8小时至生命体征平稳。

（2）体温：术后体温略有升高，但一般低于38℃，1~2天后恢复正常体温。

（3）脉搏：失血、失液引起循环容量不足时，脉搏增快、细弱、血压下降、脉压变小；若脉搏增快、呼吸急促为心力衰竭的表现。

（4）呼吸：随体温升高而加快。若术后病人出现呼吸困难或急促，应先检查胸腹带松紧度是否适当，同时警惕肺部感染和急性呼吸窘迫综合征的发生。

3. 体位 全麻未清醒者，取平卧位，头偏向一侧，避免呕吐物误吸，清醒后且血压平稳者取半卧位；蛛网膜下隙阻滞麻醉者应去枕平卧6~8小时，以防因脑脊液外漏引起头痛；颅脑手术后无休克或昏迷，取15°~30°头高脚低斜坡卧位；颈胸部手术取高半坐卧位，利于呼吸和引流；脊柱或臀部手术后取俯卧或仰卧位；腹部手术后取低半坐卧位或斜坡卧位，可降低腹壁张力，减轻切口疼痛；腹腔内有感染者取半坐位或头高脚低位，促进有效引流。休克病人应取下肢抬高15°~20°，头部及躯干抬高20°~30°的特殊体位。

小试身手 7.以下术后卧位**错误**的是

A. 全麻未清醒病人应去枕平卧，头偏向一侧 B. 椎管内麻醉病人应去枕平卧12小时

C. 颅脑手术后无休克取床头抬高15°~30° D. 腹部手术后，取低半坐卧位

E. 颈、胸部手术后采用低斜坡卧位

小试身手 （8~10题共用备选答案）

A. 平卧12小时 B. 高半坐卧位 C. 平卧位，头偏向一侧 D. 低半坐卧位 E. 侧卧位

8.颈胸部手术应采取的体位是

9.全麻尚未清醒应采取的体位是

10.椎管内麻醉者应采取的体位是

4.引流管护理 妥善固定，观察引流管是否通畅，有无阻塞、扭曲、折叠和脱落，记录引流液的颜色、性状和量。病人翻身时注意保护引流管。乳胶引流片一般术后1~2天拔除；单腔或双腔橡皮引流管放置的时间依引流目的而定，大多1周内拔除。**胃肠减压管一般在胃肠道功能恢复、肛门排气后拔除。**

5.饮食 根据手术方式、麻醉方法等决定开始饮食的时间和种类：①局麻手术全身反应较轻者，术后即可进食。②蛛网膜下隙阻滞和硬脊膜外腔阻滞者，术后3~6小时即可进食。③**胃肠道手术待肠蠕动恢复、肛门排气后开始进水、少量流食**，逐步过渡到半流食、普食。

小试身手 11.胃肠道患者术后可进流质饮食的时间是

A.术后即可进食　　　　　　　B.术后6~8小时　　　　　　　C.术后12小时

D.术后24小时　　　　　　　　E.待胃肠蠕动恢复，肛门排气后

6.活动 早期床上活动，并尽早下床活动，但有休克、心衰、严重感染、出血、极度衰弱或须制动的病人不宜早期活动。**早期活动有利于增加肺活量，减少肺部并发症，改善全身血液循环，促进切口愈合，减少下肢静脉血栓形成，有利于肠道和膀胱功能恢复，减少腹胀和尿潴留。**

7.常见不适的护理

（1）恶心、呕吐：**常见原因为麻醉后的反应**，待麻醉反应消失后自然消失；其次为颅内压升高、糖尿病酮症酸中毒、尿毒症、低钾、低钠等引起。腹部手术后病人急性胃扩张或肠梗阻时可出现恶心、呕吐。护理：观察恶心、呕吐出现的时间及呕吐物的色、量、性质；协助病人取合适体位，头偏向一侧，防止发生吸入性肺炎或窒息；遵医嘱使用止吐药物等。

小试身手 12.术后病人早期呕吐的最常见原因是

A.急性胃扩张　　B.水、电解质紊乱　　C.麻醉反应　　D.急性肠梗阻　　E.胃肠蠕动抑制

（2）**腹胀**：若腹胀伴阵发性绞痛，肠鸣音亢进，有气过水声或金属音，警惕机械性肠梗阻。严重腹胀可使膈肌抬高，影响呼吸功能；也可使下腔静脉受压，影响血液回流；还会影响胃肠吻合口和腹壁切口愈合。

预防：鼓励病人早期下床活动；开始不宜进食高糖食物和奶制品等。

处理：持续胃肠减压、肛管排气及高渗溶液低压灌肠等；非胃肠道手术者可使用促进胃动力药物，直至肛门排气；已确诊为机械性肠梗阻者，经非手术治疗无效者，考虑再次手术治疗。

（3）呃逆：因神经中枢或膈肌受刺激所致。

处理：术后早期发生者，可压迫眶上缘、抽吸胃内积气和积液、给予镇静或解痉药物。如上腹部手术后出现顽固性呃逆，应警惕吻合口或十二指肠残端瘘引起膈下感染。

（4）**尿潴留**：麻醉后排尿反射抑制、切口疼痛、病人不习惯床上排尿等是常见原因。

处理：协助病人坐于床沿或站立排尿；听流水声、下腹部热敷、按摩；上述措施无效时在严格无菌条件下导尿，第一次导尿量超过500ml者，或有器质性病变者应留置导尿。

8.手术后并发症的预防及护理

（1）发热：是术后病人最常见的症状，术后病人体温略升高，**一般不超过38℃，临床称之为外科手术热。如术后3~6天仍持续发热，提示感染。** 处理：加强观察和监测，如血常规、胸部X线摄片、伤口分泌物涂片和培养、血培养等，以明确诊断并对症处理；给予物理降温，必要时使用解热镇痛药；高热者补充充足的液体；及时更换潮湿衣服和床单。

小试身手 13.外科手术热一般不超过

A.37.8℃　　　　　B.38℃　　　　　C.38.5℃　　　　　D.39℃　　　　　E.39.5℃

小试身手 14.患者，男，46岁，患腹股沟斜疝后行疝修补术。术后第2天体温升至37.9℃，2天后恢复正常，其可能的原因是

A.外科手术热　　B.伤口感染　　C.伤口裂开　　D.肺部感染　　E.肠道感染

（2）术后出血：因术中止血不完善，创面渗血，原痉挛的小动脉断端舒张，结扎线脱落、凝血障碍等。出血早期病人可出现休克症状或有大量呕血、黑便，或引流管中有大量血性液体流出。中心静脉压低于0.49kPa（5cmH$_2$O），尿量少于25ml/h，补充充足液体和血液后，休克征象未改善、甚至加重提示术后出血。预防：手术时严格止血，结扎规范，关腹前确认手术野无活动性出血。处理：一旦诊断为术后出血，及时通知医师，迅速建立静脉通道，完善术前准备，准备手术止血。

（3）切口感染：常发生于术后3~4天。切口红、肿、热、痛或波动感，伴或不伴体温升高、白细胞计数升高。处理：已出现早期感染症状，勤换敷料、局部理疗、应用抗生素；已形成脓肿者，及时切开引流，争取二期愈合。必要时拆除部分缝线或置引流管引流脓液。

小试身手 15.患者，男性，腹部手术4天后，病人体温再次升高，伤口波动性疼痛，首先考虑为

A.肺部感染　　B.盆腔脓肿　　C.肠粘连　　D.切口感染　　E.腹腔脓肿

（4）切口裂开：多见于腹部及肢体邻近关节处。因营养不良、切口缝合缺陷及腹内压增高引起。处理：对切口完全裂开者禁食、胃肠减压，立即用无菌生理盐水纱布覆盖切口，腹带包扎，通知医师送病人入手术室重新缝合处理。

（5）肺不张、肺炎：多见于胸腹部大手术后，老年人、长期吸烟和患有急、慢性呼吸道感染疾病。预防：保持呼吸道通畅。处理：协助病人翻身、拍背及体位引流，解除支气管阻塞，使肺重新膨胀；鼓励病人自行咳嗽、咳痰；摄入足够水分；抗生素治疗。

（6）**尿路感染**：常继发于尿潴留。感染可起自**膀胱炎**，上行感染引起**肾盂肾炎**。前者主要表现为**尿频、尿急、尿痛、排尿困**

难，尿液中有较多红细胞和脓细胞；后者主要表现为<u>畏寒、发热、肾区疼痛</u>，白细胞计数增高，<u>中段尿镜检有大量白细胞和细菌</u>。预防：指导病人自主排尿，预防和及时处理尿潴留是预防尿路感染的主要措施。处理：使用有效抗生素、维持足够尿量和保持排尿通畅。

（7）深静脉血栓形成：术后长期卧床、老年人或肥胖者，以下肢深静脉血栓形成多见。小腿或腹股沟区疼痛和压痛，患肢凹陷性水肿，腓肠肌挤压试验或足背屈曲试验阳性。预防：<u>鼓励病人术后早期下床活动</u>；高危病人下肢缠弹力绷带或穿弹性袜以促进血液回流；避免久坐；血液高凝者给予抗凝药物。<u>一旦发生深静脉血栓形成，应采取下列措施：</u>①抬高患肢、制动，局部50％硫酸镁湿敷，配合理疗和全身性抗生素治疗。②禁忌经患肢静脉输液。③<u>严禁按摩患肢，以防血栓脱落。</u>④溶栓治疗和抗凝治疗；监测出凝血时间和凝血酶原时间。

9. 健康教育

（1）术后健康教育

1）饮食：<u>鼓励病人进食易消化、高蛋白、高热量、高维生素和膳食纤维食物。</u>若禁食时间较长需提供肠外营养。

2）活动：根据病情轻重和病人耐受程度指导其活动。先床上运动，如深呼吸、足趾和踝关节伸屈、下肢肌肉交替松弛和收缩、翻身等；<u>术后第3~4天下床活动，沿床边坐、床旁站立、室内慢步走</u>，最后至户外活动。但心力衰竭、休克、出血、严重感染、极度衰弱及有制动要求者应根据其耐受程度而定。

3）口腔卫生：每天2次用漱口水漱口，如口腔黏膜出现糜烂或小白点，及时行真菌培养。

（2）出院指导

1）饮食：进食适宜热量、蛋白质和丰富维生素饮食。胃切除术后应少量多餐。

2）休息和活动：注意劳逸结合，从事轻体力活动；术后6周内避免提重物。

3）服药和治疗：遵医嘱按时按量服用。肿瘤病人坚持化疗和放疗。

4）随诊和复诊：病人出院后如体温>38℃、伤口引流物有异味、切口红肿或有腹痛、腹胀、肛门停止排便排气等应及时就诊。

一般病人术后1~3个月到门诊复查，了解机体恢复情况及切口愈合情况。肿瘤病人于术后2~4周到门诊复查，以制定后续治疗方案。

参考答案

1.B　2.D　3.D　4.E　5.C　6.C　7.E　8.B　9.C　10.A　11.E　12.C　13.B　14.A　15.D

第九章　外科感染病人的护理

统领全局—考试大纲

1. 熟练掌握外科感染的分类、病因、临床表现、辅助检查及治疗要点。
2. 掌握全身性感染的病因和病理生理。
3. 熟练掌握全身性感染的临床表现与辅助检查。
4. 掌握全身性感染的治疗要点。
5. 熟练掌握全身性感染的护理措施。
6. 掌握破伤风的病因和病理生理。
7. 熟练掌握破伤风的临床表现。
8. 掌握破伤风的治疗要点。
9. 熟练掌握破伤风的护理措施。

第一节　概　述

浪里淘沙—核心考点

外科感染是指需要外科手术治疗的感染性疾病和发生在创伤、烧伤手术、器械检查后的感染。

外科感染的特点：①常发生在创伤或手术后，与体表皮肤和黏膜完整性的破坏紧密关联。②大部分是由几种细菌引起的混合感染。③大部分感染有明显的局部症状和体征。④感染较局限，后期可化脓、坏死等，组织遭受破坏，愈合后留有瘢痕，影响局部功能。

外科感染的结局：局限化、吸收或形成脓肿，转为慢性感染，感染扩散。

一、分类

1. 按致病菌种类分类

（1）非特异性感染：又称化脓性感染。常见致病菌为金黄色葡萄球菌、大肠埃希菌、乙型溶血性链球菌和铜绿假单胞菌等。一般先有急性炎症反应，后出现局部化脓，术后感染多属此类。表现为红、肿、热、痛、功能障碍。

（2）特异性感染：是指由一种特定的致病菌引起的一种特定性的感染。

> 锦囊妙记：非特异性感染是指一种细菌引起多种感染或多种细菌引起一种感染；特异性感染是指一种细菌只引起一种感染，如破伤风、气性坏疽等。

小试身手 1. 下列属于特异性感染的是

A. 疖　　　　　　B. 痈　　　　　　C. 淋巴结炎　　　　　D. 阑尾炎　　　　　E. 破伤风

2. 按病变进程分类　急性感染病程多在3周以内，慢性感染持续2个月以上，亚急性感染介于两者之间。

二、病因

外科感染由外界致病微生物侵入人体引起。当皮肤、黏膜受损、营养不良、手术创伤、抗肿瘤治疗和应用免疫抑制剂等造成人体防御功能下降时，寄居在体内的致病菌亦可引起感染。

三、临床表现

1. 局部表现　红肿热痛和功能障碍是非特异性感染的典型症状。体表感染形成脓肿后，触之有波动感。
2. 全身症状　轻者无全身症状，重者出现发热、头痛、腰背痛、精神不振、焦虑不安、乏力、食欲减退、出汗、心悸等。严重感染者出现代谢紊乱、营养不良、贫血，甚至并发感染性休克等。
3. 组织器官功能障碍　感染直接侵犯某一器官时，可引起功能障碍。
4. 特异性表现　特异性感染有特殊的症状和体征。如破伤风病人出现肌肉强直性痉挛；气性坏疽出现皮下捻发音；皮肤炭疽有发痒性黑色脓疱等。

四、辅助检查

1. 实验室检查

（1）血常规：血白细胞计数、中性粒细胞比例增加，当白细胞计数小于4×10^9/L或出现未成熟白细胞时，提示病情加重。

（2）血生化：营养状况不佳者检查白蛋白、肝功能等；泌尿系感染者检查尿常规、血肌酐和尿素氮等；疑有免疫功能缺陷者检查细胞和体液免疫。

（3）细菌培养：表浅感染灶取脓液或病灶渗出液做涂片或细菌培养。深部感染灶穿刺抽取脓液，全身性感染时取血、尿或痰液行细菌培养和药物敏感试验。

2. 影像学检查

（1）**超声波检查**：检查肝胆胰肾、阑尾、乳腺等脏器及胸腹腔、关节腔内有无积液。

（2）X线检查：适用于检测胸腹部或骨关节病变，如肺部感染、胸腹腔积液等。

（3）CT和MRI：有助于实质性脏器病变的诊断，如肝脓肿等。

（4）严重脓毒血症、菌血症或并发休克需连续监测重要脏器功能。

五、治疗原则

局部与全身治疗并重，消除感染因素和毒性物质，积极控制感染，增强机体抗感染和修复能力。

1. 局部处理

（1）非手术治疗

1）患部制动：肢体感染者抬高患肢，必要时固定。避免局部受压。

2）局部用药：浅表急性感染在未形成脓肿前选择中西药进行治疗，如消肿散、鱼石脂软膏、芙蓉膏等外敷或硫酸镁湿敷，改善局部血液循环，促进肿胀消退和感染局限；感染伤口创面换药处理。

3）物理治疗：早期局部热敷或超短波、红外线辐射等物理治疗，以改善局部血液循环，促使炎症吸收、消散或局限。

（2）手术治疗：脓肿切开引流，严重感染组织切除。

2. 全身治疗　包括支持疗法和抗生素治疗。

（1）支持治疗：保证休息，供给高热量、高蛋白和高维生素饮食，补充水分和电解质，维持体液平衡。营养摄入不足者通过肠内外营养支持；严重贫血、低蛋白血症或白细胞减少者输血或补充血液成分。

（2）抗生素：根据药物敏感试验结果选择抗生素。

（3）中医药治疗：服用清热解毒类中药。

（4）其他：体温过高时物理降温或使用解热镇静药。体温过低时注意保暖。疼痛剧烈者适当使用止痛药。

第二节　全身性感染

浪里淘沙—核心考点

全身性感染是指致病菌侵入血液循环并在体内生长繁殖或产生毒素而引起全身性感染或中毒症状。

全身性感染通常指脓毒症和菌血症。脓毒症是指因致病菌引起的全身炎症反应。在此基础上，细菌侵入血液循环，**血培养检出致病菌者，称为菌血症**。

一、病因

全身性感染的主要原因是致病菌数量大、毒力强、机体抵抗力下降，常继发于严重创伤后和各种化脓性感染，如大面积烧伤、开放性骨折、疖、痈、胆道感染、尿道感染和抗生素和激素使用不当等。**常见致病菌包括**：①**革兰染色阴性杆菌**：最常见，主要为大肠埃希菌、拟杆菌、铜绿假单胞菌、变形杆菌，其次为克雷伯菌、肠杆菌等。②**革兰染色阳性球菌**：常见为金黄色葡萄球菌，其次为表皮葡萄球菌和肠球菌。③**无芽孢厌氧菌**。④**真菌**：常见致病菌是白色念珠菌、曲霉菌、毛霉菌、新型隐球菌等。

二、病理生理

1. **革兰染色阴性杆菌感染**　革兰染色阴性杆菌引起的脓毒症较严重，多见于肠道、胆道、泌尿道感染和大面积烧伤。临床特点为**全身寒战或间歇发热、四肢湿冷和"三低"（体温不升、低血白细胞计数、低血压）**，早期可发生感染性休克，且持续时间长。

小试身手　2. 革兰染色阴性杆菌感染的临床特点**不包括**

A. 寒战高热　　　　　　　　　B. 四肢厥冷　　　　　　　　　C. 低体温、低血压

D. 低血白细胞　　　　　　　　E. 体内形成转移性脓肿

小试身手　3. 革兰染色阴性杆菌脓毒症的临床特点**不包括**

A. 寒战、发热　　　　　　　　B. 体温不升　　　　　　　　　C. 白细胞计数上升

D. 低血压　　　　　　　　　　E. 四肢厥冷

2. **革兰染色阳性球菌感染**　多见于痈、急性蜂窝织炎等。此类感染易于**经血液播散**，可在体内形成转移性脓肿；感染性休克发生较迟。

3. 无芽孢厌氧菌感染　约2/3厌氧菌感染伴需氧菌感染，两类细菌协同作用，组织坏死，形成脓肿，脓液呈臭味。

4. 真菌感染　表现类似革兰染色阴性杆菌感染，如高热、寒战、神志淡漠、嗜睡，甚至休克。

三、临床表现

菌血症和脓毒症有许多相同之处和不同之处。

1. 相同之处

（1）起病急、病情重、发展快，体温可高达40~41℃。

（2）头痛、头晕、食欲低下、恶心、呕吐、腹胀、腹泻、大量出汗、贫血。

（3）神志淡漠或烦躁、谵妄，甚至昏迷。

（4）心率加快、脉搏细速，呼吸急促甚至呼吸困难。

（5）肝脾肿大，严重者出现黄疸或皮下出血、瘀斑等。

（6）代谢失调和肝肾功能损害。

（7）严重者出现感染性休克和多器官功能障碍。

2. 不同之处

（1）**菌血症**：起病急骤，突然出现寒战、高热，**体温达40~41℃**，每日波动0.5~1.0℃，**呈稽留热**。眼结膜、黏膜、皮肤出现瘀点。血细菌培养阳性，由于抗生素的应用有时可为阴性。**一般不出现转移性脓肿**。

小试身手 4.下列关于菌血症的说法，**错误的是**

A. 一般起病急骤，突然寒战后出现高热　　B. 眼结膜、黏膜、皮肤常出现瘀血点　　C. 体温呈弛张热

D. 一般不出现转移性脓肿　　E. 血培养常为阳性

（2）**脓毒症**：突发剧烈寒战后高热，寒战和高热的发生呈阵发性，间歇期体温正常，因而**呈弛张热**。病程多呈亚急性或慢性，第2周可出现转移性脓肿。多发生在腰背及四肢的皮下或深部软组织内，一般无明显疼痛和压痛，脓肿转移时可出现脓肿症状，如肺脓肿有恶臭痰，肝脓肿有肝大、压痛、膈肌升高等。**在寒战高热时采血送细菌培养常为阳性**。

小试身手 5.脓毒血症的热型常呈

A. 稽留热　　　　B. 弛张热　　　　C. 间歇热　　　　D. 不规则热　　　　E. 低热

四、辅助检查

1. 白细胞计数升高或降低、中性粒细胞核左移、幼稚型粒细胞增多，出现中毒颗粒。

2. 肝肾功能受损，出现氮质血症、溶血，尿中出现蛋白、管型和酮体。

3. 寒战高热时做血细菌或真菌培养。血中培养出细菌或真菌是明确诊断的重要依据。病人接受抗感染治疗时一次培养结果可为阴性，**因此应多次血培养，提高阳性率**。

小试身手 6.全身化脓性感染抽血做血培养，其最佳时间是

A. 体温达最高点时　　　　　　　B. 间歇期　　　　　　　　　C. 寒战、发热时

D. 输入抗生素时　　　　　　　　E. 输入抗生素后

4. 如脓液、胸腹水和脑脊液细菌培养获得与血培养相同细菌时，则可明确诊断。

5. 怀疑有转移性脓肿时可通过X线、B超、CT检查确定诊断。

五、治疗原则

处理原发感染灶、控制感染和全身支持疗法。

1. 及时处理原发病灶　　及时清除伤口内坏死组织和异物，切开脓肿引流等。

2. 尽早解除与感染相关因素　　如血循环障碍、梗阻等。

3. 应用抗生素　　①在未获得培养结果前，根据原发感染灶的性质，**及时有效联合应用足量抗生素**；②根据细菌培养及药物敏感试验结果选择抗生素；③对于真菌性脓毒症，停用广谱抗生素，改用针对性强的抗生素，全身应用抗真菌药物。

4. 提高全身抵抗力　　反复多次输新鲜血，纠正水、电解质平衡失调，补充维生素，进食高热量易消化食物。

5. 支持疗法　　降温、抗休克治疗。

六、护理措施

1. 一般护理

（1）严格执行无菌技术，避免并发感染。

（2）通过肠内外途径提供足够营养。

（3）提供安静舒适的环境，保证病人充分休息和睡眠。

2. 严密观察病人神志和面色，监测生命体征。

3. 监测体温变化，高热者给予物理或药物降温；**在病人寒战高热发作时做血液细菌或真菌培养，以确定致病菌**，为治疗提供可靠依据。

4. 根据医嘱及时准确地进行静脉输液和药物治疗。

小试身手 7.关于脓毒症病人的护理，下列哪项是**错误**的

A. 在体温上升前采血送细菌培养

B. 未获得细菌培养结果前，联合应用足够剂量的抗生素

C. 严格执行无菌技术

D. 高热病人给予物理降温

E. 进食高热量、易消化的食物

第三节　破伤风

一、病因

破伤风是由破伤风梭状芽孢杆菌侵入人体伤口并在缺氧环境下生长繁殖、产生毒素而引起的一种特异性感染。

破伤风杆菌也叫破伤风梭菌，广泛存在于泥土和人畜粪便中，是一种革兰染色阳性**厌氧芽孢杆菌**。破伤风杆菌及其毒素不能侵入正常的皮肤和黏膜，但**开放性损伤**，如开放性骨折、烧伤，甚至**细小的木刺或锈钉刺伤**等均可引起破伤风。

破伤风杆菌污染伤口后不一定发病，**缺氧环境是发病的主要因素**。

二、临床表现

1. **潜伏期**　通常3~21天，多数在10天左右，最短24小时，最长可达数月。潜伏期越短，临床症状越重，预后越差。

2. **前驱症状**　无特异性表现，全身乏力、头晕、头痛、失眠、烦躁不安、打呵欠等。伤口处疼痛、周围皮肤暗红、附近肌肉有紧张牵扯感，继之出现咽痛、咀嚼无力、咬肌酸胀、舌和颈部发硬及反射亢进等。一般持续12~24小时。

3. **典型症状**　前驱症状过后，病人很快**出现肌肉强直性痉挛和阵发性抽搐**。在紧张性收缩的基础上呈阵发性强烈痉挛。**最初是咀嚼肌受累**，其次为面肌、颈项肌、背腹肌、四肢肌群、膈肌和肋间肌。病人起始表现为**咀嚼不便、张口困难**，随后牙关紧闭；面肌抽搐，出现蹙眉、口角下缩、咧嘴"苦笑"；颈项肌痉挛时出现颈部强直、头后仰、腰部前凸、足后屈，形成弓背，而四肢呈屈膝、弯肘、半握拳等痉挛姿态，共同**形成"角弓反张"或"侧弓反张"状**；强烈肌肉痉挛致肌断裂，甚至发生骨折。膀胱括约肌痉挛可引起尿潴留。呼吸肌群和腿部肌痉挛可致面色青紫、呼吸困难甚至呼吸暂停。在肌肉持续收缩的基础上，任何轻微的刺激，如光线、声响、震动或触碰病人身体，都可诱发全身肌群痉挛和抽搐。

> **小试身手** 8. 破伤风最早发生紧张性收缩的肌群是
> 　A. 面肌　　　　　B. 咀嚼肌　　　　　C. 颈背肌　　　　　D. 四肢肌群　　　　　E. 腹肌

> **小试身手** 9. 破伤风患者最早出现的症状是
> 　A. 张口困难　　　　　B. 牙关紧闭　　　　　C. 苦笑面容　　　　　D. 角弓反张　　　　　E. 颈项强直

每次发作持续数秒至数分钟不等，发作时神志清楚。发作间歇期长短不一。一般病程为3~4周，自第2周后症状逐渐减轻。恢复期间可出现幻觉、言语、行为错乱等精神症状，多数能自行恢复。

4. **其他症状**　少数病人仅有局部肌肉持续性强直，可持续数周或数月。新生儿破伤风，因其肌肉纤弱而症状不典型，常表现为不能啼哭和吸吮乳汁、活动少、呼吸弱甚至呼吸困难。

> **小试身手** 10. 以下哪项破伤风的临床表现是正确的
> 　A. 典型的肌肉痉挛，最初始于面肌　　　B. 光线刺激不会诱发肌肉痉挛　　　C. 病人神志始终清楚
> 　D. 膀胱括约肌痉挛可引起尿失禁　　　E. 一般伴有高热

三、治疗原则

1. **清除毒素来源**　彻底清除坏死组织和异物，用3%过氧化氢溶液冲洗伤口，充分引流。

> **小试身手** 11. 消除破伤风毒素来源最有效的方法是
> 　A. 注射抗生素　　　　　B. 注射抗毒素　　　　　C. 注射人体免疫球蛋白
> 　D. 注射破伤风抗毒素（TAT）　　　　　E. 彻底清创

2. **中和游离的毒素**　注射破伤风抗毒素：破伤风抗毒素可中和游离毒素，应尽早使用。抗毒素易发生过敏反应，注射前必须进行皮内过敏试验。如过敏，应用脱敏法注射。使用人破伤风免疫球蛋白（TIG），剂量为3000~6000IU，肌内注射。

> **小试身手** 12. 破伤风患者注射大量破伤风抗毒素的目的是
> 　A. 控制和解除痉挛　　　　　B. 抑制破伤风杆菌的生长　　　　　C. 中和游离毒素
> 　D. 减少毒素的产生　　　　　E. 中和游离与结合的毒素

3. **控制并解除痉挛**　是治疗的重要环节。目的是使病人镇静，控制并解除痉挛。病室保持安静，减少刺激，根据病情交替使用镇静及解痉药物。警惕喉头痉挛和呼吸抑制。新生儿破伤风要慎用镇静解痉药物，应酌情使用洛贝林、尼可刹米等。

> **小试身手** 13. 控制破伤风病人痉挛的最主要措施是
> 　A. 保持病室安静　　　　　B. 限制亲友探视　　　　　C. 使用镇静及解痉剂
> 　D. 护理措施要集中　　　　　E. 静脉滴注破伤风抗毒素

4. **防治并发症**　保持呼吸道通畅，给予支持疗法，使用抗生素。

四、护理措施

1. **一般护理**

（1）**环境要求**：安置病人于隔离病室，保持安静，减少声光刺激。说话、走路轻，各项护理操作尽量集中，可在使用镇静药30分钟内进行，以免刺激病人引起抽搐。准备好急救药品和物品，以便及时处理呼吸困难和窒息等。

（2）**保持输液通畅**：每次抽搐发作后检查静脉通路，防止静脉通路脱落而影响治疗。

（3）遵医嘱给予镇静解痉药物。

（4）**严格消毒隔离**：破伤风应实行接触隔离，器械使用后用**0.5%有效氯溶液浸泡30分钟**或用**1%的过氧乙酸浸泡10分钟**，清洗后高压蒸汽灭菌，**敷料应焚烧**，用过的大单布类等包好送环氧乙烷室灭菌后再送洗衣房清洗、消毒，病人的用品和排泄物应消毒。护士穿隔离衣，防止交叉感染。

2. 呼吸道管理

（1）**保持呼吸道通畅**：对频繁抽搐、药物不易控制的病人尽早行气管切开，以改善通气，及时清除呼吸道分泌物，必要时人工辅助呼吸。紧急状态下可行环甲膜粗针头穿刺通气，给氧。

（2）在痉挛发作控制后，协助病人翻身、叩背，促进排痰；必要时吸痰；给予雾化吸入，稀释痰液。气管切开病人给予气道湿化。

（3）病人进食时注意避免呛咳、误吸。

3. 加强营养　给予高热量、高蛋白、高维生素饮食；少量多次进食，以免引起呛咳、误吸；病情严重者提供肠内外营养。

4. **保护病人，防止受伤**

（1）防止病人坠床：使用带护栏的病床。

（2）采取保护措施：必要时使用约束带固定病人，防止痉挛发作时病人坠床和自我伤害；关节部位放置软垫，防止肌腱断裂和骨折；应用牙垫以防止舌咬伤。

5. **严密观察病情变化**　设专人护理，每4小时测量生命体征1次。及时观察抽搐次数、时间、症状。及时应用抗痉挛药物，注意痉挛发作前的征兆，以便及时加大药量，控制发作。

6. 人工冬眠护理　做好各项监测，随时调整冬眠药物剂量，使病人处于浅睡状态。

7. 留置导尿管　持续导尿并给予会阴部护理，防止感染。

小试身手 14. 下述破伤风护理措施中**错误**的是

A. 执行接触隔离　　　　　　　　B. 各项护理操作尽量集中　　　　　　C. 床旁备气管切开包

D. 设专人护理　　　　　　　　　E. 病人用过的大单应先清洗再消毒、灭菌

8. 健康教育

（1）加强自我保护意识，避免皮肤受伤。

（2）出现下列情况应及时就诊，**注射破伤风抗毒素**：①较深的外伤切口，如木刺、锈钉刺伤；②伤口虽浅但沾染人畜粪便；③医院外的急产或流产，未经消毒处理；④陈旧性异物摘除前。

（3）**儿童应定期注射破伤风类毒素，以获得自动免疫。**

（4）避免不洁接产，以防发生新生儿破伤风等。

参考答案

1.E　2.E　3.C　4.C　5.B　6.C　7.A　8.B　9.A　10.C　11.E　12.C　13.C　14.E

第十章 损伤病人的护理

1. 掌握损伤的分类、创伤的修复、损伤病人的临床表现和治疗要点以及并发症的防治与护理措施。
2. 掌握烧伤病人的病理生理与临床表现。
3. 掌握烧伤病人的治疗要点和护理措施。

第一节 概 述

浪里淘沙—核心考点

损伤是指各种致伤因素作用于人体所造成的组织结构完整性破坏或功能障碍及其所引起的局部和全身反应。按致伤因子不同,损伤分为机械性、化学性、物理性和生物性损伤,其中**最常见的是机械性损伤**(又称创伤)。

一、损伤分类

1. **按皮肤完整性分类** 皮肤、黏膜保持完整为**闭合性损伤**;皮肤、黏膜破损为**开放性损伤**。
2. **按致伤原因分类** 如锐器可致切割伤、刺伤、穿透伤等;钝性暴力可致挫伤、挤压伤等;切线动力可致擦伤、裂伤等;枪弹可致火器伤等。

二、创伤修复

组织修复是伤口愈合的基础。修复是创伤病理过程中的最后阶段。不同组织损伤后修复结果不同,如表皮、黏膜、血管内皮细胞增生能力强,而骨骼肌、脂肪等增生能力差。

1. 伤口愈合类型
(1) **一期愈合**(又称原发愈合):又称原发愈合,**伤口组织修复以原来的细胞组织为主**,连接处仅有少量纤维组织。伤口边缘整齐、严密、平滑,呈线状。
(2) **二期愈合**(又称瘢痕愈合):修复较慢,瘢痕明显。愈合后对局部结构和功能有不同程度的影响。多见于损伤程度重、范围大,坏死组织多,常伴有感染而未经多种外科处理的伤口。
2. 影响创伤愈合的因素 年龄、伤口特点、感染和异物、营养状况、基础疾病、缝合技术等。

三、临床表现

1. 局部症状
(1) 疼痛:疼痛程度不一,伤后2~3天逐渐缓解。
(2) 肿胀:因受伤局部出血和液体渗出所致。可伴有皮肤青紫、瘀斑、血肿。严重肿胀可导致局部组织或远端血供障碍。
(3) 功能障碍:因解剖结构破坏、疼痛、肿胀或神经系统损伤等原因所致。
(4) **伤口和出血:是开放性损伤特有的征象。**
按伤口清洁度分为3类。①**清洁伤口:**是指**无菌手术切口**。损伤伤口经清创处理后污染减少,甚至可变为清洁伤口,获 **Ⅰ 期愈合**。②**污染伤口**:是指被异物或细菌污染,但未发生感染的伤口,一般指**伤后6~8小时以内经处理**的伤口。处理方法是清创术,使之转化为清洁伤口。③**感染伤口**:是指**已发生感染的伤口**,此类伤口需换药治疗,以获**二期愈合**。

小试身手 1. 患儿,男,6岁,在玩耍时不慎被砸碎的玻璃划破手臂,伤口深、出血多,压迫止血后6小时来医院就诊。查体发现一长约2cm的伤口,边缘整齐,无明显污染。此时采取的处理方法是

A. 清创后一期缝合　　B. 清创后二期缝合　　C. 清创后不缝合　　D. 伤口冷敷　　E. 控制感染,加强换药

2. 全身症状
(1) 发热:**体温升高**:中重度创伤性炎症反应所致的发热,**体温一般不超过38.5℃**。并发感染时可有高热,颅脑损伤致中枢性高热,体温可高达40℃。
(2) 生命体征:心率加快,血压稍高或偏低,呼吸深快。
(3) 其他:病人出现口渴、尿少、食欲减退、疲倦、失眠等。

四、治疗要点

1. 全身治疗 积极抗休克、保护重要脏器功能、营养支持、预防继发性感染和破伤风等。
2. 局部治疗
(1) 闭合性损伤:如无合并内脏损伤无需治疗;如骨折脱位应及时复位,妥善固定;如颅内血肿、内脏破裂等,应紧急手术。

（2）开放性损伤：及早清创缝合。如伤口已有感染征象，则应积极控制感染，加强换药，促进二期愈合。

五、并发症防治

1.局部并发症

（1）伤口出血：指创伤后48小时内发生的继发性出血。观察包扎敷料和创腔引流管引流情况，以估算失血量。

（2）伤口感染：多见于开放性损伤，表现为发热、脉速，伤口红肿热明显，疼痛减轻后加重，有脓性分泌物等。若闭合性损伤累及消化道、呼吸道或泌尿道时可引起胸腹腔内感染。

（3）伤口裂开：指伤口未愈合，皮肤或皮下各层完全分离。

2.全身并发症　休克、急性肾衰竭和呼吸衰竭。

六、护理措施

1.现场急救　优先抢救窒息、大出血、开放性气胸、休克、腹腔内脏脱出等危重伤员。

（1）保持气道通畅：清理呼吸道保持气道通畅，使用口咽通气道，加压面罩等。

（2）控制外出血：用压迫法、加压包扎、止血带等迅速控制出血。

（3）迅速补充血容量：立即建立静脉通路快速补液，血压低于90mmHg者使用抗休克裤。

（4）包扎、封闭体腔伤口：颅脑、胸部、腹部伤应用无菌敷料或干净敷料包扎，封闭胸壁伤口，用敷料或器具保护腹腔内脱出的脏器。

（5）有效固定骨折、脱位：应用夹板、躯体或健肢以中立位固定伤肢。注意观察远端血运。已污染的开放性骨折给予受伤位包扎固定。

（6）严格监护：每5~15分钟测量生命体征1次。

2.伤员转送

（1）迅速：快速将伤员送至附近医院急救。

（2）安全：搬动和转运途中应防止二次损伤。

（3）平稳：在救护车内，伤员足向车头，头向车尾平卧。

3.一般护理

（1）体位和制动：取平卧位，用绷带、石膏、夹板等制动，以减轻肿胀和疼痛。

（2）防治感染：伤后4~6小时内使用抗生素。开放性损伤使用破伤风抗毒素。

（3）镇静、止痛：诊断未明确前慎用。使用麻醉镇痛药时防止呼吸抑制。

（4）禁食或胃管减压。

（5）营养支持：酌情选用肠内或肠外营养支持。

4.软组织闭合性创伤的护理

（1）观察病情：观察局部症状和体征。密切观察生命体征变化，注意有无深部组织损伤，对挤压伤病人观察尿量、尿色、尿比重，防止急性肾衰竭。

（2）局部制动：抬高患肢15°~30°。伤处先复位，再用夹板、绷带固定。

（3）局部治疗：小范围软组织创伤后12小时内局部冷敷，以减少渗血和肿胀。12小时后可热敷和理疗，以促进炎症消退。血肿较大者在无菌操作下穿刺抽吸，并加压包扎。

小试身手　2.患者，男，18岁，踢球时不慎扭伤踝关节，2小时后来医院就诊。可采取的处理措施是

A.局部按摩　　　　　　　　B.热水泡脚

C.局部使用热水袋　　　　　D.局部用冰袋

E.局部理疗

（4）促进功能恢复：病情稳定后理疗、按摩和功能锻炼。

5.软组织开放性创伤的护理

（1）术前准备：做好备皮、药敏试验、交叉配血、输液等。有活动性出血者在抗休克的同时积极准备手术。

（2）清创：对污染伤口进行清洁处理，防止感染，争取一期愈合。

（3）术后护理

1）密切观察病情：监测伤情变化，警惕活动性出血。观察伤口情况，如出现感染征象时，应早期处理。

2）支持疗法：遵医嘱输液、输血、防治水、电解质紊乱，纠正贫血。加强营养以促进创伤愈合。

3）预防感染：尽早使用抗生素。受伤后或清创后及时注射破伤风抗毒素。

4）功能锻炼：病情稳定后鼓励病人早期活动，指导病人进行肢体功能锻炼。

6.健康教育

（1）教育病人注意交通安全及劳动保护，遵守社会规范，避免意外伤害。

（2）向病人讲解创伤的病理、影响伤口修复的因素、各项治疗措施的必要性。

（3）指导病人加强营养，积极配合治疗。

（4）督促病人功能锻炼，防止关节僵硬、肌萎缩。

第二节　烧　伤

烧伤泛指由热力、电流、化学物质、激光、放射线等造成的组织损伤。

一、病理生理

根据烧伤的病理生理反应及其病程演变，烧伤分为3期：

1. **休克期**　严重烧伤后机体**最早的反应是体液渗出**。由于毛细血管通透性增加，血浆渗液向体表渗出，使体液减少，水、电解质、酸碱平衡紊乱，或是渗出液积聚到细胞间隙，形成水肿、水疱。**烧伤后48小时内，病人可死于低血容量性休克。**

小试身手　3.大面积烧伤早期发生的休克多为

A.神经源性休克　　　　　　　　B.心源性休克　　　　　　　　C.低血容量性休克

D.感染性休克　　　　　　　　　E.过敏性休克

小试身手　4.烧伤后48小时内导致病人死亡的主要原因是

A.休克　　　　　　　　　　　　B.感染　　　　　　　　　　　　C.代谢性酸中毒

D.疼痛　　　　　　　　　　　　E.多器官功能衰竭

2. **感染期**　严重烧伤导致皮肤屏障受损以及全身应激反应，机体对致病菌的易感性增加，早期即可发生全身性感染。

3. **修复期**　烧伤早期出现炎症反应的同时机体开始修复。浅度烧伤自行修复，深Ⅱ度烧伤靠残存上皮融合修复，Ⅲ度烧伤须通过皮肤移植修复。

二、临床表现

1.烧伤面积　我国使用的烧伤面积计算法包括手掌法和中国新九分法。

（1）手掌法：病人本人五指并拢时的手掌面积约占体表总面积的1%，五指自然分开的手掌面积约为1.25%。

（2）中国新九分法：将人体按体表面积划分为11个9%的等份，再加1%，即为100%。适用于较大烧伤面积的评估，可简记为：3、3、3（头、面、颈），5、6、7（双手、双前臂、双上臂），5、7、13、21（双臀、双足、双大腿、双小腿），13、13（躯干），会阴1。

表 2-10-1　成人体表面积中国九分法

部位	成人各部位面积（%）	小儿各部位面积（%）
头颈	9×1=9（发部3面部3颈部3）	9+（12-年龄）
双上肢	9×2=18（双手5双前臂6双上臂7）	9×2
躯干	9×3=27（腹侧13背侧13会阴1）	9×3
双下肢	9×5+1=46（双臀5双大腿21双小腿13双足7）	46-（12-年龄）

锦囊妙记：烧伤面积可记为3（头）、3（面）、3（颈）、5（双手）、6（双前臂）、7（双上臂）；13（前胸），13（后背），21（大腿）；双臀占5，会阴1；小腿13，双足7。

小试身手　5.7岁儿童双下肢浅Ⅱ度烧伤，其面积为

A.20%　　　　　B.36%　　　　　C.41%　　　　　D.46%　　　　　E.51%

小试身手　6.关于烧伤九分法的面积估算，**错误**的是

A.头颈面各为3%　　　　　　　B.双上肢为18%　　　　　　　C.躯干为27%

D.双下肢为44%　　　　　　　E.会阴为1%

小试身手　7.根据中国新九分法计算烧伤面积，成人躯干和会阴占全身面积的

A.20%　　　　　B.25%　　　　　C.27%　　　　　D.30%　　　　　E.35%

小试身手　8.患儿，6岁，头颈部全部烧伤，其烧伤面积约占全身体表面积的

A.6%　　　　　B.10%　　　　　C.12%　　　　　D.15%　　　　　E.20%

小试身手　9.患者，男性，25岁，头面部、右上肢、前胸、腹部烧伤，其烧伤面积为

A.15%　　　　　B.18%　　　　　C.21%　　　　　D.28%　　　　　E.36%

2.烧伤深度　通常采用Ⅲ度四分法，即Ⅰ度、浅Ⅱ度、深Ⅱ度和Ⅲ度。Ⅰ度、浅Ⅱ度为浅度烧伤，深Ⅱ度和Ⅲ度则为深度烧伤。

表2-10-2　烧伤深度分类

分类	伤及深度	表现	愈合
Ⅰ度	表皮层	**皮肤灼红，痛觉敏感，干燥无水疱**	3~7天愈合，脱屑后有色素加深，后消退，不留痕迹
浅Ⅱ度	表皮全层与真皮浅层	**有大小不一的水疱**，疱壁较薄、内含黄色澄清液体、基底潮红湿润，**疼痛剧烈**	2周左右愈合，有色素沉着，无瘢痕
深Ⅱ度	真皮层	**可有水疱**，疱壁较厚、基底苍白与潮红相间、稍湿，**痛觉迟钝**，有拔毛痛	3~4周愈合，留有瘢痕
Ⅲ度	皮肤全层，可达皮下、肌肉或骨骼	**创面无水疱，痛觉消失**，无弹性、干燥如皮革样或呈蜡白、焦黄，甚至**炭化成焦痂**	

小试身手 10. 某成年男性，面部、颈部、右上肢被火烧伤，胸前还有一巴掌大小的烧伤部位。创面大水疱，基底潮红，水肿，疼痛剧烈。其烧伤面积和烧伤深度分别为

A. 13%，浅Ⅱ度　　　　　　　　B. 16%，浅Ⅱ度　　　　　　　　C. 18%，浅Ⅱ度

D. 27%，深Ⅱ度　　　　　　　　E. 19%，深Ⅱ度

3. 烧伤严重程度　我国多采用的分度法是：

轻度烧伤：Ⅱ度面积<10%。

中度烧伤：Ⅱ度面积为11%~30%或Ⅲ度面积不足10%。

重度烧伤：总烧伤面积达31%~50%或Ⅲ度面积达11%~20%，或虽然Ⅱ度、Ⅲ度烧伤面积不足上述百分数，但病人并发休克、吸入性损伤或合并复合伤。

特重烧伤：总烧伤面积>50%或Ⅲ度面积>20%或已有严重并发症。

4. **吸入性损伤**　致病原因包括热力本身和热力作用（燃烧）所产生的烟雾，后者吸入支气管和肺泡后，具有局部腐蚀和全身毒性作用。有些甚至无体表烧伤但因吸入性窒息致死。吸入性损伤的诊断依据：①燃烧现场环境封闭；②出现呼吸道刺激症状：咳出炭末样痰、声音嘶哑、呼吸困难、闻及哮鸣音；③口鼻周围或面颈部有深度烧伤，鼻毛烧焦，口鼻有黑色分泌物。

三、治疗原则

1. 现场救护

（1）**迅速脱离热源**：现场急救应迅速灭火、救人、转移伤员迅速脱离热源。

（2）**抢救生命**：是急救的首要任务。若伤员获救后反应迟钝，应怀疑有无合并颅脑损伤或休克，若心跳、呼吸停止应立即心肺复苏。

（3）**保持呼吸道通畅**：火焰、烟雾可致吸入性损伤，引起呼吸窘迫，保持呼吸通畅，必要时放置口咽通气道或气管插管、切开。合并CO中毒者转移至通风处并高流量给氧。

（4）保护创面和保暖：防止创面再次污染和损伤。剪开贴身衣服，不可撕脱，以防扯破创面皮肤。裸露的体表和创面，用无菌敷料或干净床单包裹。寒冷环境，增加盖被，防止伤员体温过低。

（5）其他救治

1）处理复合伤：如紧急止血、固定骨折、包扎伤口及处理开放性气胸等。

2）**纠正低血容量**：对休克者，快速建立静脉通道、补充血容量。

3）镇静止痛：安慰伤员，增强其信心。对严重惊恐或出现心理障碍者可给予镇静止痛药，遵医嘱应用哌替啶、吗啡类药物，严密观察有无呼吸抑制。

（6）尽快转送：与接收伤员的医院或抢救中心联系，转送途中加强监护。

小试身手 11. 下列有关烧伤现场救护措施，**不正确的是**

A. 迅速脱离热源　　B. 手烧伤时可持续用冷水湿敷　　　　C. 有心跳、呼吸停止者应就地心肺复苏

D. 尽快转送　　　　E. 伤员的贴身衣服应尽快撕下，暴露创面

2. 烧伤处理

（1）保护烧伤创面、防止污染：轻度烧伤剃净创周毛发、清洁健康皮肤。

（2）**防治低血容量性休克**：主要为液体疗法。补液量按烧伤面积和体重计算：**伤后第一个24小时**，每1%烧伤面积（Ⅱ度、Ⅲ度）每公斤体重应补充液体1.5ml（小儿为1.8ml，婴儿为2ml），其中晶体和胶体液量之比为2∶1，大面积深度烧伤者与小儿烧伤其比例可改为1∶1，另加每日生理需水量2000ml（儿童60~80ml/kg，婴儿100ml/kg），即第一个24小时补液量=体重（kg）×烧伤面积×1.5ml（儿童为1.8ml，婴儿为2ml）+2000ml（儿童60~80ml/kg，婴儿100ml/kg），**即为补液总量**。晶体首选平衡液、林格液等，并适量补充碳酸氢钠；胶体首选血浆，亦可给全血或血浆代用品，但用量不宜超过1000ml，Ⅲ度烧伤输全血；生理需水量用5%~10%葡萄糖液。上述总量的一半，应在伤后8小时内输完，另一半在其后的16小时内输完。伤后第二个24小时补液量，按第一个24小时计算量的1/2，再加每日生理盐水量2000ml补给。第三个24小时补液量，视伤员病情变化而定。

小试身手（12~13题共用题干）

患者，男性，25岁，体重60kg。双上肢、躯干及双侧臀部被沸水烫伤，创面可见大水疱，疱壁薄，部分水疱破裂，基底潮红，疼痛剧烈，水肿明显。

12. 估计该病人的烧伤总面积及烧伤程度为

A. 40% Ⅰ度　　B. 39% 浅Ⅱ度　　C. 50% 深Ⅱ度　　D. 50% 浅Ⅱ度　　E. 40% 深Ⅱ度

13. 第一个24小时补液总量应为

A. 4500ml　　　　B. 5000ml　　　　C. 6500ml　　　　D. 8000ml　　　　E. 9500ml

（3）**防治感染**：严重烧伤合并全身性感染时，病人表现为：①神志改变，兴奋或淡漠，谵妄，定向力障碍；②寒战、高热或体温不升；<u>金黄色葡萄球菌感染潜伏期长达数日，而铜绿假单胞菌仅为数小时，金黄色葡萄球菌性脓毒败血症多为高热，铜绿假单胞菌性感染体温不升</u>；③脉搏、心率加快而血压下降，出现感染性休克；④呼吸急促；⑤出现烧伤创面脓毒症；⑥血白细胞计数骤升或骤降。

3. **防治全身性感染的措施**　①及时纠正休克；②正确处理创面：<u>深度烧伤创面应及早切痂、削痂和植皮</u>；③合理使用抗生素：感染控制后及时停药，以防菌群失调或并发二重感染；④加强支持治疗：维持水、电解质平衡，给予营养支持，尽可能选择肠内营养。

4. 促使创面愈合、降低致残率　切除烧伤组织达深筋膜平面，削除坏死组织至健康组织平面，新鲜创面植皮。

四、护理措施

1. 吸入性损伤的护理

（1）保持气道通畅：鼓励病人深呼吸，咳嗽、咳痰。及时清除口鼻分泌物，翻身拍背。对咳痰无力、气道分泌物多、有坏死组织脱落者，及时吸痰。<u>必要时经气管插管或气管切开行机械辅助通气</u>。

（2）吸氧：<u>氧浓度一般不超过40%</u>，雾化吸入，一氧化碳中毒者给纯氧吸入。

（3）观察并记录输液量及速度，<u>少输库存血，防止急性肺水肿</u>等发生。

（4）严格呼吸道管理及无菌技术。

（5）监测呼吸系统功能。

2. **休克期护理**　严密观察病情，及时补液以尽早恢复体液平衡。

（1）严密观察病情：专人护理，每2小时测量生命体征1次。监测血氧饱和度、尿量、pH及有无肌红蛋白、血红蛋白尿。

（2）液体疗法：<u>监测每小时尿量</u>。一般婴儿应维持在10ml、小儿20ml、成人30ml以上；老年或有心血管疾病、吸入性烧伤或合并颅脑伤的病人，每小时尿量维持在20ml左右。

尽早实施补液方案，烧伤后1小时内开始补液。补液原则为<u>"先晶后胶，先盐后糖，先快后慢"，见尿补钾</u>。

液体疗法有效的评估标准是：①尿量成人为30~50ml/h，小儿不低于1ml（kg·h），CVP 5~12cmH$_2$O，血清电解质（如K$^+$、Na$^+$）正常。伤员无恶心、呕吐、腹胀、腹痛等症状。②伤员神志清醒。③成人脉率在120次/min以下，小儿脉率在140次/min以下。④收缩压在90mmHg以上，脉压在20mmHg以上。

尽量避免口服补液，若病情平稳，口渴较重，适量服用每升含氯化钠0.3g、碳酸氢钠0.15g的烧伤饮料，但要防止发生急性胃扩张、胃出血。

小试身手 14. 以下关于烧伤病人休克期的护理，**不正确的**是

A. 成人每小时尿量应维持在30ml以上　　B. 婴儿每小时尿量应维持在20ml以上　　C. 设专人护理

D. 尽早给予补液　　E. 至少每2小时监测生命体征

3. 创面护理

（1）包扎疗法：<u>适用于小面积或肢体部位创面</u>，用生理盐水、1‰苯扎溴铵、0.5‰氯己定或碘伏等消毒后，涂以烧伤软膏，覆盖厚层纱布后包扎；包扎厚度为2~3cm，包扎范围超过创面边缘5cm。Ⅱ度烧伤者的水疱可保留或用空针抽出内液，破裂的水疱囊及异物予以清除，<u>创面用1%磺胺嘧啶银糊等涂布</u>。

护理措施：①使用吸水性强的敷料，包扎时用力均匀，达到要求的厚度和范围。②抬高肢体，保持关节各部位尤其是手部的功能位和髋关节外展位。③观察肢体末梢循环情况，如皮温和动脉搏动。④保持敷料干燥，若被渗液浸湿、污染或有异味，及时更换。⑤预防中暑。

（2）暴露疗法护理：<u>头、面、颈、会阴部</u>不便包扎的创面<u>可用暴露疗法或半暴露疗法</u>，趋于愈合或小片植皮的创面可半暴露。

护理重点：①室温保持在28~32℃，湿度70%左右。②随时用无菌吸水敷料或棉签吸净创面渗液，尤其是头面部创面。③适当约束肢体，防止无意抓伤。④焦痂可用2%碘酊涂擦2~4天，每日4~6次。⑤用翻身床或定时翻身，避免创面因受压而加深。⑥环形焦痂者，注意呼吸和肢体远端血运。⑦创面不覆盖任何敷料或被单。

（3）半暴露创面护理：用单层抗生素或薄油纱布紧密覆盖于创面，保持创面干燥、预防感染。

4. 感染的护理

（1）严格执行消毒隔离制度，把病人安置在层流病房。

（2）严密观察病情，及时发现和处理烧伤创面感染灶和脓毒症。

（3）做好口腔及会阴部护理，防止创面污染。

（4）加强导管护理。

（5）定期做室内环境、创面、血液及排泄物、分泌液的细菌培养和药物敏感试验。合理选用抗生素。

（6）加强营养，提高免疫力。

5. 疼痛护理　指导病人放松，引导病人转移注意力。一般性止痛药应选择多种剂型、多种途径给药。

6. 康复期护理

（1）营养护理：保证营养摄入，增加维生素B、维生素C，蛋白质和能量供应，以加速创面修复。

（2）康复护理：指导和协助伤病人做功能锻炼。

7. 心理护理　烧伤病人因担心容貌、身体形象改变，因此应做好心理疏导。

参考答案

1.A　2.D　3.C　4.A　5.C　6.D　7.C　8.D　9.D　10.B　11.E　12.D　13.C　14.B

第十一章　肿瘤病人的护理

1. 掌握肿瘤的分类、病因病理、临床表现、肿瘤分期、治疗要点及预防。
2. 掌握肿瘤病人的心理特点和护理。
3. 熟练掌握手术治疗病人的护理。
4. 掌握放射治疗病人的护理。
5. 熟练掌握化学治疗病人的护理。

第一节　概　述

浪里淘沙—核心考点

肿瘤是机体细胞在致瘤因素的长期作用下发生过度增殖及异常分化所形成的新生物。

（一）分类

1. **良性肿瘤**　细胞分化成熟，呈膨胀性生长，<u>不发生转移</u>，对人体影响小，除非肿瘤长在重要部位。部分良性肿瘤可恶性变。

2. **恶性肿瘤**　包括癌、肉瘤及胚胎性母细胞瘤等。<u>恶性肿瘤细胞分化不成熟，生长较快，呈浸润破坏性生长，无规律地持续增长，可破坏所在器官并发生转移。</u>

3. **交界性肿瘤**　少数肿瘤在形态上属良性，但呈浸润性生长，切除后易复发。

小试身手 1. 良性肿瘤与恶性肿瘤的根本区别是

A. 肿块硬度　　　　B. 细胞分化程度　　　C. 生长速度　　　D. 疼痛程度　　　E. 表面光滑程度

（二）病因

肿瘤是由多种外源性的致癌因素和内源性的促癌因素长期共同作用的结果。外界因素有生物、化学、物理因素以及不良生活方式和癌前病变。促癌因素包括遗传倾向性、内分泌、免疫和营养因素，心理社会因素可通过影响人体内分泌、免疫功能而诱发肿瘤。

（三）病理

良性肿瘤近似正常细胞，少有核分裂相。<u>恶性肿瘤有去分化或不典型增生，表现为浸润性生长并伴转移。</u>

1. **恶性肿瘤的发生发展**　包括癌前期、原位癌和浸润癌3个阶段。从病理形态上看，癌前期上皮增生明显伴有不典型增生；原位癌局限于上皮层内，未突破基膜，属于早期癌；浸润癌则突破基膜向周围组织浸润、破坏和侵蚀周围正常组织。

2. **肿瘤细胞的分化**　恶性肿瘤细胞分为高分化、中分化和低分化（或未分化）3类。**高分化细胞接近正常，恶性程度低；未分化细胞核分裂多，恶性程度高，预后差**；中分化的恶性程度介于两者之间。

3. **转移**　扩散途径包括4种：
（1）局部浸润和直接蔓延：肿瘤细胞由原发部位直接侵入邻近组织。
（2）淋巴转移：多数为邻近区域淋巴结转移。
（3）血行转移：由血液循环将原发病灶的癌细胞带到肺、肝、骨骼及脑部，如腹内肿瘤经门静脉转移至肝。
（4）种植转移：肿瘤细胞脱落后在体腔或空腔器官内转移，如肝癌种植转移至盆腔。

4. **生长方式**　良性肿瘤多为膨胀性生长，挤压周围组织，形成包膜样纤维包绕，切除后少有复发。**恶性肿瘤呈浸润性生长，边界不清，实际扩展范围远较肉眼所见为大，局部切除后易复发。**

5. **生长速度**　良性肿瘤生长缓慢，病程长；恶性肿瘤生长快、发展迅速，病程短。

（四）临床表现

1. **局部表现**　位于体表或浅在的肿瘤，**肿块常是第一症状**。**良性肿瘤生长缓慢，形状规则，表面光滑，易推动；恶性肿瘤生长较快，质硬，边界不清，表面不平，活动度小，中晚期不易推动甚至固定。良性肿瘤一般无疼痛，肿瘤压迫或侵犯空腔脏器时出现梗阻症状。恶性肿瘤中晚期常有癌肿溃疡、出血和感染症状，当侵犯神经时出现剧烈疼痛。晚期出现恶病质和转移症状。**

2. **全身表现**　早期多无明显症状。**恶性肿瘤中晚期出现乏力、食欲不振、消瘦、贫血、低热等，甚至全身衰竭、恶病质。**

3. **辅助检查**
（1）实验室检查
1）一般化验：三大常规、肝功能、BUN测定。
2）**肿瘤标记**：为肿瘤病人体液中出现浓度异常的生化物质。**甲胎蛋白（AFP）对原发性肝癌诊断特异性高**；癌胚抗原（CEA）的动态检测对结肠癌疗效判断有参考价值。

> 锦囊妙记：考生可将常见肿瘤标记物做一总结：肝癌（AFP），结肠癌（CEA），前列腺癌（PSA），浸润性葡萄胎（HCG）。

（2）影像学检查：X线平片、造影检查、超声波显像、CT、MRI等检查能显示肿瘤部位、形态和大小。

（3）内镜检查：可直接观察空腔器官、胸腔、腹腔及纵隔等部位的病变，并取活体组织做病理学检查。

（4）病理检查：为肿瘤确诊的方法，包括细胞学检查和活体组织检查。

小试身手 2.能定性诊断肿瘤的方法是

A.B超　　　　　　B.X线　　　　　　C.病理检查　　　　　　D.血常规　　　　　　E.肿瘤标记物

（五）肿瘤分期

采用国际抗癌联盟组织提出的TNM分期法。**T代表原发肿瘤，N代表淋巴结，M为远处转移**，根据肿块大小、浸润程度在字母后标以数字0~4，表示肿瘤发展程度。1代表小，4代表大，0代表无。**有远处转移为M_1，无远处转移为M_0。**

小试身手（3~5题共用备选答案）

A.原发肿瘤　　　　B.肿块大小　　　　C.淋巴结　　　　D.远处转移　　　　E.浸润程度

3.TNM分期法中T代表

4.TNM分期法中N代表

5.TNM分期法中M代表

（六）治疗原则

治疗方法包括手术、放射线、化学药物、中医中药和生物治疗等。恶性肿瘤的治疗原则是以手术为主的综合治疗。早期手术切除原发灶；中期手术切除原发灶或局部放疗，并辅以化疗；晚期采取综合治疗。

1.**手术疗法**　手术切除对实体肿瘤是一种最有效的方法，**是肿瘤病人首选的局部治疗**。良性和临界性肿瘤仅做肿瘤的完整切除。恶性肿瘤的手术方式包括：①根治手术：将肿瘤所在器官的大部或全部，连同肿瘤周围的正常组织和区域淋巴结整块切除。适用于早、中期肿瘤。②姑息手术：仅做原发灶切除，或将原发灶旷置，如晚期胃癌伴幽门梗阻行胃空肠吻合术，以减轻痛苦，延长生存期。适用于部分晚期肿瘤。

2.**化学疗法**

（1）给药方法：①大剂量冲击法：疗效好、毒性低，对免疫损害少，不易产生耐药。②中剂量短程法：用于术前化疗和不能耐受大剂量冲击者。③小剂量长程给药法：效果差、不良反应大，除用于白血病外，其余很少采用。

（2）给药途径：①静脉注射：用于一般刺激性药物。注药完毕抽少量回血，保持注射器内有一定负压再拔针，压迫针眼1~2分钟。②静脉冲入：用于强刺激性药物，如长春新碱、丝裂霉素、阿霉素由滴管侧孔冲入。③静脉滴注：用于某些抗代谢药，需准确掌握滴速。

肌内注射用于对组织无刺激性的药物，肌内注射宜深，以利吸收。腔内注射主要用于癌性胸腹水和心包积液，注药后协助病人更换体位。动脉注射适于晚期不宜手术或复发而局限性肿瘤，直接将药物注入供应肿瘤的动脉，可分为直接穿刺、动脉插管和区域动脉灌注。

3.**放射疗法**　常用的放射治疗源有深度X线、γ射线、放射性核素（如镭、^{60}钴）、粒子加速器等。

肿瘤对放射线的敏感度，直接影响放疗的效果：①造血系统肿瘤、性腺肿瘤、淋巴肉瘤、霍奇金病、小脑髓母细胞瘤、多发性骨髓瘤等，对放射线敏感；②鼻咽癌、食管癌、乳腺癌、肺癌、皮肤癌等，对放射线中度敏感；③胃癌、大肠癌、软组织肉瘤等对放射线敏感性差。

小试身手 6.对放疗高度敏感的肿瘤是

A.来自上皮组织的恶性肿瘤　　　　　　　B.淋巴造血系统和某些胚胎组织的恶性肿瘤

C.软组织恶性肿瘤　　　　　　　　　　　D.骨组织恶性肿瘤

E.黑色素瘤

4.**生物治疗**　包括免疫治疗与基因治疗等。

5.**中医中药治疗**　补益气血、调理脏腑，配合手术及放、化疗。

6.**内分泌治疗**　某些肿瘤可进行内分泌治疗，如增添激素或内分泌去势治疗等。

（七）预防

1.**一级预防**　为病因预防，**目的是消除或减少致癌因素，降低癌症发病率**。主要措施包括：①加强放射防护；②治疗慢性炎症；③消除环境中的致癌因素；④注意营养，纠正不良饮食习惯，预防肝炎，提倡食用新鲜蔬菜和维生素丰富食物；⑤慎用激素类药物；⑥追踪高癌家族成员；⑦锻炼身体，增强体魄，避免持续精神紧张。

2.**二级预防**　早期发现、早期诊断和早期治疗，**目的是降低癌症死亡率**。适用情况包括：①皮肤、黏膜病变如老年性皮肤角化症、黏膜白斑、疣、摩擦部位黑色素痣等；②久治不愈的慢性溃疡、慢性炎症如皮肤或黏膜溃疡、胃溃疡、萎缩性胃炎、慢性子宫颈炎、子宫颈糜烂、子宫颈息肉等；③有恶变可能的乳腺疾病，如乳腺导管内乳头状瘤等；④食管黏膜上皮重度增生；⑤胃肠道息肉；⑥乙型肝炎及肝硬化；⑦包皮过长或包茎；⑧葡萄胎。

3.**三级预防**　为肿瘤诊断及治疗后的康复，**目的在于提高病人生存质量、减轻痛苦、延长生命**，如癌痛的管理等。

4.**其他措施**　为了控制恶性肿瘤的发病，还应做好：①建立健全肿瘤防治网；②建立恶性肿瘤登记报告制度；③针对一种或数种恶性肿瘤，在高发地区开展防癌普查。

第二节　护　理

浪里淘沙—核心考点

（一）肿瘤病人的心理分期和护理

1. 震惊否认期　诊断明确后病人震惊，表现为不言不语，情感淡漠，眼神呆滞甚至晕厥。继之极力否认，希望诊断有误，要求复查，甚至辗转多家医院就诊、咨询，企图否定诊断。震惊期护士以非语言陪伴，协助病人满足其生理需要，给予病人安全感。

2. 愤怒期　当病人不得不承认自己患肿瘤后，随之恐慌、哭泣、愤怒、悲哀、烦躁、不满。部分病人为了发泄内心的痛苦而拒绝治疗或迁怒于家人和医护人员，甚至出现冲动性行为。此期护士在病人面前表现出严肃且关心的态度，切忌谈笑风生。做任何检查和治疗前解释说明。向家属说明病人愤怒的原因，争取家属理解。

3. 磋商期　此期病人求生欲最强，会祈求奇迹出现。病人易接受他人劝慰，有良好的遵医行为。此期护士应加强对病人及家属的健康教育，维护病人自尊、尊重病人隐私，增强病人的治疗信心。

4. 抑郁期　此期病人虽对周围的人、事、物不再关心，但对自己的病仍很关注。护士应用恰当的非语言沟通技巧表达对病人的关心，定时探望，加强交流，鼓励病人发泄情绪，减轻心理压力。鼓励家人陪伴，预防意外伤害发生。

5. 接受期　病人经过激烈的内心挣扎，认识到生命即将终结，心境变得平和，通常不愿多说话。此期护士应尊重其意愿，替病人限制访客，主动发现病人的需要并尽量满足。

（二）手术治疗病人的护理

1. 饮食护理　指导病人改善营养状况，鼓励进食高蛋白、高热量、高维生素饮食，多吃鸡蛋、牛奶、蔬菜、水果，必要时输血以纠正贫血，增强病人对手术的耐受性。

2. 术前准备　备皮时动作轻柔，忌用力擦洗。结直肠癌病人灌肠用较细的肛管，涂以较多的甘油，轻轻插过肿瘤部位，用大量低压灌肠，并缓缓拔出肛管，让病人用手纸按压肛门，以抑制排便反射而使溶液停留较长时间，提高效果。

3. 功能锻炼

（1）乳腺癌根治术：进行握拳、屈腕、屈肘、上举和肩关节活动锻炼，术后2周达到术侧手臂能高举过头顶摸到对侧耳朵，提高生活自理能力。

（2）开胸手术：加强患侧手臂上举及肩关节活动，纠正肩下垂。

（3）颈淋巴结清扫术：伤口愈合后开始肩关节及颈活动范围的锻炼，随时保持术侧肩略高于健侧。

（4）截肢术：术前学会用拐，并进行手臂拉力练习，以便术后尽早借拐下地活动。

（5）全喉切除术：术后需永久依赖气管造口呼吸，并失去发音能力。术后训练病人自行吸痰、清洗气管导管，更换喉垫，指导病人练习食管发音或使用人工喉。

（三）放射治疗病人的护理

1. 全身反应的护理　照射后数小时或1~2天病人出现虚弱、乏力、头晕、头痛、厌食，恶心、呕吐等。上腹部照射较头颈、胸部和四肢照射全身反应大；大面积照射，如全肺、全腹照射全身反应大。每次照射后静卧半小时对预防全身反应有效；加强营养，补充大量维生素。

骨髓抑制常见于大面积照射时，每周查1次白细胞和血小板，如白细胞低于1.0×10^9/L；或血小板低于80×10^9/L时，应暂停放疗，给予维生素B_4、利血生等生血药，严重时输鲜血，注意消毒隔离。

小试身手 7. 停用放疗的指征是

A. 白细胞低于1.0×10^9/L或血小板低于80×10^9/L

B. 白细胞降至30×10^9/L或血小板降至80×10^9/L

C. 白细胞降至4×10^9/L或血小板降至80×10^9/L

D. 白细胞降至3×10^9/L或血小板降至8×10^9/L

E. 白细胞降至5×10^9/L或血小板降至80×10^9/L

2. 局部反应的护理

（1）皮肤反应：分为3度。①一度反应：红斑、有烧灼和刺痒感，继续照射由鲜红渐变为暗红色，以后有脱屑，称为干反应。②二度反应：高度充血、水肿，有水疱形成，有渗出液、糜烂，称为湿反应。③三度反应：溃疡形成或坏死，侵犯到真皮造成放射性损伤，难以愈合。放射治疗中允许一、二度反应出现，但不可出现三度反应。照射后局部皮肤保持清洁干燥，避免物理和化学刺激。

> 锦囊妙记：一度反应主要为皮肤颜色由鲜红转为暗红，二度反应皮肤出现水疱，三度反应皮肤出现溃疡。

小试身手 8. 放射治疗病人的皮肤护理，错误的是

A. 嘱病人选择宽松、柔软、吸湿性强的内衣

B. 湿反应可涂2%甲紫

C. 避免日光直射照射野部位

D. 干反应可涂0.2%薄荷淀粉止痒

E. 照射部位可用肥皂清洗

（2）口腔黏膜：口腔照射10天左右，黏膜水肿，呈灰色、光泽消失；照射15天左右，黏膜充血、疼痛，唾液分泌减少，口干；照射20天左右，出现假膜，味觉消失，治疗后约需3周恢复正常。

护理措施：①保持口腔清洁，用软毛牙刷刷牙，睡前及三餐后，用漱口水含漱，出现假膜时用1.5%过氧化氢（双氧水）；②避免进过热过冷食物；③口干用1%甘草水漱口；④鼻咽、上颌窦照射需行鼻咽或上颌窦冲洗，以保持局部清洁。

（3）食管：食管照射后出现黏膜充血、水肿及炎性反应，梗阻加重，造成吞咽困难、疼痛。保持口腔清洁，饭后饮水冲洗食管。对食管高度梗阻者行胃造瘘或胃肠外营养。中晚期食管癌可出现食管黏膜溃疡坏死，食管穿孔。中段食管癌可穿入主动脉引起大出血，应密切观察疼痛性质，有无呛咳及脉搏变化。

（4）小肠：全腹照射后期出现肠狭窄，黏膜溃疡、出血甚至坏死。密切观察病人有无腹痛、腹泻，出现肠痉挛及休克。

3. 健康教育

（1）定期检查：**每周1~2次检查血白细胞计数及重要脏器功能**，如白细胞、血小板计数下降应给予药物治疗；明显下降者暂停放疗。

（2）提高自我保护能力：放疗期间戒烟酒、多饮水，保护照射野的定位标记，衣着柔软、宽松，学会保护皮肤、黏膜。

（3）增强自我保护意识：少接触感染病人，外出时防寒保暖。适当锻炼，加强营养。

（四）化疗病人的护理

1. 常见毒性反应和护理

（1）组织坏死和栓塞性静脉炎：强刺激性药物如氮芥、阿霉素、长春新碱、丝裂霉素等，不慎注入皮下可引起组织坏死，甚至经久不愈。注射方法不当可引起静脉炎，导致血管变硬，血流不畅，甚至闭塞。

1）预防组织坏死：**如药液不慎溢出需立即**：①停止注药或输液，保留针头接注射器回抽后，注入解毒药再拔针；②皮下注入解毒药；③局部涂氢化可的松，冰敷24小时；④报告医师并记录。常用解毒药有**硫代硫酸钠用于氮芥、丝裂霉素和放线菌素D，碳酸氢钠用于阿霉素和长春新碱**。

2）保护静脉：药物应稀释，一般用20ml化疗药物以减轻对血管壁的刺激；长期治疗应制定静脉使用计划，左右臂交替使用。如出现静脉炎停止滴注，热敷，硫酸镁湿敷或理疗。

（2）**胃肠道反应**：**化疗病人常有恶心、呕吐、食欲减退等胃肠道反应**，抗代谢药大剂量使用时可出现腹痛、腹泻，甚至黏膜坏死脱落、穿孔。反应重者在晚饭后给药，并服镇静止吐药，避免影响病人进食。

（3）骨髓抑制：由于抗肿瘤药物抑制骨髓，病人出现白细胞下降，血小板减少。**每周查血常规1~2次，白细胞低于1.0×10^9/L，血小板低于80×10^9/L时，停药**，给补血药物；对重度骨髓抑制者，置病人于无菌室或层流无菌室内。

小试身手 9. 患者，女，乳腺癌根治术后进行化疗，1周后发现白细胞降至4×10^9/L，血小板低于80×10^9/L时，首先需

A. 给补血药物　　　　B. 暂停化疗　　　　C. 增加营养　　　　D. 采取保护性隔离　　　　E. 置病人于无菌室

小试身手 10. 肿瘤化疗病人下列哪种情况需采取保护性隔离

A. 白细胞低于1×10^9/L　　　　　　B. 白细胞降至4×10^9/L　　　　　　C. 静脉炎

D. 血小板降至80×10^9/L　　　　　　E. 严重的口腔炎

（4）口腔黏膜反应：大剂量使用抗代谢药时，可引起严重的口腔炎、口腔溃疡。保持口腔清洁，如合并真菌感染，用3%苏打水漱口，并用制霉菌素10万U/ml含漱。

（5）皮肤反应：甲氨蝶呤常引起皮肤反应，表现为皮肤干燥，色素沉着，全身瘙痒，可用炉甘石洗剂止痒。如出现斑丘疹，涂甲紫防止溃疡破溃感染。全身剥脱性皮炎需保护隔离。

（6）脱发：常见于阿霉素、甲氨蝶呤、环磷酰胺等药物。用头皮降温法，于注药前5~10分钟，头部放置冰帽，注药后维持30~40分钟，可防止药物刺激毛囊。

2. 护士自我防护　有条件的科室使用特制防毒层流柜配药，防止含毒微粒的气溶液或气雾外流。操作时穿长袖防护衣、戴好帽子、口罩和化疗手套、防护镜。长期从事化疗工作的护士应定期体检，发现骨髓抑制时及时治疗，严重者暂停化疗工作。

参考答案

1.B　2.C　3.B　4.C　5.D　6.B　7.A　8.E　9.B　10.A

第十二章　器官移植病人的护理

统领全局—考试大纲

1. 熟悉器官移植的概念。
2. 了解器官移植的分类。
3. 熟练掌握器官移植的术前准备。
4. 掌握器官移植的排斥反应。
5. 掌握肾移植的护理评估和护理措施。

第一节　概　述

浪里淘沙—核心考点

(一)概念

移植术是将来自于自体或异体的组织、器官或细胞移植到身体的某一部位，以恢复被破坏组织器官的结构和功能。

1. **组织移植**　指某一组织，如皮肤、肌腱、软骨、骨、血管等，或整体联合的几种组织，如皮肌瓣等的移植术。一般采用游离移植或血管吻合移植以修复某种组织缺损。

2. **器官移植**　指移植脏器的部分或全部，保留其解剖学外形轮廓和内部解剖的结构框架，带有主要供血和主干管道。**被移植的器官或组织称为移植物。**

3. **细胞移植**　指移植某种大量游离的具有活力的细胞，输注到受者血管、体腔或组织器官内的方法。其主要适用于补充受者体内某种细胞数量减少或功能缺陷，如输注全血治疗贫血；移植骨髓与造血干细胞治疗白血病等。

(二)分类

1. 提供移植物的个体为供体，分为活体供体和尸体供体；接受移植物的个体为受体。

(1)**自体移植**：以自身的细胞、组织或器官进行移植，可永久存活。

(2)**同质移植**：供受者有完全相同的遗传因素(基因)，一卵双生的孪生兄弟或孪生姐妹，其组织器官相互移植，可永久存活而不产生排斥反应。

(3)**同种异体移植**：**供体和受体属同一种族**，如人的组织或器官移植给另一个人，短时期内可存活，但以后会出现排斥反应，移植物不能永久存活。

(4)**异种异体移植**：**以不同种族动物**的组织进行移植，会产生强烈排斥反应。

2. 根据移植方法分类

(1)**游离移植**：移植物从供体取下时，完全断绝与供体的联系，移植至受体后重新建立血液循环，如游离皮片移植。

(2)**带蒂移植**：移植物从供体取下后，没有完全脱离，尚有一部分相连，主要包括血管和神经。等移植物在受体上完全建立血液循环后再将蒂切断。

(3)**吻合移植**：利用血管吻合术将移植物中的血管与受体的血管吻合，使移植器官即刻恢复血液供应，如断肢再植、肾移植和肝移植等。

(4)**输注移植**：将具有活力的细胞输注到受体的血管、体腔或组织器官内的方法，如输血、骨髓移植、干细胞移植、胰岛移植等。

(三)器官移植的术前准备

1. 供者选择

(1)**免疫学检测**：**ABO型抗原和白细胞抗原**在器官移植后的排斥反应中起决定作用。通过免疫学检测选择移植物，以防发生超急性排斥反应。**移植前须检查**：①血型；②交叉配合及细胞毒性试验；③混合淋巴细胞培养；④人类白细胞抗原血清学测定。

(2)其他：**供体年龄50岁以下，无心血管、肾和肝脏疾病，无全身性感染和局部化脓性病灶。**

2. 供移植器官的保存　器官移植要求移植有活力的器官，在常温下器官耐受缺氧时间很短，**超过30分钟(肾超过60~90分钟)即可发生不可逆损害**，因此要延长移植器官活力必须迅速改变热缺血(在常温下无血液供应)为冷缺血(在低温下无血液供应)。常用快速低温灌注及保持低温。

小试身手　1. 在常温下，除肾脏外，器官耐受缺血时间超过多长即可发生不可逆损害

A. 10分钟　　　　B. 20分钟　　　　C. 30分钟　　　　D. 40分钟　　　　E. 50分钟

3. 受者准备　年龄在50岁以下，除需移植器官有病外，其他器官功能良好，无胃、十二指肠溃疡和全身性疾病，无恶性肿瘤，能承受大手术。术前加强营养，防治感染，做好心理护理和各系统检查，检查血型和HLA配型，根据医嘱使用免疫抑制剂。

小试身手　2. 器官移植术前，受者准备的描述，**错误**的是

A. 年龄在60岁以下　　　　B. 术前预防感染　　　　C. 术前加强营养

D. 进行血型和HLA配型　　　　E. 根据医嘱应用免疫抑制药

4.病房准备 术前1日消毒病室空气，室内物品、器具用**0.5%过氧乙酸擦拭**，准备好隔离衣、鞋、帽、口罩、洗手用消毒液，遵医嘱使用抗生素、各种免疫抑制剂等。

小试身手 3.下列有关器官移植术前病室准备**不正确**的是

A.病室空气用甲醛或乳酸熏蒸消毒　　　　　　B.用75%乙醇擦拭室内物品

C.备好隔离衣、鞋、帽、口罩、洗手用消毒液　　D.备好抗生素药物

E.备好免疫抑制药

（四）排斥反应

1.概念 同种异体移植的器官在短期内可存活，但时间久就会发生坏死，这是由于移植物引起免疫反应所致。体内除红细胞抗原A和抗原B外，组织细胞膜上也存在着人类白细胞抗原（简称HLA抗原）。移植物细胞表面的HLA抗原和受体的致敏淋巴细胞相遇，会发生对抗而引起排斥反应。

2.分类

（1）**超急性排斥反应**：由于受者体内已有抗供者组织抗原的抗体，**移植术后24小时内或更短时间内发生**，移植器官形成广泛血栓，切面可见严重的弥漫性出血，移植器官功能迅速衰竭。

（2）**急性排斥反应**：由T细胞介导的免疫反应引起，**多发生在移植术后第5天至6个月内**，并在几周或术后1年内，多次反复发生。主要表现为发热，出现局部炎性反应，如移植物肿胀、疼痛、白细胞增加、小血管栓塞、移植器官功能下降或丧失等。

（3）**慢性排斥反应**：移植后数月至数年内，移植器官功能逐渐减退，最后功能完全丧失。

> 锦囊妙记：关于排斥反应的类型，可简单记为：发生在移植后24小时内的为超急性，移植术后6个月内为急性，6个月以后为慢性排斥反应。

3.排斥反应的防治

（1）组织配型：首先选择血型相同，其次进行组织配型试验。

（2）免疫抑制剂：**使用免疫抑制剂推迟排斥反应发生**，延长移植器官的存活时间。免疫抑制剂包括硫唑嘌呤、肾上腺皮质类固醇药物、抗淋巴细胞球蛋白、环磷酰胺等。

第二节 肾移植

浪里淘沙—核心考点

肾移植的治疗原则是做好受者与供者的选择和评估，做好术前准备，术中及术后严格无菌操作，实施保护性隔离（保护性隔离是保护病人避免感染的有效方法），使用抗生素、免疫抑制剂及全身营养支持，防治术后并发症。

一、护理评估

1.健康史 了解疾病发生、发展过程及治疗经过，有无合并其他慢性疾病。

2.身体状况

（1）症状和体征：评估生命体征，注意有无高血压、水肿、贫血及营养不良等。了解肾区疼痛性质、范围、程度及有无压痛。

（2）辅助检查：了解各脏器功能、凝血功能、血型、HLA配型等。

3.心理和社会支持评估。

二、护理措施

1.术前护理 ①心理护理：鼓励病人树立战胜疾病的信心；②协助病人做好术前检查，血型和HLA配型等；③补充营养：给予优质蛋白、高碳水化合物、高维生素、低盐饮食；④术前准备：预防性使用抗生素以及免疫抑制剂；⑤**术前1~2日将病人移至隔离病房，避免交叉感染**；⑥**术前晚用500ml温盐水灌肠1次**，给镇静药保证病人休息；⑦术日晨置导尿管，测量体重、体温和血压。

2.术后护理

（1）一般护理

1）将病人安置在空气层流室，严格执行消毒隔离措施，预防感染。

2）监测生命体征：及早发现感染和排斥反应。

3）**卧位：病人取平卧位，肾移植侧下肢屈曲15°~25°**，以减少切口疼痛和血管吻合口张力。

（2）尿液的观察和护理

1）尿色及质的观察：观察有无血尿、蛋白尿。术后3~5天有血尿属正常现象。如尿色深并伴有血块或新鲜血，应密切观察病人全身状况。

2）多尿的观察和护理：部分尿毒症病人肾移植后3~4天内多尿，每小时可达1000ml以上，每日达5000~10000ml，此期应密切观察尿量，根据尿量控制补液量，做到"量出为入"，以维持机体水、电解质平衡。

3）**少尿的观察和护理**：移植术后尿量小于100ml/h，要密切观察病人血压、脉搏，首先应排除血容量不足，如短时间内加大

输液量，尿量增加，提示血容量不足；如尿量不增多应警惕发生肾后性梗阻、尿外渗、移植肾血管栓塞、急性肾小管坏死、急性排斥反应等。

（3）导管的护理：检查导管是否通畅，保持引流管在正确位置，保持负压吸引。

（4）饮食护理：肠蠕动恢复排气后进流质饮食，逐渐改为半流食、普食。给予高热量、低蛋白、富含维生素、低脂肪、低盐饮食。

（5）保持大便通畅：术后3天未排便者给予缓泻剂。

（6）排异反应的观察与处理：密切观察排异反应的征兆。**排异反应表现为**：①体温突然升高；②肾区胀痛；③尿量显著减少，体重增加；④血压升高；⑤B超发现移植肾明显肿大，血肌酐上升。

小试身手 4.肾移植术后发生急性排斥反应的临床表现**不包括**

A.寒战　　　　　　　　　　　B.体温不升　　　　　　　　　　C.移植区域局部胀痛

D.尿量减少　　　　　　　　　E.血肌酐、尿素氮升高

（7）肾移植并发症的预防及护理

1）**感染：是最常见的并发症**，也是造成病人死亡的主要原因。病人接受大量免疫抑制剂治疗后，机体抵抗能力大大降低，易引起感染，特别是肺部感染。

2）**出血或血肿：是早期最常见的**并发症之一，出血部位为皮下及肌层、血管吻合口、输尿管断端，多发生在术后72小时内。表现为伤口渗血，引流管引流出大量鲜红色血液，严重时出现肾区突然肿大及胀痛，继而血压下降，甚至休克。因此应严密监测引流液颜色、性状、量及生命体征的变化。

3）消化道出血：多发生在急性排斥反应、大剂量激素冲击治疗后。预防措施为移植术后应用保护胃黏膜及抗酸类药物。

4）尿瘘：表现为肾移植术后，病人尿量减少，腹壁伤口有尿液外渗。一旦出现尿瘘，行负压引流，保持伤口敷料干燥；留置导尿，保持导尿管通畅。尿瘘一般能自行愈合，如不愈合考虑手术处理。

3. 术后健康教育要点　①终身服用免疫抑制剂；②预防与治疗感染；③保护移植的肾脏免受外界伤害；④观察尿量、尿色、定期测定尿蛋白、尿比重、血红蛋白及肾功能，注意有无慢性排异的发生；⑤适当锻炼，提高机体抵抗力；⑥定期复诊。

参考答案

1.C　2.A　3.B　4.B

第十三章　颈部疾病病人的护理

统领全局—考试大纲

1. 熟悉甲状腺的解剖生理。
2. 熟悉甲状腺功能亢进的病因病理。
3. 熟练掌握甲状腺功能亢进的临床表现。
4. 掌握甲状腺功能亢进的辅助检查和治疗要点。
5. 熟练掌握甲状腺功能亢进的护理措施。
6. 掌握甲状腺肿瘤的临床表现和护理措施。

第一节　解剖生理概要

浪里淘沙—核心考点

一、解剖

甲状腺位于甲状软骨下方、气管两旁，左右两叶以峡部相连，由内层被膜（甲状腺固有被膜）、外层被膜（甲状腺外科被膜）包裹，两层被膜的间隙内有疏松结缔组织，甲状腺的动静脉、淋巴、神经和甲状旁腺，手术时分离甲状腺即在两层被膜之间进行。正常情况下，甲状腺不易摸到。由于甲状腺借外层被膜固定于气管和环状软骨上，因此，做吞咽动作时，甲状腺随之上下移动，临床上常以此鉴别颈部肿块是否与甲状腺有关。

甲状腺血供丰富，主要来自甲状腺上动脉和甲状腺下动脉。甲状腺的淋巴液汇入颈深淋巴结。

声带运动由来自迷走神经的喉返神经支配。喉上神经也来自迷走神经，内支（感觉支）分布于喉黏膜，外支（运动支）支配环甲肌，使声带紧张。

二、生理

甲状腺有合成、贮存和分泌甲状腺素的功能。甲状腺素分四碘甲状腺原氨酸（T_4）和三碘甲状腺原氨酸（T_3）两种，与体内的甲状球蛋白结合，贮存在滤泡中。释放入血的甲状腺素与血白蛋白结合，其中90%为T_4，10%为T_3。甲状腺素的主要作用是促进蛋白质、脂肪和糖类的分解，促进生长发育和组织分化。

第二节　甲状腺功能亢进症

浪里淘沙—核心考点

甲状腺功能亢进症（简称甲亢）是由各种原因导致正常甲状腺素分泌的反馈机制丧失，引起循环中甲状腺素过多而出现以全身代谢亢进为主要特征的疾病。

引起甲亢的原因分3类。①原发性甲亢：最常见，指在甲状腺肿大的同时出现功能亢进症状。好发年龄为20~40岁。腺体弥漫性肿大，两侧对称，伴眼球突出，故又称"突眼性甲状腺肿"。②继发性甲亢：较少见，指在结节性甲状腺肿基础上发生甲亢。年龄多在40岁以上。肿大腺体呈结节状，两侧不对称，无眼球突出，易发生心肌损害。③高功能腺瘤：少见。

> 锦囊妙记：原发性甲亢是指在甲状腺肿大的同时出现甲亢症状，继发性甲亢是指先出现肿大症状，后出现甲亢症状。

一、病因病理

原发性甲亢是一种自身免疫性疾病。甲亢的病理学改变为甲状腺腺体内血管增多、扩张，淋巴细胞浸润。滤泡壁细胞呈高柱状增生，形成乳头状突起伸入滤泡腔内，而滤泡腔内胶体减少。

二、临床表现

甲状腺肿大、性情急躁、易激动、失眠、双手细颤、多汗、怕热、皮肤潮湿、食欲亢进但体重下降、消瘦、易疲乏、心悸、胸部不适、洪脉（脉率常在每分钟100次以上，休息和睡眠时仍快）、脉压增大等。部分病人出现停经、阳痿等，肠蠕动加快、腹泻。

三、辅助检查

1. 基础代谢率　根据脉压和脉率计算。常用计算公式：基础代谢率%=（脉率+脉压）-111。正常值为±10%，+20%~+30%为轻度甲亢，+30%~+60%为中度甲亢，+60%以上为重度甲亢。基础代谢率测定必须在清晨空腹静卧时进行。

小试身手 1. 基础代谢率的常用计算公式为

A. 基础代谢率＝脉率×脉压−111　　　　B.基础代谢率＝（111−脉压）＋脉率　　　　C.基础代谢率＝（脉率−脉压）−111

D. 基础代谢率＝（脉率＋脉压）−111　　　　E.基础代谢率＝（脉率−脉压）×111

小试身手 2. 患者，男性，16岁，甲状腺功能亢进，入院查体：甲状腺肿大，血压130/70mmHg，脉搏100次/分。该患者的基础代谢率为

A. 19%　　　　　　B. 29%　　　　　　C. 39%　　　　　　D. 49%　　　　　　E. 59%

2. 甲状腺摄^{131}I率　正常甲状腺24小时内摄取的^{131}I量为人体总量的30%~40%，若2小时内摄^{131}I量超过25%，或24小时内超过50%，并且吸^{131}I高峰前移，可诊断为甲亢。

3. 血清T_3、T_4含量测定　血清TSH测定是国际上公认的诊断甲亢的首选指标，一般甲亢病人TSH小于0.1mIU/L。甲亢时，血清T_3可高于正常值的4倍左右，上升较早而快；而T_4上升则较迟缓，仅高于正常的2.5倍。T_3的测定对甲亢的诊断具有较高的敏感性。

四、治疗原则

甲状腺大部切除术是治疗中度甲亢最常用而有效的方法。

手术指征：①继发性甲亢或高功能腺瘤；②中度以上的原发性甲亢；③腺体较大伴压迫症状，或胸骨后甲状腺肿等；④抗甲状腺药物或^{131}I治疗后复发者或长期坚持用药困难者。

手术禁忌证：①青少年病人；②症状较轻者；③老年病人或有严重器质性疾病不能耐受手术者。

五、护理措施

1. 术前准备　**避免在基础代谢率过高的情况下手术**，充分而完善的术前准备是保证手术顺利进行和预防术后并发症的关键。

（1）心理护理：与病人交谈，消除病人的焦虑和恐惧心理。对精神过度紧张或失眠者，适当使用镇静药物。

（2）药物准备：术前通过药物降低基础代谢率是甲亢病人术前准备的重要环节。有两种方法：①开始即口服碘剂，2~3周后甲亢症状得到基本控制后（病人情绪稳定，睡眠良好，体重增加，脉率每分钟90次以下，脉压恢复正常，基础代谢率在+20%以下）进行手术。常用复方碘化钾溶液，每日3次，第1日每次3滴，第2日每次4滴，依此逐日每次增加1滴至每次16滴为止，然后维持此剂量。②先用硫脲类药物，待甲亢症状得到基本控制后停药，改服2周碘剂再手术。

凡不准备手术治疗的甲亢病人不宜服用碘剂。硫脲类药物能使甲状腺肿大充血，手术时易发生出血，因此服用硫脲类药物后必须加用碘剂。对不能耐受碘剂或合并应用硫脲类药物，主张与碘剂合用或单用普萘洛尔做术前准备。普萘洛尔能控制甲亢症状，缩短术前准备时间，且用药后不会引起腺体充血。服用方法为：每6小时服药1次，服药从60mg/d开始，4~7天后脉率即降至正常，便可开始手术。由于普萘洛尔的半衰期不到8小时，故最后一次服用须在术前1~2小时，术后继续口服4~7天。术前不用阿托品，以免引起心动过速。

小试身手 3. 下列关于碘剂的叙述中，哪项是**不正确**的

A. 可抑制甲状腺素的释放　　　　B. 可减少甲状腺素的合成　　　　C. 可使腺体缩小变硬

D. 不施行手术治疗的甲亢病人不能服用碘剂　　　　E. 常用的碘剂是复方碘化钾溶液

（3）饮食护理：给予高热量、高蛋白和富维生素饮食，保证足够液体摄入。禁用浓茶、咖啡等刺激性饮料，戒烟酒。

（4）其他：指导病人练习头颈过伸位，使机体适应手术时的体位。指导突眼病人保护眼睛，睡前涂抗生素眼膏，戴眼罩或以油纱布遮盖，以避免角膜过度暴露后干燥受损，发生溃疡。心率过快者口服利血平0.25mg或普萘洛尔10mg，每日3次；心力衰竭者使用洋地黄制剂。指导病人减少活动，适当休息。减少探视，避免外来刺激影响病人情绪。

小试身手 4. 护士应指导甲状腺手术病人术前练习的体位是

A. 仰卧位　　　B. 头颈过伸位　　　C. 侧卧位　　　D. 膀胱截石位　　　E. 侧俯卧位

2. 术后护理

（1）病情观察：监测生命体征，若脉率过快，遵医嘱肌内注射利血平。观察伤口渗血情况，注意引流液颜色和量，及时更换浸湿敷料，估计出血量。观察有无声音嘶哑或声调降低。了解病人进食后有无呛咳或误咽，早期判断有无神经损伤。

（2）体位和引流：血压平稳或全麻清醒后取半坐卧位，以利呼吸和切口内积血排出。手术野常规放置橡皮片引流24~48小时，观察切口内出血情况并及时引流切口内积血，避免气管受压。

（3）活动和咳痰：指导病人在床上变换体位，活动时用手置于颈后以支撑头部。指导病人深呼吸、有效咳嗽，并用手固定颈部以减少震动；超声雾化吸入以利于排痰，保持呼吸道通畅，预防肺部并发症。

（4）饮食：先给少量温水，若无呛咳、误咽等不适，给予微温流质饮食，以后逐步过渡到半流食和软食。

（5）药物：术后继续服用复方碘化钾溶液，每日3次，从每次16滴开始，逐日每次减少1滴，直至病情平稳。

（6）主要并发症的预防与护理

1）术后呼吸困难和窒息：是最危急的并发症，多发生在术后48小时内。病人出现进行性呼吸困难、烦躁、发绀，甚至窒息。常见原因为：①切口内出血压迫气管。②喉头水肿，因手术创伤或气管插管引起。③气管塌陷，因切除甲状腺体的大部分后，软化的气管壁失去支撑。一旦发生，须立即剪开缝线，敞开切口，迅速清除血肿，结扎出血血管。术后床旁常规备气管切开包。

小试身手 5. 患者，男性，31岁。甲状腺大部分切除术后4小时，突然烦躁不安、呼吸困难，颈部肿胀，口唇发绀，紧急处理首先应

A. 拆线，敞开伤口　　　　B. 吸痰、吸氧　　　　C. 注射呼吸兴奋剂

D. 请麻醉医师插管　　　　E. 气管切开

2）**喉返神经损伤**：手术处理甲状腺下极时将喉返神经切断、缝扎、钳夹或牵拉过度所致。切断、缝扎属永久性损伤；钳夹、牵拉或血肿压迫多为暂时性，经理疗等处理后，一般3~6个月内可逐渐恢复。**一侧喉返神经损伤，引起声音嘶哑**，可由健侧声带代偿性向患侧过度内收而恢复发音；**双侧喉返神经损伤**可导致两侧声带麻痹，引起失声、呼吸困难，甚至窒息。

小试身手 6.甲状腺手术后出现声音嘶哑，提示何种组织损伤

A. 喉返神经　　B. 喉上神经内支　　C. 甲状旁腺　　D. 喉上神经外支　　E. 甲状旁腺误切

3）**喉上神经损伤**：手术处理甲状腺上极时，分离不仔细和将神经与周围组织一同结扎所致。**若外支损伤，可使环甲肌瘫痪，引起声带松弛、声调降低。若内支损伤**，则使喉部黏膜感觉丧失，**病人丧失喉部的反射性咳嗽**，在进食、特别是**饮水时出现误咽、呛咳**。经理疗后可自行恢复正常。

好礼相送　　　　　　　　　　甲亢术后并发症（武哥总结，严禁转载，违者必究）

单侧喉返损，病人声音嘶；双侧喉返损，病人声音失；

喉上外支损，病人声调降；喉上内支损，饮水易呛咳。

小试身手 7.甲亢术后出现声调降低，进食呛咳，应考虑

A. 喉返神经损伤　　B. 喉上神经损伤　　C. 膈神经损伤　　D. 喉头水肿　　E. 甲状旁腺损伤

4）**甲状旁腺功能减退**：手术时甲状旁腺误伤、切除或其血液供应受累引起。随着血钙浓度下降（降至2.0mmol/L以下，严重者达1.0~1.5mmol/L），神经肌肉应激性提高，**手足抽搐多在术后1~3天出现**。发生手足抽搐后，**应适当限制肉类、乳品和蛋类摄入**。抽搐发作时，**立即静脉注射10%葡萄糖酸钙或氯化钙10~20ml**。轻者口服葡萄糖酸钙或乳酸钙2~4g，每日3次；症状较重或长期不能恢复的病人加服维生素D₃，每日5万~10万U，以促进钙吸收。口服双氢速变固醇油剂是最有效的治疗，能提高血钙含量，降低神经肌肉的应激性。

小试身手 8.患者，女性，36岁，甲状腺大部分切除术后出现手足抽搐，应限制

A. 海味　　B. 肉类　　C. 豆制品　　D. 维生素D　　E. 绿叶蔬菜

5）**甲状腺危象**：是术后的严重并发症，多发生在术后12~36小时。其发生多与术前准备不充分、甲亢症状未得到很好控制及手术应激有关。主要表现为：**高热（>39℃）、脉快（>120次/分）**、大汗、烦躁不安、谵妄、昏迷，常伴呕吐、腹泻。处理不当可迅速发展为虚脱、昏迷、休克，甚至死亡。

一旦发生危象，立即处理，包括：①口服复方碘化钾溶液，首次3~5ml或紧急时将10%碘化钠5~10ml加入10%葡萄糖溶液500ml中静脉滴注，以降低血液中甲状腺素水平。②**氢化可的松：每日200~400mg，分次静脉滴注**。③肾上腺素能阻滞药：利血平1~2mg肌内注射；或普萘洛尔5mg加入葡萄糖溶液100ml中静脉滴注，以降低周围组织对肾上腺素的反应。④镇静药：苯巴比妥钠100mg，或冬眠合剂Ⅱ号半量肌内注射，6~8小时1次。⑤降温：用退热、冬眠药物和物理降温等，使体温降至37℃左右。⑥静脉输入大量葡萄糖溶液补充能量。⑦吸氧：减轻组织缺氧。⑧心力衰竭者加用洋地黄制剂。

小试身手（9~11题共用备选题干）

患者，女，40岁，诊断"甲状腺功能亢进症"，行"甲状腺大部分切除术"，术后12小时出现高热39.2℃，心率140次/分，伴烦躁不安及呕吐等现象。

9.考虑该病人发生何种情况

A. 甲状腺危象　　B. 术后感染　　C. 术后大出血　　D. 甲状旁腺损伤　　E. 休克

10.发生该种情况的主要原因是

A. 切口感染　　　　　　B. 腺体切除不足　　　　　　C. 术前甲亢未得到控制

D. 术前碘剂服用不足　　E. 术后引流不畅

11.下列抢救处理措施**不正确**的是

A. 给氧、降温　　　　　　B. 口服复方碘化钾溶液　　　　　　C. 肌内注射苯巴比妥钠

D. 静脉输入大量葡萄糖　　E. 肌内注射肾上腺素

3.健康教育

（1）情绪：指导病人控制自我情绪，保持心情愉悦。

（2）药物：教会病人正确服用碘剂的方法，如将碘剂滴在饼干、面包等固体食物上，一并服下，以保证剂量准确。

（3）功能锻炼：切口未愈合前嘱病人活动时头颈肩同时运动。头颈部在制动一段时间后开始锻炼，以促进颈部功能恢复。

（4）复查：如出现伤口红肿热痛、体温升高、心悸、手足震颤、抽搐等情况及时就诊。定期门诊复查。

第三节　甲状腺肿瘤

浪里淘沙—核心考点

甲状腺腺瘤是最常见的甲状腺良性肿瘤，多见于40岁以下女性。根据病理形态学分为滤泡状和乳头状囊性腺瘤。前者多见，周围有完整包膜，后者少见，不易与乳头状腺癌区分。

甲状腺癌是最常见的甲状腺恶性肿瘤，多数起源于滤泡上皮细胞。按病理类型分为：①**乳头状腺癌**：多见于30~45岁女性，恶性程度低，生长缓慢，较早出现颈部淋巴结转移，预后较好。②**滤泡状腺癌**：预后差。③**未分化癌：高度恶性**，发展迅速，早期即可发生颈部淋巴结转移，侵犯气管、喉返神经、食管，经血运转移到肺、骨等处，预后很差。④**髓样癌**：较少见。

一、临床表现

1. 甲状腺腺瘤　多无不适症状，常在无意间或体检时发现颈部肿块。结节多为单发，呈圆形或椭圆形，质地稍硬，表面光滑，边界清楚，无压痛，能随吞咽上下移动。腺瘤生长缓慢，历时数年仍保持单发。若乳头状囊性腺瘤因囊壁血管破裂发生囊内出血时，肿瘤体积可迅速增大，局部出现胀痛。

2. 甲状腺癌　初期无明显症状，仅在颈部发现单个、固定、质硬、表面高低不平、随吞咽上下移动的肿块。肿块逐渐增大，吞咽时上下移动度降低。晚期出现声音嘶哑、呼吸、吞咽困难和颈交感神经受压引起Horner综合征及颈丛浅支受侵出现耳、枕、肩部疼痛，出现局部淋巴结及远处器官转移等。

二、治疗原则

甲状腺腺瘤择期行患侧甲状腺大部或部分切除，若腺瘤小可单纯腺瘤切除。
除未分化癌外手术是各类甲状腺癌的基本治疗方法。

三、护理措施

1. 术前护理　告知病人手术治疗的必要性、手术方法、术后注意事项，指导病人练习头颈过伸位。

2. 术后护理

（1）病情观察：密切监测生命体征。观察伤口渗血情况，注意引流液的量和颜色，及时更换浸湿的敷料，估算并记录出血量。评估病人有无声音嘶哑或音调降低、误咽或呛咳。

（2）体位和引流：血压平稳或全麻清醒后取半坐卧位。术后观察切口内出血并及时引流切口内积血，预防气管受压。如有血肿形成并压迫气管，立即拆除切口缝线、清除血肿。

（3）活动和咳痰：指导病人床上变换体位，起身活动时用手置于颈后以支撑头部。指导病人深呼吸、咳嗽时用手固定颈部以减少震动。雾化吸入促进排痰，保持呼吸道通畅，预防肺部并发症。

（4）饮食：先给予少量温水，若无呛咳、误咽等不适，给予微温流质饮食。以后逐步过渡到半流食和软食。

（5）功能锻炼：行颈淋巴结清扫术的病人，斜方肌受损，因此，切口愈合后应行肩关节和颈部功能锻炼，注意保持患肢高于健侧，以纠正肩下垂。

（6）药物：甲状腺全切除的病人早期给予足量甲状腺素制剂。

（7）其他：行颈淋巴结清扫术的病人，疼痛不适时给予镇静止痛。若癌肿较大、长期压迫气管，可造成气管软化，术后注意病人呼吸，床旁备气管切开包，一旦发现病人窒息，立即做气管切开。

3. 健康教育

（1）药物治疗：甲状腺全切除者早期给予足量甲状腺素制剂，每日120~180mg，以抑制促甲状腺激素的分泌，预防肿瘤复发。

（2）功能锻炼：指导术后病人早期下床活动，注意保护头颈部。颈淋巴结清扫术者切口愈合后开始肩关节和颈部功能锻炼，至少应持续到出院后3个月。

（3）复诊和随诊：嘱病人定期复查，若发现颈部结节、肿块及时治疗。如出现伤口红肿热痛、体温升高及时就诊。

第四节　其他常见颈部肿块

浪里淘沙—核心考点

1. 甲状腺舌管囊肿　多见于15岁以下儿童，舌骨下方出现1~2cm圆形囊性肿块，边界清楚，表面光滑，有囊性感，无痛，吞咽或伸缩舌时随之上下移动。应彻底切除囊肿及其残留的管状结构。

2. 颈淋巴结结核　多见于儿童和青年，表现为低热、盗汗、食欲低下、消瘦，颈部淋巴结出现肿大，可融合成团或形成串珠状肿块，最后发生干酪样坏死、液化，形成寒性脓肿，破溃后形成经久不愈的潜行性窦道、慢性溃疡。可切除少数局限、活动的淋巴结；寒性脓肿可穿刺抽脓，再注入抗结核药物；窦道或溃疡无继发感染时予以切除，再应用抗结核药物。

3. 慢性淋巴结炎　多继发于头面颈的炎性病变，肿大淋巴结常散在颈侧区，黄豆大小、较扁平，质软或中等，表面光滑、活动。当原发病灶炎症得到控制，肿大淋巴结多自行消退，长期肿大者应穿刺或切除肿大淋巴结做病理检查，以排除结核或肿瘤。

4. 恶性淋巴瘤　来源于淋巴组织恶性增生的实体瘤，多见于男性青壮年。肿大淋巴结常先出现于颈侧区，继之融合成团，生长迅速，且伴腋窝、腹股沟等处淋巴结肿大、肝脾肿大、发热。根据淋巴结病理检查可确诊。

5. 转移性肿瘤　约占颈部恶性肿瘤的3/4，最常见的为鼻咽癌和甲状腺癌转移。肿大的淋巴结坚硬，表面不平、固定。锁骨上窝转移性肿瘤的原发病灶多在胸腹部，胃肠道、胰腺癌肿多经胸导管转移至左锁骨上淋巴结。

6. 腮腺混合瘤　是一种含有腮腺组织、黏液和软骨样组织的腮腺肿瘤，多见于青壮年。位于耳垂下方，较大时向颈部延伸，呈硬结状，与皮肤或基底组织无粘连，可推动。生长缓慢，但若恶变则生长迅速，并与周围组织粘连而固定。晚期可破溃、疼痛或出现面神经麻痹，伴颈淋巴结转移。应早期手术切除。

参考答案

1.D　2.D　3.B　4.B　5.A　6.A　7.B　8.B　9.A　10.C　11.E

第十四章　乳房疾病病人的护理

统领全局—考试大纲

1. 熟悉乳腺的解剖与生理。
2. 了解乳腺癌的病因。
3. 掌握乳腺癌的病理。
4. 熟练掌握乳腺癌的临床表现。
5. 掌握乳腺癌的治疗要点。
6. 熟练掌握乳腺癌的护理措施。
7. 掌握乳房囊性增生病、乳房纤维腺瘤、乳管内乳头状瘤。

第一节　解剖生理概要

浪里淘沙—核心考点

一、解剖

乳房呈半球形，是成年女性的性征器官，位于前胸第2~6肋水平浅筋膜浅深层之间。乳头位于乳房中央，周围色素沉着区为乳晕。

乳腺由15~20个腺叶组成，每个腺叶分成若干个腺小叶，腺小叶由小乳管和腺泡组成，是乳腺的基本单位。每个腺叶有各自汇总的导管（大乳管），呈放射状向乳晕集中，开口于乳头。大乳管靠近开口的1/3段略为膨大，是乳管内乳头状瘤的好发部位。腺叶、腺小叶和腺泡间由结缔组织分隔，腺叶之间的纤维束与皮肤垂直，上连浅筋膜浅层，下连浅筋膜深层，称Cooper韧带（乳房悬韧带），支持和固定乳房。

二、生理

乳腺生理活动受腺垂体、卵巢和肾上腺皮质等分泌的激素的影响。妊娠和哺乳期乳腺增生，腺管伸长，腺泡分泌乳汁；哺乳期后乳腺处于相对静止状态。育龄女性在月经周期的各个阶段，乳腺生理状态随激素水平呈周期性变化。绝经后腺体萎缩，由脂肪组织所替代。

第二节　乳腺癌

浪里淘沙—核心考点

乳腺癌是我国女性发病率最高的恶性肿瘤。

一、病因

病因未完全明确，研究显示：雌酮和雌二醇与乳腺癌的发生直接相关。

乳腺癌发病的高危因素：①有乳腺癌家族史：一级亲属中有患乳腺癌病史，发病危险性增加2~3倍；②内分泌因素：月经初潮早于12岁、绝经期迟于50岁、40岁以上未孕或初次足月产迟于35岁；③乳房良性疾病：乳腺小叶上皮高度增生或不典型增生；④营养过剩、肥胖、高脂饮食：可增加雌激素对乳腺上皮细胞的刺激，从而增加发病机会；⑤环境因素和生活方式。

二、病理

1. 病理类型：①非浸润性癌：属早期，预后较好；②早期浸润性癌：属早期，预后较好；③浸润性特殊癌：预后尚好；④浸润性非特殊癌：最常见，占70%~80%，分化低，预后差。

2. 转移途径

（1）局部扩展：癌细胞沿导管或筋膜间隙蔓延，继而侵犯Cooper韧带和皮肤。

（2）淋巴转移：原发癌灶位于乳头、乳晕区及乳房外侧者约80%发生腋窝淋巴结转移；位于乳房内侧者约70%发生胸骨旁淋巴结转移。癌细胞也可通过逆行途径转移到对侧腋窝或腹股沟淋巴结。

（3）血运转移：癌细胞经淋巴途径侵入静脉或直接侵入血循环而发生远处转移。一般转移至肺、骨骼和肝。早期和晚期乳腺癌均可通过血运转移。

三、临床表现

早期患侧乳房出现无痛性单发小肿块，质硬，表面不甚光滑，与周围组织界限不清，不易推动。病人常无自觉症状，多在洗澡、更衣时发现。随肿块增大，乳房局部隆起；**若癌肿侵及Cooper韧带**，韧带缩短致癌肿表面皮肤凹陷，**呈"酒窝征"**；邻近乳头或乳晕的癌肿因侵犯乳管使之收缩，可将乳头牵向患侧；乳头深部癌肿侵犯乳管可使乳头内陷。肿块继续增大，如皮内和皮下**淋巴管被癌细胞阻塞引起淋巴回流受阻，皮肤呈"橘皮样"改变。**

小试身手 1.乳腺癌的早期表现是

A.无痛性乳房肿块　　B.酒窝征　　　　　C.橘皮样变　　　　D.卫星结节　　　　E.皮肤溃疡

小试身手 2.乳腺癌病人皮肤出现酒窝征，表示癌肿侵及

A.Cooper韧带　　　B.淋巴管　　　　　C.乳腺导管　　　　D.胸大肌筋膜　　　E.汗腺

晚期病人出现消瘦、乏力、贫血、发热等恶病质表现。局部癌肿侵入筋膜、胸肌时可固定于胸壁而不易推动；如癌细胞侵入大片皮肤，表面出现多个坚硬小结或条索，呈卫星样围绕原发病灶，即卫星结节，结节彼此融合、弥漫成片、延伸至背部和对侧胸壁，使胸壁紧缩呈铠甲状时呼吸受限。癌肿侵犯皮肤使之破溃形成溃疡，易出血，伴恶臭。

乳腺癌淋巴转移常见部位为患侧腋窝淋巴结。转移至肺和胸膜时可出现咳嗽、胸痛、气急、呼吸困难；转移至椎骨时出现腰背痛，股骨转移易引起病理性骨折；肝转移者可出现肝大和黄疸。

小试身手 3.乳腺癌发生淋巴结转移最常见的部位是

A.颈部　　　　　　B.锁骨下　　　　　C.腋窝　　　　　　D.胸骨旁　　　　　E.锁骨上

四、治疗原则

以手术治疗为主，辅以化疗、放疗、内分泌治疗、生物治疗等综合治疗。

1.**手术治疗**　目前应用的是乳腺癌根治术和乳腺癌扩大根治术、乳腺癌改良根治术、全乳房切除术、保留乳房的乳腺癌切除术、前哨淋巴结活检术和腋淋巴结清扫术、乳腺癌根治术后乳房重建术。

2.**化疗**　在手术后近期内开始，联合化疗优于单药化疗。化疗方案包括CMF（环磷酰胺、甲氨蝶呤、氟尿嘧啶）、ACMF（阿霉素、环磷酰胺、甲氨蝶呤、氟尿嘧啶）、CAF（环磷酰胺、阿霉素、氟尿嘧啶）和MFO（丝裂霉素、氟尿嘧啶、长春新碱）等。

3.**放疗**　根治术后不常规放疗，对复发高危病例，放疗可减少腋窝淋巴结阳性病人局部复发率。

4.**内分泌治疗**　癌肿细胞中雌激素受体含量高者可通过内分泌治疗。①去势治疗：适用于年轻女性，包括药物（LHR类似物）、手术或X线去势。②抗雌激素治疗：常用他莫昔芬（三苯氧胺），该药能降低乳腺癌术后复发及转移，对雌激素受体、孕激素受体阳性的绝经后女性效果最好，同时可减少对侧乳腺癌的发生率。③芳香化酶抑制剂：抑制肾上腺分泌的雄激素转变为雌激素过程中的芳香化环节，从而降低雌二醇，达到治疗目的。

五、护理措施

1.术前护理

（1）**心理护理**：倾听病人想法，加强心理疏导，向病人和家属解释手术治疗的必要性，解除其思想顾虑。告知病人今后可重建乳房，鼓励其树立战胜疾病的信心。

（2）**饮食护理**：给予**高蛋白、高能量、富含维生素和膳食纤维饮食。**

2.术后护理

（1）病情观察：密切监测生命体征。扩大根治术后观察病人呼吸，及时发现有无气胸，鼓励病人深呼吸。**注意不可在患肢测血压、注射和抽血。**

（2）体位：**术后血压平稳后取半卧位**，有利于呼吸和引流。

（3）饮食：**术后6小时无恶心、呕吐后可正常饮食**，保证足够热量和维生素。

（4）切口护理和引流

1）**皮瓣**：观察皮瓣颜色及创面愈合情况。胸带加压包扎时，皮瓣与胸壁应贴合紧密，松紧适宜。观察患侧上肢远端血液循环，**若包扎过紧**，皮肤呈青紫色伴皮温下降、脉搏不能扪及，**提示腋窝血管受压，应及时调整胸带松紧度**；若胸带松脱应重新加压包扎。

小试身手 4.患者，女性，45岁，患乳腺癌。入院后接受乳腺癌改良根治术。术后患侧皮肤出现青紫、温度降低，脉搏不能扪及。提示

A.伤口内出血　　　　　　　B.伤口感染　　　　　　　　C.胸带包扎过紧

D.引流管阻塞　　　　　　　E.皮瓣坏死

2）引流管：留置引流管可引流皮瓣下积液和积气，使皮瓣与创面紧贴，避免坏死、感染。护理措施：①观察引流液色、质、量，注意有无出血。②妥善固定，病人卧床时固定于床旁，起床时固定于上衣。③保证引流通畅和有效负压吸引，定时挤压引流管或负压吸引器。④引流过程中如有局部积液、皮瓣不能紧贴胸壁且有波动感，应报告医师处理。术后3~5天，皮瓣下无积液、创面与皮肤紧贴即可拔管。若拔管后皮下仍有积液，严格消毒后抽液并局部加压包扎。

（5）潜在并发症的预防

1）**患侧上肢肿胀**：**平卧时用软枕抬高患侧上肢**，下床活动时用吊带托扶；需他人扶持时只能扶健侧，以防腋窝皮瓣移动而影响创面愈合；按摩患侧上肢或进行握拳、屈、伸肘运动，促进淋巴回流；肢体肿胀严重时戴弹力袖或使用弹力绷带促进回流；局部感染者使用抗生素治疗。

2）气胸：乳腺癌扩大根治术有损伤胸膜可能，术后应加强观察。病人如出现胸闷、呼吸困难，应尽早诊断和治疗。

（6）功能锻炼：**术后24小时内开始活动手指和腕部，术后3~5天活动肘部；术后1周待皮瓣基本愈合后开始肩部活动、手指爬墙运动**（逐渐递增幅度），直至患侧手指能高举过头、自行梳理头发。患肢负重不宜过大或过久。

小试身手 5.乳腺癌改良根治术后患侧上肢功能锻炼的理想目标是

A.手触及同侧耳廓 　　　　B.手触及头顶 　　　　C.手越过头顶触摸到对侧耳廓

D.肘能屈伸 　　　　E.手经胸前摸到对侧肩膀

（7）心理护理：给予病人及家属心理支持。取得病人配偶支持、理解与合作，鼓励夫妻双方坦诚相待，引导病人正视现实，鼓励病人表达手术创伤对自己今后角色的影响，提供改善自我形象的方法。注意保护病人隐私，操作时避免过度暴露。

3.健康教育

（1）活动：术后近期避免用患侧上肢搬运重物。

（2）避孕：**术后5年内避免妊娠**，以免乳腺癌复发。

小试身手 6.乳腺癌病人术后多长时间内应避免妊娠

A.1年 　　　B.2年 　　　C.3年 　　　D.5年 　　　E.7年

（3）化疗或放疗：化疗期间定期查血常规，**一旦出现骨髓抑制（血白细胞计数<3×10⁹/L）应暂停**。放疗期间注意保护皮肤，出现放射性皮炎时及时就诊。

（4）义乳或假体：出院时佩戴无重量的义乳，有重量的义乳治愈后佩戴。**根治术后3个月行乳房再造术**，但有肿瘤转移或乳腺炎者严禁植入假体。

（5）自我检查：定期乳房自检有助于早期发现乳房病变。**检查时间为月经后的2~3天**。

自查方法：①站在镜前以各种姿势（两臂放松垂于身体两侧、双手撑腰、向前弯腰或双手高举过枕于头后），比较双侧乳房皮肤颜色、大小、形状、是否对称、乳头有无内陷。②于不同体位（平卧或侧卧），将手指平放于乳房，从外向乳头环形触摸，检查有无肿块。③检查两侧腋窝淋巴结有无肿大。④用拇指及示指轻轻挤压乳头查有无溢液。

小试身手 7.乳房自我检查时间，最好是在

A.月经开始前7天 　　　　B.月经期间 　　　　C.月经结束后2~3天

D.月经开始前3天 　　　　E.月经结束后3天

第三节　乳房良性肿块

浪里淘沙—核心考点

一、乳房囊性增生病

本病多见于中年女性，是乳腺组织的良性增生，增生可发生在腺管周围并伴囊肿形成，或腺管内出现乳头状增生，伴乳管囊性扩张，发生在小叶实质者主要为腺管及腺泡上皮增生。病因包括：①机体女性激素代谢障碍，特别是雌孕激素比例失调致乳腺实质过度增生和复旧不全。②部分乳腺实质成分中女性激素受体的质和量异常致乳房各部分增生程度参差不齐。

主要表现为乳房胀痛和肿块，部分病人有周期性，**与月经周期有关**，多数为**月经前疼痛加重，月经来潮后减轻或消失**。体检发现一侧或双侧乳房弥漫性增厚，**肿块大小不一**，呈颗粒状、结节状或片状，质韧而不硬，增厚区与周围组织分界不清。本病发展缓慢，病程较长。

小试身手 8.患者，女性，30岁，月经来潮期间出现乳房胀痛半年。两侧乳房内可触及多个大小不等、质地坚韧的结节状肿块，应首先考虑为

A.乳腺癌 　　　　B.乳房囊性增生病

C.乳房纤维瘤 　　　　D.乳管内乳头状瘤

E.乳房脂肪瘤

以对症治疗为主，可用疏肝理气、调和冲任及调整卵巢功能的中药治疗。如果肿块无明显消退或怀疑局部病灶有恶变者，手术切除并做快速病理检查。若有不典型增生，对侧有乳腺癌或有乳腺癌家族史等高危因素者，以及年龄大，肿块周围乳腺组织增生明显者，做单纯乳房切除术。

二、乳房纤维腺瘤

本病发生于卵巢功能期，因小叶内纤维细胞对雌激素的敏感性增加，可能与纤维细胞所含雌激素受体的量和质异常有关。**好发年龄为20~25岁**，乳房外上象限多见，多为单发。病人常无明显症状，仅发现肿块，**质似硬橡皮球的弹性感，表面光滑，易于推动，缓慢增长**。月经周期对肿块大小无影响。**手术切除是治疗乳房纤维腺瘤的唯一有效办法**。

三、乳管内乳头状瘤

多见于40~50岁的经产妇。多数病例发生在大乳管近乳头的壶腹部，瘤体小，带蒂，有绒毛，有很多壁薄的血管，所以易出血。发生于中小乳管的乳头状瘤常位于乳房周围区域。病人一般无明显症状，常因**乳头溢液污染衣服**而引起注意，**溢液为血性、暗棕色或黄色液体**。肿瘤多数较小，常不能触及。**治疗以手术治疗为主**。

参考答案

1.A　2.A　3.C　4.C　5.C　6.D　7.C　8.B

第十五章 腹外疝病人的护理

1. 掌握腹外疝的病因、病理解剖与临床分类。
2. 掌握常见腹外疝的临床表现和治疗要点。
3. 熟练掌握腹外疝病人的护理评估和护理措施。

第一节 概 述

浪里淘沙—核心考点

疝是指体内某个脏器或组织离开其正常解剖部位，通过先天或后天形成的薄弱点、缺损或孔隙进入另一部位。疝多发生于腹部，以腹外疝多见。腹外疝是由腹内脏器或组织连同腹膜壁层，经腹壁薄弱点或孔隙向体表突出而形成。

一、病因

包括两个主要原因：
1. **腹壁强度降低** 包括先天性和后天性。
2. **腹内压力增高** 常见原因包括慢性便秘、咳嗽、排尿困难等。

二、病理解剖

腹外疝由疝环、疝囊、疝内容物和疝外被盖组成。疝内容物是进入疝囊的腹内脏器或组织，**小肠最多见**，其次为大网膜、盲肠、阑尾、乙状结肠、横结肠、膀胱较少见。

小试身手 1.疝内容物最多见的是
A. 小肠　　　　　B. 大网膜　　　　　C. 盲肠　　　　　D. 阑尾　　　　　E. 乙状结肠

三、临床分类

1. **易复性疝** 是指疝内容物很容易回纳入腹腔。
2. **难复性疝** 是指疝内容物不能或不完全能回纳入腹腔。
3. **嵌顿性疝** 疝环较小而腹内压突然增加，疝内容物强行扩张囊颈进入疝囊，随后疝囊颈弹性收缩，内容物被卡住，使其**不能回纳**，称为嵌顿性疝。
4. **绞窄性疝** 嵌顿若未能及时解除，肠管及其系膜受压程度不断加重可使动脉血流减少，最后导致完全阻断，即为绞窄性疝。

> 锦囊妙记：易复性疝是指疝内容物进入疝囊后自己回纳；难复性疝是指疝内容物进入疝囊后需要外力送回；嵌顿性疝是指疝内容物卡住，不能回纳；绞窄性疝是指疝内容物嵌顿，缺血坏死。

第二节 常见腹外疝

浪里淘沙—核心考点

一、腹股沟疝

腹股沟疝分为斜疝和直疝，**其中斜疝多见**。疝囊经过腹壁下动脉外侧的腹股沟管内环（深环）突出，向内下、向前斜行经过腹股沟管，再穿出腹股沟管皮下环（浅环），并进入阴囊者，称为腹股沟斜疝。疝囊经腹壁下动脉内侧的直疝三角区直接由后向前突出形成的疝为腹股沟直疝。直疝不经过内环，也不进入阴囊。

（一）临床表现

1. **腹股沟斜疝** 易复性斜疝主要表现为腹股沟区偶有胀痛和肿块。在站立、行走、咳嗽或用力时出现肿块，**肿块多呈带蒂柄的梨形**，可降至阴囊或大阴唇。如病人平卧或用手将肿块推向腹腔回纳而消失。

难复性斜疝除胀痛外，**主要表现为疝块不能完全回纳**。滑动性斜疝多见于右侧腹股沟区，疝块不能完全回纳，病人有消化不良、便秘等症状。

嵌顿性疝多发生于斜疝，主要表现为疝块突然增大，伴明显疼痛，**平卧或用手推送时不能回纳**。肿块紧张发硬，有明显触痛。嵌顿内容物如为肠袢，局部疼痛明显，腹部绞痛、恶心、呕吐、腹胀、肛门停止排便排气；若为大网膜，局部疼痛轻微。疝一旦嵌顿，症状逐步加重。若不及时处理，可发展为绞窄性疝。

绞窄性疝症状严重，绞窄时间长者，因疝内容物发生感染，侵及周围组织，会出现疝块局部软组织的急性炎症和**腹膜炎表现**，严重者发生脓毒症。肠袢坏死穿孔时，疼痛因疝内压力骤降而缓解。因此，**疼痛减轻但肿块仍存在者，不是病情好转的标志**。

2.腹股沟直疝 病人站立时在腹股沟内侧端、耻骨结节外上方出现**一半球形肿块**，不伴疼痛或其他症状；因疝囊颈宽大，**平卧后肿块多能自行消失；直疝不进入阴囊，故极少发生嵌顿**。常见于年老体弱者。

（二）治疗原则

除少数情况外，**尽早实施手术治疗**。

1.非手术治疗 婴幼儿采用棉线束带或绷带压住腹股沟管深环，防止疝块突出。年老体弱或伴其他严重疾病不能手术者，将医用疝带一端的软垫顶住疝环，阻止疝块突出。

`小试身手` 2.患儿，男，半岁，在哭闹时腹股沟区出现一肿块，安静时可用手将肿块送回腹腔，该患儿适宜的处理措施是

A. 暂不处理 　　　　 B. 采用绷带压住腹股沟的深环 　　　　 C. 紧急手术

D. 择期手术 　　　　 E. 药物治疗

2.手术治疗 单纯疝囊高位结扎术和疝修补术。

3.嵌顿性和绞窄性疝的处理原则 嵌顿时间在3~4小时内，局部压痛不明显，无腹部压痛或腹肌紧张等腹膜刺激征者可手法复位；手法复位后须严密观察腹部体征，**一旦出现腹膜炎或肠梗阻症状，应尽早手术探查**。除上述情况外，**嵌顿性疝原则上要紧急手术治疗**，以防疝内容物坏死，并解除肠梗阻。**绞窄性疝的内容物已坏死，需手术治疗**。

`小试身手` 3.患者，男性，38岁，4小时前负重物时，右侧腹股沟斜疝被嵌顿，下列哪项表现说明疝内容物已发生缺血坏死

A. 疝块增大，不能回纳 　　　　 B. 疝块紧张发硬

C. 疝块有压痛 　　　　 D. 阵发性腹痛伴呕吐

E. 全腹有压痛，腹肌紧张

二、股疝

股疝为疝囊通过股环、经股管向股部卵圆窝突出形成，**多见于40岁以上妇女**。妊娠导致腹内压增高是引起股疝的主要原因。故**股疝最易嵌顿**。

`小试身手` 4.最容易发生嵌顿的腹外疝是

A. 脐疝 　　　　 B. 股疝 　　　　 C. 切口疝 　　　　 D. 腹股沟直疝 　　　　 E. 腹股沟斜疝

（一）临床表现

疝块往往不大，**多在腹股沟韧带下方卵圆窝处有一半球形突起**。平卧回纳内容物后，疝块可完全或部分消失。易复性股疝症状较轻，若发生股疝嵌顿，除引起局部疼痛外，常伴出现急性肠梗阻。

（二）治疗原则

股疝易嵌顿，一旦嵌顿可迅速发展为绞窄性。因此，一旦确定为股疝，应及时手术治疗。**嵌顿性或绞窄性股疝应紧急手术**。

`小试身手` 5.临床上最容易引起嵌顿的疝为

A. 切口疝 　　　　 B. 股疝 　　　　 C. 脐疝 　　　　 D. 腹股沟直疝 　　　　 E. 滑动疝

三、脐疝

脐疝是疝囊通过脐环突出形成，分为小儿脐疝和成人脐疝，**以小儿脐疝多见**。小儿脐疝是因脐环闭锁不全或脐部组织不够坚韧，**小儿经常啼哭和便秘导致腹内压增高而诱发**。

（一）临床表现

小儿脐疝多属易复性，**啼哭时疝块脱出，安静时消失**，极少发生嵌顿和绞窄。成人脐疝为后天性，较少见。

（二）治疗原则

2岁之前采用非手术治疗，在回纳疝块后，用一大于脐环、外包纱布的硬币或小木片抵住脐环，然后用胶布或绷带加以固定。满2岁后，若脐环直径大于1.5cm，行手术治疗。成人脐疝采取手术治疗。

四、切口疝

切口疝是发生于腹壁手术切口处的疝。**腹壁切口疝多见于腹部纵行切口者**。

（一）临床表现

腹壁切口处逐渐膨隆，出现大小不一的肿块，**平卧休息时缩小或消失**。较大的切口疝有腹部牵拉感，伴食欲减退、恶心、便秘、腹部隐痛等表现。疝内容物回纳后，多数能扪及疝环边缘。**切口疝因疝环宽大，很少发生嵌顿**。

（二）治疗原则

以手术治疗为主。对于较大的切口疝，可用合成纤维网片或自体筋膜组织修补。

第三节 护 理

浪里淘沙—核心考点

（一）护理评估

1.术前评估

（1）健康史：评估病人有无慢性便秘、咳嗽、排尿困难、腹水等病史；有无切口感染史。

（2）身体状况：①疝块大小、位置、质地、有无压痛、能否回纳。②有无肠梗阻或肠绞窄征象。

（3）心理状况：评估病人有无因担心疾病而焦虑不安。

2.术后评估

（1）手术情况：评估麻醉方式、手术类型和术中情况。

（2）康复情况：局部切口的愈合情况，有无并发症等。

（二）护理措施

1.**术前护理** 减轻病人恐惧心理，<u>消除导致腹内压升高的因素</u>。离床活动时用疝带压住疝环口，避免腹内容物脱出引起嵌顿。<u>术前晚灌肠</u>，清除肠道积粪，防止术后腹胀及排便困难。病人进手术室前嘱其排空膀胱或留置尿管，以免术中误伤。

2.**术后护理**

（1）**病情观察**：监测病人生命体征。观察伤口渗血情况，及时更换敷料。

（2）**体位**：<u>取平卧位，膝下垫软枕，使髋关节微屈</u>，以降低腹股沟切口张力，促进切口愈合。

小试身手 6.腹股沟直疝修补术后病人的体位要求是

A.平卧位，髋关节微屈　　　　　B.头高脚低位，髋关节伸直　　　　C.侧卧位，髋关节微屈

D.高半坐卧位，髋关节微屈　　　E.低半坐卧位，髋关节伸

（3）**饮食与活动**：术后6~12小时病人如无恶心、呕吐进水及流食，次日进半流食、软食或普食。传统疝修补术后早期避免下床活动，无张力疝修补可早期离床活动。

（4）**预防阴囊水肿**：为避免阴囊积血、积液和促进淋巴回流，<u>术后用丁字带将阴囊托起</u>，并密切观察阴囊肿胀情况。

小试身手 7.斜疝修补术后，预防阴囊血肿的措施是

A.平卧位，膝下垫软枕　　　　　B.预防便秘、尿潴留　　　　　C.切口处用砂袋压迫并托起阴囊

D.咳嗽时用手按压伤口　　　　　E.不宜过早下床活动

（5）**预防切口感染**：<u>切口感染是疝复发的主要原因之一</u>。

3.健康教育

（1）活动：出院后逐渐增加活动量，<u>3个月内应避免重体力劳动或提举重物</u>。

（2）避免腹内压升高：注意保暖，防止受凉引起咳嗽；指导病人咳嗽时用手掌按压切口，以免缝线撕脱。保持大便通畅，便秘者给予通便药物，嘱病人避免用力排便。

（3）复诊和随诊：定期门诊复查。若疝复发及时就诊。

小试身手 8.腹外疝术后病人出院指导的内容，**错误**的是

A.6个月内避免重体力劳动　　　B.防止受凉　　　　　　　　　C.保持排便通畅

D.定期复查　　　　　　　　　　E.逐渐增加活动量

参考答案

1.A　2.B　3.E　4.B　5.B　6.A　7.C　8.A

第十六章　急性化脓性腹膜炎病人的护理

1. 掌握急性化脓性腹膜炎的病因、病理生理。
2. 熟练掌握急性化脓性腹膜炎的临床表现。
3. 掌握急性化脓性腹膜炎的辅助检查。
4. 熟练掌握急性化脓性腹膜炎的治疗要点。
5. 掌握膈下脓肿的病因病理、临床表现和治疗要点。
6. 掌握盆腔脓肿的病因病理、临床表现和治疗要点。
7. 熟练掌握急性化脓性腹膜炎的护理评估和护理措施。

第一节　急性化脓性腹膜炎

浪里淘沙—核心考点

腹膜炎是由细菌性、化学性或物理性损伤等引起的壁腹膜与脏腹膜的炎症，是一种常见的外科急腹症。按发病机制分为原发性与继发性两类。

一、病因、病理生理

临床上的**急性腹膜炎多指继发性的急性化脓性腹膜炎**。腹内空腔脏器穿孔、外伤引起的腹壁或内脏破裂是最常见原因。腹内脏器缺血及炎症扩散如绞窄性疝、绞窄性肠梗阻，以及急性阑尾炎、急性胰腺炎时含有细菌的渗出液在腹腔内扩散，也是引起继发性腹膜炎的常见原因。**引起继发性腹膜炎的病原菌以大肠埃希菌最多见**。**原发性腹膜炎腹腔内无原发病灶**，病原菌多为溶血性链球菌、肺炎双球菌或大肠埃希菌，经血运播散、泌尿道感染直接扩散、经女性生殖道上行感染等途径扩散至腹膜腔，引起腹膜炎。

小试身手 1. 引起继发性腹膜炎最常见的致病菌是

A.大肠埃希菌　　　　　　B.厌氧拟杆菌　　　　　　C.金黄色葡萄球菌
D.链球菌　　　　　　　　E.肺炎双球菌

小试身手 2. 原发性腹膜炎最常见的致病菌是

A.大肠埃希菌和变形杆菌　　　　B.溶血性链球菌和肺炎双球菌　　　　C.厌氧菌和链球菌
D.铜绿假单胞菌和葡萄球菌　　　E.大肠埃希菌和厌氧菌

小试身手 3. 原发性腹膜炎与继发性腹膜炎的主要区别是

A.腹痛性质不同　　　　　B.有无全身感染征象　　　　　C.感染的细菌不同
D.有无腹膜刺激征　　　　E.腹腔有无原发病灶

二、临床表现

1. **腹痛**　是最主要的临床表现，腹痛为持续性剧痛，难以忍受。**腹内压增加及变换体位时疼痛加剧**。疼痛多自原发病变部位开始，随炎症扩散而波及全腹。

2. **恶心、呕吐**　腹膜受刺激引起反射性恶心、呕吐，呕吐物多为胃内容物；发生麻痹性肠梗阻时，吐出黄绿色胆汁，甚至棕褐色粪汁样物。

3. **体温、脉搏变化**　突发起病者开始时体温正常，后**逐渐升高、脉搏加快**。原有炎性病变者发病初体温已上升，继发腹膜炎后升高。年老体弱者体温不升高，但脉搏加快，**若脉搏快则体温反而下降，提示病情恶化**。

4. **感染中毒症状**　高热、脉速、呼吸急促、大汗、口干，严重者出现面色苍白、发绀、舌干苔厚、四肢发凉、血压下降、神志不清等感染中毒及休克症状。

5. **体征**　急性病容，常取仰卧位，双下肢屈曲，不喜动，腹部拒按。腹胀明显，腹式呼吸运动减弱或消失。**腹部压痛、反跳痛、腹肌紧张是腹膜炎的标志性体征，称为腹膜刺激征**。腹胀加重是病情恶化的标志。**胃肠、胆囊穿孔时出现"板状腹"**。叩诊呈鼓音；胃肠穿孔时肠内气体移至膈下，肝浊音界缩小或消失；腹腔内积液较多时可叩出移动性浊音。听诊肠鸣音减弱或消失。直肠指诊：直肠前窝饱满并有触痛，提示盆腔感染或盆腔脓肿形成。

小试身手 4. 急性腹膜炎最主要的临床表现是

A.腹痛　　　B.恶心、呕吐　　　C.体温升高　　　D.感染中毒　　　E.休克

小试身手 5. 腹膜刺激征是指

A.压痛、反跳痛、肌紧张　　　　B.恶心、呕吐、腹痛　　　　　　C.肠鸣音亢进、压痛、反跳痛
D.板状腹、肠鸣音亢进、压痛　　E.腹痛、腹泻、里急后重

小试身手 6.腹膜炎的标志性体征是

A.腹部压痛　　　　　B.肠鸣音减弱　　　　C.腹膜刺激征　　　　D.移动性浊音　　　　E.腹肌紧张

小试身手 7.板状腹可见于下列哪种疾病

A.胃穿孔　　　　　B.急性单纯性阑尾炎　　C.机械性肠梗阻　　　D.严重脱水患者　　　E.幽门梗阻

三、辅助检查

白细胞计数及中性粒细胞比例升高，病情危重者仅中性粒细胞比例升高，出现中毒颗粒。

立位腹平片见小肠胀气并有多个小液平面，为肠麻痹征象；胃肠穿孔时膈下有游离气体，B超检查见腹腔内有不等量液体。B超引导下腹腔穿刺抽液或腹腔灌洗有助于判断病因，如结核性腹膜炎为草绿色透明腹水，胃、十二指肠穿孔为黄色、浑浊、含胆汁、无臭味的抽出液，急性重症胰腺炎抽出液为血性、胰淀粉酶含量高，绞窄性肠梗阻抽出液为血性、臭味重，如抽出液为不凝血，提示腹腔内出血。

四、治疗原则

1. 非手术治疗　病情较轻或病程超过24小时，且腹部体征减轻或炎症局限，或伴严重心肺疾病不能耐受手术以及原发性腹膜炎者考虑非手术治疗。治疗措施包括半卧位、禁食、胃肠减压、纠正水和电解质紊乱、抗生素治疗、营养支持、镇静止痛、给氧等。

2. 手术治疗　多数继发性腹膜炎考虑手术治疗。

（1）手术适应证：①非手术治疗6~8小时后（一般不超过12小时），腹膜炎症状及体征不缓解反而加重者；②腹腔内原发病严重；③腹腔内炎症较重，有大量积液，出现严重肠麻痹或中毒症状，或合并休克；④腹膜炎病因不明且无局限趋势者。

小试身手 8.急性化脓性腹膜炎行非手术治疗的时间一般不超过

A.12小时　　　　　B.24小时　　　　　C.36小时　　　　　D.7小时　　　　　E.5小时

（2）手术原则：探查和确定病因、处理原发灶、彻底清理腹腔、充分引流等。

（3）术后处理：禁食胃肠减压、补液、使用抗生素和营养支持，保证引流通畅，密切观察病情变化，预防重要脏器功能障碍及DIC发生，防治并发症。

第二节　腹腔脓肿

浪里淘沙—核心考点

腹腔脓肿一般继发于急性化脓性腹膜炎或腹腔内手术后，多位于原发病灶附近，以膈下脓肿和盆腔脓肿多见。

一、膈下脓肿

1. 病因病理　脓液积聚于一侧或两侧膈肌下与横结肠及其系膜的间隙内。病人平卧时，左膈下间隙较低，急性腹膜炎时脓液易积聚于此。细菌经门静脉和淋巴系统到达膈下。膈下感染可引起反应性胸腔积液，或经淋巴途径蔓延到胸腔引起胸膜炎，穿破胸腔时引起脓胸；脓肿穿透消化道管壁引起反复出血、肠瘘或胃瘘；若病人机体抵抗力低下可并发脓毒症。

2. 临床表现　发热，初为弛张热，脓肿形成后为持续高热或中等发热。脉搏增快，舌苔厚腻，乏力、消瘦、厌食、盗汗等。白细胞计数和中性粒细胞比例升高。

脓肿部位持续性钝痛，深呼吸时加重，位于肋缘下或剑突下，脓肿刺激膈肌可引起呃逆。出现胸腔积液和肺不张时，病人气促、咳嗽、胸痛等。季肋部叩痛，严重时出现皮肤局部凹陷性水肿，皮温升高。X线检查可见患侧膈肌抬高，随呼吸活动受限或消失，肋膈角模糊或胸腔积液。B超引导下行诊断性穿刺可抽脓、冲洗脓腔、注入抗生素治疗。

小试身手 9.患者，男，40岁，急性胃肠穿孔术后5天，突然出现寒战、发热、出汗等全身中毒症状，伴有上腹痛、呃逆。体检：季肋部压痛、叩击痛。应考虑为

A.盆腔脓肿　　　　B.膈下脓肿　　　　C.急性腹膜炎　　　　D.败血症　　　　　E.肠间脓肿

3. 治疗原则　膈下脓肿主要采用手术治疗。近年多主张经皮穿刺置管引流术，创伤小，一般不污染游离腹腔，引流效果好。也可根据脓肿所在位置行手术切开引流。加强营养支持、输液、输血及使用抗生素治疗。

二、盆腔脓肿

1. 病因病理　盆腔处于腹腔最低位，腹腔内的炎性渗出物或脓液易积聚于此。盆腔腹膜面积小，吸收毒素能力差，故盆腔脓肿时全身中毒症状较轻。

2. 临床表现　常发生于急性腹膜炎治疗过程中、阑尾穿孔或结直肠手术后。表现为发热，脉速，出现典型的直肠或膀胱刺激征，如里急后重、排便次数增多且量少、黏液便、尿频、排尿困难等。腹部检查无阳性体征，直肠指诊在直肠前壁触及向直肠腔内膨起、有触痛、有波动感的肿块。B超检查可明确脓肿位置和大小。

小试身手 10.盆腔脓肿最简便的检查方法是

A.B超　　　　　B.大便检查　　　　C.腹腔穿刺　　　　D.直肠指检　　　　E.CT检查

小试身手 11.盆腔脓肿的临床表现不包括

A.体温升高　　　　　　　B.可出现典型的膀胱刺激症状　　　　C.可出现典型的直肠刺激症状

D.腹部检查呈阳性　　　　E.直肠指诊可触及肿块

小试身手 12.外伤性肠穿孔行肠修补术后第5天,病人体温升高,排便次数增多,伴里急后重感,首先考虑的并发症是
A.切口感染　　　　B.盆腔脓肿　　　　C.肠间脓肿　　　　D.肺部感染　　　　E.膈下脓肿

3.治疗原则　<u>盆腔脓肿较小或未形成时采用非手术治疗</u>,治疗措施包括使用抗生素、热水坐浴、温盐水保留灌肠及物理透热等治疗。<u>脓肿较大者经手术切开引流。</u>

第三节　护　理

浪里淘沙—核心考点

一、护理评估

1.健康史　了解既往病史,近期有无呼吸道、泌尿道感染病史等。

2.身体状况　了解腹痛的部位、时间、程度、性质、范围及其伴随症状;有无腹部压痛、反跳痛、肌紧张;有无肠鸣音减弱或消失,有无移动性浊音。了解血常规、腹部X线及腹腔穿刺结果。

3.心理和社会支持状况　了解病人患病后的心理反应。

4.康复状况　了解麻醉方式、手术类型、原发病变类型、腹腔内炎症情况以及术后腹腔引流管放置的部位、引流及切口愈合情况等。

二、护理措施

1.术前护理

(1)心理支持:做好病人及其家属的安慰解释工作,稳定病人情绪。

(2)**体位**　<u>半卧位</u>可使腹内渗出液积聚于盆腔,以减少吸收、减轻中毒症状,同时膈肌下移,腹肌松弛,减轻腹胀。鼓励病人经常活动双腿,防止下肢静脉血栓形成。<u>休克病人平卧位或头、躯干和下肢均抬高20°。</u>

小试身手 13.急性化脓性腹膜炎患者宜采取的卧位是
A.左侧卧位　　　　B.平卧位　　　　C.半卧位　　　　D.头高脚低位　　　　E.俯卧位

(3)**禁食胃肠减压**:<u>胃肠道穿孔须禁食,胃肠减压</u>。胃肠减压可吸出胃肠道内容物和气体,减轻积气,改善胃肠壁血液循环,促使炎症局限。

(4)纠正水、电解质紊乱:根据病人出入量和生理需要量计算补液总量。<u>病情严重者输血浆、白蛋白或全血,以纠正低蛋白血症和贫血</u>。监测血压、脉搏、尿量、CVP、心电图、血细胞比容、血清电解质以及血气分析等,及时调整输液成分和速度,维持每小时尿量30~50ml。

(5)抗生素治疗:<u>根据细菌培养及药敏试验选择抗生素</u>。

(6)补充热量和营养支持:长期禁食者经肠外途径补充营养。

(7)**镇静、止痛**:已确诊和手术后病人,使用哌替啶类止痛药。<u>诊断不明或病情观察期间禁用止痛药物</u>,以免掩盖病情。

小试身手 (14~15题共用题干)

患者,男,35岁,餐后突发右上腹及剑突下疼痛,并放射到右肩及后背部,1小时后疼痛加剧,伴恶心呕吐,呕吐物为食物,急诊就医。数年"胃病"史,查体:痛苦病容,体温37.2℃,呼吸28次/分,心率100次/分钟,血压13.3/9.3kPa(100/70mmHg)。全腹胀,上腹肌紧张,压痛及反跳痛(+),移动性浊音(±),白细胞15×10^9/L,血红蛋白125g/L,尿淀粉酶400U。

14.首先可排除以下哪种情况
A.胃、十二指肠溃疡穿孔　　　　B.急性胆囊炎　　　　C.急性肠梗阻
D.急性胰腺炎　　　　E.急性胃肠炎

15.早期处理中**错误**的是
A.给予半卧位　　　　B.禁食　　　　C.放置胃肠引流管
D.肌内注射哌替啶50mg　　　　E.静脉输液,纠正水、电解质紊乱

2.**术后护理**

(1)病情观察:密切监测生命体征,观察腹部体征、有无膈下或盆腔脓肿表现等。危重病人监测循环、呼吸、肾功能。

(2)体位:<u>全麻未清醒者取平卧位,头偏向一侧</u>,防止呕吐引起窒息或吸入性肺炎。全麻清醒后或硬膜外麻醉病人平卧6小时后且血压、脉搏平稳改为半卧位,鼓励病人翻身、早期活动,防止肠粘连。

(3)饮食:<u>术后禁食、胃肠减压,肠蠕动恢复后拔除胃管,给予水及流质饮食,逐渐过渡到正常饮食。</u>胃肠减压期间做好口腔护理。

(4)补液和营养支持:补充水电解质和维生素,必要时输新鲜血、血浆并给予肠内外营养。使用抗生素控制腹腔内感染。

(5)引流管护理:正确连接各引流装置,有多根腹腔引流管时贴上标签标明各管位置。妥善固定,防止脱出或受压;观察并记录引流液的颜色、量、性状;对负压引流者保证有效负压;经常挤捏引流管以防血块或脓痂堵塞,保持引流通畅。

3.健康教育

(1)知识:向病人说明非手术期间禁食、胃肠减压、半卧位的重要性,教病人观察腹部症状和体征的变化。

(2)饮食:术后进食循序渐进、少量多餐,进食高蛋白质、高能量和高维生素饮食,以促进切口愈合。

(3)活动:术后早期活动,鼓励病人卧床期间床上活动,<u>体力恢复后尽早下床活动</u>,促进肠蠕动,防止肠粘连。

(4)复诊:出现伤口红肿热痛、发热、腹痛、肛门停止排气排便等症状时及时就诊。

参考答案

1.A　2.B　3.E　4.A　5.A　6.C　7.A　8.A　9.B　10.D　11.D　12.B　13.C　14.E　15.D

第十七章 腹部损伤病人的护理

统领全局—考试大纲

1. 熟悉腹部损伤的分类。
2. 掌握腹部损伤的病因病理。
3. 熟练掌握腹部损伤的临床表现。
4. 掌握腹部损伤的辅助检查和治疗要点。
5. 熟练掌握腹部损伤的护理措施。
6. 掌握常见的实质性脏器损伤——肝、脾破裂的临床表现与诊断。
7. 熟悉肝、脾破裂的治疗要点。
8. 掌握常见的空腔脏器损伤——十二指肠损伤的临床表现与诊断。
9. 熟悉十二指肠损伤的治疗要点。

第一节 概 述

浪里淘沙—核心考点

一、分类

腹部损伤分为开放性损伤和闭合性损伤。

二、病因病理

腹部损伤的严重程度及范围取决于暴力强度、速度、着力部位等，也与解剖特点、内脏原有改变等有关。肝、脾及肾的组织结构脆弱、血供丰富、位置比较固定，受到暴力打击后容易破裂；上腹受到碰撞、挤压，胃窦、十二指肠水平部或胰腺被压在脊柱上而断裂；上段空肠、末段回肠等固定部分易受损；空腔脏器在充盈时易破裂。

小试身手 1.腹部内脏中最容易受损伤的脏器是

A. 肾　　　　　　B. 脾　　　　　　C. 肠　　　　　　D. 肝　　　　　　E. 胰

三、临床表现

肝、脾、胰、肾等实质性脏器或大血管损伤时，主要表现为腹腔内（或腹膜后）出血，病人出现面色苍白，脉搏细弱，血压不稳，甚至休克；腹痛多呈持续性，不剧烈；腹膜刺激征不严重。但肝破裂伴肝内外胆管断裂或胰腺损伤伴胰管断裂时，可因胆汁或胰液流入腹腔而出现明显的腹痛和腹膜刺激征。肾脏损伤时出现血尿。

小试身手 2.腹部实质性脏器损伤的主要临床表现是

A. 腹膜刺激征阳性　　B. 呕血、黑便　　C. 腹腔内出血症状　　D. 气腹　　E. 腹痛

胃肠道、胆道、膀胱等空腔脏器破裂时，主要表现为弥漫性腹膜炎。除消化道症状（恶心、呕吐、呕血或便血等）及全身性感染症状外，腹膜刺激征最为突出。上消化道破裂时，因胃液、胆汁或胰液引起的化学刺激，出现剧烈腹痛、腹肌紧张、压痛、反跳痛等典型腹膜炎体征。下消化道破裂时，腹膜炎体征出现较晚，程度较轻，但造成的细菌污染较上消化道破裂时严重。有时可有气腹征，随后出现肠麻痹、腹胀或感染性休克。

小试身手 3.对腹膜刺激性最强的内容物是

A. 胃、十二指肠液　　B. 血液　　　　　　C. 脓液　　　　　　D. 肠液　　　　　　E. 炎性渗出液

四、辅助检查

1. 实验室检查　红细胞、血红蛋白、血细胞比容下降，提示腹腔内出血。空腔脏器破裂时，白细胞计数和中性粒细胞比例升高。血、尿淀粉酶升高提示胰腺或胃肠道损伤。血尿提示泌尿系损伤，但其程度与伤情不成正比。

2. 影像学检查

（1）B超检查：用于对肝、脾、胰、肾等实质性脏器损伤的诊断。若发现腹腔内积液和积气，提示空腔脏器破裂或穿孔。

（2）X线检查：可了解有无气胸、腹腔游离气体、腹腔内积液以及有无肋骨骨折、腹膜后积气或腰大肌影消失等。

（3）CT检查：能清晰显示实质性脏器的损伤和程度。

3. 诊断性腹腔穿刺和腹腔灌洗术　诊断阳性率达90%。腹腔穿刺抽出不凝固血提示实质性脏器或大血管破裂；抽出液若为胃内容物、浑浊腹水、胆汁或尿液等，可依此推断哪类脏器受损。胰腺或十二指肠损伤时，穿刺液中淀粉酶含量升高。

五、治疗原则

立即处理威胁生命的情况，如窒息、开放性气胸或张力性气胸、休克等。若腹部损伤合并内脏脱出，勿强行回纳腹腔，以免加重腹腔污染，用消毒碗覆盖脱出物，消毒纱布包扎伤口后迅速转送。

1. 非手术治疗：①不随意搬动伤者，以免加重病情；②不随意使用止痛药，以免掩盖病情；③积极补充血容量，防治休克；④使用广谱抗生素，预防腹腔内感染；⑤禁食，疑有空腔脏器破裂或伴明显腹胀时，行胃肠减压。

2. 手术治疗 已确诊为腹腔内脏器破裂，或非手术治疗期间出现下列情况时，应及时行手术探查：①腹痛和腹膜刺激征进行性加重或范围扩大；②肠鸣音减弱、消失或出现腹胀；③全身情况不断恶化，出现口渴、烦躁、脉搏细速或体温及白细胞计数上升；④红细胞计数进行性下降；⑤血压由稳定转为不稳定甚至进行性下降者；⑥胃肠道出血不易控制；⑦经积极抗休克治疗情况不见好转反而加重者。剖腹探查手术是治疗腹内脏器损伤的关键。

> 锦囊妙记：腹部损伤的病人出现腹痛和腹膜刺激征进行性加重，血压进行性下降，提示腹腔内脏器活动性出血，因此应边抗休克，边剖腹探查。

六、护理措施

1. 非手术治疗及术前护理

（1）**病情观察**：①每15~30分钟测量生命体征1次。②每30分钟做1次腹部体检，观察腹膜刺激征的范围和程度，有无移动性浊音，肝浊音界有无缩小或消失等。③疑有腹腔内出血者，每30~60分钟检查1次血常规，动态了解红细胞计数、白细胞计数、血红蛋白和血细胞比容的变化。④必要时行腹腔穿刺术或灌洗术。

（2）**绝对卧床休息**。

（3）**补液和饮食**：禁食期间补充足量液体，使用广谱抗生素防治腹腔感染。待肠功能恢复后开始进流质饮食。

（4）常规术前准备。

2. 术后护理 见急性腹膜炎术后护理措施。

3. 健康教育

（1）宣传劳动保护、安全生产、遵守交通规则等知识，避免或减少损伤发生。

（2）普及各种急救知识，发生意外损伤时能进行简单的急救。

（3）无论腹部损伤轻重，都应经医务人员检查，以免延误诊治。

（4）出院后适当休息，加强锻炼，增加营养，促进康复。若有腹痛、腹胀、肛门停止排气排便、伤口红肿热痛等不适，及时就诊。

第二节 常见的实质性脏器损伤

浪里淘沙—核心考点

肝、脾破裂

肝破裂在各种腹部损伤中占20%~30%，右肝破裂较左肝破裂多见。

一、临床表现与诊断

肝、脾破裂主要表现为腹腔内出血和出血性休克。脾破裂时血性腹膜炎所致的腹膜刺激征不明显，肝破裂后可有胆汁进入腹腔，因此，肝破裂腹痛和腹膜刺激征更为明显。肝破裂后，血液可通过胆管进入十二指肠，病人出现黑便或呕血。B超检查是诊断肝脾破裂的首选方法。

二、治疗原则

脾破裂无休克，影像学检查证实损伤局限、表浅，无其他腹腔脏器合并伤者，可严密观察血压、脉搏、腹部体征、血细胞比容及影像学变化。如发现继续出血或发现合并其他脏器损伤，应紧急手术处理。

肝破裂以手术治疗为主，彻底清创、止血，消除胆汁溢漏和建立通畅引流。

第三节 常见的空腔脏器损伤

浪里淘沙—核心考点

十二指肠损伤

十二指肠大部分位于腹膜后，位置较深，损伤发生率低。

一、临床表现与诊断

十二指肠损伤如发生在腹腔内部分，胰液和胆汁流入腹腔，出现明显的腹膜炎症状和体征。若损伤发生在腹膜后，早期症状和体征不明显，后逐渐出现持续且进行性加重的右上腹和腰背部疼痛（可向右肩和右睾丸放射），但无腹膜刺激征；部分病人可有血性呕吐物；血清淀粉酶升高。直肠指检可在骶前扪及捻发音，提示气体已达盆腔腹膜后组织。

早期腹部X线平片可见腰大肌轮廓模糊，膈下游离气体，有时见腹膜后有气泡；口服或胃管注入水溶性造影剂后X线检查可见其外溢。

小试身手 4.患者腹部外伤，致伤外力作用于右上腹。伤后突感上腹疼痛，2小时后疼痛加剧，疼痛主要位于右上腹，且有时对应部位的背部疼痛，曾有血性呕吐物。X线检查腹膜后有气体，应考虑的诊断是

A.肝破裂　　　　B.胆囊破裂　　　　C.右肾破裂　　　　D.十二指肠破裂　　　　E.腹膜后血管破裂

二、治疗原则

抗休克和及时剖腹探查。手术时仔细探查，手术方式包括单纯修补术、带蒂肠片修补术、损伤肠段切除吻合术、浆膜切开血肿清除术。术后将胃肠减压管置于十二指肠上段；腹膜后破裂者在修补处附近放置引流物，以减少术后并发症。

小试身手（5~8题共用题干）

患者，男，40岁。3小时前以"腹部闭合性损伤"收入院观察。

5.观察期间，下列护理措施**错误**的是

A.不随便搬动病人　　　　　　B.绝对卧床休息　　　　　　C.禁食

D.应用广谱抗生素防治腹腔感染　　E.注射止痛药减轻疼痛

6.为排除腹腔内出血首要的检查是

A.B超　　　　B.CT　　　　C.MRI　　　　D.腹腔穿刺　　　　E.腹部X线检查

7.若疼痛主要位于右上腹，曾有血性呕吐物，经X线检查腹膜后有气体，应考虑为

A.肝破裂　　　　B.胆囊破裂　　　　C.右肾破裂　　　　D.十二指肠破裂　　　　E.腹膜后血管破裂

8.在观察期间病人突然出现腹痛加剧，恶心，呕吐，腹胀，全腹压痛、反跳痛，肠鸣音消失。此时最关键的处理措施是

A.输液，补充血容量　　　　　　B.抗感染　　　　　　C.胃肠减压

D.终止观察，行剖腹探查　　　　E.肌内注射止痛药，继续观察

参考答案

1.B　2.C　3.A　4.D　5.E　6.D　7.D　8.D

第十八章　胃、十二指肠疾病病人的护理

1. 熟悉胃的解剖生理和十二指肠的解剖生理。
2. 掌握胃、十二指肠溃疡的病因病理。
3. 熟练掌握胃、十二指肠溃疡的临床表现和诊断。
4. 掌握胃、十二指肠溃疡的常见并发症。
5. 掌握胃、十二指肠溃疡的手术适应证和手术方法。
6. 熟练掌握胃、十二指肠溃疡的护理措施。
7. 熟悉胃癌的病因病理。
8. 熟练掌握胃癌的临床表现。
9. 掌握胃癌的辅助检查和治疗要点。
10. 熟练掌握胃癌的护理措施。

第一节　解剖生理概要

浪里淘沙—核心考点

一、胃的解剖生理

胃位于腹腔左上方，为一弧形囊状器官，上与食管相连，入口为贲门、出口为幽门，下与十二指肠连接。**胃癌好发于胃窦部，溃疡病大出血的好发部位为幽门部。胃的主要作用是储存和消化食物**。胃壁从外向内依次为浆膜层、肌层、黏膜下层和黏膜层。肌层在贲门和幽门处增厚形成贲门和幽门括约肌。黏膜下层有丰富的血管、淋巴管和神经丛。黏膜层有丰富的腺体，由功能不同的细胞组成：①主细胞：分泌胃蛋白酶和凝乳酶原；②壁细胞：分泌盐酸和抗贫血因子；③黏液细胞：分泌碱性黏液，有保护黏膜对抗胃酸腐蚀作用，胃底和胃体腺由主细胞、壁细胞和黏液细胞组成，而胃窦只含黏液细胞。④胃窦部腺体有G细胞，分泌促胃液素；⑤胃底部有功能不明的嗜银细胞。

二、十二指肠的解剖生理

十二指肠位于胃和空肠之间，呈"C"形，长约25cm，分为球部、降部、水平部和升部。球部是十二指肠溃疡的好发部位，十二指肠溃疡穿孔最常发生在十二指肠前壁。十二指肠能分泌碱性的十二指肠液，内含肠蛋白酶、乳糖酶、脂肪酶等，还能分泌促胃液素、肠抑肽、胆囊收缩素等。

第二节　胃、十二指肠溃疡的外科治疗

浪里淘沙—核心考点

一、病因病理

溃疡病的**主要病因是胃酸分泌过多与胃黏膜屏障受损**。幽门螺杆菌导致消化性溃疡的原因是引起胃黏膜炎症反应、释放促胃液素的反馈抑制机制发生障碍，抑制生长抑素释放，促进胃酸分泌。此外，持续精神紧张、忧虑、过度脑力劳动与溃疡发病有关。

本病为慢性溃疡，多为单发，胃、十二指肠壁形成局限性圆形或椭圆形缺损，直径常小于2cm，可深达肌层。若溃疡向深层侵蚀，可引起出血或穿孔，幽门处较大溃疡愈合后形成瘢痕致幽门狭窄。

二、临床表现

本病**有慢性病程，周期性发作和节律性上腹痛三大特点**。发病与季节、情绪波动、饮食失调等有关。腹痛多为烧灼痛、钝痛、胀痛或饥饿样不适感，多位于中上腹。**十二指肠溃疡表现为上腹部饥饿痛，进餐后缓解，服抗酸药能止痛，具有周期性发作的特点**，体检在脐部偏右上方有压痛。**胃溃疡特点为进餐后上腹痛，进餐后疼痛不能缓解，甚至加重**，易引起大出血、急性穿孔等并发症，压痛点位于剑突与脐间的正中线或略偏左。不典型疼痛者可有反酸、嗳气、上腹胀痛等症状。

X线钡餐检查可在胃十二指肠部位发现龛影。胃镜检查可明确溃疡部位，经活检做病理及幽门螺杆菌检查（HP检查）。迷走神经切断术前、术后测定胃酸，对评估迷走神经切断是否完整有帮助。

三、常见并发症

1. 急性穿孔　溃疡穿破浆膜发生穿孔后，具有强烈刺激性的胃、十二指肠液及食物进入腹腔，引起化学性腹膜炎；数小时后细菌繁殖转变为细菌性腹膜炎。

（1）临床表现：**因饮食过量，精神紧张或劳累等因素诱发**。突然出现持续性上腹刀割样剧痛，很快扩散至全腹，常伴恶心、呕吐、面色苍白、出冷汗、四肢厥冷。体检：腹式呼吸减弱或消失，**全腹有腹膜刺激征，腹肌紧张呈"木板样"强直**，肝浊音界缩小或消失；肠鸣音减弱或消失。全身出现发热、脉搏增快，甚至肠麻痹、感染性休克。**X线检查见膈下有游离气体**，腹腔穿刺抽出黄色浑浊液体。

> **小试身手**　1. 胃、十二指肠溃疡穿孔的体征**不包括**
> A. 板状腹　　　　　　　　　B. 肝浊音界缩小或消失　　　　　　　C. 上腹压痛
> D. 肠鸣音亢进　　　　　　　E. 腹膜刺激征阳性

（2）治疗原则：空腹状态下溃疡穿孔可采用非手术治疗。若经非手术治疗6~8小时后病情不见好转反而加重者，应手术治疗。

2. 大出血　溃疡侵蚀基底血管引起破裂出血。

（1）临床表现：**突然大量呕血或解柏油样大便**，头晕、目眩、无力、心悸甚至昏厥。当**短期内出血量超过800ml**时，可出现出冷汗、脉搏细速、呼吸浅快、血压下降等**休克表现**。纤维胃镜检查可明确出血原因和部位。实验室检查红细胞、血红蛋白、血细胞比容进行性下降。

> **小试身手**　2. 患者，男性，40岁，有消化性溃疡病史，今日出现呕血及黑便，患者出冷汗，脉搏细速，呼吸浅快，血压下降，估计出血量为
> A. 300~400ml　　　B. 400~500ml　　　C. 500~600ml　　　D. 600~700ml　　　E. >800ml

（2）治疗原则：大多数病人行非手术治疗止血或行急诊胃镜止血。**手术指征为**：①短期内大出血引起休克；②经非手术治疗出血不止或暂时止血又复发；③60岁以上的老年病人血管硬化难以自止；④不久前发生过类似大出血；⑤同时存在溃疡穿孔或幽门梗阻。

3. 幽门梗阻　幽门附近的溃疡瘢痕组织使幽门狭窄，须手术治疗。

（1）临床表现：进食后上腹不适、饱胀感或阵发性胃收缩痛，病人食欲减退、恶心、嗳气，嗳气带酸臭味。**呕吐是最突出的症状**，常在下午或晚间，**呕吐物为宿食，呕吐量大，不含胆汁，有腐败酸臭味**；呕吐后自觉胃部舒适。腹部检查上腹可见胃型和蠕动波，可闻及振水声。梗阻严重者出现消瘦、脱水、电解质紊乱和**低钾低氯性碱中毒**。X线钡餐造影检查见胃扩大，张力降低，排空延迟。胃镜检查可见胃内潴留大量胃液和食物残渣。

（2）治疗原则：**胃大部切除术解除梗阻**，使食物和胃液进入小肠。

四、手术适应证

经内科治疗无效的顽固性溃疡；胃、十二指肠溃疡**急性穿孔**；胃、十二指肠溃疡**大出血**；胃、十二指肠溃疡**瘢痕性幽门梗阻**；**胃溃疡恶变者**。

五、手术方式

1. 胃大部切除术　是最常用的方法。手术切除远侧2/3~3/4的胃，包括胃体的远侧部、胃窦部、幽门和十二指肠球部的近侧部分。胃大部切除术治疗溃疡的依据是：①切除胃窦部，消除促胃液素引起胃酸分泌；②切除大部分胃体，减少分泌胃酸、胃蛋白酶的壁细胞、主细胞数量；③切除溃疡的好发部位；④切除溃疡本身。

（1）毕Ⅰ式胃大部切除术：胃大部切除后**将残胃与十二指肠吻合**。优点是重建后的消化道接近正常解剖生理状态，**多适用于胃溃疡**。

（2）毕Ⅱ式胃大部切除术：适用于各种胃、十二指肠溃疡，特别是十二指肠溃疡。切除远端胃大部后，缝闭十二指肠残端，**残胃与上段空肠吻合**。优点是即使胃切除较多，胃空肠吻合口张力不大，术后溃疡复发率低。缺点是胃空肠吻合改变了正常解剖生理关系，**术后发生胃肠道功能紊乱的可能性大**。

> **小试身手**　3. 毕Ⅱ式胃大部切除术，与残留吻合的组织器官是
> A. 空肠近端　　　　B. 回肠近端　　　　C. 十二指肠　　　　D. 空肠远端　　　　E. 回肠远端

2. 迷走神经切断术　治疗溃疡病的原理：①消除了头相胃酸分泌；②消除了迷走神经引起的促胃液素分泌，阻断了尾相胃酸分泌，术后胃酸分泌量大大下降。手术方式包括迷走神经干切断术、选择性迷走神经切断术和高选择性迷走神经切断术。

六、护理措施

1. 术前护理

（1）心理护理：增强病人治疗的信心，使病人能积极配合治疗和护理。

（2）饮食和营养：择期手术病人少量多餐，给予高蛋白、高热量、高维生素易消化无刺激性食物。

（3）用药护理：遵医嘱使用抑酸、解痉及抗酸药物。

（4）急性穿孔的护理：及时补充血容量，使用抗生素，严密观察病情，做好急诊手术准备。

（5）合并出血的护理：经输血输液，使用止血药物等后出血仍在继续，应急诊手术。

（6）**合并幽门梗阻病人的护理**：非完全性梗阻者进无渣半流质，输液输血，纠正营养不良及低氯低钾性碱中毒。**术前3天每**

晚用300~500ml温等渗盐水洗胃，以减轻胃壁水肿，有利于术后吻合口愈合。

（7）迷走神经切断术病人的护理：手术前测定胃酸，包括夜间12小时分泌量、最大分泌量及胰岛素试验分泌量，便于手术前后对比。

2.术后护理

（1）一般护理：严密观察生命体征，<u>血压平稳后取低半卧位，禁食、胃肠减压、输液及使用抗生素</u>。观察<u>胃肠减压和引流管吸出液的量和性质</u>。肠蠕动恢复后拔除胃管，当日少量饮水或米汤，第2天进半量流质饮食，<u>鼓励病人早期活动</u>。

（2）<u>并发症的观察和护理</u>

1）<u>术后胃出血</u>：<u>短期内从胃管引流出大量鲜红色血液</u>，甚至呕血和黑便。多采用非手术治疗，必要时紧急手术止血。

2）<u>十二指肠残端破裂</u>：是毕Ⅱ式胃大部切除术后近期的严重并发症。因缝合处愈合不良或因胃肠吻合口输入袢梗阻，使十二指肠腔内压力升高致残端破裂。多发生在术后1~2天，表现为<u>右上腹突发剧痛和局部明显压痛、腹肌紧张</u>等急性弥漫性腹膜炎症状。<u>一旦发生应立即手术处理</u>，于十二指肠内和腹腔置管，术后持续减压引流，同时纠正水、电解质紊乱；给予肠外营养或术中行空肠造瘘，术后给予肠内营养；使用抗生素控制感染。

3）<u>胃肠吻合口破裂或瘘</u>：多发生在术后5~7天，多因吻合口张力大、低蛋白血症、组织水肿等致组织愈合不良。<u>早期发生者有明显的腹膜炎症状和体征</u>，须立即手术处理。后期发生者可形成局限性脓肿或向外穿破而发生腹外瘘。若已形成脓肿或外瘘，则行局部引流、胃肠减压和支持治疗。一般数周后吻合口瘘常自行愈合。

4）残胃蠕动无力或称胃排空延迟：发生在术后4~10天，病人进半流质饮食或不易消化食物后突然发生上腹饱胀、钝痛，继而呕吐带有食物的胃液和胆汁。<u>处理措施包括禁食、胃肠减压、肠外营养，纠正低蛋白血症，维持水、电解质和酸碱平衡，应用促胃动力药，如甲氧氯普胺、多潘立酮</u>。轻者3~4天自愈，重者可持续20~30天，一般经非手术治疗治愈。

5）<u>术后梗阻</u>：根据梗阻部位分为输入袢梗阻、吻合口梗阻和输出袢梗阻。

A.<u>输入袢梗阻</u>：多见于毕Ⅱ式胃大部切除术后，分为两类：<u>急性完全性输入袢梗阻</u>，属闭袢性肠梗阻。典型症状是病人突发上腹部剧痛、频繁呕吐，量少，<u>不含胆汁</u>，呕吐后症状不缓解。上腹偏右有压痛，甚至扪及包块。血清淀粉酶升高，可出现黄疸和休克症状。应紧急手术治疗。<u>慢性不完全性梗阻</u>：多由于输入段太长扭曲，或输入段太短在吻合口处形成锐角使输入段内胆汁、胰液和十二指肠液排空不畅而滞留。进食后消化液分泌增加，累积到一定量时，潴留液为克服梗阻，涌入残胃而致呕吐。临床表现为<u>进食后15~30分钟，上腹突然胀痛或绞痛，呈喷射状呕吐大量含胆汁液体，呕吐后症状消失</u>。若症状在数周或数月内不能缓解，需手术治疗。

<u>小试身手</u> 4.下述哪项与BillrothⅡ式术后完全性输入袢梗阻的典型症状不相符

A.呕吐物为食物和胆汁　　　　　B.突发上腹部剧痛　　　　　C.频繁呕吐

D.呕吐量少　　　　　　　　　　E.呕吐后症状不缓解

B.<u>吻合口梗阻</u>：由吻合口过小或毕Ⅱ式胃切除胃空肠吻合术后、输出段逆行套叠堵塞吻合口引起。表现为<u>进食后上腹饱胀，呕吐；呕吐物为食物，不含胆汁</u>。X线检查可见造影剂完全停留在胃内，须再次手术解除梗阻。

C.<u>输出袢梗阻</u>：多因粘连、大网膜水肿或炎性肿块压迫等所致。<u>表现为上腹饱胀，呕吐食物和胆汁</u>。若不能自行缓解应手术解除梗阻。

6）倾倒综合征

A.<u>早期倾倒综合征</u>：<u>多发生在餐后30分钟内</u>，因胃容积减少，大量高渗食物快速进入十二指肠或空肠，细胞外液转移至肠腔，循环血量减少。同时肠遭受刺激后释放多种消化道激素，如5-羟色胺、血管活性肽、神经紧张素、血管活性肠肽等，引起血管舒缩功能紊乱。表现为上腹饱胀不适、恶心呕吐、肠鸣音亢进，可有绞痛、腹泻；全身无力、头晕、晕厥、面色潮红或苍白、大汗淋漓、心悸、心动过速等。<u>症状持续60~90分钟后自行缓解</u>。病人应少量多餐，避免过甜、过咸、过浓流质饮食，进食低糖、高蛋白饮食，进餐后平卧20分钟，症状可减轻或消失。多数病人术后半年到1年内能自愈。

B.<u>晚期倾倒综合征</u>：又称低血糖综合征，为高渗食物迅速进入小肠、快速吸收后血糖升高，胰岛素大量分泌，继而发生反应性低血糖。表现为餐后2~4小时，病人出现心慌、乏力、眩晕、出汗、手颤、嗜睡，甚至虚脱。<u>出现症状时稍进食，尤其是糖类即可缓解</u>。饮食中减少糖类含量，增加蛋白质比例，少量多餐可预防发生。

<u>小试身手</u> 5.某患者胃大部毕Ⅱ式术后5天，突发右上腹剧痛，伴有腹膜刺激征，应考虑

A.十二指肠残端破裂　B.术后胃出血　　C.吻合口梗阻　　D.输入段梗阻　　E.输出段梗阻

<u>小试身手</u> 6.患者，女，40岁。毕Ⅱ式胃大部切除手术后2周，餐后2小时出现心慌、乏力、眩晕、出汗。可能的诊断是

A.术后胃出血　　B.十二指肠残端破裂　　C.倾倒综合征　　D.低血糖综合征　　E.胃潴留

<u>小试身手</u> 7.胃大部切除术的术后护理下列**错误**的是

A.血压平稳后取低半卧位　　　　B.术后禁食，待肠功能恢复后改为普食　　　C.严密观察生命体征

D.早期下床活动　　　　　　　　E.妥善固定引流管

3.健康教育

（1）嘱病人避免劳累、不熬夜，注意劳逸结合，强调戒烟、限酒。

（2）与病人讨论并制定饮食计划。胃大部切除术后1年内胃容量有限，宜少食多餐，进食营养丰富饮食，以后逐渐过渡至均衡饮食。饮食定时定量，<u>少食腌、熏食品，避免过冷、过烫、过辣及油炸食物</u>。

（3）讲解手术后期并发症的表现和防治方法。

1）<u>碱性反流性食管炎</u>：多发生于术后数月至数年，由于碱性十二指肠液、胆汁反流入胃，破坏了胃黏膜的屏障功能。主要表现有：①<u>剑突下持续性烧灼痛，进食后加重，制酸药无效</u>；②<u>呕吐物含胆汁，吐后疼痛不减轻</u>；③<u>体重减轻或贫血</u>。症状轻者用H_1受体拮抗剂，<u>严重者手术治疗</u>。

2）吻合口溃疡：多数发生在术后2年内，主要表现为溃疡病症状重现，纤维胃镜检查可明确诊断，行手术治疗。

3）营养性并发症：由于胃肠道吸收功能紊乱或障碍，出现**营养不良**、**贫血**、**脂肪泻**、**骨质疏松**等。注意饮食调节，补充营养素，必要时行药物预防和治疗。

4）**残胃癌**：指因良性疾病行胃大部切除术5年以上，残胃发生的原发癌。**多发生于术后20~25年**，与残胃合并萎缩性胃炎有关。纤维胃镜可明确诊断，需手术治疗。

小试身手 8.下列哪项**不是**胃大部切除术的后期并发症

A．碱性反流性食管炎　　　　　　　　B．吻合口溃疡　　　　　　　　C．营养不良

D．残胃癌　　　　　　　　　　　　　E．十二指肠残端破裂

第三节 胃　癌

浪里淘沙—核心考点

一、病因病理

病因未明确，可能与胃溃疡、萎缩性胃炎、胃息肉、环境、饮食及遗传因素有关。**胃幽门螺杆菌也是重要因素之一。**

胃癌好发于胃窦部。根据大体型态，胃癌分为早期胃癌和进展期胃癌。早期胃癌分为隆起型、浅表型和凹陷型。进展期胃癌分为结节型、溃疡局限型、溃疡浸润型和弥漫浸润型。按照组织学分型分为腺癌（包括肠型和弥漫型）、乳头状腺癌、管状腺癌、黏液腺癌、印戒细胞癌、腺鳞癌、鳞状细胞癌、小细胞癌、未分化癌、其他类型。胃癌绝大部分为腺癌。**淋巴转移是胃癌的主要转移途径**，发生较早，**晚期最常见的转移脏器是肝**，其他如肺、脑、肾、骨等处。

二、临床表现

早期无明显症状，部分病人早期出现上腹隐痛，服药后可缓解。当胃窦梗阻时有恶心、呕吐宿食，贲门部癌可有进食梗阻感；少量出血时粪便隐血试验（＋）。晚期出现恶病质。

体检：早期无明显体征，或仅有上腹部深压痛；晚期可扪及上腹部肿块。若出现肝转移时，可有肝大、腹水、锁骨上淋巴结肿大。如发生直肠前凹种植转移，直肠指诊可扪及肿块。

三、辅助检查

X线气钡双重对比检查可发现较小而表浅病变。**纤维胃镜是诊断早期胃癌的有效方法**，可直接观察病变部位，**并做活检明确诊断。**

锦囊妙记：除胃肠穿孔首选X线外，其余所有的胃病（胃炎、胃溃疡、胃癌）均首选胃镜。

四、治疗原则

早期发现、早期诊断和早期治疗是提高胃癌疗效的关键。**首选手术治疗**，辅以化疗、放疗及免疫治疗等。

根治性手术是整块切除胃全部或大部、大小网膜和区域淋巴结，并重建消化道。晚期癌肿浸润并广泛转移者行姑息性切除术、胃空肠吻合术。

五、护理措施

术前消除病人顾虑，增强治疗信心，加强营养。手术前后按胃大部切除术护理，手术前、术中、术后遵医嘱进行化疗，以延长病人生存期。

参考答案

1.D　2.E　3.A　4.A　5.A　6.D　7.B　8.E

第十九章　肠疾病病人的护理

1. 了解小肠的解剖生理、阑尾的解剖生理、大肠的解剖生理。
2. 掌握急性阑尾炎的病因病理。
3. 熟练掌握急性阑尾炎的临床表现、辅助检查、治疗要点及护理措施。
4. 掌握特殊类型阑尾炎的特点。
5. 掌握肠梗阻的病因和分类以及病理生理。
6. 熟练掌握肠梗阻的临床表现与辅助检查。
7. 掌握肠梗阻的治疗要点。
8. 熟练掌握肠梗阻的护理措施。
9. 掌握常见的机械性肠梗阻。
10. 了解肠瘘的病因病理。
11. 熟练掌握肠瘘的临床表现。
12. 掌握肠瘘的辅助检查。
13. 熟悉肠瘘的治疗要点。
14. 熟练掌握肠瘘的护理措施。
15. 掌握大肠癌的病因病理。
16. 熟练掌握大肠癌的临床表现和辅助检查。
17. 掌握大肠癌的治疗要点。
18. 熟练掌握大肠癌的护理措施。

第一节　解剖生理概要

浪里淘沙—核心考点

一、小肠的解剖生理

小肠包括十二指肠、空肠和回肠，空肠大部分位于上腹部，回肠位于左下腹和盆腔，末端连接盲肠。小肠是消化和吸收食物的主要部位，小肠黏膜分泌碱性肠液，食糜在小肠内被分解为葡萄糖、氨基酸、短肽和脂肪酸等，经小肠黏膜吸收。小肠分泌多种胃肠激素，如胰液素、胰高血糖素、抑胃多肽、生长抑素、胃动素、缩胆囊素、血管活性肠多肽、促胃液素等。肠淋巴组织在肠道抗原物质刺激下产生局部免疫防御反应，肠固有层浆细胞分泌多种免疫球蛋白，主要是IgA。

二、阑尾的解剖生理

阑尾起自盲肠根部，呈蚯蚓状，其体表投影是**脐与右髂前上棘连线中外1/3交界处**，称为麦氏点。阑尾动脉属无侧支的终末动脉，当血运障碍时易致阑尾坏死。

三、大肠的解剖生理

大肠包括盲肠、阑尾、结肠、直肠和肛管五部分，是消化道的下段。结肠包括升结肠、横结肠、降结肠和乙状结肠。在回肠进入盲肠处，黏膜和环形肌折叠成回盲瓣，能阻止大肠内容物反流入小肠，并能控制食物残渣进入大肠的速度。结肠静脉分别经肠系膜上、下静脉汇入门静脉。结肠主要生理功能是吸收水分，储存和转运粪便，吸收部分电解质和葡萄糖。结肠内存在大量细菌，细菌利用肠内物质合成维生素K、维生素B复合物和短链脂肪酸等，供机体所需。

第二节　急性阑尾炎

浪里淘沙—核心考点

一、病因病理

急性阑尾炎最常见病因是阑尾管腔阻塞，阻塞的原因包括阑尾壁内淋巴小结增生、粪石、异物、炎性狭窄、寄生虫、胃肠道功能紊乱等。

急性阑尾炎分为单纯性阑尾炎、化脓性阑尾炎、坏疽性及穿孔性阑尾炎、阑尾周围脓肿，**其中最严重的是坏疽型**。

小试身手 1.急性阑尾炎最常见的病因

A.免疫力低下　　B.胃肠道功能紊乱　　C.淋巴小结增生　　D.阑尾管腔阻塞　　E.粪石压迫阑尾

二、临床表现

典型症状是转移性右下腹疼痛，少数病人开始即出现右下腹疼痛，伴轻度胃肠功能紊乱。阑尾穿孔后出现腹膜炎和麻痹性肠梗阻。如发生门静脉炎时出现寒战高热和轻度黄疸，严重者发生感染性休克。

小试身手 2.急性阑尾炎典型的症状是

A.恶心、呕吐　　B.腹泻　　C.转移性右下腹痛　　D.发热　　E.脉率增快

体征：右下腹固定压痛。阑尾化脓、坏疽时出现腹肌紧张、反跳痛，如腹膜刺激征范围扩大，提示阑尾穿孔。阑尾周围脓肿形成后在右下腹触及边界不清和固定的压痛性包块。

三、辅助检查

急性阑尾炎时结肠充气试验阳性；腰大肌试验阳性提示阑尾位置较深。闭孔内肌试验阳性提示阑尾靠近闭孔内肌；盆腔阑尾炎症时直肠指诊右前壁压痛。

1. 实验室检查　血常规显示白细胞计数、中性粒细胞比例升高；当盲肠后位阑尾炎累及输尿管时，尿常规可见少量红细胞和白细胞。

2. 影像学检查　B超、CT检查协助诊断阑尾周围脓肿。

四、治疗原则

明确诊断后**及早行阑尾切除术**。非手术治疗仅适用于早期单纯性阑尾炎、阑尾周围脓肿或有手术禁忌证者。

五、护理措施

1. 术前护理　急性发作时卧床休息、**取半卧位**、禁食、静脉输液、使用抗生素控制感染。**禁用吗啡或哌替啶，禁服泻药及灌肠。**

2. 术后护理　监测生命体征，观察腹部症状和体征，及时发现有无腹腔内出血、切口感染、粘连性肠梗阻、腹腔脓肿、肠瘘等并发症。

3. 健康指导　指导病人摄入营养丰富易消化饮食，**鼓励病人术后早期下床活动，防止肠粘连。**阑尾周围脓肿病人出院后3个月行阑尾切除。

小试身手 3.患者，女性，28岁，诊断为阑尾周围脓肿，病人行阑尾切除的时间应在体温正常后

A.1个月　　B.2个月　　C.3个月　　D.4个月　　E.6个月

小试身手 4.为预防阑尾炎患者术后发生肠粘连，最关键的护理措施是

A.取半坐卧位　　B.观察腹部情况　　C.深呼吸　　D.早期下床活动　　E.增加营养

六、特殊类型阑尾炎特点

1. 小儿急性阑尾炎　为儿童常见急腹症，常无转移性右下腹疼痛病史；右下腹体征不典型，穿孔率高，病情发展快，并发症和死亡率高，应及早手术治疗。

2. 老年急性阑尾炎　少见，**症状与病理改变不一致，**病人腹痛轻、体征不典型、体温和白细胞升高不明显，而炎症很重，容易延误诊断和治疗。一旦诊断应及时手术，同时注意处理伴发的高血压、冠心病。

小试身手 5.老年人急性阑尾炎的临床特点是

A.容易出现休克　　　　　　　B.常出现高热　　　　　　　C.胃肠道症状明显

D.症状与病理改变不一致　　　E.腹膜刺激征多为阳性

3. 妊娠期急性阑尾炎　较常见，**多见于妊娠前6个月。**随子宫增大腹痛和压痛部位上移，压痛、肌紧张和反跳痛不明显；炎症不易局限，易诱发流产或早产。**治疗以早期切除阑尾为主，**围手术期加用黄体酮。

第三节 肠梗阻

浪里淘沙—核心考点

肠内容物不能正常运行或通过发生障碍，称为肠梗阻。

一、病因及分类

1. 按发生的基本病因　分为机械性肠梗阻、动力性肠梗阻、血运性肠梗阻，其中机械性肠梗阻最常见。动力性肠梗阻又可分为麻痹性肠梗阻和痉挛性肠梗阻。

2. **按肠壁有无血运障碍　**分为单纯性肠梗阻和绞窄性肠梗阻。

小试身手 6.单纯性肠梗阻与绞窄性肠梗阻的主要区别是

A.梗阻的部位不同　　B.梗阻的时间不同　　C.梗阻的程度不同　　D.肠管壁有无血运障碍　　E.有无并发症

3.按梗阻部位 分为高位或低位肠梗阻，**高位肠梗阻发生在空肠上段。**

二、病理生理

机械性肠梗阻时，梗阻以上肠蠕动增强，肠腔积液积气；梗阻以下肠管瘪陷、空虚或仅有少量粪便。若肠腔内压力不断升高，肠壁静脉回流受阻，当动脉血运障碍时肠管缺血坏死。

由于频繁呕吐、大量消化液潴留在肠腔内，引起严重脱水、电解质紊乱和代谢性酸中毒。由于肠壁血运障碍引起严重腹膜炎和中毒，最终引起感染性休克。

三、临床表现

1.症状 **腹痛、腹胀、呕吐、停止排便排气。**

> 锦囊妙记：肠梗阻的主要症状可记为"痛胀吐闭"，即腹痛、腹胀、呕吐、肛门停止排便排气。

小试身手 7.不同原因引起肠梗阻的共同表现是
A.腹痛、腹胀、呕吐、停止排气排便　　B.腹痛、腹胀、呕吐、蠕动波　　C.腹痛、腹胀、呕吐、肠鸣音亢进
D.腹痛、腹胀、呕吐、肠型　　E.腹痛、便秘、呕吐、肠鸣音亢进

2.体征 单纯性机械性肠梗阻可见腹胀、肠型和蠕动波；肠鸣音亢进，有气过水声或金属音；腹部轻压痛。**绞窄性肠梗阻腹部有固定压痛和腹膜刺激征**，腹腔内大量渗液时出现移动性浊音。麻痹性肠梗阻时腹胀均匀，肠鸣音减弱或消失。

单纯性肠梗阻早期多无全身症状，晚期脱水和代谢性酸中毒，严重者出现休克和多器官功能衰竭。

小试身手 8.单纯性机械性肠梗阻的腹痛特点是
A.阵发性胀痛　　B.持续性隐痛　　C.持续性绞痛伴呕吐
D.阵发性绞痛伴肠鸣音亢进　　E.持续性钝痛

四、辅助检查

1.实验室检查 血红蛋白及血细胞比容升高，尿比重增高。绞窄性肠梗阻时白细胞和中性粒细胞增加。肠梗阻晚期血气分析和血清电解质异常。

2.X线检查 腹部平片**可见多个阶梯状排列的气液平面。**绞窄性肠梗阻可见孤立突出胀大的肠袢，且不受体位影响或有假肿瘤阴影。

> 锦囊妙记：肠梗阻时，胃内容物不能通行，在肠腔内细菌的作用下分解产生气体和液体，气体在上，液体在下，即为气液平面。

小试身手 （9~10题共用题干）
A.腹胀均匀，肠鸣音减弱或消失　　B.肠鸣音亢进，有气过水声　　C.腹胀不对称，肠鸣音减弱或消失
D.肠鸣音消失，腹部有移动性浊音　　E.腹胀不明显，肠鸣音亢进
9.机械性肠梗阻表现为
10.麻痹性肠梗阻表现为

五、治疗原则

解除肠道梗阻和纠正全身代谢紊乱。非手术治疗方法包括：禁食禁饮、胃肠减压、解痉止痛、纠正体液失调、防治感染和中毒。绞窄性肠梗阻、非手术治疗无效的肠梗阻或必须用手术解除的肠梗阻（如肿瘤、肠畸形等）考虑手术治疗。常用手术方法有：粘连松解术、肠切开去除异物、肠套叠或肠扭转复位术、肠切除肠吻合术、短路手术、肠造口术。

六、护理措施

1.非手术治疗和术前护理
（1）一般护理：**生命体征稳定者取半卧位，禁食禁饮、胃肠减压，静脉输液维持体液平衡**，病情好转、梗阻解除后12小时进少量流质饮食。使用抗生素控制感染，**禁用吗啡、哌替啶等止痛药**，以免掩盖病情。做好呕吐护理和术前常规准备。
（2）病情观察：**若出现下列表现，考虑为绞窄性肠梗阻**，做好急症手术准备。
1）腹痛发作急骤，起始为持续性剧痛，或在阵发性加重之间仍有持续性疼痛，呕吐出现早、频繁而剧烈。
2）**病情发展迅速，早期出现休克，抗休克治疗后症状无明显改善。**
3）腹胀不对称，腹部有局限性隆起或触及胀大肠袢。
4）**腹膜刺激征明显**，体温上升、脉率增快、白细胞计数增高。
5）**呕吐物、胃肠减压吸出液、肛门排出物为血性**，或腹腔穿刺抽出血性液体。
6）经非手术治疗症状无明显改善。
7）腹部X线检查见孤立、胀大肠袢，且不因体位时间而改变。

小试身手（11~14题共用题干）

患者，男，45岁。阑尾切除术后2年，3日来腹痛、腹胀、无排气排便。查体：右下腹压痛，肠鸣音亢进。

11.此时，最有意义的检查是

A.立位腹部平片　　　B.腹腔穿刺　　　C.血常规检查　　　D.腹部B超　　　E.血气分析

12.此时，对病人的饮食要求是

A.流质饮食　　　B.少渣饮食　　　C.低钠饮食　　　D.禁食禁饮　　　E.普食

13.如出现休克症状，应考虑发生何种情况

A.绞窄性肠梗阻　　　B.粘连性肠梗阻　　　C.麻痹性肠梗阻　　　D.阑尾周围脓肿　　　E.吻合口瘘

14.如出现休克症状，此时处理原则是

A.快速输液、输血，抗休克　　　　B.抗休克的同时立即手术　　　　C.大剂量静脉滴注抗生素

D.安置胃肠引流管，持续引流　　　E.立即剖腹探查

2. 术后护理　麻醉清醒、血压平稳后**取半卧位，禁食，胃肠减压，静脉补充营养。鼓励病人早期活动**。严密观察生命体征、腹部症状与体征、伤口敷料及引流情况，及时发现术后腹腔感染、肠粘连、肠瘘等并发症。

3. 健康指导　**术后早期下床活动，防止肠粘连**。养成良好饮食习惯，忌暴饮暴食，忌食生硬及刺激性食物，避免腹部受凉和餐后剧烈活动。

> 锦囊妙记：空腔脏器术后的病人，如阑尾炎、肠梗阻、疝气等，宜早期下床活动，防止肠粘连；实质性脏器部分切除术后如肝癌术后、肾部分切除等，宜卧床休息，防止断面出血。

七、常见的机械性肠梗阻

1. **粘连性肠梗阻**　常在腹腔手术、炎症、创伤、出血、异物等引起肠粘连的基础上，由于肠功能紊乱、饮食不当、剧烈运动、体位改变等诱发肠梗阻，临床上有典型的机械性肠梗阻表现。<u>一般采用非手术治疗</u>，严密观察病情，若症状加重或出现肠绞窄，应及时手术治疗。

2. **蛔虫性肠梗阻**　是蛔虫聚集成团堵塞肠腔引起肠梗阻，多为不完全性梗阻。多见于2~10岁儿童，驱虫治疗不当为诱因。脐周出现阵发性疼痛或呕吐，腹胀不明显，腹部扪及条索状肿块，肠鸣音亢进，腹部X线有成团的虫体阴影。主要采用非手术治疗，如无效或发生腹膜炎者，考虑手术治疗。

3. **肠扭转**　是一段肠袢沿其系膜长轴旋转引起的闭袢性肠梗阻。<u>小肠扭转多见于青壮年，**饱餐后剧烈运动而发病**</u>。表现为脐周突发剧烈绞痛，腹痛牵涉腰背痛，频繁呕吐，腹胀不对称，病人早期即可发生休克，腹部检查可扪及压痛、扩张肠袢。<u>肠扭转极易发生绞窄性肠梗阻，应及时手术治疗</u>。

小试身手 15.患者，男，21岁。餐后打球时突发脐周绞痛，面色苍白，大汗淋漓，腹部拒按。首先考虑的疾病是

A.胃溃疡急性穿孔　　　B.肠扭转　　　C.肠套叠　　　D.急性胰腺炎　　　E.急性阑尾炎

4. **肠套叠**　一段肠管套入相连的肠腔内称为肠套叠。多见于2岁以内的儿童，<u>以回肠末端套入结肠最多见</u>。常为突然发作剧烈的阵发性腹痛，**伴呕吐和果酱样血便**，腹部可扪及腊肠形、稍有压痛的腹部肿块。**X线空气或钡剂灌肠检查**可见空气或钡剂在套叠远端受阻呈"杯口状"阴影。早期空气或钡剂灌肠复位，如复位不成功或病程超过48小时或出现肠坏死、肠穿孔，及时手术治疗。

小试身手 16.小儿肠套叠大便的特点是

A.黏液便　　　B.脓血便　　　C.柏油样便　　　D.陶土便　　　E.果酱样血便

小试身手 17.患儿，女，6个月，因阵发性哭闹，右上腹触及腊肠样包块，怀疑为肠套叠。首选的检查是

A.结肠镜检　　　B.空气灌肠　　　C.直肠活检　　　D.腹部CT　　　E.钡剂灌肠

第四节　肠　瘘

浪里淘沙—核心考点

肠瘘是肠管与其他空腔脏器、体腔或体表形成异常通道，肠内容物由此进入其他脏器、体腔或体外，引起感染、体液丧失、内稳态破坏，器官功能受损及营养不良。瘘管开口于腹壁皮肤者称肠外瘘；瘘管与腹内其他脏器或肠管相通称为肠内瘘。

一、病因病理

<u>肠瘘的常见原因是肠管的病变和创伤</u>。有些疾病治疗需要肠造瘘，如空肠造瘘、结肠造瘘。

<u>高位肠瘘水、电解质丢失和紊乱较严重，可发生脱水和低血容量性休克。低位肠瘘继发感染明显</u>，而水、电解质丢失较少，很少引起严重的全身代谢紊乱。

小试身手 18.有关肠瘘的病理生理改变，**不正确**的是

A.大量的消化液经瘘管排出，致水、电解质紊乱，出现高钾血症

B.消化液流入腹膜腔，可出现弥漫性腹膜炎、腹腔脓肿

C.肠瘘患者若处理不当，可致严重营养不良

D. 高位肠瘘水、电解质丢失和紊乱较严重

E. 低位肠瘘则以继发感染更为明显

二、临床表现

肠瘘发生后即有**不同范围的腹膜炎症状和体征**。肠外瘘者腹壁有一个或多个瘘口，瘘口内可见脓液、消化液、气体排出，严重肠外瘘可直接观察到破裂的肠管或外翻的肠黏膜。瘘口周围皮肤潮红、糜烂和水肿，部分病人发生感染或出血，疼痛剧烈。全身表现为营养不良，水、电解质及酸碱平衡失调，并发严重感染者出现寒战、高热、气促、脉速等脓毒血症表现。

三、辅助检查

血常规白细胞计数及中性粒细胞比例升高，严重者白细胞或血小板计数下降。血生化检查出现低钾、低钠等电解质紊乱。口服或胃管注入亚甲蓝，从瘘口排出证明存在肠瘘。瘘管组织活检可明确有无结核、肿瘤等病变。

四、治疗原则

治疗原则：①控制感染，加强营养，纠正体液失衡。②经手术或瘘管放入双套管负压引流，促使炎症消退。感染控制后瘘管内放置硅胶或乳胶片堵塞瘘管，使肠液不再外流，直至瘘口愈合。③对瘘管已上皮化或瘢痕化，或多个瘘并存考虑手术治疗，如肠段部分切除吻合术、肠瘘旷置术。

五、护理措施

1. 非手术治疗护理

（1）一般护理：做好心理护理，病人取低半卧位，加强肠外和肠内营养支持。

（2）负压引流护理：在瘘口内放置负压吸引管和滴液管，充分稀释、引流溢出的肠液，减少肠液对瘘口周围组织的腐蚀，促进炎症消退和瘘口愈合。正确安置引流管和滴液管的位置，调节负压10~20mmHg，每天等渗盐水冲洗液量2000~4000ml，若肠液稠厚、刺激性强时，应加快冲洗速度；分别记录冲洗瓶和引流瓶内液量。保持引流通畅，如双套管堵塞，取出内管清洗或转动外管。

（3）**堵瘘的护理**：外堵法适用于已形成完整、管径直的瘘管，用医用黏合胶、盲端橡胶管将瘘管堵塞，达到肠液不外漏，瘘口自行愈合的目的。护理时注意外堵物是否合适，如肠液外漏，应调整外堵方法。及时清除溢出的肠液，及时更换敷料，瘘口周围涂氧化锌软膏保护皮肤。

2. 手术治疗的护理

（1）术前护理：禁食4~6天，口服肠道不吸收抗生素，术晨从肛门和瘘口两个通路清洁灌肠。清除瘘口周围油膏，保持皮肤清洁干燥。

（2）术后护理

1）观察生命体征、伤口渗血、腹腔引流管引流量和性质，有无腹腔内感染或再次发生瘘。

2）**营养支持**：TPN直至肠功能恢复。开始时给予低脂、适量蛋白质、高糖类、低渣饮食，肠功能恢复后，逐步增加蛋白质和脂肪。

3）做好引流管的护理：如肠排列管、肠造口管、腹腔负压引流管、胃肠减压管、导尿管等。

4）术后并发症的预防与护理

A. 胃肠道或瘘口出血：因消化液腐蚀瘘附近组织和血管、肠黏膜糜烂、应激性溃疡。一旦发生局部使用血管收缩药。预防措施是充分引流漏出的肠液、有效控制感染。

B. 肝肾功能障碍：因体液失衡、循环血量减少、腹腔内感染所致。定期复查肝肾功能、记出入量、合理输液、有效控制感染。

3. **指导病人早期活动**　瘘口封闭后进行活动。先进行肢体被动活动、深呼吸；随着体质增强，指导病人自行床上活动，当瘘口愈合，指导病人早期离床活动。

第五节　大肠癌

浪里淘沙—核心考点

大肠癌是消化系统常见的恶性肿瘤，包括结肠癌和直肠癌。

一、病因

病因未明，可能与高脂肪、红肉和加工肉类、腌制和煎炸食品、低纤维饮食，癌前病变，结肠良性病变有关。

从大体形态分类：大肠癌分为肿块型、浸润型、溃疡型。组织学分类有腺癌、黏液癌、未分化癌，其中腺癌最常见，黏液癌预后较腺癌差，未分化癌预后最差。

淋巴转移是最常见的转移方式。血运转移最多见的部位是肝，其次为肺、骨等。也可通过直接浸润到邻近器官转移。

> 锦囊妙记：胃肠道的血流最终经门静脉进入肝，因此消化道肿瘤，如食管癌、胃癌、胰腺癌、大肠癌血运转移最多见的部位是肝。肝脏血流丰富，癌细胞易通过门静脉侵入血流到达肺，因此肝癌经血运转移最多见的是肺。

小试身手 （19~20题共用选顶）

A. 肺　　　　　　B. 骨　　　　　　C. 脑　　　　　　D. 肝　　　　　　E. 胃

19. 原发性肝癌血行转移最常见于

20. 大肠癌血行转移最常见于

二、临床表现

1. **结肠癌** 最早出现排便习惯及粪便性状改变，表现为排便次数增加、腹泻、便秘、粪便带脓血或黏液。腹痛也是早期症状之一，癌肿较大时，可触及质硬、表面不平、结节状肿块。晚期出现肠梗阻、恶病质和转移症状。**右半结肠**以消瘦乏力、贫血和腹部包块等为主要表现。**左半结肠**以肠梗阻、便秘、腹泻、便血等为主要表现。

> 锦囊妙记：结肠癌，经常见，分为左半和右半；右半结肠管腔粗，血液循环很丰富；贫血消瘦常出现，腹部肿块为常见；左半结肠管腔细，发生梗阻最容易；腹泻便秘常交替，便血为主来求医。

小试身手 21. 结肠癌最早出现的症状是

A. 腹痛　　　　　　　　　　B. 排便习惯及粪便性状改变　　　　　　C. 腹部包块

D. 肠梗阻　　　　　　　　　E. 全身中毒症状

2. **直肠癌** 早期无明显症状，癌肿增大并发生溃疡时才出现症状。病人排便习惯改变，便意频繁、便前肛门下坠感、里急后重、排便不尽感。**大便表面带血及黏液，严重时出现脓血便**。癌肿增大使肠管狭窄，大便变形、变细。随着癌肿增大，出现不完全性肠梗阻征象。

癌肿侵犯膀胱、骶前神经时，有相应的症状。肝转移可引起肝大、黄疸、腹水等。

> 锦囊妙记：直肠癌，脓血便；大便性状有改变，里急后重常出现，大便变细亦常见。

小试身手 22. 直肠癌最常见的早期症状是

A. 腹痛　　　　B. 黏液血便　　　　C. 腹部肿块　　　　D. 排便习惯改变　　　　E. 贫血、消瘦

三、辅助检查

1. **大便潜血检查** 为筛查大肠癌的方法，阳性者做进一步检查。

2. **直肠指检** 是诊断低位直肠癌最重要且简便易行的方法。75%以上的直肠癌在直肠指检时可触及。

小试身手 23. 患者，男性，45岁。近3个月来排便次数增多，每天3~4次，黏液脓血便，有里急后重感，首选的检查方法是

A. 直肠指检　　　B. X线钡剂灌肠　　　C. CEA测定　　　D. 直肠镜　　　E. 大便潜血测定

3. **内镜检查** 包括直肠镜、乙状结肠镜或纤维结肠镜检查。

> 好礼相送　　　　　　空腔脏器癌症确诊的方法（武哥总结，严禁转载，违者必究）
>
> 　　支气管肺癌：纤维支气管镜。胃癌：胃镜。
>
> 　　大肠癌：乙状结肠镜或直肠镜。食管癌：食管镜。膀胱癌：膀胱镜。
>
> 　　肺、胃、大肠、食管、膀胱等均为空腔脏器且和外界相通，内镜可进入脏器夹取病变组织进行病理学检查，因此确诊的方法均为内镜。

4. 影像学检查

（1）**X线气钡双重造影检查**：可发现较小的结肠病变。

（2）腔内B超检查：用腔内探头可检测癌肿浸润肠壁深度及有无侵犯脏器转移。

（3）CT检查：了解直肠癌盆腔播散情况及有无肝转移。

5. **血清癌胚抗原（CEA）测定** 用于预测直肠癌的预后和监测复发。

四、治疗原则

以手术切除为主，配合放化疗。结肠癌根治方式有：右半结肠切除术、左半结肠切除术、横结肠切除术、乙状结肠癌根治切除术。直肠癌根治性手术：①癌肿距齿状线5cm以上者，经腹切除乙状结肠和直肠大部分，做乙状结肠和直肠吻合，保留正常肛门，称经腹直肠癌切除术（即Dixon手术）；②腹膜返折以下的直肠癌，常采用经腹会阴联合直肠癌根治术（即Miles手术），切除乙状结肠、全部直肠、肛管及肛门周围直径5cm的皮肤及全部肛门括约肌，于左下腹行永久性造瘘。姑息性手术适用于不能根治的晚期病例，包括短路手术或结肠造瘘术等，以缓解症状，延长病人生存时间。

> 锦囊妙记：直肠癌手术切除时不仅要切除癌肿，癌肿上下5cm的组织也要切除，但齿状线不能切除，否则会引起大便失禁。因此癌肿距齿状线5cm以上者，可保留肛门，5cm以内者，必须做腹壁造瘘。

小试身手 24.直肠癌根治术术式的选择主要取决于

A.肿瘤的大小　　　　B.肿瘤是否转移　　　C.患者全身状况　　　D.肿瘤距肛缘距离　　　E.肿瘤的类型

五、护理措施

1.术前护理

（1）一般护理：给予高蛋白、高热量、高维生素易消化少渣饮食。不全肠梗阻者给予流质饮食，静脉补液，纠正体液失衡。必要时输新鲜血，增强病人的耐受力。

（2）**肠道准备**：控制饮食、口服肠道抗生素和清洁肠道，目的是避免术中污染腹腔，减少切口感染和吻合口瘘。常用方法：①控制饮食，术前3天至术前12小时口服全营养制剂，既可满足机体的营养需求，又可减少肠腔粪渣形成。②术前3天口服肠道抗生素，同时口服维生素K；③术前3天，每晚用番泻叶泡饮，或口服泻剂硫酸镁，加速康复治疗方案中不常规行术前肠道清洁，应视病人有无长期便秘史及肠道梗阻等进行适当调整。

肠道清洁采用全肠道灌洗法：术前12~14小时服用37℃等渗平衡电解质溶液，产生容量性腹泻，达到清洁肠道的目的，总灌洗量不少于6000ml。也可口服5%~10%甘露醇1500ml清洁肠道，因甘露醇在肠道内被细菌酵解后产生易燃易爆气体，因此术中禁用电刀。

小试身手 25.患者，男，45岁。以"升结肠癌"收住入院。拟行手术切除，术前2~3天肠道准备的措施是

A.流质饮食，口服肠道抗生素和泻剂　　　B.禁食，输液，口服肠道抗生素

C.不限饮食，口服肠道抗生素和泻剂　　　D.不限饮食，术前一日禁食

E.不限饮食，术前一日禁食和灌肠

（3）术日晨放置胃管，留置导尿管，如癌肿侵犯阴道后壁，术前3日每晚冲洗阴道。

（4）心理护理：关心安慰病人，向病人介绍成功病例，增强病人战胜疾病的信心。

2.术后护理

（1）一般护理：病人麻醉清醒、生命体征平稳后取半卧位。禁饮食，静脉补充营养，**2~3天后肛门排气或造口开放后，拔除胃管，开始进流质饮食，1周后改为少渣半流质饮食，2周左右进普食。**

（2）病情观察：密切观察生命体征，观察腹腔引流液的性状和量，观察伤口敷料有无渗液、渗血；观察造瘘口处肠黏膜的血运情况。

（3）引流管和切口护理：保持腹腔及骶前引流管通畅，防止引流管堵塞，观察引流液的量和性状。骶前引流管术后1周逐渐拔除，拔管后填塞纱条，防止伤口封闭形成无效腔。

（4）留置导尿管的护理：导尿管放置2周，每日尿道口护理2次，术后5~7天起夹闭导尿管，每4~6小时开放1次，训练膀胱收缩功能。

（5）**结肠造口护理**

1）观察造口情况：开放造口前用凡士林或生理盐水纱布外敷造口，敷料浸湿后及时更换。观察造口肠段血液循环和张力情况，若发现出血、坏死和回缩等，及时报告医师处理。

2）**保护腹部切口**：术后2~3天肠蠕动后开放结肠造口，为防止稀薄粪便污染腹部切口，**取左侧卧位**，并用塑料薄膜将腹部切口与造瘘口隔开。

小试身手 26.人工肛门术后为防止粪便污染腹部切口，病人宜取

A.右侧卧位　　　B.左侧卧位　　　C.平卧位　　　D.低半坐位　　　E.屈膝仰卧位

3）**保护造口周围皮肤**：经常清洗消毒造口周围皮肤，用复方氧化锌软膏涂抹周围皮肤，以免浸渍糜烂。每次排便后用凡士林纱布覆盖外翻的肠黏膜，外盖厚敷料保护。

4）**正确使用造口袋**：根据造口大小选择合适造口袋3~4个，**造口袋内充满1/3~1/2排泄物时应及时倾倒**。造口袋不宜长期持续使用，以防造瘘口黏膜及周围皮肤糜烂。

5）并发症预防：①造口狭窄：为预防造口狭窄，造口处拆线后**每日扩张肛门**1次，观察病人有无恶心、呕吐、腹痛、腹胀、停止排气排便等症状。②切口感染：保持切口周围清洁干燥，及时使用抗生素，**会阴部切口于术后4~7天开始给予1：5000的高锰酸钾溶液坐浴**，每天2次，以促进局部伤口愈合。③吻合口瘘：注意观察有无吻合口瘘的表现，**术后7~10天不可灌肠**，以免影响吻合口愈合。

小试身手 27.对结肠造口的护理措施，**错误的**是

A.术后2~3天，取左侧卧位　　　B.保护腹部切口不受污染　　　C.用氧化锌软膏涂抹造瘘口周围皮肤

D.造口袋可以长期持续使用　　　E.经常清洗消毒造口周围皮肤

3.健康指导

（1）预防大肠癌：摄入低脂、适量蛋白及高纤维素饮食；不吃发霉变食物，少吃腌、熏、烧烤及油煎炸食物，多吃新鲜蔬菜；防治慢性肠道疾病，如肠息肉、慢性结肠炎等；高危人群定期进行内镜检查。

（2）教会病人自我护理人工肛门：介绍造口护理方法和护理用品。**指导病人每1~2周扩张造口1次，持续3个月，以防造口狭窄**。每日定时结肠灌洗，训练定时排便。

（3）术后1~3个月勿参加重体力劳动。

（4）术后坚持化疗，3~6个月门诊复查一次。

参考答案

1.D　2.C　3.C　4.D　5.D　6.D　7.A　8.A　9.B　10.A　11.A　12.D　13.A　14.B　15.B　16.E　17.B　18.A　19.A　20.D　21.B　22.D　23.A　24.D　25.A　26.B　27.D

第二十章　直肠肛管疾病病人的护理

1. 熟悉直肠肛管的解剖生理。
2. 掌握直肠肛管周围脓肿、肛瘘、肛裂、痔及直肠肛管疾病的护理。

第一节　直肠肛管的解剖生理

浪里淘沙—核心考点

直肠位于盆腔后部，上接乙状结肠，下连肛管，长12~15cm。以腹膜反折为界，分为上段直肠和下段直肠，下段直肠位于腹膜外。

直肠与肛管周围有数个间隙，其内充满脂肪结缔组织，易发生感染。**在直肠与肛管交界处形成一锯齿状环行线，称齿状线**。齿状线是直肠和肛管的交界线。位于肛提肌以上的间隙有骨盆直肠间隙和直肠后间隙；位于肛提肌以下的间隙有坐骨肛管间隙和肛门周围间隙。

直肠的主要功能是排便，吸收少量水、电解质和葡萄糖，还能分泌黏液润滑粪便。

第二节　常见直肠肛管疾病

浪里淘沙—核心考点

一、直肠肛管周围脓肿

直肠肛管周围脓肿是直肠下段或肛管周围软组织内或其周围间隙发生急性化脓性感染。**多由肛腺感染引起**。

小试身手 1.直肠肛管周围脓肿最常见的原因是

A.肛腺感染　　　　B.肛周皮肤感染　　　C.肛管、直肠损伤　　　D.肛裂　　　　E.血栓性外痔

（一）临床表现

1.**肛门周围脓肿**　最常见，**主要表现为持续性跳痛**，局部红肿触痛，波动感提示脓肿形成。全身感染症状不明显。

小试身手 2.肛门周围脓肿的常见症状是

A.肛周持续性跳痛　　B.里急后重　　　C.排便时肛门疼痛　　D.肛门瘙痒　　　E.无痛性便血

2.**坐骨肛管间隙脓肿**　较常见，**最初表现为患侧持续胀痛**，排便或行走时加重，有直肠刺激征或排尿困难。全身感染症状明显。直肠指检患侧触痛或有波动感，穿刺可抽出脓液。

3.**骨盆直肠间隙脓肿**　全身感染症状更加明显。出现直肠坠胀感和里急后重，伴排尿困难。直肠指检扪及局限性隆起和触痛，或有波动感，局部穿刺可抽出脓液。

（二）治疗原则

早期使用抗生素、局部理疗或坐浴，促进炎症消散。脓肿形成应切开排脓。

二、肛瘘

肛瘘是指肛门周围的肉芽肿性管道，**多因直肠肛管周围脓肿**切开或自行破溃后处理不当**引起**。肛瘘由内口、外口及瘘管组成，外口位于肛周皮肤，内口在肛管或直肠下段。瘘管位于肛门外括约肌深部以下称低位肛瘘，反之称为高位肛瘘。只有一个瘘管称为单纯性肛瘘，有多个瘘口和瘘管称为复杂性肛瘘。

> 锦囊妙记：肛腺炎、肛腺感染→直肠肛周脓肿→肛瘘，前一个疾病为后一个疾病的主要病因。

1.临床表现　肛门周围的外口经常流脓、肛周潮湿、瘙痒。有时外口暂时闭合，瘘管内脓液积聚，出现直肠肛管周围脓肿症状。**当脓肿破溃再次排脓后，症状可缓解，如此反复发作**。

查体：肛周皮肤有乳头状突起或稍凹陷的外口，**直肠指检内口处有轻压痛**，可触及索条状瘘管，挤压时外口有脓液流出。肛门镜检可发现内口。若从外口注入亚甲蓝溶液，观察填入肛管和直肠下段纱布条的染色部位，可判断内口位置。碘油瘘管造影检查可明确瘘管走向。

2.治疗原则　**低位肛瘘用挂线疗法或手术切除，高位肛瘘以挂线疗法为主**。挂线疗法可避免肛管直肠环被一次切断引起肛门失禁。

三、肛裂

肛裂是肛管皮肤全层裂伤后形成慢性溃疡，**常发生在肛管后正中线**。裂口上端的肛瓣和肛乳头水肿形成肥大乳头，下端皮

肤因炎症、水肿及静脉、淋巴回流受阻形成袋状皮垂，称为前哨痔。肛裂、**"前哨痔"、肥大乳头，称为肛裂三联征。**

小试身手 3.肛裂"三联征"是指

A.肛裂、"前哨痔"、内痔　　　　B.肛裂、肛瘘、"前哨痔"　　　　C.肛裂、"前哨痔"、肛乳头肥大

D.肛裂、肛瘘、内痔　　　　　　E.肛裂、"前哨痔"、环状痔

1.临床表现　**最主要的症状是排便时及排便后肛门疼痛**，疼痛特点是有**两次高峰**。**疼痛、便秘、出血是肛裂的三大症状。**排便时在粪便表面或手纸上见少量鲜血。病人因惧怕疼痛不愿排便，便秘加重，形成恶性循环。

小试身手 4.肛裂病人的典型临床表现是

A.疼痛、出血、排便不尽感　　　B.疼痛、便秘、出血　　　　　　C.腹痛、里急后重、鲜血便

D.左下腹痛、脓血便　　　　　　E.疼痛、间断性黏液性血便

小试身手 5.肛裂的最主要症状是

A.排便时及排便后肛门部剧烈疼痛　　B.排便时无痛性出血　　　　C.排鲜血便

D.排便后肛门部剧烈疼痛　　　　　　E.肛周潮湿、瘙痒

局部检查可见肛管后或前正中部位有梭形裂口，或"前哨痔"、肥大乳头。**肛裂病人不宜做直肠指检或直肠镜检查，以免增加病人痛苦。**

2.治疗原则　初发病者保持大便通畅、便后坐浴、局部涂抗炎止痛软膏或在溃疡基底封闭注射，促进裂口愈合。陈旧性肛裂需手术切除，术后创口不缝合，通过坐浴、换药直至愈合。

四、痔

痔是直肠下段黏膜和肛管皮肤下静脉丛淤血、扩张和屈曲形成静脉团。发病机制有两种学说：①肛垫下移学说；②静脉曲张学说：直肠上静脉血液淤积，导致静脉曲张。

（一）临床表现

1.内痔　位于齿状线以上，表面覆盖直肠黏膜。好发于直肠下端左侧、右前或右后方（截石位3、7、11点）。**表现为排便时无痛性出血和痔块脱出。**内痔分4度：

Ⅰ度：排便时无痛性出血，**痔块未脱出肛门外。**

Ⅱ度：便血加重，严重时呈喷射状，**排便时痔块脱出，便后自行回纳。**

Ⅲ度：便血减少，**痔块脱出不能自行回纳，需用手托回。**

Ⅳ度：痔块长期脱出肛门外，或回纳后又脱出。

当痔块继发感染时局部疼痛，若痔块脱出被痉挛的括约肌嵌顿时疼痛明显。直肠指检常不能触及，肛门镜检查可见暗红色、质软的半球形肿物。

锦囊妙记：内痔的四度可简要记为："一不脱（出）、二自行（回纳）、三帮助（送回）、四长期（脱出）"。

小试身手 6.患者，女性，58岁，长期便秘，半年来排便时有肿物自肛门脱出，便后自行还纳。该患者为

A.内痔Ⅰ度　　B.内痔Ⅱ度　　C.内痔Ⅲ度　　D.内痔Ⅳ度　　E.血栓性外痔

2.**外痔**　位于齿状线下方，表面覆盖肛管皮肤。外痔在肛缘局限性隆起，常无明显症状。当肛缘皮下静脉丛形成血栓时，出现肛门剧痛，肛管皮下可见暗紫色肿物，边界清楚，触痛明显，称为**血栓性外痔**。

小试身手 7.患者，女，45岁。大便后常出现肛门滴鲜血，无疼痛感，肛指检查未触及明显肿块，肛镜检查见一暗紫色圆形肿物。最可能的诊断是

A.内痔　　B.外痔　　C.混合痔　　D.直肠息肉　　E.直肠癌

3.**混合痔**　因直肠上下静脉丛互相吻合，致齿状线上下静脉丛同时曲张，兼有内、外痔的特征。

小试身手 （8~10题共用选项）

A.脓血便　　B.柏油样便　　C.鲜血便　　D.无血便　　E.果酱样血便

8.直肠癌可见

9.混合痔可见

10.肠套叠可出现

（二）治疗原则

1.一般治疗　适用于痔初期，调节饮食，保持大便通畅，便后热水坐浴，加强体育锻炼。血栓性外痔经局部热敷、外敷抗炎止痛药物后疼痛缓解则不需手术。嵌顿性痔初期应尽早手法还纳痔核。

2.Ⅰ~Ⅱ度内痔选用注射疗法、胶圈套扎法。

3.Ⅱ、Ⅲ度内痔及混合痔行痔核切除术。疼痛剧烈的血栓性外痔行外痔剥离术。

五、直肠肛管疾病的护理

（一）护理评估

1.术前评估

（1）健康史：了解有无酗酒、喜食辛辣刺激性食物的习惯；有无长时间站立或腹内压增高等因素。

（2）身体状况：评估疾病的症状和体征，了解病人对疾病和治疗方法的认识。

2.术后评估　生命体征及出血情况、是否出现尿潴留以及肛门失禁等。

（二）护理措施

1.术前护理

（1）调节饮食：多吃蔬菜水果、多饮水，戒酒，少吃辛辣刺激性食物。

（2）保持大便通畅：养成每日定时排便的习惯。便秘者服液状石蜡润滑肠道。

（3）肛门坐浴：坐浴可改善局部血液循环、促进炎症吸收，缓解括约肌痉挛、减轻疼痛。坐浴盆事先消毒，<u>水温43~46℃</u>，<u>持续坐浴20~30分钟</u>。术后病人用0.02%高锰酸钾溶液坐浴，每日2~3次。

小试身手 11.直肠肛管疾病患者肛门坐浴的水温为

A. 28~32℃　　　　　　B. 38~40℃　　　　　　C. 43~46℃　　　　　　D. 45~50℃　　　　　　E. 50~60℃

（4）肠道准备：<u>术前3天进少渣饮食</u>，口服缓泻药或肠道抗生素，术前1天进流质饮食。<u>手术前1天晚上清洁灌肠</u>。

（5）皮肤准备：做好手术区皮肤准备，已婚女性术前冲洗阴道。

2.术后护理

（1）病情观察：观察伤口敷料有无渗血，定时测量血压、脉搏，警惕内出血。

（2）疼痛护理：术后1~2天内给予止痛药，必要时放松肛管，内填塞敷料。

（3）饮食和排便：术后3天内进食流食，逐步改为少渣饮食。48小时内服阿片酊以减少肠蠕动，控制排便，**避免术后3天内解大便，促进切口愈合**。3天后便秘者口服液状石蜡通便，**禁忌灌肠**。

（4）伤口护理：术后取仰卧位时臀部垫气圈，以免伤口受压。排便时伤口被粪便污染，立即用0.02%高锰酸钾溶液坐浴，然后换药。

（5）尿潴留：因手术和麻醉刺激、切口疼痛或不习惯床上排尿可引起尿潴留。经止痛、热敷按摩、诱导排尿等处理，多能自行排尿。若因肛管内填塞敷料刺激引起尿潴留者，应及时松解敷料。

（6）预防并发症：观察有无排便困难、大便变细或肛门失禁现象。**为防止肛门狭窄，术后5~10天内用示指扩肛，每日1次**。肛门括约肌松弛者术后3天开始做肛门收缩舒张运动。

3.健康指导

（1）多饮水、多吃水果及适量粗纤维食物，戒饮酒，避免辛辣刺激性食物，保持大便通畅。养成每日定时排便的习惯，每天坚持适量运动。

（2）出院后若伤口未愈合，每次排便后坐浴。

（3）有肛门狭窄者继续行肛门扩张。若出现排便困难应及时复诊。

参考答案

1.A　2.A　3.C　4.B　5.A　6.B　7.B　8.A　9.C　10.E　11.C

第二十一章　门静脉高压症病人的护理

1. 了解门静脉的解剖。
2. 掌握门静脉高压症的病理生理。
3. 熟练掌握门静脉高压症的临床表现。
4. 掌握门静脉高压症的辅助检查和治疗要点。
5. 熟练掌握门静脉高压症的护理措施。

第一节　解剖生理概要

浪里淘沙—核心考点

肝脏接受肝动脉和门静脉双重血液供应，正常人全肝每分钟血流量约为1500ml，其中门静脉供血占60%~80%，肝动脉占20%~40%。由于肝动脉压力大，血氧含量高，门静脉和肝动脉对肝的供氧量几乎相等。

门静脉与腔静脉之间有4个交通支：**胃底-食管下段交通支**，直肠下端-肛管交通支，前腹壁交通支，腹膜后交通支。当门静脉入肝血流受阻时可通过交通支分流到腔静脉。

> 锦囊妙记：在上述四个交通支中，胃底-食管下段交通支最为重要，因为其一旦破裂可引起上消化道大出血。

第二节　门静脉高压症

浪里淘沙—核心考点

门静脉高压症是门静脉血流受阻、血液淤滞引起门静脉系统压力增大，病人出现**脾大及脾功能亢进、食管胃底静脉曲张或破裂出血、腹水**等表现。**门静脉正常压力为13~24cmH$_2$O**，门静脉高压症时可达30~50cmH$_2$O。

小试身手 1.门静脉高压症的门静脉压力超过
A. 20cmH$_2$O　　　B. 25cmH$_2$O　　　C. 30cmH$_2$O　　　D. 35cmH$_2$O　　　E. 40cmH$_2$O

一、病因病理

门静脉血流阻力增加是门静脉高压症的起始因素。根据阻力增加的部位分为肝前、肝内和肝后三型。肝前型的病因包括肝外门静脉血栓形成、先天性畸形、肝门区肿瘤压迫等；肝后型的原因包括布加综合征、缩窄性心包炎等；**肝内型是最常见的类型**，分为窦前型、肝窦型和窦后型，其中**肝炎后肝硬化是引起肝窦和窦后阻塞性门静脉高压症的常见原因**。

小试身手 2.在我国造成肝窦型门静脉高压症的常见病因是
A. 肝炎肝硬化　　　　　　　　B. 肝血管先天性畸形　　　　　　　C. 肝内肿瘤
D. 血吸虫　　　　　　　　　　E. 肝外门静脉血栓形成

发生门静脉高压后常引起**三大病理生理变化**：①**脾淤血肿大**，长时间会引起脾组织增生，脾功能亢进；②**消化道淤血**，突出改变是门-腔静脉交通支扩张，以**食管下段及胃底交通支最为重要**；③由于肝门静脉系毛细血管滤过压增大、低蛋白血症使血浆胶体渗透压下降及淋巴液生成增加、体内醛固酮和血管升压素增加等多种原因促使**腹水**形成。

小试身手 3.门静脉阻塞时最先出现的病理变化是
A. 腹水　　　　B. 肝肿大　　　　C. 脾肿大　　　　D. 静脉交通支扩张　　　E. 消化道淤血

二、临床表现

1. **脾大、脾功能亢进**　门静脉高压症早期即可出现脾大，伴脾功能亢进。
2. **呕血和黑便**　食管下段-胃底曲张静脉破裂出血，病人呕吐鲜红色血液或排出柏油样便，甚至休克；由于肝功能损害致凝血功能障碍，脾功能亢进致血小板减少，病人出血不易自止；大出血引起肝组织严重缺氧，易发生肝性脑病。

小试身手 4.门静脉高压症最危险的并发症为
A. 腹水　　　　　　　　　　　B. 肝性脑病　　　　　　　　　　　C. 脾功能亢进
D. 食管胃底静脉曲张破裂出血　E. 凝血功能下降

3. **腹水**　腹部膨胀，腹部叩诊移动性浊音。
4. **其他**　营养不良，鼻与齿龈出血，黄疸、蜘蛛痣、腹壁静脉曲张等。

三、辅助检查

1. **实验室检查** 脾功能亢进时全血细胞减少，白细胞及血小板计数减少最明显。肝功能检查见血清白蛋白降低而球蛋白升高、清、球蛋白比例倒置；活动性肝病凝血酶原时间延长，血清转氨酶及血清胆红素升高等。

2. **影像学检查** 腹部B超检查可了解肝硬化程度、脾大情况、有无腹水以及门静脉扩张程度等。X线食管吞钡检查可见食管静脉曲张。腹腔动脉造影可确定门静脉受阻部位及侧支循环情况。

四、治疗原则

门静脉高压症以非手术治疗为主。出现食管–胃底曲张静脉破裂大出血、严重脾大或伴脾功能亢进、肝硬化引起顽固性腹水，须手术处理。

1. 食管胃底曲张静脉破裂出血的手术治疗

（1）断流术：阻断门–奇静脉交通支的反常血流，达到止血目的。手术方式是贲门周围血管离断术+脾切除。

小试身手 5.外科手术治疗门静脉高压的主要目的是

A.防治腹水　　　B.治疗脾功能亢进　　C.防治消化道出血　　D.预防肝功能衰竭　　E.减轻门静脉压力

（2）分流术：将肝门静脉系和腔静脉系的主要血管进行吻合，使压力较高的门静脉血流入压力较低的腔静脉，从而降低肝门静脉系压力，制止出血。分流术使门静脉向肝脏灌注量减少而加重肝功损害；同时肝门静脉血未经肝处理而直接进入体循环，易致肝性脑病。

小试身手 6.门静脉高压症分流术的主要问题是

A.手术创伤大　　　　　B.肝性脑病发生率较高　　　　　C.容易发生血栓

D.不能迅速纠正脾功能亢进　　　E.术后再出血发生率较高

（3）肝移植：替换病肝，使门静脉系统血流恢复正常。

2. 脾大、脾功能亢进的手术治疗　脾切除主要适用于脾功能亢进。脾切除可减少门静脉血流量20%~40%，但其降低门静脉压的效果和术后控制食管胃底曲张静脉破裂出血的效果不好。

3. **顽固性腹水的手术治疗**　肝移植是有效的治疗方法。对顽固性腹水也可行腹腔–静脉转流术。

五、护理措施

1. 术前护理

（1）保护肝脏，改善营养状况：①给予适量蛋白、高热量、高维生素、低脂饮食，肝功能严重受损者限制蛋白质摄入，补充支链氨基酸，限制芳香族氨基酸摄入；②贫血及凝血功能差者输新鲜血、肌内注射维生素K；③适当使用肌苷、辅酶A、葡醛内酯（肝泰乐）等保肝药物，避免使用红霉素、巴比妥类、盐酸氯丙嗪等药物。

（2）**防止食管胃底曲张静脉破裂出血**：术前卧床休息。避免劳累及恶心、呕吐、咳嗽、便秘、负重等因素；避免干硬或刺激性食物；饮食不宜过热；口服药片应研碎冲服。术前一般不放置胃管，必要时选细软胃管以轻巧手法插入。

> 锦囊妙记：门静脉高压症出现食管胃底静脉曲张时，术前插胃管有可能戳破食管胃底静脉引起上消化道大出血，因此术前一般不放置胃管。

（3）分流术前准备：除以上护理措施外，术前2~3天口服肠道不吸收抗生素，减少肠道氨的产生，防止术后肝性脑病的发生；手术前1天晚清洁灌肠，避免手术后肠胀气压迫血管吻合口；脾–肾静脉分流术前检查肾功能。

小试身手 7.门静脉高压症行分流术的术前护理措施中，下列正确的是

A.术前3日口服肠道抗生素　　　　B.肝功能受损严重者限制蛋白质摄入和支链氨基酸

C.可使用巴比妥类、红霉素药物　　D.术前1日晚用肥皂水灌肠

E.术前常规放置胃管

小试身手 8.门–腔静脉分流术的术前准备，不妥的是

A.肌内注射维生素K_1　B.不进干硬食物　　C.术前插胃管　　　D.使用抗生素　　　E.术前1天清洁灌肠

2. 术后护理

（1）观察病情变化，继续保肝治疗。

（2）**饮食护理**：胃肠蠕动后给予流质饮食，逐渐过渡到正常饮食；分流术后限制蛋白质饮食；忌食粗糙和过热食物；禁烟酒。

（3）**防止分流术后血管吻合口破裂出血**：取平卧位或15°低坡半卧位；翻身时动作轻柔；鼓励早期下床活动；保持大小便通畅。

小试身手 9.门静脉高压手术后几日可逐步下床活动

A.3天　　　　　B.5天　　　　　C.鼓励早期下床活动　　D.10天　　　　E.14天

（4）观察和预防并发症：①防止脾切除术后静脉血栓形成。术后2周内每天或隔天复查1次血小板计数，如超过$600×10^9$/L时，考虑抗凝治疗，注意用药前后凝血时间变化。脾切除术后不用维生素K及其他止血药物。②分流术后易诱发肝性脑病，应限制蛋白质摄入，减少血氨产生，忌用肥皂水灌肠，减少氨的吸收，遵医嘱测定血氨浓度。若病人出现神志淡漠、嗜睡、谵妄等症状考虑为肝性脑病。

锦囊妙记：脾脏可以破坏血细胞，特别是血小板。脾切除以后，血小板破坏减少，计数升高，会导致血栓形成，因此脾切除以后应定期查血小板计数。

小试身手 10.门静脉高压症行脾切除及分流术后的护理，**错误**的是
A. 限制蛋白质饮食　　B.肠蠕动恢复后可给予流质饮食　　　　C.术后48小时内取平卧位或低半卧位
D. 定期复查血小板计数　E.术后3天早期下床活动
（5）健康指导：保护肝功能，防止食管-胃底曲张静脉再次破裂出血。①保持心情舒畅；②合理休息，避免劳累和重体力劳动；③做好饮食指导，禁烟酒和粗糙、过热、刺激性食物；④遵医嘱使用保肝药物，定期到医院复查。

参考答案

1.B　2.A　3.C　4.D　5.C　6.B　7.A　8.C　9.C　10.E

第二十二章 肝脏疾病病人的护理

统领全局—考试大纲

1. 了解肝脏的解剖生理。
2. 掌握原发性肝癌的病因病理。
3. 熟练掌握原发性肝癌的临床表现。
4. 掌握原发性肝癌的辅助检查和治疗要点。
5. 熟练掌握原发性肝癌的护理措施。
6. 熟悉肝脓肿的病因病理。
7. 熟练掌握肝脓肿的临床表现。
8. 掌握肝脓肿的辅助检查。
9. 熟悉肝脓肿的治疗要点。
10. 熟练掌握肝脓肿的护理措施。

第一节 解剖生理概要

浪里淘沙—核心考点

一、肝脏解剖

肝脏是人体最大的实质性脏器，重1200~1500g。肝脏大部分位于右上腹膈下和季肋深面，小部分位于左季肋部。肝上界相当于右锁骨中线第5~6肋间，肝下界与右肋缘平行。

肝脏结构和功能的基本单位是肝小叶，小叶中央是中央静脉，单层肝细胞索在其周围呈放射状排列。肝细胞索之间为肝窦（窦状隙），肝窦为肝脏的毛细血管网，一端与肝动脉和门静脉的小分支相通，另一端与中央静脉相连。肝脏血供丰富，25%~30%来自肝动脉，70%~75%来自门静脉。肝动脉压力大、含氧量高，供给肝脏所需氧量的40%~60%。门静脉收集来自肠道的血液，供给肝脏营养。

二、肝脏生理

肝脏每天分泌800~1000ml胆汁，经胆管流入十二指肠，消化脂肪及促进脂溶性维生素吸收。肝脏将肠道吸收的糖类和脂肪转化为糖原，储存在肝内；当血糖减少时，又将肝糖原分解为葡萄糖释放入血，以维持血糖稳定。

肝脏将氨基酸重新合成人体代谢所需的蛋白质，如清蛋白、纤维蛋白原和凝血酶原等。肝细胞内有多种转氨酶，在肝细胞受损时释放入血，当血中转氨酶含量升高提示肝功能受损。肝脏对雌激素和血管升压素有灭活作用。肝脏还参与多种维生素的代谢、合成凝血物质，具有解毒、吞噬或免疫、造血和调节血液循环的功能。肝细胞再生能力强，但对缺氧非常敏感，常温下一次阻断入肝血流以不超过15~20分钟为宜。如超过上述时限，肝细胞将出现不可逆坏死。

第二节 原发性肝癌

浪里淘沙—核心考点

一、病因病理

病因未完全明确，可能与病毒性肝炎、肝硬化、亚硝胺类致癌物、黄曲霉菌、水土因素等有关。

小试身手 1. 在我国诱发原发性肝癌的主要疾病是
A. 甲型肝炎　　　　B. 乙型肝炎　　　　C. 肝脓肿　　　　D. 中毒性肝炎　　　　E. 肝棘球蚴病

按病理形态分类，肝癌分为结节型、巨块型和弥漫型3类，以结节型多见，常为单个或多个大小不等的结节散布在肝内，伴有肝硬化。按组织学类型分为肝细胞型、胆管细胞型和混合型3类，在我国以肝细胞型为主。

原发性肝癌易侵犯门静脉分支，癌栓经门静脉系统在肝内转移。肝外血行转移依次见于肺、骨、脑等。淋巴转移主要累及肝门淋巴结，其次为胰周、腹膜后及主动脉旁淋巴结。

小试身手 （2~3题共用选项）
A. 肺　　　　B. 骨　　　　C. 脑　　　　D. 肝　　　　E. 胃
2. 原发性肝癌血行转移最常见于
3. 大肠癌血行转移最常见于

二、临床表现

早期缺乏特异症状。肝区疼痛是最常见症状，半数以上病人以此为首发症状，多为持续性隐痛、刺痛或胀痛，夜间或劳累后加重，癌肿累及横膈时右肩背部牵涉痛。伴发热、食欲减退、腹胀、乏力、消瘦等症状。**中晚期病人肝脏进行性肿大**、质地较硬、表面高低不平、有结节或肿块。癌肿位于肝右叶顶部者，肝浊音界上移，膈肌抬高或活动受限，甚至出现胸水。晚期出现恶病质。

　　常见并发症有肝性脑病、上消化道出血、癌肿破裂出血及继发性感染等。部分病人伴有癌旁综合征表现，如低血糖、红细胞增多症、高胆固醇血症及高钙血症。如发生肺、骨、脑等肝外转移可出现相应症状。

小试身手　4.原发性肝癌最常见的症状是

　　A. 肝区疼痛　　　　　　B. 黄疸　　　　　　C. 持续性低热　　　　　D. 食欲减退　　　　　E. 肝区肿大

三、辅助检查

　　1. 定性诊断　**血清甲胎蛋白（AFP）测定可用于普查**，如AFP持续阳性或定量>400μg/L，并排除妊娠、活动性肝病、生殖腺胚胎性肿瘤等，应高度怀疑肝细胞癌。

小试身手　5.最有助于诊断原发性肝癌的实验室检查指标是

　　A. ALK　　　　　　B. AFP　　　　　　C. rGP　　　　　　D. AAT　　　　　　E. CEA

　　2. 定位诊断　包括B超、CT、MRI、放射性核素扫描、血管造影。**B超检查是目前肝癌定位检查的首选方法**，可发现小于2.0cm的微小肝癌。

小试身手　6.肝癌定位检查中首选的方法是

　　A. B超　　　　　　B. AFP检测　　　　　　C. CT　　　　　　D. MRI　　　　　　E. 血管造影

　　3.肝穿刺行针吸细胞学检查　有确诊意义。

四、治疗原则

　　早期诊断、早期治疗，以手术治疗为主的综合治疗。

　　1. **手术治疗**　**手术是目前治疗肝癌最有效的方法**。小肝癌手术切除率高达80%以上，术后5年生存率可达60%~70%。手术不能切除的肝癌，可视病情单独或联合应用肝动脉结扎、肝动脉插管化疗等方法，有一定疗效。

　　2.介入治疗。

　　3.非手术治疗　①放射治疗；②全身治疗。

五、护理措施

　　1. 术前护理

　　（1）心理护理：与病人交流，鼓励病人表达内心想法和担忧。鼓励家属与病人共同面对，帮病人树立战胜疾病的信心。

　　（2）术前常规护理：加强营养，保护肝功能；合理休息，避免腹内压增高。

　　2. 术后护理

　　（1）一般护理：**术后1~2天内卧床休息，避免剧烈咳嗽。为防止术后出血，一般不鼓励病人早期活动。**接受半肝以上切除者，间歇给氧3~4天。**给予高蛋白、高热量、高维生素和膳食纤维丰富的饮食**，必要时提供肠内外营养支持。

　　（2）做好腹腔双腔引流管的护理，警惕术后腹腔内出血。

　　（3）维持体液平衡：对肝功能不良伴腹水者，积极保肝治疗，严格控制摄入量，准确记录24小时出入量。

小试身手　7.关于肝癌切除术后的护理措施，**错误**的是

　　A. 半肝以上切除者术后间歇给氧3~4天　　　B. 饮食以高蛋白、高热量、高维生素和膳食纤维为原则

　　C. 鼓励病人早期下床活动　　　　　　　　D. 腹水者，严格控制水和钠盐的摄入

　　E. 记录24小时出入水量

　　（4）肝动脉插管化疗病人的护理

　　1）向病人解释肝动脉插管化疗的目的及注意事项。

　　2）**做好导管护理**：①妥善固定和维护导管；②严格执行无菌技术，防止细菌逆行性感染；③为防止导管堵塞，**注药后用肝素稀释液（25U/ml）2~3ml冲洗导管**；④治疗期间病人可出现消化道反应和血白细胞数减少，当**血白细胞计数<4.0×10⁹/L，暂停化疗**；若系胃、胆、胰、脾动脉栓塞而出现上消化道出血及胆囊坏死等并发症时，须密切观察生命体征和腹部体征，及时通知医生处理。

　　3）**拔管后，压迫穿刺点15分钟，沙袋压迫6~8小时，病人取平卧位**，穿刺侧肢体伸直制动6小时，**绝对卧床24小时，防止形成局部血肿**。

小试身手　8.肝动脉插管化疗病人的护理措施**不正确的**是

　　A. 妥善固定和维护导管　　　　　B. 注意观察生命体征和腹部体征　　　　C. 注药后用肝素稀释液50U/ml冲洗导管

　　D. 拔管后需卧床休息24小时　　　E. 拔管后加压压迫穿刺点15分钟

　　3. 并发症的预防和护理

　　（1）**癌肿破裂出血**：是原发性肝癌常见的并发症，指导病人尽量避免腹内压增高，以防肿瘤破裂；若病人**突然主诉腹痛，伴腹膜刺激征，应考虑肿瘤破裂出血**，及时通知医生处理。

　　（2）**上消化道出血**：**是晚期肝癌、肝硬化伴食管－胃底静脉曲张者的并发症**。指导病人少吃粗纤维食物，忌浓茶、咖啡、辛辣刺激性食物，以免诱发出血；加强肝功能监测，及时纠正出凝血功能异常。一旦发生上消化道大出血，在补充血容量的同时使用双气囊三腔管压迫止血、经内镜或手术止血。

（3）**肝性脑病**：常发生于肝功能失代偿者。严密观察生命体征和意识状态，<u>如病人出现性格、行为改变，如欣快感、表情淡漠或扑翼样震颤等</u>，考虑为肝性脑病。

小试身手 9.患者，男性，50岁，行肝癌切除术后7天，出现精神错乱、幻觉，扑翼样震颤，伴有脑电图异常等。此时病人可能发生何种情况

A.肝性脑病　　　　B.昏迷　　　　C.脑血管意外　　　　D.失血性休克　　　　E.癫痫发作

4.健康教育

（1）在病情允许的情况下适当活动，但切忌过量、剧烈运动。

（2）进食营养丰富饮食。伴腹水者严格控制入水量，限制盐摄入量。

（3）定期随访并接受化疗或放疗。

第三节　肝脓肿

浪里淘沙—核心考点

一、细菌性肝脓肿

细菌性肝脓肿是指化脓性细菌引起的肝内化脓性感染。**最常见的致病菌为大肠埃希菌、葡萄球菌**，其次为链球菌、类杆菌属。

（一）病因病理

<u>胆道感染是最常见的病因</u>，也是病原菌侵入肝脏最主要的途径。**胆道疾病所致的肝脓肿常为多发性，以左外叶最常见。**

（二）临床表现

起病急骤，**病人出现寒战、高热、肝区疼痛和肝大**。体检：肿大、肝区压痛，右下胸部和肝区叩击痛。若脓肿位于肝前下缘表浅部位，可伴右上腹肌紧张和局部触痛；巨大肝脓肿可使右季肋部呈饱满状态，局限性隆起，局部皮肤可出现红肿。严重者出现黄疸。细菌性肝脓肿与阿米巴性肝脓肿的鉴别，见表2-22-1。

表2-22-1　细菌性肝脓肿与阿米巴性肝脓肿的鉴别

	细菌性肝脓肿	阿米巴性肝脓肿
病史	继发于胆道感染或其他化脓性疾病	继发于阿米巴痢疾
症状	病情急骤严重，全身脓毒症状明显，**有寒战、高热，多为弛张热**	起病较缓慢，病程较长，**可有高热，或不规则发热、盗汗，症状较轻**
血液化验	**白细胞计数及中性粒细胞计数可明显增加。血液细菌培养可呈阳性**	白细胞计数可增加，如无继发细菌感染，**血液细菌培养阴性。血清阿米巴抗体检测阳性**
粪便检查	无特殊发现	部分病人可找到阿米巴滋养体
脓液	**多为黄白色脓液，涂片和培养可发现细菌**	大多为棕褐色脓液，无臭味，**镜检有时可找到阿米巴滋养体。**若无混合感染，涂片和培养无细菌
诊断性治疗	抗生素治疗有效	抗阿米巴药物治疗有好转
脓肿	较小，常为多发性	较大，多为单发，多见于肝右叶

小试身手 10.关于细菌性肝脓肿的临床表现，**错误**的是

A.肝大、肝区疼痛　　　　B.白细胞计数降低、明显核左移　　　　C.黄疸

D.起病急、寒战、高热　　　　E.体温表现为弛张热

（三）辅助检查

1.实验室检查　血白细胞计数增高，<u>中性粒细胞比例达90%以上</u>，**有核左移现象和中毒颗粒**。肝功能检查有轻度异常。

2.影像学检查　X线显示肝脏阴影增大，右侧膈肌抬高、活动受限。首选**B超检查**，能明确脓肿部位和大小。必要时行CT、MRI检查。

（四）治疗原则

1.**非手术治疗**　使用抗生素，给予支持治疗，增强机体抵抗力。单个较大脓肿在B超引导下穿刺抽脓，或穿刺置管、持续冲洗引流，并注入抗生素治疗。

2.**手术治疗**　对较大脓肿有穿破可能或已穿入胸腹腔，或慢性肝脓肿者需手术切开引流。

（五）护理措施

1.病情观察　严密观察生命体征和腹部体征。如继发脓毒血症、急性化脓性胆管炎或出现中毒性休克时应立即抢救。

2.营养支持　提供肠内外营养支持。

3.高热和疼痛的护理。

4.引流管护理　妥善固定引流管，**病人取半卧位**，每天更换引流瓶，严格遵守无菌原则；**每天用生理盐水多次或持续冲洗脓腔**，观察和记录脓腔引流液的量、性质；**当脓腔引流液少于10ml/d时拔除引流管，改为凡士林纱条引流**，经常换药，直至脓腔闭合。

二、阿米巴性肝脓肿

阿米巴性肝脓肿是肠道阿米巴感染后的并发症，阿米巴滋养体经溃疡面侵入门静脉分支后进入肝脏。阿米巴性肝脓肿多为单发，**好发于肝右叶，尤以右肝顶部多见**。临床上表现为发热、肝区疼痛和肝大。**治疗以抗阿米巴药物（甲硝唑、氯喹等）治疗为主**，必要时反复穿刺抽脓以及加强支持治疗。

经皮肝穿刺置管闭式引流术、手术切开引流术后采用闭式引流。

参考答案

1.B　2.A　3.D　4.A　5.B　6.A　7.C　8.C　9.A　10.B

第二十三章　胆道疾病病人的护理

1. 了解胆道的解剖与生理功能。
2. 掌握胆道疾病的影像学检查。
3. 掌握胆石症和胆道感染的病因病理。
4. 熟练掌握胆石症和胆道感染的临床表现。
5. 掌握胆石症和胆道感染的辅助检查和治疗要点。
6. 熟练掌握胆石症和胆道感染的护理措施。
7. 熟悉胆道肿瘤的临床表现、辅助检查、治疗要点和护理措施。

第一节　解剖生理概要

浪里淘沙—核心考点

一、解剖

胆道分肝外和肝内两部分，肝外包括肝外左右肝管、肝总管、胆囊、胆囊管和胆总管，肝内包括肝内左右肝管、肝叶胆管和肝段胆管。

二、生理功能

胆道系统的生理功能是输送和调节胆汁进入十二指肠。胆汁由肝细胞分泌，97%是水，其余成分包括胆汁酸盐、胆固醇、卵磷脂、胆色素、脂肪酸和无机盐等，比重为1.011，pH为6.0~8.8。胆汁的功能包括：排泄肝代谢产物；乳化脂肪，激活和刺激胰脂肪酶分泌，水解吸收食物中的脂类；促进胆固醇和脂溶性维生素吸收；中和胃酸；刺激肠蠕动；抑制肠道内致病菌生长繁殖等。胆囊通过吸收、分泌和运动而发挥浓缩、贮存和排出胆汁的作用。

第二节　胆道疾病的特殊检查及护理

浪里淘沙—核心考点

1. B超检查　是胆道疾病首选的检查。适用于胆道结石、肿瘤及囊性病变的诊断和阻塞性黄疸的鉴别诊断。检查前禁食12小时、禁饮4小时。

> 锦囊妙记：B超是胆道疾病、早期妊娠、前置胎盘、子宫肌瘤、葡萄胎等疾病首选的辅助检查方法。

2. X线检查
（1）腹部平片：X线腹部平片可显示15%的胆囊结石，胆肠内瘘时可见胆道内积气，气肿性胆囊炎时可见含气肿大胆囊影等。
（2）经皮肝穿刺胆管造影（PTC）：可了解胆管内病变部位、程度和范围。

小试身手 1. 患者，女性，45岁，出现明显黄疸，粪便呈白陶土色。B超检查示胆总管及肝内胆管均扩张。进一步检查时首选
A. 腹部X线平片　　　　　　B. 口服胆囊造影　　　　　　C. 静脉胆道造影
D. 经皮肝穿刺胆道造影　　　E. 内镜逆行胰胆管造影

（3）经皮肝穿刺置管引流（PTCD）：为择期性手术做好术前准备。
（4）内镜逆行胰胆管造影（ERCP）：可了解十二指肠乳头情况。
（5）术中和术后胆管造影：可确定是否需要胆总管探查。
（6）CT：对胆道系统和肝胰等脏器的占位性病变做出准确判断。
3. 核素显像扫描　可动态观察肝内外胆管和肝病变。

第三节　胆石症和胆道感染

浪里淘沙—核心考点

胆道疾病以胆石症、胆道感染和胆道蛔虫病最为常见，**急性梗阻性化脓性胆管炎最为严重**。胆道感染可引起胆石症，胆石症可导致胆道梗阻而引发胆道感染。胆道蛔虫病又是引起胆道感染和胆石症的重要因素。

一、病因病理

（1）胆石症：包括胆囊和胆管内结石，**胆囊结石以胆固醇结石为主，肝内胆管结石以胆色素结石为主**。胆囊内形成结石后，

刺激胆囊黏膜引起胆囊慢性炎症，当结石嵌顿在胆囊颈部或胆囊管后，引起继发感染，急性胆囊炎发作。

小试身手 2.胆固醇结石的好发部位是

A.肝内小胆管　　　　B.左肝管　　　　　　C.右肝管　　　　　　D.胆囊　　　　　　E.胆总管

小试身手（3~4题共用选项）

A.胆总管　　　　　　B.左肝管　　　　　　C.右肝管　　　　　　D.肝内胆管　　　　E.胆囊

3.胆固醇结石好发于

4.胆色素结石好发于

（2）胆道感染：分为胆囊炎和胆管炎。胆道感染后引起胆管壁充血、水肿、增厚、黏膜溃疡，管腔内充满脓性胆汁。

二、临床表现

1.胆囊结石及急性胆囊炎

（1）症状：**常在饱餐、进食油腻食物后或夜间发作**。病人出现右上腹阵发性绞痛，疼痛常放射至右肩或右背部，伴恶心、呕吐、厌食等，病情严重者出现畏寒、发热；部分病人有轻度黄疸。

（2）体征：**右上腹压痛、反跳痛和肌紧张，Murphy征阳性**，右上腹触及肿大而有触痛的胆囊；如大网膜粘连包裹形成胆囊周围炎性包块时，右上腹肿块界限不清，活动受限；如胆囊壁发生坏死穿孔，出现弥漫性腹膜炎体征。

小试身手 5.Murphy征阳性多见于

A.胆总管结石　　　　B.胆道蛔虫病　　　　C.急性胰腺炎　　　　D.急性胆囊炎　　　　E.肝内胆管结石

2.慢性胆囊炎　症状不典型，大多数病人有胆绞痛病史，伴厌油腻、腹胀、嗳气等消化道症状，也可出现上腹部和肩背部隐痛。查体胆囊区有轻压痛和不适感。

3.胆管结石及急性胆管炎　上腹部不适、呃逆、嗳气等。当结石阻塞胆管并继发感染时出现**典型胆管炎症状：腹痛、寒战高热和黄疸，称为Charcot三联征**。

（1）**腹痛**：位于剑突下或右上腹部，呈阵发性、绞痛，或持续性疼痛伴阵发性加重。疼痛向右后肩背部放射，伴恶心、呕吐。

（2）**寒战、高热**：剧烈腹痛后出现寒战、高热。体温高达39~40℃，呈弛张热。

（3）**黄疸**：结石堵塞胆管后，胆红素逆流入血，病人出现黄疸。

> 锦囊妙记：考生应理解胆管结石时为什么会出现腹痛、高热和黄疸。胆管结石引起胆管炎时，结石嵌顿于胆总管下端，引起Oddi括约肌痉挛，出现腹痛；胆管梗阻，胆汁和细菌逆流入肝静脉引起高热；结石堵塞胆管后，胆红素逆流入血，引起黄疸。

小试身手 6.Charcot三联征是指

A.腹痛、高热、黄疸　　　　　　　B.腹痛、高热、腹泻　　　　　　　C.腹痛、高热、呕吐

D.高热、黄疸、呕吐　　　　　　　E.高热、黄疸、腹泻

（4）单纯肝内胆管结石：可无症状或肝区和患侧胸背部持续性胀痛，合并感染时除有Charcot三联征外，可并发胆源性肝脓肿；感染反复发作可引起胆汁性肝硬化、门静脉高压症、肝胆管癌。

4.**急性梗阻性化脓性胆管炎**　大多数病人有胆道疾病史。起病急骤，突发剑突下或上腹部持续性疼痛、阵发性加重，并向右肩胛下及腰背部放射，继而寒战、高热、恶心、呕吐。病情发展迅速，有时在尚未出现黄疸前就已发生神志淡漠、嗜睡、昏迷等症状。如未及时治疗，病人出现全身发绀、低血压、急性呼吸衰竭和急性肾衰竭。对本病的诊断是**在Charcot三联征的基础上，出现休克和神经精神症状，具备五联征（Reynolds五联征）即可诊断**。

小试身手 7.引起急性梗阻性化脓性胆管炎最常见的细菌为

A.金黄色葡萄球菌　　B.白色葡萄球菌　　　C.大肠埃希菌　　　　D.变形杆菌　　　　E.铜绿假单胞菌

小试身手 8.患者，男性，59岁，剑突下刀割样绞痛5小时，寒战、高热伴黄疸。既往有类似发作史。查体：神志淡漠，体温39℃，血压80/60mmHg，脉搏125次/分，剑突下压痛，肌紧张，白细胞26×10⁹/L，中性粒细胞95%，肝区叩击痛。可能的诊断是

A.急性胰腺炎　　　　　　　　　B.急性梗阻性化脓性胆管炎　　　　　C.胆道蛔虫病

D.急性胆管炎　　　　　　　　　E.溃疡病穿孔

小试身手（9~11题共用选项）

A.Charcot三联征　　　B.Reynolds五联征　　C.Murphy征阳性　　　D.倾倒综合征　　　E.TUR综合征

9.急性梗阻性化脓性胆管炎可出现

10.急性胆囊炎可出现

11.胃大部切除术后可出现

三、辅助检查

1.胆囊结石及急性胆囊炎　血白细胞计数及中性粒细胞比例增高。B超检查显示胆囊增大，囊壁增厚，大部分病人可见胆囊结石影。

2.胆管结石及急性胆管炎

（1）**实验室检查**：合并感染时白细胞计数及中性粒细胞比例升高；肝细胞损害时血清转氨酶和碱性磷酸酶增高。血清胆红素、尿胆红素升高，尿胆原降低或消失，粪中尿胆原减少。

（2）**B超检查**：可见胆管内有结石影，近段扩张。

（3）**其他检查**：必要时行PTC、ERCP检查。

3.急性梗阻性化脓性胆管炎

（1）**血常规**：白细胞计数升高，大于$20 \times 10^9/L$，中性粒细胞比例升高，可出现中毒颗粒；血小板计数降低；凝血酶原时间延长。

（2）**影像学检查**：B超检查见胆管内有结石影，近段扩张。

（3）**其他检查**：PTC和ERCP检查有助于了解梗阻部位、原因和程度。

四、治疗原则

1.胆囊结石及急性胆囊炎　**手术切除胆囊**。

2.胆管结石及急性胆管炎

（1）**急诊手术**：消炎利胆治疗1~2天后病情恶化，黄疸加深，胆囊肿大，压痛明显，出现腹膜刺激征或Reynolds五联征应考虑胆总管切开取石及引流术。

（2）**择期手术**：适用于慢性病人。

3.**急性梗阻性化脓性胆管炎**　紧急手术解除胆道梗阻并减压。术前纠正水、电解质和酸碱平衡紊乱，给予有效足量抗生素，使用多巴胺等扩血管药物，防治急性呼吸衰竭和肾衰竭等。手术以切开减压并引流胆汁、挽救生命为主要目的，故手术应力求简单有效，同时力争解除梗阻因素。

小试身手 12.急性梗阻性化脓性胆管炎最关键的治疗是

A.手术解除胆道梗阻并减压　　　　B.抗感染　　　　C.纠正水、电解质和酸碱平衡紊乱

D.输液输血补充血容量　　　　E.急诊切除胆囊

小试身手 （13~14题共用题干）

患者，男，40岁。既往有右上腹反复发作疼痛及黄疸病史。目前又出现上述症状，并伴有寒战、高热。查体：体温39.8℃，血压80/60mmHg。全身黄染，右上腹及剑突下压痛。血白细胞$20 \times 10^9/L$。

13.应首先考虑

A.急性化脓性胆囊炎　　　　B.坏死型胰腺炎　　　　C.胆囊穿孔

D.急性化脓性梗阻性胆管炎　　　　E.肝内胆管结石

14.此时最关键的处理是

A.积极术前准备，行胆道减压引流术　　　　　　　　B.ERCP检查，明确诊断

C.补液，纠正水、电解质和酸碱平衡紊乱　　　　　　D.积极抗感染

E.给予大量肾上腺皮质激素

五、护理措施

1.术前护理

（1）病情观察：密切观察病情变化，如出现寒战、高热、腹痛加重、腹痛范围扩大等，应及时通知医生处理。

1）生命体征及神志变化：每4小时测量并记录生命体征。如血压下降、神志改变提示可能并发休克。

2）腹部症状和体征的变化：观察腹痛部位、性质、有无诱因及持续时间，注意黄疸及腹膜刺激征变化，观察有无胰腺炎、腹膜炎、急性重症胆管炎的发生。

3）了解实验室检查结果，准确记录24小时出入液量。

（2）缓解疼痛

1）评估疼痛部位、性质、程度、诱因、缓解和加重因素，采取措施缓解疼痛。

2）指导病人卧床休息，取舒适体位。

（3）改善营养状态

1）入院后准备手术者**禁食**，积极补充液体和电解质，以维持水、电解质和酸碱平衡。非手术治疗者根据病情决定饮食种类。

2）给予高蛋白、高碳水化合物、高维生素、低脂普通饮食或半流质饮食。不能经口进食或进食不足者，经肠外途径补充营养。

（4）对症护理

1）**黄疸病人皮肤瘙痒时外用炉甘石洗剂止痒，温水擦浴**。

2）高热时物理降温。

3）**胆绞痛发作时**给予解痉、镇静和止痛药，常用哌替啶50mg、阿托品0.5mg肌内注射，但**禁用吗啡**，以免引起括约肌痉挛，使胆道梗阻加重。

4）重症胆管炎者应加强休克护理。

小试身手 15.胆石症的病人出现胆绞痛禁用

A.阿托品　　　　B.哌替啶　　　　C.吗啡　　　　D.654-2　　　　E.33%硫酸镁

（5）并发症的预防

1）拟行胆肠吻合者术前3天口服甲硝唑等，<u>术前1天晚清洁灌肠</u>。

2）<u>肌内注射维生素$K_1$10mg</u>，每日2次，以纠正凝血功能障碍。

（6）心理护理：鼓励病人表达内心想法，消除焦虑、恐惧及紧张情绪。

2.术后护理

（1）病情观察

1）生命体征：观察心率和心律的变化。术后注意有无意识障碍。

2）观察有无出血和胆汁渗出：包括量、速度、有无休克征象。胆道手术后易发生出血，量少表现为柏油样便或隐血试验阳性；量多时出现休克。如出现发热和严重腹痛，可能为胆汁渗漏引起胆汁性腹膜炎。

3）黄疸程度、消退情况：观察和记录大便颜色，监测胆红素含量，了解胆汁是否流入十二指肠。

（2）**T形引流管护理**：主要目的：①**引流胆汁**：胆总管切开后胆道水肿，胆汁排出受阻，胆总管内压力增高，胆汁外漏引起胆汁性腹膜炎、膈下脓肿。②**引流残余结石**：将胆囊管及胆囊内残余结石排出体外。③**支撑胆道**：避免术后胆总管切口瘢痕狭窄、管腔变小、粘连狭窄等。

> **小试身手** 16.T管引流的目的**不包括**
>
> A.减轻胆道压力 　　　　B.减轻胆总管缝合处压力 　　　　C.促进胃肠蠕动
>
> D.防止胆汁性腹膜炎 　　　　E.促进胆道炎症消退

1）**妥善固定，保持通畅**：引流管高度不能超过腹部切口高度，以免引流液反流。如胆汁引流量突然减少，应注意是否有胆红素沉淀阻塞或蛔虫堵塞，管道是否扭曲、受压。<u>如有阻塞，可用手由近向远挤压引流管或用少量无菌生理盐水缓慢冲洗，切勿用力推注</u>。

2）观察胆汁的量及性状：胆汁每天分泌300~700ml。量过少可能是T形管阻塞或肝功能衰竭所致；<u>量多提示胆总管下段不通</u>。正常胆汁呈深绿色或棕黄色，清晰无沉渣。颜色过淡、过于稀薄（肝功能不佳），浑浊（感染）或有泥沙样沉淀（结石）均属异常。

> **小试身手** 17.胆总管下端有阻塞时，T形引流管引出的胆汁为
>
> A.量过多 　　　　B.浑浊 　　　　C.量少而色深 　　　　D.棕色、稠厚 　　　　E.量少而色淡

3）保持清洁：每日更换外接的连接管和引流瓶（袋）。

4）拔管：**术后12~14天无特殊情况，考虑拔除**。

> **小试身手** 18.胆道手术后，T形管一般留置的时间为
>
> A.1~3天 　　　　B.3~5天 　　　　C.6~8天 　　　　D.8~10天 　　　　E.12~14天

拔管指征：黄疸消退，无腹痛、发热，大便颜色正常；胆汁引流量逐渐减少，颜色呈透明金黄色，无脓液、结石，无沉渣及絮状物。

<u>拔管前先在饭前、饭后各夹管1小时</u>，**拔管前1~2天全天夹管**，如无腹胀、腹痛、发热及黄疸等症状，说明胆总管通畅，可以拔管。拔管前还须在X线下经T形管做胆道造影，造影后须立即接好引流管继续引流2~3天，以促进造影剂排出。如无异常，造影后再次夹闭T型管24~48小时，病人无不适即可拔管。

> **小试身手** 19.T形引流管拔除前须
>
> A.无菌冲洗 　　　　B.更换引流袋 　　　　C.应用抗生素 　　　　D.检查血胆红素 　　　　E.试验性夹管1~2天

5）拔管后局部伤口用凡士林纱布堵塞，1~2天自行封闭。

6）拔管后1周内警惕有无胆汁外漏引起腹膜炎等情况，观察病人体温、有无黄疸或腹痛。

> **小试身手** 20.关于T形管的护理措施，**错误的是**
>
> A.妥善固定，保持通畅 　　　　B.T形管阻塞时可用无菌盐水冲洗 　　　　C.观察24小时胆汁引流量
>
> D.拔管前试行夹管1~2天 　　　　E.颜色变浅、量减少可直接拔管

（3）健康指导

1）胆道手术后病人应进低脂易消化饮食，少量多餐，多饮水。

2）带T形管出院者应学会自我护理，定期复查。

3）对非手术疗法缓解的胆道疾病，如病情变化应及时就诊。

第四节　胆道肿瘤

浪里淘沙—核心考点

（一）临床表现

1.胆囊息肉　右上腹疼痛或不适，症状轻微。餐后腹胀、恶心、呕吐、消化不良等。查体：右上腹深压痛。如胆囊管梗阻，可扪及肿大胆囊。

2.胆囊癌　国际上目前多采用美国癌症联合委员会（AJCC）制定的胆囊癌TNM分期，这种分期对治疗和预后的判断均有帮助。

3.胆管癌　<u>进行性加重的梗阻性黄疸</u>，常伴全身皮肤瘙痒，尿色深黄，白陶土色粪便；<u>上腹部隐痛、胀痛和绞痛，向腰背</u>

部放射，伴恶心、呕吐、食欲缺乏、消瘦、乏力等。腹部检查见肝脏肿大，触痛，质硬；胆囊缩小不可触及，肿瘤位于胆囊以下部位者，可触及胆囊；部分病人有腹水征。

（二）辅助检查

1. 胆囊息肉　<u>B超和CT检查可协助诊断</u>。

2. 胆囊癌

（1）实验室检查：<u>癌胚抗原（CEA）或肿瘤标记物，如CA19-9、CA-125等阳性</u>。

（2）影像学检查：<u>B超、CT检查可见胆囊壁均匀增厚，囊内有实质性光团</u>；也可发现肝受侵犯或淋巴结转移征象。X线口服法胆囊造影可见胆囊内充盈缺损。

3. 胆管癌　实验室检查见胆红素、AKP和转氨酶升高。<u>B超可确定肿瘤部位和范围</u>，显示肝管扩张、肝门部肿块影，PTCD、ERCP可了解癌肿范围、胆道形态。

（三）治疗原则

1. 胆囊息肉样病变

（1）观察随访：良性病变者定期随访观察。

（2）手术治疗：①<u>病变直径大于1cm，基底较宽者</u>；②<u>短期内病变迅速增大者</u>；③<u>伴有胆囊结石或症状明显者</u>。**手术方法为胆囊切除术**。

2. 胆囊癌

（1）单纯胆囊切除术：**为本病的主要治疗方法**。

（2）胆囊癌根治术：除切除胆囊外，附近肝组织楔形切除及胆囊引流区域淋巴结清扫，或肝右叶切除等。

（3）姑息性手术：适用于晚期癌肿不能切除者，以缓解黄疸、瘙痒等症状。

3. 胆管癌　**主要为手术切除**。上、中1/3段胆管癌切除肿瘤后行胆管空肠吻合术；下1/3段胆管癌行胰、十二指肠切除术。晚期肿瘤无法切除者行胆管空肠Roux-en-Y吻合术、内引流、PTCD和经PTC或ERCP置入支撑支架等。

（四）护理措施

1. 术前准备　做好各种相关检查，了解重要脏器的功能，特别是肝功能、凝血酶原时间等。<u>术前行护肝治疗，补充维生素K₁</u>。进行胃肠道准备，<u>术前1天进流质饮食，前1晚冲服番泻叶导泻</u>。术前常规留置胃管和尿管。

2. 管道护理　管道标志清楚，妥善固定，避免脱落、折叠、扭曲、受压、堵塞，保持引流通畅。

（1）观察引流量、性质，一般进食后2天如无异常可拔除。

（2）胃肠减压管　保持通畅，观察并记录引流量、性状和颜色，如有堵塞可用生理盐水冲洗，保持有效的胃肠减压，防止呕吐或吻合口瘘。<u>减压管在术后2~3天，肛门排气后可拔出</u>。

（3）导尿管　接无菌集尿袋，置于耻骨联合水平以下，防止集尿管扭曲，保持尿液引流通畅；一般术后麻醉完全清醒，生命体征平稳后24小时内拔除导尿管。

（4）留置T形管。护理措施见胆石症护理。

（5）胃肠功能恢复拔出胃管后，给予<u>清淡、易消化、低脂流质或半流质饮食</u>。

3. 皮肤护理　**遵医嘱使用药物或用温水擦洗缓解症状，切忌用手挠抓皮肤，以防感染**。向病人解释随病情好转症状会逐渐减轻，最后消失。

4. 预防并发症

（1）术后麻醉未清醒取平卧位，头偏向一侧，以免呕吐误吸；麻醉清醒、生命体征平稳后改为半卧位，促进引流。

（2）**鼓励并协助病人早期下床活动**。

（3）胆瘘是胆道手术后一种严重并发症。<u>术后注意观察腹腔引流管引出液性质及测定其胆红素含量是发现胆瘘的关键</u>。

（4）肝胆疾病术后易发生出血、切口感染。因此注意观察切口渗血、渗液情况，加强全身支持疗法，补充维生素类，尤其是补充维生素K₁，输入复方氨基酸及人血白蛋白，促进切口、吻合口愈合。

参考答案

1.D　2.D　3.E　4.D　5.D　6.A　7.C　8.B　9.B　10.C　11.D　12.A　13.D　14.A　15.C　16.E　17.A　18.E　19.E　20.E

第二十四章 胰腺疾病病人的护理

统领全局—考试大纲

1. 了解胰腺的解剖与生理。
2. 掌握急性胰腺炎的病因病理。
3. 熟练掌握急性胰腺炎的临床表现和辅助检查。
4. 掌握急性胰腺炎的治疗要点。
5. 熟练掌握急性胰腺炎的护理措施。
6. 了解胰腺癌和壶腹部癌的病因病理。
7. 熟练掌握胰腺癌和壶腹部癌的临床表现。
8. 掌握胰腺癌和壶腹部癌的辅助检查。
9. 熟悉胰腺癌和壶腹部癌的治疗要点。
10. 熟练掌握胰腺癌和壶腹部癌的护理措施。
11. 熟悉胰岛素瘤的临床表现。

第一节 解剖生理概要

浪里淘沙—核心考点

一、解剖

1. 胰腺的位置 胰腺是人体第二大消化腺，位于胃后方，在第1、2腰椎的高处横贴于腹后壁。
2. 胰腺的形态结构 胰腺细长，分为胰头、胰体和胰尾三部分。胰头宽大，被十二指肠包绕；胰体横跨下腔静脉和主动脉前方；胰尾较细，伸向左上，至脾门后下方。胰管位于胰腺内，与胰的长轴平行，起自胰尾部，向右行过程中汇集胰小叶的导管，最后**胰管离开胰头与胆总管合并，共同开口于十二指肠乳头。**

二、生理

胰腺的功能包括外分泌和内分泌功能。
胰腺组织可产生胰液，为外分泌功能；胰腺内的胰岛细胞可产生胰岛素（B细胞）、胰高糖素（A细胞）等物质，为内分泌功能。

小试身手 1.胰岛B细胞分泌的是
A. 胰岛素　　　　B. 胰多肽　　　　C. 生长抑素　　　　D. 促胃液素　　　　E. 胰高血糖素

第二节 急性胰腺炎

浪里淘沙—核心考点

急性胰腺炎是胰管阻塞、胰管内压力升高和胰腺血液淋巴循环障碍等引起胰腺消化酶对其自身消化的一种急性炎症。本病多见于青壮年，女性多于男性。

一、病因病理

1. 病因
（1）**胆道疾病**：胆、胰管共同开口于Vater壶腹，胆道疾病可引起出口痉挛，胆汁不能流入十二指肠，反流至胰管内，胰管压力升高，腺泡破裂，胆汁、胰液及被激活的胰酶渗入胰腺实质中，具有高度活性的胰蛋白酶进行"自我消化"，引起胰腺炎。

小试身手 2.急性胰腺炎最常见的病因是
A. 酒精中毒　　　　B. 暴饮暴食　　　　C. 胆道疾病　　　　D. 高脂血症　　　　E. 高钙血症

（2）**暴饮暴食**：酒精对胰腺有直接毒性作用和局部刺激，造成急性十二指肠炎、乳头水肿、Oddi括约肌痉挛，导致胆汁排出受阻，加之暴食引起胰液大量分泌，胰管内压增加，诱发本病。
（3）感染因素：腹腔、盆腔脏器感染，可经血流、淋巴或局部浸润扩散引起胰腺炎。
（4）手术与外伤：腹部创伤可引起胰腺炎。
（5）其他：如高血钙、甲状旁腺功能亢进，皮质激素、氢氯噻嗪、雌激素等。遗传因素、精神因素也均可诱发本病。
2. 病理 急性胰腺炎分为水肿型（轻型）和出血坏死型（重型）。本病可累及心血管、肺、肾等。各系统的主要病理变化如下。

（1）血容量改变：胰酶进入血流，激活纤溶酶原系统，激肽释放，血管扩张；同时胰酶使肥大细胞释放组胺，血管通透性增加，<u>大量血浆外渗，血容量减少，出现休克</u>。

（2）心血管改变：胰蛋白酶进入血流，小动脉收缩，损害心肌，抑制心肌利用氧，造成心肌梗死。胰酶还可激活凝血因子Ⅷ、Ⅵ，血小板凝集，血液呈高凝状态。

（3）肺部改变：<u>并发 ARDS 是病人死亡的主要原因之一</u>。急性胰腺炎释放卵磷脂酶，分解肺泡表面活性物质，使气体交换受损。血管活性物质释放及氧自由基对肺毛细血管内皮的毒性作用，使肺微循环障碍，导致肺间质水肿、出血，肺泡塌陷、融合，引起 ARDS。

（4）肾脏改变：血容量不足造成肾缺血，胰酶产生的蛋白分解产物，加重了肾功能障碍。急性胰腺炎时严重感染，血液高凝状态，可使肾小管受损，导致肾衰竭，以病后3~4天多见。

二、临床表现

1. 症状

（1）腹痛：**最主要的症状**，<u>多为突发性左上腹持续性剧痛或刀割样疼痛</u>，<u>常在饱餐或饮酒后发生</u>，伴阵发加剧，可波及脐周或全腹，<u>常向左肩或两侧腰背部放射</u>。疼痛常位于中上腹部。弯腰或前倾时可减轻疼痛。

（2）恶心、呕吐：发作频繁，<u>早期为反射性</u>，呕吐物为食物、胆汁。晚期由于麻痹性肠梗阻，呕吐物为粪样。如呕吐蛔虫者多为胆道蛔虫病引起。酒精性胰腺炎呕吐常于腹痛时出现，<u>胆源性胰腺炎呕吐常发生在腹痛之后</u>。

（3）腹胀：由腹腔内渗出液刺激和腹膜后出血引起，麻痹性肠梗阻致肠道积气积液也可引起腹胀。

（4）黄疸：病后1~2天出现不同程度黄疸，<u>黄疸越重提示病情越重</u>，预后不良。

（5）发热：<u>多为中度热，在38~39℃之间</u>，3~5天后逐渐下降。重型胰腺炎可持续多日不降，提示胰腺感染或脓肿形成，严重者体温不升。合并胆管炎时可有寒战、高热。

（6）手足抽搐：为血钙降低引起。进入腹腔的脂肪酶使大网膜、腹膜上的脂肪组织被消化，分解为甘油和脂肪酸，后者与钙结合，使血清钙减少。当<u>血清钙<2.0mmol/L时则提示病情严重，预后差</u>。

> **小试身手** 3.能反映急性胰腺炎病情严重程度和预后的指标是
>
> A. 血清淀粉酶　　B. 尿淀粉酶　　C. 血清钙　　D. 变性血红蛋白　　E. 白细胞计数

（7）休克：<u>多见于急性出血坏死型胰腺炎</u>，由于大量渗液、出血、呕吐致体液丢失引起<u>低血容量性休克</u>。病人出现烦躁、冷汗、口渴、四肢厥冷、脉细、呼吸浅快、血压下降、尿少。严重者出现发绀、呼吸困难、谵妄、昏迷、脉快、血压测不到、无尿、肾衰竭等。

> **小试身手** 4.急性出血坏死型胰腺炎发生严重休克的原因是
>
> A. 疼痛与感染　　　　　　B. 大量液体丧失于腹腔　　　　　　C. 中毒性心肌炎
>
> D. 毒素吸收和血液容量减少　　E. 急性呼吸衰竭

（8）急性呼吸衰竭：突发呼吸窘迫、发绀、出汗等，常规氧疗不能缓解。

（9）急性肾衰竭：与低血容量、休克和胰激肽的作用有关。胰酶引起凝血异常，出现高凝状态，产生微循环障碍，导致肾缺血缺氧。

（10）循环功能衰竭：重症胰腺炎可出现心力衰竭和心律失常。

（11）胰性脑病：表现为神经精神异常，定向力缺乏，精神错乱，伴有幻想、幻觉等。

2. 体征

（1）腹部压痛及腹肌紧张：其范围在上腹或左上腹部，轻型仅有压痛，重型压痛、反跳痛及肌紧张明显，范围较广泛。

（2）腹胀：重型者因腹膜后出血刺激内脏神经引起麻痹性肠梗阻，腹胀明显，肠鸣音消失，呈现"安静腹"，渗出液多时出现移动性浊音。<u>腹腔穿刺抽出血性液体，淀粉酶含量增高，对诊断有意义</u>。

（3）腹部包块：部分重型者形成脓肿或发生假性胰腺囊肿，在上腹可扪及压痛性包块。

（4）皮肤瘀斑：部分病人脐周皮肤出现**青紫色瘀斑（Cullen征）**或两侧腰出现**棕黄色瘀斑（Grey-Turner征）**。其发生是胰酶穿过腹膜、肌层进入皮下引起脂肪坏死所致。

> **小试身手** 5.患者，男性，饱食2小时后中上腹持续性腹痛，并逐渐加剧，向肩、背部放射，伴恶心、呕吐。查体：呈急性面容，表情痛苦，全腹压痛，尤以中上腹为著，并有肌紧张和反跳痛，肠鸣音微弱，肝区未扪及肿块。最可能的诊断是
>
> A. 急性胃肠炎　　　　　　B. 急性胰腺炎　　　　　　C. 急性绞窄性肠梗阻
>
> D. 急性肾或输尿管结石梗阻　　E. 胃、十二指肠溃疡穿孔

三、辅助检查

1. 白细胞计数　一般为（10~20）×10^9/L，感染严重者计数偏高，出现明显核左移。部分病人尿糖增高，严重者尿中有蛋白、红细胞及管型。

2. **血、尿淀粉酶测定　具有重要的诊断意义。**

正常值：血：8~64温氏单位，或40~180苏氏单位；尿：4~32温氏单位。

急性胰腺炎病人血、<u>尿淀粉酶大为增高，是诊断本病的重要检查</u>。血清淀粉酶在发病后6~12小时即开始增高，8~12小时标本最有价值，至24小时达最高峰，为500~3000 Somogyi单位，并持续24~72小时，3~5天逐渐降至正常。<u>尿淀粉酶在发病后12~24小时开始增高</u>，48小时达高峰，维持5~7天，下降缓慢。

小试身手 6.患者，男性，28岁，3小时前因暴饮暴食后出现上腹部绞痛，向肩背部放射，送到医院急诊，怀疑为急性胰腺炎，此时最具诊断意义的实验室检查是

    A.血清淀粉酶测定   B.尿淀粉酶测定   C.血钙测定   D.血清脂肪酶测定   E.血糖测定

3.血清脂肪酶测定　发病后24小时升高，持续5~10天，超过1 Cherry-Crandall单位或Comfort法1.5单位有诊断价值。因其下降缓慢，对较晚就诊者有诊断价值。

4.血清钙测定　正常值不低于2.12mmol/L（8.5mg/dl）。发病后2天血钙开始下降，第4~5天显著，**重型者降至2.0mmol/L（7mg/dl）以下，提示病情严重，预后不良。**

5.血清正铁蛋白（MHA）测定　重症病人起病后12小时出现MHA，重型急性胰腺炎病人为阳性，水肿型为阴性。

6.X线检查　腹部可见局限性或广泛性肠麻痹。胰腺周围有钙化影。膈肌抬高，胸腔积液。

7.B超与CT　显示胰腺肿大轮廓、渗液多少与分布。也可显示假性胰腺囊肿、脓肿。

四、治疗原则

轻型采用非手术疗法治疗，重型胆源性胰腺炎及胰腺脓肿、假性胰腺囊肿等需积极支持和手术处理。

1.非手术治疗

（1）**解痉止痛**

1）哌替啶、阿托品肌内注射：腹痛剧烈时使用。**不宜单独使用吗啡止痛，因其可引起Oddi括约肌痉挛**，合用阿托品可对抗其所引起的痉挛。

小试身手 7.急性胰腺炎病人疼痛剧烈时**不宜**使用的止痛剂是

    A.阿托品   B.山莨菪碱   C.东莨菪碱   D.吗啡   E.哌替啶

小试身手 8.有关急性胰腺炎的术前护理，下列**错误**的是

    A.控制饮食和胃肠减压   B.静脉输液，维持水、电解质平衡   C.应用抗生素

    D.应用胰酶抑制药   E.剧痛时应用吗啡止痛

2）疼痛剧烈不缓解，可用0.1%普鲁卡因300~500ml，静脉滴注。

（2）**禁食和胃肠减压**：轻型进少量清淡流食，**禁忌脂肪、刺激性食物，重者严格禁食**，以减少或抑制胰液分泌。病情危重或明显腹胀者胃肠减压，抽出胃液，使胰液分泌减少，防治麻痹性肠梗阻。禁食期间静脉补液、补充热量、营养支持。维持水、电解质平衡，纠正低血钙、低镁、酸中毒和高血糖等。必要时全肠外营养（TPN）维持水、电解质和热量供应。

（3）**应用抗生素**：常用青霉素、链霉素、庆大霉素、氨苄西林、磺苄西林、先锋霉素等，为控制厌氧菌感染可同时使用甲硝唑。由于胰腺出血坏死，组织蛋白分解产物常成为细菌繁殖的温床，故重型病例应尽早使用。

（4）胰酶抑制药：①抑肽酶，具有抗蛋白酶及胰血管舒缓素的作用。②5-氟尿嘧啶（5-FU），为细胞毒性药物，可抑制DNA、RNA合成，减少胰酶分泌，对胰蛋白酶及磷脂酶A均有抑制作用。

（5）**给予抗胆碱药物**：阿托品、山莨菪碱、东莨菪碱、溴丙胺太林（普鲁本辛）抑制胰液分泌，**宜早期反复应用**。同时给予制酸药西咪替丁片200mg，4次/日，氢氧化铝凝胶、碳酸氢钠口服以中和胃酸、抑制胰液分泌。**应用生长抑素能有效抑制胰腺分泌作用。**

（6）中药治疗：①清胰汤Ⅰ号，适用于水肿型胰腺炎。②清胰汤Ⅱ号，适用于胆道蛔虫性胰腺炎。

（7）**抗休克**：**重型者早期即出现休克**，主要由于大量体液外渗，循环血容量丧失，故出现**低血容量性休克，是早期死亡原因**。根据CVP、血压、尿量、血细胞比容和电解质水平，补给平衡盐溶液、血浆、新鲜全血、人血白蛋白、右旋糖酐等，以恢复有效循环血量和电解质平衡。上述情况改善后，可使用血管活性药物，首选多巴胺。

2.手术治疗。

小试身手 9.下列哪项**不属于**急性胰腺炎术后常见的并发症

    A.出血   B.胰瘘   C.肠瘘   D.脾肿大   E.急性肾衰竭

五、护理措施

1.**禁食、胃肠减压**　留置胃肠减压管抽出胃液，同时可减少胃内容物刺激胰液分泌。给予抗胰酶药物，协助病人变换体位。

2.**防治休克，维持水、电解质平衡。**

3.病情**轻者进清淡流质饮食，重者禁食**，给予TPN支持。

4.引流管护理　分别标记每根引流管的部位及作用，保持引流通畅。腹腔双套管灌洗引流的病人，应持续腹腔灌洗，引流管负压吸引，有效控制腹腔感染。

5.严密观察并及时处理并发症　常见并发症有急性肾衰竭、术后出血、胰腺或腹腔脓肿、胰瘘、肠瘘。

6.健康教育

（1）因胰腺内分泌功能不足出现糖尿病的病人，遵医嘱服用降糖药物。行胰腺全切者需终身注射胰岛素。定时监测血糖和尿糖。

（2）有胰腺外分泌功能不足的病人，戒酒戒烟，避免暴饮暴食，少进食脂肪，多进食蛋白质、糖类和蔬菜、水果，少食多餐，必要时加用胰酶制剂。

（3）定期随访。如病人腹部肿块不断增大，出现腹痛、腹胀、呕血、呕吐等症状，需及时就诊。

第三节　胰腺癌和壶腹周围癌

浪里淘沙—核心考点

一、病因病理

1. 病因　尚不清楚，**首要危险因素为吸烟**，其他高危因素包括糖尿病、胆囊结石、饮酒及慢性胰腺炎等。高脂高蛋白饮食、胃切除术后20年也是胰腺癌发病的危险因素。

2. 病理　胰腺癌致死率高，确诊时多已进入晚期。**早期即可发生区域淋巴结（90%）转移**，甚至转移到纵隔及锁骨上淋巴结，确诊时半数以上病人已有肝转移。胰腺癌以导管细胞癌最多见。胰腺癌好发部位是胰头、颈部，其中**以胰头癌最常见，壶腹部癌多为腺癌**。

小试身手　10. 胰腺癌的好发部位是

A. 胰头　　　　　B. 胰尾　　　　　C. 胰体　　　　　D. 全胰腺　　　　　E. 胰体尾部

二、临床表现

1. **上腹部不适及隐痛**　是胰腺癌最常见的首发症状，**肿瘤常致胰管或胆管梗阻**，胆汁排泄不畅，胆道内压力升高，胆管及胆囊扩张，病人出现腹部不适及隐痛。**腹痛**在胰头癌病人中也很常见。胰体尾部癌，腹痛发生率更高，且可由于累及腹腔神经丛而出现显著的上腹痛和腰背痛，提示病变已进入晚期。

2. **食欲减退和消瘦**　是胰腺癌的常见表现，肿瘤使胰液及胆汁排泄受阻，因此影响病人食欲，且有消化吸收不良，体重明显减轻。晚期癌肿浸润或压迫胃十二指肠，可出现上消化道梗阻或消化道出血。

3. **梗阻性黄疸**　是胰头癌的突出表现。肿瘤如靠近壶腹周围，**黄疸可较早出现，黄疸常呈持续性且进行性加深**。大便颜色变淡，呈陶土色。皮肤黄染，呈棕色或古铜色，皮肤瘙痒。

小试身手　11. 胰头癌最主要的临床表现是

A. 食欲缺乏　　　　B. 恶心呕吐　　　　C. 乏力消瘦　　　　D. 黄疸　　　　E. 上腹部饱胀不适

小试身手　12. 患者，男，50岁，3个月来经常上腹部不适，食欲不振，近1个月来，出现黄疸并进行性加重。查体：全身黄染明显，肝大，肋下3cm，并能触到胆囊，最大可能是

A. 病毒性肝炎　　　B. 胆囊结石　　　C. 胰头癌　　　　D. 慢性胰腺炎　　　E. 肝内胆汁淤积症

4. 胰头癌除引起梗阻性黄疸外，右上腹可扪及胆囊肿大。梗阻性黄疸伴胆囊肿大常提示壶腹周围肿瘤。

5. 晚期胰腺癌出现上腹肿块，腹水征阳性，可有恶病质及肝、肺或骨骼转移等表现。

小试身手　13. 患者，男，50岁，皮肤黄染进行性加重，食欲减退1个月。无腹痛，不发热，粪便呈陶土色。查体：肝右肋缘下2cm，质韧，胆囊可触及，血胆红素86μmol/L（5mg/dl）。可能的诊断为

A. 胆总管结石　　　B. 壶腹周围癌　　　C. 慢性胰腺炎　　　D. 狭窄性胆管炎　　　E. 慢性肝炎

三、辅助检查

1. **实验室检查**　血清胆红素升高，可超过342μmol/L，其中以直接胆红素升高为主。血碱性磷酸酶升高。尿胆红素试验阳性或强阳性。空腹血糖升高，糖耐量试验阳性。约70%胰腺癌病人癌胚抗原（CEA）升高。消化道癌相关抗原CA19-9被认为是诊断胰腺癌的指标。

2. **B超**　可见低回声肿块。

3. **CT扫描**　可显示胰腺肿块的位置、大小及其与周围血管的关系，但<2cm的胰腺肿块约1/3不能发现影像学改变，**CT扫描是目前诊断胰腺癌的主要方法**。

4. **磁共振成像（MRI）**　可显示胰腺轮廓异常，判断早期局部侵犯和转移。

5. **内镜逆行胰胆管造影（ERCP）**　能显示胰管、胆管和壶腹部，对不明原因的阻塞性黄疸的诊断很有价值。

6. **细胞学检查**　在B超或CT引导下经皮细针穿刺抽吸胰腺肿块做细胞学检查，对胰腺癌有很高的诊断价值。

四、治疗原则

1. 手术切除　**以手术治疗为主**。常用术式有以下几种。

（1）**胰头、十二指肠切除术（简称Whipple术）：是胰头癌首选的根治性切除术式**。

（2）全胰切除术（TP）：适用于癌症波及整个胰腺，无肝转移及腹膜种植者。此为全胰切除术的绝对适应证。

（3）胰体尾部切除术（DP）：适用于胰体尾部癌无转移者。连同脾脏、胰体尾部肿瘤及周围淋巴结一并切除。

（4）保留幽门的胰、十二指肠切除术（PPPD）：仅适用于壶腹癌、较小的胰头癌，十二指肠壶腹及胃幽门部无癌直接浸润，胃周围淋巴结无转移者。

2. 放射治疗　放射治疗已成为胰腺癌治疗的主要手段之一。

3. 化学治疗。

五、护理措施

1. 改善病人全身情况

（1）加强营养、纠正低蛋白血症：给予高蛋白、高糖、高维生素、低脂饮食，辅以胰酶等助消化药物。

（2）维持水、电解质平衡。

（3）**补充维生素K**　从入院起即注射维生素K，直到手术，同时进行保肝治疗。

小试身手 14.胰腺癌有明显黄疸的患者，术前需补充的维生素是

A. 维生素A　　　　　B. 维生素C　　　　　C. 维生素D　　　　　D. 维生素E　　　　　E. 维生素K

（4）**控制糖尿病**：使用胰岛素控制血糖在7.2~8.9mmol/L，尿糖在（＋）~（－）范围内。

2. **减轻黄疸**　全身状态差，胆红素高于342μmol/L，粪胆原阴性，黄疸出现时间超过2周且越来越重，并有先兆肾功能不全者考虑减轻黄疸。具体方法为胆囊造瘘、PTCD、经十二指肠镜安放鼻胆引流管或胆肠引流管。

3. 预防手术后并发症

（1）预防性使用抗生素：术前30分钟静脉一次性给予足量广谱抗生素。

（2）呼吸道准备：严格戒烟，最好2周以上。教病人进行深胸式呼吸锻炼。

4. 术后处理

（1）**继续使用抗生素**。

（2）防止胰瘘，加强胰管引流和腹腔引流管的护理，用生长抑素八肽抑制胰液分泌。

（3）营养支持。

（4）密切观察胃管、胆道、胰管引流和腹腔引流情况，保持引流通畅，准确记录引流量并注意其性状变化。

第四节　胰岛素瘤

浪里淘沙—核心考点

一、临床表现

典型症状为低血糖发作，清晨、傍晚或劳累后发作，可因精神刺激、发热或月经来潮诱发。主要表现为冷汗、面色苍白、心慌、四肢发凉、手足震颤、饥饿无力、头痛、头晕、视力模糊、焦躁不安、精神恍惚、意识不清、反应迟钝。长时间低血糖可出现精神异常、思维错乱、躁狂及行为异常，甚至失语和瘫痪，有病人表现为意识突然丧失，牙关紧闭、四肢抽搐、瞳孔散大、大小便失禁等。上述症状**在进食或静脉注射葡萄糖后能迅速缓解**，病人对发作时的情况不能记忆。长时间低血糖发作，将引起不可逆转的智力低下。

二、辅助检查

1. 实验室检查

（1）Whipple三联征的表现为低血糖发作、发作时血糖低于2.78mmol/L（50mg/dl）、补充葡萄糖后症状迅速缓解。

（2）空腹血糖和发作时血糖测定，低于2.22mmol/L（40mg/dl）。

（3）空腹血糖与胰岛素比值（IRI/G）。

（4）激发和抑制试验。

2. 影像学检查

（1）B超：胰岛素瘤回声较正常胰腺低。

（2）CT：增强CT能发现部分病例，阳性率为40%左右。

（3）磁共振成像（MRI）。

（4）血管造影：阳性率在50%~60%。

（5）动脉刺激静脉取血（ASVS）：是一种有创检查。

（6）经皮肝穿刺门静脉置管分段取血测定胰岛素（PTPC）：是一种有创检查方法。

三、治疗原则

手术切除是治疗胰岛素瘤的唯一有效方法，一旦确诊应尽早手术。

参考答案

1.A　2.C　3.C　4.D　5.B　6.A　7.D　8.E　9.D　10.A　11.D　12.C　13.B　14.E

第二十五章　外科急腹症病人的护理

1. 熟悉急腹症的病理生理。
2. 熟练掌握急腹症的临床表现与辅助检查。
3. 掌握急腹症的诊断和鉴别诊断要点。
4. 熟悉急腹症的治疗要点。
5. 掌握急腹症病人的护理评估和护理措施。

第一节　急腹症的类型

浪里淘沙—核心考点

一、腹痛类型

1. **内脏神经痛**　是由内脏神经感觉纤维传入中枢神经系统引起的疼痛。内脏感觉纤维分布稀少，纤维较细，兴奋的刺激阈较高，传导速度慢，支配范围不明显。**疼痛特点**：①**痛觉迟钝**，对刺、割、灼等不敏感，对较强的张力（如牵拉、膨胀、痉挛）及缺血、炎症等刺激较敏感；②**痛感弥散，定位不准确**；③**疼痛过程缓慢、持续**，常伴焦虑不安、恐惧等心理反应。

2. **躯体神经痛**　是壁腹膜受腹腔内病变刺激引起，由躯体神经痛觉纤维传入中枢神经。其特点是**对各种疼痛刺激能准确反映病变部位**，常引起反射性腹肌紧张。如急性化脓性阑尾炎波及壁腹膜时，可出现麦氏点疼痛和右下腹局限性腹膜刺激征。

3. **牵涉痛**　指某个内脏病变产生的痛觉信号，被定位于远离该内脏的身体其他部位。如急性胆囊炎出现右上腹或剑突下疼痛，常伴右肩背部疼痛。

二、临床表现

（一）病史

1. 现病史　评估腹痛的诱因、始发部位、性质、程度及治疗效果。

（1）**腹痛**　是急腹症的主要症状。

1）发生的诱因：**急腹症常与饮食有关**，如急性胰腺炎常与暴饮暴食和酗酒有关，胆绞痛常发生在进油腻食物后。

2）部位及范围：腹痛部位一般就是病变部位，且范围越大提示病情越重。但某些炎症性、梗阻性疾病早期腹痛定位常不明确，当刺激波及壁腹膜时，疼痛才出现在病变器官所在部位。

3）**性质及过程**：阵发性绞痛见于空腔脏器梗阻如机械性肠梗阻等，是因平滑肌痉挛所致；持续性钝痛是因腹腔脏器受到炎症、缺血、出血性病变等的持续性刺激所致，**但溃疡病穿孔可引起化学性腹膜炎而呈刀割样锐痛；当空腔脏器梗阻合并绞窄时，腹痛呈持续性剧痛伴阵发性加剧；麻痹性肠梗阻以持续性胀痛**为特征，胆道蛔虫病常出现间歇性剑突下"钻顶样"剧痛。

小试身手　1. 下列有关急腹症的腹痛性质及过程描述**错误**的是

A. 腹腔炎症或出血性病变的刺激常导致持续性阵痛

B. 溃疡病穿孔等引起化学性腹膜炎常导致刀割样锐痛

C. 空腔脏器梗阻合并绞窄时常表现为阵发性绞痛

D. 麻痹性肠梗阻常表现为持续性胀痛

E. 胆道蛔虫病常表现为间歇性剑突下"钻顶样"剧痛

4）程度：一般情况下，腹痛加剧常提示病情加重，腹痛减轻提示病情缓解，但急性阑尾炎穿孔后腹痛短时间内减轻，随后病情加重。

（2）其他伴随症状

1）**呕吐**：腹痛初起常因内脏神经末梢受刺激出现反射性呕吐，呕吐量和次数少，为胃内容物；机械性肠梗阻呕吐频繁而剧烈；腹膜炎致肠麻痹，呕吐呈溢出性。幽门梗阻时呕吐物无胆汁；高位肠梗阻呕吐多量胆汁；粪臭样呕吐物提示低位小肠梗阻；**血性或咖啡色呕吐物提示肠绞窄**。

2）**腹胀**：腹胀逐渐加重应考虑为低位肠梗阻，或腹膜炎病情恶化引发麻痹性肠梗阻。

3）**排便改变**：肛门停止排便排气是肠梗阻典型症状之一；**腹腔脏器炎症伴大便次数增多或里急后重，应考虑盆腔脓肿形成；果酱样血便或黏液血便是肠套叠**的特征。

4）**发热**：腹痛后发热提示继发感染。

5）黄疸：见于肝胆疾病或继发肝胆病变。

6）血尿或尿频尿急尿痛：见于泌尿系损伤、结石或感染等。

2. 月经史　对有生育能力的妇女，应准确询问月经史。

3. 既往史　了解既往病史有助于估计急腹症的原因。

（二）体格检查

（1）全身情况：评估生命体征、神志、体位、有无休克等。

（2）腹部检查

1）观察腹部形态及腹式呼吸运动：有无肠型、胃肠蠕动波，有无局限性隆起等。

2）腹部有无压痛：压痛部位常是病变部位。如有腹膜刺激征，应了解其部位、范围及程度。

3）腹部包块：若触及腹部包块，应注意其部位、大小、形状、质地、压痛情况、活动度等。

4）浊音界：胃肠穿孔或肠胀气时肝浊音界缩小或消失；炎性肿块、扭转肠袢可呈局限性浊音区；腹膜炎渗液或腹腔内出血可有移动性浊音。

5）肠鸣音：肠鸣音亢进、气过水声。机械性肠梗阻初起时肠鸣音增加，音质高亢，常伴气过水声；发生腹膜炎时肠鸣音减弱或消失。

6）直肠指检：是判断急腹症病因及其病情变化的简易有效方法。如急性阑尾炎时直肠右侧触痛；直肠膀胱陷凹（或直肠子宫陷凹）脓肿时直肠前壁饱满、触痛、有波动感；指套染有血性黏液考虑为肠管绞窄等。

三、辅助检查

1. 腹腔穿刺　根据所抽出液体的性质、颜色、浑浊度以及涂片检查、淀粉酶测定结果等，判断急腹症的病因及病情程度。

2. 腹腔灌洗　对腹穿无结果的急性腹膜炎、腹部损伤者可进行此项检查。

小试身手 2. 闭合性腹部损伤时，判断脏器损伤最有意义的辅助检查是

A. 血常规和红细胞压积　　　　B. 超声波检查　　　　C. X线腹部透视或平片

D. 腹腔动脉造影　　　　E. 腹腔穿刺或灌洗检查

3. 其他检查　实验室检查以及X线、B超、CT、MRI、选择性腹腔动脉造影或腹腔镜等，对进一步确定病变部位及性质有一定意义。

四、诊断和鉴别诊断

1. 内科急腹症　内科腹痛特点：①一般先发热或先呕吐，后腹痛。伴有发热、咳嗽、气促、胸闷、心悸、心律失常、呕吐、腹泻等症状。②腹痛或压痛部位不固定，程度较轻，无明显腹肌紧张。③查体或化验、X线、心电图等检查可明确疾病诊断。

2. 外科急腹症　腹痛特点：①一般先腹痛，后出现发热等。②腹痛或压痛部位较固定，程度重。③常可出现腹膜刺激征，甚至休克。④可伴有腹部肿块或其他外科特征性体征。

（1）炎症性病变：一般起病缓慢，腹痛由轻至重，呈持续性；有固定压痛点，可伴有反跳痛和肌紧张；有体温升高，血白细胞及中性粒细胞增高。

（2）穿孔性病变：突发腹痛，呈刀割样持续性剧痛；迅速出现腹膜刺激征，波及全腹，但病变处最为明显；有气腹表现如肝浊音界缩小或消失，X线见膈下游离气体；有移动性浊音，肠鸣音消失；腹腔穿刺有助于诊断。

（3）出血性病变：多在外伤后迅速发生，也可见于上消化道出血；以急性失血为主，常引起失血性休克，可有不同程度的腹膜刺激征；腹腔积血在500ml以上时可叩出移动性浊音；腹腔穿刺可抽出不凝固血液，必要时行腹腔灌洗以明确诊断。

（4）梗阻性病变：起病较急，以阵发性绞痛为主；发病初期多无腹膜刺激征；结合其他伴随症状和体征以及有关辅助检查，有助于肠绞痛、胆绞痛、肾绞痛的鉴别诊断。

（5）绞窄性病变：病情发展迅速，常呈持续性腹痛阵发性加重或持续性剧痛；容易出现腹膜刺激征或休克；可有黏液血便或腹部局限性固定性浊音等特征表现。

3. 妇产科急腹症　①以下腹部或盆腔内疼痛为主。②常伴有白带增多、阴道流血，或有停经史、月经不规则，或与月经周期有关。③妇科检查可明确疾病诊断。

五、治疗原则

诊断明确者，需紧急手术治疗。暂时难以明确诊断者，应对症处理，密切观察病情变化，进行抗休克、补液及抗感染治疗，不轻易使用止痛药，以免影响病情观察。未能排除肠坏死、肠穿孔等不可灌肠和使用泻药。出现下列情况者应积极剖腹探查：腹腔内出血不止；疑有肠坏死或肠穿孔而致严重腹膜炎者；经积极非手术治疗后病情无好转反而加重者。

第二节　护　理

浪里淘沙—核心考点

一、护理评估

1. 健康史　评估腹痛的病因、诱因、发生时间、与饮食和活动的关系；腹痛发生部位、性质和程度，以及缓解或加重因素；有无消化道或全身伴随症状。

2. 身体状况　腹部形态、腹痛部位、腹膜刺激征、肠鸣音和肝浊音界的改变、有无肿块，以及有无脓毒症和休克表现。

3. 辅助检查　血、尿、便常规检查，肝酶谱和胆红素水平有无升高，重要脏器功能的检测，影像学有无异常发现。

4. 心理和社会支持状况　病人及家属对疾病的认识和心理反应。

二、护理措施

1.严密观察病情

（1）观察生命体征变化，注意有无脱水或休克表现。

（2）定时观察腹部症状和体征的变化，如腹痛部位、范围、性质和程度，有无牵涉性痛。腹部检查见腹膜刺激征出现或加重，提示病情恶化。同时注意观察并分析有关伴随症状（呕吐、腹胀、发热、大小便改变、黄疸）。

小试身手 3.急腹症护理的观察过程中，哪项腹部体征最重要

A.肠鸣音的变化　　　　　　B.腹壁静脉的曲张　　　　　　C.腹膜刺激征的产生

D.腹式呼吸运动的大小　　　　E.腹腔移动浊音的变化

（3）动态观察检查结果变化，如三大常规、血电解质、肝肾功能等，协助做好X线、CT、B超、腹腔穿刺、直肠指检等特殊检查。

2.体位　一般取半卧位；有大出血休克者给予平卧位。

3.禁食、胃肠减压　一般病人入院后暂禁食，保持胃肠减压有效的负压吸引。

4.输液或输血　建立静脉输液通路，遵医嘱给予抗生素及甲硝唑。

5.疼痛护理　对诊断明确的急腹症可给予解痉药和镇痛药；对已决定手术的病人，可适当使用镇痛药，以减轻其痛苦。凡诊断不明或治疗方案未确定者禁用吗啡类镇痛药，以免掩盖病情；外科急腹症在没有明确诊断前，应严格执行四禁，即：禁食、禁用止痛药、禁服泻药、禁止灌肠。

6.协助医师做好疾病治疗、常规术前准备。

7.心理护理　安慰病人。适当地向病人说明病情变化以及有关治疗护理的意义，使病人能更好地配合。

参考答案

1.C　2.E　3.C

第二十六章　周围血管疾病病人的护理

1. 掌握深静脉血栓形成的病因病理。
2. 熟练掌握深静脉血栓形成的临床表现。
3. 掌握深静脉血栓形成的辅助检查和治疗要点。
4. 熟练掌握深静脉血栓形成的护理措施。
5. 掌握血栓闭塞性脉管炎的病因病理。
6. 熟练掌握血栓闭塞性脉管炎的临床表现。
7. 掌握血栓闭塞性脉管炎的辅助检查和治疗要点。
8. 熟练掌握血栓闭塞性脉管炎的护理措施。

第一节　深静脉血栓形成

浪里淘沙—核心考点

深静脉血栓形成是指深静脉内血液发生不正常凝固，好发于下肢。

一、病因病理

1. 病因　**静脉壁损伤**，如静脉注射刺激性药物；**静脉血流缓慢**，如长期卧床、烧伤、创伤和术后引起**血液呈高凝状态**。
2. 病理　血栓形成后，血栓远侧静脉回流受阻，小静脉和毛细静脉淤血缺氧、渗透性增加，血管内液体渗到组织间隙造成肢体肿胀。静脉交通支开放，浅静脉充盈。如病情加重，广泛性深静脉血栓形成伴动脉痉挛，肢体缺氧，引起疼痛，患肢皮肤呈青紫色，甚至可引起肢体静脉性坏疽。

二、临床表现

主要表现为血栓静脉远端回流障碍症状，可出现患肢肿胀、疼痛，浅静脉曲张、发热等。
1. 上肢深静脉血栓形成　前臂和手部肿胀，上肢下垂时症状加重。
2. 上下腔深静脉血栓形成
（1）上腔静脉血栓：上肢静脉回流障碍表现为面颈部肿胀，球结膜充血水肿等。
（2）下腔静脉血栓：常为下肢深静脉血栓向上蔓延所致，下肢深静脉回流障碍，躯干浅静脉扩张；可有心悸，甚至轻微活动即可引起心慌、气短等心功能不全的症状等。
3. 下肢深静脉血栓形成
（1）小腿肌肉静脉丛血栓形成（周围型）：小腿肌肉静脉丛为手术后深静脉血栓形成的好发部位。
（2）髂股静脉血栓形成（中央型）：左侧多见，起病急骤；局部疼痛、压痛等。
（3）全下肢深静脉血栓形成（混合型）：临床上最常见，可为前两者表现的相加。

小试身手 1. 下肢深静脉血栓形成最常见的临床表现是
A. 下肢突然疼痛　　　B. 下肢突然肿胀　　　C. 下肢浅静脉曲张　　　D. 足部动脉搏动消失　　　E. 足背青肿

三、辅助检查

1. **多普勒超声波检查**　是一种常用的检查方法。将探头置于患肢静脉的体表位置，根据血液通过静脉时所发生的声响来判断静脉有无血栓形成。
2. 静脉造影术　经足背浅静脉注入50%泛影酸钠，做上行性下肢静脉造影术，能正确显示血栓形成的部位和范围。

四、治疗原则

深静脉血栓形成主要是非手术治疗，发病48小时以内的中央型和混合型患者及发生股部青肿趋向静脉性坏疽者考虑手术治疗。
1. 非手术治疗
（1）一般治疗：下肢急性深静脉血栓病人须卧床休息2周，**患肢抬离床面20~30cm**，下床活动时穿弹力袜或绑弹力绷带，以促进静脉回流。
（2）**抗凝疗法**：是治疗急性深静脉血栓形成最主要的方法。常用药物：肝素、香豆素类衍化物。
（3）溶栓疗法：在发病7天内可采用溶血栓疗法。常用药物为尿激酶。
（4）其他：口服肠溶阿司匹林和双嘧达莫等抑制血小板聚集药。
2. **手术治疗**　Fogarty气囊导管取栓术适用于广泛性髂股静脉血栓伴动脉痉挛出现股青肿者。发病48小时内手术效果较好。

五、护理措施

1. 预防血栓形成 ①手术、分娩、长期卧床是引起深静脉血栓形成的重要诱因。长期卧床病人应定时翻身。②对术后、产后妇女应指导和鼓励其早期床上活动，深呼吸，下肢被动及主动活动，如膝、踝、趾关节的伸屈、举腿活动。如病情允许鼓励病人尽早下床活动。

2. 避免血液淤滞 避免膝下垫硬枕、过度屈髋，以免影响静脉回流；避免用过紧的腰带、丝袜和紧身衣。

3. 预防静脉管壁受损 长期输液者注意保护静脉，避免在同一静脉同一部位反复穿刺；输注刺激性药物时避免药液外渗。

4. 早期发现 术后或产后病人如站立后出现下肢沉重、胀痛，应警惕下肢深静脉血栓形成。

小试身手 2. 深静脉血栓形成病人的护理措施中**不正确**的是

A. 协助长期卧床病人定时翻身　　　　B. 患肢抬高离床面15cm　　　　C. 避免在膝下垫硬枕、过度屈髋

D. 下床活动时穿弹力袜或应用弹力绷带　　E. 长期输液者，避免在同一静脉同一部位穿刺

第二节　血栓闭塞性脉管炎

浪里淘沙—核心考点

血栓闭塞性脉管炎是一种进行缓慢的累及周围血管的炎症和闭塞性病变，主要侵犯四肢中小动静脉，尤其是下肢血管，好发于青壮年男性。

一、病因病理

病因尚未完全明确。大多数病人有长期吸烟史，因烟草中的尼古丁引起血管痉挛；男性激素紊乱，长期在湿寒环境下生活和工作也可诱发本病。

本病是一种周围血管慢性非化脓性病变，主要累及中小动脉，血管壁全层均有炎症反应，伴行静脉和血管壁的交感神经亦常受累。

小试身手 （3~4题共用选项）

A. 血栓闭塞性脉管炎　　　　B. 闭塞性动脉硬化症　　　　C. 末端动脉痉挛症

D. 静脉血栓形成　　　　E. 下肢静脉曲张

3. 病变以中小动脉为主的是

4. 病变以深部静脉为主的是

二、临床表现

起病隐匿，开始常一侧下肢受累，后来才累及对侧。症状分为3个阶段：

1. 局部缺血期 以感觉和皮肤色泽改变为主，表现为患肢动脉供血不足，出现肢端发凉、怕冷及间歇性跛行等。

2. 营养障碍期 以疼痛和营养障碍为主。此期除血管痉挛加重外，动脉阻塞，出现静息痛。常有肌肉抽搐，尤以夜间为甚。患肢胫后动脉和足背动脉搏动消失；Buerger征阳性；足背静脉充盈时间延长。

3. 坏疽期 以溃疡和坏疽为主。患肢动脉完全闭塞，肢体远端发生干性坏疽。继发感染后转为湿性坏疽。病人疼痛剧烈，彻夜难眠，屈膝抱足为此期的典型体位。

小试身手 5. 血栓闭塞性脉管炎患者出现持续患肢疼痛，趾甲变形，皮肤干燥，肌肉抽搐等症状，此时疾病处于哪个阶段

A. 局部缺血期　　B. 缺血痉挛期　　C. 营养障碍期　　D. 血栓形成期　　E. 坏疽期

小试身手 6. 右下肢反复发作静脉炎，并有间歇性跛行，最可能的诊断是

A. 雷诺病　　　　B. 动脉栓塞　　　　C. 大动脉炎　　　　D. 血栓闭塞性脉管炎　　E. 动脉硬化性闭塞症

三、辅助检查（补充检查内容）

1. 多普勒超声波检查 患肢动脉搏动波形降低，动脉搏动声降低或消失。

2. 动脉造影 可确定病变动脉部位、范围以及患肢侧支循环情况。

小试身手 7. 血栓闭塞性脉管炎的辅助检查是

A. 波氏试验　　B. 曲氏试验　　C. 曲氏试验Ⅱ　　D. 直腿抬高试验　　E. 肢体抬高试验

小试身手 8. 患者，男，34岁。吸烟史12年。右下肢活动后疼痛3个月，休息后缓解。触诊：右足皮肤温度弱于左侧，足背动脉搏动减弱。为协助诊断，下列检查**不妥**的是

A. 肢体抬高试验　　B. 多普勒超声检查　　C. 肢体血流图　　D. 动脉造影　　E. 深静脉通畅试验

四、治疗原则

防止病情发展，改善和促进下肢血液循环。

1. 一般疗法

（1）严禁吸烟，以消除烟碱对血管的刺激作用。

（2）防止受冷、受潮和外伤，不宜使用热疗，以免增加组织需氧量。

（3）患肢进行锻炼，以促进侧支循环建立。

（4）止痛：疼痛是本病较为突出的症状，当患肢出现溃疡、坏疽或继发感染时，疼痛加重，一般镇痛药物难以奏效，可适当使用吗啡或哌替啶类药物止痛。

2. 药物治疗

（1）低分子右旋糖酐 500ml，或加丹参注射液 20ml 静脉滴注，每日 1 次。低分子右旋糖酐可减少血液黏稠度，抗血小板黏聚，改善微循环。

（2）血管扩张药：妥拉唑林、烟酸交替联合使用。

3. 高压氧疗法　在高压氧舱内，提高血氧含量，增加肢体血氧弥散，改善组织缺氧，可促进溃疡愈合。

4. 创面处理　干性坏疽创面，消毒后包扎创面，预防继发感染；感染创面可湿敷处理；组织坏死已有明确界限者做截肢（趾、指）术。

5. 手术治疗。

五、护理措施

1. 适当保暖　保暖可使血管扩张，促进血液循环。室内温度宜保持在 21℃ 以上。寒冷环境中避免暴露肢体。不可使用热水袋、热水泡脚，以免加重局部缺血缺氧。如需要四肢保暖，可将热水袋放在腹部，使血流增加，反射性扩张四肢血管。

2. 适当休息、运动和改变姿势　休息和运动适度。避免长时间处于同一姿势，以免静脉淤血。指导病人做勃格（Buerger）练习和行走锻炼，以促进侧支循环建立，溃疡或坏疽病人禁用。当腿部出现溃疡或坏疽时禁止运动。

小试身手 9. 勃格运动的主要目的是

A. 减轻下肢水肿　　　B. 提高肌张力　　　C. 促进侧支循环　　　D. 使患者舒适　　　E. 促进静脉回流

3. 预防组织损伤和感染。

4. 戒烟　尼古丁可使血管收缩及动脉痉挛，造成坏疽。

5. 止痛　先试用吲哚美辛、安乃近等。无效使用吗啡止痛。

6. 指导病人避免情绪激动，鼓励病人身心放松。

7. 健康教育　嘱病人戒烟，以消除烟碱对血管的毒性作用。指导病人进行肢体运动，以促进侧支循环建立。方法是：病人平卧，抬高患肢 45°，坚持 2~3 分钟，然后双足下垂 2~5 分钟，再将患肢平放 5 分钟，同时进行踝部和足趾运动，如此反复锻炼 5 次，每日 3~4 次。

小试身手 10. 关于血栓闭塞性脉管炎的护理，错误的是

A. 在寒冷环境中避免暴露肢体　　　B. 热水泡脚　　　C. 避免长时间处于同一姿势

D. 指导患者做勃格练习　　　E. 指导患者戒烟

参考答案

1.B　2.B　3.A　4.D　5.C　6.D　7.E　8.E　9.C　10.B

第二十七章　颅内压增高病人的护理

统领全局—考试大纲

1. 掌握颅内压增高的病因和病理生理。
2. 熟练掌握颅内压增高的临床表现。
3. 掌握颅内压增高的辅助检查和治疗要点。
4. 熟练掌握颅内压增高的护理措施。
5. 熟悉急性脑疝的解剖概要。
6. 掌握急性脑疝的病因及分类。
7. 熟练掌握急性脑疝的临床表现。
8. 掌握急性脑疝的治疗要点。
9. 熟练掌握急性脑疝的急救护理。

第一节　颅内压增高

浪里淘沙—核心考点

颅内压是指颅腔内容物对颅腔壁所产生的压力，颅腔内容物包括脑组织、脑血液和脑脊液，三者与颅腔容积相适应，使颅内保持一定的压力。成人正常值为70~200mmH$_2$O（0.7~2.0kPa），儿童为50~100mmH$_2$O（0.5~1.0kPa）。

一、病因

1. **颅内容物体积增加**　如脑损伤、炎症、脑缺血缺氧、中毒所致脑水肿；脑脊液分泌或吸收障碍引起脑积水；二氧化碳潴留和高碳酸血症时脑血管扩张导致脑血流增加。
2. 颅内占位性病变　如颅内血肿、肿瘤、脑脓肿等引起颅内压增高。
3. 颅腔容量缩小　如先天性狭颅症、凹陷性骨折等使颅腔变小。

二、病理生理

1. 与颅内压增高相关的因素
（1）年龄：婴幼儿及小儿颅缝未完全闭合，老年人脑组织萎缩，可使颅腔代偿范围增大。
（2）病变进展速度：病情发展越快，颅内压调节能力越小。
（3）病变部位：位于颅中线和颅后窝的病变，易阻塞脑脊液循环通路；静脉窦受累的病变，易阻塞颅内静脉回流和脑脊液吸收，两者均可导致颅内压增高。
（4）伴发脑水肿程度：脑组织损伤、炎症、缺血缺氧、中毒等均可引起脑水肿，导致颅内压增高。
2. **颅内压增高的后果**　脑组织缺血缺氧加重脑水肿，使颅内压进一步升高，**最终引起脑疝**。

三、临床表现

1. **颅内压增高"三主征"**　头痛、呕吐和视神经乳头水肿称为颅内压增高三主征。**头痛**是颅内压增高**最常见症状**，因颅内压增高使脑膜血管和神经受刺激引起。**常在晨起或夜间出现**，咳嗽、低头、用力时加重，头痛部位常在前额、两颞或是枕后或眶部。**呕吐**因迷走神经受激惹引起，**常在头痛剧烈时出现，呈喷射性**，可伴恶心，与进食无关。**视神经乳头水肿**是颅内压增高的**重要客观体征**，常为双侧性，早期多不影响视力，长久可引起视力减退，严重者失明。

　　小试身手　1. 颅内压增高的典型表现是
A. 躁动不安，胡言乱语　　　　B. 呼吸减慢，血压降低　　　　C. 意识障碍加重
D. 头痛、呕吐、视神经乳头水肿　　E. 眩晕、伴脉搏加速

2. 生命体征改变　早期生命体征出现**血压升高，脉搏慢而有力，呼吸深而慢（二慢一高），这种典型改变称为库欣（Cushing）反应**。病情严重者出现血压下降、脉搏细速、呼吸浅促或潮式呼吸，最终因呼吸循环衰竭而死亡。

　　小试身手　2. 颅内压增高早期生命体征的变化是
A. 血压升高，脉搏慢而有力，呼吸深而慢　　B. 血压升高，脉搏慢而有力，呼吸浅而快
C. 血压降低，脉搏慢而有力，呼吸深而慢　　D. 血压降低，脉搏慢而有力，呼吸浅而快
E. 血压降低，脉压减小，呼吸深而慢

3. 意识障碍　急性颅内压增高时有进行性意识障碍。慢性颅内压增高时出现神志淡漠、反应迟钝，症状时轻时重。
4. 其他症状与体征　引起展神经麻痹或复视、头晕、猝倒等。婴幼儿颅内压增高可见囟门饱满、颅缝增宽、头颅增大、头皮静脉怒张等。

四、辅助检查

1.腰椎穿刺 可直接测颅内压，同时取脑脊液化验。但颅内压明显增高时有引发枕骨大孔疝的危险，应避免进行。

小试身手 3.病人有脑疝现象时，忌做下列哪项检查或治疗

A.腰穿　　　　　　B.冬眠疗法　　　　C.脱水疗法　　　　D.抗感染　　　　E.补液

2.影像学检查 CT、MRI能显示病变部位、大小和形态，对判断颅内压增高的原因有重要价值。脑血管造影和数字减影血管造影（DSA）主要适用于脑血管畸形和血运丰富的颅脑肿瘤等疾病。

五、治疗原则

去除病因是最根本的治疗方法，如手术清除颅内血肿、切除颅内肿瘤、处理大片凹陷性骨折、控制颅内感染等。对原因不明或一时不能解除病因者，先限制液体入量，应用脱水药、糖皮质激素，冬眠低温疗法，减轻脑水肿，降低颅内压。对脑积水病人先穿刺侧脑室引流，暂时降低颅内压，待病因明确后再行手术治疗。

小试身手 4.颅内压增高最根本的治疗方法是

A.对症处理　　　　B.去除病因　　　　C.控制感染　　　　D.低温冬眠疗法　　　　E.立即手术

六、护理措施

1.一般护理

（1）体位：抬高床头30°，促进颅内静脉回流，减轻脑水肿。昏迷病人取侧卧位，以促进呼吸道分泌物排出。

（2）饮食与补液：成年人不能进食者每日静脉输液1500~2000ml，其中等渗盐水不超过500ml，保持每日尿量不少于600ml，输液时控制输液速度，防止大量输液加重脑水肿。神志清醒者给予普通饮食，限制钠盐摄入。

（3）吸氧：持续或间断吸氧可降低$PaCO_2$，使脑血管收缩，减少脑血流量，降低颅内压。

（4）加强生活护理，注意保护病人，避免意外损伤。昏迷躁动不安者切忌强行约束，以免病人挣扎导致颅内压增高。

2.防止颅内压骤升

（1）卧床休息：病房保持安静，清醒病人不要用力坐起或提重物。指导病人避免情绪激动，以免血压骤升而加重颅内高压。

（2）保持呼吸道通畅：呼吸道梗阻时病人用力呼吸、咳嗽，导致胸腔内压增大，颅内压增高。呼吸道梗阻时$PaCO_2$增高，脑血管扩张，脑血流量增多，加重颅内压。昏迷病人或排痰困难者，及早行气管切开术。

（3）避免剧烈咳嗽和用力排便：预防及时治疗感冒，避免咳嗽。能进食者给予高纤维素饮食，促进肠蠕动。发生便秘者勿用力排便，遵医嘱使用缓泻剂或低压小量灌肠，避免高压大量不保留灌肠。

（4）控制癫痫发作：癫痫发作可加重脑缺氧和脑水肿。

3.脱水治疗的护理 最常用的是使用高渗性脱水剂，如20%甘露醇250ml，在30分钟内快速静脉滴注，每日2~4次，静脉注射后10~20分钟颅内压开始下降，维持4~6小时，可重复使用。

小试身手 5.临床上常用20%的甘露醇溶液降低颅内压，正确的输液方法是

A.快速静脉注射　　　　　　　　B.缓慢静脉注射，防止高渗液产生静脉炎
C.30分钟内滴完250ml　　　　　D.1小时内滴完250ml　　　　E.1.5小时内滴完250ml

4.应用肾上腺皮质激素 通过改善血-脑脊液屏障通透性，预防和治疗脑水肿，使颅内压下降。常用地塞米松5~10mg，每日1~2次静脉注射；注意防止高血糖、感染和应激性溃疡。

5.冬眠低温疗法的护理 应用药物和物理方法降温，使病人处于亚低温状态，从而降低脑耗氧量和脑代谢率，减轻脑水肿。冬眠低温疗法前观察病人生命体征、意识、瞳孔和神经系统体征，作为治疗后观察对比的依据。先按医嘱静脉滴注冬眠药物，通过调节滴速来控制冬眠深度，待病人进入冬眠状态后开始物理降温。降温速度以每小时下降1℃为宜，体温降至肛温33~35℃为宜，体温过低易诱发心律失常。在冬眠降温期间要预防肺炎、冻伤及压疮等，严密观察生命体征变化，若脉搏超过100次/分，收缩压低于100mmHg，呼吸慢而不规则，应及时停药。冬眠低温疗法时间一般为3~5天，停止治疗时先停物理降温，再停冬眠药物，同时为病人加盖被子或毛毯，任其自然复温。

小试身手 6.关于冬眠低温疗法的护理，错误的是

A.先用冬眠药物后物理降温　　　　　B.重点是头部降温　　　　　C.每小时降温1℃为宜
D.降温至肛温33~35℃　　　　　　　E.先停用冬眠药物后停物理降温

小试身手 7.颅内压增高患者的护理，以下正确的是

A.昏迷患者床头抬高30°，利于减轻脑水肿

B.昏迷患者出现躁动予以约束，避免意外受伤

C.长期卧床病人应定时翻身拍背，鼓励咳嗽咳痰，防止呼吸道感染

D.冬眠治疗时，先物理降温再滴注冬眠药物，降至肛温31~34℃为宜

E.复温时先停物理降温再停冬眠药物，任其自然复温

6.健康教育

（1）原因不明且进行性加重的头痛，经一般治疗无效；或头部外伤后出现剧烈头痛并伴呕吐者，及时到医院就诊。

（2）颅内压增高者避免剧烈咳嗽、便秘、提重物等，以免颅内压骤升引起脑疝。

（3）指导病人学习康复知识和技能，对有神经系统后遗症的病人，给予针对性的心理护理，鼓励其积极参加各项治疗和功能训练，如膀胱功能训练，以最大限度地恢复生活自理能力。

第二节 急性脑疝

浪里淘沙—核心考点

颅腔内某一分腔有占位性病变时，<u>该分腔压力大于邻近分腔压力</u>，脑组织从高压区向低压区移位，部分脑组织被挤入颅内生理间隙或孔道中，产生相应症状和体征，称为脑疝。<u>脑疝是颅内压增高的危象和引起病人死亡的主要原因。</u>

小试身手 8.脑疝形成的主要原因是

A.脑组织水肿　　　　　　　　B.脑脊液生理调节作用减退　　　　　C.脑血流量的调节失调

D.颅内占位性病变　　　　　　E.颅腔内压力分布不均

一、病因及分类

颅内占位性病变发展到一定程度可引起脑疝。常见原因有颅内血肿、颅内肿瘤、颅内脓肿等。

脑疝分为小脑幕切迹疝和枕骨大孔疝。<u>小脑幕上方的**颞叶钩回**、海马回通过**小脑幕切迹**向幕下移位，称小脑幕切迹疝（又称颞叶钩回疝）</u>，因疝入的脑组织压迫中脑的大脑脚，并牵拉动眼神经引起锥体束征和瞳孔变化。<u>由**小脑扁桃体**、延髓经枕骨大孔向椎管内移位，称枕骨大孔疝（又称小脑扁桃体疝）。</u>

二、临床表现

1.**小脑幕切迹疝**　典型表现是在颅内压增高的基础上，病人出现进行性意识障碍，患侧瞳孔**最初短暂缩小**，以后**逐渐散大**，直接或间接对光反射消失，并伴有患侧上眼睑下垂及眼球外斜。病变对侧肢体瘫痪、肌张力增加、腱反射亢进、病理征阳性。如病情继续发展，病人出现深昏迷，双侧眼球固定及瞳孔散大、对光反射消失，四肢全瘫，去皮质强直，生命体征严重紊乱，最后呼吸心跳停止。

小试身手 9.小脑幕切迹疝主要临床表现为头痛、呕吐及

A.视神经乳头水肿　　　　　　　　　　　　　　B.血压升高、脉搏呼吸变慢

C.颈项强直，早期出现生命体征紊乱，意识瞳孔改变较晚　　　　D.意识障碍，病变同侧瞳孔散大伴对侧瘫痪

E.对侧肢体偏瘫

2.**枕骨大孔疝**　病人剧烈头痛，以枕后部疼痛为甚，反复呕吐，颈项强直或强迫体位，**生命体征改变出现较早，意识障碍出现较晚**。因脑干缺氧，瞳孔忽大忽小。当呼吸中枢延髓受压时，**病人早期即可突发呼吸骤停而死亡。**

小试身手 10.枕骨大孔疝可以造成

A.颅内压增高　　　　　　　　B.硬脑膜下血肿　　　　　　　C.小脑挫裂伤

D.呼吸、循环中枢受压　　　　E.通过血管运动中枢引起高血压危象

三、治疗原则

一旦发生脑疝，<u>应立即快速输入高渗脱水药</u>，同时尽快手术，去除病因。若难以确诊或虽确诊但无法手术者，选择姑息性手术降低颅内压。

四、急救护理

1.**紧急处理**　保持呼吸道通畅并给氧，<u>立即**静脉快速输入甘露醇**、地塞米松、呋塞米等，以暂时降低颅内压</u>；同时紧急做好术前准备，密切观察生命体征、瞳孔变化。呼吸功能障碍者立即气管插管行辅助呼吸。

2.**病情观察**　观察意识、生命体征、瞳孔和肢体活动。意识可反映大脑皮质和脑干功能状态，评估意识障碍的程度、持续时间和演变过程，是分析病情进展的重要指标；**急性颅内压增高早期病人生命体征常有"二慢一高"现象**；瞳孔的观察对判断病变部位具有重要的意义，注意双侧瞳孔大小，是否等大、等圆及对光反射的灵敏度，颅内压增高病人出现**病侧瞳孔先小后大**，对光反射迟钝或消失，应**警惕小脑幕切迹疝**。

参考答案

1.D　2.A　3.A　4.B　5.C　6.E　7.E　8.E　9.D　10.D

第二十八章　颅脑损伤病人的护理

统领全局—考试大纲

1. 掌握颅骨骨折的解剖概要、临床表现、治疗要点和护理措施。
2. 熟练掌握脑震荡的临床表现与诊断。
3. 掌握脑震荡的治疗要点。
4. 熟练掌握脑挫裂伤的临床表现与诊断。
5. 掌握脑挫裂伤的治疗要点。
6. 熟练掌握颅内血肿的临床表现与诊断。
7. 掌握颅内血肿的治疗要点。
8. 掌握颅脑损伤的护理评估。
9. 熟练掌握颅脑损伤的护理措施。

颅脑损伤分为头皮损伤、颅骨骨折及脑损伤。

第一节　颅骨骨折

浪里淘沙—核心考点

颅骨骨折的严重性不在骨折本身，而在于可能同时存在的颅内血肿和脑损伤。按骨折部位分为颅盖骨折与颅底骨折；按骨折形态分为线形骨折、凹陷骨折、粉碎骨折、洞形骨折。

一、解剖概要

颅盖骨外板厚，内板薄，内外板表面有骨膜覆盖，内骨膜是硬脑膜外层。在颅骨的穹窿部，内骨膜与颅骨板结合不紧密，颅顶部骨折易形成硬脑膜外血肿。

颅底骨凸凹不平，厚薄不匀，脑神经和血管由骨孔和裂隙出入颅腔。颅底被蝶骨嵴和岩骨嵴分为颅前窝、颅中窝和颅后窝。颅底部的硬脑膜与颅骨贴附紧密，颅底骨折易撕裂硬脑膜形成脑脊液漏。

二、临床表现

1. 颅盖骨折　线形骨折常合并头皮损伤，依靠触诊很难发现。凹陷范围大、软组织出血不多的骨折，**触诊可确定**，但小的凹陷骨折需X线摄片才能发现。凹陷的骨折片陷入颅内，局部脑组织受压或合并颅内血肿。
2. **颅底骨折**　颅底骨折常伴硬脑膜破裂引起**脑脊液外漏或颅内积气**。
（1）**颅前窝骨折**：眼睑青紫，眼结膜下出血，俗称"熊猫眼征""兔眼征"，鼻和口腔流出血性脑脊液，合并嗅神经和视神经损伤。

小试身手 1. 颅前窝骨折最易伤及
A. 展神经　　　　　　B. 嗅神经　　　　　　C. 面神经　　　　　　D. 听神经　　　　　　E. 滑车神经

小试身手 2. 熊猫眼征是哪种颅脑损伤的特殊表现
A. 颅前窝骨折　　　B. 颅中窝骨折　　　C. 颅后窝骨折　　　D. 脑挫伤　　　E. 颅内血肿

（2）**颅中窝骨折**：耳后乳突区皮下淤血。脑脊液从外耳道流出，如鼓膜未破，则可沿咽鼓管入鼻腔形成鼻漏；骨折累及蝶骨会出现脑脊液鼻漏。可损伤面神经和听神经。
（3）**颅后窝骨折**：耳后及枕下部皮下瘀斑，脑脊液漏至胸锁乳突肌和乳突后皮下，偶有第9~12对脑神经损伤。

3种颅底骨折类型的区别见表2-28-1。

表2-28-1　颅底骨折的类型及区别

颅底骨折部位	主要表现	脑脊液漏	损伤神经
颅前窝	"熊猫眼征""兔眼征"	鼻漏	**嗅神经和视神经**
颅中窝	耳后乳突区皮下淤血	**鼻漏、耳漏**	面神经和听神经
颅后窝	耳后及枕下部皮下瘀斑	—	第9~12对脑神经

3. 颅盖骨线形骨折　头颅X线摄片能发现。**CT检查对颅底骨折有诊断意义**。

小试身手 3. 颅底骨折诊断的最可靠依据是
A. 颅底X线片　　　B. 脑脊液耳、鼻漏　　　C. 颅底头皮下出血　　　D. 颅底骨质凹陷　　　E. 颅神经损伤

三、治疗原则

颅盖骨线形骨折或凹陷性骨折下陷浅时不需处理；骨折凹陷范围超过3cm、深度超过1cm，兼有脑受压症状者需手术摘除陷

入的骨片。颅底骨折无特殊处理，**重点是预防颅内感染**，一般脑脊液漏2周内愈合。**脑脊液漏4周不能自行愈合者**，考虑硬脑膜修补术。

四、护理问题

潜在并发症：①颅内出血；②颅内感染。

五、护理措施

1.脑脊液漏的护理

（1）预防逆行感染：①每日2次清洁、消毒鼻前庭或外耳道，避免棉球过湿导致液体逆流入颅内；②外耳道口或鼻前庭放置干棉球，随时更换渗湿棉球，记录24小时浸湿的棉球数，以此估算漏出液量；③**禁忌堵塞鼻腔、耳道、冲洗和滴药，脑脊液鼻漏者严禁经鼻腔插胃管、吸痰或鼻导管给氧**；④避免用力咳嗽、打喷嚏、擤鼻涕及用力排便，以免颅内压骤升导致气颅；⑤**禁忌腰椎穿刺**；⑥遵医嘱使用抗生素和破伤风抗毒素，预防颅内感染。

（2）促进脑脊液外漏通道闭合：神志清醒者取半坐卧位，**昏迷者抬高床头30°，患侧卧位**。维持半坐卧位至脑脊液漏停止3~5天，目的是借助重力作用使脑组织移向颅底，使脑膜逐渐粘连而封闭脑膜破口。

2.病情观察　注意有无颅内感染或颅内压增高症状，若脑脊液外漏多，颅内压过低引起颅内血管扩张，出现颅内低压综合征，表现为剧烈头痛、眩晕、呕吐、厌食、反应迟钝、脉搏细弱、血压偏低。注意观察脑脊液外漏量，可静脉输液缓解症状。

小试身手（4~7题共用题干）

患者，男性，38岁，13小时前骑摩托车撞在砖头上摔倒，右侧头部着地，当时神志恍惚片刻，无昏迷、头痛、呕吐。查体：BP 120/70mmHg，P 80次/分，R 20次/分。神志清，痛苦面容，对答切题。右耳流血，右耳听力下降。

4.此患者最有可能的诊断为

A.颅内压增高　　　B.颅盖骨折　　　C.颅前窝骨折　　　D.颅中窝骨折　　　E.颅后窝骨折

5.对该病人实施护理，以下**不正确**的是

A.保持外耳道清洁，每日清洁、消毒两次，注意棉球不可过湿

B.在外耳道口松松地放置干棉球，随湿随换，记录24小时浸湿的棉球数

C.可鼻导管给氧，但严禁经鼻置胃管、吸痰

D.不可经耳部滴药、冲洗，禁止做腰穿

E.避免用力咳嗽、打喷嚏、擤鼻涕及用力排便

6.若患者出现头痛、呕吐，并有进行性意识障碍，则最有可能的诊断是

A.脑震荡　　　B.脑挫裂伤　　　C.硬脑膜外血肿　　　D.急性硬脑膜下血肿　　　E.慢性硬脑膜下血肿

7.此时治疗护理措施首选

A.严密观察病情　　　　　B.保持呼吸道通畅　　　　　C.给予适当的营养支持

D.减轻脑水肿，降低颅内压　　　E.预防压疮及躁动时意外损伤

第二节　脑损伤

浪里淘沙—核心考点

脑损伤是指脑膜、脑组织、脑血管和脑神经的损伤。根据脑损伤病理改变的先后分为原发性脑损伤和继发性脑损伤，前者指暴力作用于头部时立即发生的脑损伤，如脑震荡、脑挫裂伤；后者指受伤一段时间后发生的脑水肿和颅内血肿，压迫脑组织引起的损伤。

一、脑震荡

脑震荡是指头部受到撞击后，立即发生一过性神经功能障碍，无肉眼可见的病理改变，但在显微镜下可见神经组织结构紊乱。

1.临床表现及诊断　伤后立即出现短暂意识丧失，一般持续时间不超过30分钟，同时伴有面色苍白、出冷汗、血压下降、脉搏缓慢、呼吸浅慢，生理反射迟钝或消失。意识恢复后，对受伤时甚至受伤前一段时间内的情况不能回忆，而对往事记忆清楚，称为逆行性遗忘。清醒后感头痛、头晕、恶心呕吐、失眠、情绪不稳、记忆力减退，一般持续数日或数周。神经系统检查无阳性体征。

小试身手　8.患者，男性，18岁，不慎从树上掉下，后枕部着地后，有意识障碍约15分钟，清醒后有逆行性遗忘，并有头痛、恶心、呕吐。最可能的诊断是

A.脑挫伤　　　B.脑震荡　　　C.硬脑膜下血肿　　　D.硬脑膜外血肿　　　E.脑内血肿

2.治疗原则　无需特殊治疗，卧床休息5~7天，给予镇静等对症处理，多在2周内恢复正常。

二、脑挫裂伤

脑挫裂伤是指暴力作用于头部后，脑组织破坏较轻，软脑膜尚完整者；脑裂伤指软脑膜、血管和脑组织同时破裂，伴有外伤

性蛛网膜下隙出血。两者常同时存在，故称脑挫裂伤。

（一）临床表现及诊断

1. **意识障碍**　是脑挫裂伤最突出的症状，伤后可立即昏迷，持续时间长短不一，由数分钟至数小时、数天、数月不等，严重者长期昏迷。

小试身手 9.脑挫裂伤最突出的症状是

A. 头痛　　　　　　B. 呕吐　　　　　　C. 失语　　　　　　D. 瘫痪　　　　　　E. 意识障碍

2. **局灶症状与体征**　脑皮质功能受损时伤后立即出现神经功能障碍症状或体征，如语言中枢损伤出现失语，运动区受损伤出现对侧肢体瘫痪等。

3. **头痛、恶心、呕吐**　与颅内压增高、脑血管运动功能障碍或外伤性蛛网膜下隙出血有关。合并蛛网膜下隙出血时脑膜刺激征阳性，脑脊液检查有红细胞。

4. **颅内压增高与脑疝**　因继发脑水肿和颅内出血引起，早期意识障碍或偏瘫加重，或意识障碍好转后又加重。脑干损伤是脑挫裂伤中最严重的类型。

5. **诊断**　CT或MRI检查可显示脑挫裂伤部位、范围、脑水肿程度及有无脑室受压等。

（二）治疗原则

保持气道通畅，防止脑水肿，脱水。加强支持治疗和对症处理。当出现脑疝征象时，应开颅减压或局部病灶清除。

三、颅内血肿

颅内血肿是颅脑损伤中最常见的继发性脑损伤。颅内血肿按症状出现时间分为急性血肿（3天内出现症状）、亚急性血肿（伤后3日~3周出现症状）、慢性血肿（伤后3周以上才出现症状）。按血肿所在部位分为硬脑膜外血肿、硬脑膜下血肿、脑内血肿。

（一）临床表现及诊断

1. **硬脑膜外血肿**　常因颅骨颞侧骨折致脑膜中动脉破裂引起。病人意识障碍有3种表现：①典型意识障碍是伤后昏迷有"中间清醒期"，即昏迷—清醒—再昏迷；②原发性脑损伤严重，伤后持续昏迷并进行性加重，血肿症状被原发性脑损伤掩盖；③原发性脑损伤轻，伤后无原发性昏迷，至血肿形成后出现继发性昏迷。病人昏迷前或中间清醒期常有头痛、呕吐等症状，幕上血肿大多有典型小脑幕切迹疝的表现。

小试身手 10.外伤后急性硬脑膜外血肿患者典型的意识障碍形式是

A. 清醒与蒙眬状态交替出现　　　B. 持续性昏迷加重　　　　　　C. 早期清醒，随后逐渐昏迷

D. 清醒，随后昏迷，再次清醒　　E. 昏迷，随后清醒，再次昏迷

小试身手（11~12题共用备选答案）

A. 脑震荡　　　　B. 脑挫裂伤　　　　C. 颅底骨折　　　　D. 硬脑膜外血肿　　　　E. 硬脑膜下血肿

11. 易出现逆行性遗忘的是

12. 易出现中间清醒期的是

2. **硬脑膜下血肿**

（1）急性或亚急性硬脑膜下血肿：因脑皮质血管破裂所致。伤后持续昏迷或昏迷进行性加重，少有中间清醒期，较早出现颅内压增高症状。

（2）慢性硬脑膜下血肿：较少见，多见于老年人，病程较长。有轻微头部外伤史，主要表现为慢性颅内压增高症状，也可有偏瘫、失语、局限性癫痫等局灶症状，有时伴有智力下降、记忆力减退、精神失常等症状。

小试身手（13~14题共用题干）

患者，男，35岁。慢性颅内压增高症状，CT显示颅内占位性病变，并压迫脑组织，出现了精神异常，表现为淡漠，情绪欣快，注意力不集中。

13. 患者的病变部位可能是

A. 额叶　　　　B. 中央前回　　　　C. 中央后回　　　　D. 小脑　　　　E. 枕叶

14. 最可能的诊断为

A. 颅脑损伤　　　B. 硬膜下血肿　　　C. 颅内肿瘤　　　D. 颅骨骨折　　　E. 脑疝

3. **脑内血肿**　多因脑挫裂伤导致脑皮质内血管破裂引起，常与硬脑膜下血肿并存，临床表现与脑挫裂伤和急性硬脑膜下血肿类似。

（二）治疗原则

颅内血肿一经诊断，原则上手术清除血肿，并彻底止血。

四、护理

（一）护理评估

1. **健康史**　了解受伤经过、意识状态、伤后有无颅内压增高、脑脊液漏。

2. **身体状况**　评估伤后生命体征、意识、瞳孔及神经系统体征的变化。

3. **心理和社会支持情况**　了解病人和家属对颅脑损伤及其预后的心理反应。

（二）护理措施

1. **现场急救** 首先抢救心脏骤停、窒息、开放性气胸、大出血等危及生命的情况，保持气道通畅，**禁用吗啡止痛**。大出血者补充血容量，无外出血表现而有休克症状者，应判断是否合并腹腔内脏破裂等。**开放性损伤有脑组织从伤口膨出时，在外露的脑组织周围用消毒纱布卷保护，再用纱布架空包扎**，避免脑组织受压，**尽早使用抗生素和破伤风抗毒素（TAT）**。记录受伤经过和阳性体征。

2. 一般护理

（1）体位：意识清醒者取斜坡卧位，促进颅内静脉回流。昏迷病人或吞咽功能障碍者取侧卧位或侧俯卧位，以免误吸。

（2）营养支持：**昏迷病人禁食**，早期肠外营养。每天静脉输液 1500~2000ml，其中含钠电解质 500ml，输液速度不可过快。伤后3天仍不能进食者经鼻胃管补充营养，控制盐和水的摄入。病人意识好转出现吞咽反射时可经口试喂蒸蛋、藕粉等。

（3）降温：高热时降低室温、物理降温，遵医嘱给予解热药。

（4）躁动的护理：查明躁动的原因，勿轻易使用镇静药，以免影响病情观察。对躁动病人不可强行约束，以免病人挣扎使颅内压进一步升高。

3. 保持气道通畅 及时清除咽部血块和呕吐物，吸痰，舌根后坠者放置口咽通气道，必要时气管插管或气管切开。给氧，换气量明显下降者行机械辅助通气。

4. **严密观察病情**

（1）意识状态：判断意识障碍通用的是格拉斯哥昏迷量表（Glasgow coma scale，**GCS**），对病人的**睁眼、言语、运动**三方面的反应分别计分，再累计得分，用量化的方法评估意识障碍程度，最高15分，**总分低于8分表示昏迷，分数越低提示意识障碍越严重**（表2-28-1）。

表2-28-2 格拉斯哥昏迷量表（GCS）

睁眼反应	计分	语言反应	计分	运动反应	计分
自动睁眼	4	回答正确	5	按吩咐动作	6
呼唤睁眼	3	回答错误	4	刺痛能定位	5
刺痛睁眼	2	吐字不清	3	刺痛时回缩	4
不能睁眼	1	有音无语	2	刺痛屈曲	3
—	—	不能发声	1	刺痛时过伸	2
—	—	—	—	无动作	1

小试身手 15. 根据Glasgow昏迷量表，昏迷的标准为

A. <15分　　　B. <13分　　　C. <10分　　　D. <8分　　　E. <3分

小试身手 16. 患者，男性，32岁，因车祸致脑外伤，护理评估时见其有音无语、疼痛刺激方能睁眼及出现肢体退缩活动，Glasgow昏迷评分为

A. 4分　　　B. 6分　　　C. 8分　　　D. 10分　　　E. 12分

小试身手 17. 患者，女性，47岁，被汽车撞伤头部，唤之能睁眼，回答问题错误，检查时躲避刺激，Glasgow昏迷评分为

A. 15分　　　B. 12分　　　C. 11分　　　D. 8分　　　E. 5分

（2）生命体征：**先测呼吸，再测脉搏，最后测血压**。伤后生命体征出现"两慢一高"，同时有进行性意识障碍，是颅内压增高引起的代偿性生命体征改变；下丘脑或脑干损伤出现中枢性高热；伤后数日出现高热提示继发感染。

（3）瞳孔：观察瞳孔形状、大小和对光反应。伤后立即出现一侧瞳孔散大，提示原发性动眼神经损伤；**伤后瞳孔正常，以后一侧瞳孔先缩小后散大，且对光反射减弱或消失，提示小脑幕切迹疝**；如双侧瞳孔时大时小、变化不定，对光反射消失，伴眼球运动障碍（如眼球分离、同向凝视），提示中脑损伤；双侧瞳孔散大，对光反射消失，眼球固定伴深昏迷或去皮质强直，多为临终前的表现。伤后使用某些药物如阿托品、麻黄碱会使瞳孔散大，吗啡、氯丙嗪使瞳孔缩小。

（4）锥体束征：原发性脑损伤引起偏瘫等局灶症状，受伤当时已出现，且不再继续加重；伤后一段时间出现或继续加重的肢体偏瘫，同时伴意识障碍和瞳孔变化，多是小脑幕切迹疝压迫中脑的大脑脚，损害锥体束纤维引起。

5. 减轻脑水肿，降低颅内压 使用高渗脱水药、利尿药、肾上腺皮质激素减轻脑水肿、降低颅内压。避免颅内压升高的诱因。

6. 预防并发症 如压疮、关节僵硬、肌肉挛缩、呼吸道和泌尿系感染。

7. 手术护理 紧急做好术前准备，术前2小时内剃净头发，洗刷头皮，待术中再次消毒。术后搬动病人前后观察呼吸、脉搏和血压的变化。小脑幕上开颅术后取健侧或仰卧位，避免切口受压；小脑幕下开颅术后取侧卧或侧俯卧位。手术中常放置引流管，护理时严格无菌操作。严密观察并及时发现术后颅内出血、感染、癫痫以及应激性溃疡等并发症。

8. 健康指导

（1）对失语、肢体功能障碍或生活不能自理的病人，病情稳定后即开始康复锻炼。

（2）对外伤性癫痫病人，按时服药控制症状发作，逐渐减量直至停药。

（3）对脑损伤后的各种后遗症适当治疗，指导病人部分生活自理；指导家属生活护理方法及注意事项。

参考答案

1.B　2.A　3.B　4.D　5.C　6.C　7.D　8.B　9.E　10.E　11.A　12.D　13.A　14.B　15.D　16.C　17.C

第二十九章　常见颅脑疾病病人的护理

统领全局—考试大纲

1. 熟练掌握颅内肿瘤的临床表现及诊断。
2. 熟悉颅内肿瘤的治疗要点。
3. 掌握颅内动脉瘤的临床表现及诊断。
4. 了解颅内动脉瘤的治疗要点。
5. 熟悉颅内动静脉畸形的临床表现及诊断。
6. 了解颅内动静脉畸形的治疗要点。
7. 熟练掌握脑卒中的临床表现及诊断。
8. 了解脑卒中的治疗要点。
9. 熟练掌握颅脑疾病的护理评估和护理措施。

第一节　颅内肿瘤

浪里淘沙—核心考点

颅内肿瘤（又称脑瘤）包括来源于脑膜、脑组织、脑血管、垂体、脑神经等组织的原发性肿瘤，以及来自其他部位恶性肿瘤转移到颅内的继发性肿瘤。常见的原发性肿瘤包括脑膜瘤、神经胶质瘤、听神经瘤、垂体腺瘤、颅咽管瘤等。

一、临床表现及诊断

颅内肿瘤所在部位不同，临床表现不同，但颅内压增高和神经功能定位症状是其共同表现。

1. **颅内压增高**　约90%以上的病人出现颅内压增高的症状，常呈慢性、进行性加重，如未得到及时治疗，轻者出现视神经萎缩，视力减退，最终失明；重者引起脑疝。

2. 定位症状与体征　肿瘤对脑组织直接刺激、压迫和浸润破坏引起的症状。根据定位症状可判断病变部位。

3. 影像学检查　包括颅骨摄片、脑血管造影、脑室造影以及CT和MRI检查。**CT和MRI是目前最常用的检查方法**，可确定肿瘤部位、大小、脑室受压和脑组织移位情况。

垂体腺瘤来源于腺垂体，属良性肿瘤，根据细胞分泌功能不同分为催乳素腺瘤、促肾上腺皮质激素瘤、生长激素腺瘤及混合性腺瘤。病人出现内分泌功能障碍的表现，**血清内分泌激素**检查有助于确诊。

二、治疗原则

1. **手术治疗**　手术切除脑肿瘤是主要治疗方法。
2. 放射治疗　肿瘤位于重要功能区或部位深不宜手术者，对放射线敏感的恶性肿瘤可选放射治疗。
3. 化学药物治疗。

第二节　颅内动脉瘤

浪里淘沙—核心考点

颅内动脉瘤是颅内局部血管壁异常产生的囊性膨出，<u>多数位于大脑动脉环的前部及其邻近的动脉主干上</u>。发病原因包括先天性缺陷，后天性动脉粥样硬化和高血压等。以40~60岁人群多见。

1. 临床表现及诊断　小动脉瘤破裂前无症状，大动脉瘤压迫邻近组织出现局灶症状。如<u>颈内动脉–后交通支动脉瘤</u>可出现病侧动眼神经麻痹，单侧眼睑下垂、瞳孔散大，内收、上视、下视不能，直接间接对光反射消失。在运动、情绪激动、咳嗽等诱因作用下动脉瘤破裂出血，血液流至蛛网膜下隙，病人出现剧烈头痛、呕吐、意识障碍和脑膜刺激征阳性等。**脑血管造影**是确诊颅内动脉瘤必需的检查方法。

2. 治疗原则　及早手术或介入治疗，防止出血和再出血。

第三节　颅内动静脉畸形

浪里淘沙—核心考点

颅内动静脉畸形是先天性脑血管发育异常，是由一支或几支发育异常供血动脉、引流静脉形成的病理脑血管团，动脉与静脉直接交通，其间无毛细血管网，畸形血管周围的脑组织因缺血而萎缩。好发于20~30岁人群，男性稍多于女性。

1. 临床表现及诊断　畸形血管破裂致脑内、脑室内和蛛网膜下隙出血，**最常见的首发症状是意识障碍、头痛、呕吐，较常见的症状是癫痫**。病人出现运动、感觉、视野及语言功能障碍，累及脑组织范围广泛者，可出现智力障碍及精神症状。**脑血管**

造影是确诊的必需手段。

小试身手（1~3题共用选项）

A. 意识障碍、头痛、呕吐及癫痫症状

B. 慢性、进行性颅内压增高症状和局灶症状

C. 剧烈头痛、呕吐、意识障碍和脑膜刺激征

D. 突然剧烈头痛、头晕、呕吐、语言不清、一侧肢体无力、半身麻木

E. 突发单侧肢体无力、感觉麻木、单眼短暂失明及失语，多无意识障碍

1. 出血性脑卒中的常见临床表现是

2. 颅内肿瘤的常见临床表现是

3. 颅内动静脉畸形的常见临床表现是

2. 治疗原则　**手术切除是最根本的治疗方法**。对脑深部或重要功能区直径小于3cm的颅内动静脉畸形，用伽马刀治疗，对血流丰富且体积较大者行血管内栓塞术。

第四节　脑卒中的外科治疗

浪里淘沙—核心考点

脑卒中又称脑中风或脑血管意外，是指有潜在脑血管疾病的病人，在各种诱因作用下引起脑内动脉狭窄、闭塞或破裂，造成急性脑血液循环障碍，临床上表现为一过性或永久性脑功能障碍。脑卒中分为缺血性脑卒中和出血性脑卒中。

一、缺血性脑卒中

缺血性脑卒中发病率占脑卒中的60%~70%，脑动脉粥样硬化致管腔狭窄导致血栓形成，引起该动脉供血区脑组织缺血是主要原因。或颈动脉粥样斑块脱落造成脑缺血坏死。血流缓慢和血压下降是本病的诱因，故病人常在睡眠中发病。

1. 临床表现及诊断　分为3种类型。①**短暂性脑缺血发作（TIA）**：神经功能障碍持续数分钟至数小时，在24小时内恢复正常，可反复发作。主要表现为突发单侧肢体无力或瘫痪、感觉麻木、单眼短暂失明及失语等，多无意识障碍。椎动脉系统闭塞主要表现为眩晕、恶心呕吐、眼球震颤、步态不稳、复视、耳鸣及猝倒等。②**可逆性缺血性神经功能障碍（RIND）**：临床表现类似TIA，但持续时间超过24小时，可达数天。③完全性脑卒中（CS）：症状较上述两种类型严重，有不同程度昏迷，神经功能障碍长期不能恢复。

小试身手　4.患者，男，69岁。有动脉粥样硬化病史20年，近期多次出现突发的右侧肢体无力，麻木，数分钟后可自行缓解，发作时意识清楚。考虑该患者发生了

A. 颅内肿瘤　　　　　　　B. 可逆性缺血性神经功能障碍　　　　　C. 短暂性脑缺血发作

D. 完全性脑卒中　　　　　E. 脑出血

小试身手　5.缺血性脑卒中患者出现神经功能障碍持续48小时，后完全恢复，最有可能是

A. 短暂性脑缺血　　　　　B. 暂时性缺血性神经功能障碍　　　　　C. 可逆性缺血性神经功能障碍

D. 部分性缺血性神经功能障碍　　　　　E. 完全性脑卒中

脑血管造影可发现病变部位、性质、范围和程度。发病24~48小时后CT显示缺血病灶，MRI提示动脉狭窄和闭塞程度。

2. 治疗原则　先内科治疗，卧床休息、扩血管、抗凝、稀释血液及扩容。脑动脉完全闭塞者24小时内手术治疗。

二、出血性脑卒中

出血性脑卒中（又称脑出血）多见于50岁以上有高血压及动脉粥样硬化的病人，出血是因**粟粒状微动脉瘤破裂**，导致脑实质内出血，血肿压迫脑组织，发生颅内压增高甚至脑疝，**是高血压病人主要的死亡原因**。出血部位多在大脑半球深部的基底核壳处，少数发生在小脑及脑干。

1. 临床表现及诊断　剧烈活动、情绪激动、饮酒、便秘等引起血压急剧升高而发病。病人突发剧烈头痛、头晕、呕吐、语言不清、一侧肢体无力、半身麻木；严重者意识障碍、偏瘫、失语以及大小便失禁；病人呼吸深且有鼾声、脉搏慢而有力、血压升高、甚至去皮质强直、生命体征紊乱，伴消化道出血。

急性脑出血首选CT检查。

2. 治疗原则　急性期绝对卧床休息、止血、脱水、降血压和颅内压，病情继续加重者考虑手术清除血肿，控制活动性出血。常用手术方法为开颅血肿清除并行减压术，或颅骨钻孔血肿穿刺吸除术。

第五节　护　理

浪里淘沙—核心考点

一、护理评估

1. 术前评估

（1）健康史：询问病史，了解发病原因。脑卒中病人有长期高血压及脑动脉硬化病史，脑出血常与剧烈活动、情绪激动、饮

酒、用力排便等有关。

（2）身体状况：评估生命体征、意识、瞳孔、肌力、肌张力、感觉功能及深浅反射和病理反射。注意有无颅内压增高和脑疝症状。

（3）心理社会状况。

2. 术后评估　评估手术方式、麻醉方式和术中经过，了解引流管放置位置及引流情况。

二、护理措施

1. 术前护理

（1）心理护理：耐心倾听病人诉说，帮助病人树立战胜疾病的信心。

（2）术前常规准备：备皮，经口鼻蝶窦入路手术病人术前一天剃胡须、剪除鼻毛，加强口腔和鼻腔护理。

（3）昏迷病人加强口腔和皮肤护理。

2. 术后护理

（1）体位：**麻醉未清醒取侧卧位**，防止呕吐误吸。**意识清醒后抬高床头30°，促进颅内静脉回流**。术后避免压迫减压窗。**搬动病人或为病人翻身时，专人扶持头部使头颈部成一直线，防止头颈部过度扭曲或震动**。

（2）严密观察病情：观察生命体征、意识、瞳孔和肢体活动情况等，使用**Glasgow昏迷量表进行评分和记录**。观察切口敷料和引流情况，保持切口敷料清洁干燥，避免切口感染。观察有无脑脊液漏。头部使用无菌绷带包扎，枕上垫无菌治疗巾并经常更换，定时观察有无渗血和渗液。术后2~4天是脑水肿高峰期，遵医嘱使用脱水剂，注意观察颅内压增高症状。定期监测电解质、血气分析，准确记录24小时出入量。

（3）营养和补液：术后24小时，病人意识清醒，吞咽、咳嗽反射恢复进流质饮食，第2~3天给半流质饮食，以后逐渐过渡到普通饮食。颅后窝手术易**发生舌咽、迷走神经功能障碍而出现吞咽困难、饮水呛咳**，术后应严格禁食禁饮，通过鼻饲提供营养，待吞咽功能恢复后逐渐进食。术后长期昏迷者经鼻饲提供营养，热量不足者经静脉补充，鼻饲后勿立即搬动病人以免引起呕吐和误吸。

（4）呼吸道护理：昏迷病人或后组脑神经（第Ⅸ~Ⅻ对）麻痹者，吞咽、咳嗽反射差，呼吸道分泌物不易排出，易发生坠积性肺炎，及时清除呼吸道分泌物，保持气道通畅。密切观察病人有无呼吸困难、烦躁不安等呼吸道梗阻情况。

（5）脑室引流的护理：经颅骨钻孔放置引流管，引流脑脊液，以降低颅内压，并通过脑室外引流采集脑脊液标本进行化验，必要时向脑室内注药治疗。开颅手术后脑脊液持续外引流，目的是暂时降低颅内压及监测颅内压变化。护理措施：

1）妥善固定：将引流管及引流袋妥善固定在床头，**引流管开口高于侧脑室平面10~15cm，以维持正常颅内压**。

2）控制引流速度和量：**引流量每日不超过500ml**，避免颅内压骤降。

3）保持引流通畅：引流管内不断有脑脊液流出，管内液面随病人呼吸上下波动提示引流通畅。

若引流管无脑脊液流出，可能原因有：①颅内压低于10~15cmH_2O，此时将引流瓶降低到有脑脊液流出；②引流管放入脑室过长而盘曲成角，请医师将引流管缓慢向外抽出至有脑脊液流出的水平，重新固定；③管口吸附于脑室壁，将引流管轻轻旋转，使管口离开脑室壁；④**引流管被小血块阻塞**，可挤压引流管或在严格无菌操作下用注射器抽吸，**切不可用盐水冲洗**，以免管内阻塞物被冲入脑室系统，造成脑脊液通路受阻。

4）观察引流量和性质：若引流出大量血性脑脊液提示脑室内出血，**脑脊液浑浊提示感染**。

5）严格无菌操作：预防逆行感染，每天更换引流袋，**更换时先夹住引流管**，防止空气进入或脑脊液逆流入颅内。

6）拔管指征：引流时间为1~2周，开颅术后脑室引流不超过5~7天；拔管前做头颅CT检查，并夹管24小时，夹管期间观察神志、瞳孔及生命体征变化。若无颅内压增高症状可拔管，拔管时先夹闭引流管，以免管内液体逆流入颅内引起感染。拔管后注意观察有无脑脊液漏出。

> **小试身手** 6. 颅脑术后患者的脑室外引流护理，**错误**的是
> A. 引流管开口应高于侧脑室平面10~15cm
> B. 控制引流速度和量，每日引流量不超过500ml为宜
> C. 若因颅内压太低无引流液流出时，可缓慢降低引流瓶至有脑脊液流出
> D. 引流管被小血块阻塞时，可用少量生理盐水轻轻冲洗
> E. 更换引流袋时，应先夹住引流袋，防止逆行感染

（6）创腔引流的护理：颅内肿瘤切除后，放置创腔引流管，引流血性渗液和气体。

手术后创腔引流瓶置于头旁枕上或枕边，高度与头部创腔保持一致。术后48小时，将引流瓶略放低，以较快地引流出创腔内液体，使脑组织膨出，以减少局部残腔。引流3~4天后，当血性脑脊液转清，即可拔除引流管。

（7）硬脑膜下引流：慢性硬脑膜下积液或血肿如已经形成完整包膜，可采用颅骨钻孔放置引流管，以排空积液，使脑组织膨出消灭无效腔。术后病人取平卧位或头低足高患侧卧位，**引流瓶低于创腔30cm**，术后不用强力脱水药，不严格限制水分摄入，避免颅内压过低影响脑膨出。

（8）术后并发症的观察和护理

1）**出血**：多发生在术后24~48小时内。病人意识清楚后又出现嗜睡甚至昏迷或意识障碍进行性加重，伴有颅内压增高和脑疝症状。术后严密观察意识、瞳孔、生命体征、肢体活动及引流情况，避免颅内压增高，一旦发现有颅内出血征象，及时报告医师，做好再次手术止血的准备。

2）**感染**：手术后常见的是切口感染、脑膜炎及肺部感染。

3）**尿崩症**：垂体腺瘤切除手术累及下丘脑影响血管升压素分泌，病人出现多尿、多饮、口渴，**每日尿量大于4000ml，尿比**

重低于1.005。给予垂体后叶素治疗时应准确记录出入量，根据尿量和血清电解质水平调节用药剂量。

4）**应激性溃疡**：丘脑下部及脑干受损后可引起应激性胃溃疡。病人呕吐大量血性或咖啡色胃内容物，伴有呃逆、腹胀及黑便等。术后使用雷尼替丁等药物预防，一旦发生胃出血，立即放置胃管，抽净胃内容物后用小量冰水洗胃、经胃管或全身使用止血药物，并静脉补液、输血预防休克。

5）**癫痫**：多发生在术后2~4天脑水肿高峰期，因术后脑组织缺氧及皮层运动区受激惹引起。癫痫发作时给予抗癫痫药物，病人卧床休息，吸氧，保证睡眠，避免情绪激动，注意保护病人，记录发作经过。

（9）健康指导

1）功能锻炼：病情稳定后早期开始康复训练，瘫痪肢体坚持被动及主动锻炼；对失语、智力减退的病人，进行语言和智力训练。

2）术后出现癫痫的病人，遵医嘱长期服用抗癫痫药物，并定期检查白细胞和肝功能。

3）出院后继续鼻饲者，教会家属鼻饲的方法和注意事项。

4）脑卒中病人有再次脑出血、脑栓塞的危险，高血压病人应规律服药，将血压控制在适当水平。脑肿瘤术后病人一旦出现颅内压增高和神经定位症状，应及时就诊。

5）去骨板减压的病人外出时戴安全帽，防止意外事故挤压减压窗。

参考答案

1.D　2.B　3.A　4.C　5.C　6.D

第三十章　胸部损伤病人的护理

1. 熟悉胸部的解剖生理概要。
2. 掌握肋骨骨折的病因、病理生理、临床表现、辅助检查及治疗要点。
3. 熟练掌握闭合性气胸、开放性气胸、张力性气胸的病理生理、临床表现、辅助检查及治疗要点。
4. 熟练掌握血胸的病理生理、临床表现、辅助检查及治疗要点。
5. 掌握心脏损伤的病因病理。
6. 熟练掌握心脏损伤的临床表现。
7. 熟悉心脏损伤的辅助检查。
8. 掌握心脏损伤的治疗要点。
9. 熟练掌握胸部损伤病人的护理评估和护理措施。

第一节　解剖生理概要

浪里淘沙—核心考点

　　胸部由胸壁、胸膜和胸内脏器组成。胸壁由骨性胸廓（胸椎、胸骨和肋骨）及附着在上面的肌群、软组织和皮肤组成。胸部上口由胸骨上缘和第1肋组成，下口由膈封闭，食管、主动脉、胸导管、奇静脉、迷走神经以及下腔静脉穿过各自裂孔进入腹腔。

　　胸膜是附着在胸壁内面和覆盖在肺表面的浆膜。脏胸膜包裹肺并深入叶间隙，壁胸膜遮盖胸壁、膈和纵隔，在肺门与脏胸膜相连接，二者相互移行，形成左右两个互不相通的胸膜腔。胸膜腔为一密封潜在腔隙，内含有少量浆液起润滑作用。腔内压力维持在 $-10\sim-8cmH_2O$，吸气时负压增大，呼气时减小；稳定负压能维持正常呼吸，防止肺萎缩。

第二节　肋骨骨折

浪里淘沙—核心考点

　　肋骨骨折为胸部最常见损伤，分为单根和多根肋骨骨折，同一肋骨可有一处或多处骨折。肋骨骨折以第4~7肋骨多见。

小试身手 1.最容易骨折的肋骨是

A. 第2~3肋骨　　　　　　　　B. 第3~4肋骨　　　　　　　　C. 第4~7肋骨
D. 第8~10肋骨　　　　　　　E. 第11~12肋骨

一、病因

　　常因外来暴力引起。骨折发生在暴力打击处，导致肋骨向内弯曲折断的暴力为直接暴力；在胸部前后受压时，引起肋骨在腋中线附近向外过度弯曲而折断的暴力为间接暴力。

二、病理生理

　　单根或多根肋骨单处骨折，如上下仍有完整的肋骨支撑胸廓，对呼吸影响不大；如肋骨断端向内移位，刺破壁胸膜和肺组织，可引起血气胸、皮下气肿、血痰、咯血等；若刺破肋间血管可引起大出血；若撕破动脉可引起喷射性出血。多根、多处肋骨骨折，可因失去完整肋骨支撑而软化，产生反常呼吸运动，即吸气时软化区胸壁内陷，呼气时胸壁向外膨出，称为连枷胸。若软化区范围较广，呼吸时两侧胸膜腔内压力不均，纵隔左右扑动，影响气体交换和静脉血液回流，导致缺氧和二氧化碳潴留，严重者可发生呼吸和循环衰竭。

> 锦囊妙记：正常情况下，吸气时胸廓外展，呼气时胸廓回缩。多根多处肋骨骨折时，胸壁失去了支撑，产生反常呼吸运动。其机制为：吸气时→胸腔内压下降→低于胸壁外的大气压→导致胸廓内陷；呼气时→胸廓内压增大→高于胸壁外的大气压→胸壁向外鼓出。

小试身手 2.闭合性多根多处肋骨骨折，呼吸衰竭的主要原因是

A.剧痛不敢呼吸　　　B.明显反常呼吸　　　C.失血性休克　　　　D.肺淤血、肺水肿　　　E.肺不张

三、临床表现

　　1.症状　局部疼痛，咳嗽、深呼吸或改变体位时加剧，部分病人咯血。多根多处肋骨骨折有呼吸困难、发绀、气促、休克等。

2. **体征** 受伤胸壁压痛、肿胀、畸形，有时可触及骨折断端及骨摩擦感；**多根多处肋骨骨折时患侧胸壁有反常呼吸运动**，皮下气肿。

小试身手 3.患者，女性，28岁，右胸部外伤后，局部疼痛，咳嗽时加重，且胸壁局部出现反常呼吸运动，应首先考虑为

A.多根多处肋骨骨折　B.单根单处肋骨骨折　C.胸壁软组织挫伤　D.闭合性气胸　E.血胸

四、辅助检查

胸部X线检查 显示肋骨骨折断裂线或断端错位，还可显示有无血气胸的存在。

五、治疗要点

1.**闭合性单处肋骨骨折** 止痛、固定胸廓和防治并发症。

（1）固定胸廓：用多头胸带或胶布固定胸部。胶布行叠瓦式固定，由下向上，后起健侧脊柱旁，前方越过胸骨。

（2）药物镇痛：遵医嘱口服镇痛药，如吲哚美辛、布洛芬、地西泮、可待因、曲马多、吗啡等或中药三七片、云南白药等，也可用1%普鲁卡因行肋间神经阻滞或封闭骨折处。

（3）防治并发症：鼓励病人咳嗽、咳痰。

2.闭合性多根多处肋骨骨折

（1）止痛、局部固定或加压包扎。

（2）**出现反常呼吸运动应首先处理**，采用牵引固定或**厚棉垫加压包扎**，以消除反常呼吸，促进患肺复张。

小试身手 4.患者，男性，32岁，驾车时因急刹车造成多根多处肋骨骨折，应采取的急救方法是

A.立即吸氧，止痛　B.应用胸腔闭式引流　C.加压包扎固定胸部　D.肋骨牵引固定　E.注射破伤风抗毒素

（3）建立人工气道：对咳嗽无力、不能有效排痰或呼吸功能不全者行气管插管或气管切开。

（4）预防感染：清除呼吸道分泌物，防止感染。

3.开放性肋骨骨折

（1）清创与固定：彻底清创，分层缝合后包扎固定。多根多处肋骨骨折者清创后内固定。

（2）胸膜穿破者行胸腔闭式引流。

（3）使用抗生素预防感染。

第三节 气 胸

浪里淘沙—核心考点

在胸部损伤中气胸发生率居第二位。气胸是指胸膜腔内积气，是因利器或肋骨断端刺破胸膜、肺及支气管后，空气进入胸膜腔所致。气胸分为闭合性、开放性和张力性3种。

一、闭合性气胸

1.病理生理 闭合性气胸多因肋骨骨折断端刺破肺表面，空气进入胸膜腔所致。空气经伤口进入胸膜腔后伤口立即闭合，不再有气体进入胸膜腔。**胸膜腔内负压消失，患侧肺萎陷。**

2.临床表现 肺萎陷30%以下者多无明显症状，肺萎陷30%以上者可出现胸闷、胸痛和气促等，气管向健侧移位，患侧叩诊呈鼓音，听诊呼吸音减弱或消失。

3.辅助检查 **胸部X线检查** 可见不同程度的肺萎陷和胸膜腔积气，可伴少量积液。

4.治疗原则 小量气胸无需治疗，1~2周内自行吸收。大量气胸行胸膜腔穿刺抽气，减轻肺萎缩，必要时行胸腔闭式引流术，以排出积气促进肺膨胀。遵医嘱使用抗生素预防感染。

二、开放性气胸

开放性气胸是由锐器或弹片、火器造成胸部穿透伤，胸膜腔经胸壁伤口与外界相通，空气可自由进出胸膜腔。

1.病理生理 **患侧胸膜腔与大气直接相通，患侧胸膜腔负压消失**，肺被压缩而萎陷；两侧胸膜腔压力不等使纵隔移位，健侧肺受压。吸气时健侧胸膜腔负压增大，**纵隔向健侧移位**，呼气时两侧胸膜腔压力差减小，纵隔移向患侧，**纵隔位置随呼吸运动而左右摆动，称为纵隔扑动**。（图2-30-1）

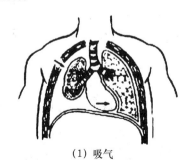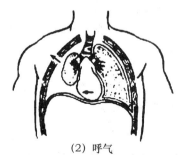

（1）吸气　　　　　　　　（2）呼气

图2-30-1 开放性气胸时的纵隔摆动

小试身手 5.开放性气胸产生纵隔摆动的最主要原因是
A.部分空气在两侧肺内重复交换 　　B.患侧肺萎缩 　　C.健侧胸膜腔负压增加
D.呼气与吸气时两侧胸腔压力不同 　　E.健侧胸膜膨胀不全

小试身手 6.开放性气胸的主要病理生理变化是
A.反常呼吸运动 　B.皮下气肿 　C.纵隔移位 　D.纵隔摆动 　E.肺萎陷

2.临床表现　气促、发绀、呼吸困难、休克等。胸部检查可见患侧胸壁伤口，呼吸时可听到空气进入胸膜腔伤口的响声。胸部及颈部皮下可触及捻发音，患侧胸部叩诊呈鼓音，听诊呼吸音减弱或消失，气管、心脏向健侧移位。

3.辅助检查　胸部X线检查见患侧肺萎缩，气管和心脏移位。

4.治疗原则
（1）紧急封闭伤口　用无菌敷料如凡士林纱布加棉垫封闭伤口，再用胶布或绷带包扎固定，使开放性气胸变为闭合性气胸。
（2）抽气减压　行胸膜腔穿刺，减轻肺受压，解除呼吸困难。
（3）清创　缝合胸壁伤口，行胸腔闭式引流。
（4）剖胸探查　适用于疑有胸内脏器损伤或活动性出血者。
（5）预防及处理并发症　吸氧、补充血容量纠正休克，使用抗生素预防感染。

小试身手（7~9题共用题干）
患者，男，19岁。因左胸被刀刺伤1小时入院。查体：脉搏150次/分，血压90/75mmHg。患者躁动，面色苍白，皮肤湿冷，脉搏弱；颈静脉怒张，左前胸壁第四肋间近胸骨处有一4cm长伤口，有不凝血流出，心脏听诊：心率150次/分，律齐，心音遥远。

7.最可能的诊断是
A.左侧气胸 　B.失血性休克 　C.左侧开放性气胸 　D.左侧张力性气胸 　E.心脏外伤心包压塞

8.其基本病理生理变化为
A.血胸 　B.纵隔扑动 　C.低氧血症 　D.血容量不足 　E.心脏受压

9.应立即采取的治疗措施为
A.抗休克治疗 　B.胸腔闭式引流 　C.气管切开吸痰 　D.呼吸机辅助呼吸 　E.封闭胸壁伤口

三、张力性气胸

张力性气胸又称高压性气胸，常见于较大肺泡破裂或肺裂伤或支气管破裂，其裂口与胸膜腔相通，且形成活瓣，致使吸气时空气从裂口进入胸膜腔，呼气时活瓣关闭，空气只能进不能出，胸膜腔内积气不断增多，压力进行性升高。

1.病理生理　胸膜腔内高压使患侧肺萎缩，将纵隔推向健侧，挤压健侧肺，导致呼吸和循环功能严重障碍。胸膜腔处于高压下，气体被挤入纵隔并扩散至皮下组织，形成颈部、面部、胸部等处皮下气肿。

2.临床表现　极度呼吸困难、大汗淋漓、发绀、烦躁不安、昏迷、休克，甚至窒息。体检见气管向健侧偏移；患侧胸廓饱满，肋间隙增宽，呼吸幅度减小，皮下明显气肿。叩诊呈鼓音，听诊呼吸音消失。

3.辅助检查　胸部X线检查见胸膜腔大量积气、肺萎缩，气管和心影偏移至健侧。胸膜腔穿刺，有高压气体向外冲出，抽气后症状好转，但很快加重，如此反复有助于诊断。

4.治疗原则
（1）立即排气减压　用一粗针头在患侧第2肋间锁骨中点连线处刺入胸膜腔排气，以降低胸膜腔内压力。
3种气胸的比较见表2-30-1。

表2-30-1　3种气胸的比较

类型	病理生理	临床表现	处理	特点
闭合性	—	肺压缩<30%无明显症状，>30%出现呼吸困难	轻者无需处理，重者胸腔闭式引流	气体不进不出
开放性	纵隔扑动	空气自由进出胸膜腔	封闭伤口	气体进进出出
张力性	纵隔向健侧移位	极度呼吸困难，查体触及皮下气肿	穿刺放气	气体只进不出

小试身手 10.针对张力性气胸患者的现场急救，首先应
A.厚辅料加压包扎 　B.闭式胸膜腔引流 　C.人工呼吸 　D.胸腔穿刺排气 　E.快速输液、吸氧

（2）胸腔闭式引流术　在积气最高部位，即第2肋间锁骨中线处放置胸腔引流管，连接水封瓶。待漏气停止24小时后，经X线检查证实肺已膨胀，可拔除引流管。

（3）剖胸探查　若胸腔闭式引流管内不断有大量气体溢出，呼吸困难不见好转，提示可能有肺及支气管严重损伤，考虑剖胸探查，修补裂口。

（4）使用抗生素，预防感染。

小试身手（11~14题共用备选答案）
A.剖胸止血 　　　B.胸穿排气 　　　C.封盖伤口，并抽气减压
D.包扎固定，并清创缝合伤口 　　E.加压给氧，并输血输液

11. 胸外伤病人，面色苍白，呼吸困难，患侧胸部逐渐饱满，气管向健侧移位，叩诊呈浊音，呼吸音减弱，急救处理应首选

12. 胸外伤病人，呼吸困难，紫绀，可听到空气进入伤口的响声，叩诊鼓音，呼吸音减弱，急救处理应首选

13. 胸外伤病人，胸痛、气短，患侧胸壁出现吸气时胸壁内陷，呼气时鼓出，急救处理应首选

14. 胸外伤病人，胸痛、呼吸困难，紫绀，烦躁不安，患侧胸部饱满，皮下气肿，气管移向健侧，叩诊呈现高度鼓音，呼吸音消失，急救处理应首选

第四节　血　胸

浪里淘沙—核心考点

肋骨断端或利器损伤胸部可刺破肺、心脏和大血管引起胸膜腔积血，称为血胸。血胸与气胸可同时存在。

一、病理生理

肺组织裂伤出血，由于循环压力低，一般出血量少而缓慢，可自行停止。若肋间血管、胸廓内血管损伤出血或伤及压力较高的动脉，出血量多，不易自行停止；心脏和大血管受损破裂，出血量多而急，可引起循环血容量锐减而导致循环障碍，甚至因失血性休克而死亡。

胸膜腔内积血时，随血液积聚和压力增高，患侧肺萎缩，纵隔推向健侧，呼吸和循环功能受到严重影响。由于心包、肺和膈肌运动具有去纤维蛋白作用，故胸膜腔内积血不易凝固。如短期内大量积血，去纤维蛋白作用不完善，即可凝固成血块。血块机化后形成纤维组织，束缚肺和胸廓，限制呼吸运动，影响呼吸功能。细菌从伤口或肺破裂处进入，在积血中生长繁殖，引起感染，形成脓血胸。

小试身手 15. 损伤性血胸胸腔内积血不凝固的原因是

A. 多种凝血因子的减少　　　　B. 胸腔渗出液稀释　　　　C. 主要是凝血酶原减少

D. 损伤后出现弥散性血管内凝血　　E. 肺、心及膈肌活动起去纤维蛋白的作用

二、临床表现

1. 小量血胸（成年人0.5L以下）　无明显症状，胸部X线检查见肋膈角消失。

2. 中量（0.5~1L）和大量（1L以上）出血　脉搏细弱、四肢湿冷、血压下降、气促。可伴有胸膜腔积液征象，如肋间隙饱满，气管向健侧移位，患侧胸部叩诊呈浊音，心界向健侧移位，呼吸音减弱或消失。

3. 合并感染　出现高热、寒战、疲乏、出汗、血白细胞计数升高等。

小试身手 16. 成人大量血胸是指胸腔出血量

A. 0.3L以下　　　B. 0.3~0.5L　　　C. 0.5~0.8L　　　D. 0.8L以上　　　E. 1L以上

三、辅助检查

胸部X线检查见胸膜腔大片积液阴影，纵隔向健侧移位。如合并气胸见气液平面。胸膜腔穿刺抽出血性液体即可确诊。

四、治疗要点

1. 非进行性血胸　小量积血不必穿刺。积血较多者，早期行胸膜腔穿刺，抽出积血，必要时行胸腔闭式引流，促进肺膨胀。

2. 进行性血胸　立即剖胸探查止血，及时补充血容量，防止休克。

3. 凝固性血胸　出血停止后数日剖胸清除积血和血块，以防感染或机化。对机化血块可在病情稳定后早期行血块和纤维组织剥除术。

第五节　心脏损伤

浪里淘沙—核心考点

心脏损伤分为心脏挫伤和心脏裂伤。

一、心脏挫伤

1. 病因　多因前胸受重物撞击或从高处坠落，心脏受到猛烈震荡所致。腹部和下肢突然遭受挤压，大量血液涌入心脏，使心腔内压力骤升引起心脏挫伤。还可因直接或间接暴力猛然将心脏推于胸骨和脊柱之间；突然加速或减速可使悬垂的心脏碰撞胸骨或脊柱后遭受损伤。右心室紧贴胸骨，最易发生挫伤。

2. 临床表现　轻者无明显症状，重者心前区疼痛，心悸、呼吸困难，偶可闻及心包摩擦音。

3. 辅助检查　心电图ST段抬高，T波低平或倒置，心动过速、房性或室性期前收缩等。肌酸磷酸激酶同工酶（CPK-MB）以及乳酸脱氢酶（LDH_1和LDH_2）值升高。二维超声心动图可见心脏结构和功能改变。

4. 治疗原则　卧床休息，心电监护；氧气吸入，纠正低氧血症；补足血容量维持血压；控制心律失常和心力衰竭。

二、心脏破裂

1.病因 由锐器、子弹、弹片等穿透胸壁伤及心脏所致，少数由暴力撞击前胸或因胸骨和肋骨断端向内移位引起。以右心室破裂最为常见，其次为左心室和右心房。

2.临床表现

（1）开放性胸部损伤伴心脏破裂 胸壁伤口有鲜血涌出，病人面色苍白、呼吸浅快、脉搏细速、血压下降，甚至发生休克引起死亡。

（2）闭合性胸部损伤 除出现低血容量休克外，伴颈静脉怒张和Beck三联征：①静脉压升高>1.47kPa（15cmH₂O）；②心搏微弱，心音遥远；③脉压减小，动脉压降低，甚至难以测出。

3.辅助检查 心包穿刺抽出血液即可确诊。超声心动图也可诊断心包积血。

4.治疗原则 立即手术治疗。急性心包压塞先做心包腔穿刺减压，同时输血补液维持血压，争取抢救时间。有明显出血、心包压塞症状的病人，需立即送手术室行剖胸探查、止血。

第六节 护 理

浪里淘沙—核心考点

一、护理评估

1.健康史 询问受伤时间、经过，伤后病情，有无昏迷、咯血等。询问病人有无心肺疾病病史。

2.身体状况 观察生命体征是否平稳，有无意识障碍、呼吸循环功能状况。胸部闭合性损伤应观察有无内脏损伤，有无活动性出血；开放性损伤应注意损伤部位、胸壁缺损情况，是否有胸腹腔器官损伤等。

3.心理–社会状况 了解病人有无焦虑或恐惧。了解病人和家属对损伤及其预后的认知程度等。

二、护理措施

1.**现场急救** 当胸部损伤病人病情危及生命时，应立即急救。

（1）**连枷胸**：用厚棉垫加压包扎患处胸壁，消除反常呼吸。

（2）**开放性气胸**：立即用敷料（最好为凡士林纱布）**封闭胸壁伤口**，变开放性气胸为闭合性气胸，阻止气体继续进入胸膜腔。

（3）积气量多的闭合性气胸或**张力性气胸**：立即**穿刺抽气**或胸膜腔闭式引流。

> 锦囊妙记：胸部损伤病人的现场处理可记为：多根多处肋骨骨折—加压包扎；开放性气胸—封闭伤口；张力性气胸—穿刺放气。

2.维持呼吸功能

（1）保持呼吸道通畅，预防窒息。鼓励病人有效咳嗽、咳痰，及时清除呼吸道内血液、痰液及呕吐物。

（2）痰液黏稠不易咳出者使用祛痰药及雾化吸入，以稀释痰液促使其排出。必要时吸痰。吸氧，必要时气管切开，使用呼吸机辅助呼吸。

（3）病情稳定后取半坐卧位。每小时协助病人咳嗽，深呼吸。协助病人翻身、拍背，以避免肺不张。

3.病情观察

（1）严密观察生命体征、神志、瞳孔和肢体活动情况；观察有无气管移位、皮下气肿。

（2）观察有无气促、发绀、呼吸困难等，注意呼吸频率、节律、幅度及缺氧症状。

（3）必要时监测CVP和尿量等，观察有无心脏压塞征象。如出现心脏压塞立即通知医生处理。

4.补充血容量，维持正常心排出量

（1）迅速建立静脉输液通路，在监测CVP的前提下，补充液体，维持水、电解质和酸碱平衡。

（2）**剖胸探查指征**：经补充血容量，病情无明显好转且出现胸腔内活动性出血者，需做好剖胸止血的准备。

5.减轻疼痛与不适 肋骨骨折的病人使用胸带固定，或用1%普鲁卡因做肋间神经封闭。当病人咳嗽或咳痰时，指导病人用双手按压患侧胸壁，以减轻疼痛。

6.预防感染 ①密切观察体温变化，每4小时测体温1次。②及时清创、缝合、包扎伤口，注意无菌操作。③鼓励病人深呼吸、咳嗽、排痰以促进肺扩张。④保持胸腔闭式引流管通畅，及时引流出积血、积气，预防胸腔内感染。⑤遵医嘱使用抗生素。⑥有开放性伤口者注射破伤风抗毒素。

7.床旁急救 疑有心脏压塞者，迅速行剑突下心包穿刺或心包开窗探查术，以解除急性心包压塞，并尽快做好剖胸探查的准备。术前以快速输血为主，其他抗休克措施为辅。若发生心脏骤停，立即行床旁开胸挤压心脏，解除心脏压塞，指压控制出血，并迅速送手术室抢救。

8.**胸腔闭式引流病人的护理**

（1）目的与适应证

1）目的：①引流胸膜腔内渗血、渗液及气体；②重建胸膜腔负压，维持纵隔在正常位置；③促进肺膨胀。

2）适应证：中量、大量气胸，开放性气胸，张力性气胸、血胸、脓胸及心胸手术后引流等。

（2）胸腔引流管的放置部位：**引流积液一般在腋中线和腋后线间第6或7肋间插管引流；引流积气在锁骨中线第2肋间；脓胸常选在脓液积聚的最低部位。**

> 锦囊妙记：气体向上走，所以穿刺放气的位置较高，在锁骨中线第2肋间；液体、脓液向低处积聚，所以穿刺排液的位置较低，在腋中线的第6~8肋间。

小试身手 17. 气胸患者行胸膜腔闭式引流，插管位置常在
A. 第2肋间锁骨中线　　B. 第4肋间锁骨中线　　C. 第8肋间腋前线　　D. 第6肋间腋中线　　E. 第7肋间腋后线

（3）护理措施

1）**保持管道密闭**：①检查引流装置是否密闭及引流管有无脱落；②水封瓶**长玻璃管没入水中3~4cm**，并始终保持直立；③引流管周围用油纱布严密包裹；④**搬动病人或更换引流瓶时须双向夹闭引流管**，以防空气进入；⑤引流管连接处脱落或引流瓶损坏，立即用双钳夹闭胸壁引流导管，并更换引流装置；⑥**如引流管从胸腔脱出，立即用手捏闭伤口处皮肤**，消毒处理后用凡士林纱布封闭伤口。

小试身手 18. 胸腔引流管若从患者胸壁伤口脱出，护士应立即
A. 用手捏紧引流管　　　　　　B. 将引流管立即插回皮肤　　　　　C. 用手捏紧放置引流管处的皮肤
D. 更换引流管　　　　　　　　E. 嘱病人暂停呼吸

2）**严格无菌操作，防止逆行感染**：①引流装置保持无菌；②保持胸壁引流口处敷料清洁干燥，及时更换渗湿敷料；③**引流瓶应低于胸壁引流口平面60~100cm**，防止瓶内液体逆流进入胸膜腔；④定时更换引流瓶，更换时严格执行无菌操作。

3）**保持引流管通畅**：①病人取半坐卧位；②定时挤压胸膜腔引流管，防止引流管阻塞、扭曲、受压；③鼓励病人咳嗽、深呼吸及变换体位，促进胸腔内液体、气体排出。

4）观察和记录：①观察长玻璃管中的水柱波动。一般情况下水柱上下波动4~6cm。如水柱波动过高，提示有肺不张；**如无波动，提示引流管不畅或肺已完全扩张**；如病人出现胸闷气促、气管向健侧偏移等，疑为引流管被血块堵塞，须捏挤或使用负压间断抽吸引流瓶的短玻璃管，使其恢复通畅。②观察引流液体的量、性质、颜色，并准确记录。

5）**拔管**：置管48~72小时后，观察无气体逸出，或引流量明显减少且颜色变浅，24小时引流液<300ml，脓液<10ml，X线胸片提示肺膨胀良好无漏气，无呼吸困难，即可拔管。**在拔管时嘱病人先深吸一口气，在深吸气末屏气迅速拔管**，并迅速用凡士林纱布和厚敷料封闭胸壁伤口，外加压包扎固定。拔管后24小时观察病人有无胸闷、呼吸困难、切口漏气、渗液、出血、皮下气肿等。

小试身手 （19~21题共用题干）

患者，男，45岁，胸部外伤导致左侧血气胸，现已安置胸腔闭式引流管。

19. 以下哪项不是胸腔闭式引流的目的
A. 引流胸膜腔内渗液、渗血和气体　　　　B. 重建胸膜腔内负压　　　　　　C. 维持纵隔正常位置
D. 减轻胸部疼痛　　　　　　　　　　　　E. 促进肺膨胀

20. 若患者发生闭式引流管脱出，现场处理首先是
A. 报告医生　　　　　　　　　　B. 用手捏闭伤口处皮肤　　　　　　C. 将脱出引流管重新插入
D. 给氧　　　　　　　　　　　　E. 送手术室

21. 下列哪种状况是最佳的拔管指征
A. 水封瓶内无气泡逸出或一日引流量<300ml，X线证实左肺完全膨胀
B. 胸腔闭式引流长管内水柱停止波动
C. 胸腔闭式引流长管内水柱波动<1cm
D. 胸腔闭式引流量连续两天<50ml，夹管后患者无呼吸困难
E. 胸透证实左肺完全复张

参考答案

1.C　2.B　3.A　4.C　5.D　6.D　7.C　8.B　9.E　10.D　11.A　12.C　13.D　14.B　15.E　16.E　17.A　18.C　19.D　20.B
21.A

第三十一章　脓胸病人的护理

1. 掌握急性脓胸的病因病理。
2. 熟练掌握急性脓胸的临床表现。
3. 掌握急性脓胸的辅助检查和治疗要点。
4. 熟悉慢性脓胸的病因。
5. 掌握慢性脓胸的临床表现、诊断及辅助检查。
6. 熟悉慢性脓胸的治疗要点。
7. 掌握脓胸病人的护理评估。
8. 熟练掌握脓胸病人的护理措施。

脓胸是指脓性渗出液积聚于胸膜腔引起化脓性感染。

第一节　急性脓胸

浪里淘沙—核心考点

一、病因

急性脓胸多为继发性感染，原发病灶来自肺部，常见的致病菌为**金黄色葡萄球菌**、肺炎双球菌、链球菌、大肠埃希菌、铜绿假单胞菌等。

> 锦囊妙记：下列疾病的主要致病菌为金黄色葡萄球菌：急性脓胸、疖、痈、手部急性化脓性感染、急性乳腺炎、急性血源性骨髓炎、急性化脓性关节炎、急性感染性心内膜炎。

小试身手 1.急性脓胸最主要的原发感染灶来自

A.肝　　　　　B.肺　　　　　C.脑　　　　　D.肾　　　　　E.胸壁

二、临床表现

1. 病史　有肺炎经久不愈或反复发作的感染病史。
2. 症状　呼吸急促、高热、脉速、胸痛、食欲低下、乏力等。积脓较多者胸闷、咳嗽、咳痰，严重者出现发绀和休克。
3. 体征　体检可见患侧呼吸运动减弱、肋间隙饱满；患侧语颤减弱；叩诊呈浊音，脓气胸者上胸部叩诊呈鼓音，下胸部叩诊呈浊音；听诊呼吸音减弱或消失。

三、辅助检查

血白细胞计数和中性粒细胞比例上升，胸部X线片和B超检查显示胸腔积液，**胸膜腔穿刺抽出脓液**。

小试身手 2.能确诊急性脓胸的检查是

A.血常规　　　　B.胸部X线片　　　　C.B超　　　　D.胸腔穿刺　　　　E.支气管镜

四、治疗原则

1. 根据药物敏感试验选择抗生素，控制全身和胸膜腔内感染。
2. 尽早排净脓液，使肺早日复张。尽早、反复胸腔穿刺抽脓，并向胸膜腔内注入抗生素。若脓液稠厚不易抽出、经治疗后脓液不见减少、病人症状无明显改善或发现有大量气体、疑有气管-食管瘘等，尽早行胸腔闭式引流术。
3. 消除病因，如食管吻合口瘘等。
4. 全身支持治疗，如补充营养，维持水、电解质平衡，纠正贫血等。

第二节　慢性脓胸

浪里淘沙—核心考点

急性脓胸病程超过3个月，脓腔壁增厚，脓腔容量固定不变者称为慢性脓胸。

一、病因

1.急性脓胸未及时治疗转为慢性脓胸。

2.急性脓胸处理不当，如引流太晚、引流管拔除太早、引流管过细、引流位置不当等致排脓不畅。

3.脓腔内有异物存留，如死骨、弹片、引流管残段等，使胸膜腔内感染难以控制。

4.合并支气管或食管瘘而未及时处理，与胸膜腔比邻的慢性病灶，如膈下脓肿、肝脓肿、肋骨骨髓炎等感染的反复侵入，使脓腔经久不愈。

5.结核菌、放线菌等慢性炎症，致纤维层增厚、形成致密的纤维板，肺膨胀不全，使脓腔长期不愈。

二、临床表现及诊断

1.**症状**　长期低热、食欲减退、消瘦、贫血、低蛋白血症等症状；**杵状指（趾）**；有时伴气促、咳嗽、咳脓痰等症状。

2.**体征**　可见胸廓内陷，呼吸运动减弱，肋间隙变窄，听诊呼吸音减弱或消失。严重者有脊柱侧凸。

小试身手　3.慢性脓胸的体征**不包括**

A.胸廓塌陷　　　　B.呼吸音减弱　　　　C.肋间隙变宽　　　　D.脊柱侧凸　　　　E.呼吸运动减弱

三、辅助检查

1.胸部X线检查　胸壁及肺表面有增厚阴影或钙化，也可见气液面或支气管及纵隔移向患侧。

2.**脓腔或瘘管造影**　明确脓腔范围及部位。疑有支气管胸膜瘘应慎做造影，可自瘘口注入亚甲蓝液1~2ml，若咳出蓝色痰液提示支气管胸膜瘘；口服亚甲蓝液2~3ml，即从脓腔引流管排出，提示食管胸膜瘘。

四、治疗要点

1.非手术治疗：改善全身状况，消除中毒症状和纠正营养不良。积极治疗病因，消灭脓腔。

2.手术治疗：引流胸腔，使肺复张，恢复肺功能。手术方式包括胸膜纤维板剥除术、胸廓成形术、胸膜肺切除术。

第三节　护　理

浪里淘沙—核心考点

一、护理评估

1.健康史　发病经过、诊治措施和效果。

2.身体状况　评估发热、胸痛、气促、咳嗽咳痰、发绀及杵状指等症状。胸部有无塌陷、畸形、肋间隙饱满或变窄，气管是否居中，呼吸音改变、叩诊呈浊音等。

3.辅助检查　血常规、影像学检查及脓液细菌培养结果。

4.心理社会支持状况　评估病人的应对能力，家属的关心和支持程度。

二、护理措施

1.改善呼吸功能

（1）体位：取半坐卧位，以利呼吸和引流，**有支气管胸膜瘘者取患侧卧位**，以免脓液流向健侧引起窒息。

（2）保持呼吸道通畅：协助痰多者排痰或体位引流，遵医嘱使用抗生素。

（3）给氧，氧流量2~4L/min。

（4）协助医师完成治疗：①急性脓胸应尽早行胸腔穿刺抽脓。抽脓后胸腔内注入抗生素。脓液多时分次抽吸，**每次抽脓量不超过1000ml**，穿刺过程中及穿刺后注意观察病人有无不良反应。脓液黏稠、抽吸困难或伴支气管胸膜瘘者行胸腔闭式引流。②慢性脓胸，胸廓成形术后，病人取术侧向下卧位，用厚棉垫、胸带加压包扎，根据肋骨切除范围，在胸廓下垫一硬枕或加沙袋1~3kg压迫，以控制反常呼吸。如病人行胸膜纤维板剥脱术，术后应严密观察生命体征及引流液性状和量。若血压下降、脉搏细速、尿量减少、烦躁不安，或**胸腔闭式引流术后2~3小时内每小时引流量大于100ml且呈鲜红色，应立即快速输血**，遵医嘱使用止血药，必要时二次开胸止血。

> 锦囊妙记：尿潴留一次放尿，胸腔积气一次放气，胸腔积脓一次抽液均不超过1000ml；羊水过多一次放羊水不超过1500ml；心包积液一次抽液不超过200ml。

小试身手　4.急性脓胸时，每次抽脓量不超过

A.500ml　　　　B.800ml　　　　C.1000ml　　　　D.1500ml　　　　E.2000ml

（5）呼吸功能训练：鼓励病人有效咳嗽、咳痰、吹气球及深呼吸功能训练，使肺膨胀，增加通气量。

（6）保证引流通畅：急性脓胸病人如能及时彻底排尽脓液，使肺膨胀、脓腔闭合，一般可痊愈。慢性脓胸病人引流管不宜过细、引流位置适当，勿插入过深，以免影响脓液排出。若脓腔明显缩小，脓液不多，纵隔已固定，可将闭式引流改为开放引流。

开放式引流应保持局部清洁，及时更换敷料，妥善固定引流管，防止滑脱。引流口周围皮肤涂氧化锌软膏。

2.减轻疼痛　指导病人腹式呼吸，减少胸廓运动，减轻疼痛，必要时镇静、镇痛。

3.降温　高热者物理降温，鼓励病人多饮水，必要时药物降温。

4.加强营养　鼓励病人进食高蛋白、高热量和高维生素饮食。合理搭配饮食，保证营养供应。必要时给予少量多次输血或肠内外营养支持，以纠正贫血、低蛋白血症和营养不良。

5.保持皮肤清洁　协助病人定时翻身，活动肢体，按摩背部及骶尾部皮肤，以改善局部血液循环、增加机体抵抗力。及时更换衣被，保持床单清洁干燥，预防压疮发生。

6.心理护理　经常与病人交谈，关心体贴病人，坦诚回答病人问题，鼓励病人树立战胜疾病的信心。

参考答案

1.B　2.D　3.C　4.C

第三十二章 肺部疾病外科治疗病人的护理

统领全局—考试大纲

1. 了解肺部的解剖生理概要。
2. 熟悉肺结核的临床表现及诊断。
3. 了解肺结核的外科治疗原则。
4. 掌握肺结核的护理要点。
5. 掌握肺癌的病因、病理和分类。
6. 熟练掌握肺癌的临床表现和辅助检查。
7. 熟悉肺癌的治疗要点。
8. 熟练掌握肺癌的护理措施。

第一节 解剖生理概要

浪里淘沙—核心考点

肺是呼吸系统器官，分为左、右肺。左肺分为上下两叶，右肺分为上、中、下三叶。肺段是圆锥形的肺组织，顶部在肺门，其支气管为肺叶支气管的分支，称为肺段支气管。在一个肺段内，由同一肺段支气管的分支所分布。

气管在主动脉弓下缘（平胸骨角）的位置分为左、右支气管。左支气管较长，4~5cm，然后发出第一分支。右支气管约在2.5cm处发出第一分支。左支气管管腔较右支气管小，与中线成45°角，而右支气管几乎与气管成直线（约25°夹角）。因此，呼吸道吸入异物以右侧多见，支气管镜和支气管内插管也易进入右支气管。

肺的主要功能是通气和换气。

第二节 肺结核

浪里淘沙—核心考点

肺结核是由结核分枝杆菌引起的肺部慢性疾病。大多数肺结核经内科治疗可痊愈，仅少数病人需手术治疗，术后仍需抗结核治疗。

一、临床表现及诊断

1. 消瘦、低热、食欲低下、体重下降、胸痛、咳嗽、咯血、盗汗等。
2. 红细胞沉降率加快、结核菌素试验阳性、胸部X线和CT检查可见肺部结核病灶。

二、外科治疗原则

1. 抗结核治疗 术前给予正规的抗结核治疗，病灶稳定达6~8个月以上。
2. 支持治疗 补充营养，改善全身营养情况。
3. 手术治疗 尽可能切除病灶，保存健康肺组织，术后继续抗结核治疗。
（1）手术适应证：经内科治疗后长期排菌者，如结核空洞、结核球、毁损肺、支气管狭窄或扩张等。其次为合并大咯血、脓胸、原因不明的肺不张等。
（2）手术禁忌证：①处于活动期的肺结核；②心肺代偿能力差；③肺切除后严重影响呼吸功能；④合并其他脏器结核，病情仍在发展。

三、护理措施

1. 休息 缓解病人紧张、焦虑情绪，保证病人休息。
2. 营养 保证营养供给，给予高蛋白质、高热量和高维生素饮食。
3. 维持出入量平衡 如病人大量盗汗，应记录出入量，补充充足液体。
4. 保持个人清洁卫生
（1）保持口腔清洁，鼓励病人咳痰。咯血后用生理盐水漱口，去除口腔血腥味。
（2）保持皮肤清洁干燥，对出汗多的病人，及时更衣。长时间卧床者按时翻身，按摩背部，以促进血液循环，预防压疮。
5. 保持呼吸道通畅
（1）指导病人深呼吸，有效咳嗽、咳痰。

（2）痰液黏稠者雾化吸入，促进痰液排出。痰液多者采取体位引流。

（3）鼓励**病人患侧卧位**，减少患侧肺活动以促进愈合。

（4）**病人咯血时，应绝对卧床休息**，在患侧胸部敷冰袋，观察咯血量和生命体征，**预防窒息**。

小试身手 1. 肺结核患者的呼吸道护理中，以下哪项**不正确**

A. 指导深呼吸，有效咳嗽、咳痰　　　　B. 痰液黏稠者，予以雾化吸入　　　　C. 痰液多者，采用体位引流

D. 鼓励健侧卧位，促进愈合　　　　E. 出现咯血时，应绝对卧床休息，并预防窒息

6. 预防感染 对开放性病人实行隔离。

（1）接触病人前后须彻底洗手，保持室内良好通风。

（2）实施呼吸道隔离，嘱病人咳嗽或打喷嚏时用卫生纸掩住口鼻；若接触传染期病人应戴口罩。

（3）痰吐在卫生纸或泡有消毒液的广口瓶中，**用过的卫生纸集中焚烧处理**。收集在广口瓶中的痰液消毒处理。

（4）限制探视者，探视者应保持适当距离，以防飞沫传染。

（5）打扫病室时应湿扫，更换床单时避免扬起床单。

（6）病人出院后彻底消毒、灭菌。

小试身手 2. 开放性肺结核患者须进行隔离，以下措施错误的是

A. 接触患者前、后必须彻底洗手　　　　B. 嘱患者咳嗽或打喷嚏时以卫生纸掩住口鼻

C. 集中消毒处理痰液、尿液及粪便　　　　D. 探视者须保持适当距离

E. 湿扫病室，更换床单时避免扬起床单

小试身手 3. 肺结核病人行胸廓成形术后加压包扎胸部的目的是

A. 减轻局部疼痛　　　B. 利于病人术后活动　　C. 减少局部出血　　　D. 减少胸廓震动　　　E. 避免反常呼吸

第三节 肺 癌

浪里淘沙—核心考点

支气管肺癌（简称肺癌），多数起源于支气管黏膜上皮。肺癌多见于40岁以上的男性，右肺多于左肺，上叶多于下叶。起源于主支气管、肺叶支气管的肿瘤，靠近肺门者称为中心型肺癌。起源于肺段支气管以下的肿瘤，位置在肺的周围者称为周围型肺癌。

一、病因

尚未完全明确，可能与下列因素有关：

1. 长期大量吸烟 吸烟量越多，时间越长，开始吸烟的年龄越早，肺癌发病率越高。

2. 接触某些化学和放射性物质 长期接触石棉、铬、镍、铜、锡、砷、放射性物质等，肺癌的发病率较高。

3. 人体内在因素 如肺部慢性感染、免疫状态、代谢活动、遗传因素等与肺癌发病相关。

4. p53基因、转化生长因子 β_1 基因、nm23-H_1基因表达的变化及基因突变，与肺癌的发病密切相关。

小试身手 4. 肺癌最主要的致病因素是

A. 遗传因素　　　　B. 肺部慢性感染　　　C. 长期大量吸烟　　　D. 职业性粉尘　　　E. 免疫缺陷

二、病理和分类

肺癌起源于支气管黏膜上皮，可向支气管腔内或（和）邻近组织生长，并通过血液、淋巴或支气管转移扩散。

1. 按解剖学分类 分为中央型和周围型肺癌。

2. 根据细胞分化程度和形态特征分类

分为以下4种：

（1）**鳞状细胞癌（鳞癌）**：多见于男性。鳞癌大多起源于较大的支气管，常为中心型；生长速度缓慢，病程较长，对放射和化疗药物较敏感，常经淋巴转移，血运转移较晚。

（2）**小细胞癌（未分化小细胞癌）**：发病率较鳞癌低，多见于老年男性。起源于较大支气管，多为中央型；恶性程度高，生长快，较早出现淋巴和血行转移，对放射和化疗药物敏感，但预后最差。

（3）**腺癌**：发病年龄较小。多数起源于较小的支气管上皮，多为周围型。一般生长较慢，少数在早期即发生血行转移，淋巴转移较晚。

（4）**大细胞癌**：较少见，周围型多见；癌细胞分化程度低，常在脑转移后才被发现，预后很差。

小试身手 5. 按照细胞类型分类，大多数肺癌为

A. 鳞癌　　　　B. 小细胞癌　　　C. 腺癌　　　D. 大细胞癌　　　E. 印戒细胞癌

3. 转移途径

（1）**直接扩散**：癌肿沿支气管壁并向管腔内生长，造成支气管腔阻塞。癌肿也可直接侵入邻近组织。

（2）**淋巴转移**：是常见的转移途径。

（3）**血行转移**：多发生在肺癌晚期，癌细胞侵入肺静脉，经血流转移到肝、骨骼、脑、肾上腺等。

三、临床表现

1. **早期** 多无症状，癌肿增大后出现**刺激性干咳**、**痰中带血**或间断少量咯血；大量咯血少见。少数病人由于支气管阻塞，出现胸闷、哮鸣、气促、发热和胸痛等症状。

小试身手 6.肺癌的首发症状是

A. 刺激性咳嗽　　　B. 胸闷　　　　　C. 咯血　　　　　D. 胸痛　　　　　E. 气促

2. **晚期** 肿瘤压迫、侵犯邻近器官或发生远处转移，产生相应症状：①压迫或侵犯膈神经：同侧膈肌麻痹；②压迫或侵犯**喉返神经：声带麻痹、声音嘶哑**；③**压迫上腔静脉**：面部、颈部、上肢和上胸部**静脉怒张**，皮下组织水肿，上肢静脉压升高；④侵犯胸膜：胸膜腔血性积液，大量积液可引起气促；⑤癌肿侵犯胸膜及胸壁：引起剧烈胸痛；⑥侵犯纵隔，压迫食管，引起吞咽困难；⑦肺上沟瘤，亦称Pancoast肿瘤：侵入纵隔和压迫位于胸廓入口处的器官，如第1肋间、锁骨下动静脉、臂丛神经、颈交感神经等而产生剧烈肩痛、上肢静脉怒张、上肢水肿、臂痛和运动障碍，同侧上眼睑下垂、瞳孔缩小、眼球内陷、面部无汗等颈交感神经综合征（Horner征）。

小试身手 7.肺癌病人出现声音嘶哑，声带麻痹，应首先考虑

A. 肿瘤侵及声带　　　　　B. 肿瘤压迫喉返神经　　　　　C. 肿瘤侵及喉上神经

D. 有纵隔淋巴结转移　　　E. 肿瘤压迫大气管

四、辅助检查

1. **胸部X线检查** 可见肺部块状阴影，边缘不清或呈分叶状，周围有毛刺。支气管梗阻时出现肺不张；若肿瘤坏死液化可见空洞。

2. **痰细胞学检查** 起源于较大支气管的中央型肺癌，脱落癌细胞随痰咳出，若痰中找到癌细胞即可明确诊断。

3. **支气管镜检查** 诊断中央型肺癌的阳性率较高，管腔内可见肿瘤大小、部位及范围，并可取穿刺组织做病理学检查。

小试身手 8.确诊肺癌应选择的检查方法是

A. 痰培养查找癌细胞　　　B. 经胸壁穿刺活检　　　　　C. 支气管纤维镜检查

D. 胸部CT　　　　　　　E. X线检查

五、治疗要点

以手术治疗为主，结合放化疗、中医中药以及免疫治疗等。

1. 手术治疗 彻底切除肺部原发病灶和局部及纵隔淋巴结。周围型肺癌行肺叶切除术，中央型肺癌行肺叶或一侧全肺切除术。

2. 放射治疗 **小细胞癌对放疗敏感性较高**，鳞癌次之，腺癌和细支气管肺泡癌最低。

3. 化学治疗 对**小细胞癌**疗效较好。也可单独用于晚期肺癌，以缓解症状，或与手术、放疗综合应用。

4. 中医中药治疗 辨证论治，可减轻部分病人症状，延长生存期。

5. 靶向治疗 针对肿瘤特有的基因异常进行治疗。

6. 免疫治疗。

六、护理措施

1. 术前护理

（1）减轻焦虑：耐心回答病人所提出的问题，减轻其焦虑不安的情绪。

（2）纠正营养和水分不足：保持口腔清洁，改善食欲。营养不良者给予肠内外营养。

（3）改善肺功能，预防术后感染

1）戒烟：术前劝告病人戒烟。

2）呼吸功能失常病人：应用IPPB治疗。

3）保持呼吸道通畅：若支气管有大量分泌物行体位引流。若痰液黏稠不易咳出，给予超声雾化，必要时吸痰。观察痰液的量、颜色、黏稠度及气味；遵医嘱给予支气管扩张剂、祛痰剂。

4）注意口腔卫生，若有龋齿或上呼吸道感染应先治疗，以免术后并发肺部感染。

5）遵医嘱使用抗生素。

（4）手术前指导

1）指导病人练习腹式呼吸、有效咳嗽和翻身，促进肺扩张。

2）指导病人练习使用深呼吸训练器，预防肺部并发症。

3）指导病人床上练习腿部运动，避免下肢静脉血栓形成。

4）手术侧手臂及肩膀运动练习，维持关节全范围运动及正常姿势。

5）告诉病人术后放置引流管（或胸管）的目的及注意事项。

2. 术后护理

（1）保持气道通畅：①鼓励病人深呼吸，咳嗽、咳痰，必要时吸痰。②观察病人呼吸频率、节律，双肺呼吸音；病人有无气促、发绀等征象。③给氧。④稀释痰液：如呼吸道分泌物黏稠，可用糜蛋白酶、地塞米松、氨茶碱、抗生素等雾化吸入，达到稀释痰液、抗炎、解痉、抗感染的目的。

（2）维持生命体征平稳：①术后每15分钟测量生命体征1次；脉搏和血压平稳后改为半小时至1小时1次；②注意有无呼吸

窘迫；③如血压持续下降，应考虑为心脏疾病、出血、疼痛、组织缺氧或循环血量不足引起。

（3）安置合适体位

1）麻醉未清醒前取平卧位，头偏向一侧，防止呕吐物误吸引起窒息或并发吸入性肺炎。

2）血压稳定后取半坐卧位。

3）肺叶切除者取平卧位或左右侧卧位。

4）肺段切除术或楔形切除术者避免手术侧卧位，最好取健侧卧位，以促进患侧肺扩张。

5）全肺切除术者应避免过度侧卧，取1/4患侧卧位，以预防纵隔移位和压迫健侧肺引起呼吸循环功能障碍。

小试身手 9. 有关肺部手术后卧位的叙述，以下**不正确**的是

A. 意识未恢复时取平卧位，头偏向一侧　　　　B. 血压稳定后，采取半坐卧位

C. 肺叶切除者，采取平卧或左右卧位　　　　　D. 肺段切除术者，采取手术侧卧位

E. 全肺切除术者，采取1/4卧位

小试身手 10. 行一侧全肺切除的肺癌病人，术后应取

A. 平卧位　　　B. 右侧卧位　　　C. 左侧卧位　　　D. 1/4侧卧位　　　E. 患侧卧位

6）如有血痰或支气管瘘者取患侧卧位。

7）避免采用垂头仰卧式，以防横膈上升而妨碍通气。

8）若有休克征象，抬高下肢或穿弹力袜，促进下肢静脉血液回流。

（4）减轻疼痛，增进舒适

1）遵医嘱给予镇痛药。注意观察病人呼吸频率，是否有呼吸抑制现象。

2）取舒适体位，半卧位时在病人头颈下置枕头，以增加病人舒适度。

3）如病情允许，协助并指导病人翻身，以增加病人舒适度，预防并发症。

（5）维持体液平衡和补充营养

1）严格掌握输液量和速度，防止循环负荷过重引起肺水肿。全肺切除术后应控制钠盐摄入量，24小时补液量控制在2000ml内，速度以20~30滴/分为宜。

小试身手 11. 全肺切除术后禁食病人24小时补液量**不宜**超过

A. 1000ml　　　B. 1500ml　　　C. 2000ml　　　D. 2500ml　　　E. 3000ml

小试身手 12. 肺癌患者术后的输液速度为

A. 20~30滴/分　　B. 30~40滴/分　　C. 40~50滴/分　　D. 50~60滴/分　　E. 60~70滴/分

2）记录出入量，维持体液平衡。

3）当病人意识恢复且无恶心，拔除气管插管后即可开始饮水。

4）肠蠕动恢复后即可开始进食清淡流质、半流质饮食；若进食后无任何不适可改为普食，给予高蛋白、高热量、高维生素、易消化饮食。

（6）活动与休息

1）鼓励病人早期下床活动，预防肺不张。术后第1天，生命体征平稳，鼓励及协助病人下床或在床旁站立移动；严密观察病人病情变化，如出现头晕、气促、心动过速、心悸和出汗等症状应立即停止活动。术后第2天起，扶病人围绕病床在室内行走3~5分钟，以后逐渐增加活动量。

2）促进手臂和肩膀运动，预防术侧肩关节僵直及失用性萎缩。病人清醒后，护士可协助病人进行臂部、躯干和四肢活动，每4小时1次；术后第1天开始做肩臂的主动运动。全肺切除术后的病人，鼓励取直立功能位，以恢复正常姿势。

（7）伤口护理：检查敷料是否干燥、有无渗血。

（8）维持胸腔引流通畅

1）执行胸腔闭式引流常规护理。

2）密切观察引流液颜色、性质和量，当引流出大量鲜红色血液时（每小时>200ml），考虑有活动性出血。

3）全肺切除术后胸腔引流管一般呈钳闭状态，为保证术后患侧胸腔内有一定的渗液，避免纵隔移位。可酌情放出适量气体或引流液，以维持气管、纵隔居于中间位置，每次放液量不宜超过100ml，速度宜慢，避免快速大量放液引起纵隔移位，导致心脏骤停。

拔管：术后24~72小时病人病情平稳，无气体及液体流出后，考虑拔除胸腔引流管。

小试身手 13. 全肺切除术后，以下护理措施**错误**的是

A. 密切观察病人气管位置、呼吸情况　　　　　B. 鼓励深呼吸，有效咳嗽、咳痰

C. 严格控制补液速度，20~30滴/分为宜　　　　D. 早期下床活动，鼓励取直立的功能位

E. 胸腔闭式引流管开放，保持引流通畅

（9）出院前指导：①告诉病人出院后数周内进行呼吸运动及有效咳嗽；②保持口腔清洁，避免出入公共场所或与上呼吸道感染者接触，避免居住或工作在布满烟雾、灰尘及化学性刺激的环境中，戒烟；③维持良好的营养状况，充分休息；④如有伤口疼痛、剧烈咳嗽及咯血等症状应复诊；⑤化疗过程中监测血常规变化，定期复查血常规和肝功能等。

参考答案

1.D　2.C　3.E　4.C　5.A　6.A　7.B　8.C　9.D　10.D　11.C　12.A　13.E

第三十三章　食管癌病人的护理

统领全局—考试大纲

1. 了解食管的解剖生理概要。
2. 掌握食管癌的病因、病理和分型。
3. 熟练掌握食管癌的临床表现。
4. 掌握食管癌的辅助检查。
5. 熟悉食管癌的治疗要点。
6. 熟练掌握食管癌的护理措施。

第一节　解剖生理概要

浪里淘沙—核心考点

食管上连咽部，前在环状软骨下缘水平，后相当于第6颈椎水平，在气管后面向下进入后纵隔，在相当于第11胸椎水平穿过膈肌的食管裂孔连接胃贲门部。成人食管长25~28cm，门齿距食管起点约15cm。

食管分为：①颈段：自食管入口至胸骨柄上沿的胸廓入口处。②胸段：又分为上、中、下三段。胸上段自胸廓上口至气管分叉平面；胸中段自气管分叉平面至贲门口全长的上一半；胸下段自气管分叉平面至贲门口全长的下一半。食管腹段包括在胸下段内。

食管有3处生理狭窄：第一处在环状软骨下缘平面，即食管入口处；第二处在主动脉弓水平，有主动脉和左支气管横跨食管；第三处在食管下端，即食管穿过膈肌裂孔处。

食管由黏膜、黏膜下层、肌层和外膜构成。食管无浆膜层，术后易发生吻合口瘘。

胸导管起于腹主动脉右侧的乳糜池，向上经主动脉裂孔进入胸腔的后纵隔，位于椎骨和食管之间。胸导管接受膈以下所有器官和组织的淋巴液。

食管是运送食物的管道。食管的横纹肌由喉返神经分支支配，食管的平滑肌由迷走神经和交感神经支配。食管黏膜对机械性刺激敏感，食物愈粗糙，食管蠕动愈强。

第二节　食管癌

浪里淘沙—核心考点

食管癌是上消化道常见的恶性肿瘤，发病年龄多见于40岁以上人群，男性多于女性。

一、病因

确切病因尚未明确，可能与下列因素有关：①化学物质：如长期进食含亚硝胺高的食物；②生物因素：如某些真菌能促使亚硝胺及其前体形成，诱发食管癌；③缺乏维生素：如维生素A、B_2、C等；④缺乏某些微量元素：如钼、铁、锌、氟、硒等；⑤吸烟、酗酒、喜食烫食、口腔不洁等；⑥遗传易感因素。

二、病理和分型

1. 食管癌以胸中段多见，下段次之，上段较少，贲门部腺癌可向上蔓延累及食管下段，大多为鳞癌。按病理形态食管癌分为5型：①髓质型：约占60%，恶性程度高；②蕈伞型：约占15%；③溃疡型：约占11%；④缩窄型（硬化型）：约占10%；⑤腔内型：较少见，占2%~5%。

小试身手 1. 食管癌的好发部位是

A. 颈段　　　　　　B. 胸中段　　　　　C. 胸上段　　　　　D. 胸下段　　　　　E. 食管与胃交界处

小试身手 2. 食管癌的病理分型中不包括

A. 蕈伞型　　　　　B. 髓质型　　　　　C. 溃疡型　　　　　D. 缩窄型　　　　　E. 梗阻型

2. 转移途径　主要通过淋巴转移，血运转移较晚。

三、临床表现

1. 症状

（1）早期：常无明显症状，仅在吞咽硬食物时有不适感，如哽噎感，胸骨后烧灼样、针刺样或牵拉样疼痛。食物通过缓慢，并有停滞感或异物感。

小试身手 3.食管癌的早期症状是

　A.进行性吞咽困难　　　　　B.进食后哽咽感、胸骨后烧灼感　　　C.消瘦、体重减轻

　D.饮水呛咳　　　　　　　E.声音嘶哑

（2）**中晚期**：表现为**进行性吞咽困难**，先是难咽干硬食物，后只能进半流质、流质饮食，最后滴水难进。病人消瘦、贫血、乏力、明显脱水及营养不良。癌肿侵犯喉返神经出现声音嘶哑；侵入主动脉引起溃烂破裂，导致大量呕血；侵入气管，引起食管气管瘘；高度阻塞可致食物反流，出现进食呛咳及肺部感染；<u>持续胸痛或背痛为晚期症状</u>，提示癌肿已侵犯食管外组织；最后出现恶病质。

小试身手 4.进行性吞咽困难伴消瘦是以下哪种疾病的特征性临床表现

　A.食管炎　　　　　B.食管良性狭窄　　　C.食管癌　　　　D.食管憩室　　　E.贲门失弛缓症

小试身手 5.食管癌患者最典型的临床表现是

　A.疼痛　　　　　B.异物感　　　　　C.呕血　　　　D.进行性吞咽困难　　E.声嘶

2.**体征**　中晚期病人锁骨上淋巴结肿大，肝转移者可触及肝肿块，恶病质者有腹水征。

四、辅助检查

1.**食管吞钡X线双重对比造影**　<u>是最主要的诊断手段</u>。

2.**放射性核素检查**　利用某些亲肿瘤的核素，如^{32}磷、^{131}碘、^{67}镓、^{99m}锝等检查，对早期食管癌病变的发现有所帮助。

3.**纤维食管镜检查**　纤维食管镜检查，<u>可直视肿块部位、大小及钳取活组织做病理学检查</u>（亲：食管镜是确诊食管癌的<u>方法</u>）。

五、治疗要点

<u>以手术治疗为主</u>，辅以放化疗等综合治疗。

1.**手术治疗**　适用于全身状况和心肺功能储备良好、无明显远处转移的病人。

2.**放射疗法**　①放射联合手术治疗，可增加手术切除率，提高远期生存率。术前放疗后2~3周再做手术。手术时不能完全切除的残留癌组织做金属标记，术后3~6周开始放疗；②单纯放射疗法，多用于颈段、胸上段食管癌病人。

3.**化学药物治疗**　采用化疗与手术相结合或与放疗、中医中药相结合的方法，可提高疗效，延长存活期。

六、护理措施

1.术前护理

（1）心理护理：讲解各种治疗方法的意义、配合要点与注意事项。动员家属在心理和经济方面给予病人支持。

（2）**营养支持**：①口服：能口服者，指导病人进食<u>高热量、高蛋白、高维生素的流质或半流质饮食</u>。②如病人仅能进食流质饮食或长期不能进食者，可静脉补充营养或提供肠内外营养。

（3）保持口腔卫生。

（4）呼吸道准备：吸烟者术前劝其戒烟。训练病人有效咳痰和腹式呼吸，以利于术后减轻伤口疼痛，主动排痰，达到增加通气量、改善缺氧、预防术后肺炎和肺不张的目的。

（5）胃肠道准备

1）术前1周分次口服抗生素达到局部消炎和抗感染的目的。

2）<u>术前3天改流质饮食，术前12小时禁食，8小时禁饮</u>。

3）对进食后有滞留或反流者，术前1天晚用生理盐水100ml加抗生素经鼻胃管冲洗食管及胃，<u>减轻局部黏膜充血水肿，减少术中污染，防止吻合口瘘</u>。

4）结肠代食管的病人，术前3~5天口服抗生素，如甲硝唑、庆大霉素或新霉素等；术前2天进食无渣流质饮食，术前晚清洁灌肠或全肠道灌洗后禁食。

5）手术日晨常规置胃管，<u>通过梗阻部位时不能强行插入，以免戳破食管</u>。

2.术后护理

（1）每30分钟监测并记录生命体征1次，病情稳定后1~2小时1次。

（2）呼吸道管理：术后密切观察呼吸状态、频率和节律，听诊双肺呼吸音，有无缺氧。气管插管拔除前随时吸痰，保持气道通畅。术后第1天鼓励病人深呼吸、吸深呼吸训练器，促使肺膨胀。痰多、咳痰无力者如出现呼吸浅快、发绀、呼吸音减弱等**痰阻塞现象应立即用鼻导管深部吸痰**，必要时用纤维支气管镜吸痰或气管切开吸痰。

（3）维持胸腔闭式引流通畅，观察引流液的量、性状：**如术后2~3小时内胸腔闭式引流量为每小时100ml**，鲜红色并有血凝块、**病人烦躁不安、血压下降、脉搏细速、尿少**等表现，**应考虑为活动性出血**；若引流液中有食物残渣，考虑为食管吻合口瘘；**若引流液量多，由清亮转浑浊，提示乳糜胸**。术后2~3天，引流液呈暗红色，量逐渐减少，24小时量<50ml，病人无呼吸困难，听诊呼吸音正常，X线检查肺膨胀良好，可拔除引流管。拔管后注意伤口有无渗出，有无胸闷、气促，胸腔内是否有残留积液，若有异常应拍X线胸片，证实后行胸腔穿刺排液。

（4）饮食护理

1）禁饮禁食：①术后3~4天禁食禁饮；②禁食期间不可下咽唾液，以免感染造成食管吻合口瘘；③禁食期间持续胃肠减压，通过静脉补充营养；④<u>术后3~4天肛门排气、胃肠减压引流量减少后拔除胃管</u>。

2）饮食护理：①停止胃肠减压24小时后若无吻合口瘘开始进食。<u>先饮少量水，术后5~6天给予全量清流质</u>，每2小时100ml，每日6次。术后3周病人如无特殊不适可进普食，但应少食多餐，细嚼慢咽，防止进食量过多、速度过快。②避免进食生、冷、硬食物，以免引起吻合口瘘。③进食量过多、过快或因吻合口水肿可导致呕吐，严重者应禁食，给予肠外营养，待3~4天水肿消退后再继续进食。④术后3~4周出现吞咽困难，应考虑为吻合口狭窄，行食管扩张术。⑤食管胃吻合术后出现胸闷、进食后呼吸困难，是由于胃拉入胸腔，肺受压暂时不能适应引起。指导病人少食多餐，1~2个月后多可缓解。⑥食管癌、贲门癌切除术后可发生胃液反流至食管，出现反酸、呕吐等症状，平卧时加重，嘱病人餐后2小时内勿平卧，睡眠时垫高枕头。

（5）**胃肠减压的护理**：①术后3~4天行胃肠减压，妥善固定，保持胃管通畅。②严密观察引流液的量、性状和颜色。③术后6~12小时内从胃管内抽吸少量血性液或咖啡色液，以后引流液逐渐变浅。若<u>引流出大量鲜血</u>，病人烦躁、<u>血压下降、脉搏细速、尿量减少</u>等，应考虑为吻合口出血，须立即通知医生处理。④经常挤压胃管，避免管腔堵塞。胃管不通畅时用少量生理盐水冲洗并回抽，避免胃扩张增加吻合口张力而引发吻合口瘘。⑤<u>胃管脱出后不能再盲目插入</u>，以免戳穿吻合口，导致吻合口瘘。

小试身手 6.关于食管癌根治术后胃肠减压的护理措施，**错误的**是

A. 妥善固定，防止脱出　　　　　　　　　B. 经常挤压胃管，防止堵塞

C. 胃管不畅时，可用少量生理盐水冲洗　　D. 胃管脱出后应立即插入

E. 术后胃管放置3~4天，待肛门排气后拔除

（6）胃造瘘术后护理：观察造瘘口周围有无渗液。胃液对皮肤刺激大，及时更换渗湿敷料并在瘘口周围涂氧化锌软膏或置凡士林纱布保护皮肤。

（7）结肠代食管术后护理：保持置于结肠袢内的减压管通畅。注意观察腹部体征，如从减压管内吸出大量血性液体或呕吐大量咖啡样液并伴全身中毒症状，考虑代食管的结肠袢坏死，立即通知医生处理。

（8）放化疗护理：有恶心、呕吐者，给予对症处理。放化疗病人易并发感染，应减少探视，注意口腔卫生，预防上呼吸道感染。放疗病人注意保持照射部位皮肤清洁。

（9）并发症的护理

1）**吻合口瘘**：多发生在术后5~10天，**是术后最严重的并发症**。发生原因包括：①食管无浆膜覆盖、肌纤维呈纵向排列，易发生撕裂；②食管血供呈节段性，易造成吻合口缺血；③吻合口张力太大；④感染、营养不良、贫血、低蛋白血症等。**吻合口瘘主要表现为：呼吸困难、胸腔积液、全身中毒症状**，包括**高热**、白细胞计数升高，休克甚至脓毒血症。

小试身手 7.患者，男性，50岁，行食管癌根治术后第11天，进少量流食后出现高热、胸痛，最可能是

A. 脓胸　　　B. 乳糜胸　　　C. 吻合口狭窄　　　D. 吻合口瘘　　　E. 气胸

护理措施：①**立即禁食**，直至吻合口瘘愈合；②胸腔闭式引流；③抗感染治疗及肠外营养；④严密观察生命体征及有无休克症状；⑤需再次手术者完善术前准备。

2）乳糜胸：多发生在术后2~10天，因**伤及胸导管所致**，病人表现为胸闷、气急、心悸、血压下降。一旦发生置胸腔闭式引流，及时引流胸腔内乳糜液，促进肺膨胀。同时用18.75 mmHg（2.5 kPa）低负压持续吸引，促进胸膜粘连；同时可行胸导管结扎并给予肠外营养。

小试身手 8.患者，女，62岁。食管癌切除术后10日，进少量食物后出现胸痛，呼吸困难。最可能发生的并发症是

A. 乳糜胸　　　B. 吻合口狭窄　　　C. 食物反流　　　D. 伤口裂开　　　E. 吻合口瘘

参考答案

1.B　2.E　3.B　4.C　5.D　6.D　7.D　8.E

第三十四章　心脏疾病病人的护理

统领全局—考试大纲

1. 了解心脏的解剖生理概要。
2. 掌握心脏疾病的特殊检查方法。
3. 熟悉二尖瓣狭窄、二尖瓣关闭不全、主动脉瓣狭窄及主动脉瓣关闭不全的病理生理。
4. 掌握二尖瓣狭窄、二尖瓣关闭不全、主动脉瓣狭窄及主动脉瓣关闭不全的临床表现。
5. 熟悉二尖瓣狭窄、二尖瓣关闭不全、主动脉瓣狭窄及主动脉瓣关闭不全的辅助检查与治疗要点。
6. 熟悉冠状动脉粥样硬化性心脏病的病因病理。
7. 掌握冠状动脉粥样硬化性心脏病的临床表现与诊断。
8. 熟悉冠状动脉粥样硬化性心脏病的治疗要点。
9. 熟悉体外循环的概述。
10. 掌握体外循环手术的护理评估和护理措施。

第一节　概　述

浪里淘沙—核心考点

一、解剖生理概要

1. 基本结构

心脏由内向外分为脏层和壁层，两层间的间隙为心包腔，内含 10~20ml 浆液，起润滑作用。心包脏层紧贴心肌表面，心包壁层前紧靠胸骨柄及剑突，后为胸椎，下连膈肌。

心壁由三层组成：心外膜为心包脏层，中层为肌肉组织，心内膜由内皮细胞组成。

2. 心脏　心脏被房室间隔分隔为两个半部，每半部的上部是收集回心血的心房，下部是排血的心室，分别称为左、右心房及左、右心室。

3. 瓣膜　心脏有4个瓣膜，为房室瓣与半月瓣。房室瓣分隔心房与心室，右心房与右心室之间的瓣膜为三尖瓣，而左心房与左心室之间的瓣膜为二尖瓣；半月瓣隔离肺动脉、主动脉与右、左心室。

4. 血管　供应心脏血液的动脉：一是起自升主动脉根部左侧的左冠状动脉，起始部称左冠状动脉主干，向左下方分出前降支到心尖部，回旋支到左心后面。二是起自升主动脉右侧的右冠状动脉，供血至心室间隔后部、右房及右室。心脏静脉与动脉伴行，左右心的静脉汇合成心大静脉，在心脏后面注入冠状静脉窦，回流至右房。

5. 神经支配　交感和副交感神经纤维分布在心脏各部，影响心率快慢。

6. 传导系统　心脏传导系统由窦房结开始，以每分钟 60~100 次的电流冲动引起心房收缩，再依次传至房室结、房室束、左右束支及浦肯野纤维，调节心脏收缩与舒张。（图2-34-1）

小试身手　1. 心脏传导系统中电流传导的正确顺序是
A. 窦房结→房室结→房室束→左右束支→浦肯野纤维
B. 窦房结→房室束→房室结→左右束支→浦肯野纤维
C. 窦房结→房室结→左右束支→房室束→浦肯野纤维
D. 窦房结→左右束支→房室结→房室束→浦肯野纤维
E. 窦房结→左右束支→房室结→房室束→浦肯野纤维

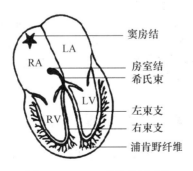

图2-34-1　心脏的传导系统

7. 心音　正常心脏搏动产生4个心音。

第一心音由二尖瓣和三尖瓣关闭时振动产生，标志心室收缩开始，心尖部听诊最清楚。

第二心音由主动脉瓣与肺动脉瓣关闭时振动产生，标志心室舒张开始，**心底部听诊最清楚**。

第三心音是心室舒张早期血流自心房急流入心室使心室振动产生。

第四心音出现在第一心音开始前0.1秒，由心房收缩振动而产生，正常情况下第三、四心音听不到。

二、心脏疾病的特殊检查方法

1. 心导管检查术：①发现心内畸形；②测量心血管各部压力；③在各部位采血测氧饱和度，明确异常分流；④其他：做心血管造影、描记心内心电图、计算心排血量等。方法：将心导管经肱静脉或股静脉插入右心和肺动脉或经肱动脉、腋动脉或股动脉插入主动脉和左心室测压、抽血标本查血氧饱和度及造影检查。

2. **心血管造影术** 检查心脏和大血管的形态及其缺损。方法：将高浓度造影剂经心导管注入心脏或血管内，快速X线摄像。

3. **冠状动脉造影术** 明确冠状动脉分支**是否有畸形、狭窄**，了解交通支分布情况；做左室测压及造影，明确左心功能及是否有心室壁瘤或二尖瓣关闭不全，计算射血分数。方法：经股动脉插管，将特制冠状动脉导管分别置于升主动脉的左右冠状窦内造影。

小试身手 2. 患者，男，55岁。活动后心前区不适1年。近半月安静状态亦出现心前区压榨感，隐痛。初步诊断为冠状动脉粥样硬化性心脏病。为明确病变程度，应选择的检查方法是

A. 心脏彩超　　　　B. CT检查　　　　C. 心电图　　　　D. 冠状动脉造影　　　　E. 动态心电图监测

心内检查常见并发症：心动过缓、室上性心动过速、房扑、房颤、室性期前收缩、室颤、心脏骤停或急性心肌梗死。

护理措施：①操作前做好心肺复苏术所需急救药品和物品。②造影前做造影剂过敏试验。③术中严密监测心电图及血压变化，警惕造影剂过敏引起过敏性休克。④术后继续监测，沙袋压迫穿刺部位，妥善固定以防出血；观察局部渗血情况。⑤术后常规使用抗生素，预防心内膜感染。⑥术后卧床时间：右心检查6~12小时；左心检查12~24小时。

第二节　后天性心脏病的外科治疗

浪里淘沙—核心考点

心脏瓣膜病是由**风湿热**所致的瓣膜病。风心病最常累及**二尖瓣**，主动脉瓣次之，三尖瓣少见。**风心病常见的是二尖瓣合并主动脉瓣病变**。

一、二尖瓣狭窄

儿童或青年期患风湿热，20~30岁以后才出现临床症状。发病率女性高于男性。

（一）病理生理

正常成人二尖瓣瓣口面积为4~6cm^2，瓣口面积小于1.5~2.0cm^{2}时，可出现心脏杂音，若小至1cm^{2}以下时，血流障碍更加明显，左心房压升高、左心房扩大，引起肺静脉淤血、压力升高和肺毛细血管扩张，影响肺泡换气，**当肺毛细血管压力升高到40mmHg（5.3kPa）、超过正常血浆渗透压30mmHg（4.0kPa）时，即可产生急性肺水肿**。晚期由于肺小动脉阻力增加，肺动脉压升高，右心室后负荷加重，肥厚扩大，最终发生右心衰竭。

小试身手 3. 风湿性心脏病二尖瓣狭窄，出现急性肺水肿最可能的原因是

A. 右心衰竭　　　　　　　　B. 肺小动脉痉挛　　　　　　　　C. 肺血管阻力增高

D. 肺泡与毛细血管之间组织增厚　　　E. 肺毛细血管压力超过正常血浆渗透压（30mmHg）

（二）临床表现

（1）症状　症状轻重取决于瓣口狭窄程度，瓣口面积小至2.5cm^{2}时，静息时无症状；小于1.5cm^{2}时，出现气促、咳嗽、咯血、发绀等。通常在活动时出现气促。剧烈体力活动、情绪激动、呼吸道感染、妊娠、房颤等可诱发阵发性气促、端坐呼吸或急性肺水肿。咳嗽多在活动、夜间入睡后和肺淤血加重时出现。此外，还有心悸、乏力、心前区闷痛等症状。

（2）体征　病人面颊与口唇轻度发绀，称为"**二尖瓣面容**"；并发房颤者脉律不齐。右心室肥大者，心前区可扪到收缩期抬举性搏动，心尖区扪及舒张期震颤。心尖区可听到第一心音亢进和舒张中期隆隆样杂音。在胸骨左缘第3、4肋间可听到二尖瓣开瓣音。肺动脉瓣区第二心音增强，轻度分裂。重度肺动脉高压伴肺动脉瓣功能性关闭不全者，在胸骨左缘第2、3或第4肋间可听到舒张早期高音调吹风样杂音，在吸气末增强，呼气末减弱。右心衰竭病人出现肝大、腹水、颈静脉怒张、下肢水肿等。

（三）辅助检查

1. 心电图检查　轻度狭窄者正常。中度以上狭窄出现电轴右偏、P波增宽、呈双峰或电压增高。肺动脉高压者可见右束支传导阻滞或右心室肥大。病程长者常伴房颤。

2. X线检查　轻度狭窄者无明显异常。中度或重度狭窄者心房扩大。食管吞钡检查显示左心房向后压迫食管、心影右缘出现左右心房重叠的双心房阴影，主动脉结缩小、肺动脉段凸出、左心房隆起、肺门区血管影纹增粗。肺间质水肿者，在肺野下部可见横向线条状阴影，称为Kerley线。长期肺淤血者可见致密的粟粒形或网形阴影。

3. **超声心动图检查**　M型超声心动图显示瓣叶活动受限，大瓣正常活动波形消失，呈城墙垛样的长方波，大瓣与小瓣呈同向活动。左心房前后径增大。二维或切面超声心动图可见二尖瓣瓣叶增厚和变形、活动异常，瓣口狭小，左房增大。

小试身手 （4~5题共用题干）

患者，女性，25岁，劳力性心慌气促3年。查体：面颊及口唇轻度紫绀，心律不齐，心尖区闻及隆隆样舒张期杂音，第一心音增强。

4.为明确诊断，下列最有意义的检查是
A.胸部X线检查　　　B.超声心动图　　　C.心电图　　　D.心导管检查术　　　E.心血管造影术

5.最有可能的临床诊断是
A.二尖瓣狭窄　　　　　　　B.二尖瓣关闭不全　　　　　　C.主动脉瓣狭窄
D.主动脉瓣关闭不全　　　　E.冠状动脉粥样硬化性心脏病

（四）治疗原则

无症状或心脏功能Ⅰ级者不主张手术。心功能Ⅱ级以上者手术治疗。重度二尖瓣狭窄伴有心力衰竭或房颤者，术前强心、利尿、纠正电解质失衡。手术方式有：

1.经皮穿刺球囊导管二尖瓣交界扩张分离术：适用于隔膜型二尖瓣狭窄者。

2.闭式二尖瓣交界分离术：适用于单纯性二尖瓣狭窄。

3.直视分离术：在体外循环下进行。

二、二尖瓣关闭不全

主要病因包括：①风湿性病变；②细菌性心内膜炎造成二尖瓣叶赘生物或穿孔；③其他原因引起腱索断裂、乳头肌功能不全、二尖瓣脱垂等。

（一）病理生理

瓣叶和腱索增厚、挛缩，瓣膜面积缩小，瓣叶活动受限和二尖瓣瓣环扩大。

（二）临床表现

1.症状　轻者无明显症状。病变重或病程长者出现乏力、心悸，劳累后气促等症状。临床症状一旦出现，病情可在较短时间内恶化。

2.**体征**　心尖搏动增强并向左下移位，心尖区可听到全收缩期杂音，向左侧腋中线传导；肺动脉瓣区第二心音亢进，第一心音减弱或消失；晚期出现肝大、腹水等右心衰竭体征。

（三）辅助检查

1.心电图检查　轻者心电图正常，重者出现电轴左偏、二尖瓣型P波、左心室肥大和劳损。

2.X线检查　左心房及左心室明显扩大。

3.**超声心动图检查**　左心房、左心室扩大、二尖瓣活动度大且关闭不全。

4.心导管检查　肺动脉和肺毛细血管压升高，V波异常增高，Y波急剧下降。

5.左心室造影　向左心室内注入造影剂，心脏收缩时可见造影剂反流入左心房。

（四）治疗原则

给予强心、利尿，纠正水、电解质失衡及心律失常治疗。二尖瓣关闭不全症状明显、心功能受影响，心脏扩大者，在体外循环下行直视手术。手术方法有：

1.二尖瓣修复成形术　适用于瓣膜病变轻、活动度好者。

2.二尖瓣置换术　适用于二尖瓣严重受损、不宜行二尖瓣修复成形者。

三、主动脉瓣狭窄

由风湿热累及主动脉瓣，使瓣叶增厚粘连、瓣口狭窄引起。

（一）病理生理

正常主动脉瓣瓣口面积为3cm²，当瓣口面积减至1cm²以下时，左心室射血受阻、收缩压升高，排血时间延长，主动脉瓣闭合时间延迟。左心室与主动脉出现收缩压力阶差，中度狭窄时压力阶差为30~50mmHg（4.0~6.7kPa），重度狭窄可达50~100mmHg（6.7~13.3kPa）。左心室壁逐渐肥厚，最后导致左心衰竭。重度狭窄病人，由于左心室高度肥厚，心肌氧耗量增加，主动脉平均压低于正常，进入冠状动脉的血流减少，引起心肌供血不足。

（二）临床表现

1.**症状**　轻度狭窄无明显症状。中度和重度狭窄者出现乏力、**眩晕或晕厥**、心绞痛、劳累后气促、端坐呼吸、急性肺水肿等，并可并发细菌性心内膜炎或猝死。

2.**体征**　胸骨右缘第2肋间扪及收缩期震颤，**主动脉瓣区有粗糙喷射性收缩期杂音**，向颈部传导，主动脉瓣区第二心音延迟并减弱；重度狭窄病人脉搏细小，血压偏低和脉压减小。

（三）辅助检查

1.心电图检查　电轴左偏、左心室肥大、劳损、T波倒置，有时可见左束支和房室传导阻滞或心房颤动。

2.X线检查　早期可无改变，后期左心室增大，心脏左缘向左下延长，升主动脉显示狭窄后扩大。

3.超声心动图检查　主动脉瓣叶开放振幅减小，瓣叶曲线增宽，舒张期可呈多线。二维或切面超声图像见主动脉瓣增厚、变形或钙化，活动度减小和瓣口缩小等征象。

4. 心导管检查　①左心导管检查：可测定左心室与主动脉之间收缩压力阶差，明确狭窄程度；②选择性左心室造影：可见狭窄瓣口、左心室腔大小以及是否伴有二尖瓣关闭不全。

（四）治疗原则

对于出现心绞痛，昏厥或心力衰竭等症状且狭窄严重者，需要尽早行人工主动脉瓣膜替换术。对单纯性主动脉瓣狭窄、瓣膜无钙化又不适合手术者，可经皮穿刺气囊导管扩张分离术。

四、主动脉瓣关闭不全

由风湿热、梅毒、细菌性心内膜炎、先天性主动脉瓣畸形、主动脉夹层动脉瘤等引起。

（一）病理生理

主动脉瓣关闭不全使左心室在舒张期接受来自心心房和主动脉反流的血液而过度充盈，肌纤维伸长，收缩力增强，并逐渐扩大肥厚。代偿期左心室排血量高于正常；失代偿时，心排出量减少、左心房和肺动脉压力升高，导致左心衰竭。由于动脉舒张压下降，冠状动脉灌注不足和左心室高度肥厚，氧耗量增加，造成心肌供血不足。

（二）临床表现

1. 症状　早期心悸、心前区不适、头部强烈搏动感。重度关闭不全者常有心绞痛发作、气促，出现阵发性呼吸困难、端坐呼吸或急性肺水肿。

2. 体征　①心界向左下方增大；②心尖部见抬举性搏动；③胸骨左缘第3、4肋间和主动脉瓣区可闻及叹息样早期或全舒张期杂音，向心尖区传导；④重度关闭不全者现水冲脉、动脉枪击音、毛细血管搏动征。

（三）辅助检查

1. 心电图检查　电轴左偏和左心室肥大、劳损。

2. X线检查　左心房明显增大，向左下方延长。主动脉结隆起，升主动脉和弓部增宽，左心室和主动脉搏动增强。逆行升主动脉造影，可见造影剂在舒张期从主动脉反流入左心室。

3. 超声心动图检查　主动脉瓣开放与关闭速度增快，舒张期呈多线。由于舒张期血液反流入左心房，冲击二尖瓣，可见二尖瓣大瓣高速颤动。

（四）治疗原则

如有心绞痛，左心室衰竭或心脏扩大等征象，尽早行人工瓣膜置换术。

第三节　冠状动脉粥样硬化性心脏病

浪里淘沙—核心考点

冠状动脉粥样硬化性心脏病（简称冠心病）是由于冠状动脉粥样硬化引起冠状动脉管腔狭窄或阻塞，导致心肌供血供氧不足。冠心病好发于中老年人群，男性多于女性。冠状动脉粥样硬化主要侵犯冠状动脉主干及其近段分支，左冠状动脉前降支与回旋支的发病率比右冠状动脉高。

一、病理生理

心肌细胞氧分压是调节冠状动脉血流量的主要因素。当体力活动或情绪激动时，心脏搏动次数增多、收缩力增强及心室壁张力增高，致心肌需氧量增大、动脉血氧分压降低，故冠状动脉血流量相应增多，以满足心肌的氧耗。若冠状动脉管腔狭窄、心肌耗氧量增大，而冠状动脉供血量不能相应增多，则造成心肌缺血。冠状动脉发生急性阻塞或长时间痉挛，管腔内形成血栓，使心肌发生严重持久缺血，造成局部心肌坏死，即心肌梗死，多见于左冠状动脉前降支分布的区域。

二、临床表现与诊断

1. 心绞痛　轻者无症状。重者在体力劳动、情绪激动、饱餐时出现心绞痛症状。

2. 心肌梗死　表现为突然发生的剧烈持续的心绞痛，伴恶心、呕吐、大汗淋漓、发热、心律失常、发绀、血压降低、休克、心力衰竭或心室壁破裂。

3. 缺血性心肌病　心肌长期缺血缺氧，心肌广泛变性和纤维化，心脏扩张。表现为一组以心功能不全为主的综合征，称为缺血性心肌病。

三、治疗原则

包括内科药物治疗、介入治疗和外科手术治疗。外科治疗的目的是通过手术重建血运通道，达到改善心肌供血供氧和心脏功能，缓解和消除心绞痛症状。

手术适应证：

（1）心绞痛经内科治疗不能缓解，影响工作和生活，冠状动脉造影发现冠状动脉主干或主要分支明显狭窄，但狭窄远端血流通畅者。

（2）<u>左冠状动脉主干和前降支狭窄者易发生猝死，应尽早手术。</u>

（3）冠状动脉前降支、回旋支和右冠状动脉有两支以上明显狭窄者。

第四节　体外循环围手术期护理

浪里淘沙—核心考点

一、概述

体外循环是将回心的静脉血从上下腔静脉或右心房引出体外，在人工心肺机内进行氧合和排出二氧化碳，气体交换后，再由血泵输回体内动脉继续血循环。在心肺转流状态下，可阻断心脏血流，在直视下进行心内操作。

二、护理评估

1.术前评估

（1）健康史：了解病人发病情况及诊治经过，家族中有无心脏疾病史。

1）一般资料：年龄、身高、体重、发育、饮食习惯及营养状况。

2）既往史、药物史：有无颅脑外伤史及其他伴随疾病。

（2）身体状况：了解疾病特征、类型、重要脏器功能等。

1）心脏和全身症状：如生命体征、皮肤色泽、有无发绀及杵状指（趾）、心功能、活动耐力等。

2）辅助检查结果。

（3）心理和社会支持状况　评估病人对疾病的认知程度和心理承受力。

2.术后评估

（1）手术中情况：麻醉方式、术中转流、阻断循环时间及术中各器官功能状况。

（2）术后病情

1）麻醉是否清醒，对疼痛的耐受程度。

2）监测心脏、呼吸功能：术后心功能状况及心电监护的变化；有无缺氧征象，气管插管位置，呼吸状态，双肺呼吸音情况。

3）<u>血液供应与微循环情况</u>：<u>皮肤色泽、温度、湿度，人造动脉血管移植术后病人肢端脉搏能否扪及，大隐静脉-冠状动脉</u>旁路术后病人趾端颜色、皮温及血管充盈情况。

（3）引流情况：尿量、颜色和比重；各引流管引流液颜色、性质和量；伤口敷料是否渗血、渗液等。

三、护理措施

1.术前护理

（1）心理护理：根据病人的心理特点给予心理疏导。

（2）**预防和控制感染**：口腔黏膜、皮肤及呼吸道感染是导致病人发生感染性心内膜炎的潜在因素，术前指导病人戒烟；冬季保暖，防止感冒和呼吸道感染；注意口腔、皮肤卫生，避免黏膜和皮肤损害，积极治疗感染灶。

（3）营养支持：术前进食高热量、高维生素、低脂、低胆固醇饮食；心功能不全者，限制钠盐摄入；进食少者经静脉补充营养；心源性恶病质者术前输清蛋白、新鲜血浆、全血等，以纠正低蛋白血症和贫血。

（4）控制病情，预防并发症：①冠心病或主动脉瘤病人术前卧床休息，严密观察胸痛情况，遵医嘱使用硝酸甘油，**冠心病病人术前3~5天停服抗凝药**、洋地黄、奎尼丁、利尿药等，口服氯化钾，防止术中出血不止或发生洋地黄毒性反应以及心律失常。②对伴有高血压、高血脂、糖尿病者，应控制血压、血脂或血糖。③发绀型先心病者术前1周间断吸氧，注意休息，防止腹泻、感冒等引起脱水，警惕缺氧性晕厥发作。④术前避免头颅外伤。

（5）做好心导管及造影检查的护理：检查过程中严密观察病人伤口出血情况及血压、心率、心律、神志等。检查后观察伤口有无渗血，<u>导管拔除后穿刺部位压迫止血15~30分钟，沙袋压迫24小时</u>，观察肢体肤色，预防血栓形成。

小试身手 6.心导管检查术后，穿刺部位需按压止血

　A. 5~10分钟　　　　　B. 10~15分钟　　　　　C. 15~30分钟　　　　　D. 30~60分钟　　　　　E. 60~120分钟

（6）备皮、交叉配血、药物过敏试验，测量身高、体重、计算体表面积等。

2.术后护理

（1）循环系统护理

1）监测血压：动脉测压可连续观察动脉收缩压、舒张压和平均压。<u>动脉测压常选桡动脉插管测量。术后宜控制平均动脉压为70~90mmHg（9.3~12kPa）</u>并保持稳定。收缩压低于**80mmHg（10.67kPa）**或降至原先值的2/3即属低血压，应结合意识、尿量、末梢循环的情况给予处理。动脉测压时：①严格执行无菌操作，防止感染；②测压前调好零点；③严防空气进入造成空气栓塞；④观察穿刺部位有无肿胀、出血，导管有无脱落，远端皮肤颜色、温度等；⑤拔管后宜局部止血。

小试身手 7.体外循环术后有关动脉测压的护理中，**不正确**的是

　A. 控制平均动脉压为70~90mmHg（9.3~12kPa）

　B. 收缩压低于90mmHg（10.67kPa）或降至原先值的2/3时属低血压

C. 严格执行无菌操作

D. 测压前须调试好零点

E. 在测压、取血等操作中严防气栓形成

2）**监测心功能**：术后48小时内连续监测生命体征，每15分钟1次，平稳后改为每30分钟1次；观察左房压、右房压、肺动脉和肺动脉楔压。测压时应：①严格无菌操作；②保持管道通畅；③测压前调好零点；④预防导管断裂或导管接头脱落、出血；⑤咳嗽、呕吐、躁动、抽搐及用力时均影响结果，安静10~15分钟后再测；⑥拔管后局部压迫止血，监测心律、心率变化。

3）监测体温：术后体温低于35℃时应复温；体温逐渐升至常温时，及时撤除保暖措施并防止体温反跳。若体温升至39℃以上，可能是因致热原或多肽物质引起。术后体温升至38℃，应立即使用冰枕、冰敷或乙醇擦浴降温；若高达39℃以上，应给予药物降温，如阿司匹林0.5~1g加冰盐水50~100ml保留灌肠，或冰盐水加甘露醇灌肠。

4）**观察肤色、皮温**：密切观察病人皮肤颜色、温度、湿度、动脉搏动以及唇、甲床、毛细血管和静脉充盈情况。若指（趾）甲床由苍白变红润，提示组织灌注良好；发绀提示灌注不足、氧合不全。

（2）呼吸系统护理：心脏术后病人常规**机械通气**。

1）妥善固定气管插管，定时测量气管插管长度，防止气管移位或脱出。

2）密切观察呼吸频率、节律、深浅度，每15~30分钟听诊1次呼吸音。

3）监测呼吸功能：密切观察病人有无发绀、鼻翼扇动、点头或张口呼吸及神志情况。观察呼吸机是否与病人呼吸同步，监测动脉血气分析，根据结果调整呼吸机参数，潮气量为10~15ml/kg体重，氧浓度为50%，呼吸频率为11次/分。

4）保持呼吸道通畅，预防并发症：及时清除呼吸道分泌物、呕吐物。对坠积性肺炎者吸痰前将氧浓度调至70%以上。呼吸道分泌物多且黏稠者气管内滴入糜蛋白酶稀释痰液。吸痰动作轻柔，每次吸痰时间不超过15秒，以防机体缺氧；如心电图异常、血氧饱和度持续下降应停止吸痰。

5）气管导管气囊每4~6小时放气1次，防止长时间压迫引起黏膜糜烂、出血。

6）拔除气管插管后雾化吸入，减轻喉头水肿，指导病人深呼吸、有效咳嗽。

（3）**肾功能监护**：术后病人可出现少尿、无尿、高血钾、尿素氮及血肌酐升高等。术后应加强监护，护理措施为：①术后留置导尿管，每小时记录1次尿量，每4小时测尿pH值及比重；②维持尿量1ml/（kg·h），注意尿液颜色，有无血红蛋白尿等；③发生血红蛋白尿时静脉滴注5%碳酸氢钠以碱化尿液；④尿量减少时及时处理；⑤疑为肾衰竭者限制水和电解质摄入，严格记录出入量；控制橘子、香蕉、红枣等高钾食物摄入；⑥停止使用肾毒性药物，如发生急性肾衰竭，考虑做人工肾或透析治疗。

（4）心包、纵隔引流管的护理：①保持引流通畅，每2小时挤压1次；②每小时记录引流量、色与性质的变化；③**术后3~4小时内，若10岁以下小儿血性引流液>50ml/h，成年人>100ml/h，引流液呈鲜红色，有较多血凝块，伴血压下降、脉搏细速、躁动、出冷汗等，考虑为活动性出血**，应立即处理；④密切观察病情，监测有无心包压塞，一旦确诊为心包压塞、心包或胸腔内有活动性出血，应立即做好二次开胸止血的准备。

（5）**体位、活动与功能锻炼**：麻醉未清醒取平卧位、头偏向一侧。麻醉清醒后，生命体征平稳取半坐卧位。

小试身手 8.为了保持心包纵隔引流管的通畅，患者生命体征平稳，宜取

A. 平卧位　　　　B. 半坐位　　　　C. 头高脚低位　　　　D. 侧卧位　　　　E. 端坐位

根据病人心功能情况制定活动计划，术后第1天，鼓励病人坐起在床上活动；术后2~3天，视病情下床活动；拔除引流管后，可增加下床活动次数。大隐静脉-冠状动脉旁路移植术后2小时即可开始活动，抬高双下肢5~10次，做患侧下肢、脚掌、趾功能锻炼。

（6）**并发症的观察与护理**：常见并发症有出血、心律失常、心力衰竭、低心排综合征、感染、急性肾衰竭。一旦发生应积极处理。遵医嘱使用抗生素预防感染。

（7）神经系统监护：术后严密观察意识、瞳孔、运动及感觉功能。①对呼唤有反应且能遵指令做面部动作或活动肢体者，考虑无严重中枢神经系统损害；②神志不清、烦躁者考虑脑损害。

（8）出院指导

1）消化道护理：指导病人养成规律排便的习惯，防止便秘。

2）**活动与休息**：根据心功能情况逐渐增加活动量，术后1年内避免重体力劳动和剧烈运动。

3）自我监测：①有无气促、呼吸困难、发绀、胸痛、水肿、尿量减少；②定期检查血压、血糖和血脂；③注意体温变化；④防寒保暖，避免呼吸道感染，避免在湿热或寒冷的地方活动。

4）药物指导：①遵医嘱使用强心药物；②长期服用抗凝药物者注意监测凝血酶原时间，根据监测结果调整药物剂量；③如需做其他外科手术，应暂停抗凝药物；④除非有大出血危险，一般不用维生素K；⑤不使用阿司匹林类解热镇痛药；⑥注意观察有无出血倾向。

小试身手 9.风湿性瓣膜病患者行机械瓣膜置换后，需长期服用的药物是

A. 肝素　　　　B. 华法林　　　　C. 维生素K　　　　D. 利多卡因　　　　E. 阿司匹林

5）加强功能锻炼，定期复查。

参考答案

1.A　2.D　3.E　4.B　5.A　6.C　7.B　8.B　9.B

第三十五章　泌尿、男性生殖系统疾病的主要症状和检查

统领全局—考试大纲

1. 掌握泌尿、男性生殖系统疾病的主要症状，如排尿异常、尿液异常及其他症状。
2. 掌握泌尿、男性生殖系统疾病的辅助检查，如实验室检查、器械检查、影像学检查及其他检查。

第一节　主要症状

浪里淘沙—核心考点

一、排尿异常

1. **尿频**　是指排尿次数增多但每次尿量减少，因泌尿、生殖道炎症，膀胱结石，前列腺增生引起。
2. **尿急**　是指有尿意即迫不及待要排尿且难以自控，但尿量很少。多见于下尿路急性炎症或膀胱容量显著减少者。
3. **尿痛**　是指排尿时感到尿道疼痛有烧灼感，针刺样痛感，亦为炎症表现。

> 锦囊妙记：尿频、尿急和尿痛统称为尿路刺激征，多见于泌尿感染（急性膀胱炎）。

4. **排尿困难**　是指尿液不能通畅排出，因膀胱以下尿路梗阻引起。
5. **尿潴留**　分为急性与慢性尿潴留。急性尿潴留常见于膀胱颈部以下尿路梗阻，病人突然不能排尿，尿液潴留于膀胱内。常由腹部、会阴部手术后引起。慢性尿潴留常见于膀胱颈部以下尿路不完全性梗阻或神经源性膀胱，表现为膀胱充盈、排尿困难，可无疼痛或仅感轻微不适。
6. **尿失禁**　是指尿液不受控制而自主排出。分为4种类型：
（1）真性尿失禁（又称完全性尿失禁）：因外伤、手术、先天性疾病导致膀胱颈和尿道括约肌受损。
（2）压力性尿失禁：当腹内压突然增加如咳嗽、打喷嚏、大笑时，尿液不随意流出。多见于经产妇。
（3）充溢性尿失禁（又称假性尿失禁）：是指膀胱功能完全失代偿，膀胱过度充盈，压力增高而引起尿液不断溢出。见于各种原因引起的慢性尿潴留。
（4）急迫性尿失禁：严重的尿频、尿急而膀胱不受意识控制而发生尿液排空，见于严重的膀胱感染。

> 锦囊妙记：真性尿失禁是指排尿中枢受损，膀胱内尿液全部流出，膀胱始终处于空虚状态；压力性尿失禁是指腹内压增高引起尿液不自主流出；充溢性尿失禁是指压力增高引起尿液不断溢出，但膀胱始终呈胀满状态。

小试身手 1. 前列腺增生尿潴留后，尿液从尿道口溢出，称为
A. 松弛性尿失禁　　　B. 压力性尿失禁　　　C. 充溢性尿失禁　　　D. 神经性尿失禁　　　E. 痉挛性尿失禁

小试身手 2. 当腹压突然增加时尿液不自主流出，称为
A. 真性尿失禁　　　B. 压力性尿失禁　　　C. 充盈性尿失禁　　　D. 急迫性尿失禁　　　E. 膀胱刺激症状

小试身手 3. 前列腺肥大引起尿液外流称为
A. 真性尿失禁　　　B. 压力性尿失禁　　　C. 充溢性尿失禁　　　D. 急迫性尿失禁　　　E. 麻痹性尿失禁

二、尿液异常

1. **血尿**　尿液中含有血液。
（1）镜下血尿：是指离心后每高倍视野红细胞超过3个。多见于泌尿系慢性感染、结石、急慢性肾炎及肾下垂。
（2）肉眼血尿：是指肉眼能见到血色的尿。1000ml尿中含1ml血液即为肉眼血尿。常见于泌尿系肿瘤、急性膀胱炎、急性前列腺炎、膀胱结石或创伤等。肉眼血尿可分为：①初始血尿：提示病变在尿道。②终末血尿：提示病变在膀胱颈部、三角区或后尿道。③全程血尿：提示病变在膀胱及其以上部位。

小试身手 （4~5题共用备选答案）
A. 全程血尿　　　B. 初始血尿　　　C. 终末血尿　　　D. 镜下血尿　　　E. 血红蛋白尿
4. 患者前尿道损伤后多见
5. 患者肾挫伤后多见

2. **脓尿**　是指离心尿每高倍视野白细胞超5个以上。尿路感染时大量增多，成堆出现。
3. **乳糜尿**　尿液中含乳糜或淋巴液，可混有大量脂肪、蛋白质、红白细胞及纤维蛋白原。常见于丝虫病。
4. **晶体尿**　在各种因素影响下，尿中有机或无机物质沉淀结晶，形成晶体尿。常见于尿液中盐类过饱和状态时，有时呈石灰水样，静置后有白色沉淀物。
5. **少尿或无尿**　每日尿量少于400ml为少尿；少于100ml为无尿。

三、其他症状

1. 尿道分泌物　尿道有分泌物时可自行流出。黄色、黏稠脓性分泌物见于急性淋菌性尿道炎。少量白色或无色稀薄分泌物由支原体、衣原体引起的非淋菌性尿道炎，血性分泌物提示尿道癌。

2. 疼痛　为常见症状。

3. 肿块　有时泌尿生殖系统疾病仅以肿块为表现。

4. 性功能症状　男性表现为性欲异常、勃起功能障碍、射精功能障碍。

第二节　辅助检查

浪里淘沙—核心考点

一、实验室检查

1. 尿液检查

（1）尿常规：以新鲜晨尿为宜，尿标本及时送检。尿比重为1.010~1.030，尿糖阴性，含有极微量蛋白（40~80mg/d）。尿液蛋白含量每日超过150mg即为蛋白尿。新鲜尿液离心沉淀后，取尿沉渣做显微镜检查，观察有无红细胞、白细胞、脓细胞、细菌及管型。正常尿液不含管型，偶见透明管型。

（2）尿液生化检查：留取24小时尿液，测定钾、钠、钙、磷、尿素氮、肌酐、肌酸。

（3）尿细菌学检查：用于尿路感染，可明确感染菌类型及对药物的敏感性。

（4）尿细胞学检查：连续3天留取新鲜尿进行沉渣涂片检查，阳性提示患泌尿系统移行细胞肿瘤。

（5）尿中内分泌物质测定：严格收集24小时尿液，存放在清洁容器内，放置阴凉处，排尿前容器内加入防腐剂。送检前将24小时尿液混匀，测量总量，留100ml及时送检。尿中内分泌物质测定包括：①尿17-羟类固醇和17-酮类固醇测定：协助诊断肾上腺疾病。②尿儿茶酚胺和3-甲氧基-4-羟基苦杏仁酸测定：收集儿茶酚胺尿标本期间不宜进食有荧光反应的物质。③尿醛固酮测定：收集标本前7天停服激素类药物，前3天停用药物及水果糖、咖啡等。

（6）尿三杯试验　用于判断镜下血尿或脓尿的来源和病变部位。以排尿初期的5~10ml尿为第1杯，排尿最后的5~10ml为第3杯，中间部分为第2杯。

2. 肾功能检查

（1）尿比重测定：是判断肾功能最简便的方法，正常尿比重为1.010~1.030。肾功能受损时肾浓缩功能减退，尿比重降低。

（2）血肌酐和血尿素氮测定：可判断病情和预后，其增高程度与肾实质损害程度成正比。

（3）内生肌酐清除率（Ccr）：反映肾小球滤过率，并可判断肾小球滤过功能。内生肌酐清除率是肾功能损害的早期指标。成年人内生肌酐清除率正常值为80~110ml/min，低于80ml/min提示滤过功能下降。

3. 血液中激素测定

（1）血浆皮质醇测定：血浆皮质醇早晨6~8时最高（10~25mg/L），晚10时至凌晨2时最低（2~5mg/L），呈U形分布。增高见于肾上腺皮质功能亢进、异位产生ACTH肿瘤，且昼夜分泌节律性消失。单纯性肥胖皮质醇增高，但无正常昼夜分泌节律改变。降低见于肾上腺皮质功能减退，且对ACTH兴奋无反应。

（2）血浆醛固酮测定：正常值为卧位基础值（8.37±2.7）μg/L，立位刺激值（13.64±7.51）μg/L。原发性醛固酮增多症醛固酮含量超过正常值的2.8~4.2倍。留取血标本时注明时间及体位。

（3）血浆儿茶酚胺测定：包括多巴胺、去甲肾上腺素、肾上腺素。肾上腺素（0.05±0.03）μg/L，去甲肾上腺素（0.2±0.08）μg/L。嗜铬细胞瘤释放儿茶酚胺数值变化较大。

（4）肾素（PRA）-血管紧张素Ⅱ（AT-Ⅱ）：肾性高血压时基础值升高。

（5）血浆睾酮：男性（570±156）μg/L，女性（59±22）μg/L。原发性睾丸功能减退和无睾丸症的睾酮水平明显降低，继发性睾丸功能减退时睾酮水平减低或正常。

4. 前列腺液检查　经直肠指检按摩前列腺，收集由尿道口流出的前列腺液。正常前列腺液白细胞数每高倍视野不超过10个。白细胞数每高倍视野大于10个，提示前列腺炎。

5. 前列腺特异性抗原（PSA）　血清正常值小于4ng/ml。定量测定PSA可作为前列腺癌早期诊断指标。当PSA>10ng/ml时，无论直肠指检是否正常都应高度怀疑前列腺癌。前列腺指诊会导致PSA增高，一般应在指诊后2周检查。

6. 精液检查　有助于男性不育症的诊断。检查前5天内应无排精。经手淫或性交体外排精收集标本，排精后20分钟内送检，送检途中温度保持在25~35℃，避免瓶子倒置，以免影响精子活性。检查内容包括量、颜色、酸碱度、稠度、精子状况及精液生化测定。

二、器械检查

1. 导尿　测定膀胱容量、压力、残余尿，注入造影剂，确定有无膀胱损伤，尿道有无狭窄或梗阻。

2. 尿道扩张术　探测尿道有无狭窄及狭窄部位和程度；探测尿道及膀胱内有结石；扩张尿道进行治疗，两次尿道扩张的间隔时间不少于3天。

3. 尿道膀胱镜检查及输尿管插管　可直接窥视尿道及膀胱内有无病变，通过膀胱镜可取活体组织做病理检查、钳取异物、破碎结石。

4.经尿道输尿管肾镜检查　在椎管麻醉下，将输尿管肾镜经尿道、膀胱置入输尿管及肾盂。直视窥视输尿管、肾盂内有无病变。在直视下取石、碎石，切除或电灼肿瘤，取活体组织检查。

5.经皮肾镜检查　可完成肾、输尿管上段结石、肾内异物取出；肾盂或肾盏内占位性病变的诊断；肾上皮肿瘤的检查、活检、电灼及切除等；治疗肾盂输尿管交接处狭窄等。

三、影像学检查

1.X线检查

（1）肾、输尿管及膀胱（KUB）平片：是泌尿系统常用的检查方法。摄片前须做好肠道准备，清除肠道内积气和粪便，以确保平片质量。

（2）静脉尿路造影（IVU）：造影前做碘过敏试验，阴性者做肠道准备，禁饮水6~12小时，使尿液浓缩，增加尿路造影剂浓度。禁忌证为妊娠及肾功能严重损害。

（3）逆行肾盂造影：能清晰显示肾盂、输尿管形态。适用于禁忌做排泄性尿路造影或显影不清时。禁忌证为急性尿路感染及尿道狭窄。

（4）经皮肾穿刺造影：在B超引导下经皮穿刺进入肾盂，注入造影剂，显示上尿路形态。

（5）膀胱造影和排泄性膀胱尿道造影：经导尿管注入10%~15%有机碘造影剂150~200ml。可显示膀胱形态、膀胱憩室、膀胱瘘，较大的膀胱肿瘤可显示充盈缺损。排泄性膀胱尿道造影可显示尿道病变及膀胱输尿管回流。

（6）肾动脉造影：经股动脉穿刺插管行腹主动脉-肾动脉造影可显示双肾（肾上腺）动脉、腹腔动脉及其分支。

（7）CT：CT平扫或对比增强扫描可确定肾损伤范围和程度，协助诊断肾上腺、肾、膀胱、前列腺等部位肿瘤。

（8）MRI：对泌尿、男性生殖系肿瘤的诊断和分期、肾囊肿性质鉴别、肾上腺肿瘤的诊断等，能提供比CT更为可靠的证据。

2.超声波检查　B超检查方便、无创伤，能显示各器官不同轴线及不同深度的断层图像，动态观察病情进展。

四、其他检查

1.直肠指检　是前列腺的一个重要检查手段。检查前嘱病人排空膀胱，病人取膝胸位，也可取直弯腰位（腹部靠近检查台一侧弯腰接受检查）。体弱或重病者取仰卧位或侧卧位接受检查。检查者戴好手套，涂抹润滑剂，用示指在肛门处轻轻按揉后缓慢进入直肠深部进行检查。检查内容包括前列腺大小、形态、硬度、活动度、表面是否光滑，有无结节或压痛。

2.前列腺穿刺活检　主要用于诊断前列腺癌。

3.尿动力学测定　为排尿功能障碍性疾病的病因分析、治疗方法选择及评价疗效提供依据。

参考答案

1.C　2.B　3.C　4.B　5.A

第三十六章　泌尿系统损伤病人的护理

1. 掌握肾损伤、膀胱损伤、尿道损伤的病因病理。
2. 熟练掌握肾损伤、膀胱损伤、尿道损伤的临床表现。
3. 掌握肾损伤、膀胱损伤、尿道损伤的辅助检查和治疗要点。
4. 熟练掌握肾损伤、膀胱损伤、尿道损伤的护理措施。

第一节　肾损伤

浪里淘沙—核心考点

一、病因病理

肾损伤分为开放性和闭合性损伤。开放性损伤多因锐器(刀刃、枪弹、弹片等)直接贯穿所致，常伴胸腹部损伤，有创口与外界相通；**闭合性损伤**因直接或间接暴力致肾或肾蒂损伤，其中闭合性肾损伤为多见。

根据损伤程度，肾损伤分为肾挫伤、肾部分裂伤、肾全层裂伤、肾蒂损伤。肾蒂损伤可引起大出血、休克致死亡。

二、临床表现

1. **休克**　重度肾损伤或合并其他脏器损伤时，因严重失血引起休克。
2. **血尿**　**出血是肾损伤的常见症状**，肾挫伤时血尿轻微，严重肾裂伤可见大量肉眼血尿。血尿与损伤程度不成正比，血块堵塞输尿管、肾盂或输尿管断裂、肾蒂血管断裂，血尿可不明显。损伤后第2、3周，可因感染或过早下床活动而继发血尿。

小试身手　1. 肾损伤的常见症状是
A. 休克　　　　　B. 血尿　　　　　C. 疼痛　　　　　D. 腰部肿块　　　　　E. 发热

3. **疼痛**　肾包膜下血肿、肾包膜张力增加、肾周围软组织损伤、出血或尿外渗引起患侧腰腹部疼痛。血块通过输尿管时引发同侧肾绞痛。血液或尿液渗入腹腔或合并腹内脏器损伤时，出现全腹疼痛和腹膜刺激征。
4. **腰腹部肿块**　肾周围血肿和尿外渗形成局部肿块，有明显触痛和肌强直。
5. **感染**　血肿及尿外渗继发感染并形成肾周脓肿或化脓性腹膜炎并伴全身中毒症状，严重者可并发感染性休克。

小试身手　2. 患者，男性，32岁。因右腰部撞击伤后伴右腰部疼痛2小时入院。查体：右腰部可扪及包块，肉眼血尿，神志淡漠，脉搏细速，血压80/60mmHg，应初步考虑为
A. 急性腹膜炎　　　B. 尿道损伤　　　　C. 膀胱损伤　　　　D. 肾损伤　　　　E. 尿潴留

三、辅助检查

1. 实验室检查
(1)尿液检查：**血尿是诊断肾损伤的重要依据**。尿常规检查可见大量红细胞。
(2)血液检查：血红蛋白与血细胞比容持续下降提示活动性出血。白细胞计数增加提示感染。
2. 影像学检查
(1)B超检查：可了解肾损害的程度及对侧肾情况。
(2)CT：可显示肾皮质裂伤、尿外渗和血肿范围，了解肾与周围组织和腹腔脏器的关系。
(3)排泄性尿路造影：可评估肾损伤的范围、程度和对侧肾功能。

四、治疗要点

肾损伤的治疗目的是保存肾功能和降低死亡率。
1. 紧急处理　大出血休克者迅速输血，确定有无合并其他脏器损伤，做好手术探查准备。
2. 非手术治疗　绝对卧床休息，密切观察生命体征、**血尿颜色**和腰腹部肿块的变化，及时补充血容量，使用抗生素预防感染，使用止痛、镇静和止血药物。
3. 手术治疗　包括肾修补、肾部分切除或肾切除术；血或尿外渗引起肾周脓肿时行肾周引流术。

小试身手　3. 可采取非手术治疗的肾损伤是
A. 肾蒂裂伤　　　　　　　　B. 肾挫伤　　　　　　　　C. 肾全层裂伤
D. 严重肾裂伤　　　　　　　E. 肾损伤合并腹内脏器损伤

五、护理措施

1. **休息**　绝对卧床休息2~4周，过多过早离床活动有可能致再度出血。

小试身手 4.肾损伤患者须绝对卧床休息的时间为

 A.1~2周   B.2~4周   C.5~6周   D.休克纠正后   E.血尿消失后

 2.严密监测血压、脉搏、呼吸、神志及全身症状 肾为实质性脏器，质地脆弱，血流丰富，故**开放性肾损伤约85%合并休克**，闭合性肾损伤约40%合并休克。

 3.病情观察

 （1）**动态观察血尿颜色，若颜色逐渐加深提示出血加重。**

 （2）准确测量并记录腰腹部肿块大小、观察腹膜刺激征，以判断渗血渗尿情况。

 （3）动态监测血红蛋白和血细胞比容，以了解出血情况。

 （4）定时观察体温和血白细胞计数，判断有无继发感染。

 4.观察疼痛部位和程度 患侧躯体或上腹部出现钝痛，由肾被膜张力增加或软组织损伤所致。尿液、血液渗入腹腔或同时有腹内脏器损伤，可出现腹部疼痛及腹膜刺激征。

 5.维持水、电解质平衡 及时输液，维持足够尿量，如病情许可鼓励病人经口摄入；使用止血药物，控制出血。根据病情及时补充血容量，预防休克。

 6.有手术指征者在抗休克的同时积极进行术前准备。危重病人尽量少搬动，以免加重损伤和休克。

 7.健康教育

 （1）大部分肾挫裂伤病人经非手术治疗可治愈。肾组织脆弱，损伤后4~6周挫裂伤才趋于愈合，因此病人须绝对卧床休息，**过早活动易使血管内凝血块脱落，发生继发性出血。**恢复后3个月不宜干重体力劳动，不宜做剧烈运动。

 （2）多饮水，保持尿路通畅，减少尿液对损伤创面的刺激。

 （3）观察尿液颜色、排尿通畅程度及患侧肾有无胀痛。

 （4）血尿停止，肿块消失，**5年内定期复查。**

 （5）严重损伤致肾脏切除后，**嘱病人应注意保护对侧肾脏。**

第二节　膀胱损伤

浪里淘沙—核心考点

一、病因

 1.开放性损伤 由锐器或子弹贯通所致。

 2.闭合性损伤 膀胱充盈时下腹部遭受撞击、挤压等暴力。

 3.医源性损伤 因下腹部或盆腔手术、妇产科手术、腔镜手术室检查等引起。

二、病理

 1.膀胱挫伤 损伤限于黏膜或肌层，未穿透膀胱壁，局部出血或形成血肿，出现血尿。

 2.膀胱破裂 分腹膜内型、腹膜外型和混合型。**腹膜内型**为膀胱壁与覆盖的腹膜一并破裂，尿液流入腹腔，引起**腹膜炎**。**腹膜外型**为膀胱壁破裂，但腹膜完整，尿液外渗到膀胱周围组织及耻骨后间隙，引起**腹膜外盆腔炎或脓肿**。混合型常合并多脏器损伤，火器或利器所致穿通伤，死亡率高。

三、临床表现

 1.**休克** 骨盆骨折合并大出血，膀胱破裂致尿外渗或腹膜炎，引发休克。

 2.腹痛和腹膜刺激症状 腹膜内破裂时，尿液流入腹腔引起全腹压痛、反跳痛及肌紧张，移动性浊音（+）。腹膜外破裂时下腹部疼痛，压痛及肌紧张。膀胱壁轻度挫伤仅有下腹部疼痛和少许终末血尿。

 3.血尿和排尿困难 因尿液流入腹腔或膀胱周围，病人有尿意但不能排出或仅排出少量血尿。

 4.尿瘘 膀胱破裂与体表、直肠或阴道相通时，引起伤口漏尿、膀胱直肠瘘或膀胱阴道瘘。

四、辅助检查

 1.导尿试验 膀胱破裂时导尿管虽可插入膀胱，但仅流出少量血尿。经导尿管注入灭菌生理盐水200~300ml，片刻后吸出，若液体进出量差异很大，提示膀胱破裂。

小试身手 5.患者，男性，30岁，下腹部外伤3小时，出现小腹隐痛伴排尿困难。试插导尿管可以顺利进入膀胱，注入200ml生理盐水后抽出不足150ml。应首先考虑为

 A.前尿道断裂   B.后尿道断裂   C.膀胱破裂   D.膀胱并尿道损伤   E.输尿管损伤

 2.X线检查 腹部平片可显示骨盆骨折。自导尿管注入15%泛影葡胺300ml后拍片，如造影剂外漏提示膀胱破裂。

小试身手 6.患者不慎跌倒后出现下腹部疼痛，排尿困难。经导尿流出少量终末血尿。最有可能的临床诊断是

 A.肾裂伤   B.膀胱挫伤   C.膀胱破裂   D.前尿道损伤   E.后尿道损伤

 3.CT 可发现膀胱血肿，增强后延迟扫描也可发现造影剂外渗现象。

五、治疗要点

1. 紧急处理　对严重损伤、出血导致休克者积极抗休克治疗。膀胱破裂应尽早使用抗生素预防感染。
2. 非手术治疗　膀胱挫伤或较小的膀胱破裂，膀胱造影时仅有少量尿外渗，留置导尿管持续引流尿液7~10天，破口可愈合。

小试身手 7. 膀胱破裂非手术治疗至少留置导尿管的时间是

A. 3天　　　　B. 5天　　　　C. 7天　　　　D. 14天　　　　E. 21天

3. 手术治疗　伴出血、尿外渗且病情严重者考虑手术治疗。

六、护理措施

1. 对膀胱挫伤的病人做好尿液观察及导尿管护理。
2. 对膀胱破裂的病人做好抗休克治疗，术后做好造瘘管护理。

第三节　尿道损伤

浪里淘沙—核心考点

一、病因

1. 开放性损伤　因弹片、锐器伤引起。
2. 闭合性损伤　多为挫伤或撕裂伤，因外来暴力引起。会阴骑跨伤可引起尿道球部损伤。骨盆骨折可引起膜部尿道损伤。经尿道器械操作不当可引起球膜部交界处尿道损伤。

小试身手 8. 患者，男，40岁。夜间走路不慎，一条腿滑入阴沟中，会阴部骑跨沟沿上，尿道口流血，导尿失败，诊为尿道损伤。伤及的部位是

A. 前列腺部　　B. 尿道膜部　　C. 尿道球部　　D. 阴茎体部　　E. 尿道外口

二、病理和分类

1. 尿道挫伤　尿道内层损伤，阴茎筋膜完整，仅表现为水肿和出血，可自愈。
2. 尿道裂伤　尿道壁部分全层断裂，尿道周围血肿和尿外渗，愈合后出现瘢痕性尿道狭窄。
3. 尿道断裂　尿道完全离断，断端退缩、分离，血肿和尿外渗明显，发生尿潴留。
4. 尿外渗　①尿道球部损伤时会阴、阴茎、阴囊和下腹壁肿胀淤血。②骨盆骨折致尿道膜部断裂时，骨折端及盆腔血管丛损伤引起大出血，尿液外渗至耻骨后间隙和膀胱周围，若同时有耻骨前列腺韧带撕裂，则前列腺向后上方移位。

小试身手 9. 以下哪项**不属于**尿道损伤的类型

A. 尿道挫伤　　B. 尿道裂伤　　C. 尿道狭窄　　D. 尿道断裂　　E. 尿外渗

三、临床表现

1. **休克**　骨盆骨折致后尿道损伤，可引起休克。
2. **疼痛**　尿道球部损伤时会阴部肿胀、疼痛，排尿时加重。后尿道损伤疼痛可放射至肛门周围、耻骨后及下腹部，伴骨盆骨折时移动会加重疼痛。
3. 尿道出血　前尿道破裂时尿道外口流血，后尿道破裂时无尿道口流血或仅少量血液流出。
4. 排尿困难　尿道挫裂伤因局部水肿或括约肌痉挛，出现排尿困难。尿道断裂时可发生尿潴留。
5. 血肿及尿外渗　尿道膜部损伤引起尿生殖膈撕裂时会阴、阴囊出现血肿及尿外渗，并发感染时出现全身中毒症状。

四、辅助检查

1. **导尿**　检查尿道是否完整、连续。若能顺利进入膀胱提示尿道连续而完整。
2. X线检查　骨盆前后X线位片显示骨盆情况及是否存在异物。尿道造影可确定损伤部位及造影剂有无外渗。

五、治疗原则

1. **紧急处理**　严重损伤合并休克者首先抗休克治疗。骨盆骨折病人须平卧，勿随意搬动，以免加重损伤。尿潴留不宜导尿或未能立即手术者行耻骨上膀胱穿刺或造瘘术。
2. 非手术治疗　排尿困难者应首先在严格无菌条件下试插导尿管，如试插成功留置导尿管2周左右作为支架，促进尿道愈合。
3. 手术治疗　后尿道和前尿道部分及完全断裂先试插导尿管，若不成功再考虑手术治疗。

六、护理措施

1. 密切观察生命体征，预防休克。

2. **术后留置导尿管 2~4 周**，促进尿道修复。留置导尿管期间做好导尿管护理。

`小试身手` 10. 尿道损伤患者术后应留置导尿管

A. 5~7 天　　　　　　　B. 7~10 天　　　　　　　C. 1~2 周　　　　　　　D. 2~4 周　　　　　　　E. 3~4 周

3. 因病人卧床时间长，为保持大便通畅，术后第 3 天服用缓泻剂。

4. **病人拔除导尿管后，根据需要定期做尿道扩张术。**先每周 1 次，持续 1 个月后逐渐延长间隔时间。

`小试身手` 11. 防止尿道狭窄最好的办法是

A. 理疗　　　　　　　　　　　B. 多饮水　　　　　　　　　　　C. 使用抗生素

D. 多使用肾上腺皮质激素　　　E. 定期尿道扩张

参考答案

1.B　2.D　3.B　4.B　5.C　6.B　7.C　8.C　9.C　10.D　11.E

第三十七章 泌尿系统结石病人的护理

统领全局—考试大纲

1. 掌握泌尿系结石的病因病理。
2. 熟练掌握上尿路结石与膀胱结石的临床表现。
3. 掌握上尿路结石与膀胱结石的辅助检查和治疗要点。
4. 熟练掌握泌尿系结石病人的护理评估和护理措施。

第一节 概 述

浪里淘沙—核心考点

一、病因

1. 流行病学因素 性别、年龄、职业、饮食、水分摄入量、气候、代谢、遗传等因素与尿路结石有关。

2. 尿液因素

（1）形成结石的物质排出过多：尿钙、草酸或尿酸排出增加。

（2）尿pH改变：酸性尿中易形成尿酸结石和胱氨酸结石，碱性尿中易形成磷酸镁铵结石和磷酸钙结石。

（3）尿中抑制结石形成的物质不足：尿液中枸橼酸、焦磷酸盐、酸性黏多糖等可抑制晶体形成和聚集，上述物质减少可促使结石形成。

（4）尿液浓缩：尿量减少致尿液浓缩，尿中盐类和有机物质浓度相对升高。

3. 泌尿系局部因素

（1）尿路梗阻：晶体或基质沉积，尿液滞留继发尿路感染加剧结石形成。

（2）尿路感染：细菌、感染产物及坏死组织可为结石成分。

（3）尿路异物：尿路内有不吸收缝线、长期留置的导管，可促使尿液中基质和晶体黏附，继发感染而形成结石。

4. 药物相关因素 药物引起的肾结石占1%~2%。

二、病理

1. 梗阻 结石在各个部位都能造成梗阻以上系统积水。

2. 局部损伤 结石造成移行上皮水肿、增生、溃疡，最终诱发恶性变。

3. 感染 最常见是大肠埃希菌引起的感染。

第二节 上尿路结石

浪里淘沙—核心考点

一、临床表现

主要表现是与活动有关的疼痛和血尿，其程度与结石部位、大小及有无损伤、感染、梗阻等有关。

1. 疼痛 肾结石可引起肾区疼痛伴肋脊角叩痛。肾盂内大结石及肾盏结石，可无明显症状。结石活动或引起输尿管完全性梗阻时出现肾绞痛。

2. 血尿 为结石损伤黏膜所致，病人活动或肾绞痛后出现肉眼或镜下血尿，以镜下血尿为主。

小试身手 1. 肾和输尿管结石的主要症状是

A. 无痛性肉眼血尿　　B. 肾绞痛和血尿　　C. 尿频、尿痛　　D. 排尿困难　　E. 尿失禁

小试身手 2. 上尿路结石的血尿特点是

A. 镜下血尿　　　　B. 肉眼全血尿　　　　C. 疼痛后血尿　　　　D. 血尿后疼痛　　　　E. 无症状血尿

3. 恶心、呕吐 输尿管结石引起尿路梗阻时，输尿管管腔内压力增高，管壁局部扩张、痉挛和缺血。由于输尿管与肠有共同的神经支配而导致恶心、呕吐，常与肾绞痛伴发。

4. 其他症状 结石引起肾积水时，肾脏肿大；继发急性肾盂肾炎或肾积脓时，出现发热、畏寒、脓尿、肾区压痛。双侧上尿路完全性梗阻出现无尿。

二、辅助检查

1. 实验室检查

（1）尿液检查：镜下血尿，合并感染时有脓细胞。尿液生化检查测定钙、磷、尿酸、草酸等。

（2）血液分析：监测血钙、尿酸和肌酐等的水平。

（3）结石成分分析：是制定预防措施的依据。

2. 影像学检查

（1）**泌尿系X线平片：90%以上的结石能在正侧位平片中发现。**

> 锦囊妙记：骨折、气胸、肠梗阻、泌尿系结石、胃肠穿孔等均首选X线。

（2）排泄性尿路造影：可显示尿路形态和肾功能改变，有无结石形成的局部因素。

（3）B超检查：能发现小结石和透X线结石，还能显示肾结构改变和肾积水等。

（4）逆行肾盂造影：常适用于其他方法不能确诊时。

3. 输尿管肾镜检查　适用于其他方法不能确诊或同时进行治疗时。

三、治疗要点

根据结石大小、数目、位置、肾功能和全身情况选择治疗方案。

1. **非手术治疗**　适用于结石直径小于0.6cm，光滑、无尿路梗阻或感染、肾功能正常者。

（1）**止痛**：肾绞痛发作时使用止痛药物，如注射阿托品、哌替啶等缓解肾绞痛。

（2）**大量饮水**：每日饮水2500~3000ml，**保持每日尿量在2000ml以上**，促进结石排出。

（3）控制感染：感染性结石需控制感染。根据尿细菌培养及药物敏感试验选择抗生素。

（4）调节尿pH：根据结石成分碱化或酸化尿液，口服枸橼酸钾或氯化铵等。

（5）饮食调节：根据结石成分调节饮食。

（6）中西医结合疗法：包括中西药、解痉、利尿、针刺等，促进排石。

（7）影响代谢的药物：别嘌醇可降低尿酸含量。

2. **体外冲击波碎石（ESWL）**　在B超引导下将冲击波聚焦于结石使之粉碎，然后随尿流排出体外。大多数上尿路结石适用此法，**最适宜于直径<2.0cm的肾结石及输尿管上段结石。两次治疗间隔时间以10~14天为宜。**

> 锦囊妙记：体外冲击波碎石除了粉碎结石外，还会对正常的输尿管造成损伤，因此两次治疗应间隔一段时间（10~14天）。

小试身手 3. 体外冲击波碎石（ESWL）两次治疗的间隔时间为

A. 3天　　　　　B. 5天　　　　　C. 7天　　　　　D. 9天　　　　　E. 10~14天

3. 手术治疗

（1）非开放手术：①输尿管肾镜取石或碎石术：适用于肥胖、结石硬、停留时间长而不能用ESWL的中下段输尿管结石。②经皮肾镜取石或碎石术：适用于直径>2.5cm的肾盂结石及有症状的肾盏结石，可与ESWL联合应用治疗复杂性肾结石。

（2）开放手术：结石远端存在梗阻、部分泌尿系畸形、结石嵌顿紧密及非手术治疗失败、肾积水感染严重或病肾无功能等需考虑开放手术治疗。

第三节　膀胱结石

浪里淘沙—核心考点

一、临床表现

主要症状是**膀胱刺激症状**，如尿频、尿急和尿痛。**典型症状是排尿突然中断**，并感疼痛，常放射至阴茎头部和远端尿道，变换体位后又能排尿。**常有终末血尿**，合并感染时出现脓尿。**直肠指诊可扪及较大结石。**

小试身手 4. 膀胱结石最典型的症状是

A. 尿频　　　　　B. 尿急　　　　　C. 排尿终末痛　　　　　D. 排尿中断　　　　　E. 脓尿

小试身手 5. 膀胱结石的典型临床表现是

A. 尿流中断　　　　　B. 肉眼血尿　　　　　C. 尿痛　　　　　D. 脓尿　　　　　E. 无尿

二、辅助检查

1. X线平片可显示大多数结石。

2. B超检查可显示结石声影。

3. 膀胱镜检查可直接观察结石，并可发现膀胱病变。

三、治疗原则

手术去除结石，治疗病因。膀胱严重感染时使用抗生素。多数结石可经膀胱镜机械、超声或弹道气压碎石。小儿及膀胱感染严重者采用耻骨上膀胱切开取石。

第四节 护 理

浪里淘沙—核心考点

一、护理评估

1.术前评估

（1）健康史

1）一般资料：评估流行病学资料。

2）既往史：有无泌尿系梗阻、感染和异物史，有无甲亢、痛风、肾小管性酸中毒、长期卧床病史。

（2）身体状况

1）局部状况：疼痛性质、部位，有无血尿、膀胱刺激症状和尿路感染。

2）全身状况：肾功能及营养状况。

3）辅助检查情况：实验室、影像学检查结果。

（3）心理和社会支持状况：病人对疾病相关知识的认知程度和心理承受能力。

2.术后评估

（1）康复状况：结石排出和尿液引流情况，切口情况，有无尿路感染。

（2）肾功能状态：尿路梗阻解除程度，肾积水和肾功能恢复情况，残余结石对泌尿系的影响。

（3）心理和认知状况：病人对术后护理的配合及有关知识的掌握情况。

（4）预后判断：评估尿石症的预后和复发的可能性。

二、护理措施

1.非手术治疗

（1）**大量饮水**，**每日饮水量2500~3000ml**，维持尿量2000ml以上，稀释尿液可延缓结石形成并防止结石复发。合并感染时尿量多可促进引流，有利于感染控制。

（2）当结石合并感染时，观察体温及全身情况，遵医嘱使用抗生素。

（3）肾绞痛者卧床休息，深呼吸，放松肌肉以减轻疼痛。**遵医嘱给予解痉止痛药**。

（4）体外冲击波碎石治疗后，注意观察排尿情况及尿液性状，**注意碎石排出情况**，**宜用过滤网过滤尿液**。对于巨大肾结石体外冲击波碎石后嘱病人**向患侧躺48~72小时**，以后逐渐间断起立，以防碎石屑快速排出形成石街。

小试身手 6.巨大肾结石体外冲击波碎石后应

A.平卧位24小时   B.患侧卧位24~48小时   C.健侧卧位24~48小时

D.患侧卧位48~72小时   E.健侧卧位48~72小时

（5）根据结石成分指导病人合理饮食。

2.手术治疗

（1）术前护理：遵医嘱使用抗生素控制感染。了解疼痛部位、性质，观察血尿情况及有无结石排出。输尿管切开取石的病人，术前1小时摄腹平片定位结石。拍摄后保持定位时体位。

（2）术后护理：注意伤口及引流管护理，肾盂造瘘管不常规冲洗，以免引起感染。勿压迫、冲洗、折叠。**肾实质切开取石及肾部分切除的病人，绝对卧床2周，以减轻肾损伤，防止复发出血**。耻骨上膀胱切开取石术后保持切口清洁干燥，及时更换敷料。

小试身手 7.肾实质切开取石及肾部分切除的患者，应绝对卧床

A.1周   B.2周   C.3周   D.4周   E.5周

3.健康教育

（1）大量饮水：以增加尿量，稀释尿液，减少晶体沉积。成年人每日尿量维持在2000ml以上，睡前及半夜饮水效果更好。

（2）解除局部因素：尽早解除尿路梗阻、感染、异物，减少结石形成。

（3）饮食指导：根据结石成分调节饮食。**含钙结石者**食用纤维丰富食物，限制含钙、草酸成分多的食物，**避免大量摄入动物蛋白、精制糖和动物脂肪**。**浓茶、菠菜、番茄、土豆、芦笋等含草酸量高**。**牛奶、奶制品、豆制品、巧克力、坚果含钙量高**。尿酸结石者不宜进食含嘌呤高的食物，如动物内脏。

小试身手 8.输尿管结石患者若为含钙结石，宜多食用

A.韭菜   B.菠菜   C.土豆   D.坚果   E.牛奶

小试身手 9.草酸钙结石病人应少食

A.动物内脏   B.菠菜   C.蛋类   D.肉类   E.糖类

小试身手 10.尿酸结石患者**不宜**食用

A.菠菜   B.番茄   C.土豆   D.牛奶   E.动物内脏

（4）药物预防：根据结石成分，血尿钙磷、尿酸、胱氨酸和尿pH，使用药物降低有害成分、碱化或酸化尿液，预防结石复发。

（5）预防骨脱钙：甲状旁腺功能亢进者须摘除腺瘤或增生组织。鼓励长期卧床者功能锻炼，减少尿钙排出。

（6）复诊：定期做尿液化验、X线或B超检查，观察有无复发、残余结石情况。

参考答案

1.B 2.C 3.E 4.D 5.A 6.D 7.B 8.A 9.B 10.E

第三十八章　泌尿、男性生殖系统结核病人的护理

统领全局—考试大纲

1. 熟悉肾结核的病因病理。
2. 熟练掌握肾结核的临床表现。
3. 熟悉肾结核的辅助检查和治疗要点。
4. 熟练掌握肾结核的护理措施。
5. 了解附睾结核、前列腺、精囊结核的病理。
6. 熟悉附睾结核、前列腺、精囊结核的临床表现。
7. 了解附睾结核、前列腺、精囊结核的治疗要点。

第一节　肾结核

浪里淘沙—核心考点

泌尿、男性生殖系统结核<u>原发病灶大多在肺</u>，其次是骨关节及肠道。输尿管、膀胱和尿道结核多继发于肾结核。男性生殖系统结核可继发于肾结核，也可经血运播散引起。

小试身手 1.肾结核的原发病灶多位于
A.肺　　　　　B.脊柱　　　　　C.膀胱　　　　　D.肾脏　　　　　E.骨关节

一、病因病理

结核杆菌由原发病灶经血运进入肾小球血管丛，在双侧肾皮质处形成多发性微结核病灶。当病人免疫力良好，可全部愈合。如病人免疫力低下，肾皮质结核病灶不愈合且发展为肾髓质结核，多为单侧病变。

二、临床表现

<u>肾结核病灶在肾，症状在膀胱</u>。早期仅尿中有少量白细胞和结核杆菌。病变进一步发展可出现明显症状。
1. **膀胱刺激症状**　<u>尿频是肾结核最早出现的症状</u>，同时有尿急、尿痛。晚期膀胱挛缩，尿频次数增多，甚至尿失禁。

小试身手 2.肾结核患者最早出现的症状是
A.尿频　　　　B.尿急　　　　C.尿痛　　　　D.肿块　　　　E.脓尿

2. **血尿**　为肉眼或镜下血尿，一般来自膀胱的血尿为终末血尿，来自肾脏的血尿为全程血尿。
3. **脓尿**　尿液中含大量脓细胞，表现为镜下脓尿至肉眼脓尿，严重者尿液呈洗米水样。
4. 腰痛和肿块　少数结核病变波及肾包膜或继发感染时出现腰部钝痛或绞痛。结核性脓肾时可出现腰部肿块。
5. 全身症状　晚期肾结核出现发热、盗汗、贫血、虚弱、消瘦、食欲减退等。双侧肾结核或肾结核对侧肾积水时，可出现恶心、呕吐、水肿、贫血、少尿或无尿等。

小试身手 3.肾结核血尿的特点是
A.腰部剧痛后血尿　　　　　B.排尿困难伴血尿　　　　　C.大量无痛性肉眼血尿
D.膀胱刺激状伴血尿　　　　E.无其他症状的显微镜下血尿

小试身手 4.患者，女性，42岁，尿频、尿急、尿痛半年，血尿，曾自行服用多种抗生素治疗均无明显效果，现症状加重，且尿液逐渐浑浊。应考虑其患有
A.肾结石伴感染　B.肾结核　　C.肾癌　　　D.膀胱结石　　E.膀胱癌

三、辅助检查

1. <u>尿液检查</u>　尿呈酸性，有脓细胞、少量蛋白及红细胞。<u>连续3次进行晨尿结核杆菌检查，若结果为阳性可确诊为肾结核</u>。
2. 影像学检查　可判断病变肾及肾损害程度，以X线检查最为重要。
（1）<u>X线检查</u>：行泌尿系平片检查、排泄性静脉造影及逆行性肾盂造影。
（2）超声检查：对严重肾结核可确定病变部位、明确对侧肾有无积水、膀胱是否挛缩。
（3）CT和MRU：对诊断肾结核对侧肾积水有特殊意义。
3. 膀胱镜检查　早期可见黏膜充血水肿、结核结节；后期可见结核性溃疡、结核性肉芽肿及瘢痕。

四、治疗要点

1. 一般治疗　补充营养、合理休息、避免劳累及适当运动。
2. <u>药物治疗</u>　抗结核治疗，做到早期、联合、适量、全程、规律用药，一般至少治疗半年。
3. 手术治疗　术前服用抗结核药2~4周，术后继续服药。
（1）肾切除术：适用于肾结核破坏严重，对侧肾功能正常或对侧结核病变轻微。肾结核对侧肾积水、肾功能不良先引流积水

肾，再切除结核病肾。

（2）保留肾组织的肾结核手术：适用于局限的结核性脓肿或闭合性空洞。

（3）对膀胱挛缩的病人行膀胱扩大术。

五、护理措施

1. 术前护理

（1）一般护理：鼓励病人进食营养丰富、富含维生素饮食，多饮水以减轻结核性脓尿对膀胱的刺激，保证休息，改善全身营养状况。

（2）药物护理：**术前进行2~4周的抗结核治疗**，如病情较重应先进行3~4个月的抗结核治疗。

小试身手 5. 肾结核患者术前护理措施中最重要的是

A. 多饮水　　　　　　　　　B. 心理护理　　　　　　　　　C. 留置导尿管引流尿液

D. 进行2~4周抗结核治疗　　　E. 给予营养充分、富含维生素饮食

（3）观察膀胱刺激症状、血尿或脓尿的变化，如夜尿次数明显增多，影响病人睡眠时可保留尿管引流尿液。

2. 术后护理

（1）病情观察：观察病人血压、脉搏及有无术后出血迹象。

（2）体位：肾切除病人血压平稳后取半卧位。鼓励早期活动，以减轻腹胀、利于引流。**保留肾组织的病人，卧床3~7天，减少活动，以避免继发性出血或肾下垂。**

（3）饮食：待肛门排气后开始进食易消化、营养丰富食物。

（4）引流管护理：观察并记录引流液颜色、性质和量。

（5）观察健肾功能：一侧肾切除，另一侧肾能否完成代谢需要，**是肾手术后护理观察最关键点**。准确记录24小时尿量，观察第一次排尿时间、尿量、颜色。若术后6小时仍无排尿或24小时尿量较少，提示健肾功能障碍，应积极处理。

（6）预防感染：术后观察体温及血白细胞计数变化，合理使用抗生素预防感染，及时更换切口敷料，充分引流，适时拔管减少异物刺激及分泌物增加。

3. 健康教育

（1）康复指导：加强营养、注意休息、适当活动、避免劳累。肾造瘘者加强自身护理，防止继发感染。

（2）用药指导：①术后继续抗结核治疗6~9个月，防止结核复发。②**坚持联合、规律、全程，不可随意间断或减量、减药**。③用药期间定期复查肝、肾功能，测听力、视力等。若出现恶心、呕吐、耳鸣、听力下降等及时就诊。④勿用和慎用对肾有害的药物。

（3）定期复查：术后每月检查尿常规和尿结核杆菌，**连续半年尿中无结核杆菌称为稳定阴转。5年不复发可认为治愈。**

（4）预后：早期正规治疗肾结核，防止膀胱产生严重结核病变及肾积水。

第二节　男性生殖系统结核

浪里淘沙—核心考点

首先在**前列腺和精囊中引起病变**，但不易发现。附睾结核易被发现，临床比较多见。男性生殖系统结核好发于20~40岁人群。

一、附睾结核

1. 病理　含结核杆菌的尿经前列腺、精囊、输精管感染附睾，病变从尾部开始，蔓延到整个附睾，甚至侵犯睾丸。

2. 临床表现　附睾出现无痛性硬结，生长缓慢，病变肿大形成寒性脓肿，与阴囊皮肤粘连，破溃形成窦道经久不愈，流出稀黄色脓液。病变侧输精管增粗，有串珠状小结节。

3. 治疗原则　早期附睾结核服用抗结核药物。有脓肿或形成窦道时，应用药物并配合手术治疗。

二、前列腺、精囊结核

1. 病理　**前列腺、精囊结核常继发于肾结核**，由后尿道病灶蔓延而来。病理改变为结核结节、干酪样坏死、空洞和纤维化。前列腺和精囊纤维化改变后形成坚硬肿块，其分泌功能严重减退，严重时精液仅为1~2滴脓性液体。

2. 临床表现　症状不明显，偶感会阴和直肠内不适。病变严重者出现精液减少、脓血精、不育。

3. 治疗原则　全身支持治疗和抗结核药物治疗，去除泌尿系结核病灶。

参考答案

1.A　2.A　3.D　4.B　5.D

第三十九章 泌尿系统梗阻病人的护理

1. 掌握泌尿系梗阻的病因病理。
2. 熟悉良性前列腺增生的病因病理。
3. 熟练掌握良性前列腺增生的临床表现。
4. 掌握良性前列腺增生的辅助检查和治疗要点。
5. 熟练掌握良性前列腺增生的护理措施。
6. 掌握急性尿潴留的病因与分类、临床表现和治疗要点。

第一节 概 述

浪里淘沙—核心考点

泌尿系统自肾小管开始，经过肾盏、肾盂、输尿管、膀胱到达尿道。自肾至尿道口的任何部位梗阻都会影响尿液排出，造成肾积水、肾功能损害，若双侧尿路梗阻将引起肾衰竭。

一、病因

泌尿系统本身或以外的病变均可引起泌尿系梗阻。肾和输尿管结石、肿瘤、炎症、结核、先天畸形均可引起梗阻。膀胱最常见的原因是膀胱出口梗阻和膀胱调节功能障碍，尿道最常见的原因是因炎症或损伤引起的尿道狭窄。

二、病理

泌尿系梗阻引起的基本病理改变是梗阻以上尿路扩张。泌尿系持续梗阻，肾盂内高压、肾组织缺氧可引起肾乳头和肾实质萎缩。急性完全性梗阻只引起轻度肾盂扩张，肾实质萎缩，因此肾增大不明显。慢性不完全性或间歇性梗阻引起肾积水时肾实质萎缩变薄，肾盂容积增大，最后形成一个无功能的巨大水囊。

小试身手 1. 一侧输尿管急性完全性梗阻，该侧肾脏从病理改变来看
A. 肾盂显著扩张　　B. 肾实质高度变薄　　C. 肾脏明显增大　　D. 肾脏巨大积水　　E. 肾脏无明显扩大

梗阻以后肾功能变化表现为肾小球滤过率下降、肾血流量减少，尿浓缩能力下降和尿酸化能力受损。梗阻后易继发感染，有细菌的尿经过肾盏穹窿部裂隙和高度膨胀变薄的尿路上皮进入血流，发展为菌血症。

小试身手 2. 泌尿系统梗阻后最常见的并发症是
A. 感染　　　　B. 结石　　　　C. 败血症　　　　D. 菌血症　　　　E. 肾衰竭

第二节 良性前列腺增生

浪里淘沙—核心考点

一、病因病理

良性前列腺增生（简称前列腺增生）是老年男性常见疾病，发病原因与雄激素、雌激素的作用有关。有学者认为体内雄激素与雌激素平衡失调以及雌雄激素协同效应是前列腺增生的病因。

前列腺由移行带、中央带和外周带组成。前列腺增生起源于围绕尿道精阜部的腺体。增生的前列腺可将外围的腺体压扁形成假包膜，增大的腺瘤使尿道弯曲、伸长、受压引起机械性排尿梗阻；前列腺内尤其是围绕膀胱颈增生的、含有丰富α-肾上腺素受体的平滑肌收缩可引起功能性排尿梗阻。

二、临床表现

1. **尿频**　是最初症状。前列腺充血刺激引起尿频，尤其是夜尿次数增多。
2. **排尿困难**　增生的前列腺压迫尿道，使尿道变长、弯曲、变窄，阻力增加，病人出现进行性排尿困难，是前列腺增生最典型的症状。轻度梗阻时排尿迟缓、断续、尿后滴沥，严重梗阻时排尿费力、射程缩短，尿线变细，终呈滴沥状。
3. **尿潴留**　梗阻严重者膀胱残余尿增多，长期可致膀胱收缩无力，发生尿潴留、充溢性尿失禁。病人因受凉、劳累、饮酒等使前列腺急剧充血、水肿，发生急性尿潴留。
4. **血尿**　因增生腺体表面黏膜血管破裂发生无痛血尿。
5. 若并发感染或结石，可有尿痛、尿急等膀胱刺激征。少数病人晚期出现肾积水和肾功能不全。

小试身手 3.前列腺增生患者最早出现的症状是

A.尿潴留　　　　　B.血尿　　　　　C.尿频　　　　　D.尿急　　　　　E.尿痛

小试身手 4.良性前列腺增生的典型症状是

A.尿频　　　　　B.尿痛　　　　　C.进行性排尿困难　　　　　D.尿潴留　　　　　E.血尿

三、辅助检查

1.**直肠指诊**　排空膀胱后进行以保证准确性。

2.**B超检查**　可测量前列腺体积，检查内部结构是否突入膀胱，还可以测定膀胱残余尿量。经直肠超声扫描更为精确。经腹壁超声检查可测量膀胱内残余尿量。

3.**尿动力学检查**　可初步判断梗阻程度，若最大尿流率<15ml/s，说明排尿不畅；<10ml/s提示梗阻严重，须治疗。评估最大尿流率时，排尿量必须超过150ml才有诊断意义。

4.**血清前列腺特异抗原（PSA）测定**　前列腺体积较大、有结节或较硬时，应测定血清PSA，以排除前列腺癌。

四、治疗要点

梗阻较轻或难以耐受手术的病人采取非手术疗法或姑息性手术。**膀胱残余尿超过60ml**或曾发生急性尿潴留者，**考虑手术治疗**。

1.前列腺增生无临床症状，无残余尿者随诊。

2.药物治疗　适用于症状较轻者。通过药物治疗达到抗雄激素、抗雌激素，缩小前列腺，缓解梗阻的目的。一般用药3个月前列腺体积缩小，排尿功能改善。

3.**手术治疗**　手术方式包括经尿道前列腺切除术、耻骨上经膀胱前列腺切除术、耻骨后前列腺切除术。

4.其他疗法　用于尿道梗阻较重而又不适宜手术者。激光治疗、经尿道气囊高压扩张术、经尿道高温治疗、体外高强度聚焦超声，适用于前列腺增生体积较小者。危重病人可考虑前列腺尿道支架网。

五、护理措施

1.术前护理

（1）饮食：指导病人食用粗纤维、易消化饮食，防止便秘；忌饮酒及辛辣食物；鼓励病人多饮水，严禁憋尿，以免诱发急性尿潴留。

（2）**引流尿液**：残余尿多或有尿潴留致肾功能不全者行**留置导尿持续引流**，改善膀胱逼尿肌和肾功能。

2.术后护理

（1）病情观察：严密观察病人意识状态及生命体征。

（2）防止固定或牵拉气囊尿管移位，而失去气囊压迫膀胱颈口的作用，导致出血。

小试身手 5.前列腺摘除术后留置气囊尿管的主要目的是

A.膀胱引流　　　　　B.膀胱冲洗　　　　　C.压迫前列腺窝，防止出血

D.防治感染　　　　　E.观察引流量

（3）饮食：术后6小时无恶心、呕吐，可进流食，鼓励病人多饮水，1~2天后无腹胀即可恢复正常饮食。

（4）膀胱冲洗：术后常规用生理盐水持续冲洗膀胱3~5天。①冲洗速度根据尿色而定，**色深则快、色浅则慢**。前列腺切除术后会出现肉眼血尿，随时间延长血尿颜色变浅，若尿色深红或逐渐加深，提示活动性出血，应及时处理。②确保冲洗管道通畅，若引流不畅应及时施行高压冲洗抽吸血块，以免造成膀胱充盈、膀胱痉挛而加重出血。③准确记录冲洗量和排出量，尿量=排出量-冲洗量。

> 锦囊妙记：尿液颜色深提示膀胱内出血量多，因此应加快冲洗速度，防止出血多形成血凝块堵塞尿管口。

小试身手 6.前列腺术后进行膀胱冲洗，以下**不正确**的是

A.常规用生理盐水持续冲洗3~5天　　B.应保持稳定的冲洗速度　　　C.确保冲洗管道通畅

D.引流不畅时应及时高压冲洗抽吸血块　　E.准确记录冲洗量和排出量

（5）膀胱痉挛：多因导尿管刺激、血块堵塞尿管引起。病人出现阵发性剧痛、诱发出血。一旦发生应嘱病人深呼吸，放松腹部肌肉。

（6）不同手术方式的护理

1）经尿道电切术（TUR）：观察有无TUR综合征，原因是术中大量冲洗液被吸收使血容量急剧增加，形成**稀释性低钠血症**，术后几小时内病人出现烦躁、恶心、呕吐、抽搐、昏迷，严重者出现肺水肿、脑水肿、心力衰竭等。此时应减慢输液速度，使用利尿药、脱水药对症处理。术后3~5天尿液颜色清澈后即可拔除导尿管。

小试身手 7.患者，男性，72岁，患前列腺增生。入院后经尿道行前列腺电切术，术后护理中发现病人血钠较低，其主要原因是

A.输液量过多　　　　　B.输液速度过快　　　　　C.引流不畅造成膀胱充盈、膀胱痉挛

D.膀胱痉挛引起阵发性剧痛、诱发出血　　E.术中大量的冲洗液被吸收，形成稀释性低钠血症

2）开放手术：耻骨上前列腺切除术后放置耻骨上膀胱造瘘管和三腔气囊导尿管，前者为膀胱减压，减轻伤口的张力以促进愈合，后者是用来引流尿液及膀胱冲洗。

（7）预防感染：观察体温及白细胞计数，如有畏寒、发热等症状，应观察附睾有无肿大及疼痛。早期使用抗生素，每日用消毒棉球擦拭尿道口2次，防止感染。

（8）术后并发症的护理：①避免腹内压增高及便秘，**禁止灌肠或肛管排气**，以免造成前列腺窝出血。②加强活动指导，防止静脉血栓形成。③一旦出现膀胱痉挛给予积极治疗和护理。

3. 健康教育

（1）生活指导：避免因受凉、劳累、饮酒、便秘引起急性尿潴留。术后1月内避免剧烈运动，如提重物、跑步、骑自行车、性生活等，防止继发性出血。

（2）康复指导：多饮水，定期化验尿、复查尿流率及残余尿量。如有尿失禁现象，应行肛提肌锻炼，以尽快恢复尿道括约肌功能。

（3）心理指导：经尿道前列腺电切术后1个月，经膀胱前列腺切除2个月可恢复性生活。

小试身手 8.针对前列腺增生患者术后的健康教育，**错误的**是

A.避免受凉、劳累、饮酒等　　　　B.必要时可服缓泻剂　　　　C.术后2周可以骑自行车、性生活

D.宜进食易消化、含纤维多的食物　　　　E.如有尿失禁现象，应指导患者进行肛提肌锻炼

第三节　急性尿潴留

浪里淘沙—核心考点

一、病因与分类

急性尿潴留分为机械性和动力性梗阻两类。

1. 机械性梗阻　任何**导致膀胱颈部及尿道梗阻**的病变均可引起急性尿潴留，如**前列腺增生**，尿道损伤，膀胱尿道结石、异物、肿瘤等。

2. 动力性梗阻　因排尿功能障碍所致，**而膀胱尿道并无器质性病变**，如中枢和周围神经系统病变、脊髓麻醉和直肠肛管术后等，也可见于昏迷、低钾或不习惯卧床排尿等。

二、临床表现

突然出现**膀胱胀满但滴尿不出**，耻骨上可扪及膨胀膀胱，用手按压病人有尿意。

三、治疗原则

其治疗原则为解除病因，恢复排尿。**病因不明或一时难以解除者则需先做尿液引流**。

锦囊妙记：前列腺增生、术后因残留麻醉药物作用引起的急性尿潴留均首选导尿以解除尿潴留。

小试身手（9~10共用题干）

患者，男性，65岁，尿频伴进行性排尿困难2年余，3小时前突然不能排尿，伴下腹部胀痛，体检下腹部膨隆，叩诊呈浊音。

9.导致病人急性尿潴留最有可能的原因是

A.前列腺增生症　　B.前列腺癌　　　　C.尿道狭窄　　　　D.膀胱结核　　　　E.泌尿系结石

10.处理时应首先

A.留观察室观察，鼓励自行排尿　　　　B.导尿后拔除导尿管　　　　C.导尿后留置导尿管

D.膀胱穿刺　　　　E.急诊膀胱造瘘术

参考答案

1.E　2.A　3.C　4.C　5.C　6.B　7.E　8.C　9.A　10.C

第四十章　泌尿、男性生殖系统肿瘤病人的护理

统领全局—考试大纲

1. 了解肾癌、膀胱癌、前列腺癌的病因病理。
2. 熟练掌握肾癌、膀胱癌、前列腺癌的临床表现。
3. 掌握肾癌、膀胱癌、前列腺癌的辅助检查。
4. 熟悉肾癌、膀胱癌、前列腺癌的治疗要点。
5. 熟练掌握肾癌、膀胱癌、前列腺癌的护理措施。

第一节　肾　癌

浪里淘沙—核心考点

膀胱癌是泌尿及男性生殖系统最常见的肿瘤，其次是肾癌。

小试身手 1. 泌尿系统最常见的恶性肿瘤是

A. 肾癌　　　　B. 阴茎癌　　　　C. 膀胱癌　　　　D. 前列腺癌　　　　E. 肾母细胞瘤

一、病因病理

肾癌亦称肾细胞癌、肾腺癌，**是最常见的肾脏恶性肿瘤**。35岁以后发病率快速升高，60~70岁达高峰，男女之比约为2∶1。病因尚未明确，与遗传、吸烟、肥胖、高血压与抗高血压治疗等有关。

肾癌发生于肾小管上皮细胞，多累及一侧肾脏，也可向邻近脂肪、肌肉、血管、淋巴管浸润。肿瘤可直接转移至肾静脉、腔静脉形成癌栓；亦可转移至肺、脑、骨、肝等。**淋巴转移最早向肾蒂淋巴结转移**。

二、临床表现

早期无明显症状，肾癌"三联症"即血尿、肿块和疼痛。

1. **血尿**　**全程无痛间歇肉眼血尿为常见症状**。肾癌出血堵塞输尿管产生肾绞痛。有时可表现为持久镜下血尿。
2. **肿块**　肿瘤较大时在**腹部或腰部摸到肿块，质坚硬**。
3. **疼痛**　多为腰部钝痛或隐痛，因肿块增长、肾包膜压力增大所致。肿瘤侵犯周围脏器和腰大肌时呈持续性剧痛。
4. **肾外表现**　**低热，持续或间歇出现**，高血压，半数以上病人红细胞沉降率加快。部分病人有贫血。若肾静脉和腔静脉有癌栓，同侧阴囊可见精索静脉曲张，平卧时不消失。

小试身手 2. 以下哪项是肾癌的典型临床表现

A. 尿频、尿急伴进行性排尿困难　　　　B. 尿频、尿急伴进行性排尿困难，血尿

C. 尿频、尿急、尿痛，血尿，腰部酸痛　　　　D. 间歇性无痛肉眼血尿，腹部肿块，腰部隐痛

E. 间歇性无痛肉眼血尿，尿频、尿痛，排尿困难

三、辅助检查

1. **B超检查**　能鉴别肾实质性肿块与囊性病变。
2. **X线检查**　平片可见**肾外形增大、不规则**，偶有钙化影。造影可见肾盏、肾盂不规则变形、狭窄、拉长或充盈缺损。
3. CT、MRI、肾动脉造影　有助于早期诊断和鉴别肾实质内肿瘤性质、肾囊肿等。

小试身手 3. 患者，女，42岁。间歇无痛性血尿2个月，B超检查发现右肾外形增大，不规则；排泄性尿路造影示：右肾上盏拉长、变窄，边缘不规则。最可能的诊断是

A. 肾癌　　　　B. 膀胱癌　　　　C. 肾结核　　　　D. 输尿管癌　　　　E. 前列腺癌

四、治疗原则

以手术为主。Tia期，位于肾脏表面、便于手术操作的肿瘤，行保留肾组织的局部切除术，术后配合**放射和化学治疗**可提高手术存活率。如瘤体较大可在术前1天行肾动脉栓塞治疗，使瘤体缩小，减少术中出血，提高肿瘤的切除率和术中安全性。

五、护理措施

1. 术前护理　观察尿液颜色、疼痛性质，有无突发肾绞痛及腰部持续疼痛。如肿瘤过大，协助做好肾动脉栓塞术及肾动脉插管化疗的护理。贫血病人保证营养摄入，遵医嘱输血。
2. 术后护理
（1）严密观察生命体征、出血倾向，保证输血、输液通畅。
（2）做好伤口引流管的观察和护理。

（3）根治性肾切除术后病人清醒、血压平稳后**取半卧位**。肾部分切除的病人**卧床3~5天以防出血**。

小试身手 4.肾癌患者肾脏部分切除术后应卧床

A. 1~2天　　　　　　B. 2~3天　　　　　　C. 3~5天　　　　　　D. 5~7天　　　　　　E. 3~7天

（4）监测肾功能，记录24小时尿量。

（5）术后禁食，待肠功能恢复后进食。

（6）适当使用镇静药，减轻疼痛。

3.健康教育

（1）注意尿液颜色变化，如有血尿及早就诊。

（2）嘱病人慎用对肾功能有损害的药物，保护健侧肾功能。

（3）指导病人遵医嘱定期复查。定期复查胸部X线，及早发现肺部转移灶。

第二节　膀胱癌

浪里淘沙—核心考点

一、病因病理

膀胱癌是泌尿系最常见的肿瘤。好发年龄为50~70岁，男女之比约为4：1。在染料、橡胶塑料、油漆等工业或生活中长期接触苯胺类化学物质，易诱发膀胱癌。色氨酸和烟酸代谢异常、吸烟也与膀胱癌相关。膀胱白斑、腺性膀胱炎、结石等也是膀胱癌的诱因。

小试身手 5.泌尿系最常见的肿瘤是

A. 肾癌　　　　　　B. 肾母细胞瘤　　　　　　C. 肾盂肿瘤　　　　　　D. 膀胱癌　　　　　　E. 前列腺癌

1.组织类型　上皮性肿瘤占95%以上，其中多数**为移行细胞乳头状癌**，鳞癌和腺癌少见。

2.分化程度　Ⅰ级分化良好，低度恶性；Ⅲ级分化不良，属高度恶性；Ⅱ级分化居Ⅰ、Ⅲ级之间，属中度恶性。

3.生长方式　分为原位癌、乳头状癌和浸润性癌。

4.浸润深度　**膀胱癌多见于膀胱三角区和侧壁**。通过直接浸润扩散。**淋巴转移常见**，晚期血行转移至肝、肺、肾上腺和小肠等处。

二、临床表现

1.血尿　为膀胱肿瘤最常见和最早出现的症状，多为全程无痛肉眼血尿，偶见终末或镜下血尿，血尿间歇出现，量多少不一，出血可自行停止，易造成"治愈"或"好转"假象。

小试身手 6.膀胱肿瘤最常见和最早出现的症状是

A. 血尿　　　　　　B. 膀胱刺激症状　　　　　　C. 排尿困难　　　　　　D. 尿潴留　　　　　　E. 腹部肿块

2.膀胱刺激症状　膀胱刺激征因肿瘤瘤体较大或侵入肌层所致，肿瘤坏死、溃疡和合并感染时更明显。

3.排尿困难和尿潴留　发生于肿瘤较大或堵塞膀胱出口时。

4.其他　肿瘤浸润输尿管口可引起肾积水。晚期出现贫血、水肿、腹部肿块。

三、辅助检查

1.**B超检查**　可发现直径0.5cm以上的膀胱癌，经尿道超声扫描可了解肿瘤浸润范围及深度。

2.尿脱落细胞检查　可找到肿瘤细胞，但分化良好者不易检出。

3.**膀胱镜检查**　是最重要的检查手段，能直接观察肿瘤位置、大小、数目、形态、浸润范围等，并可取活组织检查，**有助于明确诊断**。

> 好礼相送　　　　　　　恶性肿瘤确诊的方法（武哥总结，严禁转载，违者必究）
>
> 　对于空腔脏器的恶性肿瘤，确诊方法均为内镜，一方面内镜可以观察病变部位，另一方面内镜可直接钳取病变组织进行活检。
>
> 　食管癌：食管镜；胃癌：胃镜；膀胱癌：膀胱镜；结肠癌：结肠镜；直肠癌：直肠镜；肺癌：纤维支气管镜。

小试身手 7.诊断膀胱癌最可靠的方法是

A. 尿脱落细胞检查　　B. 膀胱造影　　　　C. 膀胱镜检查　　　　D. B超　　　　　　E. CT

4.X线检查　排泄性尿路造影可了解肾盂、输尿管有无肿瘤，膀胱造影可见充盈缺损。肾积水或显影差提示肿瘤浸润输尿管口。

四、治疗原则

以手术治疗为主的综合治疗。

1.手术治疗　根据肿瘤的分化程度、临床分期及病人全身状况选择手术方式。

2. 放射、化学治疗　晚期肿瘤用姑息性放射治疗和化疗可减轻症状。化疗药物可选用顺铂、阿霉素、甲氨蝶呤、长春新碱等。

3. 预防复发　凡保留膀胱的手术治疗，50%以上的病人在2年内复发。因此术后需进行膀胱内药物灌注治疗以预防或推迟复发。膀胱内药物灌注治疗一般每周1次，连续6~8周以后每月1次，持续两年。

五、护理措施

1. 术前护理

（1）病情观察：每日观察和记录排尿情况和血尿程度。

（2）饮食：给予高蛋白、易消化、营养丰富食物，以纠正贫血，改善全身营养状况。多饮水可稀释尿液，以免血块堵塞尿路。

（3）行膀胱全切肠道代膀胱术的病人行肠道准备。

2. 术后护理

（1）观察生命体征：严密观察生命体征，保持输血、输液通畅；发现休克及时治疗。

（2）膀胱肿瘤电切术后常规冲洗1~3天，密切观察冲洗液颜色，根据引流液颜色调整冲洗速度，以免血块堵塞尿管。停止冲洗后指导病人多饮水，达到自身冲洗的目的。

（3）膀胱肿瘤电切术后6小时即可进食，给予营养丰富，粗纤维饮食，忌辛辣刺激食物，防止便秘。

（4）膀胱全切术后持续胃肠减压，密切观察引流液性质、颜色和量。待胃肠功能恢复后拔除胃管开始进食，从糖水、米汤开始，逐渐过渡到流食、半流食直至普食。密切观察病人进食后有无恶心、呕吐、腹泻、腹胀、腹痛、肠梗阻症状。

（5）回肠膀胱术后密切观察尿路造口血运情况，及时发现造口并发症。保持伤口、造口部位敷料清洁干燥。

（6）预防感染：监测体温及血白细胞计数，观察有无感染发生。

（7）引流管的护理：①各种引流管贴标签分别记录引流情况，保持引流通畅。②拔管时间：回肠代膀胱术后10~12天拔除输尿管引流管和回肠膀胱引流管，改为佩戴皮肤造口袋；可控膀胱术后8~10天拔除肾盂输尿管引流管，12~14天拔除贮尿囊引流管，2~3周拔除输出道引流管，训练自行排尿。

3. 健康教育

（1）康复指导：①术后适当锻炼，加强营养，增强体质。②禁止吸烟，对密切接触致癌物质者加强劳动保护。

（2）用药指导：术后半月行放疗和化疗。

（3）定期复查。

（4）自我护理：尿流改道术后腹部佩戴接尿器者，应学会自我护理，避免集尿器的边缘压迫造口，定时更换尿袋。

第三节　前列腺癌

浪里淘沙—核心考点

前列腺癌较少见，但近年发病率迅速增加，多见于老年男性。

一、病因

尚不明确，可能与环境、遗传、饮食、年龄、慢性炎症、种族、性激素等有关。

二、病理

前列腺癌多数起源于前列腺的外周带，98%为腺癌。前列腺癌分4期：Ⅰ期为前列腺增生手术标本中偶然发现的小病灶，多数分化良好；Ⅱ期为局限于前列腺包膜内；Ⅲ期为已穿破包膜，可侵犯周围脂肪、精囊、膀胱颈或尿道；Ⅳ期为局部淋巴结或远处转移。

前列腺癌可经局部、淋巴和血行扩散，血行转移以脊柱、骨盆最为多见。

三、临床表现

早期无明显症状，在直肠指诊或PSA筛查时发现。当肿瘤较大时出现与前列腺增生相似的症状，如排尿困难、尿潴留、血尿等。晚期出现骨痛、病理性骨折或脊髓受压等转移症状。

小试身手　8.进行性排尿困难，前列腺增大、坚硬、表面不光滑，最可能的诊断是

A. 前列腺增生　　　B. 前列腺肉瘤　　　C. 前列腺癌　　　D. 前列腺结核　　　E. 慢性前列腺炎

四、辅助检查

1. 实验室检查　血清PSA升高，极度升高提示有转移灶。

2. 影像学检查　经直肠B超检查发现前列腺内低回声癌结节。CT及MRI对诊断前列腺癌的范围有意义。

3. 前列腺活检　经直肠前列腺穿刺活组织检查可确诊。

五、治疗原则

Ⅰ期癌可不处理，严密随访。**Ⅱ期癌行根治性前列腺切除术**。Ⅲ、Ⅳ期癌以内分泌治疗为主，采用手术或药物（如促黄体释放激素类似物）去势，配合抗雄激素制剂，可提高生存率。放射治疗对前列腺癌的局部效果较好。

六、护理措施

1.术前护理
（1）病程长、体质差、明显血尿者卧床休息，每日观察和记录排尿情况和血尿程度。
（2）做好内分泌治疗的指导和护理。
2.术后护理
（1）密切观察病人生命体征，做好呼吸道护理。
（2）观察伤口渗出情况，保持伤口敷料清洁干燥。
（3）做好尿管及引流管护理，防止泌尿系逆行感染。
（4）做好尿失禁病人的生活护理，指导病人做肛提肌锻炼。
3.健康教育　嘱病人密切观察排尿情况，出现异常及时就诊。根治术后应定期进行尿道扩张。告知病人定期复查PSA的意义。

参考答案

1.C　2.D　3.A　4.C　5.D　6.A　7.C　8.C

第四十一章　男性性功能障碍、节育者的护理

统领全局—考试大纲

1. 掌握男性性功能障碍的临床表现。
2. 熟悉男性性功能障碍的辅助检查和治疗要点。
3. 掌握男性性功能障碍的护理要点。
4. 掌握男性节育的途径和措施以及护理要点。

第一节　男性性功能障碍

浪里淘沙—核心考点

男性性功能包括性欲、阴茎勃起、性交、射精几个方面，其中任何一个环节发生障碍而影响正常性生活，即为男性性功能障碍。

小试身手 1.患者，男，39岁。吸烟多年，每天20支；每天饮酒5两；近3个月来自述性欲减退，阴茎勃起硬度下降，不足以完成满意的性生活。导致其性功能障碍的原因**不包括**

A.性欲障碍　　　B.勃起功能障碍　　　C.精索静脉曲张　　　D.早泄　　　E.不良生活习惯

一、临床表现

1. 性欲改变　是指无性欲或性欲低下，表现为无主动的性要求，在任何刺激下均对性交无兴趣。
2. 勃起功能障碍　分为轻、中、重三度，阳痿属于重度的勃起功能障碍。发生原因分功能性、器质性及混合性3种。
3. 射精功能障碍　不射精是指性交过程中没有射精活动，无性高潮。早泄和不射精多为功能性。逆行射精是性交时有高潮和射精感，但精液未射出体外，逆向流入膀胱，常由器质性疾病引起。精液中含有血液由精囊炎或肿瘤引起。

二、辅助检查

1. 实验室检查　测定血清睾酮、促性腺激素（FSH、LH）、催乳素、血糖和糖耐量等。
2. 特殊检查　通过国际勃起功能问卷、夜间阴茎胀大试验、人工勃起试验、多普勒彩色复式超声、海绵体造影、神经检测、海绵体活检等明确勃起功能障碍等器质性原因。

三、治疗原则

1. 精神心理治疗　适用于各种原因引起的性功能障碍。夫妻双方共同参与性心理治疗，可提高效果。
2. 非手术治疗　口服药物对大多数勃起功能障碍有效，老年人、心血管疾病病人慎用。激素治疗适用于内分泌因素所致阳痿。阴茎海绵体血管活性药物注射、经尿道给药、负压缩窄装置和阴茎海绵体功能性电刺激等有一定疗效。
3. 手术治疗　血管性勃起功能障碍可采用阴茎静脉结扎或阴茎动脉重建术等治疗。阴茎假体植入术适用于其他疗法无效的器质性阳痿。

四、护理要点

1. **心理护理**　对病人有同情心，寻找造成性功能障碍的精神心理因素，以取得病人信任，更好地配合治疗。
2. 术前护理　①备皮，保持会阴部清洁。②消除引起性功能障碍的危险因素，如各种血管疾病、慢性酒精中毒、吸烟等。
3. 术后护理　①注意观察局部血液循环、阴茎皮肤水肿和伤口情况，遵医嘱使用雌激素防止阴茎勃起，以减轻局部充血和渗出。②妥善固定，防止大小便污染伤口，预防感染发生。③伤口疼痛者尽早给予镇痛药。
4. **用药指导**　应用硝酸甘油或硝普钠治疗的病人绝对禁用西地那非，肝肾功能不全者慎用西地那非。

第二节　男性节育

浪里淘沙—核心考点

一、男性节育的途径

根据男性生殖特点，采取措施阻断男性生殖过程中的某个环节，以达到男性节育的目的。节育途径包括干扰男性的性激素调节、睾丸内精子生成、附睾内精子成熟和运动，阻断输精管道，干扰射精过程，阻止精子与卵子相遇，杀灭排出体外的精子，干扰精子的获能及受精过程，产生抗精子抗体等。

二、男性节育的主要措施

1. **输精管结扎术**　目的是阻断精子的输出通道，使精子不能排出体外，是一种永久性节育方法。输精管结扎后睾丸仍能产

生精子，成熟精子在附睾管内溶解、吸收，性交时仍有正常射精过程和排出精液，只是精液中无精子。

2.输精管注射绝育法　达到堵塞输精管的目的。

3.**避孕套**　不影响男女双方的身体健康，用法简单，效果可靠。

4.外用避孕药膜　能强力杀灭精子，对男女双方身体无影响。

三、护理要点

1.心理护理　输精管结扎术安全可靠，术前解除病人的思想顾虑，纠正不正确认识，增加信心。

2.术前护理　①普鲁卡因皮试。②清洗外阴部、剃去阴毛，更换清洁内裤。

3.术后护理　①留院观察1~2小时，如阴囊内无出血和血肿可离院。②术后注意休息，7天内不骑自行车，避免剧烈活动、洗澡和性交。③术中用0.01%醋酸苯汞或1：3000苯扎溴铵行精囊灌注者术后不需避孕。④输精管结扎后精囊内的精子仍可导致再孕，术中若未用杀精子药液灌注者术后须避孕2个月或排精10次以上，待精液检查无精子后，再停止避孕。

4.并发症护理

（1）血肿：因术中止血不彻底引起。轻者加压包扎、冷敷，血肿大者引流并使用止血剂。

（2）**感染**：术后可并发阴囊脓肿、精索炎、附睾炎及前列腺炎、精囊炎等。轻者使用抗生素，保持局部清洁干燥，重者切开引流。术前治愈生殖道炎症、保证阴囊清洁、术中严格无菌操作。

（3）其他：输精管痛性结节、附睾淤积、性功能障碍。

参考答案

1.D

第四十二章　肾上腺疾病外科治疗病人的护理

统领全局—考试大纲

1. 了解皮质醇症、原发性醛固酮增多症、儿茶酚胺症的病因病理。
2. 掌握皮质醇症、原发性醛固酮增多症、儿茶酚胺症的临床表现。
3. 熟悉皮质醇症、原发性醛固酮增多症、儿茶酚胺症的辅助检查。
4. 了解皮质醇症、原发性醛固酮增多症、儿茶酚胺症的治疗要点。
5. 掌握皮质醇症、原发性醛固酮增多症、儿茶酚胺症的护理措施。

第一节　皮质醇症

浪里淘沙—核心考点

肾上腺分为皮质和髓质，皮质从外向内分为球状带、束状带、网状带。皮质分泌盐皮质激素、糖皮质激素及少量雄性和雌性激素。**球状带分泌盐皮质激素，束状带和网状带分泌糖皮质激素。**

皮质醇症亦称库欣综合征，是机体组织长期在过量的糖皮质激素作用下引起的综合征。

小试身手 1. 下列哪种激素分泌过多会导致库欣综合征

A. 盐皮质激素　　　　B. 糖皮质激素　　　　C. 雄性激素　　　　D. 雌性激素　　　　E. 儿茶酚胺

一、病因病理

凡是能引起促肾上腺皮质激素（ACTH）分泌过多或皮质醇分泌增多的疾病均可引起皮质醇症。

1. ACTH依赖性皮质醇症：垂体腺瘤或微腺瘤分泌大量ACTH，即库欣病。
2. 非ACTH依赖性皮质醇症：肾上腺皮质腺肿瘤或结节性肾上腺增生自主分泌大量皮质醇。

二、临床表现

1. **向心性肥胖**　皮质醇可促进脂肪动员和合成，**使脂肪分布不均，出现满月脸、水牛背、悬垂腹，躯干明显肥胖。**
2. **皮肤菲薄**　皮质醇可抑制蛋白质合成，导致蛋白质过度消耗。因皮肤弹力纤维脆弱断裂，可通过极薄的皮肤透见血管的皮下组织而显出紫色条纹。多分布在腹部、臀部和大腿前内侧等。
3. **脂肪重新分布**　皮质醇抑制肌肉对氨基酸的摄入引起。
4. **高血压**　与皮质醇降低肾脏远曲小管对水的通透性，水钠潴留有关。此外肾素浓度增加，血管紧张素Ⅱ分泌增加，也可引起高血压。
5. **电解质紊乱**　皮质醇有贮钠排钾作用，导致高血钠、低血钾。高钠可致病人轻度水肿，低钾导致病人乏力。
6. **性腺功能紊乱**　痤疮、多毛、女性月经失调和男性化、性功能减退。
7. **腰背痛**　易发生病理性骨折。
8. **精神异常**　失眠，易激动。
9. **糖代谢紊乱**　出现糖尿病或糖耐量异常，**由皮质醇抑制糖利用，促进糖异生，拮抗胰岛素引起。**
10. **免疫力低下**　易发生感染及消化性溃疡。

小试身手 2. 下列哪项是皮质醇症的主要临床表现

A. 向心性肥胖、四肢无力、高血压、性腺功能紊乱　　　B. 向心性肥胖、高血压、低血糖、电解质紊乱

C. 高血压、低血钾、神经肌肉功能障碍　　　D. 高血压、高血糖、低血钾、便秘

E. 发热、高血压、高血糖、便秘

三、辅助检查

1. **实验室检查**　血、尿皮质醇和血浆ACTH含量测定可诊断ACTH依赖性和非依赖性皮质醇症；**大剂量地塞米松抑制试验皮质醇抑制超过50%为库欣病。**
2. 影像学检查
（1）垂体：蝶鞍部CT和MRI扫描可发现垂体肿瘤和微腺瘤。
（2）**CT对肾上腺腺瘤诊断率几乎达100%，MRI**有助于判断腺癌浸润程度。
（3）异位ACTH综合征：对可疑部位进行影像学检查。

四、治疗原则

1. 垂体腺瘤或微腺瘤行垂体瘤切除术，若经蝶手术失败或无手术指征，库欣病症状又严重者，行双侧肾上腺切除加垂体放疗。
2. **肾上腺皮质癌或腺瘤外科手术切除效果好。**有远处转移则切除原发灶，不能切除或复发性肿瘤使用药物治疗。

3. 结节性肾上腺皮质增生按肾上腺瘤处理。

4. 异位ACTH瘤行手术切除。若无法定位或不能切除时，按库欣病做肾上腺切除。

5. 药物治疗：用于术前准备、术后复发及无法切除的肾上腺皮质癌的辅助治疗。主要药物有皮质醇合成抑制药及直接作用于下丘脑－垂体的药物。

> **小试身手** 3. 患者，女，24岁。婚后1年不育，月经不调，查体：满月脸，颜面皮肤菲薄，皮下血管明显，四肢较细小。辅助检查：血浆皮质醇明显升高，B超、CT均提示双侧肾上腺皮质增生。对该患者的处理原则**不包括**
>
> A. 去除病因　　　B. 降低皮质醇水平　　　C. 切除双侧肾上腺　　　D. 切除肾上腺肿瘤　　　E. 切除垂体肿瘤

五、护理措施

1. 术前护理

（1）**病情观察**：定时监测血压和血糖，及时给予降压药及降糖药。

（2）预防意外发生：避免碰撞、跌倒、剧烈活动。

（3）预防感染：保持床铺清洁平整。保持皮肤清洁，观察有无软组织及呼吸道感染。

（4）**饮食护理**：给予低热量、低糖、高蛋白、高钾、低钠饮食。

2. 术后护理

（1）监测24小时生命体征变化。

（2）观察肺部情况，避免因切口疼痛而不敢深呼吸、咳嗽引起肺部感染。鼓励病人深呼吸、有效咳嗽，定时为病人翻身拍背促进排痰。

（3）观察肾上腺皮质功能，手术切除肿瘤或增生腺体后，**体内糖皮质激素水平骤降**，病人出现心率增快、恶心、呕吐、腹痛、腹泻、周身酸痛、血压下降、疲倦等现象。

（4）**应用糖皮质激素**，按病情需要逐渐减量，对于需终身服药的病人，应给予准确的剂量。

（5）预防切口感染，观察伤口渗出情况，及时更换敷料。

（6）预防压疮，由于病人肥胖，皮肤菲薄，术后疼痛，活动受限，易出现压疮。故应保持皮肤清洁干燥，定时翻身。

3. 健康教育

（1）告知病人长期配合治疗才能逐渐恢复。

（2）指导病人进食低热量、低糖、高蛋白、高钾、低盐饮食。

（3）告知病人肾上腺功能低下的症状及其严重性。

（4）教病人根据病情适当调整糖皮质激素用量，了解用药的注意事项和不良反应。

第二节　原发性醛固酮增多症

> **浪里淘沙—核心考点**

原发性醛固酮增多症（又称Conn综合征）是由肾上腺皮质**分泌过多醛固酮，抑制了肾素分泌**，产生以高血压、低血钾为特征的综合征。

一、病因病理

以**肾上腺皮质球状带腺瘤**最常见，其次为特发性双侧肾上腺皮质增生。病理生理特点是由醛固酮增多所致血钠升高和血容量增加、低血钾和轻度碱中毒。

二、临床表现

1. **高血压**　是原发性醛固酮增多症的主要表现。因醛固酮分泌过多使肾脏对钠的重吸收增多，水钠潴留使血压增高。

2. **低血钾**　因尿中钾丢失增多所致。

3. 多尿、夜尿和烦渴　因长期缺钾，肾浓缩功能减退引起。

> **小试身手** 4. 原发性醛固酮增多症出现的代谢紊乱是
>
> A. 高血钾　　　　　　　　　B. 尿钾排出增加　　　　　　　　　C. 低血钠
>
> D. 血浆肾素水平增加　　　　E. 血醛固酮水平降低

三、辅助检查

1. **实验室检查**　**血钾低，尿钾高，血中醛固酮增高**，血浆肾素活性降低。**体位试验和18-皮质酮测定**可判断病因。特发性醛固酮增多对血管紧张素敏感，站立4小时后肾素活性和醛固酮分泌升高33%，而腺瘤型无明显增加。

2. **影像学检查**　B超可发现直径>1cm的肾上腺肿瘤。CT扫描可发现直径>5mm的肾上腺肿瘤，特发性肾上腺皮质增生可显示双侧肾上腺增大或呈结节状改变。

四、治疗原则

1. **手术治疗**　醛固酮瘤手术切除可望完全恢复；原发性肾上腺皮质增生，行一侧肾上腺次全切或全切；特发性肾上腺皮质增生选用药物治疗或行一侧肾上腺切除或次全切除；肾上腺皮质腺癌及异位分泌醛固酮肿瘤，需做肿瘤根治术。

2. 药物治疗　适用于术前准备、特发性肾上腺皮质增生、不能切除的皮质腺癌、有手术禁忌证的醛固酮瘤、糖皮质激素可控制的原醛症。

五、护理措施

1. 术前护理

（1）观察血压变化及高血压症状，随时监测或每日测量血压2次，遵医嘱给予降压药并观察效果及不良反应。

（2）观察低血钾症状，低血钾时易发生心脏骤停，应注意观察心率、心律的变化。静脉补钾时应严格控制补钾总量、速度、浓度及尿量。

（3）观察神经肌肉障碍情况，限制病人活动范围，切忌剧烈运动，防止跌倒。

（4）给予低钠高钾低脂饮食。

2. 术后护理

（1）严密观察病人生命体征。

（2）观察病人有无肾上腺皮质功能不全的表现，遵医嘱及时使用肾上腺皮质激素。

（3）维持水、电解质平衡，术后关注低钾、低钙情况。

（4）做好引流管护理，准确记录24小时出入量。

（5）预防肺部感染和肺不张，定时为病人翻身、拍背，协助排痰。

3. 健康教育

（1）指导病人进食**高蛋白、高热量、高钾、低钠饮食**。

（2）嘱病人注意安全，切忌远行，以防发生意外。

（3）指导病人定时测量血压，遵医嘱正确用药。

（4）指导病人应用肾上腺皮质激素，如出现过敏反应、高血压、感染等，应停止用药。

（5）向病人讲解口服钾离子药物的注意事项，减少胃肠道刺激。

（6）术后复查血生化指标及醛固酮。

第三节　儿茶酚胺症

浪里淘沙—核心考点

儿茶酚胺症是嗜铬细胞瘤和肾上腺髓质增生的总称。20~50岁人群多见，男性略多于女性。其特点是肿瘤或肾上腺髓质的嗜铬细胞分泌大量儿茶酚胺，引起高血压和高代谢、高血糖。

一、病因病理

嗜铬细胞瘤大多发生在肾上腺髓质，约10%发生在肾上腺外交感神经系统的嗜铬组织，以腹膜后多见。良性肿瘤占90%以上，发生浸润和转移时为恶性嗜铬细胞瘤。嗜铬细胞瘤一般分泌大量去甲肾上腺素和少量肾上腺素。

二、临床表现

主要为高血压以及代谢改变。

1. 高血压　有**阵发性和持续性**，或持续性伴阵发性加重。**阵发性高血压**病人平时血压不高，体位改变、情绪激动、创伤、劳累、大小便、按压肿瘤时诱发，大量儿茶酚胺间歇性进入血液循环，引起血压骤然升高，表现为**剧烈头痛、面色苍白或潮红、四肢发冷、恶心呕吐、大量出汗、心悸、视力模糊**等。严重者因心力衰竭、肺水肿、脑出血而死亡。**持续性高血压**病人伴有畏寒、多汗、心动过速、心律失常、头痛、烦躁。

2. 代谢紊乱　大量儿茶酚胺引起基础代谢增高，出现：①发热；②高血糖、糖尿和糖耐量降低，因肝糖原分解加速及胰岛素分泌受抑制引起糖代谢紊乱；③血中游离脂肪酸和胆固醇增高，因脂肪分解加速所致；④低钾血症，可能与儿茶酚胺促使钾离子进入细胞内及促进肾素、醛固酮分泌所致；⑤便秘，儿茶酚胺使肠蠕动及张力减弱所致。

三、辅助检查

1. 实验室检查　血儿茶酚胺明显升高、24小时尿儿茶酚胺及其代谢产物香草扁桃酸（VMA）升高。

2. 影像学检查　B超和CT检查可发现嗜铬细胞瘤或肾上腺体积增大。MRI检查多用于鉴别诊断。放射性核素^{131}I–间位碘苄胍肾上腺髓质显像敏感性和特异性较高，对多发、异位或转移的嗜铬细胞瘤和髓质增生诊断意义更大。

四、治疗原则

手术切除肿瘤或增生的肾上腺，效果较好。①术前应用肾上腺素能受体阻滞剂酚苄明和钙离子通道阻滞剂2周以上，以有效控制血压，减少高血压危象和严重心血管并发症。②术中根据CVP和动脉压变化，调整补液速度；肿瘤或增生腺体切除后，需加快输血输液量，甚至使用升压药物。③术后注意维持水、电解质平衡，必要时补充皮质激素，防止肾上腺功能不全或肾上危象发生。

五、护理措施

1. 术前护理

（1）向病人讲解有关疾病知识、检查目的、手术治疗的必要性。

（2）鼓励病人多饮水，**给予营养丰富、高热量、高脂肪、高蛋白、低盐、高钾、高钙饮食**，合并糖尿病者给予糖尿病饮食。

（3）观察血压变化，每日测量2次，发作时随时测量。嗜铬细胞瘤的病人可随时出现发作性高血压。因此应限制病人活动范围，加强保护措施，防止跌倒。

（4）控制血压，使用酚苄明，或使用哌唑嗪或钙离子通道阻滞剂控制血压。用药前后均观察血压变化。儿茶酚胺症病人周围血管长期处于收缩状态，血容量低，切除肿瘤或增生腺体后可引起血压急剧下降，术中术后出现难以纠正的低血容量性休克，甚至危及生命。因此，术前使用酚苄明，控制血压正常或者接近正常2~4周，病情稳定后方可手术。

（5）观察心律变化，如心率快、心律不齐可用受体阻滞剂，用药后观察心率、心律变化。

（6）禁用阿托品类药物，以防血压变化；如有低血钾，遵医嘱补充钾离子。

（7）术前1天补液扩容。

（8）遵医嘱选用麻醉前用药，阿托品应禁用，因其易导致心率加快、心律失常。

2. 术中护理

（1）麻醉前至少建立2条静脉通路，输血和补液，以扩张血容量。术中根据CVP调整输液输血速度。

（2）麻醉诱导开始及手术过程中将血压控制在160/100mmHg，血压过高时遵医嘱使用硝普钠或酚妥拉明降压，心律不齐或心动过速使用 β 受体阻滞剂。

（3）肿瘤切除后体内肾上腺物质迅速减少，若发生严重低血压须加快输液速度，使用去甲肾上腺素提升血压，直至血容量正常、血压平稳。

3. 术后护理

（1）严密观察血压变化，维持血压低于术前20~30mmHg，以防重要脏器供血不足。血压降到正常值以下时根据血压调节去甲肾上腺素输入速度，防止外渗。

（2）根据CVP调整输液量及输液速度，准确记录24小时出入量。输液输血速度不宜过快，防止发生肺水肿及左心功能不全。

（3）观察有无肺水肿、左心衰、脑水肿等并发症。其原因是术前高血压状态，加重了心脏负担；术中术后大量输血，可使心脏负担加大。因此应严密观察心律、心率、呼吸、神志等情况，早期发现、早期治疗。

（4）观察有无肾上腺皮质功能不全的现象，及时准确地给予皮质激素。

（5）术后少部分病人血压高是高血压继发血管病变所致，所以术后应观察有无高血压危象发生，必要时使用扩血管药物。

（6）术后血压平稳后取半卧位以利于呼吸和引流。

4. 健康教育

（1）保持心情平静，避免兴奋和激动；避免阵发性高血压发作的诱因。

（2）多饮水，防感冒，防受凉，进食高热量食物。

（3）术后有部分病人血压不能恢复正常须服用降压药物。

（4）定期复查血压、血液及尿液儿茶酚胺。

参考答案

1.B 2.A 3.C 4.B

第四十三章　骨科病人的一般护理

统领全局—考试大纲

1. 掌握牵引术及其护理。
2. 掌握石膏绷带术及其护理。
3. 掌握骨折病人功能锻炼的目的、护理评估和护理措施。

第一节　牵引术与护理

浪里淘沙—核心考点

一、牵引术

牵引术是通过对皮肤或骨组织牵引达到复位或固定的目的，分为皮牵引、兜带牵引和骨牵引。

（一）牵引目的和作用

1. 骨折、脱位的复位和固定。
2. 制动肢体，减轻疼痛，预防病理性骨折和畸形。
3. 矫形治疗。
4. 缓解肌肉痉挛。

（二）牵引种类

1. **皮肤牵引**　利用胶布粘在皮肤上或泡沫海绵带包在肢体上，通过皮肤、肌肉间接牵拉骨骼。其优点是操作简便、无创，病人易于接受；缺点是承受力量小，<u>一般不能大于4~5kg</u>，只能应用2~4周。

（1）胶布牵引：是将胶布粘在肢体皮肤上，利用重锤纵向牵引。

（2）海绵带牵引：与皮肤牵引类似，将胶布改为包扎海绵带。

2. **兜带牵引**　利用布带或布兜拉住身体某处进行牵引。

（1）**枕颌带牵引**：前侧带托住下颌，后侧带托住枕骨粗隆，两带向上合二为一，两侧用牵引棒分开，宽度比头稍宽，以牵引绳向头顶方向牵引，<u>牵引重量3~10kg</u>，适用于颈椎骨折、脱位、颈椎病和颈椎间盘突出症等。

（2）**骨盆带牵引**：利用骨盆带包裹住骨盆，带宽的2/3在髂嵴以上腰臀部，两侧分别牵引，重量相等，方向一致，<u>总重量10kg，床脚抬高20cm对抗牵引。适用于腰椎间盘突出症。</u>

（3）**骨盆悬吊牵引**：利用骨盆悬吊带进行牵引，将悬吊带自后向前兜住骨盆，上方到髂骨翼，下方达股骨大转子，通过牵引绳经骨科床架上滑轮进行牵引，牵引重量以臀部抬离床面为宜，<u>适用于治疗骨盆骨折</u>。

3. **骨牵引**　是利用骨圆针或不锈钢针直接穿入骨坚硬部位，通过骨科床架上的滑轮进行牵引。优点是直接牵拉骨组织、力量大，对皮肤无刺激，可长时间牵引；缺点是要切开皮肤，骨钻打眼等，病人不易接受，同时可引起骨感染。**骨牵引适用于**：<u>颅骨骨板牵引适用颈椎骨折、脱位；尺骨鹰嘴牵引适用于复位困难的肱骨髁上骨折；胫骨结节和股骨髁上牵引适用于成年人大腿骨折；跟骨牵引适用于胫腓骨干骨折等。</u>

二、护理

（一）护理评估

1. 健康史　了解病人一般情况、牵引目的等。
2. 身体状况　全身状况，骨折脱位的部位，牵引部位有无破溃或感染。
3. 心理状况　对牵引的认识及心理准备等。

（二）护理措施

1. 病情观察　观察肢体血管神经功能，防止操作不当引起血管神经损伤，**注意肢体远端颜色、温度、感觉和运动功能**。
2. 对抗牵引　床脚<u>抬高15~30cm以对抗牵引</u>。颅骨牵引时，应抬高床头。
3. 保持有效牵引　检查牵引绳是否脱轨，滑轮是否灵活，牵引锤是否拖地等。
4. 并发症护理

（1）<u>皮肤破溃、压疮</u>：皮肤牵引之前涂安息香酸酊，出现水疱及时处理，必要时改骨牵引。骨突起处加气垫，定时按摩，防止压疮。

（2）牵引针滑脱：因钻孔过浅，重量过大引起。预防方法为选好钻孔部位，<u>重量不可过大</u>，颅骨牵引每日检查并拧紧牵引弓螺母。

（3）<u>牵引针孔感染</u>：保持牵引针孔周围皮肤清洁，防止牵引针左右滑动，<u>每日在针孔处滴75%乙醇2次</u>，无菌敷料敷盖。如针孔感染及时处理，必要时拔针更换牵引部位。

（4）**定时测量**：每日测量肢体长度，防止过度牵引或牵引力量不足。

小试身手 1.骨折牵引时，预防过度牵引的措施是

A.患肢抵床尾　　　　　　　　B.患肢功能锻炼　　　　　　　　C.定时测量肢体长度

D.防止牵引针左右移动　　　　E.定时放松牵引装置

（5）**足下垂**：牵引时足部保持功能位。

（6）**关节僵硬**：骨折复位固定后循序渐进进行功能锻炼。

（7）**坠积性肺炎**：长期卧床、呼吸不畅、咳嗽无力等可引起坠积性肺炎。鼓励病人深呼吸、有效咳嗽，协助病人翻身、拍背，雾化吸入等。

（8）**泌尿系感染和结石**：鼓励病人多饮水，增加尿量，预防尿路感染和结石。

小试身手 2.下列哪项骨牵引护理是**错误**的

A.床尾或床头抬高15~30cm　　　B.牵引针不可左右移动　　　　C.及时去除牵引针孔的血痂

D.维持肢体在整复或固定的位置　E.鼓励患者功能锻炼

第二节　石膏绷带术与护理

浪里淘沙—核心考点

一、石膏绷带术

常用石膏类型及应用

1.固定躯干的石膏型：石膏背心、石膏床、石膏围腰、石膏围领，主要用于固定脊柱。

2.固定肩部的肩人字石膏，固定髋部的髋人字石膏。

3.固定肢体的石膏：上肢有长臂石膏、短臂石膏，下肢有长腿石膏和短腿石膏。

二、护理

（一）护理评估

1.健康史　年龄、性别、体重、健康状况和生活自理能力。

2.身体状况

（1）全身情况：生命体征是否平稳，重要脏器功能状况。

（2）局部情况：受伤部位、处理方法，石膏固定范围，局部有无疼痛。

3.心理状况　病人对损伤、石膏固定的认识程度。

（二）护理措施

1.石膏干固前护理

（1）搬运：搬运及翻身时，注意用手掌平托石膏固定的肢体，切忌手指抓捏石膏，以免留下指压凹陷，干固后形成局部压迫。

（2）加速干固：可提高室温，灯泡烘烤，红外线照射等，但要避免烫伤。

2.保持石膏清洁　会阴部易受大小便污染，在包扎石膏时开窗大小应适宜。在换药之前，伤口周围用纱布围好，防止换药或冲洗伤口时污染石膏。石膏如轻微污染可用湿布擦拭，但不能浸湿石膏。

3.观察血循环和神经　包好石膏后患肢抬高，促进静脉回流，**观察肢体远端颜色、温度、感觉和运动**。如有疼痛、苍白、冰冷、发绀、麻木时**警惕石膏过紧**，**防止发生骨筋膜室综合征**。

小试身手 3.石膏固定后最重要的观察内容是

A.局部皮肤　　B.石膏形状　　C.局部血循环　　D.石膏是否松脱　　E.骨折是否移位

4.并发症的预防及护理

（1）**压疮**：包扎石膏前垫好衬垫，尤其是骨隆突处。**包扎石膏时用手掌托扶，严禁指尖按压**。协助病人经常变换体位。如出现局部持续疼痛，警惕压疮。嘱病人和家属不可向石膏内塞垫，必要时更换石膏。

（2）失用性骨质疏松和关节僵硬：长期卧床、石膏制动易引起骨质脱钙、疏松。**关节固定不动发生关节僵硬**。预防办法是加强功能锻炼。

小试身手 4.闭合性骨折进行石膏固定后最常见的并发症是

A.压疮　　B.关节僵硬　　C.化脓性皮炎　　D.骨化性肌炎　　E.缺血性肌挛缩

（3）化脓性皮炎：长期石膏固定，皮肤脱屑、出汗和石膏摩擦，皮肤瘙痒，出现水疱，或用异物伸入挠抓，使局部感染。

（4）**骨筋膜室综合征**：两种原因引起：①骨筋膜内肿胀、出血，压力升高，**常见于前臂或小腿骨折**；②肢体包扎过紧，尤其是石膏包扎。预防方法是石膏包扎不宜过紧，密切观察，一旦出现迅速减压。

小试身手 5.骨筋膜室综合征主要见于

A.前臂和小腿骨折　　B.大腿骨折　　C.骨盆骨折　　D.脊柱骨折　　E.颅骨骨折

小试身手 6.发生骨筋膜室综合征应采取的措施是

A.热敷　　　　　B.迅速减压　　　　　C.给予止痛剂　　　　　D.抬高患肢　　　　　E.功能锻炼

（5）石膏综合征：大型石膏或包扎过紧，病人呼吸费力，进食困难，胸部发憋，腹部膨胀。预防方法是包扎石膏时适当留有余地，食量不要过多，上腹开窗等。

5.功能锻炼　分阶段进行功能锻炼，固定范围外的部位加强锻炼，**范围内的肌肉等长收缩**，循序渐进，主动锻炼为主。

（三）健康教育

1.体位　取功能位或治疗需要体位。

2.饮食　给予高热量、高蛋白、高维生素易消化饮食，多食水果蔬菜，防止便秘，多饮水预防泌尿系感染和结石。

3.石膏护理　保持石膏清洁免受污染；防止水浸，以免松软；不向石膏内填塞异物，防止摩擦引起皮炎；不要重压或碰撞，防止折断。

第三节　骨科病人的功能锻炼

浪里淘沙—核心考点

一、目的

保持和恢复关节运动幅度；保持和恢复肌力及耐力，防止肌肉萎缩；防止骨质脱钙，预防骨质疏松；促进血液循环，促进骨折愈合；早日恢复正常生活和工作。

二、护理评估

1.健康史　性别、年龄、体重、身体健康状况和生活自理能力。

2.身体状况

（1）全身状况：评估生命体征、重要脏器功能、身体活动障碍程度等。

（2）局部状况：损伤部位、程度和处理方法，固定部位，有无开放性伤口等。

3.心理状况　对固定的认识及态度，功能锻炼是否积极。

三、护理措施

1.分阶段锻炼

（1）**早期（伤后1~2周）**：早期局部疼痛肿胀，锻炼目的是促进血液循环，消除肿胀，防止肌萎缩。**运动重点是患肢肌肉舒缩锻炼**，固定范围以外的部位在不影响患肢固定的情况下进行锻炼。

（2）**中期（伤后2周后）**：锻炼目的是防止肌肉萎缩和关节粘连，**运动重点是以患肢骨折的远近关节运动为主**。

（3）**晚期（伤后6~8周后）**：锻炼目的是促使功能全面恢复，运动以重点关节为主的全身锻炼，此期是功能锻炼的关键阶段。

> 锦囊妙记：骨折患者的功能锻炼2周以内是锻炼患肢肌肉，2周后锻炼骨折处两端的关节，6~8周后是锻炼全身的重点关节。

2.功能锻炼方法

（1）**被动运动**：依靠自身以外的力量进行运动，适用于严重瘫痪的病人。主要依靠他人或健侧肢体带动。被动运动的方法有按摩、推拿、针灸、理疗、借助器械和被动活动。

（2）**主动运动**：依靠自身力量进行锻炼，是功能锻炼的主要方法，适用于有活动能力的病人。对主动运动的病人要多指导、多鼓励。

（3）助力运动：自身力量不足，需外力协助，尤其在起动时需要帮助。护士指导、鼓励和协助病人。

（4）手法治疗：适用于关节内粘连已完全机化，关节僵硬已定型的病人。

3.肌肉锻炼的形式

（1）等长收缩：是肌肉锻炼的初期阶段，护士指导病人肌肉收缩方法。

（2）等张收缩：指导病人活动方法。

4.**掌握原则**　功能锻炼要遵循动静结合，主动被动结合，循序渐进的原则。

参考答案

1.C　2.C　3.C　4.B　5.A　6.B

第四十四章　骨与关节损伤病人的护理

统领全局—考试大纲

1. 掌握骨折的定义、病因及分类。
2. 掌握骨折的临床表现、诊断、并发症、骨折愈合过程和影响因素、骨折病人的急救与治疗要点。
3. 熟悉常见的四肢骨折的病因病理（分类与分型）。
4. 熟练掌握常见的四肢骨折的临床表现。
5. 掌握常见的四肢骨折的辅助检查、治疗要点、护理评估和护理措施。
6. 熟悉脊椎骨折、脊髓损伤的病因病理。
7. 熟练掌握脊椎骨折、脊髓损伤的临床表现。
8. 熟悉脊椎骨折、脊髓损伤的辅助检查。
9. 熟练掌握脊椎骨折、脊髓损伤病人的急救搬运。
10. 掌握脊椎骨折、脊髓损伤的治疗要点。
11. 熟悉骨盆骨折的病因病理。
12. 掌握骨盆骨折的临床表现。
13. 熟悉骨盆骨折的辅助检查、常见并发症和治疗要点。
14. 掌握骨盆骨折病人的护理措施。
15. 熟悉关节脱位的定义、病因病理和分类。
16. 熟悉关节脱位的临床表现和辅助检查。
17. 掌握关节脱位的并发症。
18. 熟悉关节脱位的治疗要点。
19. 熟悉常见关节脱位（肩关节脱位、肘关节脱位、髋关节脱位）的病因病理。
20. 掌握常见关节脱位（肩关节脱位、肘关节脱位、髋关节脱位）的临床表现。
21. 熟悉常见关节脱位（肩关节脱位、肘关节脱位、髋关节脱位）的辅助检查和治疗要点。
22. 掌握关节脱位的护理评估和护理措施。
23. 熟悉断肢再植的病因病理。
24. 掌握断肢再植的临床表现。
25. 熟悉断肢再植的治疗要点。
26. 掌握断肢再植病人的护理措施。

第一节　骨折概述

浪里淘沙—核心考点

一、骨折的定义、病因、分类

（一）定义

骨的完整性或连续性发生部分或完全中断即为骨折。

（二）病因

1. **直接暴力**　外力作用部位发生骨折，如碾压、撞击等引起的骨折。
2. **间接暴力**　着力点以外的部位发生骨折，如高空坠落足部着地引起脊椎骨折。
3. 肌肉牵拉作用　肌肉突然猛烈收缩拉断其附着部位的骨骼，如投掷手榴弹用力不当引起肱骨结节撕脱性骨折。
4. 疲劳性骨折　骨骼受到持续劳损引起的骨折，如长途行军导致第2、3跖骨骨折。
5. **病理性骨折**　骨骼本身患有病变，受到轻微外力即发生骨折，如骨肿瘤、骨结核等引起的骨折。

（三）分类

1. 按骨折端与外界是否相通分类
（1）**闭合性骨折**：骨折处皮肤、黏膜完整，骨折端与外界不相通。
（2）**开放性骨折**：骨折处皮肤或黏膜不完整，骨折端与外界相通，**易引起感染**。
2. 按骨折程度及形态分类
（1）**不完全骨折**：骨骼连续性没有完全中断，分为**青枝骨折**、**裂缝骨折**等。
（2）**完全骨折**：骨骼连续性完全中断，分为横行骨折、斜行骨折、粉碎性骨折、螺旋形骨折、嵌插骨折、压缩骨折、凹陷骨折和骨骺分离等。

温馨提示：不完全性骨折是指骨折的断端没有完全分离，包括青枝骨折和裂缝骨折，其余均为完全骨折。

3.按骨折处稳定性分类

（1）稳定性骨折：骨折端不易移位或复位后不易再移位的骨折，如不完全性骨折及横行骨折、嵌插骨折等。

（2）不稳定性骨折：骨折端易移位或复位后易再移位的骨折，如斜行骨折、螺旋形骨折、粉碎性骨折等。

4.按骨折后时间长短分类　分为新鲜骨折（2周之内的骨折）和陈旧骨折（发生在2周之前的骨折）。

二、骨折的临床表现

（一）全身表现

1.休克　长骨骨折或多发性骨折，因大量出血和剧烈疼痛可引起休克。

2.发热　一般无发热，当骨折大量出血后吸收可引起低热。

（二）局部表现

1.一般表现　疼痛和压痛、肿胀和瘀斑、功能障碍等。

2.骨折专有体征　畸形、假关节活动（异常活动）、骨擦音或骨擦感。

三、骨折的诊断

1.有损伤史。

2.临床表现　具有骨折专有体征之一即可诊断。

3.辅助检查

（1）X线检查　可明确骨折类型及移位情况。

（2）CT检查　CT检查可准确地了解骨折移位情况，如髋臼骨折、脊柱骨折。

（3）MRI检查　适用于脊椎骨折合并脊髓损伤病人。

四、骨折的并发症

（一）早期并发症

1.休克　股骨干骨折、骨盆骨折及多发性骨折出血量大易引起失血性休克。

2.血管损伤　骨折断端直接损伤血管，如肱骨髁上骨折可损伤肱动脉、股骨下1/3及胫骨上1/3骨折可损伤腘动脉。

3.神经损伤　肱骨干骨折可损伤桡神经，肘关节周围骨折可损伤尺神经、正中神经，胫腓骨骨折可损伤腓总神经，脊椎骨折可引起脊髓损伤。

4.内脏损伤　肋骨骨折可损伤肺、肝、脾，骨盆骨折可损伤膀胱、尿道和直肠等。

5.骨筋膜室综合征　骨筋膜室内压力增高，软组织血液循环障碍，神经肌肉急性缺血出现早期症候群，常见于前臂和小腿，主要表现为肢体剧痛、肿胀，指（趾）呈屈曲状，活动受限，局部皮肤苍白或发绀，常由骨折血肿、组织水肿或石膏管过紧引起。

小试身手　1.以下哪种骨折外固定后易发生骨筋膜室综合征

A.锁骨骨折　　　　　B.肱骨髁上骨折　　　　C.胫腓骨干骨折　　　D.股骨颈骨折　　　　E.股骨干骨折

小试身手　2.骨筋膜室综合征的正确处理是

A.抬高患肢　　　　　　　　　B.拆除外固定　　　　　　　　　C.立即切开探查血管

D.彻底切开筋膜减压　　　　　E.密切观察有无肾功能损害

6.脂肪栓塞　骨折端血肿张力大，骨髓腔内脂肪微粒进入静脉内，引起肺、脑血管栓塞。

（二）晚期并发症

1.关节僵硬　患肢长期固定，关节周围组织浆液渗出和纤维蛋白沉积，发生纤维性粘连及关节囊和周围肌肉挛缩。

2.骨化性肌炎　关节附近骨折，骨膜剥离形成骨膜下血肿，由于处理不当，血肿扩大、机化并在关节附近软组织内骨化。

3.愈合障碍　复位固定不当，局部血供不良引起延迟愈合或不愈合。

4.畸形愈合　复位不好或固定不牢发生错位导致畸形愈合。

5.创伤性关节炎　发生在关节内骨折易引起创伤性关节炎。

6.缺血性骨坏死　如股骨颈骨折引起股骨头坏死。

7.缺血性肌挛缩　如发生在前臂掌侧即"爪形手"畸形。

小试身手　3.下列哪种并发症不可能发生于骨折晚期

A.骨化性肌炎　　　B.骨缺血性坏死　　　C.创伤性关节炎　　　D.关节僵硬　　　　E.脂肪栓塞

8.感染　开放性骨折易造成化脓性感染和厌氧菌感染，以化脓性骨髓炎多见。

五、骨折愈合过程和影响因素

（一）骨折愈合过程

骨折愈合是一个连续过程，分3个阶段：

1. **血肿机化演进期** 骨折后，骨折端和周围软组织的出血形成血肿，伤后6~8小时凝血系统被激活，凝成血块，几天后新生的毛细血管、成纤维细胞和巨噬细胞侵入血块，形成纤维组织，由纤维组织将骨折端连接在一起，故又称纤维愈合期，此期需2~3周。

2. **原始骨痂形成期** 骨折断端的骨内外膜增生，血管长入，骨折端形成的骨样组织骨化成新骨，成为内外骨痂。而骨折端之间和骨髓腔内的血肿机化形成纤维组织，转化为软骨，经过增生、钙化而骨化，成为桥梁骨痂。内外骨痂和桥梁骨痂三者融合，形成原始骨痂。此期能抵抗肌肉收缩及成角、剪力和旋转力，即达到临床愈合，故又称临床愈合期，此期需要12~24周。

3. **骨痂改造塑形期** 原始骨痂尚不牢固，不能适应肢体活动和负重，在应力轴线的骨痂不断加强，而应力轴线外的骨痂不断被清除，最后原始骨痂改造为永久骨痂，骨髓腔相通，骨折痕迹消失，达到骨性愈合，又称骨性愈合期，此期需1~2年。

（二）影响骨折愈合的因素

骨折愈合需要3个先决条件，即有足够的接触面、固定牢固、血供充分。

1. 全身性因素 如年老、体弱、营养不良、各种代谢障碍性疾病等可影响愈合。

2. 局部性因素 如骨折部位、类型、程度，骨折端血供不良，骨折局部感染。

3. 治疗方法 如反复多次的手法复位，治疗操作不当，骨折固定不牢固，过早和不恰当的功能锻炼等。

六、骨折的急救

1. 抢救生命 首先判定有无颅脑、胸、腹合并伤，给予相应急救。

2. 防止进一步损伤或污染 骨折或疑有骨折的病人应**给予临时固定**；外露骨端一般不现场复位；对可疑脊柱骨折病人应保持脊柱中立位，由三人分别扶托病人的头背、腰臀和双下肢，协调动作，平稳置于脊柱固定架或硬板上抬运，**切忌背驮、抱持、严禁弯腰扭腰，疑有颈椎骨折或脱位，专人双手牵引头部使颈椎呈中立位**，将病人置于硬板上，颈两侧用沙袋固定，限制头颈部活动。

3. 迅速转运 **经初步抢救、妥善包扎固定后，迅速平稳转运。**

小试身手 4.骨折病人现场急救的程序，以下最正确的是

A.妥善固定、包扎伤口、初步检查、平稳运送　　　　　　B.包扎伤口、妥善固定、初步检查、平稳运送

C.平稳运送、包扎伤口、妥善固定、初步检查　　　　　　D.初步检查、包扎伤口、妥善固定、平稳运送

E.妥善固定、初步检查、包扎伤口、平稳运送

4. 开放性骨折 **尽早清创并使用抗生素和TAT**，预防感染。

小试身手 5.开放性骨折最关键的处理步骤是

A.复位和固定　　　B.彻底清创　　　C.应用抗生素　　　D.及早闭合伤口　　　E.迅速转运

七、骨折的治疗原则

（一）复位

是将移位的骨折断端恢复正常或接近正常的解剖关系。**复位是治疗骨折的首要步骤**。

1. 按复位程度分

（1）解剖复位：两骨折端接触面（对位）和两骨折端在纵轴线上对线完全良好，恢复正常解剖关系。

（2）功能复位：两骨折端对位欠佳，但对线基本良好，愈合后肢体功能恢复正常。

2. 复位方法

（1）**手法复位**：是在麻醉下应用手法复位，是闭合性骨折最常用的复位方法。手法复位争取一次成功，达到解剖复位，避免反复操作引起损伤。

（2）切开复位：应用手术切开骨折部位，在直视下将骨折复位。优点是复位准确，可达到解剖复位，可早期下床活动。但切开和分离组织会损伤周围组织和血管，影响愈合。切开复位适用于手法复位困难、骨折端夹有神经血管软组织的、关节内骨折等。

（3）持续牵引复位：对部分骨折行持续牵引复位，同时起固定作用。如颈椎骨折、大腿骨折等。

（二）固定

有小夹板固定或石膏绷带固定。

1. 小夹板固定 适用于四肢长骨的稳定型骨折，固定范围不包括骨折处的上下关节，利于早期功能锻炼。

2. 石膏绷带固定 按肢体形状塑形，干固后固定可靠，固定范围大，不易发生移位，但不利于功能锻炼。

3. **持续牵引** 骨牵引较直接且力量大，利于开放性伤口观察和换药、方便功能锻炼，但不能早期下床活动；皮牵引力量小，多用于儿童。

4. 切开复位及内固定 复位准确且固定牢靠，但具有创伤的缺点。

（三）功能锻炼

是骨折治疗的重要阶段，是功能恢复的保证，固定后即可开始功能锻炼。

早期：伤后1~2周内，锻炼目的是促进血液循环，消除肿胀，防止肌肉萎缩，**以患肢肌肉的舒缩运动为主**，骨折部位的上下关节保持不动。

中期：损伤2~3周后，锻炼目的是防止肌肉萎缩和关节僵硬，**以骨折处上、下关节运动为主**。

晚期：损伤6~8周后，此期骨折已达临床愈合，锻炼目的是促进关节活动和肌力恢复，以**重点关节为主的全面功能锻炼**。功能锻炼的原则是动静结合，主动为主，被动为辅，循序渐进。

> 锦囊妙记：骨折病人固定后即可开始功能锻炼，早期是锻炼骨折处的肌肉，中期是锻炼骨折处上下关节，晚期是锻炼全身的重点关节。

小试身手 6.骨折后以肌肉收缩活动为主要形式的功能锻炼在伤后

A. 1~2周   B. 3~4周   C. 5~6周   D. 7~8周   E. 9~10周

第二节 常见四肢骨折病人的护理

浪里淘沙—核心考点

一、锁骨骨折

1. **病因病理** 多因间接外力引起，常在侧方摔倒，肩部或手掌着地时力量传至锁骨，导致锁骨中外1/3斜形骨折。锁骨中外段骨折时，近侧端受胸锁乳突肌的牵拉向后上移位，远侧端受上肢重力和胸大肌作用，向前下移位。锁骨骨折移位时要警惕臂丛神经损伤。

2. **临床表现** 局部疼痛、肿胀、瘀斑、患侧肩部下垂、肩部活动时疼痛加剧，健侧手托扶患侧肘部，查体时发现畸形和骨擦音。

3. **辅助检查** X线正位片可发现骨折及移位情况。

4. **治疗原则**

（1）**三角巾悬吊** 儿童青枝骨折及成人无移位的骨折，用三角巾悬吊3~6周，即可开始活动。

（2）**手法复位"8"字绷带固定** 对有移位的骨折手法复位，使双肩后伸挺胸位，以横形"8"字绷带固定，注意调整绷带的松紧度，过紧易压迫血管和神经。

（3）**手术治疗** 如合并血管神经损伤以及开放性骨折须手术治疗。

二、肱骨髁上骨折

指肱骨干和肱骨髁的交界处发生的骨折，**儿童多见**。

（一）病因病理

间接外力引起，**分为伸直型和屈曲型骨折，前者多见**。

1. **伸直型骨折** 跌倒时肘关节处于半屈或伸直位，手掌着地，暴力经前臂传至肱骨下端，引起骨折，骨折远端向后上方移位，近端向前下方移位，伴有桡侧或尺侧移位，**易合并肱动、静脉及正中神经、桡神经、尺神经损伤**。**此型最多见**。

2. **屈曲型骨折** 跌倒时肘关节屈曲位，肘后着地，暴力由肘后下方向前上传导引起骨折。骨折远端向前，近端向后移位，较少损伤血管神经，此型少见。

（二）临床表现

肘部肿胀、疼痛、皮下瘀斑、功能障碍。检查局部压痛、假关节活动、出现骨擦音。屈曲型为肘部向后突出并处于半屈位，肘前方可触及骨折断端。伸直型肘后可触及骨折端。检查时注意观察前臂肿胀程度、桡动脉搏动情况，手的感觉和运动功能。

小试身手 7.患者，女，40岁。外伤性肱骨髁上骨折，骨折线从前下方斜向后上方。最易发生的并发症是

A. 尺神经损伤   B. 桡神经损伤   C. 肌皮神经损伤   D. 肱动脉损伤   E. 骨化性肌炎

（三）辅助检查

X线正位及侧位片可明确骨折及移位情况。

（四）治疗原则

1. **手法复位石膏托固定** 局部轻度肿胀、无血管神经损伤可手法复位，石膏托固定4~5周。

2. **骨牵引** 伤后时间长，局部肿胀明显先行尺骨鹰嘴牵引，肿胀消退后再行手法复位石膏托固定。肿胀不严重者可卧床休息，抬高患肢，待肿胀消退后再复位固定。

3. **手术复位内固定** 手法复位失败或伴血管神经损伤行手术复位内固定。

（五）护理重点

注意患肢桡动脉搏动及末梢血运、感觉、活动情况，晚期注意有无骨化性肌炎、肘内翻畸形、缺血性肌挛缩等并发症。

三、桡骨远端伸直型骨折（Colles骨折）

发生在桡骨远端关节面约3cm以内的骨折，以患骨质疏松症的中老年人多见。

（一）病因病理

由间接外力引起，跌倒时**手掌着地**，暴力沿掌腕向上传导至桡骨下端，**发生骨折**。骨折后远端向背侧和桡侧移位。桡骨远端屈曲型骨折（Smith骨折）少见。

（二）临床表现

局部疼痛、肿胀、压痛、功能障碍，手掌畸形，侧面观**"餐叉样"**畸形，正面观**"枪刺样"**畸形。

小试身手 8.患者，男性，18岁。不慎跌倒时右手掌撑地，当时右腕剧痛，渐肿胀，活动障碍，局部呈"餐叉"畸形。可能发生了

A.桡骨远端伸直型骨折 　　B.桡骨远端屈曲型骨折 　　C.腕骨骨折

D.掌骨骨折 　　E.腕关节骨折

小试身手 9.患者，女性，59岁。跌倒时手掌撑地，局部疼痛、肿胀明显，侧面观"餐叉样"畸形。最可能的诊断是

A.锁骨骨折 　　B.肱骨髁上骨折 　　C.肘关节后脱位 　　D.Colles骨折 　　E.Smith骨折

（三）辅助检查 X线正侧位片可显示骨折和移位情况。

（四）治疗原则

1.手法复位外固定　局麻下手法复位，纠正移位后用小夹板或背侧石膏托固定在屈腕、尺偏、旋前位2周，之后改为中立位固定2周。

2.手术复位内固定　对粉碎性骨折、手法复位失败者考虑手术复位内固定。

（五）护理重点

注意患侧手指血运、感觉、活动有无异常。固定期间做手指、肘、肩伸屈活动，拆除固定后进行腕关节活动。

四、股骨颈骨折

股骨颈骨折多见于中老年女性。

（一）病因及分类

1.病因　**间接暴力**是主要原因。老年人由于骨质疏松，轻微外力即可引起骨折。而青年人多遭受较大暴力时发生。**股骨颈骨折后易引起血运障碍，发生股骨头坏死或骨折不愈合。**

2.分类

（1）按骨折线部位：分为头下型骨折、经颈型骨折、基底骨折。其中**头下型和经颈型骨折易引起血运障碍，发生股骨头坏死或骨折不愈合**，而基底骨折对血运影响不大，骨折愈合良好。

（2）按骨折线角度

1）内收型骨折：远端骨折线与两髂嵴连线的夹角（Pauwells角）大于50°。

2）外展型骨折：Pauwells角小于30°，Pauwells角越大，骨折端受的剪力越大，骨折越不稳定。

（二）临床表现

患侧髋部疼痛、活动障碍，不能站立和行走，患肢呈屈曲、内收、缩短、外旋畸形，外旋45°~60°，检查见大转子上移。嵌插骨折畸形不明显，仍可行走，数天后症状加重。

小试身手 10.一老人走路时被绊倒，髋部疼痛，仍能行走，后疼痛加重，查体示臀部叩击痛（+），患肢呈外旋畸形，最可能的诊断是

A.髋关节挫伤 　　B.髋关节脱位 　　C.髋臼骨折 　　D.股骨颈骨折 　　E.髂骨翼骨折

小试身手 11.患者，女性，65岁。被自行车撞倒后，右髋痛，但仍能扶拐行走，次日疼痛加重，检查右下肢外旋位，轻度短缩，最可能的诊断是

A.软组织挫伤 　　B.髋关节扭伤 　　C.股骨大粗隆骨折 　　D.股骨颈骨折 　　E.髂骨骨折

（三）辅助检查

X线检查可显示骨折部位及移位情况。

（四）治疗原则

1.**持续皮牵引**　适用于无明显移位外展型骨折或嵌入骨折。

2.骨牵引。

3.手术治疗　手术治疗术后病人可早期活动，预防老年人长期卧床引起的并发症。手术方式包括经皮或切开加压螺纹钉固定、人工股骨头置换或全髋关节置换术。

五、股骨干骨折

股骨干骨折是指股骨小转子与股骨髁之间的骨折，多见于青壮年。

（一）病因病理及分类

1.病因病理

（1）直接暴力：重物直接打击、撞击、车轮碾轧，引起横形或粉碎骨折。

（2）间接暴力：高空坠落、机器扭转引起斜形或螺旋形骨折。

2.分类

（1）上1/3段骨折：由于受髂腰肌、臀中肌、臀小肌和外旋肌的作用，骨折的近端屈曲外旋外展移位，远端向上、向后移位。

（2）中1/3段骨折：出现向外成角畸形。

（3）下1/3段骨折：远端受腓肠肌牵拉和肢体重量作用向后移位。

（二）临床表现

局部疼痛、肿胀、功能障碍、畸形，检查时局部压痛、异常活动、骨擦音。股骨骨折出血多，易出现休克。下1/3骨折易引起血管神经损伤，查体时注意肢体远端血运、感觉和运动功能。

（三）辅助检查

X线检查可明确骨折部位、类型及移位情况。

（四）治疗原则

1.持续牵引固定

（1）皮牵引：适于3岁以下儿童，采用垂直悬吊牵引，双下肢垂直向上悬吊，牵引重量以使儿童臀部抬离床面为宜。

（2）骨牵引：适于成年人股骨骨折。

2.手术治疗　适于非手术失败、伴有血管神经损伤或多发性损伤的病人。

六、胫腓骨干骨折

胫腓骨干骨折是指发生在胫骨平台以下至踝上部分的骨折，是长骨骨折中最多见的类型，占全身骨折的4%。

（一）病因病理及分类

1.病因病理

（1）直接暴力：胫腓骨表浅，易受重物撞击、车轮碾压等直接暴力，常为横形、斜形或粉碎性骨折。

（2）间接暴力：少见，由高空坠落、滑倒引起，多为斜形或螺旋形骨折。

胫骨下1/3血供少，骨折后愈合差。小腿肌筋膜与胫骨、腓骨和胫腓骨间膜一起构成四个筋膜室，骨折后出血增加室内压，引起疼痛、肿胀、麻木、苍白和感觉障碍，甚至导致肌肉缺血坏死，即**骨筋膜室综合征**。

2.分类

（1）**胫腓骨干双骨折**：最多见，损伤重、并发症多。

（2）单纯胫骨干骨折：较少见，腓骨支撑移位不明显。

（3）单纯腓骨干骨折：少见，常见于小腿外侧踢伤，移位少，预后好。

（二）临床表现

局部疼痛、肿胀、压痛、功能障碍。短缩或成角畸形、异常活动，骨擦音或骨擦感。开放性骨折骨端外露，如有胫前动脉损伤，足背动脉搏动消失，肢端苍白、冰凉。

（三）辅助检查

X线检查可显示骨折部位、类型及移位情况。

（四）治疗原则

1.非手术治疗

（1）手法复位外固定：横形和短斜形手法复位，长腿石膏或夹板固定。

（2）骨牵引治疗：斜形、螺旋形和轻度粉碎性骨折行跟骨结节牵引固定。

2.手术治疗　对手法复位失败、严重的开放性或粉碎性骨折考虑手术治疗。

七、四肢骨折病人的护理

（一）护理评估

1.健康史　了解受伤史、伤后肢体功能情况和急救过程等。

2.身体状况　了解骨折类型、畸形及功能状况，有无并发症及合并伤。

3.心理状况　对骨折的认识及心理反应。

（二）护理措施

1.一般护理　**睡硬板床**，加强基础护理，保持床单清洁。提供营养丰富易消化饮食，多吃蔬菜水果，多饮水，防止便秘及泌尿系感染、结石。

2.**疼痛护理**　固定前不要搬动病人或临时固定牢固，**轻搬少动**。由于肿胀压迫引起疼痛，抬高患肢，**早期冷敷**减少血液循环减轻水肿止痛，并防止出血，**晚期热敷**促进血液循环消除水肿止痛。**前臂和小腿骨折要警惕骨筋膜室综合征**。石膏固定时严禁向石膏内塞纱布棉花，如石膏压迫引起需拆除石膏。

3.观察病情　观察患肢肿胀、疼痛、制动情况，**抬高患肢或处于功能位**。观察有无出血、休克等。

4.预防感染　开放性骨折早期彻底清创，全身使用抗生素。

5.小夹板固定护理

（1）准备合适的夹板和衬垫。夹板外用3~4条绑带固定，松紧适宜，<u>以绑带能上下移动1cm为宜</u>。

（2）抬高患肢，促进静脉回流，减轻水肿。

（3）观察肢体远端的温度、颜色、感觉和运动功能。在医师的指导下进行功能锻炼。

6.并发症的护理

（1）<u>休克</u>：多见于<u>大腿骨折、骨盆骨折或多发性损伤</u>。密切观察病情变化，监测生命体征，尽早发现及时处理。

（2）<u>血管神经损伤</u>：易发生于颅骨骨折、脊椎骨折、肱骨髁上骨折等。尽早发现及时处理。

（3）<u>脂肪栓塞</u>：是骨折的早期严重并发症，骨折处骨髓腔压力过大，骨髓破坏后的脂肪颗粒进入破裂血管，引起肺栓塞。当病人出现肺水肿、肺出血、肺不张、低氧血症时，表现为呼吸困难、发绀、胸片显示实变。保持呼吸通畅、给氧或使用呼吸机、高坐体位、维持体液平衡、应用糖皮质激素及抗凝血制剂等。

（4）<u>骨筋膜室综合征</u>：因外固定过紧或内出血过多，骨筋膜室内压力过大，引起室内神经肌肉等组织急性缺血坏死，<u>多见于前臂和小腿骨折</u>，主要表现为患肢红肿、<u>持续剧烈疼痛、肢体远端搏动减弱或消失</u>、麻木、指或趾屈曲，全身有中毒表现，如高热、血压下降、休克、肾衰竭等。<u>一旦发生去除外固定，内部血肿切开减压，禁忌抬高患肢</u>，以免加重缺血。

小试身手 12.骨筋膜室综合征的正确处理是

A.抬高患肢　　　　　　　　　B.拆除外固定　　　　　　　　　C.立即切开探查血管

D.彻底切开筋膜减压　　　　　E.密切观察有无肾功能损害

（5）内脏损伤：颅骨骨折引起脑损伤，肋骨骨折引起肺、肝、脾损伤，骨盆骨折引起尿道、直肠损伤等。应询问详细损伤史，注意意识、呼吸、腹痛、尿血、便血等。

7.功能锻炼　功能锻炼是骨折病人恢复功能的重要措施，锻炼目的是防止肌肉萎缩、关节僵硬、骨质脱钙。从复位固定后开始，动静结合，循序渐进，以主动锻炼为主。

第三节　脊柱骨折及脊髓损伤

浪里淘沙—核心考点

一、脊柱骨折

脊柱骨折以胸腰椎骨折多见，脊柱骨折常伴脱位、脊髓损伤。

（一）病因病理及分类

1.病因　多因间接暴力引起，如自<u>高空坠落，头、足或臀部着地</u>力量传至脊柱，引起椎体压缩性或粉碎性骨折，严重时合并脊髓损伤。

2.分类及病理

（1）按暴力作用方向分类

1）<u>屈曲型</u>：最多见，易发生于胸腰段的楔形压缩性骨折。

2）过伸型：少见，常发生在高速行驶的汽车撞车，头部受力后仰引起颈椎骨折脱位或伴颈髓损伤。

3）屈曲牵拉型：常伴椎间关节脱位。

4）垂直压缩型：病人自高空坠落，足或臀部着地，引起胸腰椎压缩粉碎性骨折，粉碎的椎体和椎间盘突入椎管，损伤脊神经。

（2）按骨折后稳定性分类

1）稳定型：骨折后不易移位，如单纯压缩性骨折，<u>椎体压缩不超过原高度的1/3</u>。

2）不稳定型：不仅有压缩，还伴有旋转力量，复位后不稳定。如椎体粉碎性骨折，伴有脱位的椎体骨折等。

（二）临床表现

<u>局部疼痛、肿胀、脊柱活动受限、骨折处棘突压痛明显，有叩击痛</u>；胸腰椎骨折伴后突畸形；<u>合并截瘫时损伤脊髓平面感觉、运动、反射障碍，高位截瘫可出现呼吸困难，甚至呼吸停止</u>。

（三）辅助检查

1.X线　可显示骨折部位、类型和程度。

2.CT、MRI　显示骨骼、关节和椎管变化。

（四）急救搬运

<u>正确的搬运方法</u>：三人平托病人，同步行动，将病人放在脊柱板、木板或门板上；也可将病人保持平直体位，整体滚动到木板上。<u>严禁弯腰、扭腰</u>。如有<u>颈椎骨折、脱位，需另加一人牵引固定头部，并与身体保持一致，同步行动</u>。

锦囊妙记：颈椎骨折需四人搬运，其他部位的脊柱骨折可三人搬运。

小试身手 13.颈椎骨折合并脊髓损伤的患者应如何搬运

A.一人背起病人搬运

B.一人抱起病人搬运

C.二人搬运，其中一人抬头，一人抬腿

D.三人将病人平托到木板上搬运

E.四人搬运，三人将病人平托到木板上，一人固定头颈部

（五）治疗原则

病人伴有的颅脑损伤、胸部损伤、腹部损伤及休克等危及生命的情况应优先处理。

1.胸腰椎骨折

（1）单纯压缩骨折：椎体压缩不足1/5或不能耐受复位和固定的病人，卧硬板床，骨折部位加厚枕，使脊柱过伸，3日后开始锻炼腰背肌，初起臀部不离床左右移动，以后背伸，臀部离开床面，伤后3个月可少许下床，3个月后逐渐增加下床时间。

椎体压缩大于1/5的年轻病人，可用两桌法或双踝悬吊法过伸复位，复位后石膏背心固定3个月，固定期间每日坚持背肌锻炼。

（2）爆破型骨折

1）无神经症状，经CT检查无骨折片挤入椎管内，用双踝悬吊法复位。

2）有神经症状和有骨折片挤入椎管内考虑手术治疗。

2.颈椎骨折

（1）稳定型骨折：牵引复位后石膏固定。

1）颌枕带牵引：轻度压缩骨折用颌枕带牵引复位，牵引重量3kg，复位后用头颈胸石膏固定3个月，石膏干固后下床活动。

2）颅骨牵引：压缩明显或双侧椎间关节脱位，持续颅骨牵引复位，牵引重量3~5kg，复位后再牵引2~3周后，头颈胸石膏固定3个月。

（2）爆破型骨折伴有神经症状的：考虑手术治疗，经前路手术，去除骨片、减压、植骨融合及内固定。

二、脊髓损伤

（一）病因病理

1.病因 脊髓损伤是脊椎骨折、脱位的严重并发症，移位的椎骨或突入椎管内的骨折片，可压迫脊髓或马尾神经，引起瘫痪。若损伤平面以下的感觉、运动、反射及括约肌功能部分丧失，为不完全瘫痪；若上述功能完全丧失为完全瘫痪。胸腰椎骨折引起脊髓损伤，下肢瘫痪，称为截瘫；如颈髓损伤，双上肢也瘫痪，称为四肢瘫痪。

2.病理

（1）脊髓震荡（脊髓休克）：是脊髓损伤最轻的一种，脊髓受到强烈震动，脊髓仍保持完整，出现暂时性功能障碍，短时可恢复。

小试身手 14.脊髓震荡是指

A.脊髓受压　　B.脊髓挫伤　　C.脊髓裂伤　　D.脊髓血运障碍　　E.脊髓暂时性功能抑制

（2）脊髓挫伤：外观完整，内部有不同程度损伤，轻者点状出血、水肿，重者大量出血、细胞破坏、神经传导纤维断裂等，引起脊髓软化或形成瘢痕。

（3）脊髓受压：移位的椎骨、碎骨片、椎间盘、血肿及黄韧带突入椎管压迫脊髓，如及时去除压迫，功能可恢复，若压迫时间过久，脊髓变性、软化、坏死。

（4）脊髓断裂：脊髓的连续性不完全断裂或完全断裂，前者伴挫伤，称为脊髓挫裂伤，后者不可能恢复。

（5）马尾神经损伤：第2腰椎以下脊椎骨折脱位可引起马尾神经损伤，受伤平面以下出现弛缓性瘫痪。

（二）临床表现

1.脊髓震荡 损伤后出现短暂功能障碍，弛缓性瘫痪，损伤平面以下感觉、运动、反射及括约肌功能丧失，数分钟、数小时或稍长时间逐渐恢复，一般不留后遗症。

2.脊髓挫伤和脊髓受压 损伤平面以下感觉、运动、反射及括约肌功能丧失，可为单侧或双侧，双侧多在同一平面。2~4周后逐渐演变为痉挛性瘫痪，肌张力增高、腱反射亢进，锥体束征阳性。胸段脊髓损伤表现为截瘫，颈段损伤为四肢瘫，上颈段损伤表现为四肢痉挛性瘫痪，下颈段损伤表现为上肢弛缓性瘫痪、下肢痉挛性瘫痪。

3.脊髓半切征 损伤平面以下同侧肢体的运动和深感觉丧失，对侧肢体的痛觉和温度觉丧失。

小试身手 15.脊髓半横切损伤后病人损伤平面以下出现

A.同侧肢体运动、深感觉消失，对侧肢体痛觉、温度觉消失

B.对侧肢体运动、深感觉消失，同侧肢体痛觉、温度觉消失

C.同侧肢体运动、温度觉消失，对侧肢体痛觉、深感觉消失

D.对侧肢体运动、温度觉消失，同侧肢体痛觉、深感觉消失

E.同侧肢体运动、浅感觉消失，对侧肢体痛觉、深感觉消失

4.脊髓断裂 损伤平面以下的感觉、运动、反射和括约肌功能完全丧失。

5.脊髓圆锥损伤 会阴部皮肤鞍状感觉消失、括约肌功能及性功能障碍，双下肢感觉和运动功能正常。

6.截瘫指数 是将瘫痪程度量化，截瘫指数分别用"0""1""2"表示，"0"代表没有或基本没有瘫痪；"1"代表功能部分丧失；"2"代表完全或接近完全瘫痪；一般记录肢体的自主运动、感觉及大小便功能，最后数字相加即为病人的截瘫指数。

小试身手 16.某患者双下肢自主运动功能完全丧失,其瘫痪指数为

A. 0   B. 1   C. 2   D. 3   E. 4

小试身手 17.患者,女性,28岁。因脊柱骨折致瘫痪1个月。粪便秘结,每3~4日排便1次。有排尿失禁现象。双下肢肌力明显减退,浅感觉麻木。其截瘫指数为

A. 1   B. 2   C. 3   D. 4   E. 5

(三)辅助检查

1.实验室检查 三大常规及血、尿生化检查等。

2.X线 尽早摄X线片,脊髓造影,经颅底穿刺,注入造影剂,观察造影剂流动是否受阻。

3.CT、MRI 可显示脊髓受压和椎管内软组织情况。

(四)并发症

1.瘫痪 高位颈髓损伤常来不及瘫痪就已经死亡,低位颈髓损伤出现高位截瘫,即四肢瘫。胸腰髓损伤出现截瘫。

2.呼吸道并发症 瘫痪病人长期卧床,呼吸道分泌物潴留,引起坠积性肺炎。颈髓损伤后肋间肌丧失功能,胸式呼吸停止,而膈神经是由颈3、4、5组成,第1、2颈髓损伤的病人立即死亡,第3、4颈髓损伤的病人直接影响到膈神经中枢而很快死亡。下部颈髓损伤可存活,但由于颈髓损伤后水肿,可影响到膈神经中枢,出现呼吸功能衰竭。**呼吸道感染和呼吸衰竭**是脊髓损伤的严重并发症。

小试身手 18.颈髓损伤最严重的并发症是

A. 压疮   B. 腹胀   C. 体温失调

D. 泌尿系感染   E. 呼吸功能障碍及呼吸道感染

3.泌尿系感染和结石 脊髓损伤后括约肌功能障碍致排尿异常,长期留置尿管引起泌尿道感染和结石。长期卧床导致骨质脱钙,尿钙盐增加,形成泌尿系结石。

4.皮肤压疮。

5.其他

(1)体温异常:颈髓损伤后出现体温过高或过低。

(2)腹胀、便秘:长期卧床,胃肠功能蠕动减弱,出现腹胀和便秘。

(五)治疗原则

1.固定 尽早固定,防止脊髓进一步损伤。

2.解除脊髓受压 尽早解除椎骨骨折、脱位及血肿对脊髓的压迫,以免压迫过久引起不可逆损害,**这是保证脊髓功能恢复的关键**。

3.减轻脊髓水肿 使用地塞米松静滴或甲泼尼龙冲击疗法;利尿脱水,甘露醇静滴;高压氧治疗,尽早使用。

(六)护理措施

1.心理护理 主动关心病人,使其正视现实,增强治疗信心。

2.生活护理 做好基础、皮肤和口腔护理,加强大小便管理。鼓励病人功能锻炼,尽量做到生活自理。外伤性截瘫病人3个月后练习坐起,逐渐使用拐杖或轮椅下床活动。

3.饮食护理 给予富含营养的易消化饮食,鼓励病人多吃水果蔬菜,多饮水。

4.体温异常的护理 病人体温达40~42℃,使用酒精擦浴、冰袋、冰帽、冰囊等物理降温,冰袋、冰帽应加衬垫,冰囊要用离被架,以免引起局部冻伤;药物降温;多饮水,给予易消化饮食。低温时注意保暖,提高室温,物理升温,给易消化营养丰富饮食。

5.截瘫并发症护理

(1)**呼吸道护理**:鼓励病人深呼吸、有效咳嗽、翻身拍背,雾化吸入地塞米松或糜蛋白酶,以稀释痰液,必要时吸痰。使用呼吸机进行辅助呼吸的病人,注意监测呼吸机。气管切开的病人保持气道通畅,加强气管切开的护理。

小试身手 19.颈椎骨折后第6颈髓损伤,为防止致死性并发症最重要的护理措施是

A. 气管切开吸痰   B. 保持留置导尿通畅   C. 物理降温,保持体温正常

D. 勤翻身,防止压疮发生   E. 予以高热量、高蛋白饮食

(2)泌尿系统护理:做好留置导尿的护理。早期留置尿管持续引流,**2~3周后定时开放,每4~6小时开放1次**,平时夹闭使膀胱充盈,防止膀胱萎缩及感染,训练自律性膀胱。鼓励病人多饮水,预防泌尿系感染和结石。

(3)**皮肤护理**:截瘫需长期卧床的病人易发生压疮。预防关键是间歇性解除压迫。床褥平整、保持皮肤清洁、应用气垫或分区充气床垫、定时翻身,每2~3小时1次。骨隆突处用50%乙醇擦洗和按摩。

第四节 骨盆骨折

浪里淘沙——核心考点

一、病因病理

1.病因 多由暴力挤压或直接撞击引起。

2.病理　骨盆内侧壁血管丰富，骨折后易引起大出血，导致腹膜后血肿和**出血性休克**。骨盆骨折可损伤膀胱、尿道、阴道和直肠，还可伤及腰骶神经丛和坐骨神经。

小试身手 20.骨盆骨折早期最危险的并发症是

A.膀胱破裂　　　B.尿道断裂　　　C.直肠损伤　　　D.坐骨神经损伤　　　E.出血性休克

二、临床表现

1.症状　疼痛、活动障碍。

2.**体征**　耻骨联合、腹股沟及会阴部压痛、瘀斑。**骨盆分离试验和挤压试验阳性**，检查者双手交叉按压病人两侧髂嵴，如骨盆骨折处出现疼痛为骨盆分离试验阳性；检查者双手挤压病人两侧髂嵴，骨盆骨折处出现疼痛为骨盆挤压试验阳性。两下肢不等长。

三、辅助检查

1.X线检查　可显示骨折类型和移位。

2.CT检查　能更清晰显示骶髂关节改变。

四、常见并发症

1.**休克**　骨盆骨折多会引起剧烈疼痛、广泛出血、多发性损伤极易并发休克。

2.**腹膜后血肿**　骨盆骨折引起广泛出血，血液沿腹膜后疏松结缔组织扩散形成腹膜后血肿。

3.**膀胱和后尿道损伤**　尿道损伤较膀胱损伤多见，表现为疼痛、血尿或无尿。

4.直肠损伤　直肠损伤发生在腹膜反折以上引起弥漫性腹膜炎，发生在腹膜反折以下引起直肠周围脓肿。

5.神经损伤　腰骶神经丛和坐骨神经损伤，骶神经损伤表现为括约肌功能障碍。

6.腹内脏器损伤　以肝、脾破裂多见，腹腔内出血，表现为腹痛、失血性休克。空腔脏器损伤引起腹膜炎，表现为腹痛、腹膜刺激征等。

7.脂肪栓塞与静脉栓塞　盆腔内静脉丛破裂可引起脂肪栓塞，其发生率可以高达35%~50%，症状性肺栓塞率为2%~10%，其中致死性肺栓塞率为0.5%~2%。

五、治疗原则

优先处理危及生命的并发症，再处理骨折。

1.非手术治疗

（1）**卧床休息**：适用于骨盆单处骨折，骨盆环完整的病人卧床3~4周。

（2）**骨盆兜悬吊牵引**：适用于骨盆环单处骨折，尤其是耻骨联合分离的病人。

2.手术治疗

（1）骨外固定架固定术：适用于骨盆环两处骨折的病人。

（2）钢板内固定术：适用于骨盆环多处骨折的病人。

六、护理措施

1.急救处理

（1）密切观察生命体征变化：测量血压、脉搏，了解出血情况，判断有无休克。

（2）建立静脉通路，尽早开始输液、输血。

2.做X线检查和CT　明确有无骨折及类型。

3.**排尿、导尿**　病人自行排尿，无血尿，泌尿系损伤可能性小。如有血尿提示泌尿系损伤，尿道口流血，提示尿道损伤；若病人不能排尿，导尿时尿管能顺利插入，尿道损伤可能性小。**插入导尿管后如导出血尿提示膀胱以上损伤**，导不出尿时，做膀胱注水试验，阳性提示膀胱损伤。

4.观察腹部　如腹部疼痛做诊断性腹腔穿刺，判断有无腹内脏器损伤。

5.观察直肠情况　注意有无腹膜炎或直肠周围感染征象。

6.牵引及固定病人　保证固定效果，指导病人做功能锻炼。

第五节　关节脱位

浪里淘沙—核心考点

一、概述

（一）定义

关节脱位是指骨的关节面失去正常的对合关系。

（二）病因

1.**创伤性脱位**　由外界暴力引起，**是脱位的常见原因**。

2.先天性脱位　由于胚胎发育异常，骨关节结构缺陷，出生后已发生脱位。

3.病理性脱位　骨关节患某种疾病，如骨关节结核、骨肿瘤等，骨关节结构被破坏，关节失去稳定性，受到轻微外力即发生脱位。

4.习惯性脱位　创伤性脱位破坏了关节囊、韧带，使关节松弛，受到轻微外力即脱位。

小试身手 21.关节脱位的常见原因是

　A.先天性脱位　　　B.创伤性脱位　　　C.病理性脱位　　　D.习惯性脱位　　　E.后天性脱位

（三）分类

按脱位程度分为全脱位或半脱位；按远侧骨端关节面移位方向分为前脱位、后脱位、侧方脱位和中央脱位；按脱位后时间分为新鲜脱位（脱位后2周以内）和陈旧脱位。

（四）病理

关节脱位导致关节囊撕破、韧带损伤、局部出血，关节内积血，血肿机化，纤维组织形成，最后关节粘连影响关节活动；关节脱位可伴骨折，关节内骨折易形成创伤性关节炎；关节脱位可损伤周围血管神经。

（五）临床表现

1.一般表现　关节疼痛、肿胀、压痛、关节功能障碍。

2.特征表现　畸形、弹性固定、关节盂空虚。

小试身手 22.下列哪项可作为确诊为关节脱位的依据

　A.疼痛　　　　　B.肿胀　　　　　C.功能障碍　　　　　D.瘀斑　　　　　E.关节腔空虚

小试身手 23.关节脱位的特有体征，是受伤部位出现

　A.骨擦音　　　　B.异常活动　　　　C.血管杂音　　　　D.弹性固定　　　　E.疼痛

（六）并发症

关节脱位合并关节内外骨折；关节附近重要血管损伤；牵拉和压迫可致血管神经损伤，引起出血和麻痹；晚期可发生骨化性肌炎或创伤性关节炎。

小试身手 24.以下哪项不是关节脱位的并发症

　A.合并骨折　　B.神经、血管损伤　　C.骨化性肌炎　　D.创伤性关节炎　　E.骨筋膜室综合征

（七）辅助检查

X线检查可确定有无脱位及脱位方向，并了解有无骨折。

（八）治疗原则

1.复位　手法复位为主，早期手法复位效果好，越早越好。伴有关节内骨折及软组织嵌入、陈旧性脱位手法复位失败者考虑手术复位。

2.固定　复位后固定有利于关节囊、韧带及周围软组织修复，一般固定2~3周。

3.功能锻炼　目的是防止肌肉萎缩、关节僵硬。固定后即可开始功能锻炼，早期锻炼患部周围肌肉及其他关节，去除固定后，逐渐活动患部关节。

二、常见关节脱位

（一）肩关节脱位

1.病因病理　多为间接暴力引起，身体侧位跌倒时，手掌着地，外展外旋的暴力撕破关节囊前部，肱骨头滑出肩胛盂窝。向后跌倒时，肱骨后侧被撞击，暴力使肩关节前脱位。肩关节脱位分为前脱位、后脱位、下脱位、盂上脱位4种，其中前脱位多见。前脱位又分为喙突下脱位、锁骨下脱位和盂下脱位，以喙突下脱位多见。

2.临床表现　肩部疼痛、肿胀、活动障碍，以健手托扶患侧前壁，头部向患侧倾斜。三角肌塌陷，呈"方肩"畸形、原关节盂空虚。杜加试验阳性，即病人患侧手掌搭在对侧肩上，患侧肘部不能紧贴胸壁；或肘部紧贴胸壁，手掌不能搭在对侧肩上。

小试身手 25.患者，男性，26岁。在上臂外展外旋时肩部受外力作用，当即患肢不能活动，疼痛，呈"方肩"畸形，杜加征阳性。应考虑为

　A.肱骨头骨折　　　B.肱骨颈骨折　　　C.肱骨干骨折　　　D.锁骨骨折　　　E.肩关节脱位

3.辅助检查　X线片可见脱位类型及有无骨折。

4.治疗原则

（1）复位：手法复位，分为手牵足蹬法和牵引回旋法。

（2）固定：复位后将肩关节固定于内收、内旋、屈肘90°，用三角巾悬吊于胸前，固定3周。

（3）功能锻炼：固定期间活动手和腕，去除固定后活动肩关节。

（二）肘关节脱位

1.病因病理　多由间接暴力引起。跌倒时上臂伸直手掌着地，暴力传导至尺桡骨上端，尺骨鹰嘴突产生杠杆作用，使尺桡骨近端向后上移位，形成后脱位。当肘后方受直接暴力打击，可发生肘关节前脱位。严重肘关节脱位可损伤神经血管，甚至发生Volkmann前臂缺血性挛缩。

2.临床表现　肘部疼痛、肿胀、活动障碍、畸形，肘部弹性固定在半屈位，肘后空虚，可触及凹陷，肘后三点关系失常。

小试身手 26.肘关节脱位的特有体征是

A. 肿胀　　　　B. 疼痛　　　　C. 反常活动　　　　D. 肘后三点关系失常　　　　E. 杜加征阳性

3. 辅助检查　X线检查可明确脱位方向及有无骨折。

4. 治疗原则

（1）复位：尽早手法复位，如复位失败行手术切开复位。

（2）固定：复位后用长臂石膏托固定，肘关节屈肘90°，用三角巾悬吊前臂于胸前3周。

（3）功能锻炼：固定期间活动手指和肩部，去除固定后活动肘部。

（三）髋关节脱位

1. 病因病理

（1）病因：因间接暴力所致，当髋关节屈曲或伴有内收时，膝部受到强大暴力作用，经股骨干传至股骨头向后冲出关节囊。也可因病人弯腰时，暴力作用于腰骶部，使股骨头向后冲出关节囊，发生髋关节后脱位。

（2）病理：由于是强大暴力引起，所以常伴髋臼骨折和多发性损伤。

2. 临床表现　疼痛、功能障碍、患肢出现典型的屈曲、内收、内旋、短缩畸形、臀部可触及股骨头。

3. 辅助检查　X线检查可明确脱位类型及有无骨折。

4. 治疗原则

（1）复位：尽早进行，力争24小时内，麻醉下闭合复位，48小时后再复位较为困难。通过提拉法手法复位，复位失败考虑手术复位。

（2）固定：复位后置患肢于外展中立位，皮牵引或穿丁字鞋固定2~3周，严禁屈曲、内收、内旋，避免再脱位。

（3）功能锻炼：固定期间做股四头肌等长收缩，2~3周后活动关节，4周后扶拐下地，3个月内患肢不负重。

小试身手（27~29题共用题干）

患者，男，71岁。不慎摔倒后运动障碍。经检查诊断为左腿外展性股骨颈骨折。

27.最适宜的治疗方法是

A. 骨牵引　　　　B. 骨盆带牵引　　　　C. 皮牵引　　　　D. 手法复位石膏固定　　　　E. 骨盆悬吊牵引

28.牵引时正确的指导方法是

A. 患肢抵住床尾　　　　B. 若不能耐受，可自行拆除牵引　　　　C. 患肢和牵引绳上不可覆盖厚被

D. 牵引物可适时着地，以免牵引过度　　　　E. 皮肤若出现水疱，可自行拆除牵引装置

29.牵引期间，护士主要指导患者进行患肢

A. 腓肠肌按摩　　　　B. 缝匠肌等长运动　　　　C. 膝关节伸屈运动

D. 髋关节伸屈运动　　　　E. 股四头肌等长运动

三、关节脱位的护理

（一）护理评估

1. 健康史　了解外力大小、作用部位和方向，伤后急救过程。

2. 身体状况　注意有无内脏损伤和休克。检查关节局部有无疼痛、肿胀、功能障碍。

（二）护理措施

1. 密切观察　观察生命体征，有无休克。观察局部脱位症状，复位后是否消失。

2. 疼痛护理　操作轻柔，避免引起不必要疼痛，伤后24小时内冷敷，减轻肿胀疼痛，之后热敷，促进吸收、减少肌肉痉挛疼痛。疼痛较重查明原因后酌情使用止痛药。

3. 患肢护理　患肢抬高，促进静脉回流，减轻肿胀。固定牢固并保持功能位。

4. 功能锻炼　复位固定后开始功能锻炼，防止关节僵硬和肌肉萎缩。早期固定范围内肌肉等长舒缩，解除固定后逐渐增加活动力量和范围，其他关节始终保持功能锻炼。

5. 并发症护理　对患者并发骨折及时治疗。对伴有血管神经损伤的病人加强护理，促进功能恢复。伴有内脏损伤者观察治疗效果。髋关节脱位可导致股骨头坏死，伤后3个月内禁止患肢负重。

第六节　断肢再植

浪里淘沙—核心考点

断肢再植是将离断的肢体采用显微外科手术对其清创、血管吻合、骨骼固定、肌腱和神经修复使其存活并最大限度恢复其功能。

外伤后肢体离断，没有任何组织相连或只有少量组织相连，但该组织损伤严重，清创时必须切除，为完全性离断。如外伤后伤肢软组织大部分离断，断面超过2/3，并有骨折或脱位，主要血管断裂或栓塞，为不完全离断。

一、病因病理

1. 切割伤　断面整齐，周围组织损伤较轻，再植后存活率高。

2. 碾压伤　创伤较重，较局限，经处理后可成为切割伤，再植后效果较好。

3. 撕裂伤 外力撕拉使组织损伤严重，血管、神经、肌腱等组织断裂不在同一平面，修复困难，成活率低，功能恢复差。

二、临床表现

1. 全身表现 单个手指或脚趾离断一般无明显全身症状，大的肢体离断<u>由于出血和剧烈疼痛可引起休克</u>。

2. 局部表现 完全离断时肢体远端与近端无组织相连，或仅有少量受损严重的组织相连。不完全离断时伤肢软组织大部分离断，断面有骨折或脱位，离断肢体远端无血供。

三、治疗原则

1. 现场急救 包括包扎止血、断肢保存和快速转运，抢救休克。

（1）<u>止血</u>：损伤肢体近端断面出血以压迫包扎止血较好，如压迫无效可使用止血带止血，但要注意定时放松。

（2）<u>包扎</u>：止血后对断肢远端断面用无菌敷料包扎，对尚有少量组织相连用夹板固定。

（3）<u>断肢保存</u>：对离断肢体<u>严禁冲洗、浸泡、涂药，尽快用无菌或清洁敷料包裹，立即干燥冷藏保存</u>，方法是将包裹好的断肢放入清洁塑料袋内，再将其放入有盖的容器中，周围放冰块，<u>保持在4℃左右</u>。避免离断肢体直接与冰块接触发生冻伤。如多指离断分别包好，做好标记。

> **小试身手** 30. 断肢保存的正确方法是
> A. 无菌处理后，放入无菌敷料内保存于冰块中，保持0℃左右
> B. 不做无菌处理，放入清洁敷料内保存于冰块中，保持0℃左右
> C. 无菌处理后，直接放入无菌塑料袋保存于冰块中，保持4℃左右
> D. 无菌处理后，无菌敷料包裹后放入塑料袋保存于冰块中，保持4℃左右
> E. 不做无菌处理，清洁敷料包裹后放入塑料袋冰块中保存，保持4℃左右

（4）快速转运：快速将离断肢体与病人同时转运到医院进行再植，<u>力争6小时内手术</u>。转运过程中严密观察病人全身及离断肢体情况。

> **小试身手** 31. 对断肢的处理方法，除需干燥、冷藏保存外，还需要
> A. 首先无菌处理，力争4小时内断肢再植　　　B. 首先无菌处理，力争5小时内断肢再植
> C. 首先无菌处理，力争6小时内断肢再植　　　D. 无需无菌处理，力争4小时内断肢再植
> E. 无需无菌处理，力争6小时内断肢再植

2. 手术治疗 断肢再植属显微外科手术，进行彻底清创、处理骨折、缝合肌腱、吻合血管和神经、缝合创面。

四、护理措施

1. 现场急救 观察病人生命体征，离断肢体低温保存并迅速转运。

2. 术前护理

（1）一般护理：了解损伤及急救情况，肢体缺血时间，有无伴发性损伤及休克等。

（2）全身支持：包括输血补液、预防休克及肾衰，使用抗生素预防感染等。

（3）术前准备：局部清理及手术区皮肤准备，急查血标本，留置尿管等。

3. 术后护理

（1）一般护理 了解骨折固定，肌腱、血管、神经修复情况。术后卧床10~14天，适当限制活动。

（2）病情观察

1）全身观察：观察生命体征变化及尿量，记录24小时出入量。

2）再植肢体观察：①制动并抬高患肢：患肢适当限制活动，<u>抬高患肢至略高于心脏水平</u>，促进静脉回流，<u>但不宜过高以免影响血供</u>。②局部皮温测量：手术后10日内，每1~2小时测量1次，<u>如皮温突然下降3℃以上提示静脉栓塞</u>。③观察再植肢体颜色、肿胀、毛细血管回流情况：<u>皮肤由红润转苍白、皮温降低、指腹塌陷、毛细血管充盈时间延长超过2秒、动脉搏动减弱或消失，提示动脉痉挛或栓塞</u>，即动脉危象。<u>若皮色暗紫、皮温下降、指腹肿胀及毛细血管充盈时间缩短（小于1秒）、动脉搏动存在提示静脉回流受阻、即静脉危象</u>。如肢体肿胀应测量肢体周径，以便观察对比。肢体肿胀和毛细血管充盈时间术后3天内每小时观察1次。<u>血管危象易发生在术后72小时内</u>，一旦发生立即处理。

> **小试身手** 32. 断指再植术后，再植手指出现末端苍白，指腹瘪陷，指甲毛细血管充盈时间延长，可能出现了再植手指
> A. 感染　　　B. 肿胀　　　C. 静脉淤血　　　D. 动脉血栓　　　E. 静脉栓塞

（3）预防感染：病人安置于单人病房，定时消毒，术后1~2周内室温保持在20~25℃，湿度50%~60%，专人护理，限制探视。肌内注射抗生素预防感染，防止发生静脉炎及血栓。

（4）用药护理：及时使用抗凝药及血管扩张药，使用镇静止痛剂，减轻疼痛。

（5）功能锻炼：<u>术后3周内</u>为软组织愈合期，护理重点是<u>预防感染</u>，可进行理疗、按摩，以改善血循环，消除肿胀。术后4~6周开始做患肢屈伸、握拳活动以防止关节僵直、肌肉萎缩和粘连。术后6~8周，护理重点是促进神经功能恢复和瘢痕软化为主，加强患肢活动和感觉训练，配合理疗及药物。

参考答案

1.C 2.D 3.E 4.D 5.B 6.A 7.D 8.A 9.D 10.D 11.D 12.D 13.E 14.E 15.A 16.C 17.A 18.E 19.A 20.E 21.B 22.E 23.D 24.E 25.E 26.E 27.C 28.C 29.E 30.E 31.E 32.D

第四十五章　骨与关节感染病人的护理

1. 熟悉化脓性骨髓炎、化脓性关节炎的病因病理。
2. 熟练掌握化脓性骨髓炎、化脓性关节炎的临床表现。
3. 掌握化脓性骨髓炎、化脓性关节炎的辅助检查和治疗要点。
4. 熟练掌握化脓性骨髓炎、化脓性关节炎的护理措施。
5. 熟悉骨关节结核与常见骨关节结核（脊柱结核、髋关节结核与膝关节结核）的病因病理。
6. 掌握骨关节结核与常见骨关节结核（脊柱结核、髋关节结核与膝关节结核）的临床表现。
7. 熟悉骨关节结核与常见骨关节结核（脊柱结核、髋关节结核与膝关节结核）的辅助检查和治疗要点。
8. 掌握骨与关节结核病人的护理评估和护理措施。

第一节　化脓性骨髓炎

浪里淘沙—核心考点

化脓性骨髓炎是指骨膜、骨密质、骨松质及骨髓由化脓菌感染引起的炎症。依感染途径不同分为3类：①血源性骨髓炎：是身体其他部位化脓感染经血行播散引起；②创伤后骨髓炎：是由开放损伤或骨骼手术引起；③邻近感染灶：是由周围软组织化脓性感染直接蔓延引起。<u>化脓性骨髓炎多见于儿童，以急性血源性骨髓炎多见。</u>

一、急性血源性骨髓炎

（一）病因

<u>最多见的致病菌是**溶血性金黄色葡萄球菌**</u>，其次是乙型溶血性链球菌。本病常见于儿童，化脓菌到达血管丰富、血流缓慢的骨干骺端，细菌停留引起本病。<u>发病部位多见于长骨的干骺端</u>。急性感染后形成脓肿，扩散后形成弥漫性骨髓炎、软组织感染或形成窦道，甚至形成化脓性关节炎，治疗不当转为慢性骨髓炎。

> 锦囊妙记：致病菌主要为金黄色葡萄球菌的疾病有急性血源性骨髓炎、急性乳腺炎、疖、痈、手部感染、化脓性关节炎、新生儿脐炎，急性感染性心内膜炎等。

小试身手 1.引起急性血源性骨髓炎最常见的致病菌是
A.溶血性金黄色葡萄球菌　　　　B.嗜血属流感杆菌　　　　C.白色葡萄球菌
D.产气荚膜杆菌　　　　E.肺炎球菌

小试身手 2.急性血源性骨髓炎的好发部位是
A.骨骺　　　　B.骨干　　　　C.骨端　　　　D.软组织　　　　E.干骺端

（二）病理

<u>骨质破坏为早期特点，新骨形成和骨性死腔为晚期特点。</u>

小试身手 3.急性血源性骨髓炎早期的病理特点是
A.死骨及死腔形成　　　　B.以骨质增生为主　　　　C.骨质破坏
D.骨坏死和反应性骨质增生同时存在　　　　E.以水肿、细胞浸润和炎性渗出为主

（三）临床表现

起病急，<u>寒战、高热达39℃以上</u>，全身中毒症状，患儿烦躁、惊厥，严重时出现休克或昏迷。<u>患处持续性剧痛及深压痛</u>，患肢活动受限，当骨膜下脓肿形成或已破入软组织时，患肢局部红、肿、热、痛或有波动感。脓肿穿破皮肤形成窦道，合并化脓性关节炎时，关节红肿热痛。

小试身手 4.患儿，男，9岁，膝关节上方剧痛1周，略肿，皮肤无明显发红，关节活动受限，浮髌试验（－），T 39℃，P 100次/分，血常规示：WBC 30×10^9/L，N 0.90。X线片未见异常。最可能为
A.恶性骨肿瘤　　　　B.急性血源性骨髓炎　　　　C.风湿性关节炎
D.化脓性关节炎　　　　E.蜂窝织炎

（四）辅助检查

1. **实验室检查** 血白细胞及中性粒细胞明显升高，红细胞沉降率加快；为获得阳性结果，血细菌培养在**寒战高热时**，最好在使用抗生素之前抽血；局部穿刺抽取脓液做细菌培养。

2. 影像学检查

（1）X线检查：<u>早期无改变，至少2周后才有所表现</u>，病骨干骺区骨质破坏，继而骨密质破坏变薄，后期见死骨形成。

（2）CT检查：见骨膜下脓肿，并可见较小的骨脓肿及软组织内深部脓肿。

小试身手 5.急性血源性骨髓炎患者X线片上出现异常表现为发病后

A. 1周　　　　　　　　B. 2周　　　　　　　　C. 3周　　　　　　　　D. 4周　　　　　　　　E. 2个月

（五）治疗原则

早期诊断、早期治疗是关键。

1.**抗生素治疗**　早期联合使用广谱抗生素，抗生素使用越早越好，根据细菌培养结果选择抗生素。**体温恢复正常后3周内不能停药**。

2.支持疗法　高热病人降温，维持水、电解质和酸碱平衡，给予营养丰富易消化饮食。

3.局部制动　局部持续皮牵引或石膏托固定。

4.手术治疗　**早期经全身抗生素治疗48~72小时无效考虑手术治疗**。手术目的是引流脓液，控制病情发展。引流方法一是钻孔，二是开窗。于骨髓腔内置管，应用抗生素液持续冲洗引流。

（六）护理措施

1.术前护理

（1）一般护理：卧床休息，多饮水，进食营养丰富易消化食物。抬高患肢，促进淋巴和静脉回流，减轻肿胀。

（2）密切观察：观察生命体征，注意高热、血压和呼吸。高热者酒精或温水擦浴降温，多饮水、补液。观察患肢疼痛、肿胀情况。

（3）抗感染治疗：使用抗生素治疗。

2.术后护理

（1）切口观察及引流护理：保持引流通畅，防止受压和扭曲。滴入瓶高于伤口60~70cm，引流瓶低于伤口50cm，引流速度术后第1天快速滴入，以后维持50~60滴/分，详细记录引流液性质和量。伤口及时换药。

（2）患肢护理：患肢制动，制动期间进行肌肉等长收缩，未制动部位进行功能锻炼，以免肌肉萎缩和关节僵硬。

小试身手 6.患儿，男，13岁。因右下肢急性化脓性骨髓炎给予广谱抗生素治疗3天。症状不见好转，体温39.3℃，右膝下内侧疼痛加剧，表面红肿明显，局部皮肤温度较高。X线检查发现右胫骨上端干骺区有骨质破坏，给予开窗冲洗引流治疗。护理措施**错误**的是

A. 卧床休息，患肢制动　　　　　　　　B. 妥善固定引流管，保持引流通畅

C. 保持伤口敷料清洁干燥，及时更换　　　D. 冲洗第一天慢滴，以后维持50~60滴/分

E. 滴入瓶高于床面60~70cm，引流瓶低于床面50cm

二、慢性骨髓炎

（一）病因病理

1.病因　大多由急性骨髓炎演变而来，少数开始即表现为慢性过程。

2.病理　死骨、骨性包壳、无效腔、窦道，经久不愈，反复急性发作。窦口周围皮肤长期受分泌物刺激易癌变，骨骼破坏严重可发生病理性骨折。

（二）临床表现

病人贫血、消瘦、营养不良。静止期多无明显改变，患肢增粗、畸形、窦道周围皮肤色素沉着、瘢痕及窦道。急性发作期患肢红肿疼痛、压痛明显，暂时闭合的窦道破溃时流出臭味脓液或小死骨片，伴全身感染中毒症状。

（三）辅助检查

1.X线检查：骨骼增粗、变形、骨质硬化、骨髓腔不规则，可见密度增高的死骨。经窦道插管造影检查可见脓腔和死骨。

2.CT检查：可显示脓腔和死骨情况。

（四）治疗原则

手术治疗为主，去除死骨和炎性肉芽组织。做病灶清除，消灭无效腔和切除窦道。

（五）护理措施

1.术前护理：卧床休息，给予营养丰富易消化饮食。患肢抬高制动，消除肿胀，减轻疼痛，防止病理性骨折和畸形。密切观察生命体征变化，高热病人降温。及时使用抗生素控制感染。窦道加强换药。

2.术后护理：观察生命体征，伤口及时换药，观察引流液的量和性质，保持引流管通畅。

第二节　化脓性关节炎

浪里淘沙—核心考点

一、病因病理

1.病因　**金黄色葡萄球菌**是主要致病菌，其次是白色葡萄球菌、链球菌、淋病双球菌、大肠埃希菌等。远处病灶经血行扩散、邻近病灶直接蔓延或关节开放性损伤时化脓菌直接侵入。

2.病理

（1）浆液性渗出期：细菌侵入后滑膜充血、水肿、渗出。

（2）浆液纤维素渗出期：病变进一步发展，除浆液渗出增加外，渗液中出现大量白细胞和纤维蛋白，渗液浑浊，纤维蛋白沉积在关节软骨表面，破坏软骨。纤维蛋白沉积导致关节粘连。

（3）脓性渗出期：炎症侵入软骨下骨质，破坏关节软骨和滑膜，脓性渗出液使周围组织发生炎性改变，关节粘连和破坏导致纤维性或骨性强直。

二、临床表现

多见于儿童，尤其是体弱多病者。好发于**髋关节和膝关节**。

1.全身表现　起病急骤，全身症状明显，乏力、食欲减退、寒战高热，体温可达39℃以上，严重者出现谵妄、惊厥、昏迷等症状。

2.局部表现　**病变关节剧痛、红肿、功能障碍**。关节呈半屈位，拒绝检查和活动。膝关节化脓性炎症查体可见**浮髌试验阳性**。

小试身手　7.寒战、高热，膝关节红、肿、热、痛，呈半屈曲位，浮髌试验阳性，最可能是以下哪种疾病的临床表现

A.急性血源性骨髓炎　　　　　　B.恶性骨肿瘤　　　　　　　　　　C.膝关节结核

D.化脓性膝关节炎　　　　　　　E.膝关节滑膜结核

三、辅助检查

1.实验室检查　血白细胞升高，中性粒细胞比例增高，红细胞沉降率加快。关节腔穿刺抽脓做细菌培养。

2.X线检查　早期关节周围软组织肿胀，关节间隙增宽，关节骨骨质疏松，软骨面破坏后，X线可见关节间隙变窄，软骨下骨质破坏后骨面毛糙，X线出现虫蚀样改变，严重者骨性强直。

四、治疗原则

1.非手术治疗：早期关节腔内注入抗生素。表浅大关节可行关节腔灌洗，在关节部位两侧穿刺，分别置入滴注管和引流管灌洗。每日经滴注管滴入含抗生素的溶液2000~3000ml，直至引流液清澈、细菌培养阴性为止。行牵引或石膏固定。

2.手术治疗：关节切开引流：适用于深在的大关节，术后置管灌洗。关节矫形术：适用于关节严重破坏，功能明显受损者。

五、护理措施

1.休息与营养　急性期病人卧床休息，给予富含营养易消化饮食。

2.维持体温　高热者给予物理或药物降温。

3.控制感染　遵医嘱使用抗生素。

4.患肢护理　患肢制动**保持功能位**，牵引固定。

小试身手　8.膝关节化脓性关节炎固定的位置为

A.解剖位　　　　　B.功能位　　　　　C.伸直位　　　　　D.旋前位　　　　　E.旋后位

5.关节穿刺或灌洗的护理　遵守无菌原则，每日1次关节穿刺，穿刺抽出积液后注入抗生素。关节腔每日经滴注管滴入抗生素溶液2000~3000ml，直至引流液清澈，细菌培养阴性为止。停止滴注后继续引流几天，无引流液后拔管。

6.术后护理　患肢制动，观察伤口，引流管保持通畅，观察并记录引流液量和性状。

小试身手　（9~10题共用题干）

患者，男性，10岁，右胫骨上端疼痛伴高热半月，有急性扁桃体炎病史。体检：体温40.2℃，白细胞15×10⁹/L。右胫骨上端红、肿、热，膝关节呈30度屈曲位，伸直时疼痛加重。

9.最可能的临床诊断是

A.急性血源性骨髓炎　　　　　　B.恶性骨肿瘤　　　　　　　　　　C.膝关节结核

D.化脓性膝关节炎　　　　　　　E.膝关节滑膜结核

10.对于该病人下列护理措施，哪项是**错误**的

A.观察生命体征及局部体征　　　B.固定患肢于功能位　　　　　　　C.肢体制动，不可功能锻炼

D.物理降温　　　　　　　　　　E.伤口引流护理

第三节　骨与关节结核

浪里淘沙—核心考点

一、概述

（一）病因病理

1.病因　骨与关节结核由结核分枝杆菌引起，以儿童和青少年多见。**骨关节结核大多由肺结核引起**，少数继发于消化、淋巴、泌尿系统。

锦囊妙记：骨结核、肾结核和肠结核均继发于肺结核。

小试身手 11.骨关节结核绝大部分继发于
  A.肠结核　　　　　　B.肺结核　　　　　　C.淋巴结核　　　　　　D.胸膜结核　　　　　　E.泌尿系统结核

2.病理　**发病部位以脊柱最多见**，其次是膝、髋、肘关节。初期结核杆菌经血循环到达关节滑膜或骨，破坏不严重，如能及时治疗，骨关节功能可完全保存。若病变进一步发展，关节面软骨破坏，形成全关节结核，骨与关节出现结核性浸润、肉芽增生、干酪样坏死、寒性脓肿和窦道，此时关节破坏严重，骨关节出现功能障碍，晚期发生病理性骨折或脱位。

小试身手 12.骨与关节结核中，发病率最高的是
  A.膝关节结核　　　B.髋关节结核　　　C.脊柱结核　　　D.股骨结核　　　E.胫骨结核

（二）临床表现

1.全身表现　起病缓慢，低热、盗汗、食欲低下、乏力、消瘦、贫血等。
2.局部表现　疼痛、关节肿胀、畸形、功能障碍、寒性脓肿及窦道。

（三）辅助检查

1.实验室检查　红细胞及血红蛋白减少；活动期血红细胞沉降率加快。寒性脓肿或窦道合并化脓性感染时血白细胞和中性粒细胞升高。寒性脓肿穿刺抽脓，抗酸染色找到结核杆菌。
2.X线检查　早期改变不明显，一般发病后2个月可显示病变，可见骨质疏松、关节囊肿胀、关节间隙变窄、骨质破坏等，晚期可见死骨、空洞、病理性骨折或脱位。

小试身手 13.骨关节结核发病后多长时间X线可显示病变
  A.1周　　　　　　B.2周　　　　　　C.1个月　　　　　　D.2个月　　　　　　E.3个月

3.CT与MRI检查　可早期发现微小病变和寒性脓肿。

（四）治疗原则

1.全身治疗
（1）支持疗法：合理休息，多食蔬菜水果，给予营养丰富、高维生素饮食。
（2）**抗结核药物**：遵循早期、联合、适量、规律和全程的原则。联合使用2~3种药物，给药不可间断，一般用药1.5~2年。
2.局部治疗
（1）非手术治疗
1）固定制动：牵引或石膏固定和制动。
2）局部注药：具有用量少、局部浓度高、全身反应小等优点。
（2）手术治疗
1）切开排脓：对合并化脓性感染的寒性脓肿，中毒明显的病人行脓肿切开排脓。
2）病灶清除术：清除病变部位的脓液、死骨、结核性肉芽组织、干酪样坏死，消灭无效腔，注入药物，闭合伤口。
3）其他：关节融合术适用于已破坏且不稳定的关节，关节成形术和截骨术可改善关节功能和矫正畸形。

二、常见骨关节结核

（一）脊柱结核

是骨关节结核病发病率最高的，绝大多数是椎体结核。**腰椎**患病机会最多，其次是胸椎和颈椎。

小试身手 14.骨与关节结核中发病率最高的是
  A.膝关节结核　　　B.髋关节结核　　　C.股骨结核　　　D.胫骨结核　　　E.脊柱结核

1.病理
（1）中心型椎体结核　多见于10岁以下儿童，好发于胸椎。病变由椎体中心开始，进展快，短时间内骨质破坏严重，呈楔形变，压迫脊髓引起截瘫。
（2）边缘型椎体结核　多见于成年人，好发于腰椎。病变局限于椎体上下缘，进展较慢，破坏椎间盘可侵犯上下邻骨，使椎间隙变窄，呈楔形改变引起瘫痪，椎间盘破坏是本型的特点。
2.临床表现
（1）全身表现　起病缓慢，食欲低下、低热，盗汗、乏力、消瘦等中毒症状。
（2）局部表现
1）疼痛：病变部位疼痛，活动、咳嗽、打喷嚏时加重。可出现放射痛，颈椎结核放射到枕后或上肢，胸椎结核放射到腹部，腰椎结核放射到下肢。
2）特殊姿势：颈椎结核病人常以双手托腮，腰椎结核腰部僵硬，双手扶腰，头和躯体后倾，拾物时挺腰姿势下蹲，称为拾物试验阳性。
3）畸形：脊椎后凸、侧凸畸形，腰椎生理性前凸消失，胸椎后凸严重出现驼背。
4）寒性脓肿和窦道：咽后壁脓肿和食管后脓肿可出现呼吸、吞咽困难。锁骨上窝、腹股沟部、大腿外侧等处脓肿。脓肿破溃后出现窦道，有分泌物流出。

5）瘫痪：是脊椎结核的严重并发症，结核的脓液、死骨、干酪样坏死、破坏的椎体和椎间盘压迫脊髓引起瘫痪，颈椎病变导致高位截瘫，表现为四肢瘫，甚至影响呼吸。下部脊椎结核引起截瘫，病变以下感觉、运动、括约肌功能障碍。

3.辅助检查

（1）X线检查　椎骨中心或边缘骨质破坏。中心型有空洞、死骨，严重者形成前窄后宽楔形改变，脊柱后凸明显。边缘型骨质破坏集中在椎体上下缘，可破坏椎间盘，椎间隙变窄。寒性脓肿，颈椎结核侧位片见椎前软组织阴影增宽，气管前移，胸椎结核正位片见球形或梭形的椎旁脓肿，腰大肌脓肿见腰大肌隆起。

（2）CT检查　能清晰显示骨质破坏、软组织变化，发现小脓肿。

（3）MRI检查　可发现早期病变，主要用于观察脊髓受压情况。

（4）超声检查　可以探查深部寒性脓肿的位置和大小。定位穿刺抽液进行涂片和细菌培养。

（5）关节镜检查　关节镜及滑膜活检对诊断滑膜结核最有价值。

4.治疗原则

（1）非手术治疗

1）全身治疗：注意休息，加强营养，使用抗结核药物。

2）局部治疗：卧硬板床，固定制动，控制病情发展，减轻疼痛。颈椎结核用枕颌带或颅骨牵引，胸腰椎结核用石膏背心，下腰椎结核用石膏背心及腰围带-腿固定3个月。

（2）手术治疗

1）脓肿切开：寒性脓肿继发化脓性感染时切开排脓。

2）病灶清除术：清除病变处脓液、肉芽组织、干酪样坏死及死骨。

3）矫形手术：矫正脊柱后凸畸形。

（二）膝关节结核

发病率占骨关节结核的第二位，以儿童及青少年多见。

1.病理　起病缓慢，以炎性浸润和渗出为主，关节积液较多，进一步发展可引起全关节结核。后期出现寒性脓肿，破溃后形成窦道，经久不愈。可发生病理性关节脱位。病变静止后形成纤维性或骨性强直。

2.临床表现

（1）全身表现　起病缓慢，乏力、低热、盗汗、消瘦、贫血、食欲低下等。

（2）局部表现　膝部疼痛，活动时加重。膝部肿胀，由于消瘦和肌肉萎缩，下肢变细，加上肿胀粗大的膝关节，称为"鹤膝"。关节内积液，浮髌试验阳性。为缓解疼痛膝部半屈状，日久发展为屈曲挛缩，屈曲畸形，关节半脱位，骨骺破坏可导致短缩畸形，可有寒性脓肿和窦道，病变静止后出现关节强直。

小试身手 15.下列哪项**不是**膝关节结核的临床表现

A.单纯滑膜结核或骨结核病程较长　　　　　　　　B.一旦转变成全关节结核，疼痛加重

C.单纯骨结核中心型早期X线多呈溶骨性破坏　　　D.膝关节肿胀呈梭形

E.严重时可有屈曲或内翻畸形

3.辅助检查

（1）X线检查　早期滑膜结核可见髌上囊肿胀，局限性骨质疏松。单纯骨结核病变位于中心者，呈磨砂玻璃样改变，可见空洞和死骨。病程长者关节间隙变窄，边缘性骨腐蚀。后期关节间隙消失，关节半脱位等。

（2）CT、MRI检查　可发现早期病变，MRI检查具有早期诊断价值。

（3）**关节镜检查**　对早期滑膜结核有重要**诊断价值**。

4.治疗原则

（1）全身治疗　休息、加强营养、抗结核药物治疗。

（2）局部治疗　单纯滑膜结核行关节穿刺抽液注入抗结核药物，如滑膜肥厚行滑膜切除，术后继续抗结核治疗。单纯骨结核病灶清除术后植骨，石膏固定3个月。全关节结核早期行病灶清除术，对15岁以上关节破坏严重并有畸形的病人术后行关节加压融合术，4周后拔除加压钢针，改为石膏管固定2个月以上。

（三）髋关节结核

发病率占骨关节结核第三位，多见于儿童，单侧居多。

1.病理　早期为单纯性滑膜结核或单纯性骨结核，以滑膜结核多见。单纯性骨结核好发于股骨头边缘、股骨颈和髋臼的髂骨处，骨质破坏，死骨和寒性脓肿形成。破入关节导致全关节结核。

2.临床表现

（1）全身表现　起病缓慢，低热、盗汗、疲倦、消瘦、贫血、食欲低下等。

（2）局部表现　患侧髋部疼痛，活动后加重，休息后减轻，重者跛行。疼痛向膝部放射，患儿夜啼，诉膝痛。晚期于腹股沟内侧或臀部查到寒性脓肿，可见窦道，出现病理性脱位。下列试验有助于诊断："4"字试验，检查方法是病人仰卧，患侧下肢屈曲，将外踝搭在对侧髌骨上，检查者用手下压患侧膝部，因疼痛膝部不能接触床面为阳性，主要是检查髋部的屈曲、外展、外旋运动。另一检查是托马斯征（Thomas征），又称为髋屈曲畸形试验，检查方法是病人仰卧硬桌上，检查者将病人健侧髋膝屈曲，使膝部尽量贴近前胸，患侧下肢不能伸直为阳性，此试验是检查髋关节有无屈曲畸形。髋关节结核时上述试验均为阳性。

3.辅助检查

（1）X线检查　早期病变可见骨质疏松，关节腔变窄和边缘性骨质破坏。后期出现死骨、空洞、股骨头破坏或消失，病理性

脱位。

（2）CT、MRI检查　早期发现微小病变，明确诊断。

4.治疗原则

（1）全身治疗　休息、加强营养和使用药物。

（2）局部治疗　单纯滑膜结核行关节腔注入抗结核药物，皮牵引及髋人字石膏固定。单纯骨结核应及早清除病灶，术后皮牵引和髋人字石膏固定。全关节结核，早期行病灶清除术，术后皮牵引，晚期行病灶清除术+关节融合，术后髋人字石膏固定3~6个月。对于病变已静止，关节纤维性强直，稍微活动出现疼痛者，做关节融合术或全关节置换术。明显畸形者行截骨术矫形。

三、护理

（一）护理评估

1.健康史　了解病人是否有肺结核感染史。

2.身体状况　全身有无发热、盗汗、贫血等症状。评估局部疼痛性质、程度、加重或缓解因素。

3.心理和社会支持状况　评估病人有焦虑、悲观情绪。

（二）护理措施

1.非手术治疗和术前护理

（1）卧床休息：可减轻疼痛、防止病理骨折和脱位，必要时制动固定。

（2）加强营养：给予高蛋白、高热量、高维生素易消化饮食，以改善营养状况。

（3）药物治疗：遵医嘱使用抗结核药物，术前至少用药2周。

（4）皮肤护理：保持床单清洁干燥，避免压疮。窦道应及时换药。

2.术后护理

（1）密切观察病情：监测生命体征，观察有无呼吸困难、缺氧。注意肢端颜色、温度、感觉、运动和毛细血管充盈时间。

（2）抗结核药物治疗：术后继续用药最少3~6个月。

`小试身手` 16.关于骨与关节结核的术后护理，错误的是

A.加强皮肤护理　　　　　　　　　　　　　　　B.术后继续应用抗结核药物2~3周

C.注意肢端温度、感觉及毛细血管充盈时间等　　D.胸椎结核手术术后应密切观察呼吸情况

E.按摩肌肉、关节，被动活动要适量

（3）并发症护理

1）截瘫：脊柱结核术后预防截瘫最重要，搬动病人或翻身时，保持身体动作一致，颈椎有专人牵引保护。

2）肺部感染：术前禁烟，控制呼吸道感染，术后鼓励病人深呼吸，有效咳嗽，排痰，雾化吸入。使用抗生素。

3）压疮：床面保持清洁干燥，骨突起处加软垫。应用石膏床者防止压伤枕部和耳部。

4）关节僵硬：指导长期固定的病人做等长收缩练习，非固定部位加强功能锻炼。协助瘫痪病人按摩肌肉、关节。

5）气胸：胸椎结核术可引起气胸，密切观察病人有无呼吸困难、缺氧和发绀。

参考答案

1.A　2.E　3.C　4.B　5.B　6.D　7.D　8.B　9.D　10.C　11.B　12.C　13.D　14.E　15.C　16.B

第四十六章　腰腿痛及颈肩痛病人的护理

统领全局—考试大纲

1. 熟悉腰椎间盘突出症和腰椎管狭窄症的病因病理。
2. 熟练掌握腰椎间盘突出症和腰椎管狭窄症的临床表现。
3. 掌握腰椎间盘突出症和腰椎管狭窄症的辅助检查。
4. 熟悉腰椎间盘突出症和腰椎管狭窄症的治疗要点。
5. 熟练掌握腰椎间盘突出症的护理措施。
6. 了解颈椎病的病因病理。
7. 掌握颈椎病的临床表现和辅助检查。
8. 熟悉颈椎病的治疗要点。
9. 熟练掌握颈椎病的护理措施。

第一节　腰椎间盘突出症

浪里淘沙—核心考点

腰腿痛是指下腰、腰骶、骶髂、臀部等处的疼痛，可伴单侧或双侧下肢放射性疼痛和马尾神经症状。由**腰椎间盘突出症**和**腰椎管狭窄症**引起最多见。

一、病因病理

1. 病因：**腰椎间盘退行性变**、损伤、妊娠和其他。
2. 病理　分为4型：①膨隆型：纤维环部分裂开，表面完整，有凸起；②突出型：纤维环完全裂开，髓核突向椎管；③脱垂游离型：破裂的椎间盘组织游离在椎管内；④Schmorl结节及经骨突出型：髓核经上下软骨板裂隙突入椎体骨松质内，或沿椎体间血管通道突向前纵韧带，游离于椎体前缘。**腰4~5和腰5~骶1是腰椎间盘突出最易发生的部位。**

小试身手 1.腰椎间盘突出症的好发部位为
A. $L_{4~5}$ 　　　　B. $L_{4~5}$，$L_5~S_1$ 　　　　C. $L_{2~3}$ 　　　　D. $L_5~S_1$ 　　　　E. $L_{1~2}$

二、临床表现

1. 症状
（1）**腰痛**：**最多见**，早期仅有腰痛，为急性剧烈疼痛或慢性隐痛，当腹内压增高如咳嗽、弯腰时疼痛出现或加重。
（2）**坐骨神经痛**：为突出组织压迫坐骨神经所致，表现为一侧，疼痛从下腰部向臀、下肢、足背或足外侧放射，可伴麻木感。中央型腰椎间盘突出可为双侧坐骨神经痛，表现为双侧大腿和小腿后侧疼痛。
（3）**马尾神经受压**：中央型腰椎间盘突出表现为双侧大腿、小腿、足跟后侧及会阴部迟钝，大小便功能障碍。
2. 体征
（1）**腰椎侧突**：是腰椎为减轻神经根受压而呈现的代偿姿势，当髓核突出位于神经根内侧时，腰椎突向健侧，如髓核突出位于神经根外侧时，腰椎突向患侧。
（2）**腰部活动受限**：腰部各方向活动受限，以前屈受限最明显。
（3）**压痛、叩击痛**：在病变椎间隙的棘突间、棘突旁1cm处有深压痛和叩击痛。
（4）**直腿抬高试验和加强试验阳性**：病人平卧，患侧下肢伸直，被动抬高，当抬高至60°以内出现放射痛，为**直腿抬高试验阳性**。在此基础上，缓慢降低患肢高度，至放射痛消失，再被动背屈踝关节，疼痛再现，为**加强试验阳性**。
（5）神经系统体征：感觉异常、肌力下降、踝反射减弱或消失。当腰5神经根受累时，患侧小腿前外侧和足背内侧触觉、痛觉减退，第1足趾背伸力下降。骶1神经根受累时，外踝附近及足外侧的触觉、痛觉减退，足跖屈无力，踝反射减弱或消失。

小试身手 2.腰椎间盘突出症最重要的体征是
A. 腰椎侧突畸形 　　　　B. 腰部活动受限 　　　　C. 压痛、叩击痛
D. 直腿抬高试验和加强试验阳性 　　　　E. 感觉减退、肌力下降、腱反射减弱

小试身手 （3~5题共用题干）
患者，女，46岁。半年前出现腰背部疼痛，劳动时疼痛加重，休息后减轻。2天前后腰背部疼痛加剧并放射至右下肢。查体：腰部外观正常，弯腰受限，$L_{4~5}$棘突上和棘突间有压痛。
3. 最可能的诊断是
A. 急性腰扭伤 　　　　B. 腰部肌筋膜炎 　　　　C. 腰椎间盘突出症 　　　　D. 腰椎结核 　　　　E. 腰椎管狭窄症

4. 其最主要的病因是

A. 长期反复弯腰扭转　　B. 腰部急性损伤　　C. 腰部既往外伤史　　D. 椎间盘退行性变　　E. 长期伏案工作

5. 患者的典型体征是

A. 托马斯试验阳性　　　　　B. "4"字试验阳性　　　　　C. 拾物试验阳性

D. 腰骶关节试验阳性　　　　E. 直腿抬高试验阳性

三、辅助检查

1. X线平片　见腰椎间盘退行性变，如椎体边缘增生和椎间变窄、腰椎侧凸等。

2. CT和MRI检查　可显示椎管形态、椎间盘突出程度和突出部位，MRI能显示脊髓、髓核、脊神经根和马尾神经受压情况。脊髓造影可显示有无椎间盘突出及突出程度。

3. 电生理检查　肌电图检查可了解神经受损范围。

小试身手（6~7题共用题干）

患者，男性，40岁，无任何诱因出现腰痛和左下肢痛，疼痛沿大腿后侧向下放射到小腿外侧、足背外侧，经休息后明显减轻。

6. 该患者最可能的诊断是

A. 腰椎骨性关节炎　　B. 强直性脊柱炎　　C. 腰椎结核　　　　D. 腰椎间盘突出症　　E. 马尾部肿瘤

7. 确诊此病最有价值的辅助检查是

A. B超　　　　　　　B. X线　　　　　　C. CT　　　　　　　D. 电生理检查　　　　E. 血管造影

四、治疗原则

1. 非手术治疗

（1）**绝对卧床休息**：初次发作时**应绝对卧床休息**，**睡硬板床**，有利于缓解脊旁肌肉痉挛，减轻疼痛。**卧床3周后戴腰围下床活动，3个月内不做弯腰动作**，以后酌情做腰背肌锻炼。

小试身手　8. 腰椎间盘突出症初次发作时一般卧床时间是

A. 1周　　　　　　　B. 2周　　　　　　C. 3周　　　　　　　D. 4周　　　　　　　E. 5周

（2）**持续牵引**：增大椎间隙，减轻椎间盘内压力和肌肉痉挛，缓解疼痛。使用骨盆带牵引，重量为7~15kg，持续2~3周。也可间断牵引，每日2次，每次1~2小时。

（3）硬膜外注射皮质激素：减轻神经根周围炎症和粘连，常用醋酸泼尼松龙，每周1次，3次为1疗程。

（4）理疗、推拿和按摩：**除中央型椎间盘突出外，应用理疗、推拿和按摩**，有助于缓解肌肉痉挛和疼痛，减轻椎间盘压力。

2. 手术治疗　非手术治疗无效或巨大或骨化椎间盘、中央型椎间盘突出压迫马尾神经者，考虑摘除腰椎间盘突出物、人工椎间盘置换术或经皮穿刺髓核摘除术。

五、护理措施

1. 非手术治疗及术前护理

（1）**绝对卧硬板床休息**：卧位可减轻神经压迫，缓解疼痛。**卧床3周后戴腰围下床活动。**

小试身手　9. 腰椎间盘突出症初次发作的患者，首选的治疗和护理措施是

A. 局部封闭　　　　　B. 绝对卧床休息　　C. 药物镇痛　　　　D. 骨盆牵引　　　　　E. 功能锻炼

（2）**卧位**：**抬高床头20°**，膝关节屈曲，放松背部肌肉，增加舒适感。

（3）**牵引**：保持有效牵引，注意牵引力线和重量，维持有效牵引。

（4）活动和功能锻炼：教病人正确坐起、下床；指导病人做未固定关节全范围活动和腰背肌锻炼，主动活动为主，辅以按摩，避免弯腰、长时间站立或上举重物。

（5）术前准备：常规准备，训练正确翻身、床上排便及术后功能锻炼。

2. 术后护理

（1）一般护理

1）**搬运**：**3人搬运**，托起肩背部、腰臀部和下肢，平稳同步行动，保持身体轴线平直。

2）翻身：术后平卧2小时后采取轴线翻身法翻身。

（2）病情观察

1）观察生命体征，下肢皮肤颜色、温度、活动和感觉。

2）观察引流液颜色、性质和量，注意有无脑脊液漏及活动性出血，如有出血、渗液增加或疼痛加剧，下肢感觉和运动障碍及时报告医师处理。引流管一般于24~48小时拔出。

3）观察切口敷料有无渗液体，及时更换渗湿的敷料。

（3）并发症预防：术后并发症有肌肉萎缩和神经根粘连，**术后1周开始腰肌和臀肌等长收缩锻炼**，预防肌肉萎缩，病情许可协助病人做**直腿抬高运动，预防神经根粘连**。

小试身手　10. 腰椎间盘突出症术后病人进行直腿抬高练习的主要目的是

A. 防止肌肉萎缩　　B. 防止关节僵硬　　C. 提高肌力　　　　D. 防治神经根粘连　　E. 早日下床活动

第二节　腰椎管狭窄症

浪里淘沙—核心考点

腰椎管狭窄症是指腰椎管骨性或纤维性改变，导致管腔一处或多处狭窄，引起马尾神经或脊神经受压的一种综合征。

一、病因病理

1. 先天性　由椎管发育异常所致。
2. 后天性　多由椎管退行性变引起。

临床多见的是在椎管发育异常的基础上发生退行性变，椎管内容积变小，压力增大，椎管内神经血管受压，出现马尾神经或神经根受压症状。

二、临床表现

1. 症状

（1）间歇性跛行：行走一段时间后出现下肢疼痛、麻木、无力，下蹲休息几分钟后可继续行走，如此反复出现。

（2）腰腿痛：过伸位、站立或行走过久疼痛加重，**前屈位**、蹲位或骑自行车时**疼痛减轻**。

（3）马尾神经受压：双侧大小腿、足跟后侧和会阴部感觉减钝，大小便功能障碍。

小试身手 11. 腰椎管狭窄症典型的临床表现是行走时出现

A. 尿意　　　　　　B. 腰痛　　　　　　C. 腿痛　　　　　　D. 喜下蹲　　　　　　E. 下肢神经源性间歇性跛行

小试身手 12. 下列哪项是腰椎管狭窄症的主要临床表现

A. 腰腿痛反复发作伴间歇性跛行，喜前屈位，下肢感觉迟钝

B. 腰腿痛反复发作伴间歇性跛行，前屈受限，下肢感觉迟钝

C. 坐骨神经痛伴间歇性跛行，喜前屈位，下肢感觉异常

D. 坐骨神经痛伴间歇性跛行，前屈受限，下肢感觉异常

E. 坐骨神经痛，肌力下降，喜前屈位，下肢感觉异常

2. 体征

（1）腰部后伸受限及压痛：为缓解疼痛，病人常取前屈位，腰椎生理性前凸减小或消失，下腰椎棘突盘压痛。

（2）感觉、运动和反射改变：以多条神经根轻度受压多见。

三、辅助检查

1. X线　见椎体、椎间关节和椎板退行性变。**椎管造影有较高的诊断价值。**
2. CT、MRI检查　可明确脊髓、神经根和马尾神经受压情况。

四、治疗原则

1. 非手术治疗　大多数病人经非手术治疗可缓解。
2. 手术治疗　适用于症状严重、非手术治疗无效，神经功能明显障碍者。

第三节　颈椎病

浪里淘沙—核心考点

颈椎病是指颈椎间盘退行性变及其继发性椎间关节退行性变导致脊髓、脊神经根、椎动脉或交感神经受累引起的临床综合征。

一、病因病理

1. **颈椎间盘退行性变**　是颈椎病的基本病因。随年龄增长，椎间盘逐渐退行性变，椎间盘突出，关节囊松弛，继发椎间关节及其周围韧带变性、增生、钙化，进而对脊髓、神经根、椎动脉或交感神经产生压迫。

小试身手 13. 颈椎病的基本原因是颈椎间盘的

A. 感染　　　　　　B. 肿瘤　　　　　　C. 化脓性炎症　　　　　　D. 结构性缺陷　　　　　　E. 退行性变

2. 损伤　急慢性损伤可引起颈椎间盘退行性变。

3. 先天性颈椎管狭窄　椎管发育异常，颈椎管矢径小于正常（14~16mm）时，易引起管内神经受压。

二、临床表现

1. **神经根型颈椎病**　**最常见**，主要因神经根受压所致，表现为**颈肩疼痛及僵硬**，向上肢放射，上肢麻木、感觉过敏、无力

或有放电样窜痛。查体头偏向患侧，上肢相应神经根感觉减退、过敏或感觉异常，肌力下降，腱反射减弱。**臂丛牵拉试验阳性，压头试验阳性。**

> 锦囊妙记：神经根型颈椎病的表现为：颈臂疼、睡不成，咳嗽、喷嚏能加重，颈、手活动差，压头、臂丛要牵拉，麻木、感觉反射要检查。

小试身手 14.颈椎病发生率最高的是

A. 神经根型　　　　B. 脊髓型　　　　C. 椎动脉型　　　　D. 椎静脉型　　　　E. 交感型

2. **脊髓型颈椎病**　发病率居第二位，是脊髓受到刺激或压迫所致，**表现为四肢无力，握力弱，精细活动失调，步态不稳，有踩棉花样感觉，**病情加重后出现上运动神经元损伤表现，四肢反射亢进，肌张力增高，病理征阳性，躯体有感觉障碍平面、括约肌功能障碍。

> 锦囊妙记：脊髓型颈椎病的表现为：下肢先紧麻，走路如踩花；胸腹如束带，手麻握力差；反射均亢进，病理征有俩（Hoffmann、Babinski）。

小试身手 15.以下哪项**不属于**脊髓型颈椎病的临床表现

A. 大小便障碍　　　　　　　　　　　　　　B. 上肢发麻，手部肌力弱，持物不稳
C. 下肢发紧、发麻、行走困难　　　　　　　D. 压头及牵拉试验阳性
E. 不规则躯干和下肢感觉障碍，腱反射亢进，肌张力增高

小试身手 16.患者，女性，52岁，工人。双下肢发紧、无力3个月，继而行走困难，双手持物力弱，查体：肌张力增高，肌力弱，有不规则感觉减弱区，Hoffman征阳性，可能是

A. 神经根型颈椎病　　B. 脊髓型颈椎病　　C. 原发性神经炎　　D. 椎动脉型颈椎病　　E. 脊髓空洞症

3. **椎动脉型颈椎病**　因椎动脉供血不足引起，表现为颈部活动时出现眩晕，特别是仰头时，出现**平衡障碍和共济失调，**甚至猝倒。

> 锦囊妙记：椎动脉型颈椎病的表现为：头痛、头晕易猝倒，肢体疼麻神志清，恶心、呕吐也常见，耳鸣、视物也不清，动脉造影诊断明。

小试身手 17.椎动脉型颈椎病的主要表现是

A. 吞咽不适　　　　　　　　　B. 肢体发紧、发麻，无力感　　　　　　C. 肢体的不规则感觉障碍区
D. 疼痛放射到上臂、前臂及手指　　　E. 头晕、头痛、眩晕及猝倒

4. **交感神经型颈椎病**　由颈椎不稳定、刺激颈交感神经所致，表现为头痛、头晕、耳鸣、视物模糊、听力下降、上睑下垂、面部麻木无汗、心律失常等。

> 锦囊妙记：交感神经型颈椎病的表现为：偏头痛、枕后痛，视物不清眼发病，面麻耳聋听力差。

三、辅助检查

1. **X线**　见颈椎前凸消失、椎间隙变窄、椎体前后缘骨赘形成、椎间孔变窄及后纵韧带骨化等。
2. **CT或MRI**　见椎间盘突出、椎管和神经根管狭窄，颈神经受压、椎动脉局部受压。

四、治疗原则

1. 非手术治疗
（1）原则：去除压迫、消炎止痛、增加颈椎稳定性。
（2）方法
1）牵引：颌枕带牵引，**适用于除脊髓型外的颈椎病。**病人取坐位或卧位，牵引重量2~6kg，每日1~2次，每次1小时，或每日6~8小时，2周为一疗程。

小试身手 18.**不适宜**做颈枕带牵引治疗的颈椎病类型是

A. 神经根型颈椎病　　　　　　　B. 脊髓型颈椎病　　　　　　　C. 混合型颈椎病
D. 椎动脉型颈椎病　　　　　　　E. 交感神经型颈椎病

2）**颈托和围领：**佩戴颈托或围领可限制颈部活动，增加稳定性。
3）**推拿按摩：**脊髓型颈椎病禁用。

小试身手 19.**不宜**采用推拿疗法的颈椎病是

A. 神经根型　　　　B. 椎动脉型　　　　C. 交感型　　　　D. 脊髓型　　　　E. 混合型

4）其他：理疗药物、高位硬脊膜外封闭。

2. 手术治疗 适用于非手术治疗无效、反复发作或脊髓型颈椎病压迫症状进行性加重者。

五、护理措施

1. 非手术治疗的护理 做好牵引和理疗的护理。

2. 手术治疗的护理

（1）术前护理

1）心理护理：消除病人悲观情绪，增强其治疗信心。

2）术前训练：**经颈前路手术者术前进行气管和食管推移训练**，以适应术中牵拉。经后路手术者术前行俯卧训练，以适应术中长时间俯卧。

小试身手 20. 颈椎病前路手术患者术前最重要的训练项目是

A. 推移气管和食管训练   B. 俯卧训练   C. 颈部前屈

D. 颈部后伸   E. 颈部侧伸和侧转

3）功能锻炼：做颈部的前屈、后伸、侧屈和侧转活动训练。

（2）**术后护理**

1）**观察伤口出血**：经前路手术发生术后出血，当出血量大或引流不畅时形成血肿压迫气管。术后观察伤口有无出血，引流是否通畅，颈部是否肿胀，是否有呼吸困难、青紫等。如病人出现**颈部肿胀，呼吸困难，面色青紫，应迅速拆除缝线，清除血肿，必要时行气管切开。术后床旁常规备气管切开包，以备急需。**

2）观察呼吸：前路手术术中牵拉气管，使气管黏膜水肿，导致呼吸不畅，严重者出现呼吸困难。术前应加强训练，术中适度牵拉，术后避免受凉、有效咳嗽。一旦出现呼吸困难，面色青紫，应立即做气管切开。

3）颈部制动：前路手术行植骨固定椎体融合，术后应制动。**术后搬运病人时应用围领固定颈部**，由专人护送。回病房后取平卧位，颈部稍前屈，颈肩部两侧用沙袋固定、制动，病人咳嗽、打喷嚏时用手轻按颈前部。术后1周以颈围固定颈部摇高床头坐起，以后逐渐下床。

4）并发症的护理：①颈深部血肿：密切观察。②植骨滑脱：在颈部活动后突然发生，主要表现为呼吸困难，发绀，一旦发生应立即做气管切开。③呼吸困难：**呼吸困难是前路手术最严重的并发症**，多数发生在术后1~3天，因血肿压迫、气管黏膜水肿或植骨块滑脱引起。

（3）健康教育：①保护颈部，防止颈部突然用力、大范围活动。②指导病人循序渐进进行功能锻炼，避免颈部过度活动。

参考答案

1.B   2.D   3.C   4.D   5.E   6.D   7.C   8.C   9.B   10.D   11.E   12.A   13.E   14.A   15.D   16.B   17.E   18.B   19.D   20.A

第四十七章　骨肿瘤病人的护理

1. 了解骨肿瘤的分类和类型。
2. 掌握骨肿瘤的临床表现。
3. 熟悉骨肿瘤的辅助检查和治疗要点。
4. 掌握骨肿瘤病人的护理措施。
5. 了解常见骨肿瘤——骨软骨瘤、骨巨细胞瘤和骨肉瘤的病理。
6. 掌握常见骨肿瘤——骨软骨瘤、骨巨细胞瘤和骨肉瘤的临床表现。
7. 熟悉常见骨肿瘤——骨软骨瘤、骨巨细胞瘤和骨肉瘤的辅助检查与治疗要点。

第一节　概　述

浪里淘沙—核心考点

骨肿瘤是指骨及附属组织发生的肿瘤，分原发性和继发性肿瘤（转移瘤）。

一、分类和病理

1. 分类

（1）按肿瘤来源分类：分为原发性和继发性，原发性是发生在骨及其附属组织的肿瘤，继发性是指其他脏器的肿瘤转移到骨。

（2）按肿瘤细胞来源分类：分为成骨性、软骨性、纤维性、骨髓性、脉管性和神经性等。

（3）按肿瘤细胞分化类型分类：分为良性、恶性及少数的临界瘤。

2. 病理　根据外科分级（G）、肿瘤区域（T）及转移（M）进行。

G代表肿瘤性质，G_0为良性，G_1为低度恶性，G_2为高度恶性。

T代表肿瘤范围，T_0为囊内，T_1为间室内，T_2为间室外。

M代表转移，M_0无转移，M_1有转移。

小试身手 1. 骨肿瘤外科分期中T_0表示肿瘤在

A. 囊内　　　　　B. 间室内　　　　　C. 间室外　　　　　D. 跳跃转移　　　　　E. 远处转移

二、临床表现

1. **疼痛和压痛**　程度不一，**良性肿瘤**局部发现肿块时无疼痛和压痛、边界清楚。**恶性肿瘤**开始疼痛及压痛较轻，以后显著，甚至出现剧烈疼痛。

2. **肿块和肿胀**　**良性骨肿瘤**局部出现肿块，质硬，无明显肿胀。**恶性骨肿瘤出现肿块**，在长管状骨干骺端肿胀明显，皮肤发热，局部表浅静脉怒张，提示**肿瘤血管丰富**。

3. 功能障碍和压迫症状　邻近关节的肿瘤可引起关节功能障碍。邻近大血管神经的骨肿瘤可压迫血管神经引起相应表现。脊柱肿瘤可压迫脊髓出现截瘫。

4. 病理性骨折和脱位　骨干的肿瘤破坏骨质，引起病理性骨折。骨端的骨肿瘤，破坏关节，引起关节脱位。

5. 转移表现　通过淋巴或血行转移至附近淋巴结、肺、脑和肝等。

三、辅助检查

1. **影像学检查**

（1）X线表现

1）骨肿瘤基本改变：**骨质破坏**或吸收，部分骨肿瘤表现为骨沉积，称为反应骨。这种肿瘤细胞产生类骨，称为肿瘤骨。

2）骨膜反应：骨内生长的肿瘤可**刺激骨膜出现骨膜反应**，若骨膜被肿瘤掀起，在骨膜下产生三角形新骨，称为**Codman三角，多见于骨肉瘤**。若骨膜掀起为阶段性或成层状，形成骨沉积，**X线出现"葱皮样"改变，常见于尤文肉瘤**。若骨肿瘤生长迅速，长出骨皮质，伴有血管长入，自骨皮向外放射，肿瘤骨与反应骨呈"日光射线"影像。

小试身手 2. 原发性恶性骨肿瘤中，最典型的X线表现是

A. 骨质破坏，边缘不清，有骨膜反应　　　　B. 骨质破坏，边缘不清，无骨膜反应

C. 骨质破坏，边缘清楚，有骨膜反应　　　　D. 骨质破坏，边缘清楚，无骨膜反应

E. 骨质破坏，边缘不清，骨膜反应明显

3）恶性骨肿瘤常规拍胸片。

（2）其他：CT、MRI、^{99m}锝可清晰显示肿瘤范围及转移情况。

2. 实验室检查　检查血钙、血磷、酸性磷酸酶和碱性磷酸酶。骨组织迅速破坏时，血钙升高；成骨性肿瘤血清碱性磷酸酶

增高。

    3.病理检查　包括切开活检和穿刺活检。

四、治疗原则

根据骨肿瘤性质、病变部位和范围、有无转移等选择治疗方案。

    1.良性骨肿瘤　手术切除。

    2.恶性骨肿瘤　以手术为主采取综合治疗，包括化疗、放疗、免疫及中药治疗。

五、护理措施

    1.心理护理　与病人交谈，同情关心病人，使其以积极、乐观的态度接受和配合治疗。

    2.加强营养　给予高蛋白、高热量、高维生素和易消化饮食，多吃蔬菜、水果，多饮水。

    3.疼痛护理　疼痛较轻者保持舒适体位，转移注意力等。疼痛严重者按"三级止痛"方案止痛。

    4.化疗护理　密切观察病人反应，监测血常规变化，加强营养。

    5.术前护理　根据手术部位行术前准备，下肢手术在术前2周开始股四头肌收缩练习；术前3日备皮；骶尾部手术术前3日口服肠道抗生素，术前日晚和术日晨清洁灌肠。

    6.术后护理

    （1）观察病情：观察生命体征、手术部位有无出血和感染。

    （2）体位：麻醉清醒后抬高患肢，**膝部术后膝关节屈曲5°~10°，踝关节屈90°。髋关节外展中立。**

    （3）控制感染：使用抗生素预防感染。

    （4）指导病人功能锻炼。

    （5）疼痛护理：重视术后伤口疼痛，适当止痛。术后3天疼痛不减反而加重，体温升高，血中性粒细胞增多，提示感染。

第二节　常见骨肿瘤

浪里淘沙—核心考点

一、骨软骨瘤

骨软骨瘤是一种常见的良性骨肿瘤，好发于长管状骨的**干骺端，多见于青少年**，肿瘤随年龄增加而长大，当骨骺线闭合后肿瘤停止生长。

小试身手 3.下列哪种属于良性骨肿瘤

A.骨肉瘤　　　　　B.骨髓瘤　　　　　C.骨软骨瘤　　　　　D.骨巨细胞瘤　　　　　E.尤文肉瘤

小试身手 4.骨软骨瘤好发于长管状骨的

A.骨骺　　　　　B.干骺端　　　　　C.骨干　　　　　D.骨膜　　　　　E.骨髓

    1.临床表现　可无症状，多是无意中发现骨性肿块。当肿瘤长大对周围组织产生压迫时出现疼痛。

    2.辅助检查　X线检查见长骨干骺端骨性突起，可有蒂、呈杵状或鹿角状。

    3.治疗原则　手术切除。

小试身手 5.患者，女，17岁。2个月前偶然发现右肱骨上端一圆形硬性肿块，不活动，边界清楚，右上肢活动轻度受限。最可能的诊断是

A.骨软骨瘤　　　　　B.骨肉瘤　　　　　C.软组织挫伤　　　　　D.关节脱位　　　　　E.骨结核

二、骨巨细胞瘤

骨巨细胞瘤是我国常见的潜在恶性骨肿瘤，好发于股骨下端和胫骨上端，20~40岁多见。

    1.病理　发生于骨松质的溶骨性肿瘤，源于骨髓结缔组织间充质细胞，由间质细胞和多核巨细胞构成，是介于良性和恶性之间的临界瘤。

    2.临床表现　局部疼痛、肿胀，如肿瘤侵及关节出现关节功能障碍。

    3.辅助检查　X线检查显示骨端偏心性溶骨性破坏，骨皮质变薄膨胀，呈肥皂泡样改变，无骨膜反应。

    4.治疗原则　以手术治疗为主。

三、骨肉瘤

骨肉瘤是原发性骨肿瘤中最多见、恶性程度最高的肿瘤。好发于儿童及年轻病人，多见于长管状骨的干骺端，以膝关节上下的骨端最多见。

    1.病理　肿瘤细胞形成骨样组织，血行转移以肺多见。

    2.临床表现　局部疼痛，初起间歇隐痛，后逐渐加重，剧痛难忍。病变部位肿胀，肿瘤血管丰富，皮温增高、静脉怒张、震颤和血管杂音。关节功能障碍，易出现病理性骨折。

    3.辅助检查　X线检查可见长骨干骺端骨质破坏，边界不清，排列紊乱的肿瘤骨，周围软组织肿胀。X线片上见骨膜下三角

形的肿瘤骨和反应骨，即Codman三角，并出现"日光射线"现象。

小试身手　6. Codman三角主要见于

A. 骨肉瘤　　　　　　　　　　　B. 化脓性骨髓炎

C. 髋关节脱位　　　　　　　　　D. 髋关节结核

E. 骨折

4. 治疗原则　处于$G_2T_{1-2}M_0$的肿瘤以手术治疗为主，手术前后大剂量化疗。

参考答案

1. A　2. E　3. C　4. B　5. A　6. A

第三篇　妇产科护理学

第一章　女性生殖系统解剖生理

1. 掌握外生殖器（阴阜、大阴唇、小阴唇、阴蒂和阴道前庭）。
2. 熟练掌握内生殖器（阴道、子宫、输卵管、卵巢和内生殖器的邻近器官）。
3. 熟练掌握骨盆的组成及分界和骨盆的平面与经线。
4. 了解骨盆的类型。
5. 了解血管、淋巴及神经的名称、走向及特点。
6. 了解骨盆底的组成和会阴的特点。
7. 掌握妇女一生各阶段的生理特点（新生儿期、幼年期、青春期、性成熟期、围绝经期、老年期）。
8. 掌握卵巢周期性变化。
9. 熟练掌握卵巢功能和卵巢激素的生理功能。
10. 了解月经的周期性调节。
11. 掌握月经的临床表现。
12. 熟练掌握子宫内膜的周期性变化。
13. 掌握子宫颈、输卵管、阴道黏膜的变化。

浪里淘沙—核心考点

一、外生殖器

女性外生殖器（又称外阴）是女性生殖器官的外露部分，包括耻骨联合至会阴及两股内侧之间的组织，即**阴阜、大阴唇、小阴唇、阴蒂和阴道前庭**。

1. 阴阜　耻骨联合前面隆起的脂肪垫。青春期开始生长阴毛，呈倒三角形分布。
2. 大阴唇　皮下脂肪层肥厚，**内含丰富的血管、淋巴管和神经。局部损伤时易出血，形成血肿**。
3. 小阴唇　位于大阴唇内侧的一对薄皱襞，表面湿润，色褐、无毛，神经末梢丰富，极敏感。
4. 阴蒂　位于小阴唇顶端的联合处，可勃起。分为阴蒂头、阴蒂体和阴蒂脚。**阴蒂头富含神经末梢，极敏感**。
5. 阴道前庭　为两侧小阴唇之间的菱形区，前为阴蒂，后为阴唇系带。此区域前方为尿道口，后方为阴道口。此区域还包含：

（1）**前庭球**：由具有勃起性的组织构成，表面为球海绵体肌覆盖。
（2）**前庭大腺**：位于大阴唇后部，左右各一，黄豆大小，开口于前庭后方小阴唇与处女膜之间的沟内。性兴奋时分泌黄白色黏液润滑阴道。正常情况不能触及此腺。感染时腺管口闭塞，形成脓肿或囊肿。

> **小试身手**　1. 有关前庭大腺，以下说法正确的是
> A. 位于大阴唇后部，左右各一，如黄米粒大
> B. 开口于前庭后方小阴唇与处女膜间的沟内
> C. 腺管粗短，极易发生条件致病菌的感染
> D. 正常情况下容易在妇科检查时触及此腺体
> E. 形成囊肿或脓肿是因为腺管与外界相通所致

（3）**尿道口**：位于阴蒂头下方，**女性尿道后壁有一对尿道旁腺**，其分泌物可滑润尿道口。
（4）**阴道口**：位于尿道口下方。阴道口覆盖一层薄黏膜，为处女膜。膜中央有一孔。处女膜多在初次性交时破裂，分娩时进一步破损，经阴道分娩后仅留有处女膜痕。

二、内生殖器

女性内生殖器包括阴道、子宫、输卵管和卵巢，输卵管和卵巢统称为子宫附件。

（一）阴道

阴道是性交器官，也是排出月经血和娩出胎儿的通道。阴道壁由黏膜层、肌层和纤维层组成。环绕子宫颈周围的组织称为阴道穹隆，分为前后左右4部分。**后穹隆较深，其顶端与子宫直肠陷凹毗邻，是腹腔最低部分，当该陷凹积液时，可经阴道后穹隆穿刺或引流，是诊断某些疾病或实施手术的途径**。阴道上端比下端宽，后壁长10~12cm，前壁长7~9cm。阴道壁富有皱襞及弹力纤维，伸展性大。因富含静脉丛，局部受损易形成血肿。幼女及绝经后女性阴道黏膜上皮很薄，皱襞少，伸展性小，易受创伤及感染。

> 锦囊妙记：异位妊娠破裂出血时，血液流至子宫直肠陷凹，子宫直肠陷凹与阴道后穹隆毗邻，经阴道后穹隆穿刺抽出不凝血，是诊断异位妊娠最简单有效的方法。

（二）子宫

子宫位于骨盆腔中央，呈倒置梨形，是产生月经和孕育胎儿的器官。成人子宫约重50g，长7~8cm，宽4~5cm，厚2~3cm，宫腔容积约5ml。子宫上部称子宫体，其上端隆突为子宫底，宫底两侧为子宫角，与输卵管相通。子宫下部较窄，呈圆柱状为子宫颈。生育期宫体与宫颈的比例为2：1，青春期前为1：2，绝经后为1：1。

宫体与宫颈之间最狭窄部分称为子宫峡部，非孕期长约1cm。子宫峡部的上端因解剖上较狭窄，称为解剖学内口；下端因黏膜组织由宫腔内膜变为宫颈黏膜称为组织学内口。（图3-1-1）子宫颈内腔呈梭形，称子宫颈管，在成年女性长2.5~3cm，其下端称为子宫颈外口，开口于阴道。子宫颈外口柱状上皮与鳞状上皮交界处是子宫颈癌的好发部位。未产妇的宫颈外口呈圆形，经产妇的宫颈外口呈横裂口。

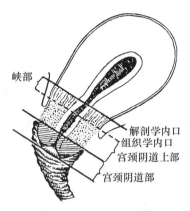

峡部
解剖学内口
组织学内口
宫颈阴道上部
宫颈阴道部

图3-1-1　子宫颈解剖学内口和组织学内口

子宫壁外层为浆膜层，中层为子宫肌层，由平滑肌束及弹力纤维组成，肌层含血管，子宫收缩时可压迫肌纤维间质血管起到止血作用。子宫内层为黏膜层，即子宫内膜，分为功能层和基底层，基底层与肌层紧贴，功能层受卵巢激素影响，发生周期性变化。

> **小试身手** 2.对于子宫的正确描述是
>
> A.成人宫体与宫颈比例为2.5：1　　　　　　　　B.子宫峡部的上端统称为组织学内口
>
> C.子宫颈外口鳞柱上皮交界处好发宫颈癌　　　　D.成人子宫的正常位置呈轻度后倾后屈位
>
> E.未产妇的子宫颈外口多呈现为横裂口

> **小试身手** 3.关于女性内生殖器形态学的特征，下述错误的是
>
> A.子宫内层为黏膜层，中为肌层，外为浆膜层　　B.子宫位于盆腔中央，坐骨棘水平之上
>
> C.子宫底与子宫颈之间的狭窄部分为子宫峡部　　D.子宫腔呈上宽下窄的三角形
>
> E.阴道上端较宽，下端较窄

子宫借助4对韧带、骨盆底肌肉和筋膜支托子宫维持正常位置。

1. **圆韧带**　维持子宫前倾位。
2. **阔韧带**　维持子宫在盆腔的正中位置。子宫动、静脉和输尿管均从阔韧带基底部穿过。
3. **主韧带**　横行于子宫颈两侧和骨盆侧壁之间，是固定子宫颈正常位置的重要韧带。
4. **宫骶韧带**　将宫颈向后上牵引，间接保持子宫前倾。

> 好礼相送　　　　　　　　**子宫韧带口诀（武哥总结，严禁转载，违者必究）**
>
> 　　圆韧带，圆韧带，子宫前倾因所在；阔韧带，阔韧带，防止子宫侧向歪；
>
> 　　主韧带，主韧带，子宫防脱有依赖；骶韧带，骶韧带，子宫向后使劲拽。

> **小试身手** 4.间接保持子宫呈前倾位置的韧带是
>
> A.骨盆漏斗韧带　　B.宫骶韧带　　　C.阔韧带　　　　D.主韧带　　　　E.圆韧带

（三）输卵管

为一对细长而弯曲的管道，内侧与子宫角相连，外端游离，全长8~14cm，是精子和卵子相遇的场所。输卵管由内向外分为4部：①间质部；②峡部；③壶腹部；④伞端，形似漏斗，开口于腹腔，有"拾卵"作用。

> 锦囊妙记：输卵管的间质部与子宫相连，峡部为结扎的部位，壶腹部为受精的部位，伞端的主要作用是拾卵子。

（四）卵巢

卵巢为一对扁椭圆形腺体，产生卵子和激素。成年妇女卵巢约为4cm×3cm×1cm大小，重5~6g，呈灰白色；绝经后卵巢萎缩，变小、变硬。卵巢表面无腹膜。

> 锦囊妙记：正是因为卵巢表面无腹膜，卵巢癌时癌细胞很容易向腹腔播散，因此卵巢癌是女性死亡率最高的肿瘤。

（五）内生殖器的邻近器官

1. 尿道　位于阴道上方，长4~5cm，短而直，邻近阴道，易发生尿路感染。

2. 膀胱　位于子宫与耻骨联合之间。术中充盈的膀胱易误伤，并妨碍盆腔检查，因此妇科检查及手术前须排空膀胱。

3. 输尿管　长约30cm。从肾盂开始下行，于宫颈部外侧约2cm处，在子宫动脉后方，与之交叉，向前方进入膀胱。在切除子宫、结扎子宫动脉时应避免损伤输尿管。

4. 直肠　上接乙状结肠，下连肛管，全长15~20cm。前为子宫及阴道，后为骶骨。肛管长2~3cm，在其周围有肛门内外括约肌和肛提肌。肛门外括约肌为骨盆底浅层肌肉的一部分。妇科手术及分娩时应避免损伤直肠、肛管。

5. 阑尾　上连盲肠，长7~9cm，常位于右髂窝内。妊娠时阑尾位置可随子宫增大而向上外方移位。因此，女性阑尾炎可累及子宫附件。

三、骨盆

（一）骨盆的组成及分界

骨盆由左右两块髋骨和骶骨及尾骨组成。以耻骨联合上缘、髂耻缘、骶岬上缘的连线（即髂耻线）为界，分界线以上部分为假骨盆；分界线以下为真骨盆。假骨盆又称大骨盆，位于骨盆分界线之上，其前为腹壁下部，两侧为髂骨翼，其后为第5腰椎。真骨盆又称小骨盆，位于骨盆分界线以下，是胎儿娩出的通道，故又称骨产道。真骨盆的大小是决定胎儿能否由阴道娩出的重要因素之一。

（二）骨盆的平面及径线

骨盆腔分为3个假想平面。

1. 骨盆入口平面　前方为耻骨联合上缘，两侧为髂耻缘，后为骶岬前缘。是真假骨盆的交界面，呈横椭圆形。有4条径线：

（1）入口前后径：也称真结合径，是耻骨联合下缘中点至骶岬上缘中点的距离。平均为11cm，是胎先露部进入骨盆入口的重要径线。

（2）入口横径：两侧髂耻线间的最大距离，平均为13cm。此径线为入口平面最长的径线。

（3）入口斜径（左右斜径）：左右各一，平均值约为12.75cm。

2. 中骨盆平面　是骨盆最窄平面，呈纵椭圆形。前方为耻骨联合下缘，两侧为坐骨棘，后方为骶骨下端。有2条径线：

（1）中骨盆前后径：耻骨联合下缘中点通过两侧坐骨棘连线中点至骶骨下端间的距离，平均约为11.5cm。

（2）中骨盆横径：也称坐骨棘间径，为两坐骨棘间的距离，平均值约为10cm。

好礼相送　　　　　　　　骨盆平面口诀（武哥总结，严禁转载，违者必究）

入口平面，横形椭圆，前后十一，左右十三，入口斜径，总长一半［（11+13）/2］。

中间平面，纵形椭圆，前后十一，左右为十。

---

3. 骨盆出口平面　由两个不在一个水平面上的三角区组成。坐骨结节间径为两个三角共同的底边，前三角平面的顶点为耻骨联合下缘，两侧为耻骨弓；后三角平面的顶点为骶尾关节，两侧为骶结节韧带。有4条径线：

（1）出口前后径：耻骨联合下缘至骶尾关节间的距离，平均约为11.5cm。

（2）出口横径：也称坐骨结节间径，为两坐骨结节内侧缘间的距离，平均约为9cm。是出口的重要径线。

（3）出口前矢状径：耻骨联合下缘至坐骨结节间径中点间的距离，平均约为6cm。

（4）出口后矢状径：骶尾关节至坐骨结节间径中点间的距离，平均约为8.5cm。若出口横径稍短，而出口后矢状径较长，两径线之和>15cm时，一般大小的胎头可利用后三角经阴道娩出。

小试身手　5. 有关骨盆各平面主要径线值，下列说法正确的是

A. 骨盆入口前后径为10.5cm　　　B. 中骨盆横径平均为10cm　　　C. 中骨盆前后径平均为12cm

D. 骨盆出口前后径平均为12cm　　E. 坐骨结节间径平均为8cm

四、血管、淋巴及神经

1. 血管　女性生殖器官血供来自卵巢动脉、子宫动脉、阴道动脉及阴部内动脉。各部位的静脉与同名动脉伴行，并在器官及其周围形成静脉丛，互相吻合，故盆腔感染容易蔓延。

2. 淋巴　女性生殖器官具有丰富的淋巴管及淋巴结，伴随相应血管而行。淋巴液首先汇入沿髂动脉的各淋巴结，然后注入腰淋巴结，最后汇入于第2腰椎前方的乳糜池。

3. 神经　支配外阴部的神经为阴部神经，在坐骨结节内侧下方分为3支，分布于肛门、阴蒂、阴唇和会阴部。子宫平滑肌有自律性，完全切断神经后仍能节律收缩，且能完成分娩。卵巢神经来自卵巢神经丛和子宫神经丛，与动脉一同由卵巢门进入髓质，在髓质内形成神经丛，再由该丛发出神经纤维进入皮质内，多分布在血管壁上。

小试身手　（6~7题共用备选答案）

A. 肛门神经　　　B. 阴部神经　　　C. 阴蒂背神经　　　D. 卵巢神经丛　　　E. 骶前神经丛

6. 支配外阴部的主要神经是

7. 支配卵巢的主要神经是

五、骨盆底

1. 组成　骨盆底是由多层肌肉和筋膜组成，封闭骨盆出口。**其主要作用是支持盆腔脏器并使之保持正常位置**。骨盆底前面为耻骨联合，后面为尾骨尖，两侧为耻骨降支、坐骨上支及坐骨结节。骨盆底有三层组织：外层由会阴浅筋膜、球海绵体肌、坐骨海绵体肌、会阴浅横肌和肛门外括约肌构成；中层即泌尿生殖膈，由上下两层坚韧的筋膜和会阴深横肌、尿道括约肌形成；内层即盆膈，为骨盆底的最内层，由肛提肌及筋膜组成，**肛提肌的主要作用是加强盆底的托力**。

2. 会阴特点　**会阴指阴道口与肛门之间的软组织，包括皮肤、肌肉及筋膜，是骨盆底的一部分**。会阴体厚3~4cm，由外向内逐渐变窄，呈楔状，表面为皮肤及皮下脂肪，内层为会阴中心腱。妊娠期会阴组织变软有利于分娩。分娩时注意保护，避免造成会阴裂伤。

六、妇女一生各阶段的生理特点

1. 胎儿期　受精卵是由父亲和母亲来源的23对（46条）染色体组成的新个体。胚胎6周后原始性腺开始分化。原始生殖细胞分化为初级卵母细胞，性索皮质的扁平细胞围绕卵母细胞构成原始卵泡。卵巢形成后，因无雄激素、无副中肾管抑制因子，所以中肾管退化，两条副中肾管发育成为女性生殖道。

2. 新生儿期　**是指出生后4周内**。女性胎儿在母体内受激素影响，出生后血中激素迅速下降，因此新生儿出现乳房肿大及少量乳汁分泌，甚至少量阴道流血，以上现象短期即可消失。

3. 幼年期　**是指从出生4周岁到12岁左右**。8岁以前生殖器官为幼稚型，阴道狭长，上皮薄无皱襞，阴道酸度低，抗感染力弱；**子宫小，宫颈较长，约占子宫全长的2/3**；输卵管弯曲且细；卵巢长而窄，卵泡能自主生长，但未发育成熟即萎缩。

4. 青春期　**从月经初潮开始至生殖器官发育成熟即为青春期**。身体及生殖器官迅速发育，月经来潮。**外生殖器从幼稚型变成成人型**，阴阜隆起，大阴唇变肥厚，小阴唇色素沉着，阴道长度及宽度增加，黏膜增厚，出现皱襞；**子宫体明显增大，宫体：宫颈＝2：1**，输卵管变粗，曲度减少，卵巢增大，皮质内有不同发育阶段的卵泡，卵巢表面凹凸不平。**第二性征发育明显**，音调变高，乳房丰满隆起；出现阴毛及腋毛；骨盆横径大于前后径；胸肩部皮下脂肪增多；呈现女性特有体态。**月经初潮是青春期开始的一个重要标志**。初潮后，月经周期不规律。女性青春期情绪变化易导致月经紊乱。

5. 性成熟期　卵巢功能成熟并有性激素分泌及周期性排卵称为性成熟期。一般自**18岁左右开始，持续约30年**。此期生殖器官及乳房出现周期性变化，**生育活动最旺盛，故亦称生育期**。

6. 围绝经期　开始出现绝经趋势至最后一次月经的时期。卵巢功能逐渐衰退，卵巢内卵泡数目明显减少，卵泡发育不全，常表现为无排卵性月经。卵泡内卵泡数目几乎耗竭，剩余的少数卵泡对上级中枢的激素无反应，称绝经期。自然绝经是指女性生命中的最后一次月经。

7. 绝经后期　绝经后的生命时期。卵巢进一步萎缩，内分泌功能消退，生殖器官萎缩。

8. 老年期　60岁以后机体逐渐老化进入老年期。卵巢功能进一步衰退、老化，卵巢缩小、变硬。由于衰老性激素减少，易致代谢紊乱发生骨质疏松、骨折。

小试身手 8. 有关女性各阶段生理特点，以下描述正确的是
A. 受母体激素影响，新生儿乳房肿大短期内不会消失
B. 月经初潮开始至生殖器官发育成熟时期称青春期
C. 10~19岁青春期间，第二性征发育可不明显
D. 性成熟期生育活动最旺盛，18岁左右开始持续40年
E. 绝经前期常表现为排卵性月经周期与经期的改变

七、卵巢的周期性变化及内分泌功能

（一）卵巢周期性变化

1. 卵泡发育与成熟　**新生儿卵巢内约有200万个卵泡，但妇女一生仅有400~500个卵泡发育成熟**。青春期原始卵泡开始发育，形成生长卵泡。**每一个月经周期只有一个卵泡发育成熟，称成熟卵泡**。

2. 排卵　发育成熟卵泡逐渐向卵巢表面移行并向外突出，当接近卵巢表面时，该处表面细胞变薄、破裂，出现排卵。**排卵一般在下次月经来潮前的第14天左右**，两侧卵巢轮流排卵或一侧卵巢连续排卵。

3. 黄体形成　排卵后卵泡壁塌陷，卵泡膜血管壁破裂，血液流入腔内形成血体，卵泡破口由纤维蛋白封闭，残留颗粒细胞变大，细胞质内含黄色颗粒状的类脂质，此时血体变为黄体。

4. 黄体退化　若卵子未受精，**排卵后9~10天黄体开始萎缩**，血管减少，细胞呈脂肪变性，黄色消退，最后细胞被吸收，组织纤维化，外观色白，称为白体。**正常排卵周期黄体寿命为12~16天，平均14天**，黄体衰退后月经来潮。

小试身手 9. 卵子排出后如未受精，黄体开始萎缩的时间是
A. 下次月经来潮　　B. 排卵后第14天　　C. 排卵后第9~10天　　D. 排卵后第7天　　E. 排卵后第24小时

（二）卵巢功能

卵巢功能是产生卵子并排卵（即生殖功能）和分泌女性激素（即内分泌功能）。

（三）卵巢激素的生理功能

卵巢主要合成及分泌雌激素和孕激素，也合成少量雄激素。

1. 雌激素的生理功能

（1）**对卵巢的作用**：促进卵泡发育、调节卵泡内分泌功能。

（2）**对子宫的作用**：促进子宫发育，促进子宫平滑肌细胞增生肥大，增加子宫平滑肌对缩宫素的敏感性。对子宫内膜的功能层上皮细胞和腺体有增生作用。**雌激素可使宫颈口松弛，宫颈黏液分泌增多，质变稀薄，成拉丝状。**

（3）**对输卵管的作用**：促进输卵管发育和加强输卵管节律性收缩，使上皮细胞分泌增多，纤毛生长，有利于受精卵运行。

（4）对阴道上皮的作用：促进阴道上皮增生和角化。

（5）参与下丘脑-垂体-卵巢轴的正负反馈调节，**控制垂体促性腺激素分泌**。

（6）**促进水钠潴留**。

（7）促进骨钙沉积：青春期使骨骺闭合，绝经后雌激素减少而引起骨质疏松。

小试身手 10. 关于雌激素的生理功能，以下叙述错误的是

　A. 使阴道上皮增生，角化变厚，糖原储存增加　　　　　　　B. 使宫颈口关闭，黏液减少变稠，拉丝度减弱

　C. 使子宫内膜增生变厚　　　　　　　　　　　　　　　　　D. 使子宫肌层发育、增厚，收缩力增加

　E. 使乳腺管增生

小试身手 11. 关于雌激素的生理作用，下列说法正确的是

　A. 使宫颈管黏液黏稠　　　　　　B. 促进阴道上皮脱落　　　　　　C. 使子宫内膜增生

　D. 促进乳腺腺泡发育　　　　　　E. 使基础体温升高

2. 孕激素的生理功能

（1）通过对下丘脑的负反馈作用，影响垂体促性腺激素的分泌。

（2）**对子宫的作用**：使子宫肌松弛，活动力下降，对外界刺激的反应低下，**降低妊娠子宫对缩宫素的敏感性**，有利于受精卵在子宫腔内生长发育；**使增生期子宫内膜转化为分泌期内膜**；抑制宫颈内膜的黏膜分泌，使其稠厚，形成黏液栓。

（3）**对输卵管的作用**：抑制输卵管肌节律性收缩。

（4）加快阴道上皮脱落。

（5）使乳腺细胞和乳腺小叶增生发育。

（6）促进蛋白分解，增加尿素氮排出，促进肾脏排出钠离子和氯离子。

（7）**升高体温**：正常女性在排卵后基础体温升高0.3~0.5℃，排卵前基础体温低，**排卵后由于孕激素作用基础体温升高**。

（8）促进水钠排泄。

雌激素与孕激素的生理功能比较见表3-1-1。

表3-1-1　雌激素与孕激素生理功能比较

激素	子宫	输卵管	乳腺	水钠
雌激素	增强对缩宫素的敏感性	增加上皮细胞的活动	促进乳腺管增生	促进水钠潴留
孕激素	降低对缩宫素的敏感性	抑制输卵管收缩	促进腺泡发育	促进水钠排泄

小试身手 12. 下列属于孕激素生理作用的是

　A. 子宫发育及肌层变厚　　　　　　B. 促进钠、水潴留　　　　　　C. 乳腺腺管的增生发育

　D. 阴道上皮细胞增生、角化　　　　E. 增生期子宫内膜转化为分泌期

小试身手 13. 有兴奋体温调节中枢、升高体温作用的激素是

　A. 雌激素　　　　　　B. 孕激素　　　　　　C. 泌乳素　　　　　　D. 卵泡刺激素　　　　　　E. 黄体生成素

3. 雄激素的生理功能

（1）雄激素是合成雌激素的前体。

（2）维持女性正常生殖功能；维持第二性征，促进阴毛和腋毛生长。

（3）促进蛋白质合成，促进肌肉和骨骼发育，青春期后促进骨骺愈合。

八、月经周期的调节及临床表现

（一）月经的周期性调节

月经周期主要通过下丘脑-垂体-卵巢的激素作用调节，称为下丘脑-垂体-卵巢轴。

1. 下丘脑　分泌促性腺激素释放激素（GnRH），促进垂体合成、释放卵泡刺激素和黄体生成素。

2. 垂体　分泌促卵泡素（FSH），促进卵泡周围的间质分化成为卵泡膜细胞，使颗粒细胞增生。分泌促黄体生成素（LH），作用于泡膜细胞，使之合成性激素。

3. 卵巢　分泌雌激素、孕激素及少量雄激素。

（二）月经的临床表现

月经是性功能成熟的标志。在内分泌周期性调节下，子宫内膜从增生到分泌。如不发生受精和孕卵着床，内膜萎缩脱落并伴出血，如此周而复始发生子宫内膜剥脱性出血，称为月经。

月经第一次来潮，称为初潮。初潮年龄在11~16岁，平均为13~14岁。两次月经第1日的间隔时间，为月经周期，**一般为**

21~35天，提前或延后3天均属正常。月经持续的天数称为月经期，一般为2~8天。月经量为30~50ml。

月经血呈暗红色，除血液外，还有子宫内膜碎片、宫颈黏液及阴道上皮脱落细胞等。其主要特点是不凝固。

小试身手 14.有关月经，下列描述正确的是

A. 内分泌调节导致子宫内膜的分泌期反应　　　B. 受精后孕卵着床使内膜萎缩脱落形成月经

C. 正常情况下月经血呈鲜红色而不凝固　　　　D. 我国妇女月经初潮的平均年龄为13~14岁

E. 多数妇女月经期可出现腰骶部酸胀

九、生殖器官的周期性变化

（一）子宫内膜的周期性变化

1. **增殖期**　月经周期的第5~14天。在雌激素作用下内膜修复，生长变厚，细胞增生。子宫内膜增生与修复在月经期即已开始。

2. **分泌期**　月经周期的第15~28天。排卵后，黄体分泌雌、孕激素，使子宫内膜出现分泌期变化，子宫内膜继续增厚，腺体增大，腺体内的上皮细胞分泌糖原，为孕卵着床做准备。

3. **月经期**　月经周期的第1~4天。体内孕雌激素水平下降，内膜中前列腺素合成。前列腺素刺激子宫肌层收缩，引起内膜螺旋小动脉收缩痉挛，组织缺血缺氧发生局灶性坏死，内膜剥落，月经来潮。

小试身手 15.月经周期的第11~14天，子宫内膜所处的时期是

A.增殖期早期　　　B.增殖期中期　　　C.增殖期晚期　　　D.分泌期早期　　　E.分泌期中期

（二）子宫颈、输卵管、阴道黏膜的变化

1. 子宫颈的变化　排卵前雌激素水平升高，宫颈黏液分泌量增多，并变稀薄透明，有利于精子通行。至排卵前黏液拉丝可达10cm以上。取黏液涂于玻片，干燥后可见羊齿植物叶状结晶。排卵后受孕激素影响，黏液分泌量减少，变浑浊黏稠，拉丝易断，不利于精子通过，涂片干后，可见成排的椭圆体。

2. 输卵管的变化　在排卵时，雌激素水平达高峰，引起峡部收缩，出现峡部闭锁，使卵子停留于峡部-壶腹部的连接部；排卵后孕激素上升，使峡部肌肉松弛，受精卵进入峡部，后被输卵管液冲入子宫腔。

3. 阴道黏膜的变化　孕卵期受雌激素影响，黏膜上皮增生，表层细胞角化，以排卵期最明显。细胞内有丰富糖原，糖原被阴道杆菌分解为乳酸，使阴道保持酸性环境，可抑制细菌的繁殖。排卵后受孕激素影响，阴道黏膜上皮大量脱落，脱落细胞多为中层细胞或角化前细胞。

参考答案

1.B　2.C　3.C　4.B　5.B　6.B　7.D　8.B　9.C　10.B　11.C　12.E　13.B　14.D　15.C

第二章 妊娠期妇女的护理

统领全局—考试大纲

1. 掌握受精与着床。
2. 熟练掌握胎儿附属物的形成与功能。
3. 掌握胎儿发育及生理特点。
4. 熟练掌握妊娠期母体的生理变化。
5. 掌握妊娠期母体的心理变化。
6. 熟练掌握早期妊娠诊断和中晚期妊娠诊断。
7. 熟练掌握胎产式、胎先露和胎方位。
8. 熟练掌握产前检查中的病史、身体评估和心理社会评估。
9. 掌握产前检查的高危因素评估和健康指导。
10. 了解围生医学基本概念。

第一节 妊娠生理

浪里淘沙—核心考点

一、受精与着床

妊娠是胚胎和胎儿在子宫内发育成长的过程。卵子受精意味着妊娠开始，胎儿及其附属物自母体排出意味妊娠终止。一般为40孕周，280天左右。

（一）受精

已获能的精子和成熟卵子相结合的过程称为受精。**受精发生在排卵后12小时内**。卵子从卵巢排出后，**在输卵管峡部与壶腹部连接处受精**。

受精后3天分裂为实心细胞团，称桑椹胚。受精后4天进入宫腔，在子宫腔内继续发育成晚期囊胚。受精后5~6天，晚期囊胚透明带消失，开始着床。

（二）着床

晚期囊胚种植到子宫内膜的过程，称受精卵着床。

二、胎儿附属物的形成与功能

胎儿附属物是指胎儿以外的组织，包括胎盘、胎膜、脐带和羊水。（图3-2-1）

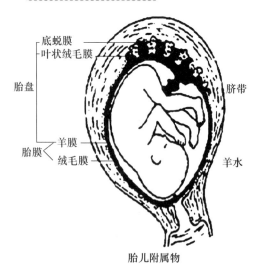

图3-2-1 胎儿附属物的组成

（一）胎盘的组成、结构和功能

1. **胎盘组成**　胎盘由羊膜、叶状绒毛膜和底蜕膜组成，是母体与胎儿之间进行物质交换的场所。

（1）**羊膜**：是胎盘的最里层，构成胎盘的胎儿部分，具有物质转运功能。

（2）**叶状绒毛膜**：构成胎盘的胎儿部分，**是胎盘的主要部分**。受精后3周绒毛内血管形成，胎儿胎盘循环建立。

（3）**底蜕膜**：是胎盘的母体部分。

2. 胎盘结构　胎盘在妊娠12周末形成，妊娠足月胎盘呈圆形或椭圆形盘状，中间厚、边缘薄，重450~650g，直径16~20cm，厚1~3cm，胎盘分为子面与母面，**子面光滑，呈灰白色，表面为羊膜**。脐带附着在子面中央或稍偏，脐动脉、脐静脉从脐带附着点向四周呈放射状分布。**母面粗糙，呈暗红色**，由18~20个胎盘小叶组成。

小试身手　1.胎盘的形成时间是

A. 妊娠12周末　　　　B. 妊娠10周末　　　　C. 妊娠8周末　　　　D. 妊娠6周末　　　　E. 妊娠4周末

3. 胎盘功能

胎盘功能包括气体交换、营养物质供应、排出胎儿代谢产物、防御功能和合成功能等。

（1）**气体交换**：在母体与胎儿之间，氧气和二氧化碳以**简单扩散方式交换**。

（2）**营养物质供应**：代替胎儿的消化系统功能。

（3）**排出胎儿代谢产物**：代替胎儿的泌尿系统功能，胎儿代谢产物经胎盘进入母血，由母体排出体外。

（4）**防御功能**：胎儿可通过**胎盘获得免疫性抗体IgG**，对胎儿起保护作用。

（5）**合成功能**：合成多种激素和酶。

1）**人绒毛膜促性腺激素（hCG）**：胚泡一着床，合体滋养细胞即开始分泌hCG，受精后10天左右即可自母体血清中测出，**成为诊断早孕的敏感方法之一**。妊娠8~10周时分泌达高峰，持续1~2周后逐渐下降。其作用是维持妊娠、营养黄体，使子宫内膜变为蜕膜，维持孕卵生长发育。

2）**人胎盘催乳素（HPL）**：由合体滋养细胞分泌。

3）**雌激素和孕激素**：妊娠早期由妊娠黄体产生，妊娠第8~10周起由胎盘合成。

4）**酶**：能合成多种酶。

（二）胎膜

胎膜由绒毛膜和羊膜组成。外层为绒毛膜；内层为羊膜，为半透明薄膜，与覆盖胎盘、脐带的羊膜层相连接。

（三）脐带

脐带是连接胎儿与胎盘的带状器官，一端连于胎儿腹壁脐轮，另一端附着于胎盘子面。妊娠足月脐长30~100cm，平均约55cm，直径1.0~2.5cm，**内有1条管腔较大、管壁较薄的脐静脉和2条管腔较小、管壁较厚的脐动脉**。若脐带受压会引起血流受阻，致胎儿窘迫。胎儿通过脐带血液循环与母体进行营养和物质的交换。

（四）羊水

羊水为充满羊膜腔内的液体。妊娠早期羊水是母体血清经胎膜进入羊膜腔的透析液。妊娠中期胎儿尿液是羊水的主要来源。羊水约50%由胎膜吸收。

1. 羊水量、性状及成分

（1）**羊水量**：**正常足月妊娠羊水量为约800ml，如羊水量超过2000ml为羊水过多；妊娠晚期羊水量少于300ml为羊水过少**。

（2）**羊水性状及成分**：妊娠足月时羊水比重为1.007~1.025，呈中性或弱碱性，pH值为7.20，妊娠足月羊水略浑浊，不透明，羊水内悬浮小片状物。

2. 羊水功能

（1）**保护胎儿**自由活动，不受到挤压，防止胎体畸形及胎肢粘连；保持羊膜腔内恒温；适量羊水避免子宫肌壁或胎儿对脐带压迫引起胎儿窘迫；有利于胎儿体液平衡，若胎儿体内水分过多可通过胎尿排至羊水中；第一产程初期羊水使压力均匀分布，避免胎儿局部受压。

（2）**保护母体**：妊娠期羊水可减少因胎动给母亲带来不适感；临产时羊水避免胎儿局部受压；临产后前羊水囊扩张子宫颈口及阴道；破膜后羊水冲洗阴道，减少感染发生。

小试身手　2.羊水的功能不包括下列哪项

A. 保护胎儿不受挤压，防止胎体畸形及粘连　　　　B. 过多水分以胎尿方式排至羊水，有利于胎儿体液平衡
C. 保护胎膜腔内恒温，有利于胎儿生长发育　　　　D. 使宫缩压力集中在胎儿，促使胎儿下降
E. 破膜后羊水润滑和冲洗阴道减少感染机会

三、胎儿发育及生理特点

（一）胎儿发育

妊娠8周末：胚胎初具人形，可分辨出眼、耳、鼻、口，四肢已具雏形。**超声显像可见心脏形成并有搏动**。

妊娠12周末：身长约9cm，体重约20g，**外生殖器已发育**，部分可辨性别。

妊娠16周末：身长约16cm，体重约100g，**从外生殖器可分辨胎儿性别**。头皮已长出头发。**部分孕妇自觉胎动，X线检查可见脊柱阴影**。

妊娠20周末：身长约25cm，体重约300g。**临床可听到胎心音**，全身覆有胎脂并有毳毛，出生后已有心跳、排尿及吞咽运动。**自20周至满28周前娩出的胎儿，称为有生机儿**。

妊娠24周末：身长约30cm，体重约700g，**各脏器均已发育**，皮下脂肪开始沉积，皮肤呈皱缩状，出现眉毛及睫毛。

妊娠28周末：身长约35cm，体重约1000g，皮下脂肪沉积不多，皮肤粉红色。有呼吸运动，但肺泡Ⅱ型细胞产生表面活性

物质含量少。**出生后易患特发性呼吸窘迫综合征。**

妊娠32周末：身长约40cm，体重约1700g，面部毳毛脱落。

妊娠36周末： 身长约45cm，体重约2500g，皮下脂肪发育良好，毳毛明显减少，指（趾）甲已达指（趾）尖。**出生后啼哭、吸吮好。**

妊娠40周末：胎儿已成熟，身长约50cm，体重约3000g以上。体形外观丰满，皮肤粉红色，男性胎儿睾丸已降至阴囊内，女性胎儿大小阴唇发育良好。出生后哭声响亮，吸吮能力强。

> 锦囊妙记：妊娠2个月胎心动，4个月孕妇感胎动，5个月可听胎心音，6个月脏器已发育，7个月出生肺未熟，9个月出生可存活。

（二）胎儿的生理特点

1. 循环系统　胎儿循环、营养供给和代谢产物排出均通过胎盘由母体完成。

（1）解剖学特点：①**脐静脉1条：** 带有来自胎盘氧含量较高、营养丰富的血液进入胎体。②**脐动脉2条：** 带有来自胎儿氧含量较低的混合血进入胎盘与母血进行物质交换；③**动脉导管：** 位于肺动脉及主动脉弓之间，出生后肺循环建立后肺动脉血液不再流入动脉导管，动脉导管闭锁成动脉韧带；④卵圆孔：位于左右心房之间。

（2）血液循环特点：①来自胎盘的血液沿胎儿腹前壁进入体内分为3支：一支直接入肝，一支与门静脉汇合入肝，最后由肝静脉入下腔静脉；另一支为静脉导管，直接入下腔静脉。②卵圆孔位于左右心房之间，大多数在出生后6~8周完全闭锁。由于卵圆孔开口处正对着下腔静脉入口，从下腔静脉进入右心房的血液，绝大部分经卵圆孔进入左心房。从上腔静脉进入右心房的血液，直接流向右心室进入肺动脉。③由于肺循环阻力较高，肺动脉血液大部分经动脉导管流入主动脉，约1/3的血液通过肺静脉入左心房。

2. **血液**

（1）红细胞：**妊娠早期靠卵黄囊生成红细胞。** 妊娠10周时在肝脏，以后在骨髓、脾。**妊娠足月时至少90%的红细胞由骨髓生成。** 红细胞总数约为$6.0 \times 10^{12}/L$。胎儿期红细胞体积较大，红细胞生命周期短，仅为成人的2/3，故需不断生成红细胞。

（2）血红蛋白：胎儿血红蛋白分为原始血红蛋白、胎儿血红蛋白和成人血红蛋白。

（3）白细胞：**妊娠8周后胎儿血循环出现粒细胞，形成防止细菌感染的第一道防线，** 妊娠足月时白细胞计数达$(1.5~2.0) \times 10^9/L$。白细胞出现不久，胸腺、脾发育产生淋巴细胞，成为体内抗体的主要来源，构成了对抗外来抗原的第二道防线。

3. 呼吸系统　胎儿呼吸功能由母儿血液在胎盘进行气体交换完成。

4. 消化系统　妊娠11周时小肠有蠕动，至妊娠16周胃肠功能基本建立，胎儿吞咽羊水、吸收水分，同时排出尿液控制羊水量。

5. 泌尿系统　胎儿肾脏在妊娠11~14周时有排泄功能，妊娠14周胎儿膀胱内已有尿液，妊娠后半期胎尿成为羊水的重要来源之一。

6. 内分泌系统　**胎儿甲状腺是胎儿期发育的第一个内分泌腺。** 在受精后第4周甲状腺即能合成甲状腺激素。

第二节　妊娠期母体变化

浪里淘沙—核心考点

一、生理变化

（一）生殖系统

1. 子宫

（1）子宫体：早期子宫增大变软，呈球形。妊娠12周子宫增大超出盆腔。妊娠晚期子宫多呈不同程度右旋。妊娠足月，宫腔容积由非妊娠时的5ml增至5000ml，子宫大小由非妊娠时的$7cm \times 5cm \times 3cm$增至$35cm \times 22cm \times 25cm$。子宫壁厚度由非妊娠时的1cm变为1.0~1.5cm。

孕14周起，子宫出现不规则无痛性收缩，随孕周增加宫缩频率和幅度也逐渐增加，但宫内压力<15mmHg。

（2）子宫峡部：非孕时长约1cm，孕12周起逐步伸展拉长变薄，成为子宫腔的一部分，形成子宫下段，临产时其长度达7~10cm。

（3）子宫颈：孕期子宫颈血管增多伴水肿，外观肥大呈紫蓝色。受孕激素影响，颈管腺体分泌增多，形成黏液栓，阻止病原体侵入。

2. **阴道**　阴道黏膜着色、增厚、皱襞增多，结缔组织变松软，伸展性增加。阴道脱落细胞增多，分泌物成糊状。阴道上皮在雌、孕激素影响下，细胞内糖原积聚，经阴道杆菌分解为乳酸，阴道内酸度增加，可防止细菌感染。

3. 外阴　外阴充血，皮肤增厚，大小阴唇色素沉着，大阴唇内血管增多、结缔组织变松软，伸展性增加。

4. 卵巢　略增大，停止排卵。一侧卵巢可见妊娠黄体。妊娠黄体于妊娠10周前产生雌激素及孕激素。妊娠10周后黄体功能由胎盘取代。

5. 输卵管　输卵管伸长，但肌层无明显增厚。

（二）乳房

妊娠早期增大、充血，孕妇自觉乳房胀痛，乳头增大变黑，易勃起。乳晕变黑，乳晕上皮脂腺肥大形成散在结节状小隆起，称蒙氏结节。胎盘分泌大量雌激素刺激乳腺腺管发育，分泌大量孕激素刺激乳腺腺泡发育。

（三）循环系统及血液系统

1. 心脏　妊娠期膈肌升高，**心脏向左、向上、向前移**，心尖搏动左移约1cm，心浊音界扩大。**至妊娠末期心脏容量约增加10%，心率增加10~15次/分钟**。由于血流量增加、血流加速及心脏移位使大血管扭曲，孕妇**心尖区及肺动脉区可闻及Ⅰ~Ⅱ级柔和吹风样收缩期杂音**。

2. 心排出量和血容量　心排出量自妊娠10周开始增加，**至妊娠32~34周达高峰**。临产后，特别**是第二产程期间，心排出量显著增加**。

循环血容量于妊娠6周开始增加，**至妊娠32~34周达高峰，增加40%~45%，平均增加1450ml。血浆增加多于红细胞增加，血液稀释，出现生理性贫血**。

如孕妇合并心脏病，**妊娠32~34周、分娩期（尤其是第二产程）及产褥期头3天之内**，因心脏负荷较重，**易发生心力衰竭**。

3. 静脉压　妊娠期右旋的子宫压迫下腔静脉使血液回流受阻，孕妇下肢、外阴及直肠的静脉压增高，加之妊娠期静脉壁扩张，孕妇易发生下肢、外阴静脉曲张和痔。**孕妇长时间处于仰卧位姿势，可引起回心血量减少，心排出量降低，血压下降，称仰卧位低血压综合征**。

4. 血液成分

（1）红细胞：由于血液稀释，红细胞计数为3.6×10^{12}/L（非孕妇女约为4.2×10^{12}/L），血红蛋白值约为110g/L（非孕妇女约为130g/L），血细胞比容从0.38~0.47降至0.31~0.34，孕妇储备铁0.5g，为适应红细胞增加、胎儿生长需要，容易缺铁，**应在妊娠中晚期补充铁剂，以防缺铁性贫血**。

（2）白细胞：妊娠期白细胞稍增加，为$(5~12) \times 10^9$/L，有时可达15×10^9/L，主要为中性粒细胞增多。

（3）凝血因子：**妊娠期血液处于高凝状态**，凝血因子Ⅱ、Ⅴ、Ⅶ、Ⅷ、Ⅸ、Ⅹ增加，对预防产后出血有利。

（4）血浆蛋白：由于血液稀释，血浆蛋白于妊娠早期开始降低，妊娠中期血浆蛋白为60~65g/L，**主要是白蛋白减少**。

小试身手 3. 有关妊娠期血液的变化，以下正确的是

A. 白细胞稍增加　　　　　　　B. 红细胞比容增高　　　　　　C. 血液处于低凝状态

D. 血浆增加少于红细胞增加　　E. 血浆蛋白升高

（四）呼吸系统

呼吸次数变化不大，但呼吸较深。呼吸道黏膜充血、水肿，易发生上呼吸道感染；妊娠后期因横膈上升，平卧后呼吸困难，睡眠稍垫高头部即可缓解。

（五）消化系统

停经6周左右，约50%女性出现早孕反应，一般于妊娠12周左右消失。

（六）泌尿系统

孕妇及胎儿代谢产物增多，肾脏负担过重。肾血浆流量（RPF）及肾小球滤过率（GFR）均增加。RPF与GFR受体位影响，**孕妇仰卧位尿量增加，故夜尿量多于日尿量**。

妊娠早期，增大子宫压迫膀胱，出现尿频，妊娠12周以后子宫体高出盆腔，尿频症状消失。妊娠末期，胎先露入盆，孕妇再次出现尿频，甚至腹压稍增加即出现尿液外溢。

妊娠中期肾盂及输尿管轻度扩张，输尿管有尿液逆流现象，**孕妇易患急性肾盂肾炎，以右侧多见**。

（七）内分泌系统

妊娠期腺垂体增大1~2倍。嗜酸细胞肥大增多，于产后10天左右恢复。产后大出血出现休克者，增大的垂体缺血坏死，引起席汉综合征。

（八）其他

1. 皮肤　妊娠期孕妇面颊、乳头、乳晕、腹白线、外阴等处色素沉着。随妊娠子宫增大，孕妇腹壁皮肤弹力纤维过度伸展而断裂，腹壁皮肤出现紫色或淡红色不规则平行的裂纹，称妊娠纹。产后变为银白色，永久不退。

2. 体重　**妊娠13周前体重无明显变化，以后平均每周增加350g，直至妊娠足月体重平均增加12.5kg**。

小试身手 4. 一般认为正常孕妇在整个妊娠期，平均体重增加约

A. 8.5kg　　　　B. 10.5kg　　　　C. 12.5kg　　　　D. 15.5kg　　　　E. 17.5kg

3. 矿物质　胎儿生长发育需大量钙、磷、铁。**妊娠后3个月补充维生素及钙**，以提高钙含量。

二、心理变化

（一）孕妇常见心理反应

1. 惊讶和震惊　怀孕初期几乎所有孕妇都会产生惊讶和震惊反应。

2. 矛盾心理　特别是未计划怀孕的孕妇。当孕妇自觉胎儿活动时，多数孕妇会改变当初对怀孕的态度。

3. 接受　随妊娠进展，出现"筑巢反应"。

4.**情绪不稳定**　表现为易激动。

5.**内省**　妊娠期孕妇以自我为中心，这种专注使孕妇能计划、调节、适应，以迎接新生儿降临。

（二）孕妇心理调节

美国心理学家鲁宾提出妊娠期孕妇为迎接新生命诞生、维持个人及家庭的功能，必须完成四项心理发展任务：

1. 确保自己及胎儿能安全顺利度过妊娠和分娩期。

2. 促使家庭重要成员接受新生儿。

3. 学习为孩子贡献自己。

4. 情绪上与胎儿连成一体。

第三节　妊娠诊断

浪里淘沙—核心考点

整个妊娠过程分为3期：妊娠13周末及以前称早期妊娠，第14~27周末称中期妊娠，第28周及分娩称晚期妊娠。

一、早期妊娠诊断

（一）临床表现

1.**停经**　平素月经周期正常的育龄女性，月经过期10天或以上，应首先考虑为早期妊娠。

2.**早孕反应**　于停经6周左右出现早孕反应，妊娠12周左右自行消失。

3.**尿频**　因增大子宫压迫膀胱引起，妊娠12周左右增大子宫进入腹腔，尿频症状自然消失。

4.**乳房**　妊娠8周起乳房增大，孕妇自觉乳房胀痛及乳头刺痛，乳头及乳晕着色，**乳晕周围有深褐色蒙氏结节。**

5. **妇科检查**　子宫增大变软，妊娠6~8周阴道黏膜及宫颈充血，呈紫蓝色。阴道检查子宫增大，子宫峡部极软，**感觉宫颈与宫体似不相连称黑加征。**妊娠12周在耻骨联合上方可触及子宫。

小试身手　5.患者，女，28岁。既往月经规律，停经50天，近3天晨起呕吐，厌油食，伴有轻度尿频，仍可坚持工作。最可能的诊断是

A.病毒性肝炎　　　　B.继发性闭经　　　　C.急性膀胱炎　　　　D.早期妊娠　　　　E.妊娠剧吐

（二）辅助检查

1.**妊娠试验**　测定血或尿中hCG含量，可协助早期妊娠的诊断。

2.**超声检查**　是诊断早期妊娠最准确的方法。妊娠6周时，可见胚芽和原始心管搏动，提示活胎。

> 锦囊妙记：B超是诊断早期妊娠、中晚期妊娠、多胎妊娠、子宫肌瘤、葡萄胎等首选检查方法。

小试身手　6.下列哪项可以准确诊断早期妊娠

A.尿频　　　　　　　　　　B.子宫增大，宫颈充血呈紫蓝色　　　　　C.停经伴晨起恶心

D.尿妊娠试验阳性　　　　　E.B超探及子宫内有妊娠囊回声

二、中晚期妊娠诊断

（一）临床表现

1. 有早期妊娠经过，子宫明显增大，出现胎动，触及胎体，听诊有胎心音。

2.**子宫增大**　子宫随妊娠进展逐渐增大（表3-2-1）。

表3-2-1　不同妊娠周数的子宫底高度及子宫长度

妊娠周数	妊娠月份	手测子宫底高度	尺测耻上子宫底高度
满12周	3个月末	耻骨联合上2~3横指	
满16周	4个月末	脐耻之间	
满20周	5个月末	脐下1横指	18（15.3~21.4）cm
满24周	6个月末	脐上1横指	24（22.0~25.1）cm
满28周	7个月末	脐上3横指	26（22.4~29.0）cm
满32周	8个月末	脐与剑突之间	29（25.3~32.0）cm
满36周	9个月末	剑突下2横指	32（29.8~34.5）cm
满40周	10个月末	脐与剑突之间或略高	33（30.0~35.3）cm

3.**胎动**　妊娠18~20周开始自觉有胎动，妊娠28周后，胎动次数≥10次/min。

4.**胎心音**　妊娠18~20周腹壁可听到胎心音，每分钟110~160次。妊娠24周前，胎背所在侧听胎心音最清楚。

5.**胎体**　妊娠20周以后可触及胎体，妊娠24周以后运用四部触诊法可判断胎产式、胎先露和胎方位。

（二）辅助检查

1.**超声检查**　B超显像法不仅能显示胎儿数目、胎方位、胎心搏动和胎盘位置，且能测量胎头双顶径，观察胎儿有无体表畸形。

2.**胎儿心电图**　于妊娠12周以后显示较规律的图形，于妊娠20周后成功率更高。

第四节　胎产式、胎先露、胎方位

浪里淘沙—核心考点

一、胎产式

胎儿身体纵轴与母体身体纵轴之间的关系称胎产式。两轴平行称纵产式，占妊娠足月分娩总数的99.75%。两轴垂直称横产式，仅占妊娠足月分娩总数的0.25%。

小试身手　7.关于胎产式的描述，下列错误的是

A.在足月分娩过程中，横产式可转换为纵产式　　　　B.胎儿身体纵轴与母体身体纵轴交叉称斜产式

C.胎儿身体纵轴与母体身体纵轴垂直称横产式　　　　D.胎儿身体纵轴与母体身体纵轴平行，称横产式

E.胎产式是胎儿身体纵轴与母体身体纵轴的关系

二、胎先露

最先进入骨盆入口的胎儿部分称胎先露，纵产式有头先露、臀先露，横产式有肩先露。

三、胎方位

胎儿先露部的指示点与母体骨盆的关系称胎方位。枕先露以枕骨，面先露以颏骨，臀先露以骶骨，肩先露以肩胛骨为指示点，根据指示点与母体骨盆左、右、前、后、横的关系而有不同的胎位。

小试身手　8.胎方位是指

A.胎儿先露部的指示点与母体骨盆左、右、前、后、横的关系　　　B.胎儿先露部的指示点与母体骨盆入口的关系

C.胎儿先露部的指示点与母体骨盆出口的关系　　　　D.胎儿先露部的指示点与母体坐骨棘的关系

E.胎儿先露部的指示点与母体耻骨的关系

第五节　产前检查及健康指导

浪里淘沙—核心考点

根据我国孕期保健需要，2011年《孕前和孕期保健指南》，推荐产前检查时间为：妊娠6~13^{+6}周，14~19^{+6}周，20~24周，25~28周，29~32周，33~36周，37~41周则每周检查一次。

一、病史

（一）健康史

1.**个人资料**　孕妇年龄、职业、受教育程度、婚姻状况、经济状况等。

2.**过去史**　评估有无高血压、心脏病、糖尿病、肝肾疾病、血液病、传染病（如结核病）等。

3.**月经史**　月经初潮年龄、月经周期和月经持续时间。

4.家族史。

5.丈夫健康状况。

（二）孕产史

1.**既往孕产史**　了解既往孕产史及其分娩方式，有无流产、早产、难产、死胎、死产、产后出血史。

2.**本次妊娠经过**　了解本次妊娠早孕反应出现的时间、严重程度，有无病毒感染史及用药情况，胎动时间，妊娠过程中有无阴道流血、头痛、心悸、气短、下肢水肿等症状。

（三）预产期推算

了解末次月经（LMP）的日期推算预产期（EDC）。计算方法为：末次月经第1天起，月份减3或加9，日期加7。如为阴历，月份仍减3或加9，但日期加15。实际分娩日期与推算的预产期可相差1~2周。如孕妇记不清末次月经日期，可根据早孕反应出现时间、胎动开始时间以及子宫高度等加以估计。

锦囊妙记：末次月经月份大于或等于3即减3，月份小于3即加9。同时还要注意2月份只有28或29天。

小试身手 9.某孕妇末次月经为2016年3月1日，预产期应为

A. 2016年11月8日　　B. 2016年12月8日　　C. 2016年12月20日　　D. 2016年1月8日　　E. 2016年1月10日

二、身体评估

（一）全身检查

观察营养、精神状态、身高。检查心肺有无异常，乳房发育情况，脊柱与下肢有无畸形。测量血压和体重。

（二）产科检查

1.腹部检查　排尿后，孕妇仰卧于检查床上，头部稍抬高，露出腹部，双腿略屈曲分开，放松腹肌。检查者站在孕妇右侧。

（1）视诊：注意腹形及大小，有无妊娠纹、手术瘢痕和水肿。

（2）触诊：注意腹壁紧张度，有无腹直肌分离，注意羊水量多少及子宫肌的敏感度。

（3）听诊：在靠近胎背侧上方的腹壁上听得最清楚。枕先露时胎心音在脐下方右或左侧；臀先露时胎心音在脐上方右或左侧。肩先露时，胎心音在脐部下方最清楚。

2.骨盆测量　分为骨盆外测量和骨盆内测量。

（1）骨盆外测量

1）髂棘间径：测量两侧髂前上棘外缘的距离，正常值为23~26cm。

2）髂嵴间径：测量两侧髂嵴外缘最宽的距离，正常值为25~28cm。

3）**骶耻外径**：孕妇取左侧卧位，右腿伸直，左腿屈曲，测量第五腰椎棘突下凹陷处至耻骨联合上缘中点的距离，正常值18~20cm。此径线可间接反映骨盆入口前后径长短，是骨盆外测量中最重要的径线。

4）坐骨结节间径：又称出口横径。孕妇取仰卧位，两腿屈曲，双手抱膝。测量两侧坐骨结节内侧缘之间的距离，正常值为8.5~9.5cm，平均9cm。如出口横径小于8cm，应测量出口后矢状径（坐骨结节间径中点至骶尖），正常值为9cm。出口横径与出口后矢状径之和大于15cm，一般足月儿可娩出。

小试身手 （10~11题共用备选答案）

A.耻骨联合上缘中点到骶岬上缘中点间的距离

B.两侧髂嵴外缘最宽的距离

C.两侧坐骨结节间的距离

D.第五腰椎棘突下凹陷处至耻骨联合上缘中点的距离

E.骶骨尖端至坐骨结节间径中点的距离

10.骨盆出口横径指的是

11.骶耻外径指的是

5）耻骨弓角度：用两拇指尖斜着对拢，放于耻骨联合下缘，左右两拇指平放在耻骨降支的上面，测量两拇指之间的角度即为耻骨弓角度。正常为90°。

（2）骨盆内测量：测量时孕妇取膀胱截石位，消毒外阴，检查者戴消毒手套并涂润滑油。

三、心理社会评估

（一）妊娠早期

评估孕妇对妊娠的接受程度、遵循产前指导的能力、筑巢行为、怀孕过程中与家人和丈夫的关系等。

（二）妊娠中晚期

评估孕妇有无不良情绪反应。评估其丈夫对此次妊娠的态度。评估孕妇的家庭经济情况、居住环境以及孕妇在家庭中的角色等。

四、高危因素评估

年龄<18岁或>35岁；残疾；遗传性疾病史；既往有无流产、异位妊娠、早产、死产、死胎、难产、畸胎史；有无妊娠合并心脏病、肾病、肝病、高血压、糖尿病等；有无妊娠并发症如：妊娠高血压综合征（简称"妊高征"）、前置胎盘、胎盘早剥、羊水异常、胎儿宫内发育迟缓、过期妊娠、母儿血型不符等。

五、健康指导

1.出现下列症状应立即就诊　阴道流血，妊娠3个月后仍持续呕吐，寒战发热，腹部疼痛，头痛、眼花、胸闷、心悸、气短，阴道突然流出液体，胎动计数突然减少等。

2.营养指导　制定合理的饮食计划，为分娩和哺乳做准备。

（1）热量：妊娠期热量需要量增加，每日需增加0.42~1.26MJ（相当于每日增加100~300kcal）。三大营养素比例合理，糖类摄入量占热量的60%~65%、脂肪占20%~25%、蛋白质占15%为宜。

（2）蛋白质：孕妇从妊娠早期开始每日增加5g蛋白质、中期每日增加蛋白质15g、晚期增加20g为宜，最好是优质蛋白。

（3）矿物质

1）铁：建议孕妇每日铁摄入量为25mg（正常成年女性为15mg）。铁在酸性环境中易于吸收，因此，**孕妇在补充铁剂时最好用水果汁送服**。

2）钙和磷：**孕妇钙的供应标准为孕中期标准值为每日1000mg，孕晚期为每日1200mg**，注意补充维生素D。牛奶含钙、磷较多，其他如肉类、豆类、海产品等。

3）碘：妊娠期母体和胎儿新陈代谢率高，甲状腺功能旺盛，碘需要量增加，推荐孕妇每日需碘200μg。

（4）维生素：增加维生素的摄入。

1）**维生素A（又称视黄醇）**：维生素A有助于胎儿正常生长发育，**预防孕妇阴道上皮细胞角化、皮肤过分干燥和乳头皲裂**。维生素A的供给标准：孕妇每日需900μg视黄醇当量，肝脏、蛋黄、肾脏含维生素A丰富。

2）**维生素C**：维生素C对胎儿骨、牙齿的正常发育、造血系统的健全和机体抵抗力等有促进作用。孕妇维生素C供给标准为每日100mg。**维生素C广泛存在于新鲜蔬菜和水果中**。

3）**维生素B**：包括维生素B_1、维生素B_2、尼克酸、维生素B_6、维生素B_{12}、叶酸等，广泛存在于谷类、动物肝脏、干果、绿叶菜、牛奶、肉、鱼、家禽、黄豆中。**孕早期叶酸缺乏是导致胎儿神经管畸形的主要原因，妇女在妊娠前3个月最好口服叶酸5mg，每日1次**。

4）维生素D：维生素D能促进钙和磷的吸收，它对胎儿骨、齿的形成极为重要。

5）定期测量体重，监测体重增长情况。

6）饮食均衡，选择易消化、低盐、无刺激性食物，避免烟酒、浓咖啡、浓茶及辛辣食品。

3. 活动与休息　28周后适当减轻工作量，避免长时间站立或重体力劳动。保证充足休息和睡眠。每日有8小时睡眠，午休1~2小时。**卧床时取左侧卧位**。孕期适量运动。

4. 胎教　胎教方法：①对胎儿进行抚摸训练；②对胎儿进行音乐训练。

5. 孕期自我监护　每次计数10次胎动所用时间，凡胎动计数<10次/12h**或逐日下降>50%而不能恢复者，提示胎儿宫内缺氧**。

6. 药物使用　许多药物可通过胎盘进入胚胎内，影响胚胎发育。妊娠最初2个月是胚胎器官发育形成时期，用药更应注意。

7. 性生活指导　妊娠前3个月及末3个月，避免性生活，以防流产、早产及感染。

8. 识别先兆临产　临近预产期的孕妇如出现阴道血性分泌物、规律宫缩（**间歇5~6分钟，持续30秒**）则为临产。如阴道突然有大量液体流出，嘱孕妇平卧，以防脐带脱垂。

六、围生医学基本概念

（一）围生期定义

围生期是指产前、产时和产后的一段时间。我国将妊娠满28周至出生后7天（出生体重≥1000g或身长≥35cm）作为围生期。

（二）围生儿死亡的原因

围生儿是指围生期内的胎儿和新生儿（体重1000g以上）。**围生儿死亡原因主要为缺氧、早产、畸形、感染和产伤**。

（三）围生期保健内容

应用围生医学理论、技术和方法对孕产妇、胎儿、新生儿进行系统的保健和管理。

1. 孕产妇保健　以对高危妊娠的识别、管理、防治为重点。

2. 分娩期　加强产时高危因素的监护，提高助产质量，减少产时并发症，保证母婴安全。

第六节　妊娠期常见症状及其护理

浪里淘沙—核心考点

一、临床表现

主要表现包括：恶心、呕吐，尿频、尿急，白带增多，下肢水肿，下肢外阴静脉曲张，便秘，腰背痛，下肢肌肉痉挛，仰卧位低血压综合征，贫血，失眠等。

二、护理措施

（一）常见症状的护理

1. 恶心、呕吐　饮食清淡，避免油炸、不好消化及特殊气味食物。

2. 尿频、尿急　因增大子宫压迫膀胱引起，无需处理。

3. 白带增多　每日清洗外阴，避免分泌物刺激，**严禁阴道冲洗**。

4. **下肢水肿　嘱孕妇左侧卧位，下肢垫高15°，避免长时间站立或行走**。适当限盐，不必限制水分。

5. **下肢及外阴静脉曲张**　避免两腿交叉或长时间站立、行走，抬高下肢以促进血液回流。

6. **便秘**　养成每日定时排便的习惯，未经医生许可不可随便使用大便软化剂或轻泻剂。

7. 腰背痛　疼痛严重者卧位休息（硬床垫），局部热敷。

8. 下肢肌肉痉挛　下肢肌肉痉挛时嘱孕妇背屈肢体或站直身倾以伸展痉挛肌肉，或局部热敷按摩。

9. **仰卧位低血压综合征**　改为左侧卧位，使下腔静脉血流通畅，血压即可恢复正常。

> 锦囊妙记：孕妇增大的子宫右旋，压迫下腔静脉，当产妇长时间平卧，会导致回心血量减少，孕妇即可发生仰卧位低血压综合征，一旦发生，嘱产妇改为左侧卧位即可缓解。

小试身手 12.孕产妇出现仰卧位低血压综合征时，最简单有效的治疗方法是

A.输血输液　　　　　　　　B.吸氧　　　　　　　　　　C.使用升压药

D.改换体位为左侧卧位　　　E.急行剖宫产术

10. 失眠　坚持每日户外活动，睡前温水洗脚，喝热牛奶等有助于睡眠。

11. **贫血**　适当增加含铁食物摄入，如动物肝脏、瘦肉、蛋黄、豆类等。如病情需要补充铁剂时用温水或果汁送服，以促进铁吸收，且应在餐后20分钟服用，以减轻对胃肠道的刺激。

（二）心理护理

了解孕妇的心理适应程度，鼓励孕妇抒发内心感受和想法。指导其保持心情愉快。

参考答案

1.A　2.D　3.A　4.C　5.D　6.E　7.A　8.A　9.B　10.C　11.D　12.D

第三章　分娩期妇女的护理

1. 熟练掌握影响分娩的因素（产力、产道、胎儿和精神心理状态）。
2. 掌握枕先露的分娩机制。
3. 熟练掌握先兆临产、临产诊断、产程分期和产程护理。
4. 掌握焦虑产妇的护理和疼痛产妇的护理。

第一节　影响分娩的因素

浪里淘沙—核心考点

妊娠满28周后胎儿及其附属物从母体娩出的过程，称为分娩。妊娠满37周至不满42足周间分娩，称为**足月产**，妊娠满28周至不满37足周间分娩，称为**早产**，妊娠满42周以后分娩，称为**过期产**。

影响正常分娩的因素包括产力、产道、胎儿和精神心理因素。

一、产力

产力是指将胎儿及其附属物从子宫逼出的力量，包括子宫收缩力、腹肌及膈肌收缩力和肛提肌收缩力。**子宫收缩力为分娩的主要力量，贯穿于整个分娩过程中**。腹肌、膈肌和肛提肌在第二产程中起辅助作用。

小试身手 1. 正常分娩时最主要的产力是

A. 子宫收缩力　　B. 肛提肌收缩力　　C. 腹肌收缩力　　D. 膈肌收缩力　　E. 骨骼肌收缩力

（一）子宫收缩力

分娩时子宫呈规律性收缩称宫缩，是临产后的主要动力。宫缩能使宫颈管缩短直至消失，宫颈口扩张，胎先露下降及胎盘娩出。临产后正常子宫收缩具有3个特性。

1. **节律性**　节律性宫缩是临产的重要标志之一。临产后随产程进展，子宫收缩的强度由弱到强，维持一段时间后由强到弱，直至消失进入间歇期，间歇期子宫肌松弛。临产开始时**宫缩持续时间30秒，间歇期5~6分钟**。随产程进展，宫缩持续时间延长，间歇期缩短。**宫口开全后宫缩持续时间长达60秒，间歇期缩短至1~2分钟**。随产程进展宫缩强度逐渐增强，子宫腔内压在临产初期为25~30mmHg，第一产程末增加至40~60mmHg，第二产程可高达100~150mmHg，而间歇期压力仅为6~12mmHg。

2. **对称性和极性**　正常宫缩开始于两侧宫角，以微波形式迅速向子宫底集中，然后再向子宫下段扩散，引起协调一致的收缩，称为子宫收缩的对称性。**子宫底部收缩力最强、最持久**，向下逐渐减弱、变短，宫缩的这种下行性梯度称为宫缩极性。

3. **缩复作用**　宫缩时子宫肌纤维缩短变宽，宫缩后肌纤维松弛，**但不能完全恢复到原来长度**，经过反复收缩，肌纤维越来越短，此现象称为缩复作用。随着产程进展，子宫收缩频率加快，子宫肌纤维变厚变短，子宫腔容积缩小，迫使胎先露下降及宫颈管展平、扩张。

> 锦囊妙记：节律性即为子宫收缩由弱到强，持续时间由短到长；对称性即为子宫收缩协调一致；极性即为子宫收缩时宫底力量最强，向下逐渐减弱；缩复作用即为子宫收缩时肌纤维逐渐缩短。

（二）腹肌及膈肌收缩力

腹肌和膈肌收缩力（腹压）是第二产程娩出胎儿的主要辅助力量。宫口开全后产妇主动屏气向下用力，腹肌及膈肌收缩使腹压增高，协助胎儿娩出。

（三）肛提肌收缩力

第二产程中，宫缩时肛提肌收缩协助胎先露在骨盆腔内**完成内旋转及仰伸**等动作，促进胎儿娩出，并在第三产程协助胎盘娩出。

二、产道

产道是胎儿娩出的通道，分骨产道和软产道。

（一）骨产道

1. 骨盆各平面及径线　骨盆径线以入口前后径、中骨盆横径及出口横径为重要。
2. 骨盆轴及骨盆倾斜度
（1）**骨盆轴和产轴**：骨盆轴为连接骨盆各假想平面中点的曲线。此轴上段向下向后，中段向下，下段向下向前。
（2）**骨盆倾斜度**：是指当妇女直立时骨盆入口平面与地平面所形成的夹角，一般为60°。

（二）软产道

1. 子宫下段由非孕期时长约1cm的子宫峡部伸展形成。临产后的规律宫缩使子宫下段拉长达7~10cm。

2. 子宫颈的变化

（1）宫颈管消失：临产后宫颈内口先扩张，随后宫颈管道逐渐变短消失展平。经产妇宫颈管消失与宫颈口扩张同时进行。

（2）宫颈口扩张：随产程进展子宫口逐渐扩大至10cm，使妊娠足月的胎头通过。

3. 骨盆底、阴道及会阴的变化　临产后，胎先露下降直接压迫骨盆底和扩张阴道，使软产道下段形成一个向前弯曲的筒状。会阴被胎先露扩张和肛提肌向下及两侧扩展而变薄，使5cm厚的会阴体变成2~4mm，以利于胎儿娩出。

三、胎儿

（一）囟门及胎头径线

1. 囟门　胎头颅骨由顶骨、额骨、颞骨各两块及一块枕骨组成。颅骨间的缝隙为颅缝，两顶骨间为矢状缝，顶骨与额骨间为冠状缝，枕骨与顶骨间为人字缝，颞骨与顶骨间为颞缝，两额骨间为额缝。两颅缝交界处较大空隙称为囟门。在胎头前部呈菱形的为前囟，在胎头后部呈三角形的为后囟。分娩过程中，颅缝轻度重叠，头颅变形，有利于胎头娩出。

2. 胎头径线

（1）双顶径：为两顶骨隆突间的距离，是胎头最大横径，B超测此径可判断胎儿大小。一般妊娠足月儿平均值约为9.3cm。

（2）枕额径：为鼻根至枕骨隆突的距离，胎头以此径衔接，妊娠足月时平均值约为11.3cm。

（3）枕下前囟径：为前囟中点至枕骨隆突下方的距离，妊娠足月平均值约为9.5cm，胎头俯屈后以此径通过产道。

（4）枕颏径：为颏骨下方中央至后囟顶部的距离，妊娠足月时平均值约为12.5cm。

（二）胎位

如为纵产式（头位或臀位），胎体纵轴与骨盆轴一致，胎儿易通过产道。矢状缝和囟门是确定胎位的重要标记。头位时有利于胎头娩出。而臀位胎头娩出困难。横位对母婴威胁极大。

（三）胎儿畸形

当胎儿发育缺陷，如脑积水、联体儿等，由于胎头或胎体过大，通过产道困难。

四、精神心理因素

对产妇来说，分娩是一种持久而强烈的应激源。产妇害怕疼痛、出血、难产等，处于紧张、焦虑的状态。护士要耐心安慰产妇，消除其焦虑和恐惧情绪。

第二节　正常分娩妇女的护理

> **统领全局—考试大纲**

一、枕先露的分娩机制

分娩机制是指胎儿先露部为适应骨盆各平面形态，被动进行一系列适应性旋转，以最小径线通过产道。临床上枕先露占95.55%~97.55%，以枕左前位最多见。

1. **衔接**　指胎头双顶径进入骨盆入口平面，胎头颅骨最低点接近或达到坐骨棘水平，称为衔接（入盆）。

2. **下降**　是指胎头沿骨盆轴前进的动作。宫缩使胎儿下降，下降贯穿于整个分娩过程中。下降动作呈间歇性，宫缩时前进，间歇期退回少许。

通过观察胎头下降程度，可判断产程进展。胎头下降程度可通过先露部颅骨最低点与坐骨棘的关系来确定。若先露部颅骨最低点在坐骨棘水平时以"0"表示，棘上1cm为"-1"，棘下1cm为"+1"，依此类推。

3. **俯屈**　胎头下降至骨盆底时，处于半俯屈状态的胎头枕骨遇到肛提肌及骨盆侧壁的阻力，借杠杆作用胎头进一步俯屈，使下颌靠近胸部，由胎头衔接时的枕额径变为枕下前囟径，以适应产道的最小径线，使胎头继续下降。

4. **内旋转**　是指胎头为适应骨盆纵轴而旋转，使矢状缝与中骨盆及骨盆出口前后径一致。

5. **仰伸**　完成内旋转后，在腹压与肛提肌的共同作用下，胎头沿骨盆轴下段向下前方向转向前，胎头枕部达耻骨联合下缘，以耻骨弓为支点，胎头逐渐仰伸，胎头的顶、额、鼻、口、颏相继娩出。当胎头仰伸时，胎儿双肩径沿左斜径进入骨盆入口。

6. **复位及外旋转**　胎头娩出后，胎头枕部向左旋转45°，使胎头与胎肩恢复正常关系，称为复位。胎肩在盆腔内继续下降，前（右）肩向母体前方旋转45°，使胎儿双肩径转成与出口前后径相一致的方向，以适应出口前后径大于横径的特点。同时，胎头枕部在外继续向左旋转45°，保证胎头矢状缝与胎肩保持垂直关系，称为外旋转。

7. **胎儿娩出**　胎儿完成外旋转后，胎儿前（右）肩出现在耻骨联合下方，前肩娩出，然后左肩从会阴部娩出，胎儿腹部、臀部及下肢相继娩出。

二、临产

（一）先兆临产

出现预示不久将临产的症状称为先兆临产，表现为：

1.不规律的子宫收缩。

2.胎儿下降感。

3.见红。

（二）临产诊断

临产的标志为有规律且逐渐增强的子宫收缩，**持续时间30秒或以上，间歇时间5~6分钟**，同时伴随进行性子宫颈管消失、宫颈口扩张和先露部进行性下降。强镇静药也不能抑制该宫缩。

三、总产程与产程分期

总产程即分娩的全过程，是从规律性宫缩开始至胎儿、胎盘娩出的全过程。临床上根据不同阶段的特点又分为三个产程。

1.第一产程（宫颈扩张期）从规律宫缩开始至宫口开全，分为潜伏期和活跃期。宫口开大至6cm进入活跃期，此期宫口扩张速度≥0.5cm/h。**初产妇潜伏期一般不超过20小时，经产妇不超过14小时。**

2.第二产程（胎儿娩出期）从宫颈口开全到胎儿娩出。未实施硬膜外麻醉者，初产妇最长不超过3小时，经产妇不超过2小时；实施硬膜外麻醉者可在此基础上延长1小时。

3.第三产程（胎盘娩出期）从胎儿娩出到胎盘娩出。需5~15分钟，**一般不超过30分钟。**

四、产程护理

（一）第一产程妇女的护理

1.临床表现

（1）**规律宫缩**：产程开始时宫缩持续时间短（30~40秒），间歇期长（5~6分钟）。随产程进展，持续时间延长（50~60秒），强度增加，间歇期缩短（2~3分钟）。宫口近开全时宫缩持续时间长达1分钟或以上，间歇期仅为1~2分钟。

（2）**宫口扩张**：阴道检查或肛查可确定宫口扩张程度。潜伏期宫口扩张速度慢，进入活跃期后扩张加快。

小试身手（2~3题共用备选答案）

A.2小时   B.4小时   C.8小时   D.16小时   E.24小时

2.正常分娩总产程不得超过

3.正常分娩第一产程潜伏期不得超过

（3）**胎先露下降**：是决定能否经阴道分娩的重要指标。定时做肛门检查或阴道检查，以确定胎头颅骨最低点的位置。

（4）**胎膜破裂**：随产程进展宫缩逐渐加强，当羊膜腔内压力达到一定程度时，胎膜自然破裂。**破膜多发生在宫口近开全时。**

2.辅助检查

（1）胎儿监护仪：分外监护与内监护。

外监护可描记宫缩曲线，看出宫缩强度、频率和每次宫缩持续时间，**是较全面反映宫缩的客观指标**。内监护属于宫内监护，仅适用于胎膜已破。

（2）胎儿头皮血测定：第一产程正常胎儿头皮血pH为7.25~7.35。若pH小于7.25，为酸中毒前期，应每隔10分钟重复检查1次；若pH小于7.20时，则为酸中毒；**若pH持续下降或低于7.20时，应立即终止妊娠。**

3.护理措施

（1）第一产程观察与护理

1）一般照护与支持

①提供良好的环境：环境安静、舒适，空气清新，温湿度适宜。

②鼓励孕妇主动参与分娩：增强自然分娩的信心。

③**补充液体和热量：在没有高危因素情况下，第一产程不限制饮食，摄入充足水分，保证体力。**除非有明显呕吐或无法进食，否则不常规静脉补液。

④活动与休息：临产后指导孕妇取舒适体位，不限制其活动或体位，不建议长时间仰卧。**宫缩不强且未破膜，可鼓励孕妇活动**，利于产程进展。有胎膜已破，胎头高浮或臀位，合并重度先兆子痫，异常出血，妊娠合并心脏病等情况应卧床休息。

⑤排尿与排便：**临产后鼓励孕妇每2~4小时排尿1次**，应先检查宫口扩张程度，如厕需专人陪同，指导产妇不要长时间屏气用力排便。

⑥保持清洁：临产后协助孕妇做好生活护理，及时擦汗、更衣及保持床单位清洁。**破膜后保持外阴清洁，必要时会阴擦洗，预防感染。**

2）专科护理

①促进宫缩：**若产程中出现宫缩乏力**，可改变体位，刺激乳头，保障能量供给和良好休息。如**无禁忌证，可遵医嘱静脉滴注小剂量缩宫素以促进宫缩**。若出现宫缩过强，应立即通知医生处理。

②人工破膜：产程进展顺利者不建议宫口开全之前常规进行人工破膜术，若需人工破膜，应先判断胎先露入盆情况，**一旦胎膜破裂，应立即听胎心，并观察羊水性状和流出量**、有无宫缩，记录破膜时间。若羊水污染，胎心监测正常，宫口开全或近全开，可继续观察，等待胎儿娩出。破膜后注意外阴清洁，铺消毒垫，并监测体温。**破膜超过12小时未分娩者，遵医嘱给予抗生素预防感染。**对B族溶血性链球菌筛查阳性的孕妇，在临产或破膜后遵医嘱给予抗生素。

小试身手（4~5题共用题干）

经产妇第二胎，孕40周，因见红20分钟入院，胎位ROA，先露已衔接；胎心规律，每分钟148次，血压110/78mmHg，双下肢无浮肿。入院当天夜里不规则宫缩，次日晨6时起宫缩持续时间30秒，间歇期5~6分钟，8时宫口开3+cm，先露坐骨棘下0.5cm。

4.此时的主要护理措施是

A.指导待产妇正确使用腹压　　　　B.做好保护会阴的准备　　　　C.开启接生包

D.行会阴切开准备　　　　E.鼓励待产妇进食

5.此时的产力主要源于

A.宫缩的节律性、极性和对称性　　　　B.腹肌和膈肌收缩的辅助力量　　　　C.肛提肌收缩力的辅助作用

D.全身肌肉的协同收缩作用　　　　E.地球吸引力的辅助作用

（2）第二产程观察与护理

第二产程是胎儿娩出期，该产程宫缩达到最强，间隔时间最短，孕妇开始屏气用力。该产程的正确评估和处理对母儿结局至关重要，第二产程应重点关注胎心、宫缩、胎头下降、有无头盆不称及产妇一般情况等。

1）护理评估

①健康史：了解第一产程的经过与处理。

②身体状况

a.一般状况：观察生命体征，**每1小时测量血压、脉搏，评估膀胱充盈度**等。

b.子宫收缩和胎心：进入第二产程，宫缩频率和强度达高峰，宫缩会影响胎盘血流，易造成胎儿窘迫。**每5~10分钟监测和记录宫缩及胎心情况，听诊在宫缩间歇期进行且至少连续听诊30~60秒**，警惕病理性缩复环及强直性宫缩，有条件者采取连续电子胎心监护。

c.阴道检查：**间隔1小时或有异常时进行阴道检查**。破膜及排便感：宫口开全后，胎膜多已自然破裂。**若宫口开全胎膜仍未破裂，会影响胎头下降，应行人工破膜**，破膜后评估胎心和宫缩。询问孕妇有无便意感，评估会阴部情况，判断是否需要行会阴切开术。足印及拇指印于新生儿病历上，系以标明母亲的姓名、床号和住院号、新生儿性别、体重和出生的手腕带及脚腕带。

2）**协助胎盘娩出**

3）**检查胎盘、胎膜**

4）**检查软产道** 胎盘娩出后仔细检查会阴、小阴唇内侧、尿道口周围、阴道及宫颈有无裂伤。若有裂伤应立即缝合。

5）产后2小时护理

①一般护理：产后立即测量血压和脉搏，之后每30分钟测量1次呼吸、脉搏、血压，注意保暖，为产妇擦汗更衣，及时更换床单及会阴垫，提供清淡、易消化流质饮食。

②**评估阴道出血量并预防产后出血：每30分钟观察子宫收缩情况、阴道流血量**，会阴及阴道是否有血肿，膀胱是否充盈。可采用称重法、容积法或休克指数法评估产后出血量，当出血量超过300ml时按照产后出血处理。

③促进亲子互动：**保持母婴皮肤接触至少90分钟**，每次母乳喂养，观察产妇情况及与新生儿互动行为，帮助建立母子感情。

（3）第三产程妇女的护理

第三产程是胎盘娩出期，正确处理已娩出的新生儿、确保胎盘胎膜完整娩出、检查软产道有无损伤、预防产后出血等是护理重点。

1）护理评估

①健康史：了解第一、第二产程的经过及其处理。

②身体状况

A.一般状况：观察产妇有无面色苍白、出冷汗、寒战、打哈欠、烦躁不安等，询问产妇有无头晕、心慌、乏力、肛门坠胀感等。测量血压、脉搏，评估胎儿娩出对产妇心脏功能的影响。

B.**子宫收缩及阴道流血**：胎儿娩出后，宫底降至平脐，产妇感到轻松，宫缩暂停数分钟后再现，注意评估子宫收缩及阴道流血情况。

C.胎盘剥离征象：胎盘附着面与子宫壁发生错位而剥离。剥离面出血形成胎盘后血肿，子宫持续收缩，增大剥离面积，直至完全剥离而排出。**胎盘剥离的征象**：a.子宫底变硬呈球形，胎盘剥离后降至子宫下段，下段被扩张，子宫体呈狭长形被推向上，宫底升高达脐上；b.剥离的胎盘降至子宫下段，**阴道口外露的脐带自行延长**；c.阴道少量流血；d.用手掌尺侧在产妇耻骨联合上**方轻压子宫下段时，宫体上升而外露的脐带不再缩回**。

D.胎盘排出方式：a.胎儿面娩出式：胎盘胎儿面先排出。胎盘从中央开始剥离，而后向周围剥离，其特点是胎盘先排出，随后见少量阴道流血，这种娩出方式多见。b.母体面娩出式：胎盘母体面先排出。胎盘边缘先开始剥离，血液沿剥离面流出，其特点是先有较多阴道流血，然后胎盘娩出，这种娩出方式少见。

E.会阴伤口：**仔细检查软产道，注意有无宫颈裂伤、阴道裂伤及会阴裂伤**等。

2）新生儿评估及护理

①一般状况：**采用Apgar评分**，测量新生儿身长、体重并记录，检查体表有无畸形、产伤等。

②保暖：无特殊情况，出生后立即将新生儿置于母亲腹部，头戴帽子，初步擦干、保暖，待脐带搏动消失后断脐。

③早开奶：出生后与母亲持续皮肤接触90分钟，不间断。除保暖外，更利于促进母亲泌乳及早开奶，其间新生儿出现流口水、寻找等觅乳反应，立即协助其开始早吸吮。

④眼睛护理：生后用棉球蘸取0.9%氯化钠溶液，挤干后由内眦向外轻擦眼部，需要时可遵医嘱滴眼药水。

第三节　分娩镇痛

浪里淘沙—核心考点

一、焦虑产妇的护理

1.提供充分的信息支持。

2.营造舒适分娩环境。

3.加强心理支持。

4.鼓励家属陪伴。

二、疼痛产妇的护理

（一）分娩期疼痛特点及发病机制

（二）分娩疼痛的影响因素

1.身体因素

2.心理因素

3.社会文化因素

4.分娩环境

参考答案

1.A　2.E　3.D　4.C　5.A

第四章　产褥期妇女的护理

1. 熟练掌握产褥期妇女的生理调适。
2. 掌握产褥期妇女的心理调适。
3. 熟练掌握产褥期妇女的临床表现、辅助检查和护理措施。
4. 掌握母乳喂养的优点。
5. 熟练掌握母乳喂养指导。

浪里淘沙—核心考点

产褥期是指从胎盘娩出至产妇除乳腺外全身各器官恢复至非孕状态的一段时期，一般为6周。

好礼相送　　　　　　考试复习多个"6"（武哥总结，严禁转载，违者必究）

1. 日光照射消毒时需在太阳下暴晒6小时。
2. 洗胃在6小时内进行最有效。
3. 断肢再植应力争在6小时内进行。
4. 脑血栓溶栓应在6小时内进行。
5. 腰麻后去枕平卧6~8小时，清创缝合应争取在6~8小时内进行。
6. 产褥期为6周，产后6周可恢复性生活。
7. 抢救时未来得及书写的病历应在抢救结束6小时内据实补记，并注明。

第一节　产褥期母体变化

统领全局—考试大纲

一、产褥期妇女的生理调适

（一）生殖系统

1. 子宫　**产褥期子宫变化最大**。自胎盘娩出后子宫状态恢复至非孕状态的过程，称为子宫复旧。

（1）子宫体肌纤维缩复：随着子宫肌纤维不断缩复，子宫体逐渐缩小，**产后第1天子宫底平脐，以后每日下降1~2cm**。产后1周，在耻骨联合上可扪及子宫底，**产后10天，子宫降至骨盆腔内**，腹部检查摸不到宫底，**产后6周恢复至未孕大小**。

（2）子宫内膜再生：分娩后2~3天基底层蜕膜坏死后随恶露排出。子宫内膜残存的基底层再生，形成新的功能层，**产后3周除胎盘附着面外，子宫腔内膜修复完毕**，胎盘附着处子宫内膜修复需6周。

（3）子宫颈：产后2~3天，宫口能通过2指；产后1周，子宫颈外形及子宫颈内口完全恢复至非孕状态。**产后4周子宫颈完全恢复至正常状态**。

锦囊妙记：关于产妇产后子宫的变化可记忆为："产后1日底平脐，10日降至骨盆里，内膜修复需3周，胎盘附着（处）6周毕。"

小试身手 1. 下列哪项是子宫复旧的正常表现

A. 产后4天宫颈内口关闭　　　　　　　B. 胎盘附着部位全部修复需至产后4周

C. 产后1周在耻骨联合上方仍可扪及宫底　　D. 胎盘胎膜娩出后遗留的蜕膜全层变性坏死脱落

E. 子宫复旧包括肌细胞数目减少及体积缩小

小试身手（2~3题共用备选答案）

A. 产后10天　　　B. 产后3周　　　C. 产后3~4周　　　D. 产后4~6周　　　E. 产后6周

2. 正常产褥期的时间为

3. 子宫降至盆腔，在腹部摸不到宫底的时间为

2. 阴道及外阴　分娩后阴道壁松弛，阴道黏膜皱襞消失，阴道腔逐渐缩小，阴道壁肌张力逐渐恢复，产后3周左右黏膜皱襞复现，产褥期内阴道壁肌张力虽可恢复，但不能完全恢复至妊娠前状态。分娩后外阴轻度水肿，产后2~3天消退。会阴轻度撕裂伤或会阴侧切缝合后3~5天愈合。

3. 盆底组织　盆底肌肉及筋膜失去弹力。产褥期如能坚持运动，盆底肌可恢复至孕前状态。如盆底肌肉及筋膜严重断裂，

产褥期过早劳动，可导致阴道壁膨出甚至发生子宫脱垂。

（二）内分泌系统

分娩后雌、孕激素水平下降，产后1周降至未孕水平。人胎盘生乳素于产后6小时测不出。人绒毛膜促性腺激素在产后2周内逐渐下降直至消失。

不哺乳产妇一般产后6~10周月经复潮，哺乳产妇因泌乳素分泌可抑制排卵，月经复潮延迟，平均在产后4~6个月恢复排卵。故哺乳女性在月经来潮前也有受孕可能。

（三）乳房

主要是泌乳。初乳是指产后7天内的乳汁，蛋白质含量丰富，球蛋白较多。产后7~14天，乳房开始分泌过渡乳，蛋白质含量减少，脂肪和乳糖含量增加。产后14天以后乳房分泌成熟乳，呈白色，内含蛋白质、脂肪、糖类、无机盐和维生素等，故母乳是婴儿理想的天然食品。由于多数药物可经母血渗入乳汁，故产妇哺乳期间用药应考虑药物对新生儿的影响。

小试身手 4.产后多少天内的乳汁称为初乳

A. 3天　　　　　B. 7天　　　　　C. 10天　　　　　D. 14天　　　　　E. 20天

（四）腹壁

妊娠期下腹正中线出现的色素沉着在产褥期逐渐消退，原有的紫红色妊娠纹变为白色，成为永久性的白色妊娠纹。

（五）血液及循环系统

血容量在分娩后2~3周恢复至未孕状态。产后72小时内，由于子宫收缩，胎盘循环停止，大量血液从子宫进入体循环，回心血量增加15%~25%，原有心脏病的产妇易发生心力衰竭。产褥早期血液呈高凝状态，有利于减少产后出血。

（六）泌尿系统

分娩时膀胱过分受压，膀胱黏膜充血、水肿，肌张力降低，加之产后外阴伤口疼痛，不习惯卧床排尿等原因，易发生尿潴留。

（七）消化系统

产后胃肠蠕动减慢，约需2周恢复正常。产后因卧床时间长，缺乏运动，腹直肌及盆底肌肉松弛，肠蠕动减弱，易发生便秘。

二、产褥期妇女的心理调适

鲁宾提出产后产妇心理调适包括：确定家长与孩子的关系和承担母亲角色。一般要经历依赖期、依赖-独立期和独立期。

第二节　产褥期妇女的护理

浪里淘沙—核心考点

一、临床表现

1. 生命体征　产后体温多正常，产后24小时内体温略有升高，但一般不超过38℃。未及时有效母乳喂养者，产后3~4天因乳房血管、淋巴管充盈可有发热，称为泌乳热，体温高达37.8~39℃，一般持续数小时，最多不超过16小时，体温即下降，不属病态。产后脉搏60~70次/分，产后呼吸深而慢，14~16次/分。产后胸式呼吸变为胸腹式呼吸。血压一般无变化。

> 锦囊妙记：产褥期产妇生命体征的特点是"两慢一高一正常"，即呼吸、心率慢，体温高，血压正常。

小试身手 5.产妇在产后第一天的体温、脉搏变化特点为

A.体温升高，脉搏升高　　　　　B.体温升高，脉搏降低　　　　　C.体温降低，脉搏升高

D.体温降低，脉搏降低　　　　　E.体温、脉搏均不变

小试身手 6.产妇，26岁，经阴道分娩后第1天，未发生产后出血，其正常的生命体征变化为

A.体温↑、脉搏↑、呼吸↑、血压↑　　　　B.体温↑、脉搏↓、呼吸↓、血压正常

C.体温↓、脉搏↓、呼吸↓、血压正常　　　　D.体温↓、脉搏↑、呼吸↑、血压↑

E.体温↑、脉搏↑、呼吸↓、血压↓

2. 褥汗　产褥早期出汗多，特别是夜间睡眠和初醒时，1周内自行好转，不属病态。

3. 产后宫缩痛　一般持续2~3天后自行消失。

4. 子宫复旧　胎盘娩出后子宫收缩变硬，宫底在脐下1横指。产后第1天宫底上升平脐，以后每日下降1~2cm，产后10天子宫降至骨盆腔内，耻骨联合上方摸不到子宫底。

5. 会阴　会阴轻度水肿，产后2~3天消退，若有会阴侧切伤口或撕裂修补者，会阴处疼痛。

6. 恶露　产后随子宫蜕膜特别是胎盘附着处蜕膜脱落，含有血液、坏死蜕膜组织经阴道排出，称为恶露。

（1）血性恶露：色鲜红，含大量血液，量多，可有小血块。血性恶露持续3~4天，子宫出血量逐渐减少，浆液增加，转变为

浆液恶露。

（2）浆液恶露：色淡红含多量浆液、少量血液，但有较多坏死蜕膜组织、宫颈黏液、宫腔渗出液。**浆液恶露持续10天左右**，浆液逐渐减少，白细胞增多，变为白色恶露。

小试身手 7. 产褥期浆液性恶露一般持续时间为

A. 1~2天　　　　　　B. 3~4天　　　　　　C. 10天左右　　　　　　D. 3周　　　　　　E. 4周

（3）白色恶露：黏稠，色泽较白。含大量白细胞、坏死蜕膜组织、表皮细胞及细菌等。**白色恶露持续3周**。

小试身手 8. 不属于产褥期母体生理状况的是

A. 产后血性恶露持续3~4天　　　　　　B. 产后24小时内体温38.5℃　　　　　　C. 产后脉搏每分钟60~70次

D. 产褥早期出汗多　　　　　　E. 产后10天子宫降入盆腔

二、辅助检查

产后常规体检，做血尿常规检查，做药物过敏试验。

三、护理措施

1. 一般护理

（1）环境：湿度适宜、安静舒适。室温18~20℃，湿度55%~60%，空气新鲜，每天通风换气。

（2）个人卫生：产褥期每天梳头刷牙，勤用热水擦身或淋浴，勤换衣裤、会阴垫。

（3）生命体征：产后24小时内密切观察生命体征。如产妇脉率明显加快，应注意血压、子宫收缩、阴道出血量、会阴或腹部伤口情况，以便及时发现产后出血。体温≥38℃及时通知医生。

（4）休息与活动：产后12小时内卧床休息，若生命体征平稳，逐渐增加活动。早期下床活动可改善血液循环，促进子宫收缩、恶露排出、会阴伤口愈合，促进大小便排泄，预防盆腔或下肢静脉血栓形成。产褥期充分休息和睡眠，活动时间和范围逐渐增加，2周后可从事少量家务劳动，避免蹲或久站、提重物和重体力劳动等，以免子宫脱垂。

（5）饮食：营养丰富，易于消化，少量多餐，汤汁类可促进乳汁分泌。

2. 生殖器官的观察与护理

（1）子宫收缩：**产后2小时内易发生产后出血。严密观察宫缩及恶露情况，每30分钟检查1次，共4次**。如宫底上升，宫体变软，提示宫腔积血，应按摩子宫以刺激子宫收缩，排出血块，预防产后出血。每日在同一时间测量宫底高度，检查前排空膀胱。

（2）恶露：评估恶露量、颜色和气味。

（3）会阴护理：保持外阴清洁，预防感染，促进伤口愈合。每日用1：5000稀释络合碘溶液冲洗外阴2次。外阴伤口**水肿严重者局部用50%硫酸镁湿热敷**，每日2~3次，每次20分钟。产后24小时后用红外线照射外阴。如有侧切伤口，**产妇取健侧卧位**，勤换会阴垫。**一般于产后3~5天拆线**，若伤口感染，提前拆线引流或行扩创处理。伤口局部有硬结或分泌物时，于分娩后7~10天温水坐浴，但恶露量多且颜色鲜红者禁止坐浴。

3. 尿潴留和便秘的处理　**产后4~6小时应排尿**。有尿潴留，应积极处理。如协助产妇坐起或下床小便、用温开水冲洗外阴或听流水声音诱导排尿，也可按摩膀胱或针刺三阴交、关元、气海等穴位，无效时留置导尿管，开放引流24~48小时。产后多饮水，多食蔬菜类水果，尽早下床运动，防止便秘。

4. 乳房护理　穿大小适宜的胸罩，减轻不适感。每次哺乳前洗净双手，用湿毛巾擦净乳房。

5. 产褥期保健操　产后第2天开始产后锻炼，运动中如有出血或不适感应立即停止。

6. 性生活指导　产后6周检查完毕，生殖器官已复原可恢复性生活。排卵在月经未复潮前即先开始，故应采取避孕措施，哺乳者不宜口服避孕药，因激素可通过乳汁影响婴儿，**选择工具避孕**。正常分娩者产后3个月，剖宫产产后6个月放置宫内节育器。

7. 产后复查　分娩后6周产后复查，如有异常情况提前复查。

第三节　母乳喂养

浪里淘沙—核心考点

一、母乳喂养的优点

母乳含有婴儿所需的全部营养，容易消化，可减少新生儿患腹泻及被大肠埃希菌感染的机会，有较强的抗感染作用。初乳具有轻泻作用，可减轻新生儿黄疸。增进母子情感，促进子宫收缩，预防产后出血。减低母亲患乳腺癌、卵巢癌的几率，延长排卵时间，减轻家庭经济负担。

二、母乳喂养指导

（一）纯母乳喂养与母婴同室

1. 纯母乳喂养　指婴儿从出生到产后4~6个月，除母乳外不给婴儿其他食品和饮料（包括水），称纯母乳喂养。

2. **母婴同室**　指产后母婴24小时在一起，母婴分离不超过1小时。

（二）影响母乳喂养成功的因素

包括母亲因素（如心理因素、社会因素和生理因素）和婴儿因素，如早产儿，新生儿疾病（如唇腭裂、颅内出血、新生儿窒息）等。

（三）护理措施

1. **产前教育**　向孕妇示范母乳喂养技巧，增强母乳喂养信心。

2. **产前乳房护理**　妊娠7个月后用湿毛巾擦洗乳头，每日1次，<u>擦洗时用力适当，不要损伤皮肤</u>，**不用肥皂和酒精**。产前擦洗乳头使乳头、乳晕皮肤坚韧，避免喂奶时乳头疼痛和皲裂，**有流产及早产先兆的孕妇禁止刺激乳头**。

3. **乳母心理准备**

（1）消除产妇紧张心理，告诫产妇让婴儿多吸吮，注意饮食及休息，母乳很快会分泌。

（2）出生最初几天婴儿体重呈生理性下降，只要母乳喂养，体重会很快恢复，**婴儿体重下降不应超过出生体重的10%**。

（3）坚持**按需哺乳**，促进乳汁分泌，让婴儿吸吮初乳，可促进胎粪排泄。

（4）注意休息，产妇与婴儿同步休息，保证充足体力和精力。

4. **技巧指导**

（1）母亲体位：**母亲取坐位或卧位**，全身肌肉放松抱好婴儿。母亲手指贴靠在乳房下的胸壁上，拇指轻压乳房上部，使婴儿容易含接。**婴儿的头与身体呈一直线，脸对着乳房，鼻子对着乳头，婴儿身体紧贴母亲**。

（2）婴儿含接姿势：婴儿下颏接触到乳房，让乳头和大部分乳晕含在婴儿口内。

5. **乳头皲裂的护理**　<u>造成乳头皲裂的主要原因是婴儿含接姿势不良</u>。发生皲裂后**先喂健侧乳房，再喂患侧**。喂奶结束时，母亲用示指轻轻向下按压婴儿下颌，避免在口腔负压的情况下拉出乳头而引起皮肤损伤。如母亲因疼痛拒绝哺乳，应将乳汁挤出收集在消毒容器内，用小勺喂哺婴儿，每3小时1次，直至好转。<u>每次哺乳后，挤出数滴奶涂于皲裂的乳头乳晕上，并将乳房暴露在空气中，使乳头干燥，促进伤口愈合</u>。

6. **乳房肿胀的护理**

（1）原因：产后哺乳时间晚、婴儿含接姿势不良、未做到按需哺乳。

（2）预防：**分娩后早期吸吮**，含接姿势正确，充分而有效地吸吮，鼓励按需哺乳。

（3）处理：热敷、按摩、拍打等，母亲精神放松，用手或吸奶器将乳汁挤出，每次挤奶时间为20~30分钟。

7. **乳腺炎护理**　如乳房出现红肿热痛，或有硬结，提示乳腺炎。轻度时，<u>喂奶前热敷乳房4~6分钟并按摩乳房，由乳房外侧向乳头方向环行按摩</u>。**喂奶时先喂患侧**，因饥饿时婴儿吸吮力最强，有利于吸通乳腺管。同时按摩患侧乳房，充分吸空乳汁，并增加喂奶次数。喂奶后，母亲充分休息，进食清淡饮食。发热时多喝水，遵医嘱给予抗生素或止痛药。

参考答案

1.C　2.E　3.A　4.B　5.B　6.B　7.C　8.B

第五章　新生儿保健

1. 掌握正常新生儿的生理特点。
2. 熟练掌握正常新生儿的护理措施。
3. 掌握婴儿抚触的目的。
4. 熟练掌握婴儿抚触的手法。

第一节　正常新生儿的生理解剖特点与护理

浪里淘沙—核心考点

妊娠满37周，出生体重≥2500g的新生儿称足月新生儿。从胎儿出生脐带结扎到满28天称为新生儿期。

一、正常新生儿的生理特点

1. 呼吸系统　新生儿呼吸中枢功能不完善，呼吸主要依靠膈肌运动，以腹式呼吸为主。新生儿呼吸表浅，效能低下，安静时40次/min左右，超过60次/min称呼吸急促。

2. 心血管系统
（1）卵圆孔关闭：出生后数小时卵圆孔功能性关闭，数月后卵圆孔永久关闭。
（2）动脉导管关闭：出生后15小时内动脉导管功能性关闭，3周后永久关闭。

3. 肝脏功能
（1）胆红素结合：出生后红细胞破坏较多，产生大量胆红素，而新生儿肝功能不全，胆红素蓄积，出生后2~3天出现黄疸，称为生理性黄疸。

由于间接胆红素是脂溶性物质，会积存在某些特定器官上，一般皮下组织出现黄疸。如果间接型胆红素过高，可通过血-脑脊液屏障，造成脑部损伤和智力障碍，称为胆红素脑病。

大部分新生儿会出现生理性黄疸，血清中胆红素值出生3天正常范围是4~12mg/dl；平均为6mg/dl，5天后迅速下降。而病理性黄疸多出现在出生后24小时内，可合并有血型不合、遗传性新陈代谢异常或严重窒息。

（2）铁质储存：新生儿出生时体内已储存了一定量的铁质。
（3）合成凝血因子：出生后立即预防性注射维生素K_1，防止新生儿出血。
（4）糖类代谢：新生儿体内葡萄糖以肝糖原形式储存在肝脏，当体内葡萄糖不足，肝糖原即分解成葡萄糖，以维持有效的血糖浓度。

4. 胃肠道系统　新生儿胃容量为40~60ml，出生后3~4天扩大至90ml。新生儿胃排空时间为2~4小时。由于新生儿胃呈水平位，且贲门括约肌发育不全，新生儿喂奶后常出现漾奶现象。新生儿消化蛋白质的能力较强，消化淀粉能力相对较差。

出生24小时内排出第一次胎便，胎便是一种无味、浓稠、深绿色粪便，内含胆汁、胎儿上皮细胞、毛发和羊水。喂养2~3天后出现棕绿色不及胎便黏稠的粪便。出生后第4天，喂母乳者排出甜味、金黄色、松软粪便；而牛乳喂养者排出刺激味、黄白色、糊状粪便。

5. 泌尿系统　新生儿肾脏发育不全，如水分摄取不足，或有呕吐、腹泻，易引发脱水、酸中毒及电解质失衡。

新生儿出生后4~5天，因尿液及粪便排出、摄入量少及高新陈代谢等因素，体重会下降5%~10%，一般不超过10%，称生理性体重下降。第5天后体重开始逐渐增加，到生后7~10天体重恢复原有水平。

小试身手（1~2题共用备选答案）

A. 出生后2~3天　　　B. 出生后3~7天　　　C. 出生后7~10天　　　D. 出生后10~14天　　　E. 出生后2~3周

1. 新生儿恢复到出生时体重的时间为
2. 新生儿生理性黄疸开始出现的时间为

6. 神经系统　新生儿期会出现一些反射动作，待神经系统发育完善后自动消失。

7. 内分泌系统　足月新生儿内分泌系统发育不健全。新生儿出生的最初几天，由于受母体激素的影响，新生儿乳房肿大并分泌少量乳汁，女婴有时会出现假月经及阴唇肥大。

8. 新陈代谢功能　出生时新生儿血糖浓度大约为母体的60%~70%，在1~2小时之间快速下降，最后维持在35~40mg/dl，6小时后又回升至60mg/dl。低血糖症是指出生72小时内血中葡萄糖值低于40mg/dl。

新生儿血钙出生后下降。一般出生后24~48小时内血钙浓度会持续下降。低钙血症是指血钙值低于7mg/dl，一般多发生于新生儿出生2天内或6~10天之间。持续性低血钙多因牛乳中钙磷比例不当。

低血糖和低血钙是新生儿最常见的新陈代谢异常，是引起抽搐的主要原因。

9. 体温调节　新生儿体温调节中枢发育不完善，易受周围环境的影响，导致低体温。

10. 免疫系统　新生儿通过胎盘从母体获得IgG，出生后6个月内对多种传染病具有免疫力如麻疹、风疹、白喉等。新生缺乏IgA，易患消化道、呼吸道感染；新生儿自身产生的IgM不足，对革兰阴性菌及真菌的杀灭能力差而易引起败血症。

好礼相送　　　　　　　**抗体知识知多少（武哥总结，严禁转载，违者必究）**

IgA：婴幼儿体内分泌型IgA（sIgA）低下，故易患呼吸道感染。

IgE：外源性哮喘产生的抗体。

IgG：可通过胎盘，使新生儿不易感染一些传染性疾病。

IgM：不能通过胎盘，婴儿易患消化道疾病；与类风湿关节炎的发生密切相关（自身抗体IgM，也称为类风湿因子，RF）。

11.血液系统　新生儿血红蛋白平均值为15~20g/dl，血细胞比容为43%~61%。

二、护理措施

1.保持体温　<u>室温24~26℃，湿度5%~6%</u>。若室温过高或婴儿盖被太厚，婴儿入量少，易引起新生儿脱水热，体温高达39℃。此时应立即喂糖水，减少盖被，使体温降至正常。

2.预防低血糖　新生儿出生后立即哺乳。当疑新生儿入量不足时，应测血糖值，<u>若血糖值低于35~40mg/dl，应立即加喂</u>。

3.观察黄疸情况　观察面部、巩膜的皮肤颜色，了解胆红素值的变化。

4.预防吸入性合并症　<u>每次喂食后给婴儿拍背</u>，使胃内气体排出，<u>然后取右侧卧位</u>。

锦囊妙记：新生儿胃呈水平位，贲门括约肌松弛，幽门括约肌紧，喂养后取右侧卧位，避免溢乳。

5.预防感染　有呼吸道感染、腹泻、开放性伤口、皮肤病、疱疹的人员不能接触新生儿。

（1）新生儿沐浴：沐浴前<u>调节室温在26~28℃</u>，准备好衣物，<u>先倒冷水再倒热水</u>，<u>水温40℃左右</u>。<u>沐浴时间为喂奶后1小时</u>，防止呕吐。沐浴顺序为眼睛、面部、颈部、身体，最后为会阴。

（2）脐带护理：保持脐带清洁干燥。<u>用75%乙醇棉签从脐带根部以环形的方式向外涂抹，直径为5cm大小</u>，脐带不用包扎，促进脐带干燥脱落及预防感染。<u>脐带在出生后3~7天左右自然脱落</u>，脱落后仍需护理脐部2天。观察脐带有无出血、发红和异常分泌物。

（3）臀红护理：便后用温水清洗，适当暴露患部，用烤灯疗法，照射时的适宜距离为皮肤保持温热。勤换尿布，使用氧化锌软膏涂抹患部。

（4）免疫接种：<u>出生时接种1剂卡介苗</u>。若<u>出生体重<2500g的早产儿，体温>37.5℃，严重腹泻、呕吐、病情危重的新生儿暂缓接种</u>。<u>乙肝疫苗在出生后24小时内、1个月、6个月接种</u>。接种前做好登记工作，<u>两种疫苗应在不同手臂接种</u>。

6.观察大小便　更换尿布时观察大便性状并记录第一次排尿、排便时间。

第二节　婴儿抚触

浪里淘沙—核心考点

抚触是通过抚触者双手对婴儿皮肤各部进行抚摩。抚触通过对婴儿皮肤温和刺激而传入中枢神经系统产生一系列生理效应，促进新生儿生长发育。

（一）抚触的目的

1.促进促胃液素和胰岛素释放，加快食物消化和吸收，促进新生儿体重增加。

2.促进新生儿神经系统发育，增强其应激能力。

3.稳定情绪，减少哭闹，改善睡眠。

4.促进血液循环和皮肤新陈代谢。

5.加快免疫系统的完善，提高免疫力。

6.促进母子情感交流，给婴儿带来安全感和自信心。

（二）婴儿抚触的注意事项

（1）抚触时间：<u>出生后24小时开始，在沐浴后，两次哺乳之间进行</u>。每次抚触10~15分钟，每日2~3次。

（2）抚触室温度：<u>28℃以上</u>，全裸时使用调温操作台，温度为36℃左右。

（3）物品准备：婴儿润肤油、尿布、毛巾和衣服等。

（4）注意事项：操作前洗净双手，<u>用婴儿润肤油揉搓温暖双手</u>，再进行抚触。顺序是：头面部、胸部、腹部、四肢、手和足、背部。抚触过程中与婴儿进行语言和情感交流。抚触时注意婴儿反应，如有哭闹、肌张力增高、活动兴奋性增加、肤色改变或呕吐等，应立即停止对该部位的抚触，如持续1分钟以上应完全停止抚触。

参考答案

1.C　2.A

第六章　高危妊娠妇女的护理

1. 掌握高危妊娠的范畴、诊断和监护措施。
2. 了解高危妊娠的辅助检查。
3. 掌握高危妊娠的治疗要点。
4. 熟练掌握高危妊娠的护理措施。
5. 掌握胎儿宫内窘迫、新生儿窒息的病因病理和临床表现。
6. 了解胎儿宫内窘迫、新生儿窒息的辅助检查。
7. 掌握胎儿宫内窘迫、新生儿窒息的治疗要点。
8. 熟练掌握胎儿宫内窘迫、新生儿窒息的护理措施。

第一节　高危妊娠及监护

浪里淘沙—核心考点

高危妊娠是指妊娠期有个人或社会不良因素及某种并发症或合并症等可能**危害孕妇、胎儿及新生儿或致难产者**。高危妊娠基本包括了所有的病理产科。

小试身手 1. 高危妊娠是指

A. 对胎儿有高度危险的妊娠　　B. 对母亲有高度危险的妊娠　　C. 对新生儿有高度危险的妊娠

D. 凡能危害母儿或导致难产的妊娠　　E. 凡可能导致难产的妊娠

一、妊娠风险评估

（一）按照5色分级

1. 绿色　妊娠风险低。孕妇基本情况良好，未发现妊娠合并症、并发症。
2. 黄色　妊娠风险一般。孕妇基本情况存在一定危险因素，或患有孕产期合并症、并发症，但病情较轻且稳定。
3. 橙色　妊娠风险高。孕妇年龄≥40岁或BMI≥28，或患有较严重的妊娠合并症、并发症，对母婴安全有一定威胁。
4. 红色　妊娠风险高，孕妇患有严重的妊娠合并症、并发症，继续妊娠可能危及孕妇生命。
5. 紫色　孕妇患有传染性疾病。紫色标识者可伴有其他颜色的风险标识。

医疗机构根据孕产妇妊娠风险评估结果，在《母子健康手册》上标注评估结果和评估日期。对于<u>分级为"橙色""红色"的孕妇，医疗机构应当填写《孕产妇妊娠评估分级报告单》，在3天内将报告单报送辖区妇幼保健机构；若妊娠风险分级为红色，应当在24h内报送</u>。

（二）动态评估

医疗机构应结合孕产期保健服务，发现孕产妇健康状况变化时，立即进行妊娠风险动态评估，根据病情变化调整妊娠风险及管理措施，并在《母子健康手册》上标注评估结果及评估日期。

二、评估方法

（一）孕前筛查

1. 评估孕前高危因素
（1）询问计划妊娠夫妇健康状况。
（2）评估既往慢性病史、家族史、遗传病史，不宜妊娠者应及时告知。
（3）详细了解不良孕产史和前次分娩史，是否为瘢痕子宫。
（4）生活方式、饮食营养、职业状况及人际关系等。

2. 体格检查　心肺听诊，测量血压、体重、计算BMI，常规妇科检查。

3. 辅助检查
（1）必查项目：血常规、尿常规、血型、肝肾功能、空腹血糖水平、HBsAg筛查以及HIV筛查等。
（2）备查项目：子宫颈细胞学检查、TORCH筛查（弓形虫、风疹病毒、巨细胞病毒及单纯疱疹病毒筛查）、阴道分泌物检查、甲状腺功能检测、75g OGTT试验（针对高危妇女）、血脂水平检查、妇科超声检查及心电图检查等。

（二）孕期筛查

1. 产前检查次数及孕周　我国孕期指南（2018年）根据目前我国孕期保健现状，推荐的产前检查孕周分别为：**妊娠6~13^{+6}周、14~19^{+6}周、20~24周、25~28周、29~32周、33~36周、37~41周（每周一次）**。高危妊娠者酌情增加次数。

2.评估孕期高危因素　主要包括孕产史（尤其不良孕产史，如流产、早产、死胎史等）、有无生殖道手术史及胎儿畸形；孕前准备情况，孕妇及配偶的家族史及有无妊娠并发症等。

3.体格检查　心肺听诊，测量血压、体重、计算BMI，胎心率测定等。

4.辅助检查

（1）必查项目：血、尿常规等同孕前必查项目；GDM筛查，75g OGTT试验；超声检查等。

（2）备查项目：丙型肝炎筛查、抗D滴度检测、结核菌素试验、双胎妊娠需确定绒毛膜性质、绒毛膜穿刺取样术、无创产前基因检测（NIPT）、胎儿染色体非整倍体异常的孕中期母体血清学筛查、羊膜腔穿刺术、B族链球菌（GBS）筛查、子宫颈检查及Bishop评分等。

三、高危妊娠的监测

高危妊娠监测的内容主要包括：评估胎儿生长发育及宫内安危，监测胎盘、脐带和羊水等。高危妊娠孕妇应于32~34周开始评估胎儿健康状况，患有严重并发症的孕妇应于26~28周开始监测。

（一）胎儿生长发育的监测

1.胎儿测量指标　根据末次月经、早孕反应出现的时间、胎儿颈项透明层、第一次胎动出现的时间、子宫底高度、B型超声测量胎儿顶臀长、双顶径和股骨长等推算胎龄。

2.孕妇测量指标

（1）胎儿宫内状态的监测

1）胎动计数：是自我监护胎儿宫内健康的重要手段。若胎动计数≥10次/2h为正常；胎动计数＜10次/2h或减少50%者，应考虑子宫胎盘功能不足、胎儿有宫内缺氧的可能。

2）B型超声：不仅能显示胎儿大小、数目、胎位、有无胎心搏动、胎盘位置及成熟度，还可发现胎儿畸形。

（2）监测宫高及腹围　测量孕妇的宫高及腹围，以间接了解胎儿宫内的发育情况。

小试身手 2.孕妇自我监测的主要方法是

A. 听胎心　　　　　　　　　B. 数胎动　　　　　　　　　C. 羊水检查

D. 血、尿雌三醇测定　　　　E. 胎盘功能检查

3.血流动力学监测　彩色多普勒超声监测胎儿脐动脉和大脑中动脉血流。常用监测指标为搏动指数（PI）、收缩期最大血流速度与舒张末血流速度比值（S/D）、阻力指数（RI）。若舒张末期无血流时，则提示胎儿将在1周内死亡。

4.监测胎心听诊　是判断胎儿宫内安危情况的一种简便方法。

（1）胎心听诊器或多普勒胎心仪监测：听诊胎心的强弱及节律，判断胎心率是否正常。

（2）电子胎儿监护：监测胎心率和监测胎儿储备能力；电子胎儿监护（EFM）不仅可以连续观察并记录胎心率的动态变化，还可以了解胎动、宫缩与胎心的关系。EFM包括内、外监护两种形式。正常足月胎儿的胎心率在110~160次/分之间波动。胎心基线变异又称基线摆动，即在胎心率基线上的上下周期性波动，这是胎儿本身的生理性变化。胎心基线变异的存在说明胎儿有一定的储备能力。

小试身手 3.下列哪项属正常胎心率

A. 80次/分　　　B. 100次/分　　　C. 105次/分　　　D. 132次/分　　　E. 170次/分

5.胎盘功能检查

6.胎儿成熟度检查

7.胎儿缺氧程度检查

8.胎儿储备能力监测

9.胎儿畸形检查

（二）孕妇身心状况

1.生命体征

2.心脏

3.心理状态

第二节　高危妊娠的治疗要点及护理

浪里淘沙—核心考点

一、治疗要点

预防和治疗引起高危妊娠的因素。

（一）一般处理

1.增加营养　严重贫血或营养不良可导致新生儿出生体重过轻。伴胎盘功能减退及胎儿生长受限的孕妇给予高蛋白、高能量饮食，并补充足够的维生素和铁、钙、碘等。

2.卧床休息　一般建议孕妇取左侧卧位，可改善肾脏及子宫胎盘血液循环，减少脐带受压。

（二）病因处理

1.遗传性疾病　做到早期发现，及时处理，预防为主。对有下列情况的孕妇应做羊水穿刺，进行遗传学诊断：孕妇年龄≥35岁；曾经生育先天愚型患儿或有家族史；孕妇有先天性代谢障碍（酶系统缺陷）疾病或染色体异常的家族史；有神经管开放性畸形儿妊娠史。一般在妊娠14~20周左右做羊水穿刺，有异常者要终止妊娠。

2.妊娠并发症　如前置胎盘、心脏病、胎盘早剥、妊娠期高血压疾病等。上述疾病易引起胎儿发育障碍或死胎，或者危及母儿生命等，应认真做好围生期保健，及时发现高危人群。

3.妊娠合并症　尤其合并有肾病、心脏病、糖尿病、贫血、肝炎、肺结核等病人，可危及孕产妇、婴儿健康或生命，应根据医嘱积极处理。

（三）产科处理

1.提高胎儿对缺氧的耐受力，遵医嘱使用营养药物。

2.间歇吸氧，特别对胎盘功能减退的孕妇吸氧可以改善胎儿血氧饱和度。

3.预防早产，指导孕妇避免猛烈的运动和活动，必要时遵医嘱使用药物处理。

4.选择适当的时间引产或剖宫产终止妊娠。

5.产时严密观察胎心变化，给予吸氧，尽量减少麻醉镇静药物。

6.经阴道分娩者尽量缩短第二产程，做好新生儿抢救准备。

7.加强高危儿产时和产后监护。

二、护理措施

1.心理护理　采取必要的手段减轻和转移孕妇的焦虑和恐惧。鼓励家人的参与和支持，提供有利于孕妇倾诉和休息的环境，避免不良刺激。

2.一般护理　增加营养，保证胎儿发育需要。对胎盘功能减退、胎儿发育迟缓的孕妇给予高蛋白、高热量饮食，补充维生素、钙、铁及多种氨基酸，对胎儿增长过快者要控制饮食；卧床休息，一般取左侧卧位，改善氧供。

3.健康指导　指导孕妇自我监测，及时产前检查、自我监测的方法主要是胎动计数、胎动正常提示胎儿宫内存活良好。胎动次数<10次/2h或低于自我胎动规律的50%，在排除药物影响后，要考虑胎儿宫内缺氧。如自觉胎动过频或过分剧烈，提示胎儿在宫内有严重缺氧，有胎死宫内的风险。

4.病情观察　对高位产妇做好观察记录、产时严密观察胎心率及羊水颜色、量，做好母儿监护及监护配合。

5.做好检查和治疗配合　正确留取血、尿标本，遵医嘱定时定量指导用药，做好各项检查配合。

小试身手（4~5题共用题干）

33岁初产妇，曾经人工流产过1次，孕35周，因头痛、头晕2天前来就诊，LOA，胎心率规律，146次/分，血压140/90mmHg。

4.该病例列入高危管理的范畴主要是因为

A.合并高血压疾病　　　　　　　B.并发轻度妊娠高血压综合征　　　　　C.有头痛、头晕症状

D.她的年龄因素　　　　　　　　E.过去经历过流产

5.在列入门诊高危管理过程中应采取的首要护理措施是

A.说服孕妇按医嘱用药　　　　　B.做好检查和治疗配合　　　　　　　　C.嘱孕妇要按原检查程序来就诊

D.产时严密观察胎心变化　　　　E.实行电子胎心监护

第三节　胎儿宫内窘迫及新生儿窒息的护理

浪里淘沙—核心考点

胎儿窘迫是指胎儿在子宫内因急性或慢性缺氧，其健康和生命受到危及的综合症状，发生率为2.7%~38.5%。

一、病因

1.胎儿急性缺氧　因母胎间血氧运输及交换障碍或脐带血液循环障碍所致。常见因素有：①前置胎盘、胎盘早剥；②脐带异常，如脐带绕颈、脐带脱垂等；③母体因素，如休克、缩宫素使用不当造成急产及子宫不协调性收缩；孕妇使用麻醉药及镇静剂过多，抑制呼吸。

2.胎儿慢性缺氧　①母体因素，如合并先天性心血管病、肺部感染、妊娠期高血压疾病、过期妊娠等；②胎儿因素，如胎儿患严重心血管疾病、胎儿畸形、胎儿贫血、胎儿宫内感染等。

二、病理生理

胎儿在子宫内缺氧可引起一系列病理生理变化。

三、临床表现

急性胎儿窘迫多发生在分娩期，主要表现为产时胎心率异常、胎动异常、羊水胎粪污染及酸中毒；慢性胎儿窘迫常发生在

妊娠晚期，主要表现为胎动减少或消失，产前电子胎心监护异常，胎儿生物物理评分低，胎儿多普勒超声血流异常。**羊水胎粪污染可分为3度：Ⅰ度为浅绿色；Ⅱ度为黄绿色并浑浊；Ⅲ度为棕黄色，稠厚。**

四、护理评估

1.健康史　了解孕妇年龄、生育史、既往史、本次妊娠经过及产程进展情况等。

2.身体状况　①急性胎儿窘迫：**可表现为胎动过频**，如缺氧未纠正或加重则胎动转弱且次数减少，进而消失。胎儿缺氧，胎粪污染羊水，羊水呈浅绿色，浑浊的黄绿色，进而呈稠厚的棕黄色，即羊水Ⅰ度、Ⅱ度、Ⅲ度污染。破膜后羊水流出，可直接观察羊水的性状。②慢性胎儿窘迫：主要表现为**胎动计数＜10次/2h或减少50%，提示胎儿缺氧的可能**。胎动减少是慢性胎儿窘迫的一个重要指标，每日监测胎动可预知胎儿的安危。胎动消失后，胎心在24小时内也会消失。胎动过频则往往是胎动消失的前驱症状，也应予以重视。

4.诊断要点　包括胎儿窘迫的临床表现、产前电子胎心监护、胎儿生物物理评分及胎儿多普勒超声血流监测结果等。

（1）电子胎心监护：**胎心率＞160次/min或＜110次/min，出现胎心晚期减速、变异减速或（和）基线缺乏变异，均表示胎儿窘迫。**

（2）胎儿生物物理评分：用于判断胎儿有无急、慢性缺氧。≤4分提示胎儿缺氧，5~7分提示可疑胎儿缺氧。

（3）胎儿头皮血血气分析：**若胎儿头皮血pH＜7.20（正常7.25~7.35），$PO_2＜10mmHg$（正常15~30mmHg），$PCO_2＞60mmHg$（正常35~55mmHg），可诊断为胎儿酸中毒。**

（4）彩色多普勒超声胎儿血流监测：包括胎儿大脑中动脉血流监测、胎儿脐动脉血流监测等。

（5）羊膜镜检查：见羊水浑浊呈黄染至深褐色，有助于胎儿窘迫的诊断。

5.治疗要点　对于急性胎儿窘迫，应积极寻找原因并进行宫内复苏，采取一系列干预措施改善胎儿缺氧状态。病情紧迫或经宫内复苏处理无效者，立即终止妊娠。慢性胎儿窘迫，应针对妊娠合并症或并发症特点及其严重程度，根据孕周、胎儿成熟度及胎儿缺氧程度综合判断，拟定处理方案。

五、常见护理诊断/问题

1.气体交换障碍　与子宫－胎盘血流改变/中断（脐带受压）、血流速度减慢有关。与胎儿窘迫未缓解有关。

2.有生育进程无效的危险。

小试身手 6.关于胎儿宫内窘迫的处理，下述错误的是

A. 嘱孕产妇取左侧卧位　　　　B. 给予孕产妇氧气吸入　　　　C. 继续静脉滴注催产素

D. 严密监测胎心音变化　　　　E. 做好新生儿抢救和复苏的准备

小试身手 （7~8题共用题干）

初产妇，孕40周，阴道流水14小时，未宫缩，LOA，胎心率148次/分，羊水Ⅰ度黄染，先露在棘上0.5cm。

7.正确的处理原则是

A. 抬高臀部，避免肛诊和阴道检查　　　B. 采取措施，尽快结束分娩　　　C. 产后给抗生素预防感染发生

D. 给予地塞米松滴注，促胎肺成熟　　　E. 等待其自然分娩

8.本病例最主要的护理问题是

A. 焦虑与胎膜早破后，下生殖道病原体上行感染有关

B. 有胎儿受伤的危险与脐带脱垂和早产儿肺部不成熟有关

C. 有感染的危险与未知的妊娠结果有关

D. 有胎儿受伤的危险与宫内缺氧有关

E. 潜在并发症出血性休克

（六）护理措施

1.改变体位　指导产妇取侧卧位休息，减少子宫收缩频率，降低子宫内压，改善子宫－胎盘循环，增加胎儿血氧分压。

2.孕妇吸氧　增加孕妇氧气供给，通过面罩或鼻导管给氧，提高胎儿血氧饱和度。

3.病情观察　密切观察胎心、胎动及产程进展，做好新生儿复苏准备。

4.协助治疗　遵医嘱静脉补液，增加子宫－胎盘血液灌注，积极纠正脱水，酸中毒、低血压及电解质紊乱。

5.分娩期护理　宫口开全，胎先露部达坐骨棘平面以下3cm者，应尽快阴道助产分娩。宫颈尚未完全扩张，胎儿窘迫情况不严重，可予吸氧，同时指导产妇左侧卧位，观察10分钟，若胎心率变为正常，可继续观察。若因使用缩宫素造成胎心率异常者，应立即停止滴注，继续观察能否转为正常。病情紧迫或经上述处理无效者，应立即行剖宫产。

六、新生儿窒息的护理

新生儿窒息是指新生儿出生后不能建立正常的自主呼吸而导致的低氧血压，高碳酸血症及全身多脏器损伤。

（一）病因

1.母体因素　母亲有慢性或严重疾病，如心、肺功能不全；妊娠期高血压疾病等。

2.胎盘因素　前置胎盘、胎盘早剥等。

3.脐带因素　脐带脱垂、绕颈及打结等。

4.胎儿因素　早产儿或巨大儿；先天性畸形，如先天性心脏病、胎粪吸入等。

5.分娩因素　头盆不称、子宫收缩乏力、应用产钳助产及产程中不恰当使用镇静剂等。

（二）临床表现

分轻度窒息和重度窒息，**以Apgar评分为依据**。

1.**轻度（青紫）窒息**　Apgar评分4~7分。面部与皮肤呈青紫色；呼吸表浅不规律；心跳规则有力，**心率减慢（80~120次/分）**；对外界刺激有反应，喉反射存在；肌张力好，四肢稍屈。

2.**重度（苍白）窒息**　Apgar评分0~3分。皮肤苍白，口唇暗紫；无呼吸或仅有喘息样微弱呼吸；心跳不规则，**心率<80次/分且弱**；对外界刺激无反应，喉反射消失；肌张力松弛。

出生后5分钟Apgar评分对估计预后很有意义。评分越低，酸中毒和低氧血症越严重，如5分钟的评分数<3分，新生儿死亡率及发生脑部后遗症的几率明显增加。

小试身手　9.有关新生儿窒息，下述哪项正确
A. Apgar评分3分为轻度窒息　　　　B. 产时使用麻醉剂不可能造成新生儿窒息　　　C. 青紫窒息为重度窒息
D. 苍白窒息为轻度窒息　　　　　　E. 全身皮肤苍白，仅口唇呈暗紫色为苍白窒息

（三）辅助检查

1.对新生儿进行Apgar（每分钟心率、呼吸、肌张力、喉反射、皮肤颜色）评分。

2.血气分析　$PaCO_2$升高，PaO_2降低，pH下降。

3.生化检查　血清钾、钠、钙、镁及血糖。

（四）治疗原则

一旦发生，及时抢救。估计胎儿娩出后有窒息的危险，应做好复苏准备。**如发生了窒息要按A（清理呼吸道）、B（建立呼吸，增加通气）、C（维持正常循环）、D（药物治疗）、E（评价）步骤复苏**。

（五）护理措施

1.按ABCDE程序进行复苏

A（清理呼吸道）　胎头娩出后用挤压法清除口鼻咽部黏液及羊水，断脐后继续用吸痰管吸出新生儿咽部黏液和羊水，避免负压过大引起呼吸道黏膜损伤。

B（建立呼吸）　呼吸道通畅后对**无呼吸或心率<100次/分**的新生儿进行正压人工呼吸。正压人工呼吸时**呼吸频率为40~60次/分**。正压人工呼吸30秒后，检查新生儿心率是否增快，皮肤颜色有无改变，自主呼吸、肌张力有无恢复。如心率>60次/分，给予正压人工呼吸。若心率<60次/分，应开始胸外按压。

C（维持正常循环）　使新生儿仰卧于硬垫上，颈部仰伸，**用拇指法或双指法有节奏地按压胸骨下1/3部位，每分钟按压90次，按压深度为前后胸直径的1/3**。胸外按压一定要伴有正压人工呼吸，但应避免按压和通气同时进行。**每3次胸外按压后，正压人工呼吸1次**，即每分钟30次人工呼吸和90次胸外按压。

D（药物治疗）　建立静脉通道，保证药物输入：静脉注射肾上腺素刺激心跳；5%碳酸氢钠脐静脉注入以纠正酸中毒；输入全血、生理盐水、白蛋白等。

E（评价）　复苏过程中每30秒评价患儿情况。

2.保暖　抢救过程注意保暖，**应在30~32℃的抢救床上进行，维持肛温36.5~37℃**。胎儿出生后立即揩干体表羊水和血迹，减少散热。

3.复苏后护理　加强新生儿护理，保证呼吸道通畅，密切观察面色、呼吸、心率、体温，预防感染。窒息新生儿应延迟哺乳，静脉补液维持营养。

4.母亲护理　提供情感支持，刺激子宫收缩，预防产后出血。

参考答案

1.D　2.B　3.D　4.B　5.B　6.C　7.B　8.D　9.E

第七章　妊娠期并发症妇女的护理

第一节　流　产

浪里淘沙—核心考点

　　凡妊娠不足28周、胎儿体重不足1000g而终止者称为流产。在妊娠12周以前发生称早期流产，在妊娠12周至不足28周发生称晚期流产。

一、病因、病理

（一）病因

1. 染色体异常　是流产的主要原因。

小试身手　1. 早期流产最常见的病因是
　　A. 胚胎染色体异常　　B. 宫颈内口松弛　　C. 子宫畸形　　D. 子宫肌瘤　　E. 母儿血型不合

　　2. 母体因素　全身性疾病如妊娠期高热、严重贫血或心力衰竭、感染后细菌毒素通过胎盘进入胎儿血循环可引起流产。母体生殖系统疾病如子宫发育不良、子宫畸形、子宫肌瘤等可影响胎儿生长发育而致流产。内分泌功能失调、精神创伤也可引起流产。

　　3. 胎盘因素　滋养细胞发育和功能不全是胚胎早期死亡的重要原因。前置胎盘、胎盘早剥引起胎盘血循环障碍可致流产。

　　4. 其他因素　如免疫因素、母儿血型不合、接触有害物质可引起流产。妊娠早期腹部手术，劳累、性交，有吸烟、酗酒、吸毒等不良习惯等均可引起流产。

（二）病理

　　流产时胚胎先死亡，继之底蜕膜出血，胚胎绒毛与蜕膜层剥离，子宫收缩，胚胎排出。

二、临床表现及处理原则

停经、腹痛及阴道流血是流产的主要症状。

1. **先兆流产** 停经后少量阴道流血，量少，伴**轻微下腹痛、腰痛**。妇科检查子宫大小与停经周数相符，宫颈口未开，胎膜未破，妊娠产物未排出。经休息及治疗后，若流血停止或腹痛消失，**妊娠可继续进行**。处理原则是卧床休息，禁止性生活，减少刺激。

2. **难免流产** 流产不可避免，阴道流血量增多，阵发性腹痛加重。妇科检查子宫大小与停经周数相符或略小，宫颈口扩张，但组织尚未排出。一旦确诊，尽早使胚胎及胎盘组织排出，防止出血和感染。

小试身手 2. 先兆流产与难免流产的主要鉴别点是

A. 宫颈口是否已开　　B. 阴道流血发生时间　　C. 下腹疼痛程度　　D. 妊娠反应轻重　　E. 妊娠试验阴性或阳性

小试身手 3. 患者，女性，27岁，停经67天，下腹阵痛，阴道出血多于月经量，妇科检查：子宫如孕2个月大小，子宫颈口开大，尿妊娠试验阳性，应考虑为

A. 先兆流产　　　B. 难免流产　　　C. 不全流产　　　D. 完全流产　　　E. 稽留流产

3. **不全流产** 妊娠产物部分排出体外，部分残留在宫内，阴道流血不止，严重时引起出血性休克，腹痛减轻。妇科检查子宫小于停经周数，宫颈口已扩张，血液自宫颈口内流出，有时可见胎盘组织堵塞宫颈口或部分妊娠产物排出阴道内，而部分仍留在宫腔。一旦确诊，行吸宫术或钳刮术。

> 锦囊妙记：考生可将先兆流产、难免流产、不全流产进行比较（表3-7-1）。

表3-7-1　不同流产类型比较

流产类型	子宫大小	宫颈口	妊娠产物	特点
先兆流产	与停经周数相符	宫颈口未开	未排出	要流还未流，想保能保住
难免流产	相符或略小	已扩张	尚未排出	要流还未流，想保保不住
不全流产	小于停经周数	已扩张	部分排出，部分在子宫内	流了一半，还有一半

小试身手 4. 患者，女，26岁，平时月经规则，现停经2个月，有恶心呕吐。昨日阴道流血量多于月经，轻微腹痛。妇检：宫颈口扩张，有血液不断自宫颈口内流出，1个多月妊娠大小，质软，活动，压痛，附件未及异常，尿妊娠试验（±）。护理上应当

A. 加强保胎措施和心理护理　　　　B. 按先兆流产护理　　　　C. 嘱孕妇继续观察出血情况

D. 按完全流产护理　　　　E. 按不全流产护理

4. **完全流产** 妊娠产物完全排出，阴道出血停止，腹痛消失。妇科检查子宫接近未孕大小，宫颈口关闭。如无感染征象不需处理。

5. **稽留流产** 指胚胎或胎儿死亡后滞留在宫腔内尚未排出者。胚胎或胎儿死亡后，子宫缩小，早孕反应消失，若已至妊娠中期，腹部不再增大，胎动消失。妇科检查子宫小于妊娠周数，宫颈口关闭。听不到胎心。及时促进胎儿和胎盘排出，以防稽留太久引起凝血功能障碍。**处理前做凝血功能检查**。

小试身手 5. 患者，女，25岁。1年前曾自然流产1次。本次妊娠停经62天时出现少量阴道流血。妇科查体示宫口未开。B超检查示胚胎符合7周妊娠，未见胎心搏动。最有可能的诊断是

A. 不全流产　　　B. 先兆流产　　　C. 难免流产　　　D. 稽留流产　　　E. 习惯性流产

6. **复发性流产** 指自然流产连续发生3次或3次以上者。每次流产多发生在同一妊娠月份。早期流产常因黄体功能不全、甲减、染色体异常等；晚期流产因宫颈内口松弛、子宫畸形、子宫肌瘤等。以预防为主，受孕前男女双方均应接受详细检查。

小试身手 （6~7题共用备选答案）

A. 先兆流产　　　B. 难免流产　　　C. 习惯性流产　　　D. 完全流产　　　E. 过期流产

6. 孕妇阴道排出组织物后出血减少，宫体接近正常大小，宫口闭，此种流产为

7. 自然流产连续3次或3次以上，此种流产为

三、辅助检查

1. 妇科检查　了解宫颈口是否扩张，羊膜是否破裂，宫颈口有无妊娠产物堵塞；子宫大小与停经周数是否相符，有无压痛等。

2. 实验室检查　测定人绒毛膜促性腺激素（hCG）、胎盘生乳素、雌激素等。

3. B超　可显示有无胎囊、胎动、胎心等。

四、护理措施

1. 先兆流产　**卧床休息，禁止性生活，禁用肥皂水灌肠**。遵医嘱使用镇静剂、孕激素等，**对黄体功能不全者肌内注射黄体酮**。稳定孕妇情绪，增强保胎信心。

2. 妊娠不能再继续者采取积极措施，做好终止妊娠的准备，使妊娠产物排出。

3. 预防感染　监测病人体温、血象及阴道流血的性质、颜色、气味等，严格执行无菌技术，加强会阴部护理。保持会阴清

洁，人工流产术后应确认无禁忌证后方可进行性生活。

4.协助病人渡过悲伤期，避免再次流产。

第二节　异位妊娠

浪里淘沙—核心考点

异位妊娠是指受精卵在子宫体腔外着床发育，其中以**输卵管妊娠最为常见**。

一、病因、病理

（一）病因

1.**输卵管炎症**　是最常见的原因。

2.输卵管发育不良或功能异常　输卵管发育不良，如输卵管过长、肌层发育差、黏膜纤毛缺乏等。输卵管蠕动、纤毛活动以及上皮细胞分泌异常也会影响受精卵正常运行。

3.其他　精神因素、内分泌失调、神经精神功能紊乱、受精卵游走、输卵管手术以及子宫内膜异位症等都可增加输卵管妊娠的几率；宫内放置节育器也与异位妊娠有关。

小试身手　8.下列哪项是异位妊娠最主要的原因

A.输卵管发育不良　　B.子宫内膜异位症　　C.放置宫内节育器　　D.输卵管炎症　　E.精神因素

（二）病理

输卵管妊娠时，当出现管腔狭窄、管壁薄、蜕膜变化不全时可引起下列病理改变：

1.**输卵管妊娠流产**　多发生在妊娠8~12周，常见于壶腹部妊娠。囊胚与管壁分离后经输卵管逆向蠕动进入腹腔，导致输卵管完全流产，一般出血不多；若囊胚剥离不全，部分残留于管腔，可引起输卵管不完全流产，出血较多。

2.**输卵管妊娠破裂**　多在孕6周左右发生，常见于峡部妊娠。囊胚生长时绒毛穿破浆膜，引起输卵管妊娠破裂。破裂后出血较多，**短时间内可出现休克**。由于反复出血，可形成盆腔及腹腔血肿。

小试身手　9.输卵管峡部妊娠时，最易出现的病理结局是

A.孕卵向宫腔生长　　B.陈旧性宫外孕　　C.继发性腹腔妊娠　　D.输卵管妊娠破裂　　E.输卵管妊娠流产

输卵管妊娠流产或破裂后，如没有得到及时治疗，长期反复内出血形成盆腔血肿机化，与周围组织粘连，即为陈旧性宫外孕。

3.继发性腹腔妊娠。

二、临床表现

1.症状

（1）**停经**：停经6~8周后出现不规则阴道流血。

（2）**腹痛**：**是就诊的主要症状**，发生在流产或破裂前，出现一侧下腹隐痛或酸胀感；如发生在流产或破裂时，突感**一侧下腹撕裂样疼痛**，随后遍及全腹，可放射至肩部。

小试身手　10.输卵管妊娠破裂时腹痛的性质是

A.隐痛　　　　　　B.撕裂样疼痛　　　　C.坠痛　　　　　D.间歇性疼痛　　　E.痉挛性疼痛

小试身手　11.输卵管妊娠患者前来就诊时，最常见的主诉是

A.腹痛　　　　　　B.胸痛　　　　　　　C.咳嗽　　　　　D.咯血　　　　　　E.呼吸急促

（3）阴道流血：胚胎死亡后，阴道不规则流血，色暗红或深褐，出血量不多。

（4）**晕厥与休克**：大量急性内出血及剧烈腹痛可引起晕厥或休克。

2.体征　贫血貌，下腹部压痛、反跳痛；出血较多时叩诊有移动性浊音。

三、辅助检查

1.**腹部及盆腔检查**　输卵管妊娠流产或破裂者下腹部明显压痛、反跳痛，患侧更加明显，**腹肌紧张；出血多时叩诊有移动性浊音**；未发生流产或破裂者，子宫略大较软，可触及胀大的输卵管并有轻度压痛；**流产或破裂者，阴道后穹隆饱满，有宫颈抬举痛或摇摆痛**，是输卵管妊娠的主要体征之一。子宫稍大而软，腹腔内出血多时子宫呈漂浮感。

2.妊娠试验　测血中hCG，尤其是 β-hCG阳性有助诊断，阴性者也不能排除异位妊娠。

3.**阴道后穹隆穿刺**　是诊断异位妊娠的一种简单可靠方法。

> **锦囊妙记**：阴道后穹隆与子宫直肠陷凹紧邻，子宫直肠陷凹是盆腔最低部位，腹腔中如有游离的血液、渗出液、脓液，常积聚于此，输卵管妊娠破裂时，血液流至此部位。通过后穹隆穿刺抽出不凝血可协助诊断输卵管妊娠。

4.B型超声　可协助诊断。

5.腹腔镜检查　适用于输卵管妊娠尚未流产或破裂的早期病人和诊断困难的病人。

四、治疗原则

以手术治疗为主，其次是药物治疗，药物常选用甲氨蝶呤。

五、护理措施

1. **抢救休克**　严密监测生命体征，纠正休克，做好急诊手术准备。对严重内出血引起休克时应立即开放静脉，交叉配血，做好输液、输血准备。
2. 观察阴道流血情况，注意阴道流血量与腹腔内出血量不成比例。正确留取血标本。
3. 病人卧床休息，避免腹内压升高。指导病人摄入高营养和含铁丰富食物，如动物肝脏、鱼肉、豆类、黑木耳、绿叶蔬菜等。
4. **出院指导**　指导病人防止盆腔感染，养成良好卫生习惯，勤洗澡、勤换内衣，性伴侣稳定。诊断盆腔炎后彻底治疗。

小试身手 12. 关于输卵管妊娠非手术治疗病人的护理措施，下述正确的是
A. 无出血危险不必严密观察　　　B. 避免做增加腹压的动作　　　C. 定期腹部触诊
D. 流质饮食　　　　　　　　　　E. 多活动

第三节　妊娠期高血压疾病

浪里淘沙—核心考点

妊娠期高血压疾病包括妊娠期高血压、子痫前期、子痫、慢性高血压并发子痫前期以及妊娠合并慢性高血压，妊娠期高血压、子痫前期和子痫统称为妊娠期高血压综合征。

一、病因、病理

（一）病因

1. **好发因素**　①寒冷季节或气温变化大，特别是气压升高时；②精神过度紧张使中枢神经系统功能紊乱；③年轻初产妇或高龄初产妇；④有慢性高血压、慢性肾炎、糖尿病病史；⑤贫血、低蛋白血症者；⑥体型矮胖者；⑦子宫张力过高（如羊水过多、双胎妊娠、巨大儿及葡萄胎）；⑧家族中有高血压史，孕妇母亲有重度妊高征史者。
2. **病因学说**　①免疫学说；②子宫-胎盘缺血缺氧学说；③血管内皮功能障碍学说。

（二）病理

基本病理改变是全身小动脉痉挛。小动脉痉挛造成管腔狭窄、阻力增大，内皮细胞损伤，通透性增加，体液和蛋白质外渗，**病人血压升高、蛋白尿、水肿和血液浓缩**等。全身各组织器官因缺血缺氧出现不同程度损害，出现昏迷、抽搐、脑水肿、脑出血、心肾衰竭、肺水肿、肝细胞坏死及被膜下出血、胎盘绒毛退行性变、出血和梗死，**胎盘早剥**以及DIC等。

小试身手 13. 妊娠高血压综合征最基本的病理生理变化是
A. 全身小动脉痉挛　B. 颅内出血　　　C. 水钠潴留　　　D. 胎盘退行性病变　　E. 弥散性血管内凝血

小试身手 14. 妊娠高血压综合征孕妇于妊娠晚期出现腹痛伴阴道出血，最可能的诊断是
A. 胎盘早期剥离　B. 妊娠合并子宫颈息肉　C. 前置胎盘　　　D. 子宫破裂　　　E. DIC

小试身手 15. 妊娠高血压综合征患者，需预防的产科并发症是
A. 异位妊娠　　　B. 前置胎盘　　　C. 胎盘早剥　　　D. 过期妊娠　　　E. 羊水过多

小试身手（16～17题共用题干）

患者，女，35岁，第一孕，妊娠37周，头痛、下肢浮肿已3天，突发性持续性剧烈腹痛3小时入院。查体：贫血貌，血压150/100mmHg，脉搏110次/分，宫高37cm，腹围102cm，子宫紧绷感，压痛可疑，胎位不清，胎心音听不到。肛查时发现阴道少量流血，宫颈管未消失，宫口未开。

16. 此时首先考虑的护理措施是
A. 按中度妊高征护理常规进行　　　B. 按胎盘早期剥离护理　　　C. 观察阴道流血量与休克程度
D. 观察宫缩情况等待自然分娩　　　E. 提示胎盘剥离面未超过1/3

17. 产生持续性剧烈腹痛的病因是
A. 孕妇患重度子痫前期疾病　　　B. 高龄初产所致并发症　　　C. 孕妇长时间仰卧位
D. 子宫过大所致并发症　　　　　E. 妊高征所致并发症

二、临床表现及分类

1. **妊娠期高血压**　妊娠期20周后首次出现BP≥140/90mmHg并于产后12周内恢复正常；蛋白尿（–）；伴有上腹部不适或血小板减少。
2. **子痫前期**
（1）**轻度**：妊娠20周后出现BP≥140/90mmHg；尿蛋白≥0.3g/24h或尿蛋白/肌酐比值≥0.3，或随机尿蛋白≥（＋）；可伴有上腹不适、头痛、视物模糊等症状。
（2）**重度**：BP≥160/110mmHg，尿蛋白≥2.0g/24h或随机尿蛋白≥（＋＋＋）；血清肌酐>106μmol/L，血小板<100×10⁹/L；出

现微血管溶血（LDH升高）；血清ALT或AST升高；持续性头痛或其他脑神经或视觉障碍；持续性上腹不适等。

3. **子痫**　在子痫前期的基础上**出现抽搐，或伴昏迷**。发生在妊娠晚期或临产前称产前子痫，发生在分娩过程中称产时子痫，发生在产后24小时内称产后子痫。

典型子痫发作过程：眼球固定，瞳孔散大，头偏向一侧，牙关紧闭，口角及面部肌肉颤动，数秒后全身及四肢肌肉强直，双手紧握，双臂伸直，发生强烈抽动。抽搐时呼吸暂停，面色青紫。1分钟后抽搐强度减弱，全身肌肉松弛，随即深长吸气呼吸恢复。抽搐期间病人神志丧失。病情转轻时抽搐减少，抽搐后很快苏醒；如抽搐频繁且持续时间较长，病人陷入深昏迷。抽搐时易发生唇舌咬伤、摔伤甚至骨折，**昏迷时呕吐引起窒息或吸入性肺炎。**

> **锦囊妙记：**孕妇血压≥140/90mmHg，未出现蛋白尿，考虑为妊娠高血压性疾病；血压≥140/90mmHg但<160mmHg，同时尿蛋白阳性，考虑为轻度子痫前期；血压≥160/110mmHg，尿蛋白阳性，考虑为重度子痫前期；出现抽搐，考虑为子痫。

4. **慢性高血压并发子痫前期**　高血压孕妇于妊娠20周前无蛋白尿，孕20周后出现蛋白尿≥0.3g/24h；或妊娠20周后突然出现蛋白尿增加、血压升高，血小板减少（<100×10⁹/L）。

5. **妊娠合并慢性高血压**　妊娠前或妊娠20周前血压≥140/90mmHg，但妊娠期无明显加重；或妊娠20周后首次诊断高血压并持续到产后12周以后。

三、辅助检查

1. 实验室检查

（1）血液检查：测定血红蛋白、血细胞比容；重症病人测定血小板计数、出凝血时间、凝血酶原时间等。血气分析测定血电解质及二氧化碳结合力。

（2）**尿液检查：留取24小时尿标本做蛋白定量检查**；镜检出现管型提示肾功能受损。

（3）肝肾功能：测定谷丙转氨酶、血尿素氮、肌酐及尿酸等。

2. 眼底检查　重度妊高征时眼底动静脉比例由正常的2：3变为1：2，甚至1：4，视网膜水肿、渗出、出血，甚至视网膜脱离，一时性失明等。

3. 其他检查　如心电图、超声心动图、胎盘功能、胎儿成熟度检查等。

四、治疗原则

治疗原则为镇静、解痉、降压、利尿，适时终止妊娠，预防子痫发生。

1. **解痉**　**首选硫酸镁**，可预防和控制子痫发作，适用于先兆子痫和子痫。

小试身手 18.重度妊高征的孕妇，治疗时首选药物是

A. 利血平　　　　B. 盐酸氯丙嗪　　　　C. 甘露醇　　　　D. 硫酸镁　　　　E. 地塞米松

2. **镇静**　适用于禁忌使用硫酸镁或效果不好时，分娩时慎用。常用药物为地西泮和冬眠合剂。

3. **降压**　适用于血压过高特别是舒张压高者。常用药物为肼屈嗪、卡托普利等。

4. **扩容**　在解痉的基础上进行，严密观察生命体征和尿量，防止肺水肿和心力衰竭。常用药物为白蛋白、全血、平衡液和低分子右旋糖酐。

5. **利尿**　适用于全身水肿、急性心力衰竭、肺水肿、脑水肿、血容量过高且伴潜在肺水肿者。常用药物为呋塞米、甘露醇等。

五、护理措施

（一）预防

加强孕早期健康教育，使孕妇了解疾病相关知识及其对母儿的危害。

（二）一般护理

1. 保证休息　轻度妊娠期高血压疾病可在家休息，子痫前期病人应住院治疗。保证充足睡眠，每日休息至少10小时。休息时以左侧卧位为宜。间断吸氧，改善全身主要脏器和胎盘的供氧。

2. 合理饮食　轻度妊娠期高血压疾病孕妇摄入足够蛋白质（100g/d以上）、蔬菜，补充维生素、铁和钙剂。食盐不必严格控制，但全身水肿者限制食盐摄入。

3. 密切监护母儿状态　询问孕妇是否头痛、视力下降、上腹不适。每日测体重及血压，每日或隔日复查尿蛋白。定期监测血压、胎儿发育状况和胎盘功能。

（三）用药护理

硫酸镁是治疗中重度妊高征的首选药。使用硫酸镁的注意事项：

（1）用药方法：肌内注射或静脉给药。

（2）毒性反应：硫酸镁的治疗量和中毒量接近。硫酸镁的滴注速度以1g/h为宜，不超过2g/h。每日维持用量15~20g。中毒时首先出现膝反射减弱或消失，随血镁浓度增加可出现全身肌张力减退及呼吸抑制，严重者心跳停止。

（3）注意事项：用药前及用药过程中监测血压，同时膝腱反射必须存在、呼吸不少于16次/分、尿量每24小时不少于400ml或每小时不少于17ml。准备好10%的葡萄糖酸钙注射液，以便解毒用。10%葡萄糖酸钙10ml应注射3分钟以上，必要时每小时重复1次，直至呼吸、排尿和神经抑制恢复正常，但24小时内不超过8次。

小试身手 19.硫酸镁用于治疗妊高征时，下列哪种护理措施**不正确**

A. 可按一般肌内注射预防和控制抽搐 　　　　B. 24小时硫酸镁总量不得超过20g

C.尿量少于25ml/h或呼吸小于16次/分时停用 　　D.膝反射消失时禁用

E.硫酸镁中毒时用10%葡萄糖酸钙治疗

（四）子痫病人的护理

（1）控制抽搐：一旦抽搐应尽快控制，**首选药物为硫酸镁**，必要时加用镇静药。

（2）专人护理，防止受伤：子痫发生后**首先保持呼吸道通畅**，立即给氧。病人取头低侧卧位，防止黏液吸入呼吸道或舌头阻塞呼吸道。必要时用吸引器吸出喉部黏液或呕吐物，病人昏迷时禁止给予一切饮食和口服药。

（3）减少刺激，避免诱发抽搐：安置病人于单人暗室，保持安静，避免声光刺激；治疗和护理操作相对集中，动作轻柔。

> **锦囊妙记**：破伤风、子痫、癫痫病人病房光线宜暗，以免引起抽搐。

（4）严密监护：密切观察生命体征、记录出入液量。及时做血、尿化验。

（5）为终止妊娠做准备：子痫发作者发作后自然临产。如治疗后病情得到控制仍未临产者，在孕妇清醒后24~48小时内引产，或子痫经药物控制后6~12小时考虑终止妊娠。

（五）妊娠期高血压疾病孕妇的产时及产后护理

若经阴道分娩，第一产程应密切监测病人生命体征、尿量、胎心及宫缩情况。尽量缩短第二产程，第三产程须预防产后出血，**在胎儿娩出前肩后立即静脉注射缩宫素（禁用麦角新碱）**，及时娩出胎盘并按摩宫底，观察血压变化。病情较重者于分娩开始即开放静脉。胎儿娩出后测血压。重症病人产后硫酸镁继续治疗1~2天。产褥期监测血压，产后48小时内每4小时测量血压1次。严密观察子宫复旧情况，预防产后出血。

（六）健康指导

轻度妊娠期高血压疾病应合理饮食并注意休息，以左侧卧位为宜，加强胎儿监护，自数胎动，加强产前检查，定期接受产前保护；对重度妊娠期高血压疾病病人，指导病人识别不适症状及用药后不良反应。掌握产后自我护理方法，加强母乳喂养指导。

第四节　前置胎盘

浪里淘沙—核心考点

正常胎盘附着于子宫体部的前后壁或侧壁。前置胎盘是指妊娠28周后胎盘附着于子宫下段，甚至胎盘下缘达到或覆盖宫颈内口。多见于经产妇和多产妇。

小试身手 20.前置胎盘，即指胎盘部分或全部附着于

A. 子宫体的前壁　　B. 子宫体后壁　　C. 子宫体的侧壁　　D. 子宫下段或宫颈内口处　　E. 子宫底部

一、病因

病因未明，可能与子宫内膜病变、宫腔异常、胎盘面积过大、胎盘异常或受精卵发育迟缓等有关。

二、临床表现

妊娠晚期或临产时发生无诱因、无痛性反复阴道流血是前置胎盘的主要症状。根据阴道流血时间、发作次数、流血量的不同，前置胎盘分为4类（图3-7-1）。

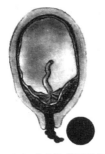 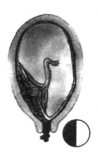 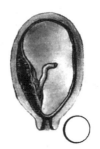 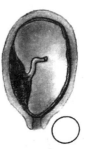

（1）完全性前置胎盘　　（2）部分性前置胎盘　　（3）边缘性前置胎盘　　（4）低置胎盘

图3-7-1　前置胎盘的类型

小试身手 21.前置胎盘的典型临床表现是

A. 妊娠期持续性腹痛伴阴道流血　　B. 血压升高　　　　C. 血压下降、贫血

D. 并发胎儿宫内窘迫　　E. 妊娠晚期或临产时，无痛性无诱因反复阴道流血

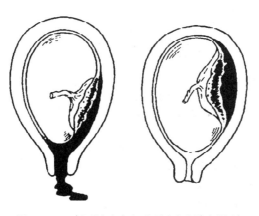

1.**完全性前置胎盘**　子宫颈内口完全为胎盘组织所覆盖。初次出血早，约在妊娠28周，<u>反复出血次数频繁、量较多，有时</u><u>一次大量阴道出血即可陷入休克。</u>

2.**部分性前置胎盘**　子宫颈内口部分为胎盘组织所覆盖。出血情况介于完全性前置胎盘和边缘性前置胎盘之间。

3.**边缘性前置胎盘**　胎盘附着于子宫下段，边缘不超过子宫颈内口。<u>初次出血发生晚，多见于妊娠37~40周或临产后，量较多。</u>

4.**低置胎盘**　胎盘附着于子宫下段，边缘距离宫颈内口<2cm，胎盘边缘与宫颈内口的关系常随孕周而变化，目前临床上以处理前最后一次检查结果来确定分类。

由于反复多次大量阴道流血，病人出现贫血，贫血程度与出血量成正比，严重者发生休克，还可导致胎儿缺氧、宫内窘迫，甚至死亡。

前置胎盘常合并胎位异常、胎先露下降受阻；<u>分娩时出现宫颈撕裂或胎盘绒毛植入子宫肌层引起产后大出血</u>。胎盘剥离面靠近子宫颈口引起产褥感染。

三、辅助检查

1.**产科检查**　子宫大小与停经周数相符，胎方位清楚，先露高浮。

2.**B超检查**　可显示子宫壁、胎头、宫颈和胎盘位置。

> 锦囊妙记：妇产科中的早期妊娠、中晚期妊娠、前置胎盘、葡萄胎、子宫肌瘤均首选B超检查。

3.**阴道检查**　一般不主张应用。**怀疑前置胎盘者切忌肛查。**

4.**产后检查**　胎盘及胎膜胎盘的前置部分可见陈旧血块，呈黑紫色或暗红色，如上述改变位于胎盘边缘，且胎膜破口距胎盘边缘小于7cm，则为部分性前置胎盘。

四、治疗原则

治疗原则是抑制宫缩、纠正贫血、预防感染和适时终止妊娠。

1.**期待疗法**　适用于妊娠不足36周或估计胎儿体重小于2300g，阴道出血不多，孕妇全身情况良好、胎儿存活者。

2.**终止妊娠**　适用于入院已处于休克，或期待疗法中发生大出血，或妊娠已足月或已临产者。**剖宫产术是主要手段**。阴道分娩适用于边缘性前置胎盘，胎先露为头位、临产后产程进展顺利并能在短时间内结束分娩者。

> 锦囊妙记：前置胎盘的治疗原则可记为：能保则保，否则就剖，即妊娠不足36周就保胎，否则就剖宫产。

五、护理措施

<u>需立即终止妊娠者，**取去枕侧卧位**，开放静脉，配血</u>。在抢救休克的同时做好术前准备。期待疗法的护理措施：

1.**保证休息，减少刺激**　卧床休息，<u>有出血者绝对卧床，取左侧卧位，间断给氧</u>。避免刺激，**禁做阴道检查和肛查。**

2.**纠正贫血**　口服硫酸亚铁、输血，指导孕妇多食高蛋白及含铁丰富食物，如动物肝脏、绿叶蔬菜以及豆类等。

3.**病情监测**　严密观察生命体征，阴道流血量，监测胎儿宫内情况。

4.**预防产后出血和感染**　保持会阴清洁干燥；**胎儿娩出后尽早使用宫缩剂**，新生儿出生后按高危儿护理。

5.**加强管理和宣教**　指导围孕期女性避免吸烟、酗酒等，避免多次刮宫、引产。妊娠期出血及时就诊。

第五节　胎盘早剥

浪里淘沙—核心考点

胎盘早剥是指妊娠20周后或分娩期，正常位置的胎盘在胎儿娩出前从子宫壁剥离。（图3-7-2）

图3-7-2　轻型（左）和重型（右）胎盘早剥

一、病因、病理

（一）病因

1. 血管病变　患有严重的子痫前期、慢性高血压和慢性肾脏疾病或全身血管病变等常并发胎盘早剥。

2. 机械性因素　如腹部受撞击、挤压，行外倒转术纠正胎位可造成胎盘早剥。羊水过多，破膜后流出速度快，双胎妊娠的第一胎娩出过快，导致胎盘自子宫壁剥离。脐带过短，胎儿下降牵拉脐带导致胎盘早剥。

3. 宫内压力骤减　妊娠晚期或临产后，孕妇长时间仰卧，巨大的子宫压迫下腔静脉，子宫静脉压升高，导致蜕膜静脉床淤血或破裂，引起胎盘早剥。

4. 其他　包括吸烟、营养不良、吸毒等。

（二）病理

主要病理变化是底蜕膜出血，形成血肿，胎盘自附着处剥离。如剥离面小，血液很快凝固，无明显症状；如剥离面大，继续出血，形成胎盘后血肿。如胎盘边缘仍附着于子宫壁，血液未向外流而形成**隐性出血或内出血**。当胎盘后血肿使胎盘边缘剥离，血液经宫颈流出为**显性出血或外出血**。内出血严重时血液向子宫肌层浸润，引起肌纤维分离、断裂、变性，子宫表面出现紫蓝色瘀斑，称**子宫胎盘卒中**。

胎盘早剥时羊水经剥离面进入开放血管，引起羊水栓塞。**严重胎盘早剥可导致凝血功能障碍**，子宫胎盘卒中可导致产后出血，合并DIC时，更容易出现产后出血和急性肾衰竭。

小试身手 22. 胎盘早期剥离的主要病理变化是

A. 底蜕膜出血　　　　B. 小动脉痉挛　　　　C. 羊水栓塞　　　　D. 凝血功能障碍　　　　E. 急性肾衰竭

二、临床表现

典型临床表现为阴道流血、腹痛，可伴有子宫张力增高和子宫压痛，尤以胎盘剥离处最明显。阴道流血特征为陈旧不凝血，出血量与疼痛程度、胎盘剥离程度不一定相符。**严重时子宫硬如板状，压痛明显，胎动异常或消失**，可出现恶心、呕吐、面色苍白、脉搏细数及血压下降等休克症状。临床上推荐按胎盘剥离的Page分级标准评估病情的严重程度。

0级：分娩后回顾性产后诊断。

Ⅰ级：外出血，子宫软，无胎儿窘迫。

Ⅱ级：胎儿宫内窘迫或胎死宫内。

Ⅲ级：产妇出现休克症状，伴或不伴弥散性血管内凝血。

小试身手 23. 关于胎盘早剥的临床表现，以下说法正确的是

A. 无痛性反复阴道出血　　　　　　　　B. 轻型胎盘早剥以内出血为主

C. 重型胎盘早剥主要症状为突发持续性腹痛　　D. 轻型胎盘早剥剥离面积不超过胎盘的1/5

E. 重型胎盘早剥贫血程度与外出血量相符

小试身手 24. 患者，女性，30岁，孕3产0，此次妊娠38周后突感剧烈腹痛伴有少量阴道流血。检查：血压170/120mmHg，子宫似足月妊娠大小，硬如板状，有压痛，胎心90次/分，胎位不清，最大的可能是

A. 子痫　　　　B. 胎膜早破　　　　C. 前置胎盘　　　　D. 胎盘早期剥离　　　　E. 先兆子痫

三、辅助检查

1. 产科检查　通过四步触诊法确定胎方位、宫高、腹部压痛范围和程度等。

2. B超检查。

3. 实验室检查　了解病人贫血程度及凝血功能。

四、治疗原则

纠正休克、监测胎儿宫内情况，及时终止妊娠。病人入院后积极补充血容量，及时输入新鲜血液。**胎盘早剥一旦确诊，须及时终止妊娠。**

锦囊妙记：胎盘一旦剥离，胎儿失去了母体的血液供应，缺血、缺氧，因此应及时终止妊娠。

小试身手 25. 胎盘早剥的处理原则是

A. 镇痛　　　　　　　　B. 纠正休克，及时终止妊娠　　　　　C. 使用止血剂

D. 抑制宫缩　　　　　　E. 镇静

五、护理措施

1. **纠正休克**　迅速开放静脉补充血容量，密切监测胎儿情况。

2. 严密观察有无凝血功能障碍或急性肾衰竭等。

3. **预防产后出血**　分娩后及时给予宫缩剂并按摩子宫，必要时做好切除子宫的准备，预防晚期产后出血。

4. 产褥期加强营养，纠正贫血。保持会阴清洁，防止感染。根据孕妇身体情况指导母乳喂养。死产者分娩后24小时内尽早使用退奶药物，少进食汤类。

第六节　早　产

浪里淘沙—核心考点

妊娠满28周至不满37周之间分娩者称为早产。早产儿出生体重多小于2500g。

（一）病因

1. 孕妇因素　感染性疾病、子宫畸形或肌瘤，急、慢性疾病及妊娠并发症易诱发早产，孕妇吸烟、酗酒或精神刺激也可诱发早产。

2. 胎儿胎盘因素　前置胎盘、胎盘早期剥离、胎儿窘迫、胎儿畸形、胎膜早破、胎儿生长受限、羊水过多、多胎等可导致早产。

小试身手 26.早产发生的原因**不包括**

A. 胎儿畸形　　　　　B. 子宫畸形　　　　　C. 宫颈内口松弛　　　　　D. 骨盆狭窄　　　　　E. 胎膜早破

（二）临床表现

主要是子宫收缩，最初为不规则宫缩，伴少量阴道血性分泌物或流血，可发生胎膜早破，继之发展为规律宫缩。**诊断依据是妊娠晚期者子宫收缩规律（20分钟≥4次），伴以宫颈管消退≥80%以及进行性宫口扩张2cm以上**。

小试身手 27.早产的主要临床表现是

A. 血压升高　　　　　　　　B. 呼吸困难　　　　　　　　C. 腹泻、呕吐

D. 规律性子宫收缩　　　　　E. 头痛、视物模糊、血糖增高

（三）治疗原则

如胎儿存活、胎膜未破、无胎儿窘迫，药物治疗控制宫缩，尽量维持至足月；若胎膜已破、早产不可避免，尽可能提高早产儿存活率。

（四）护理措施

1. 预防早产　做好孕期保健、指导孕妇加强营养，保持心情平静。**避免诱发宫缩的活动。高危孕妇左侧卧位休息，慎做肛查和阴道检查**，积极治疗合并症，宫颈内口松弛者于孕14~16周做子宫内口缝扎术。

2. 药物护理　**首要治疗是抑制宫缩**，积极控制感染、治疗合并症和并发症。常用抑制宫缩的药物：①**β肾上腺素受体激动剂**：激动子宫平滑肌β受体抑制宫缩。副作用为心跳加速、血压下降、血糖增高、低血钾、恶心、出汗、头痛等；②**硫酸镁**：镁离子作用于肌细胞，使平滑肌松弛，抑制子宫收缩；③**钙通道阻滞剂**：阻滞钙离子进入肌细胞而抑制宫缩。**用药时注意孕妇血压变化**。

3. 预防新生儿合并症　保胎过程中胎心监护，教病人自数胎动。对妊娠34周前的早产者，**分娩前给孕妇糖皮质激素等促胎肺成熟，避免发生新生儿呼吸窘迫综合征**。

4. 为分娩做准备　如早产已不可避免，应尽早结束分娩。同时做好早产儿保暖和复苏准备。

第七节　过期妊娠

浪里淘沙—核心考点

过期妊娠是指平素月经周期规律，妊娠达到或**超过42周尚未分娩者**。

一、病因、病理

（一）病因

1. 内源性前列腺素、雌二醇分泌不足而孕酮水平升高，使子宫不收缩，分娩发动延迟。

2. 头盆不称时胎先露部对宫颈内口和子宫下段刺激性不强。

3. 无脑儿畸胎又没有发生羊水过多。

4. 遗传因素。

（二）病理

1. 胎盘方面　过期妊娠时胎盘功能正常或减退，物质交换与转运能力下降；羊水减少或出现胎粪污染。

2. 胎儿方面　成熟障碍或胎儿生长受限出现小样儿。

小试身手 28.下列哪项与过期妊娠有关

A. 羊水过多　　　　　B. 双胎　　　　　C. 妊高征　　　　　D. 胎儿宫内发育迟缓　　　　　E. 胎位异常

二、治疗原则

根据胎盘功能、胎儿大小、宫颈成熟度等选择分娩方式，可以试产，但应放宽剖宫产指征。**下列情况应立即终止妊娠**：宫颈条件成熟、胎儿体重≥4000g或胎儿宫内生长受限、12小时内胎动<10次或NST呈无反应型、OCT阳性、尿持续低E/C值、羊

水过少或胎粪污染、重度先兆子痫或子痫等。

小试身手 29. 对于过期妊娠孕妇，发现以下情况应立即终止妊娠的是

A. 胎儿估计体重 3000g   B. 12小时内胎动 14次   C. 羊水中有胎粪

D. 胎心监护 NST 有反应型   E. 尿 E/C 值 >15

三、护理措施

1. 一般护理　合理休息，保证营养。核实预产期，判断胎盘功能。

2. 观察病情　进入产程后，产妇取左侧卧位，给氧。产程中监护胎心，注意破膜时间和羊水性状，必要时取胎儿头皮血测定 pH，及早发现胎儿窘迫。羊水Ⅲ度污染者在胎肩娩出前吸净胎儿鼻咽部黏液。

3. 配合治疗　宫颈条件成熟者，人工破膜后羊水清亮时，在密切监护下经阴道分娩；若宫颈条件不成熟则促使宫颈成熟，若出现胎盘功能减退或胎儿窘迫，应立即剖宫产结束分娩。积极做好抢救新生儿的准备。

第八节　羊水量异常

浪里淘沙—核心考点

一、羊水量过多

羊水过多是指在妊娠任何时期羊水量超过2000ml。

小试身手 30. 羊水过多是指羊水量超过

A. 1000ml   B. 1500ml   C. 2000ml   D. 2500ml   E. 3000ml

（一）病因

1. 多胎妊娠。

2. 胎儿疾病　以中枢神经系统和上消化道畸形为常见。

3. 孕妇合并症　如妊娠期糖尿病。

4. 胎盘脐带病变　胎盘绒毛血管瘤、脐带帆状附着等。

5. 特发性羊水过多。

（二）临床表现

1. 急性羊水过多　较少见，妊娠20~24周多见。羊水量急剧增加，子宫急剧增大，横膈上抬，病人呼吸困难，不能平卧，发绀，孕妇表情痛苦，下肢及外阴水肿、静脉曲张。

2. 慢性羊水过多　较多见，妊娠晚期多见，羊水在数周内增多。子宫大于妊娠月份，腹部膨隆、腹壁皮肤发亮、变薄，检查时胎位不清，胎心遥远或听不到。羊水过多易并发妊高征、胎位不正、早产等。破膜后子宫骤然缩小，可引起胎盘早剥。产后因子宫收缩乏力引起产后出血。

（三）治疗原则

1. 羊水过多合并胎儿畸形应及时终止妊娠。

2. 羊水过多但胎儿正常者，根据羊水量与胎龄决定处理方案。

（四）护理措施

1. 一般护理　合理饮食，防止便秘。减少增加腹压的活动。

2. 病情观察　观察生命体征，定期测量宫高、腹围和体重。观察胎心、胎动及宫缩，及早发现胎儿宫内窘迫及早产征象。人工破膜时密切观察胎心和宫缩，及时发现胎盘早剥和脐带脱垂。产后密切观察子宫收缩及阴道流血情况，防止产后出血。

3. 配合治疗　腹腔穿刺放羊水时避免过快、过量，每小时约500ml，一次放羊水不超过1500ml，放羊水后腹部放置沙袋或绑腹带以防血压骤降。

二、羊水量过少

羊水过少是指妊娠足月时羊水量少于300ml。

> **锦囊妙记：** 正常羊水量为1000ml，羊水过多是指大于2000ml，羊水过少是指少于300ml，一次放羊水不超过1500ml。

（一）病因

1. 母体因素　孕妇脱水、使用某些药物。

2. 胎儿畸形　先天性泌尿系统异常最多见。

3. 胎盘功能异常　过期妊娠、胎儿生长受限、胎盘退行性变。

4. 其他　如胎膜病变等。

（二）临床表现

胎动时孕妇感腹痛，查体宫高、腹围小于同期正常孕妇，<u>子宫敏感性高</u>，临产后剧烈阵痛，宫缩不协调，<u>宫口扩张缓慢，产程延长</u>。羊水过少者引起肺发育不全、胎儿生长受限等。<u>羊水过少易发生胎儿宫内窘迫与新生儿窒息，围生儿死亡率高。</u>

（三）治疗原则

<u>监测羊水量大的变化，积极寻找原因，必要时终止妊娠。</u>

（四）护理措施

1. **一般护理**　教孕妇数胎动，预防胎膜早破。
2. **病情观察**　观察孕妇生命体征，定期测量宫高、腹围和体重。
3. **配合治疗**　若合并过期妊娠、胎儿生长受限等须及时终止妊娠，做好阴道助产或剖宫产准备。若羊水过少合并胎膜早破或产程中发现羊水过少、需预防性输液补充羊水者，严格执行无菌操作。

第九节　多胎妊娠

浪里淘沙—核心考点

多胎妊娠是指一次妊娠两个或两个以上胎儿。

一、病因

1. **遗传**　孕妇或配偶家族中有多胎妊娠史。
2. **年龄和胎次**　随孕妇年龄增大，双胎发生率增加，<u>以35~39岁者最多见</u>。孕妇胎次越多，发生多胎的机会越大。
3. **药物**　因不孕症使用了促排卵药物。

小试身手 31. 下列何种情况的发生与双胎妊娠**无关**

A. 胎膜早破　　　B. 早产　　　C. 胎位异常　　　D. 胎盘早剥　　　E. 胎盘功能不全

二、分类

1. **双卵双胎**　由<u>两个卵子分别受精而形成</u>，<u>约占2/3</u>。两个胎儿的<u>基因不同</u>，其性别、血型、容貌可相同或不同。双卵双胎有各自的胎盘和胎囊，两者血液互不相通。
2. **单卵双胎**　由<u>一个卵子受精后分裂形成</u>，<u>约占1/3</u>。<u>两个胎儿基因相同</u>，性别、血型一致，容貌相似。

三、临床表现

1. **症状**　<u>早孕反应重，子宫大于孕周</u>，尤其是在24周后。因子宫增大明显，横膈上升，呼吸困难；胃部胀满，食欲下降，摄入量减少，孕妇感极度疲劳和腰背部疼痛。孕妇自诉多处有胎动。
2. **体征**　宫高大于正常孕周，腹部可触及两个胎头、多个肢体，胎动部位不固定且胎动频繁，<u>在腹部的不同部位可听到两个胎心音，且两者速率相差>10次/分</u>。

四、治疗及护理

1. **妊娠期**　及早诊断，增加产前检查次数。加强营养，预防贫血、妊高征的发生，防止早产、羊水过多、产前出血等。
2. **分娩期**　观察产程和胎心变化，如有宫缩乏力或产程延长应及时处理。<u>第一个胎儿娩出后，应立即断脐</u>，助手扶正第二个胎儿，保持纵产式，等待15~20分钟后第二个胎儿自然娩出。<u>如15分钟后仍无宫缩，可人工破膜或静脉滴注缩宫素加强宫缩。</u>
3. **产褥期**　第二个胎儿娩出后应立即肌内注射或静脉滴注缩宫素，腹部放置沙袋，预防产后出血。

小试身手 （32~33题共用题干）

女，27岁。第一次怀孕，双胎，妊娠33周，胎心、胎动好，已住院观察。

32. 关于双胎的处理，下述正确的是

A. 孕期如不合并妊高征，则按单胎处理　　　B. 如第一产程宫缩乏力，不可用小量缩宫素静脉滴注

C. 第一胎儿娩出后，应等脐搏动停止后断脐　　　D. 第一胎儿娩出后应静脉注射缩宫素

E. 第一胎儿娩出后如无异常情况，可等待20分钟让第二胎儿自然分娩

33. 双胎妊娠母体并发症**不包括**

A. 妊娠期贫血　　　B. 妊娠高血压综合征　　　C. 胎膜早破　　　D. 产后出血　　　E. 过期妊娠

参考答案

1.A　2.A　3.B　4.E　5.D　6.D　7.C　8.D　9.D　10.B　11.A　12.B　13.A　14.A　15.C　16.B　17.E　18.D　19.A　20.D　21.E　22.A　23.C　24.D　25.B　26.D　27.D　28.D　29.C　30.C　31.E　32.E　33.E

第八章 妊娠期合并症妇女的护理

浪里淘沙—核心考点

1. 熟练掌握心脏病与妊娠的相互影响和病毒性肝炎与妊娠的相互影响。
2. 熟练掌握妊娠合并心脏病的临床表现。
3. 掌握妊娠合并心脏病和妊娠合并病毒性肝炎的辅助检查和治疗要点。
4. 熟练掌握妊娠合并心脏病和妊娠合并病毒性肝炎的护理措施。
5. 掌握糖尿病与妊娠的相互影响和急性肾盂肾炎与妊娠的相互影响。
6. 掌握妊娠合并糖尿病与妊娠合并急性肾盂肾炎的辅助检查和治疗要点。
7. 熟练掌握妊娠合并糖尿病与妊娠合并急性肾盂肾炎的护理措施。
8. 掌握贫血与妊娠的相互影响。
9. 掌握妊娠合并贫血的辅助检查。
10. 熟练掌握妊娠合并贫血的治疗要点和护理措施。

第一节 心脏病

浪里淘沙—核心考点

一、心脏病与妊娠的相互影响

（一）妊娠对心脏病的影响

1. **妊娠期** 孕妇总循环血量于妊娠第6周开始增加，**32~34周达高峰**，增加30%~45%。循环血量增加引起心排出量增加和心率加快。妊娠晚期子宫增大，膈肌升高使心脏向上、向左前移位，心脏大血管轻度扭曲，患心脏病的孕妇易发生心力衰竭。

2. **分娩期** 是血流动力学变化最显著的阶段，是心脏负担最重的时期。第一产程中，每次子宫收缩250~500ml的血液被挤入体循环，心脏负担加重。第二产程中，除子宫收缩外，腹肌和骨骼肌收缩使外周循环阻力增加，且分娩时产妇屏气用力使肺循环阻力增大，心脏负荷显著加重。第三产程，子宫收缩使子宫血窦内约500ml血液进入体循环，使回心血量骤增，**极易诱发心力衰竭和心律失常**。

3. **产褥期** 产后3天内子宫收缩和缩复使大量血液进入体循环，组织间隙内潴留液体回流至体循环，体循环血量增加，仍需预防心力衰竭。

总之，**妊娠32~34周、分娩期及产褥期最初3天内，是患有心脏病孕妇最危险的时期**。

（二）心脏病对妊娠的影响

心脏病不影响受孕。**心功能Ⅰ~Ⅱ级**，无心力衰竭病史，无其他并发症者，**在密切监护下可以妊娠**。下列情况不宜妊娠：**心功能Ⅲ~Ⅳ级、既往有心力衰竭病史、肺动脉高压、严重心律失常、右向左分流型先天性心脏病（法洛四联症等）、围生期心肌病遗留心脏扩大、并发细菌性心内膜炎、风湿热活动期等，如已妊娠应早期终止**。

心脏病孕妇心功能良好，多以剖宫产终止妊娠。不宜妊娠者一旦受孕或妊娠后心功能差者，流产、早产、死胎、胎儿生长受限、胎儿宫内窘迫及新生儿窒息的发生率显著增加，围生儿死亡率增高。

根据病人所能耐受的日常体力活动，心功能分4级：

心功能Ⅰ级：一般体力活动不受限。
心功能Ⅱ级：一般体力活动稍受限制，休息时无自觉症状。
心功能Ⅲ级：体力活动明显受限，休息时无不适，轻微日常活动即出现不适、心悸、呼吸困难等。
心功能Ⅳ级：不能进行任何体力活动，休息状态下即出现心衰症状，体力活动后加重。

> 锦囊妙记：心功能等级可记为：一不限，二小限，三大限，四全限。

二、临床表现

1. **早期** ①轻微活动后即感胸闷、心悸、气短；②休息时心率超过110次/分；③夜间因胸闷而坐起，到窗口呼吸新鲜空气；④肺底部出现少量持续性湿啰音，咳嗽后不消失。

2. **左心衰竭** 以肺淤血及心排出量降低为主要表现。

症状包括：①不同程度呼吸困难：**劳力性呼吸困难为最早出现的症状**，端坐呼吸，夜间阵发性呼吸困难，严重者出现哮鸣音，**急性肺水肿、呼吸困难是左心衰竭最严重的表现**；②咳嗽、咳痰、咯血；③疲倦、乏力、头晕、心慌；④少尿及肾功能损害症状。

体征包括：①肺部湿啰音；②心脏扩大，肺动脉瓣区第二心音亢进及舒张期奔马律。

3. **右心衰竭** 以体静脉淤血为主要表现。

症状包括：①消化道症状：腹胀、恶心、呕吐、食欲减退；②劳力性呼吸困难。

体征有：①水肿，肝脏肿大；②颈静脉征，如出现肝颈静脉反流征阳性则更具特征性；③右心室显著扩大，出现三尖瓣关闭不全的反流性杂音。

4.全心衰竭　右心衰竭继发于左心衰竭而出现全心衰竭。

三、辅助检查

1.心电图检查　出现心房颤动、三度房室传导阻滞、T波异常、ST段改变等。

2.X线检查　显示心脏扩大。

3.超声心动图　能精确反映各心腔大小、心瓣膜结构及功能情况。

4.胎儿电子监护仪　预测宫内胎儿储备能力，评估胎儿健康。

四、治疗原则

心脏病孕妇的主要死因是心力衰竭和严重感染。其治疗原则为：

1.非孕期　**根据**孕妇所患心脏病类型、病情及**心功能等级，决定是否可以妊娠**。

`小试身手` 1.孕早期心脏病患者决定能否继续妊娠主要取决于

A.以往有否生育史　　B.心功能分级　　C.心脏病变的部位　　D.症状严重程度　　E.心脏病的种类

2.妊娠期　不宜妊娠但已怀孕者，**在妊娠12周前行人工流产术**；妊娠超过12周者应密切监护。**对顽固性心力衰竭孕妇应在严密监护下行剖宫产结束妊娠**。

3.分娩期　**心功能Ⅰ~Ⅱ级**，胎儿不大，胎位正常，宫颈条件良好者，**在严密监护下经阴道分娩，第二产程助产**。心功能Ⅲ~Ⅳ级，胎儿偏大，宫颈条件不佳，合并其他并发症者选择剖宫产终止妊娠。行剖宫产术者术前需预防性应用抗生素1~2天。

4.产褥期　**产后3天内，尤其24小时内仍是心力衰竭发生的危险期**，产妇应充分休息，密切监护。遵医嘱应用抗生素，产后1周无感染征象时停药。**心功能Ⅲ级或以上者不宜哺乳**。

五、护理措施

1.非妊娠期　**根据心脏病种类、病情、心功能等级，决定是否妊娠**。对不宜妊娠者，指导病人合理避孕。

2.妊娠期

（1）**加强孕期保健**，定期产前检查。妊娠32周后，需1周检查1次，若孕期经过顺利，应在36~38周住院待产。重点评估心功能及胎儿宫内情况。若心功能在Ⅲ级或以上，有心力衰竭者应立即入院治疗。

（2）预防心力衰竭，孕妇保证每天至少10小时睡眠且中午休息2小时，休息时取左侧卧位或半卧位。注意营养摄取，指导孕妇摄入高热量、高维生素、低盐、低脂且富含多种微量元素如铁、锌、钙等饮食，少量多餐，多食蔬菜水果。妊娠16周后每日食盐量不超过5g。妊娠20周以后预防性应用铁剂，防止贫血。

（3）防治诱发心力衰竭，如贫血、心律失常、妊高征、上呼吸道感染等。

3.急性心力衰竭的紧急处理　一旦出现心力衰竭，应多学科协作进行抢救。**病人取半坐卧位或端坐位，双腿下垂；高流量给氧，酒精湿化**；遵医嘱使用吗啡、利尿剂、血管扩张剂（硝普钠、硝酸甘油、酚妥拉明）、强心剂、氨茶碱等。

4.分娩期

（1）严密观察产程进展，防止心力衰竭。取**左侧卧位，上半身抬高**。观察子宫收缩，胎头下降及胎儿宫内情况，及早识别心力衰竭的症状。**第一产程，每15分钟测生命体征1次，每30分钟测胎心率1次。第二产程每10分钟测1次或持续监测**。给予吸氧。抗生素治疗持续至产后1周。

（2）缩短第二产程，减少产妇体力消耗。

（3）**预防产后出血**。胎儿娩出后立即在产妇腹部放置沙袋，持续24小时。为防止产后出血，静脉或肌内注射缩宫素（**禁用麦角新碱**）。遵医嘱输血、输液，严格控制滴速。

`小试身手` 2.妊娠合并心脏病的产妇产后禁用的止血药物是

A.催产素　　B.止血敏　　C.止血芳酸　　D.立止血　　E.麦角新碱

5.产褥期

（1）产后72小时内严密监测生命体征，产妇取半卧位或左侧卧位，充分休息，必要时镇静，如病情允许，早期下床适度活动。

（2）心功能Ⅰ~Ⅱ级可母乳喂养；Ⅲ级或以上者及时回乳。给予清淡饮食，防止便秘。保持外阴部清洁，产后预防性使用抗生素。

（3）促进亲子关系建立，避免产后抑郁。

（4）**不宜再妊娠者在产后1周做绝育术**，未做绝育术者应严格避孕。

第二节　病毒性肝炎

`浪里淘沙—核心考点`

一、病毒性肝炎与妊娠的相互影响

（一）妊娠对病毒性肝炎的影响

妊娠期间孕妇易患病毒性肝炎，可使原有肝病加重。原因包括：①孕期新陈代谢率增高，营养消耗增多，肝脏负担加重；

②体内雌激素水平升高，而雌激素需在肝内灭活且妨碍肝对脂肪的转运和胆汁排泄；③胎儿代谢产物在母体肝内解毒；④分娩时出血、手术和麻醉等可加重肝脏损害。

（二）病毒性肝炎对妊娠的影响

1. 对孕妇的影响　早期加重妊娠反应，晚期使妊高征发生率升高。**分娩时易发生产后出血**。重型肝炎常并发DIC，增加了孕产妇死亡率。

2. 对胎儿及新生儿的影响　围生儿患病率及死亡率高。围生期感染肝炎以后可转为慢性病毒携带状态，演变为肝硬化或肝癌。

（三）常见肝炎类型及传播途径

1. 甲型肝炎　粪口传播。

2. 乙型肝炎　垂直传播。

3. 丙型肝炎　垂直传播，类似乙型肝炎的传播。

二、辅助检查

1. 肝功能检查　血清中丙氨酸氨基转移酶（ALT）增高，血清胆红素>17μmol/L（1mg/dl），尿胆红素阳性对病毒性肝炎有诊断意义。

2. 血清病原学检测

（1）甲型病毒性肝炎：急性期病人血清中抗HAV-IgM阳性。

（2）乙型病毒性肝炎

HBsAg是HBV感染的特异性标志，见于慢性肝炎和病毒携带者。

HBsAb是机体曾感染过HBV，现已有免疫力。

HBeAg是肝细胞内有HBV活动性复制，具有传染性。

HBeAb是血清中病毒颗粒减少或消失，传染性降低。

抗HBcAg-IgM表示HBV在体内复制，处于急性期。

抗HBcAg-IgG提示肝炎恢复期或慢性感染。

（3）丙型病毒性肝炎：血清中检测出HCV抗体多为既往感染，不可作为抗病毒治疗的证据。

3. 凝血功能及胎盘功能检查　凝血酶原时间，HPL及孕妇血或尿雌三醇检测等。

三、治疗原则

肝炎病人原则上不宜妊娠。妊娠期轻型肝炎者应**增加休息，加强营养，积极保肝治疗，预防感染**。妊娠期重型肝炎者需保护肝脏，积极预防和治疗肝性脑病，**限制蛋白质摄入，每日应<0.5g/kg**，增加糖类，保持大便通畅，预防DIC及肾衰竭。妊娠末期重型肝炎者，经积极治疗24小时后考虑剖宫产结束妊娠。分娩期备新鲜血液，缩短第二产程，防止母婴传播及产后出血。产褥期使用对肝脏损害小的抗生素预防感染。

小试身手 3. 对妊娠合并病毒性肝炎的处理，下述正确的是
A. 原则上不宜妊娠　　　　B. 产褥期给予大量抗生素预防感染　　　C. 高脂肪、高蛋白、高糖饮食
D. 产后常规用雌激素回奶　　E. 病人的新生儿不必与其他新生儿隔离

四、护理措施

1. 患肝炎的育龄妇女应避孕。患急性肝炎痊愈后半年，最好是2年后在医生的指导下妊娠。

2. 妊娠合并轻型肝炎者需增加休息，避免体力劳动。加强营养，**增加优质蛋白、高维生素、富含糖类、低脂肪食物摄入**。保持大便通畅。定期产前检查，防止交叉感染。阻断乙型肝炎的母婴传播，**孕妇于妊娠28周起每4周肌内注射1次乙型肝炎免疫球蛋白（HBig）200IU，直至分娩**。

3. 妊娠合并重型肝炎者需保护肝脏，积极防治肝性脑病。保持大便通畅，严禁肥皂水灌肠。**严密观察有无性格改变、行为异常、扑翼样震颤等肝性脑病的前驱症状**。严密监测生命体征，记录出入液量。注意观察有无出血倾向。**预防产后出血，产前4小时及产后12小时内不宜使用肝素治疗**。

4. 分娩期密切观察产程进展，避免不良刺激，防止并发症发生。监测凝血功能，于临产前1周服用维生素K、维生素C，临产后备新鲜血。阴道助产，缩短第二产程。胎儿娩出后及时使用缩宫素、止血药，预防产后出血。严格执行消毒隔离制度，使用抗生素预防感染。

5. 产褥期　观察子宫收缩及阴道流血，遵医嘱给予对肝脏损害小的抗生素预防感染。乳汁中HBV-DNA阳性者不宜哺乳，母血HBsAg、HBeAg及抗-HBc三项阳性及后两项阳性产妇均不宜哺乳。对新生儿接受免疫，母亲为携带者（仅HBsAg阳性）可母乳喂养。不宜哺乳者口服生麦芽冲剂或乳房外敷芒硝回乳，不宜使用雌激素回乳。**新生儿出生后6小时内和1个月时各肌内注射1ml的HBig，出生后24小时内、1个月、6个月分别注射乙型肝炎疫苗**。继续保肝治疗，加强休息和营养，指导避孕。

小试身手 4. 有关妊娠合并重型肝炎患者的围产期护理措施，下列正确的是
A. 肥皂水灌肠以保持肠道清洁　　　B. 无需观察性格改变与行为异常
C. 产前及产后24小时内不宜使用肝素　　D. 临产时开始服用维生素K、维生素C以防出血
E. 严密监测生命体征并记录出入液量

第三节　糖尿病

浪里淘沙—核心考点

一、常见类型

妊娠合并糖尿病包括孕前糖尿病（PGDM）和妊娠期糖尿病（GDM）两种。PGDM是在妊娠前已被确诊的糖尿病妇女合并妊娠或妊娠前糖耐量异常，妊娠后发展为糖尿病。GDM为妊娠前糖代谢正常，妊娠期才出现的糖尿病，90%以上的妊娠合并糖尿病孕妇属于GDM，血糖大多于产后能恢复正常，但将来患2型糖尿病概率增加。

二、分期

按White分类法，即根据发病年龄，病程长短以及有无血管病变对妊娠合并糖尿病进行分期，有助于判断病情的严重程度及预后。

A级：妊娠期诊断的糖尿病。

A1级：经控制饮食，空腹血糖 < 5.3mmol/L，餐后2h血糖 < 6.7mmol/L。

A2级：经控制饮食，空腹血糖 ≥ 5.3mmol/L，餐后2h血糖 ≥ 6.7mmol/L。

B级：显性糖尿病，20岁以后发病，病程 < 10年。

C级：发病年龄10~19岁，或病程达10~19年。

D级：10岁前发病，或病程 ≥ 20年，或合并单纯性视网膜病变。

F级：糖尿病性肾病。

R级：眼底有增生性视网膜病变或玻璃体积血。

H级：冠状动脉粥样硬化性心脏病。

T级：有肾移植史。

三、临床表现

合并糖尿病孕妇在妊娠期可出现三多症状（多饮、多食、多尿），重症者症状明显。但大多数GDM孕妇无明显的临床表现。有外阴阴道假丝酵母菌病、不明原因反复流产、死胎、巨大儿或分娩足月新生儿呼吸窘迫综合征史、胎儿畸形、新生儿死亡等不良孕产史。

诊断要点：

（1）孕前糖尿病：符合以下2项中任意一项者，可诊断为PGDM。

1）妊娠前已确诊为糖尿病的病人。

2）妊娠前未进行过血糖检查的孕妇，尤其存在糖尿病高危因素者，如肥胖、一级亲属患2型糖尿病、妊娠期糖尿病史或大于胎龄儿分娩史、多囊卵巢综合征病人及妊娠早期空腹尿糖反复阳性，首次产前检查时应明确是否存在妊娠前糖尿病，达到以下任何一项标准应诊断为孕前糖尿病：①空腹血糖（FPG）≥ 7mmol/L。②75g口服葡萄糖耐量试验（OGTT）的2小时血糖 ≥ 11.1mmol/L（200mg/dl）。OGTT具体方法为：试验前连续3天正常体力活动、正常前1天晚餐后禁食至少8小时至次日晨。检查期间静坐，禁烟。检查时，5分钟内口服75g葡萄糖的液体300ml，分别抽取服糖前、服糖后1小时及2小时的静脉血（从开始饮用葡萄糖水起算时间），测定葡萄糖水平。③糖化血红蛋白（HbAlc）≥ 6.5%。④伴有典型的高血糖或高血糖危象症状，同时血糖 ≥ 11.1mmol/L。

（2）妊娠期糖尿病：①妊娠24~28周及28周后首次就诊时行75gOCTT，空腹及服糖后1小时、2小时的血糖值分别低于5.1mmol/L、10.0mmol/L、8.5mmol/L。任何一点血糖值达到或超过上述标准者诊断为GDM。②产妇具有GDM高危因素或医疗资源缺乏地区，建议24~28周首先检查空腹血糖。空腹血糖 ≥ 5.1mmol/L，可直接诊断为GDM。

小试身手　5. 产前检查发现巨大胎儿，最需考虑的病理情况是

A. 母亲肥胖　　　B. 过期妊娠　　　C. 胎儿宫内缺氧　　　D. 父亲肥胖　　　E. 母体并发糖尿病

小试身手　6. 巨大儿的定义是指出生体重 ≥

A. 3600g　　　B. 3800g　　　C. 4000g　　　D. 4200g　　　E. 4400g

四、护理措施

1. 非孕期　显性糖尿病妇女在妊娠前应寻求产前咨询和评估，由内分泌科医师和产科医师共同研究并判断是否可以妊娠。未经治疗的D、F、R级糖尿病一旦妊娠，对母儿的危险较大，不宜妊娠；器质性病变较轻、血糖控制良好者，可在积极治疗、密切监护下继续妊娠。显性糖尿病妇女从妊娠前应在内科医师协助下严格控制血糖值。

2. 妊娠期　妊娠合并糖尿病孕妇的产前监护及治疗应由产科医师、内分泌科医师、营养师、糖尿病专科护士及产科护士等多学科成员的密切配合完成。

（1）定期产前检查：妊娠合并糖尿病孕妇的产前检查次数和间隔时间视病情轻重而定。孕前糖尿病孕妇早期应每周检查1次至第10周，以后每2周检查1次，妊娠32周后每周检查1次。

（2）病情观察：每天监测血压，每周测量体重、宫高、腹围，每1~2个月测定肾功能及糖化血红蛋白含量，同时进行眼底检

查。每日检测血糖，GDM孕妇妊娠期血糖控制目标设定为餐前及餐后血糖值分别为≤5.3mmol/L和≤6.7mmol/L，夜间血糖不低于3.3mmol/L，餐后血糖峰值5.6~7.1mmol/L，HbA1c<6.0%。

第四节 急性肾盂肾炎

浪里淘沙—核心考点

一、急性肾盂肾炎与妊娠的相互影响

1. 妊娠后患急性肾盂肾炎概率增加：①由于胎盘分泌大量雌、孕激素，平滑肌松弛，蠕动减弱，膀胱对张力的敏感性减弱而发生过度充盈，残余尿增多，为细菌在膀胱内繁殖创造了条件。②增大的子宫易造成排尿不畅、尿潴留或尿液反流致病菌以大肠埃希菌最多见。③妊娠期尿液中营养物质增多，有利于细菌生长。致病菌以大肠埃希菌最多见。起病急骤，突发高热、寒战，体温可达40℃，伴头痛、全身酸痛、恶心及腰痛，出现尿频、尿急、尿痛、排尿未尽感等症状。排尿时下腹部疼痛。

小试身手 7.妊娠妇女患急性肾盂肾炎的危险性增加，是由于胎盘

A.分泌大量雌、孕激素　　　　B.有气体交换功能　　　　C.有防御功能

D.有合成功能　　　　E.有排出胎儿代谢产物功能

2. 对胎儿的影响　肾盂肾炎引起的高热可致流产、早产。在妊娠早期，高热可使胎儿神经管发育异常，无脑儿发病率升高。

小试身手（8~10题共用备选答案）

A.血压升高　　　　B.高热　　　　C.巨大儿

D.胎儿宫内发育迟缓　　　　E.肾衰竭

8.妊娠合并糖尿病易发生

9.妊娠合并缺铁性贫血易发生

10.妊娠合并急性肾盂肾炎易发生

二、辅助检查

1. 全身检查　肾区叩击痛。

2. 实验室检查　血白细胞计数升高，尿细菌培养阳性。

三、治疗原则

支持疗法、保持泌尿道通畅和抗感染。

四、护理措施

1. 一般护理　卧床休息，取侧卧位，减少子宫对输尿管的压迫。加强营养。

2. 保持泌尿道通畅　鼓励病人多饮水，保持每日尿量在2000ml以上，达到冲洗尿路和引流的目的。

3. 用药护理　选择对胎儿损伤小的抗生素。治疗24小时后症状有所改善，48小时后病情缓解。如72小时后症状未改善应调整种类或药量。急性症状控制后改为口服或肌内注射。疗程最短2~3周，完成治疗后7~10天取尿液做尿培养。肾功能不全者适量减药。

第五节 贫 血

浪里淘沙—核心考点

一、贫血与妊娠的相互影响

1. 对母体的影响　妊娠可使原有贫血加重，而贫血增加了妊娠风险，重度贫血可引起贫血性心脏病、妊高征、产后出血、产褥感染等并发症。

2. 对胎儿的影响　孕妇骨髓和胎儿在竞争摄取母体血清铁时，胎儿组织占优势，因此胎儿缺铁不太严重。母体严重缺铁时会影响骨髓造血功能，导致胎儿生长受限、胎儿宫内窘迫、早产、死胎或死产等。

二、辅助检查

1. 血象　外周血涂片为小红细胞低血红蛋白性贫血。血红蛋白<110g/L，红细胞<3.5×10^{12}/L，血细胞比容<0.33，白细胞计数及血小板计数均在正常范围，即可诊断为妊娠期贫血。

2. 血清铁测定　孕妇血清铁<6.5μmol/L（35μg/dl），为缺铁性贫血。

三、治疗原则

去除病因、治疗并发症、补充铁剂。如血红蛋白<60g/L，接近预产期或短期内准备剖宫产者，宜少量多次输血。积极预防

产后出血和产褥感染。

小试身手 11.初产妇，孕35周，既往有再生障碍性贫血病史，血红蛋白为50g/L，血小板80×10⁹/L，应采取的措施是

A.吸氧　　　　B.少量多次输血　　　　C.右旋糖酐输注　　　　D.抗生素预防感染　　　　E.输血后终止妊娠

四、护理措施

1.预防　妊娠前积极治疗慢性失血性疾病，必要时补充铁剂。

2.**妊娠期**　提供高铁、高蛋白质及高维生素C饮食。多食含铁丰富食物，如瘦肉、家禽、动物肝脏及绿叶蔬菜等。**补充铁剂首选口服，同时服维生素C及稀盐酸**可促进铁吸收。**指导孕妇饭后或餐中服用铁剂，**告诉孕妇服用铁剂后大便变黑为正常反应。妊娠末期重度缺铁性贫血或口服铁剂胃肠道反应较重者可深部肌内注射铁剂。血红蛋白在7g/L以下者应休息。妊娠期加强产前检查和母儿监护，预防各种感染。

3.分娩期　临产前给止血药、维生素K等并备新鲜血。严密观察产程，第二产程酌情给予阴道助产。胎儿前肩娩出后给予宫缩剂。

4.产褥期　密切观察子宫收缩及阴道流血，使用抗生素预防和控制感染，补充铁剂，纠正贫血。

小试身手 12.妊娠合并贫血的护理措施，下列正确的是

A.单纯补充铁剂纠正贫血　　　　B.仅需补充叶酸　　　　C.嘱多食瘦肉与动物肝脏等

D.临产时服用维生素K防出血　　　　E.产后不宜使用抗生素

参考答案

1.B　2.E　3.A　4.E　5.E　6.C　7.A　8.C　9.D　10.B　11.B　12.C

第九章　异常分娩的护理

统领全局—考试大纲

1. 掌握异常分娩和产力异常的概念与分类。
2. 熟练掌握产力异常的原因、临床表现及对母儿的影响。
3. 掌握产力异常的治疗要点。
4. 熟练掌握产力异常的护理措施。
5. 掌握骨盆分类及特征。
6. 熟练掌握骨盆异常的临床表现。
7. 掌握软产道异常的临床表现。
8. 掌握产道异常对母儿影响。
9. 掌握产道异常的治疗要点。
10. 熟练掌握产道异常的护理措施。
11. 掌握持续性枕后位、枕横位的临床表现。
12. 了解臀先露的临床表现及治疗要点。
13. 掌握胎儿发育异常的知识点。

第一节　产力异常

浪里淘沙—核心考点

一、异常分娩的概念

产力、产道、胎儿及产妇精神心理状态是影响分娩能否顺利进行的四大因素，其中任何一个或一个以上因素异常使分娩过程受阻，称为异常分娩。

二、产力异常

（一）概念

任何原因引起的子宫收缩的节律性、对称性及极性不正常或收缩力的强度、频率变化有异常，均称为子宫收缩力异常。

（二）分类

子宫收缩力异常分为子宫收缩乏力和子宫收缩过强。每类又分为协调性子宫收缩和不协调性子宫收缩。

（三）原因

1. **子宫收缩乏力**　骨盆异常或胎位异常、精神因素、子宫肌源性因素、内分泌失调、贫血等。
2. **子宫收缩过强**　缩宫素使用不当，产妇过度紧张、产程延长、胎膜早破及多次宫腔内操作等。

小试身手 1.宫缩乏力的原因**不包括**

A.头盆不称　　　　B.内分泌失调　　　　C.精神因素　　　　D.使用过量镇静剂　　　　E.使用地塞米松

（四）临床表现

1. 子宫收缩乏力

（1）协调性子宫收缩乏力：子宫收缩具有正常的节律性、对称性和极性，但**收缩力弱**，宫腔压力低，小于15mmHg，**持续时间短，间歇期长且不规律，宫缩小于2次/10分钟**。产程开始子宫收缩正常，在进展到某一阶段时子宫收缩力变弱，产程进展缓慢，甚至停滞。

（2）不协调性子宫收缩乏力：**子宫收缩极性倒置**，宫缩兴奋点来自子宫的一处或多处，节律不协调。宫缩时宫底部不强，中段或下段强，宫缩间歇期子宫壁不能完全放松，**属无效宫缩**。产妇自觉宫缩强，持续腹痛，拒按，精神紧张，烦躁不安，产程延长或停滞，严重者出现水、电解质紊乱、肠胀气、尿潴留。由于胎儿-胎盘循环障碍，胎儿宫内窘迫。

（3）产程曲线异常：①潜伏期延长：从临产规律宫缩开始至活跃期起点（4~6cm）称为潜伏期。初产妇>20小时、经产妇>14小时称为潜伏期延长。②活跃期延长：从活跃期起点（4~6cm）至宫颈口开全称为活跃期。活跃期宫颈口扩张速度<0.5cm/h称为活跃期延长。③活跃期停滞：当破膜且宫颈口扩张≥6cm后，若宫缩正常，宫颈口停止扩张≥4小时；若宫缩欠佳，**宫颈口停止扩张≥6小时称为活跃期停滞**。④第二产程延长：初产妇>3小时，经产妇>2小时（硬膜外麻醉镇痛分娩时，初产妇>4小时，经产妇>3小时），**产程无进展（胎头下降和旋转），称为第二产程延长**。⑤胎头下降延缓：第二产程初产妇胎头先露下降速度<1cm/h，经产妇<2cm/h，称为胎头下降延缓。⑥胎头下降停滞：第二产程胎头先露停留在原处不下降>1小时，称为胎头下降停滞。⑦滞产：指总产程超过24小时。

小试身手（2~4题共用备选答案）

　　A. 潜伏期延长　　　　　　B. 活跃期延长　　　　　C. 活跃期停滞　　　　　D. 第二产程停滞　　　　　E. 胎头下降延缓

　　2. 从宫口开大3cm到宫口开全超过8小时，称为

　　3. 进入第二产程1小时胎头下降无进展，称为

　　4. 活跃晚期至宫口全开，胎头下降速度<1cm/h，称为

　　2. 子宫收缩过强

　　（1）协调性子宫收缩过强：**子宫收缩的节律性、对称性和极性均正常，仅子宫收缩力过强。分娩在短时间内结束，造成急产，即总产程不超过3小时。**多见于经产妇。宫缩过强易致产道损伤、胎儿缺氧或新生儿外伤等。

　　（2）不协调性子宫收缩过强：①强直性子宫收缩：宫颈口以上部分子宫肌层出现强直性痉挛性收缩，**宫缩间歇期短或无间歇，产妇烦躁不安、持续腹痛、拒按。**胎方位触诊不清，胎心音听不清。**脐下或平脐处见一环状凹陷，即病理性缩复环。**②子宫痉挛性狭窄环：指子宫壁某部肌肉呈痉挛性不协调性子宫收缩形成环状狭窄，持续不放松，称子宫痉挛性狭窄环。此环不随宫缩上升，阴道检查可触及狭窄环。产妇持续腹痛、烦躁、宫颈扩张缓慢、胎先露下降停滞、胎心律不规则。

（五）对母儿的影响

　　1. **子宫收缩乏力**　①**对产妇的影响**：导致产程延长、产妇体力消耗、肠胀气、尿潴留，**引起产伤、产后出血、产后感染；**②**对胎儿和新生儿的影响：导致产程延长、胎膜早破、胎儿窘迫、新生儿窒息或死亡；**产程延长致手术产增加，产伤增加，新生儿颅内出血发病率和死亡率增加。

　　2. **子宫收缩过强**　①对产妇的影响：子宫收缩过强、过频，产程过快，导致宫颈、阴道及会阴撕裂伤，接产时来不及消毒导致产褥感染。产后子宫肌纤维缩复不良导致胎盘滞留或产后出血。**子宫痉挛性狭窄环导致产妇衰竭，**手术产机会增多；②对胎儿及新生儿的影响：宫缩过强、过频影响子宫胎盘血液循环，胎儿宫内缺氧，**导致胎儿窘迫、新生儿窒息甚至胎死宫内。**胎儿娩出过快，易引起新生儿颅内出血。如来不及消毒即分娩，易发生新生儿感染、骨折、外伤等。

（六）治疗及护理

　　1. 子宫收缩乏力

　　（1）协调性子宫收缩乏力：针对病因进行处理。**对头盆不称、胎位异常或其他剖宫产指征者及时考虑剖宫产。**对经阴道分娩者，先改善全身状况，然后根据产程进展情况加强子宫收缩，促使产妇尽快分娩。

　　小试身手　5. 下列情况可以应用静脉滴注催产素加强子宫收缩力的是

　　A. 头盆相称　　　　　B. 持续性枕后位　　　　　C. 有剖宫产史　　　　　D. 胎儿窘迫　　　　　E. 漏斗骨盆

　　（2）不协调性子宫收缩乏力：恢复子宫收缩的生理极性和对称性，适当给予镇静剂，使产妇恢复为协调性子宫收缩。**在宫缩恢复为协调性之前，严禁使用缩宫素。**

　　2. 子宫收缩过强　①协调性：有急产史的产妇提前入院待产。左侧卧位，提供心理支持。②不协调性：**停用缩宫素及阴道操作，给予宫缩抑制剂。仍不能缓解者立即剖宫产。**临产后做好新生儿接生及抢救准备。

　　小试身手　6. 一待产妇，协调性宫缩乏力，宫口开大5cm，未破膜，无头盆不称，此时的主要护理措施为

　　A. 人工破膜　　　　　　　　　　B. 催产素静脉滴注　　　　　　　　　　C. 等待产程自然进展

　　D. 注射盐酸哌替啶后休息　　　　E. 应用地西泮

第二节　产道异常

浪里淘沙—核心考点

一、骨盆分类及特征

　　1. **骨盆入口平面狭窄**　骨盆入口平面呈横扁圆形，骶耻外径小于18cm，前后径小于10cm，对角径小于11.5cm，包括单纯扁平骨盆和佝偻病性扁平骨盆。

　　2. **中骨盆及骨盆出口平面狭窄**　见于漏斗骨盆，其特点是中骨盆及出口平面狭窄，坐骨棘间径小于10cm，坐骨结节间径小于8cm，耻骨弓小于90°。坐骨结节间径与出口后矢状径之和小于15cm。

　　3. **三个平面狭窄**　骨盆外形属女性骨盆，但**骨盆每个平面的径线均小于正常值2cm以上，称均小骨盆。**

二、临床表现

　　1. **入口平面狭窄**　胎头衔接受阻，不能入盆，前羊水囊受力不均导致胎膜早破。胎头入盆不均，或胎头骑跨在耻骨联合上方（即跨耻征阳性），表现为**继发性宫缩乏力，潜伏期和活跃早期延长。**

　　2. **中骨盆及出口平面狭窄**　胎头下降至中骨盆和出口平面时，常不能顺利转为枕前位，**形成持续性枕横位或枕后位，活跃晚期及第二产程后进展缓慢，甚至停滞。**

　　小试身手　7. 中骨盆和骨盆出口平面狭窄，入口正常，此骨盆属于

　　A. 均小骨盆　　　　B. 扁平骨盆　　　　C. 漏斗骨盆　　　　D. 横径狭小骨盆　　　　E. 畸形骨盆

　　小试身手　8. 中骨盆狭窄对母儿的影响主要是导致

　　A. 胎膜早破　　　　　　　　　　B. 病理性缩复环　　　　　　　　　　C. 胎先露入盆受阻

　　D. 胎头跨耻征阳性　　　　　　　E. 持续性枕后位或枕横位

小试身手 9.中骨盆狭窄时主要会导致

A.胎头跨耻征阳性　　　　B.异常胎位　　　　C.胎膜早破　　　　D.胎先露入盆受阻　　　　E.持续性枕后位或枕横位

3. **三个平面狭窄** 多见于身材矮小、体形匀称的女性。胎儿小、产力好、胎位正常者可借助胎头极度俯屈和变形经阴道分娩。中等大小以上的胎儿经阴道分娩困难。

三、软产道异常的临床表现

1. **外阴异常** 常见于外阴瘢痕、坚韧和水肿，由于组织缺乏弹性，无伸展，使阴道口狭窄，影响胎头娩出或造成严重撕裂伤。
2. **阴道异常** 常见于阴道纵隔、横膈和阴道尖锐湿疣。
3. **宫颈异常** 常见于宫颈外口粘连、宫颈水肿和宫颈瘢痕等，影响胎头下降，导致产程延长、产妇体力耗竭等。

四、对母儿的影响

（一）对母体的影响

骨盆入口狭窄易发生胎位异常、继发性子宫收缩乏力，产程延长或停滞，或因宫缩过强导致子宫破裂。中骨盆狭窄发生持续性枕后位、枕横位造成难产；胎头长时间嵌顿可致生殖道瘘；胎膜早破、产程延长、阴道检查与手术机会增多使感染几率增加；子宫收缩乏力引起产后出血。

（二）对胎儿和新生儿的影响

导致胎位异常、胎儿窘迫、胎死宫内，新生儿颅内出血、窒息、死亡，手术产机会增多，新生儿产伤和感染，围生儿死亡率增加。

五、治疗原则

明确骨盆狭窄的类别和程度，了解胎位、胎儿大小、胎心、宫缩强弱、宫颈扩张程度，结合年龄、产次、既往分娩史选择合理的分娩方式。

对软产道异常应根据局部组织的病变程度及对阴道分娩的影响，选择局部手术治疗处理或剖宫产结束分娩。

六、护理措施

（一）产程处理过程的护理

1. **轻度头盆不称者**在严密监护下试产，护理措施：①专人守护，关心产妇饮食、营养、水分、休息。**少肛查，禁灌肠**。试产过程不用镇静、镇痛药。②密切观察胎儿情况及产程进展情况，监测有无脐带脱垂；**试产2~4小时胎头仍未入盆并伴胎儿窘迫者，停止试产，做好剖宫产准备**。③注意子宫破裂的先兆，发现异常立即停止试产，预防子宫破裂。
2. **中骨盆狭窄者**如宫口已开全，胎头双顶径达坐骨棘水平，做好胎头吸引、产钳阴道助产，准备抢救新生儿；若胎头未达坐骨棘水平，胎儿窘迫，做好剖宫的术前准备。
3. **骨盆出口狭窄者不宜试产。**

（二）心理护理

1. 向产妇讲解阴道分娩的可能性和优点，增强其自信心。
2. 向产妇讲明产道异常对母儿的影响，解除产妇的焦虑。
3. 提供最佳服务，缓解产妇恐惧心理。

（三）预防产后出血和感染

胎儿娩出后及时注射缩宫剂、使用抗生素，保持外阴清洁，每日冲洗会阴2次，使用消毒会阴垫。胎先露长时间压迫阴道或出现血尿时，留置导尿管8~12天，保证尿管引流通畅，防止发生生殖道瘘。每天更换引流袋，防止感染。

（四）新生儿护理

胎头在产道压迫时间长或经手术助产的新生儿按产伤处理，严密观察颅内出血的症状。

第三节　胎位、胎儿发育异常

浪里淘沙—核心考点

分娩时除枕前位（约占90%）为正常胎位外，其余均为异常胎位，易导致难产。

一、持续性枕后位、枕横位临床表现

1. 分娩过程中胎头以枕后位或枕横位衔接。下降过程中胎头枕骨持续不能转向前方，直至分娩后期仍处于母体骨盆后方或侧方，导致分娩困难，称持续性枕后位或持续性枕横位。常导致协调性宫缩乏力和宫口扩张缓慢。若枕后位产妇自觉肛门坠胀及排便感，宫口尚未开全时过早使用腹压，**导致宫颈前唇水肿和产妇疲劳，影响产程进展**。
2. **腹部检查** 在宫底部触及胎臀，胎背偏向母体后方或侧方，在对侧明显触及胎儿肢体。**胎心在脐下一侧偏外方听得最响**

亮，在胎儿肢体侧的胎胸部位也可听到。

3. 肛门检查或阴道检查　当肛查宫口部分扩张或开全时，如为枕后位，盆腔后部空虚，查明胎头矢状缝位于骨盆斜径上，前囟在骨盆右前方，后囟在骨盆左后方则为枕左后位，反之为**枕后右位**。查明胎头矢状缝位于骨盆横径上，后囟在骨盆左侧方，则为枕左横位，反之为枕右横位。

二、臀先露的临床表现及治疗原则

（一）臀先露的临床表现

胎儿以臀、足或膝为先露，以骶骨为指示点，在骨盆的前、侧、后构成6种胎位称为臀先露，约占足月分娩总数的3%~4%。**臀先露是最常见的异常胎位**，其中以单臀先露最多见，其次以完全臀先露或混合臀先露较多见。孕妇常感觉肋下或上腹部有圆而硬的胎头，由于胎臀不能紧贴子宫下段及子宫颈，导致子宫收缩乏力，产程延长，手术产机会增多。

`小试身手` 10. 关于臀位，正确的叙述是
　A. 胎体纵轴与母体纵轴垂直　　　　　B. 孕妇常感觉肋下有圆而硬的胎头
　C. 胎心在母体脐下方听得最清楚　　　D. 妊娠34周后不必纠正胎位
　E. 完全臀位是指胎儿双髋关节屈曲，双膝关节伸直

（二）治疗原则

1. 临产前　胎位异常者定期产前检查，妊娠30周以后胎位仍不正常者，**根据病情予以矫正**。常用矫正方法有**胸膝卧位**、激光照射或艾灸至阴穴、外转胎位术。若矫正失败，提前1周住院待产。

2. 临产后　根据产妇及胎儿具体情况综合分析，采用阴道助产或剖宫产术结束分娩。

三、胎儿发育异常

1. 巨大胎儿　是指**出生体重达到或超过4000g者**。多见于父母身材高大，孕妇患糖尿病，过期妊娠等。常引起头盆不称、肩难产、软产道损伤、新生儿产伤等。

2. 胎儿畸形、脑积水　表现为明显头盆不称，跨耻征阳性，如不及时处理可导致子宫破裂。

参考答案

1.E　2.B　3.D　4.E　5.A　6.B　7.C　8.E　9.E　10.B

第十章　分娩期并发症妇女的护理

1. 熟练掌握胎膜早破的概念、病因、临床表现及并发症。
2. 熟练掌握胎膜早破的辅助检查和对母、儿的影响。
3. 熟练掌握胎膜早破的预防、治疗要点和护理措施。
4. 熟练掌握产后出血的概念、病因、临床表现和并发症。
5. 熟练掌握产后出血的治疗要点、预防和护理措施。
6. 掌握子宫破裂的概念、分类和病因。
7. 熟练掌握子宫破裂的临床表现。
8. 掌握子宫破裂的治疗要点。
9. 熟练掌握子宫破裂的护理措施。
10. 掌握羊水栓塞的概念、病因和病理生理。
11. 熟练掌握羊水栓塞的临床表现与并发症。
12. 掌握羊水栓塞的治疗要点和预防措施。
13. 熟练掌握羊水栓塞的护理措施。

第一节　胎膜早破

浪里淘沙—核心考点

一、概念

胎膜早破是指在临产前胎膜自然破裂。

二、病因

1. 创伤　**创伤或妊娠后期性交**，增加了绒毛、羊膜感染的机会，**引起胎膜炎**。
2. 羊膜腔内压力升高　见于羊水过多、多胎妊娠等。
3. 胎膜受力不匀　易导致感染和前羊膜囊受力不均引起胎膜早破。
4. 生殖道感染　由细菌、病毒或弓形虫感染引起。
5. 胎膜发育不良　胎膜菲薄脆弱发生破裂。

三、对母儿影响

1. 对母体的影响
（1）**感染**：宫内感染的风险随破膜时间延长和羊水量减少程度而增加。
（2）**胎盘早剥**：胎膜早破后宫腔内压力改变，容易发生胎盘早剥。
（3）**剖宫产率增加**：羊水减少致使脐带受压、宫缩不协调和胎儿窘迫需要终止妊娠时引产不易成功，导致剖宫产率增加。
2. 对围产儿的影响
（1）**早产**：胎膜早破是早产的主要原因之一，早产儿的预后与胎膜早破的发生及分娩的孕周密切相关。
（2）**感染**：并发绒毛膜羊膜炎时，易引起新生儿吸入性肺炎、颅内感染及败血症等。
（3）**脐带脱垂和受压**：羊水过多及胎先露未衔接者胎膜破裂时**脐带脱垂的风险增高**；继发羊水减少，脐带受压，**可致胎儿窘迫**。
（4）**胎肺发育不良及胎儿受压**：破膜时孕周越小，胎儿发育不良的风险越高。羊水过少程度重、时间长，可出现胎儿受压表现，胎儿骨骼发育异常，如铲形手、弓形腿及胎体粘连等。

小试身手　1.妊娠36周出现胎膜早破，**不可能**出现的并发症是
A.胎儿宫内窘迫　　　B.前置胎盘　　　C.早产　　　D.脐带脱垂　　　E.宫腔感染

四、临床表现与并发症

（一）临床表现

1. 症状　**有较多液体自阴道流出**，继而少量间断排出。当咳嗽、打喷嚏、负重等腹内压增加时羊水即流出。
2. 体征　肛诊检查时触不到羊膜囊，上推胎儿先露部可见流液量增多。

（二）并发症

早产、感染和脐带脱垂。

五、辅助检查

1. 阴道液酸碱度检查　正常阴道液呈酸性，pH为4.5~6.0；羊水pH为7.0~7.5。用pH试纸检查，若流出液pH≥6.5时，考虑为胎膜早破。

2. 阴道液涂片检查　有羊齿状结晶出现为羊水。

3. 超声引导下羊膜腔穿刺抽取羊水检查　检查的指标有：羊水涂片革兰染色检查、葡萄糖水平测定、白细胞计数检查、细菌培养等，但临床较少使用。

4. 胎盘、胎膜或脐带组织病理检查　如结果提示感染或炎症，有助于绒毛膜羊膜炎的诊断。

六、预防

1. 积极预防和治疗下生殖道感染，重视孕期卫生保健。

2. 妊娠后期禁止性交，避免腹部受压及负重。

3. 宫颈内口松弛者于妊娠14~16周行宫颈环扎术，环扎部位靠近宫颈内口水平。

七、治疗要点

1. 足月胎膜早破　评估有无胎儿窘迫、绒毛膜羊膜炎、胎盘早剥和脐带脱垂等。随着破膜时间延长，宫内感染风险增加，破膜超过12小时应预防性应用抗生素，同时尽量避免频繁阴道检查。若无明确剖宫产指征，宜在破膜后2~12小时内积极引产。对宫颈成熟的孕妇，首选缩宫素引产。宫颈不成熟且无阴道分娩禁忌证者，可应用前列腺素制剂促宫颈成熟，试产过程中严密监测母胎情况。有明确剖宫产指征时宜行剖宫产终止妊娠。

2. 未足月胎膜早破　根据孕周、母胎状况、当地新生儿救治水平及孕妇和家属意愿综合决策；如果终止妊娠的益处大于期待治疗，则考虑终止妊娠。

（1）引产：妊娠<24周的胎膜早破，由于胎儿存活率极低、母胎感染风险很大，以引产为宜；妊娠24~27^{+6}周的胎膜早破，可根据孕妇及家属意愿，新生儿抢救能力等决定是否引产。

（2）不宜继续妊娠：采用引产或剖宫产终止妊娠：①妊娠34~36^{+6}周者；②无论任何孕周，明确诊断绒毛膜羊膜炎、胎儿窘迫、胎盘早剥等不宜继续妊娠者。

（3）期待治疗：①妊娠24~27^{+6}周要求期待治疗者，应充分告知期待治疗过程中的风险，慎重抉择；②28~33^{+6}周，无继续妊娠禁忌，应行期待治疗，具体内容包括：a.一般处理：保持外阴清洁，避免不必要的肛查和阴道检查，动态监测体温、宫缩、母胎心率、阴道流液量和性状，定期复查血常规、羊水量、胎心监护和超声检查等，确定有无绒毛膜羊膜炎、胎儿窘迫和胎盘早剥等并发症。b.促胎肺成熟：妊娠<35周者给予地塞米松或倍他米松肌内注射，促进胎肺成熟。c.预防感染：应及时预防性应用抗生素（如青霉素类、大环内酯类），可有效延长孕周，减少绒毛膜羊膜炎和新生儿感染的发生率。通常5~7日为一个疗程。B族溶血性链球菌检测阳性者，青霉素为首选药物。d.抑制宫缩：妊娠<34周者，建议给予宫缩抑制剂48小时，配合完成糖皮质激素的促胎肺成熟治疗并转送至有新生儿ICU的医院。

> 小试身手　2.下列可促进早产儿肺成熟的药物是
>
> A. 阿司匹林　　　　B. 糖皮质激素　　　　C. 维生素K　　　　D. 维生素C　　　　E. 沙丁胺醇

八、护理措施

1. 住院待产　胎先露部未衔接者绝对卧床休息，左侧卧位，臀部抬高，以防脐带脱垂。

2. 密切观察　观察羊水性状、颜色、气味等；监测胎心率变化、胎动及胎儿宫内安危；严密观察产妇生命体征、白细胞计数，了解有无感染征象。

3. 外阴护理　保持外阴清洁，每日用1：5000稀释络合碘溶液棉球擦洗会阴2次。

4. 遵医嘱用药　给予抗生素预防感染，给予地塞米松促进胎肺成熟。

5. 健康教育　积极预防和治疗下生殖道感染；妊娠后期禁止性交，避免腹部受压、负重；宫颈内口松弛者卧床休息，于妊娠14~16周行宫颈环扎术。

> 小试身手　3.胎膜早破时应禁止
>
> A. 听胎心　　　　B. 灌肠　　　　C. 应用抗生素　　　　D. 卧床休息　　　　E. 抬高臀部

第二节　产后出血

> 浪里淘沙—核心考点

一、概念

产后出血是指胎儿娩出后24小时内，阴道分娩者出血量≥500ml，剖宫产≥1000ml，是我国产妇死亡的首要原因。

小试身手 4. 产后出血是指胎儿娩出后24小时内出血量超过

A. 500ml   B. 400ml   C. 300ml   D. 200ml   E. 100ml

二、病因

引起产后出血最主要的原因是子宫收缩乏力，其次为胎盘因素、软产道裂伤和凝血功能障碍。

小试身手 5. 产后出血最常见的原因是

A. 宫缩乏力   B. 胎盘滞留   C. 产道损伤   D. 凝血功能障碍   E. 胎盘碎片残留

三、临床表现

1. 症状　产妇阴道流血，面色苍白、出冷汗、口渴、头晕、心慌。当出血积聚在宫腔及阴道内时，产妇出现寒战、怕冷、打哈欠、懒言或表情淡漠，呼吸急促，烦躁不安，昏迷。软产道损伤造成阴道壁血肿时出现尿频、肛门坠胀感，排尿疼痛。

2. 体征　血压下降，脉搏细速。子宫收缩乏力及胎盘因素所致出血者，子宫轮廓不清，触不到宫底，按摩子宫后变硬，停止按摩后变软，按摩子宫时阴道大量出血。血液积存或胎盘剥离而滞留在子宫腔内者，宫底升高，按摩子宫并挤压宫底，可促进胎盘和淤血排出。因软产道裂伤或凝血功能障碍所致出血，腹部检查宫缩良好，轮廓清晰。

阴道大量出血可导致休克而危及生命；持续少量出血或隐性出血，可并发贫血、产褥感染。如失血严重，休克时间长，可导致垂体功能减退，即席汉综合征。

小试身手 （6~7题共用备选答案）

A. 产后宫缩乏力   B. 软产道裂伤   C. 胎盘剥离不全   D. 胎盘滞留   E. 凝血功能障碍

6. 胎儿娩出后即阴道持续性出血，色鲜红，可能的诊断是

7. 产后1小时，阵发性阴道出血，色暗红，宫底脐上2横指，质软。可能的诊断是

四、治疗原则

针对原因迅速止血，补充血容量纠正休克，防治感染。

1. 因子宫收缩乏力引起大出血，使用宫缩剂、按摩子宫、宫腔内填塞纱布条或结扎血管、子宫压缩缝合术、经导管动脉栓塞术、切除子宫等方法止血。

2. 软产道撕裂伤引起大出血　及时准确缝合。如阴道血肿应首先切开血肿，清除血块，缝合止血。

3. 胎盘因素引起大出血　及时取出胎盘，并做好刮宫准备。

4. 凝血功能障碍者所致出血　针对不同病因进行治疗，如血小板减少、再生障碍性贫血等输新鲜血或成分输血，如发生DIC应进行抗凝与抗纤溶治疗，全力抢救。

小试身手 8. 产后出血休克的处理，下列不妥的措施是

A. 立即平卧位、吸氧、保暖   B. 迅速建立静脉通道   C. 密切观察出血量及血压、脉搏、呼吸

D. 立即切除子宫制止出血   E. 配合医师采取有效止血措施

五、预防

（一）产前预防

1. 加强孕期保健，定期产前检查，及时治疗高危妊娠。

2. 高危妊娠者，如妊高征、多胎妊娠、羊水过多、肝炎、贫血等提前入院。

（二）产时预防

1. 第一产程密切观察产程进展，防止产程延长，必要时给予镇静剂。

2. 第二产程严格执行无菌技术，指导产妇正确使用腹压，适时会阴侧切；胎头、胎肩娩出要慢，一般相隔3分钟左右；胎肩娩出后立即肌内注射或静脉滴注缩宫素，促进子宫收缩，减少出血。

3. 第三产程正确处理胎盘娩出。胎盘未剥离前不可过早牵拉脐带或按摩、挤压子宫，待盘剥离后及时协助胎盘娩出并仔细检查胎盘胎膜是否完整。

（三）产后预防

1. 产后2小时内仍需留在产房接受监护。密切观察子宫收缩、阴道出血及会阴伤口情况。定时测量生命体征。

2. 督促产妇及时排空膀胱，以免影响子宫收缩引起产后出血。

3. 早吸吮可刺激子宫收缩，减少子宫出血。

4. 对可能发生产后出血的高危产妇，保持静脉通畅，做好输血和急救准备。

六、护理措施

（一）针对原因止血

1. 宫缩乏力　按摩子宫，给宫缩剂。若效果不好，配合医师结扎髂内动脉、子宫动脉，必要时行子宫次全切除。

2. 软产道裂伤　及时准确缝合，若为阴道血肿，在补充血容量的同时，切开血肿、清除血块、缝合止血。

3. 胎盘因素　如胎盘剥离不全、滞留、粘连，可徒手剥离取出；胎盘残留，刮取胎盘组织；导尿后按摩宫底促使嵌顿胎盘

排出。

4. 凝血功能障碍 若出血不凝，取血做凝血试验及配血备用。如血小板减少症、再生障碍性贫血等病人应输新鲜血或成分血，如发生DIC应配合医师抢救。

（二）失血性休克的护理

对失血过多尚未休克者，及早补充血容量；对失血过多引起休克者输血，补充同等血量；病人平卧、吸氧、保暖；严密观察意识状态、皮肤颜色、血压、脉搏、呼吸及尿量；观察子宫收缩情况，有无压痛，恶露量、色、气味；观察会阴伤口情况；遵医嘱使用抗生素。

鼓励产妇进食营养丰富易消化饮食，进食富含铁、蛋白质、维生素饮食，如瘦肉、鸡蛋、牛奶、绿叶蔬菜、水果等，少量多餐。

第三节 子宫破裂

浪里淘沙—核心考点

一、概念

子宫破裂是指子宫体或子宫下段在妊娠晚期或分娩期发生破裂，是直接危及产妇和新生儿的严重并发症。

二、病因

1. **胎先露部下降受阻** 骨盆狭窄、头盆不称、胎位和胎儿异常等均使胎先露部下降受阻，子宫上段为克服阻力强烈收缩，子宫下段拉长变薄超过极限，引起子宫破裂。

2. **瘢痕子宫** 子宫壁有瘢痕，如剖宫产、肌瘤剔除术等，因子宫收缩及宫腔内压力升高而发生断裂。

3. **手术创伤** 阴道助产术时动作粗暴。

4. **宫缩剂使用不当** 未正确掌握宫缩剂的适应证，剂量过大或子宫对宫缩剂过于敏感，均可引起子宫破裂。

三、临床表现

（一）先兆子宫破裂

1. **症状** 临产过程中产妇烦躁不安，疼痛难忍，下腹部拒按，表情痛苦，呼吸急促，脉搏加快。由于胎先露部压迫膀胱使之充血，产妇出现排尿困难、血尿。由于子宫收缩过频，胎儿血供受阻，出现窘迫症状，胎动频繁，胎心率加快或减慢。

2. **体征** 先兆破裂阶段，子宫强直性收缩，下段压痛明显，胎心率加快后减慢或听不清。强力宫缩使子宫下段拉长变薄，而宫体增厚变短，两者间形成环状凹陷，称为病理性缩复环。这种情况如不解除，子宫很快在病理性缩复环处及其下方发生破裂。

小试身手 9.关于先兆子宫破裂的表现，下列正确的是

A.过频的宫缩转为宫缩乏力　　　B.产妇烦躁，胎动频繁　　　C.宫底部可见病理缩复环

D.胎心多无变化　　　E.宫体部肌肉菲薄

（二）子宫破裂

1. **症状** 产妇突感下腹部一阵撕裂样剧痛，之后缓解，子宫收缩停止。迅速出现休克症状，产妇面色苍白，出冷汗，脉搏细速，呼吸急促，血压下降。

2. **体征** 全腹压痛，反跳痛，叩及移动性浊音；腹壁扪及胎体，子宫缩小位于胎儿侧边，胎心、胎动消失。查体宫颈口缩小，先露部上升，可扪及宫壁裂口。

四、治疗原则

1. **先兆子宫破裂** 立即抑制子宫收缩，如乙醚全麻或肌内注射哌替啶。尽快剖宫产结束分娩。

小试身手 10.先兆子宫破裂时，应遵医嘱立即注射

A.哌替啶　　　B.钙剂　　　C.硫酸镁　　　D.地塞米松　　　E.缩宫素

2. **子宫破裂** 在抢救休克的同时尽快剖宫产。手术力求简单、迅速，达到止血目的。术中、术后给予抗生素控制感染。

五、护理措施

1. 做好围生期保健，加强产前检查。有异常分娩史者提前入院待产。

2. 密切观察产程，出现病理性缩复环或其他先兆子宫破裂征象时及时做好剖宫产准备。

3. 严格掌握宫缩剂的使用指征和方法。无禁忌证者应用缩宫素引产宜稀释后静脉滴注，专人看守，控制滴速，必要时连续监测胎心，胎儿娩出前禁止注射缩宫素。

4. **严格剖宫产指征**。有剖宫产史的产妇严格限制试产时间，一般不超过12小时。加强产程监护，发现先兆子宫破裂征象及时剖宫产。

5.严格执行阴道手术指征。

第四节　羊水栓塞

浪里淘沙—核心考点

一、概念

羊水栓塞是指在分娩过程中羊水进入母体血液循环引起肺栓塞、休克和DIC等一系列严重症状的综合征。

二、病因

1.**胎膜破裂或人工破膜后**　羊水经子宫蜕膜或子宫颈破损的小血管进入。

2.**宫缩过强或强直性子宫收缩**　缩宫素使用不当，羊膜腔内压力过高，羊水被挤入破损的小静脉内。

3.**子宫有病理性开放的血窦**　胎盘早剥、前置胎盘等可使羊水通过损伤血管或胎盘后血窦进入母体血循环。

三、病理生理

羊水中含大量激活凝血系统的物质，进入血管后**形成血栓阻塞肺小血管**，反射性兴奋迷走神经，肺小血管痉挛，**肺动脉压升高**。肺动脉高压引起急性右心衰竭，继而呼吸、循环功能衰竭。

羊水中含丰富的凝血活酶，**进入母血后引起弥散性血管内凝血**；同时羊水中含纤溶激活酶，激活纤溶系统，使血液进入纤溶状态，血液不凝，发生严重出血。

四、临床表现与并发症

（一）症状

典型的羊水栓塞以血压骤然下降（血压下降程度与失血量不符）、低氧血症和凝血功能障碍为特征，称为羊水栓塞三联征。

突然出现烦躁不安、寒战、恶心、呕吐、气急等先兆症状，继而出现**呛咳、呼吸困难、发绀，迅速出现循环衰竭，进入休克或昏迷状态**，严重者数分钟内死亡。短期内未死亡者**可出现出血不止**，血不凝，皮肤、黏膜、胃肠道或肾脏出血。**继之出现少尿、无尿等肾衰竭表现**。临床经过分为**急性休克期、出血期、急性肾衰竭期**三个时期。

小试身手 11.以下**不属于**羊水栓塞临床表现的是

A.休克　　　　B.出血　　　　C.肾衰竭　　　　D.呼吸困难　　　　E.阴道出血有凝血块

（二）体征

心率增快，肺部听诊湿啰音。全身皮肤、黏膜有出血点及瘀斑，**阴道出血不止，切口渗血不凝**。

五、治疗要点

1.**增加氧合**。

2.血流动力学支持。

3.抗过敏。

4.纠正凝血功能障碍。

5.全面监测。

6.产科处理。

7.器官受损的对症支持治疗。

小试身手 12.初产妇，35岁，孕41周，宫缩强，因第二产程先露下降受阻行剖宫产，胎儿娩出后突然产妇出现烦躁不安、呛咳、气急。此时考虑的治疗原则是

A.按失血性休克处理　　　　B.按术中药物过敏处理　　　　C.纠正手术步骤与方法

D.按羊水栓塞紧急处理　　　　E.立即补充血容量抗休克

六、护理措施

（一）陪伴病人，密切观察病情

产妇产程中**突发寒战、青紫、呼吸困难，应立即通知医生**，协助病人半卧，**加压给氧**。协助医师做好气管插管或气管切开准备，迅速开放静脉，进行输液和药物治疗。

（二）产程与生命体征监测

1.监测产程进展、宫缩强度和胎儿情况。

2.密切观察出血、凝血情况，如子宫出血不止，及时报告医生做好子宫切除的准备。

3.严密监测并记录病人生命体征，做好出入液量的记录。

七、预防

1. 加强产前检查，避免诱发因素　发生前置胎盘、胎盘早剥、过期妊娠、胎儿窘迫、胎膜早破等并发症时需提高警惕，尽早发现，及时抢救。

2. 严密观察产程进展，正确使用缩宫素　用缩宫素引产或加强宫缩时，专人守候，调整剂量与速度，避免宫缩过强。

3. 严格掌握破膜时间　人工破膜宜在宫缩间歇期，破口要小并注意控制羊水流出速度。

4. 中期引产者羊膜穿刺不应超过3次，最好在B超引导下进行，以免穿破胎盘引起羊水栓塞。钳刮时先刺破胎膜，使羊水流出后再钳夹。

5. 宫缩过强时适当使用镇静剂。

6. 严格掌握剖宫产指征　不应无指征放宽手术，预防子宫切口裂伤，手术时动作轻柔，子宫切开后及时吸净羊水再娩出胎儿，以免羊水进入子宫创口开放的血窦内。

参考答案

1.B　2.B　3.B　4.A　5.A　6.C　7.A　8.D　9.B　10.A　11.E　12.D

第十一章 产后并发症妇女的护理

统领全局—考试大纲

1. 熟练掌握产褥感染的概念、病因、临床表现、治疗要点和护理措施。
2. 掌握晚期产后出血的概念和病因。
3. 熟练掌握晚期产后出血的临床表现。
4. 掌握晚期产后出血的治疗要点。
5. 熟练掌握晚期产后出血的护理措施。
6. 掌握泌尿系统感染的概念、病因、临床表现和治疗要点。
7. 熟练掌握泌尿系统感染的护理措施。
8. 了解产后心理障碍的概念和原因。
9. 掌握产后心理障碍的分类、治疗要点和预防。
10. 熟练掌握产后心理障碍的护理措施。

第一节 产褥感染

浪里淘沙—核心考点

一、概念

产褥感染是指分娩时及产褥期生殖道受病原体感染引起局部和全身炎性变化。

产褥病率是指分娩24小时后至10天内，每日用口表测体温4次，有2次达到或超过38℃。产褥病率的主要原因是产褥感染。

小试身手 1.引起产褥病率最常见的原因是

A.上呼吸道感染　　　B.血栓性静脉炎　　　C.产褥感染　　　D.泌尿系感染　　　E.乳腺炎

二、病因

1. 诱因　削弱产妇生殖道和全身防御能力的因素均为诱因。如胎膜早破、贫血、产程延长、胎盘残留、产道损伤、产后出血、剖宫产或器械助产等。
2. 感染来源　产妇生殖道或其他部位寄生的病原体或是外界病原体侵入生殖道引起感染。
3. **病原体**　产妇生殖道内有大量病原体，以厌氧菌占优势。产褥感染常见的病原体有：需氧性链球菌、大肠埃希菌、葡萄球菌、厌氧性链球菌、厌氧类杆菌属等。

三、临床表现

1. **急性外阴、阴道、宫颈炎**　分娩时会阴损伤或手术产引起感染，局部灼热、疼痛、下坠感、伤口边缘红肿、流出脓性分泌物，压痛明显。阴道、宫颈感染表现为黏膜充血、溃疡、分泌物增多并呈脓性。产妇轻度发热、畏寒、脉速等。
2. **急性子宫内膜炎、子宫肌炎**　病原体经胎盘剥离面侵入，扩散到子宫蜕膜层称子宫内膜炎，侵入子宫肌层称子宫肌炎，**两者常伴发。轻者表现为恶露量多，浑浊有臭味；下腹疼痛、宫底压痛、质软伴低热**。重者出现高热、头痛、寒战、心率增快、白细胞增多，下腹压痛，恶露增多有臭味。

小试身手 2.足月自然分娩后3天，出现下腹痛，体温37.8℃，恶露多，有臭味，宫底脐上一指，宫体软。根据该临床表现首先考虑为

A.子宫肌炎　　　B.盆腔结缔组织炎　　　C.急性输卵管炎　　　D.子宫内膜炎　　　E.急性盆腔腹膜炎

3. **急性盆腔结缔组织炎、急性输卵管炎**　局部感染扩散到子宫周围组织引起盆腔结缔组织炎，累及输卵管时引起输卵管炎。产妇出现**寒战、高热、腹胀、下腹痛，严重者侵犯整个盆腔形成"冰冻骨盆"。输卵管炎**时可触及包块和压痛。
4. **急性盆腔腹膜炎及弥漫性腹膜炎**　炎症扩散到腹膜引起盆腔腹膜炎甚至弥漫性腹膜炎。病人出现全身症状及**腹膜炎症状**，如高热、恶心、呕吐、腹胀，下腹部压痛、反跳痛，因产妇腹壁松弛，腹肌紧张多不明显。如脓肿波及肛管及膀胱可有腹泻、里急后重和排尿困难。急性期治疗不彻底演变为慢性盆腔炎时导致不孕。
5. **血栓性静脉炎**　来自胎盘剥离处的感染性栓子，经血运播散引起盆腔血栓性静脉炎，侵犯子宫静脉、卵巢静脉、髂内静脉、髂总静脉及阴道静脉，**厌氧性细菌为常见病原体，病变常为单侧**。病人于产后1~2周，继子宫内膜炎后出现反复发作寒战、高热，持续数周。**髂总静脉或股静脉栓塞时阻碍下肢静脉回流，下肢水肿、皮肤发白和疼痛（称股白肿）**。小腿深静脉栓塞时出现腓肠肌及足底部疼痛和压痛。
6. **脓毒血症及败血症**　感染血栓脱落进入血液循环引起脓毒血症，出现肺、脑、肾脓肿或肺栓塞。当侵入血液循环的细菌大量繁殖引起败血症时，出现全身症状及感染性休克，如寒战、高热、脉细速、血压下降、呼吸急促、尿量减少等。

四、治疗原则

1. 支持疗法　纠正贫血和水、电解质紊乱，加强营养，增加蛋白质和维生素的摄入，增强抵抗力。

2. 使用抗生素　根据细菌培养和药敏试验选择抗生素。**感染严重者首选广谱高效抗生素等综合治疗，必要时加用肾上腺糖皮质激素。**

3. 清除宫腔残留物，盆腔脓肿须切开排脓或穿刺引流。

4. 对血栓性静脉炎病人在应用大剂量抗生素时加用肝素，并口服双香豆素。

5. 感染性休克或肾衰竭者应积极抢救。

> **小试身手** 3. 有关产褥感染的处理，下列**错误的**是
> A. 选用有效的抗生素，最好联合用药　　　B. 改善全身一般情况　　C. 患者采取半卧位
> D. 保证产妇充足的休息和睡眠　　　E. 会阴伤口冷敷

五、护理措施

1. **取半卧位或抬高床头，促进恶露排出，炎症局限，防止感染扩散。**

2. 观察生命体征，恶露颜色、性状与气味，子宫复旧情况，腹部体征及会阴伤口情况。

3. 产妇应保证充足休息和睡眠；**给予高蛋白、高热量、高维生素饮食**；保证液体摄入。

4. 做好会阴部护理，及时更换会阴垫。

5. 遵医嘱使用抗生素，注意使用间隔时间，维持有效血药浓度。

6. 及时处理高热、疼痛、呕吐，减轻产妇不适。

7. 严格执行消毒隔离措施及无菌技术原则，避免院内感染。

8. 做好健康教育与出院指导。

第二节　晚期产后出血

浪里淘沙—核心考点

一、概念

分娩24小时后在产褥期内发生子宫大量出血称为晚期产后出血。**多于产后1~2周发病。**

> **小试身手** 4. 晚期产后出血发生的时间一般是在
> A. 产后3天　　　B. 产后1~2周　　　C. 产后3~4周　　　D. 产后5~6周　　　E. 产后7~8周

二、病因

1. **胎盘、胎膜残留**　是**最常见的原因，多发生在产后10天左右。**

> **小试身手** 5. 引起晚期产后出血最常见的原因是
> A. 宫缩乏力　　B. 术后子宫伤口裂开　　C. 产道损伤　　D. 凝血功能障碍　　E. 胎盘、胎膜残留

2. **蜕膜残留**　正常蜕膜多在产后1周内脱落并随恶露排出。若蜕膜剥离不全长时间残留，可影响子宫复旧，继发子宫内膜炎症，引起晚期产后出血。

3. 子宫胎盘附着部位复旧不全　如胎盘附着面感染、复旧不全可使血栓脱落，血窦重新开放导致子宫大量出血。

4. 剖宫产术后子宫伤口愈合不良。

5. 感染　以子宫内膜炎多见，炎症引起胎盘附着面复旧不全及子宫收缩乏力，导致子宫大量出血。

三、临床表现

1. **胎盘、胎膜残留**　表现为**血性恶露持续时间延长，反复出血或突然大量流血**。查体子宫复旧不全，宫口松弛，可触及残留组织。

2. 蜕膜残留　宫腔刮出物病理检查可见坏死蜕膜，混以纤维素、玻璃样变的蜕膜细胞和红细胞，但不见绒毛。

3. **子宫胎盘附着面感染或复旧不全**　表现为**突然大量阴道流血，查体子宫大而软**，宫口松弛，阴道及宫口有血块堵塞。

4. 剖宫产术后子宫伤口裂开　多见于**术后2~3周**，阴道大量流血，甚至休克。

> **小试身手** 6. 产妇产后2周，突然大量阴道流血。检查子宫大而软，宫口松，有血块填塞。根据该临床表现首先考虑为
> A. 胎盘、胎膜残留　　　　B. 子宫胎盘附着部位复旧不全　　　　C. 蜕膜残留
> D. 子宫黏膜下肌瘤　　　E. 子宫内膜息肉

> **小试身手** 7. 剖宫产术后子宫伤口裂开引起的晚期产后出血多发生在产后
> A. 2~3周　　　B. 1~2周　　　C. 7~8天　　　D. 5~6天　　　E. 3~5天

四、治疗原则

1. 药物治疗　少量或中量阴道流血给予抗生素、宫缩剂以及支持疗法。

2. 手术治疗　疑有胎盘、胎膜、蜕膜残留或胎盘附着部位复旧不全者，行刮宫术。刮出物送病理检查，以明确诊断。剖宫产术后阴道流血，少量或中量者给予抗生素；阴道大量流血须积极抢救，必要时剖腹探查。

小试身手（8~9题共用题干）

患者，女，27岁。剖宫产术后17天，突然出现大量阴道流血，约400ml。查体：体温38.9℃，脉搏100次/分，血压90/60mmHg，心肺听诊无异常，子宫体3个月妊娠大小，压痛，软。实验室检查：白细胞计数7.2×10^9/L，中性粒细胞5×10^9/L，淋巴细胞2×10^9/L。

8. 最可能的诊断是

A. 子宫胎盘附着面复旧不全　　　　B. 蜕膜残留　　　　　　　　C. 胎盘息肉

D. 子宫切口裂开　　　　　　　　　E. 黏膜下子宫肌瘤

9. 首选的处理方法是

A. 刮宫　　　　B. 抗感染　　　　C. 应用缩宫素　　　　D. 输血，输液　　　　E. 立即剖腹探查

五、护理措施

1. 预防

（1）术前预防：剖宫产时合理选择切口，避免子宫下段横切口两侧角部撕裂。

（2）产后检查：产后仔细检查胎盘、胎膜，如有缺损应及时取出，在不能排除胎盘残留时行宫腔探查。

（3）预防感染：术后使用抗生素预防感染。

2. 失血性休克病人的护理　严密观察皮肤颜色、血压、脉搏；观察子宫复旧情况，有无压痛等。遵医嘱使用抗生素预防感染，遵医嘱输血。

第三节　泌尿系统感染

浪里淘沙—核心考点

一、概念

引起感染的病原体以大肠埃希菌多见，变形杆菌、产气杆菌和葡萄球菌等也可引起。上行感染为主要感染途径，即细菌从尿道外口入侵，首先感染膀胱，然后沿输尿管上行感染肾盂、肾盏。

二、病因

1. 女性尿道短、直，尿道口与肛门毗邻，产后机体抵抗力低下，易造成上行感染。

2. 分娩过程中膀胱受压引起黏膜充血、水肿，易引起膀胱炎。

3. 分娩过程中插尿管或阴道检查，可导致细菌侵入造成感染。

4. 产后尿道和膀胱张力下降，对充盈不敏感，或因会阴部伤口疼痛使产妇排尿不畅，造成尿潴留而引起细菌感染。

小试身手 10. 产后泌尿系统感染的病因**不包括**

A. 产后机体抵抗力低　　　　B. 胎膜早破　　　　　　　　C. 无菌技术操作不规范

D. 产后尿潴留　　　　　　　E. 过多的阴道检查

三、临床表现

1. 膀胱炎　产后2~3天出现，尿频、尿急、尿痛，排尿时有烧灼感或排尿困难；伴低热，无全身症状。查体：膀胱区压痛或下腹部胀痛不适。

2. 肾盂肾炎　多见于右侧，症状常出现在产后第2~3天或产后3周，表现为单侧或双侧腰痛、高热、寒战、恶心、呕吐、周身酸痛等，尿频、尿急、尿痛、排尿未尽感及膀胱刺激症状。

四、治疗原则

1. 卧床休息，多饮水，保持尿液通畅，每日尿量2000ml以上。

2. 使用抗生素控制感染，保证液体入量。

3. 给予清热、泻火、利水、通淋等中药。

五、护理措施

1. 评估宫底高度、恶露量及尿潴留。采取各种方法使产妇自解小便，提供排尿所需环境。

2. 急性感染期卧床休息，给予营养丰富、易消化、少刺激性食物。鼓励产妇多饮水，每日饮水3000~4000ml，达到冲洗膀胱的目的。

3. 使用有效抗生素，症状减轻后仍需持续用药，直至感染症状完全消除，复查尿常规，必要时做尿培养。

4. 必要时使用抗痉挛和止痛药。

5. 做好健康教育和出院指导，减少泌尿系统感染复发。

小试身手 11.有关产后泌尿系统感染，下述**错误的**是

A.病原体以大肠埃希菌多见　　　　　B.给予敏感有效抗生素　　　　　C.做好会阴部的清洁护理

D.减少液体摄入，以减少小便次数　　E.给予营养丰富、易消化的食物

第四节　产褥期抑郁症

浪里淘沙—核心考点

一、概念

产妇产后发生心理障碍，包括产后沮丧、产后抑郁、产后精神病。

二、病因

主要病因包括内分泌因素、分娩因素、心理因素、社会因素和遗传因素等。

三、分类

1.**情绪改变**　发病率为50%~70%，表现为情绪不稳、易哭、情绪低落、感觉孤独、焦虑、疲劳、易忘、失眠等。**这种状态可发生在产后任何时间。**

2.对生活缺乏信心　睡眠障碍、食欲减退。

3.自我评价降低　自卑、自责。

4.创新思想受阻　迟钝、缺乏思考。

小试身手 12.初产妇，26岁，其外祖母有精神病史。顺产，母亲、新生儿健康。但于产后2周开始感觉与社会隔绝，失眠，对任何事物失去兴趣，面对孩子的啼哭感到自己有罪恶。此症状已持续1周多。根据该临床表现首先考虑为

A.产后沮丧　　　B.产后精神病　　　C.产后精神焦虑　　　D.产后抑郁　　　E.精神分裂症

四、治疗要点

1.避免不良刺激，减轻心理压力。

2.产后沮丧不需特别治疗，给予心理卫生保健指导；重症产后抑郁或精神病者给予抗抑郁等治疗。

3.定期家访，提供心理咨询。

五、预防

产后3天内主动帮产妇及孩子完成日常生活护理；提供自我护理及新生儿护理知识；鼓励和指导丈夫及家人参与对新生儿的照顾。

六、护理措施

1.解除不良社会心理因素，减轻心理负担和躯体症状。

2.对不良个性的产妇给予心理指导，减少或避免精神刺激，减轻生活中的压力。

3.倾听产妇诉说心理问题，做好心理疏导工作。

4.帮助产妇适应母亲角色，指导产妇与婴儿交流、接触。

5.对于有焦虑症状、存在抑郁症高危因素的产妇给予高度重视。

6.发挥社会支持系统的作用，改善家庭关系和家庭生活环境。

7.高度警惕产妇的伤害性行为。

8.重症病人需请心理医师或精神科医师给予治疗。

9.做好出院指导与家庭随访工作，为产妇提供心理咨询。约70%的产后抑郁患者于1年内治愈。再次妊娠复发率约为20%。

参考答案

1.C　2.D　3.E　4.E　5.E　6.B　7.A　8.A　9.A　10.B　11.D　12.D

第十二章 遗传咨询与产前诊断

1. 了解遗传咨询的概念。
2. 了解遗传咨询的染色体与基因。
3. 了解遗传咨询的内容、方法和对象。
4. 了解原生环境与出生缺陷。
5. 了解理化因素与出生缺陷。
6. 了解产前诊断对象和产前诊断方法。

第一节 遗传咨询

浪里淘沙—核心考点

一、概念

遗传咨询是应用遗传学和临床医学的基本原理和技术回答遗传病病人及其亲属所提出的问题，并就发病原因、遗传方式、诊断、防治、预后以及咨询者或其子女中此病的再发风险率等问题给予回答，对咨询者及其亲属的婚姻、生育等问题给予医学指导。

二、染色体与基因

1. 染色体与常见染色体病　染色体是遗传信息的载体。人类细胞有23对染色体，包括1对性染色体和22对常染色体，互相配对的两条染色体称同源染色体，分别来自父亲和母亲。正常男性染色体核型为（46，XY）；女性核型为（46，XX）。染色体异常包括数目异常及结构异常。

2. 基因与基因病　基因是带有遗传信息的DNA片段，是生物体遗传信息和表达遗传信息的基本单位，通过RNA为媒介控制蛋白质或酶的合成，从而控制着个体性状的发育。

三、遗传咨询的内容

1. 确立诊断　首先收集就诊者和亲属中同类病人、夫妇双方两代以上直系亲属及其子女的病史，进行体格检查和实验室检查。对资料进行分析，建立初步诊断，根据治疗及临床观察进一步验证诊断。
2. 确定遗传方式　根据遗传方式，一般分为3类：①染色体病；②单基因病；③多基因病。
3. 估计再发风险率。

四、遗传咨询的方法

包括回顾性遗传咨询、前瞻性遗传咨询和负遗传咨询。

五、遗传咨询的对象

除准备结婚生育的青年应接受婚前检查和咨询外，重点咨询对象如下。
1. 35岁以上的高龄孕妇。
2. 患有遗传病的家庭成员或夫妇。
3. 先天出生缺陷病人或有遗传病病人。
4. 已生育有先天出生缺陷儿或有遗传病儿的夫妇。
5. 具有染色体平衡易位或倒位等携带者。
6. 已确诊或疑为遗传病致病基因携带者。
7. 具有不明原因的不孕、习惯性流产、早产、死产、死胎史等夫妇。
8. 先天性智能低下病人及其血缘亲属。
9. 有接触致畸物质或放射性物质接触史或病毒感染史的夫妇。
10. 三代内近亲结婚的夫妇。
11. 生育过母儿血型不合引起小儿患胆红素脑病的夫妇。

第二节 环境因素与出生缺陷

浪里淘沙—核心考点

出生缺陷是指婴儿出生前在宫内发育异常，包括先天畸形和生理功能障碍。引起出生缺陷的环境因素包括：①自然环境；

主要指地质条件；②人为环境：指人为造成的污染环境。致畸因子作用于胚胎和胎儿，可导致胚胎死亡、胎儿畸形、胎儿生长发育迟缓、新生儿生理功能缺陷和行为异常。

一、原生环境与出生缺陷

（一）低碘与碘缺乏

甲状腺利用碘合成的甲状腺素参与细胞分化与生长，促进机体能量代谢。因此，碘与机体生长发育密切相关，尤其是胎儿、婴儿神经系统发育。一般成人每天需碘量为100~150μg，而孕妇及乳母每天需增加50μg。在人体发育的各个阶段因碘缺乏造成的一系列损伤称为碘缺乏病，其中对人类威胁最大的损伤是脑发育落后。

1. 胚胎、胎儿期缺碘

（1）导致早产、死产及先天畸形。

（2）地方性克汀病：在妊娠头3个月至出生后2年内出现脑发育临界期表现的严重缺碘状态。诊断明确后，即使补碘，脑损伤也不可逆转。

（3）发育迟缓、神经运动功能落后。

2. 新生儿期缺碘

（1）新生儿甲状腺功能减退。

（2）新生儿甲状腺肿。

（二）高氟与先天性氟中毒

饮水中氟含量超过1mg/L为高氟区。氟超量可使全身组织、器官受累。

1. 氟中毒、氟斑牙和氟骨病是常见的氟中毒病症。

2. 先天性氟中毒表现为乳齿氟斑牙和幼儿氟骨病。

（三）水质软硬度

水质较软，含钙较低地区的新生儿死亡率及中枢神经系统畸形发生率升高。

（四）高放射活性

高放射活性地区畸形率发生升高。

（五）气象

气压骤变、季节变化、高原空气稀薄等与出生缺陷有关。

二、理化因素与出生缺陷

（一）化学因素

1. 铅　铅在人体内长期蓄积，通过胎盘屏障进入胎儿体内。可引起胎儿死亡、畸形，影响胎儿及出生后的生长发育，尤其是神经系统。

2. 甲基汞　引起先天性水俣病儿，出现严重精神迟钝、共济失调，生长发育不良、肌肉萎缩、发作性癫痫、斜视等。

3. 有机溶剂可致胎儿畸形。

（二）物理因素

核辐射、极低频电磁场、医源性放射线、噪声、高热等。

第三节　产前诊断

浪里淘沙—核心考点

一、产前诊断对象

1. 年龄≥35岁。

2. 夫妇一方有染色体数目或结构异常，或生产过染色体异常儿的孕妇。

3. X连锁遗传病基因携带孕妇及严重X连锁隐性或显性遗传疾病家族史的孕妇。

4. 夫妇一方有开放性神经管缺陷，或生育过此类患儿的孕妇。

5. 夫妇一方有遗传性代谢缺陷，或生育过此类患儿的孕妇。

6. 有除外产科原因的不良孕产史的孕妇（包括死胎、死产、流产、新生儿黄疸及畸形儿等）。

7. 孕期有TORCH感染的妇女。

8. 夫妇一方有致畸因素接触史。

9. 有遗传病家族史的近亲结婚孕妇。

10. 羊水过多、胎儿生长受限及疑有胎儿心血管发育异常等孕妇。

11. 有脆性X染色体家族史的孕妇。

12.在地中海贫血高发区，夫妇为地中海贫血杂合子，或生育过地中海贫血儿的孕妇。

二、产前诊断方法

包括物理学诊断方法、基因诊断法、染色体核型分析、生化检验和感染性疾病的诊断。

三、产前诊断的疾病

1.染色体病。

2.性连锁遗传病以X连锁隐性遗传病居多，如红绿色盲、血友病等。

3.遗传性代谢缺陷病多为常染色体隐性遗传病。

4.先天畸形如无脑儿、脊柱裂、唇腭裂、先天性心脏病等。

四、染色体病的产前诊断

染色体病的产前诊断主要依靠细胞遗传学方法，因此须获得胎儿细胞和胎儿染色体。

1.**羊水穿刺**　行染色体检查一般在妊娠$13\sim23^{+6}$周进行。

2.**绒毛穿刺取样**　在妊娠$10\sim13^{+6}$周进行。

3.经皮脐血穿刺技术　又称脐带穿刺。

4.胎儿组织活检　用于一些家族性遗传病的产前诊断。

5.胚胎植入前诊断。

第十三章　妇科护理病历

统领全局—考试大纲

1. 熟练掌握病史采集方法。
2. 掌握病史内容。
3. 熟练掌握身体评估。
4. 了解心理社会评估。

浪里淘沙—核心考点

一、病史采集方法

病史采集是护理评估的重要手段，通过观察、会谈、体格检查、实验室检查及相应的物理学诊断、心理测试等方法获得病人生理、心理、社会方面的资料。

二、病史内容

1. **一般项目**　患者姓名、年龄、婚姻、职业、受教育程度、家庭住址等，记录入院日期和入院方式。
2. **主诉**　指病人就诊的主要症状及持续时间。病人常见症状包括阴道流血、下腹痛、外阴瘙痒、白带异常、闭经、下腹部包块及不孕等。
3. **现病史**　是病史的主要组成部分，指病情发展及就医经过、治疗护理措施及效果。
4. **月经史**　询问初潮年龄、月经周期、经期持续时间、经量多少、经期伴随症状。月经史简写为：初潮年龄　经期/月经周期。
5. **婚育史**　包括结婚年龄、婚次、配偶健康状况、性病史，足月产、早产、流产及现存子女数。如足月产1次，无早产，流产1次，现存子女1人，可简写为1-0-1-1或用孕2产1表示。分娩方式，有无难产史，产后或流产后有无出血、感染史，末次分娩或流产时间。

> **小试身手** 1. 妇科病历中描述婚育史的1-0-1-1表示的是
> A. 足月产1次，无早产，流产1次，现存子女1人
> B. 足月产1次，早产1次，无流产，现存子女1人
> C. 足月产1次，早产1次，流产1次，无子女
> D. 无足月产，早产1次，流产1次，现存子女1人
> E. 足月产1次，无早产，异位妊娠1次，现存子女1人

6. 既往史、个人史和家族史。

三、身体评估

（一）全身体格检查

测量生命体征、身高、体重；观察精神状态；全身发育、毛发分布、皮肤、淋巴结、乳房、心、肺、脊柱及四肢。

（二）腹部检查

观察腹部有无隆起，腹壁有无瘢痕、静脉曲张、妊娠纹等。触诊腹壁厚度，肝、脾、肾有无肿大及压痛，腹部有无压痛、反跳痛及肌紧张，腹部能否扪到肿块。叩诊时注意鼓音和浊音分布区，有无移动性浊音存在，听诊肠鸣音。

（三）盆腔检查

盆腔检查又称为妇科检查，包括外阴、阴道、宫颈、宫体、双侧附件。
1. 基本要求
（1）检查前取得病人知情同意，检查时态度严肃，仔细认真，动作轻柔。
（2）检查前嘱咐病人排空膀胱，必要时导尿。大便充盈者在排便或灌肠后进行。
（3）每检查一人更换一块臀部下面的垫单、无菌手套和检查器械，避免交叉感染。
（4）除尿瘘病人需取膝胸位外，其余病人均取膀胱截石位。
（5）月经期避免检查，如阴道异常出血必须检查时应先消毒外阴，使用无菌手套及器械，避免发生感染。
（6）未婚女性一般仅限于直肠-腹部诊，禁做双合诊和阴道检查。如确须检查应取得家属及本人同意后方可用示指放入阴道扪诊。
（7）凡腹壁肥厚、高度紧张不合作或未婚妇女，怀疑盆腔内病变，妇科检查不满意时，可在麻醉下行盆腔检查。
2. 检查方法　一般按以下步骤进行：
（1）外阴检查：观察外阴发育、阴毛分布情况，有无水肿、炎症、溃疡、赘生物，注意皮肤和黏膜色泽、有无萎缩、增厚等。检查时让病人用力向下屏气，观察有无阴道前壁或后壁膨出、子宫脱垂等。

（2）**阴道窥器检查**：检查宫颈、阴道。暴露宫颈后观察宫颈大小、颜色、外口形状，有无出血、糜烂、腺囊肿、息肉、赘生物、宫颈管内有无出血或分泌物。采集宫颈管分泌物，行宫颈外口鳞-柱交接部刮片。观察阴道前后壁和侧壁黏膜颜色、皱襞，是否有阴道隔或双阴道等，有无溃疡、赘生物或囊肿等。注意阴道分泌物的量、性状，有无臭味。

（3）**双合诊**：检查阴道、宫颈、子宫、输卵管、卵巢及宫旁结缔组织和韧带，盆腔内壁有无异常。双合诊可检查阴道通畅度和深度，有无先天畸形、瘢痕、结节或肿块；触诊宫颈大小、形状、硬度及宫颈外口情况，有无接触性出血和宫颈举痛；扪诊子宫体大小、形状、软硬度、活动度以及有无压痛。

（4）**三合诊**：是指经直肠、阴道、腹部联合检查，即一手示指在阴道内，中指在直肠内，另一手在腹部配合。检查内容除与双合诊相同外，还可扪清后倾或后屈子宫的大小，清楚地了解盆腔后壁情况，可发现子宫后壁、直肠子宫凹陷、子宫骶韧带及双侧盆腔后壁的病变。三合诊在生殖器官肿瘤、结核、内膜异位症、炎症检查时尤为重要。

（5）**直肠-腹部诊**：一手示指伸入直肠，另一手在腹部配合检查称为直肠-腹部诊，一般适用于未婚、阴道闭锁或经期不宜做阴道检查者。

小试身手（2~5题共用备选答案）

A. 外阴检查　　　　B. 阴道窥阴器检查　　C. 双合诊　　　　D. 三合诊　　　　E. 直肠-腹部诊

2. 了解子宫颈的位置、大小、颜色、有无糜烂，应选

3. 适用于未婚、阴道闭锁或经期者的诊查方法是

4. 了解子宫的位置、大小、软硬度、活动度，应选

5. 了解盆后壁的情况，应选

四、心理社会评估

1. 了解病人对疾病的感知，对治疗和护理的期望。

2. 评估病人患病前后的应激源，压力应对方式。明确导致病人疾病的心理社会因素，采取有效的心理护理措施，帮助病人预防、减轻或消除心理因素对健康的影响。

3. 了解病人的精神心理状态有无改变，判断病人有无焦虑、恐惧、否认、绝望、自责、沮丧、愤怒、悲哀等情绪变化。

参考答案

1.A　2.B　3.E　4.C　5.D

第十四章 女性生殖系统炎症病人的护理

统领全局—考试大纲

1. 掌握女性生殖器官自然防御功能。
2. 掌握导致女性生殖系统炎症的病原体和传播途径。
3. 熟练掌握外阴炎的病因和临床表现。
4. 掌握外阴炎的治疗要点。
5. 熟练掌握外阴炎的护理措施。
6. 了解前庭大腺炎的病因。
7. 掌握前庭大腺炎的临床表现和治疗要点。
8. 熟练掌握前庭大腺炎的护理措施。
9. 掌握滴虫阴道炎、外阴阴道假丝酵母菌病和老年性阴道炎的病因及发病机制。
10. 熟练掌握滴虫阴道炎、外阴阴道假丝酵母菌病和老年性阴道炎的临床表现。
11. 掌握滴虫阴道炎、外阴阴道假丝酵母菌病和老年性阴道炎的辅助检查和治疗要点。
12. 熟练掌握滴虫阴道炎、外阴阴道假丝酵母菌病和老年性阴道炎的护理措施。
13. 熟练掌握子宫颈炎症的病因。
14. 掌握子宫颈炎症的病理。
15. 熟练掌握子宫颈炎的治疗要点。
16. 熟练掌握子宫颈炎症的护理措施。
17. 熟练掌握急性盆腔炎的病因和临床表现。
18. 掌握急性盆腔炎的治疗要点。
19. 熟练掌握急性盆腔炎的护理措施。
20. 熟练掌握慢性盆腔炎的病因。
21. 了解慢性盆腔炎的病理。
22. 掌握慢性盆腔炎的临床表现和治疗要点。
23. 熟练掌握慢性盆腔炎的护理措施。
24. 熟练掌握尖锐湿疣的病因及感染途径。
25. 掌握尖锐湿疣的临床表现。
26. 了解尖锐湿疣的治疗要点。
27. 掌握尖锐湿疣的护理措施。
28. 熟练掌握淋病和梅毒的病因及感染途径。
29. 掌握淋病和梅毒的临床表现、治疗要点和护理措施。
30. 熟练掌握获得性免疫缺陷综合征的病因及感染途径。
31. 了解获得性免疫缺陷综合征的临床表现和治疗要点。
32. 掌握获得性免疫缺陷综合征的护理措施。

第一节 概 述

浪里淘沙—核心考点

一、女性生殖器官自然防御机制

健康女性阴道内虽有病原体但不发生炎症，与女性生殖器官的解剖生理特点有关。

1. 两侧大阴唇自然合拢盖住住阴道口和尿道口。
2. 在盆底肌的作用下，阴道口闭合，前后壁紧贴，可防止外界的污染。
3. 在雌激素作用下阴道上皮增生变厚，增强了抵抗病原体入侵的能力。阴道上皮细胞含有丰富的糖原，在阴道杆菌的作用下，分解为乳酸以维持阴道**酸性环境，（pH通常为3.8~4.4）**，嗜碱性病原体的活动和繁殖受到抑制，称为阴道的自净作用。
4. 宫颈阴道部表面覆盖的复层扁平上皮具有较强的抗感染能力。子宫颈分泌的黏液形成"黏液栓"，堵塞宫颈管，使病原体不易入侵。
5. 生育年龄女性子宫内膜周期性剥脱，可及时消除宫内感染。

6. 输卵管黏膜上皮细胞的纤毛向宫腔方向摆动及输卵管蠕动，均有利于阻止病原体入侵。

7. 生殖道黏膜聚集的淋巴组织和散在的淋巴细胞，可通过免疫功能发挥抗感染作用。

小试身手 1. 女性生殖器官具有抵御病原菌感染的天然屏障是因为

A. 经产妇阴道腔增大后，其上皮细胞量增多　　　　　B. 在雌激素作用下，阴道的pH≥4.5

C. 宫颈分泌的黏液可定期将病原菌清洗出去　　　　　D. 子宫内膜周期性剥脱可及时清除宫内感染

E. 输卵管黏膜细胞吞噬作用可阻止病原菌侵入

小试身手 2. 下列哪项可降低女性生殖系统的局部防御功能

A. 阴道呈碱性环境　　　　　B. 子宫颈内口闭合　　　　　C. 宫颈管分泌黏液形成黏栓

D. 阴道前后壁紧贴　　　　　E. 子宫内膜周期性剥脱

二、病原体

1. **细菌**　大多为葡萄球菌、链球菌、大肠埃希菌、厌氧菌、变形杆菌、淋病奈瑟菌等。**葡萄球菌**为革兰阳性球菌，是产后、术后生殖器炎症及伤口感染常见的致病菌，金黄色葡萄球菌致病力最强。乙型溶血性链球菌的致病力强，易引起败血症。大肠埃希菌是肠道及阴道的正常寄生菌，一般不致病，当机体极度虚弱时可引起严重感染。厌氧菌感染的特点是易引起盆腔脓肿、感染性血栓性静脉炎。消化链球菌和消化球菌多见于产褥感染、感染性流产、输卵管炎等。

2. **真菌**　以白色假丝酵母菌为主。

3. **原虫**　多见于阴道毛滴虫。

4. **病毒**　如疱疹病毒、人乳头瘤病毒。

5. **螺旋体**　如苍白密螺旋体。

6. **衣原体、支原体。**

三、传播途径

1. **沿生殖道黏膜上行感染**　病原体由外阴侵入阴道或阴道内的菌群沿黏膜上行，通过子宫颈、子宫内膜、输卵管到达卵巢及腹腔。

2. **经血液循环播散**　病原体先侵入其他组织器官，再通过血液循环侵入生殖器官，是结核杆菌的主要传播途径。

3. **经淋巴系统蔓延**　病原体由创伤处的淋巴管侵入后经淋巴系统扩散到盆腔结缔组织、子宫附件与腹膜。

4. **直接蔓延**　腹腔脏器感染后直接蔓延到内生殖器。

第二节　外阴部炎症

浪里淘沙—核心考点

一、外阴炎

外阴炎是指外阴部皮肤和黏膜的炎症。

（一）病因

外阴部暴露在外且与阴道、尿道、肛门毗邻，因此易发生炎症。当阴道分泌物、炎性渗出物、经血、大小便刺激，未保持外阴清洁，细菌感染时均可引起外阴炎。

（二）临床表现

1. **症状**　外阴部皮肤黏膜瘙痒、疼痛、灼热，性交及排便时加重。

2. **体征**　局部充血、红肿、湿疹、肿胀、糜烂，有抓痕，皮肤黏膜粗糙增厚、皲裂或呈棕色改变。

（三）治疗原则

去除病因及物理刺激，积极治疗阴道炎、尿瘘和糖尿病。注意个人卫生，保持外阴清洁干燥。局部用0.1%碘伏或1:5000高锰酸钾溶液坐浴，水温41~43℃，每日2次，每次15~30分钟，如有破溃涂抗生素软膏。急性期用微波或红外线局部治疗。

（四）护理措施

1. **健康教育**　对糖尿病、尿瘘和粪瘘等高危人群加强指导。

2. 保持外阴清洁干燥，尤其是经期、孕期和产褥期，每天清洗外阴，勿用刺激性肥皂清洗。穿棉织内裤，每天更换。

3. 局部坐浴时注意浓度、温度和坐浴时间，月经期禁忌坐浴。

4. 嘱病人不可搔抓局部皮肤，避免破溃或引起细菌感染。

小试身手（3~4题共用题干）

患者，女，60岁。糖尿病史15年，喜穿紧身衣服，常垫卫生护垫。外阴瘙痒、疼痛、红肿、灼热感，于性交、活动、排尿、排便后加重。妇科检查：局部糜烂，有抓痕，黏膜粗糙。

3. 最可能的诊断是

A. 外阴炎　　　　　B. 阴道炎　　　　　C. 宫颈炎　　　　　D. 盆腔炎　　　　　E. 前庭大腺炎

4. 有关健康教育，下述**错误**的是

A. 指导患者高锰酸钾液坐浴　　　　B. 穿宽松的棉质内裤，勤换内裤　　　C. 24小时应用卫生护垫

D. 保持外阴清洁干燥　　　　　　　E. 局部严禁搔抓，勿用刺激性药物或肥皂擦洗

二、前庭大腺炎

（一）病因

主要病原体为葡萄球菌、链球菌、大肠埃希菌、肠球菌等，由于性传播疾病的增加，淋病奈瑟菌及沙眼衣原体已是常见病原体。性交、流产、分娩时，病原体入侵引起炎症。急性炎症发作时，病原体侵犯腺管，**腺管口肿胀阻塞，渗出物不能外流、积聚而形成脓肿**。前庭大腺脓肿多发生于一侧。

（二）临床表现

1. 症状　急性期，**大阴唇下1/3处疼痛、肿胀，严重时走路受限**。

2. 体征　局部可见皮肤红肿、发热、疼痛。可伴发热，偶见腹股沟淋巴结肿大。当脓肿形成时触之有波动感。脓肿自行破溃，如引流良好炎症消退而自愈；如引流不畅，炎症持续不退或反复发作。

（三）治疗原则

取前庭大腺开口处分泌物做细菌培养，根据培养结果选择抗生素。**脓肿形成应切开引流及造口**。

（四）护理措施

1. 急性期卧床休息，保持外阴清洁干燥，月经期、产褥期禁止同房，月经期使用消毒卫生巾。

2. 切开引流术和造口术后保持引流通畅，每日换药1次；用氯己定棉球擦洗外阴，每日2次；伤口愈合后用1：8000呋喃西林溶液坐浴，每日2次。观察伤口有无红肿，引流液性质等。

第三节　阴道炎症

浪里淘沙—核心考点

一、滴虫阴道炎

（一）病因及发病机制

滴虫适宜在25~40℃，pH 5.2~6.6的潮湿环境中生长繁殖，能在3~5℃的环境中生存21天，在46℃生存20~60分钟。月经前后阴道pH发生变化，隐藏在腺体和阴道皱襞中的滴虫在月经前后得以繁殖，引起滴虫阴道炎。

（二）临床表现

1. 症状　阴道分泌物增加伴瘙痒，分泌物典型特点为**稀薄泡沫状**，如合并其他细菌感染，白带呈黄绿色、血性、脓性且有臭味，阴道口和外阴瘙痒，局部疼痛、灼热、性交痛，尿道感染时出现尿频、尿痛甚至血尿。阴道毛滴虫能吞噬精子并阻碍乳酸生成，造成不孕。少数无症状性滴虫感染者称带虫者。

2. 体征　阴道黏膜充血，严重时有散在出血点。后穹隆有呈黄绿色或脓性泡沫状分泌物。

（三）辅助检查

1. 生理盐水悬滴法　生理盐水悬滴法是检查滴虫最简单的方法。

2. 培养法　适用于症状典型而悬滴未见滴虫者，准确率达98%左右。

（四）传播方式

经性交直接传播　为主要传播方式。

（五）治疗原则

杀灭阴道滴虫，恢复阴道正常状态，防止复发。**治疗后在每次月经干净后复查1次，连续3个月经周期均为阴性方为治愈**。

> 好礼相送　　　　　　　　　　"事不过三"（武哥总结，严禁转载，违者必究）
>
> 细菌性痢疾患儿肠道隔离至连续3次便培养阴性为止。
>
> 病人的传染性分泌物3次培养结果均为阴性方可解除隔离。
>
> 急性肾盂肾炎停药后每周尿细菌培养1次，共2~3周，若均为阴性，方可认为临床治愈。
>
> 习惯性流产是指自然流产连续发生3次或3次以上。
>
> 滴虫阴道炎病人治愈的标准：月经干净后复查，连续3次滴虫检查均为阴性者为治愈。

1. **全身治疗**　口服甲硝唑（灭滴灵）400mg/次，每天3次，7天为1疗程。妊娠期、哺乳期女性慎用。

2. 夫妻双方同时治疗，切断直接传播途径。

（六）护理措施

1. 做好卫生宣传，积极开展普查普治。禁止滴虫病人、带虫者进入游泳池，浴盆、浴巾消毒，以免交叉感染。

2. 保持外阴清洁干燥，避免搔抓损伤皮肤，每天更换内裤、清洗外阴，病人内裤煮沸消毒5~10分钟以杀灭病原体，避免交叉感染。

3. 指导病人用药，口服甲硝唑可出现头痛、食欲下降、恶心、呕吐、皮疹、白细胞减少等不良反应，一旦出现应立即停药。

4. 治疗期间禁止性生活。

5. 甲硝唑可通过乳汁排泄，哺乳期女性在用药期间及用药后24小时内不宜哺乳。

6. 取分泌物检查前24~48小时避免性交及阴道灌洗、阴道上药。

7. 嘱病人坚持治疗及随访，直至症状消失。

8. 已婚者应检查配偶是否患生殖器滴虫病，若为阳性需夫妻同治。

二、外阴阴道假丝酵母菌病

（一）病因及发病机制

阴道pH在4.0~4.7的酸性环境中有利于假丝酵母菌生长。此菌不耐热，加热至60℃持续1小时即可死亡，对日光、紫外线、干燥及化学试剂等抵抗力强。白色假丝酵母菌为条件致病菌，孕妇、糖尿病、大量雌激素治疗、长期使用抗生素者、服用类固醇皮质激素或免疫缺陷者易发病。

（二）临床表现

1. 症状　外阴、阴道奇痒，坐卧不宁，异常痛苦，尿频、尿痛、性交痛，阴道分泌物典型特点为干酪样白带或豆渣样白带。

2. 体征　小阴唇内侧、阴道黏膜红肿并附着白色块状薄膜，易剥离，下面为糜烂及溃疡。外阴可见红斑、水肿，皮肤现抓痕。

小试身手（5~7题共用备选答案）

A. 外阴炎　　　　　　　　　B. 老年性阴道炎　　　　　　　　　C. 念珠菌性阴道炎
D. 滴虫阴道炎　　　　　　　E. 前庭大腺炎

5. 无外阴瘙痒症状的炎症是

6. 阴道稀薄的泡沫状分泌物可见于

7. 阴道稠厚豆渣样分泌物可见于

（三）辅助检查

悬滴检查：玻片滴10%氢氧化钾或生理盐水与阴道分泌物混合，在光镜下见到白色假丝酵母菌芽孢和菌丝即可诊断。有临床症状而悬滴法阴性者采用培养法。pH<4.5可能为假丝酵母菌感染，pH>4.5并且涂片中有白细胞，可能为混合感染。

（四）治疗原则

1. 消除病因　积极治疗糖尿病，长期使用抗生素、雌激素、皮质类固醇者应停药。

2. 阴道用药　制霉菌素栓剂、克霉唑栓剂、咪康唑栓剂置于阴道内。每晚1片，连用7~10天。

3. 阴道灌洗　2%~4%碳酸氢钠阴道灌洗或坐浴，每日1次，10次为1疗程。

> 锦囊妙记：三种阴道炎除外阴阴道假丝酵母菌病用碳酸氢钠灌洗外，其余均用醋酸灌洗。

4. 全身用药　氟康唑150mg，顿服。

小试身手（8~9题共用题干）

患者，女，35岁。发现糖尿病3年，因外阴瘙痒严重，影响睡眠前来就诊。妇科检查：阴道黏膜红肿。白带呈干酪样，剥离后可见阴道上有小溃疡，宫颈光滑。

8. 考虑诊断为

A. 滴虫阴道炎　　　　　　　B. 老年性阴道炎　　　　　　　　　C. 细菌性阴道炎
D. 非特异性外阴炎　　　　　E. 外阴阴道假丝酵母菌病

9. 局部阴道冲洗选用的溶液是

A. 生理盐水　　　　　　　　B. 1%乳酸　　　　　　　　　　　　C. 2%~4%碳酸氢钠
D. 1∶5000高锰酸钾　　　　E. 1∶5000苯扎溴铵

（五）护理措施

1. 积极治疗糖尿病，正确使用抗生素、雌激素，避免诱发外阴阴道假丝酵母菌。

2. 指导病人每日清洗外阴、更换内裤。切忌搔抓，内裤煮沸消毒。

3. 阴道灌洗液温度一般为40℃，切忌过高，以免烫伤皮肤。

4. 孕妇要积极治疗，禁口服，坚持局部用药至妊娠8个月，否则阴道分娩时易传给新生儿，致新生儿出生后患鹅口疮。

5. 假丝酵母菌阴道炎常在月经前复发，治疗后应在月经前复查白带。

6. 有症状的性伴侣应同时治疗，无症状者无需治疗。

三、萎缩性阴道炎

（一）病因及发病机制

萎缩性阴道炎常见于绝经后妇女，因卵巢功能减退，雌激素水平降低，阴道壁萎缩，黏膜变薄，局部抵抗力下降，病菌入侵繁殖引起炎症。

（二）临床表现

1.**症状** 白带增多，分泌物稀薄，呈淡黄色。**严重感染时白带呈脓性，有臭味。**黏膜浅表溃疡时分泌物为血性，部分病人有点滴出血，伴外阴瘙痒、灼热、尿频、尿痛、尿失禁等症状。

2.**体征** 阴道皱襞消失，上皮菲薄，黏膜出血，表面有散在小出血点或片状出血点，严重时形成浅表溃疡。阴道弹性消失、狭窄，慢性炎症、溃疡还可引起阴道粘连、阴道闭锁。若炎症分泌物引流不畅可导致阴道积脓甚至宫腔积脓。

（三）治疗原则

1.**增加阴道内酸度抑制细菌生长** 0.5%醋酸或1%乳酸阴道灌洗，每日1次。灌洗后局部用抗生素。

2.增加阴道抵抗力 全身用药：口服尼尔雌醇或小剂量雌激素。局部用药：阴道涂抹雌激素软膏。乳腺癌和子宫内膜癌慎用雌激素制剂。

三种阴道炎的鉴别见表3-14-1。

表3-14-1 三种阴道炎的鉴别

阴道炎	传播途径	白带特点	阴道灌洗液	是否夫妻同治
滴虫阴道炎	性交	稀薄泡沫状	醋酸	是
外阴阴道念珠菌病	自身传染	呈豆渣样	碳酸氢钠溶液	否
老年性阴道炎	—	稀薄淡黄色	醋酸	否

（四）护理措施

1.对围绝经期、老年妇女进行健康教育，使其掌握老年性阴道炎的预防知识。

2.指导病人阴道灌洗、上药方法，操作前洗净双手、消毒器具。局部治疗时药物应置于阴道深部。

3.保持外阴清洁，勤换内裤。穿棉织内裤，减少刺激。

4.对卵巢切除、放疗病人给予雌激素替代治疗指导。

第四节 子宫颈炎症

浪里淘沙—核心考点

子宫颈炎症分为急性子宫颈炎和慢性子宫颈炎，其中以慢性子宫颈炎多见。

（一）病因

1.**慢性子宫颈炎**多由急性子宫颈炎转变而来，多见于流产、分娩或手术损伤宫颈后，病原体侵入引起感染。外阴不洁、雌激素缺乏、局部抗感染能力差也可引起慢性子宫颈炎。

2.病原体主要为葡萄球菌、链球菌、大肠埃希菌和厌氧菌。

（二）病理

1.**宫颈糜烂** 宫颈阴道部外观呈细颗粒状的红色区称为宫颈糜烂。根据糜烂面积大小，宫颈糜烂分3度。糜烂面积小于宫颈面积的1/3为轻度糜烂；糜烂面积占宫颈面积的1/3~2/3为中度糜烂；糜烂面积大于宫颈面积的2/3为重度糜烂。

小试身手 10.慢性子宫颈炎病理变化中，最常见的是

A.子宫颈糜烂　　　B.子宫颈息肉　　　C.子宫颈肥大　　　D.子宫颈腺体囊肿　　　E.子宫颈管炎

2.宫颈息肉 增生的黏膜自基底层向子宫外口突出形成息肉。

3.宫颈肥大 宫颈组织充血、水肿、腺体及间质增生。

4.宫颈腺囊肿 腺管口阻塞，腺体分泌物引流受阻、潴留而形成囊肿。

5.宫颈黏膜炎 病变局限于子宫颈管内的黏膜及黏膜下组织。

（三）临床表现

1.**症状** 慢性子宫颈炎表现为阴道分泌物增多，分泌物呈乳白色黏液状或淡黄色脓性，宫颈息肉时为血性分泌物或性交后出血。病人腰骶部疼痛、下坠感。因脓性分泌物黏稠，精子穿行受阻，导致不孕。

2.检查见宫颈糜烂、囊肿、肥大或息肉。

小试身手 11.慢性宫颈炎的主要症状是

A.不孕　　　B.腰骶痛　　　C.脓性分泌物　　　D.性交后出血　　　E.阴道分泌物增多

（四）治疗原则

慢性宫颈炎以局部治疗为主，治疗前做宫颈刮片或活组织检查，以排除早期宫颈癌。

1. **物理治疗** 是治疗宫颈糜烂最常用的治疗方法，原理是将宫颈糜烂面单层柱状上皮破坏，使之坏死脱落后由新生鳞状上皮覆盖。治疗方法有激光、冷冻、微波疗法等。**治疗时间是月经干净后3~7天之内。**

小试身手 12. 慢性宫颈炎最常用的有效治疗方法是

A. 阴道冲洗 　　B. 物理治疗 　　C. 局部敷药 　　D. 抗菌治疗 　　E. 宫颈切除

2. **药物疗法** 适用于糜烂面小、炎症浸润较浅者。处方：莪术油栓放入阴道，每天1枚，连用7~10天。宫颈黏膜炎局部治疗效果不佳者需全身治疗，治疗前取宫颈管分泌物做药敏试验，根据结果选择抗生素。

3. 手术疗法 宫颈息肉行手术摘除。

小试身手 13. 慢性宫颈炎的处理方法是

A. 常规宫颈刮片送病理检查 　　　　　　B. 月经干净7天后用激光治疗

C. 宫颈糜烂面小的可局部用药1个月 　　　D. 小宫颈息肉可继续观察不做处理

E. 宫颈黏膜炎可局部行手术切除

（五）护理措施

1. 分娩及手术时避免宫颈裂伤，一旦裂伤及时缝合。

2. 指导病人每天更换内裤、清洗外阴，定期妇科检查。

3. 为明确诊断先做宫颈刮片细胞学检查，以排除宫颈癌。

4. 物理治疗后分泌物增多，甚至有大量水样排液，术后1~2周脱痂时有少量出血。嘱病人保持外阴清洁，每日清洗外阴2次，**在创面尚未愈合期间（4~8周）禁止性生活、盆浴及阴道冲洗。**两次月经干净后3~7天复查，效果不佳者行第二次治疗。

5. 宫颈息肉摘除术后做病理检查，宫颈管炎病人阴道冲洗后将栓剂置于宫颈管内保证疗效。

6. 急性期病人不宜做物理治疗。

第五节　盆腔炎性疾病

浪里淘沙—核心考点

盆腔炎性疾病是指女性内生殖器及其周围组织、盆腔腹膜发生的炎症，以输卵管炎及输卵管卵巢炎最常见。

一、急性盆腔炎性疾病

（一）病因

1. **流产后或分娩后感染**，宫腔内手术后感染。

2. 阑尾炎、腹膜炎等直接蔓延引起盆腔炎，以大肠埃希菌多见。

3. 生殖道感染，性传播疾病引起阴道炎、宫颈炎后上行引起盆腔炎，主要病原体是淋病奈瑟菌、沙眼衣原体。

4. 经期卫生不良、性生活，慢性盆腔炎急性发作。

小试身手 14. 阑尾炎直接蔓延可引起急性盆腔炎，其主要病原体是

A. 大肠埃希菌 　　B. 结核杆菌 　　C. 链球菌 　　D. 支原体 　　E. 淋病奈瑟菌

（二）临床表现

1. 症状

（1）起病后下腹持续性疼痛，活动后加重，发热，阴道分泌物增多。重者体温达38~40℃，寒战、脉速、食欲减退。

（2）腹膜炎时出现腹胀、恶心、呕吐、腹泻。

（3）月经期发病经量增多、经期延长。

（4）膀胱刺激征如尿痛、尿频、排尿困难；直肠刺激征如腹泻、里急后重、排便困难；腹膜刺激征如压痛、反跳痛、肌紧张。

2. 体征 **急性病容，体温升高，下腹部压痛、反跳痛、肌紧张。**妇科检查：阴道黏膜充血，脓性分泌物自宫颈口流出。穹隆触痛、饱满，宫颈充血，宫颈举痛，宫体略大、压痛、活动受限，输卵管增粗并有压痛。

（三）治疗原则

1. 支持疗法 卧床休息，纠正电解质、酸碱平衡紊乱，高热时物理降温。避免不必要的妇科检查。

2. **抗生素治疗** 是治疗急性盆腔炎的主要手段。根据细菌培养和药敏试验选择抗生素。应足量，联合用药，注意毒性反应。

3. 手术治疗 对药物治疗无效，病人中毒症状加重者可手术治疗，对于可疑脓肿破裂者需立即剖腹探查。

4. 中药治疗 以活血化瘀、清热解毒为主。

小试身手 （15~16题共用题干）

患者，女，27岁。人工流产后2天，突发下腹痛。查体：体温38.9℃，宫颈口有脓性分泌物，宫颈举痛，子宫压痛。B超示：盆腔积液。

15. 最可能的诊断为

A. 宫外孕 　　B. 阑尾炎 　　C. 肠梗阻 　　D. 急性盆腔炎 　　E. 急性宫颈炎

16. 为明确诊断，应进一步进行的检查为

A. 血常规   B. 尿常规   C. 盆腔X线片   D. 宫腔镜   E. 腹腔镜

（四）护理措施

1. 高热时物理降温，注意观察生命体征和病情变化。

2. 卧床休息，取半卧位，使脓液积聚于直肠子宫陷凹而使炎症局限。**给予高热量、高蛋白、高维生素流质、半流质饮食。**

小试身手 17. 有关急性盆腔炎的治疗措施，下述**错误的**是

A. 体温过高时，可给予物理降温   B. 卧床休息，采取的最佳体位是左侧卧位

C. 给予高热量，半流质饮食   D. 遵医嘱给予抗生素

E. 观察腹部体征

3. 给予床边隔离，腹胀时胃肠减压，观察恶心、呕吐和腹胀情况。

4. 遵医嘱给予抗生素治疗。

5. 观察病情，如腹痛加剧、寒战、高热、恶心、呕吐、腹部拒按考虑为脓肿破裂，立即通知医生处理。

6. 健康教育   向病人讲解急性盆腔炎的预防措施，教会病人清洗会阴的方法，**便后冲洗及会阴擦洗时由前向后，从尿道到阴道，最后至肛门。**注意个人卫生，每天更换内裤，穿纯棉内裤，保持外阴清洁干燥。

二、慢性盆腔炎

（一）病因

慢性盆腔炎常因急性盆腔炎治疗不彻底或病人体质较弱，病程迁延导致。慢性盆腔炎病程长，症状在经期加重，机体抵抗力下降时反复发作。

（二）病理

1. 慢性子宫内膜炎   见于流产后、产后，胎盘胎膜残留或子宫复旧不全。

2. 慢性输卵管炎与输卵管积水   慢性输卵管炎多为双侧，输卵管肿大，伞端闭锁并与周围组织粘连。输卵管峡部的黏膜上皮和纤维组织增厚粘连，输卵管呈结节性增厚称为结节性输卵管炎。

3. 输卵管卵巢炎及输卵管卵巢囊肿   当输卵管炎症波及卵巢时可粘连形成炎性包块，或伞端与卵巢粘连贯通，液体渗出而形成输卵管卵巢囊肿，脓液被吸收后形成输卵管卵巢囊肿。

4. 慢性盆腔结缔组织炎   炎症蔓延至宫骶韧带，纤维组织增生、变硬，子宫固定，宫颈旁组织增厚变硬。

（三）临床表现

1. 症状

（1）全身症状多不明显，有时低热，全身不适。

（2）**下腹坠痛、腰痛、肛门坠胀、月经期或性交后加重，**也可出现月经失调，痛经或经期延长。

（3）**因输卵管阻塞引起不孕**及异位妊娠。

2. 体征   妇科检查：**子宫呈后位，活动受限，粘连固定，**输卵管炎可在子宫一侧或两侧触及增厚的输卵管呈条索状，输卵管卵巢积水或囊肿可摸到囊性肿物。

小试身手 18. 关于慢性盆腔炎的临床表现，下述**错误的**是

A. 慢性盆腔炎一般不会影响受孕   B. 导致宫外孕发生率增加   C. 全身症状不明显

D. 子宫常呈后位   E. 可导致月经失调

（四）治疗原则

1. 药物治疗   主要是抗生素药物治疗。在使用抗生素的同时使用α-糜蛋白酶或透明质酸酶，以利粘连和炎症吸收，提高疗效。

2. 手术治疗   输卵管积水、输卵管卵巢囊肿考虑手术治疗。

3. 中药治疗   以清热利湿、活血化瘀为主。

4. **物理疗法**   短波、超短波、离子透入、蜡疗等。

5. 一般治疗   加强锻炼，增进营养，提高机体抵抗力。

（五）护理措施

1. 注意经期卫生，增强体质。

2. 告知病人药物用量、方法及注意事项。

3. 腹痛、腰痛时注意休息，防止受凉，必要时给予镇静止痛药以缓解症状。

4. 手术者做好术前准备和术后护理。

第六节　尖锐湿疣

浪里淘沙—核心考点

尖锐湿疣**是由人乳头瘤病毒**感染引起的性传播疾病，多见于20~29岁女性，好发部位是外阴、大阴唇、阴道、宫颈、尿道

口、肛门周围。

一、病因及感染途径

1. **病原体是人乳头瘤病毒**。妊娠期机体免疫力低下，阴道分泌物增多，外阴潮湿，有利于尖锐湿疣生长。多个性伴侣、吸烟与该病相关。

2. **性交是主要传播途径**，偶可通过污染衣物、器械间接传播。孕妇患尖锐湿疣有传染给胎儿的危险。

二、临床表现

局部瘙痒、烧灼痛，可见微小散在的乳头状疣，质软，粉红色或污灰色。疣增多增大，**互相融合形成鸡冠状，顶端有角化和溃烂。触之易出血，有腥臭脓性分泌物。**

【小试身手】19. 26岁，未婚女性，有男朋友。肛门周围见一圈粉红色乳头状疣，瘙痒且有烧灼感。根据临床表现，该患者所患为

A. 普通的皮肤病，不会传染　　　　B. 二期梅毒的皮肤损害　　　　C. 人乳头瘤病毒所致的性病

D. 不属于性传播疾病的范围　　　　E. 治愈率高且不复发的性病疣

【小试身手】20. 尖锐湿疣的典型体征是

A. 白带增多及外阴瘙痒　　　　　　B. 外阴奇痒和白带增多　　　　　　C. 尿频

D. 尿痛　　　　　　　　　　　　　E. 鸡冠状小丘疹

三、治疗原则

1. 局部用药　常用药物为50%三氯醋酸、5%氟尿嘧啶等，也可冷冻治疗、CO_2激光治疗。

2. 大的尖锐湿疣行手术切除。妊娠期尖锐湿疣坚持局部治疗或手术，若病灶位于外阴、阴道、宫颈等部位，经阴道分娩易造成软产道裂伤，因此考虑剖宫产分娩。

四、护理措施

1. 进行性知识教育，提高防病意识，患病后接受正规治疗。

2. 尊重病人，热情诚恳地回答病人的问题，消除病人思想顾虑。

3. **治疗期间禁止性生活。**

4. 注意个人卫生，保持外阴清洁，避免不洁性交。已污染的衣裤、生活物品及时消毒。

5. 治疗用物、器械严格消毒，避免交叉感染。

6. 妊娠妇女为避免传给胎儿，考虑剖宫产。

7. 鼓励病人坚持治疗。尖锐湿疣治愈率高，但易复发，鼓励病人坚持治疗。

【小试身手】21. 有关尖锐湿疣的治疗，下列哪项是**错误的**

A. 药物治疗适用于小的病灶　　　　B. 常用药物为三氯醋酸　　　　　　C. 治疗期间避免性生活

D. 治疗用物、器械应严格消毒　　　E. 治疗预后好，不易复发

第七节　淋　病

【浪里淘沙—核心考点】

一、病因及感染途径

淋病发病率位居性传播疾病首位，是由革兰阴性淋病奈瑟菌（简称淋球菌）引起，淋球菌主要侵袭生殖、泌尿系统黏膜的柱状上皮及移行上皮，**主要通过性交传播，以子宫颈管最多见**，也可侵袭尿道旁腺、前庭大腺。也可通过接触污染衣物、便器等间接传播。**潜伏期为1~10天，平均3~5天**，感染初期病变局限在下生殖道，如病情发展可累及上生殖道。

【小试身手】22. 关于淋病的描述，下列**错误的**是

A. 是目前发生率最高的性传播疾病　　B. 主要侵袭泌尿生殖道的黏膜

C. 主要通过间接接触传播　　　　　　D. 一般消毒剂与肥皂均能使淋球菌迅速灭活

E. 淋球菌在潮湿环境中可以生存较长时间

二、临床表现

1. **急性淋病**　最早症状为尿痛、尿频、排尿困难，脓性白带增多。外阴红肿、烧灼感，宫颈感染时宫颈充血、水肿、脓性分泌物。淋球菌侵入输卵管、卵巢引起急性盆腔炎，病人出现两侧下腹剧痛，寒战、高热、恶心、呕吐。

2. **慢性淋病**　表现为慢性尿道炎、慢性宫颈炎、输卵管积水。淋球菌可长期潜伏在尿道旁腺、前庭大腺深处反复发作。

分泌物涂片检查，急性期可见中性粒细胞内革兰阴性双球菌（＋）。**分泌物淋球菌培养是诊断淋病的金标准**。

三、治疗原则

1. 尽早治疗，彻底、及时、足量、规范用药。

2.**首选药物为第三代头孢菌素，性伴侣同时治疗。**

3.**新生儿经产道接触可引起淋菌性结膜炎，因此应及时治疗并隔离。足月儿应用普鲁卡因青霉素、红霉素眼药膏涂眼。**

四、护理措施

1.**病人内裤、毛巾、浴盆煮沸消毒5~10分钟，病人所接触的物品及器具用1%苯酚溶液浸泡。**

2.**筛查病人家属淋球菌，阳性者一并治疗，有症状的子女也应检查。**

3.**急性病人卧床休息，严禁性交。**

4.**治疗结束后2周内，在无性接触史情况下符合下列标准为治愈：①临床症状和体征全部消失；②治疗结束的4~7天取宫颈管分泌物做涂片及细菌培养连续3次均为阴性。复查时检查滴虫和梅毒血清反应。**

5.淋病高发区孕妇需做淋球菌筛查，淋球菌阳性者应及时治疗，孕期禁用喹诺酮类药。

6.妊娠期淋球菌感染症状较轻，治疗及时常可继续妊娠至足月。分娩时严格消毒，产后继续抗生素治疗。

第八节　梅　毒

浪里淘沙—核心考点

一、病因及感染途径

梅毒是由**苍白密螺旋体**引起的慢性全身性性传播疾病。

梅毒病人是传染源，最主要的传播途径是通过性交经黏膜擦伤处传播。早期梅毒的孕妇可通过胎盘传给胎儿，若孕妇软产道有梅毒病灶可发生产道感染。苍白密螺旋体在体外干燥环境下不宜生存，一般消毒剂及肥皂水均可杀灭。

二、临床表现

梅毒潜伏期为2~4周，表现为**皮肤黏膜损害，晚期能侵犯心血管、神经系统等脏器，**造成劳动力丧失甚至死亡。梅毒分为一期、二期和三期。

对胎儿及婴幼儿的影响：**患一、二期梅毒孕妇的传染性最强，**梅毒病原体在胎儿内脏和组织中大量繁殖，导致妊娠16周后流产、早产、死胎、死产。先天梅毒儿约占死胎的30%。

小试身手 23.有关梅毒的主要临床表现，下述正确的是

A.早期能侵犯心血管重要脏器　　　　　B.恶性早期梅毒能侵犯神经系统

C.晚期先天梅毒出现在3岁以后　　　　D.一期梅毒以胸背部皮肤梅毒疹为特征

E.一期梅毒以出现硬下疳为特征

三、治疗原则

1.早期诊断，及时治疗。**首选青霉素，用量要足，规则用药。**

锦囊妙记：下列疾病首选青霉素治疗：猩红热、肺炎链球菌肺炎、梅毒、破伤风、风湿热、小儿急性肾小球肾炎合并链球菌感染等。

2.性伴侣同时接受检查和治疗。

3.治疗后随访　第1年每3个月复查1次，以后每半年复查1次，连续2~3年。如发现血清复发或症状复发，药量加倍。

4.治愈标准　**血清学治愈为梅毒血清学试验阴性，脑脊液检查阴性。**

四、护理措施

1.心理护理　尊重病人，帮助其树立治愈的信心。

2.**治疗期间禁止性生活，坚持治疗及随访。**

3.预防间接传播如接吻、哺乳、输血及接触被污染的被褥、衣裤、浴具等。

4.做好孕期筛查和孕期保健。

第九节　获得性免疫缺陷综合征

浪里淘沙—核心考点

一、病因及感染途径

（一）病因

获得性免疫缺陷综合征（艾滋病）是由**人类免疫缺陷病毒（HIV）**引起的一种以人体免疫功能损害为特征的性传播疾病。

（二）传播途径

1. 性传播　性接触传播为主要传播途径。

2. 血液传播　输入或接触被污染的血液制品，是感染的次要途径。

3. 母婴垂直传播　母亲患艾滋病可通过胎盘传给胎儿，宫内感染为母婴传播的主要途径。分娩时经产道及经母乳喂养也可传染给婴儿。

小试身手　24. 有关艾滋病的临床特点，下述**错误的**是

A. 在我国主要经母婴传播　　　　　　　　　B. 潜伏期可长达3个月至5年，患病后死亡率高

C. 早期可有原因不明的颈部、腋部淋巴结肿大　D. 可导致恶性肿瘤，以卡氏肉瘤最常见

E. 常引起机会性感染

二、临床表现

潜伏期长达3个月至5年。早期无明显症状或有原因不明的颈淋巴结、腋淋巴结肿大。发病后表现为全身性病变。

三、治疗原则

目前无特效药物，以对症治疗为主。常用药物为抗病毒药物、干扰素、免疫刺激剂、对感染的特异性治疗。

四、护理措施

1. 预防HIV母婴传播　妊娠3个月每个月注射1剂HIV特异免疫球蛋白，婴儿出生后12个小时内注射1剂HIV特异免疫球蛋白。

2. 已感染HIV的妊娠女性，劝告其终止妊娠。

3. 胎膜早破者积极使用抗生素。感染孕妇血小板减少，因此应预防产妇出血。

4. 产后禁止哺乳。

5. 健康教育　为教育对象讲解艾滋病的传播途径及危害。大力提倡禁毒。防止医源性感染。提倡保护性性生活，避孕套能预防艾滋病传播。对艾滋病病人进行心理疏导，鼓励其治疗及随访。孕产妇积极做孕期检查及治疗，新生儿进行筛查及治疗。

参考答案

1.D　2.A　3.A　4.C　5.E　6.D　7.C　8.E　9.C　10.A　11.E　12.B　13.B　14.A　15.D　16.E　17.B　18.A　19.C　20.E
21.E　22.C　23.D　24.A

第十五章　月经失调病人的护理

统领全局—考试大纲

1. 掌握功能失调性子宫出血的病因及发病机制。
2. 熟练掌握功能失调性子宫出血的临床表现。
3. 掌握功能失调性子宫出血的辅助检查和治疗要点。
4. 熟练掌握功能失调性子宫出血的护理措施。
5. 掌握闭经的病因及发病机制和辅助检查。
6. 了解闭经的治疗要点和护理措施。
7. 了解痛经的病因及发病机制。
8. 掌握痛经的临床表现。
9. 了解痛经的治疗要点。
10. 掌握痛经的护理措施。
11. 熟练掌握围绝经期综合征的病因及发病机制。
12. 熟练掌握围绝经期综合征的临床表现。
13. 掌握围绝经期综合征的治疗要点。
14. 熟练掌握围绝经期综合征的护理措施。

第一节　功能失调性子宫出血

浪里淘沙—核心考点

功能失调性子宫出血（简称功血）是指由调节生殖的神经内分泌功能失常引起子宫异常出血，无全身及生殖器官器质性病变。功血分为排卵性和无排卵性两种，约85%的病人属于无排卵性功血。

一、病因及发病机制

过度劳累、精神紧张、恐惧等通过大脑皮质和神经递质，影响下丘脑-垂体-卵巢轴的功能调节，使卵巢功能失调，引起月经失调。营养不良、严重贫血及代谢紊乱也可导致月经异常。

（一）无排卵性功血

多见于青春期与绝经过渡期妇女。青春期下丘脑-垂体-卵巢轴间的调节功能未发育完善，与卵巢未建立稳固关系，垂体分泌FSH相对不足，导致卵巢不能排卵；绝经过渡期妇女因卵巢功能衰退，剩余卵泡对垂体促性腺激素反应低下，不能发育成熟而无排卵。

（二）排卵性功血

多见于生育年龄妇女，包括黄体功能不足和子宫内膜不规则脱落。

1. **黄体功能不足**　月经周期中有卵泡发育及排卵，但**黄体期孕激素分泌不足或黄体过早衰退**，导致子宫内膜分泌反应不足。下列因素可引起黄体功能不足：神经内分泌调节功能紊乱，卵泡期FSH缺乏，卵泡发育缓慢，雌激素分泌减少；LH不足使排卵后黄体发育不良，孕激素分泌减少；LH/FSH比值异常也可造成性腺轴功能紊乱，卵泡发育不良，排卵后黄体发育不全。

2. **子宫内膜不规则脱落**　由于下丘脑-垂体-卵巢轴调节功能紊乱引起黄体萎缩不全、内膜受孕激素影响，以致**不能如期完整脱落**。

小试身手（1~3题共用备选答案）

A. 多发于青春期或更年期妇女，出血无规律
B. 黄体发育较好，但萎缩过程延长
C. 黄体期孕激素分泌不足，月经周期缩短
D. 月经中期有少量出血
E. 排卵正常，雌激素水平较低

1. 无排卵型功能失调性子宫出血
2. 黄体功能不足
3. 子宫内膜脱落不全

二、临床表现

（一）无排卵性功血

不规则子宫出血是最常见症状，其特点是：月经周期紊乱，经期长短不一，出血量时多时少，停经数周或数月后大量出血，持续2~3周甚至更长时间，也可出现长时间少量出血，淋漓不断。失血过多引起贫血，**一般无腹痛**。根据子宫出血特点分为：

①**月经过多**：周期规则，经期大于7天或经量大于80ml；②**经量过多**：周期规则，经期正常，经量过多；③**子宫不规则过多出血**：周期不规则，经期延长，经量过多；④**子宫不规则出血**：周期不规则，经期延长而经量不多。

小试身手 4.无排卵性功能失调性子宫出血最常见的出血状况是

A. 经量增多　　　　　　　B. 经间期出血　　　　　　　C. 周期不规则的阴道出血

D. 经前、经后点滴出血　　E. 性交后出血

（二）排卵性功血

黄体功能不足，表现为月经周期缩短，伴不孕或在孕早期流产。**子宫内膜不规则脱落者表现为月经周期正常，但因子宫内膜不规则脱落，经期延长**，达9~10天，出血量多。

三、辅助检查

1. 妇科检查　生殖器官无器质性病变。

2. **基础体温测定**　有排卵者基础体温呈双相型曲线，无排卵者基础体温始终处在较低水平，呈单相型。如黄体期短，提示黄体功能不足。子宫内膜不规则脱落者基础体温呈双相型。

3. **诊断性刮宫（简称诊刮）**　**通过诊刮达到止血及明确子宫内膜病变的目的。**

4. 宫颈黏液结晶检查　经前出现羊齿植物叶状结晶者提示无排卵。

5. 阴道脱落细胞涂片检查　了解有无排卵及雌激素水平。

6. 激素测定　经前测定血清孕酮值，若在卵泡期水平为无排卵。

7. 超声检查　了解子宫大小、宫腔内有无赘生物、子宫内膜厚度等。

8. 宫腔镜检查　可直视病变部位并取活检。

四、治疗原则

无排卵性功血的青春期和生育期病人以**止血、调周期、促排卵**为目的。**绝经过渡期**以止血、调周期、减少经量、防止子宫内膜病变为主。**排卵性功血以恢复黄体功能为目标**。对于急性大出血及有子宫内膜癌风险的病人采用刮宫术止血，**刮宫是立即有效的止血措施，而且刮出物送检可明确诊断以排除器质性疾病**。

功血病人伴有贫血，应补充铁剂、维生素C和蛋白质，严重者输血。流血时间长者使用抗生素预防感染，使用止血药减少出血。

五、护理措施

（一）一般护理

1. 病人卧床休息，睡眠充足，防止过多消耗体力。

2. 鼓励病人进食高蛋白、高维生素及含铁丰富食物，如猪肝、鸡蛋、红枣等。

3. 保持会阴清洁卫生，勤换会阴垫和内裤，给予会阴擦洗，大便后外阴擦洗。

4. 禁止使用未消毒器械或手套进入阴道检查或治疗。

5. 禁止盆浴，告诫病人禁止性生活。

6. 遵医嘱准确用药，监测药物不良反应。

（二）大出血病人的护理

1. 绝对卧床休息，取平卧位或仰卧位。

2. 观察生命体征、意识状态，准确记录出入液量。

3. 做好给氧、输液及输血准备。

4. 配合医师做好手术止血准备，如刮宫术。

5. 监测白细胞计数和分类，严密观察与感染有关的征象。

（三）性激素治疗病人的护理

1. 指导病人正确服药，向病人解释激素治疗目的和注意事项。

2. 使用性激素治疗时严格遵医嘱准时按量给药。在治疗排卵性功血时，应注意询问月经周期，了解黄体期长短，以便监护给药。

3. 用大量雌激素治疗时，病人可出现恶心、呕吐、头昏、乏力等，宜在睡前服用。严重者加服维生素B$_6$、镇静剂。长期用药者监测肝功能。

4. 在使用促排卵药物治疗时嘱病人坚持测基础体温，以监测排卵情况。

第二节 闭 经

浪里淘沙—核心考点

根据既往有无月经来潮，闭经分为原发性闭经和继发性闭经。年龄超过16岁，**第二性征已发育且无月经来潮者，或年龄超**

过14岁，第二性征尚未发育，且无月经来潮者称为**原发性闭经**；以往曾建立正常月经后停止6个月以上者，或按自身月经周期计算停经3个周期以上者称为**继发性闭经**。

小试身手 5.原发性闭经是指

A.年龄超过14岁，第二性征尚未发育，且无月经来潮者　　　　B.年龄超过15岁，第二性征尚未发育，且无月经来潮者

C.年龄超过16岁，第二性征尚未发育，且无月经来潮者　　　　D.年龄超过17岁，第二性征尚未发育，且无月经来潮者

E.年龄超过18岁，第二性征尚未发育，且无月经来潮者

小试身手 6.继发性闭经是指月经初潮后，因某种病理性原因停经在

A.2个月以上　　　　B.3个月以上　　　　C.4个月以上　　　　D.5个月以上　　　　E.6个月以上

一、病因及发病机制

原发性闭经由遗传或先天发育缺陷引起，较少见。继发性闭经与性腺轴及靶器官有关。按病变区分为下丘脑性闭经、垂体性闭经、卵巢性闭经、子宫性闭经、其他内分泌功能异常。其中**以下丘脑闭经最常见**。

小试身手 7.最常见的继发性闭经是

A.下丘脑闭经　　　　B.垂体性闭经　　　　C.卵巢性闭经　　　　D.子宫性闭经　　　　E.生理性闭经

二、辅助检查

1.子宫功能检查　包括诊断性刮宫、子宫输卵管碘油造影、子宫镜检查及药物撤退试验。

2.卵巢功能检查　包括基础体温测定、阴道脱落细胞检查、宫颈黏液结晶检查、血甾体激素测定、B超检测及**卵巢兴奋试验**（**了解卵巢是否产生雌激素**）。

3.垂体功能检查　包括血PRL、FSH、LH测定，垂体兴奋试验，甲状腺功能及肾上腺功能检查等。

4.染色体核型分析及分带检查。

三、治疗原则

1.全身治疗　去除精神和环境因素的影响，改善全身健康状况及心理状态。

2.积极治疗诱发闭经的原始疾病。

3.**激素治疗**　达到补充激素不足及拮抗激素过多的目的。

4.手术治疗　适用于生殖器畸形、粘连、垂体及生殖器官肿瘤。

小试身手 8.闭经的全身治疗首先应

A.补充雌激素　　　　B.补充孕激素　　　　C.拮抗雄激素　　　　D.增强体质　　　　E.心理治疗

四、护理措施

1.为病人讲解闭经原因，治疗经过等，减轻病人思想负担。

2.告知病人药物作用、剂量、具体用药方法、时间、不良反应。

第三节　痛　经

浪里淘沙—核心考点

凡在行经前后或月经期出现**下腹痉挛性疼痛**、**坠胀**、腰酸或伴头痛、头晕、乏力、恶心等不适，以致影响生活和工作者称为痛经。

一、病因及发病机制

1.**生殖器官无器质性病变者称原发性痛经**，**因盆腔器质性病变引起者为继发性痛经**。原发性痛经与月经时子宫内膜合成和释放**前列腺素**增加有关，病人子宫内膜和月经血中前列腺素F_{2a}和前列腺素E_2明显升高，尤其是前列腺素F_{2a}含量增加是造成痛经的主要原因。

> 锦囊妙记：子宫肌瘤主要与雌激素有关，痛经主要与前列腺素有关，乳腺癌主要与雌激素、孕激素有关，前列腺增生主要与雄激素有关。

小试身手 9.原发性痛经的病因主要是

A.雌激素水平异常　　　　B.子宫自主神经敏感性增加　　　　C.经期子宫内膜前列腺素过度合成

D.子宫内膜组织缺氧　　　　E.子宫内膜异位

2.精神因素　精神紧张、焦虑、恐惧、敏感、寒冷刺激、经期剧烈运动可通过中枢神经系统刺激盆腔疼痛纤维。

3.痛经与遗传因素、免疫因素有关。

二、临床表现

下腹疼痛是痛经的主要症状。疼痛于经前12小时出现，月经第1天最剧烈，常呈**阵发性痉挛性疼痛**，持续时间长短不一，2~3天后缓解。严重者疼痛可放射至外阴、肛门、腰骶部、大腿内侧，并伴有恶心、呕吐、腹痛、腹泻、头晕、乏力等症状，甚至出现四肢厥冷、面色苍白、出冷汗等。<u>原发性痛经常见于青少年期</u>，多在月经初潮的1~2年内发病。

小试身手 10.痛经以疼痛为主要临床特征，具体表现为

A. 月经前1天最剧烈　　　　　B. 呈阵发性痉挛性疼痛　　　　C. 于月经干净后才缓解

D. 重者疼痛可向肩背放射　　　E. 最早出现于经前24小时

三、治疗原则

<u>避免精神刺激或劳累，重视心理治疗，以对症治疗为主</u>，给予镇痛、镇静、解痉类药物。口服避孕药可抑制子宫内膜生长，减少月经量及抑制排卵，减少月经血中前列腺素含量，缓解疼痛；也可用前列腺素合成酶抑制剂减少前列腺素释放，减轻疼痛，如布洛芬400mg，每日3~4次。

四、护理措施

1. 为病人提供心理支持，使病人保持情绪稳定，心情舒畅。症状严重者遵医嘱给予止痛药、镇静剂。腹部热敷和进食热饮有助于缓解疼痛。

2. 要求避孕的女性可给予避孕药治疗。

3. 向病人介绍有关月经的生理卫生知识，指导病人合理休息与充足睡眠。

第四节　围绝经期综合征

浪里淘沙—核心考点

围绝经期指从接近绝经出现与绝经有关的临床特征起至绝经1年内的时期，即绝经过渡期至绝经后1年。<u>绝经指月经完全停止1年以上</u>。

一、病因及发病机制

病因包括内分泌因素、神经递质因素、遗传因素等。卵巢功能衰退致雌激素水平下降，孕激素不足或缺乏，FSH水平增高，卵泡发育速度加快，导致卵泡期缩短，卵泡数目减少直至耗竭，卵巢分泌激素下降，正常的下丘脑-垂体-卵巢轴失衡，影响了自主神经中枢及其支配下的各脏器功能，出现一系列性激素减少引起的症状。

二、临床表现

1. **月经紊乱**　是常见症状。表现为：①月经频发：月经周期少于21天，经前点滴出血致经期延长；②月经稀发：月经周期超过35天；③不规则子宫出血：排卵停止而发生功能性子宫出血；④闭经：经历月经改变后进入闭经。

小试身手 11.围绝经期常见的症状是

A. 潮热　　　B. 月经紊乱　　　C. 尿失禁　　　D. 激动易怒　　　E. 骨质疏松

2. **心血管疾病**　雌激素对女性心血管系统有保护作用。绝经后雌激素水平下降，血胆固醇水平升高，<u>绝经后妇女易患动脉粥样硬化、心肌梗死、高血压和脑出血</u>。

3. **泌尿生殖道**　表现为泌尿生殖道萎缩。

4. **骨质疏松**　围绝经期约25%的妇女发生骨质疏松。

5. **皮肤和毛发改变**　由于雌激素下降使皮肤胶原纤维丧失，<u>皮肤皱纹增多加深</u>，皮肤变薄，色素沉着，出现斑点、干燥甚至皲裂。

6. **精神神经症状**　多疑、激动易怒、忧郁、焦虑、情绪低落，不能自我控制。注意力不集中，记忆力减退，行动迟缓、失眠等。雌激素缺乏可引起阿尔茨海默病。

三、治疗原则

1. **加强围绝经期保健，重视精神心理治疗**　调节自主神经功能，情绪不稳者适当使用镇静剂，如谷维素等。

2. **雌激素替代治疗**　适用于预防及控制围绝经期各种症状及骨质疏松和心血管疾病等。**原因不明的子宫出血、肝胆疾病、血栓性静脉炎等禁忌使用**。雌激素替代治疗对有子宫者应同时使用雌激素和孕激素，<u>单纯雌激素治疗只适用于子宫切除者</u>。使用最小有效量。口服药的优点是血药浓度稳定，阴道给药用于治疗下泌尿道生殖局部症状。<u>雌激素替代治疗的副作用包括乳房胀痛、水肿、色素沉着</u>，增加了子宫内膜癌的风险。

小试身手 12.患者，女，51岁，因"月经紊乱半年伴潮热、焦虑、睡眠差"就诊，医嘱给予激素治疗。患者询问激素替代治疗的主要目的，护士的正确回答是

A. 调整周期　　　　　　　　　B. 纠正与性激素不足有关的健康问题　　　C. 促使卵巢功能的恢复

D. 减少月经量　　　　　　　　E. 防止子宫内膜病变

3.为预防骨质疏松补充钙剂、维生素D、降钙素等。

四、护理措施

1.提供饮食指导 多食高钙食物，补充足够蛋白质，鼓励多晒太阳。

2.指导正确用药。

3.建立"妇女围绝经期门诊"，提供咨询。

4.健康教育 指导病人坚持体育锻炼，有助于分散注意力，缓解不适。家属理解女性围绝经期的身体不适，提供精神心理支持。

小试身手 13.下列关于围绝经期患者的护理措施，**错误的**是

A.通过心理护理使病人认识到围绝经期是一个正常的生理阶段　　　　B.指导病人合理用药

C.多食富含钙的食物　　　　D.有异常阴道出血者应取子宫内膜活检排除恶变

E.减少户外活动以预防骨折

参考答案

1.A　2.C　3.B　4.C　5.A　6.E　7.A　8.E　9.C　10.B　11.B　12.B　13.E

第十六章　妊娠滋养细胞疾病病人的护理

1. 了解葡萄胎、侵蚀性葡萄胎和绒毛膜癌的概述。
2. 掌握葡萄胎、侵蚀性葡萄胎和绒毛膜癌的病理改变。
3. 熟练掌握葡萄胎、侵蚀性葡萄胎和绒毛膜癌的临床表现。
4. 掌握葡萄胎、侵蚀性葡萄胎和绒毛膜癌的辅助检查和治疗要点。
5. 熟练掌握葡萄胎、侵蚀性葡萄胎和绒毛膜癌的护理措施。

第一节　葡萄胎

浪里淘沙—核心考点

一、概述

葡萄胎（又称良性葡萄胎）是一种良性滋养细胞疾病，是胚胎外层的滋养细胞发生变性，绒毛水肿形成水泡状物。

二、病理改变

良性葡萄胎病变局限于子宫黏膜内，不侵入肌层，也不发生远处转移。其病理特点为滋养细胞呈不同程度增生，绒毛间质水肿，间质内血管消失。病变绒毛丧失吸收营养的作用，使胚胎早期死亡。部分葡萄胎病人尚存部分正常绒毛，胚胎可存活。

小试身手　1. 滋养细胞疾病共同的病理变化特点是

A. 侵蚀子宫肌层　　　　　B. 以血行转移为主　　　　　C. 病变局限在宫腔内
D. 滋养细胞呈不同程度的增生　　　E. 保持完整的绒毛结构

三、临床表现

1. 停经　病人有停经史，停经时间8~12周。
2. 阴道流血　是最常见的症状，大多数病人在停经8~12周发生不规则阴道流血，量少，呈咖啡色黏液状或暗红色，后量逐渐增多，且反复发生阴道流血，可排出水泡状物。阴道出血时间长，未及时治疗的病人出现贫血和继发感染。
3. 子宫异常增大　葡萄胎生长迅速以及宫腔内出血，子宫体积增长较快，约2/3的病人子宫大于相应妊娠月份，且质地极软，1/3的病人子宫大小与停经月份相符，少数病人子宫小于停经月份。
4. 卵巢黄素化囊肿　由于滋养细胞增生，产生大量人绒毛膜促性腺激素（hCG），在hCG的刺激下，卵巢呈多发性囊肿改变，称为卵巢黄素化囊肿。葡萄胎清除术后2~4个月内黄素化囊肿自然消失。
5. 妊娠呕吐及妊高征　由于滋养细胞产生大量hCG，病人呕吐严重且持续时间长。因子宫增长速度快，子宫内张力高，病人在妊娠早中期即可出现妊高征，病人在孕24周前即出现高血压、水肿、蛋白尿，1/4的病人发展为子痫前期。
6. 腹痛　由于子宫急速扩张引起下腹隐痛，一般出现在阴道流血前。

四、辅助检查

1. 一般情况　监测病人生命体征，特别是血压的变化。
2. 产科检查　一般子宫大小大于停经月份；腹部检查摸不到胎体；多普勒超声检查听不到胎心音。
3. 人绒毛膜促性腺激素（hCG）测定　病人血、尿hCG水平升高。
4. 超声检查　是最重要的辅助检查方法。B超可见子宫内充满弥漫分布的光点和小囊样无回声区，未见正常孕囊或胎体影像。

五、治疗要点

1. 清宫　葡萄胎一经确诊应立即清除。
2. 子宫切除术　单纯切除子宫只能去除病变侵入局部组织的危险，不能防止转移的发生。
3. 黄素化囊肿的处理　一般无需处理。当黄素化囊肿出现扭转且卵巢出现血运障碍时应切除一侧卵巢。
4. 预防性化疗　不常规推荐。对具有恶变倾向的完全性葡萄胎患者应预防性化疗。

小试身手　2. 有关良性葡萄胎的处理，以下错误的是

A. 一经确诊，应尽快给予清除　　　　　B. 术后至少避孕1年
C. 有恶变倾向的病人应选择性地采取预防性化疗　　　D. 术后严密追访至妊娠试验阴性
E. 术中应严密监测，防止大出血

六、护理措施

1. 病情观察　严密观察病人腹痛及阴道流血情况，保留会阴垫。注意观察阴道有无水泡状组织排出。注意观察流血过多病

人的面色、皮肤情况，神志、血压、脉搏、呼吸等。

2. 预防感染 病人阴道出血期间，保持外阴清洁干燥，会阴擦洗，监测体温，及时发现感染征象。

3. 清宫术的护理 葡萄胎一经确诊应立即行清宫术。术前建立静脉通路、备血，准备急救药品，防止术中大出血。术前排空膀胱，术中严密观察病人有无面色苍白、出冷汗、发绀，及时测量血压、脉搏，防止出血性休克。术后将刮出物送病理检查。观察阴道出血及腹痛情况。

4. 健康及随访指导

（1）饮食：进高蛋白、高维生素、易消化饮食。

（2）活动与休息：出院后保证充足睡眠和心情愉悦，适当活动。

（3）预防感染：葡萄胎清宫术后禁止性生活1个月。保持外阴清洁，每日清洗外阴。注意体温变化，体温升高时随时就诊。

（4）避孕：葡萄胎术后避孕1年，至少半年，避孕方法首选阴茎套或阴道隔膜。

小试身手 3. 指导葡萄胎病人术后避孕首选

A. 口服避孕药 　　　B. 针剂避孕药 　　　C. 埋入法避孕 　　　D. 阴茎套 　　　E. 宫内节育器

（5）随诊：葡萄胎病人有恶变倾向，因此应定期随访。尤其是随访尿或血内hCG的变化，以便早期发现恶变。葡萄胎清宫术后每周查血hCG 1次，直到连续3次阴性，以后每月1次，半年以后每2个月1次，共6个月，至少随访2年。随访期间坚持避孕，如出现不规则阴道出血、咯血等症状及时就诊。

小试身手 4. 葡萄胎病人随访，下列哪项内容最重要

A. 病人自觉症状 　　　B. 妇科检查 　　　C. 盆腔B超 　　　D. X线胸片检查 　　　E. 血或尿hCG检测

第二节　侵蚀性葡萄胎

浪里淘沙—核心考点

一、概述

侵蚀性葡萄胎（又称恶性葡萄胎）是指病变侵入子宫肌层或向宫外转移。

二、病理改变

大体可见水泡状物或血块，葡萄胎侵入肌层或其他部位，可见子宫表面单个或多个紫色结节，严重者整个肌层全部被葡萄胎组织破坏。镜下见子宫肌层及转移病灶出现增生的滋养细胞并呈团块状，细胞大小、形态不一。增生的滋养细胞有明显的出血及坏死，但仍可见变性的或完好的绒毛结构。

三、临床表现

1. 病史 常继发于良性葡萄胎，一般发生在葡萄胎清除术后6个月内。

2. 阴道流血 为最常见的症状。多发生在葡萄胎清除后，阴道不规则出血。阴道转移结节破溃时大出血。

3. 转移灶表现 最常见的转移部位是肺，其次是阴道、宫旁，脑转移少见。脑转移时病人出现头痛、呕吐、抽搐、偏瘫及昏迷。

小试身手 5. 一患者葡萄胎排空后5个月，出现阴道流血，首先考虑的临床诊断是

A. 侵蚀性葡萄胎 　　　B. 绒毛膜癌 　　　C. 先兆流产 　　　D. 完全性葡萄胎 　　　E. 部分性葡萄胎

小试身手 6. 侵蚀性葡萄胎最常见的转移部位是

A. 脑 　　　B. 肺 　　　C. 阴道 　　　D. 胸骨 　　　E. 宫旁

四、辅助检查

1. **人绒毛膜促性腺激素（hCG）测定** 葡萄胎清除后8~12周降至正常，如hCG持续高水平，或hCG一度降至正常后又迅速升高，提示为恶性滋养细胞肿瘤。

2. **超声检查** 有助于早期确定滋养细胞疾病的性质。

3. 盆腔动脉造影 了解病灶部位及浸润程度。

4. 妇科检查 子宫增大、质软，阴道宫颈转移时局部可见紫蓝色结节。

5. 影像学检查 胸部X线摄片发现肺转移病灶，CT用于发现脑转移病灶及早期肺转移病灶；MRI用于脑转移的诊断。

第三节　绒毛膜癌

浪里淘沙—核心考点

一、概述

绒毛膜癌（简称绒癌）是一种高度恶性的滋养细胞肿瘤，早期通过血液转移至全身各脏器，最常见的转移部位依次为肺、阴道、脑及肝等。最主要的死亡原因是脑转移。

小试身手 7.绒癌最常见的转移部位依次是

A.肺、盆腔、肝、脑、阴道　　　　　　　　B.肺、阴道、盆腔、脑、肝

C.肺、脑、阴道、盆腔、肝　　　　　　　　D.阴道、肺、盆腔、肝、脑

E.肺、阴道、盆腔、肝、脑

二、病理改变

增生滋养细胞侵犯子宫肌层及血管，伴有远处转移。妊娠性绒毛膜癌始发于子宫，肉眼可见子宫不规则增大，质软，表面现紫蓝色结节。瘤细胞呈暗红色，伴出血、坏死和感染。镜下见滋养细胞极不规则增生，增生与分化不良的滋养细胞排列成片状，侵入子宫内膜和肌层，并伴大量出血和坏死，绒毛结构消失。

> 锦囊妙记：侵蚀性葡萄胎与绒毛膜癌最根本的区别是滋养细胞绒毛结构有无消失，侵蚀性葡萄胎绒毛结构完好，绒毛膜癌绒毛结构消失。

小试身手 8.侵蚀性葡萄胎与绒毛膜癌最根本的区别是

A.滋养细胞增生的程度　　　　　　　　　　B.距葡萄胎排出后的发生时间的长短

C.葡萄胎排净后尿内人绒毛膜促性腺激素（hCG）值的高低　　　　　　D.子宫增大的程度

E.病理检查有无绒毛结构

三、临床表现

1.病史　葡萄胎、流产或足月产后。

2.**阴道流血**　为最主要的症状。产后、流产后、葡萄胎清宫术后出现阴道持续不规则出血，也可由子宫病灶侵蚀血管或阴道转移结节破溃引起。

小试身手 9.绒毛膜癌最主要的症状是

A.阴道流血　　　　　　　　B.X线胸片可见转移阴影　　　　　　　　C.卵巢黄素囊肿持续存在

D.阴道可见紫蓝色转移结节　　　　E.葡萄胎清宫术后血hCG持续阳性

3.**盆腔包块及内出血**　子宫增大或阔韧带内形成血肿或卵巢黄素化囊肿，病人出现下腹包块。

4.**腹痛**　癌组织侵蚀子宫壁或子宫腔积血引起。

5.**转移灶症状**　阴道转移破溃出现阴道大出血，肺转移时出现咯血、胸痛及憋气等；脑转移出现头痛、呕吐、抽搐、偏瘫以及昏迷等；肝和脾转移出现呕血和柏油样便；肾转移出现血尿等。

四、辅助检查

1.**人绒毛膜促性腺激素（hCG）测定**　产后、流产后、葡萄胎清除后血hCG持续高水平，或一度正常后又升高，在排除胎盘残留、不全流产或残存葡萄胎的情况下，考虑为绒毛膜癌。

2.**超声检查**　有助于早期确定滋养细胞的性质。

3.**影像学检查**　胸部X线摄片可发现肺转移病灶，CT可发现脑转移病灶及早期肺转移病灶；MRI可发现脑转移。

五、治疗要点

以化疗为主，手术为辅。

1.**化学治疗**　常用化疗药物：氟尿嘧啶、放线菌素D、甲氨蝶呤、环磷酰胺、长春新碱等。

2.**手术治疗**　病变在子宫或肺、化疗疗程较多但效果差者考虑手术治疗。

小试身手 10.女性生殖器恶性肿瘤中，对化学药物疗效最好的是

A.绒毛膜癌　　　　　　　　B.宫颈鳞状细胞癌　　　　　　　　C.子宫内膜腺癌

D.卵巢浆液性囊腺癌　　　　　　　　E.外阴癌

六、护理措施

（一）肺转移的护理

1.密切观察病情　密切观察病人有无咳嗽、咯血、胸闷、胸痛等症状。

2.给氧　呼吸困难者间断给氧，取半卧位。

（二）脑转移的护理

1.病室环境　安排病人住单间并有专人护理，室内空气新鲜，光线宜弱，防止强光引起病人烦躁、紧张、头疼而加重病情。抽搐者拉起床栏，防止坠床。

2.生活护理　做好生活护理，满足病人基本需要，协助病人每日用生理盐水漱口。

3.皮肤护理　保持皮肤清洁干燥，偏瘫、昏迷病人定时翻身，防止压疮。

4.准确记录出入量　准确记录出入液量，每天总入液量应控制在2000~3000ml，以防止加重脑水肿，控制脑转移病人钠摄

入。应用脱水药物时控制好输入速度。

5. 脑转移抽搐的护理　脑转移的病人可突然出现抽搐，<u>抽搐发作时立即放置开口器，防止舌咬伤</u>。保持呼吸道通畅，定时<u>吸痰，有义齿应取下防止吞服</u>。恶心、呕吐时协助病人去枕平卧，头偏向一侧。大小便失禁者留尿导尿长期开放。昏迷病人定时翻身拍背，做好口腔及皮肤护理，防止肺部并发症。

（三）阴道转移的护理

1. <u>尽早开始化疗，使结节消失</u>。

2. <u>**阴道转移结节未破溃者卧床休息**</u>，活动时勿用力过猛，以免引起结节破溃出血。

3. 减少增加腹压的因素，如病人出现恶心、呕吐、咳嗽时应及时处理，保持大便通畅，必要时给缓泻剂。

4. 给予高热量、高蛋白质饮食，注意粗细搭配及维生素供给。

5. 严密观察病情变化，做好大出血抢救的准备。

6. **避免不必要的阴道和盆腔检查**。如必须检查先做指诊，动作轻柔，防止碰破结节引起出血。<u>阴道转移病人严禁阴道冲洗</u>。

（四）随访

<u>出院后严密随访</u>，观察有无复发。第一次随访在出院后3个月，然后每6个月一次至3年，再<u>每年1次直至5年</u>，以后每2年随访1次。随访内容包括复查血hCG，注意有无异常阴道流血、咳嗽、咯血等，做妇科、盆腔B超及X线胸片检查。

参考答案

1.D　2.D　3.D　4.E　5.A　6.B　7.B　8.E　9.A　10.A

第十七章　妇科恶性肿瘤化疗病人的护理

统领全局—考试大纲

1. 掌握妇科恶性肿瘤化疗病人常用药物的种类和化疗药物的作用机制。
2. 熟练掌握妇科恶性肿瘤化疗常见的化疗副反应。
3. 熟练掌握化疗病人化疗前准备、化疗中的护理、化疗副反应的护理和健康教育。

第一节　常用药物

浪里淘沙—核心考点

一、常用药物及作用机制

（一）分类

根据化疗药物的性质分为以下几类。

1. **烷化剂**　是细胞周期非特异性药。常用药物有邻脂苯芥、硝卡芥、氮芥、环磷酰胺。以静脉给药为主，副作用有骨髓抑制和白细胞下降。

2. **抗代谢药**　能干扰核酸代谢，属细胞周期**特异性药**。常用药物有氟尿嘧啶、甲氨蝶呤、阿糖胞苷。甲氨蝶呤为抗叶酸类药物，氟尿嘧啶为嘧啶拮抗剂。

3. **抗肿瘤植物药**　常用药物有长春碱、长春新碱、紫杉醇。

4. **抗肿瘤抗生素**　由微生物产生的具有抗肿瘤活性的化学物质，属细胞周期非特异性药物。常用药物有放线菌素D、平阳霉素、阿霉素。

5. **其他**　如顺铂。

小试身手 1. 以下常用化疗药中属于细胞周期特异性药物的是

A. 5-氟尿嘧啶　　　B. 更生霉素　　　C. 氮芥　　　D. 阿霉素　　　E. 环磷酰胺

（二）化疗药物的作用机制

影响去氧核糖核酸（DNA）的合成；直接干扰核糖核酸（RNA）的复制；干扰转录，抑制信使RNA（mRNA）的合成；阻止纺锤丝的形成，阻止蛋白质的合成。

二、常见的化疗不良反应

1. **造血功能障碍（骨髓抑制）**　是最常见和最严重的不良反应，主要表现为外周血中白细胞及血小板计数下降。白细胞计数下降后病人易发生感染，严重时出现败血症；血小板计数下降，病人出现乏力、精神淡漠、反应迟钝，严重者有全身出血倾向，如牙龈出血、鼻出血、皮下出血、尿血、便血，甚至内脏出血。

小试身手 2. 化疗药物最严重的副反应是

A. 骨髓抑制　　　B. 消化道反应　　　C. 皮肤黏膜的损伤　　　D. 肝功能的损害　　　E. 肺功能的损害

2. **消化道反应**　食欲减退、恶心、呕吐，消化性溃疡，腹痛、腹泻。

3. **皮肤黏膜损伤**

（1）**皮肤反应**：甲氨蝶呤、氟尿嘧啶等引起皮肤炎性反应，表现为皮肤干燥、色素沉着、皮疹、全身瘙痒，严重者出现剥脱性皮炎。

（2）**毛发脱落**：因毛囊上皮生长迅速，对化疗药物敏感，尤其是**放线菌素D最为明显**。

（3）组织坏死。

小试身手 3. 下列哪种药物最易引起毛发的脱落

A. 放线菌素D　　　B. 甲氨蝶呤　　　C. 环磷酰胺　　　D. 5-氟尿嘧啶　　　E. 东莨菪碱

4. **肝肾功能损害**　多数化疗药物在肝脏代谢，大剂量化疗损伤肝脏。主要表现为血清谷丙转氨酶（SGPT）增高，严重者出现黄疸。环磷酰胺以原形排泄引起血性膀胱炎。

5. **其他**

（1）其他脏器损伤：阿霉素、紫杉醇等可引起心功能损害，表现为脉率增快，心电图"T"波倒置，停药后可恢复。平阳霉素、依托泊苷等可引起肺功能损害，过量使用导致肺纤维化。

（2）周围神经毒性：长春新碱可出现指、趾端麻木，有针刺样感。

第二节　化疗病人的护理

一、化疗前准备

（一）培训护士

1. 护士熟练掌握化疗知识，了解化疗药物作用机制、不良反应及化疗病人的护理。

2. 严格执行无菌技术和三查七对制度。

3. 做好防护工作。在配药、执行操作时戴好口罩、帽子、手套，防止化疗药物不慎接触裸露皮肤，操作后及时洗手。有条件的科室使用生物安全柜配制化疗药物。

（二）病人准备

减轻病人恐惧心理，增强其治疗信心。测量病人生命体征、体重，做血、尿常规，肝、肾功能检查。根据病人体重调节药物剂量，故应准确测量体重。测量体重的方法：首先核准磅秤，在清晨、空腹、排空大小便后由护士测量，只穿贴身衣裤、不穿鞋，必要时二人核对。

二、化疗中的护理

1. 根据医嘱溶解和稀释药物，做到现配现用。

2. 注意保护血管，建议留置PICC或输液港进行静脉药物治疗。熟练静脉穿刺技术，提高成功率。

3. 加强巡视，保证化疗药物准确、按时输入。

三、化疗不良反应的护理

（一）造血系统反应的护理

1. 白细胞减少的护理

（1）保持环境清洁，严格执行消毒隔离制度。

（2）观察病情：随时注意病人血常规变化（白细胞及分类细胞数目）。如病人白细胞下降，每天监测3~4次体温，若体温超过38.5℃时，及时通知医生，抽血做细菌培养，给予物理降温和抗生素治疗；注意病人有无炎症反应，如病人咽痛、咳嗽、口腔溃疡、尿急、尿痛等症状，应及时通知医生处理。

（3）营养支持：指导病人增加蛋白质、维生素类食物摄入，增强机体抵抗力。注意饮食卫生，水果、蔬菜洗干净。

（4）卫生指导：保持口腔清洁，每日早晚刷牙，用盐水或硼酸水漱口。每日清洁外阴，勤洗澡及更换内衣，注意保暖，避免感冒。

（5）治疗过程中应严格遵守无菌技术原则，避免医源性感染。

（6）遵医嘱使用抗生素、升粒细胞药物，观察用药后反应。

2. 血小板降低的护理

（1）病情观察：随时注意病人血常规变化（血小板计数）。密切注意病人面色及生命体征，及早发现因血小板下降引起的出血。显性出血易被发现，表现为牙龈出血、鼻出血、阴道出血、尿血、便血。隐性出血不易被发现，表现为皮下出血、内脏出血、颅内出血。

（2）根据病情适当限制病人活动，有颅内或内脏出血倾向者绝对卧床休息。

（3）嘱病人用软毛刷刷牙，不要使用牙签剔牙，防止牙龈出血，严重者禁止刷牙，用盐水、硼酸水漱口或口腔护理。

（4）嘱病人不要抠鼻、咬指甲等，以预防出血。

（5）饮食指导：给予升血治疗的同时，嘱病人多食用红枣、花生、红豆粥、菠菜等升血食物；忌食辛辣、坚硬粗糙食物，防止因过强刺激造成消化道出血；多喝水、吃新鲜水果及蔬菜，避免便秘，防止因用力排便引起肠黏膜损伤和脑出血。

（6）操作时动作轻柔，注射后用棉球压迫穿刺部位直至无出血。

（二）消化道不良反应的护理

1. 食欲减退、恶心、呕吐的护理

（1）饮食指导：为病人创造良好的进食环境，鼓励病人进食清淡、易消化食物，少食多餐，食用自己平常喜爱的食物。

（2）出现恶心、呕吐时及时清理呕吐物，协助病人漱口，更换污染衣被。

（3）详细记录病人呕吐量，及时补充水、电解质。

（4）遵医嘱给予镇静、止吐药物，必要时给予静脉营养输注。

2. 口腔溃疡的护理　保持口腔清洁，减少细菌繁殖机会。勤用盐水、硼酸水漱口。根据溃疡程度给予口腔护理。减少疼痛及咽部水肿。

3. 腹痛、腹泻的护理

（1）详细记录大便次数，观察其量、性质及颜色。

（2）化疗过程中出现腹泻，应立即停止化疗药的使用，留取大便送细菌培养（普通+厌氧）。

（3）饮食指导：不吃不洁、生冷、油腻食物，养成良好饮食卫生习惯。**鼓励病人多饮用酸奶等含乳酸菌类饮料。急性期病人禁食**，通过输液补充丢失的电解质，恢复期进流食。

（4）**对疑似伪膜性肠炎的病人，及时行床边隔离。**

（三）皮肤、黏膜损害的护理

保护血管，防止药物外渗。输注化疗药物，特别是对血管刺激性强的化疗药物时，出现外渗立即处理。**处理方法：立即停药**，局部封闭治疗；冰袋冷敷药物外渗部位，嘱病人局部24小时不可接触热物。

小试身手 4.对化疗病人预防皮肤、黏膜损害的护理，下述正确的是

A.熟练掌握静脉穿刺技术有计划地使用血管　　B.出现输液外渗即停药，用2%普鲁卡因局部封闭

C.化疗药物配置好后，可直接用于静脉穿刺输液　　D.输液外渗部位给予热水袋热敷以减轻病人疼痛

E.嘱咐病人局部24小时不可接触冰冷物与冷水

（四）脱发的护理

1.帮助病人正确面对自身形象改变。

2.协助病人戴假发、围巾、帽子等装饰物，以维护病人自尊。

（五）肾功能损害的护理

1.**化疗过程中通过静脉补充大量液体**，严格控制输液速度；鼓励病人多饮水，多吃利尿食物，如西瓜、冬瓜、黄瓜等，以保证尿量。

2.记录24小时出入液量，了解尿量及出入是否平衡。

3.观察病人有无泌尿系统症状，是否排尿困难。

4.遵医嘱给予解救药

（1）**硫代硫酸钠**：与顺铂竞争占领肾脏的受体，使顺铂毒性减轻。

（2）**碳酸氢钠**：使体液呈碱性，甲氨蝶呤不易结晶，易从肾脏排泄。

四、健康教育

鼓励病人进食高蛋白、高维生素、易消化饮食，保证足够热量和液体摄入。进食前后漱口，经常擦身更衣，保持皮肤清洁干燥，注意休息，保持充足睡眠。

参考答案

1.A　2.A　3.A　4.B

第十八章　妇科腹部手术病人的护理

第一节　妇科腹部手术病人的一般护理

浪里淘沙—核心考点

一、术前准备

1. 心理护理　耐心向病人讲解疾病相关知识及治疗措施，消除其焦虑恐惧情绪。

2. 术前指导

（1）指导病人学会胸式呼吸，老年病人练习咳嗽和排痰，预防术后发生坠积性肺炎。

（2）疼痛：术前指导病人如何使用自控式镇痛泵，以减轻疼痛刺激，术后加快恢复进程，减少并发症。

（3）翻身和起床：指导病人翻身、起床和活动，术后早期活动，避免下肢静脉血栓形成。

（4）排泄：术前指导病人练习床上排便，以免术后发生排尿困难。

3. 术前准备

（1）皮肤准备：术前1日进行皮肤准备。腹部皮肤备皮范围是上起剑突下缘，下至两大腿上1/3，左右到腋中线，剃去阴毛。脐部清洁。

（2）术前1天做血型及交叉配血试验，普鲁卡因、青霉素过敏试验。

（3）术前晚及术日晨测量生命体征，询问有无月经来潮、上呼吸道感染。

（4）阴道准备：术前1天为病人冲洗阴道2次，第2次冲洗后在宫颈口及阴道穹窿部涂甲紫，为手术切除宫颈做标记。阴道流血及未婚者不做阴道冲洗。

（5）胃肠道准备：术前1日开始肠道准备。术前1天清洁肠道，口服20%甘露醇250ml加生理盐水250ml导泻，也可用0.1%~0.2%肥皂水灌肠。术前8小时禁食，4小时禁水。卵巢癌病人肠道准备从术前3天开始。

（6）术前12小时应避免使用镇静药物。对于严重焦虑的病人，可遵医嘱给予镇静安眠药，地西泮10mg肌内注射。

（7）膀胱准备：术晨为病人留置导尿。

（8）其他：术前了解病人有无药物过敏史，做药物过敏试验。入手术室前摘下义齿、发卡及首饰等，遵医嘱给予术前用药，核对病人姓名、床号、手术带药，将病人及病历送往手术室。

（9）床单位准备：病人入手术室后，护士为病人铺好麻醉床，备好血压计、听诊器、吸氧用物等。

二、术后护理

1. **体位** 全麻病人取去枕平卧位，头偏向一侧，**防止呕吐物误吸**。硬膜外麻醉的病人去枕平卧4~6小时，腰麻病人去枕平卧4~6小时，**防止术后头痛**。如病情允许，术后次日晨取半卧位。

2. **观察生命体征** 术后24小时内密切观察生命体征变化。全麻未清醒者注意观察瞳孔、意识和神经反射。**每15~30分钟测量1次血压、脉搏、呼吸，平稳后改为每4小时1次**，以后每日测量生命体征3~4次，**直至正常后3天**。术后24小时内病人血压持续下降、脉搏细速、躁动等考虑为内出血。术后1~2天体温升高，但一般不超过38℃，此为正常手术反应。如术后持续高热或体温正常后再次升高，考虑感染。

3. **观察尿量** 术后保持尿管通畅、勿折叠、勿受压，注意观察尿量及性质，如发现血尿则考虑输尿管或膀胱损伤；**术后尿量每小时至少在50ml以上**，如尿量过少，首先检查导尿管是否堵塞、脱落、打折、受压，排除上述因素后应考虑病人是否出现休克。常规妇科手术于术后第1天晨拔除尿管。保留尿管期间病人每天测量体温3~4次，每日擦洗会阴并定期更换尿袋，操作时注意无菌，防止逆行感染。拔除尿管前1~2天，夹避尿管定时开放，每3~4小时开放1次，夜间持续开放，以训练和恢复膀胱功能。

4. **引流管的观察和护理**

（1）保持引流管通畅，观察引流液的量和性质：**术后24小时内如每小时引流液大于100ml且为鲜红色，考虑内出血**；保持静脉通路通畅，估计有无腹腔内出血及出血量。

（2）**引流管长度适宜**：引流管不宜过长，以免打折或盘在引流瓶内影响引流；也不可过短，**防止病人活动时脱出**。

（3）**防止感染**：每日更换引流瓶，严格无菌操作，每日冲洗会阴2次，每日测体温3次，及早发现感染征象。

（4）**严格记录引流量**：记录引流液量和性状，如有多支引流管，**引流管上明确标记并分别记录**。如发现引流液为脓性且病人体温升高，考虑为感染。

5. **术后镇痛** 术后4~6小时病人出现伤口疼痛。**术后24小时内哌替啶50mg加异丙嗪25mg肌内注射，可有效缓解伤口疼痛**，6~8小时重复1次。术后48小时伤口疼痛明显减轻。如病人仍疼痛难忍，应检查有无感染、伤口裂开、药物依赖等。**术后12~24小时病人取半坐卧位**，使膈肌下降，有利于呼吸和排痰，减少肺部并发症。

6. 术后恶心、呕吐及腹胀 一般术后呕吐无需处理，待麻醉药反应消失后会自行缓解。严重呕吐给予药物治疗。术后48小时肠蠕动恢复，腹胀减轻。**术后早期下床活动，促进胃肠蠕动，减轻腹胀**。

7. **饮食护理** 一般妇科腹部手术后6~8小时进流质饮食，忌食牛奶和甜食，肛门排气后进半流食，排便后进普食。胃肠减压者禁食。术后加强营养，增加蛋白质和维生素摄入。

8. 术后7天拆线，年老、体弱或过度肥胖者延长拆线时间或间断拆线。

9. 出院指导

（1）饮食：给予高蛋白、高热量、高维生素饮食，逐步增加食量。

（2）休息与活动：术后多休息，使病人身心放松。

（3）症状观察：观察伤口愈合情况。若伤口出现红肿、硬结、疼痛或发热等症状及时就诊。**子宫切除术后7~14天阴道有少量粉红色分泌物，这是阴道残端肠线溶化所致，为正常现象，无需处理**。如阴道出血量多及时就诊。

（4）**子宫切除术后3个月内禁止性生活及盆浴**。子宫肌瘤剔除术、卵巢囊肿剔除术及宫外孕手术后1个月内禁止性生活及盆浴。妇科手术病人出院后1个月至1个半月来医院复查。

第二节　子宫颈癌

浪里淘沙—核心考点

一、概述

子宫颈癌是最常见的妇科恶性肿瘤之一，发病率仅次于乳腺癌。患病年龄呈**双峰状分布**，30~35岁和50~55岁高发。

二、病因

1. 婚姻 早婚或多婚。

2. 性生活 18岁以前就有性生活或性生活紊乱。

3. 孕产史 早育、多产。

4. 炎症或病毒 子宫颈慢性炎症，通过性交传播的病毒，以人乳头瘤病毒（HPV）为主。

5. 配偶 配偶为高危男子，其患阴茎癌、前列腺癌或其前妻患子宫颈癌者，易患宫颈癌。

6. 其他 宫颈癌与经济情况、种族和地理环境等因素相关。

小试身手 1. 关于宫颈癌的叙述，下列哪项是正确的

A. 宫颈癌好发于晚婚晚育者　　　　　B. 发病年龄高峰分布在40~45岁

C. 与细菌感染有关，与病毒感染无关　D. 目前发病占女性癌症的第一位

E. 配偶患阴茎癌的发病几率相对较高

三、病理改变

子宫颈癌病好发于宫颈外口的**原始鳞-柱交接部**与生理性鳞-柱交接部间所形成的移行带区。子宫颈癌的癌前病变称为宫颈上皮内瘤样变，其中包括宫颈不典型增生及宫颈原位癌。

四、临床表现

1. 症状　早期常无症状，随病情发展可出现下列表现：

（1）**阴道流血**：**早期表现为接触性出血**，于性交后或妇科检查后出血。阴道出血量与癌肿大小、类型、侵蚀血管等有关。早期阴道出血不多，晚期一旦侵蚀大血管可引起致命性大出血。

小试身手 2. 宫颈癌的早期典型症状是

A. 恶病质　　　　　　　　　　B. 接触性出血　　　　　　　　　C. 腰骶部疼痛

D. 反复阴道大量出血　　　　　E. 阴道大量排出脓性液体

（2）阴道排液：**阴道排液增多，为白色或血性，稀薄如水或米泔样，有腥臭。晚期癌组织坏死继发感染时，有大量脓性或米汤样恶臭白带。**

小试身手 3. 下列哪项是宫颈癌的早期临床特点

A. 绝经后阴道大量出血　　　　B. 接触性出血　　　　　　　　　C. 大量血性白带伴腥臭

D. 尿频、尿急、肛门坠胀　　　E. 下肢肿胀

2. **体征**　**外生型癌**可见向外突出的赘生物，呈息肉、乳头或菜花状，合并感染时有灰白色渗出物，触之易出血。**内生型癌**表现为宫颈肥大、质硬、宫颈管膨大如桶状，宫颈表面光滑或有浅表溃疡。晚期癌组织脱落后形成凹陷性溃疡，整个宫颈被空洞替代，并覆有坏死组织，伴恶臭味。癌肿浸润阴道时可见阴道壁有赘生物。浸润盆腔时可扪及冰冻骨盆。

五、辅助检查

1. **宫颈刮片细胞学检查**　用于宫颈癌普查。

2. **宫颈和宫颈管活组织检查**　是宫颈癌前病变和宫颈癌最可靠的确诊方法。

3. 碘试验　是将碘溶液涂在宫颈和阴道壁上，观察其着色情况。

4. 阴道镜检查　有利于观察早期病变，选择病变部位进行宫颈活组织检查，提高诊断正确率。

小试身手 4. 确诊宫颈癌最可靠的依据是

A. 宫颈刮片检查　　　　　　　B. 宫颈和颈管的活体组织检查　　C. 阴道镜检查

D. 白带检查　　　　　　　　　E. 腹腔镜检查

小试身手 5. 患者，女，40岁，体检发现宫颈重度糜烂，有接触性出血，余无阳性体征，疑是子宫颈癌。最可靠的确诊方法是

A. 宫颈刮片细胞学检查　　　　B. 碘试验　　　　　　　　　　　C. 阴道镜检查

D. 宫颈活组织检查　　　　　　E. 宫颈锥切术

六、治疗原则

采取手术、放射治疗及化学治疗等综合治疗措施。

小试身手 6. IB～ⅡA期的宫颈癌患者，宜采用的手术方法是

A. 宫颈锥切术　　　　　　　　B. 宫颈根治术　　　　　　　　　C. 全宫加单侧附件切除术

D. 宫颈癌根治术加盆腔淋巴结清扫术　　E. 全宫加双附件切除术加盆腔淋巴结清扫

小试身手 7. 患者，女，50岁。近日阴道内有血性分泌物，来院检查后确诊为宫颈癌Ⅱ期，决定手术治疗，手术方式为

A. 宫颈锥形切除术　　　　　　B. 全子宫切除，保留正常卵巢　　C. 扩大子宫切除术

D. 广泛性子宫切除术　　　　　E. 子宫癌根治术及盆腔淋巴结清扫

七、护理措施

1. 营养评估　评估病人面色、体重、血红蛋白、食欲等情况。了解饮食习惯和体重下降等情况。鼓励病人进食营养丰富、清淡、易消化饮食。

2. 围手术期护理　除妇科手术一般护理外，术前重点做好阴道准备，术后观察生命体征、伤口及引流管，做好疼痛护理。

3. 晚期病人的护理

（1）宫颈癌并发大出血：备齐急救药物和物品，及时报告抢救，用明胶海绵及纱布条填塞阴道压迫止血。

（2）**有大量米汤样或恶臭脓样阴道排液者，用1：5000高锰酸钾溶液擦洗阴道**。擦洗时动作轻柔。

（3）持续性腰骶部痛或腰腿痛者适当使用止痛剂。

（4）有贫血、感染、消瘦、发热等恶病质表现者，预防肺炎、口腔感染、压疮等并发症，给予支持疗法和抗生素治疗。

4. 健康宣教

（1）保持外阴清洁卫生，积极防治阴道或子宫颈炎症。

（2）预防病毒感染：锻炼身体，劳逸结合，合理饮食，提高机体免疫力。注意性生活卫生。发生白带增多时及时就诊。

（3）定期普查，每1~2年普查1次，30岁以上妇女定期参加宫颈癌普查，做到早发现、早诊断、早治疗。

（4）随访指导：出院后定期随访。

1）**随访时间**：出院后1年内，出院后1个月进行首次随访，以后每2个月复查1次。出院后第2年，每3~6个月复查1次，3~5年后每半年复查1次。从第6年开始每年复查1次。出现不适症状立即就诊。

2）宫颈癌术后半年内禁止性生活。

第三节 子宫肌瘤

浪里淘沙—核心考点

一、病因

子宫肌瘤多见于30~50岁育龄女性，尤其是不孕症患者。**子宫肌瘤的发生和生长与雌激素有关。**

【小试身手】8. 关于子宫肌瘤，下列哪项说法是**错误的**

A. 子宫肌瘤是女性生殖器肿瘤中最常见的良性肿瘤　　　　　　B. 子宫肌瘤中肌壁间肌瘤是最常见的

C. 子宫肌瘤的发生和生长可能与雌激素有关　　　　　　D. 月经过多、贫血是子宫肌瘤最常见的症状

E. 子宫肌瘤容易变性，甚至恶变

二、病理

1. 巨检　子宫肌瘤为球形实质性肿瘤，单个或多发，大小不一，表面光滑，表面有一层由子宫肌层受肌瘤压迫而形成的假包膜。当肿瘤生长快、血运不足，发生缺血，可引起退行性变，常见有玻璃样变、囊性变、红色变、肉瘤变及钙化。

2. 显微镜检　可见肌瘤由编织状排列的平滑肌纤维相互交叉组成，其间有不等量纤维组织。

三、分类

按肌瘤所在部位分为子宫体部肌瘤（占90%）和子宫颈部肌瘤（占10%）。

按肌瘤与子宫肌层的位置分为3类：

1. **肌壁间肌瘤**　最常见。

2. **浆膜下肌瘤**　约占20%，肌瘤向子宫浆膜面生长，突出于子宫表面。

3. **黏膜下肌瘤**　肌瘤向宫腔方向生长并突出于宫腔内，表面由子宫黏膜层覆盖。

【小试身手】9. 根据子宫肌层与肌瘤的关系，子宫肌瘤可分为

A. 宫体部位肌瘤与宫颈部肌瘤　　　　　　B. 有蒂肌瘤与无蒂肌瘤　　　　　　C. 黏膜下、浆膜下、肌壁间肌瘤

D. 宫体部，阔韧带肌瘤　　　　　　E. 平滑肌瘤与纤维瘤

四、临床表现

1. **月经改变**　较大的肌壁间肌瘤使子宫黏膜面积变大，子宫收缩不良或子宫黏膜增生过长，月经周期缩短、经期延长、经量增多、不规则阴道流血等。**黏膜下肌瘤表现为月经过多，随肌瘤增大，经期延长。**

2. **下腹部肿块**　是浆膜下肌瘤最常见症状。

3. **白带增多**　当黏膜下肌瘤脱出阴道内并发感染时脓性或血性白带增多。

4. **腹痛、腰酸、下腹坠胀**　肌瘤常引起腰酸、腰痛、下腹坠胀，经期加重。

5. **压迫症状**　较大肌瘤压迫膀胱时出现尿频、排尿障碍、尿潴留等；肌瘤压迫直肠引起便秘、排便困难等。

6. **不孕**　肌瘤压迫输卵管或使宫腔变形，阻碍受精卵着床引起不孕。

7. **继发性贫血**　长期月经过多引起继发性贫血。

8. 体征　肌瘤较大者在腹部可扪及。妇科检查：肌壁间肌瘤可触及增大子宫，表面不规则、呈结节状。浆膜下肌瘤可扪及有蒂与子宫相连的质地较硬的球状物。黏膜下肌瘤子宫均匀增大，在宫颈口或阴道内见到红色、表面光滑的肌瘤。肌瘤感染时表面有炎性渗出物覆盖或溃疡形成。

五、辅助检查

常用的诊断检查方法有**B超**、子宫镜、腹腔镜等。

六、治疗原则

（一）保守治疗

1. 随访观察　肌瘤小且无症状者不需治疗，尤其是围绝经期病人，随体内雌激素水平下降，肌瘤可萎缩或消失。

2. 药物治疗　诊断明确，子宫小于2个月妊娠大小，症状不明显，**接近绝经年龄或全身情况不能手术者，考虑药物治疗。**

常用药物：①促性腺激素释放激素类似物（GnRH-a）治疗，以抑制FSH和LH分泌，降低雌激素水平。②其他药物：米非司酮，可作为术前用药或提前绝经使用。

（二）手术治疗

手术方式包括肌瘤剔除术和子宫切除术。

1. 肌瘤切除术 适用于35岁以下希望保留生育功能的病人，保留子宫。

2. 子宫切除术 适用于肌瘤较大，症状明显，治疗效果不佳，无生育要求者。

七、护理措施

1. 营养 贫血严重者应改善食欲和增加营养素摄入。鼓励病人进食高蛋白、高维生素和含铁量丰富食物。消化不良者少食多餐并适当活动。忌烟酒，忌食辛辣食物。

2. 阴道流血 阴道流血多者住院治疗。严密观察生命体征变化，观察有无面色苍白、脉搏细速等症状。大出血时应及时处理。

3. 完成血常规、凝血功能检查，检测血型，交叉配血，以备急用。

4. 用药护理

（1）口服铁剂：饭后服用，以免引起胃肠道反应。避免同时服用牛奶、茶等。嘱病人按时服药，勿擅自停药。口服铁剂时使用吸管，避免牙齿变黑。服药期间大便颜色变黑系铁剂所致。口服铁剂3周后，若血红蛋白无明显增加，应查找原因。

（2）肌内注射铁剂：剂量准确，深部注射，经常更换注射部位。

5. 腹部肿块 观察肿块大小和症状。子宫肌瘤的血运来自肌瘤表面的假包膜，当肌瘤生长过快时，血运不足致肌瘤变性，病人感急性腹痛，体温升高。浆膜下肌瘤蒂扭转时出现急性腹痛，应立即就诊。

6. 出院指导 保守治疗的病人出院后加强营养，适当活动，劳逸结合，月经期多休息，避免劳累。指导病人用药。嘱病人定期随访。术后1个月到医院复查。

第四节 子宫内膜癌

浪里淘沙—核心考点

一、病因

缺乏孕激素对抗而长期受雌激素刺激，可引起子宫内膜癌。未婚、少育未育或家族中有癌症史的女性，高血压、肥胖、绝经延迟、糖尿病等发生子宫内膜癌的几率升高。

二、病理

1. 巨检 病变多见于子宫底部的子宫内膜，以两侧宫角附近多见。根据病变形态和范围分为两种：

（1）弥散型：子宫内膜全部或大部被癌组织侵犯，呈不规则菜花样向宫腔内突出。

（2）局灶型：癌灶限于宫腔的一小部分，多见于子宫底部或子宫角部，后壁比前壁多见，呈息肉或小菜花状。

2. 显微镜检 分别为内膜样腺癌（最多见）、浆液性腺癌、黏液性癌、透明细胞癌和癌肉瘤。

三、临床表现

1. 阴道流血 不规则阴道流血，量不多。典型症状是绝经后出现阴道流血；未绝经者表现为经量增多、经期延长或经间期出血。

小试身手 10. 子宫内膜癌典型的临床表现是

A. 绝经后少量不规则阴道流血　　B. 接触性出血　　C. 绝经延迟

D. 绝经后，子宫变大变硬　　E. 脓血性白带

小试身手 11. 子宫内膜癌患者绝经后出血的特点是

A. 持续的大量阴道出血　　B. 间断的大量阴道出血　　C. 出血量时多时少，时有时无

D. 持续或间歇性出血，出血量不多　　E. 持续的少量阴道出血

2. 阴道排液 少数病人阴道排液增多，早期为浆液性或浆液血性白带，晚期合并感染时可见脓性或脓血性排液，并有恶臭。

小试身手 12. 子宫内膜癌晚期阴道排液的性状为

A. 血性　　B. 浆液性　　C. 干酪样　　D. 脓性　　E. 稀薄血性

3. 疼痛 晚期癌肿浸润周围组织，压迫神经引起下腹部和腰骶部疼痛，并向下肢及足部放射。癌肿堵塞宫颈管引起宫腔积脓时，出现下腹部胀痛和痉挛性疼痛。

4. 全身症状 晚期出现发热、贫血、消瘦、衰竭等。

5. 体征 早期妇科检查无明显异常。后子宫增大，质稍软，晚期偶见癌组织自宫颈口脱出，质脆，触之易出血。合并宫腔积脓时，子宫明显增大变软。晚期癌肿浸润周围组织时，子宫固定，宫旁或盆腔内扪及不规则结节状块物。

四、辅助检查

1. 分段诊断性刮宫（简称分段诊刮） 是早期诊断子宫内膜癌最可靠的方法。

2.其他　细胞学检查、B型超声检查、宫腔镜检查及MRI、CT、淋巴造影检查均有助于诊断。

小试身手 13.子宫内膜癌的确诊靠

A.B型超声检查　　　　B.动态监测CA125　　　　C.细胞学检查　　　　D.宫腔镜检查　　　　E.分段诊刮

五、治疗原则

根据子宫大小、是否浸润肌层、癌细胞分化及转移等情况选择治疗方案。

1. **手术治疗　为首选方案**，适用于早期病人。根据病情选择子宫根治术及双侧附件切除术，或广泛子宫切除术及双侧盆腔淋巴结清扫与主动脉旁淋巴结清扫术。

2. **手术加放射治疗**　适用于已有转移或可疑转移者，术前、术后加放射治疗，可提高手术效果。

3. 放射治疗　对年老体弱不能耐受手术或癌症晚期不能手术者行放疗。

4. **药物治疗**

（1）**孕激素**：适用于癌症晚期或癌肿复发者，不能手术切除或早期癌灶的年轻病人，要求保留生育能力者，可大剂量孕激素治疗。常用药物为甲羟孕酮。

（2）**抗雌激素制剂治疗**：他莫昔芬有促孕激素受体水平升高的作用，其适应证与孕激素相同。常见不良反应有：潮热、畏寒、急躁；骨髓抑制的表现：白血病、血小板下降；头晕、恶心、呕吐、阴道流血、闭经等。

（3）**化疗**：适用于晚期不能手术或复发者。常用化疗药物有阿霉素、氟尿嘧啶（5FU）、环磷酰胺等。

六、护理措施

1. 治疗护理　对手术病人做好心理护理及手术前后护理。广泛性接受全盆腔内放疗的病人，术前排空膀胱，避免损伤。**术后绝对卧床，避免放射源移位**。放射源取出后，逐步扩大活动范围和活动量。

2. 健康宣教　中年妇女每年接受1次防癌检查；识别高危因素，高危妇女接受进一步防癌指导；对围绝经期月经紊乱或阴道不规则流血者或绝经后阴道流血者应高度警惕内膜癌，做到早诊断、早治疗。

3. 随访指导　**大多数子宫内膜癌病人在3年以内复发**。治疗后应定期随访，及早发现复发灶。随访时间：术后2~3年内，每3个月1次；术后3年后，每6个月1次，5年后每年1次；如有不适感应及时就诊。

第五节　卵巢肿瘤

浪里淘沙—核心考点

一、组织学分类

按组织学分类，卵巢肿瘤分为体腔上皮来源的肿瘤、生殖细胞肿瘤、性腺母细胞瘤、非卵巢特异性软组织肿瘤、未分类肿瘤、转移性肿瘤及瘤样病变。**主要通过直接蔓延、腹腔种植方式转移**。

小试身手 14.妇科肿瘤中死亡率为首位的是

A.宫颈癌　　　　B.子宫内膜癌　　　　C.外阴癌　　　　D.卵巢恶性肿瘤　　　　E.子宫肌瘤

二、常见卵巢肿瘤的病理改变

1. 卵巢上皮性肿瘤　多见于30~60岁女性，包括卵巢浆液性肿瘤和卵巢黏液性肿瘤。

2. 卵巢生殖细胞肿瘤　是生殖细胞在发生、移行及发育过程中发生变异引起。见于任何年龄，儿童和青少年多见，发病率仅次于卵巢上皮性肿瘤，占卵巢肿瘤第2位。

3. 卵巢性索间质肿瘤　占5%~8%，是由分化不等的颗粒细胞、卵泡膜细胞及构成纤维瘤的胶原、梭形细胞等单一或多种性腺间质成分形成的肿瘤。

4. 卵巢转移性肿瘤　占5%~10%。由原发于卵巢外的恶性肿瘤播散至卵巢。来自胃肠道、乳腺和子宫的转移癌最多见，来自胃肠道的转移癌中以胃癌多见。

三、临床表现

（一）症状

良性肿瘤发展缓慢，早期肿瘤小，多无症状。当肿瘤增大时，腹部可扪及肿块，并有腹胀。肿块较大时，**妇科检查可触及囊性或实性之球形肿瘤，表面光滑，蒂长者活动良好**。肿瘤继续增大占满盆腔，出现压迫症状，如尿频、便秘、气急、心悸等。

恶性肿瘤早期常无症状，一旦出现腹胀或腹部肿块提示晚期。晚期肿瘤广泛转移时病人出现腹痛、腰痛或下腹疼痛，消瘦、贫血、水肿、衰竭等恶病质表现。

（二）体征

触及子宫一侧或两侧的卵巢囊性、实质性或半实性包块，表面光滑，易活动，与周围组织无粘连，肿块表面高低不平，与周围组织粘连，固定不动，**伴腹水**。

四、卵巢肿瘤的并发症

1. **卵巢肿瘤蒂扭转**　常发生于中等大小肿瘤。当病人突然转身或连续旋转时发生。表现为<u>一侧下腹痛加剧，或一侧下腹痛伴恶心</u>、呕吐甚至休克。

小试身手 15. 卵巢囊肿最常见的并发症是

A. 囊肿蒂扭转　　　　B. 囊肿破裂　　　　C. 囊肿继发感染　　　　D. 囊肿恶变　　　　E. 囊肿红色变性

2. 卵巢肿瘤破裂　<u>破裂时病人有轻度或剧烈腹痛、恶心呕吐、出血性休克和腹膜炎。</u>

3. 卵巢肿瘤感染　常见于肿瘤蒂扭转和肿瘤破裂，<u>表现为高热、腹痛、肿块、腹部压痛、肌紧张及白细胞计数升高等腹膜炎征象。</u>

4. 恶变　肿瘤生长迅速，尤其双侧应考虑有无恶变可能，诊断后应尽早手术。

五、辅助检查

1. **细胞学检查**　<u>在腹水和腹腔冲洗液中找癌细胞，对于确诊、确定卵巢分期和选择治疗方案有意义。</u>

2. 影像学检查　B超检查、X线检查、淋巴造影、CT及MRI。

3. 腹腔镜检查　对腹腔肿块、腹水或可疑卵巢恶性肿瘤者采用腹腔镜检查。

4. 肿瘤标志物检测　测定血清中肿瘤标志物如AFP，协助诊断卵巢内胚窦瘤等卵巢肿瘤；检测卵巢上皮性癌病人血清中CA125，对确诊浆液性腺癌有帮助；血清中hCG浓度过高对诊断原发性卵巢绒癌有帮助。

5. 细胞学检查　抽取腹水或腹腔冲洗液和胸腔积液查找癌细胞。

六、治疗原则

（一）良性肿瘤

<u>一旦确诊，手术治疗。</u>怀疑为卵巢瘤样病变且直径小于5cm者短期随访观察。对年轻病人有<u>一侧卵巢肿瘤者应保留对侧正常卵巢；两侧卵巢肿瘤者行肿瘤剥除术，保留部分卵巢组织。对围绝经期妇女应高度警惕肿瘤恶变，做全子宫及双侧附件切除，</u>对可疑病变部位进行快速活组织检查，决定手术范围。

（二）恶性肿瘤

<u>手术为主，化疗、放疗为辅。</u>

1. **手术治疗**　<u>一旦疑为恶性肿瘤，立即手术治疗。</u>

2. **化疗**　为主要辅助治疗措施。卵巢恶性肿瘤对化疗较敏感，可用于术后预防复发、延长生命；对无法手术的病人先行化疗，以提高手术效果。

3. **放疗**　无性细胞瘤对放疗非常敏感，颗粒细胞瘤中度敏感。

小试身手 16. 内胚窦瘤生长迅速，预后差，治疗原则为

A. 手术+放疗　　　　B. 手术+化疗　　　　C. 化疗　　　　D. 手术治疗　　　　E. 放疗

七、护理措施

1. 手术护理　对手术范围大、伤口疼痛剧烈且持续时间长及腹胀的病人，应密切观察并做相应处理。

2. 化疗　按化疗常规护理。<u>腹腔内化疗常用于早期肿瘤</u>，其优点是可使药液直接作用于肿瘤，局部药液浓度高于血浆药物浓度，不良反应少；但可出现感染、化学性腹膜炎、脏器损伤、腹痛等化疗并发症。<u>化疗药液灌注时应缓慢滴入，灌注后病人应翻身，使药液与脏器充分混合。</u>

3. 放疗　按放疗常规护理。卵巢治疗外放射范围大，<u>放射治疗时注意保护肝、肾区。</u>内放射应将^{32}P放射溶液缓慢注入腹腔，协助病人转动身体，使之在腹腔内均匀分布。

4. 健康宣教　卵巢肿瘤治疗后坚持长期随访。随访时间为：手术后1年内，每3个月1次；术后2~5年，每4~6个月1次；术后5年及以上，每年1次。

第六节　子宫内膜异位症

浪里淘沙—核心考点

一、概述

当具有生长功能的子宫内膜出现在子宫腔被覆黏膜以外的其他部位时称子宫内膜异位症，简称内异症。异位子宫内膜可侵犯全身任何部位，**最常见的依次为：卵巢**、子宫直肠陷凹、阔韧带、宫骶韧带、直肠、乙状结肠、膀胱及输尿管。

小试身手 17. 异位子宫内膜最常侵犯的部位是

A. 卵巢　　　　B. 输尿管　　　　C. 直肠　　　　D. 输卵管　　　　E. 膀胱

二、病因及发病机制

子宫内膜异位症属良性病变，但可种植侵蚀和远处转移。**常见的种植部位是腹腔脏器和腹膜**。关于病因主要包括下列学说：**子宫内膜种植学说**、体腔上皮化生学说、诱导学说、遗传因素和免疫学说。

三、病理改变

基本病理变化是异位子宫内膜随卵巢激素变化而发生周期性出血，导致周围纤维组织增生和粘连。病灶中可见子宫内膜间质、子宫内膜腺体、纤维素和出血。

四、临床表现

1. 症状

（1）**痛经和慢性盆腔痛：典型症状是继发性渐进性痛经**。疼痛位于下腹、腰骶部，呈持续性，可放射至会阴、阴道、大腿或肛门，月经前1~2天始，经期第1天最剧烈，后逐渐减轻。随时间推移痛经呈进行性加重。

小试身手 18. 子宫内膜异位症最典型的症状是

A. 月经增多或经期延长　　　　B. 肛门坠胀　　　　　　　C. 性交痛

D. 不孕　　　　　　　　　　　E. 继发性渐进性痛经

（2）**不孕**：内膜异位症不孕率高达40%。

（3）月经失调：15%~30%病人出现经量增多、经期延长或经前后少量出血。

（4）性交痛：30%病人有性交痛。

2. **体征**　典型表现为**子宫后倾固定，子宫直肠陷凹、宫骶韧带触及痛性结节**。卵巢子宫内膜异位囊肿时，附件扪及囊性包块，有轻压痛。若病变累及直肠阴道隔时，在阴道后穹隆处扪及局部隆起的紫蓝色斑点或结节。

五、辅助检查

1. B超　阴道和腹部B超可鉴别卵巢子宫内膜异位囊肿和直肠阴道隔内异症。

2. CA125值测定　中重度病人血清CA125值升高。

3. **腹腔镜检查**　**是目前诊断子宫内膜异位症的最佳方法**。

六、治疗要点

根据病人情况综合考虑，强调个体化原则。

1. 手术治疗

（1）**保守性手术（保留生育功能）**：适用于药物治疗无效、有生育要求者，轻中度病人。

（2）**半根治性手术（保留卵巢功能）**：对年轻无生育要求、中重度病人切除子宫、切除病变卵巢。

（3）根治性手术：适用于年龄较大、无生育要求、症状严重、药物及保守手术无效的病人。切除全子宫、双附件及所有可见病灶。

2. **药物治疗**　**主要是控制症状、解决生育要求**。对症治疗适用于病变局限在Ⅰ~Ⅱ期有慢性盆腔疼痛，无生育要求者。激素抑制疗法包括假孕疗法及假绝经疗法。单纯药物多作为术后的辅助用药。

3. 介入治疗　在超声引导下做卵巢巧克力囊肿穿刺，同时可在囊内注射无水乙醇及高效孕酮。

七、护理措施

1. 手术护理　术前进行皮肤准备，阴道和肠道准备、备血，术后按妇科手术护理常规护理。

2. 缓解疼痛　在保守治疗无效的情况下遵医嘱合理使用止痛药物。

3. 病情观察　严密观察病人的病情、意识、面色，监测生命体征的变化，注意伤口及阴道的出血、渗血情况。有引流管的病人，需观察引流液的颜色、性状。

4. 健康宣教

（1）月经期避免剧烈活动、避免性交、妇科检查、盆腔手术操作。

（2）尽量避免多次的子宫腔内操作。

（3）药物治疗期间，定期复查肝功，监测可能的不良反应，指导病人坚持按医嘱用药及定期复查。

参考答案

1.E　2.B　3.C　4.B　5.D　6.D　7.E　8.E　9.C　10.A　11.D　12.D　13.E　14.D　15.A　16.E　17.A　18.E

第十九章　会阴部手术病人的护理

1. 掌握外阴、阴道手术种类。
2. 熟练掌握外阴、阴道手术前准备和手术后护理。
3. 了解外阴癌的病因和病理改变。
4. 掌握外阴癌的临床表现、辅助检查和治疗要点。
5. 熟练掌握外阴癌的护理措施。
6. 掌握外阴、阴道创伤的病因、临床表现和治疗要点。
7. 熟练掌握外阴、阴道创伤的护理措施。
8. 了解先天性无阴道的概述。
9. 掌握先天性无阴道的临床表现。
10. 了解先天性无阴道的治疗要点。
11. 熟练掌握先天性无阴道的护理措施。
12. 了解子宫脱垂的概述。
13. 掌握子宫脱垂的病因、临床表现和治疗要点。
14. 熟练掌握子宫脱垂的护理措施。
15. 了解尿瘘的概述。
16. 掌握尿瘘的病因。
17. 熟练掌握尿瘘的临床表现。
18. 了解尿瘘的辅助检查。
19. 掌握尿瘘的治疗要点。
20. 熟练掌握尿瘘的护理措施。

第一节　会阴部手术病人的一般护理

一、会阴部手术种类

外阴手术是指女性外生殖器部位的手术，包括外阴癌根治术、前庭大腺切除术、处女膜切开术、阴式子宫切除术、阴道成形术、阴道前后壁修补术、尿瘘修补术等。

二、术前准备

1. **皮肤准备**　术前每日清洗外阴，毛发稀少的部位无须常规剃毛，如需备皮，最好以剪毛代替剃毛，病人备皮时间离手术时间越近越好。
2. 肠道准备　同腹部手术。
3. **阴道准备**　术前3天行阴道准备，进行阴道冲洗或擦拭，每天2次，常用0.2%碘伏溶液。术晨消毒阴道。

三、术后护理

1. **体位**　处女膜闭锁及有子宫的先天性无阴道病人，术后取半卧位促进经血流出；外阴根治术后取平卧位，双腿屈膝外展，膝下垫软枕，减轻腹股沟及外阴部张力，促进切口愈合；阴道前后壁修补术或盆底修补术后的病人取平卧位，禁止半卧位，以降低外阴、阴道张力，促进切口愈合。
2. 疼痛护理　评估病人疼痛程度，采取多种止痛措施。
3. **切口护理**　部分外阴部手术需加压包扎或阴道内留置纱条压迫止血，观察切口有无渗血、红肿热痛等炎性反应；观察切口周围皮肤颜色、温度、湿度以及有无皮肤或皮下组织坏死等。阴道内留置纱条压迫止血，术后12~24小时内取出，取出时注意有无出血及核对纱条数目。
4. 保持外阴清洁干燥　每天擦洗外阴2次，观察阴道分泌物的量、性质、颜色和气味。术后3天外阴烤灯，保持切口干燥，改善血液循环，促进切口愈合。
5. 保持大小便通畅。
6. 出院指导　嘱病人避免增加腹压的动作，如蹲、用力大便等，以免影响切口愈合；逐渐增加活动量，避免重体力劳动；保持外阴清洁，防止感染；出院1个月后到门诊复查，术后3个月再次到门诊复查，经医生检查确定切口完全愈合后方可恢复性生活。

第二节 外阴癌

浪里淘沙—核心考点

（一）概述

外阴癌是女性外阴中最常见的一种恶性肿瘤，以外阴鳞状细胞癌最常见。

小试身手 1.最常见的外阴恶性肿瘤是

A.鳞状细胞癌　　　B.黑色素瘤　　　C.腺癌　　　D.基底细胞癌　　　E.鳞腺癌

（二）病理改变

癌灶为浅表溃疡或硬结节，可伴感染、坏死、出血，周围皮肤可增厚及色素改变，镜下见多数外阴鳞癌分化好，有角珠和细胞间桥。前庭和阴蒂的病灶倾向于分化差或未分化，常有淋巴结和神经的侵犯，必要时可行活检，做电镜或免疫组化染色确定组织学来源。

小试身手 2.以下关于外阴癌，叙述**错误**的是

A.外阴癌的患者常并发外阴色素减退疾病　　　B.外阴的长期慢性刺激也可发生癌变

C.外阴癌不会与宫颈癌、阴道癌合并存在　　　D.HPV感染、巨细胞病毒与外阴癌的发生有关

E.5%~10%的外阴不典型增生可发展为外阴癌

（三）临床表现

1.**症状**　外阴瘙痒、局部肿块或溃疡是最常见的症状。出现结节肿块或疼痛，伴有溃疡或少量出血。如继发性感染则分泌物增多有臭味。组织向深部浸润时出现明显疼痛。当血管被浸润时有大出血危险。肿瘤侵犯直肠或尿道时产生尿频、尿急、尿痛、血尿、便秘、便血等症状。

2.**体征**　癌灶大多数发生于大阴唇，其次为小阴唇、阴蒂、会阴、尿道口、肛门周围等。早期表皮出现突起小结、肿块或局部变白，呈菜花状。癌肿向深部浸润，基底皮肤变硬。组织脆而易脱落、溃烂、感染，有脓性或血性分泌物，继发感染后有红、肿、痛。淋巴转移时腹股沟淋巴结肿大、变硬。

小试身手 3.有关外阴癌的临床特点，下述**错误的**是

A.最常见的症状是外阴出血　　　B.肿瘤可侵犯直肠和尿道　　　C.淋巴转移时可有腹股沟淋巴结肿大

D.早期表现为表皮出现突起小结　　　E.癌组织深部浸润时，可出现明显疼痛

（四）转移途径

外阴癌具有转移早、发展快的特点，转移途径以直接浸润为主，血运转移常发生在晚期。

（五）辅助检查

采用甲苯胺蓝染色外阴部，再用1%醋酸洗去染料，在蓝染部位做活检。

（六）治疗原则

早期肿瘤以手术治疗为主，晚期肿瘤采用手术辅以放疗和化疗，转移病灶采用姑息对症及支持治疗。

（七）护理措施

1.术前护理

（1）术前进行全面的体格检查，积极治疗各种疾病。

（2）皮肤准备：外阴需植皮者，应在充分了解手术方式的基础上对植皮部位进行剃毛，消毒后用无菌治疗巾包裹。

2.术后护理

（1）病人平卧位，严密观察生命体征，记录出入量。

（2）伤口护理：手术后注意观察伤口有无渗血，皮肤有无红、肿、热、痛，以及皮肤湿度、温度、颜色等移植皮瓣的愈合情况。伤口敷料拆除后，保持局部清洁，每日用0.2‰碘伏溶液擦洗2次，大便后及时擦洗外阴部。

（3）尿管护理：保持尿管通畅，鼓励病人多饮水，观察尿液颜色、性质及量。一般5~7天后拔除尿管，拔管后注意观察病人排尿情况。

（4）保持局部干燥，术后第2天用支架支起盖被，以利通风，同时观察伤口愈合情况。

（5）术后伤口愈合不良时用1：5000高锰酸钾溶液坐浴，每日2次。

（6）饮食：外阴癌术后1天进流食，术后2天进半流食，逐渐过渡到普食。

3.健康指导

（1）养成良好卫生习惯，保持外阴清洁干燥。内裤和卫生用品要干净舒适。

（2）外阴部出现瘙痒、疼痛、破溃、出血等症状应及时就诊。注意外阴部的颜色改变。外阴部的硬结、肿物，如发现异常要及时就诊。

（3）外阴癌手术后坚持放化疗，定期随访。

（4）鼓励病人进食高热量、高蛋白、高维生素饮食，加强营养，促进机体康复。

第三节　外阴、阴道创伤

浪里淘沙—核心考点

一、病因

1. **分娩**　是引起外阴、阴道创伤的主要原因。
2. 外伤　如骑跨伤或不慎跌倒，外阴碰到锐器，创伤伤及阴道，甚至损伤尿道、膀胱或直肠。

二、临床表现

（一）症状

1. **疼痛**　是外阴、阴道创伤的主要症状。随血肿增大，疼痛加重，甚至出现疼痛性休克。
2. 局部肿胀　由创伤后水肿或血肿引起。如处理不及时可形成巨大阴道盆腔血肿。
3. 外出血　局部组织受损、血管破裂，新鲜血液从阴道或外阴创伤处流出。
4. 其他　疼痛造成行走困难；出血量多时出现头晕、乏力、心慌、出汗等症状；合并感染时出现发热和局部红肿热痛等。

小试身手 4.外阴、阴道创伤的主要症状是

A.疼痛　　　　　B.出血　　　　　C.血肿　　　　　D.水肿　　　　　E.尿道刺激征

（二）体征

外阴皮肤、皮下组织或阴道有明显裂口及活动性出血；形成外阴血肿时见外阴有紫蓝色块状物，明显压痛；伤及膀胱、尿道时有尿液自阴道流出；伤及直肠见直肠黏膜外翻等。出血多时出现脉细速、血压下降等表现。

三、治疗原则

止痛止血、抗休克、抗感染。疼痛严重者给予镇痛药。活动性出血者缝合止血。小于5cm的血肿立即冷敷，使血管收缩，减少出血；也可用棉垫加压包扎；较大血肿在抢救休克的同时切开血肿，结扎血管并行血肿清除术，然后加压包扎。术后使用抗生素预防感染。

四、护理措施

1. **预防和纠正休克**　病人出血量多或较大血肿伴面色苍白，应立即平卧、吸氧，立即建立静脉通路，做好输液、输血准备；密切观察病人的生命体征、尿量及神志的变化；使用镇痛药物。
2. 保守治疗病人的护理　血肿小采取保守治疗，**嘱病人取正确体位，避免血肿受压**；及时给予止血镇痛药；**24小时内冷敷**，降低局部神经敏感性和血流速度，减轻病人疼痛与不适；**24小时后热敷或外阴烤灯**，促进水肿或血肿吸收；保持外阴清洁干燥，每天冲洗外阴3次，大便后及时清洁外阴。
3. 做好术前准备　备血、皮肤准备。
4. 术后护理　**术后阴道填塞纱条或外阴加压包扎**，给予止痛；阴道纱条取出或外阴包扎松解后密切观察阴道及外阴伤口有无出血，如病人疼痛进行性加重或阴道、肛门坠胀，提示再次形成血肿；保持外阴部清洁干燥；给予心理支持。

第四节　先天性无阴道

浪里淘沙—核心考点

一、概述

在胚胎发育过程中，双侧副中肾管融合后未能再向尾端伸展形成阴道。根据解剖特点分为阴道下段闭锁（Ⅰ型）和阴道完全闭锁（Ⅱ型）两种。

二、临床表现

病人体格、第二性征、外阴发育均正常，但无阴道口，或仅在前庭后部见一浅凹，偶见短浅阴道盲端，常伴子宫发育不良，多合并无子宫或仅有痕迹子宫。45%~50%的病人伴泌尿道异常，10%病人伴脊椎异常。

小试身手 5.先天性无阴道患者的临床特征**不包括**

A.第二性征及外阴发育均正常　　　　B.阴道口黏膜向外凸起呈紫蓝色　　　　C.几乎均合并无子宫或仅有痕迹子宫
D.双侧卵巢一般均正常　　　　E.近50%的患者伴泌尿道异常

三、治疗原则

手术治疗是唯一有效的方法，尽早发现、及时手术是防治并发症的关键。

1. Ⅰ型阴道闭锁及时行阴道闭锁段切开，**引流经血**。创面较大时考虑放置羊膜铺垫，术后放置阴道模型。
2. Ⅱ型阴道闭锁病人处理关键是能否保留子宫。若不能保留行全子宫切除。**待婚前6个月再行人工阴道成形术**。

四、护理措施

1. **心理护理** 尊重并保护病人隐私。
2. 阴道成形术易造成会阴静脉丛、淋巴管破坏，使会阴部静脉、淋巴回流受阻，导致外阴水肿、肿胀、疼痛。**如出现水肿遵医嘱使用50%硫酸镁湿热敷**，每日2次，每次20~30分钟，以促进水肿消退。
3. **人工阴道成形术术前护理** 妇科手术常规准备，回肠代阴道术或乙状结肠代阴道术前行肠道准备，术前1日行清洁灌肠。
4. **教会病人更换阴道模型的方法** 术后1天起至更换模具期间7~10天，每日为病人行会阴冲洗2次；大便后，除指导病人由前向后擦拭外，还应为病人行会阴冲洗；更换模具后改为每日1次的阴道冲洗，同时更换消毒模具。正常情况下，手术后7~10天拆线更换硬模具。放置模具前**给予止痛药物，放置时嘱病人深呼吸，以减轻症状**。

小试身手 6.阴道成形术患者，在正常情况下，将阴道软模具更换成硬模具的时间是
A. 术后1~2天　　B. 术后3~5天　　C. 术后7~10天　　D. 术后3周　　E. 术后5周

第五节　子宫脱垂

浪里淘沙—核心考点

一、概述

子宫从正常位置沿阴道下降或脱出，当宫颈外口达坐骨棘水平以下，甚至子宫全部脱出阴道口以外，称子宫脱垂。

二、病因

1. **分娩损伤** 分娩过程中软产道及其周围盆底组织极度扩张，肌纤维拉长或断裂，是子宫脱垂的主要原因。
2. **盆底组织发育不良或退行性变** 绝经后雌激素水平降低，盆底组织萎缩退化变薄；营养不良导致子宫支持组织薄弱；盆底组织先天发育不良；多产妇、多次分娩影响盆腔支持组织的恢复。

小试身手 7.绝经后妇女子宫脱垂的主要原因是
A. 分娩损伤　　　　　B. 手术损伤　　　　　C. 腹压增加
D. 盆底组织发育不良　　E. 盆底组织退行性变

3. **腹内压增加** 长期慢性咳嗽、超负荷劳动，长期站立工作、久蹲、便秘、腹水、盆腔巨大肿瘤、腹型肥胖等，均可引起子宫脱垂。

三、临床表现

1. **症状** 轻度脱垂无自觉症状。Ⅱ、Ⅲ度脱垂外阴有"肿物"脱出，行动不便，轻者卧床后"肿物消失"，重者"肿物"一直存在，不可还纳。**中度以上脱垂有腰骶部酸痛或下坠感**，久站或劳累后加重，卧床休息可缓解。重度病人伴有直肠、膀胱膨出，出现排便、排尿困难。暴露在外的宫颈受到摩擦，组织增厚、角化、出现溃疡、分泌物增多或因感染导致脓性分泌物。子宫脱垂很少影响月经，也不影响受孕、妊娠、分娩，但可导致难产。

2. **体征** 以病人平卧用力向下屏气时子宫下降的程度分为Ⅲ度：
（1）Ⅰ度
轻型：宫颈外口距处女膜缘<4cm，未达处女膜缘。
重型：宫颈外口已达处女膜缘，但未超出该缘。
（2）Ⅱ度
轻型：宫颈脱出阴道口外，宫体仍在阴道内。
重型：宫颈及部分宫体脱出阴道口外。
（3）Ⅲ度：宫颈及宫体全部脱出至阴道口外。

小试身手 8.女性，61岁，宫颈脱出阴道口外，宫体仍在阴道内，子宫脱垂分度为
A. Ⅰ度轻型　　B. Ⅰ度重型　　C. Ⅱ度轻型　　D. Ⅱ度重型　　E. Ⅲ度

小试身手（9~10题共用备选答案）
A. 子宫颈及部分宫体已脱出阴道口外　　B. 子宫颈距处女膜缘少于4cm，但未达处女膜缘
C. 子宫颈已脱出阴道口外，但宫体仍在阴道内　　D. 宫颈及宫体全部脱出于阴道口外
E. 子宫颈已达处女膜缘，但未超过该缘
9. Ⅰ度轻型子宫脱垂指的是
10. Ⅲ度子宫脱垂指的是

四、治疗原则

加强盆底肌肉和筋膜张力，促进盆底功能恢复，积极治疗慢性咳嗽、便秘。

1. 非手术治疗

（1）支持疗法：治疗腹内压增高的慢性疾病；绝经者在医生指导下适量补充雌激素；注意劳逸结合。

（2）盆底肌肉（肛提肌）锻炼：适用于轻度子宫脱垂者。

（3）子宫托：适用于不同程度的子宫脱垂，因体弱或患其他疾病不能耐受手术者。

2. 手术治疗　适用于保守治疗无效、Ⅱ度、Ⅲ度脱垂、合并直肠阴道膨出者。

小试身手（11~13题共用题干）

患者，女，67岁，孕4产3，有产钳助产史。诉腰骶部酸痛数年，近2年来加重，伴有下坠感，咳嗽时有小便溢出伴有尿频，自感有一肿物脱出阴道口2个月，用手推送可以还纳至阴道内。妇科检查：子宫颈脱出阴道口外，阴道前后壁膨出。疑为子宫脱垂。

11. 该患者子宫脱垂分度是

A. 子宫脱垂Ⅰ度轻型伴阴道前后壁膨出　　　B. 子宫脱垂Ⅰ度重型伴阴道前后壁膨出

C. 子宫脱垂Ⅱ度轻型伴阴道前后壁膨出　　　D. 子宫脱垂Ⅱ度重型伴阴道前后壁膨出

E. 子宫脱垂Ⅲ度伴阴道前后壁膨出

12. 该患者子宫脱垂最主要的病因是

A. 长期站立　　　　　　　　　B. 便秘　　　　　　　　　　C. 盆腔组织退行性变

D. 多产及产伤　　　　　　　　E. 产后过早体力劳动

13. 该患者最佳的手术方法是

A. 阴道前后壁修补术　　　　　　　　B. 阴道前后壁修补术+韧带缩短术

C. 经阴道子宫全切术+阴道前后壁修补术　　D. 阴道前后壁修补术+宫颈部分切除术

E. 子宫悬吊术

五、护理措施

1. **子宫托的使用**　选择合适型号、教病人放置方法、保持子宫托及阴道清洁。子宫托应每天早上放入阴道，睡前取出消毒后备用。

2. **术后注意事项**　不能从事重体力劳动，不能长时间站立、行走，预防咳嗽及便秘等慢性病。术后坚持肛提肌锻炼，使松弛的盆底组织逐渐恢复。术后休息3个月，术后第2个月及第3个月复查。

第六节　尿　瘘

浪里淘沙—核心考点

一、概述

尿瘘是指人体泌尿道与生殖道之间形成异常通道。病人无法自主排尿，表现为尿液自阴道外流，多为泌尿生殖瘘，以膀胱阴道瘘最多见。

二、病因

病因很多，以产伤和妇科手术损伤为主，其中产伤占90%以上。膀胱结核、生殖器放射治疗后、晚期生殖道或膀胱癌肿、宫旁注射硬化剂、子宫脱垂长期放置子宫托均能导致尿瘘。

三、临床表现

1. **漏尿**　无自主排尿，尿液不断自阴道流出。分娩压迫及手术时组织剥离过度导致坏死型漏尿，多在产后及术后3~7天开始。手术损伤者术后立即开始漏尿。

2. **外阴皮炎**　由于尿液刺激，外阴部甚至大腿内侧出现皮炎，外阴瘙痒；继发感染后，病人感外阴灼痛，行走不便。

3. **尿路感染**　尿频、尿急、尿痛等。

4. 闭经　约15%的病人出现闭经或月经失调，可能与精神创伤有关。

四、辅助检查

1. **亚甲蓝试验**　将200ml稀释亚甲蓝溶液经尿道注入膀胱，若有蓝色液体经阴道壁小孔溢出为膀胱阴道瘘；蓝色液体经子宫颈外口流出者为膀胱宫颈瘘；阴道内流出清亮尿液，则为输尿管阴道瘘。

2. **靛胭脂试验**　亚甲蓝试验瘘孔流出清亮液体者，静脉推注靛胭脂5ml，10分钟内见到瘘孔流出蓝色尿液，提示为输尿管阴道瘘。

3. **膀胱镜检查**　了解膀胱内有无炎症、结石，瘘孔位置和数目。

4. 排泄性尿路造影　了解双侧肾功能及输尿管有无异常，用于诊断输尿管阴道瘘、结核性尿瘘和先天性输尿管异位。

五、治疗原则

以手术治疗为主，少数病人保守治疗。器械损伤所致的新鲜清洁瘘孔一经发现应立即手术修补。坏死型尿瘘或伴感染者等

3~6个月，待炎症消除、瘢痕软化、局部血供恢复正常后再考虑手术。

六、护理措施

1. **适当体位** 妇科手术所致的小瘘孔留置导尿，根据瘘孔位置取不同体位，使小瘘孔自行愈合。**一般使瘘孔高于尿液液面位置。**

小试身手 14.某膀胱阴道瘘患者，瘘口位于膀胱后底部，修补术后患者应采取的体位是

A. 俯卧位　　　　　B. 左侧卧位　　　　　C. 右侧卧位　　　　　D. 仰卧位　　　　　E. 半坐卧位

2. **保证液体入量** 嘱病人多饮水，**每天入量不少于3000ml**，以达到稀释尿液、自动冲洗膀胱的目的，减少漏出液体对皮肤的刺激。

3. **术后护理** 根据瘘孔的位置安置体位，如膀胱阴道瘘中瘘孔在膀胱后底部，取俯卧位；瘘孔在侧面者取健侧卧位。一般情况下尿管保留10~14天，拔管后协助病人每1~2小时排尿1次，避免膀胱过度膨胀。**术后加强盆底肌肉锻炼。** 积极治疗咳嗽、便秘等使腹压增加的疾病。

4. 健康教育

（1）出院后遵医嘱服药，告知病人服药方法和注意事项。

（2）**出院3个月内禁止性生活及重体力劳动。**

（3）保证营养摄入，**进食高蛋白、高维生素、高纤维素、低脂饮食。**

（4）如再次出现漏尿及时就诊。

小试身手 15.尿瘘术后的护理措施中，下列不正确的是

A. 术后心理护理与倾听　　　　　B. 以瘘孔位置选择体位　　　　　C. 术后要保持盆底肌肉放松

D. 防止尿管脱落，保持通畅　　　　　E. 保留尿管至10~14天

参考答案

1.A　2.C　3.A　4.A　5.B　6.C　7.E　8.C　9.B　10.D　11.C　12.D　13.C　14.A　15.C

第二十章　不孕症妇女的护理

统领全局—考试大纲

1.熟练掌握不孕症的病因及发病机制。
2.掌握不孕症的辅助检查。
3.了解不孕症的治疗要点。
4.熟练掌握不孕症的护理措施。
5.掌握人工授精和体外受精及胚胎移植的相关内容。
6.了解配子输卵管内移植和配子宫腔内移植的相关内容。
7.了解辅助生殖技术的并发症。
8.掌握辅助生殖技术的护理措施。

第一节　不孕症

浪里淘沙—核心考点

不孕症是指女性无避孕性生活至少12个月而未受孕者。婚后未避孕而从未妊娠者称为原发性不孕；曾有过妊娠而后未避孕连续2年不孕者称继发性不孕。

小试身手 1.原发性不孕的定义是指
A.夫妇同居性生活正常，未避孕2年未孕者
B.夫妇同居性生活正常，未避孕1年未孕者
C.夫妇同居性生活正常，虽然第一次婚姻曾生育，此后未避孕而未受孕者
D.夫妇同居性生活正常，虽然第一次婚姻曾生育，此后未避孕1年未孕者
E.夫妇同居婚后1年未孕，一方有无法纠正的生殖系统解剖生理缺陷者

一、病因及发病机制

（一）女性因素

1.**输卵管因素** **占女性不孕因素的1/3，是最常见的因素**。任何影响输卵管功能的疾病都可导致不孕，如输卵管粘连、阻塞，子宫内膜异位症，先天性发育不良等。

小试身手 2.导致女方不孕最常见的因素是
A.子宫内膜因素　　B.子宫颈因素　　C.输卵管因素　　D.外阴、阴道因素　　E.排卵障碍

2.**排卵障碍** **占女性不孕因素的1/4，是最严重的因素**。包括：①卵巢病变；②下丘脑-垂体-卵巢轴功能紊乱；③营养不良、压力、肥胖、甲亢、肾上腺功能异常、药物副作用等导致卵巢不排卵。

3.子宫因素　子宫畸形、子宫黏膜下肌瘤、子宫内膜炎等。

4.宫颈因素　宫颈狭窄或先天性宫颈发育异常影响精子通行。宫颈炎可改变宫颈黏液量和性状，影响精子活力和进入宫腔的数量，**导致不孕**。

5.阴道因素　阴道发育异常或损伤、阴道炎致阴道pH改变，降低了精子活力，缩短其存活时间而影响受孕。

（二）男性因素

1.**精液异常**　少精、精液液化不全致不孕。
2.**输精管道阻塞及精子运送受阻**　如生殖管道感染、生殖管道创伤。
3.免疫因素　男性体内产生对抗自身精子的抗体。
4.性功能异常。

（三）男女双方因素

1.缺乏性生活的基本知识及精神因素。
2.免疫因素　同种免疫和自身免疫均可影响受孕。

二、辅助检查

1.**男方检查**　除全身检查外，应检查外生殖器有无畸形或病变。**重点是精液常规检查**。正常情况下，每次排出精液平均3~4ml，pH为7.2~7.8，在室温中放置30分钟内完全液化，总精子数$\geq 4.0 \times 10^6$，精子密度（20~200）$\times 10^9$/L,精子活率>50%，正常形态精子占66%~88%；射精1小时内前向运动数$\geq 50\%$。

2.女方检查　内外生殖器检查、卵巢功能检查、输卵管通畅检查、宫腔镜检查、腹腔镜检查。

（1）**性交后精子穿透力试验**：上述检查未见异常时进行性交后试验。根据基础体温选择在预测的排卵期进行。在试验前3天禁止性交，避免阴道用药或冲洗。性交后2~8小时内就诊检查。每高倍视野内有20个活动精子为正常。

（2）**免疫检查**。

三、治疗原则

针对不孕症的病因进行治疗，根据具体病情选择辅助生殖技术。

四、护理措施

1. 向病人解释诊疗可能引起的不适。
2. 指导服药　教会女性在月经周期的正确服药时间；服药后出现潮热、恶心、头疼及时报告；指导妇女妊娠后立即停药。
3. **教病人助孕的技巧**　①治疗合并症，指导病人戒烟酒，加强营养、减轻压力、增强体质；②性交前中后勿使用阴道润滑剂或阴道灌洗，性交后不要立即如厕，性交后卧床并抬高臀部，坚持20~30分钟，使精子进入宫颈；选择适当日期性交，注意性交次数适当，排卵期增加性交次数。
4. 向病人讲解人工辅助生殖技术的内容及方法。

第二节　辅助生殖技术及护理

浪里淘沙—核心考点

辅助生殖技术包括人工授精、体外受精和胚胎移植、配子输卵管移植等。

一、人工授精

人工授精是用器械将精子通过非性交方式注入女性生殖道内使女性受孕的技术。按精液来源分为丈夫精液人工授精（AIH）和供精者精液人工授精（AID）。

AIH适用于男性性功能障碍和女性宫颈管狭窄、宫颈黏液异常、抗精子抗体阳性等。AID适用于男性无精症、不良遗传基因携带者。人工授精时间是排卵前后3~4天，于排卵前和排卵后各注射1次精液较好。

二、体外受精与胚胎移植

体外受精与胚胎移植（IVF-ET）即试管婴儿。体外受精指从妇女体内取出卵子，放入试管内培养一段时间与精子受精后，发育成早期胚泡。胚胎移植指将胚泡移植到妇女宫腔内使其着床发育成胎儿的过程。胚泡移植后限制活动3~4天。主要适用于输卵管堵塞引起的不孕。

小试身手　3.试管婴儿指的是

A. 人工授精　　　　　　　B. 体外受精及胚胎移植　　　　C. 配子输卵管内移植
D. 配子宫腔内移植　　　　E. 配子阴道内移植

三、配子输卵管内移植

配子输卵管内移植（GIFT）是直接将卵母细胞和洗涤后的精子移植到输卵管壶腹部，受精发生在输卵管内的一种助孕技术。

四、配子宫腔内移植

配子宫腔内移植（GIUT）是指将卵细胞和洗涤后精子直接植入宫腔内使妇女受孕的一种助孕技术。

五、并发症

1. **卵巢过度刺激综合征（OHSS）**　是一种诱发促排卵引起的并发症。①**轻度**：症状及体征常发生在注射hCG后7~10天，主要表现为下腹不适、卵巢增大；②**中度**：下腹胀痛明显，腹水，少量胸腔积液，双侧卵巢明显增大；③**重度**：腹胀痛加剧，腹腔积液明显增多，因腹腔积液使膈肌上升或胸腔积液致呼吸困难，卵巢直径≥12cm，严重者出现急性肾衰竭、血栓形成及呼吸窘迫综合征。
2. 多胎妊娠　由于应用促排卵药及多个胚胎移植引起。
3. 流产和宫外孕　IVF-ET的流产率较高，宫外孕发生率为3%。
4. 卵巢反应不足。
5. 卵巢和乳腺肿瘤　由于使用大剂量的促性腺激素，有可能导致卵巢和乳腺肿瘤的机会增多。

六、护理措施

1. 详细询问病史　既往不孕症治疗时的并发症病史、促排卵治疗情况。
2. 遵医嘱采取治疗措施　遵医嘱对中重度OHSS病人静脉滴注白蛋白、低分子右旋糖酐、前列腺素拮抗剂。3胎及以上妊娠者应教育早期进行选择性胚胎减灭术。用药过程中注意观察病情变化，中重度OHSS病人每4小时测生命体征1次，记录出入量，每天测量体重和腹围。加强产前检查和监护，病人提前住院待产，足月后尽早终止妊娠。

小试身手　4.辅助生殖技术所致卵巢过度刺激综合征的最重要护理措施是

A. 遵医嘱给药　　B. 每小时测生命征　　C. 记24小时尿量　　D. 每周测体重腹围　　E. 尽早终止妊娠

3. 积极采取预防措施　预防自然流产，合理用药，改善黄体功能；移植前进行胚胎染色体分析，防止种植异常胚胎。

参考答案

1.A　2.C　3.B　4.A

第二十一章　计划生育妇女的护理

统领全局—考试大纲

1. 了解计划生育的概述。
2. 熟练掌握计划生育妇女的护理评估和护理措施。
3. 掌握工具避孕、药物避孕和其他避孕方法。
4. 掌握早期妊娠终止方法及护理和中期妊娠终止方法及护理。
5. 掌握经腹输卵管结扎术和经腹腔镜输卵管绝育术。

第一节　计划生育妇女的一般护理

统领全局—考试大纲

一、概述

避孕是指采用药物、器具及利用妇女的生殖生理自然规律，在不妨碍正常性生活和身心健康的情况下，使妇女暂时不受孕。常用的方法有宫内节育器、药物避孕和外用避孕等。

二、护理评估

1. 病史　评估妇女年龄、现病史、婚育史、月经状况、既往史、手术史及药物过敏史等，了解其有无各种计划生育措施的禁忌证。
2. 身心状况　全面评估病人身体状况，有无全身急慢性疾病。
3. 诊断检查　尿常规、出凝血时间、尿酮体、阴道清洁度、滴虫、真菌等。

三、护理措施

1. 协助妇女选择最佳计划生育措施
（1）新婚夫妇选用男用避孕套或女用避孕药物。
（2）有一子女的夫妇选用宫内节育器、男用避孕套，有两个及以上子女的夫妇最好绝育。
（3）**哺乳期妇女选用男用避孕套，禁用避孕药物。**
（4）**未绝经妇女选用宫内节育器、避孕套、外用避孕药物。45岁以上妇女禁用避孕药物。**

小试身手 1.我国育龄妇女主要的避孕措施是
　A. 避孕套　　　　　B. 宫内节育器　　　　C. 安全期避孕　　　　D. 药物避孕　　　　E. 绝育

2. 术后护理　人工流产负压吸引术后应在观察室休息1~2小时，术后休息2周。钳刮术，宜住院治疗，术后休息2~4小时。术后出现腹痛或阴道大量流血或持续出血达1周以上应随时就诊。保持外阴清洁，**1个月内禁性生活和盆浴，术后1个月后复查。**
3. 健康指导
（1）放置或取出宫内节育器、人工流产术可在门诊进行，术后稍事休息即可回家休养。当病人阴道出血量多、持续时间长，腹痛严重时应及时就诊。
（2）**输卵管结扎术**需住院手术，**术后休息3~4周，禁止性生活1个月。**
（3）钳刮术需住院治疗，术后休息2~4周，保持外阴清洁，1个月内禁性生活和盆浴。术后落实避孕措施。术后1个月门诊随访，如出现腹痛、出血量多应随时就诊。

第二节　避孕方法及护理

统领全局—考试大纲

避孕是指用科学的方法使妇女暂时不受孕。常用方法包括工具避孕、药物避孕和安全期避孕等。

一、工具避孕

工具避孕是利用工具防止精子和卵子结合或通过改变宫腔内环境达到避孕目的的方法。

（一）宫内节育器（Intrauternne derice，IUD）

1. 种类　分为惰性宫内节育器和活性宫内节育器两类。活性宫内节育器又可分为带铜宫内节育器和药物缓释宫内节育器。
2. 避孕原理　通过改变宫腔内环境和导致子宫内膜表层无菌性炎性刺激，阻碍受精卵着床。
3. 宫内节育器放置术

（1）适应证：育龄妇女自愿要求放置且无禁忌证者。

（2）禁忌证：①急慢性生殖道炎症；②生殖器官肿瘤；③月经紊乱：月经过多过频或不规则出血；④子宫畸形；⑤宫颈口过松、重度陈旧性宫颈裂伤或子宫脱垂；⑥严重全身性疾病。

（3）放置时间：①月经干净后3~7天无性交；②产后42天恶露已净，会阴伤口愈合，子宫恢复正常，剖宫产术后半年；③人工流产术后（出血少、宫腔长度小于10cm者）；④哺乳期排除早孕者。⑤性交5日内放置为紧急避孕方法之一；⑥含孕激素节育器在月经4~7日放置。

（4）护理

1）节育器大小的选择及消毒：宫腔深度在7cm以上者用28号，7cm及以下者用26号。

2）术前准备：①手术器械；②测量受术者体温正常，排空膀胱。

（5）术后健康指导：①术后休息3天；1周内避免重体力劳动，2周内禁止性生活及盆浴；②3个月内月经或大便时观察节育器有无脱落；③复查：术后1个月、3个月、6个月、1年各复查一次，以后每年复查一次；④保持外阴清洁；术后可有下腹不适及少量阴道出血，如出现发热、腹痛、出血量大于月经量，持续7天以上随时就诊。

4. 宫内节育器取出术

（1）适应证：①治疗无效或出现并发症；②带器妊娠；③改用其他措施避孕或绝育者；④考虑再生育或已无性生活不需再避孕者；⑤放置期限已满；⑥绝经1年者；⑦节育器嵌顿或移位。

（2）取器时间：①月经干净后3~7天；②带器早期妊娠者于人工流产时取出；③子宫不规则出血或出血多者随时取出；④带器异位妊娠手术前行诊断性刮宫时或术后出院前取出。

小试身手 2. 取出宫内节育器的时间应在

A. 月经干净后1~2天　　　　　　　B. 月经前3~5天　　　　　　　C. 经后立即取出

D. 月经干净后7~10天　　　　　　E. 月经干净后3~7天

（3）护理：①术后休息1天，禁止性生活和盆浴2周；②协助妇女落实其他合适的避孕措施。

5. 宫内节育器的不良反应及护理

（1）不规则阴道流血：发生在放置后，尤其是头3个月多见。表现为月经过多、经期延长或周期中点滴出血。如出现月经过多，指导病人休息、增加营养、观察出血量和持续时间，遵医嘱用药。若无效，应考虑取出IUD。

（2）腰酸腹胀：轻者无需处理，重者休息或遵医嘱使用解痉药。处理无效后更换合适节育器。

6. 宫内节育器的并发症及护理

（1）感染：常见病原体为细菌、厌氧菌、衣原体，放线菌感染多见，感染部位有子宫内膜、输卵管、卵巢、盆腔结缔组织。一旦感染，取出节育器并使用抗生素治疗。

（2）IUD异位。

（3）节育器嵌顿或断裂：一经确诊立即就诊取出。

（4）IUD下移或脱落。

（5）带器妊娠。

7. 宫内节育器脱落及带器妊娠

（1）脱落：多发生在放置节育器1年内，尤其是3个月内，常在经期脱落。发生原因有：①放器时未将节育器放置子宫底部；②节育器与子宫大小不符，引起子宫收缩；③宫颈口松弛或月经过多。因此，放置1年内应定期随访。

（2）带器妊娠：一旦确诊带器妊娠，应人工流产终止妊娠。

（二）阴茎套

阴茎套可防止性疾病传播。每次性交时使用新阴茎套，使用前检查阴茎套是否合格。

二、药物避孕

避孕药为人工合成的甾体激素，由雌激素和孕激素配伍组成，是目前应用最广的女用避孕药，使用安全、有效、经济、简便。

1. 短效口服避孕药

（1）作用机制：①抑制排卵；②改变宫颈黏液性状，阻碍精子穿透；③改变子宫内膜形态与功能。

小试身手 3. 关于复方短效口服避孕药避孕机制的说法，下列错误的是

A. 受持续的雌、孕激素作用，输卵管的正常分泌和蠕动频率发生改变，从而改变受精卵正常的运行速度

B. 改变宫颈黏液性状使黏液量变少、黏度增高，不利于精子的穿行

C. 改变子宫内膜形态与功能，不适于受精卵着床

D. 通过异物的局部效应发挥作用

E. 抑制排卵

（2）适应证：育龄妇女无禁忌证者。

（3）禁忌证：①急慢性肝炎和肾炎；②严重心血管疾病；③血液病及血栓性疾病；④内分泌疾病如糖尿病使用胰岛素控制者、甲亢；⑤恶性肿瘤、癌前期病变、子宫或乳房肿块；⑥哺乳期；⑦月经稀少或年龄>45岁者；⑧用药后出现偏头痛或持续头痛；⑨产后未满6个月或月经未来潮者；⑩年龄>35岁的吸烟妇女。

（4）用法及注意事项：自月经周期第5天起，每晚1片，连用22天不间断，如漏服于次晨补服1片，一般停药后2~3天发生

撤退性出血。若停药7天无阴道出血，则当晚开始第2周期用药。若再次无出血，宜停药并检查治疗。

（5）药物不良反应

1）类早孕反应：因雌激素刺激胃黏膜引起。一般1~3个周期后症状自行消失。严重者遵医嘱用药。

2）月经改变：月经变规则、经期缩短、经量减少、痛经症状减轻。但可发生闭经、突破性出血。

3）体重增加。

4）色素沉着：少数女性面部皮肤出现淡褐色色素沉着，停药后多能消退。

5）其他：考虑妊娠者须停药6个月后再受孕。

2. 长效口服避孕药

（1）作用机制　利用长效雌激素炔雌醚从胃肠道吸收后储存在脂肪组织缓慢释放起长效避孕作用。服药1次避孕1个月。

（2）用法　第1周期于月经来潮第5天服第1片，第10天服第2片，以后每次月经来潮第5天服1片。

（3）不良反应及处理　与短效避孕药类似。

（4）注意事项　停用时在月经周期第5天开始服短效口服避孕药3个月作为过渡期。

3. 长效避孕针

有单纯孕激素类和雌孕激素混合类两种，每月肌内注射1次。

（1）适应证与禁忌证　与复方短效避孕药类似，月经频发或经量过多者禁忌使用。

（2）用法　第1个月在月经周期第5天和第12天各肌内注射1次，以后每次月经周期第10~12天肌内注射1次，用药后12~16天月经来潮。

（3）不良反应及其处理　用药初3个月出现月经周期不规则、经量多，建议就诊处理。

4. 速效避孕药（探亲避孕药）

服用时间不受月经周期限制，适用于探亲夫妇。

（1）作用机制　改变子宫内膜形态与功能，阻碍受精卵着床；使宫颈黏液变黏稠，阻碍精子穿透；月经前半周期服用还可抗排卵。

（2）种类和用法

1）炔诺酮：每片5mg，于性生活当晚及以后每晚口服1片；若超过14天，可改用短效避孕药至探亲结束。停药后7天内月经来潮，经量不变。

2）炔诺孕酮：每片3mg，性生活前1~2天服用。

3）探亲片1号：每片含甲地孕酮2mg，性生活前8小时服1片，当晚再服1片。以后每晚1片，直到探亲结束次晨加服1片。

5. 缓释系统避孕药

缓释系统避孕药是由避孕药与具备缓释性能的高分子化合物制成，在体内持续恒定微量释放，起长效避孕作用。不良反应有不规则少量阴道流血。服药期间禁用苯巴比妥、利福平等药。

6. 外用避孕药　通过阴道给药，通过杀精或改变精子功能达到避孕目的。

三、其他避孕方法

1. 安全期避孕　排卵前后4~5天内为易孕期，其他时间不易受孕，视为安全期。在安全期内性交而达到避孕目的，称为安全期避孕。使用安全期避孕需确定安全期：①月经规律者以月经周期推算，月经周期28~30天，排卵时间为下次月经前14天，排卵日及其前5天、后4天以外的时间为安全期。②基础体温测定，基础体温升高0.3~0.5℃的3天后为安全期；如体温为逐渐升高，连续3天的基础体温均高于上升前6天平均体温0.2℃以上，以后为安全期。③宫颈黏液检查，正常育龄妇女宫颈黏液性状和量有周期变化，排卵前增加10倍，稀薄、透明、黏液拉丝度达10cm以上。

2. 紧急避孕　此方法只能对一次无防护性生活起保护作用。紧急避孕是通过阻止或延迟排卵，干扰受精或阻碍着床达到避孕目的。

（1）适应证　无保护性性生活72~120小时内使用紧急避孕的对象包括：①未采用任何避孕措施者；②避孕失败者（如阴茎套破裂、滑脱、过早取出，IUD脱落、避孕药漏服等）；③遭到强奸者。

（2）紧急避孕方法：宫内节育器和避孕药物。

3. 黄体生成激素释放激素类似物避孕。

第三节　终止妊娠方法及护理

统领全局—考试大纲

一、早期妊娠终止方法及护理

在妊娠早期采用人工方法终止妊娠称为早期妊娠终止，亦称人工流产。人工流产分为手术流产和药物流产两种。手术流产包括负压吸引术和钳刮术。

（一）人工流产术

1. 适应证　因避孕失败要求终止妊娠者，因各种疾病不宜继续妊娠者。

2.禁忌证

（1）各种疾病急性期或严重的全身性疾病需治疗好转后再手术。

（2）生殖器官急性炎症者应先控制炎症。

（3）妊娠剧吐引起酸中毒尚未纠正者。

（4）术前相隔4小时测2次体温≥37.5℃者。

3.方法

（1）人工流产负压吸引术：适用于孕10周以内者。利用负压通过吸管将妊娠组织吸出而终止妊娠。

（2）人工流产钳刮术：适用于孕10~14周者。充分扩张子宫颈后用卵圆钳夹取妊娠组织进行刮宫、吸宫。

4.并发症及防治

（1）子宫穿孔：多见于哺乳期子宫、瘢痕子宫和畸形子宫。手术时突然感到无宫底感觉，或者入宫腔深度明显超过原来测量的宫腔深度，需立即停止手术，给予缩宫素和抗生素，严密观察生命体征，有无腹痛、阴道流血及腹腔内出血征象。子宫穿孔后如病情稳定，胚胎组织尚未吸净者在B超监护下清宫；尚未进行吸宫操作者立即剖腹探查。

（2）人工流产综合反应：发生与孕妇精神紧张，不能耐受子宫扩张牵拉和高负压有关，受术者出现心动过缓、心律不齐、血压下降、面色苍白、出汗、胸闷，甚至昏厥和抽搐。出现症状立即停止手术、给予吸氧、一般能自行恢复。严重者可遵医嘱静脉注射阿托品0.5~1mg，症状即可缓解。

（3）吸宫不全：是人工流产后常见的并发症。与子宫体过度屈曲、术者操作不熟练有关。表现为术后阴道流血超过10天，血量过多，或流血暂停后又出现多量出血者。经B超确诊后服用抗生素3天再行清宫术。刮出物送病理检查，术后继续抗感染治疗。

（4）漏吸或空吸：指已确诊为宫内妊娠，但术时未吸到胎盘或胎盘绒毛。常与位置异常、子宫畸形及术者操作不熟练等有关。空吸指误诊宫内妊娠而行人工流产负压吸引术。

（5）术中出血：多见于钳刮术，因妊娠月份大，妊娠组织不能迅速排出而影响子宫收缩引起。术中扩张宫颈后在宫颈注射缩宫素使子宫收缩，同时尽快钳取或吸出妊娠物。

（6）术后感染：表现为发热、下腹疼痛、白带浑浊或不规则阴道流血。宫腔内有妊娠物残留者按感染性流产处理。

（7）羊水栓塞：因肺动脉高压引起心力衰竭、呼吸衰竭及休克、出血。

5.护理

（1）术中护理：遵医嘱给药，严密观察受术者面色、脉搏及是否出汗。

（2）术后在观察室休息1~2小时，注意观察腹痛和阴道流血情况。

（3）嘱受术者保持外阴清洁，1个月内禁止盆浴和性生活。

（4）吸宫术后休息3周；钳刮术后休息4周；有腹痛或出血多者随时就诊。

（5）指导夫妇双方采用安全可靠的措施避孕。

（二）药物流产

适用于妊娠7周以内者，目前常用药物是米非司酮。

1.适应证 年龄40岁以下、妊娠7周内者，B超检查排除宫外孕且无禁忌证要求流产者。

2.禁忌证 心肝肾疾病病人及肾上腺疾病、糖尿病、青光眼、过敏体质、带器妊娠者。

3.用药方法 米非司酮25mg，每天2次口服，共3天，于第4天上午服米索前列醇0.6mg，一次顿服。留院观察胎囊排出情况。药物流产简单，不需宫腔操作，为无创伤流产。空腹或进食2小时后服药效果好。产后出血时间过长和出血量多是其主要不良反应，还有恶心、呕吐、下腹痛和乏力等。用药后定时来院复查，若流产失败宜及时终止；不全流产者出血量多时需刮宫。阴道出血时间长者给予抗生素预防感染。

二、中期妊娠终止方法及护理

妊娠≥14周至<28周之间用人工方法终止妊娠为中期妊娠终止。妊娠13~14周间常用钳刮术，15~28周妊娠者需住院引产。

小试身手（4~6题共用备选答案）

A.49天以内　　B.10周内　　C.11~14周　　D.15~24周　　E.14~28周

4.药物流产适用于妊娠

5.钳刮术流产适用于妊娠

6.中期妊娠引产术常用于妊娠

（一）依沙吖啶（利凡诺）引产

将依沙吖啶注入羊膜腔内、羊膜外引产时，可使胎盘组织变性、坏死而增加前列腺素合成，引起宫颈软化、扩张及刺激子宫平滑肌收缩。同时药物经胎儿吸收后损害胎儿主要器官，使胎儿中毒死亡。

1.适应证 ①中期妊娠要求终止而无禁忌证者；②因患各种疾病不宜继续妊娠者；③孕期接触导致胎儿致畸因素者；④因各种原因不愿继续妊娠者。

2.禁忌证 ①各种急性感染性疾病、慢性疾病急性发作及生殖器官感染尚未治愈者；②急慢性肝、肾疾病及心脏病、高血压、血液病；③术前相隔4小时体温两次超过37.5℃者；局部皮肤感染者；④对依沙吖啶过敏者；⑤前置胎盘。

3.孕妇准备 ①身心评估：严格掌握适应证及禁忌证；②B超行胎盘定位及穿刺点定位；③术前3天禁止性生活，每天冲洗阴道1次或上药。

4.术中注意事项

（1）给药量：一般为50~100mg，不超过100mg。

（2）宫腔内羊膜腔外注药须稀释，浓度不宜超过0.4%。

（3）如从穿刺针向外溢血或针管抽出血液时应向深部进针或向后退针，如仍有血，更换穿刺部位。所有操作应严格无菌。

5.并发症　体温升高，产后出血，产道损伤，胎盘胎膜残留和感染。

6.护理

（1）注药过程中观察孕妇有无呼吸困难、发绀等症状。

（2）用药后定时测量生命体征，严密观察宫缩。引产期间孕妇卧床休息，羊膜外给药者绝对卧床休息。

（3）产道损伤：产后仔细检查软产道和胎盘是否完整，待组织排出后常规做清宫术。观察产后宫缩、感染体征、阴道流血及排尿情况。

（4）回奶措施：引产后即刻回奶。

（5）术后6周内禁止性交和盆浴。

（6）给药5天后仍未临产者即为失败，协商再次给药或改用其他方法。

（二）水囊引产

水囊引产是将水囊置于子宫壁和胎膜之间，囊内注入300~500ml生理盐水，使子宫膨胀，触发宫缩，使胎儿娩出。

1.适应证　中期妊娠终止者，因患各种疾病不宜妊娠者。

2.禁忌证　同依沙吖啶引产。此外还包括子宫瘢痕、宫颈或子宫发育不良者。

3.操作步骤

（1）排空膀胱取截石位、常规消毒、铺巾。暴露宫颈，消毒宫颈阴道部。

（2）用敷料镊将水囊送入子宫腔，直到整个水囊全部放入。

（3）自尿管末端缓慢注入生理盐水300~500ml后，折叠导尿管，扎紧后放入阴道穹窿部。

（4）取水囊：放置24小时后取出水囊。

4.注意事项

（1）放置时不得触碰阴道壁，放置后卧床休息。

（2）水囊引产失败后取出水囊，如无异常，休息72小时改用其他方法引产。

（3）如有发热、寒战应及时取出水囊。

5.护理　同依沙吖啶引产。在水囊内注入无菌生理盐水，并加入数滴亚甲蓝以利识别羊水或注入液。

第四节　女性绝育方法及护理

统领全局—考试大纲

一、经腹输卵管结扎术

1.适应证　自愿接受绝育术且无禁忌证者；患有严重全身性疾病不宜生育者。

2.禁忌证

（1）各种疾病的急性期。

（2）全身健康情况差者，如心力衰竭、产后出血、血液病等。

（3）腹部皮肤感染或内外生殖器炎症者。

（4）患严重神经症。

（5）24小时内2次体温达37.5℃或以上者。

3.手术时间

（1）非孕女性选择在月经前期，最好是月经结束后3~4天。

（2）人工流产或取环术后。

（3）自然流产月经复潮后，分娩后48小时内，剖宫产术同时。

（4）哺乳期或闭经妇女排除早孕后。

小试身手 7.育龄妇女绝育手术时间最好选择在

A.月经干净后1~2天　B.月经干净后3~4天　C.月经来潮前7~10天　D.月经来潮前5天　E.避开排卵期即可

4.术后并发症　出血、血肿；感染；脏器损伤；输卵管再通。

5.护理措施

（1）严格掌握适应证，选择恰当手术时间，做好术前准备。

（2）术后严密观察体温、脉搏及有无腹痛等。

（3）保持伤口敷料清洁干燥，避免感染。

（4）鼓励早日下床活动。

（5）术后休息3~4周，禁止性生活1个月。

小试身手 8.关于输卵管结扎术后宣教，下列哪项**不妥**

A.术后鼓励早日下床活动　　　　　B.术后腹痛属正常反应，不需做任何处理

C.保持伤口敷料干燥清洁　　　　　D.1个月内禁止盆浴及性生活

E.保持外阴清洁

二、经腹腔镜输卵管结扎术

1. **适应证** 同经腹输卵管结扎术。
2. **禁忌证** 多次腹部手术或腹腔粘连，心肺功能不全，多部位疝等，其余同经腹输卵管结扎术。
3. **术前准备** 术前晚肥皂水灌肠，术前6小时禁食，进手术室前排空膀胱，术时取头低仰卧位。
4. **术后护理** 静卧数小时后下床活动；严密观察病人体温、腹痛、腹腔内出血或脏器损伤征象。

经腹腔镜行输卵管结扎术简单易行、安全、效果好，已逐渐推广使用。

参考答案

1.B 2.E 3.D 4.A 5.C 6.D 7.B 8.B

第二十二章　妇女保健

统领全局—考试大纲

1. 了解妇女保健的概述。
2. 熟练掌握妇女各期保健的相关内容。
3. 掌握妇女病普查普治及劳动保护。
4. 掌握妇女保健统计的相关内容。

第一节　概　述

浪里淘沙—核心考点

妇女保健工作是通过积极普查、预防保健、监护和治疗措施，降低孕产妇及围生儿死亡率，减少患病率和伤残率，控制疾病发生及性疾病的传播，促进妇女身心健康。

小试身手 1. 妇女保健工作的意义，以下说法正确的是

A. 维护和促进妇女健康和民主

B. 以弱势妇女群体为服务对象

C. 以预防为主，以临床为中心

D. 是卫生保健事业的重要组成

E. 以预防与保健相结合的方法

第二节　妇女保健工作范围

浪里淘沙—核心考点

一、妇女各期保健

1. **青春期保健**　分三级：①**一级预防**：指导青春期女性培养良好的个人习惯，合理营养，适当体育锻炼和体力劳动。重点给予经期卫生保健指导，乳房保健指导，青春期心理卫生，性知识教育及性道德培养。②**二级预防**：定期体格检查，早期发现各种疾病和行为异常。③**三级预防**：指导青春期女性疾病的治疗和康复。**青春期保健以一级预防为主**。

2. **围婚期保健**　包括婚前医学检查、围婚期健康教育及婚前咨询。

3. **生育期保健**　**目的是维护正常的生殖功能**。加强孕产期保健，及时诊治高危孕产妇，降低孕产妇死亡率和围生儿死亡率；给予计划生育指导，避免在生育期内因孕育或节育引发各种疾病。

4. **围生期保健**

（1）**孕前期保健**：指导夫妇选择最佳受孕时期。

小试身手 2. 孕前期保健的首要内容是

A. 选择最佳的受孕时机　　　　B. 指导如何使用口服避孕药　　　　C. 进行普通常规的医学指导

D. 无不良孕产史的产前咨询　　　E. 做好孕前准备，杜绝高危妊娠

（2）**孕期保健**：加强母儿监护，预防和减少孕产期并发症。

（3）**分娩期保健**：确保分娩顺利，母儿安全。为母亲提供生理、心理和精神上的帮助和支持，对高危孕产妇加强产时监护和产程处理。

（4）**产褥期保健**：预防滞产、产伤、产后出血、感染、预防新生儿窒息，促进产后恢复。指导产妇保持会阴部皮肤和乳房清洁；居室安静舒适；营养合理，防止便秘；产后按时做健身操。**产褥期内禁止性交**，产后42天到医院接受全面健康检查，给予计划生育指导。

（5）**哺乳期保健**：促进和支持母乳喂养。**哺乳期妇女不宜用药物避孕**。

5. **绝经过渡期保健**　提高自我保健意识和生活质量。

6. 老年期保健　指导老人定期体检，适度参加社会活动和从事力所能及的工作，生活规律，劳逸结合，防治老年期疾病。

二、妇女病普查普治及劳动保护

1. 健全妇女保健网络，定期对育龄妇女进行常见病、肿瘤的普查工作，每1~2年普查1次，**中老年妇女以防癌为重点**，做到早发现、早诊断和早治疗。

2. 劳动保护

（1）**月经期**：女职工不得从事搬运、装卸等重体力劳动及高处、低温、冷水、野外作业及用纯苯作溶剂而无防护措施的作业；不得从事连续负重（每小时负重次数在6次以上者）每次负重超过20kg，间断负重每次负重超过25kg的作业。

（2）**孕期**：劳动时间行产前检查按劳动工时计算；孕期不得加班加点，妊娠满7个月后不得安排夜班；不得从事频繁弯腰、攀高、下蹲的作业；在女职工怀孕期、产期、哺乳期，不能降低基本工资或解除劳动合同。

（3）**产期**：**女职工产假为98天**，其中产前休息15天，难产增加产假15天，多胎生育每多生一个增加产假15天。

（4）**哺乳期**：**时间为1年**，每班工作给予两次授乳时间，单胎每次授乳时间为30分钟；有未满1周岁婴儿的女职工，不得安排夜班及加班。

（5）**绝经过渡期**：女职工应得到社会广泛的关怀和体谅。

（6）**其他**：妇女应遵守国家计划生育法规，但有不育的自由；各单位对妇女应定期进行以防癌为主的普查普治；女职工的劳动负荷，一般单人负荷不得超过25kg，两人抬运不得超过50kg。

第三节　妇女保健统计

浪里淘沙—核心考点

孕产期保健工作统计指标有：

1. 孕产妇系统管理率＝期内孕产妇系统管理人数/同期活产数 × 100%

2. 产前检查率＝期内接受过1次及以上产前检查的产妇人数/同期活产数 × 100%

3. 高危妊娠管理率＝当年高危妊娠管理人数/当年高危妊娠人数 × 100%

4. 产后访视率＝当年接受产后访视的产妇人数/当年活产儿数 × 100%

5. 孕产妇死亡率＝期内孕产妇死亡数/期内孕产妇总数 × 100000/10万

6. 围生儿死亡率＝（孕28周以上死胎、死产数+生后7天内新生儿死亡数）/孕期满28周后死胎死产数+活产数 × 100%

7. 新生儿死亡率＝期内新生儿死亡数/期内活产数 × 1000‰

8. 妇女普查率＝期内（次）实查人数/期内（次）应查人数 × 100%

小试身手 3. 妇女保健统计指标是用来

A. 主观评价妇女保健工作　　　　B. 主、客观评价保健工作质量　　　　C. 反映妇女儿童健康状况

D. 确定妇幼保健工作总体方案　　　E. 评估科研工作的最终成效

参考答案

1.D　2.A　3.D

第二十三章　妇产科常用护理技术

熟练掌握会阴擦洗/冲洗、阴道灌洗、会阴湿敷和阴道、宫颈上药的相关内容。

第一节　会阴擦洗与冲洗

浪里淘沙—核心考点

一、目的

去除会阴部分泌物，保持会阴部清洁，促进会阴伤口愈合；防止生殖系统、泌尿系统逆行感染。

小试身手 1.会阴擦洗的目的**不包括**

A. 保持会阴及肛门部清洁　　　B. 促进患者舒适　　　C. 促进会阴伤口愈合

D. 增加受孕机会　　　E. 防止泌尿、生殖系统感染

二、适应证

适用于长期卧床、妇科腹部手术留置导尿管的病人；会阴阴道手术后；产后会阴裂伤或会阴切开行缝合术后；急性外阴炎。

三、操作方法

1. 将用物携至床旁，向病人解释，询问是否排尿。用屏风遮挡，帮助病人脱去一侧裤腿，取屈膝仰卧位暴露外阴。

2. 协助病人臀下垫一次性垫巾，护士戴一次性手套。

3. 夹取数个大棉球放入治疗碗内，倒入适量擦洗液，用镊子取浸透药液的大棉球擦洗。**擦洗顺序：第一遍自上而下，由外向内，** 初步清除会阴部分泌物和血迹，**第二遍以伤口为中心，由内向外，自上而下，最后擦洗肛门及周围，一个棉球仅用一次，** 最后用干棉球或纱布擦干。冲洗时用无菌纱布堵住阴道口，防止污水进入阴道引起逆行感染。

4. 擦洗完毕，撤去一次性垫巾，协助病人穿好裤子，取舒适卧位。

5. 清理用物。

四、护理

1. 擦洗动作轻柔，顺序准确。

2. 擦洗时注意观察会阴伤口有无红肿及分泌物，如发现异常及时向医生汇报。

3. 留置导尿管的病人应保持尿管通畅，避免脱落、扭曲和受压。

4. 每擦洗一个病人后清洁双手，并将伤口感染者安排在最后擦洗，防止交叉感染。

5. 擦洗溶液温度适中，每日擦洗2次，大便后及时擦洗。

小试身手（2~3题共用题干）

某产妇阴道自然分娩一女婴，会阴Ⅱ度裂伤，局部感觉较迟钝，为防止会阴部伤口感染，需常规每日进行2次会阴擦洗。

2. 正确的操作方法是

A. 取屈膝侧卧位暴露外阴部　　　B. 徒手协助病人铺一次性垫巾　　　C. 第一遍自上而下、由内向外擦

D. 第二遍以伤口为中心由内向外　　　E. 一个棉球限用2次至擦洗干净

3. 由于会阴伤口水肿使用热敷，下列正确的护理措施是

A. 湿热敷的温度一般为35~41℃　　　B. 注意观察局部有无发热防灼伤　　　C. 不用注意该产妇的全身反应

D. 热敷面积正好为水肿的范围　　　E. 警惕烫伤及其他并发症发生

第二节　阴道灌洗

浪里淘沙—核心考点

一、目的

阴道灌洗有收敛、热疗和消炎作用。改善阴道血液循环，缓解局部充血、减少阴道分泌物，达到消炎的目的。

二、适应证

适应证包括：①慢性子宫颈炎、阴道炎局部治疗；②经腹全子宫切除或阴道手术的术前准备；③应用^{137}铯后常规清洁冲洗。

三、常用的灌洗溶液

1 ：15000高锰酸钾溶液、0.02%的碘伏溶液、1%乳酸溶液、0.5%醋酸溶液、2%~4%碳酸氢钠溶液、4%硼酸溶液、生理盐水等。

滴虫阴道炎病人选用酸性溶液灌洗；假丝酵母菌性阴道炎病人选用碱性溶液灌洗；而非特异性炎症者选择一般消毒液或生理盐水。

四、操作方法

1. 向病人解释，用屏风遮挡；嘱病人脱去一侧裤腿，**取膀胱截石位**。
2. 配制灌洗溶液500~1000ml，将灌洗筒挂于距床面适当位置处，排去管内空气后备用。
3. 打开灌洗包，在小碗内倒入适量20%肥皂溶液。
4. 进行阴道灌洗，顺序为：
（1）第一把卵圆钳夹纱球蘸肥皂液：**擦洗阴阜-左侧小阴唇-右侧小阴唇-左侧大阴唇-右侧大阴唇**。
（2）第二把卵圆钳夹纱球蘸肥皂液：**擦洗宫颈-穹窿-阴道前后壁**。
（3）用灌洗液将外阴肥皂液冲净。
（4）戴一次性手套，放置窥器充分暴露宫颈，用灌洗液冲洗宫颈、穹窿及阴道前后壁；转动窥器暴露宫颈、穹窿、阴道壁用冲洗液冲净分泌物。
5. 灌洗液约剩100ml时，拔出灌洗头，冲洗外阴部，然后扶病人坐于便盆上，让阴道内存留液体流出。
6. 撤去便盆，擦干外阴，协助病人穿好裤子，整理用物。

五、护理

1. 灌洗液温度为41~43℃。
2. 灌洗筒与床沿的距离不超过70cm，防止压力过大导致灌洗液逆流入宫腔引起感染。
3. 动作轻柔，避免损伤阴道和宫颈组织。
4. 阴道灌洗的禁忌证：月经期、妊娠期、产后或人工流产术后子宫颈内口未关闭、阴道出血者。宫颈癌病人有活动性出血时禁止灌洗。产后10天后或妇产科手术2周后的病人，合并阴道分泌物浑浊、有臭味、阴道伤口愈合不良、黏膜感染坏死时，可低位阴道灌洗，灌洗筒距床面的高度一般不超过30cm。

第三节　会阴热敷

浪里淘沙—核心考点

1. 适应证：①会阴部水肿及血肿消散期；②会阴部和伤口硬结及早期感染者。
2. 操作方法
（1）携用物至床旁，向病人解释。
（2）戴一次性手套，按会阴擦洗方法清洁会阴后擦干。
（3）热敷部位先涂一薄层凡士林软膏，盖上纱布，再将被热敷溶液浸泡的纱布轻轻敷上，外面盖上大棉垫。
（4）每3~5分钟更换敷料一次，也可在棉垫外放热水袋。
（5）每次热敷时间15~30分钟，每日2~3次。
（6）热敷完毕更换会阴垫，整理床铺，清理用物。
3. 护理
（1）湿热敷的温度为41~46℃，热敷时注意观察局部有无发红，以防烫伤。
（2）注意观察病人的全身反应，对休克、虚脱、昏迷及感觉迟钝者警惕烫伤。
（3）热敷面积为病变范围的2倍。

第四节　阴道宫颈上药

浪里淘沙—核心考点

一、目的

治疗急、慢性子宫颈炎、各种阴道炎和术后阴道残端炎。

二、操作步骤

上药前先做阴道冲洗、灌洗，拭去宫颈黏液或炎性分泌物。上药方法有以下4种。

（一）局部用药

1. 腐蚀性药物
（1）20%~50%硝酸银溶液：适用于慢性宫颈炎颗粒增生型。

（2）20%或100%铬酸溶液：适应证同上。

2. 非腐蚀性药物

（1）新霉素、氯霉素等消炎药用于急性或亚急性宫颈炎、阴道炎。

（2）1%甲紫或大蒜液涂擦，适用于假丝酵母菌性阴道炎。每日1次，7~10天为一疗程。

（二）喷雾法

磺胺嘧啶、土霉素、呋喃西林等药物可用喷雾器将药物均匀地喷在炎症组织表面。

（三）阴道后穹隆塞药

凡栓剂、丸剂及片剂，如咪康唑栓、甲硝唑、制霉菌素片剂等可采用纳入法将药物直接送到阴道后穹隆处。对阴道滴虫、假丝酵母菌感染者，老年性阴道炎及慢性宫颈炎患者常用此法。病人也可自行放置，于睡前洗净双手或戴无菌手套用示指将药片沿阴道后壁向上向后推进，直到示指完全进入为止。

（四）子宫颈棉球上药

适用于宫颈急性或亚急性炎症伴出血者。常用药物有抗生素和止血粉等。先将带尾线的大棉球蘸上药液和药粉，再将棉球送入子宫颈处，将棉球尾线留于阴道外，并用胶布将尾线固定在阴阜侧上方，嘱病人于放药12~24小时后牵引尾线取出棉球。

三、护理

1. 月经期或阴道出血者停止阴道上药，避免引起逆行感染。

2. 上药期间禁止性生活。

3. 阴道壁上非腐蚀性药物时应转动窥阴器，将药物均匀地涂于阴道四壁。

4. 应用腐蚀性药物时，注意保护阴道壁及正常宫颈组织。上药前将棉球或纱布垫于阴道后壁及后穹隆，蘸取药液不宜过多，以免药液下流烧伤正常组织，药液涂擦后用棉球吸干，然后取出棉球和纱布。

5. 未婚女性上药时不可使用窥阴器，可用长棉签涂。注意将棉签上的棉捻紧，涂药时顺一个方向转动，避免棉花脱落遗留在阴道内。

6. 宫颈棉球上药者，放药完毕嘱病人按时取出阴道内棉球。

7. 一般阴道宫颈局部上药每日1次，7~10次为一个疗程。

参考答案

1.D　2.D　3.E

第二十四章　妇产科诊疗及手术病人护理

统领全局—考试大纲

1. 熟练掌握阴道及宫颈细胞学检查和子宫颈活体组织检查。
2. 掌握诊断性刮宫、输卵管畅通术和阴道后穹窿穿刺术。
3. 了解阴道镜检查、宫腔镜检查和腹腔镜检查。
4. 掌握会阴切开缝合术。
5. 了解胎头吸引术。
6. 掌握人工剥离胎盘术。
7. 了解产钳术。
8. 掌握剖宫产术。

第一节　阴道及宫颈细胞学检查

浪里淘沙—核心考点

阴道及宫颈脱落细胞学检查是一种简便、经济、无痛苦的检查方法，阴道脱落细胞主要来自阴道上段和宫颈阴道部，也可来源于宫腔、输卵管、卵巢及腹腔。

一、适应证

1. 协助诊断宫颈、宫腔、输卵管、阴道等部位的肿瘤。
2. 卵巢功能检查　月经紊乱、异常闭经、性早熟病人。
3. 宫颈炎症除外癌变者。
4. 宫颈癌筛选　30岁以上的女性每年检查1次。
5. 胎盘功能检查　用于疑似妊娠期胎盘功能减退的孕妇。

二、禁忌证

包括月经期、生殖器官急性炎症期。

三、操作方法

根据不同的目的选择不同的涂片方法：阴道涂片法、宫颈刮片法、宫颈管吸引涂片法、子宫腔吸引涂片法。

四、检查结果及临床意义

1. 测定雌激素对阴道上皮的影响程度　通过计算阴道上皮的底层细胞、中层细胞及表层细胞数的百分比得到。正常情况下涂片全部为表层细胞，看不到底层细胞。**轻度影响者**表层**细胞占20%以下**，见于早期卵泡期或接受少量雌激素治疗；中度影响者表层细胞占20%~60%，见于卵泡中期或接受中等量雌激素治疗；高度影响者表层细胞占60%以上，见于病人接受大量雌激素治疗或患有卵巢细胞瘤、卵巢颗粒细胞瘤等。

如果卵巢功能低落时出现底层细胞，轻度低落者底层细胞占20%以下，中度低落者底层细胞占20%~40%；高度低落者则占40%以上。

2. TBS分类法　①良性细胞学改变；②鳞状上皮细胞异常；③腺上皮细胞异常；④其他恶性肿瘤细胞。

小试身手（1~2题共用题干）

一已婚妇女，近来性交后白带中带有血丝，无其他不适。妇科检查见宫颈中度糜烂。经宫颈细胞学检查，结果报告为Ⅲ级。

1. 其临床意义为
   A. 炎症，细胞形态及细胞质比例正常　　　B. 炎症，细胞核普遍增大　　　C. 可疑癌，细胞核增大（核异质）
   D. 可疑癌，细胞具有恶性改变　　　E. 高度可疑癌，细胞核增大
2. 要确诊宫颈病变的性质需做宫颈活检，其正确的护理措施是
   A. 可在局部急性炎症时活检　　　B. 标本瓶只要注明患者姓名　　　C. 嘱活检后12小时自行取出棉球
   D. 术后避免性生活及盆浴半个月　　　E. 不宜在临近或月经期活检

五、护理

1. 向病人讲解阴道脱落细胞检查的目的和步骤。
2. 准备用物，协助病人摆好体位。

3.所用器具必须消毒、干燥，不要粘有任何化学药品或润滑剂。

4.取标本时动作轻稳准，以免损伤组织，引起出血。

5.应用涂片时，涂片不宜太厚，不可来回涂抹以免破坏细胞。

6.涂毕的玻片做好标记，立即固定在95%的乙醇中，至少15分钟。

7.向病人讲解宫颈细胞学巴氏分级或描述性诊断的临床意义。

第二节　子宫颈活体组织检查

浪里淘沙—核心考点

子宫颈活体组织检查（简称宫颈活检）是取子宫颈病灶的小部分组织进行病理学检查，以确诊子宫颈病变性质的方法。

一、适应证

1.子宫颈涂片检查结果在巴氏Ⅲ级或描述性诊断中出现不能明确意义的非典型细胞（ASCUS）以上程度或肉眼观察有可疑病灶，应进一步做子宫颈活组织检查。

2.有接触性阴道出血或绝经后出血者。

3.重度子宫颈糜烂、乳头状增生伴有出血或久治不愈的宫颈炎症者。

4.不易与子宫颈癌鉴别的慢性特异性子宫颈炎症，如子宫颈结核、尖锐湿疣等。

二、护理

钳取法嘱病人24小时后自行取出棉球，如出血多应及时就诊；宫颈行切除法术后保留尿管24小时持续开放，术后保持外阴清洁，**避免性生活和盆浴1个月，防止感染。**

第三节　诊断性刮宫术

浪里淘沙—核心考点

诊断性刮宫（简称诊刮）是刮取子宫内膜组织做病理学检查，以明确诊断、指导治疗，亦可以治疗疾病。如怀疑宫颈管病变，需行分段诊刮。

一、适应证

1.异常子宫出血或阴道排液，需进一步诊断者。

2.排卵障碍性异常子宫出血、闭经、不孕症病人。

3.疑有子宫内膜结核者。

4.宫腔内残留组织，反复大量异常子宫出血。

二、禁忌证

禁忌证　急性生殖器官炎症；术前体温≥37.5℃。

三、护理

（一）术前准备

1.向病人解释诊刮的目的，介绍诊刮的方法、步骤和配合要点。

2.备好固定标本的小瓶，填好病理检查单。

3.**提前告诉病人术前5天禁止性生活**；对不孕行刮宫者，**选择月经前或月经来潮12小时内进行。**

4.**出血、子宫穿孔、感染是刮宫的主要并发症。**应备好抢救物品，以便紧急情况时使用。

（二）术后护理

1.术后严密观察病人有无腹痛和阴道流血情况，如无异常，1小时后让病人回家休息。

2.嘱病人保持外阴清洁，**禁止性生活和盆浴2周**，1周后来医院复查并了解病理检查结果。

第四节　输卵管畅通术

浪里淘沙—核心考点

输卵管通畅术是测定输卵管是否通畅的方法，主要有输卵管通气术、通液术及造影术。**临床上主要应用于女性不孕症的检查、诊断和治疗。**

一、适应证

1. 原发或继发性不孕症，男方精液正常，疑有输卵管阻塞者。

2. 检验或评价各种绝育手术、输卵管再通术或输卵管成形手术效果。

3. 对轻度粘连的输卵管有通畅作用。输卵管再通术后经子宫腔注液或通气，可防止吻合口粘连，保证手术效果。

小试身手 3. 女，25岁，月经正常，人工流产后2年不孕，此时首先考虑采用下列哪种诊疗术

A. 诊断性刮宫术　　　B. 剖腹探查术　　　C. 宫内节育器放置术　　　D. 宫颈诊刮术　　　E. 输卵管通畅术

二、禁忌证

1. 生殖器官急性炎症或慢性盆腔炎急性或亚急性发作者。

2. 月经期或有不规则阴道流血者。

3. 有严重的心、肺疾病的病人。

4. 碘过敏者不能做输卵管造影术。

5. 术前体温≥37.5℃。

6. 可疑妊娠者。

三、护理

（一）术前护理

1. 手术时间一般选在月经干净后3~7天内进行，术前3天禁止性生活。

2. 器械必须严格消毒。检查用物是否完备，各种导管是否通畅。通水所用的生理盐水应适当加温，使其接近体温。

3. 对输卵管碘油造影术者，术前应询问病人过敏史，做好碘过敏试验。

4. 术前向病人解释通畅术的目的、步骤及配合要求，以取得配合。

（二）术中护理

1. 在通畅术过程中，宫颈导管必须紧贴宫颈，以免漏气、漏液。通气、通液时，**速度以60ml/min为宜，每加压10mmHg应稍停，而且最高压力不可超过200mmHg**，以免输卵管损伤、破裂，甚至引起内出血。

2. 畅通过程中随时了解病人的感受，观察病人下腹部疼痛的性质、程度，如有异常应及时处理。

3. 对通气术需重复试验者，应先放出气体，休息片刻再进行，一般重复不超过2次。

4. 在碘油造影过程中注意观察病人有无过敏症状。

（三）术后护理

1. 对通气术者，由于气体对横膈的刺激，病人可出现胸闷、呼吸困难等，严重者可出现休克。所以，**术后应嘱病人取头低臀高位**，使腹部气体趋向盆腔，减轻刺激后症状可缓解。

2. 手术后按医嘱使用抗生素。

3. 通畅术后2周内禁止性生活和盆浴。

第五节　阴道后穹隆穿刺术

浪里淘沙—核心考点

子宫直肠凹是盆腔最低位置，腹腔中的血液、渗出液、脓液常积聚于此，后穹隆与子宫直肠凹毗邻。**在无菌情况下以长针头从后穹隆刺入盆腔，取得标本，以协助诊断的方法称为阴道后穹隆穿刺术。**

一、目的

协助诊断异位妊娠引起的内出血，盆腔炎性疾病积脓、积液的检查。

二、适应证

1. 疑有子宫直肠陷凹积液、积血需明确诊断者。

2. 盆腔积脓者抽取脓液后注入抗生素。

三、护理

1. 操作中注意观察病人有无面色苍白、血压下降等。

2. 穿刺时注意进针方向、深度，避免误伤子宫、直肠。如误入直肠，应立即拔出针头，重新消毒，更换针头和注射器重新穿刺。

3. 抽出物如为血液，可静置4~5分钟，血液凝固者为血管内血液，应重新穿刺。若血液不凝固，提示为腹腔内出血。若抽出液为浅红色稀薄液，多为盆腔炎症渗出液。若抽出物为脓液，可做涂片、染色后显微镜下检查，并送细菌培养及药物敏感试验。

第六节　内镜检查术

浪里淘沙—核心考点

一、阴道镜检查

（一）适应证

1.异常或不确定的子宫颈癌筛查结果。

2.症状或体征提示子宫颈癌

3.宫颈椎切术前确定切除范围。

4.对可疑外阴、阴道、宫颈病变处活检。

5.对外阴–阴道、宫颈病变治疗后的复查和评估。

（二）护理

1.检查前48小时禁止性交、阴道检查、冲洗等操作。

2.术前向病人解释阴道检查的目的、方法，嘱病人排空膀胱。

3.备齐用物，调整灯光，接通电源。

4.使用窥阴器时不蘸润滑剂，以免影响观察。

5.术中配合医生调整光源，及时传递所需用物。

6.术后嘱病人休息，标本应注明标记，及时送检。

二、宫腔镜检查

（一）适应证

探查子宫异常出血、不孕的子宫内病因诊断；宫内节育器的定位与取出，宫内异物取出，治疗输卵管粘连，可疑宫腔异常者等。

（二）禁忌证

急性或亚急性生殖道炎症、活动性子宫出血者、近期有子宫手术史者、早期宫内妊娠者、希望继续妊娠者、宫颈恶性肿瘤者及严重心肺或血液疾病病人。

（三）护理

1.月经干净1周内进行检查，此时子宫内膜薄，检查时不易出血，子宫镜下图像清晰。

2.子宫镜检查的并发症有宫颈裂伤、子宫穿孔、感染等，术中、术后应密切观察病人的情况。

3.术后遵医嘱使用抗生素3~5天，检查后2周内禁止性交和盆浴。告知病人检查后2~7天可能有少量血性分泌物，需保持会阴清洁。

小试身手　4.下列属于宫腔镜适应证的是

A.肉眼观察宫颈有可疑癌变　　　B.诊断不清的盆腔包块、肿瘤　　　C.不明原因的急慢性下腹疼痛

D.宫内节育器的定位与取出　　　E.人流放环术后可疑子宫穿孔

三、腹腔镜检查

腹腔镜检查是将腹腔镜自腹壁插入盆、腹腔内观察病变部位、形态，必要时取组织送病理学检查，以明确诊断。

（一）适应证

1.诊断不明的盆腔包块、肿瘤、炎症、不孕症、异位妊娠、子宫内膜异位症等。

2.生殖道发育异常。

3.不明原因的急慢性腹痛或盆腔痛。

4.不孕症及内分泌疾病。

5.人工流产放环术后可疑子宫穿孔。

6.恶性肿瘤手术和化疗后效果评价。

7.子宫内膜癌分期手术和早期宫颈癌根治术。

（二）禁忌证

1.严重心肺疾患不能耐受检查者，膈疝、脐疝、脐部感染者，血液病及严重神经症者。

2.结核性腹膜炎等原因造成腹腔粘连者。

3.腹部巨大肿瘤及过度肥胖者。

4.凝血功能障碍者。

（三）护理

1．术前准备

（1）评估病人身心状况，向病人解释腹腔镜检查的目的、操作步骤和配合要点。

（2）排空膀胱，取膀胱截石位，检查时抬高病人臀部15°。

（3）常规消毒腹部。

2．术中配合

（1）体位：当注入CO_2气体2000~3000ml入腹腔，使腹内压达30mmH_2O时将病人改为臀高头低位。

（2）严密观察病人生命体征。

3．术后护理

（1）卧床休息半小时，注意观察生命体征，有无并发症。

（2）向病人讲解因腹腔内气体残留而感肩痛及上肢不适等症状会逐渐缓解。2周内禁止性交；如有发热、出血、腹痛等应及时就诊。

（3）遵医嘱使用抗生素，观察脐部伤口情况，鼓励病人每天下床活动。

（4）嘱病人按时复查。

第七节　会阴切开术

浪里淘沙—核心考点

会阴切开术是为了减轻分娩时的阻力，避免会阴严重裂伤，在胎儿娩出前切开会阴的一种手术。

一、适应证

1．会阴组织弹性差、过紧（充分扩张仍不足以娩出胎头）、水肿或脆性增加、瘢痕等估计分娩时会阴撕裂不可避免。

2．因母儿有病理情况急需结束分娩。

3．产钳或胎头负压吸引器助产者（视母胎情况和手术者经验决定）。

4．早产胎头明显受压者。

二、护理

1．会阴切开术前向产妇解释，征得产妇及丈夫同意。

2．密切观察产程进展，备好会阴切开用物，选择最佳时机切开会阴。

3．术后保持会阴清洁干燥，嘱产妇取健侧卧位，及时更换卫生巾。术后3天每天冲洗外阴2次。

4．注意观察外阴伤口有无渗血、红肿、脓性分泌物及硬结等，如有异常及时处理；如外阴伤口肿胀疼痛可用50%硫酸镁或95%乙醇湿热敷。

5．会阴切开术后3~5天拆线。

小试身手 5．会阴切开缝合术正确的操作方法是

A．用2.5%碘酊消毒局部皮肤，再用95%乙醇脱碘

B．用0.1%~0.25%普鲁卡因进行阴部神经阻滞麻醉

C．会阴后联合左下方旁开正中线45°~60°宫缩时切开

D．缝合次序根据缝合者习惯，要求对合整齐不留死腔

E．缝合毕取出阴道内纱球，疑有针眼过深则行肛门检查

第八节　胎头吸引术

浪里淘沙—核心考点

胎头吸引术是将胎头吸引器置于胎头上，形成负压后吸住胎头，通过牵引协助胎儿娩出的手术。

一、适应证

1．第二产程延长者。

2．因母体因素需缩短第二产程者。

3．明确或可疑胎儿窘迫。

二、禁忌证

1．胎儿不能或不宜由阴道分娩者，如严重头盆不称、产道阻塞、尿瘘修补术后。

2．宫颈口未开全或胎膜未破者。

3.胎儿成骨不全或凝血功能障碍。

4.除头顶先露外的其他异常头位，如面先露、额先露等。

三、护理

1.向产妇解释助产的目的、方法和意义，取得产妇及家属同意后使用。

2. 吸引器牵引负压控制在300~450mmHg，如负压不足容易滑脱，负压过大易引起胎儿头皮受损；胎头娩出阴道口时立即放松负压，取下吸引器。

3.牵引时间不宜过长，20分钟内结束分娩。

4.牵引过程中如有滑脱可重新放置，但一般不超过2次，如牵引失败改为产钳助产或剖宫产。

5.术后检查子宫颈和阴道，如有裂伤及时缝合。

6.新生儿护理

（1）密切观察新生儿头皮有无血肿、头皮损伤及颅内出血征象。

（2）观察新生儿面色、反应、肌张力等，并做好抢救新生儿的准备。

（3）新生儿静卧24小时，避免搬动，3天内禁止洗头。

（4）遵医嘱肌内注射维生素$K_1$10mg。

第九节　人工剥离胎盘术

浪里淘沙—核心考点

人工剥离胎盘术是指胎儿娩出后，术者用手剥离并取出滞留子宫腔内胎盘的手术。

一、适应证

1.胎儿娩出后10~30分钟胎盘仍未娩出。

2.剖宫产胎儿娩出5~10分钟，经按摩子宫、给宫缩剂、牵拉脐带等方法胎盘仍不能排出者。

3.胎盘部分剥离，引起子宫大量出血。

小试身手 6.下列哪种情况必须立即行人工剥离胎盘术

A.胎儿娩出后20分钟胎盘仍未剥离　　　B.胎儿娩出后胎盘娩出前有活动性出血

C.胎儿娩出后胎盘部分剥离引起少量出血　　D.前置胎盘，胎盘娩出后有活动性出血

E.胎盘早剥，胎盘娩出后有活动性出血

二、护理

1.严密观察产妇一般情况，及时做好输血准备。

2.专人陪伴产妇，给予解释和安慰，配合医师尽快娩出胎盘和胎膜。

3.严格执行无菌操作，动作轻柔，切忌粗暴、强行剥离。

4.术后密切观察子宫收缩和阴道流血情况，对宫缩不良者按摩子宫并注射宫缩剂。

5.仔细检查胎盘、胎膜是否完整， 如胎盘有缺损，根据缺损多少和子宫收缩、阴道出血情况决定是否清宫，尽量减少宫腔内操作次数和时间。

6.术后注意观察有无发热、阴道分泌物有无异常，有时遵医嘱使用抗生素。

第十节　产钳术

浪里淘沙—核心考点

产钳术是指使用产钳牵引胎头帮助胎儿娩出。产钳术分为：①低位产钳：胎头骨质部分已达骨盆底，矢状缝在骨盆出口前后径上；②中位产钳：胎头双顶径已过骨盆入口，但未达到骨盆底；③高位产钳：指胎头尚未衔接，即双顶径未过骨盆入口。

> 锦囊妙记：胎头未入盆为高位产钳，已入盆但未达到骨盆底为中位产钳，已达骨盆底为低位产钳。

一、适应证

1.同胎头吸引术。

2.臀位分娩后出头困难者，胎头吸引术失败而胎儿存活者。

二、禁忌证

1. 同胎头吸引术。
2. 胎头骨质部的最低点在坐骨棘水平或以上，有明显头盆不称时。
3. 死胎、胎儿畸形者应尽可能做穿颅术，以免损伤产道。

三、护理

1. 严密观察宫缩和胎心变化，给产妇吸氧及补充能量。
2. 指导孕妇配合宫缩正确使用腹压。
3. 臀位后出头困难者在产钳助产时，护士应协助按压产妇耻骨上方胎头，使其俯屈，促进娩出。
4. 产后常规检查软产道，观察子宫收缩、阴道出血及排尿情况。
5. 检查新生儿有无产伤。

第十一节　剖宫产术

浪里淘沙—核心考点

剖宫产术是指经腹切开子宫取出妊娠28周及以上者胎儿及其附属物的手术。

一、适应证

1. 骨产道或软产道梗阻。头盆不称、横位、臀位（足月单胎>3500g）、足先露、巨大儿、珍贵儿。
2. 妊娠并发症和妊娠合并症，不宜经阴道分娩者。
3. 脐带脱垂，胎儿窘迫。
4. 严重生殖道感染、性疾病。

二、手术方式

1. 子宫下段剖宫产术　临床上广泛使用。
2. 子宫体剖宫产术　用于要急于娩出胎儿或子宫下段不宜手术者。
3. 腹膜外剖宫产术　多用于子宫腔有严重感染者。

三、麻醉方式

以持续硬膜外麻醉为主，特殊情况用全麻或局麻。

四、护理

（一）术前护理

术前按腹部手术常规准备，注意观察胎心变化，备好新生儿用品和抢救药品。术前禁用呼吸抑制药，防止发生新生儿窒息。

（二）术中护理

1. 协助产妇取仰卧位，对血压下降或胎儿宫内窘迫者，可稍倾斜手术台或取侧卧位。
2. 术中密切观察血压、脉搏、呼吸，根据情况输液、输血。

（三）术后护理

1. 按一般腹部手术常规护理及产褥期产妇的护理。
2. 术后24小时内密切观察子宫收缩及阴道流血情况，遵医嘱给予子宫收缩剂。
3. 鼓励产妇术后24小时尿管拔除后下床活动，鼓励产妇深呼吸，勤翻身。早期下床活动可预防肺部感染和肠粘连。
4. 保持外阴清洁，每日擦洗外阴2次，防止逆行感染。
5. 术后留置导尿管24小时，拔除导尿管后注意产妇排尿情况。
6. 健康教育　包括产后保健操、会阴、乳房、母乳喂养等护理及性生活指导，术后6周内禁止性生活，术后42天复查等。

参考答案

1.C　2.E　3.E　4.D　5.C　6.B

第四篇 儿科护理学

第一章　绪　论

统领全局—考试大纲

1. 掌握儿科护理学的任务和范围。
2. 掌握儿科护士的角色与素质要求。

浪里淘沙—核心考点

儿科护理学是一门研究小儿生长发育规律、儿童保健、疾病防治康复和护理以促进儿童身心健康的学科。儿科护理学的服务对象为身心在不断发展中的小儿，他们具有不同于成人的特征和特殊需求。

小试身手 1. 儿科护理研究工作包括

A. 进入家庭为散居小儿服务　　　B. 制定保障儿童健康成长的法律法规　　　C. 调查儿童生长发育情况

D. 精心护理住院小儿　　　　　　E. 定期为儿童进行预防接种

第一节　儿科护理学的任务和范围

浪里淘沙—核心考点

1. 任务　是从体格、智能、行为和社会等方面来研究和保护儿童，为儿童提供综合性、广泛性的护理，以增强儿童体质、降低发病率和死亡率，保障和促进儿童健康。

2. 范围　包括正常小儿身心保健、小儿疾病防治与护理，与儿童心理学、社会学、教育学等学科有诸多联系。

第二节　儿科护士的角色与素质要求

浪里淘沙—核心考点

一、素质要求

（一）思想道德素质

热爱儿童，热爱护理事业，有高度的责任感和同情心，具有为儿童健康服务的奉献精神。以理解、友善和平等的态度为儿童及家庭提供帮助。

（二）科学文化素质

具备一定的文化素养和自然科学、人文和社会科学等方面知识。

（三）专业素质

1. 具有合理的知识结构及系统的专业理论知识，技能娴熟，操作准确，动作轻柔敏捷。
2. 具有敏锐的观察力和综合分析判断能力，能用整体护理的观念解决患儿的健康问题。
3. 具有开展护理教育和护理科研的能力。

二、儿科护士的角色

儿科护士作为一个有专门知识、独立的实践者，被赋予多元化角色：①专业照护者；②护理计划者；③健康教育者；④健康协调者；⑤健康咨询者；⑥儿童及其家庭代言人；⑦护理研究者。

小试身手 2. 24岁护士，从事儿科工作3年，其所从事的儿科护士的角色**不包括**

A. 直接执行者　　　　　　　　B. 卫生知识教育者　　　　　　C. 健康咨询者

D. 协调合作者　　　　　　　　E. 患儿及家长的批评监督者

小试身手 3. 下列哪项**不是**儿科护士角色的内容

A. 直接护理者　　　　　　　　B. 患儿的代言人　　　　　　　C. 患儿及家长的批评监督者

D. 健康与预防的指导者　　　　E. 合作协调者

参考答案

1.C　2.E　3.C

第二章 生长发育

统领全局—考试大纲

1. 熟练掌握小儿年龄分期、小儿生长发育的规律和影响小儿生长发育的因素。
2. 熟练掌握小儿体格生长指标、骨骼牙齿的发育和生殖系统的发育。
3. 了解小儿神经系统的发育。
4. 熟练掌握小儿感知的发育、运动功能的发育、语言的发育和心理活动的发展。

第一节 小儿生长发育及其影响因素

浪里淘沙—核心考点

一、小儿年龄分期

小儿年龄划分为以下7个时期：

1. 胎儿期 指从受精卵形成到胎儿出生。此期胎儿的生长发育受孕母健康、营养、情绪等因素影响。
2. 新生儿期 指从胎儿娩出脐带结扎到生后满28天。此期易发生窒息、溶血、感染等疾病，死亡率较高。围生期又称围产期，是指胎龄满28周（体重≥1000g）至出生后满7天。
3. 婴儿期 指出生后到满1周岁之前。为小儿生长发育最迅速的时期。此期小儿消化功能不完善，易发生消化功能紊乱和营养不良。

小试身手 1. 小儿生长发育最迅速的时期是

A. 新生儿期　　　B. 婴儿期　　　C. 幼儿期　　　D. 学龄期　　　E. 青春期

4. 幼儿期 指1周岁后到满3周岁之前。此期小儿智能发育较前突出，语言、思维和社会适应能力增强，自主性和独立性不断发展，但对危险的识别能力不足，应防止意外伤害和中毒。
5. 学龄前期 指3周岁后到入小学前（6~7岁）。此期小儿有较大可塑性，应加强早期教育，培养小儿良好的道德品质和生活自理能力，为入学做准备。
6. 学龄期 是指从入小学起（6~7岁）到进入青春期（11~12岁）前为止。此期应加强教育，促进学龄期儿童德、智、体、美、劳全面发展。
7. 青春期 指从第二性征出现到生殖功能基本发育成熟，身高停止增长的时期，**一般女孩从11~12岁开始到17~18岁，男孩从13~15岁开始到19~21岁**。此期在性激素作用下生长发育明显加快，第二性征逐渐明显。此期应保证营养供给，加强体格锻炼，及时进行生理、心理卫生和性知识教育。

> 锦囊妙记：注意儿科护理学中的"青春期"与妇产科护理学中"青春期"含义的区别。妇产科中的"青春期"是指从月经初潮开始至生殖器官发育成熟的时期。

小试身手 2. 以下叙述不符合学龄前期特点的是

A. 抵抗力有所增强，发生传染和各种意外的可能性小　　　B. 小儿体格发育速度进一步减慢

C. 具有较大的可塑性　　　D. 自理能力增强

E. 3周岁后到入小学前（6~7岁）为学龄前期

二、生长发育规律

1. 连续性和阶段性 在小儿时期，生长发育呈连续过程，但各年龄段生长发育速度不同。出生后1年生长最快，尤其是头3个月，是第一个生长高峰；第二年生长速度减慢，至青春期又加快，出现第二个生长高峰。
2. 各系统器官发育不平衡 神经系统发育较早，生殖系统发育较晚，淋巴系统先快而后回缩。

小试身手 3. 人体发育成熟最晚的系统是

A. 神经系统　　　B. 淋巴系统　　　C. 消化系统　　　D. 呼吸系统　　　E. 生殖系统

3. 顺序性 遵循由上到下、由近到远、由粗到细、由低级到高级、由简单到复杂的顺序。

小试身手 4. 关于小儿生长发育的顺序性，下列描述错误的是

A. 从上到下　　　B. 由近至远　　　C. 由细到粗　　　D. 由简单到复杂　　　E. 由低级到高级

4. 个体差异 小儿生长发育受遗传、营养、环境、教育等因素影响而存在较大个体差异。

三、生长发育的影响因素

1. 遗传 小儿生长发育受父母双方遗传因素的影响，如皮肤和头发颜色、脸形、身高、性成熟的早晚及对疾病易感性等都与遗传有关。

2. **孕母情况**　胎儿宫内发育受孕母生活环境、营养、情绪、健康状况等的影响。

3. **营养**　合理的营养是小儿生长发育的物质基础，年龄越小营养的影响越大。

4. **生活环境**　居住环境良好、阳光充足、空气新鲜、水源清洁等都能促进小儿生长发育。

5. **性别**　评价小儿生长发育时应考虑性别，按男女标准进行。女孩青春期较男孩提前2年，体格生长剧增，身高、体重超过男孩。男孩青春期开始较晚，但延续时间比女孩长，体格发育最终还是超过女孩。

6. **疾病和药物**　疾病对小儿生长发育的影响十分明显。急性感染使体重减轻，慢性疾病影响体重和身高的增长；内分泌疾病常引起骨骼生长和神经系统发育迟缓。

第二节　小儿体格生长及评价

浪里淘沙—核心考点

一、体格生长指标

1. **体重**　体重可反映小儿营养状况，也是临床计算药量、输液量的重要依据。

新生儿出生体重与胎次、胎龄、性别及母亲健康状况有关。男孩出生体重平均为（3.38±0.4）kg，女孩为（3.26±0.4）kg。

小儿年龄越小，体重增长越快：出生后头1个月增长1~1.7kg，3个月时体重约为6kg，**1岁时体重为10kg，2岁时体重为12~13kg**，2岁后到青春前期体重每年增长2~3kg。进入青春期后体格生长加快，出现第2个生长高峰。

出生：体重（kg）=3.25

12月龄：体重（kg）=［年龄（月）+9］/2

1~6岁：体重（kg）=年龄（岁）×2+8

7~12岁：体重（kg）=［年龄（岁）×7-5］/2

小试身手 5.8个月婴儿的体重，按公式计算应为

A.6.5kg　　　　B.7.0kg　　　　C.7.5kg　　　　D.8.0kg　　　　E.8.5kg

2. **身长**　指从头顶到足底的全身长度，是反映骨骼发育的重要指标。3岁以下仰卧位测量身长，3岁以后立位测量。卧位与立位测量值相差1~2cm。身长增长出现婴儿期和青春期2个生长高峰，年龄越小增长越快。**1岁时身长约为75cm，2岁时身长约为87cm。**

出生：身长/高（cm）=50

3~12月龄：身长/高（cm）=75

2~6岁：身长/高（cm）=年龄（岁）×7+75

7~10岁：身长/高（cm）=年龄（岁）×6+80

小试身手 6.小儿身高125cm，年龄最可能是

A.6岁　　　　B.7岁　　　　C.8岁　　　　D.9岁　　　　E.10岁

小试身手 7.判断小儿体格发育的主要指标是

A.体重、身高　　B.牙齿、囟门　　C.运动发育水平　　D.语言发育水平　　E.智力发育水平

小试身手 8.患儿，女，5岁。发育正常，其标准的体重和身高为

A.15kg，105cm　B.16kg，105cm　C.17kg，105cm　D.18kg，105cm　E.18kg，110cm

3. **坐高**　是指头顶至坐骨结节的长度，3岁以下取仰卧位测量，称顶臀长。自头顶至耻骨联合上缘为上部量，代表扁骨的生长。自耻骨联合上缘至脚底为下部量，代表长骨的生长。

小试身手 9.通常所说的身体上部量是指

A.头顶到脐　　　　　　　　B.头顶到耻骨联合上缘　　　　　C.头顶到耻骨联合下缘

D.头顶到坐骨结节　　　　　E.头顶到脐与耻骨联合的中点

4. **头围**　头围是经眉弓上缘经枕骨结节绕头1周的长度，反映脑和颅骨发育的情况。胎儿时期脑发育最快，出生时头围34~35cm。

小试身手 （10~12题共用题干）

母亲带1岁女孩来医院体检，经检查该小儿体格发育为正常。

10.测得头围值应是

A.38cm　　　　B.40cm　　　　C.46cm　　　　D.48cm　　　　E.50cm

11.身高值应为

A.46cm　　　　B.49cm　　　　C.55cm　　　　D.60cm　　　　E.76cm

12.体重值可达

A.6~7kg　　　　B.7~8kg　　　　C.9~10kg　　　　D.13~14kg　　　　E.15~16kg

5. **胸围**　是指沿乳头下缘经肩胛骨下绕胸1周的长度。出生时胸围比头围小1~2cm，约32~33cm。**1岁时胸围与头围大致相等，约46cm。**1岁至青春前期胸围超过头围的厘米数约为年龄数减1。

小试身手 13.发育正常的5岁小儿，如测得其头围为50cm，则其胸围最可能为

A.50cm　　　　B.54cm　　　　C.58cm　　　　D.62cm　　　　E.66cm

6. 腹围　平脐（婴儿是剑突与脐之间的中点）水平绕腹1周的长度。

7. 上臂围　测量上臂围可反映5岁以下小儿的营养状况。评估标准为>13.5cm为营养良好，12.5~13.5cm为营养中等，<12.5cm为营养不良。

二、骨骼、牙齿的发育

1. 颅骨发育　根据头围大小、骨缝及前后囟闭合时间来评估颅骨发育。出生时后囟很小或已闭合，最迟约6~8周龄闭合。前囟大小以两个对边中点连线长短表示。一般12~18个月闭合，最迟2岁闭合。

> **锦囊妙记**：小儿出生多个 "1"（1岁未萌出乳牙者为乳牙萌出延迟；1~1岁半时前囟应闭合；10~12个月应断奶；1岁时头围与胸围相等，为46cm）。

小试身手 14. 小儿前囟闭合的时间一般是

　　A. 3~6个月　　　　B. 6~8个月　　　　C. 8~12个月　　　　D. 12~18个月　　　　E. 18~24个月

小试身手 15. 4个月婴儿体检，下列哪种情况被认为发育异常

　　A. 前囟已闭合　　　B. 乳牙未萌发　　　C. 头围40cm　　　D. 不能伸手取物　　　E. 拥抱反射阴性

2. 脊柱发育　可反映脊椎骨的发育。生后第1年脊柱增长快于四肢，1岁以后落后于下肢增长。新生儿时脊柱轻微后凸，3个月左右随抬头动作出现颈椎前凸，为脊柱第1个弯曲；6个月后会坐，出现胸椎后凸，为脊柱第2个弯曲；1岁左右开始行走出现腰椎前凸，为脊柱第3个弯曲。6~7岁时韧带发育，脊柱的3个自然弯曲为韧带所固定。

小试身手 16. 正常小儿脊柱生理弯曲出现的时间依次是

　　A. 2个月、4个月、8个月　　　　　B. 3个月、6个月、12个月　　　　　C. 4个月、6个月、8个月

　　D. 5个月、7个月、8个月　　　　　E. 6个月、10个月、14个月

3. 长骨发育　长骨生长主要依靠干骺端软骨骨化和骨膜下成骨作用使之增长增粗。干骺端骨骼融合，标志长骨发育结束。骨化中心的出现反映长骨的生长成熟程度，腕部次级骨化中心共有10个，10岁出全，故1~9岁腕部骨化中心数目为其岁数+1。

4. 牙齿发育　人有乳牙（共20个）和恒牙（共32个）。生后4~10个月乳牙开始萌出，最晚3岁出齐，正常1岁小儿可萌出乳牙6~8枚。恒牙的骨化从新生儿开始，6岁左右出第1颗恒牙即第1磨牙；7~8岁乳牙按萌出先后顺序逐个脱落代之以恒牙，12岁左右出第2磨牙；18岁以后出第3磨牙（智齿）。恒牙一般20~30岁时出齐。

三、生殖系统发育

生殖系统自青春期前开始发育，分3个阶段：①青春前期：体格生长明显加速，出现第二性征；②青春中期：体格生长速度达高峰，第二性征全部出现，性器官已成熟；③青春后期：体格生长停止，生殖系统发育完全成熟。

第三节　小儿神经、心理行为发展及评价

浪里淘沙—核心考点

小儿神经心理功能发育的基础是神经系统发育，尤其是脑的发育。

一、神经系统的发育

1. 脑　胎儿时期神经系统发育最早，脑的发育最迅速。出生时脑约重390g，占体重的1/9~1/8；6个月时脑重600~700g；2岁时达900~1000g；7岁时接近成人脑重。3岁时神经细胞基本分化完成，8岁时接近成人。4岁时神经纤维髓鞘化完成。故婴儿时期由于髓鞘发育不完善，刺激引起的神经冲动传导慢，且容易泛化，不易形成明显兴奋灶。生长时期脑组织耗氧量大，在基础代谢状态下小儿脑耗氧量占总耗氧量的50%，而成人为20%。

小试身手 17. 在基础代谢状态下，小儿脑耗氧量占总耗氧量的

　　A. 20%　　　　　B. 30%　　　　　C. 40%　　　　　D. 50%　　　　　E. 60%

2. 脊髓　出生后脊髓发育与运动功能发展平行，随年龄而增重加长。胎儿时期脊髓下端位于第2腰椎下缘，4岁时上移至第1腰椎，腰穿时应注意。

3. 神经反射　小儿出生时即具有吞咽、觅食、吸吮、拥抱、握持等先天性反射和对强光、寒冷、疼痛的反应。

二、感知发育

1. 视感知的发育　新生儿已有视觉感应功能，瞳孔对光反射，但视觉不敏锐，只有在15~20cm范围内视觉才最清晰，在清醒和安静状态下可短暂注视和追随近处缓慢移动的物体；新生儿可出现一时性斜视和眼球震颤，3~4周自动消失。3个月后眼的运动协调较好，4~5个月能分辨颜色。4~5岁视深度充分发育，视力达1.0。

2. 听感知的发育　出生时听力较差，但对强声有瞬目、震颤等反应；出生3~7天后听力好，声音可引起呼吸节律改变。3~4个月时头可转向声源，听到悦耳声音会微笑。

3. 味觉和嗅觉的发育　出生时味觉、嗅觉已发育完善。新生儿对甜、酸、苦会产生不同反应，闻到乳香会寻找乳头；3~4个月时能区别好闻和难闻的气味；4~5个月对食物的微小改变很敏感。

4. 皮肤感觉的发育 新生儿触觉很灵敏，出生时痛觉已存在，第2个月起逐渐改善。新生儿温度觉很灵敏，冷刺激比热刺激更敏感。3个月的婴儿能区分31.5℃与33℃的水温。2~3岁时小儿通过触摸能区分物体的软、硬、冷、热等属性；5~6岁时能分辨体积相同而重量不同的物体。

5. 知觉的发育 生后5~6个月时小儿手眼能协调动作，通过看、摸、闻、咬、敲等了解物体属性，1岁末出现空间和时间知觉的萌芽；3岁能辨上下；4岁能辨前后；4~5岁有时间概念，能区别早上、晚上、今天、明天、昨天；5~6岁时能区别前天、后天、大后天，随语言发展，小儿的知觉开始在语言的调节下进行。

小试身手 18. 正常1岁小儿，其知觉发育的特点是

A. 开始有空间知觉　　B. 能辨别今、明天　　C. 能够辨别前后　　D. 能够辨别上下　　E. 能够辨别左右

三、运动功能的发育

运动发育分为大运动和精细运动两类。胎动为小儿运动的最初形式。新生儿因大脑皮质发育不成熟，传导神经纤维尚未完成髓鞘化，因此运动多属无意识和不协调的。

（一）平衡和大运动

1. 抬头 颈后肌先于颈前肌发育，新生儿俯卧位时能抬头1~2秒；3个月时抬头较稳；4个月时抬头很稳并能自由转动。

小试身手 19. 健康小儿能抬头，且头能随看到的物品及听到的声音转动，其最可能的月龄是

A. 1个月　　　　B. 2个月　　　　C. 3个月　　　　D. 4个月　　　　E. 5个月

2. 翻身 1~2个月婴儿可伸展脊柱从侧卧位到仰卧位。4~5个月可较有意识地以身体为一体从侧卧位到仰卧位，但无身体转动。5~6个月时可由仰卧位翻身至侧卧位，或从俯卧位至仰卧位。7~8个月可有意从仰卧位翻至俯卧位，再从俯卧位翻至仰卧位。

3. 坐 5~7个月能坐起，8~9个月能坐稳并能左右转动。

4. 匍匐、爬 新生儿俯卧位时有反射性匍匐动作。8~9个月时用上肢向前爬。

5. 站、走、跳 8~9个月可扶站片刻，背、腰、臀能伸直；10个月左右能扶走；11个月能独站片刻；15个月可独自走稳；18个月能跑及倒退走；2岁能并足跳；2岁半能单足跳1~2次；3岁双足交替走下楼梯；5岁会跳绳。

（二）精细动作

动作由粗大变精细，由进到退，由不协调到协调。

四、语言发育

语言发育须经过发音、理解和表达3个阶段。发育规律为先理解、后会表达，先发语音后用词、句。

1. 发音阶段 新生儿出生会哭叫，饥饿、疼痛等不同刺激时的哭叫声在音响度、音调上有所区别，7~8个月能发出"爸爸""妈妈"等语音。

2. 理解语言阶段 婴儿在发音过程中逐渐理解语言。小儿通过视觉、触觉、体位觉等与听觉的联系，逐渐理解一些日常用品；10个月左右的婴儿能有意识地叫"爸爸""妈妈"。

3. 表达语言阶段 1岁开始会说单词；从讲单句发展为复杂句。各年龄语言发育情况见表4-2-1。

表4-2-1　小儿动作、语言和适应性能力的发育过程

年龄	粗细动作	语言	适应周围人、物的能力与行为
新生儿	无规律，不协调，紧握拳	能哭叫	铃声使全身活动减少
2个月	直立及俯卧位时能抬头	发出和谐的喉音	微笑，有面部表情，眼随物转动
3个月	仰卧位变侧卧位，用手摸东西	发咿呀元音	头随听到的声音转动180°
4个月	扶着髋部能坐，俯卧位时用手支持抬起胸部，手能握持玩具	笑出声	抓面前物体，自己弄手玩，见食物出现喜悦，有意识地哭和笑
5个月	扶腋下能站直，两手能握玩具	喃喃发出单调音节	伸手取物，辨别人声音
6个月	能独坐一会儿，用手摇玩具		辨别熟人和陌生人，自握玩具玩
7个月	会翻身，自己独坐很久，将玩具从一手换到另一手	发出"爸爸""妈妈"复音，但无意识	能听懂自己名字，自握饼干吃
8个月	会爬，自己会坐起和躺下，会扶栏杆站起来，会拍手	重复大人发简单音节	开始认识物体，两手会传递玩具
9个月	试着独站，从抽屉中取出玩具	能懂较复杂的词句	看到熟人会伸手要抱，合作游戏
10~11个月	能独站片刻，扶椅能走几步，能用拇、示指对指拿东西	用单词，能用一个单词表达很多意义	模仿成人动作，招手说"再见"，抱奶瓶自食

续表

年龄	粗细动作	语言	适应周围人、物的能力与行为
12个月	**能独走**，弯腰拾东西，会将圆圈套在木棍上	说出物品名字，指出自己的手、眼	对人和事物有喜憎之分，穿衣能合作，自己会喝水
15个月	走得好，能蹲着玩，能叠一块方木	能说出几个词和自己名字	能表示同意或不同意
18个月	能爬台阶，有目标地扔皮球	认识并指出自己身体的各个部位	会表示大小便，懂命令，会自己进食
2岁	能双脚跳，手的动作更准确，会用勺子吃饭	能说出2~3个字构成的句子	能完成简单的动作，能表达懂、喜、怒、怕
3岁	**能跑**，会骑三轮车，会洗手、洗脸，穿脱简单衣服	能说短歌谣，数几个数	认识画上的东西，认识男女，自称"我"，表现自尊心、怕羞
4岁	爬梯子，会穿鞋	能唱歌	会画人像，初步思考问题，记忆力强，好问
5岁	单腿跳，会系鞋带	开始识字	分辨颜色，数10个数，明白物品用途及性能
6~7岁	参加简单劳动，如扫地、擦桌子等	能讲故事，写字	能数几十个数，可简单加减运算，喜欢独立自主，形成性格

> 锦囊妙记：小儿运动功能的发展可记为"三抬四翻六会坐，七滚八爬周会走"。

五、心理活动的发展

小儿出生时没有心理现象，条件反射形成标志着心理活动发育开始，随年龄增长、思维发展，小儿对现实事物、人开始产生不同的态度和行为方式。按照不同年龄阶段的生理特点，小儿具有独特的心理活动特征和心理发展规律。

参考答案

1.B　2.A　3.E　4.C　5.E　6.B　7.A　8.E　9.B　10.C　11.E　12.C　13.B　14.D　15.A　16.B　17.D　18.A　19.C

第三章 小儿保健

1. 熟练掌握新生儿期保健、婴儿期保健、幼儿期保健、学龄前期保健、学龄期保健及青春期不同年龄期保健的特点。
2. 熟练掌握人工获得的免疫方式和计划免疫。

第一节 不同年龄期小儿保健的特点

浪里淘沙—核心考点

一、新生儿期保健

新生儿脱离母体后，对外界环境的适应性和调节性差，易患各种疾病。生后第1周内新生儿的发病率和死亡率极高，故新生儿保健重点应放在生后1周内。

1. **保暖** 病房阳光充足，通风良好，温、湿度适宜。室温保持在22~24℃，湿度保持在55%~65%。冬季环境温度过低，新生儿（特别是低出生体重儿）出现体温不升，因此在寒冷季节新生儿要特别注意保暖。

2. 合理喂养 母乳是新生儿喂养的最佳食品，鼓励母乳喂养，宣传母乳喂养的优点，教授哺乳方法和技巧。

3. 预防疾病和意外 哺乳和护理前洗手。按时接种卡介苗和乙肝疫苗。新生儿出生2周后口服维生素D，预防佝偻病。防止因包被蒙头过严、哺乳姿势不当，乳房堵塞新生儿口鼻造成窒息。

4. 日常护理指导。

5. 早期教养。

小试身手 （1~3题共用题干）

对足月健康新生儿进行居家护理指导：

1. 居家的温度和湿度应分别保持在

A. 16~18℃，25%~35%   B. 18~20℃，35%~45%   C. 20~22℃，45%~55%

D. 22~24℃，55%~65%   E. 24~26℃，65%~75%

2. 应使家属了解小儿已接种的疫苗是

A. 卡介苗   B. 脊髓灰质炎减毒活疫苗   C. 百白破三联疫苗

D. 麻疹减毒活疫苗   E. 乙脑疫苗

3. 意外事故预防的重点是

A. 坠床   B. 开水烫伤   C. 玩锐利器   D. 喂奶后窒息   E. 打闹伤

二、婴儿期保健

4~6个月以内婴儿提倡母乳喂养。4个月以上及时添加辅食，指导断奶及日常护理，进行早期教育。防止异物吸入、窒息、中毒、跌伤、触电、溺水和烫伤等意外事故发生。预防疾病，促进健康，完成计划免疫。

三、幼儿期保健

幼儿免疫功能不完善，对危险识别能力差，所以感染性和传染性疾病发病率及意外伤害发生率较高。保证营养素充足、均衡，进行日常护理指导及早期教育，预防疾病和意外发生。幼儿常见的心理行为问题为违拗、发脾气和破坏性行为等。

四、学龄前期保健

学龄前儿童智力发展快，活动范围大，自理能力和抵抗力增强，是性格形成的关键时期。此期应监测生长发育，加强早期教育，培养独立生活能力和良好品德，加强体格训练，增强体质，防止传染病和意外伤害。学龄前期常见心理行为问题有吮拇指和咬指甲、遗尿、手淫、攻击性或破坏性行为等。

五、学龄期保健

学龄儿童抵抗力和控制、理解、分析、综合能力增强，认知和心理社会发展迅速，同伴、学校和社会环境对其影响较大。学龄期保健重点是加强体格锻炼，培养良好生活卫生习惯，培养良好品格，加强学校卫生指导，促进德智体全面发展。学龄儿童不适应上学是此期常见问题，表现为焦虑、恐惧或拒绝上学。

小试身手 4. 不属于学龄期保健内容的是

A. 合理营养   B. 体格锻炼   C. 早期教育   D. 预防疾病   E. 培养良好习惯

六、青春期保健

青春期是儿童生长发育的最后阶段，是决定体格、体质、心理、智力发展的关键时期。**此期应供给充足营养，加强青春期生理和心理卫生教育，培养健康的生活方式和良好道德品质。此期最常见的心理行为问题为出走、自杀，及对自我形象不满而出现的心理问题。**家庭及社会应重视，采取积极措施应对。

`小试身手` 5.对青春期孩子实施心理行为指导的重点是

A.对学校生活适应性的培养　　　　B.加强品德教育　　　　C.预防疾病和意外教育

D.性心理教育　　　　　　　　　　E.社会适应性的培养

第二节　预防接种

`浪里淘沙—核心考点`

一、人工获得的免疫方式

1. 主动免疫及制剂　主动免疫是给易感者接种特异性抗原，刺激机体产生特异性抗体，从而获得免疫力。**预防接种属于人工主动免疫**。常用制剂包括：

（1）**菌苗**：用细菌菌体或细菌多糖体制成，包括活菌苗和死菌苗。

（2）**疫苗**：用病毒或立克次体接种在动物、鸡胚或组织中培养，经处理后形成，包括灭活疫苗和减毒活疫苗。

（3）**类毒素**：用细菌产生的外毒素加入甲醛变成无毒性但有抗原性的制剂，如破伤风和白喉类毒素等。

2. 被动免疫　未接受主动免疫的易感者在接触传染病后，给予相应抗体，帮助其立即获得免疫力，称为被动免疫。主要用于应急预防和治疗。

`小试身手` 6.下列不属于被动免疫制剂的是

A.胎盘球蛋白　　　　B.丙种球蛋白　　　　C.抗病毒血清　　　　D.类毒素　　　　E.抗毒素

二、计划免疫

儿童计划免疫包括基础免疫（即全程足量的初种）及随后适时的"加强"免疫（即复种），以确保儿童获得可靠免疫，达到预防、控制和消灭传染病的目的。

（一）免疫规划程序

儿童计划免疫程序参见表4-3-1。

表4-3-1　国家免疫规划疫苗儿童免疫程序表（2021年版）

可预防疾病	疫苗种类	接种途径	剂量	接种年龄														
				出生时	1月	2月	3月	4月	5月	6月	8月	9月	18月	2岁	3岁	4岁	5岁	6岁
乙型病毒性肝炎	**乙肝疫苗**	肌内注射	10或20μg	1	2					3								
结核病[1]	**卡介苗**	皮内注射	0.1ml	1														
脊髓灰质炎	脊灰灭活疫苗	肌内注射	0.5ml			1	2											
	脊灰减毒活疫苗	口服	1粒或2滴					3								4		
百日咳、白喉、破伤风	**百白破疫苗**	肌内注射	0.5ml				1	2	3				4					
	白破疫苗	肌内注射	0.5ml															5
麻疹、风疹、流行性腮腺炎	**麻腮风疫苗**	皮下注射	0.5ml								1		2					
流行性乙型脑炎[2]	乙脑减毒活疫苗	皮下注射	0.5ml								1			2				
	乙脑灭活疫苗	肌内注射	0.5ml								1、2			3		4		

续表

可预防疾病	疫苗种类	接种途径	剂量	接种年龄														
				出生时	1月	2月	3月	4月	5月	6月	8月	9月	18月	2岁	3岁	4岁	5岁	6岁
流行性脑脊髓膜炎	A群流脑多糖疫苗	皮下注射	0.5ml							1		2						
	A群C群流脑多糖疫苗	皮下注射	0.5ml												3			4
甲型病毒性肝炎[3]	甲肝减毒活疫苗	皮下注射	0.5或1.0ml										1					
	甲肝灭活疫苗	肌内注射	0.5ml										1	2				

肌内注射的部位：上臂三角肌，皮内注射部位：上臂三角肌中部略下处，皮下注射：上臂三角肌下缘附着处

注：1. 主要指结核性脑膜炎、粟粒型肺结核等。

2. 选择乙脑减毒活疫苗接种时，采用两剂次接种程序。选择乙脑灭活疫苗接种时，采用四剂次接种程序；乙脑灭活疫苗第1、2剂间隔7~10天。

3. 选择甲肝减毒活疫苗接种时，采用一剂次接种程序。选择甲肝灭活疫苗接种时，采用两剂次接种程序。

锦囊妙记：儿童的免疫接种可利用顺口溜进行记忆："出生乙肝卡介苗，二月脊灰炎正好，三四五月百白破，八月麻疹岁乙脑"。

小试身手 7. 新生儿时期应预防接种的疫苗是

A. 乙肝疫苗、乙脑疫苗　　　　　B. 麻疹疫苗、卡介苗　　　　　C. 卡介苗、乙肝疫苗

D. 百白破疫苗、脊髓灰质炎疫苗　　　E. 脊髓灰质炎疫苗、乙脑疫苗

小试身手 8. 初种麻疹疫苗的年龄是

A. 出生后24小时　　　B. 出生后2~3天　　　C. 出生后2个月　　　D. 出生后3个月　　　E. 8个月以上的易感儿

小试身手 9. 患儿，男，生后7天，已完成乙肝疫苗的接种，准备出院。家长询问第二次乙肝疫苗接种的时间，护士告诉患儿家长是出生后

A. 第1个月　　　B. 第2个月　　　C. 第3个月　　　D. 第4个月　　　E. 第6个月

（二）预防接种的注意事项

1. 接种过程中的注意事项

（1）做好解释，消除小儿紧张恐惧心理。接种最好在**饭后进行，以免晕针**。

（2）**生物制品的准备和处理**：检查制品名称、批号、有效期及生产单位，做好登记。检查安瓿有无裂痕，药液有无发霉、异物、凝块、变色或冻结等；按照规定方法稀释、溶解、摇匀后使用。

（3）严格无菌操作，严格执行查对制度。

（4）局部消毒：用2%碘酊及75%乙醇或0.5%碘伏消毒，待干后注射；**接种活疫苗、菌苗时用75%乙醇消毒**，因活疫苗、菌苗易被碘酊杀死，影响接种效果。

小试身手 10. 接种活疫苗、菌苗时，正确的消毒方法是使用

A. 2%碘酊消毒　　　B. 0.5%碘伏消毒　　　C. 75%乙醇消毒　　　D. 3%双氧水消毒　　　E. 2%碘酊及75%乙醇

2. **严格掌握禁忌证**

1）患自身免疫性疾病、免疫缺陷者。

2）有明确过敏史者禁止接种破伤风类毒素、白喉类毒素、麻疹疫苗（尤其是鸡蛋过敏者）、脊髓灰质炎糖丸疫苗（牛奶或奶制品过敏）、乙肝疫苗（酵母过敏或疫苗中任何成分过敏）。

3）**患结核病、急性传染病、肾炎、心脏病、湿疹及其他皮肤病者不能接种卡介苗**。

4）儿童及家庭成员患癫痫、神经系统疾病，**有抽搐史者禁用百日咳菌苗**。

5）患有急性传染病、肝炎或其他严重疾病不宜进行免疫接种。

6）接受免疫抑制剂治疗（如放射治疗、糖皮质激素、抗代谢药物和细胞毒性药物）期间、发热、腹泻和急性传染病期忌服脊髓灰质炎疫苗。

（三）预防接种的反应及处理

1. 一般反应　分为局部反应和全身反应。

1）局部反应：接种后数小时至24小时，注射部位出现红、肿、热、痛，有时伴局部淋巴结肿大或淋巴管炎。**红晕直径在2.5cm以下为弱反应**，2.6~5cm为中等反应，5cm以上为强反应。局部反应一般持续2~3天。如接种活菌（疫）苗，局部反应出现较晚、持续时间较长。

2）全身反应：接种后24小时内出现不同程度体温升高，多为中低度发热，持续1~2天。体温37.5℃左右为弱反应，

37.5~38.5℃为中等反应,38.6℃以上为强反应。接种活疫苗经过潜伏期(5~7天)才有体温上升。常伴头晕、恶心、呕吐、腹泻、全身不适等反应。个别儿童接种麻疹疫苗后5~7天出现散在皮疹。

小试身手 11.26岁女士,接种乙肝疫苗后出现低热、食欲不振。该患者出现上述症状最可能的原因是

A.中毒反应 B.正常反应 C.过敏反应 D.特异性反应 E.排斥反应

2.异常反应

(1)**过敏性休克**:注射疫苗后数秒钟或数分钟发生。表现为烦躁不安、面色苍白、发绀、四肢湿冷、呼吸困难、脉细速、恶心呕吐、惊厥、大小便失禁、昏迷。立即使患儿平卧,头稍低,注意保暖,给氧,并立即肌内注射1∶1000肾上腺素0.5~1ml,必要时重复注射。

小试身手(12~13题共用题干)

某3岁小儿接种乙肝疫苗,5分钟后突然出现烦躁不安、面色苍白、口周发青、四肢湿冷、呼吸困难、脉细弱。

12.此时应考虑该小儿出现接种后

A.局部反应 B.全身反应 C.局部强反应 D.中等反应 E.过敏性休克

13.护士应立即给予小儿吸氧并

A.保暖,局部热敷 B.局部封闭 C.皮下注射盐酸异丙嗪25mg

D.肌内注射1∶1000肾上腺素1ml E.平卧,喂糖水

(2)**晕针**:一般即可恢复正常,数分钟不能恢复正常者,肌内注射1∶1000肾上腺素0.5~1ml。

小试身手 14.7岁儿童,在学校注射麻疹减毒活疫苗,注射过程中出现头晕、心慌、面色苍白、头部出冷汗,心率120次/分,应考虑为接种后的哪种反应

A.过敏反应 B.全身反应 C.局部反应 D.晕针 E.全身感染

(3)**过敏性皮疹**:荨麻疹最多见,接种后几小时至几天内出现,服用抗组胺药物后即可痊愈。

(4)**全身感染**:有严重原发性免疫缺陷或继发性免疫功能低下者,接种活菌(疫)苗后可出现全身感染。

参考答案

1.D 2.A 3.D 4.C 5.D 6.D 7.C 8.E 9.A 10.C 11.B 12.E 13.D 14.D

第四章　小儿营养与喂养

1. 熟练掌握能量与营养素需要的相关内容。
2. 熟练掌握母乳喂养、混合喂养、人工喂养及辅助食品添加的相关内容。
3. 熟练掌握幼儿的膳食、学龄前儿童的膳食、学龄儿童的膳食及青春发育期少年的膳食的相关内容。

第一节　能量与营养素的需要

浪里淘沙—核心考点

一、能量

供给人体能量的三大营养素是蛋白质、脂肪、糖。小儿对能量的消耗来自5个方面：

1. **基础代谢**　婴幼儿时期**基础代谢占总能量的50%~60%**。以后随年龄增长逐渐减少，12岁时接近成人。

小试身手　1. 婴幼儿时期基础代谢所需要的能量占总能量的比例是

A. 10%~20%　　　　B. 20%~30%　　　　C. 30%~40%　　　　D. 40%~50%　　　　E. 50%~60%

2. **生长所需**　生长发育所需能量是小儿时期的特殊需要，与小儿生长速度成正比。1岁以内婴儿体格发育速度最快。6个月以内的婴儿每日需要能量达40~50kcal/kg；7个月~1岁每日需15~20kcal/kg；1岁以后小儿生长速度趋稳，能量需要减少，每日需5kcal/kg（20kJ/kg）。青春期能量需要量再次增加。

小试身手　2. 小儿机体所需要的总能量中，为其所特需的是

A. 基础代谢　　　　　　　　B. 食物的特殊动力作用　　　　　　　　C. 活动

D. 生长发育　　　　　　　　E. 排泄

3. **食物特殊动力作用**　人进食后产生的热量比进食前有所增加，这种通过食物刺激能量代谢的作用，称为食物的特殊动力作用。**蛋白质的特殊动力作用最大**。婴儿因摄取的蛋白质较多，故此项能量消耗占总能量的7%~8%，混合膳食约占5%。

4. **活动**。

5. **排泄**　每日摄入的供能食物中不能被吸收而排出体外的部分，约占总能量的10%。

以上5部分能量的总和即是儿童能量需要的总量。**小于6月龄婴儿能量平均需要量为90kcal/kg·d**［376.73KJ/（kg·d）］，**6~12月龄为80kcal/kg·d**［334.87KJ/（kg·d）］，1岁以后以每岁计算。

二、营养素

（一）产能营养素

1. **蛋白质**　是构成人体细胞和组织的基本成分，是保证各项生理功能的物质基础，蛋白质所供热能占每日总能量的8%~15%。小儿不仅需要补充消耗的蛋白质，还需蛋白质构成和增长新的组织，因此对蛋白质的需要量相对较多。

蛋白质来源于动、植物食品，其中奶、蛋、肉、鱼和豆类生物学价值高。长期缺乏蛋白质可导致营养不良、贫血、感染和水肿等。蛋白质过量可造成便秘、食欲减退。

2. **脂肪**　供给能量、提供必需脂肪酸、协助脂溶性维生素吸收、防止散热和机械保护。婴儿期脂肪所供能量占总能量的35%~50%（平均45%），随年龄增长，其比例下降，但仍应占总能量的25%~30%。

脂肪来源于食物中的乳类、肉类、植物油，必需脂肪酸（如亚麻油酸）由食物供给。长期缺乏脂肪，小儿体重不增，发生营养不良及脂溶性维生素缺乏等。脂肪过多影响食欲，引起腹泻。

3. **糖**　构成细胞和组织组成，为人体最主要的供能物质。由糖所产生的能量占总能量的55%~65%。

食物中乳类、谷类、水果、蔬菜中均富含糖。糖供应不足时发生营养不良、酸中毒等；糖供应过多导致体重增长快，但苍白、虚胖、肌肉不结实。

（二）非产能营养素

1. **维生素**　维持正常生理功能及生长所必需，参与和调节代谢，构成某些辅酶成分。按其溶解性分为脂溶性（A、D、E、K）与水溶性（B族和C）两大类。脂溶性维生素储存在体内，不需每天供应，缺乏时症状出现迟，过量易中毒。水溶性维生素易溶于水，多余部分迅速从尿中排泄，不易在体内储存，须每天供给，如缺乏可迅速出现相应症状，过量常不易中毒。各种维生素的作用和来源见表4-4-1。

表4-4-1 各种维生素的作用和来源

维生素种类		作用	来源
脂溶性维生素	维生素A	促进生长发育，维持上皮细胞完整性，增加皮肤、黏膜抵抗力，**为视紫质的必需成分，提高免疫**	**肝、牛乳、鱼肝油、胡萝卜等**
	维生素D	**调节钙磷代谢**，促进肠道对钙磷吸收，维持血液钙磷浓度及骨骼、牙齿的正常发育	**肝、鱼肝油、蛋黄类、紫外线照射皮肤生成**
	维生素K	由肝脏利用、合成凝血酶原	肝、蛋、豆类、青菜，肠道内由细菌合成
	维生素E	促进细胞成熟与分化，有效的抗氧化剂	麦胚油、豆类、蔬菜
水溶性维生素	维生素B$_1$	构成脱羧辅酶，糖代谢所必需，维持神经、心肌的活动功能，调节胃肠蠕动，促进生长发育	米糠、麦麸、豆、花生、酵母
	维生素B$_2$	为辅黄酶主要成分，参与机体氧化过程，维持皮肤、口腔和眼的健康	肝、蛋、乳类、蔬菜、酵母
	维生素B$_6$	为转氨酶和氨基酸脱羧酶的组成成分，参与神经、氨基酸及脂肪代谢	各种食物，肠道内由细菌合成
	叶酸	其活动形式四氢叶酸参与核苷酸合成，有生血作用	各种食物、绿叶蔬菜、肝、肾、酵母
	维生素B$_{12}$	参与核酸合成，促进四氢叶酸形成，促进细胞及细胞核成熟，参与生血和神经组织代谢	肝、肾、肉等动物食品
	维生素C	参与人体羟化、还原，参与胶原蛋白、细胞间黏合质、神经递质合成与类固醇羟化、氨基酸代谢、抗体及红细胞生成。增强抵抗力，解毒	各种水果、新鲜蔬菜

2. 矿物质　参与机体构成，维持体液渗透压、调节酸碱平衡。包括常量元素和微量元素。每日膳食需要量在100mg以上为常量元素，包括氢、氧、氮、碳、钙、磷、镁、钠、钾、氯、硫等。铁、铜、锌及碘、氟等为微量元素，各种元素的作用和来源见表4-4-2。

表4-4-2 各种元素的作用和来源

元素种类	作用	来源
钙	**为凝血因子，降低神经肌肉兴奋性，构成骨髓和牙齿**	绿色蔬菜、乳类、蛋类、豆类
磷	骨骼、牙齿、细胞核蛋白、各种酶的主要成分，协助糖、脂肪、蛋白质代谢，参与缓冲系统、维持酸碱平衡	肉类、豆类、五谷、乳类
铁	血红蛋白、肌蛋白、细胞色素的主要成分，运输氧	肝、蛋黄、血、豆、肉类等
铜	制造红细胞，合成血红蛋白，促进铁吸收，与细胞色素酶、氧化酶关系密切，存在于红细胞、脑、肝等组织内	肝、肉、鱼、豆类、全谷
锌	与能量代谢有关的碳酸酐酶，与核酸代谢有关的酶，调节DNA复制转录，促进蛋白质合成	鱼、蛋、肉、禽、麦胚、全谷
镁	构成骨骼、牙齿，激活糖代谢酶，与神经肌肉兴奋性有关，为细胞内阳离子，与钙同时缺乏可导致手足搐搦症	谷类、豆类、干果、肉、乳类
碘	为甲状腺素T$_3$、T$_4$主要成分，缺乏引起单纯性甲状腺肿及地方性呆小病	海带、紫菜、海鱼等
钾	构成细胞浆的要素，维持酸碱平衡，调节神经肌肉活动	果汁、蔬菜、乳、肉
钠、氯	调节体液酸碱性，调节水分交换，保持渗透压平衡	食盐

3. 水　参加体内所有新陈代谢和体温调节，是机体重要的营养素。**婴儿每日需水110~155ml/kg，以后每增加3岁减少25ml/kg，9岁时每日需75ml/kg**，成人每日需45~50ml/kg。

4. **膳食纤维**　具有生理功能的膳食纤维有纤维素、半纤维素、木质素及果胶。

第二节　婴儿喂养

浪里淘沙—核心考点

婴儿喂养方式有母乳喂养、部分母乳喂养及人工喂养。

一、母乳喂养

母乳是婴儿最理想的食品。婴儿出生后尽早开始按需哺乳。一般健康母亲的乳汁可满足6个月内婴儿需要的营养。

（一）乳汁成分

1. **糖**　乙型乳糖是母乳中糖的主要成分，可促进双歧杆菌和乳酸杆菌生长，**抑制大肠埃希菌繁殖**，减少婴儿腹泻。

2. **蛋白质**　母乳中含较多的清蛋白和球蛋白，遇胃酸时凝块较小，有利于婴儿消化。含较多必需氨基酸，如由半胱氨酸生成的牛磺酸含量达425mg/L，是牛乳的10~30倍，能促进婴儿神经系统和视网膜发育。

3. **脂肪**　母乳脂肪颗粒小，含脂肪酶，易于消化吸收。人体必需的亚油酸在母乳中含量高，在婴儿神经髓鞘形成及中枢神经系统发育中起重要作用。

4. **矿物质**　含量低，减轻婴儿肾脏负担。

5. **酶**　母乳含较多的淀粉酶、乳脂酶，促进消化。

6. **免疫因子**　初乳中含分泌型免疫球蛋白A，能有效抵抗病原微生物的侵袭；双歧因子能促进双歧杆菌生长，对大肠埃希菌起抑制作用。

产后7天内的乳汁为初乳；7~15天的乳汁为过渡乳；15天以后的乳汁为成熟乳。

（二）母乳喂养的优点

1. 母乳能满足婴儿的营养需求。

2. **增强免疫**　婴儿通过母乳获得免疫因子，增强自身抵抗力，减少患病。纯母乳喂养的婴儿很少患腹泻、呼吸道感染等疾病。

3. **喂哺方便**　母乳温度适宜，不易污染，省时、方便、经济。

4. 增加母婴情感交流。

5. 母亲哺乳可促进子宫收缩，加速子宫复原，抑制排卵，有利于避孕；减少乳腺癌和卵巢癌的发病率。

（三）母乳喂养的护理

1. 鼓励母乳喂养，增进乳母健康。

2. **指导正确哺乳**

（1）新生儿生后即可哺乳，一般出生后1小时内可开始按需哺乳。

（2）喂哺前做好清洁准备。喂哺时可取不同姿势，关键是使母亲舒适，全身肌肉放松，以利乳汁排出。一般取坐位，怀抱婴儿，使其头、肩部枕在母亲哺乳侧肘弯部，婴儿口含住乳头及大部分乳晕，母亲另一手拇指和四指分别放在乳房上下方，哺乳时将整个乳房托起，观察小儿吸吮吞咽情况。当奶流过急，婴儿呛咳、溢乳时，取示、中指轻夹乳晕两旁的"剪刀式"哺喂姿势。每次使一侧乳房排空后再喂另一侧，下次哺乳时先喂未排空的一侧。喂后将婴儿抱直，头部靠在母亲肩上，轻拍背部，使空气排出，取右侧卧位，防止吐奶。

（3）婴儿满月前应按需哺乳，以促进乳汁分泌。随婴儿长大，吸奶量增多，可定时喂养，一般2个月以内每3小时喂一次，昼夜7~8次；3~4个月每日6次。每次哺乳时间为15~20分钟。

3. 乳母患急慢性传染病如肝炎、结核等，或重症心、肝、肾疾病时不宜母乳喂养。

4. **防治乳房疾病**　乳头凹陷者按摩乳头，或用吸奶器吸出乳头，也可用吸奶器吸出乳汁，适当加温后用奶瓶哺喂；如乳头皲裂用温水洗净、暴露，干燥后涂少量羊毛脂，用乳头罩喂哺；若患乳腺炎则患乳暂停哺乳，定时排空乳汁。

5. **断奶的指导**　生后6个月开始添加辅食，为完全断奶做准备。WHO建议母乳喂养可持续到24个月以上。

二、部分母乳喂养

指母乳与牛乳或其他代乳品混合使用的一种喂养方法，分补授法和代授法。

三、人工喂养

以配方奶粉或其他代乳品完全替代母乳喂养的方法，称为人工喂养。牛乳、羊乳、马乳等均为代乳品，配方奶营养成分与人乳接近，是首选的代乳品。

（一）乳品及代乳品

1. 鲜牛乳

（1）牛乳　蛋白质含量高，酪蛋白中胱氨酸含量少，在胃中形成的凝块较大；脂肪含量与人乳相似，但含不饱和脂肪酸较低，仅为2%（人乳含8%）；含乳糖较少，其中主要为甲型乳糖，易引起大肠埃希菌生长；矿物质较多，可降低胃酸，不利于消化，并可增加肾脏负荷；缺乏各种免疫因子，容易被细菌污染。

（2）牛乳的改造：人工喂养和婴儿断母乳时应首选配方奶。

1）配方奶：是以牛乳为基础的改造奶制品，使营养成分接近母乳。

2）全牛乳的家庭改造：无条件选用配方奶而选择牛乳喂养时，应采取稀释、加糖（每100ml牛乳中加5~8g糖）、煮沸方法改变牛乳性质，以适应婴儿。

3）婴儿奶量的计算：以每日所需总能量和总液量计算。婴儿每日需总能量110kcal/kg，需水量150ml/kg。

例如：某婴儿体重7kg，每日需要总能量：110kcal/kg×7kg＝770kcal

每100ml牛乳中所含能量为66kcal

100ml牛奶加8g糖后共得能量：66+4×8＝98kcal

每日需用牛乳总量（y）：100∶98=y∶770

y=100×770/98≈800ml

每日需水量：150×7=1050ml

牛乳以外需水量：1050−800＝250ml

小试身手 3. 3个月女婴，体重5kg，牛乳喂养，每天应该补充的牛乳是
A. 450ml　　　B. 500ml　　　C. 550ml　　　D. 650ml　　　E. 750ml

2. **全脂奶粉**　由鲜牛乳经加工处理后制成干粉，与鲜牛乳比较，容易消化，过敏反应少，且便于贮存。按重量1：8（1份奶粉加8份水）或按容量1：4（1勺奶粉加4勺水）配成牛奶，其成分与鲜牛奶相似。

小试身手 4. 全脂奶粉配制成牛奶，按容量比（奶粉与水的比例）为
A. 1：1　　　B. 1：2　　　C. 1：3　　　D. 1：4　　　E. 1：8

3. **蒸发乳**　鲜牛乳加热蒸发浓缩50%容量。常用于胃容量小而营养素需要量大的低体重新生儿。

4. **酸牛乳**　酸牛乳的凝块细小，胃酸消耗减少，易于消化，并有一定的抑菌功能，不仅适用于健康小儿，更有利于消化不良者。

5. **婴儿配方奶粉**　加入不饱和脂肪酸和乳糖、强化婴儿生长所需的微量营养素，使成分更接近母乳，可直接加水使用。

6. **羊乳**　其成分与牛乳相仿，但维生素B_{12}含量少，叶酸含量极低，长期哺喂羊乳易引起巨幼细胞贫血。

（二）人工喂养的注意事项

1. 选择适宜的奶瓶和奶头，哺喂前先将乳汁滴在乳母手腕腹面测试温度，若无过热感，提示温度适宜。

2. 分次配制，确保安全。每次配乳所用食具均应洗净、消毒。

3. 喂奶时将婴儿抱起，斜卧于喂食者怀中，将适宜温度的乳液置于奶瓶中，奶瓶于斜位，使奶头充满乳汁，避免小儿吸奶时吸入空气。哺喂完毕竖抱轻拍小儿后背，使其将吞咽空气排出。

4. 人工喂养应定时、定量。一般牛奶喂养3.5~4小时1次，每日喂6~7次，随月龄增加，增加每次牛奶量，减少喂哺次数。

5. 观察小儿食欲、体重及粪便性状，随时调整乳量。正确的喂养是小儿发育良好，大便正常，喂奶后安静或入睡。

四、婴儿食物转换

婴儿6月龄后，单纯母乳喂养已不能满足其生长发育需要，应向固体食物转换以保障婴儿的健康。

（一）辅助食物引入目的

补充乳类营养素的不足；改变食物性质，为断奶做准备；培养婴儿良好的饮食习惯。

（二）辅助食物引入原则

1. **添加方式**　根据小儿营养需要及消化能力决定，适应一种食物后再增加另一种，从少到多，从稀到稠，从细到粗，逐步过渡到固体食物。

2. **添加时机**　天气炎热或患病期间减少辅食量或暂停辅食。

3. **食物质量**　添加食品应单独制作，不要以成人食物代替辅食。

小试身手 5. 有关小儿添加辅食，下述正确的是
A. 应在小儿患病时增加食物种类　　B. 一种食品适应后再添加另一种
C. 食欲好者可同时加多种辅食　　D. 严格按照添加顺序进行
E. 早产儿应推迟添加辅食

（三）食物引入顺序

见表4-4-3。

表4-4-3　换乳期食物的引入

月龄	添加辅食	供给的营养素
1~3个月	果汁、菜汤、鱼肝油制剂	维生素A、C、D和矿物质
4~6个月	米汤、米糊、稀粥、蛋黄、鱼泥、豆腐、动物血、菜泥、水果泥	补充热能、动物及植物蛋白质、铁、维生素、纤维素、矿物质
7~9个月	粥、烂面、饼干、蛋、鱼、肝泥、肉末	补充热能、动物蛋白质、铁、锌、维生素
10~12个月	稠粥、软饭、挂面、馒头、面包、豆制品、碎肉、油	供给热能、维生素、蛋白质、矿物质、纤维素

锦囊妙记：小儿辅食的添加遵循由稀到稠的原则，可简单地记为"1汁4泥7末10稠粥"。

小试身手（6~9题共用题干）
一母亲向护士咨询，诉其子5个月，体重6kg。
6. 该婴儿最合理的喂养方法是
A. 纯母乳喂养　　B. 牛奶+面糊+稀粥　　C. 母乳+米糊、蛋黄、菜泥、鱼泥
D. 母乳+豆浆+烂面条　　E. 牛奶+鸡蛋+碎菜+粥

7.该婴儿每天食入的奶量应按

A.标准体重计算　　　　　　　　B.实际体重及所需能量计算　　　　C.胃容量计算

D.所需能量计算　　　　　　　　E.标准体重及所需的水分计算

8.该婴儿若是人工喂养，每天营养需要

A.总能量2761.4kJ（660kcal）　　B.给5%糖牛奶660ml　　　　　　C.给总液量660ml

D.加1个鸡蛋　　　　　　　　　E.加肉少许、豆浆100ml、饼干3块

9.有关小儿各月龄添加辅食，下述**错误**的是

A.1~3个月添加鱼肝油　　　　　　B.2~3个月添加蛋黄　　　　　　　C.1~3个月添加水果汁

D.4~6个月添加稀粥　　　　　　　E.7~9个月添加肉末

第三节　儿童、少年膳食安排

浪里淘沙—核心考点

儿童、少年的膳食原则：满足生理需要，合理烹调，适合消化功能，保持良好食欲。

1.幼儿膳食　制作要细、软、碎，易于咀嚼、便于消化，渐渐增加食物品种及花色，培养孩子定时进餐、不挑食、不吃零食的良好习惯。**每日3餐加2~3次点心或（和）乳品。**

2.学龄前儿童膳食　做到粗、细粮交替，荤素搭配，避免坚硬、油腻、辛辣食物。食品多样化，食谱经常更换，以增进小儿食欲。

3.学龄儿童膳食　食物种类同成人，内含足够蛋白质，**主要为动物蛋白，**以增强理解力和记忆力。**早餐保证高营养价值，**以满足上午学习集中、脑力消耗多及体力活动量大的特点。课间提倡加餐。

4.青春少年膳食　青春期少年肌肉、骨骼增长突出；各种营养素需要量增加。**女孩因月经来潮，饮食中应提供足够铁剂。**

小试身手 10.关于儿童、少年的膳食安排，下述**错误**的是

A.幼儿膳食蛋白质以优质蛋白为主　　B.学龄前儿童的膳食应以粗粮为主　　C.学龄期儿童提倡课间加餐

D.月经来潮期间，应补充足够的铁剂　　E.青春期的少年，应补充足够的蛋白质

参考答案

1.E　2.D　3.D　4.D　5.B　6.C　7.E　8.A　9.B　10.B

第五章　小儿心理、用药护理及护理技术

1.掌握儿童对疾病的认识、住院儿童主要的压力来源和各年龄阶段儿童住院的心理反应及护理。

2.掌握小儿药物的选择、药物剂量的计算和给药方法。

3.熟练掌握儿科护理技术操作——外周静脉置入中心静脉导管（PICC）和光照疗法。

第一节　住院患儿的心理护理

浪里淘沙—核心考点

一、儿童对疾病的认识

根据皮亚杰的认知发展理论，儿童7岁时才会慢慢了解抽象事物。因此，儿童患病很难理解住院接受治疗的现实及空间、体力活动的限制。

1.**运筹前期（2~7岁）**　患儿认为生病是外来的，与自己无关。他们无法找出发病原因，只能看到目前状态，不能说出过去与未来发生的事情。

2.**具体运筹期（7~11岁）**　儿童认为生病是外来的，不能区分病因及致病源，认为道德行为与病因有关，能注意疾病程度，但无法用特别术语描述。

3.**形式运筹期（11岁~成人）**　儿童认为疾病与器官功能不良有关，注意到每个人疾病的不同性。对疾病发生及治疗有一定的见解和控制能力。

二、住院儿童主要的压力源

1.疾病本身带来的痛苦和创伤。

2.住院治疗限制日常活动及对各种治疗存在恐惧。

3.对疾病产生的情绪反应，身体形象改变造成的情绪影响。

4.环境陌生使其产生不安全感。

5.离开亲人及接触陌生人。

6.学业中断。

三、各年龄阶段儿童住院的心理反应及护理

1.**婴儿**

（1）心理反应：婴儿对住院的反应随月龄增加而有所不同。5个月以前的患儿，如生理需要得到满足，入院后较少哭闹，因住院而缺乏外界有益刺激，感知觉和动作发育受到影响。6个月后婴儿能认识自己母亲，开始认生，对母亲或照顾者的依恋性越来越强。故6个月~1岁的患儿住院反应强烈，以哭闹表达与亲人分离的痛苦，对陌生环境与人持拒绝态度。

（2）护理：多与患儿接触，呼唤其乳名，满足患儿生理需要。对小婴儿给予抚摸、怀抱、微笑，提供适当颜色、声音等感知觉刺激，协助其进行动作训练，维持正常发育。

2.**幼儿**

（1）心理反应：表现为3个阶段：①**反抗**：哭闹，采用打、踢、跑等行为，寻找父母，拒绝他人劝阻、照顾；②**失望**：因找不到父母而情绪抑郁，对周围事物不感兴趣，幼儿期是住院儿童出现分离性焦虑最明显的年龄阶段，此阶段患儿易出现退行性行为；③**否认**：住院时间长的患儿可进入此阶段。即把对父母的思念压抑下来，克制自己情感，能与周围人交往，以满不在乎的态度对待父母来院探望或离去。

小试身手　1.患儿，女，3岁。患法洛四联症，择期手术。患儿入院5天来，不让父母离开身边，见到医护人员及陌生人员靠近会躲避，睡眠中常有惊醒。患儿出现上述表现的主要原因是

A.对黑暗恐惧　　　B.分离性焦虑　　　C.对死亡恐惧　　　D.对手术焦虑　　　E.对医源性限制的焦虑

（2）护理：以患儿能够理解的语言讲解医院环境及日常生活安排，了解患儿需要和要求，运用沟通技巧，多与患儿交谈，促进患儿语言能力发展。

3.**学龄前期**

（1）心理反应：学龄前患儿住院后与父母分离，会出现分离性焦虑，但能把情感和注意转移到游戏、绘画等活动中，控制和调节自己行为。此阶段患儿有恐惧心理，缘于对陌生环境的不习惯，对疾病与住院的不理解，尤其惧怕因疾病或治疗破坏身体完整性。

（2）护理：关心、爱护、尊重患儿，尽快熟悉患儿。介绍病房环境及其他患儿，减轻患儿的陌生感。根据患儿病情组织适当游戏，其目的：一是通过治疗性游戏，以患儿容易理解的语言，讲解所患疾病、治疗的必要性，使患儿清楚住院治疗不会对自

己身体产生威胁；二是以游戏表达、发泄患儿情感，通过参与愉快的活动，克服恐惧心理。

4.学龄期

（1）心理反应：此阶段患儿主要的反应是学校及同学分离，**耽误了学习，感到孤独。因对疾病缺乏了解，患儿忧虑自己会残疾或死亡；因怕羞而不愿配合体格检查；**有些患儿因自己住院给家庭造成经济负担而感到内疚。此阶段患儿尽管心理活动很多，但表现比较隐匿，努力做出若无其事的样子来掩盖内心的恐惧。

（2）护理：与患儿开诚布公地交谈，介绍有关病情、治疗和住院的目的，解除患儿疑虑，取得患儿信任；协助他们与同学保持联系，了解学校及学习情况；与患儿共同做好生活安排，**根据病情组织多种活动，鼓励患儿每日定时学习；**进行体格检查及各项操作期间，采取必要措施维护患儿自尊；提供自我护理和维护个人卫生的机会，发挥患儿的独立能力。

第二节　小儿用药的护理

浪里淘沙—核心考点

一、药物选择

在疾病治疗中，应根据药物特点、小儿年龄、病情有针对性选择适宜药物。

1.抗生素　对由细菌引起的感染性疾病有较好效果。联合应用抗生素时，应有明确适应证。抗生素有毒副作用，如**氯霉素抑制造血功能、链霉素损害听神经**等。较长时间使用抗生素，易造成肠道菌群失调，甚至引起真菌和耐药性细菌的感染。

小试身手　2.下列哪种药物会对听神经造成损害
A.红霉素　　　　　B.青霉素　　　　　C.氯霉素　　　　　D.链霉素　　　　　E.先锋霉素

2.解热药物　常用有水杨酸类、对乙酰氨基酚类。解热作用是抑制前列腺素合成酶，使前列腺素合成减少，使体温下降。婴儿期发热时多采用物理降温，不宜过早、过多地使用解热药物。

3.镇静、催眠、抗惊药物　常用药物有苯巴比妥、水合氯醛、地西泮等。**婴幼儿一般禁用吗啡，以免抑制呼吸。**

4.呼吸系统药物　根据病情选择祛痰、镇咳、平喘药物。**一般用祛痰药或雾化吸入稀释呼吸道分泌物，**配合体位引流排出痰液。哮喘患儿常用氨茶碱等，因有兴奋作用，常与镇静药配合使用。

5.消化系统药物　①健胃药：使消化液分泌增加，增进食欲，促进肠蠕动。常见药物有小儿消食片、山麦健脾口服液等。②助消化药：常见胃蛋白酶、稀盐酸等。③其他：如卡尼汀等。小儿腹泻时**不将止泻药作为首选，以免肠蠕动减少，肠道内毒素吸收增加，**全身中毒症状加重。

6.肾上腺皮质激素药物　糖皮质激素有抗感染、抗毒素、抗免疫、抗休克的作用。剂量和疗程适当，防止突然停药而出现反跳现象或肾上腺皮质功能不全的发生。**水痘患儿，用药可使病情加重，应禁止使用。**

二、药物剂量的计算

1.按体重计算　是最基本的计算法，多数药物已给出每千克体重、每日或每次需要量。
儿童剂量每日（或每次）=成人剂量/60×儿童估计体重（kg）
儿童剂量每日（次）=儿童药量（kg/次或日）×儿童估计体重（kg）。
患儿体重按实际所测结果，使药物剂量更加准确。若计算结果超出成人日（次）剂量时，则以成人量为最高限量给药。

2.按体表面积计算　按体表面积计算药物剂量较其他方法更准确，适用于各年龄段小儿。首先要推算出小儿体表面积，计算公式为：
≤30kg小儿体表面积（m²）=体重（kg）×0.035+0.1
>30kg小儿体表面积（m²）=[体重（kg）-30]×0.02+1.05
小儿用量=成人剂量×某体重小儿体表面积/1.7，其中1.7为成人（70kg）体表面积

3.按年龄计算　儿童用药时根据小儿年龄折算，计算公式为：
1岁以内小儿用药量=0.01×（月龄+3）×成人剂量
1岁以上小儿用药量=0.05×（月龄+2）×成人剂量

4.根据成人剂量折算　仅用于未提供小儿剂量的药物，所得剂量一般偏小，故不常用。方法如下：小儿剂量=成人剂量×小儿体重（kg）/50。

三、给药方法

1.口服法　普遍使用，对患儿身心影响小，只要条件许可，尽量采用口服给药。对婴幼儿，可将药片捣碎加糖水调匀，抱起小儿或抬高其头部后喂服。

2.注射法　急重症及不宜口服的患儿多用。包括肌内注射、静脉注射、滴注。快速见效，但易造成患儿恐惧，在注射前给予鼓励。肌内注射一般选择臀大肌外上方，**采取"三快"的特殊注射技术：进针、注药及拔针均快，以缩短时间，防止意外。**静脉注射多用于抢救，注射时速度要慢，勿使药液外渗。静脉滴注不仅用于给药，还可补充水、营养和供给热量等。

3.外用药剂型　较多，如水剂、混悬剂、粉剂、膏剂等，其中以软膏为多。根据不同用药部位，可对患儿手进行适当约束。

4.其他　雾化吸入较常使用，灌肠给药及含服剂也可用到。

第三节　儿科护理技术操作

浪里淘沙—核心考点

一、外周静脉置入中心静脉导管

（一）目的

1. 减少频繁静脉穿刺引起的痛苦。
2. 保留外周静脉，作为远期治疗的血管通路。
3. 有助于高危和免疫抑制人群。
4. 减少颈部和胸部插管引起的严重并发症，如血胸、气胸。

（二）适应证

早产儿，长期静脉输液的患儿，胃肠外营养（PN），刺激外周静脉的药物，缺乏外周静脉通路。

（三）禁忌证

肘部静脉血管条件差；穿刺部位感染或损伤；血小板明显减少，有凝血障碍。

（四）准备用物

外周静脉置入中心静脉导管（PICC）1根、静脉切开包1个，无菌巾1包、无菌手套4副、10ml注射器2支、肝素生理盐水10U/ml、三通接头1个、皮肤消毒剂、无菌透明贴膜、美敷伤口贴1贴、无菌胶布、止血带、测量尺等。

（五）操作方法

1. 穿刺静脉选择　贵要静脉是PICC插管的首选。当手臂与躯干垂直时，为最直和最直接的途径，经腋静脉、锁骨下静脉、无名静脉达上腔静脉。
2. 穿刺点位置选择　在肘下两横指处进针。
3. 患儿取平卧位，手臂外展与躯体成90°，选择合适静脉，在预期穿刺部位上扎止血带，选择最佳穿刺血管，然后松开止血带。
4. 测量定位点　测量导管尖端所在位置，测量时手臂外展90°。①上腔静脉测量法：从穿刺点沿静脉走向量至右胸锁关节再向下至第3肋间隙；②锁骨下静脉测量法：从穿刺点沿静脉走向量至胸骨切迹，再减去2cm。
5. 建立无菌区域　洗手，戴无菌手套，消毒穿刺点，消毒范围在穿刺部位上下各10cm，两侧至臂缘。先用75%乙醇清洁脱脂，再用2%碘伏消毒。更换手套、铺孔巾及治疗巾。
6. 导管准备　将PICC尾端与装有肝素生理盐水的注射器相连，将生理盐水充满导管，确保导管内无空气后，将其浸入装有肝素生理盐水弯盘中备用。
7. 穿刺　让助手在穿刺点上方扎止血带，使静脉充盈。穿刺进针角度为20°~30°，直刺血管，见回血后，立即放低穿刺角度，右手拇指及示指固定针柄，左手中指在针尖所在血管上，减少血液流出。让助手松开止血带。
8. 置入PICC　用镊子夹住导管尖端，开始将导管逐渐均匀缓慢送入静脉。当导管进入肩部时，让患儿头转向穿刺一侧，下颌靠肩以防导管误入颈静脉，一边注射肝素生理盐水，一边缓慢送管，并抽回血，以确保导管始终在静脉内，将导管完全置入所需深度。抽出穿刺针，用肝素生理盐水注射器抽吸回血，并注入生理盐水，确保通畅，连接三通，置管成功。
9. 穿刺部位固定　用75%乙醇棉球清理消毒穿刺点周围皮肤，将体外导管放置呈"S"状弯曲，在穿刺点上方放置伤口贴，吸收渗血，覆盖透明膜在导管及穿刺点上方。
10. 定位　拍片定位确定导管尖端位置。

（六）PICC留置期间护理

1. 置管后第2天更换敷料，以后根据敷料和伤口情况决定更换频次。更换透明贴膜前观察穿刺点有无红肿、液体渗出，穿刺点周围皮肤有无疼痛和硬结。更换敷料时将贴膜向穿刺点上方撕下，以防导管脱出。2%碘伏棉签消毒穿刺部位，从穿刺点向外做旋转运动，直径不小于6~8cm，待穿刺点完全干燥，固定穿刺部位。如发现贴膜被污染、潮湿、脱落或危及导管时更换。
2. 每日测量双侧上臂周长　将手臂外展90°，在肘上2cm处测量，以2cm处为尺下方，如周长增加2cm是早期血栓表现，及时通知医生。
3. 每日2次用10ml注射器抽吸10U/ml肝素盐水2ml脉冲冲管并正压封管。
4. 连接静脉输液前，用生理盐水2ml冲管，再连接静脉输入液体。如有血凝块及时抽出。

（七）穿刺时并发症及护理

1. 送管困难　送管速度不宜过快，可暂停送管片刻，使患儿尽量放松；调整位置；让患儿做被动握拳松拳动作；选择粗直及静脉瓣少的血管进行穿刺；在腋窝处扎止血带后送管；一边送管一边推注生理盐水；热敷。
2. 渗血、水肿　加压止血，加压敷料固定，避免过度活动，必要时使用止血剂。
3. 误伤动脉　立即拔除，加压包扎止血。
4. 心律失常　准确测量静脉长度，避免导管插入过长。

5. **刺激神经** 避免穿刺过深；避免在静脉瓣处进针。

（八）留置期间并发症的护理

1. **静脉炎** 抬高患肢；冷/热湿敷：20分钟/次，4次/天；若3天后未见好转或加重应拔管。

2. **穿刺点感染** 严格无菌技术，遵医嘱使用抗生素，加强换药，细菌培养。

3. **导管阻塞** 检查导管是否打折；患儿体位是否恰当；确认导管尖端位置是否正确；用10ml注射器缓慢回抽，血凝块是否能抽出，不可用暴力推注清除凝块，避免导管破裂或栓塞。

（九）导管的拔除

如未出现并发症，PICC可一直用于静脉输液治疗。导管拔除时，患儿平卧，从穿刺点轻轻缓慢拔出导管，切勿过快过猛。立即压迫止血，用敷料封闭式固定。测定拔除导管长度，观察导管有无损伤或断裂。留取管端做血培养。

二、光照疗法

（一）目的

光照疗法是通过荧光照射治疗新生儿高胆红素血症的一种辅助疗法。

1. **物品准备**

（1）**光疗箱** 波长450nm的蓝色荧光灯最有效，光亮度160~320W为宜。光疗箱分单面和双面，单面光疗用20瓦灯管6~8支，平列或排列成弧形，双面光疗时，上下各装20瓦灯管5~6支，灯管与皮肤距离为30~50cm。

小试身手 3. 使用蓝光箱时，箱内的灯管与患儿皮肤的距离为

A. 10~20cm　　　B. 21~30cm　　　C. 33~50cm　　　D. 51~60cm　　　E. 61~70cm

（2）**遮光眼罩** 由不透光的布或纸制成。

2. **护士准备** 评估患儿诊断、日龄、体重、黄疸范围和程度。胆红素检查结果、生命体征、精神反应等。操作前戴墨镜，洗手。

3. **患儿准备** 患儿入箱前须清洁皮肤，禁忌在皮肤上涂粉或油类；剪短指甲，防止抓破皮肤；双眼佩戴遮光眼罩，避免光线损伤视网膜；患儿全身裸露，用长条尿布遮盖会阴，男婴保护阴囊；为患儿穿上袜子，避免蹬踹时足跟皮肤破损。

（二）操作方法

将光疗床内的水盆注入蒸馏水，接通电源，启亮蓝光灯。调节床内温度至30~32℃（早产儿或及低体重儿32~36℃），湿度55%~65%。光疗前测生命体征一次，记录黄疸部位及血清胆红素值。将患儿放置蓝光床中。光疗期间，每2小时测生命体征一次，观察黄疸消退情况。如单面照射时，每4小时翻身一次。光疗时，不显性失水增加，每日液体入量增加15%~20%。

血清胆红素<171μmol/L（10mg/dl）停止照射。光疗结束后，称体重，沐浴，检查皮肤有无损害，眼部有无感染，记录灯管照射时间。保持灯管及反射板清洁，每日清洗1次。灯管使用1000小时必须更换，以保证效果。

小试身手 4. 对于蓝光疗法的护理，以下不妥的是

A. 保持光疗箱清洁　　　　　　　　　B. 调节箱温至30~32℃

C. 灯管与患儿的距离33~50cm　　　　D. 患儿戴黑色防护眼罩，穿单衣，系尿布入光疗箱

E. 单面光疗时，每2小时更换体位一次

（三）光疗副作用

1. **发热** 最常见，体温达38~39℃，亦有39℃以上者，是由荧光灯的热能引起。

2. **腹泻** 因光疗分解产物经肠道排出时刺激肠壁引起，大便稀薄呈绿色，每日4~5次，于光疗3~4小时即出现，光疗结束后不久即停止。

3. **皮疹** 出现斑点皮疹，有时为瘀点，持续到光疗结束。常分布在面部、下肢、躯干，消退后不留痕迹。

4. **维生素B_2缺乏与溶血** 光疗超过24小时，可造成机体内维生素B_2缺乏。光疗时和光疗后短期补充维生素B_2可防止继发于红细胞（GR）活性降低所致的溶血。

5. **青铜症** 由于胆汁淤积，光照后阻止了胆管对胆红素光氧化产物的排泄。

6. 低血钙。

小试身手 5. 蓝光疗法的副作用不包括

A. 呕吐　　　B. 绿色粪便　　　C. 皮疹　　　D. 感染　　　E. 发热

参考答案

1.B　2.D　3.C　4.D　5.D　1.B　2.D　3.C　4.D　5.D

第六章　新生儿和患病新生儿的护理

1. 掌握根据胎龄分类、根据出生体重分类及根据体重和胎龄关系分类的相关内容。
2. 熟练掌握足月新生儿的特点、新生儿常见的特殊生理状态和护理措施。
3. 熟练掌握早产儿的特点和护理措施。
4. 熟练掌握新生儿窒息、新生儿缺氧缺血性脑病、新生儿颅内出血、新生儿黄疸、新生儿肺炎（吸入性肺炎、感染性肺炎）、新生儿败血症、新生儿寒冷损伤综合征及新生儿破伤风的病因及发病机制、临床表现、治疗原则和护理措施。
5. 熟练掌握新生儿肺透明膜病的病因及发病机制与临床表现。
6. 了解新生儿肺透明膜病的辅助检查。
7. 掌握新生儿肺透明膜病的治疗要点。
8. 熟练掌握新生儿肺透明膜病的护理措施。
9. 掌握新生儿胃食管反流和新生儿低血糖的病因及发病机制、临床表现、治疗原则及护理措施。

第一节　概　述

浪里淘沙—核心考点

新生儿指从脐带结扎至生后28天内的婴儿。生后7天内的新生儿称早期新生儿。围生期是指从妊娠满28周到生后7天这段时期。

小试身手 1. 我国围生期是指

A. 自胎儿娩出、脐带结扎到生后满28天　　B. 出生后7天以内　　C. 妊娠28周至出生后7日
D. 自出生到满1岁　　E. 自出生后到满3周岁

一、根据胎龄分类

1. **足月儿**　胎龄满37周至不满42周的新生儿。
2. **早产儿**　胎龄满28周至不满37周的新生儿。其中胎龄未满32足周的新生儿称早产儿，第37周的早产儿成熟度已接近足月儿，故又称过渡足月儿。
3. **过期产儿**　胎龄满42周以上的新生儿。

锦囊妙记：考生只要记住足月儿（37w≤足月儿<42w），在此范围以下的为早产儿，此范围以上的为过期产儿。

小试身手 2. 早产儿是指

A. 胎龄>30周至<37足周的新生儿　　B. 胎龄>20周至第37足周的新生儿　　C. 胎龄>28周至第37足周的新生儿
D. 胎龄>28周至<37足周的新生儿　　E. 胎龄>20周至37足周的新生儿

二、根据出生体重分类

1. **正常体重儿**　出生体重在2500~4000g的新生儿。
2. **低出生体重儿**　指生后1小时内体重不足2500g的新生儿。其中出生体重低于1500g者称极低出生体重儿，出生体重低于1000g者称超低出生体重儿。
3. **巨大儿**　出生体重大于4000g者。

锦囊妙记：考生只要记住正常体重儿（2500~4000g），在此范围以下的为低出生体重儿，此范围以上的为巨大儿。

三、根据体重和胎龄关系分类

1. **小于胎龄儿**　出生体重在同胎龄儿平均体重第10百分位以下者。
2. **适于胎龄儿**　出生体重在同胎龄儿平均体重第10~90百分位者。
3. **大于胎龄儿**　出生体重在同胎龄儿平均体重第90百分位以上者。

小试身手 3. 小于胎龄儿是指
A. 出生体重在同龄胎儿平均体重第5百分位以下者
B. 出生体重在同龄胎儿平均体重第10百分位以下者

C. 出生体重在同龄胎儿平均体重第15百分位以下者

D. 出生体重在同龄胎儿平均体重第20百分位以下者

E. 出生体重在同龄胎儿平均体重第50百分位以下者

第二节　足月新生儿的特点及护理

浪里淘沙—核心考点

正常足月新生儿是指胎龄满37~42周出生，体重2500~4000g以上，身长47cm以上，无任何疾病和畸形的活产新生儿。

一、新生儿特点

1. **外观特征**　出生时哭声响亮，四肢屈肌张力高而呈屈曲姿态，皮肤红润，胎毛少，被胎脂覆盖；头发分条清楚；耳廓软骨发育好、轮廓清楚；乳晕明显，乳房可摸到结节；指甲长过指端；足底纹多。男婴睾丸已降入阴囊、女婴大阴唇完全遮盖小阴唇。

小试身手　4. 足月新生儿外观特点是

A. 胎脂多　　　　B. 胎毛多　　　　C. 耳壳软　　　　D. 足底纹少　　　　E. 乳房结节

2. **体温**　体表面积相对较大，为成人的3倍，皮下脂肪薄，散热比成人快4倍；体温中枢发育不完善，调节能力差。体温易随外界环境而变化。

3. **呼吸系统**　新生儿呼吸浅快，40~45次/分。新生儿为腹式呼吸。

4. **消化系统**　新生儿胃呈水平位，贲门括约肌发育差，幽门括约肌发育好，易溢乳和呕吐。新生儿肠壁较薄，通透性高。生后12小时内开始排黑绿色胎粪，2~3天排完，粪便转为黄绿色。

5. **循环系统**　胎儿出生后脐带结扎，肺血管阻力降低，卵圆孔和动脉导管出现功能性关闭。心率100~150次/分，平均120~140次/分，血压平均70/50mmHg（9.3/6.7kPa）。

小试身手　5. 足月新生儿的心率波动较大，一般在

A. 100~150次/分　B. 90~120次/分　　C. 130~160次/分　D. 120~160次/分　E. 90~150次/分

6. **泌尿系统**　足月儿24小时内排尿，48小时未排尿者需检查原因。新生儿肾小球滤过率低，浓缩功能较差，不能迅速有效地处理过多的水和溶质，易发生水肿或脱水症状。

7. **血液系统**　出生时红细胞和血红蛋白量相对较高，血容量85ml/kg。白细胞数生后第1天达（15~20）×10^9/L，3天后下降，5天后接近婴儿值。分类以中性粒细胞为主，4~6天中性粒细胞与淋巴细胞相近，以后以淋巴细胞占优势。

8. **神经系统**　新生儿脑相对较大，重300~400g，占体重的10%~20%。生后具有觅食反射、吸吮反射、握持反射、拥抱反射、交叉伸腿反射等原始反射。正常情况下，生后数月这些反射可自然消失。

9. **免疫系统**　新生儿免疫系统不成熟。皮肤、黏膜薄嫩，易被擦伤；脐部为开放性伤口，病原体容易侵入血液；血中补体含量低，缺乏趋化因子，白细胞吞噬能力差。新生儿通过胎盘从母体中获得IgG，因此，不易感染传染性疾病，而IgA和IgM不能通过胎盘，易患呼吸道和消化道疾病。

10. **能量需要**　新生儿基础热卡消耗为209kJ/kg（50kcal/kg），加上活动、食物特殊动力作用、大便丢失和生长需要等，每日共需热卡量418~502kJ/kg（100~120kcal/kg）。

二、新生儿常见的特殊生理现象

1. **生理性体重下降**　新生儿生后数日内，水分丢失较多，体重出现下降，但一般不超过10%，生后10天左右恢复正常。

小试身手　6. 某新生儿，日龄5天。出生体重3kg，目前体重2.8kg。妈妈很担心孩子的体重会继续降低，护士向妈妈解释孩子的体重将会恢复正常，下列解释正确的是

A. 3天内恢复正常　　B. 7天内恢复正常　　C. 10天内恢复正常　D. 2周内恢复正常　　E. 3周内恢复正常

2. **生理性黄疸**　生后2~3天出现黄疸，4~5天最重，足月儿最迟2周内，早产儿可延迟到3~4周消退，患儿一般情况良好，食欲正常。

3. **生理性乳腺肿大**　足月新生儿生后3~5天，乳腺触到蚕豆到鸽蛋大小肿块，因来自母体的黄体酮和催乳素经胎盘到达胎儿体内，出生后突然中断所致，2~3周消退。

小试身手　7. 出生3天男婴，沐浴时发现左乳腺有一鹅蛋大小的肿块，下述哪组处理是妥当的

A. 无需处理，继续观察　B. 使用抗生素治疗　C. 用力挤压　　　D. 手术切除　　　E. 挑剔肿块

4. **假月经**　部分女婴生后5~7天，阴道流出少量血液，可持续1周。是因母体雌激素在孕期进入胎儿体内，出生后突然撤退引起，一般不必处理。

小试身手　8. 一健康女婴，足月顺产后5天，因出现阴道血性分泌物被父母送来医院，该现象最可能是

A. 假月经　　　　B. 阴道直肠瘘　　　C. 尿道阴道瘘　　　D. 会阴损伤　　　E. 血友病

5. **口腔内改变**　新生儿上腭中线和齿龈切缘上现黄白色小斑点，民间称"板牙"或"马牙"，是上皮细胞堆积或黏腺分泌物积留所致，又称"上皮珠"，生后数周到数月逐渐消失，不需处理。新生儿面颊部的脂肪垫对吸乳有利，不应挑割，以免感染。

锦囊妙记：新生儿上述特殊生理现象均为正常生理状况，不需要处理。

三、护理措施

1. **环境** 病室干净、清洁，阳光充足、空气流通，温度22~24℃，湿度55%~65%。床与床之间距离为1m。
2. **保持呼吸道通畅** 新生儿出生后应迅速清除口鼻分泌物，防止吸入性肺炎。
3. **维持体温稳定** 头戴绒帽，棉被包裹，室温低时使用热水袋，必要时放婴儿培育箱。监测体温变化，每4小时测体温一次。
4. **预防感染** 严格执行消毒隔离制度。
5. **皮肤护理** 新生儿出生后用消毒植物油轻擦皮肤皱褶和臀部，擦干皮肤后包裹。每日洗澡1次，在喂奶前进行。脐部残端7天左右脱落。每日用75%乙醇消毒，保持局部干燥，防止感染。
6. **喂养** 出生后尽早抱至母亲处吸吮乳头，按需哺乳。无法母乳喂养时先试喂5%~10%葡萄糖水10ml，吸吮及吞咽功能良好者给配方奶，每3小时一次，乳量遵循从小量渐增原则。以喂奶后安静、无腹胀和理想的体重增加为标准（15~30g/d，生理性体重下降期间除外）。按时测量体重，了解新生儿营养状况。
7. **预防接种** 生后当日接种卡介苗；出生1天、1个月、6个月时注射乙肝疫苗1次。

第三节 早产儿的特点及护理

浪里淘沙—核心考点

早产儿是指胎龄不满37周的活产婴儿。

一、早产儿特点

1. **外观特征** 体重2500g以下，身高不足47cm，哭声弱，颈肌软弱，四肢肌张力低下呈伸直状，皮肤红嫩，胎毛多，足底纹少，足跟光滑，男婴睾丸未降或未全降，女婴大阴唇未盖住小阴唇。

小试身手 9.某产妇孕35周分娩，产一男婴，出生体重1600g，生后1天，吸吮欠佳，睾丸未降，皮肤毳毛多，应诊断为

A. 足月儿　　　　B. 早产儿　　　　C. 足月小样儿　　　　D. 超低出生体重儿　　　　E. 正常出生体重儿

2. **体温** 早产儿体温中枢调节功能差，棕色脂肪少，体温易随环境改变。
3. **呼吸系统** 早产儿呼吸中枢不成熟，呼吸不规则，易发生呼吸暂停。早产儿肺部发育不成熟，肺泡表面活性物质少，易发生肺透明膜病。宫内有窒迫史的早产儿更易发生吸入性肺炎。
4. **消化系统** 早产儿食管括约肌压力低，胃底发育差，呈水平位，幽门括约肌发达，**易溢乳**。消化酶分泌不足，胆酸分泌较少，对脂肪消化吸收较差，以母乳喂养为宜，**缺氧或喂养不当可引起坏死性小肠炎**。早产儿肝脏发育不成熟，肝葡萄糖醛酸基转移酶活性低，生理性黄疸出现程度较足月儿重，持续时间长。早产儿胎粪排出延迟。
5. **循环系统** 安静时心率较足月儿快，血压较足月儿低。
6. **血液系统** 血小板数量较足月儿略低，维生素K储存量少，凝血因子Ⅱ、Ⅶ、Ⅸ、Ⅹ活性较低。红细胞生成素低下，先天储铁不足，血容量增加迅速，"生理性贫血"出现早。
7. **泌尿系统** 早产儿肾小管对醛固酮反应低下，肾脏排钠增多，**易发生低钠血症**。血中碳酸氢盐浓度极低，阴离子间隙较高，肾小管排酸能力受限制，蛋白质入量增多时易发生代谢性酸中毒。
8. **神经系统** 胎龄越小，反射越差，早产儿易发生缺氧，引起缺氧缺血性脑病。早产儿易发生颅内出血。
9. **其他** 早产儿吸吮能力差，食物耐受力差，出生1周内热量供给低于足月儿。早产儿皮质激素及降钙素分泌较高，终末器官对甲状旁腺素反应低下，易发生低钙血症。早产儿免疫系统不完善，免疫球蛋白含量低，特别是分泌型IgA缺乏，易患感染性疾病。

二、护理措施

1. **环境** 室内温度为24~26℃，晨间护理时提高到27~28℃，湿度55%~65%。室内还配备培养箱、远红外保暖床、微量输液泵、吸引器和复苏抢救设备。
2. **保暖** 体重小于2000g者尽早放在培养箱保暖，体重越轻，箱温越高。体重大于2000g者维持体温36.5~37℃。头部戴绒布帽；操作集中，在远红外辐射床保暖下进行。每日测体温6次。
3. 合理喂养
（1）尽早开奶，以防止低血糖。提倡母乳喂养，无法母乳喂养者以早产儿配方乳为宜。喂乳量根据早产儿耐受力而定，以不发生胃潴留及呕吐为原则，同时需要结合患儿临床生理特点、病理情况以及喂养耐受情况制订个体化加量方案。吸吮能力差和吞咽不协调者可间歇鼻饲喂养、持续鼻饲喂养，能量不足者以静脉高营养补充并合理安排，补液与喂养时间交叉，尽可能减少血糖浓度波动。每天详细记录出入量、准确测量体重，以便分析、调整喂养方案，满足能量需求。
（2）早产儿缺乏维生素K依赖凝血因子，出生后应及时补充维生素K，预防出血症。除此之外还应补充维生素A、维生素C、

维生素D、维生素E和铁剂等物质。

小试身手 10.早产儿喂养后应取

A. 平卧位　　　　　　B. 左侧卧位　　　　　C. 右侧卧位　　　　　D. 俯卧位　　　　　E. 半坐位

（5）评估：准确记录24小时出入液量，每日晨起空腹测体重一次。

4. 维持有效呼吸。

5. **预防出血**　肌内注射维生素K₁，连用3天。

小试身手 11.为了预防出血症，早产儿出生后应注射

A. 维生素K₁　　　　B. 维生素C　　　　　C. 维生素B₁₂　　　　D. 维生素B₆　　　　E. 维生素B₁

6. 预防感染　脐部未脱落用分段沐浴，沐浴后保持脐部皮肤清洁干燥。严格执行消毒隔离制度，防止交叉感染。

7. 密切观察病情　加强巡视，正确喂养，及早发现病情变化，做好抢救准备。

第四节　新生儿窒息

浪里淘沙—核心考点

新生儿窒息是指胎儿因缺氧发生宫内窘迫或娩出过程中引起呼吸循环障碍。

一、病因及发病机制

凡是造成胎儿或新生儿血氧浓度下降的因素均可引起窒息，以产程开始后多见。

1. **孕母因素**　①母亲患糖尿病、心肾疾病等；②产科疾病如妊高征、前置胎盘等；③孕母吸毒、吸烟等；④母亲年龄>35岁或<16岁，多胎妊娠等。

2. **胎盘和脐带因素**　①前置胎盘、胎盘早剥、胎盘老化等；②脐带受压、打结、绕颈等。

3. **分娩因素**　①难产、手术产，如高位产钳等；②产程中麻醉、镇痛剂、催产药使用不当等。

4. **胎儿因素**　①早产儿、小于胎龄儿、巨大儿等；②呼吸道畸形、先心病等；③羊水或胎粪吸入阻塞呼吸道；④宫内感染致神经系统受损等。

二、临床表现

缺氧早期胎动加速，胎心率加快≥160次/分；晚期胎动减少或消失，胎心减慢或停搏，羊水被胎粪污染呈黄绿或墨绿色。临床上根据生后1分钟Apgar评分，将窒息分为轻度、重度，0~3分为重度；4~7分为轻度。如5分钟评分仍低于6分者，神经系统受损较大。

小试身手 12.应用Apgar判断新生儿窒息程度时，其时间是在生后

A. 10分钟　　　　　B. 7分钟　　　　　C. 5分钟　　　　　D. 3分钟　　　　　E. 1分钟

三、治疗原则

1. 早期预防　治疗孕妇疾病，及时进行Apgar评分，做好抢救准备。

2. 及时复苏　**采用国际公认的ABCDE复苏方案。**

3. 复苏后处理　评估呼吸、心率、血压、肤色、氧饱和度及神经系统症状。

四、护理措施

1. 新生儿窒息复苏　积极配合医生按ABCDE程序复苏。

A. **保持呼吸道通畅**：患儿仰卧，颈部轻微伸仰。迅速清除口鼻、咽及气道分泌物。

B. **建立呼吸**，增加通气：如无自主呼吸、心率小于100次/分者立即用复苏器加压给氧，面罩密闭遮盖口鼻；**通气频率为40~60次/分**；通气有效可见胸廓起伏至出现自主呼吸和皮肤转红。

C. **建立有效循环**：胸外心脏按压，**采用双拇指（环抱法）或双指法，操作者双拇指并排或重叠于患儿胸骨体下1/3**，其他手指围绕胸廓托着后背，**按压频率为90次/分，胸外按压和正压通气比例为3∶1，即90次/分按压和30次/分呼吸**，达到每分钟约120次。因此，每个动作约0.5s，2s内3次胸外按压加1次正压通气。按压和放松比例为按压时间稍短于放松时间，**放松时拇指或其余手指不离开胸壁。压下深度为1.5~2cm**。按压有效可摸到颈动脉和股动脉搏动。

小试身手 13.新生儿窒息进行胸外心脏按压时的频率（次/分），正确的是

A. 40　　　　　B. 60　　　　　C. 80　　　　　D. 100　　　　　E. 120

D. 药物治疗：建立静脉通路，**首选脐静脉**，保证药物及时进入体内；胸外按压心脏不能恢复正常循环时，**可给予静脉、气管内注入1∶10000肾上腺素**；遵医嘱及时输入纠酸、扩容剂等。

E. 评价：30秒重新评估心率，如心率仍<60次/分，除继续胸外按压外，考虑使用肾上腺素。复苏后至少监护3天。

2. **保暖**　贯穿于整个治疗护理过程，将患儿置于远红外保暖床，病情稳定后置暖箱中保暖，**维持患儿肛温36.5~37℃**。

3. 加强监护　患儿取侧卧位，床旁备吸引器，遵医嘱使用止惊药物。重点监护神志、肌张力、体温、床温、呼吸、心率、血氧饱和度、血压、尿量和窒息，合理给氧，避免感染，观察用药反应。

小试身手 14. 一足月新生儿，出生体重3000 g，产时发现皮肤被羊水污染，Apgar评分如下：呼吸1分，心率2分，皮肤颜色0分，弹足底反应1分，肌张力1分（生后1分钟内），下列哪项处理措施是**不正确的**

A. 清理呼吸道　　　　　　　　B. 保暖　　　　　　　　　　C. 摆好体位，进一步复苏
D. 不需气管插管　　　　　　　E. 吸氧

第五节　新生儿缺氧缺血性脑病

浪里淘沙—核心考点

新生儿缺氧缺血性脑病是由于各种围生期因素引起缺氧和脑血流减少或暂停而导致新生儿脑损伤，是新生儿窒息后的严重并发症。

一、病因及发病机制

缺氧因素有围生期窒息、呼吸暂停、严重呼吸系统疾病、右向左分流型先心病等。缺血因素有心跳停搏或严重心动过缓、重度心力衰竭或周围循环衰竭等。

缺氧缺血性脑病脑损伤部位与胎龄有关。足月儿主要累及脑皮质、矢状窦旁区，早产儿易发生脑室周围白质软化。

二、临床表现

常见的表现为意识改变及肌张力变化。根据病情表现分为轻、中、重度。

1. **轻度**　兴奋、激惹、肢体及下颏出现颤动，拥抱反射活跃，肌张力正常，呼吸平稳，一般不出现惊厥。症状于24小时后逐渐减轻。辅助检查：脑电图正常，影像学诊断可无阳性表现。

小试身手 15. 下列哪项符合新生儿缺氧缺血性脑病轻度的表现
A. 惊厥　　　　　B. 嗜睡　　　　　C. 呼吸暂停　　　　　D. 肌张力降低　　　　　E. 拥抱反射活跃

2. **中度**　嗜睡，反应迟钝，肌张力降低，肢体自发动作减少，病情较重者出现惊厥。前囟张力正常或稍高，拥抱、吸吮反射减弱，瞳孔缩小，对光反应迟钝等。足月儿上肢肌张力减退较下肢重，早产儿下肢肌张力减退比上肢重。辅助检查：脑电图检查见癫痫样波或电压改变，影像诊断异常。

3. **重度**　意识模糊，昏迷，肌张力松软，肢体自发动作消失，频繁惊厥，反复呼吸暂停，前囟张力增高，拥抱、吸吮反射消失，瞳孔不等大，对光反差，心率减慢等。辅助检查：脑电图及影像诊断明显异常，脑干诱发电位异常。此期死亡率高，存活者多数留后遗症。

小试身手 16. 评估新生儿缺氧缺血性脑病，下列哪一项**不正确**
A. 有宫内窘迫或出生时窒息　　　　B. 多见于早产儿　　　　　C. 可出现意识障碍
D. 原始反射减弱或消失　　　　　　E. 肌张力增高或减弱

三、辅助检查

1. 血清肌酸磷酸激酶同工酶（CPK-BB）　脑组织受损时升高，正常值<10U/L。
2. 神经元特异性烯醇化酶（NSE）　神经元受损时此酶活性升高，正常值<6μg/L。
3. **脑电图**　轻度脑电图正常，中度见癫痫样波或电压改变。重度脑电图及影像诊断明显异常。
4. **头颅B超**　对基底神经节脑室及其周围出血有较高特异性。
5. CT扫描　有助于了解水肿范围、颅内出血类型，对预后判断有一定参考价值，最适合检查时间为生后2~5天。

四、治疗要点

本病关键是预防。治疗以支持疗法、控制惊厥和治疗脑水肿为主。
1. 支持疗法　给氧、改善通气，纠正酸中毒、低血糖；维持血压稳定。
2. 控制惊厥　首选苯巴比妥，20mg/kg，于15~30分钟静脉滴入；若不能控制惊厥，1小时后加用10mg/kg，12~24小时后给维持量，每日3~5mg/kg。肝功能不全者改为苯妥英钠，顽固性抽搐者加用地西泮或水合氯醛。
3. 治疗脑水肿　控制入量，用呋塞米（速尿）静脉注射，严重者用20%甘露醇。
4. 亚低温治疗　采用人工诱导的方法使体温下降2~4℃，减少脑组织的基础代谢，保护脑细胞，降温方式可以采用全身性或选择性头部降温。应用于发病6小时内，持续48~72小时。

> 锦囊妙记：新生儿缺氧缺血性脑病引起脑水肿首选呋塞米，其余情况引起脑水肿均首选甘露醇。

五、护理措施

1. 保持呼吸道通畅　维持呼吸功能，患儿取侧卧位、床旁备吸引器。
2. 加强监护　观察神志、肌张力、体温、床温、呼吸、心率、血氧饱和度、血压、尿量和窒息所致各系统症状。遵医嘱使用脱水剂，避免外渗，观察用药反应。
3. 安慰家长　介绍有关知识，耐心解答病情，减轻家长恐惧心理，取得家长最佳配合。

第六节　新生儿颅内出血

浪里淘沙—核心考点

一、病因及发病机制

1. **缺氧缺血性颅内出血**　凡是引起缺氧的因素均可引起颅内出血，**以早产儿多见**。

2. **产伤性颅内出血**　以足月儿多见，因胎头过大、臀位、急产、产程过长、高位产钳、多次吸引器助产等引起。胎头受挤压致小脑幕撕裂、硬脑膜下出血，大脑表面静脉撕裂常伴蛛网膜下隙出血。

3. **其他**　高渗液体输入过快、机械通气不当，血压波动过大，操作时头部按压过重引起颅内出血。

二、临床表现

颅内出血的症状、体征与出血部位和出血量有关，一般生后1~2天内出现。

1. **意识改变**　如易激惹、过度兴奋或表情淡漠、嗜睡、昏迷等。

2. **眼部症状**　凝视、斜视、眼球上翻、眼震颤等。

3. **颅内压增高**　脑性尖叫、前囟隆起、惊厥等。

4. **呼吸系统**　呼吸增快或减慢，呼吸不规则或暂停等。

5. 肌张力改变　早期增高，晚期降低。

6. **瞳孔改变**　大小不等，对光反应差。

7. 黄疸和贫血。

根据出血部位不同，临床上分为：

1. **脑室周围-脑室内出血**　最常见，多见于胎龄小于32周，体重低于1500g的早产儿。年龄越小发病率越高，是引起早产儿**死亡的主要原因之一**。

2. 原发性蛛网膜下隙出血　早产儿常见。

3. 脑实质出血　小静脉栓塞后使毛细血管内压力增高、破裂出血。

4. **硬膜下出血**　最常见的类型是产伤性颅内出血。

5. 小脑出血　常见于胎龄小于32周、体重低于1500g的早产儿，有产伤史的足月儿。

三、辅助检查

CT和B超　头颅B超是**脑室周围-脑室内出血的首选方法**，少数病例需与其他中枢神经系统疾病鉴别时，可行脑脊液检查。但蛛网膜下隙、后颅窝和硬膜外等部位出血需做CT确诊。

四、治疗原则

1. **支持疗法**　保持安静，减少搬动和刺激性操作。贫血患儿输入少量新鲜血浆或全血，静脉应用维生素C改善毛细血管通透性，减少出血和水肿。

2. **止血及对症处理**　维生素K_1、酚磺乙胺（止血敏）、卡巴克络（安络血）等。

3. **控制惊厥**　首选苯巴比妥，也可选地西泮、水合氯醛等。

小试身手　17.新生儿颅内出血出现惊厥时，首选的抗惊厥药物是

A.地西泮　　　　B.苯巴比妥　　　　C.苯妥英钠　　　　D.水合氯醛　　　　E.葡萄糖酸钙

4. **降低颅内压**　选用呋塞米（速尿）静脉注射，中枢性呼吸衰竭者用小剂量20%甘露醇。

5. 脑积水治疗　乙酰唑胺可减少脑脊液生成，必要时腰椎穿刺放脑脊液或侧脑室引流。

五、护理措施

1. **绝对保持安静**　护理操作轻、稳、准，尽量减少对患儿移动和刺激。

2. 保持呼吸通畅，改善呼吸功能。

3. 合理喂养，保证患儿热量及营养供给。

4. **密切观察病情变化**。

小试身手　18.护理颅内出血新生儿，以下哪项**不妥**

A.保持安静避免惊扰　　　　B.抬高头肩侧卧位　　　　C.抱起喂乳以防窒息

D.注意保暖，必要时吸氧　　　　E.按医嘱给予地西泮

第七节　新生儿黄疸

浪里淘沙—核心考点

新生儿黄疸是指新生儿时期由于胆红素在体内积聚而引起巩膜、皮肤、黏膜、体液和其他组织被染成黄色的现象。严重者

出现胆红素脑病（核黄疸），引起严重后遗症。

一、胆红素代谢特点

1.**胆红素生成较多**　每天新生儿胆红素生成约为成人2倍以上。
2.**联结的胆红素少**　新生儿出生后短期内有轻重不一的酸中毒，影响胆红素与白蛋白联结的数量。
3.肝功能不成熟，肠-肝循环的特殊性。

二、分类

（一）生理性黄疸

60%足月儿和80%以上早产儿生后2~3天出现黄疸，4~5天最重，足月儿2周内消退，未成熟儿延迟至3~4周，血清胆红素足月儿不超过205.2μmol/L（12mg/dl），早产儿<256.5μmol/L（15mg/dl），患儿一般情况良好，食欲可。

（二）病理性黄疸（高胆红素血症）

1.特点
（1）**黄疸出现早（24小时内）。**
（2）**黄疸程度重**：足月儿血清胆红素>205.2μmol/L（12mg/dl），早产儿>256.5μmol/L（15mg/dl）。
（3）**黄疸进展快**：血清胆红素迅速增高，每日上升>85.5μmol/L（5mg/dl）。
（4）**黄疸持续时间过长或退而复现**：足月儿>2周，早产儿>4周。
（5）血清结合胆红素>34.2μmol/L（2mg/dl）。
生理性黄疸与病理性黄疸的区别见表4-6-1。

表4-6-1　生理性黄疸与病理性黄疸的区别

不同点	生理性黄疸	病理性黄疸
出现时间	足月儿2~3天，早产儿3~5天	生后24小时
程度	每日血清胆红素升高小于85.5μmol/L（5mg/dl）	足月儿>205.2μmol/L（12mg/dl），早产儿>256.5μmol/L（15mg/dl）或每日上升>85.5μmol/L（5mg/dl）
消退时间	足月儿不超过2周，早产儿不超过3~4周	足月儿大于2周，早产儿大于4周
退而复现	无	有

2.病因
（1）**感染性**
1）**新生儿肝炎**：病毒通过胎盘传给胎儿或出生时经过产道感染，以巨细胞病毒、**乙型肝炎病毒为常见**。
2）**新生儿败血症、尿路感染**：细菌毒素作用于红细胞，加速红细胞破坏、损伤肝细胞，使肝结合胆红素的能力下降，导致黄疸加重。
（2）非感染性
1）**新生儿溶血**：最常见的是ABO系统和Rh系统血型不合。

小试身手 *19.发生新生儿ABO血型不合溶血病最常见的母婴血型是*
A.母A型、婴O型　　　　　　*B.母B型、婴O型*　　　　　　*C.母O型、婴A型*
D.母AB型、婴B型　　　　　　*E.母AB型、婴A型*

2）胆道闭锁：胆红素排泄不畅，血清含量增高。

三、临床表现

1.**生理性黄疸**　**巩膜出现黄染，继之皮肤黄染**，严重者胃内容物、眼泪及脑脊液呈黄色，一般状况好，肝功能正常。
2.**病理性黄疸**　**生后第一天出现**，皮肤发黄、昏睡、棕色尿液、食欲差、暗色大便。新生儿溶血病常引起严重的病理性黄疸，轻者为黄疸；重者贫血明显，有水肿、心力衰竭、肝脾大。

四、病理性黄疸的常见疾病

1.**新生儿溶血病**　是指母婴血型不合、母血中血型抗体通过胎盘进入胎儿循环，发生同种免疫反应导致胎儿、新生儿红细胞破坏而引起的溶血。
2.**母乳性黄疸**　母乳喂养后4~5天出现，持续升高，2~3周达高峰，1~3个月逐渐消退。患儿一般状态良好，停喂母乳3天黄疸明显下降。
3.先天性胆道闭锁　以结合性胆红素增加为主，肝功能异常，B超检查可协助诊断。如不及时治疗3~4个月后演变为胆汁性肝硬化。
4.新生儿肝炎　巨细胞病毒、乙型肝炎病毒最常见。病毒通过胎盘使胎儿感染，或通过产道时被感染。
5.新生儿败血症　细菌毒素加快红细胞破坏、损坏肝细胞。

五、治疗原则

1. 针对病因给予相应治疗。
2. **降低血清胆红素** 尽早喂养，促进肠道正常菌群建立，保持大便通畅，减少肠壁对胆红素的吸收。必要时采用蓝光疗法。
3. **保护肝脏** 预防和控制病毒、细菌感染，避免使用肝毒性药物。
4. **降低游离胆红素** 输入人体血浆和白蛋白，防止胆红素脑病。
5. 纠正缺氧和水电解质紊乱，维持酸碱平衡。

六、护理措施

1. **密切观察病情** 评估皮肤黄染部位、范围和深度，估计血清胆红素升高的程度。观察患儿哭声、吸吮力、肌张力的变化，判断有无胆红素脑病（核黄疸）发生。

小试身手 20. 足月儿，生后7天，皮肤黄染，血清总胆红素285μmol/L，接受蓝光治疗。为预防核黄疸，护士应当严密监测

A. 体温　　　　　B. 脉搏　　　　　C. 呼吸　　　　　D. 精神　　　　　E. 出血

2. **保暖** 体温维持在36~37℃，避免低体温阻止胆红素与白蛋白结合。
3. **尽早喂养** 刺激肠道蠕动，促进胎便排出。同时有利于肠道建立正常菌群，减少胆红素的肝-肠循环，减轻肝脏负担。
4. **遵医嘱补液和白蛋白治疗**，纠正酸中毒和防止胆红素脑病。

小试身手 21. 对母乳性黄疸小儿喂养的正确指导是

A. 立即给予牛奶喂养　　　　　B. 口服葡萄糖水　　　　　C. 给予乳粉喂养
D. 暂停母乳待黄疸消退后再喂母乳　　　　　E. 母乳与牛乳交替喂哺

第八节 新生儿肺透明膜病

浪里淘沙—核心考点

一、病因及发病机制

新生儿肺透明膜病又称新生儿呼吸窘迫综合征，**常见于早产儿**。主要表现为生后不久出现进行性呼吸困难和呼吸衰竭。

新生儿肺透明膜病是由于缺乏肺泡表面活性物质引起。肺泡表面活性物质可降低肺泡表面张力，避免肺泡萎陷。缺乏时肺泡壁表面张力增高，肺泡萎陷，导致通气不良，出现缺氧、发绀，代谢性酸中毒，并使毛细血管通透性增高，液体漏出，肺间质水肿和纤维蛋白沉积在肺泡表面形成嗜伊红透明膜。

二、临床表现

出生时或生后2~6小时内即出现呼吸困难，进行性加重，出现鼻翼扇动、发绀、吸气时胸廓凹陷，呼气时呻吟。**呼吸窘迫进行性加重为本病特点。**

小试身手 22. 新生儿肺透明膜病出现呼吸困难发生在生后

A. 2~6小时　　　B. 6~12小时　　　C. 12~24小时　　　D. 24~48小时　　　E. 48~72小时

小试身手 23. 新生儿肺透明膜病的临床特点是

A. 肌张力低下　　　B. 发绀　　　C. 发热　　　D. 前囟饱满　　　E. 呼吸窘迫进行性加重

小试身手 24. 新生儿肺透明膜病出现呼吸困难的时间一般**不超过**

A. 出生后1小时　　　B. 生后6小时　　　C. 生后12小时　　　D. 生后24小时　　　E. 生后72小时

三、辅助检查

1. **X线检查** 生后24小时X线有特征表现：①毛玻璃样改变：两肺透光度降低，弥漫性均匀网状颗粒阴影；②支气管充气征；③"白肺"。
2. **胃液振荡试验（泡沫稳定试验）** 有助于确诊，泡沫多者可排除本病。

四、治疗原则

纠正缺氧，使用表面活性物质替代治疗，对症处理。

五、护理措施

1. **氧疗护理** 尽早使用持续正压呼吸（CPAP）给氧，可用呼吸机CPAP吸氧（鼻塞接呼吸机行CPAP通气），压力为0.392~0.588kPa（4~6cmH$_2$O），早产儿从0.196~0.293kPa（2~3cmH$_2$O）开始。操作时水封瓶放在距患儿水平位下30~50cm处。
2. **气管内滴入表面活性物质** 用药后6小时内禁止呼吸道内吸引。
3. **保暖** 室内温度维持在22~24℃，肤温在36~36.5℃，以降低机体耗氧；相对湿度55%~65%，减少体内水分丢失。
4. **严密观察病情；注意无菌操作，预防感染。**

小试身手 25.肺表面活性物质的使用方法为

A.口服　　　　　　　B.静脉注射　　　　　　C.气管滴入　　　　　　D.肌内注射　　　　　　E.皮下注射

小试身手（26~28题共用题干）

患儿，男，孕32周早产，生后5小时出现进行性呼吸困难，发绀、呻吟、拒食，两肺呼吸音低，肺部可闻及细湿啰音。

26.对该患儿最可能的诊断是

A.吸入性肺炎　　　　B.新生儿颅内出血　　　C.新生儿败血症　　　D.新生儿窒息　　　　E.肺透明膜病

27.该患儿出现呼吸困难的原因可能是

A.大量吸入羊水　　　　　　　　B.胎粪阻塞支气管　　　　　　　　C.缺乏肺泡表面活性物质

D.肺部细菌感染　　　　　　　　E.肺发育不良

28.应对该患儿实施的紧急护理措施是

A.暖箱保暖　　　　　　　　　　B.鼻饲供给营养　　　　　　　　　C.给予抗生素预防感染

D.正压给氧气　　　　　　　　　E.纠正酸中毒

第九节　新生儿肺炎

浪里淘沙—核心考点

新生儿肺炎分为**吸入性肺炎和感染性肺炎**。

一、吸入性肺炎

1.病因和发病机制　胎儿在宫内或娩出时吸入羊水引起肺炎，称**羊水吸入性肺炎**；吸入被胎粪污染的羊水，称**胎粪吸入性肺炎**；出生后因喂养不当、吞咽障碍、吮乳后呕吐、食道闭锁和唇腭裂等导致乳汁吸入而致肺炎，称**乳汁吸入性肺炎**。其中以胎粪吸入性肺炎病死率最高。

2.临床表现　羊水、胎粪吸入者多有宫内窘迫、出生时窒息史，患儿表现为呻吟、呼吸急促（呼吸>60次/分）、呼吸困难、青紫、鼻翼扇动、三凹征、口吐泡沫或从口流出液体，大量羊水吸入性肺炎两肺可闻及干、湿性啰音。**胎粪吸入小儿皮肤、指甲、口腔黏膜呈黄绿色，缺氧严重者出现神经系统症状**，双目凝视、尖叫、惊厥；乳汁吸入性肺炎患儿喂奶时有呛咳，乳汁从口鼻流出，面色青紫，吸入量过多有窒息。

3.治疗原则　尽快清除吸入物，保持呼吸道通畅；给氧，保暖，对症处理。

小试身手 29.黏稠胎粪污染羊水时，新生儿娩出后应立即

A.加压吸氧　　　　　　　　　　B.应用呼吸兴奋剂　　　　　　　　C.气管插管和气管内吸引

D.触觉刺激　　　　　　　　　　E.胸外按压

二、感染性肺炎

（一）病因

1.**宫内感染**　以病毒为主，胎儿在宫内吸入污染羊水引起，或胎膜早破时阴道细菌上行感染，或母孕期受感染，**病原体通过胎盘达胎儿肺部引起感染**。胎儿通过羊水感染以革兰阴性杆菌如大肠埃希菌为主。

2.**出生时感染**　分娩过程中吸入产道分泌物或断脐不洁发生血行感染。

3.**出生后感染**　由上呼吸道下行感染肺部或病原体通过血循环引起肺感染。以革兰阳性球菌如金黄色葡萄球菌、链球菌、肺炎球菌为主。

（二）临床表现

宫内感染患儿出生时常有窒息史，症状出现较早，多在12~24小时之内发生。患儿症状不典型，主要表现反应差、哭声弱、拒奶、口吐白沫、呼吸浅促、发绀、呼吸不规则、体温不稳，病情严重者出现点头呼吸或呼吸暂停；肺部体征不明显，双肺呼吸音粗。金黄色葡萄球菌肺炎易并发脓胸、脓气胸等。

（三）治疗原则

1.**根据病原体选择抗生素**，如肺炎链球菌、B族β溶血性链球菌肺炎选用青霉素；金黄色葡萄球菌肺炎选用头孢菌素；大肠埃希菌肺炎可选用阿米卡星。

2.保持呼吸道通畅，合理喂养和氧疗。

（四）护理措施

1.保持呼吸道通畅；合理用氧，改善呼吸功能；维持正常体温。

2.补充足够能量和水分。

3.密切观察病情。

小试身手（30~32题共用题干）

患儿出生后6天，呼吸浅促，鼻翼扇动，口唇发绀，吸气性三凹症。两肺呼吸音粗糙，可闻及湿啰音。

30.最可能的诊断是

A.呼吸衰竭　　　B.感染性肺炎　　　C.败血症　　　D.新生儿肺透明膜病　　　E.硬肿症

31. 首选的药物治疗是

A. 激素　　　　　　B. 抗生素　　　　　　C. 能量合剂　　　　　　D. 镇静剂　　　　　　E. 脱水剂

32. 以下哪项护理措施**不正确**

A. 保持呼吸道通畅　　B. 及时吸氧　　　　　C. 拍击指甲　　　　　　D. 静脉方式给药　　　　E. 保证蓝光治疗的效果

第十节　新生儿败血症

浪里淘沙—核心考点

新生儿败血症是指新生儿期病原体侵入血循环并在血液中生长繁殖，产生毒素而引起的全身感染。

一、病因

新生儿免疫系统不完善，皮肤、黏膜屏障功能差，**未愈合的脐部是病原体侵入的门户**，细菌一旦入侵易引起全身感染。**最常见的是葡萄球菌**，其次为大肠埃希菌、表皮葡萄球菌。**新生儿败血症感染的途径有产前、产时或产后。孕妇产前有感染史，尤其是羊膜腔感染更易引发。**产时感染多因产程延长、胎膜早破或分娩时吸入污染的羊水，也与助产时消毒不严有关。**产后感染细菌从脐部、皮肤、黏膜损伤处及呼吸道、消化道等侵入机体引起感染。**

小试身手 33. 新生儿败血症出生后感染的主要途径是

A. 脐部　　　　　　B. 呼吸道　　　　　　C. 消化道　　　　　　D. 泌尿道　　　　　　E. 皮肤、黏膜

二、临床表现

无特征性表现。出生后7天内出现症状者称为早发型败血症；7天后出现症状者称为迟发型败血症。早期表现为精神不佳、哭声减弱、体温异常等，继而发展为精神萎靡、嗜睡、拒乳、不哭、不动，未成熟儿则表现为体温不升，出现病理性黄疸并逐渐加深，严重者可出现惊厥、昏迷、出血、休克、呼吸异常，少数患儿发展为循环衰竭、DIC、中毒性肠麻痹、酸碱平衡紊乱及核黄疸。

小试身手 34. 新生儿败血症最常见的并发症是

A. DIC　　　　　　B. 肺炎　　　　　　C. 化脓性脑膜炎　　　　D. 化脓性关节炎　　　　E. 坏死性小肠炎

三、辅助检查

外周血常规，直接涂片找菌，**血培养阳性**。

四、治疗原则

选用敏感抗感染药物；处理局部病灶；对症治疗和支持疗法。

五、护理措施

1. **保护性隔离，避免交叉感染**；保证营养供给。**保证抗生素有效进入体内。**
2. 清除局部感染灶，如脐炎、脓疱疮、皮肤破损等，防止感染扩散。
3. 严密观察病情变化，如出现面色发灰、哭声低弱、尖叫、呕吐频繁等症状时，提示脑膜炎。

小试身手 35. 新生儿败血症体温过高时，首选的护理措施是

A. 乙醇擦浴　　　　　　　　　B. 冷盐水灌肠　　　　　　　　　C. 冰袋置于体表大血管处
D. 松解包被　　　　　　　　　E. 按医嘱给予退热药

第十一节　新生儿寒冷损伤综合征

浪里淘沙—核心考点

新生儿寒冷损伤综合征又称新生儿硬肿症，是指新生儿期由多种原因引起皮肤和皮下脂肪变硬和水肿的一种疾病。

一、病因及发病机制

未完全明确，寒冷、早产、低体重、感染和窒息是其致病因素。

新生儿体温调节中枢不完善；体表面积较大，皮肤薄，血管丰富，易散热；早产儿棕色脂肪不足，缺氧、酸中毒及感染时产热不足，容易出现低体温；皮下脂肪组织中饱和脂肪酸多，熔点高，体温降低时易凝固。低体温和皮肤硬肿使皮肤血管痉挛，血流缓慢凝滞，造成组织缺氧、代谢性酸中毒和微循环障碍，引起DIC和全身多器官功能衰竭。

二、临床表现

以生后1周内新生儿和未成熟儿多见。夏季发病者多是严重感染、重度窒息引起。**表现为拒乳、反应差、哭声低、心音低**

钝、心率减慢、尿少、**体温常低于35℃**。重者患儿低于30℃，皮肤发凉、硬肿、颜色暗红、不易捏起、按之如硬橡皮。硬肿发生顺序为：**小腿-大腿外侧-下肢-臀部-面颊-上肢-全身**，严重者出现肺出血、循环/呼吸衰竭及肾衰竭等，合并DIC时危及生命。

> 锦囊妙记：新生儿寒冷损伤综合征的主要症状为"三不"，即不吃、不哭、体温不升。硬肿症的发生顺序可简单记为：当患儿把手举起来就是从下到上，即小腿-大腿外侧-下肢-臀部-面颊-上肢。

三、治疗原则

复温、支持疗法、合理用药、对症处理。

四、护理措施

1.**复温**　是治疗护理的关键措施，循序渐进，逐步复温。

（1）肛温>30℃，腋-肛温差为正值的轻中度硬肿患儿放入30℃暖箱中，**根据体温恢复情况逐步复温到30~34℃范围，6~12小时恢复正常体温**。无条件者用温暖襁褓包裹，放在25~26℃室温环境中，用热水袋、热炕、母亲怀抱保暖。

（2）肛温<30℃，腋-肛温差为负值的重度患儿，先将患儿放入比肛温高1~2℃的暖箱中，逐步提高箱温，每小时升高1~1.5℃，每小时监测肛温、腋温1次，于12~24小时恢复正常体温。

> 锦囊妙记：不同肛温患儿箱温设定值、复温时间不同，考生应注意比较，详细情况见表4-6-2。

表4-6-2　不同肛温患儿箱温设定值、复温时间

肛温	暖箱温度	复温时间
>30℃	30℃	6~12小时
<30℃	比肛温高1~2℃	12~24小时

小试身手 36.轻中度新生儿寒冷损伤综合征患儿要求在多长时间内恢复正常体温

A.2小时　　　　B.2~6小时　　　　C.6~12小时　　　　D.12~24小时　　　　E.24~48小时

2.合理喂养，预防感染。

3.病情观察，监测体温。观察暖箱及室内温度、湿度变化并及时调整。备好抢救药物。

小试身手（37~39题共用题干）

患儿，女，孕33周顺产，日龄5天，出生后第3天开始出现哭声弱，吸吮无力，两下肢硬肿，精神差，皮肤黄染，体温30℃。

37.患儿最主要的护理问题是

A.体温过低　　　　B.营养失调　　　　C.有感染的危险　　　　D.家属知识缺乏　　　　E.皮肤完整性受损

38.此时对该患儿主要的护理措施是

A.预防感染　　　　　　　　B.保暖、复温　　　　　　　　C.供给足够的营养及水分

D.纠正酸中毒　　　　　　　E.供给氧气

39.对该患儿的处理，以下哪项**不妥**

A.立即放入30℃暖箱内保暖　　　　B.密切监测体温、脉搏、呼吸　　　　C.6~12小时内恢复正常体温

D.严格无菌操作，预防感染　　　　E.早期喂哺，多喂奶，提供足够热量

第十二节　新生儿破伤风

浪里淘沙—核心考点

一、病因

新生儿破伤风是指破伤风梭状杆菌**经脐部**侵入产生痉挛毒素引起感染。**破伤风芽孢梭状杆菌为革兰阳性厌氧菌**，在缺氧环境中生长繁殖，接生时如消毒不严或脐部不洁，破伤风梭状杆菌侵入脐部，在缺氧环境下繁殖并产生破伤风痉挛毒素，引起全身肌肉痉挛。

二、临床表现

潜伏期为4~8天。发病越早，发作期越短，病死率越高。初期患儿烦躁不安，**咀嚼肌先受累，张口及吸吮困难**，随后牙关紧闭，面肌痉挛，口唇皱缩、口角上牵，出现苦笑面容，为本病的主要特征，继而双拳紧握、上肢屈曲、下肢伸直，呈角弓反张，间歇期肌强直存在，轻微刺激均可引起痉挛发作。发作间期患儿神志清醒，早期多不发热。病情加重时出现呼吸肌、喉肌

痉挛引起呼吸困难、青紫、窒息；膀胱和直肠括约肌痉挛，出现尿潴留和便秘，常并发肺部感染。因缺氧窒息死亡。

小试身手 40.新生儿破伤风的主要特征是

A.高热　　　　　B.惊厥　　　　　C.呼吸困难　　　　　D.意识模糊　　　　　E.苦笑面容

三、治疗原则

控制痉挛，保证营养，对症治疗和预防感染。

四、护理措施

1.**控制痉挛**　注射破伤风抗毒素（TAT）中和游离毒素。使用前做皮试，皮试阴性后再注射或静脉滴入1万~2万IU。

2.**减少刺激**　患儿住单间房，专人看护，房间应避光、隔音。各种治疗及护理在镇静剂发挥最大作用时集中治疗，操作时动作轻、细、快，静脉输液时应用使用留置针。

3.**遵医嘱静脉注射地西泮**、苯巴比妥、水合氯醛等，严禁药液外渗。

4.**处理脐部**　用消毒剪刀剪去残留脐带的远端并重新结扎，近端用3%过氧化氢清洗局部，涂以2%碘酊。保持脐部清洁干燥。脐部严重感染或脐周脓肿清创引流。接触伤口的敷料焚烧。

5.密切观察病情，保持呼吸道通畅，保证营养。

6.**健康教育**。普及新法接生，严格无菌操作是预防新生儿破伤风的主要措施。

小试身手 41.对新生儿破伤风的护理，下述**不正确**的是

A.置于单独病室　　　　　B.保持病室安静　　　　　C.患儿戴避光眼罩

D.经常触摸婴儿使其安静　　　　　E.使用镇静剂后集中完成各种操作

第十三节　新生儿胃-食管反流

浪里淘沙—核心考点

胃-食管反流是指下端食管括约肌功能不全，胃内容物反流入食管。好发于新生儿，早产儿最常见。

一、病因及发病机制

1.**防止反流的屏障功能失调**　安静状态下下端食管括约肌保持一定压力，下端食管关闭，阻止胃内容物反流到食管。如下端食管括约肌缺如，括约肌屏障功能减弱，不能有效阻止胃内容物反流。

2.**食管蠕动功能障碍**　当食物由胃反流入食管时，上端食管又出现向下的继发性蠕动波，很快将反流的食物又送入胃内。当食管蠕动功能障碍时，继发性蠕动波减弱，反流食物继续上溢。

3.**其他**　食管裂孔疝、食管闭锁患儿术后、激素影响等易出现胃食管反流。

二、临床表现

最常见症状为反复呕吐，出现溢乳、轻度呕吐或喷射性呕吐等；体重不增或减轻，严重者出现营养不良。反流物吸入可致呛咳、窒息。有些患儿伴食管气管瘘、先天性心脏病等。

三、护理措施

1.**防止窒息**　轻症患儿进食时或进食后1小时保持直立位或取50°角仰卧位；严重者24小时予以体位治疗，即木板床头抬高30°，患儿头侧向一侧，取俯卧位用背带固定，防止反流物吸入。

2.**合理喂养**

（1）**少量多餐**：增加喂奶次数，缩短喂奶间隔时间。

（2）**胃管喂养**：①间歇胃管喂养，每隔1~2小时喂养一次；②持续胃管喂养时用推注泵控制流速，一般4小时的奶量在3小时内推注完成后休息1小时，在第2次推注前，先测定胃内残余量，计入第2次喂养的总量中。对反复出现呼吸暂停的早产儿不主张胃管法。

3.保证药物和液体进入。

4.如采用外科治疗，做好术后护理。

第十四节　新生儿低血糖

浪里淘沙—核心考点

凡全血血糖<2.2mmol/L（40mg/dl）可诊断为新生儿低血糖。

小试身手 42.新生儿低血糖的诊断标准是全血血糖低于

A.0.1mmol/L　　　　　B.1.1mmol/L　　　　　C.1.7mmol/L　　　　　D.2.2mmol/L　　　　　E.2.7mmol/L

一、病因及发病机制

葡萄糖产生过少、葡萄糖消耗增加、胰岛素分泌过多和遗传代谢障碍。

二、临床表现

无症状或无特异性症状，表现为反应差、烦躁、喂养困难、哭声异常、肌张力低、易激惹、惊厥、呼吸暂停等。**补充葡萄糖后症状消失、血糖恢复正常。**

三、治疗原则

无症状低血糖进食葡萄糖，如无效改为静脉输注葡萄糖。**有症状患儿静脉输注葡萄糖。对持续或反复低血糖者除静脉输注葡萄糖外，静脉滴注氢化可的松、肌内注射胰高血糖素或口服泼尼松。**

四、护理措施

1. 出生后能进食者尽早喂养，给予10%葡萄糖或吸吮母乳。
2. **观察病情**　观察患儿神志、哭声、呼吸、肌张力及抽搐情况，发现呼吸暂停立即拍背、弹足底等。根据患儿缺氧程度合理给氧。

小试身手 43. 低血糖的新生儿在葡萄糖静脉输注中，需定期监测血糖。防止发生

A. 充血性心衰　　　B. 低血糖休克　　　C. 酮症酸中毒　　　D. 医源性高血糖　　　E. 心跳、呼吸骤停

参考答案

1.E　2.D　3.B　4.E　5.A　6.C　7.A　8.A　9.B　10.C　11.A　12.E　13.E　14.D　15.E　16.B　17.B　18.C　19.C　20.D
21.D　22.A　23.E　24.C　25.C　26.E　27.C　28.D　29.C　30.B　31.B　32.E　33.A　34.C　35.D　36.C　37.A　38.B　39.A
40.E　41.D　42.D　43.D

第七章 营养性疾病患儿的护理

统领全局—考试大纲

1. 熟练掌握营养不良的病因、发病机制、临床表现和并发症。
2. 掌握营养不良的辅助检查。
3. 熟练掌握营养不良的治疗原则和护理措施。
4. 掌握小儿肥胖症的病因。
5. 熟练掌握小儿肥胖症的临床表现。
6. 掌握小儿肥胖症的辅助检查和治疗原则。
7. 熟练掌握小儿肥胖症的护理措施。
8. 熟练掌握维生素D缺乏性佝偻病和维生素D缺乏性手足搐搦的病因、发病机制、临床表现、治疗原则和护理措施。
9. 熟练掌握锌缺乏症的病因。
10. 掌握锌缺乏症的临床表现。
11. 熟练掌握锌缺乏症的辅助检查。
12. 掌握锌缺乏症的治疗原则和护理措施。

第一节 蛋白质–能量营养不良

浪里淘沙—核心考点

蛋白质–能量营养不良是因缺乏热能和（或）蛋白质引起的一种营养缺乏症，多见于3岁以下婴幼儿。

一、病因

1. **长期摄入不足** 母乳不足而未添加其他乳品；骤然断奶而未添加辅食；长期以淀粉类食品为主；长期偏食、挑食等。
2. **消化吸收障碍** 消化系统畸形如唇腭裂、幽门梗阻等，消化系统疾病如迁延性腹泻、过敏性肠炎、肠吸收不良综合征等均可影响食物消化和吸收。
3. 需要量增多 急、慢性传染病的恢复期，双胎、早产、生长发育过快时期等。
4. 消耗量过大 大量蛋白尿、长期发热、烧伤、甲状腺功能亢进症、恶性肿瘤等均致蛋白质消耗或丢失过多。

二、发病机制

长期能量摄入不足，导致自身组织消耗。糖原不足或消耗过多致低血糖；脂肪消耗致血清胆固醇下降、脂肪肝；蛋白质供给不足致白蛋白下降、低蛋白水肿。同时还发生各组织器官功能障碍。

三、临床表现

营养不良患儿常伴维生素A缺乏。营养不良早期表现为体重不增，体内脂肪消失，体重减轻，久之升高低于正常，身材矮小。

小试身手 1.小儿营养不良的最初症状是

A.消瘦　　　　B.体重不增或减轻　　　C.面部皮下脂肪减少　　　D.乏力　　　　　　E.纳差

皮下脂肪消耗顺序依次为腹部、躯干、臀部、四肢，最后是面部，额部出现皱褶，两颊下陷，颧骨突出，形如"老人"。皮肤干燥、苍白、松弛、肌肉萎缩、肌张力低下。体温低、脉搏减慢、心音低钝、血压偏低。初期烦躁，后期冷漠。临床上将营养不良分为三度，见表4-7-1。

表4-7-1 婴幼儿不同程度营养不良的特点

营养不良程度	Ⅰ度（轻）	Ⅱ度（中）	Ⅲ度（重）
实际体重为理想体重的百分比	80%~89%	70%~79%	<70%
腹部皮下脂肪厚度（cm）	0.4~0.8	<0.4	消失
身高（长）	正常	低于正常	明显低于正常，低于P3（均数减3个标准差）
消瘦	不明显	明显	皮包骨样
皮肤	干燥	干燥、苍白	苍白、干皱，无弹性，可出现瘀点
肌张力	正常	明显降低、肌肉松弛	肌张力低下、肌肉萎缩
精神状态	正常	烦躁不安	萎靡、反应低下、抑制与烦躁交替

小试身手 2. 营养不良患儿皮下脂肪消耗的顺序是

A. 面颊→躯干→腹部→臀部→四肢　　　B. 躯干→腹部→臀部→四肢→面颊　　　C. 臀部→四肢→面颊→躯干→腹部

D. 腹部→躯干→四肢→面颊→臀部　　　E. 腹部→躯干→臀部→四肢→面颊

四、并发症

营养不良患儿常并发营养性贫血，因多种维生素缺乏而出现干眼症、口腔炎、末梢神经炎，还可出现皮肤、黏膜出血点、齿龈水肿，鼻出血及上呼吸道感染、肺炎等。

五、辅助检查

最突出表现是血清白蛋白浓度降低；胰岛素样生长因子1（IGF-1）水平下降，是诊断营养不良的较好指标。

六、治疗要点

采取综合性治疗措施，包括调整饮食、补充营养物质；祛除病因，治疗原始疾病；控制感染；改善消化和代谢功能；治疗并发症。

小试身手 3. 营养不良患儿治疗原则**不包括**

A. 治疗并发症　　　　　　　　B. 尽早补充白蛋白　　　　　　　　C. 控制感染

D. 祛除病因，治疗原发病　　　E. 调整饮食补充营养物质

七、护理措施

1. **饮食管理**　**循序渐进，逐渐补充**。轻度营养不良患儿在维持原膳食的基础上，**添加含蛋白质和热量丰富的食物**，开始每日可供给热量251~335kJ/kg（60~80kcal/kg），以后逐渐递增。中重度营养不良患儿，**热能和营养物质供应从每日165~230kJ/kg（45~55kcal/kg）开始，由低到高，逐渐增加**。

> 锦囊妙记：轻度营养不良患儿消化功能正常，因此，可直接供给较高能量的食物。而中、重度营养不良患儿消化功能较差，尽管其需要更多的能量，但只能循序渐进、从低热量开始。

小试身手 4. 对于轻度营养不良的患儿，开始每日可以供给能量

A. 100~130kJ/kg　　B. 150~230kJ/kg　　C. 251~335kJ/kg　　D. 350~430kJ/kg　　E. 450~530kJ/kg

2. **病情观察**　密切观察患儿病情变化。**患儿清晨易出现低血糖，出现出汗、皮肤湿冷、脉弱、血压下降等休克表现及呼吸暂停，需立即静脉注射25%的葡萄糖溶液进行抢救**；对维生素A缺乏引起的眼睛干涩用生理盐水湿润角膜、涂抗生素眼膏，同时口服或注射维生素A；腹泻、呕吐的患儿易引起酸中毒，应密切观察。

3. **促进消化、改善食欲**　遵医嘱指导患儿口服各种消化酶（胃蛋白酶等）和B族维生素。

4. **健康教育**。

> 好礼相送　　　　　　　　　　**小儿营养不良口诀（武哥总结，严禁转载，违者必究）**
>
> 营养不良，喂养不当；早期表现，体重不增；脂肪消耗，先腹后面；营养分度，一定记清；
> 轻度十五，中度二五，重度四十；生长因子，最为敏感；早期诊断，可靠指标；
> 补充营养，最为关键；轻度患儿，直供所需；重度患儿，循序渐进；清晨观察，血糖反应。

第二节　小儿肥胖症

浪里淘沙—核心考点

一、病因

1. **营养素摄入过多**　如长期过多摄入淀粉类、高脂饮食，超过机体需要。
2. **活动量过少**　缺少活动和体育锻炼。
3. **遗传因素**　肥胖具有高度遗传性，肥胖多与基因遗传有关。
4. **其他**　疾病、进食过快、精神创伤、心理因素等也可引起小儿肥胖。

二、临床表现

儿童肥胖分为3度。以同性别、同身高正常小儿体重均值为标准，**体重超过均值20%以上为肥胖；超过20%~29%为轻度肥胖；超过30%~49%为中度肥胖；超过50%为重度肥胖**。

肥胖**最常见于婴儿期、5~6岁和青春期3个年龄阶段**。

明显肥胖的儿童有疲劳感，易疲乏，用力时出现气短或腿痛。严重肥胖者肺通气不良，引起低氧血症、红细胞增多、发绀，严重时心脏扩大、心力衰竭甚至死亡，称肥胖-换气不良综合征。

体检：体态肥胖，皮下脂肪多但分布均匀。重度肥胖者胸腹、臀部、大腿脂肪过多，皮肤出现白色或紫色条纹。

三、辅助检查

血清甘油三酯、胆固醇增高；高胰岛素血症；肝脏超声见脂肪肝。

四、治疗要点

控制饮食，加强运动，消除心理障碍，配合药物治疗。

小试身手 5.小儿肥胖的治疗原则不包括

A. 整形手术   B. 药物治疗   C. 消除心理障碍   D. 加强运动   E. 控制饮食

五、护理措施

1. **饮食疗法** 患儿每日摄入热量须低于机体消耗的总热能，但须满足小儿基本营养及生长发育需要。
2. **运动疗法** 是减轻肥胖的重要手段。鼓励患儿选择易于坚持的运动。运动循序渐进，持之以恒，以运动后感觉轻松愉快、不疲劳为原则。
3. **心理护理** 消除患儿的自卑心理，鼓励患儿参与社交活动。帮助患儿对自身形象建立信心。

第三节　营养性维生素D缺乏性佝偻病

浪里淘沙—核心考点

一、病因

1. **日光照射不足** 体内维生素D的主要来源为皮肤内7-脱氢胆固醇经紫外线照射合成。在北方，小儿户外活动少，紫外线照射量不足，易患佝偻病。

小试身手 6.体内维生素D的主要来源为

A.皮肤内7-脱氢胆固醇   B.维生素D制剂   C.植物性食物中的麦角固醇
D.动物性食物中的胆钙化醇   E.母乳中的维生素D

2. **维生素D摄入不足** 天然食物含维生素D少，不能满足小儿需要。如日光照射不足或未添加鱼肝油等，易患佝偻病。
3. **生长过速** 因生长过快需要量增加。
4. **疾病与药物的影响** 胃肠道或肝胆疾病影响维生素D及钙磷的吸收和利用；长期服用糖皮质激素可导致佝偻病。

二、发病机制

维生素D缺乏时，肠道钙磷吸收减少，血钙血磷水平下降。血钙降低刺激甲状旁腺分泌，加速旧骨溶解，骨钙释放入血，以维持血钙正常水平。因甲状旁腺素抑制肾小管对磷的重吸收使尿磷排出增加，导致血磷降低，骨样组织钙化受阻，成骨细胞代偿性增生，局部骨样组织堆积，碱性磷酸酶增多，形成骨骼病变和一系列佝偻病症状。

三、临床表现

本病好发于3个月至2岁小儿，主要表现为骨骼改变、肌肉松弛和神经精神症状。临床表现分为四期。

（一）初期

多数小儿3个月左右起病，主要表现为神经精神症状，如易激惹、烦躁、睡眠不安、夜间啼哭，伴与室温、季节无关的多汗，出现枕秃。

此期无明显骨骼改变，X线检查见正常或临时钙化带稍模糊；血生化检查血钙浓度正常或稍低，血磷浓度降低，碱性磷酸酶正常或增高。

小试身手 7.患儿，女，3个月，最近经常烦躁、睡眠不安、夜间啼哭，多汗，有枕秃。应考虑为

A.营养性缺铁性贫血   B.维生素D缺乏性佝偻病恢复期   C.维生素D缺乏性佝偻病后遗症期
D.维生素D缺乏性佝偻病初期   E.维生素D缺乏性佝偻病激期

（二）激期

除上述症状外，主要表现为骨骼改变和运动功能及智力发育迟缓。

1. **骨骼改变**

（1）头部　3~6个月患儿颅骨软化，重者出现乒乓球样感；7~8个月患儿方颅或鞍形颅；前囟增宽及闭合延迟，出牙延迟、牙釉质缺乏并患龋齿。

（2）胸部　胸廓畸形见于1岁左右小儿。胸部骨骼出现肋骨串珠，以第7~10肋最明显；膈肌附着处肋骨受膈肌牵拉内陷形成郝氏沟（也叫肋膈沟）；胸骨突出呈鸡胸或漏斗胸。

（3）四肢　6个月以上小儿腕、踝部堆积的骨样组织形成钝圆形环状隆起，称佝偻病手镯或脚镯；小儿开始行走后因负重出现下肢弯曲，形成"O"形腿或"X"形腿。久坐位者可见脊柱后突或侧弯。

小试身手 8.评估佝偻病的骨骼改变，下列哪项是正确的

A. 生后1岁出现方颅　　　　　B. 1岁半时前囟闭合　　　　　C. 下肢畸形见于1岁的患儿

D. 颅骨软化见于6个月以上小儿　　E. 出牙延迟至1岁或更晚

小试身手 9.维生素缺乏性佝偻颅骨软化多见

A. 12个月以上　　B. 9~12个月　　C. 7~8个月　　D. 3~6个月　　E. 1~3个月

小试身手 10.维生素D缺乏性佝偻病肋骨串珠最明显的是

A. 10~12肋　　B. 7~10肋　　C. 5~6肋　　D. 3~7肋　　E. 1~4肋

2. **运动功能发育迟缓** 肌肉发育不良，肌张力低下，韧带松弛，头颈软弱无力，坐、立、行等运动能力落后；腹肌张力低下，腹部膨隆如蛙腹。

3. **神经精神发育迟缓** 重症患儿脑发育受累，条件反射缓慢，患儿表情淡漠，语言发育迟缓，免疫力低下，易感染。

患儿血钙稍降低，血磷明显降低，碱性磷酸酶升高。X线检查见骨骺端临时钙化带消失，呈毛刷样、杯口状改变，骨骺软骨带增宽，骨密度降低，出现骨干弯曲或青枝骨折。

（三）恢复期

患儿临床症状和体征减轻或接近消失，精神活泼，肌张力恢复。血清钙、血磷、碱性磷酸酶下降，4~6周恢复正常。X线检查骨骼异常明显改善。

（四）后遗症期

多见于2岁以后小儿，临床症状消失，血生化及骨骼X线检查正常，仅遗留骨骼畸形。

> 锦囊妙记：在考试过程中，通常要求考生判断患儿处于佝偻病的哪一期。初期主要表现为神经和精神症状（激惹、枕秃）；极期主要为骨骼改变（方颅、鸡胸）；恢复期主要表现为症状减轻或消失，后遗症期主要为骨骼畸形。

四、治疗要点

防止骨骼畸形，控制病情活动，做到早发现、早治疗。

1. **活动期** 合理喂养，多晒太阳；给予维生素D制剂，每日服用50~100μg（2000~4000IU），4周后改为预防量，每日400~800IU维持。

小试身手 11.维生素D预防佝偻病的剂量是每日

A. 100IU　　B. 200IU　　C. 400IU　　D. 800IU　　E. 1000IU

2. **恢复期** 夏季多晒太阳，冬季每日给予预防量口服。

3. **后遗症期** 加强体格锻炼，骨骼畸形者做主动或被动运动矫正。严重骨骼畸形者外科手术矫正。

五、护理措施

1. **定期户外活动** 指导家长带患儿定期户外活动，接受阳光直接照射。

2. **补充维生素D** 提倡母乳喂养，按时添加辅食，给予维生素D、钙、磷和蛋白质丰富的食物。如肝脏、蛋、蘑菇等。遵医嘱给予维生素D制剂，如过量立即停服。

3. **预防骨骼畸形和骨折** 避免久坐、久站、过早走，以防骨骼畸形。

4. **加强体格锻炼** 已有骨骼畸形采取主动和被动运动矫正。如遗留胸廓畸形，俯卧位抬头展胸运动；下肢畸形可行肌肉按摩，"O"形腿按摩外侧肌，"X"形腿按摩内侧肌。行外科手术矫治者掌握正确使用矫形器具。

5. 健康教育

（1）讲解有关疾病预防和护理知识，多到户外活动和晒太阳，选择含维生素D、钙、磷和蛋白质丰富的食物；宣传母乳喂养，尽早户外活动；新生儿出生2周后每日给予维生素D400~800IU。

（2）指导户外活动、日光浴、服维生素D及按摩肌肉矫正畸形的方法。

小试身手 （12~15题共用题干）

患儿，男，8个月，因夜间睡眠不安、多汗、易激惹就诊。体检：可见患儿有方颅，肋膈沟，手镯、足镯现象。

12.患儿应诊断为

A. 佝偻病初期　　B. 佝偻病　　C. 佝偻病后遗症期　　D. 营养不良　　E. 骨软化病

13.若给予口服维生素D治疗，下列剂量正确的是

A. 500~1000IU/d　　B. 5000~10000 IU/d　　C. 10000~20000 IU/d　　D. 20万IU/d　　E. 1000~20000 IU/d

14.患儿口服维生素D时，以下哪项方法是**错误**的

A. 选用单纯的维生素D制剂　　B. 1个月后改为预防量　　C. 口服维生素D前后加服钙剂

D. 维生素D加入奶瓶中与牛奶同服　　E. 维生素D油剂可直接滴在患儿口中

15.下列哪项预防维生素D缺乏性佝偻病的措施是**不妥**的

A. 婴儿期应服钙剂　　B. 每日口服维生素D400~800IU　　C. 多食富含维生素D的食物

D. 多到户外晒太阳　　E. 冬季可选择肌内注射维生素D10万~20万IU

第四节　维生素D缺乏性手足搐搦症

浪里淘沙—核心考点

一、病因和发病机制

维生素D缺乏性手足搐搦症是由于维生素D缺乏，血钙降低，神经肌肉兴奋性增高，出现惊厥、喉痉挛或手足抽搐。多见于4个月~3岁的婴幼儿。

引起惊厥、喉痉挛、手足抽搐的直接原因是血清离子钙降低。维生素D缺乏早期，钙吸收减少，血钙降低，而甲状旁腺分泌不足，不能动员骨钙和增加尿磷排泄，血钙进一步下降。当血钙低于1.75~1.88mmol/L（7.0~7.5mg/dl）或血清钙离子浓度在1mmol/L（4mg/dl）以下时即出现上述症状。

血清钙离子水平受血pH影响，pH增高离子钙降低，酸中毒经纠酸治疗后，血pH上升，患儿可因低血钙引起抽搐。

小试身手 16.维生素D缺乏性手足搐搦症多见于

A.6个月以下　　　　B.婴儿　　　　C.2岁以下　　　　D.较大婴幼儿　　　　E.青春期

小试身手 17.下列哪项是手足搐搦症与佝偻病发病机制的不同点

A.钙吸收代谢障碍　　　　　　B.磷吸收代谢障碍　　　　　　C.甲状旁腺分泌不足

D.神经系统兴奋性降低　　　　E.碱性磷酸酶活性升高

二、临床表现

典型表现是惊厥、手足抽搐、喉痉挛发作。

1.**惊厥**　是维生素D缺乏性手足搐搦症**最常见的**发作形式。表现为突然两眼上翻，面肌、四肢抽动，神志不清。**发作时间持续数秒至数分钟。发作停止后意识恢复，精神萎靡，醒后活泼如常。**可数日发作1次至1日数次甚至数十次。一般不发热，发作轻时仅有短暂眼球上翻和面肌抽动，神志清楚。

2.**手足搐搦**　突然发生手足肌肉痉挛呈弓状，手腕屈曲，手指僵直，拇指内收紧贴掌心，踝关节僵直，足趾弯曲向下，发作停止后活动自如。

3.**喉痉挛**　多见于2岁以下小儿。表现为喉部肌肉、声门突发痉挛，出现呼吸困难，吸气时喉鸣。**严重者窒息死亡。**

三、治疗原则

1.**急救处理**　**吸氧，保持呼吸道通畅；控制惊厥与喉痉挛，用10%水合氯醛，每次40~50mg/kg，保留灌肠；**或地西泮（安定），每次0.1~0.3mg/kg，肌内或静脉注射。

2.**钙剂治疗**　10%葡萄糖酸钙5~10ml，**以10%葡萄糖液稀释1~3倍后缓慢推注（10分钟以上）或**滴注，惊厥反复发作时每日注射2~3次。

3.维生素D治疗　症状控制后按维生素D缺乏性佝偻病补充维生素D。

小试身手 18.维生素D缺乏性手足搐搦症患儿惊厥发作时，首先的急救措施是

A.静脉注射安定及立即肌内注射维生素D

B.静脉注射安定及快速静脉注射10%葡萄糖酸钙

C.静脉注射安定及缓慢静脉注射10%葡萄糖酸钙

D.快速静脉注射10%葡萄糖酸钙及立即肌内注射维生素D

E.缓慢静脉注射10%葡萄糖酸钙及立即肌内注射维生素D

小试身手 19.维生素D缺乏性手足搐搦症在惊厥发作时，最合适的处理是

A.迅速静脉滴入甘露醇　　　　B.立即肌内注射维生素D　　　　C.先用镇静剂再用钙剂

D.立即静脉注射钙剂　　　　　E.保持安静待自然缓解

四、护理措施

1.**控制惊厥及喉痉挛**　遵医嘱立即使用镇静剂、钙剂。静脉注射钙剂时缓慢注射（10分钟以上）或滴注，以免因血钙骤升引起心脏骤停；避免药液外渗，以免引起局部组织坏死。

2.**防止窒息**　密切观察惊厥、喉痉挛，做好气管插管或气管切开的准备。对已出牙的小儿，视情况可在上下齿间放置牙垫，避免舌咬伤。

3.定期户外活动，补充维生素D。

小试身手（20~22题共用题干）

患儿，女，5个月，惊厥发生3次，表现为四肢抽动，两眼上翻，面肌抽动，神志不清，每次发作时间约1分钟，自行缓解后一切活动自如。

20.最有可能的诊断是

A.维生素D缺乏性佝偻病　　　　B.维生素D缺乏性手足搐搦症　　　　C.营养不良

D.低血钠　　　　　　　　　　　E.癫痫

21. 其治疗原则正确的是

A. 立即并反复使用止惊药　　　B. 输注生理盐水　　　C. 先用维生素D后用钙剂

D. 先用钙剂后再用维生素D　　E. 维生素D和钙剂同时使用

22. 抽搐时下列护理措施哪项是错误的

A. 就地抢救　　　　B. 平放于地上或床上　　　C. 指压人中、十宣穴止惊

D. 遵医嘱用钙剂　　E. 使患儿取坐位

第五节　锌缺乏症

浪里淘沙—核心考点

一、病因

锌缺乏是指各种原因造成体内锌缺乏所致的疾病。

1. **入量不足**　锌在植物性食物中的含量少，故长期食谷类食物的小儿易患锌缺乏。

2. **吸收减少或丢失过多**　腹泻可减少锌的吸收；反复失血、外伤等，锌随体液丢失。

二、临床表现

出现生理功能紊乱的症状：如生长发育过慢、厌食、异食癖、皮疹、口腔溃疡、秃发、精神倦怠、嗜睡、性发育延迟及各种感染。

小试身手 23. 不属于锌缺乏症临床表现的是

A. 食欲减退　　B. 毛发稀疏　　C. 精神亢奋　　D. 身材矮小　　E. 口腔溃疡

三、辅助检查

目前建议10岁以下儿童血清锌的下限为65mg/dl。毛发锌可作为慢性锌缺乏病的参考指标。

四、治疗原则

合理饮食，口服锌制剂。

五、护理措施

1. **改善营养，促进生长发育**　进食含锌丰富的食物如肝、鱼、瘦肉等，提倡母乳喂养，合理添加辅食，纠正小儿偏食、挑食的习惯。补充锌制剂。

小试身手 24. 含锌量较高且易吸收的食物**不包括**

A. 瘦肉　　　B. 肝脏　　　C. 鱼虾　　　D. 母乳　　　E. 牛乳

2. **避免感染**　室内空气新鲜，做好口腔护理，避免交互感染。

3. **健康教育**　让家长了解缺锌的原因，配合治疗和护理。

参考答案

1.B　2.E　3.B　4.C　5.A　6.A　7.D　8.E　9.D　10.B　11.C　12.B　13.B　14.D　15.A　16.D　17.C　18.C　19.C　20.B
21.D　22.E　23.C　24.E

第八章　消化系统疾病患儿的护理

统领全局—考试大纲

1. 熟练掌握小儿消化系统解剖生理特点。
2. 熟练掌握小儿腹泻的病因、发病机制和临床表现。
3. 掌握小儿腹泻的辅助检查。
4. 熟练掌握小儿腹泻的治疗原则和护理措施。
5. 掌握急性坏死性小肠结肠炎的病因及发病机制。
6. 熟练掌握急性坏死性小肠结肠炎的临床表现。
7. 了解急性坏死性小肠结肠炎的辅助检查。
8. 掌握急性坏死性小肠结肠炎的治疗原则和护理措施。
9. 掌握肠套叠的病因及发病机制、临床表现、治疗原则和护理措施。
10. 了解先天性巨结肠的病因及发病机制、临床表现、治疗原则和护理措施。
11. 掌握小儿体液平衡特点。
12. 了解水、电解质和酸碱平衡紊乱。
13. 熟练掌握常用液体的种类、成分及配制。
14. 了解液体疗法。
15. 掌握几种特殊情况下的液体疗法。

第一节　小儿消化系统解剖生理特点

浪里淘沙—核心考点

一、口腔

新生儿舌短、宽，口腔黏膜柔嫩，足月新生儿生后即具有良好的吸吮和吞咽功能；早产儿较差。新生儿唾液腺发育不完善，3~4个月时唾液分泌增多，但不能及时吞咽唾液，故常出现生理性流涎。

小试身手 1. 婴儿出现生理性流涎的时间为

A. 5~6个月　　　B. 4~5个月　　　C. 3~4个月　　　D. 2~3个月　　　E. 1~2个月

二、食管

新生儿食管下端贲门肌发育不成熟，易发生胃-食管反流，8~10个月时症状消失。新生儿食管长8~10cm，1岁时12cm，5岁时16cm，学龄儿童20~25cm。新生儿食管有3个狭窄部位，通过膈部的狭窄更窄。

三、胃

呈水平位，贲门肌发育差，幽门括约肌发育良好，易发生溢乳和呕吐。新生儿胃容量30~60ml，1~3个月90~150ml，1岁时250~300ml，5岁时700~850ml，成人2000ml。胃排空时间分别为：水1.5~2小时，母乳2~3小时，牛乳3~4小时。早产儿胃排空慢，易发生胃潴留。

小试身手 2. 1岁小儿的胃容量是

A. 30~60ml　　　B. 60~90ml　　　C. 90~150ml　　　D. 150~250ml　　　E. 250~300ml

四、肠及肠道菌群

婴儿肠道相对较长，一般为身高的5~7倍，或坐高的10倍。吸收面积较大，利于消化吸收。肠系膜相对较长且活动度大，易发生肠套叠及肠扭转。早产儿易发生乳糖吸收不良、全身性感染和功能性肠梗阻。小儿肠道菌群母乳喂养儿以双歧杆菌为主，人工喂养儿以大肠埃希菌为主。

五、肝

年龄越小，肝相对越大。肝细胞发育不完善，解毒能力差。婴幼儿在右肋缘下1~2cm可触及，6~7岁后肋缘下不能触及。

小试身手 3. 婴幼儿正常肝脏应在右肋缘下

A. 3cm易触及　　　B. 2cm易触及　　　C. 1~2cm易触及　　　D. 0.5cm易触及　　　E. 不能触及

六、消化酶

胰液分泌量随年龄而增加。

七、婴儿粪便

1. 正常粪便

（1）胎粪：新生儿生后第一次排便为墨绿色，质黏稠，无臭味，生后12小时内排便，持续2~3天，逐渐过渡为黄糊状粪便。

（2）人乳喂养儿：纯母乳喂养儿粪便呈金黄色，均匀糊状，偶有细小乳凝块，不臭，有酸味，每日2~4次。

（3）牛羊乳喂养儿：呈淡黄色，较稠，多成形，为碱性或中性，量多，较臭，每日1~2次。添加淀粉或糖类食物粪便变软。

（4）混合喂养儿：母乳加牛乳喂养儿粪便与喂牛乳者类似，但软、黄。添加谷类、蛋、肉及蔬菜等辅食后粪便性状与成人接近。

2. 异常粪便　在食物量及种类没有变化的情况下，大便次数突然增加、变稀为异常。如平时大便为每日4~6次，小儿一般情况良好，无其他不适，体重增加，属生理性腹泻。如大便干结，多因蛋白质进食过多、淀粉或糖过少或肠蠕动弱、水分吸收过多所致；如大便呈黑色，系肠上部及胃出血或服用铁剂或大量进食含铁食物所致；如大便带血丝，见于肛裂、直肠息肉；如大便呈灰白色提示胆道梗阻。

第二节　小儿腹泻

浪里淘沙—核心考点

一、病因及发病机制

小儿腹泻是由多种原因引起的以大便次数增多和大便性状改变为特征的常见病。腹泻病多见于婴幼儿，2岁以下小儿占75%。一年四季均可发病，夏季（6、7、8月）及秋冬季（10、11、12月）为发病高峰期。

80%婴幼儿腹泻由病毒感染引起。小儿腹泻的病因有感染因素和非感染因素。感染性因素约占85%以上。

1. 感染因素　病原体有细菌、病毒与原虫等。肠内感染以轮状病毒和致病性大肠埃希菌最常见；肠外感染由发热及病原体毒素作用引起。

2. 非感染因素　饮食不当、乳糖酶、双糖酶缺乏或气候突然变化等。

小试身手 4.小儿腹泻最常见的致病菌为

A. 轮状病毒　　　　B. 肺炎球菌　　　　C. 大肠埃希菌　　　　D. 金黄色葡萄球菌　　　　E. 肺炎链球菌

二、临床表现

根据病程分为急性腹泻（病程在2周以内）、迁延性腹泻（病程在2周~2个月）和慢性腹泻（病程在2个月以上）。根据病情分为轻型（无脱水及中毒症状）、中型（轻、中度脱水或有轻度中毒症状）及重型（重度脱水或有明显中毒症状）腹泻。轻型腹泻多为肠道外感染、饮食、气候等因素引起；中重型腹泻多为肠道内感染引起。

（一）临床表现

1. 胃肠道症状　轻型腹泻者食欲减退，偶有呕吐，每日腹泻数次或10余次，呈黄色或黄绿色，稀薄或带水，有酸臭味，有奶瓣或混有少量黏液；中重型腹泻患儿常有呕吐，严重者吐出咖啡渣样液体，每日大便达10余次至数十次，每次量较多，呈蛋花汤或水样，可有少量黏液。

2. 全身中毒症状　轻型腹泻患儿偶有低热，中重型腹泻患儿发热、精神萎靡或烦躁不安、意识模糊甚至昏迷等。

3. 水、电解质和酸碱平衡紊乱

（1）脱水　口渴，眼窝及前囟凹陷，眼泪及尿量减少，皮肤、黏膜干燥，皮肤弹性差，烦躁，嗜睡甚至昏迷、休克等。

（2）代谢性酸中毒。

（3）低钾血症　腹泻患儿多有低钾，尤其是腹泻时间长和营养不良者。表现为神经、肌肉兴奋性降低，精神萎靡，腱反射减弱或消失，腹胀，肠鸣音减弱甚至消失，心音低钝，心律失常等。心电图示T波改变，ST段下降，T波低平，出现U波。

> 锦囊妙记：下列几种情况下可出现低钾血症：小儿腹泻、急性肾衰竭等。低血钾首要的表现为疲乏无力。下列几种情况下可出现低钙血症：小儿腹泻、维生素D缺乏性搐搦症、甲状旁腺误切、枸橼酸钠中毒等。

（4）低钙和低镁血症　低钙血症出现抽搐或惊厥等；低镁血症表现为手足震颤、手足搐搦或惊厥。

（二）几种常见感染性肠炎

1. 轮状病毒肠炎　多见于6~24个月婴幼儿，秋冬季流行，潜伏期1~3天，起病较急，常伴上呼吸道感染症状，一般无明显中毒症状。大便量多，呈黄色水样或蛋花汤样，无腥臭味，常伴脱水、酸中毒。本病有自限性，病程3~8天，也可长达20天。

2. 大肠埃希菌肠炎　多发生在5~8月气温较高的季节，大便呈蛋花汤样或水样，混有黏液，全身中毒症状明显，可发生水、电解质紊乱，酸中毒。侵袭性大肠埃希菌肠炎排出痢疾样黏液脓血便，腥臭，有较多黏液，伴恶心呕吐、里急后重，出现严重的全身中毒症状甚至休克。

三、辅助检查

1. 血常规　白细胞总数及中性粒细胞升高提示细菌感染，降低提示病毒感染，过敏性肠炎及寄生虫引起的肠炎嗜酸性粒细胞增多。

2.粪便检查 轻型腹泻粪便镜检见大量脂肪球；中重型腹泻粪便镜检见大量白细胞。粪便细菌培养做病原学检查。

3.血生化检查 血钠浓度因脱水性质而异，血清钾、钙在脱水纠正后下降。

四、治疗原则

1.调整饮食 适当补充微量元素和维生素。

2.控制感染 合理使用抗生素：一般水样便不用抗生素；黏液便、脓血便使用抗生素，选择喹诺酮类、小檗碱、呋喃唑酮、第三代头孢菌素、氨基糖苷类等。

3.纠正水和电解质紊乱 口服补液适用于轻中度脱水患儿。中重度脱水或吐泻频繁或腹胀的患儿应静脉补液。

4.微生态疗法 目的在于恢复肠道正常菌群，重建肠道天然屏障保护作用。

5.肠黏膜保护剂的应用 消化道黏膜保护剂蒙脱石散疗效较好，安全。服用后在肠黏膜上形成一层均匀的保护膜，可以吸附病原体及毒素。

6.对症治疗 腹胀明显者用肛管排气或肌内注射新斯的明。

五、护理措施

1.腹泻的护理

（1）评估相关因素，去除病因。饮食不当及肠内感染是引起腹泻的常见原因，停止食用被污染的食物以及可能引起消化不良及过敏的食物。感染引起者遵医嘱使用抗感染的药物。

（2）观察排便次数、性状及腹泻量，收集粪便送检。做好消毒隔离，与其他患儿分室居住。

2.调整饮食 母乳喂养者继续母乳喂养，暂停辅食，缩短喂乳时间，少量多次喂哺。人工喂养者暂停牛奶和其他辅食4~6小时后，继续进食。6个月以下婴儿，以牛奶或稀释奶为首选品。脱水严重、呕吐频繁的患儿暂禁食4~6小时，待水、电解质紊乱，病情好转后恢复喂养。

3.补充液体

（1）口服补液盐：适用于轻中度脱水而无严重呕吐者。注意：①服用补液盐期间患儿照常饮水，防止高钠血症；②如患儿眼睑水肿，应停止服用补液盐，改用白开水；③新生儿或心肾功能不全，休克及明显腹胀者不宜服用补液盐。

（2）静脉补液：适用于中度以上脱水的患儿。

1）输液速度过快易引起心力衰竭和肺水肿，速度过慢脱水不能及时纠正。

2）补液中密切观察患儿前囟、皮肤弹性、眼窝凹陷及尿量，若补液合理，3~4小时排尿，提示血容量恢复。若24小时患儿皮肤弹性及眼窝凹陷恢复，说明脱水已纠正。若尿量多而脱水未纠正，提示输入液中葡萄糖液比例过高；若输液后眼睑水肿，提示电解质溶液比例过高。

4.皮肤护理 保持会阴及肛周皮肤干燥，预防臀红。

小试身手 5.婴儿腹泻重度脱水时，补液应首选

A.补液盐　　　　　B.生理盐水　　　　　C.1.4%碳酸氢钠　　　　　D.5%葡萄糖溶液　　　　　E.2∶1等张含钠液

第三节　急性坏死性小肠结肠炎

浪里淘沙—核心考点

一、病因与发病机制

急性坏死性小肠结肠炎是一组病因不明的急性肠道节段性坏死疾病。病变以空肠为主，严重者空肠和回肠均可受累。主要表现为急性腹痛、腹胀、腹泻、呕吐及便血，重者出现休克，病死率高。多见于3~9岁儿童，全年均可发病，夏秋季为发病高峰。

二、临床表现

1.起病急，出现急性腹痛。腹痛位于脐周或上腹部，呈持续性钝痛伴阵发性加重。后出现恶心、呕吐，呕吐物为胃内容物，严重者吐咖啡样物。

2.腹泻开始为水样或黏液稀便，后出现赤豆汤样血水便或红色果酱样便，有腥臭味。

3.腹胀、不固定压痛。病初肠鸣音亢进，严重腹胀时肠鸣音消失。腹部压痛、反跳痛，提示并发腹膜炎。

4.伴全身感染中毒症状，如发热、精神萎靡、烦躁、嗜睡、面色苍白，严重时发生感染性休克，出现脱水、电解质紊乱。

小试身手 6.患儿，女，3岁，呕吐腹泻1天，突然脐周阵发性腹痛，恶心呕吐3~4次，大便5~6次，初为蛋花汤样后全黄豆汤样血水便，腥臭，无脓，腹胀，体温39℃，腹软，不固定压痛，未及包块。对此患儿最可能的诊断是

A.婴儿腹泻　　　　　B.肠套叠　　　　　C.细菌性痢疾　　　　　D.坏死性小肠炎　　　　　E.过敏性紫癜

三、辅助检查

1.血常规 白细胞增高，中性粒细胞核左移，重者血小板减少。

2. 粪便 行革兰染色时出现革兰阳性短杆菌。

3. 腹部X线 肠袢轻中度充气扩张，见液平面，呈麻痹性肠梗阻征象。肠间隙增宽，黏膜皱襞变粗，部分病例见肠管僵直，或有肠壁囊样积气及门静脉积气。

四、治疗原则

1. 禁食，胃肠减压，纠正水和电解质紊乱，通过肠外途径补充营养。

2. 使用抗生素控制感染。休克者按感染性休克治疗。

3. 胰蛋白酶可水解产气荚膜杆菌β毒素，并有助于清除肠坏死组织，故主张加用胰蛋白酶治疗。

4. 肠梗阻症状明显，或肠坏死、穿孔引起腹膜炎者，立即考虑手术治疗。

五、护理措施

1. 禁食、胃肠减压5~10天，重者延至14天或更长。腹胀消失，粪便潜血转阴，患儿有觅食表现，可试喂少量5%葡萄糖水，2~3次后无腹胀、呕吐可开始喂流食，逐渐过渡到半流食、少渣饮食，直至恢复正常饮食。禁食期间静脉补液。

小试身手 7. 急性坏死性小肠结肠炎一般需禁食

A. 1~2天　　　　B. 3~4天　　　　C. 5~10天　　　　D. 10~14天　　　　E. 15~28天

2. 取侧卧位或半卧位，减轻腹部张力，缓解疼痛。腹胀明显者行肛管排气、胃肠减压。一般不使用止痛剂。

第四节 肠套叠

浪里淘沙—核心考点

一、病因及发病机制

肠套叠是指某段肠管及其肠系膜套入邻近肠腔内引起的一种绞窄性肠梗阻。以1岁内婴儿最多见，发病季节以春秋季节多见。95%为原发性，5%为继发性，饮食改变、腹泻、病毒感染等为诱因。

二、临床表现

1. 腹痛 为最早症状，持续数分钟后消失，间歇10~20分钟又反复发作。间歇期正常。

2. 呕吐 腹痛后发生，早期为反射性呕吐，呕吐物为胃内容物，有时伴胆汁；晚期为梗阻性呕吐，可呕吐粪样物。

3. 便血 为婴儿肠套叠的特征。发病后6~12小时出现，呈黏液果酱样血便。

小试身手 8. 肠套叠病儿大便的特征是

A. 脓血便　　　　B. 果酱样黏液血便　　　　C. 黏液脓血便　　　　D. 血粪混合物　　　　E. 血便

4. 腹部肿块 早期腹部平软，无压痛。晚期腹胀明显，腹肌紧张及压痛，不易触及肿块。

三、治疗原则

1. 非手术治疗 ①首选空气灌肠，通过肛门注入空气，使肠管复位。适用于病程在48小时以内，全身状况好，无腹胀、高热、中毒症状者；②钡剂灌肠复位，很少用；③B超监视下水压灌肠。

2. 手术治疗 用于灌肠复位失败、肠套叠超过48~72小时及疑有肠坏死、腹膜炎者。

小试身手 9. 肠套叠患儿选择空气灌肠治疗时间适用于病程在

A. 72小时以上　　B. 48~72个月　　C. 48小时内　　D. 24小时内　　E. 12小时内

四、护理措施

1. 密切观察患儿腹痛、呕吐、腹部包块情况。若空气（或钡剂）灌肠复位后症状缓解，患儿表现为：①安静入睡，不再哭闹，停止呕吐；②腹部肿块消失；③拔出肛管后排出大量臭味的黏液血便，继而排出黄色粪水；④口服药用活性炭0.5~1g，6~8小时后大便内见炭末排出。

2. 密切观察生命体征、意识，注意有无水和电解质紊乱、出血及腹膜炎，做好术前准备。

3. 对于术后患儿，维持胃肠减压通畅，预防感染及吻合口瘘。患儿排气排便后开始由口进食。

第五节 先天性巨结肠

浪里淘沙—核心考点

一、病因及发病机制

先天性巨结肠是由于直肠或结肠远端肠管持续痉挛，粪便淤滞在近端结肠，肠管肥厚、扩张。

本病是多基因遗传和环境因素共同作用的结果。病变常发生在结肠远端，由于肠壁神经节细胞缺乏，该段肠管收缩狭窄，呈持续痉挛状态，形成功能性肠梗阻。痉挛肠管的近端，因肠内容物堆积而扩张、肥大形成巨结肠。

二、临床表现

腹胀、呕吐、便秘致患儿食欲下降，营养吸收受影响，致营养不良、发育迟缓。

三、治疗原则

对于全身情况较好者，尽早施行根治术，即切除无神经节细胞肠段和部分扩张结肠；对于新生儿，年龄稍大但全身情况较差，或并发小肠结肠炎的患儿，先行结肠造瘘术，待全身情况、肠梗阻及小肠结肠炎症状缓解后再行根治手术。

四、护理措施

1.清洁肠道，解除便秘

（1）给予缓泻剂、润滑剂协助排便，如口服蜂蜜。使用开塞露、甘油栓等诱发排便。

（2）用生理盐水进行清洁灌肠，每日1次，每次注入50~100ml，数次灌肠，直到积粪排尽，常需10~14天。灌肠的要求：①灌肠前先了解病变范围、肠曲走向，以确定肛管插入深度、方向；②选择软硬粗细适宜的肛管，插管时动作轻柔，按肠曲方向缓慢推进，遇阻力时应退回或改变体位、方向后再前进，避免引起结肠穿孔。如肛管内有血液或液体只进不出时，提示肠穿孔。如患儿诉腹痛剧烈，行腹部X线摄片检查，腹腔内现游离气体，提示肠穿孔；③肛管插入深度应超过狭窄段肠管，以便到达扩张的结肠内使气体及粪便排出；④忌用清水灌肠，以免水中毒。⑤流出液不畅，可能因肛管口被粪便阻塞、肛管扭转或插入深度不够。

2.改善营养　对营养不良、低蛋白血症者加强营养支持。

3.密切观察病情　注意有无小肠结肠炎征象，如高热、腹泻、排出奇臭粪液、腹胀、脱水、电解质紊乱等。

4.做好术前准备，术后预防感染。

第六节　小儿液体疗法及护理

浪里淘沙—核心考点

一、小儿体液平衡特点

（一）体液总量与分布

体液分细胞内液和细胞外液，细胞外液分血浆及间质液。年龄越小，体液总量占体重的百分比越高，新生儿体液占体重的78%，婴儿体液占体重的70%，2~14岁体液占体重的65%，成人占55%~60%。主要是间质液比例较高，血浆、细胞内液占体重的比例与成人相近，见表4-8-1。

表4-8-1　不同年龄的体液分布

年龄	细胞外液（占体重的%）			体液总量（占体重的%）
	细胞内液	间质液	血浆	
新生儿	35	37	6	78
婴儿期	40	25	5	70
2~14岁	40	20	5	65
成人	40~45	10~15	5	55~65

（二）体液的电解质成分

细胞外液以 Na^+、Cl^-、HCO_3^- 等为主，其中主要阳离子为 Na^+，能维持细胞外液渗透压。细胞内液以 K^+、Mg^{2+}、HPO_4^{2-} 和蛋白质等离子为主，K^+ 是维持细胞内液渗透压的主要阳离子。

（三）水代谢与交换

1.小儿水代谢旺盛，小儿对缺水的耐受力差，易发生脱水。

2.不显性失水多　小儿生长发育快，新陈代谢旺盛，不显性失水多。

3.消化液分泌吸收量大，肾调节能力差。

二、水、电解质和酸碱平衡紊乱

（一）脱水

1.脱水程度　根据前囟及眼窝凹陷、皮肤弹性、循环情况及尿量估计脱水程度。见表4-8-2。

表4-8-2 脱水分度

	轻度	中度	重度
失水占体重的百分比	<5%	5%~10%	>10%
精神	**稍差**	**萎靡、烦躁**	**表情淡漠、昏睡或昏迷**
眼泪	少	明显减少	无
前囟、眼窝	**稍凹陷**	**明显凹陷**	深陷
皮肤	**干、弹性可**	**干、弹性差**	干、弹性极差
尿量	稍减少	明显减少	极少或无
末梢血循环	正常	四肢稍凉	四肢厥冷
心率	正常	快	快、弱
血压	正常	正常或稍低	血压下降

小试身手 10. 婴儿腹泻发生中度脱水时，失水量占体重的百分比为

A. <5%　　　　　B. 5%~10%　　　　　C. 11%~15%　　　　　D. 16%~20%　　　　　E. 21%~25%

小试身手 11. 患儿，女，6个月，因腹泻5天入院。入院查体：皮肤弹性差，呼吸深而快，口唇呈樱桃红色，该患儿可能出现了

A. 轻度脱水，酸中毒　　B. 中度脱水，酸中毒　　C. 中度脱水，碱中毒　　D. 重度脱水，酸中毒　　E. 重度脱水，低钾血症

2. **脱水性质** 以血清钠的浓度将脱水分为等渗性脱水、低渗性脱水和高渗性脱水。临床以**等渗性脱水最常见**，其次是低渗性脱水，高渗性脱水少见。见表4-8-3。

表4-8-3 不同性质脱水的临床特点

	低渗性	等渗性	高渗性
血钠（mmol/L）	<130	130~150	>150
口渴	不明显	明显	极明显
皮肤弹性	极差	稍差	尚可
血压	明显下降	下降	正常/稍低
神志	嗜睡/昏迷	萎靡	烦躁/惊厥

（1）**等渗性脱水**：水和电解质成比例丢失，血清钠浓度为130~150mmol/L，主要是循环血容量和细胞外液丢失，细胞内液量无改变。

（2）**低渗性脱水**：电解质丢失多于水丢失，血清钠<130mmol/L。除有一般脱水体征外，易出现外周循环衰竭、脑水肿表现。

（3）**高渗性脱水**：水丢失多于电解质丢失，血清钠>150mmol/L。血钠升高刺激中枢出现口渴、高热、烦躁不安，皮肤、黏膜干燥，肌张力增高，甚至惊厥。

小试身手 （12~13题共用题干）

3个月患儿，腹泻2天，每天10余次，水样便，呕吐，尿少，前囟凹陷，浅昏迷状，呼吸深快，口唇樱红，血清钠156mmol/L。

12. 该患儿应考虑为腹泻伴有

A. 休克　　　　　B. 酸中毒　　　　　C. 中毒性脑病　　　　　D. 低钾血症　　　　　E. 败血症

13. 该患儿脱水属于

A. 轻度低渗性脱水　　B. 中度等渗性脱水　　C. 重度低渗性脱水　　D. 重度高渗性脱水　　E. 中度高渗性脱水

（二）钾代谢紊乱

1. **低钾血症** 血清钾低于3.5mmol/L。

（1）低钾钾：神经肌肉兴奋性降低：精神萎靡、肌无力、腱反射迟钝或消失、腹胀、肠鸣音减弱或消失，严重时肌肉弛缓性瘫痪。心音低钝、血压降低、心律失常，严重者猝死。心电图见T波低平、双向或倒置，S-T段下降，Q-T间期延长，出现U波。

（2）治疗原则：**治疗原发病并补充钾盐**。每日氯化钾剂量为3~4mmol/kg，分次口服；严重低钾需静脉滴注，**液体中钾浓度不超过0.3%**，切忌静脉推注。

2. **高钾血症** 血清钾高于5.5mmol/L。

（1）临床表现：①心血管系统：心肌收缩无力，心音低钝，心率缓慢，出现室性早搏、室速、室颤，甚至心搏骤停。心电图显示T波高尖狭窄，继之R波变低，S波加深，ST段下降，P-R、Q-T间期相继延长，QRS波增宽。②神经肌肉兴奋性降低：精神萎靡、嗜睡，手足感觉异常、肌无力，甚至软瘫。③消化系统：恶心、呕吐、腹痛等。

（2）治疗要点

1）积极治疗原发病。

2）停用含钾药物，限制含钾丰富食物；避免输库血。

3）紧急治疗 当血清钾>6.5mmol/L或出现心电图异常时，应迅速处理：①在心电监测同时，**静脉注射10%葡萄糖酸钙0.5ml/kg加等量葡萄糖液**，2~3分钟内静脉注入，以提高膜电位阈值。②促进钾离子向细胞内转移：50%葡萄糖加胰岛素，

30~60分钟内静脉滴入，30分钟后起效，维持1~4小时。③增加肾排钾能力：排钾利尿剂。

三、常用液体种类、成分及配制

（一）非电解质溶液

5%的葡萄糖溶液和10%葡萄糖溶液，供给水分和热量。

（二）电解质溶液

用于补充丢失的液体、电解质，纠正酸碱失衡。

1. 生理盐水（0.9%氯化钠溶液） 等渗液。

2. 高渗氯化钠溶液 3%氯化钠溶液和10%氯化钠溶液，3%氯化钠溶液可纠正低钠血症，10%氯化钠用于配制各种混合液。

3. 碳酸氢钠溶液 是治疗代谢性酸中毒的首选药。

4. 氯化钾溶液 用于补充缺钾、生理需要和继续丢失的钾。10%氯化钾和15%氯化钾溶液不能直接应用，需稀释成0.15%~0.3%溶液静脉滴注，含钾溶液不能静脉推注，注入速度不可过快，以免引起心肌抑制。

> **小试身手** 14. 小儿腹泻静脉补钾时，200ml生理盐水中最多可加10%氯化钾的量是
> A. 12ml　　　　　B. 10ml　　　　　C. 8ml　　　　　D. 6ml　　　　　E. 3ml

（三）混合溶液

几种常用混合溶液组成见表4-8-4。

表4-8-4　几种常用混合溶液组成

混合溶液	生理盐水	5%~10%葡萄糖	1.4%碳酸氢钠（1.87%乳酸钠）	张力	应用
1：1	1	1		1/2	轻、中度等渗脱水
2：1	2		1	等张	低渗或重度脱水
2：3：1	2	3	1	1/2	轻、中度等渗脱水
4：3：2	4	3	2	2/3	中度、低渗脱水
1：2	1	2		1/3	高渗性脱水
1：4	1	4		1/5	生理需要

> 锦囊妙记：关于液体的张力，不需要考生记忆。考生只需理解葡萄糖进入体内后被氧化成水和二氧化碳不产生张力即可。
> 如4：3：2溶液的张力为（4+2）/（4+3+2）=2/3张。

（四）口服补液盐

简称ORS液，它由氯化钠2.6g，枸橼酸钠2.9g，氯化钾1.5g，葡萄糖13.5g，加水至1000ml配制而成。张力由原来的2/3张降为1/2张，适用于能口服的轻中度脱水患儿。

> **小试身手** 15. 患儿，7个月，腹泻。排黄绿色稀水样便2天，每日4~5次，精神状态好。为预防脱水给口服补液盐，其张力是
> A. 1/5张　　　　B. 1/4张　　　　C. 1/3张　　　　D. 1/2张　　　　E. 2/3张

四、液体疗法

第一天补液总量包括补充累积损失量、继续损失量和生理需要量。原则上先快后慢，累积丢失量应在8~10小时内输完。

五、几种特殊情况下的液体疗法

1. 新生儿期补液 新生儿生后几天内如无明显损失，短期可不补液。生后10天如有明显缺钾注意肾功能及尿量情况，每日补钾总量为2~3mmol/kg，浓度不超过0.15%，滴入速度宜慢。除急需扩容外，一般新生儿补液速度每小时不超过10ml/kg。纠正酸中毒时宜用碳酸氢钠。

2. 婴幼儿肺炎补液 供给足够热量和水分，但肺循环阻力大，心脏负担较重，故应尽量口服补液。若进食不足或不能进食须静脉补液时，补液量控制在生理需要量最低值，为60~80ml/kg。电解质浓度不宜过高，速度要慢。如肺炎合并腹泻的补液原则与婴幼儿腹泻相同，但补液量按计算的3/4补充。

3. 营养不良伴腹泻的补液 营养不良时体液处于偏低渗状态，呕吐腹泻时多为低渗性脱水。由于皮下脂肪少，在估计脱水程度时易估高，故补液按体重计算后，应减少总量的1/3为宜，用2/3张含钠液补充。补液过程中易发生低钾、低钙、低镁，应及时补充；补液速度稍慢。为补充热量，预防低血糖，用10%~15%葡萄糖配制液体。

4. 急性感染的补液 急性感染时常出现高渗性脱水和代谢性酸中毒。应适当输液，如无特殊损失可给予1/5~1/4张含钠液，按生理需要量补充水分并补充一定热量。严重酸中毒才另外补充碱性液体。

参考答案

1.C　2.E　3.C　4.A　5.E　6.D　7.C　8.B　9.C　10.B　11.B　12.B　13.D　14.D　15.D

第九章　呼吸系统疾病患儿的护理

统领全局—考试大纲

1. 熟练掌握小儿呼吸系统解剖、生理和免疫特点。
2. 熟练掌握急性上呼吸道感染的病因、临床表现、并发症、辅助检查、治疗原则和护理措施。
3. 掌握急性感染性喉炎的病因、临床表现、治疗原则和护理措施。
4. 熟练掌握急性支气管炎的病因和临床表现。
5. 了解急性支气管炎的辅助检查。
6. 熟练掌握急性支气管炎的治疗原则和护理措施。
7. 熟练掌握小儿肺炎的病因、发病机制和临床表现。
8. 掌握小儿肺炎的辅助检查和治疗原则。
9. 熟练掌握小儿肺炎的护理措施。
10. 掌握支气管哮喘的病因、发病机制、临床表现、辅助检查、治疗原则和护理措施。

第一节　小儿呼吸系统解剖生理特点

浪里淘沙—核心考点

一、解剖特点

1. 上呼吸道

（1）鼻：鼻腔短小，无鼻毛，后鼻道狭窄，黏膜柔嫩，血管丰富，易于感染；炎症时充血肿胀容易鼻塞、呼吸困难、张口呼吸。

（2）鼻窦：**鼻腔黏膜与鼻窦黏膜相连续**，且鼻窦口相对较大，故**急性鼻炎易引起鼻窦炎**，其中上颌窦和筛窦最易发生感染。

（3）咽鼓管：**短、宽、短、呈水平位，故鼻咽炎易侵犯中耳引起中耳炎。**

（4）咽部：**喉部狭窄、垂直**。腭扁桃体在1岁末逐渐增大，至4~10岁达高峰，14~15岁逐渐退化，故扁桃体炎多见于年长儿，1岁以内少见。

（5）喉部：以环状软骨下缘为标志，**喉部呈漏斗形，喉腔较狭窄**，黏膜柔嫩，血管丰富，炎症时易肿胀，故喉炎时易发生梗阻引起窒息、痉挛及吸气性呼吸困难和声音嘶哑。

2. 下呼吸道

（1）气管及支气管：管腔狭窄，缺乏弹力组织，纤毛运动差，易发生炎症，炎症时易阻塞。右侧支气管由气管直接延伸，粗短，因此，**异物易进入右侧支气管。**

（2）肺：尚未发育完善，弹力组织发育差，血管丰富，肺泡数量少，使其含血量相对多而含气量少，易于感染，并引起间质性肺炎、肺不张和肺气肿等。

3. 胸廓　**婴幼儿胸廓较短，呈桶状，肋骨呈水平位**，膈肌位置较高，心脏呈横位；呼吸肌发育差，呼吸时胸廓运动不充分，肺扩张受限制，小儿纵隔相对较大，纵隔周围组织松软、富有弹性，胸腔积液或积气时易致纵隔移位。

二、生理特点

1. **呼吸频率和节律**　小儿年龄越小，呼吸频率越快。婴幼儿呼吸中枢发育不完善，易出现呼吸节律不齐，早产儿、新生儿明显。各年龄呼吸、脉搏频率见表4-9-1。

表4-9-1　各年龄小儿呼吸、脉搏频率

年龄	呼吸（次/分）	脉搏（次/分）	呼吸∶脉搏
新生儿	40~45	120~140	1∶3
1岁以内	30~40	110~130	1∶3~1∶4
1~3岁	25~30	100~120	1∶3~1∶4
4~7岁	20~25	80~100	1∶4
8~14岁	18~20	70~90	1∶4

2. **呼吸形态**　婴幼儿呼吸肌发育差，呼吸时胸廓活动范围小而横膈活动明显，**呈腹式呼吸**；随年龄增长，呼吸肌逐渐发育、横膈下降，肋骨由水平位逐渐倾斜，出现胸腹式呼吸。

3. **呼吸功能**　小儿肺活量、潮气量、每分钟通气量和气体弥散量较成人小，而呼吸道阻力较成人大，各项呼吸功能储备能力低，易发生呼吸衰竭。

小试身手 1.有关小儿呼吸功能的特点，下述**不正确**的是

A.气道阻力大于成人　　B.单位肺容量较小　　　C.气体总弥散量较小　　D.通气量与成人相近　　E.呼吸储备量较小

4.血气分析　婴幼儿肺活量不易检查，但可通过血气分析了解氧饱和度和血液酸碱平衡。小儿动脉血气分析正常值见表4-9-2。

表4-9-2　小儿动脉血气分析正常值

项目	新生儿	2岁以内	2岁以后
pH	7.35~7.45	7.35~7.45	7.35~7.45
PaO_2（mmHg）	60~90	80~100	80~100
$PaCO_2$（mmHg）	30~35	30~35	35~45
HCO_3^-（mmol/L）	20~22	20~22	22~24
BE（mmol/L）	-6~+2	-6~+2	-4~+2
SaO_2	0.90~0.97	0.95~0.97	0.96~0.98

三、免疫特点

小儿呼吸道免疫功能较差。婴幼儿体内免疫球蛋白含量低，尤以**分泌型IgA（sIgA）为**低，且肺泡巨噬细胞功能不足，乳铁蛋白、溶菌酶、干扰素、补体等数量和活性不足，故易患呼吸道感染。

第二节　急性上呼吸道感染

浪里淘沙—核心考点

一、病因

急性上呼吸道感染是指**鼻、鼻咽和咽部的急性感染。是小儿最常见的疾病**，一年四季均可发病，以冬春季节多见。

90%以上由病毒引起，如鼻病毒、呼吸道合胞病毒、流感病毒、副流感病毒、腺病毒等。在病毒感染的基础上可继发细菌感染，如溶血性链球菌、肺炎链球菌等。如有疾病影响（如佝偻病、营养不良、贫血、先天性心脏病等）、环境因素（如居室拥挤、通风不良、冷热失调）及护理不当则易反复发生上呼吸道感染或使病程迁延。

二、临床表现

（一）一般类型上呼吸道感染

1.症状　婴幼儿局部症状轻而全身症状重；年长儿全身症状轻，局部症状重。

（1）局部症状：**流涕、鼻塞、咳嗽、喷嚏、咽部不适和咽痛等**。

（2）全身症状：**乏力、发热、畏寒、头痛、烦躁不安、拒奶等**，伴呕吐、腹泻、腹痛，甚至高热惊厥。部分患儿发病早期脐周阵发性腹痛，无压痛，与发热导致肠痉挛或肠系膜淋巴结炎有关。

2.体征　**咽部充血，扁桃体肿大，颌下淋巴结肿大、触痛**。肠道病毒感染者可见皮疹。

小试身手 2.3岁小儿发热、流涕、干咳3天。体检：T 39℃，浅表淋巴结不大，口咽红，双肺呼吸音粗，无啰音，呼吸30次/分。心率128次/分，WBC 7.5×10^9/L，N 0.72。该患儿最可能的诊断是

A.上呼吸道感染　　B.支气管炎　　　C.支气管肺炎　　　D.疱疹性咽峡炎　　　E.急性喉炎

（二）特殊类型上呼吸道感染

1.疱疹性咽峡炎　**病原体为柯萨奇A组病毒**，夏秋季好发。表现为急起高热、咽痛、流涎、拒食等。体检见咽充血，咽腭弓、悬雍垂、**软腭等处黏膜上有2~4mm大小灰白色疱疹**，周围有红晕，疱疹破溃后形成小溃疡。病程1周左右。

2.咽-结合膜热　病原体为腺病毒，春夏季好发。临床以发热、咽炎、结合膜炎为特征，表现为高热、咽痛、眼部刺痛、畏光、流泪等。体检见咽充血，一侧或双侧滤泡性眼结合膜炎，球结膜充血，颈部及耳后淋巴结肿大。病程1~2周。

三、并发症

婴幼儿上呼吸道感染可并发**中耳炎、鼻窦炎**、咽后壁脓肿、颈淋巴结炎、喉炎、支气管炎及肺炎等。年长儿因链球菌感染而并发急性肾炎及风湿热。

小试身手 3.上呼吸道感染引起的并发症，下列**除外**的是

A.幼儿急疹　　　B.支气管炎及肺炎　　C.咽后壁脓肿　　　D.急性肾炎　　　E.中耳炎、结膜炎

四、辅助检查

病毒感染者白细胞正常或偏低；细菌感染者白细胞增高，中性粒细胞升高。

五、治疗原则

以支持疗法和对症治疗为主。抗病毒药物常用利巴韦林。继发细菌感染或发生并发症者选用抗生素。

六、护理措施

1. 病情观察　密切观察体温变化，警惕高热惊厥。

2. 维持正常体温　病房温度18~22℃，湿度50%~60%，每日通风2次以上，室内空气新鲜。保证营养和水分摄入，鼓励患儿多饮水，给予易消化和富含维生素饮食，必要时遵医嘱补液。衣服和被子不宜过多、过紧，以免影响散热，出汗后及时更换衣服。密切观察体温变化，当体温超过38.5℃时给予物理降温或遵医嘱给予退热剂。

3. 促进舒适。

第三节　急性感染性喉炎

浪里淘沙—核心考点

一、病因

病毒或细菌感染引起，冬春季节好发，婴幼儿多见。

小试身手 4.急性感染性喉炎多发生在

A.春秋季节　　B.秋冬季节　　C.夏秋季节　　D.春夏季节　　E.冬春季节

二、临床表现

起病急，症状重，可出现发热、声音嘶哑、犬吠样咳嗽、吸气性喉鸣和三凹征。白天症状轻，夜间入睡后喉部肌肉松弛，分泌物阻塞导致症状加重。严重者出现烦躁不安、吸气性呼吸困难、青紫、心率加快等缺氧症状。体检见咽部充血，间接喉镜检查见喉部及声带充血水肿。

小试身手 5.小儿急性感染性喉炎，咳嗽的特点为

A.干咳　　B.湿性咳嗽　　C.犬吠样咳嗽　　D.刺激性咳嗽　　E.痉挛性咳嗽

按吸气性呼吸困难的轻重，喉梗阻分为4度：①Ⅰ度：安静时无症状，活动后出现吸气性喉鸣和呼吸困难，肺部听诊呼吸音清晰，心率无改变；②Ⅱ度：安静时出现喉鸣和吸气性呼吸困难，肺部听诊闻及喉传导音或管状呼吸音，心率增快，达120~140次/分；③Ⅲ度：除上述症状外，患儿因缺氧出现烦躁不安，发绀，双眼圆瞪，惊恐状，头部出汗，肺部听诊呼吸音明显减弱，心音低钝，心率快，达140~160次/分；④Ⅳ度：患儿昏迷或昏睡、抽搐、面色苍白，由于无力呼吸，三凹征不明显，肺部呼吸音几乎消失，仅有气管传导音，心音低钝，心律不齐。

小试身手 6.临床上喉梗阻分度的依据是

A.发热高低　　B.缺氧程度　　C.紫绀程度　　D.咳嗽轻重　　E.呼吸困难轻重

小试身手 7.下列哪项不符合小儿急性喉炎的临床表现

A.低热　　B.犬吠样咳　　C.声音嘶哑　　D.喉鸣　　E.呼气性呼吸困难

三、治疗原则

1. 保持呼吸道通畅　吸氧、雾化吸入，消除黏膜水肿。

2. 控制感染　常用青霉素类、大环内酯类或头孢菌素类等，有气急、呼吸困难时静脉输入足量广谱抗生素。

3. 应用糖皮质激素　给予糖皮质激素，以减轻喉头水肿，缓解症状，常用泼尼松，每日1~2mg/kg，分次口服；重症者应用地塞米松或甲泼尼龙静脉滴注。

小试身手 8.临床治疗急性感染性喉炎除控制感染外，还应同时应用下列何种药物减轻症状

A.镇静剂　　B.肾上腺皮质激素　　C.止咳剂　　D.呋喃苯胺酸　　E.甘露醇

4. 对症治疗　烦躁不安者给予镇静剂异丙嗪。

5. 气管切开　严重缺氧或有Ⅲ度喉梗阻者行气管切开。

四、护理措施

1. 改善呼吸功能，保持呼吸道通畅。

（1）室内空气新鲜，温湿度适宜，以减轻对喉部的刺激，减轻呼吸困难。置患儿舒适体位，吸氧，保持安静，吸入糖皮质激素如布地奈德混悬液，每次2~5mg雾化吸入，可迅速消除喉头水肿，恢复呼吸道通畅。

（2）遵医嘱给予抗生素、激素治疗，以控制感染，减轻喉头水肿，缓解症状。

（3）密切观察病情变化，随时做好气管切开的准备。

2.**维持正常体温，促进舒适。**

（1）密切观察体温变化，体温超过38.5℃时给予物理降温。

（2）补充足量水分和营养，喂饭、喝水时避免患儿呛咳。

（3）保持患儿安静，检查及治疗尽可能集中进行。一般不使用镇静剂，若患儿烦躁不安，遵医嘱给予异丙嗪，以达到镇静和减轻喉头水肿的作用。避免使用氯丙嗪，避免喉头肌松弛，加重呼吸困难。

第四节 急性支气管炎

浪里淘沙—核心考点

一、病因

急性支气管炎是指各种病原体引起的支气管黏膜的急性炎症，气管常同时受累，故又称为急性气管-支气管炎。病原体为各种病毒或细菌。凡能引起上呼吸道感染的病原体均可引起支气管炎。免疫力低下、营养不良、佝偻病和支气管局部结构异常等为本病的危险因素。

二、临床表现

大多先有上呼吸道感染症状，**咳嗽为主要症状**，初为刺激性干咳，后咳痰。婴幼儿全身症状较明显，**常有发热、乏力、食欲减退、呕吐、腹泻等症状，一般无气促和发绀。**体检双肺呼吸音粗，或有不固定的散在干、湿啰音。

婴幼儿可出现哮喘性支气管炎，又称喘息性支气管炎，泛指一组以喘息为突出表现的婴幼儿急性支气管感染。主要特点：①多见于有湿疹或其他过敏史的婴幼儿；②有类似哮喘的症状，如呼气性呼吸困难，肺部叩诊呈鼓音，听诊两肺布满哮鸣音及少量粗湿啰音；③部分病例复发，大多与感染有关；④大多近期预后良好，3~4岁后发作次数减少，但少数可发展为支气管哮喘。

小试身手 9.有关哮喘性支气管炎的临床特点，下述**错误**的是

A.多见于婴幼儿　　　　　　B.患儿多有湿疹或过敏史　　　　　C.有类似哮喘的临床表现

D.本病复发多与感染有关　　E.多数发展为支气管哮喘

小试身手 10.有关哮喘性支气管炎的临床特点，下述哪项**不正确**

A.多见于3岁以下的小儿　　B.吸气性呼吸困难　　　　　　　　C.有湿疹或其他过敏史

D.两肺布满哮鸣音　　　　　E.有反复发作倾向

三、辅助检查

病毒感染者白细胞正常或降低，细菌感染者白细胞升高。胸部X线检查多无异常，或肺纹理增粗，肺门影加深。

四、治疗原则

控制感染和止咳、化痰、平喘等对症治疗。口服祛痰剂如复方甘草合剂可止咳祛痰，口服氨茶碱止喘。一般不用镇咳剂或镇静剂，以免抑制咳嗽反射，影响痰液排出。

五、护理措施

1.**保持呼吸道通畅** 室内空气新鲜，避免对流风，温湿度适宜。注意休息，减少活动，保证充足水分和营养供应。休息时抬高头胸部，经常变换体位，指导并鼓励患儿有效咳嗽、咳痰。采用超声雾化吸入或蒸汽吸入，湿化呼吸道，促进排痰。遵医嘱使用抗生素、止咳祛痰及平喘剂。哮喘型支气管炎患儿，注意观察有无缺氧症状，必要时给氧。

2.**维持体温正常** 密切观察体温变化，体温超过38.5℃时给予物理或药物降温，防止惊厥。

第五节 小儿肺炎

浪里淘沙—核心考点

一、分类

肺炎是由不同病原体或其他原因引起的肺部炎症。

1.**病理分类** 分为大叶性肺炎、小叶性肺炎（支气管肺炎）和间质性肺炎。

2.**病因分类** ①感染性肺炎：如病毒性肺炎、细菌性肺炎、真菌性肺炎、支原体肺炎、衣原体肺炎；②非感染性肺炎：如吸入性肺炎、过敏性肺炎等。

3.**病程分类** ①急性肺炎：病程<1个月；②迁延性肺炎：病程1~3个月；③慢性肺炎：病程>3个月。

4.**病情分类** ①轻症肺炎：呼吸系统受累，其他系统无或仅轻微受累，无全身中毒症状；②重症肺炎：呼吸系统受累，其

他系统也受累且全身中毒症状明显。

小试身手 11. 轻症与重症肺炎的主要区别点是

A. 发热高低　　　B. 咳嗽程度　　　C. 呼吸快慢　　　D. 有无呼吸困难　　　E. 有无呼吸系统外表现

小试身手 12. 重症肺炎常出现的酸碱平衡紊乱类型是

A. 代谢性酸中毒　　B. 代谢性碱中毒　　C. 呼吸性酸中毒　　D. 呼吸性碱中毒　　E. 混合性酸中毒

5. 临床表现典型与否分类　①典型性肺炎：由肺炎链球菌、金黄色葡萄球菌、流感嗜血杆菌、大肠埃希菌等引起的肺炎；②非典型肺炎：由肺炎支原体、衣原体、军团菌、病毒等引起的肺炎。

二、病因

引起肺炎的病原体为病毒、细菌、支原体、真菌等。发达国家小儿肺炎以病毒为主，如呼吸道合胞病毒、腺病毒、流感病毒等；发展中国家小儿肺炎以细菌为主，如肺炎链球菌、葡萄球菌、链球菌等。营养不良、佝偻病、先天性心脏病患儿等易感。

三、发病机制

病原体常由呼吸道入侵，少数经血行入肺，肺组织充血水肿、炎性细胞浸润。炎症使肺泡壁充血水肿、增厚，支气管黏膜水肿，管腔狭窄，造成通气和换气功能障碍，**导致缺氧和二氧化碳潴留**，引起一系列病理生理改变。

小试身手 13. 小儿肺炎引起全身各系统病理生理变化的关键是

A. 毒素作用　　B. 组织破坏　　C. 免疫力低下　　D. 病原体的侵入　　E. 缺氧和二氧化碳潴留

四、临床表现

1. **轻症肺炎**　出现呼吸系统症状和肺部体征。

（1）症状　起病急，主要表现为发热、咳嗽、气促和全身症状。①发热：多为不规则热，新生儿和重度营养不良患儿可不发热，甚至体温不升；②咳嗽：较频，初为刺激性干咳，以后咳嗽有痰，新生儿口吐白沫；③气促：多发生在发热、咳嗽之后；④全身症状：精神不振、食欲减退、烦躁不安、轻度腹泻或呕吐。

（2）体征　呼吸加快，40~80次/分，鼻翼扇动、点头呼吸、三凹征、唇周发绀。肺部闻及较固定的中、细湿啰音，背部两肺下方、脊柱两旁较易听到，深吸气末更为明显。

小试身手 14. 判断小儿支气管肺炎与支气管炎最主要的区别是

A. 发热、咳嗽　　　　B. 气促　　　　C. 口唇青紫

D. 肺部固定的中、细湿啰音　　　E. 呼吸音粗糙

2. **重症肺炎**　除呼吸系统症状和全身中毒症状外，常有循环、神经和消化系统受累表现。

（1）循环系统　常见心肌炎、心力衰竭。前者表现为面色苍白、心动过速、心音低钝、心律不齐、心电图见ST段下移、T波低平或倒置；后者表现为呼吸困难加重，呼吸加快（>60次/分），烦躁不安，面色苍白或发绀，心率增快（婴儿>180次/分，幼儿>160次/分），心音低钝或出现奔马律，肝脏迅速肿大等。

（2）神经系统　脑水肿中毒性脑病时出现前囟隆起、烦躁或嗜睡、意识障碍、惊厥、瞳孔对光反射迟钝或消失、呼吸节律不齐甚至停止。

（3）消化系统　表现为食欲减退、呕吐或腹泻。

小试身手 （15~17题共用题干）

5个月男孩，入院时体温39.5℃，咳嗽，呼吸急促。入院第二天出现两眼上翻，惊厥，昏迷，前囟紧张，脑脊液检查未见异常，体温升至40℃。

15. 该患儿入院初的诊断最可能是

A. 急性上呼吸道感染　B. 支气管炎　　C. 支气管肺炎　　D. 肺不张　　E. 气胸

16. 住院1日后该小儿病情提示合并

A. 心力衰竭　　　B. 低血糖　　　C. 中毒性脑病　　　D. 高热惊厥　　　E. 婴儿手足搐搦症

17. 针对该患儿的病情，下列治疗措施哪项是错误的

A. 控制感染　　B. 对症治疗　　C. 积极防治合并症　　D. 保持呼吸道通畅　　E. 快速大量补液

3. 不同病原体所致肺炎

（1）**呼吸道合胞病毒肺炎**　3岁以下婴幼儿，特别是1岁以内婴儿多见。临床表现：①喘憋性肺炎：起病急、喘憋明显，呼气性呼吸困难及缺氧，查体：肺部以喘鸣为主，可听到细湿啰音，全身中毒症状明显；②毛细支气管炎：出现上述症状，但全身中毒症状不重。肺部X线以肺间质病变为主，伴肺气肿和支气管周围炎。

（2）**腺病毒肺炎**　主要病原体为腺病毒3、7型。临床特点：①本病多见于6个月~2岁幼儿；②起病急骤、全身中毒症状明显，体温达39℃以上，重症可持续2~3周；③肺部体征出现较晚，频繁咳嗽，出现喘憋、呼吸困难、发绀，发热4~5日后开始出现肺部湿啰音，以后因肺部病变融合出现肺实变体征；④胸片改变出现较早，特点为大小不等的片状阴影或融合成大病灶，肺气肿多见，数周至数月后病灶吸收。

（3）**肺炎支原体肺炎**　症状与体征不成比例。起病较缓慢，学龄期儿童多见。**刺激性干咳为突出症状**，似百日咳样咳嗽，常有发热，持续1~3周。肺部体征常不明显，中毒症状不重，部分患儿出现全身症状，如溶血性贫血、心肌炎、脑膜炎、格

林–巴利综合征、肝炎、皮疹、肾炎等。肺部X线可有4种改变：肺门阴影增粗、支气管肺炎改变、间质性肺炎改变和均一的片状影。

（4）**金黄色葡萄球菌肺炎**：多见于新生儿及婴幼儿。起病急、病情重、发展快。多呈弛张热。中毒症状明显，肺部体征出现早，双肺闻及中、细湿啰音，易并发脓胸、脓气胸。常合并循环、神经及消化系统功能障碍。

五、辅助检查

1. **血常规**　病毒引起者白细胞总数正常或降低；细菌引起者白细胞总数及中性粒细胞增高，伴核左移。

2. **病原学检查**　做病毒分离或细菌培养。50%~70%的支原体肺炎患儿血清冷凝集试验阳性。

3. **胸部X线检查**　早期肺纹理增粗，以后出现大小不等的斑片阴影，可融合成片，伴有肺不张或肺气肿。

六、治疗要点

主要为控制感染，改善通气功能，对症治疗，防治并发症。①根据不同病原体选用敏感抗生素控制感染；**使用原则为早期、联合、足量、足疗程，重症患儿宜静脉给药**；用药时间：一般用至热退且平稳、全身症状明显改善、呼吸道症状改善后3~5天。一般肺炎链球菌肺炎疗程7~10天，支原体肺炎、衣原体肺炎疗程平均10~14天。葡萄球菌肺炎在体温正常后2~3周可停药，一般总疗程≥6周；抗病毒药可选用利巴韦林等。②止咳、平喘、纠正水、电解质与酸碱平衡紊乱，改善低氧血症。③中毒症状明显或严重喘憋、脑水肿、感染性休克、呼吸衰竭者，可应用肾上腺糖皮质激素，常用地塞米松，疗程3~5天。④发生感染性休克、心力衰竭、中毒性肠麻痹、脑水肿等，应及时处理。脓胸和脓气胸者应及时进行穿刺引流。

小试身手 18.治疗支气管肺炎，抗生素应持续用至

A.体温正常后8天　　　B.体温正常后5~7天　　　C.体温正常后3~7天　　　D.体温正常后2~5天　　　E.体温正常后2~3天

七、护理措施

1. 保持呼吸道通畅

（1）**室内温、湿度适宜**。帮助患儿取合适体位并经常变换，翻身拍背，促进痰液排出，防止坠积性肺炎。指导和鼓励患儿有效咳嗽。遵医嘱给予祛痰剂。及时清除口鼻分泌物，保持气道通畅。

（2）给予易消化、营养丰富的流质、半流质饮食，多喂水。重症患儿不能进食者静脉输液。

2. 改善呼吸功能

（1）**凡出现呼吸困难、口唇发绀、烦躁、面色灰白等缺氧症状应立即给氧。鼻导管给氧，氧流量为0.5~1L/min**，缺氧明显者面罩给氧，氧流量2~4L/min，呼吸衰竭者使用人工呼吸器。

> 锦囊妙记：为小儿肺炎患儿给氧时，应严格控制给氧流量和浓度，防止引起晶状体后纤维组织增生。不同疾病吸氧流量如下：
> 0.5~1L/min：新生儿肺炎鼻导管给氧
> 1~2L/min：COPD、肺心病、Ⅱ型呼吸衰竭给氧
> 2~4L/min：右心衰竭给氧
> 4~5L/min：有机磷农药中毒给氧
> 6~8L/min：急性肺水肿给氧，氧气雾化吸入
> 8~10L/min或高压氧舱：CO中毒

（2）做好呼吸道隔离，防止交互感染。

（3）护理操作相对集中，以减少刺激，避免哭闹。

（4）遵医嘱使用抗生素治疗肺部炎症，改善通气。

3. 维持正常体温　发热者注意监测体温，警惕高热惊厥。

4. 密切观察病情

（1）若患儿出现烦躁不安、面色苍白、呼吸加快（>60次/分）、心率增快（>180次/分）、心音低钝或出现奔马律、短期肝脏迅速增大，考虑为肺炎合并心力衰竭，应立即给氧、减慢输液速度。若患儿突然咳粉红色泡沫样痰，考虑为肺水肿。

> 锦囊妙记：小儿肺炎合并心力衰竭的表现可记为"一大二快三突然"即肝大，呼吸快、心率快，突然出现烦躁不安。

（2）若患儿出现烦躁、嗜睡、惊厥、昏迷、呼吸不规则等，考虑为脑水肿、中毒性脑病，立即报告医生处理。

（3）若患儿病情突然加重，体温持续不降或退而复升、咳嗽、呼吸困难加重，面色青紫，考虑为脓胸或脓气胸，及时报告医生处理。

小试身手 19.关于小儿肺炎护理，下述哪项是**不正确**的

A.保持室温18~20℃，湿度60%　　　B.经常更换体位，叩拍背部，协助排痰

C.给氧时，氧流量4L/min，氧浓度60%　　　D.高热者给予降温

E.饮食应易消化，营养丰富，少量多餐

第六节　支气管哮喘

一、病因

支气管哮喘是由肥大细胞、T淋巴细胞和嗜酸性粒细胞共同参与的气道慢性炎症性疾病。

1. 病因　与遗传和环境因素有关。哮喘是一种多基因遗传病，患儿具有特异性体质。

2. 诱因

（1）室内变应原：包括尘螨、动物变应原、蟑螂变应原和真菌。

（2）室外变应原：主要包括花粉和真菌。

（3）食入过敏原：异体蛋白的摄入，如鱼、虾、蛋、奶和花生等。

（4）药物：阿司匹林和其他非甾体类抗炎药物是引起哮喘的危险因素。

（5）呼吸道感染病原体：呼吸道病毒感染是诱发儿童反复哮喘的重要病因。肺炎支原体和肺炎衣原体感染也与哮喘发作密切相关。

（6）运动：运动可引起哮喘儿童气流受限而有哮喘症状的短暂发作，是哮喘最常见的触发因素。

（7）情绪激动　大哭、大笑、生气或惊恐等极度情绪表达可引起过度通气，是哮喘发作的触发因素。

二、发病机制

呼吸道高反应性是哮喘的基本特征。机体在发病因子的作用下，免疫因素、神经精神因素及内分泌因素导致气道高反应性，引起哮喘发作。

三、临床表现

1. 症状　咳嗽、胸闷、喘息和呼吸困难为典型症状，呈阵发性反复发作，以夜间和清晨更为严重。发作前常有刺激性干咳、流涕、喷嚏，发作时出现呼气性呼吸困难，呼气相延长伴喘鸣音；重症患儿坐呼吸，烦躁不安，大汗淋漓，面色青灰。

哮喘发作以夜间更加严重，一般可自行或用平喘药后缓解。如哮喘急剧严重发作，经合理应用支气管舒张剂和糖皮质激素等哮喘缓解药物治疗后仍有严重或进行性呼吸困难者称为哮喘持续状态。

小试身手 20. 支气管哮喘的典型症状是

A. 发热、咳嗽、流涕、全身症状　　B. 咳嗽、胸闷、喘息、呼吸困难　　C. 咳嗽、喉鸣、气促、声音嘶哑

D. 发热、咳嗽、气促、全身症状　　E. 发热、咳嗽、喘息、呼吸困难

小试身手 21. 患儿，男，6个月，人工喂养，多汗，易激惹。主诉咳嗽3天，伴呼吸困难。查体：T37.7℃，呼吸60次/分，伴呼气性呼吸困难。肺部叩诊过清音，胸廓饱满，有枕秃，按压枕骨有乒乓球感。临床诊断应是

A. 支气管肺炎、佝偻病激期　　B. 支气管肺炎、佝偻病初期　　C. 支气管哮喘

D. 支气管哮喘、佝偻病初期　　E. 支气管哮喘、佝偻病激期

2. 体征　胸廓饱满，三凹征，叩诊过清音，呼吸音减弱，双肺布满喘鸣音，但重症患儿喘鸣音可消失。

四、辅助检查

1. 血常规　嗜酸性粒细胞升高。

2. X线检查　肺透亮度增加，呈过度充气状，肺纹理增多，可见肺气肿或肺不张。

3. 肺功能检查　呼气流速峰值及一秒钟用力呼气量降低，残气容量增加。

4. 血气分析　PaO_2降低，病初$PaCO_2$降低，严重时$PaCO_2$增高，pH下降。

5. 过敏原测试　对各种致敏原进行皮内试验，以发现可疑致敏原。

五、治疗原则

去除病因、控制发作和预防复发。坚持长期、持续、规范和个体化治疗。发作期治疗重点是抗感染、平喘，迅速缓解症状；缓解期坚持长期抗感染和自我保健，避免诱发因素。常用药物有支气管扩张剂（茶碱类、β_2受体激动剂、抗胆碱能药物）及糖皮质激素等。吸入治疗是首选的药物治疗方法。

小试身手 22. 支气管哮喘首选的药物治疗方法是

A. 口服给药　　B. 静脉给药　　C. 吸入给药　　D. 气管内给药　　E. 肌内注射给药

六、护理措施

1. 活动与休息　给患儿提供一个安静、舒适的环境，护理操作相对集中。

2. 密切观察病情　当患儿出现烦躁不安、发绀、大汗淋漓、气喘、心率加快、血压下降、呼吸音减弱、肝脏急剧增大等情况，立即报告医生并积极抢救。

3. 缓解呼吸困难　取舒适坐位或半坐位，给氧。指导患儿做深而慢的呼吸。监测患儿有无呼吸困难及呼吸衰竭的表现，必

要时给予机械呼吸，做好气管插管准备。遵医嘱给予支气管扩张剂和肾上腺糖皮质激素，观察药物疗效和副作用。

4.用药护理

（1）吸入治疗时嘱患儿按压喷药到咽部的同时深吸气，然后闭口屏气10秒钟。吸药后漱口可减轻局部反应。

（2）由于氨茶碱的有效浓度与中毒浓度接近，故应监测血药浓度，维持在10~15μg/ml水平为最佳血药浓度。氨茶碱的副作用有胃部不适、恶心、呕吐、头晕、头痛、心悸及心律不齐等。拟肾上腺素类药物的副作用有心动过速、血压升高、虚弱、恶心、变态反应等。

（3）肾上腺素糖皮质激素是目前治疗哮喘最有效的药物，长期使用可产生二重感染、肥胖等，当患儿出现身体形象改变时要做好心理护理。

参考答案

1.D 2.A 3.A 4.E 5.C 6.E 7.E 8.B 9.E 10.B 11.E 12.E 13.E 14.D 15.C 16.C 17.E 18.B 19.C 20.B 21.E 22.C

第十章 循环系统疾病患儿的护理

统领全局—考试大纲

1. 了解心脏的胚胎发育。
2. 了解胎儿血液循环和出生后的改变。
3. 熟练掌握正常各年龄小儿心脏、心率、血压的特点。
4. 了解先天性心脏病的概述。
5. 熟练掌握常见先天性心脏病的病因及发病机制、临床表现。
6. 了解常见先天性心脏病的辅助检查。
7. 熟练掌握常见先天性心脏病的治疗原则和先天性心脏病患儿的护理措施。
8. 熟练掌握病毒性心肌炎的病因及发病机制、临床表现。
9. 掌握病毒性心肌炎的辅助检查和治疗原则。
10. 熟练掌握病毒性心肌炎的护理措施。

第一节 小儿循环系统解剖生理特点

浪里淘沙—核心考点

一、心脏的胚胎发育

原始心脏在胚胎第2周开始形成，第4周时心房和心室共腔，第8周房室中隔形成，心脏成为4腔。胚胎发育在第2~8周为心脏形成的关键期，是先天性心脏畸形形成的主要时期。

小试身手 1. 原始心脏开始形成的时间是

A. 胚胎第8周　　　B. 胚胎第6周　　　C. 胚胎第4周　　　D. 胚胎第2周　　　E. 胚胎第1周

二、胎儿血液循环和出生后的改变

1. 正常胎儿的血液循环　胎儿时期通过脐血管和胎盘与母体之间进行营养和气体交换。由胎盘来的动脉血经脐静脉进入胎儿体内，至肝下缘分为两支，一支入肝与门静脉吻合，另一支经动脉导管入下腔静脉，与来自下半身的静脉血混合，共同流入右心房。

2. 出生后循环的改变　出生后脐血管阻断，呼吸建立，肺泡扩张，肺循环阻力下降，肺动脉血流增多，肺静脉回流至左心房的血流增加，左心房压力增高。约80%足月儿出生后24小时动脉导管功能性关闭，约80%婴儿在生后3个月、95%婴儿在生后1年内解剖上关闭。脐血管血流停止6~8周后完全闭锁，形成韧带。

三、正常各年龄小儿心脏、心率、血压的特点

1. 心脏特点

（1）心脏位置　新生儿心脏呈横位，心尖搏动在第4肋间锁骨中线外，心尖部分主要为右心室，2岁以后心脏由横位转成斜位，心尖搏动下移至第五肋间隙，心尖部分主要为左心室。2~5岁时左心界位于第4肋间左锁骨中线外1cm处，5~12岁在锁骨中线上，12岁以后位于第5肋间锁骨中线内0.5~1cm处。

（2）心脏重量　新生儿心脏重20~25g，1岁时为出生时2倍；5岁时为出生时4倍；9岁时为出生时6倍，青春期后心脏重量为出生时12~14倍，达成人水平。

（3）心脏容积　出生时心脏容积为20~22ml，1岁时为出生时2倍，2岁半增大到3倍，7岁时为5倍，达100~120ml；其后增长缓慢，青春期始心脏容积为140ml；以后增长加速，18~20岁时心脏容积达240~250ml，为出生时的12倍。

2. 血管　小儿动脉相对较粗。动静脉内径比在新生儿为1：1，成人为1：2。在大血管方面，10岁以前肺动脉直径较主动脉宽，到青春期主动脉直径超过肺动脉，12岁达成人水平。婴儿期毛细血管粗大，尤其是肺、肾、肠及皮肤的微血管内径较大，冠状动脉相对较宽，故小儿心肺肾及皮肤供血较好。

小试身手 2. 对小儿循环系统解剖生理特点的描述，下列**不正确**的是

A. 新生儿的心脏相对成人较大　　　B. 新生儿心脏位置较高并呈横位　　　C. 新生儿的动脉相对成人较细

D. 新生儿的心率相对较快　　　E. 新生儿动脉血压相对较低

3. 血压　婴儿期动脉血压较低。随年龄增长血压升高。1岁以内婴儿收缩压70~80mmHg（9.3~10.67kPa），2岁以后小儿收缩压=年龄×2+80mmHg，小儿舒张压=收缩压×2/3。1岁以上小儿下肢血压比上肢血压高20~40mmHg，婴儿期上肢血压比下肢血压略高。

小试身手 3. 2岁以后，小儿收缩压的推算公式是

A. 年龄×2+75 mmHg　　B. 年龄×2+80mmHg　　C. 年龄×2+85 mmHg　　D. 年龄×5+75mmHg　　E. 年龄×5+80 mmHg

小试身手 4.3岁小儿测量血压，下列何值为正常

A. 60/40mmHg　　　B. 110/80 mmHg　　　C. 100/60 mmHg　　　D. 86/57 mmHg　　　E. 120/80 mmHg

4. **心率** 小儿心率相对较快。随年龄增长，心率逐渐减慢，新生儿时期心率120~140次/分，1岁以内110~130次/分，2~3岁100~120次/分，4~7岁80~100次/分，8~14岁70~90次/分。小儿脉搏不稳定，易受进食、活动、哭闹、发热等因素影响，因此，测量脉搏时应在安静状态下进行。

> 锦囊妙记：小儿心率的数值遵循一定规律：在8岁之前，年龄增加1岁，心率减慢10次。考生记住了新生儿心率后，其他年龄段的心率就很容易推导出来。如4~7岁的心率，年龄增加了4岁，心率就在新生儿心率的基础上减去40，即为80~100次/分。其他心率以此类推。

第二节　先天性心脏病

浪里淘沙—核心考点

一、概述

先天性心脏病（简称先心病）是胎儿时期心脏血管发育异常引起的畸形，是小儿最常见的心脏病。**致病原因包括遗传因素和环境因素**，先心病是遗传因素和胎儿周围环境共同作用的结果。

根据左右心腔或大血管间有无分流和有无青紫，临床分为3类：

1. **左向右分流型（潜伏青紫型）** 包括房、室间隔缺损或动脉导管未闭。

2. **右向左分流型（青紫型）** 为先心病中最严重的一种，因心脏结构异常，静脉血流入右心后不能全部流入肺循环达到氧合作用，包括肺缺血性（**法洛四联症、三尖瓣闭锁**）和肺充血性（完全性大动脉转位、总动脉干等）。

3. **无分流型（无青紫型）** 梗阻型常见疾病有肺动脉门狭窄和主动脉缩窄等，反流型有二尖瓣关闭不全、肺动脉瓣关闭不全等。

> 锦囊妙记：考生应能理解房、室间隔缺损或动脉导管未闭为潜伏青紫型，法洛四联症为持续青紫型。左心腔压力比右心腔高，当房、室间隔存在缺损时，左心经过氧合后的血液流入右心，所以患儿不出现青紫，当患儿哭闹出现肺动脉高压右向左分流时，未经氧合的血液流入左心，到达外周小动脉，小儿出现青紫。法洛四联症患儿右心室肥厚，右心腔压力比左心高，导致右心室血液持续流入左心室，患儿出现持续青紫。

小试身手 5.属于右向左分流的先天性心脏病的是

A. 主动脉缩窄　　　B. 肺动脉狭窄　　　C. 法洛四联症　　　D. 室间隔缺损　　　E. 房间隔缺损

二、常见先天性心脏病

（一）房间隔缺损（ASD）

按缺损部位可分为原发孔（一孔型），占15%，继发孔（二孔型），占70%。

1. 发病机制 出生后随肺循环血量增加，左心房压超过右心房，分流自左向右，分流量大小取决于缺损大小和两侧心室的顺应性。

2. 临床表现 缺损小者无症状，体检时闻及胸骨左缘第2、3肋间收缩期杂音。缺损大时，因体循环血量减少而表现为气促、乏力和生长发育落后。哭闹、患肺炎或心力衰竭时，右心房压超过左心房，右向左分流出现暂时性青紫。

3. 辅助检查

（1）胸部X线检查：心脏呈轻中度扩大，以右心房、右心室扩大为主，肺动脉段突出，肺门血管影增粗，可见肺门"舞蹈"征，肺野充血，主动脉影缩小。

（2）心电图：电轴右偏+90~+180。不完全性右束支传导阻滞，部分患儿右心房和右心室肥大。

（3）超声心动图：见右心房和右心室内径增大。

4. 治疗要点

小型继发孔型房间隔缺损有15%的自然闭合率，大多发生在4岁之前，特别是1岁以内。较大的缺损成年后可发生心力衰竭和肺动脉高压，宜**在儿童时期进行修补**。在排除其他合并畸形、严格掌握指征的情况下，房间隔缺损可通过导管介入封堵。年龄大于2岁，缺损边缘至上腔静脉、下腔静脉、冠状静脉窦、右上肺静脉之间距离≥5mm，至房室瓣距离>7mm，可以选择介入治疗。

（二）室间隔缺损（VSD）

VSD是最常见的先天性心脏病，占先心病的30%~50%。根据缺损位置分为四型：①流出道缺损；②流入道缺损；③膜部缺损（最常见）；④左室右房通道。

1. 发病机制 因左心室压力高于右心室，室间隔缺损引起的分流自左向右，所以一般无青紫。

2. 临床表现

小型缺损（缺损直径≤0.5cm）多发生于室间隔肌部，分流量小，患儿无明显症状，生长发育不受影响。听诊闻及胸骨左缘第3~4肋间响亮粗糙的全收缩期杂音，肺动脉瓣听诊区第二心音增强。

中型缺损（缺损直径为0.5~1.0cm），左向右分流多，体循环血流量减少，患儿乏力、气短、多汗、生长发育缓慢，易患肺部感染。查体见心界扩大，胸骨左缘第3~4肋间可闻及Ⅲ~Ⅳ级粗糙的全收缩期杂音，向心前区广泛传导，在杂音最响处触及收缩期震颤，肺动脉瓣听诊区第二心音增强。

大型缺损（缺损直径>1.0cm）出现生长发育迟缓。左向右分流量多，体循环减少，婴幼儿出现心力衰竭、乏力、气短、多汗、呼吸急促、喂养困难。当出现肺动脉高压右向左分流时出现青紫。查体见胸骨左缘3~4肋间可闻及3~5/6级全收缩期反流性杂音，流出部干下型VSD杂音为喷射性收缩期杂音，伴收缩期震颤。心尖部可听到舒张早中期高流量杂音。肺动脉瓣区第二心音（P_2）增强，伴肺动脉高压者P_2亢进。

并发症：支气管炎、支气管肺炎、充血性心力衰竭、肺水肿和急性细菌性心内膜炎。

3. 辅助检查

（1）**X线检查**：小中型缺损者心影大致正常或左房、左室轻度扩大。大型缺损者，肺纹理增粗增多，左室、右室增大。重度肺动脉高压时右心室增大，肺动脉段凸出，**肺门血管呈"残根"状**，有"**肺门舞蹈**"征。

（2）**心电图**：分流量大者左房大、左室肥厚或双室肥厚，重度肺动脉高压时右室肥厚。

（3）超声心动图

4. 治疗原则

（1）内科治疗：强心、利尿、抗感染、扩血管和对症治疗。

（2）外科治疗：小型VSD不需手术治疗，中大型VSD考虑手术治疗。

（3）**导管介入性堵闭术**：通过介入性心导管封堵室间隔缺损是可行的，但难度较大。

小试身手 6. 不属于室间隔缺损行导管介入性堵闭术适应证的是

A. 术后残余分流　　B. 心内有血栓　　C. 肌部室缺≥5mm　　D. 室间隔缺损距主动脉瓣≥3mm　　E. 年龄≥3岁

（三）动脉导管未闭（PDA）

动脉导管未闭是指出生后动脉导管持续开放，血流从主动脉经导管分流至肺动脉，进入左心，并产生病理改变。

1. 发病机制　小儿生后15小时动脉导管功能关闭。**多数婴儿生后3个月左右解剖上完全关闭**。若持续开放，血液自主动脉经未闭导管分流至肺动脉，使肺循环血量增多即为动脉导管未闭。

2. 临床表现　动脉导管较细时无症状或症状较轻。**导管粗大者，分流量大，出现气急、咳嗽、乏力、多汗、生长发育落后等**。偶见扩大的肺动脉压迫喉返神经引起声音嘶哑。**周围血管征阳性：脉压增大，≥40mmHg；毛细血管搏动；水冲脉；股动脉枪击音等**。

小试身手 7. 患儿，女，2岁，生长发育迟缓，平日活动后气促，心悸，查体，胸骨左缘第2肋间闻及粗糙的机器样的连续性杂音，可闻及股动脉枪击音。该患儿最可能的诊断是

A. 动脉导管未闭　　B. 室间隔缺损　　C. 房间隔缺损　　D. 肺动脉狭窄　　E. 法洛四联症

小试身手 8. 先天性心脏病患儿表现为下半身青紫时应首先考虑

A. 室间隔缺损　　B. 房间隔缺损　　C. 主动脉狭窄　　D. 法洛四联症　　E. 动脉导管未闭

3. 辅助检查

（1）**X线检查**：分流量大时左房、左室增大；肺动脉高压时右心室明显增大。

（2）**心电图**：1/3病例正常；分流量大左房、左室大；双室增大；肺动脉高压者右室大。

（3）超声心动图

（4）心导管检查。

4. 治疗要点

（1）内科治疗

1）早产儿动脉导管未闭的治疗：用**吲哚美辛或布洛芬口服，以抑制前列腺素合成，促使导管平滑肌收缩而关闭导管**。但对足月儿无效，不应使用。

2）介入性心导管术：近年来**介入性治疗已成为动脉导管未闭首选治疗方法**，可采用微型弹簧圈或蘑菇伞堵塞动脉导管。

（2）手术治疗　凡确诊动脉导管未闭的患儿，原则上都应手术治疗。早治愈可防止心衰及感染性心内膜炎的发生。一旦发生心内膜炎，应正规抗感染治疗，愈后3个月再手术。合并肺动脉高压时应及早手术，术前可使用药物降低肺血管压力。**如果已有右向左分流，出现差异性发绀则为手术禁忌。反复发生呼吸道感染、难以控制的心衰患儿，包括吲哚美辛无效或禁忌的早产儿，均应即刻手术**。

（3）预后　导管口径较细、分流量较小者，预后良好。**导管口径较粗、分流量较大者，婴儿期易患肺部感染及心力衰竭，是本病死亡的常见原因**。若不予治疗，最终因严重的肺动脉高压，出现反流及右心衰竭而于成人期死亡。

（四）法洛四联症（TOF）

是一种常见的发绀型先心病。**本病有四种畸形：肺动脉狭窄，膜部室间隔缺损，主动脉骑跨和右心室肥厚，其中以肺动脉狭窄为主要畸形**。肺动脉狭窄使肺血流减少，右室收缩期压力升高，右室血分流至左室、主动脉，引起发绀。

锦囊妙记：法洛四联症口诀：肺动脉狭窄，主动脉骑跨，室间隔缺损，右心室肥大。

小试身手 9.法洛四联症的组成，以下哪项最为重要

A.肺动脉狭窄 　　B.室间隔缺损 　　C.主动脉骑跨 　　D.右心室肥厚 　　E.左室流出道梗阻

1.发病机制　肺动脉狭窄，血液进入肺循环受阻，右心室代偿性增厚，右心室压力升高；轻度肺动脉狭窄，右心室压力仍低于左心室，左向右分流；重度肺动脉狭窄时，右心室压力与左心室相似，此时，右心室血液大部分进入主动脉。由于主动脉跨于两心室之上，主动脉除接受左心室血液外，还接受部分右心室的静脉血液，运送到全身，出现青紫。

2.临床表现

（1）青紫：为主要症状，其程度和出现时间与肺动脉狭窄程度有关。多在生后3~6个月出现青紫。因患儿长期缺氧，指、趾端毛细血管扩张增生，局部软组织和骨组织增生性肥大，出现杵状指。

（2）蹲踞现象：患儿活动后常主动蹲踞片刻，蹲踞时下肢屈曲，静脉回心血量减少，心脏负荷减轻，同时下肢动脉受压，循环阻力增大，使右向左分流减少，使缺氧症状暂时缓解。

（3）缺氧发作：婴儿期常有缺氧发作史，表现为呼吸急促、烦躁不安、发绀，重者晕厥、抽搐、意识丧失。发作持续数分钟或数小时。哭闹、排便、感染、贫血或睡眠苏醒后可诱发。

查体：患儿发育落后，口唇、面部、外耳廓青紫，舌色发暗，杵状指（趾）。心前区略隆起，胸骨左缘第2~4肋间有2~3级收缩期喷射性杂音；肺动脉瓣区第2心音减弱。

3.辅助检查

（1）血常规：血红蛋白、红细胞计数、血细胞比容升高。

（2）动脉血氧分压、动脉血氧饱和度降低。

（3）X线检查：心影呈"靴型"，肺血量减少。

（4）心电图：电轴右偏，右室肥厚，右房肥大。

（5）二维超声心动图。

（6）心导管检查。

4种先心病的比较见表4-10-1。

表4-10-1　4种先心病的比较

项目	房间隔缺损	室间隔缺损	动脉导管未闭	法洛四联症
分型	潜伏青紫型	潜伏青紫型	潜伏青紫型	青紫型
症状	生长发育落后、气促、乏力等	生长发育落后、气促、乏力等	差异性紫绀，下半身紫绀明显	青紫、蹲踞、缺氧发作
杂音部位（胸骨左缘）	2~3肋间2~3级收缩期喷射性杂音	3~4肋间3~5/6级全收缩期反流性杂音	2肋间响亮的连续性机器样杂音	2~4肋间2~3级收缩期喷射性杂音
X线	肺门"舞蹈"征			靴形心影
并发症	呼吸道感染、心力衰竭	呼吸道感染、心力衰竭	呼吸道感染、心力衰竭	脑血栓、感染性心内膜炎

4.治疗要点

（1）缺氧发作：①取膝胸卧位；②吸氧、镇静；③0.1~0.2mg/kg吗啡皮下或肌内注射；④β受体阻滞剂普萘洛尔每次0.05~0.1mg/kg加入10%葡萄糖溶液稀释后缓慢静脉注射，必要时15分钟后重复一次；⑤纠正酸中毒，给予5%碳酸氢钠1.0~5.0ml/kg缓慢静脉滴入，10~15分钟重复应用；⑥严重意识丧失，血压不稳定者尽早行气管插管、人工呼吸。

小试身手 10.青紫型先天性心脏病患儿缺氧发作时体位应取

A.半卧位 　　B.端坐位 　　C.仰卧位 　　D.膝胸卧位 　　E.头低脚高位

（2）严重发绀：血细胞比容达75%时考虑放血。青紫伴小细胞低色素性贫血补充铁剂，减少缺氧发作。

（3）外科治疗：绝大多数患儿行根治术。轻症患儿手术年龄以5~9岁为宜。根治困难者做姑息手术即体肺分流术。

小试身手 （11~12题共用题干）

患儿，女，2岁，出生后逐渐青紫加重，1岁半会走，但走几步要下蹲，青紫，有杵状指。体检：胸骨左缘第3间可闻及Ⅲ级收缩期吹风样杂音，肺动脉瓣听诊区第2心音减弱，X线胸片肺血少，靴形心。

11.患儿首先应考虑的诊断是

A.室间隔缺损 　　B.房间隔缺损 　　C.动脉导管未闭 　　D.法洛四联症 　　E.肺动脉狭窄

12.若该患儿突然出现青紫、晕厥，不应采取的措施是

A.给予洋地黄 　　B.给予吗啡 　　C.给予普萘洛尔 　　D.膝胸卧位 　　E.吸氧

三、护理措施

1.休息　是恢复心功能的重要条件。

2.观察病情，防止并发症　注意观察法洛四联症患儿缺氧发作，一旦发生立即将患儿置于膝胸卧位，给氧，遵医嘱给予吗啡及普萘洛尔抢救治疗。法洛四联症患儿血液黏稠度高，发热、出汗、吐泻时，体液量减少，血液浓缩易形成血栓，因此注意补充充足液体，必要时静脉输液。

3. 对症护理

（1）**呼吸困难、发绀**：出现三凹征或点头呼吸、发绀、烦躁不安，**不能平卧者应绝对卧床休息，抬高床头**，给氧，烦躁者使用镇静剂。

（2）**水肿**：①无盐或少盐易消化饮食；②尿少者给予利尿剂；③每日做皮肤护理，如皮肤破损应及时处理，定时翻身，预防压力性损伤。

（3）**咳嗽、咯血**：咳嗽剧烈者给予止咳药；严重肺水肿，痰稠不易咳出做超声雾化。超声雾化前后彻底吸痰，保持气道通畅；需备齐抢救物品及气管切开用物。

（4）**便秘**：多食纤维素丰富食物。患儿超过2天未排大便应立即处理，遵医嘱给予缓泻剂，禁止下地独自排便，防止意外。

4. **饮食护理**　心力衰竭患儿进食清淡易消化食物，少量多餐。控制水和钠盐摄入，对喂养困难患儿要耐心，可少量多餐，避免呛咳和呼吸困难，根据病情采用无盐或低盐饮食。

5. **用药护理**　服用洋地黄药物后应观察药物作用，如呼吸平稳、心音有力、脉搏搏动增强。观察洋地黄毒性反应，如胃肠道、神经、心血管反应。

6. **预防感染**　做小手术时，**如拔牙应给予抗生素预防感染，防止发生感染性心内膜炎**。

7. 健康教育　指导家长掌握先天性心脏病的日常护理，合理用药，预防感染和其他并发症。定期复查，调整心功能到最好状态，使患儿能安全达到手术年龄。

小试身手 13. 先天性心脏病的护理观察**不包括**

A. 按时测量生命体征　　　　　B. 注意有无突然昏迷、抽搐等脑缺氧的表现

C. 观察洋地黄的作用以及有无中毒反应　　D. 有无咳嗽、咳脓痰

E. 观察青紫的变化

小试身手 14. 指导先天性心脏病患儿饮食，下列哪项是不正确的

A. 给蛋白质、维生素丰富的易消化食物　　B. 经常调换品种增进食欲

C. 鼓励小儿大量进食以纠正营养不良　　D. 适当限制食盐的摄入

E. 供给适量的蔬菜、水果

第三节　病毒性心肌炎

浪里淘沙—核心考点

一、病因及发病机制

引起心肌炎常见病毒有柯萨奇病毒、埃可病毒、脊髓灰质炎病毒、腺病毒、流感病毒等。
本病发病机制未明，可能与病毒直接损害感染的心肌细胞和病毒侵犯人体免疫系统引起心肌损害有关。

二、临床表现

病情轻重不一，自觉症状较轻，多在出现心脏症状前1~3周内有上呼吸道感染或其他病毒感染疾病。
轻型：症状轻，乏力，多汗，苍白，心悸，气短，胸闷，头晕，精神萎靡，食欲减退等。查体：**面色苍白、口周发绀、听诊第一心音低钝**。
中型：较少见，起病急，除上述症状外，乏力为突出症状，年长儿诉心前区疼痛。
重型：罕见，呈暴发型，起病急骤，1~2天内出现心力衰竭或突发心源性休克，患儿极度乏力、头晕、烦躁、呕吐、心前区疼痛、严重心律失常。病情发展迅速，抢救不及时有生命危险。

小试身手 15. 病毒性心肌炎患儿心脏体征主要为

A. 心率减慢　　　B. 第一心音低钝　　C. 明显器质性杂音　　D. 心包摩擦音　　E. 心界偏移

小试身手 16. 病毒性心肌炎患儿的心脏体征主要为

A. 奔马律　　　B. 心尖部第一心音低钝　C. 明显器质性杂音　　D. 心包摩擦音　　E. 心界扩大

三、辅助检查

1. **心电图**　可见期前收缩，室上性、室性心动过速，二度、三度房室传导阻滞，ST-T改变等严重心律失常。

2. **生化检查**　早期磷酸激酶（CPK）升高，以心肌同工酶（CK-MB）为主。乳酸脱氢酶（SLDH）同工酶增高，早期诊断心肌炎有提示意义。心肌肌钙蛋白对心肌炎有特异性诊断意义。

四、治疗原则

1. **休息**　急性期卧床休息，减轻心脏负荷。
2. **保护心肌**　大量维生素C、1, 6-二磷酸果糖（FDP）、辅酶Q10。

五、护理措施

1. **急性期卧床休息至热退后3~4周**，病情稳定后逐渐增加活动量，**但休息不得少于6个月**。心脏扩大的患儿卧床休息半年甚至更长。恢复期限制活动至少3个月。

小试身手 17.病毒性心肌炎患儿应休息至症状消除后

A. 1~2周　　　　B. 2~3周　　　　C. 3~4周　　　　D. 4~5周　　　　E. 5~6周

2. 给予**高热量、高蛋白、高维生素、清淡易消化饮食**，少量多餐，多食新鲜蔬菜和水果（含维生素C），忌暴饮暴食。

3. 遵医嘱使用营养心肌药物，嘱患儿按时、坚持服药。

4. 保持大小便通畅，防止便秘。

5. 情绪保持稳定，避免情绪激动，调动机体免疫系统，发挥自身抗病能力，促进恢复。

6. 保护性隔离，避免去人多的公共场所，防止感染的发生。

7. 出院后1个月、3个月、6个月、1年到医院复查。

小试身手 18.用大量维生素C治疗病毒性心肌炎，其作用是

A. 清除自由基　　B. 改善心肌供血　　C. 增加心肌能量　　D. 增强心肌收缩力　　E. 抑制柯萨奇病毒

参考答案

1.D　2.C　3.B　4.D　5.C　6.B　7.A　8.E　9.A　10.D　11.D　12.A　13.D　14.C　15.B　16.B　17.C　18.A

第十一章　血液系统疾病患儿的护理

统领全局—考试大纲

1. 掌握小儿造血特点和小儿血液特点。
2. 熟练掌握小儿贫血的病因及发病机制、临床表现。
3. 掌握小儿贫血的辅助检查。
4. 熟练掌握小儿贫血的治疗原则和护理措施。
5. 掌握原发性血小板减少性紫癜的病因及发病机制。
6. 熟练掌握原发性血小板减少性紫癜的临床表现。
7. 了解原发性血小板减少性紫癜的辅助检查。
8. 熟练掌握原发性血小板减少性紫癜的治疗原则和护理措施。
9. 掌握血友病的病因和临床表现。
10. 了解血友病的辅助检查和治疗原则。
11. 熟练掌握血友病的护理措施。
12. 了解急性白血病的病因及发病机制、分类和分型。
13. 熟练掌握急性白血病的临床表现。
14. 掌握急性白血病的辅助检查和治疗原则。
15. 熟练掌握急性白血病的护理措施。

第一节　小儿造血和血液特点

浪里淘沙—核心考点

一、小儿造血特点

1.胚胎期造血

（1）**中胚叶造血期**：从胚胎第3周起，卵黄囊上形成血岛，其间的细胞分化为原始血细胞，胚胎第6周后造血功能减退。

（2）**肝脾造血期**：胚胎第6~8周时肝出现造血组织，是胎儿中期的主要造血部位，胚胎4~5个月时达高峰，6个月以后逐渐减退，生后4~5天完全停止造血。**脾脏在胚胎第8周开始造血**，5个月后仅保留造淋巴细胞功能。

（3）**骨髓造血期**：胚胎第6周出现骨髓，但至第4~5个月才开始造血，生后成为唯一的造血场所。

小试身手　1.原始血细胞首先出现在

A.骨髓　　　　　B.胸腺　　　　　C.脾　　　　　D.肝　　　　　E.卵黄囊

2.生后造血

（1）**骨髓造血**：婴幼儿时期骨髓为红骨髓，全部参与造血，5~7岁后，黄骨髓逐渐取代长骨中的红骨髓，仅在肋骨、胸骨、颅骨、脊椎、骨盆、锁骨和肩胛骨等有红骨髓。婴幼儿因缺乏黄骨髓，造血潜力差，需要造血增加时则出现骨髓外造血。

（2）**骨髓外造血**：婴幼儿时期发生各种感染或贫血、骨髓受异常细胞侵犯时，肝脾和淋巴结可恢复造血，出现肝脾淋巴结肿大，外周血液中出现幼稚细胞。

> 锦囊妙记：小儿造血总结如下：
> 妊娠前6周：卵黄囊造血；妊娠6周到4~5个月：肝脾造血；
> 妊娠4~5个月至生后：骨髓造血；出生后感染、贫血时：骨髓+肝脾淋巴结造血

二、小儿血液特点

1. **红细胞数和血红蛋白量**　红细胞数和血红蛋白量较高，**新生儿出生时红细胞计数（5~7）×10^{12}/L，血红蛋白量150~220g/L**。生后红细胞数和血红蛋白量逐渐下降，**至生后2~3个月时红细胞数降至3×10^{12}/L，血红蛋白量降至110g/L左右而出现轻度贫血，称为"生理性贫血"**，以后又逐渐增加，12岁时达成人水平。

小试身手　2.小儿出生时血红蛋白量的正常值范围是

A.80~100g/L　　　B.110~120g/L　　　C.130~140g/L　　　D.150~220g/L　　　E.230~2500g/L

2. **白细胞数及分类**　新生儿出生时白细胞总数达（15~20）×10^9/L，生后6~12小时达（21~28）×10^9/L，然后逐渐下降，**婴儿期白细胞数维持在10×10^9/L**，8岁后接近成人水平。白细胞分类主要是中性粒细胞与淋巴细胞的比例变化较大，出生时中性粒细胞约占65%，淋巴细胞约占30%，**随白细胞总数减少，中性粒细胞比例逐渐下降，淋巴细胞比例逐渐升高**，生后4~6天时

两者比例相等（第一次交叉），以后整个婴幼儿期淋巴细胞占优势，至4~6岁时两者再次相等（第二次交叉），6岁后与成人相似。

3.血小板数 为（100~300）×10^9/L。

4.血容量 新生儿血容量约占体重的10%，10岁时占8%~10%，成人占体重的6%~8%。

第二节 小儿贫血

贫血是指外周血中单位容积内的红细胞数或血红蛋白量低于正常，婴儿和儿童的红细胞数和血红蛋白随年龄不同而有差异。根据世界卫生组织资料，6个月~6岁儿童Hb<110g/L，5~11岁儿童Hb<115g/L，12~14岁儿童Hb<120g/L，可诊断为贫血。6个月以下的婴儿由于生理性贫血等因素，血红蛋白值变化较大，目前尚无统一标准。我国小儿血液病学会建议：新生儿Hb<145g/L，1~4个月婴儿Hb<90g/L，4~6个月婴儿Hb<100g/L，诊断为贫血。海拔每升高1000米，Hb上升约4%。

根据Hb及RBC将贫血分轻、中、重、极重四种程度，见表4-11-1。

表4-11-1 贫血程度

	轻度	中度	重度	极重度
Hb（g/L）	120~90	90~60	60~30	<30
RBC（×10^{12}/L）	4~3	3~2	2~1	<1

一、病因及发病机制

1.红细胞及血红蛋白生成不足

（1）造血物质缺乏：缺铁、维生素B12、叶酸等，是小儿贫血最常见的原因，主要因摄入不足、需要量增加、吸收和转运障碍及丢失过多等。

（2）造血功能障碍：各种原因引起骨髓抑制如放射线、药物等。

2.红细胞破坏过多（溶血性贫血）

3.红细胞丢失过多（失血性贫血）

（1）急性失血：如外伤大出血、内脏血管破裂出血等。

（2）慢性失血：如消化性溃疡出血、肠息肉、钩虫病等。

二、临床表现

1.共有的表现

（1）一般表现：皮肤、黏膜苍白，以口唇、结膜、甲床最明显。年长儿诉全身无力、头晕、耳鸣、眼前发黑等。病程长者出现易疲乏、毛发干枯、营养低下及发育迟缓等。

（2）造血器官反应：婴幼儿出现骨髓外造血，肝脾淋巴结肿大，周围血中出现幼稚细胞。

2.不同贫血的特点

（1）营养性缺铁性贫血：食欲减退、恶心、呕吐、腹泻、口腔炎、舌乳头萎缩等，少数有异食癖；神经系统出现精神萎靡或烦躁不安、注意力不集中、记忆力减退、理解力下降、学习成绩下降等；循环系统出现心率增快，重度者出现心脏扩大及心前区收缩期杂音，甚至发生心力衰竭；易合并感染；出现指甲改变等。

（2）营养性巨幼细胞贫血：表情呆滞、反应迟钝、嗜睡、少哭不笑，智力、动作发育落后甚至倒退；维生素B12缺乏出现肢体、躯干、头部或全身震颤，甚至抽搐、共济失调等。

小试身手 3.下列哪项是营养性巨幼细胞贫血最具特征性的表现

A.面色苍白　　　B.烦躁不安　　　C.食欲减退　　　D.心率增快　　　E.肢体震颤

（3）溶血性贫血：①红细胞葡萄糖-6-磷酸脱氢酶（G-6-PD）缺乏症常在服药、吃蚕豆、感染及接触樟脑丸等诱因下发生溶血，除贫血表现外，出现黄疸、血红蛋白尿，严重者出现少尿、无尿、酸中毒和急性肾衰竭；②遗传性球形红细胞增多症以不同程度贫血、间发性黄疸、脾肿大、球形红细胞增多及红细胞渗透脆性增加为特征；③地中海贫血多表现为慢性进行性溶血性贫血，严重者出现地中海贫血面容，即头颅变大、额部隆起、颧高、鼻梁塌陷、两眼距增宽。

三、辅助检查

1.血象 根据红细胞和血红蛋白量判断有无贫血及程度，根据红细胞大小、形态及染色情况判断疾病，如红细胞小、染色浅、中央淡染区扩大，提示缺铁性贫血；红细胞大、中央淡染区不明显提示巨幼细胞贫血；红细胞大小不等、染色浅并有异形、靶形，提示地中海贫血等。

2.骨髓象 除再生障碍性贫血表现为增生低下外，其他贫血表现为增生活跃。缺铁性贫血以中晚幼红细胞增生为主，各期红细胞均小，胞浆发育落后于胞核，粒细胞和巨核细胞系一般无明显异常；营养性巨幼细胞贫血红粒细胞系出现巨幼变，胞核发育落后于胞浆。

3.生化检查 营养性缺铁性贫血患儿血清铁减少，总铁结合力增高，血清铁蛋白降低，运铁蛋白饱和度减低。营养性巨幼细胞性贫血血维生素B12<100ng/L、叶酸<3μg/L。

小试身手 4. 患儿3个月，面色略苍白，精神反应尚可，因咳嗽、流涕2天来院就诊。体检：精神面色可，睑结膜略苍白，心肺（－），肝于肋下1cm，脾未触及。末梢血：血红蛋白110g/L，红细胞3.1×10^{12}/L，网织红细胞0.5%，白细胞及血小板正常。该患儿最可能的诊断是

　　A. 营养性巨幼细胞贫血　　　　　　B. 营养性缺铁性贫血　　　　　　C. 营养性混合性贫血

　　D. 生理性贫血　　　　　　　　　　E. 葡萄糖-6-磷酸脱氢酶缺乏症

四、治疗原则

去除病因；改善饮食结构；药物治疗；**必要时输红细胞，贫血愈严重，一次输注量愈少且速度宜慢。**

五、护理措施

1. 合理饮食　①提倡母乳喂养，**及时添加含铁或维生素B$_{12}$及叶酸丰富饮食**，如动物肝脏、肉、血、木耳、蛋黄、黄豆、紫菜、绿叶蔬菜、酵母等；②增进患儿食欲，培养良好饮食习惯，纠正偏食；③G6PD患儿注意避免食用蚕豆及其制品，忌服有氧化作用的药物。

2. 营养性缺铁性贫血者补充铁剂的注意事项　①从**小剂量开始，逐渐增至全量，两餐之间服用**，减少胃刺激；②**与稀盐酸、维生素C、果汁等同服，促进铁吸收**；③**忌与茶、咖啡、牛乳、钙片、植酸盐等同服**；④用吸管服药或服药后漱口，以防牙齿染黑；⑤肌内注射铁剂时深部肌内注射，**抽药和给药须使用不同针头**，以防铁剂渗入皮下组织，造成注射部位疼痛及皮肤着色；⑥首次注射右旋糖酐铁后观察1小时，警惕过敏；⑦疗效判断：用药2~3天后**网织红细胞开始上升**，5~7天达高峰，1~2周后血红蛋白逐渐上升，治疗3~4周达正常。**在血红蛋白恢复正常后继续用药8周以增加储存铁。**

小试身手 5. 以下方式最能促进口服铁剂吸收的是

　　A. 两餐之间，与叶酸同服　　　　　B. 两餐之间，与维生素B同服　　　　　C. 两餐之后，与维生素C同服

　　D. 进餐之前，与维生素C同服　　　　E. 两餐之间，与维生素C同服

3. **营养性巨幼细胞贫血补充维生素B$_{12}$和叶酸**，同时口服维生素C，恢复期加服铁剂。**单纯维生素B$_{12}$缺乏，不宜加用叶酸，以免加重神经精神症状。**

4. 适当安排休息和活动　重度贫血者卧床休息以减轻心脏负担。

5. 预防感染　居室阳光充足、空气新鲜，温湿度适宜，根据气温变化及时增减衣服，尽量不到人多的公共场所；鼓励患儿多饮水，保持口腔清洁。

6. 防止心力衰竭　密切观察病情，注意心率、呼吸、面色和尿量变化。

7. 健康指导　①宣教科学喂养，及时添加辅食，改善饮食习惯；②做好宣教，掌握口服铁剂的方法和注意事项；③婴儿提倡母乳喂养，及时添加辅食，早产儿从2个月开始补充铁剂，足月儿从4个月开始补充。

常见贫血疾病的比较见表4-11-2。

表4-11-2　常见贫血疾病的比较

疾病	病因	临床表现	实验室检查	治疗要点	护理要点
营养性缺铁性贫血	体内铁缺乏	6个月~2岁多见，**苍白、乏力、异食癖、注意力不集中**	小细胞低色素性贫血；中、晚幼红细胞增生，胞浆发育落后胞核	**去除病因、补充铁剂**	添加含铁丰富食物，掌握铁剂使用的注意事项
营养性巨幼细胞贫血	维生素B$_{12}$或（和）叶酸缺乏	大细胞性贫血；**面色苍黄，表情呆滞，舌、肢体震颤、倒退现象**	大细胞性贫血；骨髓象各细胞系均呈巨幼变，胞核发育落后于胞浆	**去除病因，补充维生素B$_{12}$、叶酸**	添加富含维生素B$_{12}$及叶酸的辅食
再生障碍性贫血	各种因素致骨髓造血受抑制	贫血、出血、感染，多无造血器官反应	**全血细胞减少**，骨髓增生低下	激素、输血、抗生素、骨髓移植	预防感染、避免使用抑制骨髓药物，出血的护理
G-6-PD缺乏症	与遗传有关	吃蚕豆或服具有氧化性药后出现黄疸、血红蛋白尿及贫血	Hb、RBC减少，网织红细胞升高，间接胆红素增高，G-6-PD活性减低	去除诱因，保持尿液呈碱性，输血	避免接触导致溶血的食物、药物，观察溶血症状
地中海贫血	遗传因素致珠蛋白生成障碍	贫血、发育延迟、肝脾大、地中海贫血特殊面容	小细胞低色素性贫血，出现异形、靶形红细胞，红细胞渗透脆性减低	对症治疗、输血和去铁治疗及脾切除	加强营养，防治感染，避免外伤引起脾破裂

第三节　原发免疫性血小板减少症

浪里淘沙—核心考点

一、病因及发病机制

原发免疫性血小板减少症是一种**免疫性疾病**，是小儿最常见的出血性疾病。

本病是一种自身免疫性疾病。患儿因自身免疫缺陷或外来抗原作用，机体产生血小板抗体，抗原抗体结合导致单核-巨噬细胞系统吞噬、破坏血小板，血小板寿命缩短，导致血小板减少。

二、临床表现

本病见于各年龄期小儿，以1~5岁小儿多见，男女发病率无差异，冬春季发病率较高。新诊断ITP患儿于发病前1~3周常有急性病毒感染史，如上呼吸道感染、流行性腮腺炎、水痘、风疹、麻疹、传染性单核细胞增多症等。大多数患儿发疹前无任何症状，部分可有发热。以自发性皮肤、黏膜出血为突出表现，多为针尖大小的皮内或皮下出血点，或为瘀斑和紫癜，少见皮下血肿。分布不均匀，以四肢为多，在易于碰撞的部位更多见。常伴鼻出血或齿龈出血，胃肠道大出血少见，偶见肉眼血尿。青春期女性病人可有月经过多。少数患儿可有结膜下和视网膜出血。颅内出血少见，一旦发生，则预后不良。出血严重者可致贫血，一般无肝脾大，淋巴结不肿大。部分患儿病程中没有任何出血表现。80%~90%的患儿于发病后1~6个月内痊愈，10%~20%的患儿呈慢性病程。病死率为0.5%~1%，主要致死原因为颅内出血。

美国血液学会(ASH)根据临床病程的长短将ITP分为3型：①新诊断的ITP：确诊后<3个月；②持续性ITP：确诊后3~12个月；③慢性ITP：确诊后>12个月。以上分型不适用于继发性ITP。

小试身手 6. 原发性血小板减少性紫癜的突出表现是

A. 脉搏增快　　　　　　　　B. 发热、寒战　　　　　　　　C. 活动后心慌、气促

D. 动作和智能发育落后　　　E. 皮肤和黏膜自发性出血

三、辅助检查

1. 血象　血小板<100×10⁹/L，贫血，白细胞正常；出血时间延长，血块收缩不良；血清凝血酶原消耗不良；凝血时间正常。

2. 骨髓象　巨核细胞数正常或增多，以小巨核细胞为主。

四、治疗要点

1. 糖皮质激素　常用泼尼松。2~3周后逐渐减量，一般不超过4周。

2. 大剂量静脉滴注免疫球蛋白　每日(0.4~0.5)g/kg，静脉滴注，连用5天，或1g/(kg·d)静脉滴注1次，必要时次日可再用一次，3~4周后再给药一次。

3. 输注血小板和红细胞　严重出血危及生命时输注血小板，但应尽量少输；贫血者输浓缩红细胞。

小试身手 7. 丙种球蛋白治疗原发免疫性血小板减少症的用量是

A. 每次0.4g/kg　　　　　　B. 每次0.5g/kg　　　　　　C. 每次1g/kg

D. (0.4~0.5)g/(kg·d)，连用5天　　E. 0.4g/(kg·d)，连用7天

小试身手 8. 原发免疫性血小板减少症的首选治疗方法是

A. 大剂量免疫球蛋白静脉滴注　　B. 输血小板悬液　　　　　　C. 输新鲜血

D. 预防感染　　　　　　　　　　E. 糖皮质激素

五、护理措施

1. 积极控制出血　口鼻黏膜出血用浸有1%麻黄碱或0.1%肾上腺素棉球或明胶海绵局部压迫止血，无效者填塞油纱条，2~3天后更换。严重出血者使用止血药或输血小板。

小试身手 9. 原发免疫性血小板减少症患儿发生鼻出血时，应首先采取的措施是

A. 大量输注血小板　　　　　　B. 头低位卧床休息　　　　　　C. 立即用冰袋冷敷鼻部

D. 用干燥的纱布压迫止血　　　E. 用浸麻黄素的纱条压迫止血

2. 避免损伤出血　减少肌内注射或深静脉穿刺抽血，必要时延长压迫时间，以免形成深部血肿；提供安全的生活环境，限制剧烈活动及玩锐利玩具；禁食坚硬食物；保持大便通畅以防用力大便诱发颅内出血。

3. 密切观察病情　监测生命体征，观察神志、面色、出血量，如面色苍白、呼吸、脉搏加快、出汗、血压下降等提示失血性休克；若患儿烦躁或嗜睡、头痛、呕吐，甚至惊厥、昏迷等提示颅内出血；若呼吸变慢或不规则，瞳孔散大，对光反射迟钝或消失，提示脑疝。

4. 预防感染　对患儿实施保护性隔离，保持出血部位清洁，注意个人卫生；避免受凉；不到人多的公共场所。

5. 健康指导　①避免损伤，不做剧烈、对抗性游戏，不玩尖锐玩具，剪指甲，用软毛牙刷等；②指导自我保护，如忌服阿司匹林类药物，服药期间不与感染病人接触，去公共场所时戴口罩，避免感冒等；③教会家长识别出血征象和学会压迫止血方法。

第四节　血友病

浪里淘沙—核心考点

一、病因

血友病是一组遗传性凝血功能障碍的出血性疾病。包括：①血友病A，凝血因子Ⅷ缺乏症；②血友病B，凝血因子Ⅸ缺陷症；③血友病C，即凝血因子Ⅺ缺陷症。血友病A最常见，血友病B次之。共同特点：轻微损伤后发生长时间出血。

血友病A和B为X-连锁隐性遗传，由女性传递，男性发病；血友病C为常染色体隐性遗传，男女均可发病，双亲均可传递

疾病。

凝血因子Ⅷ、Ⅸ、Ⅺ缺乏使凝血过程第一阶段中凝血活酶生成减少，致血液凝固障碍，出血倾向。

二、临床表现

出血是本病的主要表现。血友病A、B出血症状较重，血友病C的出血症状较轻。患儿多在2岁时发病，重者新生儿期即发病。发病后终生易出血，常有皮肤瘀斑、黏膜出血、皮下组织及肌肉血肿，关节腔出血及积血，消化道、泌尿道等内脏出血。颅内出血较少，但常危及生命，是最常见的致死原因之一。

三、辅助检查

凝血时间延长，凝血酶原消耗不良，部分凝血活酶时间延长，凝血活酶生成试验异常。出血时间、凝血酶原时间和血小板正常。

四、治疗原则

预防出血、局部止血、补充凝血因子及药物治疗。

五、护理措施

1. 预防出血　避免外伤，避免肌内注射及深部组织穿刺，必须穿刺时须用小针头，拔针后延长按压时间，以免出血和形成深部血肿。尽量避免手术，必须手术时应在围手术期补充缺乏的凝血因子。

2. 局部止血　皮肤、黏膜出血局部压迫止血，口、鼻出血用浸有0.1%肾上腺素或新鲜血浆的棉球、明胶海绵压迫；早期关节出血者卧床休息，用弹力绷带加压包扎，局部冷敷，抬高患肢、制动并保持其功能位，出血停止时适当体疗以防关节畸形。

3. 尽快输注凝血因子　凝血因子Ⅷ的半衰期为8~12小时，需每12小时输注1次。

4. 减轻疼痛　抬高患肢并制动，冰袋冷敷出血部位。

5. 健康指导　①指导家长采取预防措施，减少或避免损伤出血，让患儿养成安全习惯；②教会家长及年长儿局部止血方法等；③关节出血停止后，鼓励患儿逐渐增加活动，以防畸形；④对家长开展遗传咨询，携带者孕妇行基因分析，产前检查，如确定胎儿为血友病，及时终止妊娠。

小试身手　10. 以下关于血友病护理措施，不正确的是
A. 出血停止后应适当体疗防止关节畸形　　　B. 有家族病史者婚前最好做遗传咨询
C. 可长期服用小剂量阿司匹林　　　　　　　D. 必须手术者，术前应补充凝血因子
E. 避免磕碰出血及重体力活动

第五节　急性白血病

浪里淘沙—核心考点

一、病因及发病机制

白血病占儿童各种恶性肿瘤的首位，是造血系统的恶性增生性疾病，为造血组织中某一血细胞过度增生，进入血流并浸润到各组织引起的一系列综合征。儿童主要为急性白血病，占90%~95%以上，慢性白血病仅占3%~5%。

病因尚不清楚，可能与下列因素有关：

1. 病毒感染　人类T细胞白血病病毒感染宿主后，激活宿主癌基因的癌变潜力，导致白血病发生。

2. 物理和化学因素　电离辐射、核辐射及细胞毒药物、苯及其衍生物、氯霉素、保泰松等化学物质可激活体内的白血病病毒，使癌基因畸变，或抑制机体免疫功能而导致白血病。

3. 遗传因素　患有其他遗传性疾病或严重免疫缺陷病的患儿，白血病的发病率明显高于一般儿童。

二、分类和分型

根据增生白细胞种类不同分为急性淋巴细胞性白血病（ALL）和急性非淋巴细胞性白血病（ANLL）两大类。

三、临床表现

1. 起病较急，早期出现面色苍白、精神不振、乏力、食欲差、鼻及齿龈出血等，少数以发热和骨关节疼痛为首发症状。

2. 发热　常为首见症状，热型不定，一般常不伴寒战，抗生素治疗无效，合并感染时伴持续高热。

3. 贫血　出现较早，逐渐加重，表现为面色苍白、乏力、活动后气促等。贫血主要是骨髓干细胞受到抑制引起。

4. 出血　以皮肤、黏膜出血多见，表现为皮肤紫癜、瘀斑，鼻及齿龈出血、消化道出血、血尿，偶见颅内出血，是造成死亡的重要原因之一。

小试身手　11. 急性白血病出血的主要原因是
A. 弥散性血管内凝血　　B. 免疫力下降　　C. 凝血因子减少　　D. 白血病细胞浸润　　E. 血小板减少

5.白血病细胞浸润的表现

（1）肝、脾、淋巴结肿大。

（2）骨和关节浸润：白血病儿童骨、关节疼痛较常见。

（3）中枢神经系统浸润：因多数化疗药物不能通过血-脑屏障，中枢神经系统浸润发生率较高，是导致白血病复发的主要原因。

小试身手 12.患儿，男，6岁，临床诊断为"急性淋巴细胞性白血病"。下列临床表现中，提示中枢神经系统受累的是

A.贫血、发热、出血　　B.肝、脾、淋巴结肿大　C.头痛、呕吐、惊厥　　D.关节疼痛明显　　E.眶骨、胸骨疼痛

小试身手 13.儿童白血病复发的主要原因是

A.骨浸润　　　　　　B.关节浸润　　　　　　C.睾丸浸润　　　　　D.淋巴结浸润　　　E.中枢神经系统浸润

（4）其他：白血病细胞浸润睾丸时表现为睾丸局部增大、触痛，阴囊皮肤呈红黑色，由于化疗药物不易进入睾丸，是白血病复发的另一重要原因。

四、辅助检查

1.血象　血红蛋白和红细胞减少，多为正常细胞性贫血；血小板减少；网织红细胞降低；白细胞计数正常、减低或增高，可见原始细胞和（或）幼稚细胞。

2.**骨髓象** 是确定诊断及判断疗效的重要依据。典型骨髓象：原始及幼稚细胞极度增生，幼红细胞和巨核细胞减少。

3.组织化学染色　协助鉴别白血病细胞类型。

4.溶菌酶检查　协助鉴别白血病细胞类型。

五、治疗原则

治疗原则是：早诊断、早治疗，以化疗为主的综合治疗。采取联合、足量、间歇、交替、长期的方针，按诱导缓解、巩固强化、预防髓外白血病、维持及加强治疗等阶段进行，总疗程需持续完全缓解2.5~3.5年方可停止治疗，继续追踪观察数年。有条件者采用造血干细胞移植，一般在第一次化疗完全缓解后进行。

小试身手 14.儿童急性白血病主要的治疗方法是

A.输血　　　　　　　B.放射治疗　　　　　　C.免疫治疗　　　　　D.造血干细胞移植　　E.以化疗为主的综合治疗

六、护理措施

1.维持正常体温　①病房温湿度适宜，鼓励患儿多饮水；②监测体温，高热时物理降温，或遵医嘱给予药物降温，忌用安乃近和酒精擦浴，以免降低白细胞和增加出血倾向；③及时更换汗湿的衣被。

小试身手 15.白血病患儿药物降温忌用

A.安乃近　　　　　　B.布洛芬　　　　　　　C.泰诺林　　　　　　D.吲哚美辛　　　　E.对乙酰氨基酚

2.**预防感染** 感染是患儿最常见、最危险的合并症，也是最主要的死亡原因之一。白血病患儿与其他病种患儿分室居住，避免交互感染；室内每日消毒。保持口腔清洁，进食前后用温开水或漱口液漱口。勤换衣裤，保持大便通畅，便后用温水或盐水清洁肛周，防止肛周脓肿。对粒细胞减少者进行穿刺时，除常规消毒外，宜用浸过酒精的无菌纱布覆盖局部皮肤5分钟再行穿刺；定时更换敷料。化疗期间避免接种减毒活疫苗如麻疹、风疹、水痘、流行性腮腺炎、脊髓灰质炎糖丸等，以防发病。密切观察体温变化，有无牙龈肿胀、咽部充血、吞咽不适等早期感染征象；观察皮肤有无破损、红肿，外阴、肛周有无脓肿等。一旦发现感染遵医嘱局部或全身使用抗生素。

3.**防止出血** ①观察生命体征，观察有无出血的征象，警惕失血性休克、颅内出血、消化系统及泌尿系统出血等；②提供安全的居住环境，禁止玩不安全的锐利玩具；避免吃坚硬食物；用软毛牙刷或海绵刷牙，禁用牙签；禁挖鼻孔，每日早晚各1次用液状石蜡涂鼻；保持大便通畅，防止用力大便诱发颅内出血；限制剧烈运动，防止碰伤及摔伤出血；③尽量减少注射，穿刺后延长按压穿刺部位时间，以免出血或形成深部血肿。

4.增加营养　①给予高蛋白、高维生素、高热量、易消化饮食；②不能进食者鼻饲或静脉补充营养；③注意饮食卫生，食具消毒，水果洗净、去皮；④化疗期间胃肠道反应重者遵医嘱使用止吐药。

5.观察药物疗效及副作用　遵医嘱正确给药，观察药物副作用：①骨髓抑制：定期监测血象，观察有无出血倾向，防治感染；②消化道反应：将化疗安排在患儿进食后，在化疗前、化疗中、化疗后给予止吐药如多潘立酮等；③口腔黏膜损害：给予清淡、易消化的流质或半流质饮食，疼痛明显者进食前给局麻药或敷以溃疡膜、溃疡糊剂等；④泌尿系统：环磷酰胺可致出血性膀胱炎，指导患儿多饮水，给予碳酸氢钠碱化尿液；⑤心肝肾损害：定期了解心肝肾功能；⑥脱发：化疗前先将头发剃去，或戴假发、帽子，减轻心理压力；⑦长期使用糖皮质激素导致高血压、免疫功能降低、Cushing综合征、骨质疏松等，定期监测血压，补充钙剂，让患儿及家长了解形象改变停药后可恢复正常。

锦囊妙记：化疗药物最常见的不良反应是骨髓抑制，因此在化疗过程中应定期复查血常规、骨髓象。

6.健康指导　①教会家长和年长患儿预防感染和观察感染、出血现象；②告诉家长定期检查的必要性和坚持定期化疗的重要性。化疗间歇期可出院，酌情到学校学习，但应遵医嘱用药及休养，并定期随访；③在病情允许的情况下，鼓励患儿做一些家务或参加一些社会活动，增强抗病能力。

参考答案

1.E　2.D　3.E　4.B　5.E　6.E　7.D　8.E　9.E　10.C　11.E　12.C　13.E　14.E　15.A

第十二章　泌尿系统疾病患儿的护理

1. 熟练掌握小儿泌尿系统解剖特点和生理特点。
2. 熟练掌握急性肾小球肾炎的病因及发病机制、临床表现。
3. 掌握急性肾小球肾炎的辅助检查和治疗原则。
4. 熟练掌握急性肾小球肾炎的护理措施。
5. 掌握原发性肾病综合征的病因及发病机制。
6. 熟练掌握原发性肾病综合征的临床表现。
7. 掌握原发性肾病综合征的辅助检查和治疗原则。
8. 熟练掌握原发性肾病综合征的护理措施。
9. 熟练掌握泌尿道感染的病因及临床表现。
10. 了解泌尿道感染的辅助检查。
11. 掌握泌尿道感染的治疗原则。
12. 熟练掌握泌尿道感染的护理措施。

第一节　小儿泌尿系统解剖生理特点

浪里淘沙—核心考点

一、解剖特点

1. **肾脏**　年龄越小，肾相对越大。婴儿期肾位置较低，下极位于髂嵴以下平第4腰椎，2岁以后达髂嵴以上，故**2岁以内小儿触诊腹部时易扪及**。婴儿肾表面呈分叶状，2~4岁时分叶消失。

小试身手　1. 关于小儿肾脏的解剖特点，下述正确的是

A. 年龄越大，肾相对越小　　　　　B. 婴儿期肾位置较高　　　　　C. 2岁以后肾达髂嵴以上

D. 3岁以后腹部触诊时容易扪及肾　　E. 4岁以后肾脏表面呈分叶状

2. **输尿管**　婴幼儿输尿管长而弯曲，管壁肌肉及弹力纤维发育不良，容易受压及扭曲导致梗阻，**易发生尿潴留而诱发感染**。

3. **膀胱**　婴幼儿膀胱位置较高，尿液充盈时在耻骨联合上易扪及，膀胱排尿受脊髓和大脑控制，1.5~3岁时可自主排尿。膀胱容量（ml）=（年龄+2）×30。

4. **尿道**　新生女婴尿道仅长1cm，外口接近肛门，易受细菌污染，故上行性感染比男婴多。男婴尿道虽长，但常有包茎，尿垢积聚时也可引起上行性细菌感染。

二、生理特点

1. **肾功能**　新生儿出生时肾单位数接近成人水平，但生理功能不完善，**肾小球滤过率平均每分钟约20ml/1.73m²**。肾小管对水钠的调节较差，易发生水钠潴留。初生婴儿对尿的浓缩功能差，尿最高渗透压50~600mmol/L，直到1岁时达成人水平。

2. **排尿次数及尿量**　约93%的新生儿生后24小时内，99%在48小时内开始排尿。生后最初数天每日排尿4~5次，1周后增至20~25次，1岁时15~16次，学龄前和学龄期每日6~7次。新生儿尿量每小时为1~3ml/kg，**正常婴儿每日排尿量为400~500ml**，幼儿500~600ml，3~5岁为600~700ml，5~8岁为600~1000ml，8~14岁为800~1400ml。**学龄儿童每日尿量少于400ml，学龄前儿童少于300ml，婴幼儿少于200ml，即为少尿。每日尿量少于50ml或每千克体重少于0.5ml/h即为无尿。**

小试身手　2. 婴幼儿少尿是指每日尿量少于

A. 50ml　　　B. 100ml　　　C. 200ml　　　D. 300ml　　　E. 400m

小试身手　3. 临床观察判断小儿少尿，下列说法**不正确**的是

A. 婴儿每天的尿量<50ml　　　　B. 幼儿每天的尿量<200ml　　　　C. 学龄前儿童每天的尿量<300ml

D. 学龄儿童每天的尿量<400ml　　E. 青春期儿童每天的尿量<400ml

3. **尿液特点**　出生后前几天尿色深，稍浑浊，放置后有红褐色沉淀，为尿酸盐结晶。**正常婴幼儿尿液淡黄透明，寒冷季节放置后出现乳白色沉淀，为盐类结晶而使尿液变浑浊**。正常小儿尿蛋白定性试验阴性，定量每天不超过100mg/m²，随意尿蛋白（mg/dl）/尿肌酐（mg/dl）≤0.2。新鲜清洁尿液离心后沉渣镜检，红细胞<3个/HP，白细胞<5个/HP，管型一般不出现，12小时尿沉渣计数蛋白含量<50mg，红细胞<50万，白细胞<100万，管型<5000个。

第二节　急性肾小球肾炎

浪里淘沙—核心考点

一、病因及发病机制

急性肾小球肾炎是小儿泌尿系统最多见的疾病，大多数继发于急性溶血性链球菌感染后。**最常见的病因是A组β溶血性链球菌引起急性上呼吸道感染或皮肤感染后的一种免疫复合物性肾小球肾炎。**

链球菌刺激机体产生抗体，形成抗原抗体复合物沉积在肾小球基膜，同时激活补体，释放多种生物活性物质，引起肾小球免疫性损伤和炎症，造成细胞增生肿胀，使肾小球毛细血管腔狭窄、阻塞，导致肾小球血流量减少，滤过率降低，引起水钠潴留，出现水肿、少尿、高血压及急性循环充血等表现；肾小球基膜因免疫损伤断裂，血浆蛋白、红细胞、白细胞漏出，患儿出现血尿、蛋白尿、管型尿。

二、临床表现

（一）典型表现

1.血尿　起病时儿乎都有血尿，其中肉眼血尿占50%~70%，呈浓茶色或烟灰水样，也可呈洗肉水样。肉眼血尿在1~2周内消失，镜下血尿可持续数月，运动或感染后可加重。

2.水肿、少尿　70%患儿有水肿，晨起明显，轻者仅眼睑、面部水肿，重者全身水肿，水肿呈非凹陷性，伴尿量减少。

3.高血压　30%~80%患儿有高血压，为轻至中度升高，在病程1~2周内随尿量增多而降至正常。

（二）严重表现

部分患儿在病初2周内出现下列严重症状：

1.严重循环充血　由水钠潴留、血浆容量增加引起。表现为气促、发绀、端坐呼吸、咳嗽、咳粉红色泡沫样痰、两肺底闻及湿啰音，心脏扩大，心率增快，有时呈奔马律，肝肿大，颈静脉怒张，静脉压升高。

2.高血压脑病　血压急剧升高，脑血管痉挛或脑血管充血引起脑水肿。表现为剧烈头痛、恶心呕吐、复视或一过性失明、昏迷。

3.急性肾衰竭　表现为少尿或无尿，出现暂时性氮质血症、电解质紊乱和代谢性酸中毒，一般持续3~5日，尿量逐渐增多后病情好转。

小试身手 4.下列哪项是急性肾炎的严重表现

A.呼吸衰竭　　　　B.感染性休克　　　　C.高血压脑病　　　　D.肾静脉血栓　　　　E.重度凹陷性水肿

三、辅助检查

1.尿常规　镜检见大量红细胞，尿蛋白+~+++，透明、颗粒或红细胞管型。

2.血常规　轻度贫血。

3.肾功能检查　血肌酐、尿素氮升高，内生肌酐清除率降低。

4.免疫学检查　抗链球菌溶血素"O"（ASO）滴度升高，血清总补体（CH50）和C3下降，起病后6~8周恢复正常。

5.血沉　大多轻度增快。

四、治疗要点

本病为自限性疾病，无特异治疗。主要是对症治疗，观察严重症状并及时治疗。

1.一般治疗　急性期卧床休息，限制水和钠盐，避免使用肾毒性药物，应用青霉素及敏感药物10~14天，以清除体内感染灶。

小试身手 5.急性肾炎应用青霉素的目的是

A.预防尿毒症　　B.治疗肾脏炎症　　C.清除体内感染灶　　D.预防泌尿道感染　　E.预防肾炎的发展

2.对症治疗

（1）水肿　明显水肿、少尿或高血压、循环充血者使用利尿剂，可选用氢氯噻嗪1~2mg/（kg·d），分2~3次口服，无效时需用呋塞米（速尿），口服每日2~5mg/kg，注射每次1~2mg/kg，每日1~2次。

（2）高血压　血压持续升高、舒张压高于90mmHg（12.0kPa）时给予降压药，首选硝苯地平口服。严重高血压时肌内注射利血平，出现高血压脑病时首选硝普钠5~20mg加入5%葡萄糖液100ml（50μg/ml），以每分钟1μg/kg速度静脉滴注，无效时逐渐增加滴速，但最大不超过每分钟8μg/kg，惊厥者给予地西泮止惊。

（3）严重循环充血　严格限制水钠入量，迅速利尿。肺水肿时用硝普钠或酚妥拉明扩张血管，适当使用快速强心剂。

（4）急性肾衰竭　维持水和电解质平衡，及时处理高钾血症和低钠血症，必要时透析。

小试身手 6.急性肾小球肾炎应用降压药时一般是在血压持续升高、舒张压高于

A.100mmHg　　　B.90mmHg　　　C.80mmHg　　　D.70mmHg　　　E.60mmHg

五、护理措施

1. **休息**　起病2~3周内卧床休息，待水肿消退、血压降至正常、肉眼血尿消失后可下床轻微活动；**血沉正常可上学，但应避免体育活动**；Addis计数正常后恢复正常生活。

2. **病情观察**

（1）**水肿**：观察水肿程度、部位。每日或隔日测体重一次。

（2）**尿量及尿色观察**：每日记录出入液量，每周2次尿常规检查。

（3）**严重表现的观察**：观察生命体征变化，若突然出现血压升高、剧烈头痛、呕吐、一过性失明、惊厥等，**提示高血压脑病**。如发现呼吸困难、青紫、颈静脉怒张、心率增快的表现，警惕循环充血。

3. **饮食管理**　少尿时严格限制水、盐摄入，每日食盐量<1g，严重病例钠盐限制在每日60mg/kg，氮质血症时限制蛋白质摄入，给予优质动物蛋白，每日0.5g/kg；供给高糖饮食以满足热量需求；严重水肿、尿少时限制水的摄入。尿量增加、水肿消退、血压正常后恢复正常饮食。

4. **用药观察**

（1）使用利尿剂时注意观察尿量、水肿、血压变化，观察水和电解质紊乱症状。

（2）使用利血平时定时监测血压，避免患儿突然起立，以防直立性低血压；用硝普钠应新鲜配制，避光，控制输入速度及浓度，以防遇光变色，影响疗效。

5. 健康教育　向患儿及家长介绍本病为自限性疾病，预后良好。强调限制患儿活动是控制病情发展的重要措施。出院后适当限制活动，定期门诊随访，确保彻底痊愈。

第三节　原发性肾病综合征

浪里淘沙—核心考点

一、病因及发病机制

肾病综合征是由多种病因引起的肾小球基底膜通透性增高、大量血浆蛋白从尿中丢失引起一系列病理生理改变的一种临床综合征。起病前常有上呼吸道感染，男性发病率高于女性。

病因未明。单纯性肾病与T细胞功能紊乱有关，肾炎性肾病与免疫病理损伤有关。

肾病综合征最根本的病理生理特点是蛋白尿。水肿、低蛋白血症、高脂血症均是蛋白尿的结果。

二、临床表现

1. **单纯性肾病**　发病年龄为2~7岁，起病缓慢，**表现为全身凹陷性水肿**，以颜面、下肢、阴囊明显，严重者面色苍白、疲倦、厌食，伴腹水、胸腔积液。皮肤发亮，出现白纹。尿量减少，颜色变深。

2. **肾炎性肾病**　发病年龄为学龄期。水肿不严重，除具备肾病四大特征外，可出现血尿、高血压、血清补体下降和氮质血症。

3. **并发症**

（1）**感染**：最常见的并发症，是引起死亡的原因。以上呼吸道感染为主，感染可促使病情加重。

小试身手 7.肾病综合征最常见的并发症是

A.感染　　B.血栓形成　　C.高凝状态　　D.电解质紊乱　　E.急性肾衰竭

（2）**电解质紊乱和低血容量。**

（3）**高凝状态及血栓形成**：**肾静脉血栓最为常见**，表现为腰痛或腹痛，肉眼血尿或急性肾衰。

小试身手 8.患儿，男，8岁，以肾病综合征收入院。次日患儿突发性腰痛、血尿、少尿，最可能的原因是

A.肾静脉血栓　　B.急性肾功能衰竭　　C.血压增高　　D.感染加重　　E.肾功能衰竭

（4）**急性肾衰竭**：多数为低血容量所致的肾前性急性肾衰竭。

（5）生长延迟：见于频繁复发和长期接受大剂量糖皮质激素治疗的患儿。

三、辅助检查

1. **尿液检查**　尿蛋白定性为（+++），24小时尿蛋白定量>50mg，或随机尿蛋白（mg/dl）/肌酐（mg/dl）>2.0，有透明管型和颗粒管型，肾炎性肾病者有红细胞。

2. **血液检查**　血浆总蛋白及白蛋白降低，血清白蛋白浓度<30g/L，白、球蛋白比例（A/G）倒置；血胆固醇>5.7mmol/L；血沉增快；肾炎性肾病者血清补体降低，氮质血症。

四、治疗要点

1. 一般治疗

（1）休息：除严重水肿或严重高血压或并发感染外，一般不需卧床休息。

（2）限盐，补充维生素及矿物质，如维生素D、钙剂等。

（3）防治感染：抗生素不作为预防用药，一旦感染积极使用抗生素控制感染。**预防接种需在病情完全缓解且停用糖皮质激素6个月后进行**。

2. **对症治疗**　重度水肿患儿使用氢氯噻嗪、螺内酯（安体舒通）、呋塞米利尿。**水肿显著患儿给予右旋糖酐-40**，每次10ml/kg，静脉滴注1小时后再静脉注射呋塞米，可提高利尿效果；也可输注白蛋白，但不宜多输。

3. **激素治疗**　糖皮质激素是首选药物。目前国内多采用中长程疗法。泼尼松每日2mg/kg（最大量每日不超过80mg），分次口服，尿蛋白转阴后再巩固2周，改为1.5mg/kg隔日清晨顿服，4周后每2~4周减量一次，直至停药。中程疗法总疗程6个月，长程疗法总疗程9个月。

> **小试身手** 9.治疗肾病综合征的首选药物是
> A. 螺内酯　　　　　B. 环磷酰胺　　　　　C. 左旋咪唑　　　　　D. 苯丙酸氮芥　　　　　E. 肾上腺糖皮质激素

4. **免疫抑制剂治疗**　适用于激素耐药、激素依赖及频复发或频反复病例。选用环磷酰胺、环孢素等。

五、护理措施

1. **休息**　除严重水肿和高血压外，一般无需卧床休息，卧床者要经常变换体位，防止血栓形成。**严重腹水出现呼吸困难，取半卧位**。

2. **饮食管理**
（1）明显水肿或高血压时短期应限制钠的摄入，一般供盐1~2g/d，病情缓解后不必继续限盐。
（2）蛋白质摄入控制在每日1.5~2g/kg，以高生物效价的优质蛋白如乳、蛋、禽、牛肉等为宜，鱼蛋白摄入过量造成肾小球高滤过，导致细胞功能受损。

3. **预防感染**　与感染性疾病患儿分开收治，每日消毒空气，减少探视人数。

4. **皮肤护理**　保持皮肤清洁、干燥，及时更换内衣；保持床铺清洁、整齐，经常翻身；臀部及四肢水肿严重时受压部位垫软垫，或用气垫床；阴囊水肿用棉垫或吊带托起，皮肤破损涂碘伏预防感染。**严重水肿者尽量避免肌内注射**，因水肿严重，药物不易吸收，且可从注射部位外渗，导致局部潮湿、糜烂、感染。

5. **观察药物疗效及副作用**
（1）激素治疗期间每日监测血压、尿量、尿蛋白、血浆蛋白的变化。
（2）严重水肿患儿使用利尿剂时注意尿量和血压，因大量利尿剂可加重血容量不足，导致低血容量性休克和静脉血栓。
（3）使用免疫抑制剂如环磷酰胺时，监测白细胞计数、胃肠道反应和出血性膀胱炎等，用药期间多饮水和定期查血常规。
（4）抗凝和溶栓疗法期间注意监测凝血时间和凝血酶原时间。

6. **健康教育**　①强调激素治疗的重要性，使患儿及家长主动配合并坚持按计划用药，**避免骤然停药**；②重点强调预防感染的重要性，使患儿及家长能采取有效措施避免感染，不去公共场所，避免复发；③定期门诊随访。

第四节　泌尿道感染

浪里淘沙—核心考点

一、病因

泌尿道感染是指病原体侵入尿路，在尿中生长繁殖并侵犯尿路黏膜或组织引起损伤。

1. **病原体**　以细菌最常见。尿路感染的病原体多为肠道革兰阴性菌，60%~80%以上为大肠埃希菌。

2. **感染途径**　上行感染是最主要的感染途径，其次为血源感染、淋巴感染和直接感染等。

3. **易感因素**
（1）解剖生理特点：小儿输尿管长而弯曲，管壁肌肉及弹力纤维发育不全，易于扩张引发尿潴留而促进细菌生长。女婴尿道短，尿道口接近肛门，易受粪便污染；男孩由于阴茎积垢，均易引起上行感染。
（2）先天畸形、尿路梗阻及膀胱输尿管反流。
（3）泌尿道抗感染功能缺陷：如IgA抗体生成不足和局部黏膜缺血缺氧等。
（4）其他：小儿未能控制大小便，未及时更换尿布，患糖尿病等慢性疾病，长期使用糖皮质激素或免疫抑制剂患儿。

二、临床表现

1. **急性感染**
（1）新生儿：症状极不典型，多以全身症状为主，发热、体温不升、皮肤苍白、体重不增、拒乳、腹泻、嗜睡和惊厥，而局部尿路刺激症状多不明显。

> **小试身手** 10.新生儿期急性泌尿道感染主要表现为
> A.全身症状　　　B.局部症状　　　C.尿路刺激症状　　　D.消化系统症状　　　E.神经系统症状

（2）婴幼儿：以全身症状为主，高热、呕吐、面色苍白、腹胀、腹泻等，甚至出现精神萎靡和惊厥。局部症状为排尿时哭闹、排尿中断、夜间遗尿等，尿路刺激症状如尿频、尿急、尿痛。
（3）儿童：小儿以遗尿为首发症状，上尿路感染出现发热、腹痛、肾区叩痛、遗尿等。下尿路感染有尿频、尿急、尿痛。

锦囊妙记：小儿尿路感染时，如为新生儿和婴幼儿，主要表现为全身症状，如为儿童，则表现为局部症状。

2. 慢性感染　指病程在6个月以上，无明显症状，也可间断出现发热、脓尿、菌尿等，或反复发作伴乏力、贫血、体重减轻及肾功能减退。

三、辅助检查

1. 尿常规　清洁中段尿沉渣中白细胞≥5个/HP即可考虑为尿路感染。
2. 尿涂片找细菌　尿内细菌数>10^5/ml以上有诊断意义。
3. 尿培养　**尿细菌培养及菌落计数是诊断尿路感染的主要依据，中段尿培养尿内菌落数≥10^5/ml可确诊**，10^4~10^5/ml为可疑，<10^4/ml系污染。收集中段尿标本及时送检。
4. 影像学检查　肾盂造影、排泄性膀胱尿道造影、B型超声波检查、动静态核素造影等。

四、治疗原则

控制症状，杀灭病原体，去除诱发因素，预防复发。
1. 一般治疗　多饮水、勤排尿，女孩清洁外阴。提供高热量、丰富维生素和蛋白质饮食。
2. 抗感染治疗　选择药物的依据：①感染部位：**上尿路感染选择氨苄西林及头孢类抗生素；下尿路感染选择磺胺甲恶唑及呋喃类抗生素**；②尿培养及药敏试验结果；③对肾损害小的药物；④治疗效果：如治疗2~3天症状不见好转或菌尿持续存在，细菌耐药，应及早调整，必要时两种药物联合使用。
3. 治疗疗程　**急性感染者使用敏感药物10~14天**。复发者急性症状控制后用小剂量维持。

`小试身手` 11. 应用敏感抗生素治疗小儿泌尿道急性感染的疗程是
A. 2~3天　　　　　B. 3~5天　　　　　C. 5~7天　　　　　D. 7~10天　　　　　E. 10~14天

五、护理措施

1. 休息　急性期卧床休息，鼓励患儿多饮水，以增加尿量达到冲洗尿路的作用。
2. 饮食　给予高热量、丰富蛋白质和维生素易消化饮食，食物品种多样。
3. 对症护理　高热、头痛、腰痛的患儿遵医嘱使用解热镇痛剂。尿道刺激症状明显者酌情应用阿托品、山莨菪碱等抗胆碱药，应用碳酸氢钠碱化尿液。保持会阴清洁，便后冲洗外阴，小儿勤换尿布，尿布用阳光暴晒或开水烫洗晒干，必要时煮沸、高压蒸汽消毒。
4. 送检尿标本　避免污染，常规清洁消毒外阴后取中段尿标本。
5. 用药护理　注意用药时间、方法和药物副作用，饭后服药可减轻胃肠道症状；服用磺胺药应多喝水，并注意有无血尿、尿少及食欲减退等不良反应。
6. 健康教育
（1）向患儿及家长讲解本病的护理要点，如幼儿不穿开裆裤或紧身裤，婴儿勤换尿布，便后洗净臀部，保持清洁；**女孩清洗外阴时从前向后擦洗**，单独使用洁具，**防止肠道细菌污染尿道，引起上行性感染**；及时处理男孩包茎、女孩处女膜伞及蛲虫病等。
（2）指导按时服药，定期复查，急性感染每月复查一次，共3次，如无复发为治愈。反复发作者每3~6个月复查一次，共2年或更长时间。

`小试身手` （12~13题共用题干）

患儿，女，2岁，以急性泌尿系感染收入院，有发热、腹痛、尿臭、排尿时哭闹。

12. 为减少排尿时的不适，应采取何种措施
A. 注意休息　　　B. 多饮水　　　　C. 减少排尿　　　　D. 排便后清洁外阴　　　E. 少饮水
13. 为预防再次感染，护士应指导家长注意哪项内容
A. 幼儿应当穿开裆裤　　　　　　　B. 预防性服用抗生素　　　　　　　C. 给女孩擦洗会阴从前向后
D. 经常询问排尿感觉　　　　　　　E. 少饮水，减少排尿

参考答案

1.C　2.C　3.A　4.C　5.C　6.B　7.A　8.A　9.E　10.A　11.E　12.B　13.C

第十三章 内分泌系统疾病患儿的护理

统领全局—考试大纲

1. 了解生长激素缺乏症的病因。
2. 掌握生长激素缺乏症的临床表现。
3. 了解生长激素缺乏症的治疗原则。
4. 掌握生长激素缺乏症的护理措施。
5. 了解先天性甲状腺功能减退症的病因及发病机制。
6. 熟练掌握先天性甲状腺功能减退症的临床表现。
7. 了解先天性甲状腺功能减退症的辅助检查。
8. 掌握先天性甲状腺功能减退症的治疗原则。
9. 熟练掌握先天性甲状腺功能减退症的护理措施。
10. 掌握儿童糖尿病的病因及发病机制。
11. 熟练掌握儿童糖尿病的临床表现。
12. 了解儿童糖尿病的辅助检查。
13. 掌握儿童糖尿病的治疗原则。
14. 熟练掌握儿童糖尿病的护理措施。

第一节 生长激素缺乏症

浪里淘沙—核心考点

生长激素缺乏症（又称垂体性侏儒症）是由于重体前叶合成和分泌的**生长激素分泌不足**引起生长发育障碍，小儿身高低于正常儿两个标准差（-2SD）或在同龄健康儿生长曲线第3百分位数以下。

一、病因

1. **原发性（特发性）**占5％左右，大多有家族史。
2. **中枢抑制药**（如苯巴比妥），中毒时不宜用硫酸镁导泻。
3. **暂时性不良刺激** 小儿遭受精神创伤，致使生长激素分泌低下，当不良刺激解除后，功能障碍可恢复。

二、临床表现

1. **原发性生长激素缺乏症**
（1）**生长障碍**：出生时身高、体重正常，1岁以后生长缓慢，外观明显小于实际年龄。
（2）**骨成熟延迟**：出牙及囟门闭合延迟，恒齿排列不整。骨化中心发育迟缓，骨龄小于实际年龄2岁以上。
（3）**青春发育期推迟**。
（4）**智力正常**。

小试身手 1.小儿生长激素缺乏症的临床表现为
A.生长迟缓，骨成熟延迟，青春期发育延迟和智力正常
B.生长迟缓，骨成熟延迟，青春期发育延迟和智力不正常
C.生长正常，骨成熟延迟，青春期发育延迟和智力正常
D.生长正常，骨成熟正常，青春期发育延迟和智力不正常
E.生长正常，骨成熟正常，青春期发育延迟和智力正常

2. **继发性生长激素缺乏症** 可见于任何年龄，病后生长发育减慢。颅内肿瘤出现头痛、呕吐、视野缺损等症状和体征。

三、治疗原则

采用激素替代治疗。
1. **生长激素替代治疗** 国产基因重组人生长激素（r-hGH），0.1U/kg，每晚临睡前皮下注射1次，每周6~7次，治疗持续至骨骺愈合。

小试身手 2.生长激素缺乏症替代治疗的药物是
A.睾酮　　　　　B.司坦唑醇　　　　　C.性激素　　　　　D.生长激素　　　　　E.苯丙酸诺龙

小试身手 3.生长激素缺乏症的最佳治疗方法是
A.人生长激素替代疗法　　　　　B.应用促蛋白合成激素　　　　　C.绒毛膜促性腺激素
D.甲状腺片　　　　　E.糖皮质激素

2. 合成代谢激素治疗 不能使用r-hGH时选用促合成代谢药物，如苯丙酸诺龙、美雄诺龙、氟甲睾酮等，司坦唑醇（康力龙），每日0.05mg/kg。

3. 性激素治疗 伴性腺轴功能障碍的GHD患儿在骨龄达12岁时即开始用性激素治疗，以促进第二性征发育。

四、护理措施

1. 指导用药，促进生长发育 生长激素替代疗法在骨骺愈合前有效，应掌握药物用量。如使用促合成代谢激素，应注意定期复查肝功能，严密随访骨龄发育情况。

2. 给患儿及家庭提供支持 运用沟通技巧，与患儿及家人建立信任关系。鼓励患儿表达内心想法，提供与他人交往的机会，帮助其正确地看待自我形象改变，树立正向的自我概念。

`小试身手` 4.垂体性侏儒症最主要的护理措施是

A. 学习训练　　　B. 心理支持　　　C. 预防感染　　　D. 指导用药　　　E. 合理喂养

第二节　先天性甲状腺功能减退症

`浪里淘沙—核心考点`

先天性甲状腺功能减退症（呆小病或克汀病）是由于甲状腺激素合成或分泌不足引起。是小儿最常见的内分泌疾病。

一、病因及发病机制

（一）病因

1. 甲状腺未发育或发育不良 是先天性甲状腺功能低下的最主要原因。

2. 甲状腺激素合成途径缺陷　是引起先天性甲状腺功能低下的第2位原因。

3. 激素缺乏　因垂体分泌TSH障碍造成甲状腺功能低下，常见于特发性垂体功能低下或下丘脑、垂体发育缺陷。TSH缺乏常与GH、LH等其他垂体激素缺乏并存。

4. 母亲妊娠期使用抗甲状腺药物。

5. 碘缺乏。

6. 器官反应性低下。

（二）发病机制

甲状腺的主要功能：合成甲状腺素（T_4）和三碘甲状腺原氨酸（T_3）。甲状腺激素的主要原料为碘和酪氨酸。甲状腺激素的合成与释放受促甲状腺激素释放激素（TRH）和促甲状腺激素（TSH）控制，血清T_4可通过负反馈作用降低垂体对TRH的反应性，减少TSH分泌。T_3的代谢活性为T_4的3~4倍，机体所需的T_3约80%是由T_4转化而来。

甲状腺激素的生理作用：加速细胞内氧化，促进新陈代谢，提高基础代谢率；促进蛋白质合成，增加酶活性；提高糖的吸收和利用；加速脂肪分解、氧化；促进细胞分化、成熟；促进钙、磷在骨质中的合成代谢和骨、软骨生长；促进肌肉、循环、消化系统功能；促进中枢神经系统的生长发育。

二、临床表现

主要表现为：①生长发育落后：身材矮小、躯干长、四肢短、上部量与下部量之比>1.5。囟门闭合迟、出牙迟。②生理功能低下：精神、食欲差，不善活动，安静少哭，嗜睡、低体温、怕冷、脉搏、呼吸缓慢、心音低钝、腹胀、便秘、第二性征出现晚等。③智力低下：动作发育迟缓，智力低下，表情淡漠等。

`小试身手` 5.新生儿散发性甲状腺功能减退症最早出现的症状常是

A. 便秘　　　　　　　　B. 贫血、面色苍黄　　　　　　　C. 生理性黄疸时间延长

D. 呼吸、心跳慢　　　　E. 纳差，呼吸缓慢

三、辅助检查

1. 新生儿筛查 采用生后2~3天的新生儿干血滴纸片检查TSH浓度作为初筛，结果15~20mU/L时再采集血标本检测血清T_4和TSH明确诊断。

2. 血清T_3、T_4、TSH测定 T_3、T_4下降，TSH增高。

3. 骨龄测定　手和腕部X线摄片见骨龄落后。

`小试身手` 6.手和腕部X线拍片提示骨龄明显落后的疾病是

A. 佝偻病　　　　　　　　B. 肥胖症　　　　　　　　C. 营养不良

D. 先天性甲状腺功能减退症　　E. 维生素D缺乏性手足搐搦症

4. 甲状腺扫描　检查甲状腺先天缺如或异位。

5. 基础代谢率测定　基础代谢率低下。

四、治疗原则

尽早开始甲状腺素替代治疗，先天性者需终生服药，以维持正常生理功能。**治疗开始时间越早越好，出生2个月内即开始治疗者不遗留神经系统损害。**

五、护理措施

1. 保暖　室内温度适宜，适时增减衣服，避免受凉。

2. 合理营养　**指导喂养方法，提供高蛋白、高维生素、富含钙和铁剂的易消化食物。** 吸吮困难、吞咽缓慢者耐心喂养，必要时滴管喂或鼻饲。

3. 加强行为训练，提高自理能力　加强智力和行为训练，以促进生长发育，使其掌握基本生活技能。加强患儿日常生活护理，防止意外伤害。

4. 健康教育

（1）宣传新生儿筛查：本病在遗传代谢性疾病中发病率最高。早期诊断至关重要，**生后1~2个月即开始治疗者，可避免严重神经系统损害。**

（2）**指导用药**：告知家长及患儿终生用药，坚持长期服药，掌握药物服用方法及疗效观察。甲状腺制剂作用缓慢，用药1周左右达最佳效力。用药剂量随年龄增长而逐渐增加。**服药期间监测血清T₃、T₄和TSH的变化，随时调整剂量。**

小试身手 7.患儿，男，8个月，新生儿期确诊为先天性甲状腺功能减退症，即开始口服甲状腺干粉片治疗，最近发现患儿烦躁、多汗、消瘦、腹泻、发热，出现这些症状应考虑什么原因

A.甲状腺制剂的副作用　B.加重原发病的表现　C.原发病减轻的表现　D.喂养不当引起　E.护理不当引起

第三节　儿童糖尿病

浪里淘沙—核心考点

一、病因及发病机制

糖尿病是由于胰岛素绝对或相对不足引起糖、脂肪、蛋白质代谢紊乱，血糖增高、尿糖增加的一种疾病。糖尿病分为：①胰岛素依赖型，即1型糖尿病，多见于青少年，需胰岛素治疗；②非胰岛素依赖型，即2型糖尿病，多见于成人；③其他类型。

（一）病因

1型糖尿病的发病机制尚未明确，**与遗传、自身免疫反应及病毒感染等有关。**

（二）发病机制

人体有6种激素参与能量代谢：胰岛素、胰高血糖素、肾上腺素、去甲肾上腺素、皮质醇和生长激素。**胰岛素为唯一能促进能量储存的激素，其他5种激素在饥饿状态时促进能量释放。1型糖尿病患儿β细胞被破坏，胰岛素分泌不足或完全丧失，造成代谢紊乱，同时由于胰岛素不足使反调节激素分泌增加也加剧了代谢紊乱。**

二、临床表现

起病较急，出现多尿、多饮、多食和体重下降"三多一少"的典型症状。 婴幼儿遗尿或夜尿增多。部分患儿起病缓慢，表现为精神不振、疲乏无力、体重减轻等。在急性感染、过食、延误诊疗或突然中断胰岛素治疗等诱因下，40%的患儿首次就诊即表现为**糖尿病酮症酸中毒。患儿出现多尿、多饮、体重减少，恶心、呕吐、腹痛、食欲减退，迅速出现皮肤、黏膜干燥，呼吸深长，呼气中有酮味，脉搏细速、血压下降，嗜睡、昏迷甚至死亡。**

小试身手 8.以下哪项不是婴幼儿糖尿病的临床特点

A.多尿　　B.多饮　　C.多食　　D.遗尿　　E.体重无明显减轻

小试身手 9.下列哪项是儿童糖尿病酮症酸中毒时的表现

A.头痛呕吐　　B.大汗淋漓　　C.脉搏减缓　　D.呼吸浅慢　　E.皮肤、黏膜干燥

三、辅助检查

1. **尿液检查**　尿糖阳性。尿酮体阳性提示酮症酸中毒；尿蛋白阳性提示肾脏继发损害。

2. **血糖**　符合下列任一标准即可诊断为糖尿病。①空腹血糖≥7.0mmol/L。②有典型糖尿病症状并且餐后任意时刻血糖≥11.1mmol/l。

3. 糖耐量试验　仅用于无明显症状、尿糖偶尔阳性而血糖正常或稍高的患儿。**采用口服葡萄糖法：** 试验当日自0时起禁食，清晨按1.75g/kg口服葡萄糖，最大量不超过75g，每克加水2.5ml，于3~5分钟服完，**在口服前（0分钟）和服后60、120和180分钟，采静脉血测定血糖和胰岛素含量。** 正常人0分钟血糖<6.2mmol/L（110mg/dl），口服葡萄糖后60和120分钟时血糖分别低于10.0mmol/L和7.8mmol/L（180mg/dl和140mg/dl），糖尿病患儿的120分钟血糖值>11.1mmol/L（200mg/dl），且血清胰岛素峰值下降。

4. 糖化血红蛋白　明显高于正常。

5. 血气分析　酮症酸中毒时 pH<7.30，HCO_3^-<15mmol/L。

四、治疗要点

积极治疗糖尿病酮症酸中毒，纠正代谢紊乱，**采取胰岛素替代、饮食控制和运动锻炼的综合性治疗方案**。防止糖尿病引起急、慢性并发症，保证患儿正常生长发育。

五、护理措施

1. **饮食控制**　总热量要适合患儿年龄、生长发育和日常活动的需要，每日所需热卡为［1000+（年龄×70~100）］kcal，年幼儿宜稍偏高。饮食成分分配为：**糖55%~60%、蛋白质15%~20%、脂肪20%~30%**。全日热量分3餐，早、午、晚分别占1/5、2/5、2/5，每餐留少量食物作为点心。每日定时、定量进食，勿吃额外食品。**饮食控制以维持正常体重、减少血糖波动、维持血脂正常为原则**。

2. **胰岛素的护理**

（1）应用方案：新诊断的患儿用量为每日 0.5~1.0U/kg。采用皮下注射，每日2次：**每日总量的2/3在早餐前30分钟注射，1/3在晚餐前30分钟注射；每次注射用中效的珠蛋白胰岛素（NPH）和胰岛素（RI）按2：1或3：1混合**［或将RI和长效的鱼精蛋白胰岛素（PZI）按3：1或4：1混合使用］。

（2）胰岛素注射：**用同一型号的1ml注射器或胰岛素专用注射器，保证剂量绝对准确**。注射部位可选择股前部、腹壁、上臂外侧、臀部，**每次注射须更换部位**，注射点相隔1~2cm，1个月内不在同一部位注射2次，以免皮下脂肪萎缩硬化。

（3）监测：根据尿糖结果，每2~3天调整胰岛素剂量1次，直至尿糖试验不超过"++"。

（4）**注意事项**

1）**防止胰岛素过量或不足**：胰岛素过量在午夜至凌晨时发生低血糖，随即反调节激素分泌增加，使血糖陡升，以致凌晨血、尿糖异常升高，减少胰岛素用量即可消除。**当胰岛素用量不足时可发生"清晨现象"**，患儿不发生低血糖，但在清晨5~9时血糖和尿糖升高，因夜间胰岛素用量不足所致，可加大晚间胰岛素剂量或将注射时间稍往后移。

2）**根据病情情况调整胰岛素剂量**。

3. **运动疗法**　经胰岛素治疗和饮食控制，糖尿病被控制的情况下，不限制运动。**运动时间以餐1后小时、2~3小时以内为宜，不宜空腹运动**，运动后有低血糖症状时可加餐。

4. 预防感染和合并症。

5. **糖尿病酮症酸中毒的护理**

（1）密切监测血气、电解质以及血和尿液中糖和酮体变化。

（2）纠正水、电解质和酸碱平衡紊乱，保证出入量平衡。酮症酸中毒时细胞外液量减少，脱水量为100ml/kg（10%），多为等渗性脱水。注意调整输液速度，**补液开始的第1小时按20ml/kg自静脉快速输入**，以扩充血容量，改善微循环，以后减慢补液速度，**目前国际推荐48小时均衡补液法**。

小试身手 10. 对糖尿病酮症酸中毒患儿进行补液时，第1小时的补液速度应为

A. 10ml/kg　　　　B. 20ml/kg　　　　C. 30ml/kg　　　　D. 40ml/kg　　　　E. 50ml/kg

（3）协助胰岛素治疗。

（4）控制感染。酮症酸中毒常并发感染，在急救的同时使用抗生素治疗。

小试身手 （11~12题共用题干）

患儿，男，8岁，因多饮、多尿、消瘦住院，诊断为糖尿病，给予胰岛素代替治疗。近日食欲差，当日中午12:30突然心悸，脉速，多汗。

11. 护士应立即给予哪项处理

A. 立即呼叫医生抢救　　　　　　　　B. 立即口服温开水

C. 立即给予静脉注射50%葡萄糖溶液40ml　　D. 立即保暖

E. 立即静脉注射生理盐水

12. 关于胰岛素应用，以下哪项**不正确**

A. 餐前15~30分钟注射　　　　B. 药物剂量绝对准确　　　　C. 每次更换注射部位

D. 采用肌内注射　　　　　　　E. 采用皮下注射

参考答案

1.A　2.D　3.A　4.D　5.C　6.D　7.A　8.E　9.E　10.B　11.C　12.D

第十四章　神经系统疾病患儿的护理

统领全局—考试大纲

1. 熟练掌握小儿神经系统解剖生理特点和小儿神经系统检查。
2. 熟练掌握化脓性脑膜炎和病毒性脑膜炎、脑炎的病因及发病机制和临床表现。
3. 掌握化脓性脑膜炎和病毒性脑膜炎、脑炎的辅助检查及治疗原则。
4. 熟练掌握化脓性脑膜炎和病毒性脑膜炎、脑炎的护理措施。
5. 了解急性感染性多发性神经根神经炎和脑性瘫痪的病因。
6. 熟练掌握急性感染性多发性神经根神经炎和脑性瘫痪的临床表现。
7. 了解急性感染性多发性神经根神经炎和脑性瘫痪的辅助检查。
8. 掌握急性感染性多发性神经根神经炎和脑性瘫痪的治疗原则。
9. 熟练掌握急性感染性多发性神经根神经炎和脑性瘫痪的护理措施。
10. 了解注意缺陷多动障碍的病因。
11. 熟练掌握注意缺陷多动障碍的临床表现。
12. 掌握注意缺陷多动障碍的治疗原则。
13. 熟练掌握注意缺陷多动障碍的护理措施。

第一节　小儿神经系统解剖生理特点

浪里淘沙—核心考点

一、脑

小儿出生时大脑外观与成人相似，脑表面有主要沟回，但较浅且发育不完善，皮质较薄，细胞分化较差，髓鞘形成不全，对外来刺激反应慢且易泛化。大脑皮质下中枢发育成熟，而大脑的皮质及新纹状体发育尚不成熟，故出生时的各种活动主要靠皮质下中枢调节。

在基础代谢状态下，小儿脑耗氧量占总耗氧的50%，而成人为20%，缺氧耐受性较成人差。

二、脊髓

脊髓发育与运动发展功能平行，随年龄增长，脊髓加长增重，胎儿时，脊髓末端在第2腰椎下缘，新生儿时达第3腰椎水平，4岁达第1腰椎。所以**腰椎穿刺时，婴幼儿以4~5腰椎间隙为宜，4岁以后以第3~4腰椎间隙为宜。**

三、脑脊液

小儿脑脊液检查正常值见表4-14-1。

表4-14-1　小儿脑脊液检查正常值

	婴儿（新生儿）	儿童
总量	5ml（新生儿）	100~150ml
压力（mmH$_2$O）	30~80（新生儿）	80~200
细胞数	（0~20）×10^6/L	（0~10）×10^6/L
蛋白总量（g/L）	0.2~1.2（新生儿）	0.2~0.4
糖（mmol/L）	3.9~5.0	2.8~4.5
氯化物（mmol/L）	110~122	117~127

四、神经反射

小儿神经系统发育不成熟，神经反射包括终身存在的反射（浅反射、腱反射）和暂时性反射（原始反射）。

1. 终身存在的反射
（1）浅反射：出生时即存在，终生不消失，如角膜反射、瞳孔反射、结膜反射、吞咽反射。

（2）腱反射：肱二头肌、肱三头肌腱反射、膝腱反射、跟腱反射等。

2.小儿时期暂时性反射

（1）出生时存在，以后逐渐消失的反射（表4-14-2）

表4-14-2　出生时存在，以后逐渐消失的反射

反射	消失年龄
迈步反射	2~3个月
握持反射	3~4个月
觅食、拥抱反射	3~4个月
吸吮反射	12个月

（2）出生时不存在，以后逐渐出现并终生存在的反射（表4-14-3）

表4-14-3　出生时不存在，以后逐渐出现并终生存在的反射

反射	出现年龄
降落伞反射	9~10个月
平衡反射/支撑反射	5~7个月

小试身手 1.下列哪项属于小儿出生时即具有的先天性反射

A.腓反射　　　B.提睾反射　　　C.膝腱反射　　　D.握持反射　　　E.腹壁反射

3.病理反射　巴宾斯基（Babinski）征、戈登（Gordon）征、霍夫曼（Hoffmann）征、查多克（Chaddock）征等。

4.脑膜刺激征　颈强直、克尼格（Kernig）征、布鲁津斯基（Brudzninski）征等，因小婴儿屈肌张力紧张，故生后3~4个月阳性无病理意义。

五、小儿神经系统检查

1.一般检查　检查生长发育和营养状况、精神发育和行为，皮肤有无异常色素斑，脊柱有无畸形、叩击痛、异常弯曲等。根据小儿对外界声、光、疼痛、语言等刺激的反应判断意识障碍程度。

2.头颅检查　检查头颅大小、形状、前囟是否闭合及张力、颅骨透照试验是否阳性等。

3.运动检查　观察头、躯干及四肢随意动作，如卧、坐、立、走、跑、跳及手的动作。运动系统疾病、发育落后和智力低下可引起随意运动障碍。小儿哭闹时检查肌张力不准确，需反复进行。新生儿屈肌张力较高，手呈握拳状态，3个月后才自然松开，否则属异常。6个月做"蒙面试验"，正常发育小儿能将覆盖物从脸上移开，智力低下及肢体瘫痪小儿不能移开。

第二节　化脓性脑膜炎

浪里淘沙—核心考点

一、病因及发病机制

急性细菌性脑膜炎，也称化脓性脑膜炎，是由各种化脓性细菌感染引起的脑膜炎症，尤以婴幼儿感染常见。

化脓性脑膜炎常见的病原体有脑膜炎双球菌、流感嗜血杆菌、大肠埃希菌、肺炎链球菌、葡萄球菌等，其中脑膜炎双球菌、流感嗜血杆菌最为多见。新生儿及出生2个月内的婴儿以革兰阴性细菌为主，如大肠埃希菌、副大肠埃希菌等，阳性球菌可见金黄色葡萄球菌感染。出生2个月至儿童期时，以流感嗜血杆菌、脑膜炎双球菌和肺炎链球菌为主。

二、临床表现

1.化脓性脑膜炎

（1）**暴发型**：病原体常为脑膜炎双球菌。起病急，有头痛、呕吐、烦躁、抽搐、发热等，脑膜刺激征阳性。皮肤迅速出现出血点或瘀斑、意识障碍、血压下降和DIC，进行性休克症状，如不及时治疗24小时内死亡。

（2）**亚急型**：病原体常为流感嗜血杆菌或肺炎链球菌。发病前数日有上呼吸道或消化道感染症状，年长儿诉头痛、肌肉酸痛，婴幼儿表现发热、呕吐、烦躁、易激惹、精神萎靡、目光凝视、惊厥、昏迷。

2.**体征**　①脑膜刺激征：颈抵抗、布氏征及克氏征阳性；②颅内压增高：头痛、呕吐、婴幼儿前囟饱满、颅缝增宽、双侧瞳孔反射不对称，甚至出现脑疝；③30%以上患儿反复出现惊厥发作。

新生儿缺乏典型症状和体征，起病时表现与新生儿败血症相似，嗜睡、前囟紧张膨隆，但脑膜刺激征不明显。病原体以大肠埃希菌、葡萄球菌多见，所以新生儿患败血症时应警惕化脓性脑膜炎的发生。

小试身手 2.颅内压增高时可出现的脑膜刺激征是

A. Kernig征　　　B. Gordon征　　　C. Babinski征　　　D. Trousseau征　　　E. Oppenheim征

小试身手 3.婴儿化脓性脑膜炎，脑膜刺激征不明显的原因是

A.大脑处于抑制状态 　　　　　　　　B.颈肌不发达

C.颅缝与囟门未闭，对颅内压起缓冲作用 　　D.脑膜炎症反应不如年长儿强

E.机体反应差

3.并发症

（1）**硬脑膜下积液**：颅骨透照试验阳性+诊断性穿刺可明确诊断。

（2）脑积水：因脑脊液循环系统粘连阻塞，引起脑积水。

（3）脑室管膜炎：多见于革兰阴性杆菌感染，多见于病程初期未及时治疗的婴儿脑膜炎。

三、辅助检查

1.**脑脊液**　压力升高，外观浑浊或呈脓性，**白细胞计数明显增多，达1000×10⁶/L以上，以中性粒细胞为主**；蛋白升高，糖和氯化物下降。脑脊液涂片革兰染色找菌（阳性率70%~90%）；细菌培养加药敏试验；检测细菌抗原等。

2.**血常规**　白细胞总数明显增高，可高达（20~40）×10⁹/L，分类以中性粒细胞增加为主，占80%以上，严重感染时白细胞可不增高。

3.其他　血培养、皮肤瘀斑涂片找菌阳性、头颅CT等。

四、治疗要点

除早期、联合、坚持用药、对症处理、治疗并发症及支持疗法外，**主要采取抗生素进行病原学治疗**。

1.抗生素治疗　及早采用敏感的、可通过血-脑屏障的、毒性较低的抗生素，联合用药，注意药物配伍。

（1）病原体未明时，可选用第三代头孢菌素：头孢曲松钠或头孢噻肟钠。

（2）病原体明确后，应参照细菌药敏试验的结果，选用病原体敏感的抗生素。

流感嗜血杆菌：氨苄西林、头孢呋辛钠、头孢曲松钠等。

肺炎链球菌：青霉素G、头孢噻肟钠等。

脑膜炎双球菌：青霉素G。

革兰阴性菌：头孢噻肟钠、阿米卡星等。

金黄色葡萄球菌：萘夫西林、氨基糖苷类、头孢噻肟钠、头孢呋辛钠、万古霉素。

新生儿脑膜炎：氨苄西林、头孢呋辛钠、头孢曲松钠。

（3）疗程：静脉滴注抗生素10~14天。金黄色葡萄球菌和革兰阴性杆菌脑膜炎应在21天以上。若有并发症，还应适当延长。

2.对症及支持治疗

（1）保持水、电解质的平衡。

（2）给予20%甘露醇降低颅内压，防止脑疝的发生。

（3）对症处理：降温、止痉及纠正休克。

（4）并发症的治疗：①**硬膜下积液**：积液多时应反复穿刺，根据病情需要注入对病原体敏感的抗生素；②**脑室管膜炎：可作侧脑室引流，以减轻脑室压力**；③脑积水：主要采取手术治疗，可行正中孔粘连松解、导水管扩张及脑脊液分流等手术方法进行治疗。

五、护理措施

1.一般护理

（1）病室温度18~22℃，湿度50%~60%。

（2）鼓励患儿多饮水，**体温大于38.5℃时在30分钟内使体温降至正常**。用物理降温（头枕冰袋、酒精擦浴、温水浴），药物降温（阿苯片、酚咖片、酚麻美敏、阿司匹林等），每4小时测体温一次。降温后30分钟测体温一次。每日2~3次口腔护理一次。

（3）遵医嘱使用抗生素。

2.饮食护理　**给予高蛋白、高热量、高维生素饮食**，不能进食者鼻饲。少量多餐，每日4~6次。

3.病情观察

（1）**观察皮肤弹性、黏膜湿润的程度**。密切监测生命体征并记录。

（2）准确记录24小时出入液量。

（3）评估窒息危险发生的程度。严密观察患儿生命体征、神志、瞳孔，如脉搏减慢、呼吸节律不规则、瞳孔不等大、对光反射减弱或消失，遵医嘱使用镇静剂（地西泮肌内注射）、脱水药（20%甘露醇，每次1~2g/kg，30分钟内滴完），嘱病人取侧卧位或头偏向一侧。备好吸痰用物。

4.保持皮肤清洁干燥，大小便不能控制者及时更换衣裤并冲洗肛周。每1~2小时翻身1次，用50%乙醇按摩骨隆突处。翻身时避免拖、拉、拽等动作，防止擦伤。

小试身手 （4~6题共用题干）

患儿，男，3个月，以拒奶，伴呕吐，咳嗽3天，嗜睡1天来院就诊。面色青灰，前囟张力较高。

4.该患儿最可能的诊断是

A.病毒性脑炎 　　B.化脓性脑炎 　　C.结核性脑膜炎 　　D.流行性脑膜炎 　　E.脑脓肿

5. 患儿入院后，前囟张力明显增高，惊厥不止，呼吸节律不整，此时应给予治疗处理，以下**错误**的做法是
A. 物理降温　　　　　　　　　　B. 立即腰穿放脑脊液以降低颅内压
C. 地西泮缓慢静脉注射止惊　　　D. 地塞米松注射降脑水肿
E. 甘露醇静脉注射
6. 该患儿脑膜刺激征**不明显**是因为
A. 脑膜炎反应轻　　　　　　B. 神经系统发育不够完善　　　　　　C. 机体反应差
D. 头颈部肌肉不发达　　　　E. 囟门及颅缝未闭，对颅内高压可起缓冲作用

第三节　病毒性脑膜炎、脑炎

浪里淘沙—核心考点

一、病因及发病机制

病毒性脑膜炎、脑炎是由多种病毒引起的中枢神经系统感染性疾病。**80%是由肠道病毒引起**（如柯萨奇病毒、埃可病毒），其次为虫媒病毒（如乙脑病毒）、腮腺炎病毒和疱疹病毒等。

二、临床表现

1. **病毒性脑膜炎**　急性起病，有数天前驱症状，**表现为发热、恶心、呕吐，年长儿诉头痛，颈、背、下肢疼痛，畏光等，但意识清楚，有颈强直等脑膜刺激征，无局限性神经系统体征。病程大多在1~2周。**

小试身手　7.病毒性脑炎的病程为
A. 3~5天　　　B. 5~7天　　　C. 1~2周　　　D. 2~3周　　　E. 3~4周
2. **病毒性脑炎**　**开始时症状轻，发热，后出现意识障碍**，轻者表情淡漠、嗜睡，重者神志不清、谵妄、昏迷。头痛、呕吐、局限性或全身性抽搐，严重者发生脑疝，甚至呼吸循环衰竭死亡。病毒性脑炎病程在2~3周。大多恢复完全，少数留有智力落后、肢体瘫痪、癫痫等后遗症。

三、辅助检查

1. **脑脊液**　压力增高，白细胞总数轻度增多，$<300 \times 10^6/L$，早期以中性粒细胞为主，后期以淋巴细胞为主，蛋白质轻度升高，糖和氯化物正常。
2. 病毒学检查　部分患儿脑脊液病毒培养及特异性抗体阳性。血清特异性抗体滴度高于急性期4倍以上有诊断价值。

四、治疗原则

支持和对症治疗，如降温、止惊、降颅内压、改善脑微循环、抢救呼吸和循环衰竭。**抗病毒治疗选用阿昔洛韦等。**

五、护理措施

1. **维持正常体温**　测量体温，观察热型及伴随症状。出汗后及时更换衣物，体温>38.5℃时物理降温或遵医嘱使用药物降温、静脉补液。
2. **促进肢体功能恢复**
（1）协助患儿洗漱、进食、大小便及个人卫生等。
（2）保持瘫痪肢体在功能位。病情稳定后及早督促患儿进行肢体被动或主动功能锻炼，锻炼时循序渐进，加强保护，防碰伤。
3. **促进脑功能恢复**　向患儿介绍环境，以减轻其焦虑与不安。
4. **观察病情、保证营养供应**
（1）患儿取平卧位，一侧背部垫高，头偏向一侧，促进分泌物排出；上半身抬高20°~30°，促进静脉回流，降低颅内压。
（2）每2小时翻身一次，轻拍背促进痰液排出，减少坠积性肺炎。
（3）密切观察瞳孔及呼吸，防止脑疝形成及呼吸骤停。
（4）保持呼吸道通畅、给氧，如痰液堵塞应立即气管插管吸痰，必要时气管切开或人工呼吸。
（5）对昏迷或吞咽困难的患儿尽早鼻饲，保证热量供应，做好口腔护理。
（6）控制惊厥、保持镇静　遵医嘱使用镇静药、抗病毒药、激素、促进苏醒的药物等。

第四节　急性感染性多发性神经根神经炎

浪里淘沙—核心考点

一、病因

急性感染性多发性神经根神经炎又称吉兰-巴雷综合征，夏秋季高发，农村多于城市，常见10岁以内小儿。病因及发病机制不明，**可能与病毒感染诱发脱髓鞘病变有关，并涉及细胞和体液免疫功能紊乱。65%以上患儿患病前曾有病毒感染史，受凉、**

疲劳也是本病的诱因。其病变主要发生在脊神经根，近、远端神经均可受累。

二、临床表现

1. **前驱感染** 一年四季均可发病，7~9月为高峰。起病前1~3周为非特异性病毒感染，有数天的上呼吸道感染或轻度肠道感染。部分患儿因受凉或劳累诱发。

2. **起病初期**，肌肉疼痛，下肢肢体无力、麻木、疼痛，尤其是大腿前后侧，疼痛感觉尤为明显，伴发热，2周内达高峰。

3. **运动障碍** 自肢体远端开始，首先表现为行走无力，易摔倒，肌肉无力呈对称性，2~3天内，发展到上肢、腰背、躯干，患儿不能坐起和翻身，手足下垂，肢体瘫痪等，随病情发展，肢体近端也呈弛缓性瘫痪。

> **小试身手** 8.急性感染性多发性神经根神经炎运动障碍首先表现为
> A. 不能坐起　　　　B. 不能翻身　　　　C. 行走无力　　　　D. 手足下垂　　　　E. 肢体瘫痪

4. **脑神经麻痹** 不能抬头，吞咽困难、进食时呛咳，患侧眼裂增大，鼻唇沟变浅或消失，口角向健侧歪斜。

5. **呼吸障碍** 呼吸肌麻痹后出现呼吸浅表、咳嗽无力、声音微弱、呼吸困难。单纯肋间肌麻痹，出现吸气时胸廓下陷，上腹隆起。如单纯膈肌麻痹，出现吸气时上腹部下陷呈现矛盾样呼吸。

6. **自主神经功能障碍** 自主神经受累时出现视物不清、多汗、面色潮红、腹痛、直立性低血压、心律不齐，甚至发生心脏骤停。

7. **感觉障碍** 年长儿诉手足麻木、疼痛，早期出现手套或袜套状感觉减退。病情进展迅速者24小时内出现包括肢体、呼吸肌及部分脑神经的完全瘫痪，少数病例先有脑神经受累，从上往下进展。病情多在起病数日至1~2周中发展最快，并维持数周至数月，大多数患儿3~6个月内可完全恢复。

三、辅助检查

1. **血液** 中性粒细胞升高，血清免疫球蛋白IgM、IgA、IgG增高。IgM增高最显著，肌酸激酶轻度升高。

2. **脑脊液检查** 80%~90%患儿脑脊液蛋白含量增高，2~3周达正常时的2倍，4周后逐渐下降。细胞数正常，蛋白-细胞分离现象为本病的特征，糖含量正常，细菌培养阴性。

3. **神经传导功能测定** 运动及感觉神经传导速度减慢。

> **小试身手** 9.患儿，男，8岁，感冒约1个月逐渐出现四肢远端运动减弱及感觉迟钝，数日后扩展到肩、大腿，并出现呼吸及吞咽困难，脑脊液检查出现蛋白-细胞分离现象。该患儿最有可能的诊断是
> A.化脓性脑膜炎　　　　　　　B.急性感染性多发性神经根神经炎　　　　　C.病毒性脑炎
> D.结核性脑膜炎　　　　　　　E.脑脓肿

四、治疗原则

支持治疗、对症处理、抢救呼吸肌麻痹。

药物治疗、血浆置换和静脉滴注大剂量免疫球蛋白可缩短病程，改善预后。病程2周内用免疫球蛋白，每天400mg/kg，连用5天，或2g/kg一次负荷量静脉滴注，有效者24~48小时可见麻痹不再发展。

五、护理措施

1. **呼吸功能维持** 室内空气新鲜，温度20~22℃，湿度55%~60%，每2~4小时观察患儿神志、面色、血压、呼吸、心律、心率和胸廓起伏，了解患儿呼吸肌及膈肌麻痹情况。保持呼吸道通畅，鼓励患儿咳嗽，有咳嗽时双手挤压膈肌，协助排痰。及时清理口鼻腔分泌物。每日口腔护理2~3次。呼吸困难者给予低流量氧气吸入。

2. **皮肤护理** 保持床单清洁。衣服无皱褶，可将衣服反穿在身上，便于操作。骨隆突处垫棉垫或气垫圈保护，用30%~50%乙醇定时按摩，定时翻身，防止发生压疮。每日温水擦浴1次并做全身按摩。

3. **营养维持** 评估患儿营养状况。每周测体重1次。给予高蛋白、高热量、高维生素、易消化饮食，少量多餐，根据患儿咀嚼和吞咽能力，给予流食或半流食。不能进食者留置胃管，必要时静脉营养支持。

4. **预防感染** 病室每日消毒空气2次，缩短探视时间与次数。严格执行无菌技术。

5. **运动障碍护理** 评估躯体障碍损伤程度。急性期保持瘫痪肢体功能位，肢体做被动锻炼。恢复期鼓励患儿进行肢体被动或主动功能锻炼，如吹气球、手握笔、持物、抬腿等。功能锻炼时循序渐进，防止意外。

6. **对症护理** 监测体温变化。每4小时测体温一次。保持体温在36~37.4℃。发热时给予物理降温或药物降温。遵医嘱使用抗生素。

7. **健康教育** 向患儿及家长介绍病情，做好心理护理。向家长提供日常生活护理的有关知识。指导家长做好智力训练和瘫痪肢体功能训练。出院后定期随访。

第五节　脑性瘫痪

> **浪里淘沙—核心考点**

一、病因及发病机制

脑性瘫痪是指出生前到出生后1个月期间因多种原因引起的脑损伤，导致非进行性中枢运动功能障碍和姿势异常。病因分

3类：

1. **出生前** 胎儿期感染、出血、发育畸形及母亲妊娠时患高血压、糖尿病、腹部外伤、接触放射线等。
2. **出生时** 羊水阻塞、早产、窒息、难产、产钳损伤等。
3. **出生后** 缺氧、感染、外伤、颅内出血、核黄疸等。

小试身手 10. 小儿脑性瘫痪是指发育早期的脑损伤，其临床表现特点是

A. 进行性中枢运动功能障碍　　　　B. 非进行性中枢运动功能障碍　　　　C. 进行性外周运动功能障碍

D. 非进行性外周运动功能障碍　　　　E. 非进行性外周及中枢运动功能障碍

二、分型

1. 按运动障碍性质分类

（1）**痉挛型**：占70%，是最常见的中枢性瘫痪类型。主要因锥体系受累。

（2）**手足徐动型**：除手足徐动外，也可出现扭转痉挛或其他锥体外系受累症状。

（3）**肌张力低下型**：因锥体系和锥体外系同时受累，导致瘫痪肢体松软。

（4）**强直型**：全身肌力增高、僵硬，锥体外系受损。

（5）**共济失调型**：小脑共济失调。

（6）**震颤型**：多为锥体外系相关的静止性震颤。

（7）**混合型**：同时出现2~3个类型的症状。

2. 按瘫痪累及部位分类　双瘫（四肢瘫，但双下肢较重）、四肢瘫（四肢和躯干均受累）、截瘫（下肢受累，上肢躯干正常）、偏瘫、三肢瘫、单瘫等。

三、临床表现

1. **痉挛型瘫痪** 婴幼儿时期出现症状。**病变主要在锥体束，表现多为双侧性**，患儿肌张力增高，尤以下肢最明显，抱起时，**两腿交叉成剪刀样**，足跟悬空、足尖着地、上肢屈曲内收。轻症两手动作不灵敏，步态不稳。可出现四肢瘫、偏瘫、截瘫和单瘫。

小试身手 11. 脑性瘫痪患儿若表现为肌张力增高，两腿交叉成剪刀样，最可能为

A. 痉挛型脑瘫　　　B. 混合型脑瘫　　　C. 手足徐动型脑瘫　　　D. 共济失调型脑瘫　　　E. 运动障碍型脑瘫

2. **手足徐动型脑瘫** 多数肌张力降低，同时伴无目的、不自主动作或动作过多，可呈震颤、舞蹈样动作，睡眠时消失。

3. **共济失调型** 病变主要在小脑。表现为步态不稳，快变轮换动作差，肌张力低下，指鼻试验阳性等。

4. **混合型** 以痉挛型和运动障碍型混合并存多见。此型智力低下、运动障碍，严重者有癫痫发作、语言障碍、视觉和听觉障碍等。

5. **伴随症状和疾病** 一般上述瘫痪患儿合并智力低下、听力和语言发育障碍，其他还有视力障碍、易激惹、小头畸形、癫痫、流涎等。

四、辅助检查

脑干听觉诱发试验　阳性率约1/3。CT检查可见脑萎缩、脑室扩大、脑室密度减低、脑积水、钙化灶及畸形。

五、治疗原则

早诊断、早治疗，促进正常运动发育，抑制异常运动和姿势，进行体能、技能、语言训练，手术矫形。

六、护理措施

1. **营养供给** 评估患儿营养状况，每周测体重1次。**给予高蛋白、高热量、高维生素、易消化饮食，少量多餐，及时补充铁剂，积极预防贫血**。

2. **功能训练** 解释活动及锻炼的重要性。鼓励患儿每天活动各关节，锻炼肌肉力量和耐力，协助肢体康复。**瘫痪的肢体保持功能位并进行被动或主动运动，促进肌肉、关节活动和改善肌张力**。

3. **防止外伤与意外** 加床挡，防止坠床。

4. **皮肤护理** 对患侧肢体加以保护，防止不自主运动时损伤。及时更换尿布，防止臀红。帮助患儿更换体位，减轻局部的压力。

5. **健康教育** 做好产前保健，孕母保持心情愉快，减少各种病原体感染，避免接触猫、狗，防止感染弓形虫病而影响胎儿期脑部发育。

第六节　注意缺陷多动障碍

浪里淘沙—核心考点

注意缺陷多动障碍是以多动、注意力不集中、有攻击行为，参与事件能力差，但智力基本正常为特点的一组综合征。半数

患儿4岁前起病，男孩比女孩发病率高，为（4~9）：1，1/3以上患儿伴学习困难及心理异常。

一、病因

发病原因不明，是一种多基因遗传性疾病；与围产期的轻度脑损伤有关。

二、临床表现

主要表现为**注意缺陷和活动过度**，两者同时存在。

1. **注意缺陷**　本病必有表现，注意力短暂、易随环境转移，在学习和玩时心不在焉。做事有始无终，对各种刺激都起反应。听课不专心，常把作业记错或漏掉。

小试身手 12.下列哪项是小儿注意力缺陷多动障碍必备的表现

A. 任性冲动　　　　　B. 注意缺陷　　　　　C. 动作笨拙　　　　　D. 智力低下　　　　　E. 语言发育落后

2. **活动过度**　从小表现兴奋多动，多跑动、爬高上低，不得安宁。上课时小动作不断，摇椅转身，离位走动，叫喊讲话，扰乱课堂秩序，翻箱倒柜，干扰别人活动。

3. 其他　任性冲动、情绪不稳、缺乏克制力，伴学习困难、神经发育障碍或延迟等。

三、治疗原则

除心理治疗和教育外，**对本病唯一有效的药物为神经兴奋剂**，如哌甲酯（利他林）、苯丙胺、匹莫林。从小剂量开始，白天早餐后顿服，节假日停药，6岁以下及青春期以后原则上不用药。

四、护理措施

1. 心理护理　避免打骂、呵斥患儿，善于发现患儿优点，给予表扬。
2. **用药的护理**　除心理护理和教育外，使用精神兴奋剂，用药从小剂量开始，定期用量表监测患儿症状及药物副作用。
3. 健康教育　做好家长的思想工作，取得家长和老师配合。逐步培养患儿注意力，延长对一件事情的专注时间。

参考答案

1.D　2.A　3.C　4.B　5.B　6.E　7.C　8.C　9.B　10.B　11.A　12.B

第十五章 免疫性疾病患儿的护理

统领全局—考试大纲

1. 了解小儿免疫特点。
2. 掌握风湿热的病因及发病机制。
3. 熟练掌握风湿热的临床表现、治疗原则和护理措施。
4. 了解儿童类风湿病的病因。
5. 掌握儿童类风湿病的临床表现。
6. 了解儿童类风湿病的辅助检查和治疗原则。
7. 熟练掌握儿童类风湿病的护理措施。
8. 了解过敏性紫癜的病因及发病机制。
9. 熟练掌握过敏性紫癜的临床表现。
10. 了解过敏性紫癜的辅助检查。
11. 掌握过敏性紫癜的治疗原则。
12. 熟练掌握过敏性紫癜的护理措施。
13. 了解皮肤黏膜淋巴结综合征的病因。
14. 掌握皮肤黏膜淋巴结综合征的临床表现。
15. 了解皮肤黏膜淋巴结综合征的辅助检查和治疗原则。
16. 熟练掌握皮肤黏膜淋巴结综合征的护理措施。

第一节 小儿免疫特点

浪里淘沙—核心考点

一、非特异性免疫特征

1. **皮肤和黏膜的屏障作用** 上皮细胞具有机械屏障作用,上皮细胞更新、呼吸道黏膜上皮细胞纤毛的定向摆动及黏膜上皮细胞表面分泌液的冲洗作用;此外,皮肤和黏膜分泌物中具有杀菌、抑菌物质,如皮脂腺分泌的脂肪酸、汗腺分泌的乳酸、胃液中的胃酸及唾液、呼吸道黏膜中的溶菌酶等。小儿均不成熟。

2. **吞噬作用差** 血液中的中性粒细胞和单核细胞吞噬作用弱。

3. **补体系统功能差** 足月儿出生时血清补体含量低,生后3~6个月各补体浓度或活性才接近成人。

二、特异性免疫特征

特异性免疫反应包括细胞免疫和体液免疫,T淋巴细胞发挥细胞免疫功能、B淋巴细胞主要发挥体液免疫功能。小儿均不健全。

第二节 风湿热

浪里淘沙—核心考点

一、病因及发病机制

1. 病因 在**A组乙型溶血性链球菌引起的咽峡炎患儿中,0.3%~3%于1~4周后发生风湿热**。影响本病发生的因素:①链球菌在咽峡部存在时间愈长,发病的机会愈大;②特殊的致风湿热A组溶血性链球菌株,如M血清型(甲组1-48型)和黏液样菌株;③患儿的遗传学背景,一些人群具有明显的易感性。

2. 发病机制 ①分子模拟:A组乙型溶血性链球菌的抗原性复杂,各种抗原分子结构与机体器官抗原存在同源性,**机体的抗链球菌免疫反应可与人体组织产生免疫交叉反应,导致器官损害,是风湿热发病的主要机制**。②自身免疫反应:人体组织与链球菌的分子模拟导致的自身免疫反应。③遗传背景:本病是否为多基因遗传病,以及是否存在相关的致病基因,尚待进一步多中心研究证实。④毒素:A组链球菌还可产生多种外毒素和酶类,可能对人体心肌和关节产生毒性作用,但未得到确认。

二、临床表现

约50%病例在发病前1~4周有上呼吸道感染史。关节炎通常急性起病,心脏炎及舞蹈病初发时呈缓慢经过。风湿热临床表现轻重不一，取决于疾病侵犯部位和程度。

（一）一般表现

发热，热型不规则，面色苍白、食欲低下、多汗、疲倦、腹痛等。

（二）主要表现

1.**心脏炎**　是本病最严重的表现，年龄愈小，心脏受累机会愈多，以心肌炎及心内膜炎多见。

小试身手　1.风湿热最严重的表现是

A.心脏炎　　　　　B.关节炎　　　　　C.舞蹈病　　　　　D.皮下结节　　　　　E.环形红斑

2.**关节炎**　年长儿多见，以游走性和多发性为特点，主要累及膝、踝、肩、肘、腕等大关节，局部出现红肿热痛，以疼痛和功能障碍为主。

小试身手　2.儿童类风湿病多关节型的特点是

A.发热　　　　　B.皮疹　　　　　C.晨僵　　　　　D.关节肿痛　　　　　E.肝脾肿大

3.**舞蹈病**　女童多见，是一种累及锥体外系的风湿性神经系统疾病，表现为四肢和面部肌肉不自主、不协调、无目的的快速运动，出现皱眉、挤眼、努嘴、伸舌等奇异面容和颜面肌肉抽动、耸肩等，在兴奋或注意力集中时加剧，入睡后消失。

4.**皮下结节**　见于复发病例，好发于肘、腕、膝、踝等关节伸侧的骨质隆起或肌腱附着处，为粟米到豌豆大小、可活动无压痛的硬结，起病数周后出现，2~4周自然消失。

5.**环形红斑、结节性或多形性红斑**　以环形红斑最常见，一般在风湿热后期出现，分布在躯干及四肢屈侧，呈环形或半环形，如钱币大小，色淡红或暗红，边缘轻度隆起，中心苍白，于数小时或1~2天内消失，反复出现，不留痕迹。

三、辅助检查

1.血沉增快，C反应蛋白和黏蛋白增高，提示风湿活动。

2.抗链球菌抗体测定，如ASO升高提示近期链球菌感染。

小试身手　3.判断风湿活动的重要标志是

A.ASO升高　　　　　B.血沉加快　　　　　C.补体C3下降　　　　　D.白细胞增高　　　　　E.类风湿因子阳性

四、治疗要点

1.卧床休息，加强营养，补充维生素A、维生素C等。

2.**抗链球菌感染**　青霉素80万U，肌内注射，每日2次，用药时间持续2周，青霉素过敏者改为红霉素，剂量每日30~50mg/kg，分4次口服。

3.**抗风湿治疗**　选用水杨酸盐或肾上腺皮质激素。心脏炎时宜早期使用肾上腺皮质激素，症状好转后逐渐减量至停药，总疗程8~12周。在停用激素之前要用阿司匹林治疗量接替，防激素停药反跳。无心脏炎患儿用阿司匹林，至体温恢复正常、关节肿痛消失和实验室活动性指标正常后，剂量减半，总疗程4~8周。阿司匹林的副作用有恶心、呕吐、消化道出血、肝功能损害等。

小试身手　4.风湿热患儿服用阿司匹林药物治疗期间，病情观察的重点是

A.血压变化　　　　　B.胃肠道反应　　　　　C.血电解质变化　　　　　D.有无心律不齐　　　　　E.有无过敏反应

4.**舞蹈病治疗**　采用支持和对症治疗。口服苯巴比妥、氯丙嗪和地西泮等镇静药。

五、护理措施

1.防止心功能损害

（1）观察病情：观察患儿面色、呼吸、心率、心律及心音变化，如有烦躁不安、面色苍白、多汗、气急等表现，及时处理。

（2）限制活动：根据病情限制活动。急性期无心脏炎患儿卧床休息1个月左右，有心脏炎无心力衰竭者需卧床休息至少2~3个月，至急性症状完全消失，血沉接近正常方可下床活动，伴心力衰竭者至少6个月后逐渐恢复正常活动。

（3）饮食护理：给予易消化、高营养饮食，少量多餐，有心力衰竭者适当限盐、水，记录出入水量，并保持大便通畅。

（4）药物治疗：遵医嘱抗风湿治疗，心力衰竭者加用洋地黄制剂、吸氧、利尿、维持水和电解质平衡。

2.减轻关节疼痛　关节痛时让患儿保持舒适体位，避免痛肢受压，移动肢体时动作轻柔，用热水袋热敷局部关节。

3.观察药物作用　服药期间注意观察药物副作用，如阿司匹林可引起胃肠道反应、肝功能损害和出血，饭后服用或同服氢氧化铝可减轻胃肠道刺激，加用维生素K可防止出血；泼尼松引起消化道溃疡、肾上腺皮质功能不全、精神症状、血压增高、电解质紊乱、抑制免疫等。心肌炎时对洋地黄敏感且易出现中毒，服药期间观察有无恶心、呕吐、心律不齐、心动过缓等，注意补钾。

4.降低体温　观察体温变化，高热时物理降温。

5.健康教育　向患儿及家长讲解疾病有关知识，使家长掌握病情观察、预防感染和防止复发的措施，合理安排患儿日常生活，防止受凉，避免寒冷潮湿，少去公共场所，不参加剧烈运动，定期门诊复查。

第三节　幼年特发性关节炎

浪里淘沙—核心考点

一、病因

幼年特发性关节炎是儿童时期常见的风湿性疾病，以慢性关节滑膜炎为主要特征，伴全身多脏器功能损害，16岁以下儿童多见。病因与感染、自身免疫、遗传、寒冷、潮湿、疲劳、营养不良、外伤、精神因素等有关。

二、临床表现

1. **全身型**　大部分起病于5岁以前，**初期以全身症状为主，发热和皮疹为典型症状**，弛张热，体温达40℃以上，持续数周或数月，能自行缓解但易复发。发热期伴一过性多形性皮疹，以胸部和四肢近端多见，随体温升降而时隐时现。关节症状较轻，部分病例后期出现多发性大关节炎症状。胸膜、心包或心肌可受累。肝、脾、淋巴结常肿大。

2. **多关节型**　起病有2个高峰，1~3岁和8~10岁。5个或5个以上关节受累，起病缓慢、全身症状轻，低热、食欲减退、消瘦、乏力、贫血。其特征是进行性多发性关节炎，伴关节破坏。关节炎可由一侧发展到对侧，由指、趾等小关节发展到膝、踝、肘等大关节；先呈游走性，后固定对称。发作时肿痛与活动受限，晨僵是本型特点。反复发作者关节畸形和强直，常固定在屈曲位置。

3. **少关节型**　发病高峰在5岁前。全身症状轻，有低热或无热，常侵犯单个或4个以内关节，以膝、踝、肘大关节为主，多无严重关节功能障碍。

小试身手　5.幼年特发性关节炎多关节型的特征性表现是

A.皮疹　　　　B.发热　　　　C.晨僵　　　　D.游走性关节炎　　　　E.淋巴结肿大

三、辅助检查

1. **血液检查**　活动期轻度或中度贫血，多数患儿白细胞数增高，以中性粒细胞增高为主；血沉加快、C反应蛋白、黏蛋白多增高。

2. **免疫检测**　IgG、IgM、IgA增高，部分病例类风湿因子和抗核抗体阳性。

3. **X线检查**　早期见关节附近软组织肿胀；晚期见骨质稀疏和破坏，关节腔变窄，关节面融合，骨膜反应和关节半脱位。

小试身手　（6~7题共用题干）

患儿，男，4岁，发热，体温高达40℃，头部冷敷后，体温降至37℃，持续约2周，伴关节活动障碍，拟诊：类风湿病。

6.小儿类风湿病的临床症状中，**不包括**以下哪项

A.全身症状轻微　　B.弛张高热　　　　C.全身皮疹　　　　D.肝脾肿大　　　　E.后期伴关节炎

7.小儿类风湿病与风湿热的主要区别是

A.发热　　　　B.心肌炎　　　　C.关节炎　　　　D.血沉增快　　　　E.X线关节面骨质破坏

四、治疗要点

减轻或消除症状，维持正常生活，保持关节功能，防止关节畸形。

1. **一般治疗**　**急性期卧床休息，病情好转后适当活动**。有关节变形、肌肉萎缩、活动受限时配合理疗、热敷、红外线照射、按摩，必要时手术矫形。

2. **药物治疗**　应用抗感染药物。

（1）**非甾体类抗炎药**：是治疗早期关节炎、改善临床症状必不可少的药物。**萘普生、布洛芬、吲哚美辛（消炎痛）、双氯芬酸（扶他林）**、吡罗昔康（炎痛喜康）等。

（2）**病情缓解药物或慢作用的抗风湿药**：如非甾体类抗炎药治疗3~6个月无效加用**羟氯喹、青霉胺**、甲氨蝶呤等。

（3）**类固醇激素**：内脏可受累，伴心肌和眼部病变者宜早用激素，**常用泼尼松**。

（4）**免疫抑制剂**：适用于上述药物均无效或有严重反应者，或伴严重合并症的重症者。**常用硫唑嘌呤与环磷酰胺，可单独或与激素联合使用**。

五、护理措施

1. 降温

（1）密切观察体温变化，注意热型。**高热时物理降温（有皮疹者忌用酒精擦浴）**，保持皮肤清洁，防止受凉。

（2）保证摄入充足水分及热量，**给予高热量、高蛋白、高维生素、易消化饮食**。

（3）遵医嘱使用抗感染药物。

2. **减轻关节疼痛，维护关节功能**

（1）急性期卧床休息，注意患儿体位。观察有无晨僵、疼痛、肿胀、热感、运动障碍及畸形。教患儿用放松、分散注意力等方法控制疼痛或局部湿热敷止痛。

（2）**急性期过后尽早开始关节康复治疗，指导家长帮助患儿做被动关节运动和按摩，经常变换体位**。鼓励患儿日常生活活动中尽量独立，提供帮助独立的设备。如运动后关节疼痛肿胀加重可暂时停止运动。

3. **用药护理** 非甾体类药常见副作用有胃肠道反应，对凝血功能、肝、肾和中枢神经系统也有影响。长期用药应每2~3个月检查血常规、肝肾功能。

小试身手 8.对类风湿患儿进行出院指导，下列哪项是**不正确**的

A. 遵医嘱服药　　　　　　　　　　　　B. 关节注意保暖，适当进行活动

C. 运动后关节疼痛加重，不要放弃或停止运动　　D. 每2~3个月应复查肝、肾功能

E. 注意保护胃黏膜

小试身手 9.对类风湿病患儿的健康教育最重要的是

A. 鼓励父母对患儿实施保护　　　B. 指导关节功能锻炼　　　C. 定期检测心电图

D. 鼓励患儿尝试新运动　　　　　E. 讲解饮食要点

第四节　过敏性紫癜

浪里淘沙—核心考点

一、病因及发病机制

过敏性紫癜是小儿时期最常见的一种血管炎，以毛细血管变态反应性炎症为病理基础。

目前认为该病与某种致敏因素引起的自身免疫反应有关。

二、临床表现

1. **皮肤紫癜，常为首发症状**，出现皮肤紫癜，位于下肢和臀部，以下肢伸面为多，对称分布，严重者累及上肢、躯干，面部少见。

2. **消化道症状** 皮疹发生1周内或紫癜出现之前出现。**患儿突发腹痛，伴恶心、呕吐或便血，腹痛位于脐周或下腹部**。偶发肠套叠、肠梗阻、肠穿孔及出血坏死性小肠炎。

3. **关节疼痛及肿胀** 多累及膝、踝、肘等关节，可单发或多发，呈游走性，一般无红、热，有积液，不遗留关节畸形。偶尔关节炎出现在紫癜前1~2天。

4. **肾脏症状** 常在病程1个月内出现，症状轻重不一。**多数患儿出现血尿、蛋白尿及管型尿，伴高血压和水肿，称为紫癜性肾炎**。

5. **其他** 中枢神经系统病变是本病潜在威胁之一，偶可因颅内出血出现失语、瘫痪、昏迷、惊厥、肢体麻痹。个别患儿有鼻出血、牙龈出血、咯血等出血表现。

小试身手 10.过敏性紫癜最具特征的临床表现是

A. 起病前1~3周有上呼吸道感染史　　B. 病程中反复出现皮肤紫癜　　C. 突发腹痛、恶心、呕吐或便血

D. 大关节疼痛及肿胀　　　　　　　E. 出现血尿、蛋白尿及管型尿

三、辅助检查

约半数患儿毛细血管脆性试验阳性。外周血白细胞数正常或轻度升高，伴嗜酸性粒细胞增高。尿液检查与肾小球肾炎类似。大便潜血试验阳性。血清IgA浓度升高，IgG、IgM水平升高或正常。

小试身手 11.过敏性紫癜的辅助检查，下列哪项是正确的

A. 血小板减少　　　　　　　　　B. 出血时间延长　　　　　C. 凝血时间延长

D. 血块退缩试验阳性　　　　　　E. 毛细血管脆性试验阳性

小试身手 12.治疗过敏性紫癜应优先考虑

A. 应用大剂量维生素C　　　　　B. 应用大剂量糖皮质激素　　C. 应用抗生素

D. 应用抗过敏药物　　　　　　　E. 查找过敏原并避免接触之

四、治疗要点

急性发作期卧床休息，控制感染，对症处理，积极寻找并避免致敏原。

1. **应用皮质激素与免疫抑制剂** 皮质激素能缓解腹痛和关节痛，缓解免疫损伤，解除肠道痉挛，减轻肠壁水肿，因此对腹型紫癜最有效。**急性发作症状明显时服用泼尼松，症状缓解后即可停药**。如并发肾炎且经激素治疗无效者试用环磷酰胺治疗。

2. **止血、脱敏** 用大剂量维生素C、抗组胺药物或静脉滴注钙剂可减轻变态反应强度，恢复毛细血管内壁完整性，缓解部分患儿腹痛症状。有感染者积极使用抗生素。对于单纯皮肤和关节症状者使用阿司匹林，使关节消肿减痛，**注意防止引起肠道出血**。

小试身手 13.肾上腺皮质激素治疗过敏性紫癜，对以下哪型最有效

A. 腹型　　　B. 肾型　　　C. 关节型　　　D. 混合型　　　E. 皮肤型

小试身手 14.关于过敏性紫癜的治疗**不正确**的是

A. 维生素C可降低毛细血管脆性　　B. 肾上腺皮质激素对肾型有较好疗效　　C. 肾上腺皮质激素可改善腹痛

D. 腹痛可用阿托品　　　　　　　E. 应用抗组胺药物作为一般治疗

五、护理措施

1. 观察皮疹形态、颜色、数量、分布，是否反复出现。保持皮肤清洁，防擦伤和小儿抓伤，如有破溃及时处理，防出血和感染；衣着宽松、柔软，保持清洁干燥。**避免接触各种致敏原，遵医嘱使用止血药、脱敏药等。**

2. **减轻或消除关节肿痛与腹痛** 热敷或冷敷，教会患儿通过放松、娱乐等减轻疼痛。遵医嘱使用肾上腺皮质激素，以缓解关节痛和腹痛。

3. 密切观察病情

（1）观察有无腹痛、便血等，注意腹部体征。

（2）观察尿色、尿量、尿液性状和尿比重的改变，定时做尿常规检查，如有血尿和蛋白尿，提示紫癜性肾炎。

4. 健康教育 做好出院指导，有肾及消化道症状者应在症状消失后3个月复学；教会患儿和家长继续观察病情，合理调配饮食，定期来院复查。

> **小试身手** 15. 以下哪项**不是**对过敏性紫癜患儿的护理措施
> A. 对患肢可用冷敷或热敷并置于功能位置　　　　B. 有便血时应给予少渣饮食　　　　C. 观察尿色，尿量，尿性质
> D. 皮肤瘙痒时，用小刮匙搔皮肤　　　　E. 不吃海鲜食物

第五节　皮肤黏膜淋巴结综合征

> **浪里淘沙—核心考点**

一、病因

皮肤黏膜淋巴结综合征又称川崎病，**是一种以变态反应性全身血管炎为主要病理改变的结缔组织病。**本病与多种病原感染有关，婴幼儿多见。心肌梗死是主要死因。

二、临床表现

病程为6~8周，有心血管症状时可持续数月至数年。

（一）主要表现

1. **发热** 为最早出现的症状，体温达39~40℃以上，呈稽留热或弛张热，持续1~2周，抗生素治疗无效。

2. 皮肤、黏膜变化 ①皮疹：呈向心性、多形性，最常见为遍布全身的荨麻疹样皮疹，其次为深红麻疹斑丘疹，还可见猩红热样皮疹，无水疱或结痂；②肢端变化：为本病特征，发热早期手足皮肤硬性水肿，指、趾关节呈梭形肿胀，疼痛和关节强直，继之手掌和脚底弥漫性红斑，体温下降时，手足皮疹和硬性水肿消退，出现指、趾端膜状脱皮，重者指、趾甲脱落；③**黏膜表现**：双眼球结膜充血，无脓性分泌物或流泪；口腔咽部黏膜呈弥漫性充血，唇红干燥、皲裂、出血或结痂，舌乳头突起呈"杨梅舌"。

3. **淋巴结肿大** 发热同时或发热后3天出现颈部淋巴结非化脓性肿大，常位于单侧，质硬，轻压痛，局部皮肤不发红。有时枕后或耳后淋巴结亦可受累。

（二）**心血管症状和体征**

心血管症状和体征是川崎病最严重的表现。发病1~6周出现症状。急性发热期表现为心脏杂音、心律不齐、心脏扩大和心力衰竭等；在亚急性期和恢复期，因冠状动脉炎和动脉瘤发生心肌梗死。

三、辅助检查

1. **血液检查** 轻度贫血，外周血白细胞计数升高，以中性粒细胞升高为主，有核左移现象。血沉增快，C反应蛋白增高，免疫球蛋白增高，为炎症活动指标。

2. 心血管系统检查 心脏受损者见心电图和超声心动图改变。

四、治疗要点

1. **阿司匹林** 为首选药物，有抗感染、抗凝作用。早期与免疫球蛋白联用。

2. 双嘧达莫（潘生丁） 血小板显著增多或有冠状动脉病变、血栓形成者加用。

3. **大剂量丙种球蛋白静脉滴注** 病程10天内应用可明显减少冠状动脉病变发生，用法：第一次2g/kg，8~12小时内静脉滴注，用药后观察24小时，如仍有发热，可再给予1g/kg。

4. 使用抗生素控制继发感染；心肌损害者用ATP、辅酶A等。

> **小试身手** 16. 皮肤黏膜淋巴结综合征患儿，早期可使用哪种药物以降低冠状动脉病变的发生率
> A. 环磷酰胺　　　　B. 糖皮质激素　　　　C. 双嘧达莫　　　　D. 阿司匹林　　　　E. 丙种球蛋白

五、护理措施

1.降低体温

（1）急性期绝对卧床休息。病室温湿度适宜。监测体温变化、观察热型及伴随症状，警惕高热惊厥。

（2）给予高热量、高维生素、高蛋白质的流质或半流质饮食。鼓励患儿多饮水或静脉补液。

（3）遵医嘱给予药物治疗，注意阿司匹林的出血倾向和丙种球蛋白的变态反应。

2.促进口腔黏膜恢复，防止感染。

3.观察病情　密切监测有无心血管损害症状，如面色、精神、心率、心律、心音、心电图改变等，如有上述表现立即心电监护。

参考答案

1.A　2.C　3.B　4.B　5.C　6.A　7.E　8.C　9.B　10.B　11.E　12.E　13.A　14.B　15.D　16.E

第十六章 遗传性疾病患儿的护理

统领全局—考试大纲

1. 了解遗传的物质基础、遗传性疾病的分类和遗传性疾病的预防。
2. 了解21-三体综合征的临床表现和护理措施。
3. 了解苯丙酮尿症的病因及发病机制。
4. 掌握苯丙酮尿症的临床表现。
5. 了解苯丙酮尿症的辅助检查。
6. 掌握苯丙酮尿症的治疗原则。
7. 熟练掌握苯丙酮尿症的护理措施。

第一节 概　论

浪里淘沙—核心考点

一、遗传的物质基础

各种生物通过生殖产生子代，子代与亲代之间在形态结构和生理功能上相似，这种现象称为遗传。基因是指能够表达和产生一定功能产物的核酸序列，是遗传最小的功能单位。

二、遗传性疾病的分类

遗传病分为：基因病、体细胞遗传病、染色体病；染色体病又分为常染色体病和性染色体病。

三、遗传性疾病的预防

1. **遗传咨询**　是用遗传学和遗传医学的基本原理对咨询者提出的有关遗传学的问题给予解答，并通过家系分析进行指导，避免近亲结婚，降低遗传病发病率，改善人口素质。
2. **产前诊断（又称宫内诊断）**　通过直接或间接方法对胎儿做出某种疾病诊断，确诊后及时终止妊娠，避免或减少患严重遗传病患儿出生。
3. **新生儿筛查**　在新生儿阶段针对某种疾病进行检查，确定是否患病。使某些遗传病在症状出现前得以治疗，减轻疾病对人体的损害。
4. **携带者检测**　携带者就是表型正常带有致病物质的个体将所携带的一个异常基因传给子代。

第二节 21-三体综合征

浪里淘沙—核心考点

21-三体综合征又称唐氏综合征，是一种常见的染色体病，本病由于21号染色体呈三体型，是生殖细胞在减数分裂过程中发生不分离所致，使体细胞内存在一额外的21号染色体。

一、临床表现

主要表现为智能落后、特殊面容及身体发育迟缓。患儿眼距宽，眼裂小，外眼角上斜，内眦赘皮，鼻根低平，腭弓高尖等。新生儿舌大外伸，流涎。身材矮小，头围小于正常，骨龄落后于年龄，四肢短，肌张力降低，关节过度屈伸。约有40%的患者伴先天性心脏病（常见房、室间隔缺损），因免疫力低下，易患各种感染。皮肤纹理特征为：通贯手，atd角增大，胫侧弓形纹和第五指只有一指褶纹等。

小试身手　1. 21-三体综合征患儿最常伴发以下哪种畸形
A. 唇裂　　　　　B. 腭裂　　　　　C. 幽门狭窄　　　　　D. 先天性心脏病　　　　　E. 先天性巨结肠

二、护理措施

1. **预防感染**　室内空气新鲜、温湿度适宜。每天测量体温2次。
2. 帮助母亲制定生活干预计划、训练方案，通过训练使患儿达到生活全部或部分自理。
3. **加强营养**　给予高蛋白、高热量、高维生素饮食，多食新鲜蔬菜和水果。
4. 合并感染时卧床休息，减少活动。
5. 健康教育，宣教预防措施，如避免近亲结婚，35岁以上妇女及高危人群受孕后做产前诊断，如绒毛取样、羊膜穿刺等。如子代有畸形时，及早做子亲代染色体核型检查。受孕后保持心情愉快，情绪稳定，不服用对蛋白质有影响的药物，避免接触过量放射性物质，预防各种感染性疾病。

小试身手 2. 患儿，女，3岁，精神运动发育均明显落后，只会说简单话，两眼内眦距离宽，鼻梁低平，眼外偏眦上，经常伸舌，临床上拟诊：21-三体综合征，下列检查具有确诊价值的是

A. 测试智能低下　　　　B. 特殊面容　　　　C. 通贯手　　　　D. 染色体核型分析　　　　E. 手皮纹特点

第三节　苯丙酮尿症

浪里淘沙—核心考点

苯丙酮尿症（PKU）是由于苯丙氨酸代谢途径中酶缺陷所致的常染色体隐性遗传病。 父母均为携带者，下一代发病几率为 1/4。

一、病因与发病机制

苯丙氨酸是体内合成蛋白质必需氨基酸之一。根据酶缺陷的不同，本病分为典型和非典型，**绝大多数患儿属典型苯丙酮尿症。**

二、临床表现

典型PKU：**智力发育落后是最主要症状，患儿在新生儿期发育基本正常，生后3~6个月出现呕吐、喂养困难、生长缓慢等症状，逐渐加重，1岁左右症状明显。**90%患儿毛发逐渐变为棕色或黄色、皮肤变白、1/3患儿皮肤干燥，常有湿疹、虹膜色泽变浅，尿液、汗液有鼠尿味。**智力发育明显落后，语言障碍最明显，伴行走困难、步态不稳，80%的患儿脑电图异常，25%~35%患儿有不易控制的癫痫发作。**

非典型PKU：**临床表现与典型PKU基本相似，但神经系统症状明显，**患儿出生时正常，但生后3个月时即出现吞咽困难、肌张力减低、惊厥等神经系统症状。随年龄增长，症状逐渐加重，饮食治疗效果不佳。

三、辅助检查

1. 新生儿期筛查　**新生儿哺乳2~3日以后，采集足跟血清行苯丙氨的浓度测定。**
2. 尿蝶呤分析　应用高压液相层析测定尿液中新蝶呤和生物蝶呤含量。

四、治疗原则

早期诊断、及时治疗，防止智力低下。

1. **低苯丙氨酸饮食**　饮食中限制苯丙氨酸含量，给予低苯丙氨酸食物，避免神经系统损害。低苯丙氨酸饮食至少应持续到青春期后。
2. 监测血浆苯丙氨酸水平。治疗开始越早，对智力损害越小。

小试身手 3. 典型苯丙酮尿症最为关键的治疗是

A. 左旋多巴　　　　B. 5-羟色氨酸　　　　C. 二氢生物蝶呤　　　　D. 四氢生物蝶呤　　　　E. 低苯丙氨酸饮食

五、护理措施

1. 饮食控制，促进机体正常发育　出生后3个月内开始饮食控制，鼓励母乳喂养或给予低苯丙氨酸蛋白饮食，使摄入苯丙氨酸的量能保证生长发育和体内代谢的最低需要，使血浆中的**苯丙氨酸浓度维持在0.12~0.6mmol/L（2~10mg/dl）。**因母乳中苯丙氨酸含量为2.4mmol/L，比牛奶含量低，可减少苯丙氨酸的产生，避免脑损害。随年龄增长，可选用淀粉、蔬菜和水果等低蛋白饮食为主，如大米、小米、菠菜、白菜、土豆。

小试身手 4. 苯丙酮尿症患儿饮食控制，使血苯丙氨酸浓度应控制在

A. 0.12~0.6mmol/L　　B. 0.6~0.65mmol/L　　C. 0.65~0.7mmol/L　　D. 0.75~0.8mmol/L　　E. 0.85~0.9mmol/L

2. 健康指导　做好预防宣教，避免近亲结婚，对有阳性家族史或父母一方为杂合子者，母体在怀孕时应做产前检查。

参考答案

1. D　2. D　3. E　4. A

第十七章 常见传染病患儿的护理

统领全局—考试大纲

1. 熟练掌握传染过程、传染病的基本特征、传染病流行的三个环节、影响流行过程的因素、传染病的临床特点、传染病的预防及小儿传染病的护理管理。
2. 熟练掌握麻疹、水痘、猩红热、百日咳、流行性腮腺炎和中毒型细菌性痢疾的病因及发病机制、流行病学和临床表现。
3. 了解麻疹、猩红热、百日咳、流行性腮腺炎和中毒型细菌性痢疾的辅助检查。
4. 掌握麻疹、水痘、猩红热、百日咳、流行性腮腺炎和中毒型细菌性痢疾的治疗原则。
5. 熟练掌握麻疹、水痘、猩红热、百日咳、流行性腮腺炎和中毒型细菌性痢疾的护理措施。

第一节 概 述

浪里淘沙—核心考点

传染病是由病毒、细菌、立克次体等病原微生物感染人体后产生的有传染性的疾病。

一、传染过程

传染过程是指病原体侵入人体，人体与病原体相互作用、相互斗争的过程。**是否引起疾病取决于病原体致病力和机体免疫力**，最终出现5种不同结局：病原体被清除；隐性感染；显性感染；病原携带状态；潜伏性感染。

二、传染病的基本特征

1. **有病原体** 大多数传染病有明确的病原体，**对传染病诊断、治疗有重要意义**。
2. **有传染性** 是**传染病与其他感染性疾病的主要区别**。
3. **有流行性、季节性、地方性**。
4. **有免疫性** 人体感染病原体后可产生特异性免疫。

三、传染病流行的三个环节

1. **传染源** 病人、隐性感染者、病原携带者、受感染的动物。
2. **传播途径** 空气、水、食物、接触、虫媒、血液、母婴、土壤传播。
3. **人群易感性** 易感者在特定人群中的比例。

四、传染病的临床特点

病程发展分为：潜伏期、前驱期、症状明显期、恢复期。

五、传染病的预防

1. 管理传染源
（1）对传染病人做到"五早"：即早发现、早诊断、早报告、早隔离、早治疗。
早发现、早诊断：建立健全城乡三级医疗卫生防疫网。
早报告：传染病报告制度是早期发现传染病的重要措施。
《传染病信息报告管理规范》（2015年底）规定，传染病分为甲类、乙类和丙类。
甲类传染病：鼠疫、霍乱（2种）。
乙类传染病：传染性非典型肺炎、艾滋病（艾滋病病毒感染者）、病毒性肝炎、脊髓灰质炎、人感染高致病性禽流感、麻疹、流行性出血热、狂犬病、流行性乙型脑炎、登革热、炭疽、细菌性和阿米巴性痢疾、肺结核、伤寒和副伤寒、流行性脑脊髓膜炎、百日咳、白喉、新生儿破伤风、猩红热、布鲁氏菌病、淋病、梅毒、钩端螺旋体病、血吸虫病、疟疾、人感染H7N9禽流感（26种）。
丙类传染病：流行性感冒、流行性腮腺炎、风疹、急性出血性结膜炎、麻风病、流行性和地方性斑疹伤寒、黑热病、包虫病、丝虫病，除霍乱、细菌性和阿米巴性痢疾、伤寒和副伤寒以外的感染性腹泻病、手足口病（11种）。
根据国务院卫生行政部门的最新调整，**乙类传染病增加新型冠状病毒肺炎及猴痘**，2022年2月26日，国家卫生健康委员会发布公告，将新型冠状病毒肺炎更名为新型冠状病毒感染。目前，全国法定传染病共41种。
责任报告单位和责任疫情报告人**发现甲类传染病和乙类传染病中的肺炭疽、传染性非典型肺炎**等按照甲类管理的传染病人或疑似病人时，或发现其他传染病和不明原因疾病暴发时，**应于2小时内将传染病报告卡通过网络报告。对其他乙、丙类传染病病人、疑似病人和规定报告的传染病病原携带者在诊断后，应于24小时内进行网络报告。**
（2）接触者管理：对接触者采取的防疫措施叫检疫。检疫期限是从最后接触之日算起，相当于该病的最长潜伏期。检疫期间可预防服药或预防接种。

2. 切断传播途径

（1）了解传播途径：①**经呼吸道传播：麻疹、水痘、腮腺炎、百日咳、白喉、流脑、传染性非典型肺炎**；②**经虫媒传播：流行性乙型脑炎**；③**经胃肠道传播：有细菌性痢疾、脊髓灰质炎、肝炎等**。

（2）一般卫生措施：**消化道传染病采取"三管二灭"（管理水源、饮食、粪便，灭苍蝇、蟑螂）**；呼吸道传染病采取房间通风、空气消毒，呼吸道传染流行季节戴口罩等措施。

六、小儿传染病的管理

1. 建立预诊制度　传染病门诊与普通门诊分开。

2. 严格执行消毒隔离制度　将传染病患儿隔置在特定场所，采用物理或化学消毒方法清除或杀灭人体表面及周围环境中的病原体，切断传播途径。

3. 疫情报告　护理人员是传染病的法定报告人之一。发现传染病后按国家规定的时间向防疫部门报告，防止传染病播散。

4. 密切观察病情。

5. 卫生宣教　护理人员针对传染病的流行特点向患儿及家属进行卫生知识宣教。

第二节　麻　疹

浪里淘沙—核心考点

麻疹是由麻疹病毒引起的急性呼吸道传染病，以发热、咳嗽、流涕、结膜炎、口腔麻疹黏膜斑及全身皮肤斑丘疹为主要特征。

一、病因及发病机制

麻疹病毒属副黏病毒科，为RNA病毒。麻疹病毒在体外生存能力不强，对阳光和一般消毒剂敏感，**55℃15分钟即被破坏**，含病毒飞沫在室内空气中保持传染性不超过2小时，**在流通空气中或日光下30分钟失去活力**。对寒冷及干燥耐受力较强。**麻疹疫苗须低温保存**。

麻疹病毒侵入人体后出现两次病毒血症。**麻疹病毒随飞沫侵入上呼吸道、眼结膜上皮细胞，在其内繁殖并通过淋巴组织进入血流，形成第一次病毒血症**。此后，病毒被单核–巨噬细胞吞噬，并在其内大量繁殖后再次侵入血流，形成第二次病毒血症，引起全身广泛性损害而出现高热、皮疹等症状。

二、流行病学

1. 传染源　**病人是唯一传染源**。出疹前5天到出疹后5天均有传染性，如合并肺炎传染性可延长至出疹后10天。

2. 传播途径　患者口鼻咽、气管及眼部分泌物中均含麻疹病毒，**主要通过喷嚏、咳嗽和说话等空气飞沫传播**。密切接触者可经污染病毒的手传播，通过衣物、玩具等间接传播者少见。

> **小试身手**　1. 麻疹的主要传播途径是
>
> A. 血液　　　　　B. 呼吸道　　　　　C. 消化道　　　　　D. 皮肤接触　　　　　E. 间接传播

3. 易感人群和免疫力　普遍易感，易感者接触病人后90%以上发病，病后能获持久免疫。

4. 流行特点　全年均可发病，以冬春季节为主，发病高峰在2~5月份。

三、临床表现

（一）典型麻疹

1. 潜伏期　平均10天（6~18天），接受过免疫者可延长至3~4周，潜伏期末出现低热、全身不适。

2. 前驱期（出疹前期）　从发热至出疹，常持续3~4天，以发热、上呼吸道炎症和麻疹黏膜斑为主要特征。此期患儿体温升高达39~40℃。同时伴流涕、咳嗽、流泪等症状，**结膜充血、畏光流泪及眼睑水肿是本病的主要特点**。90%以上的病人在病程的第2~3天，在第一白齿对应的颊黏膜处，可出现0.5~1mm大小的白色麻疹黏膜斑（柯氏斑），周围有红晕，常在1~2天内消退，**有早期诊断价值**。

> **小试身手**　2. 麻疹前驱期，最有诊断价值的是
>
> A. 发热、流涕　　　B. 红色斑丘疹　　　C. 麻疹黏膜斑　　　D. 浅褐色素斑　　　E. 麦麸样脱屑

3. 出疹期　发热后3~4天出皮疹，体温升高达40~40.5℃。**皮疹初见于耳后发际，渐延及面、颈、躯干、四肢及手心足底**，2~5天出齐。皮疹为淡红色充血性斑丘疹，大小不等，压之退色，可融合呈暗红色，疹间皮肤正常。全身中毒症状及咳嗽加剧，肺部闻及少量湿啰音，全身淋巴结及肝脾肿大。

> **小试身手**　3. 麻疹皮疹最初见于
>
> A. 躯干　　　　　B. 四肢　　　　　C. 颈部　　　　　D. 耳后发际　　　　　E. 面部

4. 恢复期　出疹3~4天后，体温逐渐降至正常，全身症状明显减轻。**皮疹按出疹顺序消退，有麦麸样脱屑及浅褐色素斑，7~10天消退**。

（二）非典型麻疹

（1）轻型麻疹：主要见于体内尚有一部分免疫力者，如潜伏期内接受过丙种球蛋白或出生8个月以内尚有母亲被动抗体的婴儿。主要特点为一过性低热、轻度眼鼻卡他症状，全身情况良好，麻疹黏膜斑不典型或不出现，无并发症。

（2）重型麻疹：主要见于营养不良、免疫力低下继发严重感染者。持续高热，中毒症状重，伴惊厥、昏迷。皮疹密集融合，部分疹出不透、色暗淡，或皮疹骤退、四肢冰冷、血压下降，出现循环衰竭表现。此型常有肺炎、心力衰竭等并发症，病死率高。

（3）异型麻疹：主要见于接种过麻疹减毒活疫苗而再次感染者。典型症状是持续高热、乏力、肌痛、头痛或伴四肢水肿，皮疹不典型，易发生肺炎。

麻疹的临床表现需与其他小儿出疹性疾病鉴别，见表4-17-1。

表4-17-1　小儿出疹性疾病鉴别

疾病	病原	发热与皮疹关系	皮疹特点	全身症状及其他特征
麻疹	麻疹病毒	发热3~4天，出疹期体温更高	红色斑丘疹，自头部→颈→躯干→四肢，退疹后色素沉着及细小脱屑	卡他性炎症、结膜炎，发热第2~3天口腔黏膜斑
风疹	风疹病毒	发热后1~2天出疹	面部→躯干→四肢，斑丘疹，疹间皮肤正常，退疹后无色素沉着及脱屑	全身症状轻，耳后、枕部淋巴结肿大并触痛
幼儿急疹	疱疹病毒6型	高热3~5天热退疹出	红色斑丘疹，颈及躯干部多见，一天出齐，次日消退	一般情况好，高热时惊厥，耳后、枕部淋巴结肿大
猩红热	乙型溶血性链球菌	发热1~2天出疹，伴高热	皮肤弥漫充血，上有密集针尖大小丘疹，持续3~5天退疹，1周后全身大片脱皮	高热，中毒症状重，咽峡炎、杨梅舌，口周苍白圈，扁桃体炎
肠道病毒感染	埃可病毒	发热时或退热后出疹	散在斑疹或斑丘疹，很少融合，1~3天消退，不脱屑，有时可呈紫癜样或水疱样皮疹	发热，咽痛，流涕，结膜炎，腹泻，全身或颈、枕后淋巴结肿大
药物疹		原发病症状，有服药史	皮疹痒感，摩擦及受压部位多，与用药有关，斑丘疹、疱疹、猩红热样皮疹、荨麻疹	原发病症状

5.并发症

1.肺炎 是麻疹**最常见的并发症之一**，主要见于重度营养不良或免疫功能低下的儿童，临床症状重、体征明显、预后较差，**是麻疹患儿的主要死亡原因**。由麻疹病毒本身引起的间质性肺炎常在出疹及体温下降后消退。继发性肺炎病原体多为细菌性，常见金黄色葡萄球菌、肺炎链球菌等，故易并发脓胸和脓气胸。

2.喉炎 2~3岁以下患儿多见，继发于细菌感染导致喉部组织水肿，分泌物增多，易引起喉梗阻。临床表现为声音嘶哑、犬吠样咳嗽、呼吸困难、发绀等。

3.心肌炎 2岁以下患儿致心肌病变，表现为气促、烦躁、面色苍白、发绀，心音低钝、心率增快和心电图改变。

4.麻疹脑炎 主要为麻疹病毒直接侵犯脑组织所致。临床表现、脑脊液改变与其他病毒性脑炎相似，可表现为惊厥、发热、易怒、头痛、意识障碍，严重者可发展至深昏迷。麻疹脑炎罕见，但后遗症多，病死率较高。

`小试身手` 4.麻疹最常见的并发症是

A.喉炎　　　　　B.脑炎　　　　　C.心肌炎　　　　　D.支气管肺炎　　　　　E.结核病恶化

四、辅助检查

1.血常规　血白细胞总数减少，淋巴细胞相对增多。

2.血清学检查　多采用酶联免疫吸附试验（ELISA法）进行麻疹病毒特异性IgM抗体检测，出疹早期即可出现阳性。

3.病原学检查　取早期患儿眼、鼻、咽分泌物或血、尿标本进行麻疹病毒分离，用免疫荧光或免疫酶法检测麻疹病毒抗原，可帮助早期诊断。上述标本还可见多核巨细胞。采用反转录聚合酶链反应（RT-PRC）从临床标本中扩增麻疹病毒RNA，是一种敏感度和特异性较高的诊断方法，对免疫功能低下而不能产生特异性抗体的麻疹患儿尤为有价值。

五、治疗原则

无特异性药物。加强护理、对症治疗、中药透疹治疗、预防感染为治疗原则。有并发症者采取综合性治疗。对麻疹患儿可适当补充维生素A。

六、护理措施

1.高热护理　绝对卧床休息至皮疹消退、体温正常。出疹期不宜用酒精擦浴、冷敷等物理降温，以免影响透疹。体温超过40℃以上时用小量退热剂，以免发生惊厥。

2.皮肤、黏膜护理　保持床单整洁干燥和皮肤清洁，勤剪指甲，避免抓伤皮肤引起继发感染。生理盐水清洗双眼，滴入抗生素眼液或眼膏，加服维生素A预防眼睛干涩。

3. **预防感染** 防止呕吐物或泪水流入外耳道引起中耳炎，及时清除鼻痂，翻身拍背协助排痰，保持呼吸道通畅。

4. **观察病情变化** 麻疹并发症多且重，应密切观察病情。

5. **饮食护理** 发热期间给予清淡易消化流质饮食，少量多餐。多喂开水和热汤，促进排毒、退热、透疹。恢复期添加高蛋白、高维生素饮食。

6. **预防疾病传播**

（1）隔离患儿：采取呼吸道隔离至出疹后5天，有并发症者延至出疹后10天。接触的易感儿隔离观察21天。

（2）切断传播途径：病室通风换气，消毒空气，患儿衣被及玩具暴晒2小时，减少不必要探视。医务人员接触患儿后须在日光下或流动空气中停留30分钟以上，才能再接触其他患儿或健康易感者。流行期间不带儿童去公共场所。

（3）保护易感人群：对8个月以上未患过麻疹的小儿接种麻疹疫苗。接触后5日内注射人血丙种球蛋白或胎盘球蛋白可免于发病，6日后注射可减轻症状，有效免疫期1~8周。

锦囊妙记：对麻疹接触患儿注射丙种球蛋白，可直接为其提供保护性抗体，从而避免发病。

小试身手 5. 预防麻疹的传播，下列哪项是**不正确**的

A. 患儿隔离一般至出疹后5天

B. 有并发肺炎者隔离至出疹后10天

C. 易感儿接触患儿后，从第1天起隔离观察直至第21天

D. 接触麻疹患者后，5天内肌内注射麻疹免疫球蛋白，可不发病

E. 采用自动免疫，免疫力维持3~4周

第三节 水 痘

浪里淘沙—核心考点

一、病因及发病机制

水痘是由水痘-带状疱疹病毒引起的传染病。水痘-带状疱疹病毒属疱疹病毒属疱疹病毒科，为DNA病毒。人是该病毒唯一的自然宿主。水痘-带状疱疹病毒抵抗力弱，不耐酸和热，对乙醚敏感，不能在痂皮中存活，在疱疹液中可长期存活。

水痘-带状疱疹病毒主要由飞沫传播，也可经接触感染者疱液或输入病毒血症期血液而感染，病毒侵入人体后在呼吸道黏膜细胞中复制，然后进入血流，在单核-巨噬细胞内再次增殖后释放入血，形成病毒血症。

二、流行病学

1. **传染源** 水痘病人是唯一的传染源，病毒存在于上呼吸道鼻咽分泌物、皮肤和黏膜斑疹及疱疹液中。出疹前1~2日至疱疹全部结痂时有传染性。

2. **传播途径** 通过空气飞沫传播。感染者可通过直接接触疱液、污染的用具而感染。孕妇分娩前患水痘可感染胎儿，生后2周左右发病。

3. **易感人群** 普遍易感，以2~6岁儿童多见，感染后获持久免疫。

4. 流行特点 一年四季均可发病，冬春季高发。

三、临床表现

1. **典型水痘**

（1）潜伏期：一般为2周左右。

（2）前驱期：可无症状或仅有轻微症状，全身不适、乏力、咽痛、咳嗽，年长儿前驱期症状明显，体温可达38.5℃，持续1~2天迅速进入出疹期。

（3）出疹期：发热第1天就可出疹，其皮疹特点是：

1）皮疹按斑疹、丘疹、疱疹、结痂的顺序演变。连续分批出现，同一部位可见不同形状的皮疹。

2）皮疹为向心性分布，躯干部皮疹最多，四肢皮疹少，手掌和足底更少。皮疹的数目多少不一，皮疹愈多，全身症状愈重。

3）部分患儿疱疹可发生于口腔、咽喉、结膜和阴道黏膜，破溃后形成浅溃疡。

4）水痘内容物由清亮变为浑浊，疱壁薄易破，瘙痒感重，愈后多不留瘢痕。

5）水痘为自限性疾病，一般10天左右自愈。少数体质很弱或正在应用肾上腺皮质激素的小儿，可发生出血性和散播性水痘、新生儿水痘。

2. **重症水痘** 多发生在恶性疾病或免疫功能低下的患儿。持续高热和全身中毒症状明显；皮疹多，分布广泛，可融合成大疱型疱疹或出血性皮疹；如继发感染或伴血小板减少可发生暴发性紫癜。

3. **先天性水痘** 孕妇在孕早期8~20周时患水痘可影响胎儿，致新生儿出生后患先天性水痘综合征，导致多发性、先天性畸

形。主要影响皮肤、肢体、眼球和脑。可表现有叶痕（皮肤上有锯齿形的瘢痕形成）、肢体短且发育不良、脑发育不全等。

四、辅助检查

1. **血常规** 外周血白细胞总数正常或稍高。

2. **血清学检查** 常用酶联免疫吸附法或补体结合试验检测特异性抗体。补体结合抗体于出疹后1~4天出现，2~6周达高峰。

3. **病原学检查** 取水痘疱疹液、咽部分泌物或血液进行病毒分离。对病变皮肤刮取物，用免疫荧光法检测病毒抗原。用聚合酶链反应（PCR）检测呼吸道上皮细胞和外周血白细胞中的病毒DNA，是敏感、快速的早期诊断方法。

小试身手 6. 下列哪项**不是**水痘的临床表现

A. 潜伏期8~21天　　　　　B. 发热2天后出现皮疹　　　　　C. 皮疹呈离心性分布

D. 皮疹一般在3~5天内分批出齐　　　E. 多种形态的皮疹可同时存在

小试身手 7. 下列哪项**不是**水痘皮疹特点

A. 热退出疹　　　　　B. 向心性分布　　　　　C. 连续分批出现

D. 愈后不留瘢痕　　　　　E. 斑疹、丘疹、疱疹和结痂同时存在

小试身手 8. 关于水痘的叙述，下列正确的是

A. 水痘是由水痘-带状疱疹病毒引起的传染病　　　　　B. 以上肢出现疱疹为特征

C. 感染水痘后有可能复发，无免疫力　　　　　D. 水痘呈离心性分布，多发于四肢

E. 水痘通过媒介传播，水痘结痂的痂皮具有传染性

五、治疗要点

1. **对症治疗** 发热期卧床休息，补充充足水分和营养。加强皮肤护理，避免因挠抓而继发感染。高热者物理降温或使用适量退热剂，忌用阿司匹林以免增加Reye综合征的危险。在出疹期，不宜使用皮质激素及免疫抑制剂，以防病毒播散。给予人血丙种球蛋白治疗及血浆支持，以减轻症状和缩短病程。

小试身手 9. 水痘患儿退热的药物**不宜**选用

A. 百服宁　　　B. 泰诺林　　　C. 必理通　　　D. 一滴清　　　E. 阿司匹林

2. **抗病毒治疗** 阿昔洛韦是首选药物，治疗越早越好。皮疹出现的48小时内开始。

小试身手 10. 抗水痘病毒的首选药物是

A. 盐酸吗啉胍（病毒灵）　　　　　B. 干扰素　　　　　C. 阿昔洛韦

D. 金刚烷胺　　　　　E. 三氮唑核苷

六、护理措施

1. **皮肤护理** 室温适宜，衣被不宜过厚，以免造成不适，增加痒感。勤换内衣，保持皮肤清洁，防止继发感染。患儿皮肤瘙痒时，应设法分散其注意力，温水洗浴，局部涂0.25%冰片炉甘石洗剂或5%碳酸氢钠溶液，亦可遵医嘱口服抗组胺药物，疱疹破溃时涂1%甲紫，继发感染者局部用抗生素软膏，或遵医嘱口服抗生素控制感染。

2. **病情观察** 观察精神、体温、食欲及有无呕吐等，及早发现并发症并给予治疗。如有口腔疱疹溃疡影响进食，给予补液。

3. **预防传播** 无并发症患儿多在家隔离治疗，至疱疹全部结痂为止。接种水痘-带状疱疹病毒减毒活疫苗可获得持久免疫。

第四节　猩红热

浪里淘沙—核心考点

一、病因及发病机制

猩红热是由乙型A组溶血性链球菌引起的急性传染病。乙型A组溶血性链球菌是唯一对人类致病的链球菌，具有较强侵袭力，能产生致热性外毒素。该菌外界生存力强，在痰和渗出物中可存活数周，对热和一般消毒剂敏感。链球菌及其毒素侵入人体后，产生3种病变：

1. **化脓性病变** 病原菌侵入咽部后在局部产生化脓性炎症反应，引起咽峡炎、化脓性扁桃体炎。

2. **中毒性病变** 细菌毒素吸收入血后引起发热等全身中毒症状。红疹毒素使皮肤和黏膜血管充血水肿、上皮细胞增殖与白细胞浸润，出现典型猩红热皮疹。

3. **变态反应性病变** 病程2~3周。少数病人发生变态反应，心、肾及关节滑膜等处非化脓性炎症。

二、流行病学

1. **传染源** 病人及带菌者为主，自发病前24小时至疾病高峰传染性最强。

2. **传播途径** 空气飞沫直接传播，亦可由食物、玩具、衣服等物品间接传播。

3. **易感人群** 人群普遍易感，多见于3岁以上儿童。

4. **流行特征** 四季皆可发病，以春季多见。

三、临床表现

1. **潜伏期** 2~3天，短者1天，长者5~6天。

2. **前驱期** 起病急、高热、畏寒，多为持续性、常伴头痛、恶心、呕吐、全身不适、咽部红肿、扁桃体化脓性炎症。

3. **出疹期**

（1）**皮疹**：发热第2天出疹；始于耳后、颈部及上胸部，24小时左右波及全身。弥漫性充血的皮肤上出现均匀的针尖大小丘疹，压之退色，触之有砂纸感，疹间无正常皮肤，伴痒感。皮疹约48小时达高峰，然后体温下降、皮疹按出疹顺序2~4日内消退。

（2）**特殊体征**：腋下、肘窝、腹股沟处可见皮疹密集呈线状，称为帕氏线。面部潮红、有少量皮疹、口鼻周围无皮疹，略显苍白，称为口周苍白圈。病初舌被覆白苔，2~3日后白苔脱落，舌乳头红肿突起，称为杨梅舌。

4. **脱屑期** 病后1周末按出疹顺序开始脱屑，躯干为糠皮样脱屑，手掌、足底见大片状脱皮，呈"手套""袜套"状。脱皮持续1~2周，无色素沉着。

5. **并发症** 为变态反应性疾病，多发生在病程的2~3周，主要有急性肾小球肾炎、风湿热、关节炎等。

小试身手 11. 患儿，5岁，畏冷、发热2天，今起全身出现针尖大小的丘疹，压之退色，疹间无正常皮肤，伴发痒。一般情况尚可，腋下、腹股沟处皮疹密集，呈线状，全身皮肤潮红。患儿最大的可能是

A. 麻疹　　　　　　B. 风疹　　　　　　C. 幼儿急疹　　　　　　D. 猩红热　　　　　　E. 水痘

四、辅助检查

白细胞总数增高，达（10~20）×10^9/L，中性粒细胞占80%以上，取咽拭子培养，可找到乙型溶血性链球菌。

五、治疗原则

首选青霉素G治疗，中毒症状重或伴休克者给予相应处理，防治并发症。

锦囊妙记：首选青霉素治疗的疾病：猩红热、肺炎链球菌肺炎、梅毒、破伤风、小儿急性肾小球肾炎合并链球菌感染等。

小试身手 12. 治疗猩红热首选的药物是

A. 利巴韦林　　　　　　B. 青霉素G　　　　　　C. 罗红霉素　　　　　　D. 庆大霉素　　　　　　E. 氧氟沙星

六、护理措施

1. **发热的护理**

（1）急性期绝对卧床休息2~3周。高热时物理降温，但忌用冷水或酒精擦浴。

（2）急性期给予营养丰富含大量维生素易消化流质、半流质饮食，恢复期给软食，协助患儿进食。提供充足的水分，以利散热和毒素排泄。

（3）遵医嘱及早使用青霉素G，给溶菌酶含片或用生理盐水、稀释2~5倍的复方硼砂溶液漱口，每日4~6次。

2. **皮肤护理** 观察皮疹及脱皮情况，保持皮肤清洁，用温水清洗皮肤（禁用肥皂水），患儿指甲剪短，避免抓破皮肤。脱皮时勿用手撕扯，用消毒剪刀剪掉。

3. **预防并发症** 观察血压变化，有无眼睑浮肿、尿量减少及血尿等。每周常规检查2次。

4. **预防疾病传播**

（1）隔离患儿：呼吸道隔离至症状消失后1周，连续咽拭子培养3次阴性后解除隔离。有化脓性并发症者隔离至治愈。

（2）切断传播途径：室内通风换气或用紫外线消毒，被患儿分泌物污染的物品，如食具、玩具、书籍、衣被褥等，可分别采用消毒液浸泡、擦拭、蒸煮或日光暴晒等。

（3）保护易感人群：接触者医学观察7天，采用青霉素或磺胺类药预防治疗。

第五节　百日咳

浪里淘沙—核心考点

一、病因及发病机制

百日咳是由百日咳嗜血杆菌引起的急性呼吸道传染病，因咳嗽症状持续2~3个月之久，故名"百日咳"。婴幼儿多发，因窒息死亡。

百日咳杆菌属革兰阴性杆菌，对外界抵抗力弱，离开人体后不易生存，日光暴晒1小时即死亡，对一般消毒剂敏感。百日咳杆菌侵入呼吸道后在局部繁殖并产生多种毒素，引起广泛炎症，黏液分泌增多，黏液刺激呼吸道神经末梢，反射性引起剧烈、连续的痉挛性咳嗽，伴高调鸡鸣样吼声。

二、流行病学

1. **传染源** 病人是唯一传染源，传染期在发病1~3周内，第1周传染性最强。

小试身手 13.百日咳患儿传染性最强的时间是

A.发病的第1周　　　B.发病的第2周　　　C.发病的第3周　　　D.发病的第4周　　　E.发病的第5周

2. **传播途径** 飞沫传播，传播范围在患者周围2.5米以内。

3. **易感人群** 普遍易感，以5岁以下多见。6个月以内婴儿患病后病情较重。

4. **流行特点** 冬、春季多见。病后多可获持久免疫力。

三、临床表现

潜伏期： 平均为7~10天，典型临床经过分3期：

1. **痉咳前期（卡他期）** 咳嗽、流涕、打喷嚏、低热、乏力等上呼吸道感染症状，2~3天后退热，咳嗽日益加重，夜间为甚，7~10天。

2. **痉咳期** 出现典型痉咳状态，病期2~6周或更长。痉咳表现为突发数十声急促咳嗽，咳至终末方伴一口深长吸气及高调鸡鸣样吼声。痉咳时患儿两眼圆睁、面红耳赤、口唇发绀、舌伸齿外，痉咳随黏液痰咳出或胃内容物呕出告终。每日数次至数十次，日轻夜重。

小试身手 14.百日咳痉咳期的主要临床特点是

A.痉咳时面色苍白　　B.热退后咳嗽减轻　　C.咳嗽以白天较重　　D.咳出黄色脓性痰　　E.阵发性痉挛性咳嗽

3. **恢复期** 痉咳逐渐减轻至停止、咳嗽消失，2~3周。有并发症者迁延数周。少数患儿并发支气管肺炎、肺不张、肺气肿、皮下或纵隔气肿及百日咳脑病。

四、辅助检查

血白细胞数达（20~40）×10^9/L，淋巴细胞分类60%~80%。血清学检测特异性抗体IgM有利于早期诊断。鼻咽吸出物或鼻咽拭子进行细菌学检查。

五、治疗原则

卡他期应用抗生素减轻或阻断痉咳，缩短病程。痉咳期选用红霉素、氨苄西林等，疗程14~21天。重症幼婴用泼尼松，以减轻症状，疗程3~5天。也可用高价免疫球蛋白，同时配合对症治疗及并发症治疗。

小试身手 15.患儿，男，3岁，以"百日咳"收住院，下列治疗措施中哪项是**错误**的

A.抗病毒治疗　　　　　　B.拍背、吸痰　　　　　　C.口服祛痰止咳药

D.重症患儿应用激素治疗　　E.夜间痉咳者可用镇静剂

六、护理措施

1. **病情观察** 密切观察病情变化，如出现持续高热、气促、肺部啰音而阵发性痉咳停止，提示并发肺炎。如出现意识障碍、反复惊厥、瞳孔和呼吸改变，提示百日咳脑病。

2. **痉咳护理** 减少痉咳的诱发因素，痉咳发作时，协助侧卧、坐起或抱起，轻拍背部，协助排痰，擦拭口鼻分泌物。痉咳频发伴窒息或抽搐者专人守护，及时吸痰、给氧。痰稠频咳者雾化吸入。夜间痉咳影响睡眠遵医嘱使用镇静剂。

3. **饮食护理** 痉咳常导致呕吐，为保证营养供应，须给予营养丰富、易消化、无刺激性、较黏稠的食物，少量多餐，痉咳后进食，喂食不可过急，食后少动，以免引起呕吐。

4. **预防疾病传播** 呼吸道隔离至痉咳后3周。呼吸道分泌物、呕吐物及其污染物品随时消毒，衣被暴晒。对接触者医学观察21天，口服红霉素预防，亦可肌内注射高价免疫球蛋白，5天后重复1次。目前常用白百破三联制剂进行预防，3、4、5个月各接种一次，0.5ml皮下注射。有效保护期为4年，需加强免疫。

第六节　流行性腮腺炎

浪里淘沙—核心考点

一、病因及发病机制

流行性腮腺炎是由腮腺炎病毒引起的急性呼吸道传染病，常有自限性，多见于儿童及青少年。

腮腺炎病毒属副黏病毒属的单股RNA病毒，人是该病毒唯一宿主。病毒对外界抵抗力差，室温2~3天即可失去传染性，加热至55~60℃时，10~20分钟就失去活性，紫外线照射可迅速灭活。病毒经口鼻侵入人体后，在局部黏膜上皮细胞中增殖。引起局部炎症后入血，病毒经血液播散至腮腺、颌下腺、舌下腺、胰腺、性腺及中枢神经系统引起炎症。

二、流行病学

1. **传染源** 患者和隐性感染者，腮腺肿大前1天至消肿后3天均有传染性。

2. **传播途径** 经飞沫传播。

3. **易感人群** 学龄儿童，90%的患者在5~15岁。

4. **流行特点** 全年均可发病，以冬春季为主，感染后可获持久免疫力。

三、临床表现

潜伏期：8~30天，平均18天。

1. **腮腺肿胀** 前驱期出现低热、头痛、乏力、纳差等症状。1~2天后腮腺肿大，体温升高达39~40℃，持续时间不一，短则1~2天，多为1周左右。一般一侧腮腺先肿大，2~4天后累及对侧，或双侧同时肿大。肿大以耳垂为中心，向前、后、下发展，同时伴周围组织水肿、灼热、疼痛和感觉过敏，局部皮肤紧张发亮具弹性，表面发热不红。张口、咀嚼、进食酸性食物时胀痛加剧。腮腺管口早期红肿，但无分泌物，腮腺肿大2~3天达高峰，持续4~5天后逐渐消退。严重者颌下腺、舌下腺、颈淋巴结可同时受累。

2. **脑膜脑炎** 脑膜脑炎是腮腺炎的常见临床表现。在腮腺肿大前或同时发生，出现头痛、颈项强直、呕吐、嗜睡、高热等症状及脑脊液异常。症状于7~10天内缓解。重者留有后遗症或死亡。

3. **睾丸炎和卵巢炎** 常见于青春期和成人，多发生在腮腺炎后1周内。主要表现为发热、病变睾丸多为单侧，有触痛、肿胀。卵巢炎多表现为下腹疼痛，平均病程4天。

4. **胰腺炎** 常与腮腺炎同时发生，出现上腹疼痛、压痛、伴发热、寒战、呕吐等。

小试身手 16. 流行性腮腺炎最常见的并发症是

A. 肺炎 　　　　　 B. 睾丸炎 　　　　　 C. 胰腺炎 　　　　　 D. 脑膜脑炎 　　　　　 E. 皮肤感染

小试身手 17. 不属于流行性腮腺炎并发症的是

A. 睾丸炎 　　　　　 B. 胰腺炎 　　　　　 C. 卵巢炎 　　　　　 D. 胃肠炎 　　　　　 E. 脑膜脑炎

四、辅助检查

外周血白细胞数正常或稍低，淋巴细胞增多。90%患者发病早期有血清和尿淀粉酶升高，并发胰腺炎者显著增高，需做脂肪酶测定。血清及脑脊液中特异性IgM抗体增高。病程早期可从唾液、尿液或脑膜炎患者脑脊液中分离出腮腺炎病毒。

五、治疗原则

以对症治疗为主。发病早期可用利巴韦林（每日10~15mg/kg，静脉滴注，疗程5~7天）及板蓝根等抗病毒治疗。脑膜脑炎者短期使用肾上腺皮质激素及脱水剂。

六、护理措施

1. **减轻疼痛** 急性期给予高营养、易于消化的半流质或软食。忌酸、辣、硬而干燥食物，以免引起唾液分泌增多，肿痛加剧。局部冷敷或中药如意金黄散调醋敷于患处，用氦氖激光局部照射减轻腮腺肿痛。

2. **降温** 鼓励患儿多饮水，控制体温。采用头部冷敷、温水或乙醇浴降温，服用适量退热剂及早期抗病毒治疗。

3. **病情观察** 脑膜脑炎多发生在腮腺肿大后1周左右。注意观察睾丸有无肿大、触痛，有无睾丸鞘膜积液和阴囊水肿。用丁字带托起阴囊。

4. **预防疾病传播**

（1）**隔离患儿**：呼吸道隔离至腮腺肿大完全消退后5天止。接触者检疫3周。

（2）**切断传播途径**：居室空气流通。对患儿呼吸道分泌物及污染物品进行消毒。在流行期间加强托幼机构的晨检。

（3）**保护易感人群**：对易感儿接种腮腺炎减毒活疫苗或腮腺炎-麻疹-风疹三联疫苗（MMR）90%可产生抗体。

5. **健康指导** 单纯腮腺炎患儿一般在家中隔离治疗。指导家长安排好患儿休息与饮食，做好患儿退热及用药护理。

小试身手 （18~20题共用题干）

患儿，男，8岁，发热、头痛、右耳下疼痛3天，体温39℃，右腮腺肿胀，有明显触痛，血白细胞8×10⁹/L，N 0.65，L 0.35。

18. 下列哪项处理不恰当

A. 卧床休息 　　　　　 B. 给流质饮食，酸性饮料 　　　　　 C. 解热镇痛药

D. 肾上腺皮质激素，退热后立即停用 　　　 E. 隔离

19. 今日患儿诉上腹部疼痛，有压痛，腹软，无反跳痛。发生哪一种并发症的可能性最大

A. 脑膜炎 　　　　　 B. 胰腺炎 　　　　　 C. 睾丸炎 　　　　　 D. 心肌炎 　　　　　 E. 肾炎

20. 应进一步采用哪项检查

A. 三大常规 　　　　　 B. 血脂肪酸 　　　　　 C. 血淀粉酶 　　　　　 D. 腮腺B超 　　　　　 E. 脑脊液检查

第七节　中毒型细菌性痢疾

浪里淘沙—核心考点

一、病因及发病机制

中毒型细菌性痢疾是急性细菌性痢疾的危重型，病原菌为痢疾杆菌，属志贺菌属，革兰染色阴性。痢疾杆菌对外界环境抵抗力强，适宜生长温度为37℃，在水果、蔬菜中能存活10~20天，在牛奶中存活20天，在阴暗潮湿或冰冻条件下存活数周。痢

疾杆菌对理化因素敏感，**日光照射30分钟或加热60℃10分钟均可将其杀灭**。

痢疾杆菌侵入人体后在结肠上皮细胞生长繁殖，细菌裂解产生大量内毒素和少量外毒素，引起一系列症状。

二、流行病学

1. **传染源**　病人和带菌者，其中慢性病人和轻型病人是重要的传染源。
2. **传播途径**　经粪–口途径传播，被粪便中病菌污染的食物、水或手，经口感染。
3. **易感人群**　普遍易感，3~7岁体格健壮儿童多见。**易重复感染或复发**。
4. 流行特点　全年均可发病，夏秋季为高峰。

三、临床表现

潜伏期1~2天，患儿起病急骤，高热甚至超高热，反复惊厥，迅速出现呼吸循环衰竭。肠道症状轻微甚至缺如，通过直肠拭子或生理盐水灌肠采集大便，镜下见大量脓细胞和红细胞。

1. **休克型（皮肤内脏微循环障碍）**　以周围循环衰竭为主要表现。面色苍白、四肢湿冷、脉搏细速、血压下降、发绀、皮肤花纹，伴心力衰竭、少尿或无尿及意识障碍。**肺循环障碍时突然呼吸加深加快，呈进行性呼吸困难，直至呼吸衰竭**。

小试身手 21.中毒性痢疾休克型的主要临床特点是

A. 高热起病　　　B. 反复惊厥　　　　C. 黏液脓血便　　　D. 呼吸功能衰竭　　　E. 周围循环衰竭

2. **脑型（脑微循环障碍）**　以缺氧、脑水肿、颅内压增高、脑疝为主。患儿无肠道症状而突然起病，早期嗜睡、面色苍白、反复惊厥、血压正常或稍高，很快昏迷，继之呼吸节律不规则、瞳孔不等大、对光反射迟钝或消失，**常因呼吸骤停而死亡**。
3. **肺型（肺微循环障碍）**　以肺循环障碍为主，在脑型或休克型基础上发展而来，病情重、死亡率高。
4. **混合型**　兼上述两型或三型同时或先后出现，是最凶险的类型，病死率很高。

四、辅助检查

白细胞总数和中性粒细胞增加，**黏液脓血便**，镜检见大量脓细胞、红细胞和巨噬细胞。**从粪便标本中培养出痢疾杆菌是确诊最直接的证据**。送检标本应尽早、新鲜、选取黏液脓血部分多次送检。如患儿无腹泻，可用冷盐水灌肠取便。

五、治疗原则

1. **病原治疗**　选用对痢疾杆菌敏感的抗生素（如阿米卡星、氨苄西林、第三代头孢菌素等）静脉用药，病情好转后口服，**疗程不短于5~7天**。
2. **糖皮质激素**　选用地塞米松短疗程大剂量静脉滴注。
3. **防治脑水肿及呼吸衰竭**　静脉注射20%甘露醇脱水治疗；反复惊厥者用地西泮、水合氯醛止惊或亚冬眠疗法，使用呼吸兴奋剂或辅以机械通气等。
4. 防治循环衰竭　**扩充血容量，维持水和电解质平衡**，用等张含钠液或5%右旋糖酐–40扩容和疏通微循环，用5%碳酸氢钠溶液纠正酸中毒，用莨菪碱类药物或多巴胺解除微循环痉挛，根据心功能情况使用毛花苷丙。

小试身手 22.抢救休克中毒型痢疾，下列哪项措施**不妥**

A. 扩充血容量　　　　　　　B. 纠正酸中毒　　　　　　　C. 使用调整血管紧张度药物及强心药
D. 抗生素控制感染　　　　　E. 20%甘露醇静脉滴注

六、护理措施

1. 高热护理　监测体温，综合使用物理降温、药物降温，必要时亚冬眠疗法。使体温在短时间内降至37℃左右，防高热惊厥。
2. **休克护理**　患儿取平卧位或头高足低位，注意保暖，严密监测生命体征，密切监测病情。**建立有效的静脉通路**。调节好输液速度，观察尿量并记录出入液量。
3. 脑水肿和呼吸衰竭的护理　保持呼吸道通畅、吸氧，必要时使用呼吸机。
4. **腹泻护理**　记录大便次数、性状和量。**给予易消化流质饮食，多饮水，不能进食者静脉补充营养**。勤换尿布，便后及时清洗，预防臀红。
5. 预防疾病传播　对饮食行业及托幼机构工作人员定期做大便培养，及早发现带菌者并积极治疗。**对患儿采取肠道隔离至临床症状消失后1周或3次粪便培养均为阴性**。加强饮水、饮食、粪便管理及灭蝇。在菌痢流行期间，易感者口服多价痢疾减毒活菌苗有较好的保护作用。

参考答案

1.B　2.C　3.D　4.D　5.E　6.C　7.A　8.A　9.E　10.C　11.D　12.B　13.A　14.E　15.A　16.D　17.D　18.B　19.B　20.C
21.E　22.E

第十八章 结核病患儿的护理

统领全局—考试大纲

1. 熟练掌握结核病的病因及发病机制和流行病学。
2. 掌握结核病的诊断检查。
3. 熟练掌握结核病的预防。
4. 掌握结核病的治疗原则。
5. 熟练掌握原发型肺结核的发病机制及病理改变、临床表现、辅助检查、治疗原则和护理措施。
6. 熟练掌握急性粟粒型肺结核的病因及发病机制和临床表现。
7. 掌握急性粟粒型肺结核的辅助检查和治疗原则。
8. 熟练掌握急性粟粒型肺结核的护理措施。
9. 熟练掌握结核性脑膜炎的病因及发病机制、临床表现、辅助检查、治疗原则和护理措施。

第一节 概　述

浪里淘沙—核心考点

一、病因及发病机制

结核病是由结核杆菌引起的一种慢性传染病，可累及全身各脏器，以原发型肺结核最常见。严重者引起血行播散发生粟粒型结核或结核性脑膜炎，结核性脑膜炎是结核病引起死亡的主要原因。

1. 病因　结核杆菌为分枝杆菌，染色具有抗酸性。对人具有致病性的是人型和牛型，其中人型是人类结核病的主要病原体。结核杆菌对酸、碱、消毒剂的耐受力较强，冰冻1年半仍保持活力，对湿热比较敏感，经68℃20分钟或干热100℃20分钟即可灭活。痰液内结核菌用5%苯酚或20%含氯石灰经24小时处理才能被杀灭。

2. 发病机制　机体感染结核菌后，在产生免疫力的同时也产生变态反应。机体初次感染结核菌4~8周后，通过致敏T淋巴细胞产生迟发型变态反应（Ⅳ型变态反应），此时用结核菌素做皮肤试验出现阳性反应。在发生变态反应的同时获得一定免疫力。若小儿免疫力低下或感染了毒力较强的结核菌可发病。

二、流行病学

开放性肺结核病人是主要传染源，主要传播途径为呼吸道，小儿吸入带结核菌的飞沫或尘埃后即可感染，形成肺部原发病灶。少数经消化道传染，如饮用未经消毒的牛奶或被结核菌污染的食物等可引起咽部或肠道原发病灶。

三、辅助检查

（一）结核菌素试验

小儿受结核感染4~8周后做结核菌素试验即呈阳性反应。

1. 试验方法　用结核菌纯蛋白衍化物（PPD）0.1ml（每0.1ml内含结核菌素5单位）在左前臂掌侧中下1/3交界处皮内注射，使之形成直径6~10mm的皮丘，48~72小时观察反应结果。结果判断标准如下：

阴性	—	无硬结
阳性	（弱）+	红硬，平均直径在5~9mm
	（中）++	红硬，平均直径在10~19mm
	（强）+++	红硬，平均直径≥20mm
	（极强）++++	除硬结外，还有水疱、坏死或淋巴管炎

2. 临床意义

（1）阳性反应

1）3岁以下，特别是1岁以下未接种卡介苗小儿，提示体内有新的结核病灶。

2）儿童无明显症状而呈阳性反应，提示受过结核感染，但不一定有活动病灶。

3）强阳性反应提示体内有活动性结核病。

4）2年之内由阴转阳，或反应强度从原直径<10mm增至10mm以上，且增加幅度为6mm以上者，提示新近感染或有活动性病灶。

5）接种卡介苗后阳性反应与自然感染反应的鉴别。见表4-18-1。

表4-18-1 接种卡介苗与自然感染阳性反应的主要区别

	接种卡介苗后	自然感染
硬结直径	多为5~9mm	多为10~15mm
硬结颜色	浅红	深红
硬结质地	较软、边缘不清	较硬、边缘清楚
阳性反应持续时间	较短，2~3天消失	较长，可达7~10天以上
阳性反应的变化	有逐年减弱倾向，一般于3~5年内逐渐消失	短时间内无减弱倾向，可持续若干年，甚至终生

（2）**阴性反应**：未受过结核菌感染；结核变态反应初期（初次感染后4~8周内）；机体免疫反应受抑制时呈假阴性反应；技术误差或结核菌素效价不足或失效。

（二）辅助检查

1.**结核菌检查** 从痰、胃液、脑脊液中找到结核菌是确诊的重要依据。

2.免疫学诊断及生物学基因诊断 对患儿血清、脑脊液、浆膜腔液进行检测。

3.血沉 判断病灶是否有活动性及可判断疗效。

4.X线检查 **X线检查是诊断小儿肺结核的主要方法**，胸片检查可确定病灶部位、范围、性质。必要时行断层或CT检查。

5.其他 纤维支气管镜检查、淋巴结活组织检查。

四、预防

（一）控制传染源

结核菌涂片阳性是小儿结核病的主要传染源，早期发现并合理治疗是对结核病传播最有效的预防措施。对托幼机构及小学教职员工定期体检，及时发现、隔离传染源。

（二）卡介苗接种

是预防小儿结核病的有效措施。

（三）化学药物预防

预防性服用异烟肼，每日10mg/kg，每天不超过300mg，疗程6~9个月，可预防儿童活动性肺结核、预防肺外结核病、预防青春期结核病复燃。下列情况可用药物预防：

1.3岁以下婴幼儿未接种卡介苗而结核菌素试验阳性者。

2.密切接触开放性肺结核者。

3.结核菌素试验新近由阴转阳者。

4.结核菌素试验阳性伴结核中毒症状者。

5.结核菌素试验阳性，新患麻疹或百日咳患者。

6.结核菌素试验阳性而需长时间使用肾上腺糖皮质激素或其他免疫抑制剂者。

五、治疗原则

1.注意休息，有明显中毒症状及极度衰弱者卧床休息。加强营养，给予高蛋白、高热量、高维生素饮食。避免接触各种传染病。

2.**使用抗结核药物**

（1）用药原则：早期、联合、全程、规律、适量。

（2）药物种类

1）**杀菌药**：**全杀菌药**：异烟肼（INH）和利福平（RFP）。**半效杀菌药**：链霉素（SM）和吡嗪酰胺（PZA）。

2）**抑菌药**：乙胺丁醇（EMB）、氨硫脲（TBI）或乙硫异烟胺（ETH）。

3）药物毒副作用及注意事项见表4-18-2。

表4-18-2 几种常用抗结核药物使用简表

药品	每日用量	给药途径	毒副反应	注意事项
异烟肼	10~15mg/kg 不超过300mg	口服、肌内注射、静脉滴注	**周围神经炎**、精神症状、皮疹、**肝脏损害**	每100mg异烟肼同时使用维生素B_6 10mg预防周围神经炎；利福平合用时不超过每日10mg/kg，每月查肝功能
链霉素	20~30mg/kg 不超过0.75g	肌内注射	第八对脑神经损害、肾损害、周围神经炎、变态反应	监测前庭和听力功能及血尿素氮

续表

药品	每日用量	给药途径	毒副反应	注意事项
利福平	10~20mg/kg	口服	**肝损害、消化道反应**、变态反应、白细胞、血小板下降	**与异烟肼合用增加肝毒性**，每月查肝功能
乙胺丁醇	15~25mg/kg	口服	**球后视神经炎、周围神经炎**、消化道反应、肝损害	每月查视力、视野及辨色力
吡嗪酰胺	20~30mg/kg	口服	**肝损害、高尿酸血症**、痛风、消化道反应	每月查肝功并查血尿酸
乙硫异烟胺	10~15mg/kg	口服	肝损害、消化道反应、周围神经炎、过敏、皮疹、发热	定期查肝功能

3.化疗方案

（1）**标准疗法**：一般用于无明显症状的原发型肺结核，疗程9~12个月。

（2）两阶段疗法：用于活动性原发型肺结核、急性粟粒型结核病及结核性脑膜炎。

（3）**短程疗法**：一般为6~9个月。

第二节　原发型肺结核

浪里淘沙—核心考点

原发型肺结核是结核菌初次侵入肺部后的原发感染，是小儿肺结核的主要类型。

一、发病机制及病理改变

结核杆菌进入肺，在肺部形成原发灶。原发灶多位于胸膜下，在肺上叶底部和下叶上部，右侧多见。基本病变是渗出、增殖与坏死。原发综合征由3部分组成：肺部原发病灶、淋巴管炎和局部淋巴结炎。

原发型肺结核的病理转归：①吸收好转、钙化或硬结：最常见；②病变进展：产生空洞、支气管淋巴结周围炎、支气管内膜结核和干酪性肺炎、结核性胸膜炎；③病变恶化：血行播散引起急性粟粒型肺结核或全身性急性粟粒型结核病。

二、临床表现

症状较重者出现急性高热，但一般情况尚可，与发热不相称，**2~3周后转为持续低热及结核中毒症状。干咳和呼吸困难是最常见症状**。部分患儿出现疱疹性结膜炎、皮肤结节性红斑或多发性、一过性关节炎。如淋巴结高度肿大可产生压迫症状，出现类似百日咳样痉咳、喘鸣或声音嘶哑。**年长儿可不出现任何症状**，仅在X线检查时被发现，**一般起病缓慢，长期不规则低热、食欲下降、消瘦、盗汗、疲乏等**。体检见周围淋巴结肿大，肺部体征不明显，与肺内病变不一致。婴儿伴肝脾大。

三、辅助检查

1.结核菌素试验呈强阳性或阴性转阳性者，应做进一步检查。

2.胸部X线检查　可同时做正、侧位胸部X线检查。**局部炎性淋巴结相对较大而肺部的初染灶相对较小是原发型肺结核的特征**。儿童原发型肺结核在X线胸片上呈现典型哑铃状双极影者已少见。支气管淋巴结结核在儿童原发型肺结核X线胸片最为常见，分两种类型：炎症型和结节型。

3.CT扫描　有助于诊断疑诊肺结核但胸部X线片正常的病例。

4.支气管镜检查　结合病变蔓延至支气管内造成支气管结核时可发现异常。

5.实验室检查

小试身手 1.患儿，女，4岁，低热3周，乏力，盗汗，精神萎靡，阵发性干咳，用青霉素治疗无效，出生时已接种卡介苗，今来就诊。行X线检查肺部示"哑铃状"阴影，该患儿可诊断为

A.支气管肺炎　　B.支原体肺炎　　C.腺病毒肺炎　　D.粟粒型肺结核　　E.原发型肺结核

四、治疗原则

无明显自觉症状的原发型肺结核用INH为主，配合RFP+EMB，疗程9~12个月。活动性原发型肺结核宜采用直接督导下短程化疗。

小试身手 2.活动性原发型肺结核宜采用

A.强化治疗　　B.标准疗法　　C.长程疗法　　D.两阶段疗法　　E.直接督导下短程化疗

五、护理措施

1.观察体温变化　定时测体温，高热患儿降温。出汗多时需做好皮肤护理。

2.**饮食护理**　给予高热量、高蛋白、高维生素、高钙饮食，以增强抵抗力，促进机体修复和病灶愈合。

3.病情稳定期注意休息，保证足够睡眠时间，进行适当的户外活动。

4.观察药物副作用 观察患儿有无胃肠道反应、耳鸣耳聋、眩晕、视力减退或视野缺损、手足麻木、皮疹等；定期复查肝功能。

5.健康教育 多与患儿及家长沟通，宣教结核病的隔离、预防知识。指导家长做好患儿的日常护理，坚持正规化疗。

第三节 急性粟粒型肺结核

浪里淘沙—核心考点

急性粟粒型肺结核又称急性血行播散型肺结核，多见于婴幼儿初次感染后3~6个月以内。

一、病因及发病机制

原发灶或胸腔内淋巴结干酪坏死侵蚀血管，大量结核菌进入肺动脉引起粟粒型肺结核。如结核菌进入肺静脉经血行或淋巴播散至全身引起全身性粟粒型结核。

二、临床表现

起病急，有高热和严重中毒症状，盗汗、食欲下降、面色苍白。少数患儿咳嗽、气急、发绀。多数患儿伴结核性脑膜炎症状。6个月以下婴儿患粟粒型肺结核的特点是病情重而不典型，累及器官多，特别是伴结核性脑膜炎。病程进展快，病死率高。

小试身手 3.6个月以下婴儿患粟粒型肺结核的特点是

A.病情重　　　　　B.进展慢　　　　　C.症状典型　　　　　D.受累器官少　　　　　E.较少伴发结核性脑膜炎

体检：缺少明显体征，症状和体征与X线不一致，偶可闻及细湿啰音，全身淋巴结和肝脾肿大。

三、辅助检查

胸部X线片对诊断起决定作用，起病后2~3周胸部摄片可见大小一致、密度一致、分布均匀的粟粒状阴影，密布在两侧肺野。

重症患儿结核菌素试验假阴性。痰或胃液中找到结核菌。粟粒疹和眼底检查见到结核结节有诊断意义。

小试身手 4.患儿，女，2岁，1个月前患猩红热，近1周来发热，体温39℃，咳嗽，气促，发绀，双肺呼吸音粗，胸片示：双肺均匀分布大小不一致的点状阴影。可诊断为

A.腺病毒肺炎　　　　　　　　B.金黄色葡萄球菌肺炎　　　　　　　　C.粟粒型肺结核

D.原发性肺结核　　　　　　　　E.猩红热并发肺炎

小试身手 5.急性粟粒型肺结核X线检查出现粟粒状阴影的时间是在起病后

A.3~4周　　　　　B.2~3周　　　　　C.10~14天　　　　　D.7~10天　　　　　E.3~7天

四、治疗原则

分两阶段进行化疗，即强化治疗和维持治疗，在强化治疗阶段，给予强有力的四联杀菌药物如INH+RFP+PZA+SM，总疗程1年半以上。

伴严重中毒症状、呼吸困难和结核性脑膜炎时，使用足量抗结核药物，加用肾上腺皮质激素，如泼尼松1~2mg/（kg·d），疗程1~2个月。

五、护理措施

1.卧床休息，保持安静，保持呼吸道通畅，必要时吸氧。

2.观察体温变化，高热者降温。补充充足营养。

3.密切观察体温、呼吸、脉搏及神志变化，如出现烦躁不安、嗜睡、头痛、呕吐、惊厥等脑膜炎症状，及时通知医生处理。

第四节 结核性脑膜炎

浪里淘沙—核心考点

结核性脑膜炎（结脑）是小儿结核病中最严重的一种，病死率高，留后遗症，常在原发感染后1年以内，尤其3~6个月内最易发生。婴幼儿多见，以冬春季为多。

小试身手 6.小儿结核病中预后较差的是

A.急性粟粒型肺结核　　　　　　　　B.支气管淋巴结结核　　　　　　　　C.原发综合征

D.结核性脑膜炎　　　　　　　　E.结核性胸膜炎

一、病因及发病机制

结脑为全身性粟粒型结核的一部分，由于小儿血-脑屏障功能差，免疫功能不完善，入侵的结核菌经血行播散，由肺或骨结核等播散而来。

二、临床表现

缓慢起病，婴儿可骤起高热、惊厥，典型表现分3期：

1. 早期（前驱期） 1~2周。**主要症状为性情改变**、双目凝视、精神呆滞、喜哭易怒、睡眠不安等，低热、呕吐、便秘，年长儿诉头痛，婴儿嗜睡或发育迟滞等。

小试身手 7.结核性脑膜炎早期的主要临床表现是

A. 前囟膨隆   B. 性情改变   C. 头痛、呕吐   D. 脑膜刺激征   E. 结核中毒症状

2. 中期（脑膜刺激征期） 1~2周，剧烈头痛、喷射性呕吐、嗜睡或惊厥，体温升高。**脑膜刺激征（颈强直，克尼格征、布鲁津斯基征）阳性是结脑最主要和常见体征**。婴幼儿以前囟饱满为主。还可出现脑神经障碍，**面神经瘫痪最常见**。

3. 晚期（昏迷期） 1~3周，上述症状加重，患儿完全昏迷。**频繁惊厥甚至呈强直状态**。患儿极度消瘦，出现明显水盐代谢紊乱。**最终因脑疝导致呼吸及血管运动中枢麻痹而死亡**。

小试身手 8.结核性脑膜炎进入晚期的特征表现是

A. 性情改变   B. 面神经瘫痪   C. 肢体瘫痪

D. 脑膜刺激征阳性   E. 昏迷、半昏迷或频繁惊厥

三、辅助检查

1. 脑脊液 压力增高，外观透明或呈毛玻璃样，静置12~24小时后有蜘蛛网状薄膜形成，涂片检查可找到结核菌。白细胞总数（50~500）$\times 10^6$/L，淋巴细胞占0.70~0.80，**糖和氯化物含量降低为结脑典型改变**，蛋白定量增加，一般为1.0~3.0g/L。

2. X线胸片 85%的结脑患儿胸片有结核病改变，其中90%为活动性肺结核。

3. 结核菌素试验 50%的结脑患儿结核菌素试验呈阴性反应。

四、治疗原则

1.控制炎症 联合使用易透过血-脑屏障的抗结核药。

（1）强化阶段：用INH+RFP+PZA+SM，3~4个月。

（2）巩固阶段：用INH+RFP或EMB 9~12个月，或脑脊液正常后6个月，总疗程不少于12个月。

2.降低颅内压

（1）糖皮质激素可迅速减轻结核中毒症状，抑制炎症渗出，改善毛细血管通透性，减轻脑水肿，降低颅内压，常用泼尼松，疗程8~12周。

（2）用20%甘露醇降颅压。

（3）急性脑积水或慢性脑积水急性发作者，药物降颅压无效或疑脑疝者行侧脑室引流。

五、护理措施

1.密切观察病情

（1）观察生命体征、神志、惊厥、瞳孔大小及对光反射等，早期发现颅内高压或脑疝。

（2）**患儿绝对卧床休息，保持室内安静，护理操作尽量集中进行，减少对患儿的刺激**。惊厥发作时齿间放置牙垫，防舌咬伤及坠床。

（3）遵医嘱使用肾上腺糖皮质激素、脱水剂、利尿剂和呼吸兴奋剂。颅压高时腰椎穿刺应在使用脱水剂半小时后进行，腰穿后去枕平卧4~6小时，避免引起头痛。

2.保持呼吸道通畅 取侧卧位，及时清除口鼻分泌物、呕吐物，必要时给氧、行人工辅助呼吸。

3.皮肤、黏膜护理 保持床单清洁干燥，防止压疮和继发感染。

4.做好饮食护理，维持水和电解质平衡。

参考答案

1.E   2.E   3.A   4.C   5.B   6.D   7.B   8.E

第十九章　寄生虫病患儿的护理

统领全局—考试大纲

1. 熟练掌握蛔虫病和蛲虫病的病因及流行病学、临床表现。
2. 掌握蛔虫病和蛲虫病的辅助检查。
3. 了解蛔虫病和蛲虫病的治疗原则。
4. 熟练掌握蛔虫病和蛲虫病的护理措施。

第一节　蛔虫病

浪里淘沙—核心考点

蛔虫病是蛔虫寄生在人体所致，是小儿寄生虫病中发生率最高的一种。轻者无明显症状，重者并发多种并发症而危及生命。

一、病因及流行病学

蛔虫形似蚯蚓。雌虫平均日产卵20万个，随粪便排出。发育至成虫，过程需2~3个月，蛔虫在体内生存时间一般为1年左右。

传染源为蛔虫寄生者。经口食入被虫卵污染的食品、瓜果、蔬菜，或因手接触了虫卵污染物品而带入口中是主要传播途径。小儿发病率明显高于成人，农村高于城市。

二、临床表现

1. **蛔虫移行引起的症状**　短期内感染性蛔虫卵移行至肺使细支气管上皮细胞脱落、肺部出血造成肺蛔虫病，**引起蛔虫性哮喘，严重者引起肺炎**。患者发热、乏力、阵发性咳嗽、胸闷、痰少，偶见痰中带血丝。血嗜酸性粒细胞增多，胸片显示点状、片状或絮状阴影。严重感染时蛔虫可侵入脑、肝、脾、肾、甲状腺和眼，引起癫痫、肝大、腹痛等。
2. **成虫引起的症状**　成虫可导致胃肠失调，食欲不佳、腹泻、便秘、腹痛等。**腹痛多反复发作，喜按，疼痛部位和时间不定，以脐周和稍上方为主**。不伴肌紧张和压痛，痛后活动如常。常伴贫血、营养不良、生长发育落后。虫体代谢物质或毒素被吸收，可引起小儿易惊、磨牙、异食癖等。血中嗜酸性粒细胞显著升高。

小试身手　1. 蛔虫病患儿成虫所致症状最常见的是

A. 食欲不振　　　　B. 恶心呕吐　　　　C. 腹痛　　　　D. 腹泻　　　　E. 便秘

常见并发症：胆道蛔虫病、蛔虫性肠梗阻、阑尾炎、肠穿孔及腹膜炎。**其中以胆道蛔虫病最常见**。部分患儿发生胆道感染，蛔虫性肠梗阻也常见，严重病例发生肠穿孔和腹膜炎。

小试身手　2. 小儿胆道蛔虫病腹痛症状的表现特点是

A. 疼痛严重而体征较少　　　　　B. 疼痛轻微和体征较少　　　　　C. 疼痛和体征均较严重

D. 腹痛伴排虫史　　　　　E. 有明显腹痛伴发热

三、辅助检查

1. **粪便涂片**。
2. 选择性地检查血常规、胸部或腹部X线平片等。

四、治疗原则

1. **驱虫治疗**　常用驱虫药物有枸橼酸哌嗪（驱蛔灵）、甲苯达唑（安乐士）、左旋咪唑（阿苯达唑）等。**其中首选药物是甲苯达唑，此药为广谱驱虫药，能杀灭蛔、蛲、钩虫等，既能杀灭幼虫，也能抑制虫卵发育**。2岁以上的小儿每次100mg，每天2次，连服3天。偶见胃肠不适、呕吐、腹泻、头痛、头晕、皮疹、发热等不良反应。服药期间不忌饮食。
2. **并发症治疗**　胆道蛔虫病的治疗原则是解痉止痛、驱虫、控制感染及纠正水和电解质紊乱和酸中毒。必要时手术治疗。
   不完全性肠梗阻首先禁食、胃肠减压、解痉止痛，待腹痛缓解后再进行驱虫治疗。完全性肠梗阻、阑尾炎、肠穿孔、腹膜炎及时手术治疗。

五、护理措施

1. **减轻疼痛**　腹部按揉或热敷。遵医嘱使用解痉镇痛药，如颠茄或阿托品。观察驱虫药疗效及副作用。
2. **加强营养**　增进患儿食欲，给予高热量、高蛋白质和高维生素饮食。
3. 观察病情变化　及时发现并发症，配合医生处理。
4. 健康教育　指导患儿和家长掌握疾病防治知识，注意个人卫生，养成良好饮食习惯和餐前便后洗手的卫生习惯。**对人类粪便进行无害化处理后再当肥料使用，提供污水处理的卫生设施，是长期预防蛔虫病的最有效措施**。

第二节　蛲虫病

浪里淘沙—核心考点

蛲虫病多见于2~9岁的儿童，在集体儿童机构可流行。

一、病因及流行病学

蛲虫呈乳白色细线状，约1cm，寄生在小肠下段、回盲部、结肠和直肠。**蛲虫病患者是唯一传染源，经口传染。肛门-手-口直接传播是自身反复感染的主要途径。**

二、临床表现

引起局部和全身症状，最常见症状是肛门瘙痒和睡眠不安，因雌虫移行至肛门产卵，引起肛门及会阴部皮肤瘙痒。局部皮肤因抓破而继发感染。全身症状有夜惊、哭闹、烦躁、食欲减退、恶心呕吐、腹泻、腹痛、消瘦等。蛲虫在肛门移行至女婴尿道或阴道时，引起尿道和阴道感染，如钻入阑尾或腹膜，引起阑尾炎、腹膜炎。

三、辅助检查

夜间小儿入睡后1~3小时，小线虫从肛门爬出，或用透明胶纸胶面抹拭肛周皮肤皱褶处黏取虫卵。**将透明胶纸置于滴有生理盐水玻片上找虫卵。**也可用生理盐水浸润棉签刮拭患儿肛门皮肤皱褶处获取虫卵。查血见嗜酸性粒细胞升高。

四、治疗原则

蛲虫的寿命一般为20~30天，如能避免重复感染，**即使不进行治疗也能自愈**。口服药常用噻嘧啶及甲苯达唑、驱蛲灵等。外用药可在睡前与大便后清洗会阴及肛周后，**用2%氧化氨基汞软膏或10%氧化锌软膏涂擦，有杀虫止痒作用。**

小试身手 3.对蛲虫病的治疗措施中**不正确**的是

　A. 在睡前与大便后清洗会阴及肛周后，可用10%氧化锌软膏涂擦

　B. 在睡前与大便后清洗会阴及肛周后，可用2%氧化氨基汞软膏涂擦

　C. 可服用甲苯达唑

　D. 可服用噻嘧啶

　E. 必须药物治疗

五、护理措施

1. **减轻或消除肛周及会阴部瘙痒**　每晚睡前用温水洗净肛门及会阴部后涂抹药膏，可杀虫止痒。遵医嘱给予驱虫药，观察驱虫效果，每天清晨用透明胶纸从肛门周围采集标本，查虫卵，直至虫卵消失后再连查7天。

2. 健康教育　患儿睡觉时穿睡裤、戴手套。患儿内衣裤、被褥煮沸消毒，或用开水浸泡后在日光下暴晒，连续10天。注意个人卫生、饮食习惯，搞好环境卫生，婴幼儿尽早穿满裆裤。

参考答案

1.C　2.A　3.E

第二十章　急性中毒和常见急症患儿的护理

统领全局—考试大纲

1.熟练掌握急性中毒常见中毒原因、主要临床表现、治疗原则及急救处理和护理措施。

2.熟练掌握小儿惊厥、急性颅内压增高、急性呼吸衰竭、充血性心力衰竭、感染性休克和心跳、呼吸骤停的病因及发病机制、临床表现、治疗原则和护理措施。

3.掌握急性肾衰竭的病因及发病机制。

4.熟练掌握急性肾衰竭的临床表现。

5.掌握急性肾衰竭的治疗原则。

6.熟练掌握急性肾衰竭的护理措施。

第一节　急性中毒

浪里淘沙—核心考点

一、常见中毒原因

急性中毒是指毒性物质进入人体,引起组织器官损害,出现中毒症状和体征,甚至危及生命。

造成小儿中毒的主要原因是年幼无知,缺乏生活经验,不能识别毒物而误食;或家长疏忽药物管理等。

二、临床表现

小儿急性中毒首发症状为腹痛、腹泻、呕吐、惊厥或昏迷,严重者出现多脏器功能衰竭。家庭或集体儿童机构中数人同时发病应考虑中毒。常见中毒的特征性症状和体征,见表4-20-1。

表4-20-1　常见中毒的特征性症状和体征

分类	症状	毒物
神经系统	惊厥	中枢兴奋剂、苯海拉明、异丙嗪、氨茶碱、氰化物、毒蕈、白果、山道年、有机磷、有机氯、异烟肼、奎宁
	昏迷	同上,还有颠茄类中毒晚期、中枢抑制剂、一氧化碳、二氧化碳等
	狂躁	颠茄类、异丙嗪、酒精、毒蕈、樟脑等
呼吸系统	呼吸困难	氰化物、一氧化碳、亚硝酸盐中毒晚期、有机磷、硫化氢
	呼吸缓慢	安眠剂及镇静剂、酒精、氰化物、一氧化碳、钡等
	呼吸急速	氨、酚、颠茄类、咖啡因等
	喉头水肿	毒蕈、毛果芸香碱、安妥(毒鼠药)、有机磷等
呼气及吐出物气味	异味	酒精、松节油、樟脑、氨水、汽油、煤酚皂、煤油等
	蒜臭味	有机磷、无机磷、砷等
	苦杏仁味	氰化物、含氰苷果仁等
心率	过速	肾上腺素、颠茄类、麻黄碱
	过缓	强心苷、毒蕈、利舍平、奎宁
瞳孔	扩大	酒精、颠茄、莨菪碱、阿托品、普鲁卡因、普鲁苯辛、派替啶等
	缩小	有机磷、毒蕈、巴比妥类、氯丙嗪、水合氯醛、咖啡因、新斯的明
皮肤	潮红	颠茄类、酒精、烟酸、阿司匹林、利血平、组胺等
	发绀	亚硝酸盐、二氧化碳、氰化物、有机磷、巴比妥类
	黄疸	毒蕈、无机磷、磷化锌等
	湿润	有机磷、水杨酸盐、毒蕈、酒精
消化系统	流涎	有机磷、毒蕈、铅、新斯的明等
	腹痛吐泻	磷、强酸、强碱、毒蕈、桐油子、蓖麻子等
	口腔糜烂	腐蚀性毒物、如强酸、强碱
尿液异常	血尿	磺胺药、环磷酰胺、毒蕈、松节油
	血红蛋白尿	伯氨喹、奎宁、呋喃妥因、苯、毒蕈等

采集患儿呕吐物、血、尿、粪或可疑毒物进行鉴定，是诊断中毒的最可靠方法。

三、治疗原则及急救处理

切断毒物与机体接触，对中毒原因未明者，先进行一般急救处理，**以排出毒物为首要措施**，尽快减少毒物损害；维持呼吸和循环功能；减少毒物吸收，促进毒物排泄；对症处理等。中毒物质明确，立即用特效解毒剂。

四、护理措施

1.尽快清除毒物

（1）口服中毒者

1）**催吐**：中毒后4~6小时内进行，适用于神志清醒且能合作者。口服温开水或1：10000高锰酸钾溶液，然后用压舌板压迫舌根或刺激咽后壁致吐，反复多次。**婴幼儿、神志不清、强酸或强碱中毒、油剂中毒、严重心脏病者禁用。**

2）**洗胃**：催吐不成功或患儿有惊厥、昏迷而须清除毒物时使用。**强酸或强碱中毒可致胃穿孔，切忌洗胃**，用弱酸或弱碱中和。洗胃常用的溶液有温开水或生理盐水，多采用Y形管回流洗胃，先抽出胃内容物，再经胃管注入洗胃液，**每次灌入量不超过胃容量的1/2，反复灌洗，直至流出液清澈无味。**

3）**导泻**：常用硫酸镁或硫酸钠加水口服，中枢抑制药（如苯巴比妥），中毒时不宜用硫酸镁导泻。

4）全肠灌洗：中毒时间超过4小时以上者使用。用1%温盐水或清水灌肠，也可加入活性炭，直至洗出液清澈为止。

（2）**皮肤接触中毒者**：立即脱去污染衣物，用大量清水反复冲洗被污染皮肤、指甲、毛发等，强酸或强碱中毒者用弱碱或弱酸中和，用清水冲洗酸、碱毒物至少10分钟以上。

（3）**吸入中毒者**：脱离现场，吸入新鲜空气或氧气，保持呼吸道通畅，必要时行人工呼吸。

2.促进已吸收毒物排泄

（1）利尿：**鼓励患儿多饮水；静脉输注葡萄糖液；遵医嘱使用利尿剂。**

（2）**碱化或酸化尿液**：碱化尿液可使弱酸类毒物排出增加，常用碳酸氢钠；酸化尿液可使弱碱类毒物排出增加，常用维生素C。

（3）血液净化：腹膜透析和血液透析。

（4）使用高压氧：用于一氧化碳、硫化氢、氰化物、氨气等中毒。

3.使用特效解毒剂　一旦中毒原因明确，立即遵医嘱使用特效解毒剂，如有机磷中毒应用碘解磷定或氯解磷定；亚硝酸盐中毒用亚甲蓝（美蓝）等。

4.阻止毒物吸收　**牛奶、蛋清、豆浆、浓茶能分别与不同毒物发生沉淀作用，延缓其吸收。**

5.严密观察病情变化　注意患儿神志、呼吸和循环状态，监测生命体征，保持呼吸道通畅。

6.预防感染。

第二节　小儿惊厥

浪里淘沙—核心考点

一、病因及发病机制

惊厥是指由于神经细胞异常放电引起全身或局部肌群不自主强直性或阵挛性收缩，同时伴意识障碍的一种神经系统功能暂时紊乱的状态。多见于婴幼儿。

1.**感染性疾病**　①颅内感染：脑膜炎、脑炎及脑脓肿、脑水肿等；②颅外感染：各种感染引起的高热惊厥、中毒性脑病和破伤风等，其中**高热惊厥最常见**。

2.**非感染性疾病**　①颅内疾病：癫痫、颅内占位性病变、颅脑损伤、脑退行性病变等；②颅外疾病：如中毒、水和电解质紊乱、高血压脑病及尿毒症、低血糖、苯丙酮尿症、缺氧缺血性脑病、窒息、溺水、心肺严重疾病等。

二、临床表现

1.**惊厥**　突发意识丧失，眼球上翻，凝视或斜视，局部或全身肌群强直性或阵挛性抽动，持续数秒至数分钟，严重者可持续数十分钟或反复发作，抽搐停止后入睡。

2.**惊厥持续状态**　惊厥发作持续超过30分钟或2次发作间歇期意识不能恢复者为惊厥持续状态。因抽搐时间长，机体耗氧多，脑组织缺氧引起脑水肿和脑损伤，出现颅内压增高及脑损伤。

3.**热性惊厥**　多由上呼吸道感染引起，其特点：①多见于6个月至5岁小儿；②大多发生在急骤高热开始后12小时之内；③发作时间短，在一次发热性疾病中极少连续发作多次，发作后意识恢复快；④热退后1周做脑电图正常。

小试身手　1.患儿，男，2岁，因感冒2天伴发热就诊。体检：T39℃，心率130次/分，咽部充血。检查完，患儿突然两眼上翻，四肢强直性、阵挛性运动，该患儿最可能的诊断是

A.脑膜炎　　　　B.中毒　　　　C.癫痫　　　　D.高热惊厥　　　　E.手足搐搦症

4.发作诱因　高血压脑病在紧张及劳累时易诱发；原发性癫痫突然停药或感染时易诱发。

三、治疗原则

1. **控制惊厥** 使用抗惊厥药物，首选地西泮静脉滴注，每次0.3~0.5mg/kg，**一次总量不超过10mg**，注射速度1~2mg/min，1~2分钟内见效，作用短暂，必要时5~10分钟后重复，静脉滴注困难时保留灌肠，5~10分钟。

2. **对症及支持治疗** 监测生命体征，高热者予以降温；保持呼吸道通畅，必要时给氧或人工机械通气；监测血气、血糖、电解质；防治颅内压增高。

小试身手 2.小儿惊厥首要的治疗原则是

A.钙剂治疗　　　　B.控制惊厥　　　　C.支持疗法　　　　D.对症治疗　　　　E.针刺疗法

四、护理措施

1. **防止窒息** ①发作时就地抢救，禁止不必要刺激；②立即让患儿去枕平卧，头偏向一侧，松解患儿衣领；③将舌向外牵拉，防止舌后坠阻塞呼吸道，及时清除呼吸道分泌物、呕吐物，保持呼吸道通畅；④遵医嘱使用止惊药物，观察用药后有无呼吸抑制。

2. **防止受伤** 放置压舌板，防止舌咬伤。将周围硬物移开，以免造成伤害。

3. **预防脑水肿** ①保持安静，避免声、光刺激，积极控制惊厥，避免惊厥时间过长引起脑水肿或脑损伤；②惊厥较重或时间长者给予吸氧，密切观察血压、呼吸、脉搏、意识及瞳孔变化，发生脑水肿者遵医嘱用脱水剂。

4. **健康指导** 告诫患儿及家长**感染是小儿惊厥最常见的原因**，平时注意预防感染。

小试身手 3.以下关于小儿惊厥发作的处理方式**不妥**的是

A.避免对患儿的一切刺激　　　　B.在上下牙之间放置牙垫或纱布包裹的压舌板

C.立即止惊　　　　D.松开衣领，头偏向一侧

E.立即送往医院

第三节　急性颅内压增高

浪里淘沙—核心考点

急性颅内压增高是由于多种原因引起脑实质体积增大或颅内液体量增加引起颅内压增高的一种病理生理改变。

一、病因及发病机制

1. **颅内外感染** 如脑膜炎、脑炎、中毒性细菌性痢疾、重症肺炎等。

2. **颅内占位性病变** 如脑肿瘤、脑寄生虫、脑脓肿或脑血管畸形、**脑出血和血肿**等。

3. 脑缺血缺氧 如窒息、休克、呼吸心脏骤停、一氧化碳中毒、癫痫持续状态等。

4. 脑脊液循环异常 如脑积水。

5. 其他 如高血压脑病、水和电解质紊乱、药物中毒等。

二、临床表现

1. **头痛**：晨起较重，哭闹、用力或改变体位时加重；婴儿因囟门未闭，可缓冲颅内高压，故早期头痛不明显，**仅有前囟紧张或隆起**，头痛时烦躁不安、尖叫或拍打头部，新生儿表现为睁眼不睡和尖叫。

小试身手 4.3岁小儿急性颅内压增高症的主要表现是

A.恶心　　　　B.头痛　　　　C.嗜睡　　　　D.囟门突起　　　　E.囟门四陷

2. **呕吐**：因呕吐中枢受刺激所致，频繁呕吐，多呈喷射性，晨起明显。

3. **意识改变**：早期性格改变、迟钝、嗜睡或兴奋不安，严重者昏迷。

4. **体征**：头围增长过快、前囟紧张隆起并失去正常搏动、前囟迟闭、颅骨骨缝裂开等。

5. 眼部表现：颅内压增高导致脑神经单侧或双侧麻痹，复视或斜视、眼球运动障碍；眼底检查见视神经乳头水肿、小动脉痉挛、静脉扩张，严重者视网膜水肿。

6. **生命体征改变**：早期血压升高，继而脉率减慢，呼吸开始时增快，严重时呼吸慢而不规则，甚至暂停。

7. **脑疝**：最常见的是小脑幕切迹疝及枕骨大孔疝，早期表现为意识障碍加重、肌张力增高、呼吸节律不整、两侧瞳孔不等大、惊厥，意识障碍、瞳孔扩大，血压升高伴缓脉称为库欣三联征，为颅内高压危象，常为脑疝的先兆，如未及时处理，可出现昏迷并强直性抽搐，发生呼吸循环衰竭而死亡。

小试身手 5.患儿，男，8个月，以突然高热、哭闹、奶后频繁呕吐而就诊。体检：体温38℃，意识模糊，眼神呆滞，颈有抵抗，前囟隆起。该小儿应考虑为哪种诊断

A.高热惊厥　　　　B.颅内压增高　　　　C.婴儿痉挛症　　　　D.维生素D缺乏手足搐搦症　　　　E.癫痫

三、治疗原则

1. **急救处理** 疑有脑疝征象时气管插管保持呼吸道通畅；**快速静脉滴注20%甘露醇**，有脑干受压表现者，行颅骨钻孔减压术或脑室内或脑膜下穿刺放液以降低颅内压。

2. **降低颅压** ①使用高渗脱水剂：首选20%甘露醇，4~6小时给药1次；②重症或脑疝者可同时使用利尿剂：首选呋塞米

（速尿）；③肾上腺糖皮质激素：常用地塞米松，用药2天左右；④穿刺放液或手术处理。

小试身手 6.下列降低颅内压的首选药物是
A.呋塞米　　　　B.地塞米松　　　　C.螺内酯　　　　D.20%甘露醇　　　　E.低分子右旋糖酐

3.对症处理及病因治疗。

4.低温疗法　尽早使用亚低温疗法，一般控制核心体温在32~34℃。

四、护理措施

1.**降低颅内压，预防脑疝**

（1）**防止颅内压增高**：避免刺激，卧位时床头抬高30°；检查或治疗时不可猛力转头、翻身、按压腹部及肝脏；患儿避免哭闹，治疗护理操作相对集中，动作轻而快。

（2）**遵医嘱使用降颅内压药物**：用甘露醇时需注意：①用药前要检查药液，如有结晶将制剂瓶放在热水中浸泡待结晶消失后再用；②不能与其他药液混合静脉滴注，以免产生结晶；③250ml药液在15~30分钟内快速滴注；④推注时不可漏到血管外，以免引起局部组织坏死，一旦外渗，尽快用25%~50%硫酸镁局部湿敷和抬高患肢。

（3）严密观察患儿生命体征、眼球运动及瞳孔变化，每15~30分钟记录一次。如发现脑疝先兆，立即做好抢救准备。

2.**减轻头痛**　①保持安静，避免刺激、头部剧烈运动、哭闹、咳嗽、大便用力等，以免加重头痛；②遵医嘱正确使用降颅内压药物。

3.健康指导　出院时指导家长继续观察患儿是否发生并发症及后遗症，对瘫痪患儿指导家长肢体功能锻炼方法，如每2~3小时翻身1次，做肢体按摩和被动运动等。

第四节　急性呼吸衰竭

浪里淘沙—核心考点

急性呼吸衰竭是指各种疾病导致肺氧合障碍和（或）肺通气不足，影响气体交换，引起低氧血症或（和）高碳酸血症，并由此产生一系列生理功能和代谢紊乱的临床综合征。

一、病因及发病机制

1.**中枢性**　因呼吸中枢病变，呼吸运动障碍，通气量明显减少。常见于颅内感染、出血、脑损伤、脑肿瘤、颅内压增高等。

2.**周围性**　因呼吸器官严重病变或呼吸肌麻痹，同时发生通气与换气功能障碍所致。常见于喉头水肿、气管炎、肺炎、肺不张、肺水肿、肺气肿及支气管异物等。

中枢性和周围性呼吸衰竭最终结果是机体缺氧、二氧化碳潴留和呼吸性酸中毒，进而引起脑水肿、心肌收缩无力和心排出量减少、血压下降、肾衰竭等。

二、临床表现

主要是呼吸系统表现和低氧血症及高碳酸血症表现。

1.**呼吸系统表现**　周围性呼吸衰竭主要表现为呼吸频率改变及辅助呼吸肌活动增强，如频率加快、鼻翼扇动、三凹征等；中枢性呼吸衰竭主要表现为呼吸节律紊乱如潮式呼吸、叹息样呼吸及下颌呼吸等，甚至发生呼吸暂停。

小试身手 7.下列哪项是中枢性呼吸衰竭的主要表现
A.三凹征　　　B.口周青紫　　　C.呼吸增快　　　D.潮式呼吸　　　E.鼻翼扇动

2.**低氧血症**　①发绀：以口唇、口周及甲床等处较为明显，严重贫血发绀可不明显；②消化系统：腹胀甚至肠麻痹，部分患儿出现应激性溃疡出血；肝脏严重缺氧时发生肝小叶中心坏死，肝功能改变等；③循环系统：早期心率增快、血压升高、心排出量增加；严重时出现心律失常，并发心力衰竭或心源性休克等；④泌尿系统：尿中可出现蛋白、红细胞、白细胞及管型，有少尿或无尿，甚至肾衰竭；⑤神经系统：早期易激惹、烦躁、视力模糊，继之出现神志抑制症状，如神志淡漠、嗜睡、意识模糊等，严重者出现颅内压增高及脑疝症状；⑥电解质紊乱如酸中毒和高钾血症等。

3.**高碳酸血症**　烦躁不安、出汗、摇头、意识障碍、皮肤潮红，严重时惊厥、昏迷、视神经乳头水肿、呼吸性酸中毒等。

小试身手 8.高碳酸血症的常见临床表现**不包括**
A.意识清楚　　　B.皮肤潮红　　　C.摇头　　　D.出汗　　　E.烦躁不安

三、辅助检查

血气分析：早期或轻症（Ⅰ型），动脉氧分压（PaO_2）<60mmHg，动脉二氧化碳分压（$PaCO_2$）正常；晚期或重症（Ⅱ型），氧分压（PaO_2）≤60mmHg，二氧化碳分压（$PaCO_2$）>50mmHg。

四、治疗原则

改善呼吸功能，维持血液气体正常或接近正常，治疗原发病。治疗原则：促进氧气摄取和二氧化碳排出，纠正酸碱失衡及电解质紊乱，维持心、脑、肺、肾的功能及预防感染。

五、护理措施

1. 改善呼吸功能 ①患儿取半卧位或坐位；②**保持呼吸道通畅**；③合理用氧。一般选择鼻导管法，氧流量为0.5~1L/min，**缺氧明显者用面罩给氧，氧流量2~4L/min**，严重缺氧、紧急抢救时给60%~100%纯氧，但持续时间不超过4~6小时。长期高浓度给氧，导致早产婴儿晶状体后纤维组织增生引起失明。

2. 使用人工辅助呼吸，维持有效通气 间歇正压呼吸（IPPV）为最常见的通气模式。

停用呼吸机指征：①患儿病情改善，呼吸循环系统功能稳定；②持续自主呼吸2~3小时以上无异常；③吸入50%氧时，$PaO_2 > 50mmHg$，$PaCO_2 < 50mmHg$。

使用呼吸机的护理：①先气管插管，当呼吸道有大量黏稠分泌物，经气管插管后清除不满意者考虑气管切开。②根据患儿血气分析结果调整参数；③防止继发感染，每周消毒呼吸机管道；每天更换湿化器滤过纸和消毒加温湿化器，雾化液新鲜配制，以防污染；④保持呼吸道通畅，定时为患儿翻身、拍背、吸痰；⑤做好撤离呼吸机前的准备：帮助患儿进行自主呼吸锻炼，逐渐减少强制呼吸次数或逐渐减少压力水平或每日停用呼吸机数次，逐渐延长停用时间，若脱离呼吸机2~3小时患儿无异常，可考虑撤离呼吸机，停用呼吸机后密切观察患儿呼吸、循环等生命体征。

第五节　充血性心力衰竭

浪里淘沙—核心考点

充血性心力衰竭是指心脏回心血量充足的前提下，心搏出量不能满足周身循环和组织代谢需要，而出现的一种病理生理状态。

一、病因及发病机制

心肌收缩或舒张功能下降，心排血量绝对或相对不足，1岁内发病率最高。

二、临床表现

左心衰竭主要是肺循环淤血，右心衰竭主要是体循环淤血。 婴幼儿表现不典型，可有喂养困难、烦躁多汗、哭声低弱，而**颈静脉怒张、水肿和肺部啰音等体征不明显。**

小试身手 9.下列哪项最符合婴幼儿心力衰竭的表现

A.水肿　　　　　　B.喂养困难　　　　　C.肺部湿啰音　　　　D.颈静脉怒张　　　　E.肝颈静脉回流征阳性

心力衰竭的临床诊断依据：

1.**呼吸急促** 婴儿＞60次/min，幼儿＞50次/min，儿童＞30次/min。

2.**心动过速** 婴儿＞160次/min，幼儿＞140次/min，儿童＞120次/min，不能用发热或缺氧解释。

3.**心脏扩大** 体检、胸片或超声心动证实。

4.**烦躁、喂养困难**、体重增加、尿少、水肿、多汗、发绀、呛咳、**阵发性呼吸困难**（2项以上）。

5.**肝大** 婴幼儿肋下≥1cm，儿童＞1cm；进行性肝大或伴触痛更有意义。

6.**肺水肿**。

7.**奔马律**。

以上7条中，满足1~4项可考虑心力衰竭，满足1~4项加5~7项中的1项；或1~4项中2项加5~7中2项即可确诊心力衰竭。

小儿心功能分级：**Ⅰ级**：仅有心脏病体征，无症状，**活动不受限**，心功能代偿；**Ⅱ级**：活动量大时出现症状，**活动轻度受限**；**Ⅲ级**：活动稍多即出现症状，**活动明显受限**；**Ⅳ级**：安静休息时也有症状，活动完全受限。

小试身手 10.先心病患儿若活动量大时出现症状，活动轻度受限，则心功能等级为

A.Ⅰ级　　　　　　B.Ⅱ级　　　　　　C.Ⅲ级　　　　　　D.Ⅳ级　　　　　　E.Ⅴ级

三、治疗原则

采取综合措施，吸氧、镇静，使用速效强心苷制剂，同时应用快速强效利尿剂及血管扩张剂，去除病因和诱因，给予促进心肌代谢的药物。

小试身手 11.以下药物在治疗充血性心力衰竭时**较少**使用的是

A.促进心肌代谢的药物　B.镇静药物　　　　C.血管收缩剂　　　　D.利尿剂　　　　　E.强心苷制剂

四、护理措施

1. 减轻心脏负担，增强心肌功能 ①**半卧位休息，床头抬高15°~30°**，左心衰竭时患儿取半卧位或坐位，双腿下垂，减少回心血量；②减轻心脏负荷：避免患儿哭闹、用力排便等，尽量减少刺激，必要时使用镇静药物；**输液速度宜慢，一般每小时＜5ml/kg**；③密切观察患儿生命体征及精神状态、肢体温度和尿量等；④**遵医嘱应用强心苷、血管扩张剂及利尿剂**，观察患儿用药后心率、心律、血压、尿量等。

2. 提高活动耐力 ①加强日常生活护理，**给予易消化、营养丰富饮食，注意少食多餐**，给予静脉营养时输入速度要慢，避免情绪激动；②**给氧，急性肺水肿患儿酒精湿化给氧**，以降低肺泡内泡沫的表面张力使之破裂，改善气体交换；③制定合适的活动计划。

3. 控制钠水摄入 给予低盐饮食，重症患儿给予无盐饮食；静脉补液时滴速不可过快；评估水肿情况，必要时使用利尿剂。

4. 预防强心苷中毒 ①给药前：若静脉注射，用1ml注射器准确抽吸药液，以10%葡萄糖液稀释；每次注射前须先测脉搏1分钟，**若脉率缓慢**（新生儿心率<100次/min，婴幼儿<90次/min，儿童<80次/min，年长儿<60次/min），需暂停用药一次并报告医生；**若心电图监护记录显示P-R间期较用药前延长50%或出现室性期前收缩等，须立即停药**；②给药时：**静脉注射速度要慢（不少于5分钟）**；③给药后：用药后1~2小时监测心率和心律；④用药期间：多给患儿进食富含钾的食物，或遵医嘱补充氯化钾溶液，因低钾血症是引起强心苷中毒反应较常见的诱因；暂停进食含钙丰富食物，因**钙对强心苷有协同作用，易引起中毒反应。**

小试身手（12~13题共用题干）

患儿，男，9岁。因病毒性心肌炎入院治疗2个月。今突然出现烦躁不安，面色苍白，呼吸困难，心音低钝的现象且在安静状态也不能缓解。查体：体温38.5℃，心率130次/分，诊断该患儿为充血性心力衰竭。

12. 患儿的主要发病机制是

A. 压力负荷过重　　　　B. 继发性心肌收缩力下降　　　　C. 梗阻性疾病

D. 容量负荷过重　　　　E. 原发性心肌收缩力下降

13. 使用强心苷制剂前需要测量患儿脉搏，以下选项**不支持**用药的是

A. 脉搏85次/分　　B. 脉搏80次/分　　C. 脉搏75次/分　　D. 脉搏65次/分　　E. 脉搏55次/分

第六节　急性肾衰竭

浪里淘沙—核心考点

一、病因及发病机制

急性肾衰竭是指由于各种因素引起肾功能急性衰退，肾排出水分及清除代谢废物能力下降以致不能维持机体内环境稳定，临床上出现少尿或无尿及氮质血症。

1. **肾前性** 任何原因引起血容量减少，肾血流量下降，出现少尿或无尿，如脱水、腹泻、外科手术大出血、烧伤等。

2. **肾性** 是儿科最常见的肾衰原因。

3. **肾后性** 任何原因引起的尿路梗阻致肾积水、肾实质损伤，如先天性尿路畸形、输尿管狭窄、肾结石、肾结核等。

小试身手 14. 引起小儿急性肾衰竭最常见的原因是

A. 急性脱水　　B. 急性肾炎　　C. 肾病综合征　　D. 泌尿系感染　　E. 先天性尿路畸形

二、临床表现

1. **少尿期** 一般持续10天左右，持续时间越长，肾损害越重，少尿持续超过15天，或无尿超过10天提示预后不良。主要表现：①**水钠潴留**：全身水肿、高血压、肺水肿、脑水肿和心力衰竭；②**电解质紊乱**："三高三低"，即高钾、高磷、高镁、低钠、低钙、低氯血症，其中高钾血症多见；③**代谢性酸中毒**：嗜睡、乏力、深大呼吸、口唇呈樱桃红色等；④**尿毒症**：消化系统有食欲减退、呕吐、腹泻等，神经系统出现意识障碍、焦躁、抽搐、昏迷等，心血管系统出现高血压、心律失常和心力衰竭等，血液系统表现为贫血、出血倾向等；⑤**感染，是急性肾衰最常见的并发症，以呼吸道和泌尿道感染多见**，病原体以金黄色葡萄球菌革兰阴性杆菌最多见。

小试身手 15. 急性肾衰竭少尿期最多见的电解质紊乱是

A. 高钾血症　　B. 高磷血症　　C. 低钠血症　　D. 低钙血症　　E. 低钾血症

2. **多尿期** 尿量逐渐增多，一般持续1~2周（长者可达1~2个月）。此期大量排尿，出现脱水、低钠及低钾血症、免疫力降低易感染。

小试身手 16. 小儿急性肾衰竭多尿期的治疗主要是

A. 低钙血症的矫治，水和钠的补充　　B. 高钠血症的矫治，水和钾的补充　　C. 低钠血症的矫治，水和钾的补充

D. 高钾血症的矫治，水和钠的补充　　E. 低钾血症的矫治，水和钠的补充

3. **恢复期** 肾功能逐渐恢复，血尿素氮及肌酐逐渐恢复正常。一般肾小球滤过功能恢复较快，肾小管功能恢复较慢。

三、治疗原则

祛除病因、治疗原发病、减轻症状、改善肾功能及防止并发症。

1. **少尿期治疗** ①**严格控制水和钠摄入**；②调整热量供给，早期供糖，减少机体自身蛋白分解和酮体产生；③纠正酸中毒及电解质紊乱，处理高钾血症；④治疗高血压、心力衰竭等并发症。

2. **多尿期治疗** ①低钾血症的治疗；②补充水和钠。

3. **控制感染** 感染是病人死亡的常见原因。

4. **透析治疗** 早期透析可降低病死率，酌情选用血液透析或腹膜透析。

小试身手 17. 关于以下少尿期治疗原则的叙述错误的是

A. 治疗并发症　　　　B. 纠正酸中毒及电解质紊乱　　　　C. 早期只通过脂肪提供热量

D. 调整热量的供给　　E. 严格控制水和钠的入量

四、护理措施

1. **维持体液平衡** ①控制液体入量，坚持"量入为出"，每日液量=尿量+异常丢失+不显性失水−内生水；②准确记录24小时出入液量；③每日定时测体重。

2. **保证营养均衡** 少尿期限制水、盐、钾、磷、蛋白质摄入，补充足够热量，早期只给糖以减少组织蛋白分解和酮体产生；蛋白质控制在每日0.5g/kg，首选优质蛋白，富含维生素饮食；不能进食者静脉营养，补充葡萄糖、氨基酸、脂肪乳等；长期透析时输血浆、水解蛋白、氨基酸等。

3. **密切观察病情** 注意观察生命体征的变化。当血钾>6.5mmol/L时引起警惕，用5%碳酸氢钠每次2ml/kg静脉注射；给10%葡萄糖酸钙10ml静脉滴注；高渗葡萄糖和胰岛素（每3~4g葡萄糖配1U胰岛素）；血液透析1~2小时内使血钾降至正常范围，腹膜透析需4~6小时。

4. **预防感染**。

第七节 感染性休克

浪里淘沙—核心考点

一、病因及发病机制

感染性休克又称脓毒性休克，是由致病微生物及其产物引起的急性循环障碍，有效循环血量不足，造成毛细血管灌注不足，组织器官缺血缺氧、代谢紊乱，导致重要脏器功能不全的综合征。

多种病原微生物感染均可引起感染性休克，其中以革兰染色阴性菌最多见。

二、临床表现

以面色苍白、四肢湿冷、精神烦躁或萎靡、脉细速、呼吸急促或发绀、血压降低、脉压小、尿少等为特征。婴儿表现为双眼凝视无神、面色发灰，皮肤淤血花纹，无反应或哭闹，体温骤升或不升，心率加快或心律不齐。

年长儿反复寒战、发绀，皮肤湿冷，肛温高达40℃，眼窝凹陷，精神萎靡、嗜睡。

小试身手 18. 下列哪项最符合婴儿感染性休克的表现

A. 面色苍白、四肢湿冷、血压下降　　　B. 双目凝视、面色发灰、皮肤花纹　　　C. 高热寒战、面色发绀、皮肤冷湿

D. 反复寒战、面色苍白、血压下降　　　E. 双目凝视、面色苍白、四肢湿冷

三、治疗原则

积极控制感染；迅速扩充血容量，纠正代谢紊乱；调整微血管舒缩功能；维护重要脏器功能；抗感染因子处理等。

四、护理措施

1. **维持有效循环，增加组织灌注**

（1）迅速扩容：①快速输液阶段：补2∶1等张含钠液20ml/kg，30~60分钟内静脉推注或快速滴入，1小时内总量可达40~60ml/kg。血液高凝状态者用右旋糖酐−40 10ml/kg；②继续输液阶段：用1/2~2/3张含钠液，根据电解质结果进行调整，6~8小时内输入速度为5~10ml/(kg·h)，直到休克基本纠正为止；③维持输液阶段：最初24小时补充1/3张液体2~4ml/（kg·h）速度输入。

（2）调整微血管舒缩功能：**遵医嘱用血管扩张药**如山莨菪碱、酚妥拉明、多巴胺等；血管收缩药如间羟胺、去甲肾上腺素等。

2. **积极控制感染**。

3. **密切观察病情变化** 专人护理，监测血压、心率、呼吸和体温，观察意识状态，注意皮肤颜色及肢端温度，记录出入液量。

第八节 心跳、呼吸骤停

浪里淘沙—核心考点

一、病因

引起小儿心跳、呼吸骤停的病因包括新生儿窒息、喉梗阻、气管异物、严重肺炎及呼吸衰竭、严重心律失常、中毒、代谢性疾病、心力衰竭、各种意外损伤等。心跳、呼吸骤停的**危险因素包括**：

1. 心血管系统不稳定，如难治性心衰、低血压和反复发作的心律失常。

2. 快速发展的肺部疾病，如重度哮喘、重症肺炎、肺透明膜病等。

3. 术后早期，如全麻及大量镇静剂使患儿对各种刺激的反射能力弱等。

4. 气管插管堵塞或脱开。

5. 神经系统疾病急剧恶化，如昏迷病人无足够呼吸驱动保持正常通气。

6. 某些操作对高危患儿能加重或触发：①呼吸道吸引；②不适当的胸部物理治疗；③任何形式呼吸支持的撤离；④使用镇静剂；⑤使迷走神经兴奋性增加的操作。

二、病理生理

1. **缺氧** 心跳、呼吸骤停首先导致缺氧。缺氧引起心肌劳损、心肌收缩力减弱，严重时心率减慢，心排血量下降，血压下降，心律失常和代谢性酸中毒，心室纤颤，心脏停搏。一旦呼吸、心跳停止，脑血循环停止，迅速出现昏迷，**心跳、呼吸停止4~6分钟即可导致脑细胞死亡。**

2. **CO_2潴留** 一旦心跳、呼吸骤停，体内CO_2潴留，引起呼吸性酸中毒，CO_2浓度增高抑制窦房结传导，可出现心动过缓和心律不齐，并直接抑制心肌收缩力。CO_2潴留可引起脑血管扩张，导致脑水肿。

三、临床表现

1. 意识突然丧失，出现昏迷、抽搐。
2. 大动脉搏动消失，血压测不出。
3. 心跳、呼吸相继停止，心音消失。
4. 瞳孔散大、对光反射消失；面色苍白转为发绀。
5. 心电图可见等电位线，电机械分离或心室颤动等。

小试身手 19. 小儿心跳、呼吸骤停心电图多显示为

A. 心室纤颤　　　　B. 心房颤动　　　　C. 心搏徐缓　　　　D. 室性心动过速　　　　E. 房室传导阻滞

四、治疗要点

争分夺秒地进行心肺复苏抢救，是用人工的方法重建呼吸和循环，尽快恢复肺部气体交换以及全身血液和氧的供应。抢救措施包括基础生命支持阶段CABD（C胸外心脏按压，A气道通畅，B建立呼吸，D除颤和复苏药物），**高级生命支持阶段，持续生命支持阶段**。抢救过后还需进行脑复苏，并对原发病进行救治，防治多器官功能衰竭。新生儿心脏骤停多为呼吸因素所致，其CPR程序为"A-B-C-D"；婴儿和儿童为"C-A-B-D"。

五、护理措施

1. 心肺复苏步骤

（1）**胸外心脏按压**：使用单手或双手按压法，掌跟按压胸骨下半部。**婴儿单人使用双指按压法，双指位于乳头连线中点下**；双人使用环抱法，拇指置于双乳头连线中点。**胸外按压频率为100~120次/分**；为达到有效的胸外按压，**按压深度至少达到胸廓前后径的1/3（婴儿大约4cm，儿童大约5cm）**。单人复苏婴儿和儿童胸外按压与人工呼吸比例为30∶2，双人复苏则为15∶2。

（2）**开放气道**：清除气道内分泌物、异物或呕吐物。

小试身手 20. 小儿心肺复苏中开放呼吸道操作，下列**错误**的是

A. 首先清除呼吸道内分泌物　　　　B. 头部垫高并偏向一侧　　　　C. 取出口内可见异物
D. 淹溺者取俯卧头低位　　　　E. 溺水者压迫胃部排水

（3）**人工呼吸**：采用口对口人工呼吸，先迅速连续吹气2次，以便打开阻塞的呼吸道和小的肺泡；口对口鼻人工呼吸法主要适用于抢救婴幼儿。吹气量以胸廓上抬为准。**人工呼吸的频率为8~10次/分**。

（4）**除颤**：对室颤者选用胸外直流电除颤，出现室颤或心搏骤停2分钟内可立即除颤；或心搏骤停未及时发现者，必须在基础生命支持2分钟后除颤，以2J/kg的电功率除颤。

（5）**使用复苏药物**：在人工呼吸和心脏按压的同时，根据心电监护显示心搏骤停的类型，由静脉或气管内注射复苏药物。**静脉穿刺部位首选肘前静脉**。气管内给药仅限于应用肾上腺素、利多卡因、阿托品等，在一时无静脉通路而气管已插管时可将复苏药物加生理盐水稀释至10ml左右，经气管插管注入气管。**抢救心脏骤停首选药物是肾上腺素，利多卡因是治疗心室颤动或室颤反复发作的首选药物**。

心肺复苏成功标志：①摸到颈、肱、股动脉搏动，测得收缩压>60mmHg（8kPa）；②听到心音，心律失常转为窦性心律；③瞳孔缩小；④口唇、甲床颜色转红。

出现以下指征，且进行了30分钟以上的心肺复苏才考虑停止心肺复苏：①深昏迷，对疼痛刺激无任何反应；②自主呼吸持续停止；③瞳孔散大、固定；④脑干反射消失；⑤无心跳和脉搏。

2. **脑复苏** 大脑完全缺血超过4~6分钟时出现不可逆损害。

3. **心肺复苏后的护理** 专人监护，密切观察病情变化，防止再次出现心跳、呼吸停止及各种合并症发生。

参考答案

1.D　2.B　3.E　4.B　5.B　6.D　7.D　8.A　9.B　10.B　11.C　12.E　13.E　14.B　15.A　16.E　17.C　18.B　19.C　20.B

第五篇　医院感染护理学

第一章 绪 论

统领全局—考试大纲

1. 熟练掌握医院感染的定义和医院感染的判断标准。
2. 了解医院感染的研究对象。
3. 熟练掌握医源性感染的分类及其防治。

第一节 医院感染的基本概念

浪里淘沙—核心考点

医院感染的预防和控制措施贯穿护理工作的全过程。世界卫生组织提出：有效控制医院感染的措施为消毒、灭菌、无菌技术、隔离、合理使用抗菌药物，监测以及通过监测进行效果评价。上述措施与护理工作密切相关。

一、医院感染的概念

医院感染亦称医院获得性感染，是指发生在医院内的一切感染。2006年施行的《医院感染管理办法》中关于医院感染定义为：住院病人在医院内获得的感染，包括在住院期间发生的感染和在医院内获得出院后发生的感染；但不包括入院前已处于潜伏期或入院时已存在的感染。医院工作人员在医院内获得的感染也属医院感染。

> 锦囊妙记：病原体来自医院，不管患者在哪里发病都属于医院内感染，病原体不来自于医院，不管是否在医院内发病都不属于医院内感染。

小试身手 1.一骨折病人入院时无肺部感染表现，4天后出现肺部感染症状和体征，该病人是

A. 医院感染　　　　B. 非医院感染　　　　C. 正常现象　　　　D. 合并症　　　　E. 难以确定

二、医院感染诊断标准

（一）属于医院感染的情况

1. 无明确潜伏期的感染，规定入院48小时后发生的感染为医院感染；有明确潜伏期的感染，自入院起超过平均潜伏期后发生的感染为医院感染。

小试身手 2.对于无明显潜伏期的感染，入院多长时间后发生的感染为医院感染

A.12h　　　　B.24h　　　　C.36h　　　　D.48h　　　　E.72h

小试身手 3.对无明显潜伏期的疾病，判断医院感染的原则是

A. 入院8h内发生感染　　　　　　B. 入院16h内发生感染　　　　　　C. 入院24h发生感染

D. 入院32h内发生感染　　　　　　E. 入院48h内发生感染

2. 本次感染与上次住院直接相关。
3. 新生儿在分娩过程中和产后获得感染。
4. 由诊疗措施激活的潜在性感染，如疱疹病毒、结核杆菌等引起的感染。
5. 医务人员在执业期间获得感染。
6. 在原有感染基础上出现新部位感染（除外脓毒血症迁徙灶），或在原感染已知病原体基础上又分离出新病原体。

（二）不属于医院感染的情况

1. 皮肤、黏膜开放性伤口出现细菌定植但无炎症反应。
2. 新生儿经胎盘获得的感染（出生后48小时内发病），如单纯疱疹、弓形体病、水痘等。
3. 病人原有的慢性感染在住院期间急性发作。
4. 由创伤或非生物性因子刺激产生炎症反应。

小试身手 4.不属于医院感染的是

A. 无明确潜伏期，入院48小时后发生的感染

B. 皮肤、黏膜开放性伤口，虽无炎症表现，但存在细菌定植

C. 医务人员在医院工作时获得的感染

D. 新生儿经母体产道时获得的感染

E. 由于诊疗措施激活的潜在性感染

三、医院感染的研究对象

有广义和狭义之分，广义的研究对象是指一切在医院内活动的人群，如住院病人、医院工作人员、急诊病人、病人家属或

探视者等。**狭义的研究对象主要指住院病人和医院工作人员。**

小试身手 5.医院感染研究的主要对象是

A.探视者   B.陪护家属   C.医护人员   D.门诊病人   E.住院病人

第二节 医院感染的分类与防治

浪里淘沙—核心考点

按病原体来源不同分为内源性感染和外源性感染；**按感染途径分为交叉感染、医源性感染和自身感染。**

一、外源性感染及其防治

外源性感染是指病原体来自体外。外源性感染分为交叉感染、环境感染和医源性感染。交叉感染是指引起医院感染的病原体来自他人；环境感染是指病原体来自医院环境；医源性感染是指病原体来自消毒、灭菌不合格的医疗器具、污染的血制品和药品等。通过消毒、灭菌、隔离、无菌技术等措施，外源性感染可有效预防和控制。

二、内源性感染及其防治

内源性感染也称自身感染。引起内源性感染的微生物**来自病人体内或体表的正常菌群或条件致病菌**。定植于体内的正常菌群不致病，当病人健康状况不佳，抵抗力低下或免疫功能受损以及使用抗菌药物，导致**菌群失调或原有生态平衡失调，菌群移位引发感染**。目前内源性感染难以有效预防和控制，但合理使用抗菌药物和免疫抑制剂可降低感染风险。

小试身手 6.引起内源性感染的病原体是来自

A.医院环境中存在的致病菌   B.病人体内或体表的正常菌群或条件致病菌

C.医院工作人员携带的病菌   D.由探视人员带到院内的病菌

E.感染部位分离出的致病菌

参考答案

1.A   2.D   3.E   4.B   5.E   6.B

第二章 医院感染的微生物学原理

统领全局—考试大纲

1. 掌握人体正常菌群的分布和生理作用。
2. 掌握微生态的平衡与失衡。
3. 了解细菌定植的概念、定植的条件和定植的抵抗力。
4. 了解去污染的概念。
5. 熟练掌握医院感染常见病原体的特点。
6. 掌握医院感染中常见的细菌。
7. 了解医院感染中常见的其他病原体。

第一节 人体正常菌群的分布与作用

浪里淘沙—核心考点

一、人体正常菌群的分布

在人体皮肤、黏膜与外界相通的各种腔道，存在大量的常居菌（正常菌群）和暂居菌（过路菌）。正常菌群大部分是厌氧菌，它们在人体特定部位定植，与定植区的黏膜上皮细胞密切联系。这些微生物群无论是群体内部或它们与人体之间，形成了一种自然生态体系，互相依存、互相制约，保持生态平衡，习惯称为正常菌群。

小试身手 1.人体内的正常菌群大部分是

A.需氧菌　　　　　B.厌氧菌　　　　　C.寄生菌　　　　　D.杆菌　　　　　E.球菌

二、人体正常菌群的生理作用

各部位正常菌群对人体无害，其生理作用有5个方面：

1. **营养作用** 降解肠道内未消化的食物残渣，促进进一步吸收，合成各种维生素，如维生素B_2、叶酸、泛酸及维生素K等。

小试身手 2.主要依靠人体正常菌群合成的维生素是

A.维生素A　　　　B.维生素C　　　　C.维生素D　　　　D.维生素K　　　　E.维生素E

2. **免疫调节作用** 产生多种抗原物质，刺激机体免疫应答，使免疫系统保持活跃，可抗感染。

3. **定植抵抗力作用** 通过争夺营养物质和空间位置，产生代谢产物等来杀伤入侵的有害细菌。如口腔中的唾液链球菌能产生过氧化氢，杀死白喉杆菌和脑膜炎球菌等。

小试身手 3.口腔中的唾液链球菌能产生过氧化氢，杀死白喉杆菌与脑膜炎球菌，这属于人体正常菌群生理作用的

A.营养作用　　　　B.免疫调节作用　　　C.定植抵抗力作用　　　D.生物屏障作用　　　E.化学作用

4. **生物屏障作用** 人体皮肤、黏膜表面特定部位的正常菌群，通过黏附和繁殖形成一层自然菌膜，可抗拒致病微生物侵袭和定植，通常把正常菌群视为机体防止外来菌入侵的生物屏障。但微生态失调（菌群失调）时也可引起感染。

5. **其他作用** 肠道中的双歧杆菌、乳酸菌、肠球菌等可降低胆固醇、血氨，抗衰老。

小试身手 4.人体正常菌群的生理作用**不包括**

A.营养作用　　　　B.稳定作用　　　　C.免疫调节作用　　　D.生物屏障作用　　　E.定植抵抗力作用

小试身手 5.以下关于人体正常菌群的叙述，**错误**的是

A.正常菌群绝大部分是厌氧菌

B.正常菌群在肠道可合成各种维生素

C.正常菌群在抗感染上有重要作用

D.医院感染的生态学病因是由于菌群失调所导致的感染

E.肠道中的乳酸菌、肠球菌等有升高胆固醇的作用

第二节 微生态平衡与失衡

浪里淘沙—核心考点

一、微生态平衡

微生态平衡是指在长期进化过程中形成的正常微生物群与其宿主在不同发育阶段动态的生理性组合，达到定位、定性、定量三方面平衡。

二、微生态失衡

微生态失衡是指在外环境影响下，正常微生物之间及正常微生物与宿主之间平衡状态被打破。微生态失衡表现为菌群失调和移位。微生态失衡可使人体从健康转向疾病。

（一）原位菌群失调

原位菌群失调是指正常菌群仍生活在原来部位，无外来菌入侵，但数量或种类发生变化，对宿主产生不利影响。**根据失调程度不同，原位菌群失调分为三类：**

一度失调：在外环境因素、宿主患病或医疗措施（如使用抗菌药物）的作用下，一部分细菌受到了抑制，而另一部分细菌过度生长，造成某部位正常菌群结构和数量发生变化，即为一度失调，**通过细菌定量检查可得到反映。消除引起失调的因素后，正常菌群可恢复，因此一度失调为可逆性失调。**

二度失调：正常菌群结构、比例失调呈相持状态，**菌群内由生理波动变为病理波动。去除失调因素后菌群仍处于失调状态，很难恢复，即具有不可逆性。多表现为慢性腹泻（肠炎）、肠功能紊乱和慢性咽喉炎、口腔炎、阴道炎等。**

三度失调：原正常菌群大部分被抑制，只有少量菌种占决定性优势。常见原因为大量使用广谱抗菌药使大部分正常菌群消失，被暂居菌或外袭菌取代，暂居菌或外袭菌大量繁殖成优势菌。**三度失调出现急性重病症状，如难辨梭菌引起假膜性肠炎，白假丝酵母菌、铜绿假单胞菌和葡萄球菌等都可成为三度失调的优势菌。正常菌群的三度失调称菌群交替症或二重感染。**

> 锦囊妙记：一度失调是正常菌群结构和数量暂时性变化，致失调因素消除后，正常菌群恢复，二度失调是正常菌群结构和数量出现不可逆变化，多表现为慢性炎症，三度失调是正常菌群被外袭菌取代，出现急性重病症状。

`小试身手` 6.关于原位菌群失调，以下说法正确的是
A. 一度失调可通过细菌定量检查得到反映
B. 二度失调去除失调因素后，正常菌群可自然恢复
C. 二度失调的原因常为广谱抗菌药物的大量使用
D. 三度失调又称为比例失调
E. 三度失调是某部位正常菌群结构与数量的暂时变动

`小试身手` 7.二重感染属于
A. 原位菌群失调　　B. 易位菌群失调　　C. 移位菌群失调　　D. 一度菌群失调　　E. 二度菌群失调

`小试身手` 8."原正常菌群大部分被抑制，只有少数菌种占决定性优势"，这种菌群失调属于
A. 原位失调　　B. 一度失调　　C. 二度失调　　D. 三度失调　　E. 四度失调

（二）移位菌群失调

在医院中更严重的是移位菌群失调（定位转移或易位），即正常菌群由原籍生境转移到外籍生境或本来无菌的部位定植或定居，如大肠中的大肠埃希菌转移到呼吸道或泌尿道定值。**主要原因为不恰当使用抗菌药物。**

`小试身手` 9.移位菌群失调最主要的原因是
A. 不适当使用抗生素　　B. 外科手术　　C. 插管或介入治疗　　D. 免疫功能下降　　E. 细菌结构变化

移位菌群失调表现：①横向转移，从上呼吸道向下呼吸道转移，从下消化道向上消化道转移；②纵向转移，如从皮肤及黏膜表层向深层转移，从肠腔向腹腔转移，经血循环或淋巴循环向远处转移。**外科手术、插管等侵入性诊疗，免疫力低下的病人易发生移位菌群失调。**

`小试身手` 10.外科手术、插管等诊疗措施引起的移位菌群失调属于
A. 外源性菌群失调　　B. 内源性菌群失调　　C. 横向移位菌群失调　　D. 纵向移位菌群失调　　E. 原位菌群失调

第三节　细菌定植与定植抵抗力

`浪里淘沙—核心考点`

一、细菌定植的概念

细菌定植是人类机体正常菌群或其他各种微生物在长期进化过程中形成的一种共生关系。定植微生物通过人体获得营养进行生长繁殖，进而对人体产生影响。

二、定植条件

细菌在人体定植必须具备：①具有黏附力；②有适宜环境；③有相当数量。细菌定植与宿主的生理机制是一种生态平衡过程。如宿主机体的防御力强，且细胞表面接受细菌黏附的可能性小，定植失败。即使定植成功，由于定植对宿主产生刺激，可触发防御反应，产生IgG抗体，定植细菌也会受到抑制。

`小试身手` 11.细菌在人体定植，除有适宜的环境、相当的细菌数量以外还应具备的条件是
A. 移位途径　　B. 细菌具有黏附力　　C. 适宜的pH　　D. 生物屏障　　E. 细菌易位

三、定植抵抗力

已在特定部位定植的正常菌群一般可抑制其他细菌再定植的能力，即定植抵抗力。

四、去污染的概念

去污染就是人为将机体的正常菌群或已定植细菌，部分或全部去除的一种措施。

第四节　医院感染中常见的病原体

浪里淘沙—核心考点

一、医院感染常见病原体的特点

医院感染中常见病原体为细菌、病毒、真菌、肺孢子虫、弓形虫、衣原体和疟原虫等，其中以细菌最常见。医院感染的病原体有下列特点：

小试身手 12.在医院感染中，最常见的病原体是

A.细菌　　　　　　B.病毒　　　　　　C.真菌　　　　　　D.弓形虫　　　　　　E.衣原体

1.大部分为人体正常菌群的转移菌或条件致病菌，对环境有特殊适应性。如表皮葡萄球菌黏附在人体表面，一旦置入的管道被表皮葡萄球菌污染，易引起败血症；大肠埃希菌黏附在泌尿道上皮细胞上，是泌尿道感染的主要病原菌。

小试身手 13.医院感染管理中，泌尿道感染的主要致病病原体是

A.表皮葡萄球菌　　B.不动杆菌　　　　C.大肠埃希菌　　　D.支原体　　　　　E.衣原体

2.常为多重耐药株，有较强的耐药性。特别是肠杆菌科细菌和假单胞菌，对氨基糖苷类药物的耐药性尤为突出。

3.常侵犯免疫力低下的宿主。医院感染的主要对象是病人。

二、医院感染中常见细菌

1.金黄色葡萄球菌　是革兰阳性球菌，属葡萄球菌属，广泛分布在人体皮肤，人体与外界相通的腔道中。凝固酶阳性的金黄色葡萄球菌是人感染的主要致病菌。

金黄色葡萄球菌主要通过污染的手导致人与人之间传播，从破损的皮肤、黏膜入侵，或食用含金黄色葡萄球菌肠毒素的食物或吸入染菌尘埃致病。有活动性金黄色葡萄球菌感染或有大量该菌定植的病人可排出大量细菌，是导致医院感染的主要感染源。

2.铜绿假单胞菌　是革兰阴性杆菌、非发酵菌、假单胞菌属，广泛分布在医院里潮湿地方、物品上，对外界环境抵抗力较强。铜绿假单胞菌可引起泌尿道、伤口、皮肤与软组织等部位感染，其传播途径来自消毒液、尿壶、尿管等，医务人员的手、病人之间的交叉感染以及病人的自身性感染。

3.大肠埃希菌　是革兰阴性杆菌，广泛存在于水和土壤中，是条件致病菌。常引起泌尿道、腹腔、胆道、血液等部位感染。可通过病人之间及工作人员与病人之间接触或各种侵入性操作如留置尿管、静脉置管等引起感染。

小试身手 14.患者，男，52岁，脊髓外伤导致尿失禁，留置导尿7天，近日出现发热，尿液检出大量白细胞，该患者最可能出现泌尿系

A.金黄色葡萄球菌感染　　　　　B.肺炎克雷伯菌感染　　　　　C.铜绿假单胞菌感染

D.溶血性链球菌感染　　　　　　E.大肠埃希菌感染

4.肺炎克雷伯菌　为革兰阴性杆菌，广泛存在于自然界的水和土壤中，是肠道和上呼吸道的正常菌群。易在病人的上呼吸道定植，是ICU最常见的条件致病菌。通过医护人员的手传播。该菌可引起呼吸道、泌尿道、手术切口和血液的感染。

三、医院感染中常见的其他病原体

1.真菌　常见真菌感染有白色念珠菌、热带念珠菌和曲霉菌。念珠菌感染多发生在长期应用广谱抗菌药物或免疫力低下病人身上，引起深部感染。

2.病毒　也是医院感染的主要病原体。常见病毒包括：主要经呼吸道传播的流感病毒、SARS病毒；主要经接触途径传播的诺如病毒，常导致患者出现感染性腹泻爆发；主要经血源途径传播的肝炎病毒、人类获得性免疫缺陷病毒。

参考答案

1.B　2.D　3.C　4.B　5.E　6.A　7.A　8.D　9.A　10.D　11.B　12.A　13.C　14.E

第三章 医院感染监测

统领全局—考试大纲

1.了解全面综合性监测和目标监测的相关内容。

2.掌握医院感染监测方法（资料收集、资料整理、资料分析和资料报告）。

3.了解医院感染暴发流行的调查方法、医院感染流行暴发的报告、调查的分析和调查报告的形式。

第一节 医院感染监测的类型

浪里淘沙—核心考点

医院感染监测是用流行病学方法从宏观或群体的角度分析和研究医院感染的分布特点、影响因素，探讨病因和流行原因及发生发展规律。

一、综合性监测

全面综合性监测是连续对住院病人和医院工作人员的医院感染及危险因素进行监测，以了解医院感染的发生情况，各科室感染发生率、部位发病率、各种危险因素、病原体及耐药情况、抗菌药物使用情况、消毒、灭菌效果等，从而针对性地宣传教育、培训和指导。因此，综合性监测是感染控制的前提，是医院感染管理工作的基础。

医院感染发生率监测内容：①医院感染发生率；②各科室发病率；③感染部位发病率；④感染危险因素；⑤感染高危科室、高危人群；⑥漏报率；⑦医院感染暴发流行情况。

控制院内感染科（简称院感科）每月汇总、分析监测资料，每季度向院长、医院感染管理委员会书面汇报，向全院反馈。

二、目标监测

目标监测是针对高危人群、好发部位等开展的医院感染及危险因素监测。医院根据本院特点、医院感染重点、难点开展目标性监测。包括手术部位感染监测、ICU感染监测、医院感染监测、新生儿病房感染监测、抗菌药物应用与细菌耐药监测。

第二节 医院感染监测的方法

浪里淘沙—核心考点

一、资料收集

院感人员收集病人基础资料和病原学资料，分析信息、依诊断标准判定是否为医院感染。

1.查房

2.查阅病历

（1）重点查阅的病历：细菌及真菌培养阳性的病人，长期使用免疫抑制剂或抗菌药物的病人，发热和接受过手术或侵入性操作、恶性肿瘤、免疫力低下、器官移植、长期卧床、昏迷和老人、早产儿、幼儿等。

（2）查阅内容：体温单、诊断、治疗、检查和病程记录，会诊记录、手术、护理等。

（3）查阅病历的方法：回顾性调查和前瞻性调查。

3.填写医院感染病例报告卡 凡判断为医院感染的病历认真填写。

4.编号建档 已确诊的医院感染病例编号建档。

二、资料整理

对资料进行分析、比较、归纳和综合，从中找出发生规律，为制定预防措施提供依据。

（1）**医院感染发病率**：一定时间内、一定人群（通常为住院病人）中新发生的医院感染的频率。计算公式为：

医院感染（例次）发病率=同期新发医院感染病例（例次）数/观察期间危险人群人数×100%。观察期间危险人群人数用同期出院人数代替。

小试身手 1.某医院200张床，同期住院人中有6人发生医院感染，其中2人发生2次，医院感染发生率和例次发生率分别是

A.3%，5%　　　　　B.3%，4%　　　　　C.6%，5%　　　　　D.8%，8%　　　　　E.3%，9%

（2）**日医院感染发病率**：单位住院时间内住院患者新发医院感染的频率，单位住院时间通常用1000个患者住院日表示。

日医院感染（例次）发病率=观察期间内医院感染新发病例（例次）数/同期住院患者住院日总数×1000‰

（3）**医院感染罹患率**：指处于危险人群中新发生医院感染的频率，其分母是暴露在危险因素中的病人数，分子是同一危险因素引起医院感染新发病例数，用于短时间和小范围内感染的暴发流行情况，观察时间是日、周或月。计算公式为：

医院感染罹患率=观察期间医院感染病例数/观察期间同期暴露于危险因素的人数×100%

（4）**医院感染部位发生率**：是指处于特定部位感染危险人群中新发生该部位医院感染的频率。分母是这个部位易感人群（危险人群）数，如术后切口感染发生率，其分母是住院病人中接受过手术的病人，分子则是手术病人中发生切口感染的病例数。其计算公式为：

部位感染发生率=同期新发生特定部位感染的例数/同期处于该部位医院感染危险的人数×100%

（5）**医院感染患病率**：又称**医院感染现患率，是指一定时间或时期内，在一定的危险人群（住院病例）中实际感染（新、老医院感染）例数所占的百分比**。观察时间是一天或一个时间点，称为时点患病率，如观察期间是一段时间内则为期间患病率。计算公式为：

医院感染患病率=同期存在的新旧医院感染病例数/观察期间实际调查的住院病人人数×100%

医院感染患病率与发病率的主要区别在分子上，发病率是指某一期间内住院人群中发生医院感染的比率；而患病率是指某一时间在住院人群中存在的医院感染病例所占比率，包括观察期间未痊愈者。患病率常高于发病率。患病率调查须强调实查率，实查率达到90%~100%，统计分析才有意义。实查率的计算公式为：

实查率=实际调查病人人数/调查期间住院病人人数×100%

患病率调查可了解较短时期内医院感染的基本情况。在缺乏条件开展全面综合性监测的医院里，可进行患病率调查。患病率调查应了解医院感染概况、发展趋势和初步评价监测效果。**主要缺点是缺乏完整性和精确性**。

三、资料分析

汇总医院感染资料后进行分析和反馈。分析内容包括：医院感染发病率、不同部位医院感染率、不同科室医院感染率、医院感染危险因素分析、医院感染病原体耐药特点分析、医院感染流行趋势等。

四、资料报告

资料经整理分析后绘制成图表，写成总结报告，送交医院感染管理委员会，明确医院感染来源、危险因素、传播途径和易感人群等，提出针对性的预防措施。监测结果及报告上发送给有关医护人员。在相关的院务和业务会议上，每月一次由感染监控人员报告医院感染监测、调查结果，作为进一步开展感染管理工作的基础和依据。

第三节 医院感染暴发流行的调查

浪里淘沙—核心考点

医院感染暴发是指某医疗机构或科室的病人中，短时间内发生3例以上同种同源感染病例。

小试身手 2.某医院、某科室的住院病人中，短时间内突然发生许多医院感染病例的现象是

A.医院感染散发　　B.医院感染播散　　C.医院感染流行　　D.医院感染暴发　　E.医院感染罹患

一、调查方法

暴发流行时要边调查边采取措施，以阻止感染扩散。出现医院感染流行或暴发趋势时，应采取如下措施：

1.临床科室须及时查找原因，协助调查和落实控制措施。

2.医院感染管理科及时进行流行病学调查，**基本步骤为：证实流行或暴发**→提出初步假设，确定调查目标→现场调查（发病地点、发病人数、发病人群特征、起始和持续时间、可疑感染源、可疑感染病原体、可疑传播方式或途径、事件严重度等）→**制定和组织落实控制措施。**

小试身手 3.医院感染暴发中流行病学处理的基本步骤，前三步是

A.证实流行或暴发→查找感染源→查找引起感染的因素

B.证实流行或暴发→组织落实有效的控制措施→写出调查报告

C.查找感染源→证实流行或暴发→查找引起感染的因素

D.查找引起感染的因素→证实流行或暴发→查找感染源

E.查找感染源→查找引起感染的因素→证实流行或暴发

二、医院感染暴发的报告

1.《医院感染管理办法》和《医院感染暴发报告及处置管理规范》规定：**医疗机构出现下列情形，应在12小时内向所在地卫生行政部门报告，并向所在地疾病预防控制机构报告**：①5例以上疑似医院感染暴发；②3例以上医院感染暴发。

2.医疗机构发生下列情形时，按照《国家突发公共卫生事件相关信息报告管理工作规范（试行）》的要求在2小时内报告：①10例以上的医院感染暴发事件；②发生特殊病原体或新发病原体的医院感染；③可能造成重大公共影响或严重后果的医院感染。

小试身手 4.某医院出现大规模甲型肝炎暴发，则医院应在多少时间内报告当地卫生行政部门

A.8h　　　　B.12h　　　　C.24h　　　　D.36h　　　　E.48h

小试身手 5.出现医院感染流行或暴发趋势时，采取的控制措施不包括

A.临床科室必须及时查找原因　　　　B.临床科室必须协助调查

C. 临床科室必须执行控制措施　　　　　D. 48小时报告主管院长

E. 医院感染管理科必须及时进行流行病学调查处理

小试身手 6. 按照《医院感染管理方法》规定，医疗机构发生哪种情况，需要向有关部门报告医院感染暴发

A. 由于医院感染导致患者人身损害后果　　　B. 由于医院感染暴发导致3人以下人身损害后果

C. 由于医院感染导致3人以下人身损害　　　D. 由于医疗责任事故导致患者死亡

E. 由于医院感染暴发直接导致患者死亡

三、调查分析

根据调查资料做好分析和判断，包括病例的科室分布、人群分布和时间分布进行描述；分析流行或爆发的原因，推测可能的感染源、感染途径或感染因素，结合实验室检查结果和采取控制措施的效果综合做出判断。

四、调查报告的形式

感染暴发流行调查报告包含的内容：本次暴发流行的性质、病原体、临床表现和罹患率；传播途径及感染因素的判断和推测；感染来源的形成经过；控制措施和效果；导致暴发流行的起因；获得的经验和教训；需要改进的预防控制措施等。

参考答案

1. B　2. D　3. B　4. B　5. D　6. E

第四章　消毒与灭菌

1. 熟练掌握消毒、灭菌的概念和消毒、灭菌的原则。
2. 掌握医院消毒作用水平。
3. 熟练掌握医用物品的危险性分类。
4. 熟练掌握选择消毒、灭菌方法的原则和常用的消毒、灭菌方法。
5. 掌握化学消毒剂、压力蒸汽灭菌、环氧乙烷气体灭菌和紫外线消毒。
6. 了解内镜及血液净化的系统。

第一节　消毒、灭菌的概念

浪里淘沙—核心考点

一、消毒

消毒是指清除或杀灭传播媒介上的病原微生物，使其达到无害化处理。

二、灭菌

灭菌是指清除或杀灭医疗器械、器具和物品上的一切微生物，包括细菌繁殖体、芽孢、真菌和真菌孢子。

> 锦囊妙记：消毒是杀灭除芽孢以外的所有微生物，灭菌是杀灭包括芽孢在内的所有微生物。

三、消毒、灭菌的基本原则

1. 重复使用的诊疗器械、物品，使用后先清洁再消毒、灭菌。

> 锦囊妙记：一般情况下，诊疗器械和物品使用后先清洁，再消毒；被传染病人污染的诊疗器械和物品，应先消毒再清洗，最后再次消毒。

2. 耐热耐湿的手术器械首选压力蒸汽灭菌。

小试身手 1. 耐热耐湿的手术器械首选的灭菌方法为
A. 含氯消毒剂擦拭　　B. 压力蒸汽灭菌　　C. 乙醇浸泡法　　D. 紫外线照射法　　E. 环氧乙烷灭菌法

3. 进入人体组织或无菌器官的医疗器械应灭菌，接触皮肤、黏膜的器械和用品消毒即可。
4. 环境与物体表面先清洁再消毒；当受到病人血液、体液污染时，先去除污染物，再清洁消毒。
5. 医疗机构使用的消毒剂应经卫生行政部门批准、符合相应标准，遵循批准的使用范围、方法和注意事项。

小试身手 2. 以下哪项**不符合**消毒、灭菌原则
A. 接触皮肤、黏膜的器具和用品必须消毒
B. 感染病人用过的医疗器材，应彻底清洗干净后，再消毒或灭菌
C. 手术器具及物品、各种穿刺针等首选压力蒸汽灭菌
D. 油、粉、膏等首选干热灭菌
E. 内镜可选用2%戊二醛浸泡灭菌

第二节　医用物品的消毒和灭菌

浪里淘沙—核心考点

一、消毒作用水平

医院消毒作用分为4个水平：

1. **低水平消毒**　杀灭细菌繁殖体（分枝杆菌除外）和亲脂性病毒的化学消毒方法；通风换气、冲洗等机械除菌法；如采用季铵盐类消毒剂（苯扎溴铵等）、双胍类消毒剂（氯己定）等消毒。

小试身手 3. 属于低水平消毒剂的是
A. 碘伏　　　　B. 含氯制剂　　　　C. 过氧乙酸　　　　D. 复方季铵盐消毒剂　　E. 季铵盐类消毒剂

2. 中水平消毒 杀灭除细菌芽孢以外的各种病原微生物（包括分枝杆菌）。常用方法：碘类消毒剂（碘伏、氯己定碘等）、醇类和氯己定的复方、醇类和季铵盐类化合物的复方、酚类等消毒剂消毒。

【小试身手】4. 中水平消毒能杀灭

A. 除细菌芽孢以外的各种病原微生物，包括分枝杆菌　　　　B. 一切微生物，包括细菌芽孢

C. 一切细菌繁殖体，包括分枝杆菌、病毒、真菌及真菌孢子　　D. 细菌繁殖体（分枝杆菌除外）和亲脂病毒

E. 包括分枝杆菌、病毒、真菌及真菌孢子和大多数细菌芽孢

3. 高水平消毒 杀灭一切细菌繁殖体包括分枝杆菌、病毒、真菌及真菌孢子和大多数细菌芽孢。常用方法：含氯制剂、二氧化氯、邻苯二甲醛、过氧乙酸、过氧化氢、臭氧、碘酊等化学消毒方法。

【小试身手】5. 高水平消毒常用的方法包括

A. 热力消毒　　　　　　　　　　B. 含氯制剂、二氧化氯、邻苯二甲醛

C. 季铵盐类消毒剂、双胍类消毒剂　　D. 碘类消毒剂、醇类和氯己定的复方制剂

E. 戊二醛浸泡

4. 灭菌 杀灭包括细菌芽孢在内的所有微生物。包括热力灭菌、辐射灭菌等物理方法，采用环氧乙烷、过氧乙酸、甲醛、戊二醛等化学灭菌方法。

二、医用物品危险性分类

根据医用物品的危害程度将其分为三类：

1. 低度危险性 物品与完整皮肤接触而不与黏膜接触，如听诊器、血压计袖带等；床头柜、被褥；墙面、地面；痰盂和便器等。

2. 中度危险性 物品与完整黏膜接触，但不进入人体无菌组织和血流，也不接触破损皮肤、黏膜，如胃镜、气管镜、喉镜、肛表、口表、呼吸机管道、压舌板等。

3. 高度危险性 进入人体无菌组织、血管，或有无菌体液从中流过的物品或接触破损皮肤、黏膜的物品。一旦被微生物污染有高感染风险，如手术器械、植入物、刀片、缝针、腹腔镜、活检钳、穿刺针、心脏导管等。

【小试身手】6. 下列属于高度危险性医用物品的是

A. 压舌板　　　　　　　　　　B. 痰盂、便器和餐具　　　　　　　　C. 活体组织检查钳

D. 胃肠道内镜和喉镜　　　　　　E. 呼吸机和麻醉机管道

三、消毒、灭菌方法的选择原则

1. 根据物品污染后引起感染的风险选择消毒、灭菌方法：**低度危险性物品选择低水平消毒方法或清洁处理；中度危险性物品选择达中水平消毒以上效果的方法；高度危险性物品选择灭菌。**

2. 根据污染物品微生物种类、数量选择消毒、灭菌方法：

（1）受到致病菌芽孢、真菌孢子、分枝杆菌和经血液传播病原体（肝炎病毒、HIV病毒等）污染的物品，选择高水平消毒、灭菌。

（2）对受到真菌、亲水病毒、支原体、衣原体/螺旋体等污染的物品，选择中水平以上的消毒方法。

（3）对受到一般细菌和亲脂病毒污染的物品，选择中水平或低水平消毒方法。

（4）杀灭被有机物保护的微生物、被微生物污染特别严重时，增加消毒药剂浓度，延长消毒时间。

3. 根据消毒物品的性质选择消毒、灭菌方法：

（1）**耐高热耐湿的器械、物品首选压力蒸汽灭菌；** 耐热的油剂和干粉类选择干热灭菌。

（2）不耐热、不耐湿的物品选择环氧乙烷灭菌、过氧化氢低温等离子体灭菌或低温甲醛蒸汽灭菌等。

（3）物体表面消毒，光滑表面选择合适消毒剂擦拭或紫外线近距离照射；多孔材料表面浸泡或喷雾消毒。

四、常用的消毒、灭菌方法

（一）压力蒸汽灭菌

1. 适用范围 适用于耐热、耐湿器械和物品的灭菌，油类和粉剂不宜使用。**高压蒸汽灭菌法是临床应用最普遍、效果最可靠的灭菌方法。**

【小试身手】7. 对胃镜检查中使用的活检钳进行灭菌处理，首选的方法是

A. 压力蒸汽灭菌法　　　　　　B. 环氧乙烷灭菌法　　　　　　　C. 过氧化氢低温等离子体灭菌法

D. 甲醛蒸汽灭菌法　　　　　　E. 喷雾消毒法

【小试身手】8. 普通手术器械首选的灭菌方法是

A. 电离辐射灭菌法　　B. 压力蒸汽灭菌法　　C. 环氧乙烷灭菌法　　D. 干热灭菌法　　E. 湿热灭菌法

2. 类型 包括下排气式压力蒸汽灭菌和预排气压力蒸汽灭菌两类。

3. 灭菌前准备

（1）清洗：包括机械清洗、手工清洗。清洗步骤包括：冲洗、洗涤、漂洗、终末漂洗。

（2）消毒：清洗后的器械、器具和物品应进行消毒处理。首选机械湿热消毒。

（3）干燥：首选干燥设备进行干燥处理。

（4）器械检查与保养：采用目测或使用带光源放大镜对干燥后的器械、器具和物品进行检查。

（5）包装：包括装配、包装、封包、注明标识步骤。器械与敷料应分室包装。

小试身手 9.灭菌器械包的重量要求**不超过**

A. 2kg   B. 3kg   C. 5kg   D. 7kg   E. 9kg

4.压力蒸汽灭菌器的操作方法

（1）装载。

小试身手（10~12题共用备选答案）

A. 倒放   B. 斜放   C. 侧放   D. 竖放   E. 平放

10.盆、盘、碗类物品应

11.纸袋、纸塑包装应

12.手术器械包和硬式容器应

小试身手 13.预真空和脉动真空压力蒸汽灭菌的装载量不超过柜室容积的

A. 60%   B. 70%   C. 80%   D. 90%   E. 95%

（2）灭菌操作：记录灭菌温度、压力、时间和设备运行情况。

（3）卸载。

小试身手 14.从灭菌器卸载取出的物品，待温度降至室温时方可移动，冷却时间应大于

A. 5分钟   B. 10分钟   C. 20分钟   D. 30分钟   E. 60分钟

5.灭菌后处理

（1）灭菌后物品放在无菌物品存放区。**物品存放架距地面20~25cm，离墙5~10cm，距天花板50cm。物品放置在固定位置，设置标识。**接触无菌物品前洗手。

（2）无菌物品有效期：**环境温度低于24℃、湿度<70%，使用纺织品材料包装的无菌物品有效期为14天；未达到上述环境标准时，有效期为7天。医用一次性纸袋包装的无菌物品有效期为30天；**使用一次性医用皱纹纸、医用无纺布包装的无菌物品有效期为半年；**使用一次性纸塑袋包装的无菌物品，有效期为180天。硬质容器包装的无菌物品，有效期为180天。**

小试身手 15.使用一次性纸袋包装的无菌物品，其有效期为

A. 7天   B. 14天   C. 1个月   D. 2个月   E. 3个月

（3）无菌物品发放：**先进先用。**发放前检查无菌物品是否在有效期内。植入物及植入性手术器械生物监测合格后发放。记录无菌物品出库日期、名称、规格、数量、生产厂家、生产批号、灭菌日期、失效日期等。运送无菌物品的器具使用后清洁，干燥存放。

（二）紫外线消毒

适用于室内空气和物体表面消毒。在电压为220V、相对湿度为60%、温度为20℃时，紫外线消毒灯辐射253.7nm紫外线强度，即使用中的强度**不低于70μW/cm²。**室内无人时采用紫外线灯悬吊式或移动式直接照射。灯管吊装高度距地面1.8~2.2m。安装紫外线灯的数量平均≥1.5W/m³，照射时间≥30分钟。

小试身手 16.使用中紫外线灯的强度应**不低于**

A. 30μW/cm²   B. 50μW/cm²   C. 70μW/cm²   D. 80μW/cm²   E. 100μW/cm²

小试身手 17.紫外线灯空气消毒的照射时间要求

A. ≥5分钟   B. ≥10分钟   C. ≥15分钟   D. ≥20分钟   E. ≥30分钟

紫外线消毒的注意事项：

（1）**紫外线灯表面保持清洁，每周用酒精擦拭一次。**灯管表面出现灰尘、油污时随时擦拭。

（2）消毒物体表面时，物品表面充分暴露；**消毒纸张、织物等粗糙表面时，两面均应照射，适当延长照射时间。**

（3）消毒室内空气时，房间保持清洁干燥。当温度低于20℃或大于40℃，相对湿度大于60%时适当延长照射时间。

（4）用紫外线杀灭被有机物保护的微生物及空气中悬浮粒子多时，应加大照射剂量。

（5）**紫外线光源不能直接照射人；不在易燃易爆处使用。**

（6）**紫外线强度计每年至少标定一次。**

（三）干热灭菌

适用于耐热、不耐湿、蒸汽不能穿透物品的灭菌，如玻璃、金属、油类、粉剂等制品。

（四）化学消毒剂

1.**戊二醛**　适用于**不耐热器械和物品的浸泡消毒与灭菌。**

注意事项

（1）消毒前彻底清洗、干燥。戊二醛对皮肤、黏膜有刺激，做好个人防护；盛戊二醛的容器应洁净、密闭，使用前先灭菌处理。

（2）戊二醛密封，避光，置于阴凉干燥、通风处保存。

（3）**戊二醛不宜用于物体表面擦拭或喷雾消毒，室内空气消毒，手、皮肤、黏膜消毒。**

（4）**强化酸性戊二醛使用前先加入pH调节剂（碳酸氢钠），再加防锈剂（亚硝酸盐）充分混匀。**

小试身手 18.在20~25℃条件下，加入pH调节剂和亚硝酸钠后的戊二醛溶液连续使用时间为

A. ≤5天   B. ≤7天   C. ≤14天   D. ≤21天   E. ≤28天

2.**邻苯二甲醛** 适用于不耐热器械和物品的浸泡消毒。

注意事项

（1）物品彻底清洗、干燥，配制消毒液时使用专用的塑料容器。

（2）使用时注意通风、戴手套；消毒液溅入眼内及时用水冲洗。

（3）邻苯二甲醛密封，避光，置于阴凉、干燥、通风处保存。

3.**过氧乙酸** 适用于耐腐蚀物品、环境、室内空气消毒。

注意事项

（1）过氧乙酸贮存在通风阴凉处，远离可燃物质。用前测定有效含量，原液浓度不能低于12%；**稀释液现配现用，使用时间不超过24小时**。

（2）过氧乙酸对金属、织物有腐蚀和漂白作用，金属制品和织物消毒后及时用水冲洗干净。

（3）接触过氧乙酸时采取防护措施；溅入眼中或皮肤上立即用大量清水冲洗。

（4）空气熏蒸消毒时室内人须离开。

4.**过氧化氢** 适用于外科伤口、皮肤、黏膜及室内空气消毒。

小试身手 19.使用过氧化氢消毒伤口，其有效浓度为

A. 0.1%　　　　B. 0.5%　　　　C. 1%　　　　D. 3%　　　　E. 5%

注意事项

（1）过氧化氢室温下储存，避光、避热。

（2）过氧化氢对金属有腐蚀性，对织物有漂白作用。

（3）喷雾时做好防护；谨防溅入眼内或皮肤、黏膜上，一旦溅入用清水冲洗。

小试身手 20.使用过氧化氢进行室内空气喷雾消毒的剂量应为

A. 2%过氧化氢溶液按10ml/m³计算　　　　B. 2%过氧化氢溶液按20ml/m³计算

C. 2%过氧化氢溶液按30ml/m³计算　　　　D. 3%过氧化氢溶液按10ml/m³计算

E. 3%过氧化氢溶液按20ml/m³计算

5.**含氯消毒剂** 适用于物品、物体表面、分泌物、排泄物的消毒。

小试身手 21.被分枝杆菌污染的物品应使用

A. 含有效氯250mg/L消毒液浸泡30分钟　　　　B. 含有效氯500mg/L消毒液浸泡30分钟

C. 含有效氯1000mg/L消毒液浸泡30分钟　　　　D. 含有效氯1500mg/L消毒液浸泡30分钟

E. 含有效氯2000mg/L消毒液浸泡30分钟

注意事项

（1）粉剂密封保存，放在阴凉处避光、防潮；水剂置于阴凉处避光、密闭保存。**使用液现配现用，有效期不超过24小时**。

（2）不能用于有色织物的消毒，配制漂白粉粉剂溶液时做好防护，戴口罩、手套。

（3）未加防锈剂的含氯消毒剂不能用于金属器械的消毒。加防锈剂的含氯消毒剂消毒金属器械后，使用前用无菌蒸馏水冲洗干净。

6.含碘类消毒剂

（1）碘伏：用于手、皮肤、黏膜及伤口消毒。

注意事项：密封保存，置于阴凉处避光、防潮；含乙醇的碘制消毒液不宜用于黏膜和伤口消毒；碘伏不用于金属制品消毒；碘过敏者慎用。

小试身手 22.对碘伏消毒作用的叙述，下列**不正确**的是

A. 适用于皮肤消毒　　　　B. 可用于会阴护理　　　　C. 属于低效消毒剂

D. 不用于金属器械消毒　　　　E. 可用于手术部位皮肤消毒

（2）碘酊：适用于注射、手术部位皮肤消毒。

注意事项：**破损皮肤、眼及口腔黏膜禁忌使用**；不可用于碘酊过敏者；过敏体质者慎用；密封保存，置于阴凉处避光、防潮。

（3）复方碘伏消毒液：用于医务人员手、皮肤的消毒。

消毒方法：

①复方碘伏消毒剂用于手、皮肤消毒，原液擦拭1~2遍，作用1~2分钟。

②复方碘伏消毒剂慎用于腹腔冲洗消毒。

7.**醇类消毒剂** 适用于手、皮肤、物体表面和诊疗器具消毒。

注意事项

1）醇类避开明火。

2）不可用于被血、脓、粪便等严重污染表面的消毒。

3）用后密闭盖紧，置于阴凉处。

4）醇类过敏者慎用。

8.**氯己定** 适用于手、皮肤、黏膜的消毒。

注意事项：勿与肥皂、洗衣粉等阴性离子表面活性剂混用。

9.季铵盐类 适用于环境、物体表面、皮肤与黏膜消毒。

注意事项：不与阴离子表面活性剂如肥皂、洗衣粉合用。

第三节　消毒、灭菌效果监测

浪里淘沙—核心考点

医院监测消毒、灭菌效果，<u>灭菌合格率须达100%</u>。

小试身手 23. 医用物品灭菌效果监测合格率必须达到

A. 60%　　　　B. 70%　　　　C. 80%　　　　D. 90%　　　　E. 100%

（一）压力蒸汽灭菌效果监测

1. 生物监测　每周监测一次。在生物PCD中加用5类化学指示物。5类化学指示物合格可作为提前放行的标志。

2. 物理监测法　记录每次灭菌时温度、压力和时间等。

3. 化学监测法　<u>压力蒸汽灭菌器每天开始灭菌前进行B-D测试</u>。

（二）干热灭菌监测

1. 物理监测法　每灭菌批次行物理监测。

2. 化学监测法　每一灭菌包外附化学指示物。每一灭菌包内放置化学指示物，<u>放在最难灭菌的部位</u>。

3. 生物监测法　每周监测一次。

（三）紫外线消毒的效果监测

1. 新灯管的照射强度不低于90~100μW/cm^2，使用中灯管不低于70μW/cm^2。

2. 每半年监测一次照射强度。

3. 生物监测必要时进行，消毒后物品或空气中自然菌减少90.00%以上，人工染菌杀灭率达99.00%。

小试身手 24. 紫外线照射强度监测时间为

A. 1周一次　　　B. 2周一次　　　C. 1个月一次　　　D. 半年一次　　　E. 1年一次

（四）化学消毒剂效果检测

1. 生物监测　消毒剂每季度生物监测一次。使用中灭菌用消毒液：无细菌生长；<u>使用中皮肤、黏膜消毒液染菌量：≤10CFU/ml</u>，其他使用中消毒液染菌量≤100CFU/ml。对消毒、灭菌物品进行效果监测，<u>消毒物品不得检出致病性微生物，灭菌物品不得检出任何微生物</u>。

小试身手 25. 使用中皮肤、黏膜消毒液染菌量应为

A. 5CFU/ml　　　B. ≤10CFU/ml　　　C. ≤20CFU/ml　　　D. ≤30CFU/ml　　　E. ≤50CFU/ml

2. 化学监测　定期监测，如含氯消毒剂、过氧乙酸等每日监测，戊二醛的每周不少于一次。

参考答案

1. B　2. B　3. E　4. A　5. B　6. C　7. A　8. B　9. D　10. B　11. C　12. E　13. D　14. D　15. C　16. C　17. E　18. C　19. D　20. E　21. E　22. C　23. E　24. D　25. B

第五章 手、皮肤的清洁和消毒

统领全局—考试大纲

1. 了解手部的微生物。
2. 掌握洗手设施。
3. 熟练掌握洗手指征、洗手方法和手消毒。
4. 熟练掌握皮肤、黏膜消毒。

第一节 手卫生

浪里淘沙—核心考点

一、概述

手卫生包括洗手、卫生手消毒和外科手消毒。洗手是指用肥皂（皂液）和流动水洗手，去除手部皮肤污垢、碎屑和部分致病菌的过程。卫生手消毒是指用手消毒剂揉搓双手，以减少手部暂居菌。外科手消毒是指医务人员外科手术前用洗手液（肥皂）和流动水洗手、前臂至下臂下1/3，再用手消毒剂清除或杀灭前臂至上臂下1/3暂居菌和减少常居菌的过程。

二、手部微生物

手部皮肤的细菌分为暂居菌和常居菌。暂居菌寄居在皮肤表面，常规洗手即可清除；常居菌通常是指皮肤上定植的正常菌群，不易被机械摩擦清除，一般不致病。

三、洗手和卫生手消毒

1. 洗手和卫生手消毒的指征

（1）直接接触每一个病人前后，从同一病人身体的污染部位移动到清洁部位时。

（2）接触病人黏膜、破损皮肤或伤口前后，接触病人血液、体液、分泌物、排泄物、伤口敷料后。

（3）穿脱隔离衣前后，摘手套后。

（4）无菌操作、接触清洁、无菌物品之前。

（5）接触病人周围环境及物品后。

（6）处理药物或配餐前。

小试身手 1. 关于洗手和手消毒的指征叙述，下列**错误**的是

A. 直接接触患者前后

B. 从同一患者身体的清洁部位移动到污染部位

C. 接触患者的分泌物、体液、排泄物之后

D. 接触清洁物品之前

E. 穿隔离衣、戴手套之前

小试身手 2. 医务人员应立即洗手的条件是

A. 接触污染器械前
B. 接触同一个患者的同一部位时
C. 脱出污染手套后

D. 接触患者的血液前
E. 接触患者的分泌物前

小试身手 3. 当手被HIV阳性血液污染时，应

A. 反复洗手
B. 用肥皂水浸泡双手
C. 先洗手，再用消毒剂搓洗2min

D. 先将手用消毒剂搓洗2min，再洗手
E. 采用外科洗手消毒法

2. 洗手设施

（1）手术室、产房、导管室、层流洁净病房、骨髓移植和器官移植病房、重症监护病房、新生儿室、母婴室、血液透析病房、烧伤病房、感染科、口腔科、消毒供应中心等重点部门应配备非手触式水龙头。有条件的医疗机构在诊疗区域宜配备非手触式水龙头。

（2）肥皂保持清洁和干燥，有条件的医院用皂液。

（3）配备干手设施。

四、外科手消毒

外科手消毒要求先洗手后消毒。不同病人手术之间、手套破损或手被污染时应重新进行外科手消毒。常用手消毒剂有：①氧化电位水；②含胍类（醋酸氯己定等）或醇类复配的手消毒液；③75%乙醇溶液；④含有效碘500mg/L的碘伏溶液。

1. 冲洗手消毒方法 取适量的手消毒剂涂抹在双手的每个部位、前臂和上臂下1/3，认真揉搓2~6分钟，用流动水冲净双手、前臂和上臂下1/3，无菌巾彻底擦干。

2. 冲洗手消毒方法　取适量的免冲洗手消毒剂涂抹在双手的每个部位、前臂和上臂下1/3，认真揉搓直至消毒剂干燥。

第二节　皮肤与黏膜的消毒

浪里淘沙—核心考点

一、皮肤消毒

1. 穿刺部位的皮肤消毒

（1）**消毒方法**：①用浸有碘伏消毒液原液的无菌棉球局部擦拭2遍，作用时间遵循产品的使用说明。②**使用碘酊原液直接涂擦皮肤表面2遍以上，作用时间1~3分钟，待干后用70%~80%乙醇脱碘**。③使用有效含量≥2g/L氯己定乙醇溶液局部擦拭2~3遍，作用时间遵循产品的使用说明。④使用70%~80%乙醇溶液擦拭消毒2遍，作用3分钟。⑤使用复方季铵盐消毒剂原液皮肤擦拭消毒，作用时间3~5分钟。

（2）**消毒范围**：肌内、皮下及静脉注射、针灸部位、各种诊疗性穿刺等消毒方法为涂擦，以注射或穿刺部位为中心，由内向外缓慢旋转，逐步涂擦，共2次，**消毒皮肤面积应≥5cm×5cm。中心静脉导管、PICC、植入式血管通路的消毒范围直径应>15cm，至少应大于敷料面积（10cm×12cm）**。

2. 手术切口部位的皮肤消毒

（1）**清洁皮肤**：**手术部位的皮肤应先清洁**；器官移植手术和处于重度免疫抑制状态的病人，术前用抗菌或抑菌皂液或20000mg/L葡萄糖酸氯己定擦拭洗净全身皮肤。

（2）**消毒方法**：**按皮肤消毒方法在手术野及其外扩展≥15cm部位由内向外擦拭**。

3. 病原微生物污染皮肤的消毒　彻底冲洗。采用碘伏原液擦拭作用3~5分钟，或用乙醇、异丙醇与氯己定配制成的消毒液擦拭消毒，作用3~5分钟。

小试身手 4. 有关手术切口部位的皮肤消毒范围，下述正确的是

A. 在手术野及其外扩展≥5cm部位由内向外擦拭

B. 在手术野及其外扩展≥5cm部位由外向内擦拭

C. 在手术野及其外扩展≥10cm部位由内向外擦拭

D. 在手术野及其外扩展≥10cm部位由外向内擦拭

E. 在手术野及其外扩展≥15cm部位由内向外擦拭

二、黏膜、伤口创面消毒

1. 会阴部及阴道手术消毒　①5000mg/L碘仿皂液棉球依次擦洗大、小阴唇，两侧大腿内侧上1/3，会阴及肛门周围，再用5000mg/L碘仿液棉球涂擦外阴，完全干燥后（3~5分钟）再次同样涂擦消毒。②子宫切除术前晚，有效碘250mg/L的碘仿或5000mg/L醋酸氯己定溶液行阴道冲洗消毒。③氧化电位水冲洗消毒。

2. 口腔和咽部消毒　①含有效碘500mg/L的碘仿、1%过氧化氢或氧化电位水含漱消毒。②复方硼酸溶液、过氧化氢等漱口，硝酸银溶液或5000mg/L碘仿局部涂抹。

3. 新生儿脐带消毒　碘酊和75%乙醇或含5000mg/L有效碘的碘仿消毒。

参考答案

1.B　2.C　3.D　4.E

第六章 医院环境的消毒

统领全局—考试大纲

1. 熟练掌握医院环境的分类及空气卫生学标准。
2. 掌握医院不同区域空气的消毒方法。
3. 熟练掌握环境的清洁与消毒的原则和方法。

第一节 医院空气净化

浪里淘沙—核心考点

一、医院环境分类及空气卫生学标准

1. 洁净手术室、洁净骨髓移植病房，新建与改建验收、更换高效过滤器后、日常监测时，空气中细菌菌落总数应符合GB 50333要求［≤5CFU/（30分钟，直径9cm平皿）］。

2. 非洁净手术室、非洁净骨髓移植病房、产房、导管室、新生儿室、器官移植病房、烧伤病房、ICU、血液病病区空气中细菌菌落总数≤4CFU/（15分钟·直径9cm平皿）。

小试身手 1. 导管室空气中的细菌菌落总数应

A. ≤4CFU/（15分钟·直径9cm平皿）　　　B. ≤6CFU/（15分钟·直径9cm平皿）
C. ≤8CFU/（15分钟·直径9cm平皿）　　　D. ≤10CFU/（15分钟·直径9cm平皿）
E. ≤20CFU/（15分钟·直径9cm平皿）

3. 儿科病房、母婴同室、妇产科检查室、人流室、治疗室、注射室、换药室、输血科、消毒供应中心、血液透析室、急诊室、化验室、各类普通病室、感染疾病科门诊及其病房空气中细菌菌落总数≤4CFU/（5分钟·直径9cm平皿）。

二、医院不同区域空气的净化方法

1. Ⅰ类环境为采用空气净化技术的诊疗场所，分洁净手术部和其他洁净场所。其环境空气菌落总数卫生标准应符合GB50333要求，其他洁净场所达到≤4.0CFU/皿（平板暴露时间30min），物表平均菌落数≤5.0CFU/cm³。

2. Ⅱ类环境为非洁净手术部（室）：产房、导管室、血液病病区、烧伤病区等保护性隔离病区，重症监护病房、新生儿室等。其环境空气菌落总数卫生标准应达到≤4.0CFU/皿（平板暴露时间15min），物表平均菌落数≤5.0CFU/cm³。可选用下列方法净化空气。

（1）通风：①自然通风，应根据季节、室外风力和气温，适时进行通风；②机械通风，通过安装通风设备，利用风机、排风扇等运转产生的动力，使空气流动、宜采用"顶送风，下侧回风"，建立合理的气流组织。

（2）安装空气净化消毒装置集中空调通风系统。

3. Ⅲ类环境为母婴同室、消毒供应中心的检查包装灭菌区、血液透析中心（室）、其他普通住院病区等。Ⅳ类环境为普通门（急）诊及其检查、治疗室，感染性疾病科门诊和病区。Ⅲ、Ⅳ类区域空气菌落数应达到≤4.0CFU/皿（平板暴露时间5min），物表平均菌落数≤10.0CFU/cm³。

如需进行空气消毒，方法应遵循《消毒技术规范》规定。不宜常规采用化学喷雾进行空气消毒。

第二节 医院环境的清洁与消毒

浪里淘沙—核心考点

1. 环境、物体表面应保持清洁；当受到肉眼可见污染时应及时清洁、消毒。
2. 对治疗车、床栏、床头柜、门把手、灯开关、水龙头等频繁接触的物体表面应每天清洁、消毒。

小试身手 2. 医院一般环境的处理原则是

A. 以清洁为主　　　　　B. 以化学消毒为主　　　　　C. 以灭菌为主
D. 以清除医疗垃圾为主　　　E. 以清除传染源为主

3. 被病人血液、呕吐物、排泄物或病原微生物污染时，应根据具体情况，选择中水平以上消毒方法，对于少量（<10ml）的溅污，可先清洁再消毒；对于大量（>10ml）溅污，应先用吸湿材料去除可见的污染，再清洁和消毒。

4. 人员流动频繁、拥挤的诊疗场所，应每天在工作结束后进行清洁、消毒。

5. 拖布（头）和抹布宜清洗、消毒、干燥后备用。

参考答案

1.A　2.A

第七章　隔离与防护

统领全局—考试大纲

1. 熟练掌握隔离的基本原理。
2. 掌握隔离技术。
3. 熟练掌握隔离的种类。
4. 熟练掌握标准预防的原则和措施。
5. 掌握对经空气传播、飞沫传播、接触传播疾病的隔离和预防。

第一节　隔离的基本原理和技术

浪里淘沙—核心考点

（一）隔离

将传染期病人、可疑传染病人及病原携带者同其他病人分开，或将感染者置于不能传染给他人的条件下。隔离目的是切断传播途径，保护易感者，最终控制或消灭传染源。

（二）隔离区域设立

隔离区域设立三区、二通道，即清洁区与潜在污染区之间、潜在污染区与污染区之间，没有缓冲间，作为医务人员的准备间。

小试身手 1. 有关隔离室的设置，以下说法正确的是
A. 可适用于多重耐药菌感染的病人
B. 有独立空调，感染病人房间应为正压，保护性隔离病人房间为负压
C. 如无单独房间，传染病人也可住同一房间，但床距应保持1m以上
D. 房间内空气交换应每天6次以上
E. 室内空气应经简单过滤后方可排出室外

（三）防护用品的使用

1. 口罩使用　为防止血液、体液和飞溅物传播，医务人员在手术室工作或护理免疫功能低下的病人、进行体腔穿刺操作时，需戴外科口罩。医务人员接触通过空气传播或近距离接触经飞沫传播的呼吸道传染病病人时应戴医用防护口罩。

小试身手 2. 为肺结核患者吸痰时，应佩戴的口罩是
A. 纱布口罩　　　　B. 外科口罩　　　　C. 防护面罩　　　　D. 普通医用口罩　　　　E. 医用防护口罩

2. 手套使用　接触病人血液、体液、分泌物、排泄物、呕吐物、污染物品、引流物时戴手套。手套只使用一次，不可重复使用；出现破损后立即更换。
3. 隔离衣使用　衣服可能被分泌物、渗出物污染，与感染性疾病病人接触时，对病人实施保护性隔离时使用隔离衣。

（四）隔离区域物品处理

1. 可再次使用的物品受传染性病原体污染时，使用后以黄色包装袋包装，灭菌后方可使用。如医疗器械、衣服和床单等。
2. 不重复使用的物品，使用后放置在黄色垃圾袋中，按感染性废物处理。
3. 病历不要接触感染物或污染物品，不带进隔离室。
4. 体温计专人使用，用后消毒。
5. 血压计、听诊器与其他病人分开，同病原体感染者可共用。
6. 检验标本放在有盖容器内，防止漏出。运送时盒外再套一个袋子，做好标记。标本经灭菌处理后再丢弃。

（五）探视管理

隔离室一般不让探视，必要时先通报护士，探视人员按照规定行隔离防护，采取隔离措施后方可探视。

（六）隔离室终末消毒

病人解除隔离或不再排出感染物或死亡后对病室进行终末消毒。消毒对象是病人接触过的设施、物品和病人血液、体液、分泌物污染的地方。

第二节　标准预防的原则和措施

浪里淘沙—核心考点

标准预防是接触病人血液、体液、分泌物及病人黏膜和破损皮肤时须采取相应措施。无论病人是否确定有传染性，均应采

取防护措施。即把血液、体液、分泌物、排泄物均当成传染性污染物进行隔离预防。

（一）洗手

接触具有传染性的血液、体液、分泌物、排泄物、呕吐物、污染器械后立即洗手。脱去手套后及时洗手。在两个病人之间，当手可能传播微生物污染环境时；同一个病人接触身体不同部位均应洗手。

小试身手 3.下列哪种情况**不需要**洗手

A.护理两个病人之间　　　　B.脱手套之后　　　　C.给同一个病人输液后，准备导尿前

D.进行护理操作时，可能接触了污染的器械　　　　E.跟病人沟通交谈之后

（二）面罩、护目镜和口罩

戴口罩、面罩及护目镜可减少病人体液、血液、分泌物等飞溅到医务人员眼睛、口腔及鼻腔黏膜。

（三）隔离衣

为防止被病人血液、体液、分泌物、排泄物和大量传染性材料污染时，穿隔离衣。脱去隔离衣后立即洗手，以避免污染其他病人和环境。

（四）手套

接触血液、体液、排泄物、分泌物、呕吐物及污染物品时戴清洁手套；无菌操作、接触病人破损皮肤和黏膜时戴无菌手套；手套可防止医务人员把手上的菌群传给病人；防止医务人员将从病人或环境中污染的病原菌在人群中传播。**当医务人员在不同病人之间操作时更换手套，手套不能代替洗手。**

（五）可重复使用的设备

可重复使用的设备被血液、体液、分泌物、排泄物污染，为防止交叉感染，在下一个病人使用之前清洁干净，并进行消毒、灭菌，一次性使用部件丢弃。

（六）环境控制

在彻底清洁地面和物体表面的基础上，对床单位、设备和轮椅、门把手进行消毒。

（七）锐器处理

小心处理使用过的尖锐物品，**使用后针头不回套针头帽，不用手拔除针头，如要人为拔除针头，应使用其他技术拔掉针头。用过的针头及尖锐物品放在锐器盒内。**

第三节　特殊感染预防

浪里淘沙—核心考点

（一）对经空气传播疾病的隔离预防（飞沫核≤5μm，如结核、水痘、麻疹）

1.病房进行通风，有条件者使用负压病房，遵守负压病房建筑布局与隔离要求。

2.病人限制在病房内活动。

3.进入室内的工作人员戴医用防护口罩。

（二）对经飞沫传播疾病的隔离预防（飞沫核>5μm，如流行性腮膜炎、白喉、呼吸道合胞病毒感染等）

1.病室内应有良好的通风设施。

2.进入室内的工作人员戴外科口罩。

3.无条件时同种疾病病人同住一室，两病床之间距离不少于1.1米。

4.限制传染病人的活动范围，如病人离开病房应戴医用防护口罩。

小试身手 4.细菌性脑膜炎病人离开病房时应戴

A.一次性口罩　　B.外科口罩　　C.防护面罩　　D.普通医用口罩　　E.医用防护口罩

（三）对经接触传播疾病的隔离预防

需隔离的情况：皮肤白喉、大面积烧伤及多重耐药细菌（MRSA、VRE、艰难梭菌、泛耐药鲍曼不动杆菌等）感染病人。

1.病室内应有良好的通风设施。

2.应配备适量非手触式开关的流动水洗手设施。

3.如条件允许，单人单间，或同种疾病住一间，进入病房戴手套、穿隔离衣。做好手卫生。环境、器械进行清洗、消毒、灭菌。

参考答案

1.A　2.E　3.E　4.B

第八章　合理使用抗菌药物

统领全局—考试大纲

1. 了解抗感染药物的作用机制和细菌耐药机制。
2. 掌握抗感染药物应用的管理和抗感染药物合理应用的原则。
3. 掌握术前预防性应用抗生素的原则和术前应用抗生素的方法。

第一节　抗菌药物的作用机制及细菌耐药机制

浪里淘沙—核心考点

一、抗菌药物的作用机制

抗菌药物的主要作用机制包括：①干扰细菌细胞壁合成；②影响细菌蛋白质的合成；③损伤细胞膜；④抑制细菌核酸合成。

小试身手 1.关于抗菌药物的作用机制，下列叙述**错误**的是

A.干扰细胞壁的合成　　　　B.抑制细菌芽孢生成　　　　C.抑制细菌核酸合成

D.影响细菌蛋白质的合成　　E.损伤细胞膜

二、细菌耐药机制

细菌耐药性分为天然耐药和获得性耐药两类。

第二节　抗菌药物的管理和合理使用原则

浪里淘沙—核心考点

一、抗菌药物应用的管理

1. 医疗机构应结合本机构实际，根据抗菌药物特点、临床疗效、细菌耐药、不良反应以及当地社会经济状况、药品价格等因素，**将抗菌药物分为非限制使用、限制使用和特殊使用三类进行分级管理**。非限制使用是对经临床长期应用证明安全、有效，对细菌耐药性影响较小，价格相对较低的抗菌药物。限制使用是针对在疗效、安全性、对细菌耐药性影响、药品价格方面存在局限性，不宜作为非限制使用的抗菌药物。特殊使用级别的药物是指不良反应明显，不宜随意使用或临床需要倍加保护以免细菌过快产生耐药而导致严重后果的抗菌药物；新上市的抗菌药物；药品价格昂贵的抗菌药物。

2. 医疗机构应重视病原微生物检测工作，建立正确的病原微生物培养、分离、鉴定及细菌药敏试验的条件和方法，及时报告**细菌药敏试验结果，作为临床医师正确使用抗菌药物的依据**。

3. 医疗机构应建立、健全本机构抗菌药物临床应用管理制度、建立完善药事管理专业委员会，开展合理用药培训，监督临床合理用药工作。

二、抗菌药物合理应用原则

1. 诊断为细菌性感染者方有指征应用抗菌药物。
2. **应根据细菌药物敏感试验结果选用抗菌药物**。
3. 应根据各种抗菌药物的药效学和人体药代动力学特点，按临床适应证正确选用抗菌药物。
4. 应综合患者病情、病原菌种类及抗菌药物的特点制订抗菌药物的治疗方案，应遵循以下原则：
（1）根据病原菌种类及药敏试验结果选用抗菌药物。
（2）按各种抗菌药物的治疗剂量范围给药。
（3）轻、中度感染的大多数病人可接受口服给药者，应选用口服吸收良好的抗菌药物，不必采用静脉或肌内注射给药。**重症感染、全身感染者应给予静脉给药**，病情好转应及早转为口服给药。
（4）给药次数应根据药代动力学和药效学相结合的原则给药。
5. **抗菌药物疗程一般宜用至体温正常、症状消退后72~96小时**，特殊情况妥善处理。
6. 抗菌药物的联合应用要有明确的指征。

小试身手 2.联合使用抗菌药物的目的**不包括**

A.增加抗菌效果　　B.增加药物剂量　　C.减缓细菌耐药性　　D.减少不良反应　　E.减轻毒性

小试身手 3.下列哪项做法符合抗感染药物合理用药

A.发现感染首选广谱抗生素

B.两种以上抗生素若无配伍禁忌可在同一溶液中静脉滴注

C.急性感染症状消失后，立即停用抗生素

D.将红霉素用注射用水溶解后放入生理盐水中静脉滴注

E.氨基糖苷类抗生素与β-内酰胺类药物可同瓶滴注

小试身手 4.关于抗感染药物的应用方法，正确的叙述是

A.选择有针对性的一种抗生素治疗顽固性感染

B.将药敏试验作为常规抗生素选药依据

C.长期应用抗生素者，应长期联合服用制霉菌素以防止真菌二重感染

D.大环内酯类药物采用间歇给药方法

E.氨基糖苷类抗生素可与β-内酰胺类药物同瓶滴注

第三节　抗菌药物在外科的预防应用

浪里淘沙—核心考点

一、外科手术预防性抗菌药物使用原则

1. **清洁手术**　手术野无污染，常**不需预防性使用抗菌药物**。仅下列情况，可考虑预防用药：①手术涉及重要脏器，一旦发生感染将引起严重后果者，如头颅手术、心脏手术、眼内手术等；②异物植入手术，如人工心脏瓣膜置换手术、人造关节置换术、人造血管植入术等；③手术范围大、时间长、污染机会增加的手术；④高龄或免疫缺陷等高危人群。

2. **清洁-污染手术**　上、下呼吸道，上、下消化道，泌尿生殖道手术，或经以上器官的手术。由于手术部位存在大量寄殖菌群，手术时可能污染手术野引起感染，故**此类手术需预防用抗菌药物**。

3. **污染手术**　术后有高度发生感染可能者。例如：**严重污染和组织创伤的伤口，不能及时手术处理或彻底清创者（如复杂外伤、战伤、开放性骨关节伤、严重烧伤和各种咬伤等）；连通口咽部的颈部手术；腹部空腔脏器破裂或穿通伤；回肠远端及结肠手术；高危胆道手术；经阴道子宫切除术，此类手术需预防性使用抗菌药物。**

二、预防性抗菌药物使用方法

1. 预防性抗菌药物的选择视预防目的而定，选择对特定手术可能引起手术部位感染的最常见致病菌有效的药物。

2. **接受清洁手术者，在皮肤黏膜切开前0.5~1小时内给药**，或麻醉开始时给药，使手术切口暴露时局部组织中已达到足以杀灭入侵切口细菌的药物浓度。

如果**手术时间超过3小时**，或失血量超过1500ml，可术中给予第2剂。抗菌药物的有效覆盖时间应包括整个手术过程，总的**预防用药时间不超过24小时**，个别情况可延长至48小时。

小试身手 5.在围手术期，预防性抗生素的合理使用时间是

A.入住外科病房后　　　　　　　　　B.手术前3天

C.手术前24小时　　　　　　　　　D.麻醉诱导期，即皮肤、黏膜切开前0.5~1小时

E.手术结束后1周内

3. 择期的结直肠手术前，需通过导泻或灌肠剂进行肠道准备。**在术前24小时开始口服肠道不吸收抗菌药物，共3次。**

4. 对高危的剖宫产手术，在脐带钳夹后立即预防性使用抗菌药物。

5. **不可将万古霉素作为常规的预防性使用药物。**

小试身手 6.患者，男，55岁，直肠癌，行Mile's手术，以下用药护理中**不正确**的是

A.术前24小时给予不吸收的口服抗生素

B.应用万古霉素作为术前的预防性用药

C.术前0.5~1小时通过静脉给一次足量抗生素

D.术中给予抗生素，以维持适当的血药浓度

E.抗生素的使用应维持至手术切口关闭后的几个小时

参考答案

1.B　2.B　3.D　4.B　5.D　6.B

第九章　医院感染与护理管理

统领全局—考试大纲

1. 掌握下呼吸道感染的预防。
2. 熟练掌握血管相关性感染的预防。
3. 了解抗菌药物相关性腹泻和手术部位感染的预防。
4. 掌握老年病人和患病儿童的管理原则。
5. 熟练掌握ICU病人的管理原则。
6. 掌握护理人员的自身职业防护。

第一节　常见医院感染的预防与护理

浪里淘沙—核心考点

医院感染发生的部位不同，病原体亦有多种，其中严重影响医疗安全，且有措施可以预防控制的常见医院感染主要包括以下四种。

一、呼吸机相关性肺炎（VAP）的预防

呼吸机相关性肺炎（ventilatorassociatedpneumonia，VAP）**是指气管插管或气管切开的患者在接受机械通气48小时后发生的肺炎。**撤机、拔管48小时内出现的肺炎，仍属VAP。**胸部X线或CT显示新出现或进展性的浸润影、实变影或磨玻璃影，**加上下列3种临床症候种的2种以上，可建立临床诊断：①**发热，体温>38℃**；②**脓性气道分泌物**；③**外周血白细胞计数>10×10⁹/L或<4×10⁹/L。**

呼吸机相关性肺炎预防要点如下。

1. 预防误吸
（1）体位管理：如无禁忌，床头抬高30~45°。
（2）口腔护理：加强口腔卫生护理，使用洗必泰漱口或口腔护理，1次/6~8h。
（3）肠内营养：尽可能早期胃肠营养，监测胃肠耐受情况，对于误吸高风险患者（包括俯卧位通气患者）选择经鼻肠管营养。
（4）气囊压力：**每4~6h监测气囊压力**，当吸痰后或患者体位改变后，需重新测量和调整气囊压力，或使用持续气囊测压表监测气囊压力，**保持气囊压力在25~30cmH₂O。**
（5）声门下分泌物引流：使用可吸引的气管导管对声门下分泌物进行持续或间断吸引；或使用气流冲击法进行气囊上滞留物清除，6~8h进行一次。
2. 促进痰液引流。**按需吸痰，做好气道湿化，保证痰液引流通畅。**痰液不宜引流时使用气道廓清技术辅助排痰或经气管镜吸痰。
3. 减少外源性污染
（1）加强手卫生及环境清洁消毒。进行与气道相关操作时严格遵守无菌技术操作规程。
（2）加强呼吸机管路的清洁消毒。**呼吸机管路及配件一人一用一消毒或灭菌，一般推荐每周更换1次呼吸机管路**，如有肉眼可见污渍或有故障时及时更换。
（3）**湿化罐内灭菌水每24h更换；雾化器专人专用，每次使用后用灭菌水清洁晾干备用。**
（4）**呼吸机管路冷凝液收集瓶处于管道最低位，保持直立并及时清除冷凝水，**不可使冷凝水流向患者气道或湿化罐。
4. 缩短机械通气时间
（1）严格掌握气管插管或切开指征，对需要呼吸机辅助呼吸的患者优先考虑无创通气。
（2）评估镇静状态，病情允许的情况下尽可能维持浅镇静；每日评估镇静的必要性，并尽早停用。
（3）每日唤醒并实施自主呼吸试验，评估是否可以撤机和拔管，以缩短机械通气时间。
（4）开展早期训练和活动，以维持和改善患者的身体状况，尽早拔管。
5. 实施集束化预防策略

小试身手 1.预防呼吸机相关性肺炎的护理措施**不包括**
A.掌握正确的吸痰技术　　　　B.注意做好手卫生　　　　C.定期更换呼吸机管道
D.预防性使用抗菌药物　　　　E.掌握正确吸痰技术

二、血管导管相关感染

血管导管相关感染（Vessel Catheter Associated Infection，简称VCAI）**是指留置血管导管期间及拔除血管导管后48小时内发生的原发性、且与其他部位感染无关的感染，**包括血管导管相关局部感染和血流感染。患者局部感染时出现红、肿、热、痛、渗出等炎症表现，血流感染除局部表现外还会出现发热（>38℃）、寒颤或低血压等全身感染表现。血流感染实验室微生物学检查

结果：外周静脉血培养细菌或真菌阳性，或者从导管尖端和外周血培养出相同种类、相同药敏结果的致病菌。

血管导管相关感染预防要点如下。

1. 置管前的预防措施包括：

（1）严格掌握置管指征，减少不必要的置管。

（2）对患者置管部位和全身状况进行评估。选择能够满足病情和诊疗需要的管腔最少、管径最小的导管。选择合适的留置部位，**中心静脉置管成人建议首选锁骨下静脉，其次选颈内静脉，不建议选择股静脉；连续肾脏替代治疗时建议首选颈内静脉**。

2. 置管中预防措施包括

（1）严格执行无菌技术操作规程。置入中心静脉导管、PICC、中线导管、置入全植入式血管通路（输液港）时，必须遵守最大无菌屏障要求，戴工作圆帽、医用外科口罩，执行手卫生并戴无菌手套、穿无菌手术衣或无菌隔离衣、铺覆盖患者全身的大无菌单。**置管过程中手套污染或破损时应立即更换**。

（2）采用符合国家相关规定的皮肤消毒剂消毒穿刺部位。**建议采用含洗必泰醇浓度＞0.5%的消毒液进行皮肤局部消毒**。

（3）中心静脉导管置管后应当记录置管日期、时间、部位、置管长度，导管名称和类型、尖端位置等，并签名。

3. 置管后预防措施包括：

（1）应当尽量使用无菌透明、**透气性好的敷料覆盖穿刺点**，对高热、出汗、穿刺点出血、渗出的患者可使用无菌纱布覆盖。

（2）应当**定期更换置管穿刺点的敷料**。

（3）医务人员接触置管穿刺点或更换敷料前，应当严格执行手卫生。

（4）中心静脉导管及PICC，尽量减少三通等附加装置的使用。

（5）**外周及中心静脉置管后，应当用不含防腐剂的生理盐水或肝素盐水进行常规冲管和封管，预防导管堵塞**。

（6）严格保证输注液体的无菌。

（7）应当每天观察患者导管穿刺点及全身有无感染征象。当患者穿刺部位出现局部炎症表现，或全身感染表现的，怀疑发生血管导管相关感染时，建议综合评估决定是否需要拔管。如**怀疑发生中心静脉导管相关血流感染，拔管时建议进行导管尖端培养、经导管取血培养及经对侧静脉穿刺取血培养**。

（8）医务人员应当每天对保留导管的必要性进行评估，不需要时应当尽早拔除导管。

小试身手 2.血管相关性感染的预防，下列说法**不正确**的是

A. 导管管尖细菌数培养应<15CFU/平板 　　B. 提倡非介入性方法

C. 导管入口选用透明敷料，以便随时观察 　　D. 发现导管局部感染，可用药后继续观察

E. 发生全身感染征象立即拔管

三、导尿管相关尿路感染

导尿管相关尿路感染指患者留置导尿管后，或者拔除导尿管48h内发生的泌尿道感染，包括显性尿路感染（有尿路感染的症状体征，尿培养阳性，细菌数≥10^5CFU/ml）和阴性菌尿症（无尿路感染的症状和体征，尿培养阳性，细菌数≥10^5CFU/ml）。

导尿管相关尿路感染的预防要点如下。

1. 医务人员在执行医疗护理活动前均需严格进行手卫生。

2. 严格执行无菌操作技术，**在执行留置导尿时，严格遵守无菌技术操作规程**，保持导尿管无菌，**不慎污染必须更换**。

3. 选用硅胶尿管，选择粗细合适的导尿管。

4. 留置导尿者应选用封闭式导尿系统。尽量避免轻易分离尿管与集尿袋的接头及频繁采取尿标本等动作。放尿或更换集尿袋时，应执行无菌操作技术，消毒接头处。

5. **保持尿液引流通畅，防止尿液逆流**。尽可能避免导尿引流管堵塞、屈曲受压，集尿袋的位置要低于耻骨联合的位置。

6. 保持会阴部清洁、干燥。**每天常规清洁会阴外，应用0.5%碘伏擦洗消毒会阴及尿道口，周围皮肤及尿道外口部尿道近段4~5cm**。

7. **避免不必要的膀胱冲洗和每天更换集尿袋**。频繁更换集尿袋破坏其密性，可导致菌尿感染率增加。膀胱冲洗时，细菌随冲洗液进入膀胱，还可使膀胱黏膜受损或化学刺激造成化学性膀胱炎而加重尿路感染，如血尿、脓尿等。如因病情需要，必须冲洗膀胱时，要严格掌握无菌操作技术。

8. 严格掌握留置导尿的适应证。

四、手术部位感染

手术部位感染（Surgical Site Infection SSI）是指患者在手术后一定时间段内发生在切口或手术深部器官或腔隙的感染，如切口感染、脑脓肿、腹膜炎等。手术部位感染包括切口浅部组织感染、切口深部组织感染和器官（或腔隙）感染。切口浅部组织感染指患者发生于**手术后30天内**，仅限于切口的皮肤和皮下组织的感染。切口深部组织感染指无植入物的手术于手术后30天内，**有植入物**（如人工心脏瓣膜、人造血管、机械心脏、人工关节等）**的手术于手术后1年内**，患者发生的与手术有关（除皮肤、皮下、深筋膜和肌肉以外）的器官或腔隙的感染。

手术部位感染的预防要点如下。

1. 手术前预防控制措施包括：

（1）应缩短手术患者的术前住院时间。

（2）**择期手术前宜将糖尿病患者的血糖水平控制在合理范围内**。

（3）择期手术前吸烟患者宜戒烟，结直肠手术成年患者术前宜联合口服抗生素和机械性肠道准备。

（4）如存在手术部位以外的感染，宜治愈后再进行择期手术。

（5）择期手术前患者应沐浴、清洁手术部位，更换清洁患者服。

（6）当毛发影响手术部位操作时，应选择不损伤皮肤的方式去除毛发，应于当日临近手术前，在病房或手术部（室）限制区外〔术前准备区（间）〕进行。急诊或有开放伤口的患者，应先简单清洁污渍、血迹、渗出物，覆盖伤口后再进入手术部（室）限制区。

2.手术中预防控制措施包括：

（1）**择期手术安排应遵循先清洁手术后污染手术的原则。**

（2）洁净手术间应保持正压通气，保持回风口通畅；保持手术间门关闭，减少开关频次。应限制进入手术室的人员数量。

（3）可复用手术器械、器具和物品的处置以及灭菌包标识应严格执行相关要求。

（4）手术室着装要求符合《手术部（室）医院感染控制规范》。

（5）手术严格执行无菌操作。

（6）围手术期的保温要求：围手术期应维持患者体温正常。**手术冲洗液应使用加温（37℃）的液体**。输血、输液宜加温（37℃），不应使用水浴箱加温。

（7）环境及物体表面的清洁和消毒：每台手术后，应清除所有污物，对手术室环境及物体表面进行清洁；被血液或其他体液污染时，应采取低毒高效的消毒剂进行消毒。

3.手术后感染预防控制措施包括：

（1）在更换敷料前后、与手术部位接触前后均应进行手卫生。

（2）在更换敷料时，应遵循无菌技术操作规程。

（3）应加强患者术后观察，如出血、感染等征象。

（4）应保持切口处敷料干燥，有渗透等情况时及时更换。

（5）宜对术后出院患者进行定期随访。

（6）当怀疑手术部位感染与环境因素有关时，应开展微生物学监测。

小试身手 3.防止手术部位感染最有效的对策是

A.更换敷料前洗手　　　　　　B.选用吸附力很强的伤口辅料　　　　　C.缩短病人在监护室的滞留时间

D.严格无菌操作　　　　　　　E.保持室内空气清洁

第二节　医院高危人群和重点科室的感染管理

浪里淘沙—核心考点

一、老年病人的管理原则

老年病人抗感染能力差，尤其是伴基础疾病长期卧床的老年人，由于呼吸系统纤毛运动和清除功能下降、咳嗽反射减弱，易发生坠积性肺炎。这类病人尿道多有细菌附着，导管中铜绿假单胞菌、大肠埃希菌、肠球菌分离率高，是医院感染的起因。对住院的老年病人要加强生活护理，保持口腔和会阴清洁。协助病人做肺活量训练，促进排痰和胃肠功能恢复。呼吸道诊疗的各种器械严格消毒。接触老年病人前后洗手，保持环境清洁，严格探视和消毒隔离制度。

二、患病儿童的管理原则

小儿免疫系统发育不成熟，对微生物的易感性较高，尤其是葡萄球菌、克雷伯菌、致病性大肠埃希菌和柯萨奇病毒等。加强基础护理，保持小儿皮肤清洁和饮食卫生，注意新生儿室与母婴同室的环境卫生、室内温湿度适宜。严格执行消毒隔离制度，工作人员接触新生儿前洗手，做好环境卫生监测。工作人员出现感染性疾病时及时治疗、休息，严重者调离新生儿室，以免交叉感染。

三、ICU病人的管理原则

1.大多数病人因危重疾病继发感染入住ICU。

2.休克、多发性创伤、多脏器功能衰竭、大出血等病人抗感染能力差。严重创伤、重大手术等引起全身应激反应，免疫功能下降。

3.病人长期使用抗菌药物，细菌耐药性增强。

4.**各种侵入性检查、治疗，如机械通气、动脉测压、血液净化、静脉营养、留置导尿、胃肠减压等都为细菌入侵和正常菌群移位创造了有利条件。**

5.病人自理能力缺乏，与护士接触频繁，增加了交叉感染的机会。

预防ICU医院感染的原则是提倡非侵入性监护方法，尽量减少侵入性血流动力学监护。对病人实施保护性医疗措施，提高病人的抵抗力。

小试身手 4.有关ICU的感染管理，以下说法**错误**的是

A.病室定期消毒　　　　　　B.限制家属探视和陪护　　　　　C.提倡介入性监护方法

D.根据细菌培养和药敏试验选择抗生素　　E.严重创伤、感染的病人避免安排在同一房间

第三节 护理人员的自身职业防护

浪里淘沙—核心考点

一、加强对护理人员的感染管理

1. 定期对护士进行体格检查，建立健康档案，了解感染情况。
2. 将护士调入或调离某一部门时都应进行健康检查，查明有无感染。
3. 探讨部门的感染管理工作，明确改进目标，制定相应预防感染措施。

二、提高护理人员职业防护意识

处置血液和被血液污染的器械时戴手套，小心处理利器，严防利器刺伤，一旦刺伤须立即处理，挤血并冲洗伤口、清创、消毒、包扎、报告和记录、跟踪监测。对从事有可能被病人体液或血液溅入眼睛及口腔黏膜内的操作者，应戴口罩及护目镜。在供应室的污染区穿防护衣、防护鞋等。化学消毒时注意通风和戴手套，消毒器加盖，防止环境污染造成危害。

小试身手（5~6题共用备选答案）

A. 戴帽子　　B. 洗手或手消毒　　C. 穿防护衣　　D. 戴口罩及护目镜　　E. 戴手套

5. 处置被血液污染的器械时，应
6. 从事有可能被病人体液或血液溅到眼部及口腔黏膜时，应

三、做好预防感染的宣传教育

护理人员养成良好的卫生习惯，强化手卫生，对新进员工给予预防感染的基本操作技术培训，并进行各种形式的宣传教育。

小试身手 7. 医院感染间接传播的最主要方式是通过

A. 医疗设备　　B. 医务人员的手　　C. 病人间的接触
D. 病人的排泄物、分泌物　　E. 一次性物品

四、强化预防感染的具体措施

患有感染性疾病的护士，一定时期内应调离护理病人的岗位，避免交叉感染。对从事高危操作的医务人员，如外科医师、监护病房护士以及血透工作人员等进行抗乙型肝炎免疫接种，被抗原阳性血液污染的针头等利器刺伤皮肤或溅污眼部、口腔黏膜者应立即注射高效免疫球蛋白，以防感染。同时加强结核病防治，在传染病流行期或遭受某种传染物质污染后，及时为护士进行免疫接种，如乙肝疫苗、流感疫苗等。

参考答案

1.D　2.D　3.D　4.C　5.E　6.D　7.B

第十章 特殊病原菌的感染途径及消毒

统领全局—考试大纲

1. 掌握甲型肝炎和戊型肝炎的概述和消毒方法。
2. 掌握乙型肝炎、丙型肝炎及丁型肝炎的概述、消毒方法和注意事项。
3. 掌握艾滋病的概述、消毒方法和注意事项。
4. 了解淋病和梅毒、流行性出血热、炭疽及结核病的概述和消毒方法。

第一节 甲型肝炎和戊型肝炎

浪里淘沙—核心考点

一、概述

甲型和戊型肝炎的病原体分别为**甲型肝炎病毒和戊型肝炎病毒，传播途径为粪-口传播**，粪便污染食物或水源可造成流行，食用污染的生贝类，如牡蛎、蛤、蚬贝和毛蚶也可感染。HAV对外界抵抗力较强，耐酸碱，在贝壳类动物、污水、海水、泥土中能存活数月。100℃1分钟才能灭活。

> 锦囊妙记：在甲、乙、丙、丁、戊肝炎中，一头一尾的两种肝炎（甲型和戊型）为粪-口传播，中间的三种（乙型、丙型和丁型）主要为血液途径传播。

小试身手 1. 主要经粪-口途径传播的肝炎病毒为

A. 甲型肝炎病毒、丙型肝炎病毒　　　B. 甲型肝炎病毒、戊型肝炎病毒　　　C. 乙型肝炎病毒、丙型肝炎病毒

D. 乙型肝炎病毒、戊型肝炎病毒　　　E. 甲型肝炎病毒、乙型肝炎病毒

二、消毒方法

1. 对室内墙壁、地面、家具表面；衣物、被褥；病人排泄物、呕吐物及容器；餐具；食物；家用物品、家具、玩具；纸张、书籍；运输工具；厕所与垃圾等采用煮沸或流通蒸汽**消毒30分钟；或用25~500mg/L有效氯浸泡30分钟；不耐热的衣物用过氧乙酸熏蒸方法消毒（1g/m³），或置入环氧乙烷消毒柜中**，浓度为800mg/L，温度为54℃，相对湿度为80%，消毒4~6小时。废弃物焚烧处理。

小试身手 2. 甲型肝炎患者使用过的餐（饮）具的消毒方法是煮沸消毒

A. 10分钟　　　　　B. 15分钟　　　　　C. 20分钟　　　　　D. 30分钟　　　　　E. 60分钟

2. 用0.5%碘伏消毒，0.5%氯己定醇消毒手。
3. 在消毒的同时开展灭蝇、灭蟑螂的工作。

第二节 乙型肝炎、丙型肝炎、丁型肝炎

浪里淘沙—核心考点

一、概述

乙型、丙型和丁型肝炎病原体分别为乙型肝炎病毒、丙型肝炎病毒和丁型肝炎病毒。**主要通过血液途径传播（输血、使用血制品、注射、针刺伤等）**，亦可通过生活中的密切接触、无保护性接触传播。HBV抵抗力很强，对热、低温、干燥、紫外线均能耐受。100℃10分钟才能灭活。对0.2%新洁尔灭及0.5%过氧乙酸敏感。HCV对有机溶剂敏感、煮沸、紫外线等亦可使HCV灭活。

小试身手 3. 主要经血液传播的肝炎病毒为

A. HAV、HBV、HCV　　　　　B. HAV、HBV、HDV　　　　　C. HCV、HEV

D. HBV、HCV、HDV　　　　　E. HAV、HBV

二、消毒方法

1. 对感染者和病人血液、分泌物使用含氯消毒剂消毒。
2. **对墙壁、地面、家用物品、家具、玩具、衣服、被褥、餐具使用含氯消毒剂消毒。**
3. 手与皮肤用手消毒剂消毒。
4. 发现HBV、HCV阳性血液及血制品，应彻底焚烧。对贮存此类物品的冰箱、冷库解冻后的冰水用含氯消毒剂溶液（含有

效氯2000mg/L）按1：1的比例混匀，消毒30分钟后排放。冰箱、冷库内外壁用含氯消毒剂擦拭。

5. 用过的针头、注射器、输液管、棉签、橡胶手套、橡胶管与其他污物装入桶中，**用0.1%次氯酸钠溶液（含有效氯1000mg/L）浸泡消毒**。必要时焚烧。

三、注意事项

1. **处理污物时严禁用手直接抓取**，特别是不能将手伸到垃圾袋中向下压挤废物，以免被刺伤。

2. 运送阳性标本途中携带消毒剂，以防意外。

第三节 艾滋病

浪里淘沙—核心考点

一、概述

艾滋病病原体为人免疫缺陷病毒（HIV），主要通过**性接触**、**血液传播**和**母婴传播**。日常生活接触，如握手、拥抱、共同进餐、共用浴具等不会感染。HIV离开人体后抵抗力弱，几乎所有消毒剂在短时间内均可将其杀灭。

小试身手 4. 以下哪项**不是**艾滋病传播的途径

　A.性接触　　　　　B.输血　　　　　C.共用静脉注射器　　　D.共用浴具　　　E.哺乳

小试身手 5. 采用血液、体液隔离的疾病是

　A.艾滋病　　　　　B.甲型肝炎　　　C.肠炭疽　　　　　　D.麻疹　　　　　E.腮腺炎

小试身手 6. 不属于艾滋病传播途径的是

　A.同性性接触　　　B.异性性接触　　C.同桌进餐　　　　　D.输血　　　　　E.分娩

二、消毒方法

1. 感染者和病人血液、分泌物应消毒后再清洁。用含氯消毒剂（含有效氯1000mg/L）或0.5%过氧乙酸溶液作用15~30分钟。被血液污染的物品煮沸15分钟，或浸泡在含氯消毒剂溶液（含有效氯1000mg/L），或0.5%过氧乙酸溶液中作用15~30分钟。废弃的血液污染物品焚烧。

2. 对墙壁、地面、家用物品、家具、玩具、衣服、被褥、餐具等用含氯消毒剂消毒。

3. 手与皮肤使用手消毒剂消毒。

4. 发现抗HIV抗体阳性血液及血制品尽快彻底焚烧，对储存此类物品的冰箱、冷库解冻后的冰水用含氯消毒剂溶液（含有效氯1000mg/L）按1：1的比例混匀擦拭或浸泡，作用30分钟后排放。冰箱、冷库内外壁，用酒精、苯扎溴铵等擦拭消毒。

5. 用过的针头、注射器、输液管、棉签、橡胶手套、橡胶管与其他污物装入桶中，浸以1000mg/L含氯消毒剂溶液中消毒，作用30分钟以上。必要时焚烧。

三、注意事项

1. 处理污物时，**严禁用手直接抓取**，尤其是不能将手伸到垃圾袋中向下挤压废物，以免刺伤。

2. 在运送阳性标本途中携带消毒剂，以防意外。

第四节 淋病和梅毒

浪里淘沙—核心考点

一、概述

淋病病原体为淋病奈瑟菌。该菌外界抵抗力弱、55℃湿热下可生存数分钟，对常用消毒剂极敏感，低效消毒剂可将其杀灭。**传染源为患者及带菌者**。

梅毒是由梅毒螺旋体引起的一种慢性传染病。**梅毒病原体为苍白螺旋体**，对外界抵抗力弱。离体后1~2小时内死亡。对干燥和热敏感，60℃经3~5分钟即死亡，100℃时即刻死亡，但对冷抵抗力较强。对消毒剂抵抗力弱，低效消毒剂可将其杀灭。**病人是唯一传染源，病程初期、二期传染性较强**。

小试身手 7. 梅毒的病原体为

　A.钩端螺旋体　　　B.奋森螺旋体　　C.雅司螺旋体　　　　D.苍白螺旋体　　E.品他螺旋体

小试身手 8. 梅毒病原体易灭活的环境是

　A.干燥环境　　　　B.37℃环境　　　C.缺氧环境　　　　　D.寒冷环境　　　E.潮湿环境

淋病和梅毒主要通过性行为传播，皮肤、黏膜破损时，直接接触病灶或传染性分泌物也可感染。

二、消毒方法

1. 家具表面、病人内衣裤、床单、浴巾、被褥、毛巾等煮沸、含氯消毒剂浸泡（250~500mg/L）消毒。

2. 病人用过的便器用0.2%过氧乙酸或500mg/L有效氯含氯消毒剂擦拭。

小试身手 9. 对于淋病患者的健康指导，以下**错误**的是

A. 将内衣裤、手巾等进行煮沸消毒　　　B. 病人用过的便器用含氯消毒液擦拭　　　C. 性生活时可向生殖器官喷涂消毒剂

D. 指导病人的性伴侣同时接受治疗　　　E. 治疗期间避免性生活

第五节　流行性出血热

浪里淘沙—核心考点

一、概述

流行性出血热是一种由汉坦病毒引起的，以鼠类为主要传染源的自然疫源性疾病，**主要病原体为汉坦病毒**。人群普遍易感，动物感染后一般不发病。

出血热具有多宿主性，在我国主要传染源有黑线姬鼠和褐家鼠。

出血热经鼠咬或革螨、恙螨、蚤、蚊叮咬传播，也可垂直传播，还可经感染动物的排泄物（尿、粪）、分泌物（唾液）和血污染空气、尘埃、食物和水后再经呼吸道、消化道、伤口接触感染人。汉坦病毒对乙醚、氯仿敏感，不耐热、不耐酸。100℃1分钟可灭活，对紫外线、乙醇、碘酒等消毒剂敏感。

小试身手 10. 关于流行性出血热的叙述，**错误**的是

A. 人普遍易感　　　B. 动物感染后一般不发病　　　C. 病人易成为主要传染源

D. 是一种自然疫源性疾病　　　E. 具有多宿主性

二、消毒方法

1. 对发热期病人排泄物、分泌物、血、衣物、被褥、餐具、便器、生活用具、室内空气和污染食物等用含氯消毒剂及过氧乙酸消毒。

2. 疫点室内、庭院，鼠栖息场所地面和杂物堆，用1000mg/L有效氯含氯消毒剂或0.5%过氧乙酸按100~200ml/m²喷洒消毒。

3. 被发热期病人或疫鼠排泄物、分泌物、血及其污染物污染的伤口，或被鼠咬伤的伤口用0.5%碘伏消毒。

4. 疫区应开展杀虫、灭鼠。鼠尸和染疫的动物就近焚烧，或就地掩埋。

第六节　炭　疽

浪里淘沙—核心考点

一、概述

炭疽传染源是病畜（羊、牛、马、骡、猪等）和感染的病人，人与带炭疽杆菌的物品接触后，经皮肤上的破损处或伤口感染形成皮肤炭疽；经消化道感染形成肠炭疽，经呼吸道感染形成肺炭疽。

炭疽杆菌繁殖体在日光下晒12小时死亡，加热到75℃时1分钟死亡。其芽孢抵抗力强，能耐受煮沸10分钟，在水中生存几年，在泥土中存活10年以上。

小试身手 11. 炭疽杆菌繁殖体在日光下存活

A. 2小时　　　B. 4小时　　　C. 8小时　　　D. 10小时　　　E. 12小时

小试身手 12. 炭疽杆菌在泥土中能生存的时间为

A. 2周　　　B. 2个月　　　C. 2年　　　D. 5年　　　E. 10年以上

二、消毒方法

1. 对家具用品、居室地面、墙壁、门窗、衣物、被褥、床单、纸张、书籍、餐具、食物、家具和玩具、手和皮肤、排泄物、盛排泄物的容器、运输工具和病人遗体等用煮沸、压力蒸汽灭菌、含氯消毒剂或过氧乙酸浸泡、喷洒等方法消毒。

2. 肺炭疽病病人室内空气用过氧乙酸熏蒸消毒，药量为3g/m³（即20%过氧乙酸15ml，15%过氧乙酸20ml），熏蒸1~2小时。

3. 对病畜圈舍与病畜或死畜停留处地面、墙面，用0.5%过氧乙酸或20%含氯石灰澄清液喷洒，药量为150~300ml/m²，连续喷洒3次，每次间隔1小时。若畜圈地面为泥土时，将地面10cm的表层泥土挖起，按1份含氯石灰加5份泥土混合后深埋2m以下。

4. 对病畜污染的饲料、杂草和垃圾焚烧。

5. 对病畜的粪尿按1份含氯石灰加5份粪尿，或最终作用浓度为40000mg/L有效氯的其他含氯消毒剂搅匀后消毒2小时，深埋2m以下。不得用作肥料。

6. 对已确诊为炭疽的家畜整体焚烧，严禁解剖。

7. 对炭疽病人用过的治疗废弃物和有机垃圾焚烧。

8. 污染的皮毛、皮张焚毁或用环氧乙烷熏蒸。

9. 炭疽杆菌可形成芽孢，不得使用中低效消毒剂消毒。

10. 疫源地内开展灭蝇、灭鼠工作。

第七节 结核病

浪里淘沙—核心考点

一、概述

结核病病原体为结核分枝杆菌，有人型、牛型和非典型分枝杆菌等。人型和牛型对外界环境适应性强。在阴暗处可存活数月至数年，在干燥痰核、飞沫中保持传染性8~10天。结核杆菌不耐热，60℃作用15分钟，或70℃作用3分钟可将其杀灭。

结核病的主要传染源为排菌的结核病人。通过呼吸道、消化道传播，其中呼吸道传播最常见。

小试身手 13. 除呼吸道传播外，结核病常见的传播途径还有

A. 泌尿道传播　　　　　B. 消化道传播　　　　　C. 皮肤接触传播　　　　　D. 性传播　　　　　E. 血液传播

小试身手 14. 可杀灭结核分枝杆菌的条件是

A. 放在阴湿处　　　　　　　　　B.70℃水中浸泡3分钟　　　　　　　　　C.60℃水浸泡10分钟

D. 放在有风处2小时　　　　　　　E. 放在阴凉干燥处2小时

二、消毒方法

1. 对室内地面、墙壁、家具表面、衣物、被褥、病人排泄物、呕吐物及其容器、餐具、食物、纸张、书籍；运输工具、厕所与垃圾等的消毒，用煮沸、压力蒸汽灭菌，含氯消毒剂或过氧乙酸浸泡法消毒。

2. 痰及口鼻分泌物用纸盒、纸袋盛装后焚烧，或加入等量1%过氧乙酸作用30~60分钟。

3. 生活污水按加氯等污水处理方法进行。

4. 结核杆菌对消毒剂抵抗力较强，只能使用中高效消毒剂，不得使用低效消毒剂。

小试身手 15. 肺结核病人痰液的最佳处理方法是

A. 消毒灵浸泡　　　　　B. 紫外线消毒　　　　　C. 痰吐在纸上用火焚烧　D. 甲酚消毒　　　　　E. 酒精消毒

参考答案

1.B　2.D　3.D　4.D　5.A　6.C　7.D　8.A　9.C　10.C　11.E　12.E　13.B　14.B　15.C

第六篇　护理健康教育学

第一章　健康教育与健康促进

统领全局—考试大纲

1. 熟练掌握健康教育的概念。
2. 了解健康教育的研究领域。
3. 熟练掌握健康促进的定义。
4. 了解健康促进的领域和基本策略。

第一节　健康教育的基本概念

浪里淘沙—核心考点

健康教育与健康促进的核心是帮助人们建立健康行为和生活方式，制定一系列有利于健康行为和生活方式建立的策略，从而降低危险因素，预防各种因不良行为和生活方式导致的健康问题或疾病。

一、健康教育的定义

健康教育是通过信息传播和行为干预，帮助个人和群体掌握卫生保健知识、树立健康观念、充分利用医疗卫生资源、自觉采纳健康行为和生活方式的教育活动与过程。健康教育的目的是消除或减轻影响健康的危险因素，预防疾病，促进健康。

健康教育是有计划、有组织、有评价的系统干预活动，它**以调查研究为前提，以传播健康信息为主措，以改善人群的健康相关行为为目标，达到预防疾病、促进健康、提高生活质量的目标。**

二、健康教育与卫生宣教

1. **健康教育不是简单的、单一方向的信息传播，而是有计划、有组织、有评价的系统干预活动。**
2. **健康教育的目标是改善人群的健康相关行为**，防治疾病，增进健康，而不是作为一种辅助方法为卫生工作某一时间的中心任务服务。
3. 健康教育在融合医学科学、行为科学、传播学、管理科学等学科理论知识的基础上，已初步形成了自己的理论和方法体系。

小试身手 1. 健康教育与卫生宣教的根本区别在于健康教育更注重
A. 知识灌输与信息传播　　　　B. 知识和行为双方面的改变　　　　C. 对教育效果的及时评价
D. 生活和工作环境的改善　　　　E. 有计划的、系统的教育

第二节　健康促进的基本概念

浪里淘沙—核心考点

一、健康促进的定义

WHO 将健康促进定义为："是促使人们维护和提高他们自身健康的过程，是协调人类与环境的战略，它规定个人与社会对健康各自所负的责任。"

> 锦囊妙记：考生应能区分卫生宣教、健康教育和健康促进的关系，卫生宣教是传递健康知识，健康教育不仅传递知识，还要改变人群的健康行为，健康促进不仅要改变的人的健康行为，还要改变人周围的环境。因此三者的关系是卫生宣教＜健康教育＜健康促进。

小试身手 2. 健康教育与健康促进的关系是
A. 并行关系　　　　B. 先后关系　　　　C. 包容与被包容关系　　　D. 等同关系　　　　E. 因果关系

二、健康促进的基本策略

《渥太华宣言》明确了**健康促进的三个基本策略，即倡导、增强能力与协调。其核心策略是社会动员。**

小试身手 3. 健康促进的指导依据和精神力量是
A.《健康新地平线》　　B.《雅加达宣言》　　C.《健康新视野》　　　D.《渥太华宣言》　　E.《阿拉木图宣言》

1. **倡导是指提出有益的观点或主张，并尽力争取其他人给予支持的一种社会活动。**政治、社会、文化、环境、行为和生物因素等都有可能对健康产生有益或有害的影响。健康促进通过倡导，游说制订健康的公共政策，动员社会共同关注健康、参与促进健康的活动，主动控制和改变影响健康的因素，使之朝着促进健康的方向发展。

2.**增强能力是指增强人们控制健康影响因素的能力**。人们通过增强控制健康影响因素的能力并能够平等地得到健康的机会和资源，才能在保持和促进健康方面提升责任感、效能感、获得感和自主意识，才能采取有益于健康的决定和行动。

3.**协调健康促进仅仅靠卫生部门是无法达到的，需要协调各利益相关方，建立伙伴关系，共同努力**。政府机构、卫生部门和其他社会经济部门、非政府组织等都是利益相关方，个人、家庭和社会成员都应参与进来，组成强大的联盟与社会支持体系，共同努力实现健康目标。

小试身手 4.以下哪项是《渥太华宣言》健康促进的基本策略

　　A.健康宣传　　　　　　B.倡导、赋权与协调　　C.社会动员　　　　　　D.健康的公共政策　　E.发展个人技能

小试身手 5.属于健康促进基本策略的是

　　A.领导　　　　　　　　B.促成　　　　　　　　C.动员　　　　　　　　D.协调　　　　　　　　E.授权

参考答案

1.B　2.C　3.D　4.B　5.D

第二章 人类行为与健康相关行为

统领全局—考试大纲

1. 熟练掌握行为的定义及要素和人类行为的分类。
2. 了解人类行为的特性和适应形式。
3. 熟练掌握人类行为的发展过程。
4. 了解影响行为的遗传因素。
5. 熟练掌握影响行为的环境因素和学习因素。
6. 熟练掌握促进健康的行为和危害健康的行为。
7. 熟练掌握知信行模式和健康信念模式。

第一节 人类行为的基本概念

浪里淘沙—核心考点

一、行为的定义及要素

（一）定义

行为是在内外环境刺激下有机体为适应环境所产生的反应，也是有机体为维持个体生存和种族延续，在适应不断变化的环境中所做出的反应。

小试身手 1. 美国心理学家 Woodworth 提出的行为表示式中的三个成分分别是

A. 环境、有机体和结果　　　　B. 环境、有机体和行为反应　　　　C. 环境、有机体和结果

D. 刺激、环境和行为反应　　　　E. 刺激、有机体和行为反应

（二）构成要素

人的行为由行为主体、行为客体、行为环境、行为手段和行为结果五个要素组成。

1. 行为主体　指的是人。
2. 行为客体　行为所指向的目标。
3. 行为环境　行为主体与行为客体发生联系的客观环境。
4. 行为手段　行为主体作用于行为客体时的方式、方法及所使用的工具。
5. 行为结果　行为对行为客体产生的影响。

二、人类行为的分类

人类行为分为本能行为和社会行为两大类。

本能行为由人的生物性决定，是人类最基本的行为，如摄食行为、性行为、躲避行为、睡眠等。**社会行为由人的社会性决定，其造就机构来自社会环境**。人通过不断学习、模仿、受教育、与人交往，逐步懂得如何使自己的行为获得社会认可、符合道德规范、具有社会价值，从而与周围环境相适应。因此，**人类的社会行为是通过社会化过程建立的**。

> 锦囊妙记：本能行为是人与生俱来的行为，如进食、躲避、睡眠、性行为等，而社会行为是后天学习获得的行为。

小试身手 2. 下列哪项**不属于**人的本能行为

A. 摄食　　　　B. 性行为　　　　C. 躲避　　　　D. 学习　　　　E. 睡眠

小试身手 3. 属于人类社会行为的是

A. 摄食　　　　B. 学习　　　　C. 躲避　　　　D. 睡眠　　　　E. 性行为

三、人类行为的特性

1. **目的性**　目的性是人类行为区别于动物行为的重要标志。人的大多数行为都具有明显的目的性，因此人类不仅能适应环境，而且能按照自己的意愿去改造环境。健康教育的目的是帮助人们建立促进健康的行为，因此人类行为的目的性是开展健康教育的前提。

2. **可塑性**　通过不断学习及受环境影响，人类行为是在不断发展变化的，这就是人类行为的可塑性。一般而言，年纪越小，其行为可塑性越大。健康教育者应充分抓紧人们社会化关键期的教育，帮助人们改变不良行为，建立健康文明的行为。

3. **差异性**　人类行为因遗传因素、环境、学习经历的不同而千差万别，丰富多彩，表现出较大差异性。因此，健康教育的措施必须因人而异、因势利导。

小试身手 4. 人类行为区别于动物行为的重要标志是人类行为具有

A. 目的性　　　　B. 可塑性　　　　C. 差异性　　　　D. 灵活性　　　　E. 和谐性

小试身手 5. 健康教育要求因人而异、因势利导，以适应行为特点的

A. 可塑性　　　　B. 差异性　　　　C. 目的性　　　　D. 自发性　　　　E. 偶然性

四、人类行为的适应形式

人类行为有六种适应形式，即反射、自我控制、调试、顺应、应对和应激。

1. **反射**　人体通过"反射弧"对外界刺激做出反应称反射。最基本的反射与本能行为相关，如一个人看到高空坠落的物体，会立即躲开。反射为人类的适应行为奠定了基础。

2. **自我控制**　当某种行为会导致正负两方面结果时，个体常对自己的部分行为进行控制，以达到社会适应。

3. **调试**　指个体与他人之间、群体与群体之间相互配合、相互适应的方式和过程。调试一般发生在协调矛盾、解决冲突的过程中。

4. **顺应**　指个体与群体不断接受新经验、改变自己的行为方式，以适应客观环境变化。

5. **应对**　指个体决定是否采取某种行为，以适应目前或长远需要。

6. 应激　是个体对紧张刺激产生的一种非特异性适应性反应。

小试身手 6. 某糖尿病患者参加朋友聚餐时，注意避免进食过多高糖食物，该行为属于哪种适应方式

A. 条件反射　　　B. 自我控制　　　C. 调试　　　　D. 顺应　　　　E. 应激

小试身手 7. 人类行为的适应形式**不包括**

A. 投射　　　　B. 自我控制　　　C. 调试　　　　D. 反射　　　　E. 应对和应激

五、人类行为的发展过程

人类行为的形成与发展分为四个阶段。

1. **被动发展阶段**　0~3岁内，此阶段的行为发展主要依靠遗传和本能的力量，如婴儿的吸吮、抓握、啼哭等行为。

小试身手 8. 0~3岁婴儿的行为发展处于

A. 自由发展阶段　　B. 自主发展阶段　　C. 被动发展阶段　　D. 主动发展阶段　　E. 巩固发展阶段

2. **主动发展阶段**　3~12岁内，此阶段的行为有明显的主动性，表现为爱探究、好攻击、易激惹、喜欢自我表现等。

小试身手 9. 某童，6岁，爱探究、好攻击、喜欢表现自我，上述表现属于人生发展过程中的

A. 被动发展阶段　　B. 主动发展阶段　　C. 自主发展阶段　　D. 巩固发展阶段　　E. 综合发展阶段

3. **自主发展阶段**　自12~13岁起延续至成年。此阶段人们开始通过对自己、他人、环境、社会的综合认识，调整自己行为。

4. **巩固发展阶段**　成年后，持续终生。此阶段的行为已基本定型，但由于环境、社会变化，人们需不断调整、完善和充实自己的行为。

第二节　影响行为的因素

浪里淘沙—核心考点

人类行为受遗传、环境及学习因素的影响。遗传因素与人类行为形成和发展有密切联系。自然环境和社会环境是人类行为发展的外在环境。学习是行为发展的促进条件。

第三节　健康相关行为

浪里淘沙—核心考点

健康相关行为是指人类个体和群体与健康和疾病有关的行为。健康相关行为分为促进健康行为和危害健康行为。

一、促进健康行为

促进健康行为（简称健康行为）是指个体或群体的客观上有利于自身和他人健康的行为。

（一）特点

1. **有利性**　行为有利于自身、他人和社会的健康。
2. **和谐性**　行为与环境和谐相处。
3. **规律性**　行为规律有恒，非偶然行为，如定时定量进餐。
4. **一致性**　个体外显行为与内在情绪一致。
5. **适宜性**　行为强度受理性控制。

小试身手 10. 定时定量进餐反映的是促进健康行为的哪个特点

A. 一致性　　　　B. 适宜性　　　　C. 有利性　　　　D. 和谐性　　　　E. 规律性

（二）类型

促进健康行为分为五种。

1. **日常健康行为** 指日常生活中有益于健康的行为，如充足睡眠、合理营养、适量运动等。
2. **避开有害环境的行为** 指避免暴露在环境中有害健康的危险因素行为，如离开污染环境、积极应对压力事件等。
3. **戒除不良嗜好行为** 指自觉抵制、戒除不良嗜好的行为，如戒烟、不酗酒、不滥用药物等。
4. **预警行为** 指对可能发生危害健康事件的行为采取预防措施及事故发生后正确处置行为，如骑摩托车戴头盔、事故发生后的自救和他救行为等。
5. **保健行为** 指合理利用卫生资源，维护自身健康的行为，如预防接种、定期体检、患病后及时就医、遵医行为等。

小试身手（11~13题共用备选答案）

A. 日常健康行为　　　B. 避开有害环境行为　　C. 戒除不良嗜好行为　　D. 预警行为　　　　　E. 保健行为

11. 事故发生后的自救和他救行为属于

12. 患病后及时就医属于

13. 适量运动属于

二、危害健康行为

危害健康行为（简称危险行为）是指不利于自身和他人健康的行为。

（一）特点

1. **危害性** 行为对自身、他人、社会健康有现存或潜在危害，如吸烟行为。
2. **明显和稳定性** 行为有一定的作用强度和持续时间，非偶然发生。
3. **习得性** 行为多为个体在生活中学到、养成的。

小试身手 14. 患者，男，44岁，商人。诊断为"原发性肝癌"，有20年的饮酒史。患者该行为的特点是

A. 有利性　　　　　B. 适宜性　　　　　C. 危害性　　　　　D. 违法性　　　　　E. 偶然性

小试身手 15. 危害健康行为的主要特点是危害性、明显和稳定性以及

A. 习得性　　　　　B. 多样性　　　　　C. 危险性　　　　　D. 单一性　　　　　E. 连续性

（二）类型

1. **日常危害健康行为** 指日常生活、职业活动中危害健康的行为，如吸烟、酗酒、缺少体育锻炼等。
2. **致病行为模式** 指可导致特异性疾病发生的行为模式，如A型行为模式与冠心病发生相关；C型行为模式与肿瘤发生有关等。

> 锦囊妙记：A型行为模式，即有强烈的进取心和竞争欲，有时间紧迫感，人际关系紧张，有敌意倾向，易患冠心病。C型行为模式，即情绪过分压抑、自我克制、爱生闷气、表面善忍而怒火中烧，易患肿瘤。

3. **不良疾病行为** 指个体从感知到自身患病到疾病康复过程中所表现出来的不利于疾病治疗和恢复的行为，如隐瞒病情、讳疾忌医、不遵医嘱等。
4. **违规行为** 指违反法律法规、道德规范并危害健康的行为，如药物滥用、性乱等。

小试身手 16. 患者，男，20岁，长期吸烟、酗酒，且有吸毒行为和性乱交行为。其危害健康行为的类型属于

A. 日常危害健康行为与不良疾病行为　　　　B. 致病性行为模式与不良疾病行为
C. 日常危害健康行为与违规行为　　　　　　D. 致病性行为模式与违规行为
E. 不良疾病行为与违规行为

第四节　健康相关行为改变理论

浪里淘沙—核心考点

一、知信行模式

知信行模式将人类行为改变分为获取知识、产生信念及形成行为三个连续过程，可用下式表示：知识—信念—行为。

"知"为知识、学习，"信"为信念、态度，"行"为行为、行动。根据知信行模式：知识是基础，信念是动力，行为产生和改变是目标。人们通过学习，获得相关的健康知识和技能，逐步形成健康信念和态度，从而建立健康行为。

> 锦囊妙记：考生以戒烟为例来理解知信行模式。了解吸烟对健康的危害，这是知识，是前提；为了维护自身健康，下定决心、克服困难，这是信念，是动力；戒烟成功，坚持戒烟，这是最终的行为和目标。

小试身手 17. 知信行模式中，"信"的含义是

A. 学习　　　　　B. 信任　　　　　C. 态度　　　　　D. 行为　　　　　E. 信心

小试身手 18.根据"知信行模式"，信念是行为产生和改变的

A. 基础　　　　　B.目标　　　　　C.动力　　　　　D.后果　　　　　E.原因

二、健康信念模式

健康信念模式（HBM）是运用社会心理方法解释健康相关行为的理论模式。根据健康信念模式：人们要采取某种促进健康行为或戒除某种危害健康行为，须具备三方面认识：

1.认识某种疾病或危险因素的严重性和易感性

（1）对疾病严重性认识：指个体对患某种疾病严重性的认识，包括人们对疾病引起临床后果的判断，如死亡、伤残等；对疾病引起社会后果的判断，如失业、家庭破裂等。

（2）对疾病易感性认识：指个体对患某种疾病可能性的认识，包括自身对疾病发生、复发可能性的判断等。

2.认识到采纳或戒除某种行为的困难和益处

（1）对行为有效性的认识：指人们对采取或放弃某种行为后，能否有效降低患病危险性或减轻疾病后果的判断，包括减缓病痛、减少疾病产生的社会影响等。只有当人们认识到自己行为有效时，人们才会自觉采纳或戒除某种行为。

（2）对采纳或戒除某种行为所遇障碍的认识：指人们对采纳或戒除某种行为所遇困难的认识，如费用高低、痛苦程度、方便与否等。当人们对这些困难有足够认识和充分准备，才能有效采纳或戒除某种行为。

3.对自身采纳或戒除某种行为能力的自信　也称效能期待或自我效能。即一个人对自己行为能力有正确的评价和判断，相信自己一定能通过努力克服障碍，完成行动，达到预期目标。

小试身手 19.健康信念模式认为，对自身采取或放弃某种行为能力的自信称为

A. 克服障碍　　　B.自我效能　　　C.促进行为　　　D.预期结果　　　E.自觉行动

参考答案

1.E　2.D　3.B　4.A　5.B　6.B　7.A　8.C　9.B　10.E　11.D　12.E　13.A　14.C　15.A　16.C　17.C　18.C　19.B

第三章　健康传播方法和技巧

统领全局—考试大纲

1. 熟练掌握传播的定义。
2. 掌握传播的要素和分类。
3. 了解健康传播的定义及特点。
4. 掌握人际传播的特点。
5. 熟练掌握常用的人际传播形式和人际传播的技巧。
6. 了解群体传播的特点。
7. 熟练掌握小组讨论的步骤与技巧。
8. 熟练掌握影响健康传播效果的因素(传播者、信息、传播途径、受者和环境)。

第一节　健康传播的基本概念

浪里淘沙—核心考点

一、传播的定义

传播是一种社会性传递信息的行为，是个体之间、集体之间及个体与集体之间交换信息的过程。

二、传播的要素

1. **传播者**　是指传播过程中信息的发出者，是传播行为的引发者。传播者可以是个体、群体或组织。
2. **信息与讯息**　信息泛指人类社会传播的一切内容；讯息是由一组相关联的信息符号所构成的具体信息。讯息是一种信息，通过讯息传受达到双方互动的目的。
3. **传播媒介**　是讯息载体，也是联系传播过程中各要素的纽带。
4. **受传者**　信息的接受者和反应者。受传者可是个人、群体或组织。
5. **传播效果**　是指受传者接受信息后，在知识、情感、态度、行为等方面发生的变化。

锦囊妙记：我们以护理部主任对全院护士开展优质护理讲座为例来理解传播要素，护理部主任为传播者，全院护士为受传者；讲授的优质护理内容为讯息，通过PPT的形式讲授为传播途径；护士听完讲座后优质护理方面的知识增加，认为有必要开展优质护理，在护理工作中主动为病人提供优质护理，即为传播效果。

小试身手（1~3题共用备选答案）

A. 传播者　　　　　B. 受传者　　　　　C. 信息　　　　　D. 讯息　　　　　E. 传播效果

1. 受传者在知识、情感、态度、行为等方面的变化是
2. 传播行为的引发者称为
3. 人类社会传播的一切内容是

三、传播的分类

按照传播规模，人类传播活动分为五种：
1. **人际传播**　是指人与人之间面对面交流信息，是个体之间相互沟通。人际传播是建立人际关系的基础，是共享信息的最基本传播形式。

小试身手 4. 共享信息的最基本传播形式是

A. 人际传播　　　　B. 群体传播　　　　C. 大众传播　　　　D. 组织传播　　　　E. 自我传播

2. **群体传播**　是指组织以外的小群体的传播活动。

小试身手 5. 关于组织以外小群体的传播活动，下列叙述正确的是

A. 称为亲身传播　　　　　　B. 是共享信息的最基本传播形式　　　　C. 称为群体传播
D. 是大众传播的一种形式　　E. 是建立人际关系的基础

3. **大众传播**　是职业性传播机构通过广播、电视、书籍、报刊、电影等大众传播媒介向社会人群传递信息的过程。
4. **组织传播**　指组织之间、组织内部成员之间的信息交流活动，是有组织、有领导地进行信息传播。现代社会中，组织传播已成为一个独立的研究领域，即公共关系学。
5. **自我传播**　是指个体接受外界信息后在头脑中对信息加工处理的过程。

四、健康传播的定义及特点

健康传播是通过各种传播媒介和方法，为维护和促进人类健康而收集、制作、传递、分享健康信息的过程。健康传播具有四个特点：

1. **传递的是健康信息**　健康信息泛指一切有关人的健康知识、技术、技能和行为模式，是一种宝贵的卫生资源。
2. **具有明确的目的性**　以健康为中心，健康传播争取改变个体和群体的知识、态度、行为，使之向健康方向转化。
3. **传播过程具有复合性**　健康传播表现为多级传播、多种途径传播及多次反馈。
4. **对传播者有特殊素质要求**　健康传播者属于专门技术人才，有特定的素质要求。

小试身手 6.健康传播具有明确的目的性，表现在
A. 以疾病为中心　　　　　B. 以患者为中心　　　　　C. 以社区为中心
D. 以生活方式为中心　　　E. 以健康为中心

第二节　人际传播

浪里淘沙—核心考点

一、人际传播的特点

人际传播是信息在个体与个体之间传播，其主要形式是面对面传播。它是建立人际关系的基础，是共享信息的最基本传播形式。主要特点有：①全身心传播；②以个体化信息为主；③反馈迅速。

二、常用的人际传播形式

1. **咨询**　针对咨询者的健康问题，答疑解惑，帮助其澄清观念，做出决策。

小试身手 7.针对社区居民的健康问题，答疑解难，帮助其澄清观念，做出决策的人际传播形式是
A. 咨询　　　　B. 交谈　　　　C. 劝服　　　　D. 指导　　　　E. 教育

2. **交谈**　通过与教育对象面对面交流，传递健康信息、健康知识，改变其态度。
3. **劝服**　针对教育对象存在的健康问题，说服其改变错误的健康态度、信念和行为。劝服是最有助于有效交流的技巧。
4. **指导**　通过向健康教育对象传授相关知识和技术，使其掌握自我保健技能。

三、人际传播的技巧

（一）谈话技巧

内容明确、重点突出、语速适当、注重反馈。

（二）提问技巧

1. **封闭式提问**　问题较具体，用简短、确切语言即可做出回答，如"是"或"不是"、"同意"或"反对"等。适用于收集简明的事实性资料。
2. **开放式提问**　问题较笼统，可引导对方说出自己的感觉、认识、态度和想法。**适用于了解对方真实情况。**
3. **探索式提问**　又称探究式提问。所提问题为探索究竟、追究原因的问题，如"为什么"，以了解对方某一认识或行为产生的原因。适用于对某一问题的深入了解。

小试身手 8.当健康教育者想进一步深入了解教育对象拒绝戒烟的原因时，常采用的提问方式是
A. 封闭式提问　　　B. 开放式提问　　　C. 探索式提问　　　D. 偏向式提问　　　E. 复合式提问

4. **偏向式提问**　又称诱导式提问。偏向式提问的问题中隐含了提问者的观点，以暗示对方做出提问者想要的答案，如"你今天感觉好多了吧？"适用于提示对方注意某事的场合。
5. **复合式提问**　为两种或两种以上类型的问题结合在一起，如"你今天做了哪些检查？检查结果怎样？"此类问题易使回答者感到困惑，不知如何作答，应避免使用。

> 锦囊妙记：封闭式提问答案二选一，如"您喜不喜欢护士这个工作？"；开放式提问答案不固定，适合表达内心的想法，如"请您谈一下您对护理专业的看法"；探索式提问是要探索某一行为背后的原因，如"你不想当护士的原因是什么？"；偏向式提问是指提问者已表达了自己的倾向，如"您很喜欢护士这个工作对吧？"。

小试身手 （9~11题共用备选答案）
A. 封闭式提问　　　B. 开放式提问　　　C. 探索式提问　　　D. 偏向式提问　　　E. 复合式提问
9. "经过几天的治疗，您感觉好多了吧？"属于
10. "能和我谈一下您的想法吗？"属于
11. "您对青霉素过敏吗？"属于

（三）倾听技巧

集中精力，及时反馈。

（四）反馈技巧

1. **肯定性反馈**　对对方的正确言行表示赞同和支持，适时插入"是的""太棒了"等肯定性言语或点头、微笑等非语言形式表达肯定，鼓舞对方。

2. **否定性反馈**　当发现对方言行不正确或存在问题时，首先肯定值得肯定的一面，然后以建议的方式指出问题所在，使对方心理上接受，易于接受批评和建议。

3. **模糊性反馈**　当需要暂时回避对方敏感问题或难以回答的问题时，先做出无明确态度和立场的反应，如"是吗""哦"等。

小试身手　12. 在交谈中，当对方说出某些敏感问题或难以回答的问题时，比较恰当的做法是

A. 当作没听到，继续自己的话题　　　　B. 保持沉默　　　　C. 提醒对方不要提此类问题

D. 做出无明确态度和立场的反应　　　　E. 顾左右而言他，回避问题

（五）非语言传播技巧

1. **动态体语**　通过无言的动作传情达意。如注视对方眼神表达专心倾听；通过点头表示对对方的理解和同情；以手势强调某事的重要性等。

2. **仪表**　通过适当仪表服饰、体态、姿势，表示举止稳重，有助于取得对方信任。

3. **同类语言**　适度地变化语音、语调、节奏及鼻音、喉音等，以引起对方注意。

4. **时空语**　即利用时间、环境、设施和交往气氛所产生的语义来传递信息。

第三节　群体传播

浪里淘沙—核心考点

一、群体传播的特点

1. 信息传播在小群体成员之间进行，呈双向性。

2. 群体传播可促进群体意识的形成。群体意识越强，群体凝聚力就越强，越有利于实现群体目标。

3. 群体交流中形成的一致性意见会产生一种群体倾向，这种群体压力能改变群体中的个别不同意见，从而产生从众行为。

4. 群体中的"舆论领袖"对个体的认知和行为改变具有引导作用，是开展健康传播的切入点。

二、小组讨论的步骤与技巧

小组讨论是在一位主持人的带领下，一小组人围绕某个主题进行讨论。

（一）小组讨论的步骤

1. **明确讨论主题**　讨论前首先拟定讨论提纲。讨论提纲包括讨论目的、讨论议题、内容及预期目标。

2. **组成小组**　根据讨论主题，选择相关人员组成小组，小组讨论人数一般以6~10人为宜。

小试身手　13. 群体交流时，小组讨论的适宜人数一般为

A. 2~5人　　　　　B. 6~10人　　　　　C. 10~15人　　　　　D. 15~20人　　　　　E. 20人以上

3. **选择时间和地点**　根据小组人员特点和讨论时间长短选择讨论时间和地点。讨论时间一般控制在1小时左右；讨论地点选择小组成员感觉舒适、方便的地方。

4. **排列座位**　座位围成圆圈式或马蹄形，有利于参与者面对面交谈。

（二）主持小组讨论的技巧

1. **热情接待**　主持人提前到达会场，迎接每一位前来参加小组讨论的人。

2. **说好"开场白"**　主持人自我介绍、介绍讨论目的和主题。开场白通俗易懂，简单明了，使每一位与会者明确讨论的重要性及自身的作用。

3. **建立融洽关系**　开场白后请每一位与会者自我介绍，加强与会者之间相互了解，建立融洽关系。

4. **鼓励发言**　以各种方式鼓励发言，对发言踊跃者给予肯定性反馈。

5. **打破僵局**　当讨论出现沉默不语时，主持人通过播放短小录像片、提出开放式问题，或以个别提问、点名等方式打破僵局。

6. **控制局面**　当讨论偏离主题、激烈争论或因某个人"一言堂"时，主持人应及时提醒、婉转引导、礼貌插话等方式控制局面。

7. **结束讨论**　讨论结束时，主持人对讨论问题进行总结，并向与会者表达感谢。

小试身手　14. 社区护士小王在某养老院组织老人进行以"冬季老年人保健"为主题的小组讨论，在主持过程中，以下不恰当的行为是

A. 提前到达会场，对每一位参加小组讨论的人表示欢迎

B. 请每一位与会者进行自我介绍

C. 鼓励大家发言，对发言踊跃者给予肯定性反馈

D. 当讨论出现沉默不语时，提出可引发争论的开放式问题打破僵局

E. 讨论偏离主题时，出于礼貌，不作任何引导

第四节 影响健康传播效果的因素及对策

浪里淘沙—核心考点

健康信息的传播效果受多种因素影响，主要因素包括传播者、信息、传播途径、受者和环境。

一、传播者

传播者是健康信息传播的主体，具有收集、制作与传递健康信息，处理反馈信息，评价传播效果等职能。为增进传播效果，传播者应注意：

1. 树立良好形象，收集、选择对受者有价值的信息。

2. 确保信息准确、鲜明、生动、易懂、适用。

3. 根据受者特点，选择恰当的传播渠道。

4. 及时了解受者对信息的反应和传播效果，不断调整传播行为。

二、信息

健康信息泛指一切有关人生理、心理、社会适应能力的知识、技术、观念和行为模式。健康信息是健康传播者传递的内容。**健康信息具有以下特点**：

1. **符号通用、易懂** 信息传递过程中所用符号必须是通用的、易懂的，以避免传而不通。

2. **科学性** 科学性是健康信息的生命，是健康传播效果的根本保证。

3. **针对性** 健康信息的选择、制作、传递须考虑受者的需求和特点。

4. **指导性** 健康信息应具有现实指导意义，告诉受者如何运用健康知识、技能，使受者自愿采纳健康行为。

小试身手 15. 健康信息的特别**不包括**

A. 易懂　　　　B. 科学性　　　　C. 针对性　　　　D. 前瞻性　　　　E. 指导性

三、传播途径

传播途径是指信息传递的方式和渠道。

1. **常用的健康传播途径**：①口头传播（如演讲、报告、座谈、咨询等）；②文字传播（如报纸、杂志、书籍、传单等）；③形象传播（如图片、标本、食物、模型等）；④电子媒介传播（如电影、电视、广播、录像、幻灯、投影等）。

小试身手 16. 口头传播指

A. 咨询　　　　B. 传单　　　　C. 模型　　　　D. 报刊　　　　E. 幻灯

小试身手 17. 以下哪项属于形象传播

A. 咨询、演讲　B. 报纸、杂志　C. 标本、模型　D. 电影、电视　E. 书籍

小试身手 18. 健康教育宣传单的传播途径属于

A. 文字传播　　B. 口头传播　　C. 书面传播　　D. 印刷传播　　E. 形象传播

2. **选择传播途径的原则 遵循四项原则：准确性原则、针对性原则、速度快原则、经济性原则**。

四、受者

受者是指信息通过传播途径到达并被接受的个人或群体。健康传播的受众是社会人群，他们因生理、心理特点不同，对健康信息、传播途径的要求也不同。

1. **受者的心理特点** 受者在接触信息时普遍存在着"四求"心理，即求真、求新、求短、求近。求近是信息在生活、地域、情感、认知、知识等方面贴近受者。

2. **受者对信息的选择性** 包括选择性接受、选择性理解和选择性记忆。

3. **受者的动机** 受者不仅选择性接受信息，还会主动寻求和使用信息。**受者寻求信息的动机包括：消遣、打发时间、寻找情报、解决疑难或满足社会心理需求**。

五、环境

健康传播的效果还受传播时的自然环境和社会环境的影响。自然环境包括传播活动地点、场所、距离、光线、温度、环境布置等。社会环境包括社会经济状况、文化习俗、社会规范、政策法规等。

参考答案

1.E　2.A　3.C　4.A　5.C　6.E　7.A　8.C　9.D　10.B　11.A　12.D　13.B　14.E　15.D　16.A　17.C　18.A

639

第四章 健康教育的步骤

1. 熟练掌握健康教育诊断的概念和健康教育的基本步骤。
2. 熟练掌握健康教育计划与干预（确定优先项目、确定计划目标和确定干预方案）。
3. 熟练掌握评价的目的和评价的种类与内容。
4. 掌握评价的影响因素。

第一节 健康教育诊断

浪里淘沙—核心考点

一、健康教育诊断的概念

健康教育诊断是指在面对人群健康问题时，通过系统调查、测量来收集资料，对资料进行分析、归纳、推理、判断，确定与此健康问题有关的行为和影响因素，以及获取健康教育资源的过程，从而为制定健康教育干预目标、策略和措施提供依据。

二、健康教育诊断的基本步骤

健康教育诊断主要从社会、流行病学、行为、环境、教育和管理与政策六个方面进行诊断。

（一）社会诊断

社会诊断的主要目的是从分析广泛的社会问题入手，了解社会问题与健康问题的关系，**重点内容包括社会环境和生活质量**。

1. **社会环境** 包括社会政策、经济、文化、卫生服务、社区资源等方面情况。

2. **生活质量** 包括主观和客观指标两个方面。主观指标包括目标人群的生活满意度；客观指标包括目标人群生活环境的物理、经济、文化和疾病等情况。

（二）流行病学诊断

流行病学诊断的主要任务是确定目标人群的主要健康问题及引起健康问题的行为因素和环境因素。

（三）行为诊断

行为诊断的主要目的是确定导致目标人群疾病或健康问题发生的行为危险因素，主要任务包括三个方面：

1. 区别引起疾病或健康问题的行为与非行为因素 分析导致已知疾病或健康问题的因素是否为行为因素。

2. 区别重要行为与相对不重要行为 下列行为为重要行为：行为与疾病或健康问题密切相关，经常发生的行为。

3. 区别高可变性行为与低可变性行为 高可变性行为与低可变性行为是指通过健康教育干预，某行为发生定向改变的难易程度。

高可变性行为是：正处在发展时期或刚刚形成的行为；与文化传统或传统的生活方式关系不大的行为；在其他计划中已有成功改变的实例的行为；社会不赞成的行为。

低可变性行为是：形成时间已久的行为；深深植根于文化传统或传统生活方式之中的行为；既往无成功改变实例的行为。

小试身手 1. 健康教育中行为诊断的任务**不包括**

A. 区别引起疾病的行为与非行为因素　　　　B. 区别引起健康问题的行为与非行为因素

C. 区别重要行为与相对不重要行为　　　　　D. 区别高可行性行为与低可行性行为

E. 区别高可变性行为与低可变性行为

小试身手 2. 老王有15年的吸烟史，近期发现有冠心病，社区护士指导他戒烟，可是他尝试戒烟3次均没有成功，从健康教育干预的角度来说，老王的这种吸烟行为属于

A. 高可变性行为　　　　　　B. 低可变性行为　　　　　　C. 习惯性行为

D. 社会不赞成的行为　　　　E. 社会性行为

（四）环境诊断

环境诊断是为确定干预的环境目标奠定基础。

1. 从众多的社会环境因素中找出对行为相互影响的环境因素。

2. 根据环境因素与健康和生活质量的关联强度，以及该环境因素所致的发病率、患病率、罹患率情况，确定其重要性。

3. 根据环境因素是否可通过政策、法规等干预而改变，确定其可变性。

4. 结合重要性与可变性分析，确定干预的环境目标。

（五）教育诊断

行为受遗传因素、环境因素和学习因素的影响。在格林模式中，这些因素被划分为倾向因素、强化因素和促成因素。

1. **倾向因素**　是指产生某种行为的动机、愿望，或是诱发某行为的因素。倾向因素是指人的知识、信念、态度和价值观。

小试身手 3.老王有15年的吸烟史，近期发现有冠心病，社区护士小张建议他戒烟，但老王认为吸烟与疾病关系不大，拒绝了小张的建议，老王的这种行为受到哪类因素的影响

A.倾向因素　　　　B.促成因素　　　　C.强化因素　　　　D.环境因素　　　　E.思想因素

小试身手 4.患者，男，50岁，因冠心病入院，当护士对其进行健康教育、劝其戒烟时，其否认吸烟对健康会产生影响，表示不想戒烟。影响该患者行为的因素是

A.倾向因素　　　　B.促成因素　　　　C.强化因素　　　　D.环境因素　　　　E.学习因素

2. **促成因素**　是指使行为动机和意愿得以实现的因素，即实现或形成某行为所必需的技能、资源和社会条件。包括政策法规、保健设施、医务人员、诊所、医疗费用、交通工具、个人保健技术等。

3. **强化因素**　是指激励行为维持、发展或减弱的因素。主要来自社会支持、同伴影响和领导、亲属以及保健人员的劝告等。

> 锦囊妙记：一位45岁的男性在政府机关上班，有一次听讲座得知吸烟者与非吸烟者相比，患肺癌的几率增加好几倍，于是下定决心戒烟；刚好单位在推广办公室禁止吸烟，于是他坚持戒烟了3个月，后来被单位评为戒烟明星，受到单位领导的表扬。上述因素中，个人了解吸烟导致肺癌是倾向因素，单位禁止办公室吸烟为促成因素，单位领导表扬为强化因素。

小试身手 5.影响目标行为的强化因素是

A.医疗费用　　　　B.知识　　　　C.态度、信念　　　　D.个人的价值观　　　　E.家人的劝告

（六）管理与政策诊断

管理与政策诊断的核心内容是组织评估和资源评估。组织评估包括组织内分析和组织间分析。组织内分析指对健康教育与健康促进内部的分析，组织间分析指主办健康教育和健康促进的组织外部环境，分析外环境对计划执行可能产生的影响。

第二节　健康教育计划与干预

浪里淘沙—核心考点

一、确定优先项目

确定优先项目时应遵循重要性和有效性原则。

1. **重要性原则**　优先考虑严重威胁人群健康，对经济社会发展、社区稳定影响较大的健康问题。

2. **有效性原则**　优先考虑健康教育干预能有效改善的健康问题。

小试身手 6.男，42岁，十二指肠溃疡病患者。护士在讨论制定针对其健康教育与干预计划时，有护士提出消除病因、定时服药、学习溃疡病知识、饮食调节等是否可以作为优先项目。在确定优先项目时应遵循的原则是

A.针对性和重要性原则　　　　B.针对性和结果性原则　　　　C.时效性和准确性原则

D.重要性和有效性原则　　　　E.三个"W"和两个"H"

二、确定计划目的与目标

一旦确定了优先项目，即可确定项目的目的和目标。

目的和目标是效果评价的依据。目的是指执行某项计划后预期达到的结果。**目的具有宏观性、远期性，一般用文字描述**。目标是目的的具体体现，用指标描述，具有可测量性。

（一）计划目的

计划目的是健康教育项目最终利益的阐述，如通过降低吸烟率以减少肺癌的患病率。

（二）计划目标

在计划目的的基础上，计划目标进一步回答对象、时间、什么或多少等问题。以上述计划目的为例，其计划目标为：某社区16~26岁青少年吸烟率在3年内降低20%。**计划目标分为总体目标和具体目标**。

1. **总体目标**　一般由三个"W"和两个"H"组成，即：

（1）Who—对象。

（2）What—实现什么变化。

（3）When—实现变化的期限。

（4）How much—变化的程度。

（5）How to measure—测量的方法。

2. **具体目标**　总体目标可分解为各方面、各阶段、各层次的具体目标。

三、确定干预方案

干预方案的内容包括：目标人群、干预策略、干预内容、方法、日程及人员培训、效果评价等。

第三节 健康教育评价

浪里淘沙—核心考点

健康教育评价是系统收集、分析、表达资料的过程，它贯穿于健康教育的全过程。 健康教育评价旨在确定健康教育计划和干预价值，为健康教育计划的进一步实施和后续项目决策提供依据。

一、评价的目的

1. 明确健康教育计划的执行情况。
2. 确定健康教育预期目标实现程度及持续性。
3. 确定健康教育计划的先进性和合理性。
4. 总结健康教育的成功与不足之处，提出进一步的研究假设。
评价健康教育质量的重点是病人教育普及率与合格率。

二、评价的种类与内容

（一）形成评价

是对项目计划进行评价，是一个完善项目计划，避免工作失误的过程。
1. 形成评价的具体内容
（1）目标人群的基本特征。
（2）目标人群对各种干预措施的看法。
（3）教育材料发放情况，包括生产、储存、批发、零售和发放渠道。
（4）在计划执行阶段是否根据出现的新情况、新问题对计划进行调整。
2. 形成评价的方法 文献、档案、资料回顾、专家咨询、专题小组讨论等。

（二）过程评价

过程评价起始于健康教育计划实施开始之时，贯穿于计划执行的全过程。
1. 过程评价的内容：针对个体的评价内容、针对组织的评价内容、针对政策和环境的评价内容。
2. 过程评价的主要方法有：查阅档案资料、目标人群调查和现场观察。

（三）效应评价

健康教育通过改变目标人群的健康相关行为来实现目标。效应评价正是对目标人群因健康教育项目所导致的相关行为及影响因素的变化进行评价。效应评价又称为近中期效果评价。**效应评价内容包括：**
1. 倾向因素 目标人群保健知识、健康价值观、对某一健康相关行为或疾病的态度、对疾病易感性、疾病潜在威胁的认识等。

小试身手 7.某糖尿病健康教育项目结束后，评估目标人群预防糖尿病知识水平的变化，属于健康教育评价中的
A.形成评价　　　　B.过程评价　　　　C.结果评价　　　　D.效应评价　　　　E.结局评价
2. 促成因素 卫生服务或实行健康行为资源的可及性。
3. 强化因素 与目标人群关系密切者对健康相关行为或疾病的看法、目标人群采纳健康相关行为时获得社会支持及采纳该行为前后自身的感受。
4. 健康相关行为 干预前后目标人群健康相关行为是否发生改变、改变程度及变化在人群中的分布。

（四）结局评价

健康教育的最终目的是提高目标人群的生活质量。结局评价目标人群健康状况及生活质量的变化。

（五）总结评价

总结评价是指形成评价、过程评价、效应评价和结局评价的综合以及对资料做出总结性概括，反映健康教育项目成功与不足之处，为今后制定计划和决策提供依据。

小试身手（8~10题共用备选答案）
A.形成评价　　　　B.过程评价　　　　C.效应评价　　　　D.结局评价　　　　E.总结评价
8.调查社区居民心脑血管疾病患者的生活质量属于
9.调查社区居民艾滋病防治疾病相关知识知晓率属于
10.某社区对吸烟人群实施戒烟的健康教育计划进行评价，下列哪项属于总结评价的内容
A.吸烟人群的各种基本特征　　　　B.在项目中运用的干预策略和活动
C.吸烟人群对各种干预措施的看法　　　　D.干预行为获得社会支持的情况
E.干预后吸烟人群健康行为的改变

三、影响评价的因素

评价过程中常见的偏倚因素有五种：

（一）时间因素

时间因素是指在健康教育计划的执行和评价过程中发生的重大的、可能对目标人群产生影响的事件，如与健康相关公共政策的颁布、重大生活条件的改变、自然灾害等。

小试身手 11.由于自然灾害导致对健康教育目标人群的评价效果出现偏倚。此偏倚因素为

A.测试因素　　　　B.观察因素　　　　C.回归因素　　　　D.选择因素　　　　E.时间因素

（二）测试或观察因素

评价过程中测试者的态度、工作人员对有关知识和技能的掌握程度、测量工具的有效性及目标人群的成熟性对评价结果均有影响。

1.测量者因素包括：暗示效应、测量者成熟性和评定错误。

2.测量工具因素。

3.测量对象因素包括：测量对象成熟性及霍桑效应。

（三）回归因素

回归因素是指由于偶然因素，个别被测试对象的某特征水平过高或过低，但在后续的测试中又恢复到原来实际水平的现象。采用重复测量的方法以减少回归因素对评价结果的影响。

小试身手 12.在影响健康教育评价的各因素中，由于偶然因素，个别被测试对象的某特征水平过高或过低，但在以后的测试中可能又恢复到原来实际水平的现象被称为

A.时间因素　　　　B.测试因素　　　　C.回归因素　　　　D.选择因素　　　　E.失访

小试身手 13.减少偶然因素对评价效果的影响，可采用

A.重复测量　　　　B.随机抽样　　　　C.随机配对　　　　D.检验测量工具　　　　E.培训测量人员

（四）选择因素

在评价阶段，如干预组和对照组选择不均衡，可引起选择偏倚，最终影响观察结果的正确性。通过随机化或配对选择可防止或减少选择偏倚对评价结果的影响。

（五）失访

失访是指在实施健康教育计划或评价过程中，目标人群由于各种原因而中断被干预或评价。如目标人群失访比例超过10%或出现非随机失访，即是其中有某种特征的人失访时，便可造成偏倚，影响评价结果。

参考答案

1.D　2.B　3.A　4.A　5.E　6.D　7.D　8.D　9.C　10.E　11.E　12.C　13.A

第五章 医院健康教育

1. 熟练掌握医院健康教育的概念。
2. 了解医院健康教育的意义。
3. 熟练掌握患者健康教育的分类及内容。
4. 熟练掌握患者健康教育的实施程序。

第一节 医院健康教育的基本概念

浪里淘沙—核心考点

1. **医院健康教育的概念** 医院健康教育又称临床健康教育或病人健康教育，**是以病人为中心**，针对到医院接受医疗保健服务的病人及其家属实施的有目的、有计划、有系统的健康教育活动，其目的是防治疾病，促进康复。

2. **医院健康教育的意义** 医院健康教育是社会发展和医学进步的产物，是医院工作的重要组成部分。对疾病的预防、治疗、护理、康复、管理等诸多环节具有特殊意义和作用，可**提高患者依从性**，有助于**心理治疗、消除致病因素、密切医患关系、降低医疗成本**。

小试身手 1. 关于医院健康教育的意义，下列说法**不正确**的是
A. 心理治疗　　　B. 增加医院知名度　　　C. 消除致病因素　　　D. 减低医疗成本　　　E. 密切医患关系

第二节 病人健康教育

浪里淘沙—核心考点

一、病人健康教育的分类和内容

1. **门诊教育** 是指病人在门诊治疗过程中所进行的健康教育。门诊病人流动性、差异性大，不可能针对每个病人开展健康教育。因此，**门诊教育应根据不同季节、地域，开展常见病的防治教育**。门诊教育包括候诊教育、随诊教育、咨询教育和健康教育处方。

小试身手 2. 患者在门诊诊疗过程中接受的健康教育称为
A. 入院教育　　　B. 病房教育　　　C. 随访教育　　　D. 门诊教育　　　E. 住院教育

(1) **候诊教育** 在病人候诊期间，针对候诊知识及该科常见疾病的防治所进行的健康教育。
(2) **随诊教育** 在诊疗过程中，医护人员根据病情对病人进行口头教育和指导。
(3) **咨询教育** 医护人员对门诊病人或家属提出的有关健康相关问题进行解答。
(4) **健康教育处方** 在诊疗过程中，以医嘱的形式对病人的行为和生活方式给予指导。

小试身手 3. 健康教育处方属于下列哪种形式
A. 咨询　　　B. 口头教育　　　C. 医嘱　　　D. 书面资料　　　E. 书面指导

2. **住院教育** 是指在住院治疗期间对病人进行健康教育。由于病人住院时间相对较长，医护人员对病人比较了解，可根据病情、心理变化，进行针对性教育。**住院教育主要包括入院教育、病房教育和出院教育**。

小试身手 4. 患者，女，51岁，以"高血压心脏病"为诊断收住院，入院后责任护士对患者及家属进行入院教育，主要内容是
A. 患者所患疾病的病因　　　B. 医院的规章制度　　　C. 患者所患疾病的治疗原则
D. 制定健康教育计划　　　E. 用药指导

二、病人健康教育的实施程序

患者健康教育程序分为五步：**评估教育需求、确定教育目标、制定教育计划、实施教育计划和评价教育效果**。

小试身手 5. 在实施患者健康教育时，首先应进行的是
A. 考虑教育形式　　　B. 分析患者的需求　　　C. 制定教育目标　　　D. 制定教育计划　　　E. 评价教育需求

参考答案

1.B　2.D　3.C　4.B　5.B

第七篇　护理管理学

第一章　绪　论

统领全局—考试大纲

1.掌握管理与管理学的概念、基本特征。

2.了解管理的对象和方法。

3.掌握管理的职能。

4.掌握护理管理的概念和任务。

5.了解护理管理的意义、特点及发展趋势。

考点导航

第一节　管理与管理学

一、管理与管理学的概念、基本特征

（一）管理的概念

管理是管理者通过计划、组织、人力资源管理、领导、控制等各项职能工作，合理分配、协调组织内部资源，与被管理者共同实现组织目标，取得最大组织效益的动态过程。

（二）管理学的概念

管理学是由社会科学、自然科学和其他学科相互渗透、融合、交叉产生的一门综合性应用科学，主要研究管理活动的基本规律与方法，具有实践性、综合性和社会性的特点。

（三）管理的基本特征

1.管理的二重性

（1）**管理的自然属性**：管理具有普遍性和共性，即任何组织的管理活动都要经过计划、组织、领导和控制等管理过程。

（2）**管理的社会属性**：管理具有其特殊性和个性，即管理总是在一定的生产关系下进行的，不同社会制度、不同历史阶段和不同社会文化，都会使管理出现一定的差别，这就是管理的社会属性。

2.**管理的科学性和艺术性**　管理的科学性主要表现在规律性、程序性和技术性3个方面。管理的艺术性主要表现在应变性、策略性和协调性3个方面。

3.**管理的普遍性与目的性**　管理普遍存在于各种活动之中，即为管理的普遍性。管理是人类一项有意识、有目的的协作活动，是为实现组织既定的目标而进行的，这就是管理的目的性。

二、管理的对象、方法

（一）管理的对象

1.**人**　人是**管理的最主要因素，是管理的核心**。传统意义上人的管理包括人员选择、聘任、培养、考核、晋升，现在延伸到人力资源开发和利用。

2.**财**　财的管理是指对资金的分配和使用进行管理，以保证有限资金产生最大效益。财的管理应遵守开源、节流、注重投资效益等原则。

3.**物**　物是指设备、材料、仪器、能源等。物的管理应遵循的原则是保证供应、合理配置、物尽其用、检验维修、监督使用、资源共享。

4.**时间**　时间是最珍贵的资源。清晰的时间成本效益观念是进行有效时间管理的基础。管理者要充分利用好时间。

5.**信息**　信息是管理活动的媒介。信息管理包括广泛收集信息，精确加工和提取信息，快速准确传递信息，利用和开发信息。

温馨提示：管理的五大对象分别为人、财、物、时间和信息，其中人是管理的核心。

（二）管理的方法

1.**行政方法**　是最基本的、传统的管理方法，是依靠行政组织权威，通过命令、指示、规定等手段指挥下属工作而实现管理目标。**特点**：①**时效性**：以组织的行政权力运行为基础，行动迅速，见效快。②**区域性**：只能在行政权力所及范围内起作用。③**不平等性**：下级需要完全遵从上级命令。

2.**经济方法**　是指以人们对物质利益的需要为基础，按照客观经济规律的要求，运用各种物质利益手段执行管理职能、实现管理目标的方法。**特点**：①**利益性**：利用人们对经济和物质利益的需求来引导被管理者。②**交换性**：以交换为前提，运用一定的报酬引导被管理者完成任务。③**关联性**：经济的方法涉及范围广泛，与各个方面都有联系，有时发挥积极作用，有时也会

产生偏见。

3. **法律方法** 是通过制定和实施法律、法令、条规进行管理的方法。**特点**：①**强制性**：法律或组织规范由国家或组织强制实施，人人必须遵守，具有普遍约束力和强制性。②**规范性**：法律或组织规范可作为评价行为的标准。③**概括性**：法律或组织规范具有普遍适用性和相对稳定性。

4. **教育方法** 是按照一定的目的和要求对受教育者从德、智、体几个方面施加影响，使受教育者改变行为的一种有计划的活动。**特点**：①**长期性**：教育以转变人的思想、价值观为特征，以提高人的素质为目的，是一个缓慢的过程。②**互动性**：在教育过程中，教育者和受教育者相互学习、相互影响、共同进步。③**多样性**：多种教育方法都可达到教育目的。

5. **社会心理学方法** 是指运用社会学、心理学知识，按照群体和个人的社会心理活动特点及规律进行管理的方法。

6. **数量分析方法** 是建立在现代系统论、信息论、控制论等科学基础上的一系列数量分析、决策方法。**特点**：①**逻辑性**：指在假定的前提条件下，运用一定的数理逻辑分析，针对需要解决的问题建立模型。②**客观性**：在建立模型和进行推导的过程中，基本上不受人为因素影响，具有较强的客观性。

7. **系统方法** 是按照事物本身的系统性把管理或研究对象放在系统的形式中认识和考察的一种方法。**特点**：①**整体性**：组织中某部分的决策和行为将影响组织中的其他部分，各部分只有相互协调、共同运作才能保证目标达成。②**开放性**：系统需要依赖外界环境输入物质、信息和能量，同时向外环境输出系统运行的结果。

8. **权变方法** 是指管理者在**面对不同的组织情境时采用不同的管理方法**。权变方法强调管理者在实践中需**根据情境条件灵活运用管理理论和技能**。

9. **人本方法** 是以人的全面自由发展为管理目标，以尊重人格为管理价值规范，以团队精神为管理价值取向。

三、管理的职能

1. **计划职能** 是管理的**首要职能**，是指为了实现组织目标而对未来的行动进行计划和安排。其中心任务是确定组织目标和实现目标的具体方案。

2. **组织职能** 是管理的**重要职能**。组织工作的主要内容：①根据组织的规模和任务设计组织结构；②明确职责、任务和权力；③建立健全各项规章制度。

3. **人力资源管理** 是管理的**核心职能**，主要是对各岗位的人员进行选聘、教育培养、绩效考核以及人力资源的开发和有效利用。

4. **领导职能** 是对组织内成员的个人行为及集体行为进行引导、运用各种手段和方法施加影响力的过程。

5. **控制职能** 是指按照既定的目标和标准，对组织活动进行衡量、监督、检查和评价，发现偏差，采取纠正措施，使工作按原定计划进行，或适当调整计划，使组织目标得以实现的活动过程。

第二节 护理管理学概论

一、护理管理的概念和任务

护理管理（WHO）是为了提高人民的健康水平，系统地利用护士的潜能和有关其他人员、设备、环境和社会活动的过程。护理管理（国内）是护理管理者运用管理学的原理和方法，通过**计划、组织、人员管理、领导和控制**，协调人及其他资源，提高**护理质量的工作过程**。

我国护理管理主要承担的任务：研究护理管理的客观规律、原理原则和方法；应用科学、有效的管理过程；构建和实践临床护理服务内容体系；建立护理服务评估体系；实施护理项目成本核算，实现护理成本管理标准化、系统化、规范化；持续改进临床护理质量，提供高品质的护理服务。根据工作内容不同，护理管理任务可分为护理行政管理、护理业务管理、护理教育管理、护理科研管理。

二、护理管理的意义及特点

（一）护理管理的意义

护理管理是现代医院管理的重要组成部分。护理管理水平是医院管理水平的重要体现。科学的护理管理是提高护理质量的保证。

（二）护理管理的特点

1. **广泛性** 主要体现在护理管理范围的广泛和参与管理的护理人员的广泛。护理管理的范围包括组织管理、人员管理、业务管理、质量管理等，参与护理管理的人员包括护理管理者以及各个部门各个班次的护理人员。

2. **综合性** 护理管理既要综合利用管理学理论和方法，又要考虑护理实践的特点和影响因素。

3. **实践性** 护理管理的目的是运用科学的管理方法解决临床护理管理问题。

三、护理管理的发展趋势

（一）管理思想现代化

主要表现：①从重视工作、操作实施过程管理向不同层次、多元化管理转变；②从一维分散管理向系统管理转变；③从重视硬件管理向重视软件、信息管理转变；④从定性或定量管理向定性与定量结合的管理转变；⑤从经验决策向科学决策转变；⑥从短期行为向社会的长期目标转变；⑦从守业管理向创业管理转变；⑧从重视监督管理向重视激励因素转变；⑨管理人才从技术型的"硬专家"向"软专家"转变；⑩从博采西方管理理论向创建我国科学管理理论转变。

（二）管理体制合理化

管理体制适应社会发展要求。未来的发展，护理管理者应积极争取与职责对等的各种权力。

（三）管理人才专业化

对护理管理者的选拔和培养，除了专业技术的要求，将更加重视管理知识、技术和方法的要求。

（四）管理方法科学化

护理管理者要结合专业特点，借鉴先进的管理方法，以推进护理管理科学化的进程。

（五）管理手段信息化

管理手段的自动化，可以使管理工作经济、准确、及时、高效，为管理现代化提供了重要手段，如医院信息系统的开发和使用。随着信息技术发展，网络管理的自动化程度将进一步普及和提高。

（六）管理内容合理化

目前护理管理的范围是以医院为主，对社区护理管理涉及较少。发展社区卫生服务，建立功能合理、方便群众的卫生服务网络，已是卫生事业发展的大趋势。

1.因地制宜的管理模式　随着护理工作范围延伸、人群扩大，护理管理的工作模式和内容也随之转变。

2.人性化的管理方法　护理管理将以人为本，更强调用"柔性"管理方法，构建多元化护理组织文化，提供个人自我管理和自我提升的空间，适应不同护士管理的需求，充分调动员工的积极性，最大限度发挥管理效益。

3.弹性化的激励方案　以护士需求及职业发展为导向进一步完善绩效评估体系，建立科学的弹性化激励方案，进一步提高护士工作积极性和职业满意度。

第二章　管理理论在护理管理中的应用

统领全局—考试大纲

1. 了解中国古代管理思想与西方管理理论及其应用。
2. 熟练掌握系统原理与原则。
3. 掌握人本原理与原则。
4. 掌握动态原理与原则。
5. 了解效益原理与原则。

考点导航

第一节　中国古代管理思想及西方管理理论

一、中国古代管理思想

1. 社会管理思想　如《论语》《管子》中的"君子不器"，儒家思想中的"其身正，不令而行；其身不正，虽令不行"等思想，均体现了古代的社会管理思想。
2. 系统管理思想　我国古代的伟大建筑万里长城，战国时期的都江堰水利枢纽工程，其建筑和管理的整个构思都充分体现了系统管理思想。
3. 战略管理思想　孙武的《孙子兵法》被推崇为中外"兵学圣典"，直到今天仍备受推崇。
4. 用人思想　有"知人善任"，"水能载舟、亦能覆舟"等思想。

二、西方管理理论及其应用

西方管理理论可划分为三个阶段：**古典管理理论阶段（19世纪末~1930年）、行为科学理论阶段（1940~1960年）和现代管理理论阶段（1960年以后）。**

（一）古典管理理论

1. 科学管理理论

（1）概述：**科学管理理论的创始人是泰勒**（F.W. Taylor，1856~1915年），他首次提出科学管理的概念，1911年出版《科学管理原理》一书，**被公认为"科学管理之父"。**

（2）主要内容：**科学管理理论的出发点是提高劳动生产效率**，其主要内容是：①**使工作方法、劳动工具、工作环境标准化**；②**确定合理的工作量**；③**挑选和培训工人，使其掌握标准工作方法**；④**实行差别工资制**；⑤**实行职能工长制**。

2. 管理过程理论

（1）概述：**法国人法约尔**（Henri Fayol，1840~1925年）对组织管理进行了系统、独创的研究，1925年出版了《工业管理与一般管理》一书，**被称为"管理过程之父"。**

（2）主要内容：①**区别经营和管理**：将管理活动从经营职能中独立出来；②**明确管理职能**：**管理活动包含计划、组织、指挥、协调、控制五大职能**；③**倡导管理教育**：管理能力可通过教育获得；④**提出十四项基本管理原则**，包括分工、权责匹配、严明纪律、统一指挥、统一领导、个人利益服从集体利益、报酬公平合理、集权与分权相适应、等级制度、工作秩序、公平公正、人员稳定、激励创造、团队合作等。

3. 行政组织理论

（1）概述：**韦伯**（Max Weber，1864~1920年）着重于组织理论研究，**提出了"理想的行政组织体系"理论。**

（2）主要内容：韦伯认为理想的行政体系具有以下特点：①明确的组织分工；②自上而下的等级体系；③合理任用人员；④建立职业的管理人员制度；⑤建立严格的、不受各种因素影响的规则和纪律；⑥建立理性的行动准则。

（二）行为科学管理理论

1. 人际关系学说　20世纪30年代**梅奥**（George Ehon Mayo，1880~1949年）**等人在西方电气公司进行了"霍桑试验"**。他发现**决定工作效率最重要的是人际关系和安全感**，于是在1933年出版了《工业文明中人的问题》，**提出人际关系学说。人际关系学说的主要内容**：①**人是"社会人"，不仅仅是"经济人"**，其工作态度受多种因素影响；②**劳动效率主要取决于职工的积极性**，取决于人际关系；③**职工中的非正式小群体更能影响职工情绪，甚至左右职工行为**；④科学的领导者应善于和职工沟通与倾听。

2. 人性理论—X理论和Y理论　美国的**麦格雷戈**（Douglass McGregor，1906~1964年）于1957年**提出X理论与Y理论**。**X理论认为人是懒惰的，不喜欢工作，在严密监督下才能有效地工作。Y理论认为人是喜欢工作的，是负责的，能够自我控制和管理。**

3. 群体力学理论　德国心理学家**库尔特·卢因**（Kun Lewin，1890~1947年）在1944年提出的，**重点研究组织中的群体行为**。主要内容：①群体是一种非正式组织，是处于平衡状态的一种"力场"；②群体行为就是各种相互影响力的结合，这种"力场"可修正个人行为；③群体的内聚力可以用每个成员对群体忠诚、责任感、对外攻击的防御、友谊等态度来说明。

4.行为科学理论在护理管理中的应用

（1）**在护理管理中全面贯彻以人为本的护理和管理**。

（2）护理管理者要建立良好的人际关系，采取各种激励措施调动护理人员的积极性。

（3）护理管理者要丰富工作内容，提高护士工作兴趣和责任感。

温馨提示：不同管理理论的提出者：

科学管理理论：泰勒（科学管理之父）；管理过程理论：法约尔（管理过程之父）；

行政组织理论：韦伯；人际关系学说：梅奥（霍桑试验的实施者）

第二节　现代管理原理与原则

一、系统原理与原则

（一）系统原理

1.系统的概念　系统是由若干相互作用、相互联系的要素组成的、具有特定功能的统一整体。系统原理认为任何一个管理对象都是一个系统，由若干子系统组成，同时又是更大系统的子系统。

2.**系统的特性**

（1）**整体性**：系统是由各个要素组成的有机整体。系统功能大于各个体功效之和。

（2）**目的性**：系统的存在就是为了达到一定的目的。管理系统的目的就是创造价值和提供服务，实现经济效益和社会效益。

（3）**相关性**：系统内各要素之间相互联系、相互依存。一个要素的变化会引起另一个要素的变化，并引起系统的变化。

（4）**层次性**：任何系统都有一定的层次结构。

（5）**环境适应性**：一个有生命力的系统须不断与外界环境进行能量、信息交换，不断适应外界环境的变化。

3.系统原理的主要内容　任何管理对象都是一个特定系统，每一个基本要素都与整体目标相互联系，按一定结构组合在一起，既在自己系统之内，又与其他各系统发生联系。任何管理对象都是一个整体的动态系统，必须从整体看待部分，使部分服从整体；同时这个系统还是更大系统的一个构成部分，应该从全局考虑，摆好自身位置，使之为更大系统的全局服务。

4.系统分析方法　是指对一个系统内的基本问题，运用逻辑推理和分析计算的方法，为找出可行方案或优选方案而进行比较分析的方法。

5.**在护理管理中的应用**　系统原理要求护理管理者**运用整体的观点**、相关的观点、有序的观点、动态的观点、开放的观点，**去分析和解决系统或局部的护理管理问题**。

（二）对应的原则

1.**整分合原则**　管理必须遵循在整体规划下，进行明确分工，又在分工的基础上进行有效综合。概括起来就是**整体把握**、**科学分解**，组织综合。

2.**相对封闭原则**　对于系统内部，管理的各个环节必须首尾相接，形成回路，使各个环节的功能充分发挥。但封闭是相对的，系统必须具有开放性，与相关系统有输入输出关系。

二、人本原理与原则

（一）人本原理

梅奥首先提出以人为本的管理思想。人本原理就是在**管理中坚持以人为本，注重发挥被管理者的积极性**、**主动性**，使被管理者在工作中充分发挥潜能，创造性完成任务。**人本原理强调以人的管理为核心**，以激励人的行为，调动人的积极性为根本。人本原理的前提是：人不是单纯的"经济人"，而是有多种需要的复杂的"社会人"，管理者要满足其自我实现的需求。

（二）对应的原则

1.**能级原则**　管理者应**按一定标准、规范和秩序将管理中的组织和个人进行分级**。能级原则应注意：①管理能级必须具有分层、稳定的组织形态；②**不同能级应表现出不同的、相对应的权力、物质利益和精神荣誉**；③**各类能级必须动态对应**。

2.**动力原则**　管理者应正确运用管理动力激发人的潜能和工作积极性，减少组织中各种资源的相互内耗。管理中的动力：①**物质动力**：指物质待遇及经济报酬；②**精神动力**：指大多数人认同和恪守的理想、奋斗目标、价值观念和道德规范、行为准则等；③**信息动力**：指有利于组织发展和个人成长的知识、技能、消息、情报、指令等。

温馨提示：某护士被评为医院"十佳护士"，护士长给予500元的奖励，这为物质动力；护士长在晨会上对其表扬，号召其他护士向她学习，这为精神动力；护士长将获奖护士的个人简介做成海报挂在护士站，这为信息动力。

3.**行为原则**　管理者要掌握和熟悉管理对象的行为规律，进行科学分析和有效管理。管理人的行为须注意：①激发人的合理需要和积极健康的行为动机，及时了解和满足合理需要，充分调动人的积极性。②注意不同个体的个性倾向和特征，积极创造良好的工作和生活环境，用人所长，避人所短，从而提高管理效果。

三、动态原理与原则

（一）动态原理

动态原理是指管理者在管理活动中，注意把握管理对象、管理目标变化的情况，不断调整管理策略和手段以实现整体目标。

（二）对应的原则

1. **反馈原则**　是指系统的输出反过来作用于输入，进而影响再输出。**管理者应及时了解所发指令的反馈信息，及时做出反应并提出建议**，以确保管理目标实现。只有有效的信息反馈，才能进行正确的管理控制。

2. **弹性原则**　**是指任何管理活动都要适应客观情况变化，都必须留有余地**。其原因在于：①管理所碰到的问题是涉及多因素的复杂问题；②管理活动有很大的不确定性；③管理是行动的科学，影响管理因素多变。

四、效益原理与原则

（一）效益原理

效益原理是指组织的**各项管理活动都要以实现有效性、追求高效益作为目标**。要注意将社会效益和经济效益相统一，以追求社会效益为最高目标。

（二）对应的原则

效益原理相对应的是价值原则。价值原则是指在管理工作中通过不断完善自身结构、组织与目标，科学有效地使用人力、物力、财力、智力和时间资源，为创造更大的经济效益和社会效益而尽心工作。**价值原则强调创造最大的经济价值和社会价值**。

第三章 计划工作

统领全局—考试大纲

1. 掌握计划的概念。
2. 了解计划工作的重要性与计划的类型。
3. 掌握计划工作的原则。
4. 熟练掌握计划的步骤。
5. 掌握目标管理的概念、特点和目标管理的基本程序。
6. 掌握目标管理在护理工作中的运用。
7. 掌握时间管理的概念和基本程序。
8. 熟练掌握时间管理的方法。
9. 了解时间管理的策略。
10. 掌握决策的概念、类型、决策的步骤。
11. 了解团体决策。

考点导航

第一节 概 述

一、计划的概念

1. **计划** 计划是指工作或行动之前拟定的方案，包括要实现的具体目标、内容、方法和步骤等。
2. **计划工作** 计划工作是确定目标和实现目标的途径。做好计划工作必须解决"5W1H问题"，即做什么（what）、为什么要做（why）、何时做（when）、何地做（where）、何人做（who）以及如何做（how）。计划工作的核心是决策，即对未来活动的目标及通向目标的多种途径做出合理抉择。

二、计划的重要性

1. **明确工作目标** 通过护理计划所设立的总目标，细化分解目标任务，使每一位护士明确自身承担的任务、要求和努力方向，为实现总目标形成合力。
2. **有效规避风险** 管理者在计划制订过程中须预期未来的可能变化，预测变化对活动的影响，制订适宜变化的最佳方案，有效规避风险。
3. **提高管理效率** 护理计划提供了明确的工作目标和实现目标的最佳途径，护士按照实施方案对人力、物力、财力、时间和信息等资源进行合理分配，最大程度避免重复和浪费，有利于提高护理管理效率，获得最佳效益。
4. **利于控制工作** 计划为组织活动提供了目标、任务、工作要求、时间进度等，是控制工作的标准和依据。

三、计划的类型

（一）按计划的时间划分

1. **长期计划** 一般指5年以上的计划，是组织长期发展规划、方向和蓝图。
2. **中期计划** 介于长期和短期计划之间，时间一般为1~5年。是组织发展总体目标的阶段要求。
3. **短期计划** 一般指1年或1年以内的计划，是具体工作部署、活动安排和应达到的要求。

（二）按计划的规模划分

1. **战略性计划** 战略计划是对如何实现战略目标所进行的谋划，决定整个组织目标和发展方向。一般由高层管理者制订，时间跨度较大，对组织影响深远，涉及的职能范围较广。
2. **战术性计划** 战术计划是指对组织内部具体工作任务，在较小范围内和较短时间内实施的计划。一般由中层管理者制订，通常按照组织的职能进行制订，涉及的范围是指定的职能领域，时间跨度较短。

（三）按计划的约束程度划分

1. **指令性计划** 是由主管部门制订，以指令的形式下达给执行单位，要求严格按照计划执行，具有强制性。指令性计划易于执行、考核及控制，但缺少灵活性。
2. **指导性计划** 由上级主管部门将计划的目标、任务和指标下达给执行单位，对完成计划的具体方法不做强制性规定。指导性计划有利于调动下级的能动性。

（四）按计划的表现形式划分

1. **目的或任务** 是一个组织或社会赋予它们的基本任务和社会职能，用以回答组织是干什么的以及应该干什么。

2. **目标** 是在目的或任务指导下，**整个组织所要达到的具体成果**。

3. **策略** 是为了实现组织总目标而采取的行动和利用资源的总计划，指出工作的重点和顺序，以及人力、物力、财力、时间、信息等资源的分配原则，**是实现目标的指导和行动方针**。

4. **政策** 是组织为了达到目标而制订的一种限制活动范围的计划，具体规定了组织成员行动的方向和界限。政策由组织高层管理者确定，政策能帮助组织事先决定问题的处理方法，操作性更强。

5. **规程** 是根据时间顺序确定的一系列互相关联的活动，它详细列出处理问题的例行办法、步骤。

6. **规则** 是根据具体情况，对是否采取某种特定的行动所做的规定。规则详细、明确地阐明行动要求，约束和管理执行者的行为，成为员工实现目标而遵守的行为规范。

7. **规划** 是一个综合性计划，包括目标、政策、程序、规则、任务分配、步骤、资源分配以及为完成既定行动方案所需的其他因素。

8. **预算** 是一份用数字表示预期结果的计划。

四、计划工作的原则

1. **系统性原则** 计划工作要从组织系统的整体出发，全面考虑系统中各要素的关系以及它们与环境的关系，**进行统筹规划**。

2. **重点原则** 制订计划既要考虑全局，又要**分清主次轻重，抓住关键及重点**，着力解决影响全局的问题。

3. **创新原则** 计划是一个创造性活动，要求**充分发挥创造力**，提出新思路、新方法、新措施。

4. **弹性原则** 制订计划要有一定弹性。留有一定调节余地，以预防及减少不确定因素对计划实施产生的冲击及影响，确保目标实现。

5. **可考核性原则** 计划必须坚持以目标为导向。目标应具体、可测量、可考核。

第二节　计划的步骤

一、分析形势

计划工作的第一步是对组织形势进行分析评估，可采用SWOT分析法，S（strength）：组织内部的优势，W（weakness）：组织内部的劣势，O（opportunity）：组织外部的机遇，T（threats）：组织外部的威胁或不利影响。

二、确定计划目标

在分析形势的基础上，为整个组织、所属的下级单位及个人确定目标。目标应包括时间、空间、数量三要素。**目标必须具体、可测量和可评价**。

三、拟定备选方案

综合多种因素集思广益，运用创造性思维从不同角度出发，**拟定备选方案**，要体现方案的合理性、适宜性和创新性。拟定备选方案应考虑方案与组织目标的相关性、投入和效益之比、可接受程度、时间因素等。

四、比较备选方案

认真考查、论证、综合评价每一个方案，包括方案的可靠性、科学性、可行性、经费预算合理性、效益显著性等。要考虑每一个计划的制约因素和隐患；要用总体的效益观点来衡量计划；既要考虑可量化的因素，又要考虑到无形的定性因素；动态地考察计划的效果，特别注意潜在的、间接的损失。

五、选定最优方案

结合组织、部门或成员的实际情况和具体条件，**选择最优的计划方案**。

六、制订辅助计划

方案选定后，还需要制订辅助计划帮助总计划的落实。辅助计划是以总计划为核心编制的分计划，要清楚地确定和描述分计划，确保有效执行，以保证总计划的落实。

七、编制预算

把计划转变成预算的形式，使计划数字化。编制预算一方面是为了计划的指标体系更加明确，另一方面是使组织易于对计划执行进行控制。

第三节　目标管理

一、目标管理的概念和特点

（一）目标管理的概念

目标管理是指组织中管理者与被管理者共同参与目标制订，在工作中自我控制，努力实现工作目标的一种管理方法。

（二）目标管理的特点

1. **全员参与管理**　目标管理是**员工参与管理的一种形式，由上下级共同商定，依次确定目标**，使各层次、各部门、各成员都明确自己的任务、方向、考核标准，促进相互之间协调配合，共同为实现组织目标而努力。

2. **强调自我管理**　目标管理是一种民主的、**强调员工自我管理**的制度，这种自我管理可促使员工对照目标进行自我评价，改进工作中的错误和不足，尽自己最大努力把工作做好。

3. **重视成果管理**　目标管理将评价重点放在工作成效上，工作成果是评定目标完成程度的标准，也是人事考核和奖评的依据。**工作成果为评价管理工作绩效的唯一标志。**

4. **重视整体性管理**　目标管理是将总目标逐级分解，各分解目标以总目标为依据，方向一致，每个部门、每个成员相互合作、共同努力，保障完成总体目标。

二、目标管理的过程

目标管理过程分三个阶段：制订目标→实施目标→考核评价。三个阶段周而复始，呈螺旋状上升，不断达到新的目标。

（一）制订目标

设置目标的阶段是目标管理过程中最重要的阶段，包含4个步骤。

1. **高层管理者制订总体目标**　根据组织的计划和客观条件，管理者与下级充分讨论后制订出总体目标。

2. **审议组织结构和各层级职责分工**　重新审查现有组织结构，根据新的目标分解要求进行调整，明确目标责任主体。

3. **设定下级目标和个人目标**　在总体目标指导下，结合实际情况制订下级目标和个人目标。**有效目标的要求：①目标陈述规范**，应表达为"**主体−行为−行为标准或行为结果**"。**②有明确的实现目标时间期限**。**③目标设定适当**，兼顾挑战性和实用性。**④目标可测量**，用数量指标或质量指标具体描述。

4. **形成目标责任**　上下级在实现各项目标所需的条件，以及实现目标后的绩效考核达成共识，并签署协议。**上级授予下级相应的资源配置的权力，实现责任与权利统一。**

（二）实施目标

采用自我管理的办法，按照目标总体要求、目标规范及权限范围，调动各种积极因素，发挥自身能力，确保目标实现。**上级管理者**主要是**协助、指导、咨询、监督、支持以及为下属创造良好工作环境。**

（三）考核评价

预定期限结束后，上下级一起对目标完成情况进行考核评价。评价方式依目标性质而异，**可采取自我评价、上级评价、同行评价等方式**。目标考核重点：

1. **考评成果**　以目标为依据，对目标完成情况进行成果验证，评价绩效。

2. **实施奖惩**　根据评价结果实行绩效考核，奖优罚劣，最大限度调动员工积极性。

3. **总结评价**　总结目标管理中的经验教训，修正更新目标，进入新的循环。上级管理者要主动承担责任，和下级共同探讨、分析，为完成下一个管理循环奠定基础。

三、目标管理在护理管理工作中的应用

（一）应用实例

某医院护理部实行目标管理，其管理目标之一是"使护理人员正确给药的服务质量达到100%"。

第一阶段：目标制订阶段

1. **制订总目标**　护理部根据本医院给药情况的调查结果，提出本年度目标之一"护理人员正确给药的服务质量达到100%"。

2. **建立"医院护理技术质量控制及评定小组"**　小组成立后，经反复研究讨论，制订总目标之一是"1年内护理人员给药正确率达到100%"。

3. **分目标的制订**　各科室护士长、病房护士长及全体护士共同商定，**根据总目标制订科室和个人目标，明确责任范围**，完成期限及奖惩措施等。

4. **协议授权**　科室及个人目标确定后，就各级目标完成后的奖惩事宜签订书面协议。

第二阶段：目标实施阶段

护士长组织护理人员自觉、努力地实现这些目标，并对照目标进行自我检查、自我控制和自我管理。

第三阶段：目标考核阶段

1. **考评结果**　实际活动计划执行后，通过各种评价检查目标达成情况，并及时反馈，以促进改革和提高。

2. **奖惩兑现**　按考核结果对护理人员进行奖惩，并将奖惩结果同护士的职务、晋升及进修学习挂钩。

3. **总结考评结果**　提出存在的问题，采取相应对策。再次制订下一轮目标，开始新的循环。

（二）应用中的注意事项

1. **宣传教育**　实施目标管理前应向各级护理人员进行目标管理方面的知识教育。

2. **目标明确、恰当**　护理部制订目标时应注意：①**目标数目不宜太多**，但应包括主要的工作特征；②**目标应数量化或具体化以便于考核**；③**目标应具有挑战性，显示优先性**，促进个人和职业成长。

3. **有指导及咨询管理体系**　在制订目标体系的同时建立一套完善的指导及管理体系。

4. **严格控制**　各级管理者应将目标层层分解，适当授权，做到权责一致。实施过程中严格控制，层层把关，给予及时指导和支持。

第四节　时间管理

一、时间管理的概念及作用

（一）时间管理的概念

时间管理是指在时间消耗相等的情况下，为提高时间利用效率而进行的一系列活动，包括对时间进行有效计划和分配，以保证重要工作顺利完成，并能及时处理突发事件或紧急变化。

（二）时间管理的基本程序

1. **评估**　评估时间利用情况、评估管理者浪费时间的情况以及评估个人最佳工作时间。

2. **计划**　①制定具体工作目标及重点；②选择有效利用时间的方法与策略；③列出时间安排表。

3. **实施**　实施时间计划时应注意：①集中精力；②学会"一次性处理"或"即时处理"；③关注他人时间；④有效控制干扰；⑤提高沟通技巧；⑥处理好书面工作。

4. **评价**　评价时间安排是否合理有效，活动主次是否分明，有无时间浪费情况。

二、时间管理的方法

（一）ABC时间管理法

由美国管理学家**莱金（Lakein）提出**，为了提高时间利用率，他建议每个人都需要确定今后5年、今后半年及现阶段要达到的目标。人们应将其各阶段目标分为ABC三个等级，**A级为最重要且必须完成的目标，B级为较重要且很想完成的目标，C级为不太重要可以暂时搁置的目标**。ABC时间管理的步骤如下：

1. **列出目标**　每日工作前列出"日工作清单"。

2. **目标分类**　对"日工作清单"分类。

3. **排列顺序**　根据工作的重要性、紧急程度确定ABC顺序。

4. **分配时间**　按ABC级别顺序定出工作日程表及时间分配情况。

5. **实施**　集中精力完成A类工作，效果满意，再转向B类工作。对于C类工作，在时间精力充沛的情况下可自己完成，但应大胆减少C类工作，尽可能委派他人执行，以节省时间。

6. **记录**　记录每一事件消耗的时间。

7. **总结**　工作结束时评价时间应用情况，不断提高自己利用时间的技能。

（二）四象限时间管理法

按照重要性和紧迫性把事情分成两个维度，一方面是按重要性排序，另一方面按紧迫性排序，然后把所有事情纳入四个象限，按照四个象限的顺序灵活有序安排工作。

（三）记录统计法

通过记录和总结每日的时间消耗情况，以判断时间耗费的整体情况和浪费状况，分析时间浪费的原因，采取措施节约时间。

三、时间管理的策略

1. **消耗时间的计划化、标准化及定量化**　以30分钟为一时间单位，详细记录每日时间消耗过程。管理者要将自己的活动时间分类，并对每项工作按先后顺序及重要程度确定具体时间，并严格遵守。

2. **充分利用自己最佳的工作时间**　根据体力和精力状况安排工作内容，充分利用自己的最佳时间。

3. **保持时间利用的连续性**　将重要事件安排在无干扰时处理，集中完成，减少时间浪费。

4. **学会授权**　管理者必须明确，有很多事情不能亲力亲为，通过适当授权可增加自己的工作时间。

5. **学会拒绝**　护理管理者必须学会拒绝干扰自己正常工作的事，拒绝承担非职责范围内的责任，以保证完成自己的工作职责。

6. **善于应用助手**　管理者选择好的助手会减少管理的麻烦，节省时间、精力及体力。

第五节 决 策

一、决策的概念及类型

（一）决策的概念

决策指管理者在管理活动中，为实现预期目标，**选择合理方案的分析判断过程**。广义的决策为决策者制订、选择、实施方案的整个过程，狭义的决策专指决策者对行动方案的最终选择。

（二）决策的类型

1. **根据决策所涉及的问题划分** 分为程序化决策与非程序化决策。程序化决策又称常规决策，是针对日常业务活动和管理工作中经常、反复出现的常规性实践和问题做出的决策。非程序化决策又称非常规决策，是针对非重复性的新事件或新问题所做出的决策。

2. **根据环境因素的可控程度划分** 分为确定型决策、风险型决策及不确定型决策。

3. **根据决策的主体划分** 分为团体决策与个人决策。

4. **根据决策的重要性划分** 分为战略决策和战术决策。**战略决策**指与确定组织发展方向和长远目标有关的重大问题的决策，具有战略性、长期性、规划性和全局性。**战术决策**是为了完成战略决策所提出的目标，**制订未来一段短期时间内要实施的具体行动方案**。

二、决策的步骤

1. **识别决策问题** 首先界定存在和需要解决的问题，找出产生问题的主要原因和相关因素。

2. **确定决策目标** 通过认识问题、分解问题、明确差距、分析变化和寻找原因，根据现存的和可能的条件、重要程度、优先顺序，确定决策目标。

3. **拟定方案** 拟定能够达到目标的各种备选方案。

4. **评析备选方案** 充分收集相关信息、全面分析，从多角度审视问题，**拟定出各种情况下的备选方案**。综合权衡判断，对各种方案进行排序，提出取舍意见。

5. **选择最优方案** 选择以最低代价、最短时间、最优效果实现既定目标的最佳方案。最优化的决策应符合全局性、适宜性和经济性三个标准。

6. **实施决策方案** 制订具体的措施把方案落实到位，并建立方案反馈进展报告制度，有问题及时调整。

7. **评价决策效果** 检验决策的正确性、不断修订方案以减少和消除目标的不确定性，对目标无法实现要重新拟定方案和实施。

三、团体决策

（一）团体决策的概念

团体决策是指由两个人以上的群体完成的决策方式。在团体决策中，领导者虽处于中枢地位，但只是决策中的一个角色，任何决策的有效性都受决策群体内其他成员的制约。

（二）团体决策的方法

1. **头脑风暴法** 主要用于收集新设想和创造性建议，**以小组讨论的形式，通过共同讨论具体问题，产生尽可能多的设想、意见和建议。原则是鼓励一切有创见的思想，禁止任何批评**。

2. **名义集体决策法** 把参与决策的成员集中一起，但**成员间不讨论，互不沟通**，针对要解决的问题独立思考，召集人要求每个成员把自己的方案和意见写下来，作为备选方案，所有成员进行投票，根据得票数确定最后方案。

3. **互动群体法** 指通过会议的形式，参与的成员聚集在一起，面对面讨论所要解决的问题，相互启发，共同决策形成可行方案。该方法简单易行，成为常用的管理决策方法。

4. **专家会议法** 是指选定一定数量的专家，按照一定方式**组织专家会议**，充分利用专家群体的创造性思维和专业特长，集合集体智能资源，相互交换意见，互相启发，通过信息交流产生创造性思维活动，为决策提供卓有成效的成果。

5. **德尔菲法** 采用匿名发表意见的方式，通过多轮次对专家进行问卷调查，获取专家对所提问题的看法，经过反复征询、归纳、修改，最后形成专家一致性的意见。德尔菲法采用背对背的方式，每位专家能够独立判断，避免受到各种因素影响，结论具有一定的科学性、可靠性。

第四章　组织工作

统领全局—考试大纲

1. 掌握组织概念与类型。
2. 掌握组织结构的基本类型。
3. 掌握组织设计的概念。
4. 了解组织设计的原则与要求。
5. 掌握组织设计的步骤。
6. 掌握组织文化的概念与特点。
7. 了解护理组织文化。
8. 了解临床护理组织方式（个案护理、功能制护理、小组护理、责任制护理、综合护理）。

考点导航

第一节　概　述

一、组织的概念与类型

（一）组织的概念

组织是指按照一定目的程序和规则组成的一种多层次、多岗位以及具有相应人员隶属关系的权责角色结构，它是**职、责、权、利四位一体**的机构。组织概念的涵义：①组织是一个人为的系统；②组织有一个共同的目标；③组织包括不同层次的分工与协作；④组织可以不断变化和发展。

（二）组织的类型

1. **正式组织**　为了实现组织的目标而**按一定程序建立、具有明确职责和协作关系的群体**。
2. **非正式组织**　**组织成员在情感相投的基础上，有共同的兴趣爱好而形成的小群体**。其重要功能是为了满足个人需要，自觉地相互帮助，因此又称心理社会体系。

二、组织结构的基本类型

组织结构是指构成组织的各要素之间相对稳定的关系模式。

（一）直线型结构

直线型结构又称单线型结构，**它以一条纵向的权力线从最高管理层逐步到基层一线管理者，构成直线结构**，是最简单的一种组织结构类型。**优点**：**组织关系简明，各部门目标清晰**，各级管理人员明确在组织内向谁发布命令、执行谁的命令，方便评价各部门或个人对组织目标的贡献。**缺点**：**组织结构较简单，不适用于较大规模、业务复杂的组织**。另外，直线型结构的权力高度集中于最高领导人，有造成掌权者主观专断、滥用权力的倾向。

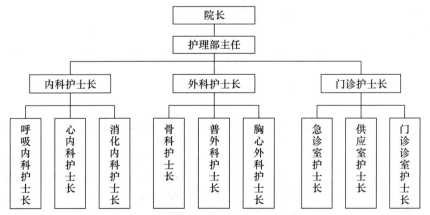

图 8-4-1　护理管理中直线型组织结构示意图

（二）职能型结构

职能型结构称多线型结构，是为分管某项业务的职能部门或岗位而设立且赋予相应职权的组织结构。各职能部门在分管业

657

务范围内直接指挥下属。**优点：管理分工较细，能充分发挥职能部门的专业管理作用，减轻上层管理者的负担。缺点：多头领导，不利于组织统一指挥**；各职能部门间横向联系不够；适应环境变化的能力有限。

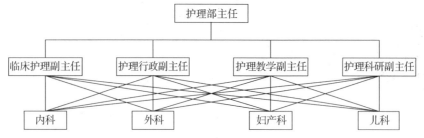

图8-4-2 护理管理中职能型组织结构示意图

（三）直线-职能型结构

直线-职能型结构是一种下级成员除接受一位直接上级的命令外，又可以接受职能部门管理者指导的组织结构。直线指挥人员在分管职责范围内有一定职权；职能部门管理者可提供建议与业务指导，在特殊情况下可指挥下属，并对直线主管负责。直线-职能型结构的**优点是既可以统一指挥，严格责任制，又可根据分工和授权程度，发挥职能人员的作用**。

（四）矩阵型结构

矩阵型结构是一种按组织目标管理与专业分工管理相结合的组织结构。这种结构的命令路线有纵向和横向两个方面，直线部门管理者有纵向指挥权，按职能分工的管理者有横向指挥权。在一个矩阵式护理组织中，按目标负责的护理部副主任与护理行政、质量、教学、科研等职能的副主任共同负责各护理单元工作。护理部主任居于矩阵之外，基本职能是全面管理、协调、平衡权力和处理各种关系等。

（五）其他

1.**团队** 是为了实现某一目标而由相互协作的个体组成的正式群体。构成团队的基本要素包括目标、人、定位、权限及计划。团队合理利用每一个成员的知识和技能进行协同工作，解决问题。其优点是更加灵活，反应更迅速，可以创造团结精神，促进成员参与决策。

2.**委员会** 是由来自不同部门的专业人员和相关人员组成的、研究各种管理问题的组织结构。委员会主要起咨询、合作、协调作用。

3.**网络组织** 是一个由活性结点的网络联结构成的有机组织系统。网络组织结点可以由人、团队、部门或组织构成，信息流驱动网络组织运作，网络组织协议保证网络组织正常运转，网络组织通过重组来适应外部环境，通过网络组织成员合作、创新来实现网络组织目标。

第二节 组织设计

一、组织设计的概念

组织设计是指管理者将组织内各要素进行组合，建立和实施一种特定组织结构的过程。

二、组织设计的原则与要求

组织设计是指科学整合组织中人力、物力、信息和技术的工作过程。

（一）组织设计的原则

1.**目标明确原则** 从组织目标出发，明确组织的发展方向、经营战略。**组织中每个部门应有明确的目标，各部门的目标须服从组织的总目标**。

2.**统一指挥原则** 建立严格的责任制，最大限度防止多头领导和无人负责现象，保证有效地统一和协调各方力量和各部门活动。

3.**专业化分工原则** 按照专业化的原则设计部门、分配任务。一般专业化分工越细，责任越明确，效率也越高，但应避免出现部门增多、协作困难等问题。

4.**层幅适当原则** 管理幅度又称管理宽度，是指在一个组织结构中，管理人员所能直接管理或控制的下属人数。管理幅度的宽窄取决于组织结构的层级，幅度与层级成反比，即组织层级越多，管理幅度就越窄。**从高层领导到基层领导以2~4个层次为宜**。

5.**责权对等原则** 职责是指对应岗位应承担的责任。职权是指管理职位所具有的发布指令并保证指令得到执行的一种强制权力。**责权利的协调、平衡和统一是组织高效运转的必备条件**。

6.**稳定适应原则** 组织的内部结构要相对稳定，才能保证日常工作的正常运转。组织结构不是一成不变，要随着组织内外环境条件的变化适当调整。

（二）组织设计的要求

1.**精简** 注意避免机构重叠，头重脚轻，人浮于事。

2. **统一**　组织内的权利应相对集中，实施"一元化管理"。
3. **高效**　应使各部门、各环节、组织成员组合成高效的结构形式。

三、组织设计的步骤

（一）组织设计的步骤

组织设计有两种情形：一是对新组建的组织进行组织结构设计；二是对原有组织结构进行调整和完善。组织设计的步骤包括：

1. **职能设计**　<u>根据组织目标设置管理职能层次，并层层分解为具体业务和工作</u>等。
2. 结构设计　根据对组织职能的分解、归类，设计相应的组织部门机构，确立管理层次、部门、岗位。
3. 职务设计　分解各部门机构的任务和功能，确定其权责利，设置具体职务。
4. 岗位设计　设计工作岗位，按照职位要求和编制数配备相应数量和素质的人员。
5. 协调设计　设计纵向管理层次之间、横向管理部门之间的信息交流、控制、协调方式等。
6. 规范设计　主要设计各项管理业务的工作程序、管理工作应达到的要求、管理方法、管理人员的规范以及各部门中的人员配备制度、激励制度、考核制度和培训制度等。
7. 反馈和修正　将组织运行过程中出现的新问题、新情况反馈回去，对原有的组织结构设计进行修正，使其不断完善。

（二）组织设计的表现形式

1. <u>组织图</u>　也称组织树，用图形表示组织的整体结构、职权关系及主要职能。
2. <u>职位说明书</u>　是说明组织内部的**某一特定职位的责任、义务、权力及其工作关系**的书面文件。
3. <u>组织手册</u>　是职位说明书与组织图的综合，用以说明组织内各部门的职权、职责及每一个职位的主要职能、职责、职权及相互关系。

第三节　组织文化

一、组织文化的概念与特点

（一）组织文化的概念

组织文化是指一个组织在长期发展过程中所形成的价值观、群体意识、道德规范、行为准则、特色、管理风格以及传统习惯的总和。

（二）组织文化的特点

1. **文化性**　<u>是组织文化区别于组织其他内容的根本点</u>。组织文化是以文化的形式表现。在一个组织中，以不同的形式展现其活动内容。如护士燕尾帽，代表护理专业的特征，体现护士特有的精神风貌，是一种组织文化。
2. **综合性**　组织文化作为一种独特的文化，<u>其内容渗透到组织的各个方面</u>。一个员工的价值观和服务理念不是组织文化的内容，而大部分员工共同的价值观，组织共同的"以人为本"的服务理念是组织文化的一部分。
3. **整合性**　组织文化具有强大的凝聚力，具有<u>调整员工思想行为的重要作用，使员工认识组织的共同目标和利益，使全体员工行为趋于一致</u>，齐心协力，尽量减少内耗。
4. **自觉性**　组织文化是管理者、企业家、员工在总结经验教训的基础上提出组织文化理念，并应用于实践，从而培养、升华出高水平的组织文化，它是员工在高度自觉的努力下形成的，也是组织文化具有管理功能的前提条件。
5. **实践性**　组织文化的形成源于实践又服务于实践，作为一种实践工具存在；另外，组织文化的内容与实践密不可分，因此，可以说组织文化是一种实践的文化。

二、护理组织文化

（一）护理组织文化的含义

护理组织文化是在一定的社会文化基础上形成的具有护理专业特征的一种群体文化。它是被全体护理人员接受的价值观念和行为准则，也是全体护理人员在实践中创造出来的物质成果和精神成果的集中表现。**护理哲理是组织的最高层次文化**，主导、制约着护理文化其他内容的发展方向，**护理价值观是组织文化的核心**。

（二）护理组织文化的建设

1. **易接受性**　护理组织文化应容易被护理人员理解、认同和接受，尤其是制度文化和精神文化建设，要深入宣传，以增进护理管理者和护理人员的认同感。
2. **群众性**　护理组织文化要求每一位护理人员积极参与。
3. **针对性**　护理文化建设是一项系统工程，既要考虑共性要求，又要根据自身的实际情况建设。
4. **独特性**　设计和培育护理文化，要体现护理专业的个性。由于每个医院发展的条件不同、规模和技术专长不同、人员构成和素质不同等，这决定了医院护理文化的内涵不同。所以，护理文化建设须从本院特色出发，使之具有强大生命力。

第四节　临床护理组织方式

一、个案护理

个案护理是由一名护理人员在其当班期间承担一名病人所需要的全部护理。其组织形式是一对一的关系，主要用在ICU、CCU病房及危重、大手术后的病人，由于病情复杂、严重，需护士24小时观察、护理。

（一）优点

1. 能及时、全面观察病人病情变化，实施全面、细致、高质量的护理。
2. 增加与病人直接沟通的机会，及时解决病人身心方面的问题。
3. 护士职责、任务明确，责任心增强。
4. 有利于培养护士发现问题、解决问题的能力。

（二）缺点

所需费用高，人力消耗多。

二、功能制护理

功能制护理是以工作为中心的护理方式，护士长按照护理工作的内容分配护理人员，每1~2名护士负责其中一项特定任务，各班护士相互配合共同完成病人所需的全部护理。

（一）优点

1. 节省人力、经费、设备、时间，护士长便于组织工作。
2. 有利于提高护士技能操作的熟练程度，工作效率较高。
3. 分工明确，有利于按护士的能力分工。

（二）缺点

1. 忽视病人的心理和社会因素，护理缺乏整体性。
2. 护理工作被视为机械性和重复性劳动，护理人员不能发挥主动性和创造性。

三、小组护理

小组护理是将护理人员分成若干小组，每组由一位管理能力和业务能力较强的护士任组长，在组长的策划和组员的参与下，为一组病人提供护理服务。

（一）优点

1. 便于小组成员协调合作，相互沟通，工作气氛好。
2. 护理工作有计划，有评价，病人得到较全面的护理。
3. 充分发挥本组各成员的能力、经验与才智。

（二）缺点

1. 护士没有确定的服务对象，会影响到护士责任心。
2. 所需人力较多，对组长的管理技巧和业务能力要求较高。

四、责任制护理

责任制护理是在生物－心理－社会医学模式影响下产生的一种新的临床护理模式。强调以病人为中心，由一位责任护士运用护理程序的工作方法，对其所管病人从入院到出院提供连续的、全面的、整体的护理组织方式。在责任制护理中，责任护士是主导，可直接向医生汇报病人病情变化，并与其他医护人员、家属沟通。

（一）优点

1. 病人获得整体的、相对连续的护理，安全感与所属感增加。
2. 护士工作的独立性增强。
3. 护士的责任感、求知感和成就感增加，工作兴趣和满意度增加。
4. 加强与病人、家属及其他医务人员的沟通，合作性增强。

（二）缺点

1. 对责任护士的业务知识和技能水平要求高，需接受专业培训。
2. 所需人力、物力多，费用较高，受人员编制、素质等方面的限制。

第五章　护理人力资源管理

统领全局—考试大纲

1. 了解人力资源管理的概念及意义。
2. 掌握人力资源管理的基本原则。
3. 掌握护理人力资源配置的原则。
4. 了解影响护理人力资源配置的因素。
5. 熟练掌握护理人力资源配置的计算法。
6. 掌握护理人员的排班。
7. 了解护理人员的培训和继续教育。
8. 掌握护理人才的培养。

考点导航

第一节　人力资源管理概述

一、人力资源管理的概念、意义

1. 人力资源管理的概念　**人力资源管理**是对各种人员进行恰当而有效的**选聘、培训和考评**。
2. 人力资源管理的意义　人是最重要的财富和资源，任何组织的发展都离不开对人的管理。人员管理不仅可以**发现、选聘、使用和培养最优秀的人才**，还可**充分调动人的积极性**，达到人尽其才、提高工作效率、实现组织目标的目的，同时**为组织的发展提供人力资源储备**。

二、人力资源管理的基本原则

1. **职务要求明确原则**　对设置的职务及相应的职责有明确要求。
2. **责权利一致原则**　为达到工作目标，应使人员职责、权利和利益（物质和精神上的待遇）相一致。
3. **公平竞争原则**　对组织内外人员一视同仁，公平竞争，才能得到合适人选。
4. **用人之长原则**　知人善任、用人所长、扬长避短，充分发挥人员的才能，取得最佳效果，获得最大效益。
5. **系统管理原则**　将人员的选拔、使用、考评和培训作为紧密联系的整体，在使用中加强培训与考评。

第二节　护理人力资源配置与排班

一、护理人力资源配置的原则

1. **满足病人护理需要原则**　病人的护理需要是配置护理人员数量与结构的主要依据，同时还要根据医院类型、等级、规模、科室设置等实际情况综合考虑。
2. **合理结构原则**　合理配置护理人员，主要体现在护士群体的结构比例，包括从事行政管理、教学科研与临床护理人员的比例，不同学历和专业技术职称的比例。
3. **优化组合原则**　对护理人员进行优化、合理组合，使不同年龄阶段、个性、特长的护理人员充分发挥个人潜能，做到各尽所长、优势互补。
4. **经济效能原则**　护理管理者在配置和使用护理人员时，应在保证优质高效的基础上减少人力成本的投入。
5. **动态调整原则**　护理人员的配置应不断吸引具有新观念、新知识、新技术的护理人员，并在用人的同时加强规范化培训和继续教育，以适应医院的发展。

二、影响护理人力资源配置的因素

1. **工作量和工作质量**　工作量主要受床位数、床位使用率、床位周转率等因素影响；工作质量与护理业务范围的广度和技术难度有关，不同类型与级别的医院、不同护理方式、不同护理级别病人所要求的护理质量标准不同。
2. **人员素质**　人员数量的多少与人员的素质密切相关，使用技术、品德、心理素质较高的护理人员，有利于提高工作质量和效率。
3. **人员比例和管理水平**　医院内各类人员的比例、护理系统的管理水平以及与其他部门的相互协调，直接影响护理工作的效果和对护理人员的编设。
4. **工作条件**　不同地区、不同自然条件的医院，以及医院的建筑、布局、配备和自动化设备等均是影响人力资源配置的因素。

5. **政策法规** 一些政策法规，如公休日、产假、病事假、教育培训等方面的政策法规，也可影响护理人员配置。

6. **社会因素** 医院在社会中的地位、医疗保险制度和护理对象的经济状况、社会背景等都会影响护理人员配置。

三、护理人力资源配置的计算法

1. **工作量配置法** 是以医院各科室工作岗位的实际工作量，员工的工作效率、工作班次、出勤率为依据，确定人员编制的方法。这种方法适用于住院部医疗技术人员的定编，并与床位的多少及床位使用率有关。

实际工作量是以完成护理工作任务所需耗费的工时确定。通过直接或间接进行工时测定确定实际工作量，再进一步计算出编制人数和设置比例。

工时测定即对完成某项护理工作任务全过程的每一环节必须进行的程序和动作所耗费时间的测定。护理工时测定可以在本医院进行，也可利用国家规定的标准工时表或其他单位已测定的平均工时表间接推算劳动量。测定中还应注意各类病人所需护理项目及其分类问题，根据护理质量标准要求，各类病人所需护理项目分为直接护理项目和间接护理项目。直接护理项目是每日面对面直接为病人提供护理服务的护理活动，如晨间护理、肌内注射、输液等。间接护理项目是为直接护理做准备的项目，以及沟通协调工作（会议、交接班、书写记录等）所需要的护理活动。如参加医师查房、处理医嘱、输液及注射前的准备工作、请领和交换物品、交班等。应对直接护理和间接护理项目分别测定所需时间。

在对每一项护理操作或任务项目测定的基础上，还要根据分级护理（一、二、三级护理及特级护理）要求的护理内容，测定各级护理中每名病人在24小时内所需的平均护理时数，依此计算工作量。

例：某病房病人总数为40人，其中一级护理9人，二级护理16人，三级护理15人。经测定，各级护理中每名病人在24小时内所需的平均护理时数分别为5.5小时、3小时、1小时。按一个病房40张病床测算，一日间接护理项目所需时间为20小时。

①病房各级病人护理时数的总和=5.5×9+3×16+1×15+20=132.5小时

②平均护理时数=各级病人护理时数的总和/该病房病人总数

即：该病房平均护理时数=（5.5×9+3×16+1×15+20）/40≈3.31（小时）

按工作量计算护理人员编制，计算公式为：

应编护士数=（病房床位数×床位使用率×平均护理时数）/（每名护士每日工作时间+机动数）

公式中：

床位使用率=占用床位数/开放床位数×100%

以某医院内科病房为例，有床位40张，床位使用率为90%，平均护理时数为3.3小时，每名护士每天工作8小时。机动编制数占20%。

应编护士数=40×90%×3.3/8×（1+20%）=17.82人

即该医院内科病房护士的编制数为18人。

说明：①床位使用率一般按医院实际情况计算；②机动数包括公休假及婚丧、探亲、病、事、产假等因素。也应按医院实际情况计算（1978年原卫生部《综合医院组织编制原则试行草案》文件规定，一般按17%~25%计算）。

2. **比例配置法** 指按照医院的不同规模，通过床位与护士数量的比例（床护比）、护士与病人数量的比例（护患比）来确定护理人力配置的方法。根据国家卫生健康委员会制定的《医疗机构专业技术人员岗位结构比例原则》，医院中高级、中级、初级员工的比例一级医院为1：2：（8~9）；二级医院为1：3：8；三级为1：3：6。《三级综合医院评审标准（2011年版）》规定，三级医院临床一线护士占护士总数至少≥95%，病房护士总数与实际床位比至少达到0.4：1，重症监护室护士与实际床位比不低于（2.5~3）：1，手术室护士与手术间比例不低于3：1，医院在岗护士至少达到卫生技术人员的50%。2012年，《原卫生部关于实施医院护士岗位管理的指导意见》指出："普通病房实际护床比不低于0.4：1，每名护士平均负责的病人不超过8个，重症监护病房护患比为（2.5~3）：1，新生儿监护病房护患比为（1.5~1.8）：1。

四、护士层级管理

（一）护士层级管理的概念

护士层级管理是按照护士实际工作能力将护士分层分级，赋予不同层级相应的职责范围、培训内容、绩效方案、考核标准、晋级标准。通过对护士进行分层次管理，充分体现管理的能级对应原则，最大限度发挥各层级护士的潜力和自身价值。护士层级体系包括层级结构、晋级条件、晋级程序、激励方案4个要素。

（二）护士层级管理的作用

1. **提高工作满意度，降低护士流失率** 护士层级管理可以充分发挥不同层次护士的作用，做到人尽其才，才尽其用，按职取酬，提高护士满意度，降低护士离职倾向。

2. **持续改进护理质量，提高病人满意度** 根据病人病情，安排相应能力的护士完成照护工作，是对"以病人为中心"的优质护理服务的良好诠释，可以为病人提供高效、优质、全面、贴切的人性化护理，提高护理质量和病人满意度。

3. **避免护理人力浪费，降低护理风险** 护士层级管理划分了不同层级护士所承担的工作，可使不同层级的护士从事与之能力相适应的护理工作，实现护士能力与护理工作难易程度的匹配。

4. **促进护士专业成长，提高临床护理能力** 护士层级管理有利于护士更好地对自身能力做出定位，明确自己的职业成长路线，确立职业进阶目标，是促进护士专业成长、提高护理能力的一种有效方法。

五、护理人员的排班

（一）排班原则

1. **满足需求原则**：以病人需要为中心，**确保24小时连续护理，保证各班次的护理人力能够完成当班的护理活动**，同时重视护士需求，实现人本管理。

2. **结构合理原则**：根据病人情况、护士数量、水平等进行组合，**做到新老搭配、优势互补**，使各班次能够处理临床疑难问题，保证病人安全。

3. **效率原则**：以护理工作量为基础，结合病房当日实际开放床位数、病人危重程度、手术人数、床位使用率、当班护士实际工作能力等对本病区护理人力进行弹性调配，在保证护理质量的前提下有效运用人力资源。

4. **公平原则**：根据护理工作的需要，合理安排各班次和节假日值班护士，做到一视同仁，公平对待。

5. **分层使用原则**：对科室护士实行分层次使用，从职业成长和发展规律的角度保证护理人才培养和临床护理质量。

（二）排班的类型

1. **集权式排班**　排班者为护理部或科护士长，主要**由护理管理者决定排班方案**。**优点**：管理者掌握全部护理人力，**可依各**部门工作需要，灵活调配人员；**缺点**：对护理人员的个别需要照顾少，会降低工作满意度。

2. **分权式排班**　排班者为病区护士长。**优点**：管理者能根据本部门的人力需求进行安排，并能照顾护士的个别需要；**缺点**：无法调派其他病区的人力，且排班花费的时间较多。

3. **自我排班**　由病区护理人员自己排班，可激励护理人员的自主性，提高工作满意度。**优点**：①提高护理人员的积极性；②提高团体凝聚力；③护士长与护理人员关系融洽；④护士长节省排班时间。缺点：与分权式排班类似。

（三）影响排班的因素

1. **医院政策**　排班与人员编设数量、群体结构组成密切相关，受医院相关政策影响。

2. **护理人员素质**　护理人员的教育层次、工作能力、临床经验等均是排班时需考虑的因素。

3. **护理分工方式**　不同的护理分工方式，人力需求和排班方法也不同。

4. **部门的特殊需求**　监护病房、手术室、急诊等护理单元有其特殊性，人员需求量和排班方法也不同。

5. **工作时段的特点**　每天24小时的护理工作量不同，白班工作负荷最重，小夜班、大夜班依次减轻，人员安排也由多到少。

6. **排班方法**　因医院政策、人力配备、工作目标和管理方式不同，排班方法也不同。

（四）排班方法

（1）**周排班法**：以周为周期的排班方法。特点是安排周期短，有灵活性，能根据具体需要动态调整。缺点是**周排班法费时费力**，且频繁的班次轮转使护士对住院病人病情缺乏连续性了解。

（2）**周期性排班法**：又称循环排班法，一般以四周为一个排班周期。特点是**排班模式相对固定，每位护士可提前做好个人安排，在满足护理工作的同时兼顾了个人需要**。这种排班方法适用于病房护士结构合理稳定，病人数量和危重程度变化不大的护理单元。

（3）**弹性排班法**：是在周期性排班的基础上，根据临床护理人力和病人病情特点、护理等级比例、床位使用率等，**增加工作高峰时间人力，减少工作低峰时间人力，各班次人力合理配置**。该排班方法实现班次弹性和休息弹性。

（4）**小时制排班法**：为保持护理工作的连续性，根据各班次工作时间长短配置人力。可分为8小时制（早班、中班、夜班各8小时）、10小时制（每周工作4天，每天工作10小时）、12小时制（白班、夜班各12小时）和24小时制。

（5）**APN连续性排班法**：将一天24小时分为连续不断的3个班次，即A班（早班，8：00~15：00或7：30~15：30）、P班（中班，15：00~22：00或15：00~22：30）、N班（夜班，22：00~8：00），并对护士进行分层级管理，各班时间可根据科室特点进行调整。**APN排班的优点**：①减少了交接班次数及交接班过程中的安全隐患。②加强了P、N班薄弱环节中的人员力量，降低了安全隐患。③A班和P均由高年资护士担任组长，对疑难、危重病人的护理把关，保证了护理安全。④有利于护士更好地安排工作、生活，避开上下班高峰。⑤增强了护理工作的连续性，有利于服务病人。缺点：①夜班时间较长，护士可能疲劳。②不适用于护理人力资源不足的科室。

第三节　培训与开发

一、护理人员的培训

（一）新入职护士规范化培训

培训采取**理论培训和临床实践相结合**的方式，包括**基础理论、基本知识和基本技能**。**基础培训**包括基本理论知识及常见临床护理操作技术培训，**培训时间为2周至1个月**，专业培训包括各专科轮转培训，**培训时间为24个月**。培训方法可采用课堂讲授、小组讨论、临床查房、操作示教、情景模拟、个案护理等。

（二）临床护士的规范化培训

不同层级护士进行分层培训，以临床需求为导向，加强临床能力建设，提升护士岗位胜任力，拓展专业发展空间。

1. **医院院内培训方法**

（1）**自学**：指定自学内容，提出明确要求，利用业余时间自学。

（2）**临床实践**：床边教学，结合临床实际讨论护理理论、专科知识、解决病人的护理问题和示范操作。

（3）**定期查房**：结合病例讨论护理诊断、治疗原则、护理计划及目标等。

（4）**专题讲座**：组织全院或分科、分病区进行。

（5）**读书报告会**：由护理人员个人汇报学习体会，相互交流。

（6）**短期培训班**：如急救培训班等。

（7）**实际操作训练**：护理技术操作可采取示范、练习、定期考核等方法。

（8）**科室轮转**：护士通过多科实践扩大知识和技能的掌握范围。

2. **院外培训方法**　①全脱产学习；②业余大学培训；③各学会专科护士培训；④自学高考；⑤网络及远程教育培训；⑥国内外进修、参观及学术交流。

二、护理人员的继续教育

继续护理学教育是继新入职护士的规范化培训之后，以**学习新理论、新知识、新技术和新方法为主**的一种终生性教育。继续护理学教育实行学分制，分为Ⅰ类学分和Ⅱ类学分。

（1）Ⅰ类学分项目：①国家卫生健康委员会审批认可的国家教育项目；②省、市审批认可的继续教育项目；③国家卫生健康委员会继续教育委员会专项备案的继续教育项目。

（2）Ⅱ类学分项目：①自学项目；②其他形式的继续教育项目。

2. **学分制管理**　护理技术人员每年参加继续护理学教育的**最低学分为25学分**。

三、护理人才的培养

（一）护理人才的类型

主要包括护理管理人才、护理教育人才、临床护理专家三种类型，分为普通、优秀、杰出三个层次。

（二）护理人才的结构

1. **个体结构**　①**品德结构**：包括思想品德、伦理道德和心理品质；②**知识结构**：包括基础知识、专业知识、哲学知识以及各类知识的相互联系；③**智能结构**：智能是智力和能力的总称。智力结构由观察力、记忆力、想象力、思考力、实践能力五大要素构成；能力结构由获取知识的能力、表达能力、实际操作能力、组织管理能力、科学研究能力和创新能力等组成。

2. **群体结构**　是指某系统内构成群体的诸因素及其相互关系。主要有：①**专业结构**：指护理系统内护理人员的比例构成和相互关系。②**能级结构**：指护理人员中不同学历和能力级别的比例和相互关系。**合理的人才能级结构由高级人才、中级人才和初级人才按适当比例构成，这个比例应是"金字塔型"**。③**年龄结构**：指护理系统内不同年龄护理人才的比例构成。④**智能结构**：人才按智能结构分为再现型、发现型和创造型三类。再现型人才善于积累知识，并能有效再现；发现型人才能在前人经验的基础上有所前进、提高；创造型人才善于突破和创新。

第六章 领 导

统领全局—考试大纲

1. 掌握领导的概念、作用。
2. 掌握领导权力与影响力。
3. 了解领导工作的原理与要求。
4. 熟练掌握领导理论及应用。
5. 掌握授权的概念、意义及原则。
6. 了解授权的步骤。
7. 了解激励的概述。
8. 掌握激励理论与应用。
9. 了解激励艺术。

考点导航

第一节 概 述

一、领导的概念及作用

（一）领导的概念

领导是指管理者通过影响下属实现组织和集体目标的行为过程，目的是使下属心甘情愿地为组织目标而努力。上述定义包括三个要素：①领导者必须有下属或追随者；②领导者应拥有影响追随者的能力或力量；③领导的目的是通过影响下属而达到组织目标。

（二）领导的作用

1. **指挥作用** 领导者能帮助人们认清所处形势，指明活动的目标和达到目标的途径。
2. **协调作用** 协调各种关系，解决各方面矛盾，使整个组织和谐一致，使组织成员的工作同既定目标保持一致。
3. **激励作用** 领导者为员工排忧解难，激发和鼓舞斗志，发掘、充实和加强员工积极进取的动力。

二、领导的权力与影响力

（一）领导权力

领导权力既是一种控制力又是一种影响力。

1. **用人权** 领导者有权对下属按德、勤、能、绩进行**考察，聘任或免去其职务**。
2. **决策权** 领导者有权**确定组织目标和实现目标的途径**。
3. **指挥权** 领导者在日常工作和突发事件中，**有权调度人、财、物、时间和信息，以达到最有效利用**。
4. **经济权** 领导者有权支配自己范围内的财物，以更合理地使用物力、财力、开源节流、减少消耗、增加效益。
5. **奖罚权** 领导者对下属**拥有奖励和处罚的权力**。

（二）领导影响力 影响力是指一个人在与他人交往中，**影响和改变他人心理与行为的能力**。

1. **权力性影响力** 权力性影响力是**组织正式授予而获得、通过职权体现**。权力性影响力的构成因素：

（1）**传统因素**：是建立在人们对领导者传统认识基础上的历史观念。

（2）**职位因素**：是与领导者在组织中的职务及地位相关、以法定权力为基础的力量。

（3）**资历因素**：资历深浅在一定程度上决定着影响力。人们往往尊重资历较深的领导者。

2. **非权力性影响力** 非权力性影响力是**由领导者个人素质和现实行为形成的自然性影响力**。非权力性影响力的构成因素：

（1）**品格因素**：主要包括道德、品行、人格和作风等方面。具有优秀品格的领导者会产生巨大感召力和吸引力，使下属产生敬爱感。

（2）**才能因素**：一个有才能的领导者会给组织带来成功，使人产生敬佩感。敬佩感是一种心理磁力，会吸引人自觉接受领导。

（3）**知识因素**：领导者掌握的丰富知识和技术专长更易赢得被领导者的信任。由知识构成的影响是一种威信，可增强下属对领导者的信任感。

（4）**感情因素**：感情是人对客观事物好恶倾向的内在反映。领导者与下属建立良好感情，可使其产生亲切感，增大相互之间的吸引力，影响力也相应增大。

温馨提示：权力性影响力是指领导职位所赋予的影响力，非权力性影响力是指个人魅力，与领导职位无关，如人的品格、才能、知识和情感因素。

3. 权力性影响力和非权力性影响力的特点

（1）权力性影响力：①对下属的影响具有强迫性，不可抗拒性；②下属被动服从，激励作用有限；③不稳定，随地位变化而改变；④靠奖惩起作用。

（2）非权力性影响力：①影响力持久，可起潜移默化作用；②下属信服、尊敬，激励作用大；③比较稳定，不随地位而变化；④对下属态度和行为的影响起主导作用。

三、领导工作的原理

1. **指明目标原理** 让全体成员充分理解组织目标和任务是领导工作的重要组成部分。
2. **协调目标原理** 个人目标与组织目标协调一致，人们的行为就会趋向统一，从而实现组织目标并取得成效。
3. **命令一致性原理** 领导者在实现目标过程中下达的命令越一致，个人在执行命令中发生的矛盾就越小，越易于实现组织目标。
4. **直接管理原理** 上级与下级的直接接触越多，所掌握的各种情况就会越准确，从而使领导工作更加有效。
5. **沟通联络原理** 上级与下级之间进行及时、准确、有效的沟通，使整个组织成为一个真正的整体。
6. **激励原理** 上级应了解下级的需求和愿望并给予满足，以调动下级积极性。

四、领导理论及应用

（一）领导方式理论

领导方式是领导者进行活动时对待下属态度行为的表现。

1. **专权型** 是指领导者个人决定一切，布置下属执行。特点：权力定位于领导者，很少听取下属意见。
2. **民主型** 是指领导者发动下属讨论，共同商量，集思广益，然后决策，要求每个人各尽所能，各施其长，分工合作。
3. **放任型** 是指领导者给予每个成员高度自主权，只对下属提出工作目标，但对下属完成任务的活动不加干涉，除非下属要求，不做主动指导。

（二）领导行为四分图理论

该理论提出了"关心人"和"关心生产"两大主要刻画领导行为的因素，形成了领导行为的关心人维度和关心生产维度，两个维度组合构成了4种基本领导风格。

1. **高任务低关心人** 注重工作任务和目标完成，严格执行规章制度，建立良好的工作秩序和责任制，但不注意关心爱护下属，不与下属交流信息和感情，是较为严厉的领导者。
2. **高任务高关心人** 对人的关心和对工作的关心放在同等重要的位置，严格执行规章制度，建立良好的工作秩序和责任制，同时关心爱护下属，经常与下属交流信息和感情。
3. **低任务高关心人** 注重关心爱护下属，经常与下属交流信息，与下属感情融洽，重视营造和谐氛围。但对工作任务关心少，执行规章制度不严格。
4. **低任务低关心人** 既不关心人也不重视工作，不关心爱护下属，也不执行规章制度，工作无序、效率低下。

（三）管理方格理论

该理论在领导行为四分图理论的基础上，将关心人和关心生产维度进行了程度划分，纵横各分为9个等份，组合成81种领导风格，其中有5种典型领导风格。

1. **协作式管理** 即9.9型管理。领导者对生产和人都极为关心，既重视组织的各项任务，又能通过激励、沟通等手段，建立良好的人际关系。这是最理想有效的领导类型。
2. **权威式管理** 即9.1型管理。领导者十分关注任务完成，很少注意组织成员的发展和士气，能保证工作效率，但不关心人。
3. **俱乐部式管理** 即1.9型管理。领导者对人高度关心，关心组织成员的需求是否得到满足，重视人际关系，努力创造友好的组织气氛，但对生产很少关心，很难保证实现目标。
4. **贫乏式管理** 即1.1型管理。领导者对工作和人都不关心，只是将上级的指令传达给下级，以最小的努力来完成任务和维系组织人际关系。
5. **中庸式管理** 即5.5型管理。领导者对工作和人都有适度的关心，保持工作与满足人的需要之间的平衡，维持一定的工作效率与士气。这类领导者往往创新性不足，满足于维持现状。

（四）领导生命周期理论

领导生命周期理论又称情景领导理论，它认为最有效的领导风格应随员工"成熟度"变化而变化。成熟度是指个体完成某一具体任务的能力和某一意愿的程度。随着下属由不成熟走向成熟，领导行为应按下列程序逐步推移：高工作与低关系→高工作与高关系→低工作与高关系→低工作与低关系。根据下属的成熟度，工作行为与领导行为构成了四个阶段。

1. **高工作、低关系** 领导者对不成熟的下属采取指令性工作，并加以指导、督促、检查。
2. **高工作、高关系** 领导者对初步成熟的下属给予说明、指导和检查；除安排工作外，还重视对下属的信任和尊重，增加关系行为的分量。

3. **低工作、高关系** 领导者对比较成熟的下属，与其共同决策，采取适当授权、参与管理的方式。

4. **低工作、低关系** 领导者对成熟的下属，采取高度信任、充分授权，提供极少的指导与支持，使下属人尽其才，才尽其用。

温馨提示：考生应能理解"工作"与"关系"的具体含义。关心工作是指领导以工作任务为中心，强调组织目标的实现，关心人是指领导关注下属的需要，乐于同下属建立信任和相互尊重的关系。对不成熟的护士，护士长关心工作，对成熟的护士，护士长关心人。

（五）路径－目标理论

该理论认为，领导的主要职能是帮助下属达到目标，并提供必要的指导和支持，以确保他们各自的目标与组织总体目标相一致；领导者的效率以能激励下属达到组织目标并在工作中使下属得到满足的能力来衡量。

1. **领导风格** 该理论确定了4种领导风格：指导型领导、支持型领导、参与型领导、成就导向型领导。

2. **权变因素** 影响选择领导风格的情境因素有：①下属的个人特点；②工作场所的环境特点。

3. **领导风格与情境因素的匹配** 当下属认为自己能力不强，则喜欢指导型领导方式；相信内因决定事情成败的人更喜欢参与型领导方式，相信外因决定事情成败的人则愿意采取指导型领导方式。当任务结构明确时，领导者宜采用支持型领导风格。当任务结构不明确时，参与型领导风格效果更佳。

第二节 授 权

一、授权的概念

授权是指在不影响领导者原有工作责任的情形下，将职责范围内的某些任务改派给下属，并给予执行过程中所需要的职务权力。

二、授权的原则

1. **明确目标** 授权者需要向被授权者阐明目标，使被授权者在目标指引下开展工作。
2. **合理授权** 授权程序、途径必须符合组织规定。
3. **以信为重** 授权要充分信任下属，给予下属适当的自主权，但也要有监控、指导和帮助。
4. **逐级授权** 将自身职务权力范围内的权力授予直接下属，不能越级授权。
5. **带责授权** 授权必须分配对等的责任，是下属有权履行相应的职责。但管理者是责任的主要承担者，要主动推功揽过。
6. **适度授权** 管理者要根据工作任务的性质和难度，兼顾下属的工作能力，选择适当的任务进行授权。这是授权最根本的准则。
7. **授中有控** 授权不是放权，授权之后要对被授权者实施有效指导、检查和监督，做到权力能放、能控、能收。
8. **宽容失败** 宽容下属的失败，同下属一起承担责任，分析原因，总结教训。

三、授权的过程

1. **选择需要授权的工作** 在个人职权范围内，认真分析任务内容、时间、主要责任、权力范围、环境条件、下属能力等，确定授权任务。
2. **确定授权对象** 充分考虑授权对象的能力和意愿，以保证授权对象有能力和动力完成任务。
3. **落实授权内容** 向下属说明任务范围、工作要求、时间进度、权力范围、责任、考核标准等，明确上级提供的支持和指导。
4. **为被授权者排除工作障碍** 做到：①授权前应有技巧地提醒被授权者在工作过程中可能遇到的困难，使其有充分的心理准备；②授权时充分考虑授权的原则，按原则给予授权；③授权后进行必要的控制。
5. **授权后的监督与跟踪** 建立执行授权工作情况的反馈系统，以监控被授权者的工作进度，发现偏离目标时及时纠正偏差。如出现原则性错误要及时收回权力。
6. **评价授权效果** 按预定的工作标准定期进行质量评价，完成任务后进行验收，并将评价结果与奖罚、晋升、提职等挂钩。

第三节 激 励

一、激励概述

（一）激励的概念

激励指的是激发人动机的心理过程，即通过激发人的动机，使被激励者产生一种内在动力，向所期望的目标前进的心理活动过程。激励是指利用外部诱因调动人的积极性和创造性，影响人的内在需求或动机，从而加强、引导和维持行为的活动过程。

（二）激励的作用

哈佛大学维廉－詹姆士通过对员工激励的研究，提出以下公式：**工作绩效＝f·（能力×激励）**

在能力不变的条件下，工作绩效的大小取决于激励程度高低。激励程度不断提高，工作绩效就会愈来愈大；激励程度低，工作绩效也会随之下降。

激励的作用：①调动护理人员的工作积极性，提高组织绩效；②发挥人的能动作用；③增强组织凝聚力；④形成良好的竞争氛围。

（三）激励的过程

1. **洞察需要**　**是激励机制的源头**。只有未满足的需要才能成为激励的切入点。
2. **明确动机**　**是激励机制的前提**。动机是指推动人们进行各种活动的愿望和理想，是行为的直接原因。
3. **满足需要**　**是激励机制的核心**。满足人的需要，实际上就是统一个人目标和组织目标。
4. 激励与反馈、约束相互补充　激励的结果需要在反馈过程中加以明确，从而为领导者的递进式激励提供必要信息；激励须与约束结合，才能有效发挥其功用。

二、激励理论及应用

（一）需要层次理论

需要层次理论由美国社会心理学家**亚伯拉罕·马斯洛**提出。马斯洛把人的各种需要归纳为五大基本需要。
1. **生理需要**　是人类最原始的基本需要，如衣、食、住、用、性，即**人类繁衍的最基本的物质需要**。
2. **安全需要**　是指对人身安全、就业保障、工作和生活的环境安全、经济保障等的需求。
3. **爱与归属的需要**　是指人们希望**获得友谊、爱情和归属的需要**，希望与他人建立良好的人际关系，希望得到别人的关心和爱护。
4. **尊重需要**　即**人的自尊、尊重别人和被人尊重的心理状态**。尊重需要包括自尊心、自信心、威望、荣誉、表扬、地位等。
5. **自我实现的需要**　是指促使自己潜能得到最大限度发挥，使自己的理想、抱负得到实现的需要。**这是人最高层次的需要。**
在马斯洛看来，生理、安全、爱与归属感是基础需要；尊重、自我实现是高层次需要。只有基础层次需要满足之后，高层次需要才会出现。

（三）**激励–保健理论**

（四）简称双因素理论，由美国心理学家弗德里克·赫兹伯格提出。他提出影响人们行为的因素包括保健因素和激励因素。
1. **保健因素**　是指与人们不满情绪有关的因素，是属于工作环境或工作关系方面的，如组织政策、人际关系、工作条件等。若保健因素处理不好，就会引发员工的不满情绪。但这类因素并不能对员工起激励作用，只能起到保持人的积极性，维持工作现状的作用。故保健因素又称"维持因素"。
2. **激励因素**　是指与人们的满意情绪有关的因素，是属于工作本身或工作内容方面，如工作再现机会和工作带来的愉快感、成就感，对未来发展的期望等。若激励因素处理得好，能够使人们产生满意情绪；若处理不当，就不能产生满意感，但也不会导致不满。

温馨提示：激励因素就是自己对工作本身是否感兴趣，保健因素是工作以外的因素，如工资待遇、工作环境等。

（三）**行为改造理论**

（四）行为改造理论认为激励的目的是改造和修正行为。它研究如何通过外界刺激对人的行为进行影响和控制。
1. **强化理论**　该理论认为，人们为达到某种目的，都会采取一定的行为，这种行为将作用于环境。当行为结果对他有利时，行为就重现；当行为结果对他不利时，行为就会减弱或消失。根据强化的目的，**强化分为正强化（肯定、表扬、晋升等）和负强化（批评、处分、降级等）**。
2. **归因理论**　归因理论认为，人的行为的发生或多或少与自身内部原因和外界环境因素有关。**美国心理学家维纳将成功与失败归因为四种可能性**：①**能力**；②**努力**；③**任务的难度**；④**机遇**。不同的人对成功和失败有不同的归因，并导致不同情绪反应和行为表现。

（四）**公平理论**

由美国心理学家亚当斯在1963年首先提出，也称为社会比较理论。基本观点：当一个人做出成绩并取得报酬后，他不仅关心自己所得报酬的绝对量，而且关心自己所得报酬的相对量。因此，要进行种种比较来确定自己所得报酬是否合理，比较的结果将直接影响今后工作的积极性。

（五）**期望理论**

（六）由美国维克多·弗隆姆于1964年提出。该理论认为，某一活动对某人的激励力取决于他所能得到的成果的全部期望价值与他认为达到该成果的期望概率。用公式表示就是：

$M = V \times E$

式中：M表示激励力，指调动一个人的积极性、激发出人的内部潜力的强度；V表示效价，指某项活动成果所能满足个人需要的程度；E表示期望值，指一个人根据经验判断的某项活动导致某一成果可能性的大小，即概率，数值在0~1之间。

三、激励艺术

激励艺术是领导艺术的重点，是激励的执行者在实施奖惩的过程中，创造性运用激励理论和方法，为最优化、最经济、最迅速地实现激励目标，所提供的各种技巧和能力。激励艺术包括以下几个方面。

1. **了解人的真实需要**　需要是激励的起点，是人们行为产生的原动力，也是提高人们积极性的原动力。人的需要既有物质的需要，又有精神的需要；既有合理的需要，也有不合理的需要。在这些需要中总有一种优势需要占主导地位，起支配作用。领导激励的切入点应放在合理需要和优势需要上。

2. **把握激励的最佳时机**　人的情绪具有积极性和消极性，积极情绪可使人精神振奋，热爱工作；而消极情绪会使人精神萎靡，厌倦工作。这两种情绪都具有情境性、短暂性和时效性的特点，领导者要及时把握激励的最佳时机，积极引导员工将消极情绪转化为积极情绪。

3. **防止激励效应弱化**　激励效应弱化的主要原因：①奖惩过滥，弱化了激励的吸引力和威慑力；②奖惩不兑现，弱化了人们对激励的信任度和积极性；③激励措施不合理，缺乏科学性和可行性；④奖惩凭长官意志，缺乏公平性。护理管理中常用的激励方法：①努力促成人与人之间的相互信任；②让下属发现解决问题的方法；③通过密切接触激励下属；④用欣赏的眼光发现下属的优点；⑤用适当的沟通进行激励；⑥个性化管理：领导者应随时关注员工的思想变化，用不同的方式满足下属合理的优势需求。

第七章　组织沟通

1. 掌握沟通的定义、过程。
2. 了解组织沟通的形式、作用。
3. 了解沟通障碍（发送者的障碍、接收者的障碍、沟通通道的障碍）。
4. 了解有效沟通的要求。
5. 掌握有效沟通的原则和方法。
6. 了解有效沟通的策略。
7. 熟练掌握谈话的技巧、训导的技巧、组织会议的技巧。

考点导航

第一节　组织沟通概述

一、沟通的定义、过程

（一）沟通的定义

沟通是指可理解的信息在两个或两个以上人群中传递或交换的过程。

（二）沟通过程

1. **信息源**　指发出信息的人。
2. **编码**　发送者将这些信息译成接收者能够理解的符号，如语言、文字、图表、照片、手势等，即信息。
3. **传递信息**　通过某种通道（媒介物）将信息传递给接收者。
4. **解码**　接收者将通道中加载的信息翻译成他能够理解的形式。解码过程包括接收、译码和理解三个环节。
5. **反馈**　接收者将其理解的信息再返回给发送者，发送者对反馈信息加以核实和做出必要修正。

二、组织沟通的形式

（一）按沟通的组织系统分类

1. **正式沟通**　是一种按照组织设计的结构系统和信息流动的渠道等进行的沟通，**是组织沟通的主要形式**，如组织内的文件传达、组织间的公函来往等。**优点：沟通效果好，具有权威性，约束力强，易于保密。**缺点：需要依靠组织系统层层传递，较为刻板，沟通速度慢，也存在信息失真或扭曲的可能。

2. **非正式沟通**　是指正式沟通渠道以外进行的信息传递和交流。其沟通对象、时间及内容等未经计划和确定，是基于组织成员感情和动机需要而形成，**最典型的就是小道消息。优点：沟通方便，内容广泛，形式灵活，直接明了且速度快，容易及时了解到正式沟通难以提供的内幕消息。**缺点：传递信息容易失真、不确切、难以控制，并有可能形成小集团和小圈子，影响员工关系和组织凝聚力。

（二）按沟通方式分类

1. **口头沟通**　是日常生活中最常用的沟通方式，主要包括面对面交谈、口头汇报、会谈、演讲、讨论等。
2. **书面沟通**　是通过图表、文字的表达形式进行沟通，包括通知、文件、报告、信件、备忘录、书面汇报等。
3. **非语言沟通**　是指通过身体动作、面部表情、语气语调、空间距离等来传递信息的过程。
4. **电子媒介沟通**　是借助现代电子通信技术信息传递的过程，包括电子邮件、手机短信、电话、视频等。

（三）按沟通方向分类

1. **上行沟通**　是指下级向上级传递信息，如下级向上级请示工作、汇报进展、反映意见等。
2. **下行沟通**　是指上级向下级传递信息，如分配工作任务、发出指示、规章制度传达、政策讲解等。下行沟通是组织中最重要的沟通形式。
3. **横向沟通**　是指组织结构中同一层次的人员或部门之间进行的沟通，包括群体内部同事之间、部门之间的沟通。
4. **斜向沟通**　是指组织内部既不属于同一隶属关系，又不属于同一层级之间的信息沟通，如学院教师与医院病房护士长就学生实习事宜进行沟通。斜向沟通的优点是能使沟通线路和信息传递时间大大缩短，缺点是易在部门之间产生冲突。

三、组织沟通的作用

1. **联系与协调**　沟通是员工之间、部门之间联系与协调的基本途径和方法，有效沟通可使组织内部与外部之间协调一致，形成一个有机整体。

2. **激励**　沟通是领导者激励下属，实现领导职能的基本途径。一方面，领导者了解员工需求须通过沟通来实现。另一方面，有效沟通可让员工谈自己的看法、建议，最大限度满足员工自我实现的需求，从而激发他们的积极性和创造性。

3. **改善人际关系**　组织间、员工间的交流有助于满足员工心理需要，改善人际关系，使员工产生强烈的归属感。

4. **创新**　沟通是组织创新的重要来源。有效的沟通能使管理者发现问题并获得宝贵建议，员工的参与是组织创新的巨大动力。在沟通过程中，沟通者相互启发、相互讨论、共同思考，往往能激发出新的创意。

5. **控制**　有效控制的前提是信息的获取，信息沟通为控制提供了基本前提和改善控制的途径。

第二节　沟通障碍

沟通障碍是指在组织沟通过程中，由于某些原因或因素导致沟通失败或无法实现沟通目的。

一、发送者的障碍

1. **目的不明，导致信息内容的不确定性**　发送者在信息交流之前须有一个明确的目的，即"我要通过什么通道，向谁传递什么信息，并达到什么目的"。

2. **表达模糊，导致信息传递错误**　若发送者口齿不清、语无伦次、闪烁其词或词不达意等，都会造成信息传递失真，使接收者无法了解对方所要传递的真实信息。

3. **选择失误，导致信息误解的可能性增大**　对传送信息的时机把握不准，缺乏审时度势的能力，信息通道或对象选择失误，这些都会影响信息交流的效果。

4. **言行不当，导致信息理解错误**　使用语言和肢体语言（如手势、表情、体态等）表达同样的信息时，一定要相互协调，否则会使人感到困惑不解。

二、接收者的障碍

1. **过度加工，导致信息的模糊或失真**　接收者在信息交流过程中，有时会按照主观意愿对信息进行"过滤"和"添加"。现实生活中许多沟通失败的主要原因是接收者对信息做了过多加工，导致信息模糊或失真。

2. **知觉偏差，导致信息理解偏差**　人们在信息交流或人际沟通中，总习惯以自己为准则，对不利于自己的信息，视而不见、熟视无睹，甚至颠倒黑白，以达到防御的目的。

3. **心理障碍，导致信息阻隔或中断**　由于接收者在信息交流过程中曾受到过伤害和不良的情感体验，对信息发送者心存疑惑，拒绝接收信息甚至抵制参与信息交流。

4. **思想观念上的差异，导致信息误解**　由于接收者认知水平、价值标准和思维方式上的差异，造成思想隔阂或误解，引发冲突，导致信息交流的中断以及人际关系破裂。

三、沟通通道的障碍

1. **选择不适当的沟通渠道**　有些重要的事情用口头传达效果不佳，接收者可能不重视。如重要病情不做详细记录，只简单口头描述，就会造成病情延误。

2. **几种媒介互相冲突**　如有时口头传达的精神与文件不符，造成矛盾。

3. **沟通渠道过长**　沟通渠道过长，中间环节多，信息在传递过程中有了改变，甚至颠倒。

4. **不合理的组织结构**　当组织结构设置不合理，管理层次过多，信息传递通路模糊，命令不统一，导致信息沟通效率低下。

第三节　有效沟通

一、有效沟通的要求

1. **及时**　沟通双方要在尽可能短的时间内进行沟通，并使信息发生效用。为此要做到：①**传送及时**：信息传递过程中尽量减少中间环节，用最短的时间传递；②**反馈及时**：接收者接到信息后及时反馈，方便发送者修正信息；③**利用及时**：双方要及时利用信息，避免信息过期失效。

2. **全面**　发送者在发出信息时应完整全面。

3. **准确**　准确的信息可充分反映发送者的意愿，使接收者正确理解信息。

二、有效沟通的原则

1. **准确性原则**　是管理沟通的基本原则。准确性原则指信息沟通所用的语言和传递方式能被接收者准确理解。

2. **及时性原则**　沟通双方在信息传递和交流过程中注意信息的时效性，做到信息及时传递、及时反馈。

3. **完整性原则**　完整性原则强调沟通过程的完整无缺。

4. **灵活性原则**　组织内的沟通形式应灵活多样，以产生最佳的沟通效果。

5. **互动性原则**　沟通是双向的交流过程，沟通双方应给予适当、及时、同步的反应，相互理解和尊重，保证沟通顺利完成。

6. **连续性原则**　沟通过程中保持沟通时间、沟通模式、沟通内容上的连续性。

三、有效沟通的方法

1. **创造良好的沟通环境** 方法有：①沟通中少用评价语言、**判断性语言**，多用描述性语言；②**沟通中表示愿意合作**，与对方共同找出问题，寻找解决方案，**决不能企图控制和改造对方**；③坦诚相待，设身处地为对方着想；④认同对方的问题和处境；⑤平等待人，谦虚谨慎；⑥不急于表态和下结论，保持灵活和实事求是的态度，鼓励对方反馈，耐心听取对方的说明和解释。

2. **学会有效地聆听** 有效聆听的要点：①少讲多听，不要打断对方讲话；②交谈轻松、舒适，消除拘谨不安情绪；③表示有交谈兴趣，不要表现出冷淡或不耐烦；④尽可能排除外界干扰；⑤站在对方立场上考虑问题，同情对方；⑥要有耐心，不要经常插话，打断对方谈话；⑦控制情绪，保持冷静；⑧不妄加评论和争论；⑨提出问题，显示自己充分聆听和求得了解的心境。

3. **强化沟通能力** 强化沟通能力的关键点：一是传达有效信息；二是上下言行一致；三是提高组织信任度。

4. **增强语言文字的感染力** 尽量使用通俗易懂的语言，使用接收者最易理解的语言。

5. **"韧"性沟通** 沟通中往往不能通过一次沟通就达到沟通目的，**需要经过多次反反复复地与一个对象进行沟通，这就是沟通的"韧"性。**

6. **重视沟通细节的处理** 沟通的细节包括声调、语气、节奏、面部表情、身体姿势和轻微动作等。一方面，管理者应给予对方合适的表情、动作和态度，并与所要传达的信息相匹配。另一方面，管理者给予对方的口头语言和身体语言应灵活机动以满足沟通对象的需要。

四、有效沟通的策略

1. **使用恰当的沟通方式** "条条大道通罗马"，说的正是达成目标有多种途径。面对不同的沟通对象或面临不同的情形，应采取不同的沟通方式。

2. **考虑接收者的观点和立场** 有效的沟通必须有"同理心"，能够感同身受，换位思考，站在接收者的立场，以接收者的观点和视野来考虑问题。

3. **充分利用反馈机制** 沟通时避免出现"只传递而没有反馈"的状况。

4. **以行动强化语言** 重视"言行一致"，语言上说明意图，只不过是沟通的开始，只有转化为行动，才能真正提高沟通效果。

5. **避免一味说教** 有效沟通是心灵交流。试图用说教的方式与人交往则违背了这个原则。

第四节 沟通在护理管理中的应用

一、人文关怀的理念

1. **人文关怀概述** "人文关怀"强调人的价值、尊严和人格完整，特别关心人的精神需求。它是沟通的重要思想基础，是加强与改善人际沟通的桥梁。

2. **沟通中有效实施人文关怀的策略** ①营造充满人性、人情味的工作氛围：**营造文化氛围是人文管理的前提**。②塑造良好的形象：仪表庄重、举止优雅、面带微笑，可增加下属的信任感。③**正确运用移情**：在关注和主动倾听的基础上，尽力理解和接受对方的感受和体验，并做出恰当反应。④注重语言沟通和非语言沟通技巧的应用。⑤体现原则性和灵活性的统一：以坚持原则为前提，体现制度面前人人平等，在某些特殊情况下又要灵活处理，体现人性化。⑥体现动机和效果的统一：既要体现对人格的尊重，又要体现工作的严格，并要注意批评和处罚的艺术。⑦不断完善知识结构，提高人文素养。

二、谈话的技巧

1. **做好谈话计划** 首先要确立谈话的主题；其次是时间和地点安排；三是发出合适的邀请；四是充分了解被邀谈话者的性格、态度、气质、经历、文化及对谈话的可能反应等。

2. **善于激发下级的谈话愿望** 管理者需注意态度、方式、语调等，并开诚布公，使下属愿意谈出内心愿望。

3. **善于启发下属讲真情实话** 真诚、及时、慷慨地赞美下属；讲究策略，顾全面子，间接批评下属；面对分歧正确对待，巧妙拒绝，勇敢道歉，力争双方满意。

4. **掌握发问技巧，善于抓住重要问题** 首先要为发问创造良好气氛，建立融洽关系，其次要多提开放性、引导性问题，尽量避免诱导性、歧视性问题。善于将谈话集中在主要内容及急于解决的问题上。

5. **善于运用倾听的技巧** 集中精力沟通并不容易，管理者需要改进倾听技巧。

三、训导的技巧

训导是指管理者为了强化组织规章制度，规范下属的态度、语言和行为，对下属进行的教育活动。**有效训导的方法：**

1. **以平等、客观、严肃的态度对待下属** 控制自己的情绪，不以开玩笑的方式指出问题。

2. **具体指明问题所在** 批评应有事实依据，指明违规日期、时间、地点、次数、事实行为，用准确的语言界定其过失及其后果。

3. **批评对事不对人，不要损害下属的尊严和人格。**

4. **允许下属表达自己对问题的看法和理解。**

5. **控制讨论** 对下属从自己角度出发陈述事实时必须进行控制。

6. 对今后如何防范错误提出建议，达成共识。

7. 对于反复发生的错误逐步加重处罚。

四、组织会议的技巧

1. **做好会议的计划工作** 明确会议的必要性，**确定会议议题**，安排会议议程，确定会议成员，安排会议时间，选择会议地点，准备会议资料，合理安排与会人员的食、住、行、医等。

2. **善于主持会议** 具体来说要把握4个要点：

（1）**紧扣议题**：**会议开始时，主持者简明扼要说明会议目的、议题、议程和要求**，以便使与会者把注意力集中到会议的议题上来。

（2）**激发思维**：主持者在会议上的讲话要有针对性，语言风趣、幽默、生动有力，激发与会者的思维，唤起他们的联想，产生共鸣。

（3）**引导合作**：分歧的讨论或争论是产生成熟见解的基础。主持者应强调合作，不强调分歧，利用各种机会指出集体智慧大于个人智慧，一个好方案的产生离不开合作。

（4）**恪守时间**：保证准时开会、准时散会，这是主持人的威信、魄力和责任所在。

3. **做好会议的组织协调** 会议的组织协调应遵循的原则：①**明确的目的性**；②**及时的应变性**；③**果断的决策性**；④**适当的灵活性**。

4. **做好会议总结** 会议结束时尽量做出结论和解释。

五、发布指令

1. **发布指令前准备的技巧**：①**发布指令前广泛听取各方意见，避免指令不恰当**；②指令必须简洁、清晰明了，便于下属理解；③确定合适的发布对象；④如果指令是新的或难度较大的任务，应考虑是否需要培训或指导，以切实落实指令。

2. **确保指令有效传达的技巧** 指令发布后必须确认指令是否有效传达，技巧包括：①**让下属复述指令，确定下属理解指令**；②**在发布指令时向下属做出示范**；③**把握指令传达的关键环节，经常检查是否有遗漏和误解**。

3. 下属对指令不同态度的应对技巧：①认同：当下属认同指令时可适当授权，激励工作积极性；②不关心：当下属对指令持无所谓态度时，不要责备，了解下属关注的利益重心，引导下属将个人利益和组织目标相结合；③反对：当下属反对指令时，应积极沟通或对其进行训导，若无法改变其反对态度，可考虑将工作分配给他人。

六、护理查房

护理查房是临床护理工作中为了提高护理质量、护理管理及临床教学水平而采取的一种管理沟通方式，是病房开展业务学习、沟通病人病情和检查护理质量的主要方式。

1. **护理查房前准备的技巧**：①明确查房目的、时间、地点、参加人员、主讲人、病人、记录人员、查房程序等；②选择合适的病人，并得到病人允许和配合，必要时请家属参加；③准备病历、相关疾病及护理知识，并为参加查房者推荐有关参考资料。

2. 护理查房技巧：①查房内容以病人为中心；②床边查房时间不宜过长，避免在床边对病人进行过多评论及不必要的检查；③需要病人回避的内容，应选择合适的地点；④参加查房人员不宜过多；⑤引导讨论方向，调动参加者参与讨论的积极性，并在查房结束时做出总结与评价；⑥做好记录并妥善保存。

第八章 冲突与协调

统领全局—考试大纲

1. 掌握冲突概述。
2. 了解冲突过程。
3. 熟练掌握处理冲突的方法。
4. 掌握协调的含义与作用。
5. 掌握协调的原则与要求。

考点导航

第一节 冲 突

一、冲突概述

（一）冲突的概念 冲突是由于某种差异引起的对立双方在资源匮乏时出现阻挠行为，并被感觉到的矛盾。包括三层含义：①必须有对立面，缺一不可；②为取得有限的资源而发生阻挠行为；③只有当问题被感觉时，才构成真正的冲突。

（二）冲突的分类

1. 按冲突对组织绩效的影响分类

（1）**建设性冲突** 是指冲突各方目标一致，实现目标的途径不同而产生的冲突，是对组织有积极影响的冲突。建设性冲突有利于良性竞争。

1）**特点**：①冲突双方关心共同目标的实现和现有问题的解决，争论的目的是寻求较好的方法解决问题。②冲突是以问题为中心，冲突双方愿意了解对方观点。③在争论过程中不断增加信息交流。

2）**积极作用**：①帮助组织或小组内部发现存在的问题，采取措施及时纠正。②促进组织内部与小组间公平竞争，提高组织工作效率。③防止思想僵化，提高组织决策质量。④激发组织内员工创造力，使组织适应外界环境变化。

（2）**破坏性冲突** 是指由于认识不一致，组织资源和利益分配不均，导致员工之间相互抵触、争执甚至攻击等，造成组织工作效率下降，并最终影响组织发展的冲突。

1）**特点**：①争论不再围绕解决问题展开，人身攻击时常发生，双方关注自己的观点是否取胜。②双方不愿听取对方意见，千方百计陈述自己的理由。③互相交换意见的情况不断减少，以致完全停止。

2）**消极作用**：造成组织内成员心理紧张、焦虑，人与人之间相互排斥、对立，士气涣散，组织协调统一破坏，最终削弱组织战斗力，阻碍组织目标实现。

2. 按冲突发生的层次分类

（1）**个人内心冲突** 一般发生于个人面临多种选择难以决策时，表现得犹豫不决，茫然不知所措。

（2）**人际关系冲突** 是指组织中两个或两个以上的个人感觉到他们的态度、行为或目标的对立而发生的冲突。

（3）**团队间冲突** 是组织内团队之间发生的对立情形。它可能是同一团队内部成员间的冲突，导致成员分化成两个或多个小团队，从而把团队内的冲突转化为团队间的冲突，也可能是分别处于两个团队内的成员间个人冲突逐渐升级而成。

（4）**组织层次冲突** 是指组织在与其生存环境中的其他组织发生关系时，由于目标、利益不一致而发生的冲突，如企业和竞争对手之间所发生的冲突。

二、冲突过程

美国学者斯蒂芬·P.罗宾斯（Stephen P. Robbins）将冲突过程分为5个阶段：

1. **潜在的对立或不一致** 冲突过程的第一步可能存在产生冲突的条件。这些条件并不一定导致冲突，但它们是冲突产生的必要条件。这个阶段组织认识到了潜在的对立和不一致，具备了产生冲突的条件。

2. **认知和个性化** 在这个阶段双方对相互的不一致有了情感上的投入，潜在的对立显现出来。

3. **行为意向** 行为意向介于一个人的认知、情感和外显行为之间，它指的是双方有了从事某种特定行为的决策。

4. **行为** 行为阶段包括冲突双方进行的说明、活动和态度。冲突行为是公开地试图实现冲突双方各自的愿望。

5. **结果** 冲突的结果要么是组织功能正常，提高了组织绩效；要么是组织功能失调，降低了组织绩效。

三、处理冲突的方法

（一）传统方法

1. **协商** 冲突时由双方派出代表通过协商的办法解决。

2. **妥协** 当协商不能解决问题时，**寻找仲裁人，仲裁人采取妥协的办法，让每一方都得到部分满足**。作为领导者，首先根据公平原则，迅速找到双方的共同点，然后找出他们的心理接受点，使双方都退让一步，达成彼此可以暂时接受的协议。

3. **第三者仲裁** 是**由权威人士仲裁，靠法规来解决，或者由冲突双方共同上级来裁决**，要求双方按"下级服从上级"的原则执行裁决。

4. **推延** 冲突双方都不寻求解决的办法，**拖延时间，任其发展**，以期待环境变化来解决分歧。

5. **不予理睬** 是"推延"办法的变种，这种不予理睬的办法不但不能解决问题，有时还会加剧冲突。

6. **和平共处** 冲突各方采取求同存异、和平共处的方式，避免把分歧公开化。这种做法虽不能消除分歧，但可避免冲突激化。领导者对于一些无原则的纠纷，可劝导双方**大事讲原则、小事讲风格**。

7. **压制冲突** 建立法规，或以上级命令压制冲突，它虽可收效于一时，但并没有消除冲突的根源。

8. **转移目标** 引进一个外部竞争者，使冲突双方的注意力转向外部竞争者。

9. **教育** 通过讨论冲突得失，开诚布公地与双方沟通，**使双方了解冲突带来的后果，帮助他们改变思想和行为**。

10. **重组组织** 组织内冲突严重而又长期解决不了，干脆解散，加以重组。

（二）其他方法

1. 确定公正处理冲突的原则。

2. 预先处理可能导致冲突的隐患，消除潜在性冲突。

3. 明确工作职责和权限。

4. 以合作与竞争并重的激励措施，取代过分强调竞争的做法。

5. 明确共同的组织目标。

6. 专设仲裁、调解冲突的机构或人员。

7. 培训有关人员，提高管理者处理冲突的能力。

8. 设立意见箱，建立投诉系统。

第二节 协 调

一、协调的含义与作用

（一）协调的含义

协调就是协商、调和之意。协调的本质，在于**解决各方面的矛盾，使组织和谐一致，使每一个部门、单位和组织成员的工作同既定组织目标一致**。领导协调是指领导者为实现领导目标，采取一定的措施，使其所领导的组织同环境、组织内外成员等协同一致，相互配合，高效率完成工作任务的行为过程。

（二）协调的作用

1. **减少内耗、增加效益的重要手段** 有效协调可使组织活动的各种相关因素相互补充、相互配合、相互促进，从而减少人力、物力、财力、时间的浪费，达到提高组织整体效率，增加效益的目的。

2. **增强组织凝聚力的有效途径** 要使组织内部人员团结，齐心协力，需要领导者加以有效协调。只有人们心理上、权力上、利益上的各种关系协调好了，才能团结统一，相互支持，齐心协力地实现共同目标。

3. **调动员工积极性的重要方法** 协调的好坏直接关系到组织目标的实现和领导效能，协调工作搞好了，组织内部各成员才能团结合作，充分发挥每个人的聪明才智，使组织工作充满生机和活力。

二、协调的原则与要求

（一）协调的原则

1. **目标导向** 组织目标是工作关系协调的方向。任何协调措施都不能脱离既定目标。只有围绕统一目标，把各方面力量组织起来，协调才能成为现实。

2. **勤于沟通** 通过经常性的信息传递，使组织成员彼此间建立密切关系，有利于解决矛盾，消除误会。

3. **利益一致** 利益是工作关系协调的基础。共同的利益能使组织成员结合起来，按照组织的需要而积极行动。**协调、平衡好利益关系是协调工作的重要基础**。

4. **整体优化** 通过协调使整个组织系统的运行达到整体优化。

5. **原则性与灵活性相结合** 灵活性是指在不违背原则的前提下，为了实现组织目标而做出一些让步、牺牲、妥协、折中与变通等。

（二）协调的基本要求

1. **及时协调与连续协调相结合** 管理者要及时发现和解决各种矛盾和问题，做到防微杜渐。此外，协调是一个动态过程，须注意其连续性。

2. **从根本上解决问题** 管理者必须深入到问题的内部，找出产生问题的根源，对症下药。这样，才能从根本上解决矛盾，使问题一个个减少，而不是此消彼长。

3. **调动当事者的积极性**　协调是为了解决问题，消除隔阂，推动工作。因此，**能否调动起当事者的积极性，是协调成功与否的一个检验标准。**

4. 公平合理　公平是减少矛盾和解决矛盾的重要条件，合理是各种要素配置达到科学化、最优化的基本要求。管理者在协调时要做到公平合理。

5. 相互尊重　**协调的实质是处理人际关系**，而处理人际关系需要互相尊重。领导者应尊重下属的人格，平等相待，善于调动他们的积极性。

第九章 控制工作

统领全局—考试大纲

1. 了解控制的概念与控制的重要性。
2. 掌握控制的类型。
3. 熟练掌握有效控制的特征。
4. 掌握控制的原则。
5. 熟练掌握控制的基本过程。
6. 掌握控制的基本方法。
7. 了解实施控制应注意的问题。

考点导航

第一节 控制工作概述

一、控制的概念

控制是按照既定的目标和标准，对组织活动进行衡量、监督、检查和评价，发现偏差，采取纠正措施，使工作按原定计划进行，或适当调整计划，使组织目标得以实现的活动过程。在护理管理中，控制就是护理管理者对下属的工作进行检查，了解工作是否按既定计划、标准和方向运行，若有偏差就要分析原因并采取改进措施，以确保组织目标实现。

二、控制的重要性

1. **在执行组织计划中的保障作用** 控制可对计划进行监测，发现偏差时进行纠正，或修正计划、目标，或制订新的控制标准。

2. **在管理职能中的关键作用** 管理的五大职能（计划、组织、人员配备、领导、控制）构成了一个相对封闭的循环，控制工作是管理职能循环中最后一环。控制不仅可以维持其他职能的正确活动，还可以改变其他职能的活动。因此，**控制在管理职能中起关键作用**。

三、控制的类型

按照**控制节点**，分为**前馈控制、过程控制和反馈控制**；按照控制性质，分为预防性控制和更正性控制；按照控制手段，分为直接控制和间接控制；按照控制方式，分为正式组织控制、群体控制和自我控制；按照实施控制的来源，分为内部控制和外部控制。

1. **前馈控制** 又称预防控制或基础质量控制，**是在实际工作开始之前，对输入环节所实施的控制**。前馈控制重点是预先对组织的人、财、物、信息等合理地配置，使其符合预期标准，强调"防患于未然"，将偏差消灭在萌芽状态。如培训护士掌握理论知识及操作技能，定期维护检修仪器设备等，都属于前馈控制。

2. **过程控制** 又称同步控制或环节质量控制，**是在计划执行过程中对过程环节所实施的控制**。过程控制具有监督和指导功能。护理部主任查房时，发现药物摆放区域划分不清；护士长巡视病房看到护士静脉穿刺时，皮肤消毒范围不足等问题，管理者除有责任指出外，还应与下属沟通并指导其改进。

3. **反馈控制** 又称事后控制或后馈控制，**是在行动结束之后，对输出环节所进行的控制**。通过对行动结果进行测量、分析、比较和评价，对已发生的偏差采取相应措施，其目的并不是要改进本次行动，而是纠正下一次行动，防止偏差再度发生或继续发展。

温馨提示：前馈控制是指工作开始前做好人、财、物等方面的准备，防止问题发生，即防患于未然；同期控制是指工作过程中的检查、督导，防止偏差，即领导者深入一线检查；反馈控制是指工作结束后的总结、反馈，即前事不忘后事之师。

四、有效控制的特征

1. **明确的目的性** 控制系统均有明确的目的性。**控制的目的是使组织实际活动与计划活动相一致**，保证完成组织在计划中提出的任务和目标。

2. **信息的准确性** 有效的控制系统依赖于准确的数据和可靠的信息。

3. **反馈的及时性** 有效的控制系统必须提供及时的反馈信息，以迅速引起管理者注意，防止因未及时解决问题而给组织造成损失。

4. **经济性** 控制系统产生的效益与其成本进行比较，应是效益＞成本。

5. **灵活性** 控制系统应具有足够的灵活性以适应各种变化，控制要随时间和条件的变化调整控制方式。

6. **适用性** 有效控制系统应合理、适用。如检查方式要能真实发现问题，且被下属接受和理解。

7. **标准合理性** 控制的标准必须是先进、合理且能达到。

8. **战略高度** 管理层应**控制那些对组织行为有战略性影响的因素**，包括组织中关键性活动和问题。控制的重点应放在容易出现偏差的地方或放在偏差造成的危害大的地方。

9. **强调例外** 管理层不可能控制所有的活动，因此，**控制手段应顾及例外情况的发生**。

10. **多重标准** 多重标准能够更准确地衡量实际工作，如危重病人的护理质量不能用单一生活护理标准来衡量，还应包括专科疾病护理等多重标准来衡量。

11. **纠正措施** 有效控制系统不仅可以指出偏差的发生，而且还应建议如何纠正偏差。

五、控制的原则

1. **与计划相一致** 计划是控制工作的依据，控制也需要有计划，计划制定越详细、越明确、越可行，控制也越容易。

2. **同组织文化相匹配** 任何控制系统必须适合组织文化，这样才能实现最有效的控制。

3. **控制关键点** 控制应重点注意那些容易出问题的环节，以及工作质量影响大的关键环节。

4. **直接控制** 主管人员及其下属的素质、工作能力越高，就越不需要间接控制。**直接控制原则的前提是合格的主管人员发生错误最少，他们能及时觉察、纠正或防止出现偏差。**

5. **标准合理性** 制订的标准应可测量、可考核，要求客观、准确、有效、适当。

6. **追求卓越** 在控制工作中发现问题、分析原因、纠正偏差时应寻求发展，要使所属人员具有追求卓越的精神。**在制订计划和控制标准时应具有先进性、科学性，使组织和个人经过努力方能达到。**

7. **控制例外情况** 应着重于计划实施中的例外情况，**格外关注那些突发性事件、环境的巨大变化或者是计划执行过程中的重大偏差。**

8. **控制趋势** 关注现状所预示的趋势，善于从现状中揭示全局发展的方向，特别是在趋势刚露头时就觉察，并给予及时有效的控制。

9. **灵活控制** 控制系统应能适应主客观条件的变化，持续发挥作用。

第二节 控制的基本过程和方法

一、控制的基本过程

1. **建立标准** 标准是衡量实际成果与预计状况之间偏差的依据和基础。建立标准首先应明确能体现目标特性及影响目标实现的对象或要素，然后根据计划建立专门的标准。**标准最好定为可考核的目标。**

2. **衡量绩效** 管理者按照控制标准，对受控系统的资源配置、运行情况、工作成果等进行监测，并把计划执行结果与预想目标进行比较，从而确定是否存在偏差，以便提供纠正措施所需的根据。

3. **纠正偏差** 纠正偏差是控制的关键。根据偏差分析结果，制定纠偏措施，并付诸实施，使实际工作重新进入计划轨道。

二、控制的基本方法

1. **预算控制** 预算是组织对未来一定时期内预期取得的收入和支出进行的计划。**预算控制是指通过预算列表的方式，把计划用条理化的数字表现出来，**在此基础上将实际情况与预算计划对比检查，及时发现问题并纠正偏差，以达到控制目的。

2. **质量控制** 质量控制的基础是各类质量标准。质量控制主要采取数理统计方法将各种统计资料汇总、加工、整理，得出有关统计指标、数据，衡量工作进展和计划完成情况，然后经过对比分析，找出偏差及其发生原因，采取措施，达到控制的目的。常用的方法有分组法、排列图法、因果分析图法等。

3. **进度控制** 进度控制就是对生产和工作进程在时间上进行控制，使各项生产和作业能够在时间上相互衔接，使工作有节奏地进行。

4. **目标控制** 把总目标分解成不同层次的分目标，并确定考核标准，输入被控系统，然后把被控系统的执行结果与预期目标及标准进行对照，以发现问题，采取纠偏措施。

三、实施控制应注意的问题

1. **建立完整的护理质量控制系统** 医疗服务质量就是"医疗服务在恢复病人身心健康和令病人满意方面达到的程度"。护理服务作为医疗服务的重要组成部分，其质量控制应以此为定位，以"生理-心理-社会医学模式"为基础，建立体现以病人为中心的整体护理质量控制系统。

2. **强调综合、系统地控制，实行全程质量控制** 护理质量控制应对影响质量的多方面因素进行综合、系统的控制，对有关质量的相互联系、相互区别的诸要素进行全面质量控制。

3. **质量控制应标准化、数据化** 质量控制应注意标准化和数据化，把每个工作环节的质量要求及其检查评定制成标准，形成标准化体系进行管理。

4. **控制方法应具有科学性、实用性** 质量控制方法必须科学、实用。科学性即控制方法要从护理实际出发，符合护理工作规律，反映本质；实用性指方法要可行，且能见实际效果，避免烦琐，力求简化。

第十章　护理质量管理

统领全局—考试大纲

1. 掌握质量管理的概念与全面质量管理。
2. 掌握标准、标准化管理的概念。
3. 掌握制定标准的原则与要求。
4. 了解拟定标准的步骤。
5. 熟练掌握PDCA循环管理。
6. 了解QUACERS模式。
7. 掌握护理质量控制的内容（基础护理管理；专科护理管理；新业务、新技术管理；护理信息管理；预防护理缺陷的管理）。
8. 掌握护理质量评价内容。
9. 了解护理质量评价方法和常用的质量评价统计方法。

考点导航

第一节　质量管理概述

一、质量管理的概念

1. **质量概念**　狭义的质量是指产品质量，广义的质量除产品质量外，还包括过程质量和工作质量。
2. **质量管理的概念**　质量管理是对确定和达到质量所必需的全部职能和活动的管理。按工作所处阶段不同，质量管理分为基础质量管理、环节质量管理、终末质量管理。
3. 质量控制和质量保证　质量控制主要采用数理统计方法将各种统计资料汇总、加工、整理，得出有关统计指标、数据，来衡量工作进展情况和计划完成情况，找出偏差及其发生原因，采取措施达到控制目。质量保证是向顾客保证企业能够提供高质量产品。

二、护理质量管理的概念及基本原则

（一）护理质量管理的概念

是指按照护理质量形成的过程和规律，对构成护理质量的各要素进行计划、组织、协调和控制，以保证护理工作达到规定标准和满足服务对象需要的活动过程。开展护理质量管理应注意：①必须建立完善的护理质量管理体系，并使之有效运行；②要制定合理的护理质量标准，使管理有据可循；③要对构成护理质量的各要素按标准进行质量控制；④护理质量管理过程中，各个环节相互制约、相互促进、不断循环、周而复始，质量逐步提高，形成一套质量管理体系和技术方法。

（二）护理质量管理的基本原则

1. **以病人为中心原则**　无论是临床护理工作流程设计、优化，护理标准制定，还是日常服务活动的评价等管理活动，都必须打破以工作为中心的模式，建立以尊重病人人格，满足病人需求，提供专业化服务，保障病人安全的文化与制度。
2. **预防为主原则**　对形成护理质量的要素、过程和结果的风险进行识别，建立应急预案，采取预防措施，降低护理质量缺陷的发生。
3. **全员参与原则**　对护士进行培训和引导，增强护士的质量意识，使每一位护士能自觉参与护理质量管理，充分发挥全体护士的主观能动性和创造性，不断提高护理质量。
4. **循证决策原则**　充分运用循证方法和统计技术，避免决策失误。
5. **持续改进原则**　在现有服务水平上不断提高服务质量及管理体系的有效性和效率。

三、全面质量管理

（一）全面质量管理的含义

全面质量管理（total quality management，TQM）是一种由顾客需要和期望驱动的管理哲学，其目标是建立组织对持续改进的承诺。全面质量管理的含义：

1. **强烈地关注顾客**　"顾客"不仅包括外部购买产品和服务的人，还包括内部顾客。
2. **持续不断地改进**　是一种永不满足的承诺，"非常好"还不够，质量总有改进余地。
3. **改进组织中每项工作的质量**　TQM中的"质量"不仅与最终产品有关，并且与生产过程全部活动有关。
4. **精确地度量**　TQM采用统计技术度量组织生产中的每一个关键变量，然后与标准比较，发现问题，找根源以解决之。

5. **向员工授权**　TQM吸收一线职工改进质量，采用团队形式发现问题、解决问题。

（二）持续质量改进

持续质量改进（continuous quality improvement, CQI）是全面质量管理的重要组成部分，其本质是持续地、渐进地变革。戴明博士1986年推出了14项质量管理要点，主要内容包括：①强调顾客的需要，应以诚信来长期维系主顾关系；②强调全员参与，帮助职工掌握各项技能；③强调工作指标是动态、持续性提高的；④强调质量是制造出来的，"不要再依赖质检提高质量"；⑤强调对员工尊重、引导、激励、授权；⑥强调CQI是对质量持续、渐进的提高和改进的过程。

第二节　护理质量标准

一、标准、标准化管理的概念

（一）标准

标准是衡量事物的准则，是共同遵守的原则或规范，是对需要协调统一的技术或其他事物所做的统一规定。

（二）标准化

标准化是以具有重复性特征的事物为对象，以实现最佳经济效益为目标，有组织地制订、修改和贯彻各种标准的整个活动过程。护理质量管理的标准化，就是制订、修订质量标准，执行质量标准，并不断进行标准化建设的工作过程。

1. **统一化**　是对重复性的同类工作和事物规定统一的质量要求，以保证护理服务质量。

2. **规格化**　是物质性质量标准的主要形式。其实质是将物质技术质量定型化和定量化。

3. **系列化**　是同一项工作中各个工作环节同时进行标准化的一种形式，主要是使医疗服务的各个工作环节达到技术质量和服务质量系列配套的标准化工作。

4. **规范化**　主要是选择性技术的质量标准化形式，如手术方案、措施、抢救方案等。

（三）标准化管理

标准化管理是以标准化原理为指导，将标准化贯穿于管理全过程，以增进系统整体效能为宗旨、提高工作质量与工作效率为根本目的的一种管理方法。其基本特征包括：

1. **一切活动依据标准**　标准一经颁布，就应成为对重复性的同类工作和事物规定统一的质量要求。

2. **一切评价以事实为准绳**　依据管理标准来衡量，以事实为准绳，依据标准中的一系列指标数据和要求对照事实全面评价。

二、制订标准的原则与要求

（一）制订标准的原则

1. **标准明确**　建立标准时应明确标准的类型、水平，是否具备实行标准的条件，是否有评价方法可以测量，是否反映服务对象的需求和实践需要等。

2. **预防为主**　重视基础质量标准以防患于未然。

3. **用数据说话**　理想的标准应是将其存在的状况、程度尽量用数据表达。

4. **所属人员参与制订**　所属人员共同确定质量要素和标准，体现民主管理，有利于标准化的实施。

（二）制订标准的要求

1. **科学**　标准的内容必须是以现代科学技术的综合成果和先进经验为基础。

2. **准确**　标准内容的措辞要准确、清楚、符合逻辑。

3. **简明**　标准的内容要简洁明了、通俗易懂。

4. **统一**　编写标准时要与国家有关法律、法令和法规相一致；要与上级、同级有关标准协调一致；标准的表达方式要始终统一。

三、拟订标准的步骤

1. **调查研究，收集资料**　调查国内外有关标准资料、标准对象的历史现状、有关科研成果、实践经验和技术数据统计资料以及有关的意见和要求等。

2. **拟定初稿，讨论验证**　在对资料综合分析的基础上，拟定标准的初稿。初稿完成后交有关人员讨论、修改，然后在试行的基础上再加以补充、修订。

3. **报批审定，公布实行**　将拟订的标准交决策机构审批，然后颁布实行。

第三节　护理质量管理模式

一、PDCA循环管理

（一）概述　PDCA管理循环是按照计划（plan）、执行（do）、检查（check）、处理（action）四个阶段来进行质量管理，

并循环不止进行下去的一种管理工作程序，由美国质量管理专家戴明提出，又称戴明循环。

（二）步骤

1. **计划阶段** 包括制订质量方针、目标、措施和管理项目等计划活动。计划阶段分四个步骤：①调查分析质量现状，找出存在问题；②分析调查产生质量问题的原因；③找出影响质量的主要因素；④针对主要原因拟定对策、计划和措施。
2. **执行阶段** 是管理循环的第五个步骤。按照拟订的质量目标、计划、措施，具体组织实施和执行。
3. **检查阶段** 是管理循环的第六个步骤。把执行结果与预定目标进行对比，检查计划目标的执行情况。在此阶段，应对每一项阶段性实施结果进行全面检查，发现新问题、总结经验、分析失败原因，以指导下一阶段的工作。
4. **处理阶段** 包括管理循环的第七、八两个步骤。第七步为总结经验教训，将成功经验形成标准，将失败的教训进行总结和整理，记录在案，以防再次发生类似事件。第八步是将不成功和遗留的问题转入下一循环。

（三）PDCA循环的特点

1. **系统性** PDCA循环作为科学的工作程序，从结构看循环的4个阶段是一个有机整体，缺少任何一个环节都不可能取得预期效果。
2. **关联性** 医院质量管理是大循环，护理质量管理是医院质量管理循环中的一个子循环，各个循环彼此关联、相互作用。大循环是小循环的依据，小循环是大循环的基础。通过PDCA循环把医院的各项工作有机组织起来，达到彼此促进，持续提高的目的。
3. **递进性** PDCA循环从结果看是阶梯式上升的。PDCA每次循环都有新目标，是螺旋式的提高，使管理工作从前一个水平上升到更高水平。

二、QUACERS模式

QUACERS模式（the quality assurance，cost effectiveness，risk management and staff needs）即质量保证、成本效益、危机管理和员工需要模式，该模式重视护理质量管理的四个方向，并确保均衡发展：①做好病人照顾的质量保证；②有效掌握医疗护理照顾的成本效益；③做好病人和工作人员的安全措施；④满足工作人员的晋升、提薪、学习与发展等需求。

三、根本原因分析法

（一）根本原因分析法的概念

根本原因分析法，简称根因分析，是一个系统化的问题处理过程，包括确定和分析问题原因，找出问题解决方法，制订问题预防措施。

（二）根本原因分析法的步骤

1. **准备阶段** 由护理部牵头组建根本原因分析小组，一般2~10人，成员尽可能来自不同科室的人员。
2. **调查阶段** 调查方式包括查阅病历、保存记录及访谈当事医护人员，调查内容包括发生时间、地点、经过、工作流程等。相关资料最好在事件发生后尽快收集，以免淡忘重要细节。
3. **分析阶段** ①制订临时防范措施：根据不良事件的性质，工作小组决定是否立即采取临时性防范措施，避免问题进一步扩散或者产生更为严重的后果。②确认根本原因：进行深层次探索和挖掘，以确认问题的根本原因，可采用头脑风暴法、因果图法、差异分析法和名义团体法等。
4. **实施阶段** 根据确认的根本原因，制订可操作、标准化的改善计划及防范措施，并督促执行。

第四节 护理质量控制的内容

一、基础护理管理

（一）基础护理管理的概念

基础护理管理即是对基础护理工作质量进行监督、检查、协调和控制的方法。

（二）基础护理管理的内容

1. 一般护理技术管理 包括病人出入院处置，床单位准备，病人清洁护理，生命体征测量，各种注射技术，无菌技术，给药法及护理文件书写等管理。
2. 常用抢救技术管理 主要包括给氧、吸痰、洗胃、止血包扎法、骨折固定、心电监护、心内注射、胸外心脏按压、人工呼吸机使用等管理。

（三）基础护理管理的主要措施

1. 加强教育，提高认识 加强对护理人员的教育，不断提高其对基础护理技术重要性的认识。
2. 规范基础护理工作
（1）制定基础护理操作规程：制定操作规程时应遵循的原则：①根据每项技术操作的目的、要求、性质和应该取得的效果来制定；②技术操作必须符合人体生理解剖特点，避免增加病人痛苦；③严格遵守无菌原则；④有利于保证病人安全；⑤有利于节省人力、物力、时间，使病人舒适，符合科学性原则；⑥文字简单明了，便于护士掌握并在临床上推广。

（2）加强培训、考核：通过训练和考核使护士熟练掌握每项技术的操作规程，实现操作规范化，提高效率和质量。

（3）加强检查、监督：建立健全质量监控制度，认真组织落实。发现问题及时纠正，提高基础护理效果。

二、专科护理管理

（一）专科护理的概念及特点

专科护理是指临床各专科特有的基础护理知识和技术。**具有以下特点**：

1. **专业性强**　专科护理技术使用范围窄，专业性强，往往限于本专科。

2. **操作复杂**　专科护理技术复杂，操作难度大，要求高，护理人员除掌握专科基础知识和技术外，还要懂得仪器的基本原理和操作程序。

3. **高新技术多**　随着科学技术发展，大量高新尖的技术被用于临床诊断、治疗和护理，这要求护理人员要不断学习和掌握新的专科知识。

（二）专科护理的内容

1. 疾病护理　包括各专科疾病的护理以及各种手术病人的护理技术。

2. 专科一般诊疗技术　包括各种功能试验、专项治疗护理技术等。

（三）专科护理管理措施

1. **疾病护理管理**　专科疾病护理技术常规是实施专科疾病护理的依据，也是专科疾病护理技术管理的基础工作。制定时应遵循以下原则：

（1）**科学性和先进性**：制定的疾病护理常规应具有科学性，又能反映当代临床护理的先进技术。

（2）**适应性和可行性**：制定疾病护理常规要切合实际，实用可行，又能满足技术发展的要求，具有一定的适应性。

（3）**以病人为中心**：疾病护理常规的制定应以病人为中心。

2. **专科诊疗技术管理**　重点抓好技术培训和技术规程建设。

（1）**专科护理技术培训**：是专科护理管理的重点。护理部应制定专科护理技术培训计划，并保证计划落实。

（2）制定各项专科诊疗技术规程：专科护理技术的专业性强，护理技术规程可由各科室根据专科特点组织技术骨干制定。

三、新业务、新技术管理

1. **新业务、新技术的论证**　对拟引进和开展的新业务、新技术，开展前进行查新和系统论证，详细了解原理、使用范围、效果等，以保证先进性。

2. **建立审批制度**　护理新业务、新技术的开展必须建立一整套严格的审批制度，以利于培训学习和推广应用。

3. **选择应用对象**　选择应用的对象应具备开展新业务、新技术的基本条件。

4. **建立资料档案**　开展新业务、新技术的资料应及时整理并分类存档。

5. **总结经验不断改进**　在开展新业务、新技术的过程中，要不断总结经验，反复实践，在实践中创新。

四、护理信息管理

（一）信息的概念

信息泛指情报、消息、指令、数据、信号等有关周围环境的知识，通常用声音、图像、文字、数据等方式传递。

（二）护理信息管理的内容

1. **护理信息的收集**　护理信息的收集是护理信息管理的基础。护理信息的收集可以从院内采集，如护理工作报表，其他辅助科室的统计数字等；也可从院外收集，如国内各种护理学情报杂志、各种学术会议等。

2. **护理信息的处理**　在收集护理信息的基础上，通过对信息的处理来实现信息管理。对原始信息进行加工、整理、分析等，做到去粗取精、去伪存真，从而有利于信息传递、储存和利用。

（三）护理信息管理的措施

1. 护理部应组织学习护理信息管理的有关知识和制度，加强对护理信息管理重要性的认识。

2. 护理部应健全垂直护理信息管理体系，做到分级管理，实行护士－护士长－科护士长－护理部主任负责制。

3. 加强护理人员专业知识、新业务、新技术的学习，提高护理人员对信息的收集、分析、判断和紧急处理的能力。

4. 各级护理管理人员应及时传递、反馈信息，经常检查和督促信息管理工作。

五、预防护理缺陷的管理

（一）概念及评定标准

1. **医疗事故**

（1）**医疗事故概念**：是指医疗机构及其医务人员在医疗活动中，**违反医疗卫生管理法律、行政法规、部门规章和诊疗护理规范、常规，过失造成病人人身损害的事故**。

（2）医疗事故分级

一级医疗事故：造成病人死亡、重度残疾；

二级医疗事故：造成病人中度残疾、器官组织损伤导致严重功能障碍；

三级医疗事故：造成病人轻度残疾、器官组织损伤导致一般功能障碍；

四级医疗事故：造成病人明显人身损害的其他后果。

2. 护理缺陷　是指在护理活动中发生技术、服务、管理等方面的不完善或过失。

（二）常见的护理缺陷

1. 违反护理规范、常规

（1）药物名称、剂量查对失误：如不认真查对，将治疗单上的小数点或零看错，造成病人因用药剂量过大而中毒死亡。

（2）病人姓名、床号查对失误：如走错病室、服药或进针前不认真查对等。

2. 执行医嘱不当

（1）盲目执行医嘱：执行医嘱前没进行查对，或查对后未发现错误，盲目执行错误医嘱。

（2）未按要求执行医嘱：如对心脏病病人输液速度过快造成急性肺水肿。

3. 工作不认真，缺乏责任感

（1）护士责任心不强：如不按时巡视病房，未能及时发现病情变化，延误抢救造成严重后果等。

（2）语言不严谨：在病人面前说话不考虑后果，不注意语气，不体谅病人感受等。

（3）护理记录缺陷：护理记录缺乏真实性、记录不完整、不规范以及病案管理不妥。

4. 护理管理不善造成的缺陷

（1）抢救设备、药品管理不善，贻误抢救时机：如抢救设备、药物不齐全，影响抢救；药盒标签与内装药不符合造成用药错误等。

（2）疏于对护士业务培训和技术考核：护理人员的护理技能欠缺，技术水平不高，观察不到位，工作不严谨等。

（3）护理人员法律知识缺乏、责任意识不强：如未履行告知、保密等义务造成护患纠纷等。

第五节　护理质量评价

一、护理质量评价相关概念

1. 护理质量评价　是通过制定系统的质量评价标准，收集护理质量管理中的各类信息，将收集到的资料与质量评价标准比较并做出判断，从而纠正偏差的过程。

2. 护理质量指标　是用来评价临床护理质量和护理活动的"数量化"测量工具，可视为侦测、评估和改善护理质量适当性的依据。

3. 护理敏感质量指标　是用于评估护理服务的结构、过程和结局，定量评价和监测影响病人结局的护理管理、临床实践等环节而制定的具有敏感性和特异性的护理质量指标。

二、护理质量评价原则

1. 目的明确原则　质量评价前明确评价目的，并根据目的制定评价标准。

2. 实事求是原则　护理质量评价应实事求是，将护理的实际情况和制定的质量标准进行比较。

3. 公平原则　制定的质量标准应适当，质量评价的程序公平。

4. 避免片面性和局限性　系统评价护理质量，尽可能避免片面性和局限性，必要时随机抽样，通过样本推测和分析整体质量状况。

三、护理质量评价的内容

（一）护理人员的质量评价

1. 基本素质评价　从政治素质、业务素质、职业素质来综合评定基本素质。从平时医德表现及业务行为看其政治素质及职业素质，从技术考核成绩、理论测试等项目来考核业务素质。

2. 行为过程评价　是对护理活动的过程质量进行评价。考核护士护理过程的各个环节是否体现以病人为中心的思想，是否贯彻病人至上的服务宗旨。

3. 行为结果评价　结果质量是对护理服务结果的评价。如护理服务态度满意率、护理人员年终考核合格率等，以获得较全面的护理人员服务质量评价结果。

4. 综合评价　将几方面的标准综合起来进行评价，凡与护理人员工作结果有关的活动都可结合在内。

（二）临床护理活动的质量评价

1. 基础质量评价　即要素质量评价，主要评价执行护理工作的基本条件，包括组织机构、设施、仪器设备以及护理人员素质等。①质量控制组织结构：根据医院规模，设置二至三级质量管理组织，定期进行质量控制活动。②护理单元设施：按"综合医院评审标准"来评价。③仪器：器械设备齐全、性能完好，急救物品完好率达100%。④护理人员：数量、质量、资格应符合医院分级管理要求。⑤环境：各护理单元是否安全、清洁、整齐、舒适、设施齐全。⑥规章制度制定及执行情况：有无各项工作质量标准及质量控制标准。

2. 环节质量评价

（1）评价内容：①开展整体护理情况，是否应用护理程序组织临床护理活动；②心理护理及健康教育数量及质量；③执行医嘱准确率、临时医嘱执行是否及时；④观察病情及治疗反应，是否动态修改护理计划，表格记录情况；⑤是否以病人为中心开展主动护理；⑥与后勤及医技部门的协调情况。

（2）常用指标：①护理技术操作合格率；②基础护理合格率；③特护、一级护理合格率；④护理表格书写合格率；⑤一人一针一管执行率；⑥常规器械消毒灭菌合格率。

3. 终末质量评价（护理结果评价） 是评价护理活动的最终效果，如病人满意度，是每个病人最后的护理结果或成批病人的护理结果质量评价。

四、护理质量评价的方法

1. 建立质量管理机构 质量管理和评价要有组织保证，落实到人。在护理部下设立质量管理委员会，一般由主管护理的副院长或护理部主任领导，各科室护士长参加，分项（如护理理论、临床护理、文件书写等）或分片（如门诊、手术室等）检查评价。多采用定期自查、互查互评或上级检查方式进行。院外评价常由上级卫生行政部门组成，并联合各医院评价组织对医院工作进行评价，其中护理评审组负责评审护理工作质量。

2. 加强信息管理 注意获取和应用信息，对各种信息进行集中、比较、筛选、分析，从中找出影响质量的各种因素，再从整体出发，结合客观条件做出指令，然后进行反馈。

3. 采用数理统计方法发现问题 建立反映护理工作数量、质量的统计指标体系，使质量评价更科学。在运用统计方法时应按统计学原则，对统计资料进行逻辑处理。

4. 常用的评价方式 包括同级评价、上级评价、下级评价、服务对象评价（满意度）、随机抽样评价等。

5. 评价时间 定期或不定期。定期检查可按月、季度、半年或一年进行，由护理部统一组织检查评价；不定期检查评价由各级护理人员、质量管理人员深入实际，随时按质量管理标准进行检查评价。

五、常用的质量评价结果分析方法

1. 分层法 分层法是把收集的原始质量数据，按照一定的目的和要求加以分类整理，以分析质量问题及其影响因素的一种方法。根据分层的目的，按照一定的标准进行区分，把性质相同列一组，使数据反映的事实更明显、更突出，以便找出问题，对症下药。

2. 调查表法 调查表法就是利用统计表进行整理数据和粗略分析原因的一种工具。

3. 排列图法 又称主次因素分析图，是把影响质量的因素进行合理分类，并按影响程度从大到小的顺序排列，做出排列图，以直观的方法表明影响质量的主要因素的一种方法。

4. 因果分析图 又称特性因素图、树枝图、鱼刺图。因果分析图运用系统分析方法，从结果出发，首先找出影响质量问题的大原因，然后再从影响质量的大原因中找出中原因，再进一步找出影响质量的小原因……以此类推，步步深入，一直找到能够采取改进措施为止。

5. 控制图 又称管理图，是画有控制界限的目表，用来检查质量波动是否处于控制状态的一种工具。控制图根据质量特性的数据统计分为计量数据的控制图和计数数据的控制图。控制图法不是事后检查，它贯穿于护理工作的全过程。

六、临床护理服务评价的注意事项

1. 标准恰当 制定的标准恰当，评价方法科学适用。

2. 防止偏向 由于评价人员个人原因，易使评价结果发生偏向，应加以克服。

3. 提高能力 为增进评价的准确性，需提高评价人员的能力，必要时进行培训，学习评价标准、方法，以确保评价结果准确、客观。

4. 积累资料 积累完整、准确的记录以及有关资料，既节省时间，便于查找，又能提升评价的准确性。

5. 重视反馈 评价会议前准备要充分，会议中应解决关键问题，注意效果。评价结果应及时、正确地反馈给被评价者。

6. 加强训练 按照标准加强对护理人员的指导。

第八篇　社区护理学

第一章 社区护理概论

统领全局—考试大纲

1. 熟练掌握社区的概念。
2. 了解社区的分类方式。
3. 掌握社区的功能。
4. 熟练掌握社区卫生服务的概念和社区护理的概念。
5. 掌握社区卫生服务的发展状况。
6. 了解社区护理的发展过程。
7. 掌握社区护士的角色。
8. 熟练掌握社区护士的能力要求。

浪里淘沙—核心考点

第一节 社 区

一、社区

（一）社区的定义

20世纪30年代，我国著名社会学家费孝通先生将社区定义为：社区是若干社会群体（家族、氏族）或社会组织聚集在某一地域里所形成的一个生活上相互关联的大集体。

社区是构成社会的基本单位，是由一定数量的、具有某些共性的人群组成，他们的**共性包括：共同的地理环境、生活服务设施、文化背景及生活方式、生活制度及管理机构**等。在我国，城市社区一般指街道、居委会，农村社区一般指乡（镇）、村。

（二）社区的构成要素

社区的基本构成要素包括：
1. **人群** 一定数量的人群是社区的主体，**是构成社区的第一要素**。
2. **地域** 相对共同的地理区域是社区存在和发展的前提，**是构成社区的重要条件**。
3. **生活服务设施** 基本的生活服务设施不仅是社区人群生存的基本条件，也是联系社区人群的纽带。
4. **文化背景及生活方式** 相对共同的文化背景和生活方式是社区人群相互沟通、联系的基础。
5. **生活制度及管理机构** 相应的生活制度和管理机构是维持社区秩序的基本保障，是构成"大集体"的必要条件。

二、社区分类

一般按社区人群的特点划分，社区分为三种类型：
1. **地域性社区** 是以地域界限来划分的社区，如**城市中的街道、农村中的乡镇**。
2. **具有共同兴趣和目标的社区** 因共同的兴趣或目标把分散在不同地域的人群联系在一起，称为共同兴趣的社区，**如学会、大型工厂等**。
3. **具有共同健康问题的社区** 具有共同、急需解决健康问题的人聚在一起形成一个社区，交流应对共同问题的经验。

三、社区功能

社区具有满足居民需要和管理的功能。主要功能如下：
1. **管理功能** 社区管理机构通过制定或遵循相关规章制度，管理社区居民的社会生活事务、强化行为规范。
2. **服务功能** 为社区居民提供基本生活及相关服务。
3. **保障功能** 当社区居民处于危难之中时，提供援助和保障。
4. **教育功能** 通过组织各种形式活动，对居民进行教育，以提高其文明素质和文化修养。
5. **社会化功能** 个体在社区从生长发育到社会化，相互影响，形成社区特有的风土人情价值。
6. **社会参与功能** 社区设立各种组织、团体，举办各种活动，鼓励居民参与，凝聚社区力量，提升归属感。
7. **安全稳定功能** 社区通过居委会、物业、派出所等相关机构，化解社会矛盾，保障居民生命财产安全。

小试身手 1.不同文化背景的社区居民生活在同一社区，通过相互影响，形成了社区的风土人情和价值观，体现了社区具有哪项功能

A.协调和利用资源的功能　　　　B.社会化功能　　　　C.社会控制功能

D.社会参与功能　　　　E.相互支援功能

四、健康社区与公众健康素养

健康社区是指拥有健康的物质环境、人文环境和健康人群的社区，主要包括社区健康政策、社区健康管理、社区健康环境和社区健康人群。要促进社区健康应以社区为范围、家庭为单位、居民为对象，提高社区居民的健康素养，激励全社区居民积极参与预防疾病和促进健康的活动，建立健康信念，培养健康意识，营造健康的社会环境。

健康素养是指个人获取和理解健康信息及服务，并运用这些信息及服务做出正确判断，以维护和促进自身健康的能力。公众健康素养与平均期望寿命、孕产妇死亡率、婴儿死亡率等综合健康指标一样，是衡量国民健康水平的重要参考指标。

第二节　社区卫生服务

一、社区卫生服务概述

（一）社区卫生服务的定义

社区卫生服务是社区服务中的一种基本的、普遍的卫生服务，是在政府领导、社会参与、上级卫生机构的指导下，**以基层卫生机构为主体、全科医师为骨干**，合理使用卫生资源和技术，**以人的健康为中心**、家庭为单位、社区为范围、需求为导向，**以妇女、儿童、老年人、慢性病患者、残疾人等为重点，以解决社区主要卫生问题、满足基本卫生服务需求为目的**，融预防、医疗、保健、康复、健康教育、计划生育技术服务等为一体的，有效、经济、方便、综合、连续的基层卫生服务。

（二）社区卫生服务机构的服务功能

社区卫生服务功能

（1）<u>社区预防</u>：包括社区卫生诊断，传染病疫情报告和监测，预防接种，结核病、获得性免疫缺陷综合征等重大传染病的预防，常见传染病防治，地方病、寄生虫病防治，健康档案管理，爱国卫生指导等。

（2）<u>社区保健</u>：包括妇女保健、儿童保健、老年保健等。

（3）<u>社区医疗</u>：包括一般常见病、多发病的诊疗，社区现场救护，慢性病筛查和重点慢性病病例管理，精神病病人管理，转诊服务等。

（4）<u>社区康复</u>：包括残疾康复、疾病恢复期康复、家庭和社区康复训练指导等。

（5）<u>社区健康教育</u>：包括卫生知识普及、个体和群体的健康管理、重点人群与重点场所健康教育、健康行为和生活方式宣传等。

（6）<u>社区计划生育技术指导</u>：包括计划生育技术服务与咨询指导，发放避孕药具等。

（三）社区卫生服务内容

1.<u>社区卫生服务机构提供的基本公共卫生服务内容</u>

包括卫生信息管理、健康教育、传染病与地方病预防控制、慢性病预防控制、精神卫生服务、妇女保健、老年保健、残疾康复指导和康复训练、计划生育技术指导、协助处置辖区内的突发公共卫生事件、政府卫生行政部门规定的其他公共卫生服务等12个方面。

2.<u>社区卫生服务机构提供的基本医疗服务内容</u>

（1）<u>一般常见病、多发病诊疗、护理和诊断明确的慢性病治疗。</u>

（2）<u>社区现场应急救护。</u>

（3）<u>家庭出诊、家庭护理、家庭病床等家庭医疗服务。</u>

（4）<u>转诊服务。</u>

（5）<u>康复医疗服务。</u>

（6）<u>政府卫生行政部门批准的其他适宜医疗服务。</u>

（四）公共卫生服务的内容

我国基本公共卫生服务主要由社区卫生服务中心（站）、乡镇卫生院等基层医疗机构来实施。针对城乡居民存在的主要健康问题，面向全体居民，**以0~6岁儿童、孕产妇、老年人、慢性病患者为重点对象**，提供免费且最基本的公共卫生服务。2017年，国家对《国家基本公共卫生服务规范（2011年版）》进行了修订，进一步完善了有关服务内容，具体的国家基本公共卫生服务项目及具体内容见表8-1-1。

表8-1-1　2017年国家基本公共卫生服务项目一览表

序号	类别	服务对象	项目及内容
1	建立居民健康档案	辖区内常住居民，包括居住半年以上非户籍居民	1）建立健康档案 2）健康档案维护管理
2	健康教育	辖区内居民	1）提供健康教育资料 2）设置健康教育宣传栏 3）开展公众健康咨询服务 4）举办健康知识讲座 5）开展个体化健康教育

续表

序号	类别	服务对象	项目及内容
3	预防接种	辖区内0~6岁儿童和其他重点人群	1）预防接种管理 2）预防接种 3）疑似异常预防接种反应处理
4	儿童健康管理	辖区内居住的0~6岁儿童	1）新生儿家庭访视 2）新生儿满月健康管理 3）婴幼儿健康管理 4）学龄前儿童健康管理
5	孕产妇健康管理	辖区内居住的孕产妇	1）孕早期健康管理 2）孕中期健康管理 3）孕晚期健康管理 4）产后访视 5）产后42天健康检查
6	老年人健康管理	辖区内65岁及以上常住居民	1）生活方式和健康状况评估 2）体格检查 3）辅助检查 4）健康指导
7	慢性病病人健康管理（高血压）	辖区内35岁及以上原发性高血压病人	1）检查发现 2）随访评估和分类干预 3）健康体检
	慢性病病人健康管理（2型糖尿病）	辖区内35岁及以上2型糖尿病病人	1）检查发现 2）随访评估和分类干预 3）健康体检
8	严重精神障碍病人管理	辖区内诊断明确、在家居住的严重精神障碍病人	1）病人信息管理 2）随访评估和分类干预 3）健康体检
9	结核病病人健康管理	辖区内肺结核病可疑者及诊断明确的病人（包括耐多药患者）	1）筛查及推介转诊 2）第一次入户随访 3）督导服药和随访管理 4）结案评估
10	中医药健康管理	辖区内65岁及以上常住居民和0~36个月儿童	1）老年人中医体质辨识 2）儿童中医调养
11	传染病和突发公共卫生事件报告和处理	辖区内服务人口	1）传染病疫情和突发公共卫生事件风险管理 2）传染病和突发公共卫生事件的发现和登记 3）传染病和突发公共卫生事件相关信息报告 4）传染病和突发公共卫生事件的处理
12	卫生健康监督管理	辖区内居民	1）食品安全信息报告 2）饮用水卫生安全报告 3）学校卫生服务 4）非法行医和非法采供血信息报告

（五）社区卫生服务的服务对象

社区卫生服务的服务对象为社区全体居民。

1.**健康人群**　健康人群是社区卫生服务的主要对象之一。

2.**亚健康人群**　亚健康人群是指那些没有任何疾病或明显的疾病，但呈现出机体活力、反应能力及适应能力下降的人群。

3.**高危人群**　高危人群是指明显存在某些有害健康因素的人群，其疾病发生的概率明显高于其他人群。高危人群包括高危家庭的成员和存在明显危险因素的人群。

4.**重点保健人群**　重点保健人群是指由于各种原因需要得到特殊保健的人群，如妇女、儿童、老年人等。

5.**患病人群**　社区患病人群主要由居家的患有各种疾病的病人组成，主要包括常见病、多发病和慢性疾病病人等。

6.**残疾人群**　社区残疾人群主要包括居家的因损伤和疾病导致的功能障碍者或先天发育不良者。

（六）社区卫生服务的特点

1.**公益性**　社区卫生服务提供公共卫生服务和基本医疗服务，以"人人享有初级卫生保健"为目标。

2.**主动性**　社区卫生服务以主动性服务、上门服务的主要方式服务于社区居民，为社区服务对象提供康复服务。

3.**综合性**　社区卫生服务是多位一体的服务，为社区居民提供预防、保健、康复、健康教育及计划生育技术指导等"优质、价廉、方便"的综合卫生服务。

4.**连续性**　社区卫生服务贯穿生命的各个周期以及疾病发生、发展的全过程。根据生命各周期及疾病各阶段的特点及需求，提供具有针对性服务。

5.可及性 社区卫生服务要考虑社区服务对象的卫生服务的可及性,如卫生服务内容、价格、开设时间和地点等。

6.协调性 社区卫生服务是社区服务系统的一部分内容,需要协调、整合和利用社区的整体资源来实现,还需社区卫生服务中的各学科、部门间的协调合作。

小试身手 2.社区卫生服务的特点**不包括**

A.主动性　　　　B.综合性　　　　C.全面性　　　　D.可及性　　　　E.间断性

二、社区卫生服务的发展状况

我国的社区卫生服务始于20世纪50年代,由政府开展大规模爱国卫生运动,在农村建立以"赤脚医生"为支柱的基层医疗卫生服务体系,在城市建立了企事业医院或卫生所、行政单位的公费医疗门诊部和公费医疗医院。

自20世纪80年代以来,国内专家根据我国的实际情况进行了社区卫生服务的实践探索。1997年中央正式推动城市社区卫生服务工作,1997年中共中央、国务院颁布的《关于卫生改革与发展的决定》,可称为我国社区卫生服务的标志性文件,第一次正式提出在城市开展社区卫生服务的内容,是我国社区卫生服务起步创立的重要标志。《决定》中提出:改革城市卫生服务体系,积极发展社区卫生服务,逐步形成功能合理、方便群众的卫生服务网络。1999年7月,十部委联合在《发展城市社区卫生服务的若干意见》中提出发展社区卫生服务的总体目标,是我国第一个关于社区卫生服务的基础性、政策性文件,文件明确了我国发展社区卫生服务的重要意义、总体目标、功能定位、服务内容、基本原则、社区卫生服务体系、规范化管理、配套政策等。

2006年国务院下发《关于发展城市社区卫生服务的指导意见》,明确了社区卫生发展的指导思想、基本原则和工作目标,提出社区卫生服务的六大功能。文件**提出了社区卫生服务的五大原则:①坚持社区卫生服务的公益性质**,注重卫生服务的公平性、效率性和可及性;**②坚持政府主导,鼓励社会参与**,多渠道发展社区卫生服务;**③坚持实行区域卫生规划,立足于调整现有卫生资源**,辅以改扩建和新建,健全社区卫生服务网络;**④坚持公共卫生和基本医疗并重,中西医并重,防治结合;⑤坚持以地方为主,因地制宜**,探索创新,积极推进。"指导意见"和相关部门发布的一系列配套文件,**标志着我国社区卫生服务工作进入了新的发展阶段**。

2009年原卫生部发布《国家基本公共卫生服务规范(2009版)》进一步明确提出了9大类21项社区卫生服务项目,2017年国家卫生与计划生育委员会提出12大类46项社区卫生服务项目。2015年国家卫生与计划生育委员会发布《国务院办公厅关于推进分级诊疗制度建设的指导意见》和《关于进一步规范社区卫生服务管理和提升服务质量的指导意见》,切实促进了基本医疗卫生服务的公平可及。2016年国家颁发《关于推进家庭医生签约服务的指导意见》,旨在结合基层医疗卫生机构综合改革和全科医生制度建设,加快推进家庭医生签约服务,从而保证了社区医疗资源的合理应用,减少医疗资源浪费,保证慢性疾病的长期、有效管理。国家一系列卫生服务改革举措,使全国的卫生服务体系基本健全,服务功能逐步完善。

第三节　社区护理

一、社区护理概述

(一)社区护理的定义

社区护理是综合应用护理学和公共卫生学的理论与技术,以社区为基础、以人群为对象、以服务为中心,将医疗、预防、保健、康复、健康教育、计划生育等融于护理学中,并以促进和维护人群健康为最终目的,提供连续性、动态性和综合性的护理服务。**社区护理更加强调以健康为中心,不仅关注个人健康,而且也重视社区整体人群健康**,包括疾病和伤害的预防、健康恢复,注重提供广泛持续的护理活动,进而维持和促进社区健康、预防疾病、减少残障,实现提高社区人群生活质量的最终目标。

(二)社区护理的特点

1.以促进和维护健康为中心 社区护理的主要目标是促进社区居民维护和改善自身健康,保护其免受有害物质的侵袭,并对可能发生的健康问题加以防治,或者尽早发现以降低伤残,使慢性病处于稳定状态,预防并发症发生和急性恶化,逐渐恢复。

2.服务对象的广泛性 社区护理的基本单位是家庭和社区,**包括健康人群、亚健康人群、慢性病病人、残疾人群和临终病人,涉及家庭、团体、各年龄阶段和社会阶层的人群**。

3.服务内容的综合性 社区护理服务的**宗旨是提高社区人群的整体健康水平,以预防疾病,促进健康为主**。其服务内容涉及健康人群的保健、高危人群的疾病预防、患病人群的健康管理、临终关怀等多方面。

4.服务的长期性 社区护理的服务对象使辖区内的居民,从出生到死亡,跨越整个生命周期,与护理对象建立长期的服务关系。

5.具有高度自主性 社区护士的工作范围广,护理对象繁杂,护士运用流行病学的方法预测和发现人群中易出现的健康问题。社区护理的实施需要经常深入居民家中和(或)相关单位,很多护理问题的发现和解决,需要依靠护士自身的能力。

6.需要多学科密切协作 社区护理的内容及对象决定社区护士在工作中要与卫生保健人员密切合作,与社区居民、社区管理者等相关人员密切协作。

(三)社区护理的工作范围

社区护理范围概括为下列几个方面。

1.社区保健服务 社区保健服务是指向社区各类人群提供不同年龄阶段的身心保健服务，其**重点人群为妇女、儿童和老年人**。

2.社区慢性身心疾病病人的管理 社区慢性身心疾病病人的管理是指向社区的所有慢性疾病、传染病及精神疾病的病人提供他们所需要的护理及管理服务。

3.社区急、重症病人的转诊服务 社区急、重症病人的转诊服务是指帮助那些在社区无法进行适当的护理或管理的急重症病人转入适当的医疗机构，以得到及时救治。

4.社区临终服务 社区临终服务是指向社区的临终病人及其家属提供他们所需要的各类身心服务，以帮助病人走完人生的最后一程，同时尽量减少对家庭其他成员的影响。

5.社区健康教育 社区健康教育是指以促进和维护居民健康为目标，向社区各类人群提供有计划、有组织、有评价的健康教育活动。

6.社区康复服务 社区康复服务是指向社区残障者提供康复护理服务，以帮助他们改善健康状况，恢复功能。

二、社区护理的发展过程

追溯社区护理发展的历史，可将其发展过程划分为四个阶段，即：家庭护理阶段、地段护理阶段、公共卫生护理阶段和社区护理阶段，见表8-1-2。

表8-1-2 社区护理的发展过程

阶段	护理对象	护理类型	护理内容
家庭护理	贫困病人	以个体为导向	治疗
地段护理	贫困病人	以个体为导向	治疗
公共卫生护理	群体、家庭	以家庭为导向	治疗与预防
社区护理	个体、家庭和社区	以人群为导向	治疗、预防和健康促进

1.家庭护理阶段 早在19世纪中期前，由于卫生服务资源的匮乏、医疗水平的局限及护理专业的空白，多数病人均在家中休养，由家庭主妇看护、照顾。这些家庭主妇只能给予病人一些基本的生活照顾。然而正是这种简单、基础的家庭护理为早期护理和社区护理的诞生奠定了基础。

2.地段护理阶段 在19世纪中期到19世纪末期的50年间，英国、美国为了使贫病交加的人群能享受到基本的护理服务从而改善贫困人群的健康状况，陆续开设了地段护理服务。**地段护理在英、美两国主要侧重于对居家贫困病人的护理**，包括指导家属对病人进行护理。从事地段护理的人员多数为志愿者，少数为护士。

3.公共卫生护理阶段 自19世纪末期到20世纪70年代，地段护理在其服务对象和服务内容上逐步拓宽，其服务对象由贫困病人个体，扩大为家庭、群体；其服务内容也由单纯的医疗护理，扩展至预防保健服务。从事公共卫生护理人员中绝大多数为公共卫生护士，少数为志愿者。

4.**社区护理阶段** 进入20世纪70年代后，世界各国越来越多的护士以社区为范围，以健康促进、疾病防治为目标，提供医疗护理和公共卫生护理服务。于是，从70年代中期开始，美国护士协会**将这种融医疗护理和公共卫生护理为一体的服务称之为社区护理**，将从事社区护理的人员称之为社区护士。1978年，世界卫生组织要求社区护理成为社区居民"可接近的、可接受的、可负担得起的"卫生服务。从此，社区护理在世界各国迅速发展起来，社区护士的队伍也逐步地壮大起来。

小试身手 3.自20世纪70年代后，为社区居民提供融医疗护理和公共卫生护理为一体的服务，此阶段为
A.家庭护理阶段 B.地段护理阶段 C.社区护理阶段 D.整体护理阶段 E.公共卫生护理阶段

三、社区护士的角色

1.**直接照顾者** 向社区患病人群提供基础护理技术服务，如注射、给药、换药等。

2.**健康教育者与咨询者** 向社区居民提供各种教育指导服务，包括病人教育、健康人群教育、病人家属的指导，向社区居民提供有关卫生保健及疾病防治咨询服务，解答居民的疑问。

小试身手 4.社区护士开展常见病、多发病的健康知识讲座，体现了社区护士的何种角色
A.照顾者 B.健康教育者 C.管理者 D.咨询者 E.研究者

3.**协调者与合作者** 社区卫生服务是多学科融合的工作，社会护士需协调社区内各类人群的关系，使工作人员协同合作，充分利用社区资源，保证社区护理工作顺利开展。

4.**社区居民的代言者** 积极向上级部门反映与社区有关的卫生保健方面的需求及对健康促进政策方面的建议和意见，促进社区健康。

5.**倡导者与管理者** 社区护士应**积极倡导、设计、组织各种有益于健康促进和健康维护的活动**；监督管理社区健康教育活动、慢性病的健康管理、社区居民健康档案的管理等。

6.**研究者** 社区护士在向社区居民提供各种卫生保健服务中，应注意观察、探讨、研究与护理及社区护理相关的问题，为护理学科的发展及社区护理的不断完善贡献力量。

四、社区护士的能力要求

借鉴国际护士会（2003）提出的护士核心能力框架，**社区护士的核心能力主要包括**：

1.**人际交往、沟通能力**　社区护理工作者须具有社会学、心理学及人际沟通技巧方面的知识，以更好地开展工作。

2.**综合护理能力**　综合护理能力主要包括各专科护理技能及中西医结合的护理技能，社区护士必须具备各专科护理技能及中西医结合的护理技能，才能满足社区人群的需求。

小试身手 5.社区护士某日家访时需要分别为抑郁症、糖尿病和高血压病人提供护理服务，要求社区护士主要具备下列哪种能力

A.自我防护能力　　　B.组织管理能力　　　C.预见能力　　　　　D.综合护理能力　　　E.调研、科研能力

3.**独立判断、解决问题能力**　社区护士需要独立地进行各种护理操作、独立地运用护理程序、独立地开展健康宣教及独立地进行咨询或指导。独立判断、解决问题和应变能力对于社区护理人员非常重要。

4.**预见能力**　预见能力主要应用于预防性服务，而预防性服务是社区护士的主要职责之一。社区护士应有能力预见治疗、护理中可能出现的变化以提前采取措施，也应有能力预见到未来可能会发生的健康问题。

5.**组织、管理能力**　社区护士一方面要向社区居民提供直接的护理服务，另一方面还要调动社区的一切积极因素，大力开展各种形式的健康促进活动。

6.**收集信息和处理信息的能力**。

7.**应对社区急性事件的基本能力**。

8.**不断获取与本专业发展有关的新知识、培养促进自身与专业发展的能力**。

9.**自我防护能力**　社区护士的自我防护能力主要包括法律的自我防护及人身的自我防护。

参考答案

1.B　2.E　3.C　4.B　5.D

第二章　社区护理基本工作方法

统领全局—考试大纲

1. 熟练掌握社区护理评估。
2. 了解社区护理诊断。
3. 掌握社区护理计划和社区护理实施。
4. 了解社区护理评价。
5. 掌握社区健康教育的概念。
6. 熟练掌握社区健康教育的方法。
7. 掌握社区健康教育的步骤。
8. 掌握建立社区健康教育档案的目的和流行病学的概念。
9. 了解社区健康档案的内容和流行病学的研究方法。
10. 熟练掌握社区健康档案的管理原则和常用的统计学指标。
11. 掌握确立研究问题、查阅文献和护理科研设计的相关内容。
12. 熟练掌握收集资料的方法。
13. 了解测定研究工具和研究资料的统计学分析。

浪里淘沙—核心考点

第一节　社区护理程序

在社区护理工作中应用护理程序的意义:①为护理对象提供持续性护理;②提供个性化护理;③以护理对象为中心;④保证护理质量;⑤提高护士工作成就感。

护理程序包括护理评估、护理诊断、护理计划、护理实施和护理评价五个步骤。

一、社区护理评估

(一)社区评估

1. 社区评估的意义　通过对社区观察,收集第一手资料,了解社区基本情况,探究影响社区健康的因素,了解社区居民及高危人群的健康状况,明确护理对象的保健护理需求。**评估是提出护理问题的基础**。

2. **影响社区健康的因素**

(1)**社会因素**:包括社会制度、文化与经济等方面。

(2)**社区人口**:社区人口的基本构成直接影响社区的健康状况。

(3)**社区环境**:社区是居民工作、生活的场所,社区环境与人群的健康有非常密切的关系。

(4)**社区卫生保健机构**:社区卫生保健机构的可利用程度、可及性和有效性,对社区健康有显著影响。

3. **社区评估内容**

(1)**地理环境特征**

1)地域:进行社区评估时首先应明确社区大小。人们通常以地理范围为依据界定社区。一般而言,地域可分为具体的区域如乡、镇、区、市等,也可分为抽象的区域范围如生活区、服务区、工作区。

2)地理位置:了解该社区是位于城市还是乡村;位于城市的商业区、工业区还是住宅区等。

3)环境:包括物理环境、生物环境、人为环境及社会文化环境。

(2)**人口群体特征**

1)**人**:**是构成社区的第一要素**。社区人口学一般资料包括年龄、性别、婚姻、种族、职业、文化教育程度和人口密度等。

2)人口健康状况:辖区居民的平均寿命、主要健康问题、罹患疾病原因、死亡原因、所从事的职业、低收入人数、暴力事件发生情况等。

小试身手 1.下列**不属于**评估社区人口特征内容的是

A.人口数量　　　　B.人口密度　　　　C.死亡情况　　　　D.人为环境　　　　E.致残情况

(3)**社会系统**:人在一定的区域生活,在人们互动的过程中形成了不同的社会系统。

1)**保健系统**:社区中的保健服务机构可帮助居民满足基本的保健护理需要。机构的地理位置、分布情形、交通便利与否等可直接影响居民的就医及保健。卫生人力资源如医护人员数量、素质、提供保健服务的能力、设备与人口比例、卫生经费投入也会影响居民的健康水平。

2)**福利系统**:福利系统健全与否与社区的稳定性有很大关系,包括社区安全与保卫措施、住房、商品供应、交通运输等。

3)**教育系统**:包括幼儿园、正规学校机构、图书馆、文化中心及接受特殊教育可利用的资源。

4)**娱乐系统**:社区内是否具备公共休闲设施,如公园、儿童游戏区、游乐场。

5）**宗教系统**：宗教信仰与社区居民的生活方式、价值观、健康行为有密切关系。

4.社区评估方法

（1）**查阅文献**：通过地方性调查、其他机构的卫生统计报告，可以判断社区整体状况。

（2）**实地考察**：对社区进行实地调查，观察社区人群的生活形态、互动方式，了解不同地区地理、人文、社会、环境、经济发展等情况。

（3）**人物访谈**：寻访居住或工作在社区、对社区非常了解的人，调查其对社区的看法及对健康、保健的期望。

（4）**参与性观察**：直接参与社区活动，社区护士以社区成员的角色出现，通过直接或间接的观察，收集社区居民目前健康状况资料。

（二）家庭评估

主要评估家庭类型、家庭结构及家庭功能。

（三）个人评估

对家庭成员进行健康评估，包括收集资料、组织资料、核实资料和记录资料。

1.收集资料　是对护理对象各方面情况进行系统了解的过程。

（1）资料种类：包括主观资料和客观资料。

1）**主观资料**：是指护理对象对其健康状况的主观感觉，并自己描述出来，包括对**自身各种症状的感受和诉说**、对疾病的反应、对目前健康状态的认知。收集主观资料可了解护理对象的生活方式、心理活动或情绪变化、对健康的看法、人际交往以及社会方面的情况。

2）**客观资料**：是**护理人员通过观察（视、听、触、嗅）或借助医疗仪器及实验室检查所得的资料**，如体温、脉搏、呼吸、血压等的变化，心电图检查结果等。

小试身手 2.社区护士在评估病人时，获得的客观资料是

A.胸闷　　　　　B.头痛　　　　　C.失眠　　　　　D.口唇发绀　　　　　E.每日饮白酒3两

（2）资料来源

1）**护理对象**：若护理对象意识清楚，语言交流正常，护理对象为**个人资料的主要来源**。

2）**家属或其他人**：当护理对象病情危重、语言障碍、神志不清或有精神问题时，家属或其他知情人提供的资料可反映病人患病前的情况、发病时的表现等。

3）**健康档案及辅助检查结果**：社区医疗机构所做身体检查的结果报告、曾在就诊的医院所做各种化验检查报告、X线检查结果等。

4）**保健人员**：在社区工作的其他保健人员也是资料来源之一。

5）**文献**：查阅文献可为护士提供专业理论知识，并作为判断护理对象身体状况、提供护理措施的依据。

（3）资料内容

1）一般资料：姓名、性别、出生日期、文化程度、民族、信仰、婚姻状况、职业、社会经济状况等。

2）家庭健康史：家族病史、传染病史等。

3）个人史：既往史、现病史、心理社会状况等。

4）居家环境：家庭所处位置、周边环境；居室所处楼层；室内装修、地面、卫生间设施等。

5）社区保健资源：社区可提供的保健资源，资源可利用的程度。

（4）收集资料的方法

1）**交谈**：护士与护理对象**通过有计划、有特定目的的交谈，明确双方关心的问题，提供相关的信息**。

2）护理体检：通过视、触、叩、听的方法系统收集资料。

A.**视**：护士通过**眼睛**，观察护理对象的外表、精神状态、身体姿势、营养发育状况、面部表情、皮肤颜色、四肢活动、清洁卫生及自理情况。

B.**触**：护士通过**触觉**，了解护理对象皮肤的温度、湿度、弹性，肌肉紧张度，疼痛的部位，肿物的大小及软硬度等。

C.**叩**：护士**用手叩击**护理对象身体某部位，使之振动产生声音，根据振动和声音音调的特点判断脏器有无异常。

D.**听**：护士**用耳直接听**到护理对象说话的声音、咳嗽声音；借助听诊器听到护理对象呼吸音、心音、肠鸣音等。

2.组织资料　资料收集后，护士可按北美护理诊断协会（NANDA）提出的人类反应型态对资料加以分类，或按照马斯洛层次需要论对护理对象的资料进行整理。

3.核实资料　护士需将已收集的资料进行核实，以保证资料的真实性和准确性。

4.记录资料　护士记录所收集到的资料，护士应准确地记录有关护理对象健康问题的全部资料。

二、社区护理诊断

（一）护理诊断的组成

包括名称、相关因素（或原因）及诊断依据。

1.名称　即对护理对象健康状况的简洁描述。

2.相关因素　是导致问题发生或影响问题发展的某些原因，用"与……有关"描述。

3.诊断依据　分为主要依据和次要依据。**主要依据是指证实护理诊断成立的症状和体征**，次要依据是指可能出现的症状和

体征。

（二）护理诊断陈述

按照PSE公式陈述。P（problem）即护理问题，是对护理对象健康状况的描述；S（sign/symptom）即体征或症状；E（etiology）即原因，是与护理问题有关的因素。

与社区有关的护理诊断，如"家庭就医困难—与收入减少有关"，"不能有效利用医疗卫生资源—与社区居民缺乏了解卫生人员保健能力有关"等。

三、社区护理计划

护理计划是护士为护理对象提供持续护理、预防或减轻护理对象健康问题而制定护理对策或措施的过程。

（一）确定护理诊断排列顺序

如是社区人群的健康问题，应明确健康问题对该人群是否重要；通过护理干预能否有效控制、解决。针对个人健康问题，可以按首优、中优和次优问题排序。首优问题是直接威胁护理对象生命并需要立即采取行动解决的问题；中优问题是指不直接威胁生命，但可能导致身心不健康；次优问题一般不会导致身心障碍，可最后考虑。

（二）制定护理目标

1.长期目标　是需要较长时间内实现的目标，通常为几周或几个月。

2.短期目标　通常少于1周。

（三）拟定护理措施

护理措施包括评估性措施、独立性措施、治疗性措施。

1.评估性措施　是提供护理措施的基础。

2.独立性措施　是护士能独立决定实施的措施。

3.治疗性措施　护士根据护理对象的身体状况，遵医嘱为其治疗、换药。

（四）书写护理计划

记录护理对象的具体情况，将护理诊断、目标、措施书写成文。

四、社区护理实施

是将计划付诸行动的阶段，实施不仅只是单纯地采取护理行动，还要调整措施并保证措施在不同成员间顺利进行。

1.护理实施要求　主要有5项要求：掌握必要的知识技能；分工合作；识别实施过程中可能遇到的障碍；提供良好的实施环境和准确的记录。

2.实施活动　社区护士应有一定的管理才能和洞察力。护士有责任管理护理对象和家属，保障治疗、护理措施实施到位，对病人及家属所关心的问题进行解答，并从中发现病人或家属表现出的或掩盖在其语言背后的含义或困难。根据个人不同的情况，开展针对性的护理活动。

五、社区护理评价

护理评价是系统地比较护理目标与实施各种护理措施后的结果。

（一）护理评价分类

分为结果评价和过程评价。结果评价是对执行护理措施后的效果进行评价；过程评价贯穿于护理的全过程，如护理评估是否全面、准确；护理诊断是否明确；护理计划是否具体，有无预期目标；护理措施是否得当等。

（二）护理评价的步骤

1.评价活动　评价结果需要回顾护理目标，收集反映护理目标和预期结果的资料；过程评价则需要从执行护理活动中获得资料。

2.得出结论　将收集的资料进行分析，与护理目标比较，得出评价结果：目标完全实现、目标部分实现或目标未实现。

3.重审、修改护理计划　当护理目标完全实现时，说明护理措施是有效的，可以继续执行。当护理目标部分实现或未实现时，应分析原因、重审基础资料、护理诊断、护理目标和护理措施，确定是否产生新问题，并重新确定护理目标、拟定护理措施。

第二节　社区健康教育

一、社区健康教育的概述

（一）健康教育的定义

健康教育是通过信息传播和行为干预，帮助个人和群体掌握卫生保健知识、树立健康观念、充分利用医疗卫生资源、自觉采纳健康的行为和生活方式的教育活动与过程。健康教育的目的是消除或减轻影响健康的危险因素，预防疾病，促进健康，提高生活质量。

（二）社区健康教育的定义

社区健康教育是以社区为基本单位，以社区人群为教育对象，以促进居民健康为目标，有计划、有组织、有评价的健康教育活动。社区健康教育的目的是挖掘个人、家庭、社区以及社会的保健潜力，从而增进健康，减少残障。

小试身手 3.社区健康教育最正确的目标是

A.提高社区慢性病人的康复率　　　　　B.以目标人群为主的卫生知识传播

C.以疾病为中心的卫生知识传播　　　　D.面向健康人群、面向家庭、面向社区进行健康信息传播和行为干预

E.争取领导和社会的支持与参与

（三）社区健康教育的对象

1.**健康人群**　健康人群一般在社区中所占比例最大，他们由各个年龄段的人群组成。

2.**高危人群**　主要指那些目前尚健康，但暴露于某些致病因素下，或有不良行为及生活习惯的人群。如有高血压、糖尿病、乳腺癌等疾病家族史的人群；或有不良行为及生活习惯的人，如吸烟、酗酒、高盐、高糖及高脂饮食等。

3.**患病人群**　包括各种急、慢性疾病的病人。对于临床期病人、康复期病人和残障期病人，健康教育应侧重于康复知识的教育，以帮助他们积极配合治疗，自觉进行康复锻炼，减少残障，加速康复。对于临终病人，健康教育的实质是死亡教育，其目的是帮助他们客观面对死亡，减少对死亡的恐惧。

4.**家属及照顾者**　病人家属及照顾者与病人接触时间最长，他们中部分人往往因长期护理病人而产生心理上和躯体上的疲惫，甚至厌倦，影响病人的治疗和康复效果。因此，对家属及照顾者进行健康教育十分必要。

（四）社区健康教育的特点

1.**以健康为中心**　社区健康教育的重点是以健康为中心，以促进人群的健康为目标。

2.**广泛性**　社区健康教育的对象是社区的所有居民，包括病人和健康者。在进行社区健康教育的每一个步骤中，既要考虑到整个社区，又要考虑到某一特定人群或某一家庭，甚至某一个人；既要考虑到如何开发领导层，又要考虑到如何协调社会各界力量。

3.**连续性**　由于社区健康教育是以健康为中心，所以将贯穿人的一生。针对不同年龄阶段的人群，教育的内容、形式也不尽相同。

小试身手 4.社区健康教育最主要的特点是

A.以健康为中心　　B.贯穿人的一生　　C.有效利用各种资源　　D.面向所有人群　　E.独立于医院之外

二、社区健康教育的形式与方法

（一）社区健康教育的形式

1.**健康教育资料**　包括健康教育折页、健康教育手册、健康科普读物等印刷资料；以及播放录音、录像等视听资料。

2.**健康教育宣传栏**　是进行健康知识宣传的有效手段，是为居民提供资讯信息的窗口，也是居民掌握健康科普知识的一条重要渠道。

3.**健康咨询**　遵循健康科学原则，运用相关学科专业知识，通过健康咨询的技术和方法提供咨询服务，为咨询者解释健康问题。

（二）社区健康教育的方法

1.语言教育

（1）**交谈**　是最简便的教育方法，也是社区护士常用的个别教育方法。通过个别交谈，社区护士可根据教育对象的特点、需求，有针对性地开展教育。个别交谈适于讨论一些敏感话题，如性传播疾病等。交谈过程中应注重双向交流，鼓励教育对象及时反馈；交谈的内容一定要围绕主题，当谈话偏离主题时，社区护士应及时引回主题。

（2）**讲座**　是进行群体教育常用的方法，多适用于成年人。在讲座中，应针对教育对象和教育内容的特点，运用幻灯、演示及角色扮演等方法，吸引教育对象的注意力。讲座中或结束时，应适当安排讨论，以鼓励教育对象参与，并及时得到反馈。

2.**文字教育**　形式多种多样，如标语、传单、课本、小册子、报刊、墙报、板报等，通过简明、形象、生动的文字描述，使人们易于接受和掌握健康知识。

3.**形象教育**　主要是指借助文学艺术、情景教育、直观教育等手段，把教育内容贯穿在直观形象、生动具体、感染力强、富于潜移默化的活动之中的教育方法。

4.**电化教育**　运用现代教育媒体，如电影、电视、录像、幻灯等，向学习者传递教育内容的信息。

群体教育有组织性，一般适用于大小团体，但其教育对象比较被动，反馈也相对受限；个别教育比较有针对性，也容易接受反馈，但只适用于小规模的健康教育。

三、社区健康教育的步骤

社区健康教育的步骤分为社区健康教育评估、诊断、计划、实施及评价。

（一）社区健康教育的评估

社区健康教育者或社区护士通过各种方式收集有关健康教育对象的资料，为开展健康教育提供依据。应收集教育对象下列

资料。

1.生理状况　身体状况及生物遗传因素。

2.心理状况　学习的愿望、态度及心理压力等。

3.生活方式　饮食、睡眠、性生活、锻炼、吸烟、酗酒等生活习惯。

4.学习能力　文化程度、学习经历、学习特点及学习方式等。

5.生活、学习及社会环境　工作职业、经济收入、住房状况、交通设施、学习条件及自然环境等。

6.医疗卫生服务　包括医疗卫生机构的地理位置及社区居民享受基本医疗卫生服务的状况等。

常用的评估方式为直接评估与间接评估两种。**直接评估包括观察、面谈、问卷等方法；间接评估多为查阅有关档案资料、询问亲朋好友等方法**。

（二）社区健康教育的诊断

即是确定问题。社区健康教育诊断是指社区健康教育者或社区护士根据已收集的资料，进行分析，从而**确定教育对象的现存或潜在的健康问题及相关因素**。社区健康教育诊断分6步进行：

1.列出教育对象现存或潜在的健康问题　教育者根据收集的资料，找出教育对象现存的和可能出现的健康问题。

2.选出可通过健康教育解决或改善的健康问题　教育者在列出的所有健康问题中，排除由生物遗传因素所致的健康问题，挑选出由行为因素导致的、可通过健康教育改善的健康问题。

3.分析健康问题对教育对象健康所构成的威胁程度　教育者将挑选出的健康问题按其严重程度加以排列。

4.分析开展健康教育所具备的能力及资源　教育者对本身及社区内所具备开展健康教育的各种人力、物力资源及能力进行分析，从而决定能开展的健康教育项目。

5.找出与健康问题相关的因素　教育者应对教育对象及其所处环境进行分析，找出与健康问题相关的行为、环境和促进教育对象改变行为的相关因素。

6.确定健康教育的首选问题　教育者根据以上分析，最后确定健康教育的首选问题。

（三）制订健康教育计划

在完成了对社区健康教育诊断后，即可以制订社区健康教育计划。**在制定计划时，一定要以教育对象为中心**。计划的内容包括：

1.社区健康教育的内容、目的及长、短期目标。

2.实施社区健康教育的时间、地点。

3.对社区健康教育者的培训方案。

4.社区健康教育教材、资料的选择或编写。

5.开展社区健康教育的形式与方法。

6.社区健康教育的评价方式。

（四）社区健康教育的实施

即将计划中的各项措施落实在实践中。在社区健康教育的具体实施过程中，应做好以下几点。

1.首先开发领导层，以得到社区基层领导及管理者支持。

2.协调社会各界力量，创造执行计划的良好内外环境。

3.做好健康教育者培训。

4.培养典型，以点带面。

5.不断调查研究，探讨新的教育形式和方法。

6.及时总结工作，交流、推广好的经验。

（五）社区健康教育的评价

是对社区的健康教育活动进行全面的监测、核查和控制，是保证社区健康教育计划设计、实施成功的关键措施。因此，**社区健康教育的评价应贯穿社区健康教育活动的全过程**。

社区健康教育评价分为即时评价、阶段评价及效果评价。即时评价是指在进行健康教育时，教育者通过教育对象的不同反馈形式，如面部表情、提问等，及时修改教育方式及方法。阶段评价是指在健康教育的过程中，教育者定期对照计划检查教育进度及效果。效果评价则是指在健康教育结束时，教育者对照计划对教育活动进行全面检查、总结。

社区健康教育评价常用的评价指标及评价方法如下：

1.评价指标

（1）反映社区个体或人群卫生知识水平的指标：

卫生知识及格（满分）率=卫生知识测验及格（满分）人数/参加测验的人数×100%

（2）反映社区个体或人群对卫生保健工作态度的指标：

对某卫生保健行为的支持（反对）率，例如：

对戒烟的支持（反对）率=被调查范围内支持（反对）戒烟的人数/被调查人数×100%

（3）反映社区个体或人群卫生习惯或卫生行为形成情况的指标：

卫生保健活动参与率=社区内坚持参与各项卫生保健活动人数/社区内有能力参与卫生保健活动的总人数×100%

（4）反映社区健康教育深度和广度的指标：

健康教育覆盖率＝某范围内接受某种形式健康教育的人数/该范围内总人数×100%

（5）反映人群健康水平的指标：发病率、患病率、死亡率、平均寿命及少年儿童的生长发育指标等。

2.评价方法　主要的**评价方法有：座谈会、家庭访问、问卷调查、卫生学调查、卫生知识小测验以及卫生统计方法**等。

第三节　社区健康档案的建立与管理

一、基本概念

（一）健康档案

1.居民健康档案　是社区卫生服务机构为城乡居民提供医疗卫生服务过程的规范记录，是以居民健康为核心、贯穿整个生命过程、涵盖各种健康相关因素的系统化文件记录。

2.家庭健康档案　是反映家庭成员健康状况以及家庭情况的背景资料。家庭健康档案是社区卫生服务人员开展以家庭为单位的预防保健、医疗护理等工作的重要依据。

3.社区健康档案　是记录社区人群健康状况变化、了解疾病构成及发展趋向的医学资料，为筛选高危人群、开展疾病管理和采取针对性的预防措施奠定基础。

（二）建档目的

建立健康档案的主要目的是使社区卫生服务人员动态地了解社区居民的健康状况和家庭健康状况以及社区卫生资源利用情况。

1.对城乡居民生命过程进行全面、系统的监察与管理。

2.发现居民现存的健康危险因素和患病情况，有利于实施社区健康干预。

3.为社区卫生服务管理、决策、科研和教学提供资料。

4.是评价社区卫生服务质量的重要依据。

5.为司法工作提供依据。

（三）建档对象

针对辖区内常住人群及重点管理人群，按照自愿与引导相结合的原则进行建档。主要有两类人群。

1.到乡镇卫生院、村卫生室、社区卫生服务中心（站）等**基层卫生服务机构就诊或寻求健康咨询、指导的本辖区常住居民**。

2.基层卫生服务机构**重点管理人群，包括0~6岁儿童、孕产妇、老年人、慢性病病人、严重精神障碍病人、肺结核病人**等。

（四）健康档案建立

健康档案通常由乡镇卫生院或社区卫生服务中心（站）的医务人员建立。在确定建档对象后，通过个人健康检查、家庭调查等获取基本资料，填入健康档案信息。病人首次就诊时也需建立健康档案并记录就诊情况，再次就诊实行连续性跟踪记录或随访记录。

二、健康档案的内容

（一）居民健康档案

主要记录与个人健康有关的资料，包括生理、心理、行为学的基本特征，以及健康问题的形成、发展、处理和转归等。

1.封面　包括档案编号、姓名、性别、出生日期、住址、联系电话、建档机构、建档人、建档日期等。

2.封二　主要内容为个人健康状况的特殊情况，如血型、药物过敏史、特殊病史、计划生育手术史、免疫接种及其他备忘录。填写内容应具体、准确；若有关内容发生变化，应在相应位置及时加以注明，并记录变化的原因和时间；若项目中不存在的事实，应保留空白，暂不填写"无"或"未见异常"等，以便将来出现有关问题时再具体填写。

3.基本资料内容

（1）既往健康状况：包括住院史、手术史、外伤史等。

（2）个人特征：包括气质类型、个性倾向、能力等。

（3）健康行为资料：包括吸烟、饮酒、饮食习惯、就医行为、精神状况等。

（4）家庭生活史：包括家族史、家族遗传病史、家庭成员所患的主要疾病等。

（5）生物学基础资料：包括身高、体重、血压等其他情况。

（6）预防医学资料：包括周期性健康检查记录、自我保健技能等。

4.**健康问题**　是**居民健康档案的主要内容**，包括过去曾经影响、现在正在影响及将来可能影响个体健康的问题，可以是明确的或不明确的诊断、无法解释的症状、体征及实验室检查结果，还可以是社会、经济、心理、行为等问题。健康问题分为主要问题和暂时性问题，主要问题是指长期或尚未解决的问题，填写在主要问题目录中；暂时性问题则指急性、一次性或自限性问题，填写在暂时性问题目录中。

5.病情流程表　为某一主要问题在某一段时间内进展情况的摘要，概括地反映了与该问题有关的一些重要指标的动态变化过程，如主诉、症状、生理生化指标及一些特殊检查结果、用药方法、药物副作用等。此表主要用于患有慢性病和某些特殊疾病的观察和处理记录。

6.问题描述及进展记录　是病人每次就诊情况的详细记录，采用SOAP形式。

S（subjective）代表主观资料，是由病人提供主诉、症状、患病史、家族史、社会生活史等。

O（objective）代表客观资料，记录诊疗过程中医护人员观察到的数据，包括体征、实验室检查、X线诊断及病人心理、行为测试结果等。

A（assessment）代表评估，是问题描述的关键部分，包括诊断、鉴别诊断、与其他问题的关系、问题的轻重程度及预后等。

P（plan）代表对问题的处理计划，是针对每一问题提出的诊断、治疗、预防、保健康复和健康教育计划。

7.周期性健康检查记录　是针对不同年龄、性别和健康危险因素的个体，运用格式化的健康检查表，设计的一系列旨在早期发现、早期诊断的检查项目。

8.保健卡　保健卡是国家卫生法规对某些特定人群实行的出境卫生保健记录，包括围生期保健、婴儿保健、少儿保健及各个时期计划免疫和预防接种记录卡。

（二）家庭健康档案

1.封面　包括档案户主姓名、社区、建档医生、家庭住址、电话等内容。

2.家庭基本情况　主要包括家庭人口数、现住人口数、家庭生活情况和经济状况等。

3.家系图　以绘图方式表示家庭结构、各成员之间的关系、亲密程度、健康状况及社会属性等信息，是最简单明了的家庭评价的综合资料。

4.家庭主要健康问题　包括影响家庭结构与功能的任何生理、心理、社会、经济、行为等方面的重要正性、负性事件，如家庭成员患病、丧偶、失业、负债等。

5.家庭成员健康资料。

（三）社区健康档案

1.社区基本资料　包括社区地理及资源分布状况、经济状况、卫生资源等。

2.社区人口统计资料　主要包括社区人口出生、生育、患病、死亡等统计指标。

3.社区卫生服务状况　包括社区卫生服务机构状况和社区卫生服务统计。

三、健康档案的管理

（一）健康档案在建立过程中的管理

社区卫生服务中心（站）的医务人员为辖区居民、就诊病人、家庭成员及社区人群，通过健康体检、入户服务（调查）、疾病筛查等多种方式建立健康档案，记录主要健康问题和服务提供情况。在建立健康档案的过程中，应遵循下列原则。

1.逐步完善原则　居民、家庭和社区健康档案中部分内容需通过长期观察、分析、综合，才能做出全面、准确的判断，从而逐步完善。

2.资料收集前瞻性原则　健康档案记录的重点为过去曾经影响、目前仍然在影响、将来还会影响个人、家庭和社区健康的问题及影响因素，档案的重要性有时并非目前都能认识到，将伴随个人、家庭及社区所面临问题的变化而变化。因此，在描述某一问题时，应遵循前瞻性原则，注意收集与问题密切相关的信息资料，并及时更新和保存。

3.基本项目动态性原则　健康档案中的一些基本项目尚不能包含影响个人、家庭和社区健康的全部资料，故在应用中应对一些不符合实际或已发生变迁的资料进行及时的更新、补充。

4.客观性和准确性原则　健康档案的客观性和准确性是其长期保存和反复使用的价值所在。因此，在收集资料时，社区护士应在接受服务对象或其家属提供主观资料的同时，通过家庭访视、社区调查获得更多的客观资料。

5.保密性原则　健康档案可能涉及个人、家庭的隐私问题，社区护士应充分保障当事人的权利和要求，不得以任何形式泄露。

（二）健康档案在使用过程中的管理

健康档案在使用过程中应严格管理。

1.健康档案要统一编号，便于查找，集中存放于社区卫生服务中心（站），由专人负责保管。

2.完善电子档案的建设，实现网上资源共享。

3.健康档案的调用，由经管的医生决定并办理借用手续。

4.非社区卫生服务机构健康档案管理人员，不得随意查阅档案。

5.居民就诊时可调阅个人健康档案。未经本人许可，不允许他人阅览或索取。

第四节　流行病学研究方法及常用指标

一、基本概念

（一）流行病学的定义

流行病学是一门研究人群中疾病分布与健康状况的分布及其影响因素，并研究防治疾病及促进健康的策略和措施的科学。流行病学关注的重点是预防疾病、保持和促进健康。

（二）流行病学的主要应用范围

1.研究疾病的病因和流行因素，找出"高危"人群，为干预提供依据。

2.研究疾病的自然史和预后，为疾病的三级预防提供依据。

3.进行社区诊断，确定社区卫生服务工作的重点或优先考虑的问题，为制定社区卫生服务计划提供依据。

4.制定疾病控制策略和公共政策。

5.评价疾病防治措施和卫生服务效果。

二、流行病学研究方法

流行病学研究方法分为观察法和实验法。观察法分为描述性研究和分析性研究；实验法分为临床试验、现场试验和社区试验。

描述性研究是指利用已有的资料或通过特殊调查得到的资料按不同地区、时间、人群特征分组，把疾病或健康状态的分布情况真实展现出来。常用的描述性研究包括现况研究和筛检。

（一）现况研究

又称**横断面调查**，是在一个确定人群中，在某一时点或短时间内同时评价暴露与疾病的状况，或在某特定时点进行的体检等调查。

1.目的　现况研究是最常应用的流行病学方法，其主要目的包括：

（1）**了解疾病在不同时间、地区及人群中的分布特征**。

（2）了解人群某些特征与疾病之间的联系，以逐步建立病因假设。

（3）通过监测疾病及其危险因素，动态了解疾病发展趋势。

（4）早期发现疾病，早期治疗。

（5）评价疾病的防治效果。

小试身手 5.有关社区流行病学现状研究的目的与用途，下列**错误**的是

A.了解某种疾病在不同时间、地区及人群中的分布特征　　B.探讨疾病的致病因素

C.疾病和危险因素检测，了解疾病发病的动态趋势　　D.早期发现病人，使病人尽早得到治疗

E.评价疾病的防治效果

2.类型

（1）普查：为了解某病的患病率或发现某病的病人，在特定的时间和范围内进行的全面调查，称为普查。

（2）抽样调查：从总体中抽取一部分人组成样本，根据样本推测总体，称抽样调查。**常用的抽样调查方法包括：**

1）**单纯随机抽样**：先将调查总体的全部观察单位编号，再用随机数字表或抽签等方法随机抽取部分观察单位作为样本。

2）**系统抽样**：先将总体的观察单位按一定顺序编号分成若干部分，按照一定的顺序，每间隔一定数量的单位抽取一个单位进入样本。

3）**分层抽样**：先按某种特征将总体分成若干组别、类型或区域等不同层次，再在每一层内进行随机抽样，组成样本。

4）**整群抽样**：抽样单位不是个体而是群体。对抽到的群体内所有的个体进行调查，不同群体内的个体数可相等或不等。

5）**多级抽样**：从总体中先抽取范围较大的单元，称一级抽样单位，再从一级单位中抽取范围较小的单元作为二级单位，依此类推，即多级抽样。

小试身手 6.某社区卫生服务中心要在2个月内了解社区内18岁以上所有居民的血压情况，适宜采用的方法为

A.普查　　B.抽样调查　　C.筛查　　D.生态学研究　　E.病历资料分析

（二）筛检

筛检是指应用快速的试验、检查或其他方法，从表面上无病的人群中查出某病的可疑病人。

筛检主要用于早期发现某病的可疑病人及评价新技术。筛检时须遵循下列原则。

1.筛检的疾病已有有效的治疗方法。

2.筛检的疾病已成为严重的公共卫生问题。

3.筛检出的可疑病人有能力接受进一步的诊断和治疗。

4.被筛检的疾病有合适的筛检试验。

5.筛检的领先时间应足够长。

6.筛检应符合成本-效益分析。

三、常用的统计学指标

社区评估、调研过程中，常用的统计学指标包括发病率、罹患率、患病率、死亡率和病死率。

1.**发病率**　表示**在一定期间内（一般为1年），特定人群中某病新发病例出现的频率**。计算公式为：

发病率=某期间（1年）某人群中某病新发病例数/同时期暴露人数 ×K

观察期间可按年、月、旬等，最常用的观察期间是一年。一定人群可以是某地的全部人口，也可以是该地的特定年龄、性别、职业等的人口。**分子是观察期间的新发病例数**。

2.**罹患率**　罹患率与发病率一样表示疾病发生的频率，也是指**观察期间内新发病例数占同期观察人口数的比例，但罹患率是指在某一局限范围、短时间内的发病率**，适用于局部地区疾病暴发时，如食物中毒、传染病、职业中毒暴发流行等情况。计算公式为：

罹患率=某一短时间内某病的新病例数/同期内受威胁（暴露）人数 ×K

3.**患病率**　亦称现患率，指某<u>特定时间一定人群中某病病例数（新旧病例）所占的比例</u>，分为时点患病率和期间患病率。计算公式为：

患病率＝一定人群中现患某病的新旧病例数/同期的平均人口数（被观察人数）×K

期间患病率＝某观察期间一定人群中现患某病的例数/同期平均人口数（被观察人数）×K

上式中的现患病例数包括新、旧病例数。

患病率一般用以表示病程较长的慢性病存在或流行的情况。横断面调查时发现的病例即为现患病例，包括新发现的病例以及早已诊断、但尚未治愈也未死亡的旧病例。

4.**死亡率**　<u>表示一定期间（一般是指一年）内，在一定人群中发生死亡的频率</u>。计算公式为：

死亡率＝某个时期内死亡总数/同期平均人口（人年）数×K

5.**病死率**　<u>表示一定时期内，患某病的全部患者中因该病死亡者所占的比例</u>。计算公式为：

某病的病死率＝某时期间内因某病死亡的人数/同期内患有该病的病例数×100/100

在以上常用统计学指标公式中出现的字母"K"为系数，可根据具体疾病的情况、特点采用100/100、1000/1000或10000/10000等。

参考答案

1.D　2.D　3.D　4.A　5.B　6.B

第三章 社区家庭护理

统领全局—考试大纲

1. 了解家庭的定义。
2. 家庭访视的概念。
3. 居家护理的定义和居家护理的相关理论。
4. 掌握家庭的类型、家庭功能与结构、家庭资源与家庭危机。
5. 掌握家庭访视程序、居家护理目的及特点。
6. 掌握家庭生活周期与护理。
7. 熟练掌握家庭对健康的影响。
8. 熟练掌握访视护士安全管理和社区护士在居家护理中的作用。
9. 熟练掌握消毒、灭菌。
10. 掌握隔离和换药。
11. 熟练掌握注射、导尿和管喂饮食。
12. 掌握造口护理。

浪里淘沙—核心考点

第一节 家庭概述

一、家庭定义

传统的家庭定义为：家庭是由两个或两个以上人员，通过婚姻、血缘或收养关系组成社会生活的基本单位。

家庭是一个系统，一个人类生活的基本单位；婚姻、血缘和经济供养是组成家庭的三个基本要素，是维护家庭稳定的三大支柱。

二、家庭类型

在我国常见的家庭类型主要包括以下6种（表8-3-1）。

表8-3-1 家庭类型及特点

类型	定义	特点
核心家庭	已婚夫妇和未婚子女或收养子女两代组成的家庭。是我国主要的家庭类型	**人数少、结构简单，家庭内只有一个权力和活动中心**，家庭成员间容易沟通、相处
主干家庭	又称直系家庭，是指由父母、已婚子女及第三代人组成的家庭	家庭内有一个主要的权力和活动中心，还有一个权力和活动的次中心存在
联合家庭	又称旁系家庭、复式家庭，指由两对或两对以上的同代夫妇及其未婚子女组成的家庭，包括由父母同两对及以上已婚子女及孙子女构成的家庭，两对以上已婚兄弟姐妹组成的家庭	**人数多、结构复杂**，家庭内存在一个主要的权力和活动中心，几个权力和活动的次中心
单亲家庭	由离异、丧偶或未婚的单身父亲或母亲及其子女或领养子女组成的家庭	**人数少、结构简单，家庭内只有一个权力和活动中心**，但可能会受其他关系的影响。此外，经济来源相对不稳定
重组家庭	夫妇双方至少有一人经历过一次婚姻，并可能有一个或多个前次婚姻的子女及夫妇重组后的共同子女	人数相对较多、结构复杂，稳定性差
丁克家庭	由夫妇两人组成的无子女家庭	人数少、结构简单

三、家庭的功能与结构

1. 家庭功能 主要包括以下五种功能。

（1）**情感功能**：满足家庭成员感情的需要是家庭的基本功能之一。家庭成员之间通过相互理解、关心和情感支持，缓解和消除社会生活带来的烦恼、压力。

（2）**经济功能**：满足衣、食、住、行、教育、娱乐等基本需求。

（3）**生育功能**：繁衍、养育下一代、赡养老年人是家庭的主要功能。通过生育子女、供养照顾老年人，从而达到延续人类社会的目的。

（4）**社会化功能**：家庭还有帮助年幼成员从"生物人"向"社会人"转化的功能。家庭是年幼成员学习语言、知识、社会规范及社会行为标志的主要场所。

（5）**健康照顾功能**：<u>促进和维护成员的健康是家庭的基本功能</u>。家庭不仅有保护、促进成员健康的功能，更有在成员患病时提供各种所需照顾和支持的功能。

2.**家庭结构**　指家庭的组织结构及成员之间的相互关系，包括四个方面。

（1）**角色结构**：是指为满足自己及他人对其期望所该做的事情的某种身份。在家庭中每一成员都占有特定的位置，并享有一定的权利，同时也应尽一定的义务。一个人在家中所占的位置及所扮演的角色随时间的推移而有所改变。

（2）**价值体系**：是指家庭中遵守的价值观。价值观是对某一观念或某一件事的价值所持有的态度。家庭生活方式、教育方式、保健观念与健康行为，也会受到家庭价值观的影响。

（3）**沟通过程**：信息的传达即为沟通，沟通的信息包括语言和非语言的内容与情绪。<u>维持家庭成员关系的一个重要因素是彼此间的沟通</u>，有效的沟通是明确、平等及开放的。

（4）**权力结构**：包含权力来源、权力结果及决策过程。家庭权力来源须视其成员的个性、角色、能力、家人认同而定；权力结果指的是最后做主的人；决策过程则是家庭产生共识而采取的行动方式。

家庭的结构、成员间的关系、健康状况等基本情况可通过家系图反映出来。家系图是提供整个家庭的构成、健康问题、家庭人口学信息、家庭生活事件、社会问题和信息的图示。社区护士可根据家庭结构了解家庭状况，对家庭进行评估，识别并判断家庭中的危机因素和高危人员。<u>家系图的排列原则是以长辈在上，子辈在下；同辈中，长者在左，幼者在右</u>。家系图及常用符号如图8-3-1及图8-3-2所示。

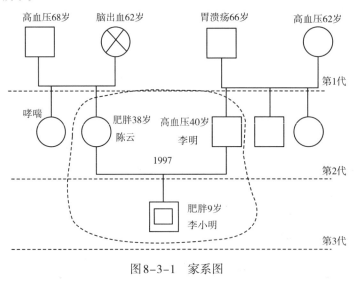

图8-3-1　家系图

四、家庭资源与家庭危机

1.**家庭资源**　是指为了维持家庭的基本功能、应对家庭压力事件或危机状态，家庭所拥有的资源。<u>家庭资源可分为家庭内资源和家庭外资源</u>。

（1）**家庭内资源**：①**经济支持**：家庭对其成员所提供的财物支持。②**情感支持**：爱与关心是家庭资源的根基。家庭面对压力时，其成员提供的感情支持与精神安慰是最有效的资源。③**健康管理**：由于家庭成员之间生活方式相似，家庭对其成员健康的维护起重要作用，同时家庭也为患病成员提供医疗照顾。④**信息和教育**：教育程度高，知识、经验丰富者，在面临子女教育或者面对家庭压力时，往往能寻求资源，睿智地解决。⑤**结构支持**：家庭通过改变住宅、设施，以适应其成员的需求。

（2）**家庭外资源**：①**社会资源**：家庭以外的社会群体如朋友、同事等，为家庭成员提供精神支持，或政府的社会福利机构提供的物质、设备、资金救助。②**文化资源**：丰富多彩的文化资源可提高家庭生活品质，充实家庭生活，缓解家庭成员的压力。③**宗教资源**：家庭成员可从宗教信仰中获得精神满足。④**经济资源**：指家庭外的赞助、收入、保险、福利等。⑤**教育资源**：通过各种教育、培训，可提高家庭成员的教育水平，提高其应对压力的能力。⑥**医疗资源**：完善的医疗卫生服务体系是家庭成员健康的基本保障。⑦**环境资源**：良好的环境资源可为家庭及其成员提供适宜的生活环境和生活空间。

2.**家庭危机**　是指个人、家庭在生活的某个阶段出现的、用以往的方法不能解决的困难或障碍，使均衡状态向不均衡状态发展。

如一个家庭处于危机状态，表示家庭有压力发生。家庭对压力的应对、调适取决于家庭资源充足与否。若家庭资源充足，家庭可通过调适，恢复正常功能。若家庭资源不足，将会导致家庭危机。家庭危机包括：

（1）**由意外事件引发的危机**：如疾病、灾害、意外事故等。

（2）**家庭发展所伴随的危机**：如升学、就业、结婚、生育、退休、丧偶、离婚等。

（3）**与照顾者有关的危机**：如家庭靠福利机构救济生活、家庭某一成员长期患病需要照顾等。

（4）**家庭结构本身造成的危机**：常见于酗酒家庭、暴力事件多发家庭以及通过自杀、离家出走等方式应对压力的家庭。

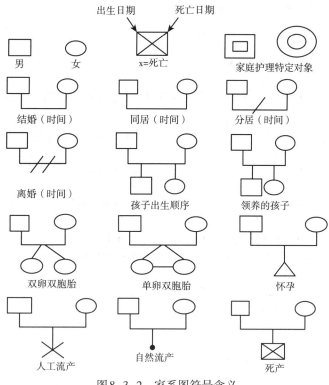

图8-3-2　家系图符号含义

五、家庭生活周期

家庭生活周期是指以家庭为单位的一系列发展阶段。家庭从婚姻开始建立，随着子女的增多逐步壮大，直到夫妻一方或双方死亡，在此期间经历了不同的八个发展阶段（表8-3-2）。

表8-3-2　家庭生活周期

生活周期	含义	家庭所处阶段	主要任务
新婚期	从结婚到第一个孩子出生	新婚阶段	夫妻双方相互适应、协调性生活及计划生育
婴幼儿期	介于第一个子女出生0~30个月期间	子女出生和生长	适应父母角色，应对养育子女的压力
学龄前儿童期	介于第一个子女30个月~6岁期间	学龄前阶段	抚育子女，关注子女身心发展
学龄儿童期	介于第一个子女6~13岁期间	学龄期阶段	教育子女，帮助子女逐步适应学校的学习、管理和生活
青少年期	介于第一个子女13~20岁期间	青少年阶段	针对青少年特点，增加沟通，加强性教育
孩子离家创业期	介于最大和最小子女走向社会期间		继续向子女提供支持，适应子女离开家庭的变化
空巢期	介于所有子女离开家庭到夫妻退休期间		巩固婚姻关系，适应夫妻二人生活，计划退休后生活
退休期	介于夫妻退休到死亡期间	老年阶段	适应和应对退休、疾病、丧偶、死亡等多种变化

六、家庭对健康的影响

家庭主要从以下四个方面影响每一位成员的健康。

1.遗传　生物遗传是影响人类健康与疾病的重要因素之一。身高、体形、性格、心理状态等均受遗传因素影响。高血压、冠心病、糖尿病、乳腺癌等也与遗传因素有关。

2.生长发育　作为儿童生长的基本环境，家庭通过喂养、教育、行为培养等方式影响儿童生理、心理的生长发育。

3.疾病发生、发展及传播　家庭的健康观念、防病意识、就医和遵医行为、生活和卫生习惯直接影响疾病发生、发展及传播。

4.康复与死亡　家庭中某一成员患病后，其他成员对其重视、关心、照顾及经济支持的程度将影响这一成员身体的康复或导致病情加重、甚至死亡。

第二节　家庭访视

一、家庭访视的定义

家庭访视（简称家访）是为了促进和维持个体和家庭的健康，在服务对象家庭环境里提供的护理服务活动。**家庭访视是提供**

社区卫生服务的重要渠道，是开展社区护理服务的主要方式。

二、家庭访视的程序

家庭访视程序包括访视前准备、实际访视、访视后评价等。

1.访视前准备

（1）访视护士准备：①查阅欲访视家庭的健康档案，了解家庭成员健康情况。②确定访视日期、时间。③告知社区卫生服务中心（站）欲访视的家庭位置、出发时间。

（2）**确定访视对象：**访视的对象包括新生儿、婴幼儿、孕产妇、高危人群、接受直接护理的患慢性疾病的患者、行动不便的患者、临终者及其家属。

（3）明确访视目的：根据已获得的被访家庭资料，与相关人员讨论，确定访视目的与目标，为采取相应措施及评价护理效果制定标准。

（4）准备访视物品：被访对象各异，访视目的的不同。护士应根据情况准备访视物品。包括体重秤、皮尺、标定的吹塑捏响玩具等；为慢病患者、孕产妇等准备的教育材料；对居家患者进行治疗、护理所需的物品等。

（5）**确定访视顺序：社区进行家庭访视的顺序是：①群体为先，个体为后。②急性病为先，慢性病为后。③生活贫困者为先。**④如社区护士一天内需访视多个家庭，则访视的优先顺序为：**先访视无传染性疾病的儿童、慢病患者，最后访视有传染性疾病的患者。**

> **小试身手** 1.在确定家庭访视优先顺序时，下列问题哪项是属于优先考虑的问题
> A.慢性　　　　　B.死亡率高的疾病　　　　C.费用　　　　D.路途　　　　E.年龄

（6）确定访视次数：分娩后的产妇及新生儿，**在产妇出院后3~7天进行首次访视，第2次访视在新生儿28天进行。**高危产妇或新生儿有异常情况时应增加访视次数。

对于慢性病患者，护士可根据家庭档案及访视护理记录，按时入户，提供护理服务。贫困家庭或健康问题多的家庭，可根据发生的健康状况的改变，随时访视。

2.实际访视　①向被访家庭做自我介绍，解释访视目的，所需时间。②通过交谈、护理记录，评估服务对象身心状况，发现问题。③实施护理措施，如护理技术操作、健康教育、康复指导。④解答服务对象提出的问题。⑤整理用物。⑥必要时预约下次访视日期和时间。⑦**访视人员安全管理：**A.穿着合适、得体，随身携带证件及零钱；B.去偏僻地方或独居的异性家庭时，应有陪同人员同行；C.**提供访视护理时，遇到被访家中有情绪异常者，或有不能控制的不安全因素，在提供急需的护理后应立即离开现场；**D.护理箱放在护士的视野内，以免他人随意触碰；E.要求护理对象家属在场。

> **小试身手** 2.社区护士在家庭访视过程中遇上患者家庭成员吵架，感受到可能被卷入其中并因此可能受到伤害，此时护士首先应采取的措施是
> A.坚守岗位　　　　B.介入纠纷　　　　C.帮助劝导　　　　D.一旁观望　　　　E.立即离开

3.访视后的工作　①及时记录：详细记录访视过程中的护理，如遵医嘱治疗或测血糖值、伤口换药、更换鼻饲管、留置尿管、健康教育与指导、生命体征监测、膀胱训练等。②评价访视活动：访视目的是否实现，护理效果如何。如目标没有实现，应分析原因。③与社区卫生服务中心（站）内医务人员沟通，介绍访视过程、活动、服务对象的情况。

第三节　居家护理

一、居家护理概述

居家护理是对需要照顾的个人及其家庭，在居家环境中，获得定期的专业健康照顾和护理服务，达到促进健康、维护健康及预防疾病的目的。

居家护理的直接对象是指各个年龄阶段的患者，间接对象包括家属及主要照顾者。居家护理的内容不只局限于技术性的护理措施，也包含疾病的预防保健。

> **小试身手** 3.居家护理的直接对象是
> A.病人　　　　B.家属　　　　C.主要照顾者　　　　D.亲朋　　　　E.整个社区

二、居家护理的目的及特点

1.目的　①为患者提供连续性医疗护理，使其出院后得到全面照顾。②降低出院患者再住院率及急诊的就诊频率。③减少患者家属往返奔波医院之苦。④减少家庭经济负担。⑤扩展护理专业领域，促进护理专业发展。⑥缩短患者住院日，增加病床利用率。

> **小试身手** 4.居家护理目的**不包括**
> A.拓展护理工作领域　　　　B.使病人出院后得到连续性照顾　　　　C.减轻家属照顾压力
> D.病人得到间断性的治疗和护理　　　　E.提高病床周转率

2.特点　**居家护理**工作特点是**以个案管理的方式提供服务**，即由社区护理人员为居家患者提供各项保健照顾服务，负责长期照顾的工作，以减少社区卫生服务机构的风险与成本。

社区护士应用护理程序进行个案管理时应做到：①评估患者健康照顾的需求。②确定患者存在的健康问题。③制定符合患者需要的护理计划，维持个案独立性的功能。④利用资源提供完整性的护理服务。⑤根据患者健康状况的改变评价护理效果，

必要时须重新评估，调整计划方案。

小试身手 5.居家护理提供服务的主要方式是

A.综合管理　　　　B.分类管理　　　　C.小组管理　　　　D.病种管理　　　　E.个案管理

三、社区护士在居家护理中的作用

居家患者的照顾工作由各专业人员协同完成，如护理人员、医师、康复师、营养师、药剂师、社工人员等。虽然分工不同，但都以服务对象为中心。社区护士在其中的作用是为居家患者提供直接性的护理照顾和健康教育指导，协助其他专业人员对患者进行康复锻炼和日常生活能力训练。提供居家护理服务的社区护士应具备以下能力。

1.有护理专业知识及人文科学、社会科学、人类发展学等学科知识。

2.有较丰富的临床经验。

3.有独立判断问题和决策的能力。

4.能运用护理程序解决服务对象的健康问题。

5.有良好的人际沟通能力和技巧。

第四节　家庭常用护理技术

一、消毒隔离

（一）家庭消毒是用物理或化学方法消除或杀灭除芽孢外的所有病原微生物，使其数量减少达到无害化

1.居室空气消毒

（1）通风：冬季每天至少通风2次，每次30分钟，其他季节每天适当增加通风次数，保持室内空气新鲜。

（2）食醋熏蒸：每立方米空间用食醋5~10ml，加水1~2倍稀释，关闭门窗，加热熏蒸至食醋蒸发完毕，再打开门窗通风换气。

2.被服类消毒

（1）日光曝晒：床垫、棉被、棉褥、枕头、衣物等在强烈的日光下曝晒，5~6小时翻动一次，连晒3~4天。皮尺、手电筒、书籍、钱、票证等物品也可在日光下曝晒。

（2）煮沸消毒：患者使用过的餐具、棉布类衣物可用煮沸消毒法消毒，水开后计时，煮沸5~10分钟可杀灭细菌繁殖体，消毒后再清洗。

3.排泄物消毒　传染病患者的分泌物、排泄物、呕吐物均应消毒处理后再倒掉。方法是将漂白粉倒入粪便，比例为1∶4，即1份漂白粉，4份排泄物或呕吐物，搅拌后消毒2小时再倒掉。

4.体温计消毒　使用过的体温计浸泡在75%乙醇或含氯消毒剂中30分钟后，用清水冲洗拭干备用。

5.餐具消毒　患者用过的餐具应先消毒再灭菌，可用煮沸或浸泡消毒、灭菌法处理，处理时戴手套。

6.家用消毒剂

（1）酒精：95%乙醇倒在脸盆内侧燃烧消毒；75%乙醇可用于皮肤、体温计消毒。

（2）漂白粉：用于呕吐物、排泄物的消毒，0.5%~1%液体可浸泡食具等。

（二）隔离

1.定义　将处于传染期内的患者、可疑传染病患者或病原携带者，安置在指定的地点或特殊环境中，与其他患者或健康者分开，防止患者排出的病原体传播给他人。

2.目的　防止病原体扩散，控制传染源，切断传播途径，保护易感人群。

3.隔离技术

（1）戴口罩：护理患者时戴好口罩，以减少患者体液、血液或分泌物溅到护理者眼睛、口鼻处。

（2）戴手套：当护理患者接触其呕吐物、分泌物、排出物、血液、体液时要戴手套，防止相互感染。用过的一次性手套内面朝外放在污物袋中统一处理销毁。

（3）使用避污纸：将备好的避污纸挂或放在清洁干净处。使用时从正面抓取，不可掀页撕用。用后放入污物袋中焚烧。

小试身手 6.对护理细菌性痢疾患者过程中产生的避污纸，最佳的处理方法是

A.焚烧　　　　　　　B.熏蒸　　　　　　　C.燃烧

D.1∶4漂白粉浸泡　　E.高压蒸汽灭菌

二、换药

1.伤口分类　分为清洁伤口和感染伤口。

（1）清洁伤口：是指无菌手术的切口。清洁伤口虽然不是绝对无菌，但细菌很少。

（2）感染伤口：是已有明显感染或伤后延迟处理的伤口，化脓病灶或结肠破裂的手术伤口也属于感染伤口。无论是清洁伤口或感染伤口，应及时正确地处理；如处理不当，可使清洁伤口变为感染伤口。

换药之前先评估伤口，观察伤口周围有无发红、渗出液、异味等现象，判断有无受到感染。评估渗出液的性质，是脓性或是血性，渗出液的颜色及量。

2.换药目的　①清除伤口及周围皮肤的脓、血、分泌物等，促进伤口愈合。②更换无菌敷料，保持伤口清洁。③评估伤口愈合的程度，预防感染。

3.物品准备　无菌换药包1个（内有治疗碗、弯盘、镊子、止血钳、棉球若干、方纱）、生理盐水、安尔碘、胶布、汽油、棉签、治疗巾。

4.换药程序

（1）清洁伤口换药

1）洗手。

2）用物携至旁边，解释换药的目的及换药过程。

3）打开换药包，整理所需物品。

4）协助患者取舒适的姿势，适当露出伤口，将治疗巾垫在伤口下。注意隐私、保暖。

5）松开胶布，一手自边缘揭去上层敷料，反置于弯盘里，用钳子揭去覆盖伤口的方纱于弯盘内。

6）若方纱粘在伤口上，以生理盐水蘸湿后再取下。

7）观察伤口大小、渗出物颜色、量、气味等。

8）用镊子夹生理盐水棉球，**从伤口中央由内向外环状清洗伤口**，直至拭净为止，再以干棉球或纱布拭净。严格执行无菌技术，保持换药包内物品处于无菌状态。**1个消毒棉球只能擦拭1次**，动作轻柔。

9）**安尔碘棉球由内向外环状消毒伤口周围皮肤，消毒范围距伤口边缘2cm以上**，保持伤口周围皮肤清洁。

10）依伤口大小用镊子夹取合适的方纱覆盖于伤口上，必要时再覆盖敷料。**方纱应覆盖伤口周围5cm，不能再移动**，以免将污物带入伤口内。

小试身手 7.清洁伤口换药的叙述，正确的是

A.用安尔碘棉球由内向外环状消毒伤口周围皮肤

B.消毒范围距伤口边缘1cm

C.消毒后用方纱覆盖伤口周围3cm

D.方纱覆盖伤口位置不合适，要将其移至恰当位置

E.胶布固定的方向应与伤口肌肉走向平行

11）胶布固定，方向与伤口肌肉走向垂直。

12）撤去弯盘及治疗巾，协助患者整理衣物。

13）将所有换药用物包好，带回社区卫生服务中心站处理。

14）洗手，记录患者伤口及全身情况。

15）做好宣教：告知下次换药时间；伤口不能沾水；敷料脱落时随时更换；伤口有出血、渗液多、红肿等现象应随时就诊。

（2）**感染伤口换药**

1）同清洁换药步骤（1~7）。

2）**以镊子夹取无菌生理盐水棉球由外向内环状清洗伤口，轻沾吸去分泌物，用安尔碘棉球由外向内方向消毒伤口周围皮肤。**

3）余同清洁换药步骤。

三、注射

给药途径的选择原则是能口服，不注射；能肌内注射时不静脉输液。根据药物作用及病情需要选择给药途径。

1.用药原则　①严格掌握用药指征，正确选择、使用药物。②按医嘱规定的剂量、方法、疗程用药，不可滥用、乱用。③根据不同年龄掌握用药剂量。④联合用药时注意药物间的相互作用及配伍禁忌。⑤用药种类依个人情况而异（如**溃疡病人慎用阿司匹林等刺激性较强的药物**）。⑥防止过敏反应。⑦根据病情选择给药方法。⑧因居家病人缺乏必要的监护和抢救条件，有肝、肾疾病者慎重用药。⑨按照基础护理学中的给药流程规范给药。

2.家庭中注射给药的注意事项

（1）**认真执行医嘱**：严格按照医嘱给药，并核对病人姓名、药物名称、剂量、浓度、时间、用法。

（2）评估家庭环境，最大限度地创造无菌环境，避免交叉感染。

（3）用物处理：给药后的注射器、针头及消毒物品均要严格按照医疗废弃物的要求进行处理。

（4）适当增加对家属的宣教。

四、导尿

导尿法是用无菌导尿管自尿道插入膀胱放出尿液的方法。

1.目的

（1）为尿潴留病人放出尿液减轻痛苦。

（2）昏迷、尿失禁病人保留尿管以保持局部干燥清洁。

（3）留取无菌尿标本作细菌培养。

2.物品准备　无菌导尿包（内放手套、导尿管、治疗碗、弯盘、镊子、止血钳、碘伏棉球、治疗巾、液体石蜡棉球、10ml注射器）、生理盐水、集尿袋。

3.操作方法（女性病人导尿）

（1）打开一次性导尿包，一手戴手套，一手持持物钳，用消毒棉球，依次初步消毒阴阜、大阴唇、小阴唇和尿道口，每个棉

球限用一次。第一次消毒顺序是<u>由外向内，自上而下</u>。污棉球置于弯盘内。初步消毒完毕脱下手套置于床尾处的污物袋内。

（2）在病人两腿之间，按无菌技术操作要求打开无菌导尿包下层，<u>嘱病人保持屈膝仰卧位</u>，以免无菌区域被污染。

（3）按照无菌操作技术戴无菌手套，铺洞巾，按操作程序排列好物品。润滑导尿管前端，减轻尿管对尿道黏膜的刺激及减少插管时的阻力。成人宜选用16~20号导尿管。

（4）一手拇指、示指分开并固定小阴唇，另一手持镊子依次夹取碘伏棉球消毒尿道口、两侧小阴唇、再次消毒尿道口。污染棉球及药杯置于床尾弯盘内。<u>每个棉球限用一次</u>。第二次<u>消毒顺序是由内→外→内，自上而下</u>。消毒尿道口时应停留片刻，使消毒液充分与尿道口黏膜接触。

（5）一手固定好小阴唇，另一手持止血钳，将润滑后的导尿管对准尿道口轻轻<u>插入尿道4~6cm</u>，见尿流出后再插入1~2cm，用固定小阴唇的手固定导尿管，将尿液引出。如需作尿液培养，用无菌培养瓶留取5ml后盖好。注意插管动作轻柔，以免损伤尿道黏膜。<u>如导尿管误入阴道，务必重新更换导尿管</u>。若怀疑导尿管有污染，不得继续使用，应重新更换导尿管，防止发生泌尿系感染。

（6）对<u>膀胱高度膨胀、极度衰弱的病人，一次放尿量不得超过1000ml</u>，以防腹腔内压力突然降低，血液大量滞留在腹腔血管内，<u>引起血压下降而虚脱</u>；另外膀胱内压突然降低，可致膀胱黏膜急剧充血而<u>发生血尿</u>。

（7）放尿液的过程中注意观察病人反应。导尿完毕，轻轻拔出导尿管，整理用物及床单位。尿标本及时送检。

五、管饲饮食

对不能经口进食的居家病人，社区护士根据病情可在家中插入鼻胃管，供给饮食或药物。

1.目的 通过导管供给营养丰富的流质饮食，保证病人摄入足够的蛋白质与热量。

2.物品准备 胃管或硅胶管、液体石蜡、纱布、30~50ml注射器、棉签、胶布、干净毛巾1块、温开水适量、<u>温度38~40℃鼻饲液200ml</u>。

3.操作方法 ①解释管喂饮食的目的、操作及配合方法，取得合作。②病人取坐位、半坐位或仰卧位。③颌下铺毛巾，清洗鼻腔，润滑胃管前端，检查胃管有无裂缝、漏孔。<u>④测量胃管长度，自鼻尖至耳垂到剑突，成人插入45~55cm</u>。⑤自鼻孔插入约15cm至咽喉部，将病人头部托起，使下颌靠近胸骨柄，加大咽部通道的弧度，使管端沿咽后壁滑行，再徐徐插入所需长度至胃内。⑥<u>用注射器抽吸胃液法，证实胃管在胃内后用胶布固定</u>。⑦灌注少量温开水后再灌注鼻饲液，最后再注入少量温开水清洗胃管。⑧反折胃管，用纱布包好，防止过多气体进入胃内并保持外管口清洁。⑨整理用物、记录。

4.注意事项 ①根据病人情况和需求制定膳食种类。②家庭自备鼻饲膳食要注意餐具卫生并用清洁纱布过滤。③鼻饲液最好现用现配。<u>④鼻饲液温度为38~40℃</u>。可将鼻饲液滴在上肢前臂内侧试温。⑤<u>灌注药液前先核对药物，确认准确无误再研碎，用温开水溶解后灌入胃内</u>。⑥每次灌入后用少量温开水冲洗胃管，以免堵塞胃管。⑦加强口腔护理，预防并发症。⑧<u>一般胃管每周更换一次</u>，换管时先将管子轻柔、迅速地拔出，冲洗后晾干消毒以备用，也可更换新的鼻饲管。

小试身手 8.为居家置胃管病人灌注鼻饲液应做到

A.控制液体温度在30℃　　　　　B.用清洁纱布过滤自备膳食　　　　C.灌注药物时研碎后核对

D.每次灌注结束将胃管拔出　　　　E.每次灌注后再灌注少许药液确保吸收

六、造口护理

1.气管造口护理 因疾病行气管切开或部分喉癌术后的病人，因病情需要将气管套管暂时或永久性保留。社区护士在病人出院后及时访视，对病人给予积极的指导和帮助，使其尽快适应并能正常生活。

（1）目的：①保持呼吸道通畅。②预防气管造口周围皮肤感染。

（2）物品准备：换药盒一个（内盛镊子1把，生理盐水棉球若干、干棉球若干，纱布1块）、双氧水、气管造口管颈部系带1条、气管内套管1个、安尔碘、棉签。

（3）更换气管内套管的方法：①洗手，备齐用物携至床旁。②解释目的并协助病人取合适姿势。③解开颈部系带，<u>右手将内套管开关逆时针方向旋转90度</u>，轻轻拔出内套管，置于换药盒盖上。④安尔碘消毒造口处皮肤，持镊子以生理盐水棉球由内而外消毒造口。⑤<u>用双氧水清除外套管上的分泌物，生理盐水棉球擦洗套管，再用干棉球擦拭干净</u>。⑥将清洁内套管放入外套管中并固定。⑦用Y形纱布垫于气管套管与皮肤之间，同时观察造口周围皮肤情况。⑧用干净系带固定在颈部后面，打活结，松紧度合适，以伸进1指为宜。⑨整理用物并记录。

（4）注意事项：①内套管与病人使用的套管大小相符。②勿将棉球遗漏在套管内。③<u>勿将溶液流入造口内而引起呛咳</u>。④观察有无出血。⑤<u>室内湿度维持在50%~60%</u>。

2.膀胱造瘘护理 膀胱造瘘内导管最好在医院内更换。导管外口护理：夏季每日更换敷料，其他季节视情况而定。操作前清洁双手，消毒皮肤，观察口外皮肤、分泌物颜色等情况。口外皮肤按一般换药前消毒准备，外敷油纱，并用消毒纱布围管周覆盖。纱布外最好使用脱敏胶布粘贴，或用腹带。使用一次性尿袋应及时在尿袋下放尿，尿袋不可高于造瘘口，更换尿袋时先放尿后换袋。用别针将尿袋固定在衣、裤上，外出时将尿袋装在专用布袋中，放在肥大的裤内或外用肥长外衣遮挡，高度适宜。

3.结肠造瘘护理

（1）结肠造瘘灌洗

1）目的：①清洗肠内粪便、排气，避免肠道阻塞；②定时灌洗，训练肠道规律蠕动；③养成定期排便习惯，有效控制粪便排出。

2）物品准备：手套、盛水袋、导管、控制钮、锥形灌洗头、衣架或输液架、清水或生理盐水、便盆、手纸。

3）程序：①洗手，准备用物；②将灌洗用具中的盛水袋、导管、控制钮及锥形灌洗头连接妥当。盛水袋中加入所需溶液量，挂在输液架上。**灌洗液温度39~41℃，高度为液面至造口处45~60cm**；③能自行操作者可在卫生间进行，需家属帮助者应取侧卧、半坐卧或坐位，将盛污物的容器及便盆置于易取处；④解开衣服露出造口处，观察造口处有无红肿、内缩或坏死；⑤戴手套，取下病人的人工造口袋，用卫生纸轻拭周围。为病人系上腰带，粘好灌洗袋，尾端置于坐便器或便盆内；⑥在锥状灌洗头处涂润滑剂，示指沾润滑剂伸入造口内约5cm，明确方向。**锥状头缓慢放入造口处约5cm，若插入困难，可转换方向**。用手稍加压固定，使锥状头尽量与造口处密合；⑦打开控制钮，使溶液缓缓流入。**水量依病人反应而定，可渐增至500~1000ml。灌洗时观察病人反应，若灌入受阻或诉疼痛，应暂停，并轻轻按摩腹部或深呼吸，待症状消失再灌入液体**。然后关上控制钮；⑧待液体在肠道内保留5分钟后，抽出锥状头，使灌洗液顺着灌洗袋流至马桶或便盆内。待灌洗液完全排出后，移去灌洗袋及腰带至污物桶内；⑨造口处用卫生纸轻拭干净，贴上护垫，再粘上造口袋；⑩脱去手套，整理用物。若灌洗用具下次还用，则用清水洗净，晾干。

（2）人工肛门护理

1）目的：①收集粪便；②保持造口周围皮肤清洁，减少刺激，避免炎症；③观察粪便性质、颜色及量。

2）物品准备：造口袋1个、剪刀1把、纱布及棉块少许、卫生纸若干、污物桶1个、测量尺1把、生理盐水1瓶、换药碗及镊子1套。

3）造口袋更换程序：①洗手；②**病人取半坐位或坐位**，露出造口部位，将所需用物放置在易于取放处；③取下贴于造口处的造口袋，放入污物桶中；④在换药碗内倒入生理盐水，**用镊子夹取生理盐水棉块由内向外擦拭造口处及周围皮肤**，干棉块擦干。注意观察造口周围皮肤颜色的变化；⑤用尺测出造口大小。用剪刀依造口尺寸大小剪洞，洞应大于造口直径约3mm，预防造口处受摩擦造成损伤；⑥撕去贴纸，将造口袋对准造口贴好并轻压，使之紧贴于皮肤上，防止排泄物渗漏；⑦整理衣物并收拾用物。衣服以宽松、柔软为原则，勿着过紧衣服，以免摩擦造口；⑧**当粪便超过袋子1/3时，将粪袋取下换上另一清洁造口袋**。用过的袋子用清水冲洗干净，置于通风处晾干，备用；⑨对病人进行健康教育。病人应避免举重物或做增大腹压的动作，以免造成造口周围发生疝气。

参考答案

1.B 2.E 3.A 4.D 5.E 6.A 7.A 8.B

第四章　社区重点人群保健

统领全局—考试大纲

1. 了解儿童期特点。
2. 掌握儿童期常见健康问题。
3. 熟练掌握儿童期护理与保健措施。
4. 掌握围婚期妇女保健与护理。
5. 熟练掌握孕期妇女保健与护理和产后期妇女保健与护理。
6. 掌握围绝经期妇女保健与护理。
7. 了解老年期特点。
8. 掌握老年期常见健康问题。
9. 熟练掌握老年期的护理与保健措施。

浪里淘沙—核心考点

第一节　社区儿童保健

一、儿童期特点

一般儿童生长发育遵循由上而下、由近到远、由粗到细、由低级到高级、由简单到复杂的规律。儿童生长发育**具有三大特点**：①是一个连续而有阶段性的过程；②各器官系统发育不平衡；③具有个体差异性。

1. **新生儿期**　是指从**出生脐带结扎开始到出生后满28天**。这一时期小儿的**发病率和死亡率较高**。小儿初生时，大脑皮质结构和功能尚未成熟，只有靠天生的、固有的非条件反射（本能），以保证机体与外界环境的最初平衡，如觅食反射、防御反射等。

2. **婴儿期**　是指出生到满1周岁前为婴儿期。此期是**小儿生长发育的第一个高峰**，需供给充足的热量和营养素，但此期小儿的消化吸收功能尚不完善，饮食失当易出现消化功能紊乱。给予小儿适当的刺激可促进其感知觉、运动及语言功能的发育。此期小儿独立性显著增强，是小儿与照顾者建立信任的关键期。

3. **幼儿期**　是指**1周岁到满3周岁前**。此期小儿**体格发育比婴儿期缓慢，但在语言、动作、心理方面有显著发展**。前囟闭合、乳牙出齐、学会控制大小便、饮食由乳汁逐渐过渡到成人饮食。活动范围渐广，接触周围事物增多，但识别危险的能力不足，使**意外伤害的发生率增多**。此期小儿开始希望独立完成每一件事，如果受到阻碍将导致其怀疑自己的能力，产生羞愧和疑惑。幼儿期的小儿对是否符合道德行为的认识取决于其后果是被表扬或被惩罚。

4. **学龄前期**　是指**3周岁到入小学前（6~7岁）**。此期小儿体格和智能发育更趋完善，能精细地分辨物体的粗细、软硬；能以自我为中心辨别上下、前后、左右方位，有初步的时间概念；能做比较复杂的动作，语言和思维能力进一步发展，小儿好奇心强，主动去探索周围未知事物。小儿主动的行为如受到抑制则易产生内疚感。此期儿童的个性和道德情感已初步形成，各种意志品质在逐步发展。此时是**培养小儿良好习惯及意志品质的好时机**。

5. **学龄期**　是指从**入小学（6~7岁）到青春期之前（女孩11~12岁，男孩13~14岁）**。此期除生殖系统外，其他各器官系统的发育在此阶段末期已接近成人水平。智能发育更为成熟，故此期是**小儿接受各种科学文化知识的重要时期**。小儿表现出积极勤奋的态度，力求将事物做得完美。如得不到支持将使其产生自卑感，并影响以后的生活和学习。在此时期，小儿的道德观从为得到别人的赞同而遵守社会习俗，理解什么是纪律法律，为维护社会秩序而遵守法律。小儿可更精确地掌握概念，进行判断、推理、发展抽象思维能力。此期应注意预防近视、龋齿。

二、常见健康问题

1. **生理性体重下降**　新生儿生后**1周以内出现暂时性体重下降，下降幅度为出生体重的3%~9%**。于生后7~10日恢复至原体重。早开奶和及时补充水分可减少生理性体重下降的幅度。

2. **生理性黄疸**　于生后2~3天出现，一般14天内消退（早产儿可延迟至3~4周）。小儿一般情况良好，如出现下列任意一种情况，疑为**病理性黄疸**：黄疸出现过早（24小时之内）；持续过久（足月儿＞2周，早产儿＞4周）；退而复现。如确诊为病理性黄疸，应及时就医，以防出现核黄疸。

> **小试身手**　1.下列与新生儿期生理性黄疸形成原因无关的是
> A.胆红素生成过多　　　　　B.胆红素排泄能力欠佳　　　　　C.肝脏功能不成熟
> D.胆红素排泄能力增强　　　E.肝肠循环使肠道内的胆红素被重吸收

3. **乳腺肿大和假月经**　由于母体雌激素经胎盘进入胎儿体内，**生后雌激素突然中断**，新生儿出现**乳腺肿大**。乳腺肿大多出现于生后3~5天，从蚕豆大小到鸽蛋大小不等，一般2~3周后自然消退，**无须处理**。假月经出现于生后5~7天，持续1~3天即自行停止，也无须处理。

4.婴幼儿腹泻　多见于2岁以下婴幼儿，6个月至1岁发病率尤高。婴幼儿腹泻常因感染或非感染因素引起，**最常见的感染为病毒感染**。非感染因素中，喂养不当、过多过早添加辅食是常见原因。

夏季和秋冬季是小儿急性腹泻的发病高峰。婴幼儿腹泻主要通过粪-口途径传播，具有传染性。患儿可出现全身中毒症状，如发热、精神萎靡等，易腹胀。

对肠道感染性腹泻患儿，要做好**床边隔离，注意洗手**，防止交叉感染。**呕吐、腹泻重者应暂时禁食**，病情好转后逐渐恢复饮食；对于可进食小儿，给患儿喂营养丰富食物，**饮食应避免含纤维素多的或大块的食物**。大小便后及时清洗，清洗后暴露臀部于空气中或阳光下，涂鞣酸软膏。**预防措施：提倡母乳喂养；合理添加辅食，遵循由少到多、由细到粗、由稀到稠的原则**；培养儿童良好的卫生习惯。

小试身手（2~3题共用题干）

患儿，14个月。腹泻3日伴发热，精神萎靡，确诊为急性感染性腹泻。

2.有关小儿急性感染性腹泻的描述，正确的是

A.多为暴发流行　　　　　　　　B.夏季和冬季多为高发期　　　　　C.最常见的为细菌感染

D.主要是通过接触传播　　　　　E.一般表现为中毒症状如发热、精神萎靡等

3.社区护士须告知患儿父母不应

A.给患儿做床旁隔离　　　　　　B.给患儿喂含营养丰富的食物　　　C.让患儿多食含纤维素较高的食物

D.在患儿排便后清洗其臀部　　　E.给患儿喂食较细、碎的食物

5.维生素D缺乏性佝偻病　因维生素D摄入不足所致，常见于3个月至2岁小儿。早期多表现为非特异性神经精神症状，如易激惹、烦躁、夜间惊啼等。常伴多汗，小儿常摇头擦枕，出现枕秃。此时如及时治疗可无明显后遗症。

预防措施：怀孕晚期即开始补充维生素D。小儿出生后大力提倡母乳喂养，加强室外活动。**小儿生后2周开始，每日口服维生素D 400~800IU**，直至2周岁。

6.营养不良　因缺乏热量和（或）蛋白质所致，常因喂养不当和（或）慢性消耗性疾病所致。**首先表现为体重不增加**，继而体重下降，渐进性消瘦或水肿、皮下脂肪减少并伴有各器官系统功能紊乱。**营养不良的预防主要依靠合理喂养**。

7.肥胖　因长期能量摄入超过消耗，导致体内脂肪积聚过多而致。儿童肥胖多为营养过剩所致的单纯性肥胖。预防和治疗主要依靠合理饮食与积极锻炼。

8.龋齿　好发年龄2~14岁。龋齿的形成需要致龋细菌、蔗糖、牙菌斑和易感牙齿四大因素的共同作用。乳牙是小儿的第一副牙齿，乳牙龋齿的发生率很高，新牙萌出后2~4年龋齿发病率达到最高峰。如乳牙保护不利，会影响恒牙萌出，造成恒牙排列不齐，易存留食物残渣和细菌，使恒牙患龋齿几率增高。

9.近视　近视的发生受后天环境因素的影响很大。小儿看电视、用电脑，课业负担较重，用眼时间明显延长，易形成视疲劳，如未能得到及时休息与调整，则易形成近视。又由于小儿年龄越小，睫状肌调节功能越不完善，故更易形成近视。因此，**在儿童中宣传视力保健知识，帮助其养成良好的用眼习惯，是预防近视的有效手段**。

10.意外伤害　是指因各种突然发生的意外事故而引起的人体损伤。儿童、青少年由于生理和心理发展所限，属于意外伤害的高发人群。目前，**意外伤害已经成为我国0~14岁儿童死亡的首要原因**，以车祸、跌坠、溺水、自杀等位居前列。

三、护理与保健措施

1.新生儿家庭访视　社区护士定期上门访视，指导家长正确喂养新生儿，护理和疾病预防，早期发现异常和疾病，及时处理和转诊。**正常足月新生儿家庭访视次数不少于2次**。**首次入户访视在出院后7日之内进行**，如发现问题应增加访视次数。**满月访视在出生后28~30日进行**。高危新生儿应酌情增加访视次数。高危新生儿包括母亲异常妊娠史的新生儿、异常分娩的新生儿及出生有异常的新生儿。

小试身手　4.小儿在新生儿期的发病率和死亡率最高，小儿出生后要尽快建立和加强家庭访视制度，在出生后的多长时间访视次数应达到2~3次

A.1周　　　　　　B.半个月　　　　　C.1个月　　　　　D.1.5个月　　　　　E.2个月

新生儿家庭**访视的主要内容**：①询问：新生儿出生时的体重、身长、预防接种、新生儿筛查、哺养、睡眠情况、大小便次数、性状、颜色等情况。②观察：新生儿居住环境。③检查：第一次访视时对新生儿进行一次全面检查；每次访视时测量体重。**检查重点**：**新生儿黄疸**出现时间、持续天数、消退的时间；**口腔黏膜情况**；**脐带是否脱落、有无感染**等。④指导：合理喂养、新生儿保暖、日常护理、早期养育、预防疾病和意外的有关知识。⑤处理：一旦发现脐带、口腔感染及尿布皮炎等要及时处理。⑥记录：各项体检指标，出现的异常问题以及相应的护理措施。

2.预防接种　**预防接种是预防传染病的关键措施**。小儿计划免疫实施程序见表8-4-1。

表8-4-1　国家卫生健康委员会规定的儿童免疫程序

出生	卡介苗（1）、乙肝疫苗（1）
1个月	乙肝疫苗（2）、脊髓灰质炎疫苗（1）
3个月	脊髓灰质炎疫苗（2）、百白破三联（1）
4个月	脊髓灰质炎疫苗（3）、百白破三联（2）
5个月	百白破三联（3）

6个月	乙肝疫苗（3）
8个月	麻疹减毒活疫苗（1）
2岁	百白破三联（4）
4岁	脊髓灰质炎疫苗（4）
6~7岁	卡介苗（2）、百白破三联（5）、麻疹减毒活疫苗（2）

> 锦囊妙记：儿童的免疫接种可利用顺口溜进行记忆："出生乙肝卡介苗，二月脊灰炎正好，三四五月百白破，八月麻疹岁乙脑"。

小试身手 5.按照国家规定的免疫程序，正常情况下，4个月婴儿应接种的疫苗是

A.乙肝疫苗和脊髓灰质炎疫苗　　　　B.脊髓灰质炎疫苗和百白破三联　　　　C.乙肝疫苗

D.麻疹减毒活疫苗　　　　E.卡介苗

社区防保人员或护理人员应为所管辖区内儿童建立预防接种卡，严格按照免疫程序，及时通知需进行接种的儿童家长。

3.饮食指导　婴儿每日需能量400~500kJ（100~120kcal/kg），需水分150ml/kg。

（1）母乳喂养：**母乳是婴儿，尤其是6个月以下婴儿最适宜的食物**。应大力提倡母乳喂养。

婴儿于6个月开始逐渐添加固体食品，为断奶做准备。在断奶过程中逐渐减少母乳喂养次数，切忌突然断奶。**一般婴儿母乳喂养至24月龄，最好自然离乳**。

（2）混合喂养：是指母乳量不足，需添加其他乳品或代乳品的喂养方式，但母乳次数不应少于3次/日，以防母乳量减少。

（3）人工喂养：是指母亲因各种原因不能哺喂婴儿，使用其他乳制品或代乳品喂养婴儿的情况。常用乳制品有鲜牛奶、牛奶制品、羊奶及代乳品如豆浆、代乳粉及一些米面制品。

注意事项：喂哺前检查奶嘴孔大小（以奶瓶盛水倒置水连续滴出为宜）和奶液的温度（滴几滴在手腕掌侧，不烫即可）。喂哺后应将小儿抱起拍背，并将奶具清洗干净，煮沸消毒。

（4）辅食添加：**遵循由少到多、由稀到稠、由细到粗的原则**。每次只添加一种食物，待小儿适应后再添加另一种。添加辅食应选择小儿健康、消化功能良好时进行。小儿膳食安排应结构合理、营养均衡，同时食物品种多样化。给予小儿平衡膳食可有效预防营养不良和营养过剩。

4.口腔保健

（1）预防乳牙龋：指导孕母怀孕期间补充钙、磷。小儿出生后，在小儿乳牙尚未萌出时应养成饭后漱口的习惯。自前牙萌出开始，每天给小儿清洁口腔，消毒纱布或脱脂棉轻擦牙面，清除食物残渣和菌斑。婴幼儿睡前不含奶嘴、吃甜食。幼儿可开始学习刷牙。

乳牙龋的预防关键在小儿父母。社区护士应对小儿父母宣传口腔卫生知识，指导家长正确的护牙方法并帮助家长培养小儿正确的口腔卫生习惯。

（2）刷牙：刷牙是去除牙菌斑有效而简单易行的方法。正确的刷牙方法是上下刷，并且要将牙齿的三个面均刷到，尤其是咬合面要仔细清洁。**每天至少于早晚各刷牙一次，每次不少于3分钟**。餐后应及时漱口，以防牙菌斑形成。为提高洁齿效果，还应使用牙线、保健牙刷及含氟牙膏。

（3）控制糖的摄入：儿童应控制餐间摄取甜食，可用水果之类的食品代替。睡前避免食用甜食。

（4）改善易感牙齿：牙齿排列不齐应及时纠正。在饮食、饮水中添加氟化物或封闭牙齿咬合面的窝沟均能有效防止龋齿。

5.视力保健　帮助小儿养成良好的用眼习惯，**读书写字时眼睛距离书本30cm以上**，禁止小儿躺着看书；**连续看电视时间不宜超过0.5~1小时**，与电视距离为电视屏幕对角线的5~7倍，室内应有适当的照明，以减少电视屏幕的眩光效应；操作电脑或玩电子游戏的时间不宜过长，**每隔10~30分钟要适当休息**（年龄越小，间隔应越短）。教给小儿一些简单有效的视力保健方法，定期检查视力，及时发现、及时矫正。

6.小儿的保护　一是安全保护，预防意外伤害；二是保护小儿权益，防止家庭虐待。

（1）预防意外伤害：小儿意外伤害发生率排名前三位的场所依次为：家庭内、学校内和上学途中。学龄前儿童意外伤害主要发生在家中，学龄儿童则主要在学校或上学途中。意外伤害中最常见的有车祸、跌落、烧伤、溺水、中毒和自杀等。对于不同年龄阶段的儿童，社区护士指导家长进行针对性的防护。

（2）防止家庭虐待：目前对小儿的虐待包括体罚、情感虐待或冷落、营养剥夺、性虐待、溺婴等方面。护理人员应指导家长如何与小儿沟通，如何协调亲子关系，帮助其了解不同年龄阶段小儿生长发育特点，如何施以正确的教育手段。

7.早期教育　由于小儿在不同年龄阶段有不同的发育特点，所以护理人员应指导父母针对小儿特点加强教育。

（1）**婴儿期**：**最简单的方法是与小儿目光的交流**。小儿从母亲的目光中感受到的爱与温暖，加深母子感情。在与小儿的接触中，多拥抱、抚摸、亲吻，**抓住每次机会与其说话、做游戏都能有效地促进婴儿神经心理的发育**。

（2）幼儿期：对于小儿的主动行动，父母应持肯定态度，避免过分干预。建议父母避免说反话，应明确告诉小儿可以做什么，当其顺利完成时，父母及时给予肯定和赞扬，以增加小儿自信心。注意培养幼儿养成良好的睡眠、饮食、卫生习惯，发展幼儿的独立性与自主性。进行视、听、语言能力的训练，促进感知觉发展，以培养观察能力。及时训练并发展精细动作，促进儿童心理发展。鼓励与他人接触，建立良好的情感，提高环境适应能力。

（3）学龄前期：在强烈好奇心的驱使下，小儿开始对周围环境努力探索，但这种探索常常是不安全的或具有破坏性的。父母应单独为小儿开辟一块地方，放置一些安全又不易损坏的物品和玩具，让小儿充分发挥其探索能力，父母无须作过多干涉。

（4）学龄期：进入学校学习是这个阶段最重要的任务，<u>父母对成绩的要求是影响亲子关系的最大矛盾。父母不应责罚或嘲笑小儿</u>，以免造成其自卑心理。

8.特殊群体儿童保健护理

（1）散居儿童：散居儿童是指不进托儿所、幼儿园等集体儿童保教机构而散居在家庭抚养的儿童。<u>社区内3岁以下散居儿童是社区护士保健管理的重点</u>。

1）定期健康检查：6岁以下的儿童，社区护士应对其定期健康检查。<u>1岁以内每季度1次较全面的健康检查，2~3岁每半年一次，以后每年检查一次至7岁</u>。

2）家庭保健护理指导：<u>散居儿童的家庭保健护理指导的对象以儿童的父母为重点</u>。指导内容包括：①预防接种指导；②儿童心理卫生指导；③口腔、视力、听力保健指导；④不同年龄期儿童喂养指导；⑤常见病、多发病的预防指导；⑥儿童意外事故预防指导；⑦培养良好的生活、卫生习惯指导等。

（2）托幼机构儿童：社区护士有责任对机构内的儿童群体提供保健护理及管理。<u>托幼机构卫生及保健重点包括各种制度的建立，如生活制度、膳食管理制度、安全制度、健康检查制度、疾病预防制度</u>等。

1）健康检查

A.入园前检查：儿童入院前到指定医疗保健机构进行全面体格检查。

B.晨间检查：儿童每天入园时由保健人员进行简单的身体检查，如口腔、扁桃体。

C.定期检查：<u>1岁以内婴儿每年体检4次</u>（出生后3、6、9、12个月）；第2年2次（出生后18、24个月）；第3年1次（生后30个月）；以后每年检查一次直到7岁。检查内容包括：体格检查、生长发育和心理行为发育评估，血常规监测及视力筛查。

2）常见疾病的预防：<u>托幼机构中的儿童以上呼吸道感染、消化不良、肠道寄生虫病和营养不良为多见</u>。托幼机构在加强晨间检查和定期检查的基础上，应建立常见病、多发病登记制度；对患病儿童加强生活护理、加强营养管理。

第二节　社区妇女保健

一、围婚期妇女保健与护理

妇女从婚前择偶、确定婚姻对象到婚后怀孕前称为围婚期。社区护士要为所辖范围内自愿进行婚前检查的夫妻评估双方身体、心理和社会状态，指导妇女做好怀孕前准备、指导选择正确的避孕方法。

小试身手 6.围婚期的保健对象是

A.女方　　　　B.女方及家长　　　　C.男方　　　　D.男方及家长　　　　E.男女双方

1.配偶的选择

（1）**近亲不相恋**：直系血亲或三代以内的旁系血亲之间不能通婚。

（2）健康状况：精神病发作期、传染病传染期内、重要脏器疾病伴有功能不全等在治愈前应暂缓结婚。严重遗传性疾病患者不宜结婚后生育。

（3）适宜的年龄：**我国婚姻法规定结婚年龄，男性22岁，女性20岁**。如果未满20岁就做母亲不但影响身心健康，而且易流产，胎儿畸形也较多。

2.婚前检查　评估夫妻双方健康状况，发现异常者要劝阻双方慎重考虑结婚；社区护士应认真填写检查记录，指导青年男女了解性生活的有关知识。

3.指导妇女选择最佳的生育时机　**一般25~30岁为生理最佳生育年龄**。此外还需考虑夫妻双方心理因素、工作状况及家庭经济状况等。

小试身手 7.妇女最佳的生育时机是

A.18~20岁　　　　B.20~23岁　　　　C.23~25岁　　　　D.25~30岁　　　　E.28~30岁

4.指导妇女做好怀孕前的准备　怀孕前保持心情愉快、轻松，身体状态良好，避免饮酒、吸烟、接触放射线等，预防病毒感染。**如采取药物避孕，则应先停用避孕药改用其他方式避孕，半年后再怀孕**。营养摄入均衡，准备怀孕者可遵医嘱适量补充维生素和叶酸等。

5.指导妇女选择适当的避孕方法　避孕方法包括药物避孕法、工具避孕法、安全期避孕法等。每个育龄妇女可根据自身情况，在社区护士的指导下，选择最适合自己的、可靠的、有益于身心的避孕方法。

二、孕期妇女保健与护理

孕期妇女指妇女怀孕到生产的一段时期，此期保健的主要目的是保障孕期母婴健康和优生优育。

1.孕期妇女的特点

（1）孕早期（妊娠13周末）：此期妇女出现嗜睡、恶心、呕吐、尿频、尿急、乳房增大、月经来潮停止、阴道内分泌物增多等。心理上既高兴又有不同程度的焦虑，情绪不稳定，需要亲人的关心体谅。

小试身手 8.患者，女，26岁，怀孕10周，近来常出现情绪不稳定，易受暗示，依赖性强，甚至有时出现烦躁等心理反应，下列与此期心理反应**无关的**因素是

A.性格　　　　　　　　　　B.神经类型　　　　　　　　　　C.所处的社会文化环境

D.丈夫及家人对其妊娠的态度　　　　　　E.对家庭结构改变的焦虑

（2）孕中期（妊娠第14~27周末）：此期孕妇早孕反应减轻或消失，胎儿迅速生长，子宫明显增大超出盆腔。孕妇开始有自觉胎动，血容量不断增加达到高峰。此期孕妇对妊娠适应能力增加，孕早期的矛盾心理消失，情绪相对稳定。

（3）孕晚期（妊娠28周以后）：此期胎儿逐渐长大，发育成熟，腹部膨隆到足月，孕妇生理负担进一步加重，行动不便。分娩前出现不规律宫缩、见红等临产先兆征象。此期孕妇开始对分娩恐惧，对能否顺利分娩、胎儿健康产生焦虑和不安。常情绪不稳定、精神压抑、关心他人少。

2.常见健康问题

（1）早孕反应：出现恶心、呕吐、食欲不振等。在证实妊娠前即可出现，<u>在12周左右会自行消失</u>。但有些孕妇可出现妊娠剧吐，甚至脱水、少尿、尿中有酮体等，而对胎儿造成损害，此时需住院治疗。

（2）眩晕、晕厥：孕早期易发生直立性低血压，导致眩晕或晕厥；或由于两餐之间发生低血糖而致晕厥。

（3）腰背痛：是孕中期和孕晚期常见的不适。主要发生在背下段，常伴有臀部疼痛，并放射至双腿。

（4）便秘：孕期平滑肌的收缩和蠕动受到抑制，孕妇的活动量减少、增大的子宫压迫肠管等都会导致便秘发生。

（5）贫血：孕期血容量增加，血液稀释而出现生理性贫血。如孕妇不及时补充充足的铁，<u>当血红蛋白下降到100g/L以下时，则发生病理性贫血</u>。

（6）下肢水肿：常发生于孕晚期，因增大的子宫使下肢血液回流受阻，致下肢水肿，尤以足踝水肿最为常见。

（7）下肢痉挛：孕中期和孕晚期常出现大腿、小腿或足部肌肉突发痉挛性疼痛。在孕晚期发作更加频繁，常将孕妇从睡梦中疼醒。

（8）有流产和胎儿畸形的危险：孕早期感染、不恰当地用药或处于有放射线污染的环境中都可能导致胎儿畸形。剧烈运动等也可导致流产。

（9）心理问题：常见的心理问题有焦虑、紧张、情绪波动等，社区护士应有针对性地为孕妇及其家人提供孕期保健咨询，并配合家属共同疏导孕妇心理压力。

（10）护理与保健措施

①指导孕妇营养均衡、合理　避免摄入高脂肪食物、油炸食品和刺激性食物；添加防腐剂、色素的食物；高盐、高糖食物。同时注意钙、磷、铁、碘、锌等无机盐及各种维生素的补充。

②出现早孕反应时可少量多餐。

③<u>妊娠后期孕妇休息时取左侧卧位</u>。

④指导乳房自我护理，选择适宜尺寸的文胸，<u>避免用肥皂清洁乳头</u>。

⑤<u>妊娠早期及28周以后避免性生活</u>。

⑥指导孕妇自我监护，社区护士教会孕妇和家属数胎动。胎动监测是在家中对胎儿情况进行监护的可行性手段。指导孕妇每日早、中、晚各数胎动1小时，将3个小时的胎动计数相加再乘以4，以此作为12小时的胎动数。12小时胎动计数≥30次为正常，而≤10次，则提示胎儿宫内缺氧。

⑦根据不同妊娠阶段，组织孕妇及家属进行产前教育，通过听课、看录像等方式了解妊娠、胎儿发育、分娩、产后的有关知识、注意事项和各种检查、化验、治疗、护理及服药的必要性，防止并发症发生。

⑧告知孕妇坚持孕期复诊。复诊时间为：孕12周后每4周检查1次，孕28周后每2周检查1次，孕36周后每周检查1次。

小试身手 9.社区护士对产妇进行的预防血栓性静脉炎的措施**不包括**

A.卧床期间要进行上下肢运动　　　　B.应避免交叉两腿　　　　C.避免长时间坐位

D.可将枕头垫在膝下　　　　E.可按摩四肢以促进血液循环

三、产后期妇女保健与护理

1.产后期妇女的特点　产后妇女的子宫逐渐恢复到孕前大小，坏死脱落的子宫内膜形成恶露；外阴轻度水肿；<u>未哺乳妇女在产后10周左右恢复排卵，哺乳妇女在产后4~6个月恢复排卵和月经来潮</u>。在心理上，有的产妇表现为兴奋、热情、充满幸福和满足感，而有的产妇则表现出不同程度的焦虑、抑郁、悲观。

2.常见健康问题

（1）恶露：产后随子宫蜕膜的脱落，血液、蜕膜经阴道排出称恶露，恶露分为血性恶露、浆液恶露和白色恶露，一般在产后持续4~6周，总量约500ml。恶露过多、<u>血性恶露过多、有异味等提示产妇子宫收缩不良或宫腔感染</u>。

（2）会阴切开创口：以初产妇多见。产后的3天内可见切口处水肿。由于产妇产后抵抗力下降，加之恶露污染，创口处易发生感染。

（3）<u>乳头皲裂</u>：哺乳产妇尤其是初产妇在最初几日哺乳后容易发生乳头皲裂。<u>大多是由于产前乳头护理不足或产后哺乳姿势不当引起</u>。

（4）下肢静脉血栓形成：下肢体表温度下降或感觉麻木，患侧肢体有胀痛感。这是由于产妇产后血液处于高凝状态，加之活动减少，血液淤积于静脉内，形成血栓。

（5）<u>产后抑郁</u>：产后2~3天内发生轻度或中度的情绪反应。表现为**易哭、易激惹、忧虑、不安**，一般在几天后自然消失。

3.护理与保健措施

（1）家庭访视：<u>社区护士应在产妇出院后3~7天内进行第一次访视，分娩后第28~30天进行第二次访视</u>。如为高危产妇或出现异常情况应增加访视次数。访视时检查产妇健康状况，评估婴儿的健康状况，督促产妇到医院进行产后复查及对产妇进行产后生活保健指导。指导产妇学会观察恶露情况，如出现恶露异常、眩晕、呼吸困难、恶心、口渴、不安等症状，应警惕发生产后出血，及时就医。

（2）指导创造适宜的居室环境：**产妇居室温度为22~24℃**，光线适宜，定时通风换气，保持空气清新，通风时防止产妇受凉。

（3）指导合理营养：不行母乳喂养的产妇进食量与怀孕前相同。行母乳喂养的产妇可增加食量，不必限制餐数，但宜少食多餐，饮食均衡。

（4）指导产妇充足休息和睡眠，指导产妇采用正确的卧位以维持脊柱及骨盆的平直，减少腰背部的伤害。指导产妇进行适当的活动，有助于各器官恢复以及身材复原。

（5）指导产妇注意外阴部清洁卫生，每日清洗（**产后4周内禁止盆浴**），勤换内衣，使用消毒会阴垫，经常更换，学会乳房的自我护理。

（6）指导并协助产妇母乳喂养　**鼓励产妇母乳喂养，早开奶，按需哺乳**。对乳汁不足的产妇应调节饮食，树立母乳喂养的信心，指导正确的哺乳方法。对**轻度乳腺炎者，在哺乳前湿热敷乳房3~5分钟**，并按摩乳房，轻轻拍打和抖动乳房；**哺乳时先喂患侧乳房**，每次哺乳应充分吸空乳汁，同时增加喂哺次数，每次哺乳至少20分钟；如乳腺炎严重需及时就医。

（7）退乳：不能哺乳者尽早退乳。最简单的方法是停止哺乳，少进汤汁类食物。其他方法：生麦芽60~90克，水煎服，每日1剂，连服3~5天；芒硝250g分装两纱布袋中，敷于两乳房上并固定，湿硬时更换。

（8）计划生育指导：产褥期禁止性生活。**产后42天起采取避孕措施，哺乳妇女以工具避孕为宜**，忌用含雌激素的避孕药，以免影响乳汁分泌。

（9）指导产妇预防血栓性静脉炎发生：指导产妇卧床期间进行上下肢运动。产妇卧床时不宜使用膝部支撑物或将枕头垫在膝下，以免影响下肢血液循环。避免交叉两腿及长时间坐位。

（10）对产妇的心理支持：鼓励其与亲友沟通、交流经验、宣泄情绪。社区护士应与产妇配偶沟通使其理解和支持产妇，协助产妇、及其配偶与孩子建立亲子依附关系。

（11）对生育第二胎的产妇，应先评估其育儿知识与技能的掌握情况，有针对性地进行指导。

四、围绝经期妇女保健与护理

围绝经期是妇女40岁后出现的卵巢功能逐渐衰退、生殖器官开始萎缩向衰退过渡的时期，止于停经后12个月。一般发生在45~55岁，平均持续4年。

1.围绝经期妇女的特点　由于**卵巢逐渐萎缩**，雌激素和孕激素水平降低，从而引起一系列以自主神经功能紊乱为主的症候群。生理上出现月经周期不规律，子宫缩小，阴道弹性减退，易发生细菌感染，尿道括约肌松弛导致尿失禁，发热、潮红、耳鸣、骨质疏松、乳房下垂等；心理上出现焦虑、紧张、沮丧、记忆力减退、情绪易激动、感情脆弱、多疑、唠叨等。有时还可出现自私，甚至有自杀行为等个性及行为改变。

2.常见健康问题

（1）功能失调性子宫出血：出现月经周期及量不规则。

（2）血管舒缩失调症状：出现全身潮红、燥热、出汗、有热刺感等症状。

（3）骨质疏松症状：表现为骨小梁减少、骨质压缩、身材变小，严重的易于桡骨远端、股骨颈、椎体等部位发生骨折。

（4）心血管系统症状：此期妇女血压开始升高或波动，冠心病发生率高，血胆固醇水平升高，易发生动脉粥样硬化。冠心病、脑卒中的发生率也增高。

（5）妇科肿瘤：围绝经期和绝经后几年内，妇女生殖系统肿瘤发生率增高，最常好发于子宫、卵巢、宫颈和乳腺等。

（6）泌尿生殖系统萎缩：出现性交困难、阴道炎、尿道炎等。

（7）精神、情绪变化：围绝经期妇女常出现焦虑、悲观心理，甚至出现偏执状态、忧郁症等精神障碍。

五、护理与保健措施

1.社区护士根据不同妇女的具体表现提供有针对性指导　如指导月经量过多者适当补铁；指导雌激素替代治疗的妇女要正确用药。

2.对妇女提供健康教育　社区护士通过家庭访视与妇女交谈，建立信任关系，使其充分宣泄情绪并表达不适，社区护士针对性为妇女提供保健指导，使妇女了解到绝经期是正常的生理阶段，以解除其顾虑。指导妇女进行适当的体育锻炼以缓解不适。**每1~2年进行一次妇科常见病及肿瘤的筛查**。重视蛋白质、维生素、微量元素及钙剂的补充，防治围绝经期综合征、骨质疏松、心血管疾病、生殖道脱垂及压力性尿失禁等疾病。

3.对家属提供健康教育　社区护士应让妇女家人也具备围绝经期知识，使家人能谅解妇女的急躁、忧郁等消极情绪，避免冲突，协助妇女度过围绝经期。

第三节　社区老年保健

一、老年期特点

老年期是生命中的一个阶段，是组织及器官逐渐退化和生理功能衰退的过程。不同国家对老年期标准的划分不同，根据我国的实际情况，规定60~89岁为老年期，90岁以上为长寿期，100岁以上为高寿期。

1.身体特征　老年人身体构成发生变化，其中脂肪成分增加，细胞内液相对减少。呼吸、循环、消化及吸收、排泄、神经、免疫、造血、运动、感觉、性功能均有不同程度的下降，进而导致整体适应力下降。头发变白或脱落，皮肤出现皱褶及斑，牙齿松动或脱落，身高变矮。

小试身手 10.随着年龄增长老年人老化现象也逐渐呈现，下列**不符合**老年人外貌体态特征的是

A.头发变白或脱落　　　　　　B.皮肤出现皱褶及斑　　　　　　C.牙齿松动或脱落

D.身高变矮　　　　　　E.脂肪成分增加，细胞内液减少

2.心理社会特征　老年人与收集信息有关的记忆等智能趋于减退；与言语理解有关的推理等智能仍保持并发展，思维方式发展为关系性及主题性，善于把握事物的本质。感情趋于平稳，但一旦激动难以平复，因依赖倾向增加常会出现不安、无能为力感。从家庭及职业责任中走出，与社区接触增多，大多获得祖父母角色，然而家庭却可能成为只有老夫妇的空巢乃至丧偶的孤巢。

二、老年人常见健康问题

1.老年综合征　是指老年人由于多种疾病或多种原因造成的同一种临床症状或问题的综合征，包括日常活动能力下降、认知功能障碍、抑郁、谵妄、痴呆、沮丧、头晕、感觉丧失、营养不良和体重减轻、疼痛、药物滥用、尿失禁和医源性问题等。老年综合征与单一疾病或原因导致的多种症状不同，强调多种疾病或原因导致同一症状。

2.老年人衰弱　指一种由于多个生理系统累积功能下降而导致的生物学症状，表现为储备和抵御能力下降，最终不良结局的易感性增加。衰弱是一种功能稳态失衡导致的病理生理状态，其特点是各器官、系统、分子、细胞和组织损伤的积累。其特征包括消瘦、耐力降低、平衡和运动功能下降、动作减慢、相对活动度降低，伴随认知功能的下降。衰弱常见于高龄老年人，且女性高于男性。

3.老年人跌倒　跌倒指突发、不自主的、非故意的体位改变，倒在地面或比初始位置更低的平面上。老年人跌倒可导致内脏器官损伤、软组织撕裂伤、骨折、脱臼等；独立生活能力降低，身体失能或功能下降，生活质量下降，医疗费用和家庭社会负担增加。跌倒还可引起跌倒恐惧症，使其活动范围受限，活动能力降低。

4.阿尔茨海默病　是一种中枢神经系统原发性退行性疾病，起病隐匿，病程呈慢性进行性。主要表现为渐进性记忆障碍、认知功能障碍、人格改变及语言障碍、神经精神症状，严重影响社交、职业与生活功能。

三、护理与保健措施

社区护士应当通过健康评估，为老年人建立健康档案，开展老年人健康教育，为老年人提供各种治疗、护理、康复、转诊服务；培训照顾者为老年人提供全面的保健及护理措施。

1.指导老年人自我保健　社区中有些老年人身体健康状况良好或虽然有慢性病但无明显残障，对这些老人，社区护士的工作重点是指导老年人自我保健，增强其自我照顾能力，预防疾病和损伤。

（1）提高预防自理缺陷的意识：**社区老年人保健的宗旨是协助和维持其自理能力**，防止废用加速老化导致生活上的依赖或残障。社区护士通过健康教育使老年人认识到自我照顾与帮助他人同样是有价值的社会活动，从而使其在生活上克服和预防自理缺陷。

（2）培养自我观察与判断能力：通过健康教育，社区护士要教会老年人通过视、听、嗅、触的方法了解自身健康状况，及时发现异常或疾病的早期症状。指导他们一旦发现异常要及时咨询，主动寻求帮助，以免延误诊断治疗。

（3）指导健康的生活方式：老年人要起居规律，睡眠充足；保持合理营养膳食与充足饮水；戒烟，控制饮酒；适当运动；进行心理调适，保持心理平衡。

2.指导老年人创造舒适的生活环境　居室采光充分，每日定时通风2~3次，每次20~30分钟，**夏季室温保持在26~28℃，冬季20~22℃，湿度50%左右**。居室地面平坦，防滑，室内按需要安置保护设备等，预防跌倒。

小试身手 11.社区某家庭，夫妇年龄均69岁，身体健康状况良好，对其居家环境的指导，**错误**的是

A.居室采光要充分　　　　　　B.每日定时通风2~3次，每次20~30分钟　　C.夏季适宜室温为26~28℃

D.冬季适宜室温为18~20℃　　　　　　E.适宜室内湿度为50%左右

3.合理膳食

（1）适当控制热量摄入，营养均衡：**避免高糖、高脂肪、高蛋白的食物摄入，增加优质蛋白摄入，控制动物脂肪的摄入，保证微量元素、维生素摄入，多吃蔬菜、水果**等，使体重维持在标准体重上下10%。

（2）**限制盐的摄入**：推荐**正常老年人食盐摄入量每日应低于6g，高血压患者食盐摄入量每日应低于5g**。

（3）食物粗细搭配，易于消化：烹调宜采用蒸、煮、炖、煨等方式，可做成菜泥、菜汁、粥、羹，少用煎炸。

（4）**鼓励老年人多饮水，每日饮水量1500ml左右**。

小试身手 12.患者，男，65岁。身体状况良好，每日活动量适当，其每日饮水量应不少于

A.1000ml　　　　　B.1500ml　　　　　C.2000ml　　　　　D.2500ml　　　　　E.3000ml

（5）饮食习惯：老年人饮食规律，宜定时定量、少食多餐、有节制、不偏食。吃饭时不暴饮暴食，不食过冷过热及辛辣刺激性食物，避免食用变质、发霉、烟熏、腌制的食物。一般早餐食富含蛋白质的食物，午餐食物种类丰富，晚餐以清淡食物为佳。

4.适量运动

（1）运动种类：除基础活动外，鼓励有运动能力的老年人适当锻炼，如散步、慢跑、打太极拳、做操等活动。

（2）运动时间和场所：**老年人的运动时间宜选择清晨或傍晚，一般饭后1小时后进行，时间为半小时左右**。运动场所一般选择在污染少、空气清新、安静的公园或操场等。

（3）运动量：适宜的运动量对老年人的健康很重要。当老年人运动结束后3分钟心率恢复到运动前水平，表明运动量较小。**3~5分钟恢复到运动前水平，表明运动量适宜**。10分钟以上才恢复，表明运动量较大。

5.良好的睡眠　老年人睡眠时间减少，每天6小时左右。对于睡眠质量下降的老年人，社区护士指导其改善睡眠：①生活规律，养成良好的睡眠习惯；②情绪安定，劳逸结合；③创造适宜的睡眠环境；④采用睡前洗脚、头部按摩等方法诱导睡眠。

6.安全用药　**社区护士指导老年人服药时注意**：①用药量不宜过大；②用药种类不宜过多；③遵医嘱服药；④注意观察药物的不良反应；⑤根据药品说明书贮存和保管药物。

7.保持心理平衡　社区护士要教会老年人自我心理调节的方法，保持心理平衡。主要内容包括：①尽快适应角色转变；②保持稳定、乐观的情绪；③维持与社会的联系；④积极面对衰老和疾病。

参考答案

1.D　2.E　3.C　4.C　5.B　6.E　7.D　8.E　9.D　10.E　11.D　12.B

第五章 社区常见慢性疾病病人的护理与管理

统领全局—考试大纲

1.掌握慢性疾病的概念。
2.了解慢性疾病流行特点。
3.掌握慢性疾病的护理与管理原则。
4.了解高血压的病因及发病机制。
5.掌握高血压的临床表现和治疗原则。
6.熟练掌握高血压的护理与管理措施。
7.了解脑卒中的病因及发病机制。
8.掌握脑卒中的临床表现和治疗原则。
9.熟练掌握脑卒中的护理与管理措施。
10.了解冠心病的病因及发病机制。
11.掌握冠心病的临床表现和治疗原则。
12.熟练掌握冠心病的护理与管理措施。
13.了解糖尿病的病因及发病机制。
14.掌握糖尿病的临床表现和治疗原则。
15.熟练掌握糖尿病的护理与管理措施。
16.了解慢性阻塞性肺疾病的病因及发病机制。
17.掌握慢性阻塞性肺疾病的临床表现和治疗原则。
18.熟练掌握慢性阻塞性肺疾病的护理与管理措施。
19.了解消化性溃疡的病因及发病机制。
20.掌握消化性溃疡的临床表现和治疗原则。
21.熟练掌握消化性溃疡的护理与管理措施。
22.了解恶性肿瘤的病因及发病机制。
23.掌握恶性肿瘤的临床表现和治疗原则。
24.熟练掌握恶性肿瘤的护理与管理措施。

浪里淘沙—核心考点

第一节 慢性病概述

一、概念及危险因素

1.概念 慢性非传染性疾病（简称慢性病）是一组发病隐匿、病程长且病情迁延不能自愈或很难治愈的非传染性疾病的总称。

2.危险因素 引起慢性非传染性疾病**常见的危险因素主要包括**：

（1）**自然环境因素**：自然环境中的物理、化学、生物等危险因素，如噪声、电磁辐射、有毒气体、细菌、病毒等对人类的健康的危害。

（2）**社会环境因素**：社会政治制度、经济状况、文化基础、医疗卫生服务体制等社会环境因素均与国民健康状况相关。

（3）**生活行为因素**：**不良的生活行为与慢性病有密切关系**，如高脂高盐饮食、缺乏运动等均与高血压、冠心病、糖尿病有关。

（4）**生物遗传及家庭因素**：高血压、糖尿病、消化性溃疡、乳腺癌、精神分裂症等均存在一定的家庭倾向。

（5）**精神心理因素**：长期紧张、焦虑、抑郁或精神处于较大压力下，不仅可致血压升高、血中胆固醇增加，还会降低机体免疫力，增加慢性病的发生。

二、特点

慢性病具有以下五个特点。

1.**病因复杂** 每种慢性病可有多种致病因素，多种因素联合作用又可导致多种疾病。

2.**病程漫长** 慢性病发生、发展缓慢，是由于多种相关危险因素长期作用，器官损伤逐渐累积而成。

3.**发病低龄化** 社会、环境、生活方式等因素的增加，导致慢性病的发生正向年轻劳动力人口转移。

4.**功能丧失和残障** 随着慢性病患病率不断增高，心脑血管疾病、糖尿病、肿瘤等高发慢性病是造成功能丧失、残障的主要原因。

5.**患病率和死亡率高**　慢性病已逐步成为导致我国城市和农村居民死亡率的第一位原因。

三、管理原则

慢性病的防治以社区为基础，针对不同目标人群采取针对性的防治措施。在强调一级预防的同时，重视二、三级综合防治。

1.**一级预防**　针对**全体人群**开展危险因素的预防，以健康教育和健康促进为主要手段，减少疾病危险因素，预防疾病发生，提高社区居民的健康水平和生活质量。

2.**二级预防**　针对高危人群，减轻或逆转危险因素，对疾病做到早发现、早诊断和早治疗。

3.**三级预防**　针对病人开展规范化治疗和疾病管理，以控制病情发展、缓解症状、预防或延缓并发症、防止伤残和提高生活质量为目的。

> 锦囊妙记：一级预防为病因预防，减少发病；二级预防为早期发现、早期诊断、早期治疗疾病；三级预防是控制病情，减少伤残。

小试身手 1. 对肿瘤预防措施的描述，**错误**的是
A.二级预防是早发现、早诊断、早治疗
B.预防肿瘤的复发和转移属于三级预防
C.预防并发症和后遗症属于三级预防
D.一级预防是减少或消除各种致癌因素
E.癌前病变的识别、追踪与治疗属于二级预防

小试身手 2. 宫颈癌二级预防最有效的措施是
A.指导妇女保持会阴部清洁
B.指导夫妻双方做好会阴部清洁
C.指导妇女有效治疗宫颈糜烂
D.指导妇女识别宫颈癌的表现
E.每半年或1年做宫颈涂片检查

小试身手 3. 针对高危人群，减轻或逆转危险因素，以促进疾病的早发现、早诊断、早治疗为目的的预防措施属于
A.原级预防　　　B.一级预防　　　C.二级预防　　　D.三级预防　　　E.四级预防

小试身手 4. 下列属于社区护理中慢性病管理内容的是
A.学会症状的自我监测　B.调整居住环境　　C.调整社会环境　　D.增进家庭关系　　E.保持规律的生活节奏

第二节　高血压病人的护理与管理

高血压是指在未服用降压药的情况下，**收缩压≥140mmHg和（或）舒张压≥90mmHg**。**收缩压≥140mmHg而舒张压<90mmHg为单纯性收缩期高血压**。既往有高血压史，目前正服用降压药，血压虽低于140/90mmHg也为高血压。如病人收缩压与舒张压分属不同等级，则以较高的分级为准。目前我国血压水平的定义和分类见表8-5-1。

表8-5-1　我国18岁以上成人血压水平的定义和分类

	收缩压（mmHg）	舒张压（mmHg）
理想血压	<120	<80
正常高值	130~139	85~89
高血压	≥140	≥90
1级高血压（轻度）	140~159	90~99
2级高血压（中度）	160~179	100~109
3级高血压（重度）	≥180	≥110
单纯性收缩期高血压	≥140	<90

温馨提醒：高血压的分级遵循一定的规律：血压每升高一级，收缩压增加20mmHg，舒张压增加10 mmHg，考生记住Ⅰ级高血压后，Ⅱ级、Ⅲ级血压值就很容易推导出来。

一、病因及发病机制

病因与发病机制未完全阐明，可能与遗传、精神紧张、肥胖、高盐饮食、社会心理等有关。

1.**肥胖**　肥胖者进食高热量、高碳水化合物刺激交感神经系统，导致血压升高；同时肥胖导致钠潴留，减少尿钠排出，增加肾小管对钠的重吸收，血容量增加，血压升高。

2.**盐摄入量过多**　水钠潴留使小动脉血管平滑肌肿胀、管壁增厚、管腔变细，血管阻力增加。

3.**过量饮酒**　激活体内肾素-血管紧张素-醛固酮系统，外周血管对加压物质敏感性升高，血管收缩。

4.**遗传因素**　目前认为高血压属于多基因遗传病。

5.社会心理因素、情绪波动和环境压力常使病人采取不健康的生活方式，导致高血压的危险性增高。

二、症状和体征

1.**一般表现** 起病缓慢,早期无明显症状。最常见的症状有头痛、头晕、嗜睡或失眠,耳鸣、眼花、肢体酸痛麻木、烦躁、健忘、乏力、口干、尿多、鼻出血等。随血压持续升高可发生靶器官损害。

2.**并发症**

(1)**心:高血压是引起冠心病的主要危险因素之一。**血压长期升高,左心室肥厚,引起和加重心肌缺血,出现心绞痛、心肌梗死、心律失常,心力衰竭以及高血压性心脏病。查体可见心音向左扩大,主动脉瓣第二心音亢进,心电图显示左室肥厚。

(2)**脑:**高血压使脑血管狭窄,脑动脉阻塞,引起脑缺血;同时脑血管壁脆性增加,**易引起血管破裂发生脑出血。**

(3)**肾:**长期高血压会使肾功能减退,血肌酐、血尿素、血尿酸升高,出现蛋白尿、血尿和水肿,随血压升高和肾动脉硬化,可出现肾功能衰竭。

(4)**眼底:**长期血压升高引起眼底动脉痉挛、硬化、狭窄,眼底出血、视神经乳头水肿,视力下降甚至失明。

3.**高血压危重症**

(1)**高血压危象:**血压显著升高,以**收缩压升高为主。**头痛、头晕、烦躁、气急、心悸、恶心、呕吐、视物模糊,可伴有心绞痛、肺水肿,症状发作短暂,血压控制后可迅速缓解。

(2)**高血压脑病:**血压急剧升高同时出现脑水肿和颅内压增高症状,病人头痛、呕吐、**抽搐、昏迷。**

(3)**老年高血压:**年龄超过**60岁**且达到高血压诊断标准即为老年高血压。多以收缩压升高为主,多并发心、脑、肾等脏器的损害。

4.**高血压危险分层** 结合血压水平、危险因素个数及合并器官损害分层。见表8-5-2。

表8-5-2 高血压危险分层

其他危险因素和病史	血压（mmHg）		
	1级高血压	2级高血压	3级高血压
无其他危险因素	低危	中危	高危
1~2个危险因素	**中危**	**中危**	**很高危**
≥3个危险因素靶器官损害或糖尿病	**高危**	**高危**	**很高危**
并存的临床情况	很高危	很高危	很高危

三、治疗原则

有效控制血压,预防靶器官损害,降低疾病的致残率和死亡率。

降压目标:普通高血压病人降至＜140/90mmHg,年轻人或糖尿病及肾病病人降至＜130/80mmHg,老年人收缩压降至＜150mmHg。

小试身手（5~6题共用备选答案）

A.120/70mmHg以内　　　　　B.130/80mmHg以内　　　　　C.140/90mmHg以内

D.150/90mmHg以内　　　　　E.150/95mmHg以内

5.普通高血压病人的降压目标是将血压降至

6.高血压伴糖尿病病人的降压目标是将血压降至

高血压的治疗方法可分为非药物治疗和药物治疗。

1.非药物治疗

(1)控制体重:减少总热量的摄入,增加体育运动,体重指数(BMI)控制在24以下,BMI与相关疾病*危险的关系(表8-5-3)。

(2)**限盐:食盐摄入量低于6g/d。**

(3)**合理饮食:**以素食为主,补充适量优质蛋白质,减少膳食脂肪;多吃蔬菜水果,戒烟、限酒,注意补充钾和钙。

(4)增加体力活动:规律的有氧运动能更有效地降低血压,每周3~5次,每次20~60分钟。

(5)保持心理平衡:保持积极、豁达、乐观的心态。

表8-5-3 中国成人超重和肥胖的体重指数和腰围界限值与相关疾病*危险的关系

分类	体重指数（BMI）（kg/m²）	腰围（cm）		
		男：＜85 女：＜80	男：85-94 女：80-89	男：≥95 女：≥90
体重过低**	＜18.5	—	—	—
体重正常	18.5~23.9	—	增加	高
超重	24.0~27.9	增加	高	极高
Ⅰ度肥胖	**≥28**	高	极高	极高
Ⅱ度肥胖	≥30	极高	极高	极高

*相关疾病指高血压、糖尿病、血脂异常和危险因素聚集;**体重过低可能预示有其他健康问题

2.**药物治疗**　经过积极的非药物治疗，**舒张压仍＞90mmHg，收缩压仍＞140mmHg**，考虑药物治疗（表8-5-4）。治疗原则为：

（1）采用较小的有效剂量，如有效但不满意，可逐步加量以获得最佳疗效。

（2）为有效地防止靶器官损害，要求每天24小时血压稳定在目标范围，防止从夜间较低血压到清晨血压突然升高而致猝死、卒中或心脏病发作。

（3）用低剂量单药治疗疗效不满意时，可采用两种或多种药物联合降压。

表8-5-4　常用降压药物

药物分类	药物名称	日剂量（mg）	分服（次/日）	主要不良反应
噻嗪类利尿剂	氢氯噻嗪	6.25~25	1~2	血钾、血钠减低
	吲达帕胺缓释片	1.5	1	血尿酸升高
袢利尿药	呋塞米	20~80	2	血钾减低
保钾利尿药	**螺内酯**	25~50	1~2	**血钾增高**
β阻滞剂	**普萘洛尔**	30~90	2~3	**支气管痉挛，心功能抑制**
	美托洛尔	50~100	1~2	
	阿替洛尔	12.5~50	1~2	
α阻滞剂	**哌唑嗪**	**2~20**	**2~3**	**体位性低血压**
血管紧张素转换酶抑制剂	**卡托普利**	25~100	2~3	**咳嗽，血钾升高，血管性水肿**
	依那普利	5~40	2	
	西拉普利	2.5~5	1	
	培哚普利	4~8	1	
血管紧张素Ⅱ受体拮抗剂	氯沙坦	25~100	1	血钾升高，血管性水肿
	缬沙坦	80~160	1	
钙拮抗剂	**硝苯地平缓释片**	10~20	2	
	硝苯地平控释片	30~60	1	

四、护理与管理措施

1.**病情观察**　观察病人神志、头痛、头晕、心悸、恶心、呕吐、肢体活动障碍等症状，如出现高血压急症应及时处理。

2.**休息**　合理休息，尤其是老年人更应注意休息。避免劳累，起居规律，早睡不熬夜，每日保证7~9小时睡眠。血压较高、自觉症状明显者卧床休息，保证充足睡眠，避免精神紧张，减少活动，防止意外。

3.**合理饮食**　进食低盐、低脂、低胆固醇清淡饮食。多吃蔬菜和易消化食物，少吃肥甘厚味食物，少食动物脂肪和内脏。每餐不宜过饱，戒烟，禁饮烈性酒，睡前忌饮浓茶、咖啡，少食咸菜和盐腌品，**每日食盐摄入量在6g以下**。注意补充钾和钙，如绿叶菜，鲜奶，豆制品等。

4.**适量运动**　选择步行、慢跑、太极拳、气功等。运动强度因人而异，**常用的运动强度指标是运动时最大心率达到170减去年龄**，如60岁的人运动心率为110~120次/分，或采用最大心率的60%~85%作为运动时适宜心率。每周3~5次，每次持续20~60分钟。

5.**坚持用药**　降压药物是控制血压最有效的方式，遵医嘱定时定量服用，防止漏服。睡前服降压药易诱发脑血栓、心绞痛、心肌梗死，**指导病人睡前2小时服药**。服药期间不饮酒、不随意添加或停用药物；血压即使正常后仍要坚持服药，以免血压反弹；**切忌降压药时服时停，导致血压不稳定，使病情加重**。

6.**自我监测血压**　服降压药后2~6小时测血压。短效制剂服药后2小时达到最大程度降压，中效及长效制剂服药后4~6小时测量。**血压稳定者每周监测1次，血压波动的病人2~3次/周**，必要时每天测量。

7.**预防**　普及高血压知识，提高人群保健意识，倡导健康生活方式，**建议35岁以上者每6个月至少监测一次血压**。定期对辖区人群筛查，建立人群健康档案，对高危人群、患病人群开展高血压危害的教育。对高血压病人进行正确的非药物治疗和药物治疗指导，协助其制订饮食方案、活动计划等，教会病人观察和测量血压的方法。

第三节　脑卒中病人的护理与管理

脑卒中又称脑血管意外，是由各种病因使脑血管发生病变而导致脑功能障碍的一组疾病。临床上分为缺血性脑血管病和出血性脑血管病，前者包括短暂性脑缺血发作、脑血栓形成和脑梗死，后者包括脑出血和蛛网膜下隙出血。

一、病因及发病机制

（一）出血性脑血管疾病

1.**高血压脑动脉硬化**　是出血性脑血管疾病最常见、最主要的病因。高血压可使脑动脉发生玻璃样变，血管内膜基质肿胀、内膜下脂质沉淀，血管壁弹性降低，脆性增加，当血压骤升时，血管破裂引起出血。高血压还可引起小动脉痉挛，导致远端脑组织缺血缺氧、坏死，引起出血。

2.血管畸形、恶性肿瘤迅速生长导致血管破裂。

（二）缺血性脑血管疾病

1.**微栓塞**　微栓子是主要病因，主要来自血管内斑块，动脉硬化斑块溃疡时，纤维素、血小板等附着在管壁上形成微栓子。

2.**血管病变**　动脉粥样硬化、动脉炎等致管腔狭窄、闭塞，使血流中断，脑缺血缺氧、组织坏死。

3.**血液成分改变**　高脂血症、高血糖、红细胞增多症等致血液黏稠度增加，形成栓子。

4.**血流动力学改变**　当血流缓慢、血流量降低而大脑自主调节功能障碍时，不能代偿脑灌注压改变，脑小动脉扩张，血流缓慢加重，易形成血栓。

5.**血液供应改变**　占位性病变及各种栓子压迫，血供受阻，脑组织缺血、缺氧、坏死。

二、症状及体征

出血性脑血管疾病和缺血性脑血管疾病临床特点见表8-5-5。

表8-5-5　脑血管病中各疾病症状表现及体征比较

	脑出血	蛛网膜下腔出血	短暂性脑缺血发作（TIA）	脑血栓	脑栓塞
好发人群	50~60岁居多；多伴高血压和动脉硬化病史	各年龄组，40~70岁多见	男性多见，好发于50~70岁	50岁以上；多伴动脉硬化	先心病、室壁瘤以中青年为主；冠心病、大动脉病变见于老年
起病	起病突然，少数有头痛、眩晕、短暂肢体活动障碍。情绪紧张、用力时发病；数分钟至数小时内病情达高峰	起病急骤，突然用力或兴奋时诱发	发病突然、短暂、一般5~30分钟缓解；反复发作	头晕、头痛、半身麻木；安静休息时或睡眠中发作	起病急骤，多无前驱症状；数秒钟症状达高峰
临床表现	突然头痛、呕吐；局灶神经受损体征：偏瘫、失语、意识障碍、大小便失禁	剧烈头痛为主要特征，伴呕吐、面色苍白、出冷汗、意识障碍	阵发性眩晕、恶心、呕吐，一过性遗忘，一侧脑神经麻痹、对侧肢体瘫痪或感觉障碍、失语等	部分意识障碍，出现相应动脉支配的神经功能障碍，一侧肢体偏瘫、感觉障碍、失语等	局限性抽搐、偏盲、偏瘫、偏身感觉障碍、失语，重者昏迷、死亡
诊断要点	40岁以上高血压病人；情绪激动或用力时发病，起病急，多有头痛、呕吐、颅内高压症状	活动或激动时突发头痛、呕吐、脑膜刺激征阳性	突然起病；短暂的局灶性缺血症状，多在1小时内缓解；反复发作	高龄，伴动脉硬化病史、TIA史；数小时至1~2天症状达高峰	多伴心脏病史，突起偏瘫、一过性意识障碍，伴抽搐

三、治疗原则

（一）急性期治疗

1.出血性脑血管疾病

（1）**卧床休息、减少活动**：**血压高时取头高足低位；血压低时采取头低足高位**。保持呼吸道通畅、头偏向一侧，严密观察生命体征。

（2）**降低颅内压**：**20%甘露醇250ml快速静脉滴注**，每日3~4次。注意监测心肾功能，适量补钠、钾。

（3）**调整血压**：一般不用降压药，**血压超过220/120mmHg**时使用温和降压药降低血压。

（4）**外科手术治疗**：清除淤血、降低颅内压、抢救生命、挽救功能。

（5）**防止再出血**：合并消化道出血和凝血障碍时使用止血药和凝血药可发挥一定作用。

2.缺血性脑血管疾病

（1）**病因治疗**：调整血压、提高脑灌注压、纠正血液成分异常。

急性期血压控制比平时高，发病3天内不要将血压降至正常高限（140/90mmHg）以内，多维持在发病前稍高水平，3天后高血压按一般治疗原则处理。

（2）**抗血小板聚集和抗凝治疗**：减少栓子的发生，预防疾病复发。

阿司匹林：抑制血小板内的环氧化酶活性，降低血小板聚集，常用剂量50~300mg/d。

双嘧达莫：每次25~50mg，每天3次，作用机制是抑制磷酸二酯酶。

肝素：防止血栓继续发展。临床常用肝素50mg，加入500ml生理盐水中静脉滴注，24~48小时维持。**伴出血性梗死和高血压者禁用抗凝治疗。**

（3）**防治脑水肿**：脑水肿可加重小脑组织的缺血、缺氧，导致脑组织坏死。

（4）**早期溶栓**：**发病后6小时内溶栓治疗**，可使血管再通，缩小病灶。常用尿激酶溶栓。

（5）重症治疗：绝对卧床、保持呼吸道通畅、持续给氧、持续监测生命体征和血氧饱和度等。

（6）维持生命功能，防止并发症：病情稳定后及早进行康复锻炼，促进神经功能的恢复。

（二）恢复期治疗

1.稳定生命体征、控制疾病的症状、减少并发症发生。

2.及早康复训练，恢复神经系统功能。

四、护理与管理措施

1.病情观察　密切观察生命体征和瞳孔，观察头痛的性质，呕吐物的性状和量，预防消化道出血和脑疝。如发现病人有剧烈头痛、呕吐、烦躁不安、血压升高、脉搏减慢、呼吸不规则、双侧瞳孔大小不等、意识障碍加重等脑疝先兆时，及时报告医师处理。

2.基础护理　**急性期卧床休息，脑出血者抬高床头15°~30°；蛛网膜下隙出血者卧床4~6周，复发者延长至8周。尽量避免移动头部，每2~4小时翻身1次。** 生活上给病人提供全面照顾，病情稳定后指导病人尽可能独立完成日常活动。对躁动不安的病人加床挡保护，防止坠床。

3.用药护理　遵医嘱用药，观察药物不良反应。**严格掌握抗凝和溶栓药物剂量并观察皮肤变化、牙龈出血、皮下出血等出血倾向；使用甘露醇时观察尿量；使用糖皮质激素易继发感染和消化道出血，注意观察有无黑便；使用扩血管药注意缓慢滴注和血压变化。**

4.饮食护理　鼓励病人低盐低脂饮食，保证充足的营养和水分摄入。鼓励吞咽困难的病人尽量自行进食，少食多餐，充分咀嚼，病人应集中注意力，不要讲话，以免呛咳、误吸。对吞咽困难和部分呛咳的病人给予半流食、流食，避免粗糙、干硬、刺激性食物，喂饭时应取坐位或半坐位，头稍前倾，将食物放入病人口中健侧，缓慢喂食。病人不能吞咽时给予鼻饲。鼻饲时给予高蛋白、高维生素、无刺激性流食，供给足够热量。

5.安全护理　对运动障碍病人注意安全、防止跌倒。床边、日常活动区要设护栏，居室家具摆放尽量简单，地面保持干燥、清洁、防滑、无障碍物，防止病人跌伤。病人行走时不要在身旁擦过，避免突然大声呼喊病人，分散注意力而发生意外。

6.康复护理　早期进行康复训练，指导病人进行肢体被动运动和主动运动，鼓励病人进行作业练习。

7.健康指导

（1）教育病人保持情绪稳定，避免情绪紧张和激动。

（2）教会病人及照顾者正确的体位安置、正确的翻身方法和皮肤护理的注意事项。

（3）合理膳食，摄入低盐、低脂、高蛋白、高维生素饮食，限制动物油脂的摄入，注意粗细搭配、荤素搭配，戒烟限酒。

（4）生活规律，保持充足的睡眠，经常参加体育锻炼，注意劳逸结合，循序渐进，动作不要过猛过急，防止意外。

（5）遵医嘱正确用药，控制脑卒中发病的危险因素，积极治疗高血压、动脉硬化、糖尿病、高脂血症、肥胖症。

（6）鼓励病人尽可能独立完成日常活动，生活中不依赖家人，主动利用辅助工具完成康复作业训练。

8.预防

（1）在社区人群中筛选可干预因素，找出高危人群进行干预。

（2）对高危人群要定期监测，对可逆性缺血性脑卒中做到早发现、早诊断、早治疗，防止再卒中。

（3）脑卒中病人多伴有肢体活动和语言障碍，家具布置中要注意安全防护。

（4）社区积极治疗脑卒中和相关疾病，指导脑卒中病人掌握康复技巧。

（5）指导脑卒中病人控制情绪，遵医嘱用药，积极治疗高血脂、高血压、心脏病等，防止再发生卒中。

小试身手 7.脑卒中患者出现本体觉减退，说明该患者已经出现以下哪方面的功能障碍

A.运动障碍　　　　B.共济障碍　　　　C.感觉障碍　　　　D.言语障碍　　　　E.认识障碍

小试身手 8.短暂性脑缺血发作病人临床表现为

A.血压升高　　　　B.全身抽搐　　　　C.阵发性眩晕　　　　D.大小便失禁　　　　E.持续剧烈头痛

第四节　冠心病病人的护理与管理

冠状动脉粥样硬化性心脏病是指冠状动脉粥样硬化使血管腔阻塞，导致心肌缺血缺氧，甚至坏死而引起的心脏病，它和冠状动脉痉挛一起，统称为冠状动脉性心脏病，简称冠心病。

一、病因及发病机制

1.不可改变的因素　冠心病好发于冬季和早春季节，发病年龄多在40岁以上，男性多于女性，北方地区高于南方地区，城市高于农村，有家族史者高于无家族史者。

2.可改变的因素　**高血压、高脂血症**、糖尿病、超重、运动不足、吸烟、酗酒、精神压力。

3.发病机制

（1）**动脉粥样硬化学说**　冠状动脉内膜脂质沉积，巨噬细胞浸润、纤维组织形成，随病变发展局部形成纤维粥样斑块，造成局部血管狭窄、阻塞，组织缺血、坏死，引起冠心病。

（2）炎症学说　动脉粥样硬化与炎症反应有关。

（3）遗传学说　冠心病是一种遗传性疾病。

二、冠心病的分型

1.无症状性心肌缺血　病人无症状，心电图有心肌缺血表现。

2.心绞痛性心肌缺血　因一过性心肌供血不足引起。

3.心肌梗死性心肌缺血　由于冠状动脉闭塞致心肌急性缺血坏死引起。

4.缺血性心肌病性心肌缺血　心脏长期缺血，导致心肌纤维化，表现为心脏扩大、心衰、心律失常。

5.猝死性心肌缺血　因原发性心脏骤停而猝死，多因缺血心肌局部发生电生理紊乱，引起严重的室性心律失常所致。

心绞痛

心绞痛是由于冠状动脉病变导致心肌缺血缺氧引起的短暂的、发作性的胸痛或胸部不适为主要表现的综合征。

（一）发生机制

主要由心肌耗氧增多或供氧减少引起。

1.冠状动脉粥样硬化引起血管狭窄　由于缺血引起心肌供血不足，心肌耗氧增加，超过狭窄冠状动脉最大代偿供血能力，引起心肌缺血，**是最常见的心绞痛类型**。当冠状动脉狭窄到90%时，在轻微活动甚至安静状态下即可发生心绞痛。

2.冠状动脉动力性阻塞因素　当冠状动脉无明显狭窄病变时，冠状动脉的痉挛、暂时性血小板聚集、一过性血栓形成及血液流变学异常等引起原发性供血减少。

（二）症状及体征

1.**诱因**　体力劳动、情绪激动、饱餐、寒冷、吸烟、心动过速等因素诱发。

2.**部位**　典型表现是胸骨后疼痛，疼痛位于胸骨后左胸前区、咽部，可放射至左手臂、颈部、下颌和上腹部。

3.**疼痛性质**　压迫、紧缩、发闷、堵塞、烧灼感。

4.**持续时间**　多在**休息后或含服硝酸甘油后3~5分钟缓解，一般不超过15~20分钟。**

5.**体征**　心绞痛发作时多伴有面色苍白、表情焦虑、血压升高、胸闷、憋气、出汗、心律失常等体征。

（三）临床分型

1.**初发劳力型心绞痛**　病程在2个月内新发生的心绞痛。

2.**恶化劳力型心绞痛**　病情突然加重，胸痛发作次数增加，持续时间延长，诱发心绞痛的活动阈值显著降低，按加拿大心脏病学会劳力型心绞痛分级（CCSC Ⅰ~Ⅳ）加重Ⅰ级以上并至少达到Ⅲ级（表8-5-6），含服硝酸甘油缓解症状的作用减弱，病程在2个月之内。

表8-5-6　加拿大心脏病学会的劳力型心绞痛分级标准（CCSC）

分级	特点
Ⅰ级	一般日常活动如走路、上楼不引起心绞痛，剧烈、速度快或长时间体力活动或运动时发作
Ⅱ级	日常活动轻度受限。快步行走、上楼、餐后行走、在冷空气中行走、逆风行走或情绪波动后发作
Ⅲ级	日常活动明显受限，在平路一般速度行走时发作
Ⅳ级	轻微活动即可诱发心绞痛，不能作任何体力活动，但休息时不发作

3.**静息心绞痛**　在休息或安静状态时发作，持续时间较长，含硝酸甘油效果差，病程在1个月内。

4.**梗死后心绞痛**　指心梗发作24小时后至1个月内发生的心绞痛。

5.**变异型心绞痛**　休息或一般活动时发生，发作时心电图示ST段暂时性抬高。

（四）治疗原则

1.**急性期**

（1）去除诱因：**卧床休息，吸氧，查心电图。**

（2）**使用扩血管药：**舌下含硝酸甘油0.6mg，可嚼碎含服硝酸异山梨酯，**严重反复发作者静滴硝酸甘油。**

（3）缓解疼痛：严重和持续胸痛者遵医嘱给予吗啡止痛。

2.**缓解期**　去除病因，改善冠状动脉循环，减少心肌缺血缺氧，减少胸痛的发生，控制危险因素，减慢斑块的进展。

3.注意事项

（1）教育病人及其家属，冠心病需要长期综合治疗、遵医治疗。**血压、血脂、血糖达标后仍要坚持药物治疗，**保持健康的生活方式，避免过分紧张。

（2）遵从医嘱用药，不要自行停药或换药。

心肌梗死

心肌梗死（AMI）是指供应心肌血流的冠状动脉发生持续性闭塞或狭窄，心肌的供血急剧减少或中断，导致心肌坏死。

（一）病因及发病机制

1.冠状动脉粥样硬化导致管腔狭窄，斑块破碎、出血，局部血栓形成，血管阻塞，管腔闭塞，而侧支循环尚未建立。

2.由于休克、出血或严重心律失常使心排血量骤降，冠状动脉血供骤减。

3.过分劳累、激动使心肌耗氧量猛增，冠状动脉供血严重不足。

（二）症状和体征

1.**先兆**　多数病人起病前数日或数周出现先兆症状，如新近出现心绞痛、原有的心绞痛加重，表现为无明显诱发因素、发作次数增加、症状程度加重、持续时间延长、口服硝酸甘油不能缓解等。

2.**剧烈胸痛**　是最突出的症状。多无明显诱因，病人有放射性痛，疼痛部位、性质与心绞痛类似，疼痛更严重，并伴有呼吸困难、恶心、呕吐、大汗、烦躁不安、濒死和恐惧感。持续20分钟以上，含服硝酸甘油不能缓解。

> 锦囊妙记：心绞痛与心肌梗死的主要鉴别要点是疼痛时间长短和能否被硝酸甘油缓解。心绞痛疼痛时间短，能被硝酸甘油缓解；心肌梗死疼痛时间长，不能被硝酸甘油缓解。

3.**全身症状**　发热、白细胞升高和红细胞沉降率加快，体温达38℃，持续1周左右，因坏死物质吸收引起。

4.**心律失常**　较常见，多在起病后1~2天内，尤其是24小时内最多见。前壁心肌梗死易出现室性心律失常，下壁心肌梗死易发生房室传导阻滞。

5.**休克**　多为心源性休克，因心肌广泛坏死，心排血量急剧下降所致。

6.**心力衰竭**　急性左心衰。在起病最初几天内发生，为心梗后心脏收缩力明显下降或不协调所致。

7.**体征**　早期部分病人血压升高，多数病人血压下降，心率增快，心尖部第一心音减弱，可出现第四心音奔马律。

（三）治疗原则

1.对疑有AMI者　①卧床休息，给氧；②全导联心电图检查；③采集血标本进行心肌酶测定；④即刻联系转诊住院治疗，必要时嚼服阿司匹林150~350mg。

2.对确诊AMI者　①卧床休息、吸氧、建立静脉通路、持续心电监测；②解除疼痛，遵医嘱给予吗啡3~5mg肌内注射；③溶栓治疗，对胸痛持续超过30分钟，距发病6小时内、符合溶栓条件无禁忌证者尽早溶栓，力争30分钟内完成，使闭塞的冠状动脉再通，心肌恢复再灌注。

3.对症处理

（1）纠正心律失常：利多卡因纠正室性心律失常，发生室颤时电除颤。

（2）治疗急性心力衰竭：应用吗啡、利尿剂缓解症状，血管扩张剂减轻心脏前后负荷。

（3）控制休克：补充血容量、维持血压、纠正酸中毒。

三、护理与管理措施

1.**休息**　心绞痛发作时立即停止活动，休息，减少心肌耗氧。指导心梗病人急性期绝对卧床休息1~3天，生活上给予全面照顾，协助病人洗漱、进食、排便、翻身等。第4天以后协助病人床上洗漱、关节缓慢活动。第2周床边活动和洗漱，第3周卫生间洗漱、上厕所和楼道活动。

2.**给氧**　改善心肌缺氧，心梗病人2~4L/min持续给氧。

3.**病情观察**　观察疼痛的部位、程度、性质、有无放射痛、持续时间、缓解因素，及时进行心电图检查，持续心电监护。观察病人生命体征，及时处理心律失常、休克、心衰等并发症，必要时采取除颤等急救措施。

4.**止痛**　①舌下含服硝酸甘油，3~5分钟后疼痛不缓解再服一片。效果不佳者遵医嘱静滴硝酸甘油，注意滴速和血压；②剧烈疼痛病人遵医嘱注射吗啡5~10mg。

5.**溶栓护理**　持续胸痛超过30分钟，距发病6小时之内病人检查血常规、血小板计数、出凝血时间和血型。禁忌证：有出血史或出血倾向、肝肾功能不全、活动性溃疡、高血压、新近手术或创口未愈合者。溶栓药物：①立即嚼服肠溶阿司匹林0.15~0.3g，以后每日0.15~0.3g，3~5天后改为每日50~150mg；②尿肌酶100万~150万单位静脉滴注，60分钟内滴完，12小时后配合注射肝素治疗；③链激酶溶栓。观察要点：①疼痛症状和体征，皮肤、黏膜、有无血尿；②心电图、出凝血时间、CK和CK-MB的监测；③观察有效指征：溶栓后2小时胸痛消失、心电图抬高ST段回降≥50%、CK-MB峰值情况。

6.**饮食护理**　心绞痛病人饮食宜清淡、易消化、少量多餐为主。心梗病人起病2~3天以流食为主，随病情好转逐渐改为半流食、软食和普食。以低盐、低脂易消化饮食为主。

7.**排便护理**　向病人及家属解释床上排便对控制病情的意义和用力排便加重病情的危险。指导病人便秘时喝蜂蜜水、吃适量水果、通便药等通便。

8.**增加运动**　病情平稳期指导病人活动频率≥3~5次/周，活动时间≥30min/d。

9.**心理护理**　稳定病人情绪，避免各种刺激和诱发因素。

10.**预防**

（1）**控制血脂**：冠心病或糖尿病病人血脂控制在：总胆固醇<180mg/dl（4.68mmol/L）；低密度脂蛋白<100mg/dl（2.6mmol/L）；甘油三酯<150mg/dl（1.7mmol/L）。高密度脂蛋白>40mg/dl（0.9mmol/L）；坚持饮食控制和使用降血脂的药物，配合运动锻炼。40岁以上有易患因素者需定期检查。

（2）**控制血压**：高危病人血压控应制在<140/90mmHg；心肌梗死后和糖尿病病人血压控制在<130/80mmHg。健康人群每年至少测一次血压；高危人群至少3~6个月测一次血压；3月后血压未达标者及时就诊，遵医嘱增加药物治疗。

（3）**控制糖尿病**：通过饮食控制和药物治疗空腹血糖≤110mg/dl（6.1mmol/L）；餐后血糖≤180mg/dl（10mmol/L）；糖化血红蛋白<7%。

（4）**改变不良饮食习惯**：摄入低脂饮食，控制总热量，男性：40kcal/（kg·d），女性38kcal/（kg·d）；超重或肥胖者控制在25~30kcal/（kg·d），食盐量≤6g/d，胆固醇≤300mg/d，限酒，保证足够维生素、微量元素和膳食纤维摄入。

（5）**控制肥胖**：体重指数=体重（kg）/身高m^2，简称BMI，≥24为超重，≥28为肥胖。鼓励和教育病人参加适当的体育活动、中等强度有氧运动。

（6）为居民建立健康档案，筛查冠心病病人。定期观察、治疗和随访。

小试身手 9.下列有关冠心病社区护理干预措施**错误的**是
A.帮助病人改变不良生活方式，建立良好的生活方式
B.适当的体力劳动和体育活动
C.将血压控制在理想水平，减少并发症
D.严格降脂治疗，保持体重在标准体重的±10%
E.合理膳食，限制高盐食品

小试身手 10.社区人群预防冠心病的关键是
A.降低发病的危险因素　　　B.社区人群的监测和发病筛选　　　C.针对患者采取一系列相关的保健措施
D.提高病人用药的依从性　　　E.并发症的预防

第五节　糖尿病病人的护理与管理

糖尿病是由于不同原因引起体内胰岛素相对或绝对不足，**以血糖升高为特征**的代谢紊乱疾病。糖尿病分为1型糖尿病、2型糖尿病、空腹血糖调节受损与糖耐量减低（IFG/IGT）、妊娠期糖尿病，各型特点见表8-5-7，诊断标准见表8-5-8，**其中2型糖尿病多见于中老年人**。

表8-5-7　WHO对糖尿病的分型

	1型糖尿病	2型糖尿病	IFG/IGT	妊娠糖尿病
特点	见于**儿童、青少年**。有遗传机制，有自身免疫基础，**需胰岛素治疗**。发病初期体重明显下降，长时间控制不佳，易并发微血管病变	成年人，**40岁以上**，肥胖者多见。多呈隐性遗传，**多不需胰岛素治疗，不易发生酮症酸中毒**，发病隐蔽	IFG：空腹血糖高，但低于诊断标准，反映自身胰岛素分泌能力和对胰岛素的敏感性 IGT：餐后血糖高，但低于诊断标准，反映糖负荷后胰岛素分泌能力和对自身胰岛素的敏感性	指妊娠期间初次发现糖耐量异常。发生率高，且病情危及母婴，控制标准要达正常水平

表8-5-8　WHO对糖尿病分型诊断标准

分类	空腹血糖		餐后2h血糖	
	mmol/L	mg/dl	mmol/L	mg/dl
正常	<6.1	<110	<7.8	<140
IFG	6.1~7.0	110~125	<7.8	<140
IGT	<7.0	<126	7.8~11.1	140~199
DM	≥7.0	≥126	≥11.1	≥200

一、病因及发病机制

糖尿病是复杂病因的综合征，与下列因素有关。

1.**遗传**　占主导地位，研究发现1型糖尿病与某些特殊人类白细胞抗原（HLA）类型有关；2型糖尿病遗传倾向更强，多呈基因隐性遗传。

2.**胰岛素抵抗**　是2型糖尿病重要的发病机制，与心血管疾病、血脂异常、高血压和肥胖有关。

3.**肥胖**　特别是中心型肥胖与糖尿病密切相关。

4.**糖耐量减低（IGT）**　是糖尿病的高危人群，约1/3的病人可发展为糖尿病。

二、症状及体征

（一）典型症状表现

"**三多一少**"，即多饮、多食、多尿和体重减轻。病人烦渴多饮，每日尿量达2~3L，渗透性利尿使机体糖不能被利用，蛋白质、脂肪消耗增加，病人常感饥饿而多食，但消瘦、乏力、体重减轻。

（二）急性并发症

1.**感染**　糖尿病病人易发生感染，主要累及皮肤、胆道、泌尿道，易出现皮肤疖、痈、肾盂肾炎、膀胱炎、胆囊炎等，病人出现高热、肾绞痛、血尿、尿中排出坏死的肾乳头组织等。

2.**糖尿病酮症酸中毒**　是最常见的急性并发症。病人在出现意识障碍之前，原有的糖尿病症状加重，早期出现疲乏、四肢无力、极度口渴、多饮多尿。当出现酸中毒时可有食欲减退、恶心、呕吐，伴有头痛、嗜睡、烦躁、深大呼吸（Kussmaul呼吸）、

呼气有烂苹果味，随病情加重，各种反射消失，尿量明显减少、皮肤干燥、血压下降、休克、昏迷甚至死亡。

小试身手 11.患者，女，35岁。2个月前被诊断为1型糖尿病，遵医嘱注射胰岛素，1个月后自感无不适，自行中断胰岛素药物治疗。1周后突然昏迷，呕吐，伴头痛，呼吸深快，嗜睡，压眶无反应。最可能的诊断是

A.低血糖昏迷   B.糖尿病酮症酸中毒   C.糖尿病肾病尿毒症昏迷

D.高渗性非酮症糖尿病昏迷   E.乳酸性酸中毒

（三）慢性并发症

1.**神经病变** 可累及中枢神经和周围神经，后者最为常见，表现为对称性感觉异常、麻木、烧灼、针刺感，晚期肌张力降低、肌肉萎缩、甚至瘫痪。

2.**血管病变** 是最严重的并发症，累及大、中、小和微血管。心血管病变是糖尿病病人死亡的主要原因，可引起冠心病、脑血管病、动脉硬化，下肢动脉硬化可引起下肢坏疽。微血管病变较多见。肾脏病变时可有水肿、蛋白尿、肾功能逐渐减退甚至肾衰竭。眼部病变可引起失明，主要表现为视网膜水肿、出血、渗出、血管破裂、微血栓、视网膜剥离，还可引起白内障、青光眼等。

三、治疗原则

治疗原则是早期、长期、综合治疗与个体化治疗，以纠正代谢紊乱，控制血糖、消除症状、减少并发症发生为目标。

1.**饮食疗法** 是糖尿病最基本的治疗措施，目的是减轻胰岛负担，控制体重。**给予低糖、低脂、适量蛋白、高维生素、高纤维素饮食，定时定量，限制总热量的摄入。**

2.**运动治疗** 坚持有氧运动、规律运动、循序渐进、持之以恒；掌握活动时间和强度，活动量不宜过大、时间不宜过长；不宜空腹运动，最好餐后1小时开始运动，运动时携带一些食品以备急需。

3.**药物治疗** 是控制血糖的主要手段。

（1）**磺脲类**：主要作用是刺激胰岛素分泌，适用有一定于胰岛功能，经饮食控制效果不佳的2型糖尿病。

（2）**双胍类**：可促进外周组织摄取葡萄糖，加速无氧糖酵解和抑制糖异生，适用于症状轻、肥胖型糖尿病病人。

（3）**α-葡萄糖苷酶抑制剂**：抑制小肠α-葡萄糖苷酶，延迟各种多糖在肠道的吸收，降低餐后高血糖。

（4）**胰岛素**：适用于**1型糖尿病、伴急性并发症、合并重症感染、需手术治疗的围手术期病人、2型糖尿病治疗效果不佳者。**

四、护理与管理措施

（一）饮食护理

指导病人掌握食物种类选择、计算方法和食品交换份的应用，**三餐按总热量1/5、2/5、2/5或1/3、1/3、1/3的比例分配进食**。

1.**总热量计算** 以个人饮食习惯为基础，结合病情、年龄、身高、病情、实际体重、活动强度、生长发育等情况计算总热量，不要限制饮水。

（1）标准体重（kg）=[身高（cm）-100]×0.9；在±10%以内为理想体重。

（2）体重指数（BMI）=实际体重（kg）/[身高（m）]^2，WHO根据BMI对肥胖的分型见表8-5-9。

（3）糖尿病病人所需热量见表8-5-10，保证每日热量不低于1200kcal以维持人体基础代谢。

2.**食物的搭配** 人体每日所需能量主要来自碳水化合物，**碳水化合物提供的热量占全天总热量的50%~60%，蛋白质占10%~20%，脂肪占20%~25%。**

小试身手 12.患者，女，糖尿病病史2年，其饮食中的碳水化合物提供热量应占全天总热量的

A.20%~30%   B.30%~40%   C.40%~50%   D.50%~60%   E.60%~70%

表8-5-9 根据BMI肥胖分型标准

	BMI（kg/m^2）		BMI（kg/m^2）
低体重	<18.5	I度肥胖	≥28
正常体重	18.5~23.9	II度肥胖	≥30
超重	24.0~27.9		

表8-5-10 每天每千克标准体重所需热量[kcal/（kg·d）]

劳动强度	消瘦	正常	超重或肥胖
卧床休息	20~25	15~20	15
轻体力劳动	30	25	20
中体力劳动	35	30	25
重体力劳动	40	35	30

注：本表未考虑到年龄、性别的影响。

3.**食盐的摄入** 高血压病人食盐摄入量限制在6g/d以下，合并糖尿病肾病的高血压病人食盐摄入量在3g/d以下。

4.**膳食纤维** 主要来源于植物性食物，如谷类的麸皮、全麦面包、食用豆类。

（二）运动护理

1.运动种类　选择持续、规律适量的有氧运动，尤其是中低强度的有氧运动，如散步、骑自行车等，不宜选择暴发用力、静止用力的项目。

2.运动强度　运动强度以最大耗氧量的50%~70%为宜，运动时的心率=170-年龄。运动前准备活动：5~10分钟，为轻微运动，选择低、中等强度的有氧运动，如步行、慢跑、游泳、跳绳等。运动后放松5~10分钟，如慢走，自我按摩等。

3.运动时间　从10分钟开始，逐步延长至20~60分钟，运动时间和强度共同决定运动量，每周锻炼3~6次。

4.判断运动量适度方法　运动量适宜表现为运动后微汗，感觉轻松、愉快，食欲、睡眠良好，次日体力充沛，有运动愿望；运动量过大表现为运动后大汗、头晕、眼花、胸闷、气短，脉搏运动后5分钟尚未恢复，次日周身乏力、无运动愿望；运动不足表现为运动后身体无发热感、无汗、脉搏无变化或在2分钟内恢复。

5.注意事项　2型糖尿病一经确诊，以饮食及运动治疗开始。1型糖尿病首先进行饮食及胰岛素治疗，血糖控制后再开始运动。

6.禁忌证　急性疾病感染期、心功能不全且活动后加重者，严重糖尿病肾病，糖尿病酮症酸中毒，糖尿病足，眼底严重病变及血糖未得到较好控制者。

（三）药物护理

1.指导病人掌握所用药物的作用、剂量和用法，指导其正确服药。

2.教病人掌握胰岛素注射时间、部位、剂量、方法。普通胰岛素于餐前30分钟皮下注射，长效胰岛素于早餐前1小时注射。两种胰岛素合用时，应先抽吸短效，再抽吸长效，充分混合后注射，经常更换注射部位，避免局部形成硬结和萎缩。注射时掌握注射与用餐时间的间隔。

3.观察药物不良反应

（1）低血糖：是最主要的不良反应，出现头晕、心悸、出汗、饥饿甚至昏迷，一旦出现低血糖反应应及时检测血糖，进食少量糖果或含糖饮料。

（2）胰岛素过敏：注射部位瘙痒、荨麻疹，可伴恶心、呕吐，甚至过敏性休克，一旦出现应及时更换制剂、使用抗过敏药。

（3）注射部位皮下脂肪萎缩或增生：及时更换部位注射。

（四）足部护理

指导病人每天检查足部，观察颜色、温度；鞋袜舒适，经常更换；适量运动、防止外伤；经常温水泡脚，局部按摩；一旦出现小的外伤和感染应及时治疗。

（五）病情监测

1.观察生命体征、神志，呼吸形态和气味。教病人自测血糖、尿糖。

2.定期复查血糖、糖化血红蛋白、血压、血脂、肾功能及眼底情况，监测病人用药情况，控制指标为糖化血红蛋白＜6.5%，总胆固醇＜180mg/dl（4.68mmol/L）；甘油三酯＜150mg/dl（1.7mmol/L）。高密度脂蛋白胆固醇＞40mg/dl（0.9mmol/L）；血压＜138/80mmHg。

（六）健康教育

1.开展糖尿病知识宣教，教会病人掌握进食要求，按食物分配比例定时、定量进餐。

2.帮助病人了解运动的意义，掌握运动种类、强度、时间和注意事项，监测血糖。外出时携带疾病卡、小食品等，以防意外。

3.教育病人每日少量多餐。

（七）预防

糖尿病控制以预防为主，建立健全糖尿病防治网络，加强档案资料管理，规范糖尿病治疗和护理，降低糖尿病的致残率和死亡率。

第六节　慢性阻塞性肺疾病病人的护理与管理

慢性阻塞性肺疾病与慢性支气管炎和肺气肿密切相关。

慢性支气管炎是指支气管壁的慢性非特异性炎症。如病人每年咳嗽、咳痰达3个月以上，持续2年或更长，排除其他已知原因的慢性咳嗽，可诊断为慢性支气管炎。

肺气肿是指肺部终末细支气管远端管腔出现异常持久的扩张，伴肺泡壁和细支气管的破坏而无明显的肺纤维化。

当慢性支气管炎或肺气肿病人肺功能出现气流受限并且不能完全可逆时，称为慢性阻塞性肺疾病（简称慢阻肺，COPD）。

一、病因及发病机制

1.吸烟　为最主要的致病因子，长期吸烟可损伤气道上皮细胞，纤毛运动减退和巨噬细胞吞噬功能降低，支气管黏液腺肥大、杯状细胞增生，黏液分泌增多；气道净化能力下降，支气管黏膜充血水肿、黏液积聚，容易继发感染；吸烟刺激黏膜下感受器，引起支气管平滑肌收缩，气流受限。

2.空气污染　二氧化硫、二氧化氮、氯气等慢性刺激损伤气道黏膜，纤毛清除功能下降，黏液分泌增加，感染机会增加。

3.感染　病毒、细菌和支原体感染是本病急性加重的重要因素。

4.化学物质　长时间接触浓度过大的职业性粉尘、烟雾、工业废气等。

二、症状和体征

（一）咳嗽、咳痰

慢性支气管炎病人有多年的咳嗽、咳痰史，并发呼吸道感染时痰呈黏液脓性。

（二）呼吸困难

肺气肿病人常有气急症状，早期多在活动后感气促，以后逐渐加重，呈进行性呼吸困难。

（三）体征

早期多无明显体征，严重肺气肿者胸廓前后径增大，外观呈桶状胸，肋间隙饱满。心浊音界缩小或消失，肝浊音界下降。呼吸音和语音减弱，呼气相延长，有时两肺闻及干湿啰音，心音低远。

（四）分型表现

1.支气管炎　发病年龄早，多见于肥胖，以慢性咳嗽，咳痰及喘息为主，严重感染时咳脓痰、发热。早期无异常体征，病程长者在背部及肺底闻及散在的干、湿啰音。

2.肺气肿型　多见于老年体弱者，起病隐匿，病程长，咳嗽、咳痰伴呼吸困难，活动后明显加重，晚期出现呼吸衰竭、心力衰竭。查体：桶状胸，呼吸运动减弱，触觉语颤降低；叩诊呈过清音，肺下界及肝浊音界下移，心浊音界缩小；听诊心音遥远，肺动脉瓣区第二心音亢进。

（五）并发症

1.自发性气胸　因肺大疱所致。

2.呼吸衰竭　通气和换气功能障碍，诱发急性呼吸衰竭。

3.慢性肺源性心脏病和右心衰竭　低氧血症和二氧化碳潴留，引起肺动脉高压，心脏负荷加重，心肌缺氧和代谢障碍，诱发右心衰竭。

三、治疗原则

缓解症状，改善循环功能，使用抗生素控制感染，防止急性发作，减缓病情发展。

1.戒烟和去除诱因

2.对症治疗　止咳、祛痰、平喘。

3.控制感染　急性发作时早期使用抗生素对症处理。

4.长期家庭氧疗　氧疗可改善患者症状和生命质量。

5.营养支持　重视营养素的摄入，改善营养状况。

四、护理与管理措施

1.病情观察　观察咳嗽、咳痰的性质和量，呼吸困难加重的程度及伴随症状，监测生命体征、意识及缺氧状况；监测水、电解质和酸碱平衡情况。

2.休息与活动　急性期卧床休息，居室保持清洁、安静，避免各种刺激；注意口腔卫生；症状缓解后进行体育锻炼，如步行、太极拳、踏车、广播操等。

3.氧疗　坚持每日15小时以上低流量吸氧，提高氧分压，氧流量为1~2L/min或氧浓度为25%~29%，维持PaO_2在60mmHg以上。氧疗有效的指标为病人呼吸困难减轻、呼吸频率减慢、发绀减轻、心率减慢、活动耐力增加。

> **小试身手** 13.患者，男，76岁，因患有慢性阻塞性肺炎，近期反复急性发作，气促、呼吸困难呈进行性加重，为缓解症状给予低流量持续给氧，氧流量一般控制在1~2L/min，每日吸氧时间应不少于
> A.3小时　　　　　B.5小时　　　　　C.8小时　　　　　D.10小时　　　　　E.15小时

4.饮食护理　给予高蛋白、高热量、高维生素易消化饮食，少食易产气食物，进餐时要细嚼慢咽，少量多餐，保证每日饮水量在1500ml以上。

5.康复训练

（1）有效排痰训练　通过胸部叩击和咳嗽训练促进呼吸道分泌物排出，降低气道阻力，减少感染。

（2）呼吸训练

1）腹式呼吸：取坐位或半坐位，双腿屈曲，上身略前倾，使腹肌、呼吸机放松，嘱病人用鼻吸气，经口呼气，吸气时腹壁放松，腹部鼓起，呼气时腹肌收缩，腹部下陷，缓慢均匀呼吸，胸廓保持最小活动度，频率7~8次/分，开始训练时可每日训练2次，每次10~15分钟，以后逐渐增加训练次数和时间。

2）缩唇呼吸：先缓慢深吸气，将口唇缩成吹笛子状，用力将气体自口中缓慢呼出，呼吸时间比为（2~3）:1，频率为7~8次/分，每次10~15分钟，其目的是提高支气管内压，防止细支气管提早闭合。

6.健康指导　指导病人戒烟，教病人吸氧。鼓励病人坚持呼吸训练。

7.预防

（1）开展慢性气管炎、肺气肿的防治宣传，远离粉尘、污染环境，加强体育锻炼，预防感冒等诱因。

（2）在辖区内筛查COPD高危人群，建立监测和档案，帮助人们确定高危人群行为危险因素，减少不良环境因素，控制肺部疾患，定期检查心肺功能，有效控制COPD的发生、发展。

小试身手 14.预防慢阻肺最简单有效的方法是

A.保护环境　　　　B.免疫接种　　　　C.预防感冒　　　　D.戒烟　　　　E.保持室内适当的空气湿度

第七节　消化性溃疡病人的护理与管理

因胃酸和胃蛋白酶对胃肠道黏膜消化作用所致的溃疡，称为消化性溃疡（PU）。包括胃和十二指肠溃疡，其中十二指肠溃疡较胃溃疡多见。

一、病因及发病机制

主要因胃、十二指肠局部黏膜损害因素和黏膜保护因素失衡所致。

1.幽门螺杆菌（Hp） 消化性溃疡病人Hp感染率达90%以上，Hp感染损害黏膜防御因素和修复机制。

2.胃酸和胃蛋白酶的侵袭作用 胃酸腐蚀作用和胃蛋白酶水解作用是引起消化性溃疡的决定性因素。

3.非甾体消炎药（NSAID） 长期服用NSAID，如阿司匹林、布洛芬等可破坏黏膜屏障、干扰胃和十二指肠黏膜内前列腺素的合成，使黏膜细胞失去正常保护而发生溃疡。

4.胃排空功能异常 胃溃疡时胃排空延迟，部分病人幽门括约肌松弛，胆汁反流入胃引起黏膜损伤。十二指肠溃疡时胃排空加快，因而十二指肠球部黏膜酸负荷量大，黏膜易受损。

5.遗传因素 部分发病人群中有遗传作用。

6.吸烟 吸烟可增加胃酸和胃蛋白酶分泌。

二、症状和体征

（一）腹痛

慢性过程，反复发作。典型腹痛常有季节性和周期性。春秋季节好发，**胃溃疡的疼痛多在餐后半小时出现，持续1~2小时至下次进餐前消失；十二指肠溃疡是空腹痛，有时夜间痛，进食后疼痛缓解或消失。**疼痛的程度不一，可隐痛或钝痛。详见表8-5-11。

表8-5-11　GU、DU的疼痛比较

	胃溃疡（GU）	十二指肠溃疡（DU）
疼痛性质	烧灼或痉挛感	钝痛、胀痛、剧痛，有饥饿样不适感
疼痛部位	剑突下正中或偏左	上腹正中或偏右
疼痛发作时间	进食后30~60分钟发作，较少在夜间发生	进食后3~4小时，常在夜间被痛醒
疼痛持续时间	1~2小时	饭后3~4小时，到下次进餐后为止
一般规律	进食-疼痛-缓解	疼痛-进食-缓解

（二）消化道症状

如嗳气、反酸、恶心、呕吐、因腹痛而影响进食等。

（三）体征

无并发症的消化性溃疡常缺乏阳性体征，发作期常有上腹部压痛。

（四）并发症

1.出血 DU发生率高，**表现为呕血、黑便**，重者伴周围循环衰竭、低血容量性休克。

2.穿孔 突发剧烈腹痛、多自上腹蔓延至全腹，腹肌呈板样僵直、有明显压痛、反跳痛；肝浊音区消失、肠鸣音减弱或消失，重者出现休克。

3.幽门梗阻 多由DU或幽门管溃疡引起，表现为上腹饱胀不适，进餐后疼痛加重，伴频繁呕吐，重者可引起水、电解质紊乱和低氯低钾性碱中毒。

4.癌变 少数GU病人可发生癌变。长期GU病史，年龄45岁以上、内科治疗4~6周症状无好转，潜血试验持续阳性，需进一步检查和定期随访。

温馨提示：消化性溃疡并发症及表现：溃疡病，经常见；四大恶魔常出现，出血与穿孔，梗阻与癌变；出血表现为黑便，穿孔出现腹膜炎；梗阻病人吐宿食，少数病人会癌变。

三、治疗原则

消除病因、控制症状、促进溃疡愈合、治疗并发症及预防复发。

（一）一般疗法

合理安排生活和饮食，戒烟、限酒，避免应用易诱发溃疡的药物等。

（二）药物治疗

1.抑酸治疗 降低致病因素对黏膜的侵袭力：①抗酸药：即碱性药物，如复方氢氧化铝片，口服，每天3~4次。②H₂受体阻断剂：如西咪替丁800mg、雷尼替丁300mg、法莫替丁40mg等，分2次服用或夜间1次服用。③质子泵抑制剂：奥美拉唑20~40mg，每日1次。

2.加强黏膜屏障　黏膜保护治疗。

3.根除幽门螺杆菌　进行Hp根除疗法。

4.调整胃排空功能或对症处理　如多潘立酮10mg，每天3次。

四、护理与管理措施

（一）一般护理

指导病人观察腹痛的部位、性质、呕吐物及粪便颜色，发现异常及时到医院就诊。合理安排休息时间，保证充足睡眠，对于较重的活动期病人或有并发症时应卧床休息。病情缓解期应注意加强体育锻炼，避免劳累和精神紧张；建立合理的饮食结构，少量多餐，选择营养丰富、易消化饮食；可以面食为主，不宜进食生冷硬、粗纤维多的蔬菜、水果和浓茶、咖啡、辣椒、醋酸等刺激性强的食物。

（二）药物护理

选择正确服药方法和时间，观察用药后反应。

1.抗酸药　饭后1小时或睡前服用，服用时要摇匀，服用片剂时嚼服，禁与酸性食物、奶制品同服。

2.H₂受体拮抗剂　多在餐中或餐后服用，如同时服用抗酸药应间隔1小时以上。

小试身手 15.居民，男，23岁。患胃溃疡3年。该居民目前服用的是H₂受体拮抗剂，正确的服药时间是

A.疼痛时　　　　　B.睡前　　　　　C.餐中　　　　　D.餐前15分钟　　　　　E.餐前1小时

3.胃黏膜保护剂　在酸性环境下有效，餐前1小时服用，糖尿病病人不宜服用硫糖铝，长期服用胶体铋剂注意观察神经毒性反应。

（三）健康指导

1.指导病人生活规律，情绪稳定，避免精神紧张和过度劳累。

2.指导病人养成良好的饮食卫生习惯，饮食结构合理，选择易消化、营养丰富饮食，避免摄入刺激性食物，禁饮浓茶、咖啡、戒烟酒，定时进餐、规律进食，不宜过饱、少量多餐，每日进餐4~5次，且进餐时细嚼慢咽；避免食物过冷过热。

3.药物指导　坚持服药，不随意停药，慎用阿司匹林，观察药物疗效和不良反应。

小试身手 16.下列是社区护士干预溃疡患者改变不良生活习惯的护理措施，错误的是

A.避免进食刺激性和不易消化的食品　　　B.戒烟、忌酒　　　　　C.少饮浓茶、咖啡

D.两餐间进食，以促进胃液分泌　　　E.不使精神长期处于应激状态

（四）预防

1.开展健康教育，提高人群保健意识，帮助人群建立健康行为和生活方式。注意季节变化，调理膳食，戒烟戒酒，避免进食刺激性食物和暴饮暴食，生活规律、劳逸结合。

2.指导消化性溃疡病人避免长期精神紧张、情绪波动，指导病人选择易消化食物，禁忌暴饮暴食，戒烟限酒，少饮刺激性强的饮料，如浓茶、浓咖啡等。

3.慢性腹痛史、溃疡病史为重点管理人群，对其生活、饮食、用药进行指导；指导其坚持疗程遵医嘱服药。

4.指导病人按疗程治疗，定期复诊，停药或服药期间出现呕血、便血、突发上腹疼痛应及时就诊。

第八节　恶性肿瘤病人的护理与管理

肿瘤是机体在各种致瘤因素作用下，局部组织的细胞异常增生而形成的新生物，常表现为局部肿块。

肿瘤分为良性和恶性，良性肿瘤生长缓慢，有包膜或边界清楚，不浸润，多不转移，治疗效果好，术后不复发。恶性肿瘤生长迅速，多呈浸润性生长，无包膜、边界不清楚，出血、坏死、溃疡较多见，易转移，对机体影响大，治疗效果差，术后易复发。

肿瘤转移途径有四种方式：直接蔓延、淋巴转移、血行转移和种植转移。

一、病因及发病机制

（一）内源性因素

1.遗传因素　遗传因素在某些肿瘤的发病中起着重要作用。

2.内分泌因素　体内激素水平异常是肿瘤诱发因素之一，如卵巢激素、雌激素、垂体促性腺激素、甲状腺激素可诱发卵巢癌、睾丸癌、子宫癌、甲状腺癌。

3.免疫因素　如免疫缺陷或各种因素致免疫力下降，均与恶性肿瘤的发生有关，如长期使用免疫制剂，肿瘤的发病率升高。

4.心理因素　长期悲哀、焦虑、抑郁者恶性肿瘤发病率较高。

（二）外源性因素

1.生物性因素　病毒可引起肿瘤。

2.物理性因素　X线、热辐射、紫外线、放射性元素等。

3.**化学性因素**　亚硝酸胺类、黄曲霉毒素、多环碳氢化合物等及环境中各种有毒有害物质的污染等。

4.**生活行为**　食物中纤维少，吸烟等与恶性肿瘤的发生密切相关。

二、症状及体征

（一）全身表现

晚期病人出现乏力、消瘦、贫血等全身症状，甚至发生恶病质。

（二）肿块

肿块是位于体表或浅在肿瘤的最早表现。一般表面不平、活动度差，甚至固定、生长较快，可有疼痛、梗阻、溃疡、出血及转移症状。

（三）常见恶性肿瘤的症状

1.**食管癌**　早期有梗噎感、食管内异物感，**晚期最典型症状是出现进行性吞咽困难**，伴食欲减退、消瘦、锁骨上淋巴结肿大。

2.**胃癌**　早期无症状，部分病人可有慢性胃炎和溃疡病体征。进展期上腹不适、胀满、**上腹痛进行性加重；食欲减退、恶心、呕吐、消瘦、体重下降**，呕血、黑便及发热等，可并发大出血、幽门或贲门梗阻及胃穿孔。上腹部触及肿块、有压痛。

3.**肝癌**　**右上腹持续性胀痛**或钝痛（肝区痛），恶心、呕吐、食欲减退、进行性消瘦，**门脉高压时现脾大、腹水、上消化道出血、贫血**，肝脏进行性肿大，质地坚硬，边缘不规则，有触痛，**晚期可并发肝性脑病**等。

4.**直肠癌**　频繁便秘、腹泻、里急后重、肛门下坠感。癌肿增大致肠腔狭窄出现肠梗阻、血运障碍、组织坏死、糜烂、溃疡。

5.**肺癌**　典型症状是**咳嗽、痰中带血**、胸痛、气促等，经抗生素、止咳药治疗无效，且逐渐加重。

6.**乳腺癌**　**乳房外上象限多见**，早期表现为无痛、单发肿块，质硬、不光滑，不易推动。侵犯周围组织可出现皮肤凹陷、**皮肤溃疡呈菜花状**。乳头向患侧偏移、左右不对称、**乳头凹陷**。周围淋巴结肿大，上肢淋巴水肿；血行转移可出现胸痛、咳嗽、腰背痛等受累器官症状。

7.**宫颈癌**　最早的表现是**接触性出血**和白带增多，晚期为阴道出血，阴道排液和疼痛。

8.**子宫内膜癌**　**绝经后阴道出血**，晚期合并感染时则出现恶臭、脓性或脓血性排液、腹痛。

9.**急性白血病**　起病急、有突发高热和出血倾向。表现为发热、出血不止、贫血及各种器官浸润引起的症状和体征。

三、治疗原则

早期恶性肿瘤以手术根除原发病灶为主；中期恶性肿瘤以手术根除原发病灶或局部放疗为主，配合全身化疗；晚期恶性肿瘤采用综合治疗。

四、护理与管理措施

1.**饮食护理**　鼓励病人**进食高蛋白、高热量、高维生素易消化的饮食**。对食欲差、进食困难者少量多餐，必要时静脉营养。放疗期间忌服辛辣刺激性食物，如胡椒、葱、蒜、韭菜、羊、鸡等。

2.**疼痛护理**　观察疼痛的部位、性质、持续时间、程度，指导病人使用非药物方法止痛，疼痛难以控制者根据三级阶梯止痛方案给药。

3.**术后护理**　监测生命体征及病情变化，做好引流管、切口和皮肤护理，预防感染。如无禁忌证，术后1~7天后离床活动，即**早期离床活动**。

4.**化疗护理**　观察药液对血管壁的刺激，一旦外渗，立即更换注射部位并局部使用普鲁卡因封闭。化疗期间观察有无皮肤瘀斑、齿龈出血及感染等。

5.**放疗护理**　指导病人放疗期间减少活动，放疗前后卧床休息30分钟，放疗期间注意保护黏膜，预防继发感染。

6.**心理护理**　密切观察病人心理反应，给予不同的疏导和心理支持。

7.**临终支持**　有效控制疼痛，减少病人的痛苦，鼓励家人陪伴，帮助病人完成未尽的工作和愿望，使病人无憾、有尊严地离开人世。

8.健康教育　保持心情舒畅；注意营养；鼓励病人坚持运动和训练；定期复查。

9.预防

（1）开展健康教育，减少或消除致癌因素对人体的危害，积极治疗癌前病变。

1）**合理膳食**：营养均衡，摄入充足的新鲜蔬菜水果，规律进食，**忌暴饮暴食**，戒烟限酒，禁食霉变食物，少食烟熏食物等。

2）改变不良生活习惯，建立健康的行为和生活方式，保持适量的运动。

3）做好职业防护，减少环境污染对机体的影响。

4）注意自我检查，定期体检，发现肿块及时就诊。

（2）加强人群普查和筛查，积极治疗癌前病变。

（3）保持良好心态和树立战胜疾病的信心，主动配合康复运动，最大限度恢复功能状态，定期监测和复诊，预防疾病复发和转移，提高生存质量。

参考答案

1.B　2.E　3.C　4.A　5.C　6.B　7.C　8.C　9.D　10.A　11.B　12.D　13.E　14.D　15.C　16.D

第六章 社区常见精神病病人的护理与管理

统领全局—考试大纲

1.了解精神病学的基本概念。

2.掌握社区精神障碍病人管理规范。

3.精神障碍病人危险评估。

4.熟练掌握居家精神障碍病人意外事件的预防与处理原则。

5.掌握社区精神障碍病人的特点及护理特点。

6.了解精神分裂症的病因及发病机制。

7.掌握精神分裂症的临床表现和治疗原则。

8.熟练掌握精神分裂症的护理与管理措施。

9.了解阿尔茨海默病和脑血管所致痴呆的病因及发病机制。

10.掌握阿尔茨海默病和脑血管病所致痴呆的临床表现和治疗原则。

11.熟练掌握失智病人的护理与管理措施。

12.了解抑郁症的病因及发病机制。

13.掌握抑郁症的临床表现和治疗原则。

14.熟练掌握抑郁症的护理与管理措施。

15.了解酒精所致精神和行为障碍病人的病因及发病机制。

16.掌握酒精所致精神和行为障碍病人的临床表现和治疗原则。

17.熟练掌握酒精所致精神和行为障碍病人的护理与管理措施。

浪里淘沙—核心考点

第一节 精神障碍概述

一、基本概念

1.**精神障碍** 是指在各种生物学、心理学以及社会环境因素影响下，大脑功能活动发生紊乱，导致**认知、情感、行为、意志等方面的改变**，可伴有痛苦体验和（或）功能损害。

2.**精神残疾** 是指**各类精神障碍持续1年以上未痊愈**，存在认知、情感和行为障碍，影响日常生活和活动参与的状况。

3.**精神康复** 是康复医学的一个学科分支。**精神障碍康复的三项基本原则是：功能训练、全面康复、回归社会**。功能训练是指利用各种康复的方法和手段，对精神障碍病人进行各种功能活动，包括心理活动、躯体活动、语言交流、日常生活、职业活动和社会活动等方面能力的训练；全面康复是康复的准则和方针，使病人在生理上、心理上、社会活动上和职业上实现全面的、整体的康复；**回归社会则为康复的目标和方向**。精神康复的主要任务有生活技能训练、社会心理功能康复、药物自我管理能力训练和学习求助医生的技能等。

二、精神障碍病人管理规范

1.服务对象 **社区服务对象为诊断明确的、居家的、严重精神障碍疾病病人**。主要包括精神分裂症、分裂情感性障碍、偏执性精神病、双相障碍、癫痫所致精神障碍、精神发育迟滞伴发精神障碍。

2.服务内容

（1）病人信息管理：在将严重精神障碍病人纳入管理时，需由家属提供或直接转自原承担治疗任务的专业医疗卫生机构的疾病诊疗信息，同时为病人进行一次全面评估，为其建立居民健康档案。

（2）随访评估：纳入管理的严重精神障碍病人**每年至少随访4次，每次随访应对病人进行危险度评估**。检查病人的感觉、知觉、思维、情感和意志行为、自知力等；询问病人的躯体疾病、社会功能情况、服药情况及各项实验室检查结果等。

（3）干预：根据病人危险度分级、精神症状、自知力、工作、社会功能，以及病人是否存在药物不良反应或躯体疾病等对病人进行干预。

1）病情不稳定者：若**危险度为3~5级**或精神病症状明显、自知力缺乏、有急性药物不良反应或严重躯体疾病，**对症处理后立即转诊到上级医院**。对未住院的病人，在精神专科医师、居委会人员、民警的共同协助下，2周内随访。

2）病情基本稳定者：若危险度为1~2级，或精神症状、自知力、社会功能状况至少有一方面较差，首先应判断是病情波动或药物疗效不佳，还是药物不良反应或躯体症状恶化，分别采取调整现用药物剂量和查找原因对症处理，2周内随访，若处理后病情趋于稳定可维持目前治疗方案，3个月内随访；未达到稳定者，请精神专科医师进行技术指导，1个月内随访。

3）**病情稳定者**：若危险度为0级，且精神症状基本消失，自知力基本恢复，社会功能处于一般或良好，无严重药物不良反应，躯体疾病稳定，无其他异常，**继续执行上级医院制定的治疗方案，3个月内随访**。

4）每次随访根据病人病情控制情况，对病人及其家属进行有针对性的健康教育和生活技能训练等方面的指导。

（4）健康体检：在病情许可的情况下，征得监护人与（或）病人本人同意后，<u>每年进行1次健康检查，可与随访相结合</u>。

3.服务要求

（1）社区应配备接受过严重精神障碍管理培训的专（兼）职人员，开展健康管理工作。

（2）与相关部门加强联系，及时为社区内新发现的严重精神障碍病人建立健康档案。

（3）随访包括预约病人到门诊就诊、电话追踪和家庭访视等方式。

（4）帮助病人进行社会功能康复训练，指导病人参与社会活动，接受职业训练。

4.考核指标　严重精神障碍病人规范管理率=年内辖区内按照规范要求进行管理的严重精神障碍病人人数/年内辖区内登记在册的确诊严重精神障碍病人人数×100%。

三、精神障碍病人危险评估

1.暴力行为的危险度评估　精神障碍病人暴力行为是指在精神症状的影响下突然发生的自杀、自伤、伤人、毁物等冲动行为，以攻击性行为较突出，具有极强的爆发性和破坏性，会对攻击对象造成不同程度的伤害，甚至危及生命，需要及时预测，严加预防和及时处理。

（1）行为：<u>兴奋激动可能是攻击行为的前奏</u>。早期兴奋行为包括踱步，不能静坐，握拳或用拳击物，下颚或面部的肌肉紧张等。

（2）情感：愤怒、敌意、异常焦虑、易激惹、异常欣快、激动和情感不稳定可能表示病人将失去控制。

（3）语言：病人在出现攻击行为之前有一些语言表达，包括对真实或想象的对象进行威胁，或提出一些无理要求，说话声音大并具有强迫性等。

（4）意识状态：思维混乱、精神状态突然改变、定向力缺乏、记忆力损害也提示攻击行为可能发生。

应用"攻击风险评估表"（表8-6-1）对病人的行为进行等级评估，按严重程度由轻到重分为Ⅰ~Ⅳ级。

表8-6-1　精神障碍病人攻击风险评估量表

严重程度	主要评估内容	处理
Ⅰ级	有下列情况之一者（男性则有两项）：①男性；②精神分裂症，伴幻听或被害妄想；③躁狂；④酒药依赖的脱瘾期；⑤意识障碍伴行为紊乱；⑥痴呆伴行为紊乱；⑦既往人格不良者（有冲动、边缘型人格障碍）	<u>防冲动</u>，密切观察。遵医嘱对症治疗
Ⅱ级	<u>被动的言语攻击行为，激惹性增高</u>，如无对象的抱怨、发牢骚、说怪话。交谈时态度不佳、抵触、有敌意或不信任；或精神分裂症有命令性幻听者	<u>建议家属带病人就诊</u>，防冲动，密切观察、专人看护。遵医嘱使用抗精神障碍性药物降低激惹性；对症治疗
Ⅲ级	<u>主动的言语攻击行为，如有对象的辱骂</u>，或被动的躯体攻击行为如毁物，或在交往时出现社交粗暴（交谈时突然离去、躲避、推拒他人善意的躯体接触）；既往曾有过主动躯体攻击行为	<u>建议住院治疗</u>。防冲动，由专人护理。<u>遵医嘱实施保护性约束</u>，必要时陪护，使用抗精神障碍性药物降低激惹性
Ⅳ级	<u>有主动的躯体攻击，攻击行为一天内至少出现两次以上</u>或攻击行为造成他人躯体上的伤害	防冲动，专人护理。及时报告医生，<u>遵医嘱实施保护性约束</u>，对症处理，必要时陪护，使用抗精神障碍性药物降低激惹性

2.自杀行为的危险评估　自杀是指有意识地伤害自己的身体，以达到结束生命的目的，<u>是精神障碍病人死亡的最常见的原因</u>。自杀行为分为自杀意念、自杀威胁、自杀姿态、自杀未遂、自杀死亡。

（1）精神障碍：<u>超过90%的自杀者有精神障碍</u>，自杀率较高的精神疾病为抑郁症、精神分裂症中的命令性幻听、精神分裂症及癫痫所致精神障碍等病后抑郁、精神活性物质所致精神障碍中酒精依赖、人格障碍、严重的药源性焦虑。

（2）躯体疾病：恶性肿瘤，迁延不愈的慢性躯体疾病，严重外伤导致身体残疾等。

（3）遗传因素：自杀有一定的遗传学基础。

（4）心理社会因素：孤僻离群，极度自卑或自责，嫉妒心强，过度依赖，家庭成员矛盾，亲友死亡，失业或事业受挫，债务，离异或丧偶，人际关系恶劣等。

（5）环境因素：生活环境存在安全隐患，如玻璃窗不能抗冲撞、易碎，电源插座暴露于病人可触及区域，刀剪、被服等管理不善等。

《自杀风险因素评估量表》（表8-6-2）。本量表分为三个模块，一类危险因素主要由疾病症状导致，通过治疗及护理是可以逐渐缓解的。

表8-6-2　自杀风险因素评估量表

时间项目			评定日期（年）					
一类危险因素	抑郁症							
	自杀观念	有无						
		频度						
		程度						
		时程						
	自杀企图	频度						
		计划性						
		坚定性						
	自我评价							
	自杀方式	有无						
		可救治性						
	无望							
	无助							
	酒药滥用							
二类危险因素	年龄							
	性别							
	婚姻状况							
	职业情况							
	健康状况							
三类危险因素	人际关系不良							
	性格特征							
	家庭支持							
	事业成就							
	人际交往							
	应激事件							
	自知力							
总分								
评定者								

危险因素计分方法及含义见如下说明：

一类危险因素（总分28分）

抑郁症：1轻；2中；3重。

自杀观念：有无：0无；1有；　　频度：1偶尔；2经常；

程度：1轻度；2强烈；　时程：1短暂；2持续。

自杀企图：频度：1偶尔；2多次；　计划性：1盲目；2有计划；

坚定性：1犹豫；2下决心。

自我评价：1自责，自我评价低；2自罪。

自杀方式：1无具体的方式；2方法容易达到和实施。

可救治性：1容易发现可救治；2隐秘难以救治。

无望：0无；2有；无助：0无；2有；药物滥用：0无；2有。

二类危险因素（总分8分）

年龄：0小于45岁；1大于等于45岁。

性别：1女；2男。

婚姻状况：0已婚；1未婚；2离异或丧偶。

职业情况：0在职、在校；1失业、无业。

健康状况：0 身体健康；1 患病多年（未影响功能）；2 患病多年（影响功能）。

三类危险因素（总分7分）

人际关系不良：0 无；1 有。

性格特征：0 积极乐观；1 内向、自卑、冲动。

家庭支持：0 良好；1 差。

事业成就：0 事业有成；1 一事无成。

人际交往：0 交友多；1 交友少。

应激事件：0 无；1 有。

自知力：0 良好；1 自知力差。

注：总体评价：32~43分：极度自杀危险。21~30分：高度自杀危险。11~20分：有自杀风险。10分以下：比较安全。

注1：总体评价：31~43分为极度危险。21~30分为很危险。11~20分为危险。10分以下为较安全

注2：自杀风险因素总体评价得分≥21分，每日进行一次评估；自杀风险因素总体评价得分11~20分，每周进行一次评估；其他病人至少每月进行一次评估。

四、家庭精神障碍病人意外事件的预防与处理原则

（一）居家精神障碍病人意外事件的预防

1.暴力泛指具有攻击性的行为，如生气、敌视、侵犯、骚扰、虐待、破坏物品、口头或躯体攻击、自伤（杀）、伤（杀）人等。

（1）家庭成员应与病人建立信任的人际关系，以耐心、和蔼的态度与病人接触，及时发现病人的需要并加以满足，或予以耐心的解释。

（2）根据病人的特长，**让其参加适当的体力劳动和体育活动，转移病人对症状的关注**程度，同时使其精力得到应有的发泄。**注意安全保护性措施，减少环境中的不良刺激**，限制一定的人际交往。

（3）**对躁狂病人多用正面教育，多表扬、少批评**，善于诱导，并**用转移其注意力的方法引导到有益于健康的方面**。防止很多人围观及挑逗，避免病人因激惹而更加兴奋。

（4）对幻觉、妄想比较丰富的病人尽量避免触及其病理体验，**防止突然发生冲动行为**。家庭成员应了解病人的妄想内容，协助病人减轻或摆脱精神症状的干扰，消除其紧张和烦躁不安的心理，增强病人控制行为的能力。为病人提供高热量饮食及水分。安排有规律的生活，保证充足的睡眠，以防体力消耗。与此同时，及时采用各种有效治疗措施，力求缩短兴奋过程，防止因过度兴奋引起衰竭及延长病人痛苦。

2.自杀、自伤行为　**自杀、自伤是精神障碍病人常见的危险行为**。家庭成员要密切观察病情变化以及异常的言语和行为表现，及时采取有效措施加以看管监护。加强危险物品的保管，**如病人所服药物由家属保管，定时、定量发放并确保服下**；病人居住地方用具简单，凡有跳楼、触电、服毒、自缢等各种自杀条件的，都要加以防范。**加强治疗、改善病人情绪与睡眠，是防止自杀的有效措施**。家庭成员要与病人建立良好的亲属关系，帮助病人培养兴趣，增强战胜疾病的信心。

3.走失　家属应与病人经常谈心，了解其思想动态，时刻注意病人的动向，加强管理。家里要经常有人在，**不能让病人单独外出**。鼓励病人参加集体活动，分散不良情绪，指导病人正确认识和适应环境，消除恐惧和顾虑，一旦病人走失，要及时寻找。找回病人后，不可指责或恐吓病人，应从中吸取教训，防止再次走失。

（二）家庭精神疾病病人意外事件的处理原则

1.自缢　**当社区护士发现病人自缢时，首先为病人脱开缢套，若病人悬挂自缢，应立即紧紧抱住病人身体向上抬举**，解除颈部受压迫状态；若病人在低处勒缢，应立即剪断绳索，脱开缢套。**立即将病人放平，保持仰卧位**，颈部伸直，托起下颌，用舌钳拉出舌头，以防舌后坠堵塞气道。立即进行心肺复苏，直至自主呼吸恢复后再搬移病人。

2.外伤　精神障碍病人较严重的外伤为撞击伤、坠跌伤和切刺伤。当社区护士发现病人撞击时，应立即抱住病人阻止行动，或迅速用手保护病人头部，以缓解撞击力度。一旦发生撞击，应立即检查处理伤情。重点检查有无急性颅内血肿征兆，若病人出现呼吸加深、脉搏缓慢、血压升高、意识障碍、瞳孔不等大、偏瘫或头痛、喷射性呕吐等颅内压增高症状，应立即送医院处理。

坠跌伤常见于有自杀企图或企图外走的病人。一旦发现病人攀登高处，社区护士应耐心劝解病人从原路返回，或为病人搭放梯子，或组织人力从四面围拢病人，保护病人安全返回。注意不可威胁、恐吓或斥责病人。一旦发生坠跌，应立即检查伤情，有无颅脑损伤、内出血、骨折等。若发生开放性骨折，应包扎、固定，若发生脊椎骨折，应将病人仰卧于硬板床上，搬运时三人必须协调一致，保持脊柱原位，以免引起脊髓横断面损伤，造成残疾。

病人以锐利器具切刺血管，可引起大出血，严重者可导致休克。社区护士应立即急救止血，尽快送医院处理。

3.服毒　精神障碍病人有可能藏匿大量精神药物或镇静催眠药集中吞服，蓄意自杀。**一经发现，应迅速洗胃排出毒物**。如病人出现休克状态，应首先抢救休克。

4.噎食　当病人因吞咽困难发生噎食，大量食物阻塞气管或误入气管引起窒息，要**立即停止进食**，采取紧急措施，迅速恢复呼吸道通畅。

（1）噎食早期：大量食物积存口腔咽喉前部，阻塞呼吸道，病人面部涨红并有呛咳反射，**立即清除口内积食**。对意识清晰病人，可让其吐出食物，或用手掏出口腔内积存的食物。

（2）窒息早期：食物卡在咽喉部位，病人有胸闷窒息感，又吐不出食物。此时可用竹筷、牙刷柄刺激咽喉部位引吐，或置病

人侧卧，头低45°角，用手拍击胸背，协助病人吐出食物。

（3）根据病人状况，**采用海姆立克急救法**。

（4）若病人出现额头大汗，面色苍白，口唇青紫，昏倒在地，提示食物已误入气管不能取出，处于窒息状态。此时应将病人置仰卧位，肩下垫高，颈部伸直，使气管位置尽量接近于表面皮肤，立即送医院进一步处理。

五、社区精神障碍病人的特点

1.神经症、人格障碍、适应障碍及精神发育迟滞等轻度精神障碍者较多。

2.经医院治疗后回到社区进行康复的慢性精神障碍病人，精神残疾和智力残疾者多。在社区中的慢性精神障碍病人，最重要的问题是社会残疾，这些病人的社会功能存在明显障碍或缺陷，不能完成其应有的社会角色。

第二节　精神分裂症病人的护理与管理

精神分裂症是一组病因未明的常见精神疾病，多起病于青壮年，常缓慢起病，可以引起感知觉、思维、情感、行为等多方面的精神活动障碍及精神活动本身的不协调并与周围环境脱离。

一、发病相关因素

遗传和环境共同作用导致了精神分裂症的发生。

（一）生物因素

1.遗传因素　**遗传因素在精神分裂症的发病中起着重要的作用。**

2.神经免疫、内分泌因素　部分精神分裂症病人有免疫功能异常，与家族史，内稳态紊乱、神经内分泌乃至神经递质变化等有关。

（二）个性特征

部分病人在病前就存在一些特殊的个性特征，如性格孤僻、内倾、害羞、敏感、思维缺乏逻辑性、好幻想等，有人称之为"分裂性人格"。

（三）社会环境因素

1.环境因素　包括家庭内、外环境。目前倾向于把家庭因素看成是慢性精神分裂症病人复发的可能诱发因素。

2.社会文化因素　低社会阶层及贫民区的人群因精神疾病而住院的比率明显高于高社会阶层人群。有研究显示移民中精神分裂症发病率较高。

3.心理应激　精神分裂症病人的症状变化与生活事件刺激强度关系密切，甚至超过与疾病本身之间的关系。

二、临床表现

1.前驱症状　精神分裂症的特征性表现尚未充分暴露，精神症状不明显。有类似神经衰弱表现，可表现为睡眠障碍，个性改变，对人冷淡，与亲人疏远，异常行为，敏感多疑，对身体过分关注等。

2.精神分裂症特征性症状

（1）**思维联想障碍**：**思维联想过程缺乏连贯性和逻辑性，是精神分裂症最具有特征性的障碍**。病人在意识清楚的情况下，思维联想缓慢或分裂，缺乏具体性和现实性。临床可见思维松弛、思维中断、思维云集、病理性象征性思维、语词新作等，严重者出现破裂性思维。

小试身手 1.精神分裂症患者最具特征的表现是

A.情感障碍　　　　　　　　B.意志行为障碍　　　　　　　　C.思维联想障碍

D.感知障碍　　　　　　　　E.矛盾意向

（2）情感障碍：**情感淡漠**、情感反应与思维内容以及外界刺激不配合，是精神分裂症的重要特征。此外可见情感反应在本质上的倒错，如病人笑着叙述自己的痛苦与不幸，称为情感倒错。

（3）意志行为障碍：病人活动减少、主动性缺乏，行为被动、退缩。临床还可见意向倒错、矛盾意向、违拗、被动服从、模仿言语、模仿动作，严重者可出现蜡样屈曲。

3.其他常见症状

（1）幻觉和感知综合障碍：**最常见是幻听，主要是言语性幻听，如评论性幻听**、思维鸣响。幻听可以是真性的，较常见的是假性幻觉。幻视常常与其他幻觉一起存在。

（2）妄想：是精神分裂症最常见的症状之一。**内容以关系妄想、被害妄想和影响妄想最为常见**。内容离奇、荒谬，发生突然；有扩大和泛化趋势，或具有特殊意义；且对妄想内容不愿暴露。

（3）紧张综合征：表现为紧张性木僵：病人缄默、不动、违拗或呈被动性服从，并有肌张力增高，出现空气枕头、蜡样屈曲。有时突然出现冲动行为，即紧张性兴奋。

4.慢性精神分裂症主要症状　临床主要是**思维贫乏、情感淡漠、意志缺乏、孤僻内向为主**，又称为阴性症状。

三、治疗原则

精神分裂症急性阶段一般以药物治疗为主，慢性阶段更注重心理社会康复，以预防复发和提高病人社会适应能力。

1.药物治疗

（1）一般原则：药物治疗应系统而规范，**强调早期、足量**（个体化的最低有效剂量）、**足疗程、单一用药、个体化用药的原则**。治疗从小剂量逐渐加到有效推荐剂量，药物剂量增加速度视药物特性及病人特质而定，**维持剂量通常为巩固治疗期间剂量的1/2~1/3**。高剂量时应密切评估药物的治疗反应和不良反应并给予合理调整。一般情况下不能突然停药。

（2）选药原则：根据病人对药物的依从性、个体对药物的疗效、不良反应大小、长期治疗计划、年龄、性别及经济状况选择药物。英国NICE指南（2009）建议：在药物治疗时要尊重病人的选择；对于两种不同作用机制的抗精神障碍药物治疗不佳者，建议选用氯氮平治疗；对于治疗依从性不佳者，可以选择长效制剂治疗。

（3）药物治疗程序与时间：**治疗程序包括急性治疗期（至少4~6周）、巩固治疗期（至少6个月）和维持治疗期。对于首发、缓慢起病的病人，维持治疗时间至少5年**；急性发作、缓解迅速彻底的病人，维持治疗时间可以相应较短。如果决定停药，一定要告知病人和家属复发的先兆症状和应对措施。

（4）合并用药：如病人持续出现焦虑、抑郁和敌意等症状，即使抗精神障碍药物对阳性症状控制较好，仍应合用辅助药物。如病人已接受合适的抗精神障碍药物治疗，甚至服用氯氮平，仍表现持续的阳性精神障碍性症状，应合用辅助药物（增效药物），或联合使用不同种类的抗精神障碍药物。联合用药以化学结构不同、药理作用不尽相同的药物联用比较合适，达到预期治疗目标后仍以单一用药为宜，作用机制相似的药物原则上不宜合用。如果合并用药未出现明显疗效，则要恢复到单一用药或换用其他药物。

（5）安全原则：在开始抗精神障碍药物治疗前均应常规检查血压、心率、血常规、肝、肾、心功能、血糖和血脂，并在服药期间要定期复查对比，发现问题及时分析处理。

2.心理与社会干预　在治疗过程中，要了解与发病有关的生活和工作中的应激，了解病人在病情好转阶段对疾病的态度、顾虑，协助病人解除家庭生活中的急慢性应激，并给予支持性心理治疗。

四、护理与管理措施

（一）基础护理

1.居住环境：居住环境要求安全、简洁、安静。

2.个人卫生护理：评估病人的自理能力，督促和协助其完成力所能及的个人卫生的料理工作，**避免对病人过分照顾**。

3.饮食护理：注意饮食卫生和营养搭配，营养均衡，忌吃刺激性食物，禁饮咖啡、酒等兴奋性饮品。

4.睡眠护理：**嘱病人睡前禁饮咖啡、浓茶等兴奋性饮料**；教会病人促进睡眠的方法，如放松训练、听轻音乐和热水泡脚等；必要时遵医嘱服用安眠药物。

5.生活自理能力训练：**提醒病人不要整日卧床，嘱咐家属不要过分照顾**，防止病人生活自理能力衰退。

6.用药护理：长期坚持服药是精神障碍病人家庭护理的一项主要内容。

（二）特殊症状的护理

1.暴力行为的危险：冲动、伤人

（1）**做好居家的安全管理**，病人居住的房间要安静、舒适，摆设尽量简单。减少及避免由于环境的因素在病人兴奋、冲动时伤及自己及他人。

（2）与医疗机构密切联系，**严重兴奋的病人应加强精神症状的治疗**，及时控制病人的精神症状，减少冲动的风险。

（3）加强治疗的同时，照顾者应根据病人幻觉、妄想的内容，有针对性地加强风险评估，**评估病人的妄想内容有无针对照顾者及家属的内容，特别是存在被害妄想及命令性幻听的病人，要引起高度重视，及时采取相应措施**。对妄想伴有幻觉的病人，要密切观察病人的言语、情绪和行为的表现，掌握病人出现幻觉的具体内容、次数、内容和时间，掌握病人对症状的应对方式并采取相应的护理干预措施。

2.自杀、自伤的风险

（1）首先对病人是否存在自杀的风险及风险等级进行详细的护理评估，**对风险等级较高的病人，照顾者应实施重点监护，确保病人安全**。

（2）根据病人不同的诱因给予对症的护理干预，对于受疾病影响的自杀自伤行为应确保病人环境及物品的安全，保证病人精神药物治疗的实施；对于由于病耻感、社会隔离等心理社会因素导致的病人自杀风险，护士应做好病人的心理护理，尊重理解病人，改变病人的负性认知，提升病人回归社会的信心。

3.拒绝治疗的风险

（1）对于精神分裂症的病人，首先要加强病人治疗依从性的评估，了解病人不服从治疗的原因，给予针对性的护理。对于担心药物不良反应的病人，应向病人详细、耐心解释其所服药物的作用及注意事项，告知病人自我观察的重点，有不舒服的症状时及时寻求帮助，照顾者与病人达成遵守治疗的安全治疗协议。对于没有自知力的病人不愿服药时，应耐心劝导并严格执行操作规程，劝说看护病人治疗服药，鼓励病人表达对治疗的感受和想法。对于症状较重拒绝治疗的病人，应选择注射药物或口崩片等药物的特殊剂型，确保病人治疗的实施。**对于藏药的病人，照顾者应给予关注，如单独看护服用药，与餐同服，服药后注意观察病人口腔、水杯是否藏存药物**。

（2）掌握病人所服药物的不良反应，观察病人用药后精神症状的改善情况及有无不良反应。减少由于药物不良反应造成病人治疗的不依从，增加病人服药的依从性。

（三）预防

1.疾病复发是困扰精神疾病病人的重大问题。精神疾病复发前往往有症状提示，可从以下几方面进行观察：①病人是否失眠或睡眠质量下降，睡眠规律是否发生变化；②病人是否出现兴奋、抑郁、焦虑等情绪变化，尤其是抑郁等症状；③病人是否存在否认有病，抵触治疗等自知力下降的表现；④病人是否出现言行异常，如自言自语、时哭时笑等行为；⑤病人是否存在生活懒散，不修边幅，与人交往减少，对批评指正无动于衷等表现。

2.社区康复机构应指导训练病人，提高病人社会适应能力，减少心理应激，坚持服药，避免复发。

3.遗传因素是精神分裂症发生的因素之一，<u>建议处于生育年龄的病人，要在专业医生的指导下怀孕</u>。

第三节　失智病人的护理与管理

阿尔茨海默病（AD）是一种中枢神经系统的原发退行性变性疾病。本病起病徐缓，进行性发展，病因迄今未明。

脑血管病所致精神障碍是指脑血管病影响脑部血液供应引起的精神障碍。本病进展缓慢，常因卒中引起急性加剧、病情波动，最终发展为痴呆。

一、发病相关因素

1.阿尔茨海默病　病因与发病机制尚未阐明，可能是一种家族遗传性疾病。另外，本病可能与正常老化过程加速、铅或硅等在脑内蓄积中毒、免疫功能低下和衰弱、机体解毒功能减弱、慢性病毒感染以及脑部外伤等因素有关。丧偶、独居、低教育水平等亦可成为发病诱因。

2.脑血管所致痴呆（VD）　导致VD的危险因素包括：高血压、高血脂、糖尿病、吸烟、房颤，以及惯于久坐的生活习惯等。

二、临床表现

（一）阿尔茨海默病

1.**记忆障碍**　是AD早期突出症状或核心症状。早期主要累及短程记忆，记忆保存和学习新知识困难。**表现为忘性大，好忘事，丢三落四**。疾病早期学习新知识，掌握新技能的能力减退，只能从事简单刻板的工作。随病情进展，远记忆力也逐渐受累，记不住自己的生辰、家庭住址和生活经历。严重时连家里几口人，家人的姓名、年龄、职业都不能准确回答，可出现错构和虚构症。

2.视空间和定向障碍　是AD早期症状之一，由于记忆是人物、时间、地点定向力的要素，因此定向力亦进行性受累。如在熟悉环境或家中迷失方向，找不到卫生间、卧室等。

3.言语障碍　AD病人常有言语障碍，言语含糊、刻板啰嗦、不得要领。出现找词困难，用词不当或张冠李戴。出现病理性赘述，阅读和书写困难，继之出现失命名，或变得缄默不语。

4.失认（感觉功能正常，但不能认识或鉴别物体）、失用（理解和运动功能正常，但不能执行运动）也较常见。前者如不能识别物体、地点和面容（面容失认，不能认识面容），甚至不能认识镜子中的自我。

5.智能障碍　AD病人是一种<u>全面性智能减退</u>，包括理解、推理判断、抽象概括和计算等认知功能。

6.精神行为症状　包括焦虑、抑郁、幻觉、妄想等。

1）妄想：AD病人因记忆力减退、记不住东西放在什么位置而出现一种具有特征性的"偷窃"妄想。

2）幻觉：幻听最常见，其次为幻视，多出现在傍晚，常为小人、儿童或矮子。

3）错认：病人往往把荧屏中的人像、照片和镜中人误认为真人并与之对话，仿佛镜中的自我为另一陌生人，或认为室内有他人入侵。

4）焦虑、恐惧和抑郁：对即将发生的事件出现预期性焦虑和害怕独处。抑郁也常见。

5）人格改变：是早期症状之一，固执、偏激、以自我为中心、自私、依赖性、漠不关心、敏感多疑、不负责任。

6）行为症状：动作单调、刻板，有无目的或怪异行为，如藏匿物品、拾破烂、无目的的漫游、攻击行为等。行为症状往往随痴呆程度而加重。

7）睡眠障碍：约半数病人出现睡眠节律紊乱或颠倒。白天卧床，晚上到处活动，骚扰他人。

8）异常行为：病人动作重复刻板、愚蠢笨拙，如反复开启抽屉、无目的地把东西放进拿出、反复扭转门锁、玩弄衣扣，或回避交往，表现为退缩、古怪、纠缠周围人，不让家人走开。

（二）脑血管所致痴呆（VD）

1.早期症状　潜伏期长，早期不易发现。

（1）脑衰弱综合征

1）情感障碍：情绪不稳定、情感脆弱、易伤感、易激惹、易怒、克制力减弱。

2）躯体症状：头痛，以枕部、双颞部、额部为主，转头、用力憋气时加重；头晕，突然左右转头部或后仰时出现眩晕，伴耳鸣及听力减退；肢体麻木，走路向一侧倾倒感；眼花，肌肉震颤，睡眠障碍，以失眠为主、入睡困难、少数白天昏昏欲睡。

3）轻度注意力不集中，思维迟钝，工作效率下降，主动性下降，记忆力下降，学习新知识困难，近事遗忘明显。

（2）轻度认知障碍：记忆损害，注意力障碍，推理和抽象思维能力减低，语言运用能力下降，视觉空间功能障碍。

2.局灶性神经系统症状及体征

（1）左大脑半球病变出现失语、失用、失读、失写、失算。右大脑半球病变出现视觉空间障碍。神经核团及传导束病变出现相应的运动、感觉及锥体外系障碍，强制性哭笑，假性球麻痹症，可伴幻觉、自语、缄默或木僵等精神障碍性症状。

（2）Binswanger型脑病出现假性球麻痹症，动作迟缓，共济失调，言语不清，伴抽搐及强制性哭笑等，轻度锥体外系征或小脑病变。

（3）大面积脑梗死抢救后遗有严重的神经症状和体征，如卧床不起、瘫痪、丧失生活自理能力、痴呆。

3.智能损害　早期表现为记忆障碍，以近记忆障碍为主；晚期远记忆障碍，病理性赘述；流利性失语。

4.精神障碍性症状　脑血管病的进展呈现明显的波动性，阶梯样病程，一部分病人可产生精神障碍性症状，如偏执症状、被害妄想、关系妄想及疑病妄想等。在记忆障碍的基础上产生被偷窃妄想、贫穷妄想、嫉妒妄想、性欲的复苏。

三、治疗原则

1.阿尔茨海默病　目前无特效疗法。<u>治疗主要包括药物治疗和心理社会治疗</u>。

（1）行为和精神症状的治疗：给予必要的对症治疗，可短时间、小剂量使用抗精神障碍药控制幻觉、妄想等精神行为症状。伴淡漠、抑郁、敌意攻击、易激惹的病人给予抗抑郁药。

（2）改善认知功能：目的是延缓变性过程。用药后病人的认知有一定的改进，但仍不足以给病人的实际生活、工作能力带来助益。目前临床证实疗效比较好的药物有多奈哌齐和美金刚。

2.脑血管所致痴呆

（1）大脑代谢调节药：改善认知功能，常用药物有：氢化麦角碱、吡乙酰胺、茴拉西坦胶囊、吡硫醇、都可喜、石杉碱甲、双氢麦角碱、氯酯醒。

（2）血管扩张药：增加脑血流量，常用药物有：脑益嗪、环扁桃酯、适脑脉-30、盐酸氟桂嗪。

（3）抗精神障碍治疗

1）脑衰弱及认知：苯二氮䓬类、罗拉、舒宁、佳静安定、黛安神。

2）失眠：苯二氮䓬类（几种药物交替使用，防止形成耐药性、依赖性）、思诺思、忆梦返、美舒郁。

3）精神症状：小剂量抗精神障碍药、抗抑郁剂。

四、护理与管理措施

1.护理评估

评估病人的认知功能水平、执行功能、语言能力、运用功能、视空间和结构能力、精神行为症状、日常生活能力、自理情况、躯体疾病、意识情况、记忆、情绪。

2.主要护理问题及措施

（1）沟通障碍的护理措施

1）<u>失智病人在不同阶段会表现出交流困难</u>，早期常常表现为找词困难、理解表达困难、主动交流的意愿减退。这时需要<u>社区护士耐心倾听，鼓励病人主动表达，建议病人使用记事本等协助记忆</u>。

2）与病人交流时使用清晰、简短、简单的句子，<u>避免用成语和不明确的词语表达</u>，不使用命令性语言，应用温和、委婉的话语劝导病人。

3）<u>交流时从正面靠近，保持目光接触，避免开放性问题，减少选择性，不与病人争论</u>，交流时保持耐心和镇静。

4）通过适当的手势、平和的声音、温柔的触摸以及微笑来传递信息，从病人的身体语言、含糊不清的语言甚至喊叫中体会病人的意图与需求。

（2）生活自理能力不足的护理措施

1）进食护理：一日三餐定时、定量，尽量保持病人平时的饮食习惯，选择营养丰富、荤素搭配易消化的食物。多吃水果、蔬菜，督促病人多喝水。提供安静、舒适、固定的进食环境。鼓励病人自行进食，延缓功能衰退。缓慢进食，不催促病人，以防噎食及呛咳。

2）大小便管理：失智病人因记忆损害和视空间障碍，会出现不知入厕，找不到厕所，随地大小便或尿湿衣裤等情况，所以厕所标识应明显，定时引导病人如厕。尽量采取坐位，避免疲劳。避免大便秘结，及时处理便秘。

3）个人卫生照料：协助病人做好个人卫生，定时督促协助病人完成生活自理。卧床的病人应定时进行关节被动活动，保持肢体功能位，防止关节畸形和肌肉萎缩。保护皮肤，定时翻身并按摩皮肤，促进血液循环，预防压疮。

4）衣着照料：病人衣物单独存放，只放简单应季的衣服，减少病人因认知下降出现的选择错误。衣服穿脱方便，避免拉锁、扣子较多、较为繁琐的衣物，便于病人穿着。

小试身手　2.护理阿尔茨海默病（AD）病人的正确方法是

A.每日定时喝水　　　　　　B.尽量穿有纽扣的衣服　　　　　C.根据病人需求进食

D.尽量让病人独自进餐　　　E.尽量选择系带子的鞋子

（3）睡眠障碍的护理措施

1）帮助病人合理安排作息时间表，督促病人按时起床、按时就寝。

2）创造良好的睡眠环境，房间不宜太暗，可开暗灯，消除病人因明亮度明显变化而产生恐惧感。

3）调整病人的昼夜节律，白天尽量不让病人睡觉，安排病人做一些益智游戏和手工活动，保证夜间睡眠质量。

4）睡前给病人温水泡脚，听安神催眠的音乐，让病人精神放松、舒适入睡。

5）半夜病人吵闹，不要突然开灯，也不要大声斥责病人，对病人轻声解释，引导入睡。

6）睡前做好安全措施，如门、窗、水、电等，以防意外。

（4）潜在安全风险的护理措施

1）照顾者管理好厨房用具，刀、叉、剪刀等上锁保存，电器不用时拔掉插销或关掉电源，电源插座加放电源封口。在病人可视范围内，保证摆放物品对病人安全。

2）照顾者协助病人管理药品，在病人经常活动的区域关掉电和煤气。

3）禁止病人单独外出，以免走失。

（5）精神行为问题的护理措施

1）病人尽量生活在自己熟悉的环境，不随意改变生活环境。频繁更换住所会加重病人视空间障碍。病人应有适当的活动空间，保证活动空间安全。

2）调整生活节奏：生活简单、规律，可让病人参与购物、散步、逛公园、做简单家务活动，让病人白天有事可做，不勉强做能力达不到的事，不伤害病人自尊心，对病人要多鼓励、多表扬，不取笑、不批评。

3）积极识别诱发因素：精神行为问题的发生会有一定的诱发因素，环境改变会使病人感到紧张、恐惧、不知所措，继而出现行为问题。

3.预防

（1）社区精神障碍防治机构，应在60岁以上的老年人群中进行记忆筛查，对轻度认知障碍的老年人进行干预，了解本社区精神病人的情况，及早发现、及早治疗。

（2）社区康复机构，指导训练病人，减少心理应激，定期对照顾者进行心理干预。

（3）减少失智发生的方法，保护心脏，预防冠心病；体育锻炼，增强脑代谢；健康饮食，减少高血压、高血脂、高血糖；认知训练，延缓脑退化；社交活动，锻炼大脑，增加表达。

第四节　抑郁症病人的护理与管理

抑郁症是以明显而持久的心境低落为主的一组精神障碍，临床表现为情绪低落、思维迟缓、意志活动减退"三低"症状。目前认为，抑郁发作的表现可分为核心症状、心理症候群和躯体症候群。

一、发病相关因素

1.遗传因素　通过家系研究发现本病具有精神障碍家族史者，心境障碍先证者亲属患本病较一般人群高，一般血缘关系越近，患病概率越高。

2.心理社会因素　心理社会因素对抑郁症的影响非常大，应激性生活事件主要是负性的生活事件。

3.生化因素　生化、生理的改变，可能仅仅是一种状态的标志或素质的标志，是否具有有病因子意义尚无定论。

二、临床表现

1.核心症状　情绪低落、兴趣缺乏和快感丧失，可伴有躯体症状、自杀观念和行为。

（1）心境或情绪低落：表现为情绪低落、愁眉不展、忧心忡忡、悲伤，严重者会感到无望、无助、无用。心境有昼重夜轻的特点。

（2）兴趣缺乏：病人对以前喜爱的各种活动兴趣显著减退甚至丧失。

（3）快感丧失：病人丧失了体验快乐的能力，不能从平时从事的活动中获得乐趣。有些病人也能参与一些活动，但主要是为了消磨时间，或希望能从悲观失望中解脱，毫无快乐可言。

小试身手 3.患者，女，40岁，半年前丧偶后一直不能从应激状态调整过来，导致明显的思维和行为改变，以下症状群中，属于抑郁症患者核心症状的是

A.焦虑　　　B.妄想　　　C.情绪低落　　　D.自责自罪　　　E.睡眠紊乱

2.心理症状群　分为心理学伴随症状和精神运动性症状。

（1）焦虑：抑郁症主要症状之一，可伴发胸闷、心跳加快、尿频、出汗等，躯体症状可掩盖主观的焦虑体验而成为临床主诉。

（2）自责自罪：病人的认知模式，想过去自己做错什么、是否给别人带来伤害；看现在，病人往往感到一无是处，一钱不值；看将来，病人会感到很无望。

（3）精神障碍性症状：主要是妄想或幻觉，如罪恶妄想、无价值妄想等。妄想不具有精神分裂症妄想的特征如原发性、荒谬性。

（4）认知症状：注意力和记忆力下降。对各种事物均作出悲观的解释，将周围的一切看成灰色的。

（5）自杀观念和行为：是抑郁症最危险的症状。50%左右病人出现自杀观念。偶尔出现"扩大性自杀"，病人可在杀死数人后再自杀，后果极严重。

（6）精神运动性迟滞或激越：多见于"内源性"抑郁病人，思维迟缓，动作迟缓，工作效率下降，严重者出现抑郁性木僵。一些病人会出现激越行为。反复思考无目的的事情，思维内容无条理，思维效率下降，烦躁不安、紧张激越，不能控制自己的动作。

（7）自知力：大部分病人自知力完整，主动求治。

3.躯体症状群

（1）睡眠紊乱：早醒，少数病人可出现贪睡的情况。

（2）食欲下降，体重明显减轻。

（3）性功能减退：有些勉强维持性行为，但体验不到乐趣。

（4）精力丧失：无精打采，疲乏无力。

（5）非特异性躯体症状：头痛或全身疼痛，周身不适，胃肠道功能紊乱，心慌气短及胸前区痛、尿频、尿意等，因而长期在综合医院门诊游荡。

小试身手 4.患者，女，40岁。最近兴趣丧失，闭门独居，常心情不佳，不愿与人交往，最可能的诊断是

A.抑郁症   B.癔症   C.人格障碍   D.焦虑症   E.神经衰弱

三、治疗原则

1.药物治疗

（1）抗抑郁药：如**阿米替林、氯丙米嗪、麦普替林**等。新型抗抑郁药如氟西汀、帕罗西汀、舍曲林、西酞普兰等。**起效时间2周以上**。维持治疗，**首次发作半年至1年**；反复发作维持时间更长。

（2）抗精神障碍药物：伴精神障碍性症状者可选择利培酮、奥氮平等。

2.物理治疗（MECT） **电休克治疗（无抽搐电痉挛治疗）适用于有强烈自杀观念、木僵状态的病人**。对严重抑郁、木僵拒食、抗抑郁药物治疗无效的病人，选用电休克疗效可达90%，而且起效较快，尤其适用于有强烈自杀观念和企图的病人。

3.心理治疗 包括认知治疗、人际关系治疗、行为治疗、心理分析治疗和家庭治疗。

四、护理与管理措施

1.护理评估 护士利用观察、交谈、病历和病史回顾、量表测量、躯体检查等方式，从生理、心理、社会文化等方面去了解、收集资料，动态评估病人的精神行为。

2.主要护理问题及护理措施

（1）**自杀、自伤的护理**

1）自杀行为常常发生在抑郁发作期，特别是反复发作的抑郁症病人，常常处于无助、无望的心理状态。病人自杀观念此时会比较强烈，但此时病人体力和思维处于相对迟缓状态，虽自杀观念强烈，但实施的能力受限。当病人情绪状态缓解时，病人的自杀风险反而增加。

2）**对自杀风险等级较高的病人应重点监护，确保病人的安全**。

3）向病人讲解自杀意念是疾病的症状之一，随治疗进行症状会缓解消失。

（2）冲动、攻击行为的护理

确保病人的周围环境中无冲动易得的物品，提供安全、安静、舒适的环境，预防由于环境因素诱发病人冲动行为的发生。

（3）生活自理能力下降的护理

1）饮食护理：对于抑郁症状影响食欲而进食量少的病人，讲解食欲的下降是疾病的症状，减少病人不必要的担心，鼓励病人进食以保证基本的摄入量。对于木僵兴奋病人应协助其进食。

2）排泄护理：针对抑郁性木僵或亚木僵病人，定时督促病人如厕并观察病人如厕后大小便的量。

3）着装及沐浴护理：对于木僵或亚木僵的病人应督促，必要时协助病人洗漱、沐浴，完成基本的生理自理。

4）睡眠护理：**白天要求尽量病人不卧床，可鼓励病人下床活动**，使病人晚上能得到充足的休息；对入睡困难或夜间易惊醒的病人，应按医嘱适当给予药物。

3.自杀行为的干预 严密观察病情变化及异常言行，病人有无流露出厌世的想法，警惕突然"症状好转"的消极病人，伪装痊愈。

（1）**评估抑郁症自杀的危险因素**：①**严重的抑郁情绪**，顽固而持久的睡眠障碍；②**伴有自罪妄想、严重自责及紧张激越**；③家庭支持系统；④有抑郁和自杀家族史；⑤**有强烈的自杀观念，或曾经有过自杀史**。

（2）自杀迹象：①写遗书；②整理旧物；③突然关心他人；④了断社会关系；⑤收藏药品、刀、绳等。

（3）继续评估自杀危险，对有自杀计划的病人，详细询问方法、地方、时间，如何获得自杀工具和发生自杀行为的可能性大小。

（4）**一旦发生自杀、自伤，应立即隔离病人实施抢救**。对自伤、自杀后的病人要做好自伤、自杀后的心理疏导，制订进一步防范措施。

4.预防

（1）定期对重点人群进行寻访，建立有效的沟通渠道，了解其心理动态，有效减少负性思考。

（2）对社区的人口现状做到心中有数，对高危人群及早干预，提供心理援助，使其正视现实。

第五节 使用酒精所致精神和行为障碍病人的护理与管理

酒精中毒性精神障碍因饮酒引起，可在一次饮酒后发生，也可因长期饮酒成瘾后逐渐出现，或突然停饮后急剧产生症状。

一、发病相关因素

确切原因尚未明确，可能与遗传、生物学、心理学和社会文化因素相关。

1.酒精代谢基因对酒精滥用和酒精依赖的影响 酒精在小肠吸收，主要**在肝脏中由两种活性酶顺序代谢**。

2.遗传因素影响酒精依赖形成　与病人有血缘关系的家庭成员中酒精依赖的患病率高于一般人群，酒精依赖病人一级亲属患酒精依赖的危险性高于其他人。

3.社会、文化、心理因素　社会环境、社会生活、社会文化、社会态度等对物质依赖起重要作用。

二、临床表现

1.**酒精依赖**　也称酒精成瘾，指反复饮酒导致躯体或心理对酒的强烈渴求与耐受性。酒精成瘾者为获得饮酒后的精神效应或避免停饮而产生戒断综合征，有强烈的饮酒渴望和觅酒行为。饮酒成了生活的中心内容，并养成了规律性饮酒习惯及晨饮现象，对酒的耐受性高，需不断增加饮酒量。此外，酒精依赖者还可出现人格改变。

2.**戒断综合征**　长期大量饮酒者突然停饮或骤然减少饮酒量而产生的一系列精神与躯体症状。一般发生在酒量减少或断酒后6~8小时，高峰为24小时，持续1周左右。表现为焦虑不安、抑郁、恶心、呕吐、心悸、出汗、肌体粗大震颤、继之有视物变形、幻听、幻视、意识障碍、谵妄，常伴发热、心动过速，严重者危及生命。

3.急性酒精中毒性精神障碍

（1）普通醉酒：普通醉酒是指由于一次大量饮酒出现的急性中毒状态，常先出现兴奋期，进一步醉酒则出现意识障碍，包括意识清晰度下降和（或）意识范围狭窄，严重者昏迷，甚至死亡。

（2）病理性醉酒：病理性醉酒是指饮用一定量酒后产生严重的意识障碍，出现极度兴奋、紧张、恐惧、攻击和危害行为；常伴幻觉、妄想；一般持续数小时或1天，常以深睡结束发作，醒后对发作经过不能回忆。

（3）复杂性醉酒：一般饮酒量不大，但意识障碍明显，通常是在脑器质性损害或严重脑功能障碍的基础上，对酒精耐受性下降而出现急性酒精中毒反应。与病理性醉酒症状类似，通常为数小时，对发作经过完全或部分遗忘。

4.慢性酒精所致中毒性精神障碍

（1）酒精依赖：指长期反复大量饮酒引起的一种特殊心理状态，这一过程需5~10年。**主要表现**为：①对饮酒的强烈渴求且无法控制；②晨饮或固定时间而不顾场合的饮酒；③饮酒成为一切活动的中心；④耐受性，即饮酒量不断增加；⑤一旦停饮可出现恶心、呕吐、出汗、静坐不能、肢体震颤等戒断症状，严重者出现惊厥，意识混浊或震颤谵妄，而恢复饮酒后戒断症状迅速消失；⑥酒精依赖者经过一段时间戒断后，如重新饮酒可迅速再现酒精依赖的全部症状。

（2）**酒精中毒性幻觉症**：临床上以幻听、幻视为主，幻视则以原始性或各种小动物多见，在幻觉基础上可继发妄想和情绪、行为障碍，病程一般不超过6个月。

（3）震颤谵妄：为长期饮酒后突然骤减或停饮而出现的一种短暂意识障碍状态，为酒精依赖的一种严重的戒断症状，主要表现为意识障碍，也可出现错觉、幻觉、片段被害妄想、惊恐、激动甚至冲动行为，同时还可见四肢粗大震颤、共济失调及大汗、发热、心动过速、血压升高、瞳孔散大等，严重者危及生命。

（4）**酒精中毒性妄想症**：为长期饮酒引起的妄想状态，病人意识清晰，**以嫉妒妄想或被害妄想为主**，病程大多迁延，在妄想的基础上，病人可出现相应的情绪反应和行为。

（5）柯萨可夫精神病综合征：**以严重的近记忆力障碍、遗忘、错构以及定向力障碍为主**，而遗忘又主要为顺行性。不内感染表情欣快，行为幼稚、懒散，严重者智能减退，并常伴周围神经炎症状和体征。

（6）**酒精中毒性痴呆**：长期大量饮酒引起酒精中毒性脑病，出现**记忆、智能障碍，并最终发展为痴呆状态**。病人常伴有人格改变，严重者生活完全不能自理。

（7）酒精所致情感障碍：反复大量的饮酒可引起严重的抑郁症状，称之酒精所致情感障碍。多在严重酒精依赖后出现情绪低落，入睡困难，病程短，停酒后症状多在短期内减轻或消失。

三、治疗原则

1.**急性酒精中毒**需对症治疗，**静脉注射葡萄糖和含有维生素B₁的液体及其他复合维生素B**，纠正营养缺乏和促进葡萄糖代谢。

2.长期酗酒治疗可服用抑制酒精饮用的药物（如厌恶疗法、催吐或使用拮抗药物治疗）治疗戒断症状；采取措施减轻生理症状；心理治疗；行为矫正、团体治疗和家庭治疗；提供咨询和团体的支持可帮助病人克服酒精依赖。

3.对症治疗

（1）对**戒断症状**可使用人工常温冬眠治疗或**苯二氮䓬类抗焦虑药**。

（2）对**幻觉、妄想、抑郁、焦虑等症状**给予抗精神病药、抗抑郁药、抗焦虑药。从小量开始缓慢加量。**失眠者使用催眠或苯二氮䓬抗焦虑药**；出现癫痫发作给予抗癫痫药治疗。

4.营养支持治疗　如促大脑代谢治疗，补充大量B族维生素等。

5.行为治疗　如厌恶治疗法，淡化对酒的渴求，使用吐根碱、阿普吗啡或戒酒硫等与酒合用催吐，并形成条件反射，使病人一饮酒即引起呕吐而戒酒。

6.心理治疗　康复期继续进行心理治疗，如支持性、认知性以及个人、家庭、集体等心理治疗以巩固疗效。

7.综合治疗　常采用两种或两种以上的治疗，如采用断酒、支持疗法、对症治疗。

四、护理与管理措施

1.护理评估　①戒断症状评估：评估自主神经功能紊乱的表现，如心慌、手抖、大汗、恶心、呕吐、腹泻等，以及有无幻觉、妄想，情绪状态及躯体状态等。②治疗动机评估：根据不同的治疗动机给予相应的康复指导。

2.主要护理问题及护理措施

（1）摔伤的护理措施

1）详细评估摔伤、跌倒的危险因素，根据具体情况采取具体的干预措施。对于戒断症状及使用苯二氮䓬类药物导致的摔伤风险，应先告知病人腿软、无力易摔伤的原因，同时做好基础护理。

2）对于精神症状导致的异常行为，护士应密切观察病人的精神症状，有针对性地采取预防摔倒的措施，如精神症状常常出现在夜间，对风险较大的病人夜间设专人看护。

（2）暴力行为的护理措施

1）评估戒断期的精神症状，**对症状严重且风险高的病人给予重点监护**，确保安全。**针对精神病性症状，与医疗合作，加强治疗，防止发生伤人、伤己行为**。

2）对酒精依赖合并抑郁者，详细评估抑郁情绪并评估有无自杀风险，向病人讲解抑郁情绪与长期饮酒有关，随治疗的进行，抑郁症状会逐渐改善。

3）由于长期饮酒，部分病人家庭支持系统较差，病人自卑、无助、无望，首先要理解病人及家属双方，其次向家属讲解酒精依赖是一种慢性复发性脑病，不是病人的道德品质问题，取得家属的理解。

4）痉挛发作时就地平卧，取下义齿，放牙垫于上下白齿之间，用手托起下颌，防止舌咬伤和下颌脱臼。保证呼吸道通畅，迅速松解衣领和腰带；保护好四肢，防止骨折、脱臼。

（3）感染护理措施

1）对躯体情况较差者首先做好饮食护理，给予易消化吸收的清淡饮食，加强饮食卫生宣教，防止由于饮食不当加重恶心、腹泻等症状。

2）对于戒断症状严重而卧床者，每日协助病人床上翻身、叩背，促进痰液排出。

3）保证病室环境及床单位清洁，对于戒断症状出汗较多者，及时更换衣服及床单位，防止风寒感冒而诱发肺部感染。

3.预防

（1）加强对饮酒危害的宣传工作：特别是文明饮酒，不劝酒、不酗酒、不空腹饮酒、不喝闷酒，以饮料代酒，减少职业之便所致的酒精依赖者。

（2）早期干预：通过家庭巡访，早期筛选出有饮酒问题的人，对其讲解有关酒的知识，如酒量与酒对躯体损害和社会家庭问题的关系，发放相关的健康教育指导手册。

（3）加强对未成年人饮酒的控制和限制，健全并加强有关法律的宣传和检查力度。

（4）及时治疗某些躯体疾病或精神疾病，避免以酒代药所致酒精依赖。

参考答案

1.C　2.A　3.C　4.A

第七章　社区常见传染病病人的护理与管理

统领全局—考试大纲

1.了解传染病的定义。
2.掌握传染病流行过程及影响因素。
3.熟练掌握传染病防治与管理。
4.了解手足口病的病因及发病机制。
5.掌握手足口病的临床表现和治疗原则。
6.熟练掌握手足口病的护理与管理措施。
7.了解病毒性肝炎的病因及发病机制。
8.掌握病毒性肝炎的临床表现和治疗原则。
9.熟练掌握病毒性肝炎的护理与管理措施。
10.了解肺结核的病因及发病机制。
11.掌握肺结核的临床表现和治疗原则。
12.熟练掌握肺结核的护理与管理措施。
13.了解细菌性痢疾的病因及发病机制。
14.掌握细菌性痢疾的临床表现和治疗原则。
15.熟练掌握细菌性痢疾的护理与管理措施。
16.了解艾滋病的病因及发病机制。
17.掌握艾滋病的临床表现和治疗原则。
18.熟练掌握艾滋病的护理与管理措施。
19.掌握梅毒病人的护理与管理。

浪里淘沙—核心考点

第一节　概　述

一、传染病的定义

传染病是指能在正常人群中引起流行的感染性疾病。当病原微生物感染人体后可使人致病，但感染性疾病不一定有传染性，其中有传染性的疾病才称之为传染病。

二、传染病流行过程及影响因素

1.流行过程　流行过程必须具备传染源、传播途径和人群易感性三个基本环节。

（1）**传染源**：是指病原体已在体内生长繁殖并能将其排出体外的人和动物。主要见于显性感染者、隐性感染者、病原体携带者和受感染的动物。

（2）**传播途径**：是指传染源将病原体传播给易感者的过程。包括：①**呼吸道传播**：麻疹、肺结核；②**消化道传播**：伤寒、痢疾；③**虫媒传播**：疟疾、斑疹伤寒；④**接触传播**：破伤风、钩虫。

（3）**人群易感性**：人群易感性是群体对某种传染病的免疫水平低下，易发生传染病的流行。新生人口增加、易感人口大量流入或计划免疫实施不佳，均可使人群易感性增加。

2.影响流行过程的因素　包括自然因素和社会因素。

三、传染病分类与报告

（一）传染病分类《传染病信息报告管理规范》（2015年底）规定，传染病分为甲类、乙类和丙类。

1.甲类传染病：鼠疫、霍乱（2种）。

2.乙类传染病：传染性非典型肺炎、艾滋病（艾滋病病毒感染者）、病毒性肝炎、脊髓灰质炎、人感染高致病性禽流感、麻疹、流行性出血热、狂犬病、流行性乙型脑炎、登革热、炭疽、细菌性和阿米巴性痢疾、肺结核、伤寒和副伤寒、流行性脑脊髓膜炎、百日咳、白喉、新生儿破伤风、猩红热、布鲁菌病、淋病、梅毒、钩端螺旋体病、血吸虫病、疟疾、人感染H7N9禽流感（26种）。

3.丙类传染病：流行性感冒、流行性腮腺炎、风疹、急性出血性结膜炎、麻风病、流行性和地方性斑疹伤寒、黑热病、包虫病、丝虫病，除霍乱、细菌性和阿米巴性痢疾、伤寒和副伤寒以外的感染性腹泻病、手足口病（11种）。

根据国务院卫生行政部门的最新调整，**乙类传染病增加新型冠状病毒肺炎及猴痘**，2022年12月26日，国家卫生健康委员会发布公告，将新型冠状病毒肺炎更名为新型冠状病毒感染。目前，全国法定传染病共41种。

小试身手 1.下列哪项属于甲类传染病
A.鼠疫　　　　　B.伤寒　　　　　C.脊髓灰质炎　　　　D.艾滋病　　　　E.狂犬病

小试身手 2.根据《中华人民共和国传染病防治法》规定，**不属于乙类传染病的是**
A.登革热　　　　B.猩红热　　　　C.百日咳　　　　D.流行性感冒　　　　E.白喉

（二）传染病的报告要求《传染病信息报告管理规范》（2015年底）规定，责任报告单位和责任疫情报告人**发现甲类传染病和乙类传染病中的肺炭疽、传染性非典型肺炎**等按照甲类管理的传染病人或疑似病人时，或发现其他传染病和不明原因疾病暴发时，**应于2小时内将传染病报告卡通过网络报告**。对**其他乙、丙类传染病病人、疑似病人和规定报告的传染病病原携带者在诊断后，应于24小时内进行网络报告**。

四、传染病防治与管理

1.传染病预防管理

（1）**管理传染源**：传染病报告制度是早期发现传染病的重要措施，**控制传染源的主要手段是隔离病人**。对传染病接触者应采取检疫措施、密切观察、预防接种。对在人群中检出的病原携带者进行治疗、调整工作岗位和随访观察。对动物传染源如有经济价值尽可能治疗，必要时宰杀后消毒；无经济价值者设法杀灭。

（2）**切断传播途径**：对消化道传染病和虫媒传染病而言，消毒和消灭四害是切断传播途径的重要措施。

（3）**保护易感人群**：改善营养、锻炼身体，提高机体非特异性免疫力；进行**预防接种**，提高人群特异性免疫力。

2.传染病治疗

（1）治疗原则：**坚持综合性治疗原则**：①治疗、护理与隔离、消毒并重；②一般治疗、对症治疗与特效治疗并重。

（2）治疗方法：①支持疗法，包括隔离、护理、合理营养、应用免疫制品、心理治疗等；②特效疗法，治疗病原体，控制传染源；③对症疗法，减轻病人痛苦，减少机体消耗，保护重要脏器使损伤降至最低限度。

第二节 手足口病病人的护理与管理

一、病因及发病机制

手足口病是由肠道病毒引起的一种常见传染病。有多种肠道病毒可引起手足口病，其中以**柯萨奇病毒A16型（CoxA16）和肠道病毒71型（EV71）**最为常见。

根据我国传染病防治法，手足口病属于丙类传染病，其**传播途径主要通过消化道**、呼吸道及接触传播。手足口病主要发生在5岁以下的儿童，其潜伏期多为2~10天，平均为3~5天。

二、临床表现

多数患儿无前驱症状，通常**急性起病，发热，且热型不一，可伴咳嗽、流涕、食欲缺乏**等。于手、足、**臀部出现斑丘疹、疱疹**，疱内液体较少，呈离心性分布。口腔内（舌、颊黏膜、咽峡、硬腭等处）出现散在疱疹或浅溃疡，因疼痛明显可致拒食、流涎。部分患儿仅表现为皮疹或疱疹性咽峡炎。多在1周内痊愈，预后良好。

少数患儿（尤其是小于3岁患儿）病情进展迅速，于发病1~5天出现脑膜炎、脑炎（以脑干脑炎最为凶险）、脑脊髓炎、肺水肿、循环障碍等，极少数病例病情危重，可致死亡。

三、治疗原则

尚无特效抗病毒药物和特异性治疗手段。手足口病患儿若无并发症，预后一般良好且多在1周内痊愈，主要采取对症治疗，控制高热，做好口腔、皮肤护理等；少数手足口病患儿，特别是3岁以下患儿，当引起心肌炎、肺水肿、无菌性脑膜炎等并发症时，应及时送至相应医疗机构采取相应的治疗措施。

四、护理与管理措施

1.护理措施

（1）适当休息，高热者卧床休息，保持患儿衣服、被褥清洁、衣着舒适、柔软。

（2）给予清淡、易消化、温凉饮食，避免刺激性食物，保证营养和水分摄入。

（3）保持口腔清洁，进食前后用温水或淡盐水漱口。

（4）保持皮肤清洁，防止挠抓致破溃、合并感染。瘙痒明显者可局部使用止痒剂；剪短患儿指甲，必要时包裹患儿双手，防止抓破皮疹。

（5）臀部有皮疹的患儿，应随时清理大小便，保持臀部清洁、干燥。

2.管理措施

（1）管理传染源：**手足口病的传染源主要是患者和隐性感染者**，因此应**及时隔离、治疗患儿**；特别要**看护好患儿，防止接触其他儿童，以减少交叉感染**。

（2）切断传播途径：**对手足口病的传播途径主要密切接触传播**、呼吸道飞沫传播和粪－口传播。在隔离的基础上，采取消毒措施，患儿衣物、食具、玩具等物品应进行晾晒或消毒，粪便应及时进行消毒处理。

（3）保护易感人群：**手足口病易感人群主要为5岁以下的儿童**。因此在本病流行期间不宜带儿童到人群聚集、空气流通差的公共场所，注意保持家庭环境卫生，居室经常通风，勤晒衣被。家长、看护者、托幼机构及教育部门应做好以下预防措施：

1）培养儿童养成饭前便后、外出后认真洗手的习惯。

2）看护者接触儿童前、替幼童更换尿布、处理粪便后均要洗手，并妥善处理污物。

3）婴幼儿使用的奶瓶、奶嘴使用前后应充分清洗。

4）每日对玩具、个人卫生用具、餐具等物品进行清洗消毒。

5）**托幼单位每日进行晨检，发现可疑患儿时，及时送诊**。

6）患儿增多时，要及时向卫生和教育部门报告。根据疫情控制需要当地教育和卫生部门可决定采取托幼机构或小学放假措施。

第三节　病毒性肝炎病人的护理与管理

一、病因及发病机制

1.**甲型病毒性肝炎**　是由**甲型肝炎病毒（HAV）**引起的以肝脏损害为主的传染病。**传染源主要为病人和病毒携带者，经粪－口途径传播**。HAV经口进入体内后，经肠道进入血流，引起病毒血症，约1周后到达肝脏，随后通过胆汁排入肠道并出现于粪便中。HAV在肝内复制的同时，亦进入血液循环引起低浓度的病毒血症。

2.**乙型病毒性肝炎**　**传染源为急、慢性病人和无症状慢性乙型肝炎病毒（HBV）携带者，传播途径主要通过血清及日常生活密切接触**。HBV存在于病人血液及粪便中，通过各种体液排出体外，如血液、唾液、精液、阴道分泌物、乳汁、月经、汗液、尿液等；或因输入含有病毒的血液制品，采用不洁注射器、针头、采血仪器，或注射污染病毒的生物制品而传播。

小试身手　3.下列哪项**不属于**乙型肝炎直接传播的途径

A.输血及血制品　　　B.母婴垂直传播　　　C.性接触传播　　　D.吸毒　　　E.粪－口途径传播

二、临床表现

1.**潜伏期**　甲型肝炎潜伏期为5~45天，平均30天；乙型肝炎潜伏期为30~180天，平均为70天。根据有无黄疸、病情轻重，肝炎分为以下几种类型：

2.**急性期**

（1）**黄疸型肝炎**：病程一般可分为黄疸前期、黄疸期和恢复期。

1）**黄疸前期**：起病急，畏寒、发热，体温大多在38~39℃之间，平均发热3天。**突出的症状为食欲不振、恶心、呕吐、上腹部不适、腹胀、乏力等**。病人右上腹轻微压痛，少数病人腹痛剧烈。此期平均持续5~7天或更长。

2）**黄疸期**：病人的**尿色加深**，**巩膜及皮肤黄疸**。黄疸出现后，发热及胃肠道症状短时间加剧，但一般症状如食欲、恶心等在此期好转。部分病人皮肤瘙痒，荨麻疹、脉搏缓慢，**大便呈黏土色**。**肝大**，达肋下2~3cm或更大，质地充实，表面光滑，有**叩击痛**。部分病人脾脏轻度肿大，少数病人淋巴结肿大。此期持续2~6周或更长。

3）**恢复期**：黄疸消退，病人食欲和精神开始好转，肝脾缩小，肝功能趋于正常。症状轻者1~3个月可以康复。

（2）**无黄疸型肝炎**：较多见，约占全部甲型病毒性肝炎的80%以上，多见于儿童和成人。其临床表现不显著，起病缓，病人食欲减退、恶心、腹胀、肝区不适或隐痛、低热、乏力等，少数病人高热，达39℃以上。**多数病人肝脏肿大和压痛**。症状和体征**较轻，且无黄疸**。肝功能轻度受损，**大多数病人血清谷丙转氨酶（ALT）升高**。

小试身手　（4~5题共用备选答案）

A.皮肤瘙痒　　　B.口渴多饮　　　C.食欲不振　　　D.巩膜黄染　　　E.巩膜苍白

4.急性黄疸型肝炎患者在皮肤出现黄疸之前可表现为

5.急性黄疸型肝炎患者初期突出的症状是

3.**慢性期**　肝炎病人如饮食不当，嗜酒，未得到及时休息和治疗，或使用肝毒性药物，可使病程迁延，转为慢性肝炎。

1）**迁延性肝炎**：病程超过6个月以上，病情不见明显好转，食欲减退、乏力、肝大，肝区叩压痛，肝功能轻度损害。

2）**慢性肝炎**：症状和体征持续1年以上，症状轻重不一，食欲不振、疲乏无力、腹胀、腹泻，肝区疼痛、低热、失眠等，可有蜘蛛痣和肝掌等。

三、治疗原则

治疗原则以适当休息、合理营养为主，药物疗法为辅。避免饮酒及使用肝毒性药物。用药宜简不宜繁。

1.**急性肝炎**　对症治疗为主：①患病初期恶心、呕吐明显者给予**甲氧氯普胺**口服或肌内注射，或静脉滴注10%葡萄糖溶液；②腹胀、食欲不振者口服乳酶生；③中医中药疏肝理气、清热解毒、消胀。

2.**慢性肝炎**　对症治疗包括：①具有降低血清丙氨酸氨基转移酶（ALT）作用的联苯双酯、垂盆草冲剂、齐墩果酸片等；②解毒药物如葡醛内酯（肝泰乐）；③促进能量代谢药三磷酸腺苷（ATP）；④护肝药物如维生素类（B族、C、E、K等）；⑤促进蛋白质合成药物如肝安；⑥改善微循环药物如丹参、低分子右旋糖酐；⑦抑制病毒复制作用的干扰素和利巴韦林等。

四、护理与管理措施

1.**护理措施**

（1）评估：皮肤、黏膜、巩膜颜色，观察粪便、尿液颜色。监测生命体征及神志状况。

（2）**隔离**：急性甲型肝炎隔离期为起病后3周，乙型肝炎病人隔离至HBsAg转阴。

小试身手 6.家庭发现某成员是乙肝病人，对其实施隔离的要求是

A.直至HBsAg转为阴性　　　　　B.待症状消失　　　　　C.至肝功能正常3个月

D.起病后3周　　　　　E.起病后2个月

（3）**饮食**：饮食清淡，适当进食蛋白质。补充维生素B族和维生素C。避免高热量饮食，防止肝脏脂肪变性。不宜进食过多的糖。保证水分的供给。

（4）**休息**：症状明显者卧床休息，症状明显减退可以逐步增加活动。急性肝炎病人出院后仍需休息1~3个月，恢复工作后定期复查1~3年。慢性肝炎病人待症状消失，肝功能正常3个月以上可恢复其原来的工作，但需随访1~2年。

2.管理措施

（1）**管理传染源**：①隔离病人；②早期发现隐性病人：从事餐饮业、儿童保育等工作的人员定期体检，如确诊为肝炎须暂时调离工作；③与病人接触者医学观察6周；④**患过病毒性肝炎者不宜献血**。

（2）**切断传播途径**：①病人食具、洗漱刮面用具专用，**餐具、水杯定期煮沸消毒15~30分钟**；②居家病人的粪便、呕吐物、尿及鼻咽分泌物应放在有消毒剂（5%漂白粉）的有盖容器中浸泡1小时后倾倒；③使用一次性注射器、输液器，防止通过血液或体液传播；④接触病人后用肥皂和流水洗手。

（3）**保护易感人群**：①**主动免疫**：甲型肝炎流行期间，**易感人群注射甲型肝炎减毒活疫苗，新生儿生后24小时内接种乙型肝炎疫苗**；②**被动免疫**：甲型肝炎病人接触者接触感染后7~10天接种人血清或胎盘球蛋白以防止发病；新生儿在接种乙型肝炎疫苗的同时，可联合使用高滴度抗HBVIgG注射，提高保护率；HBsAg阳性孕妇怀孕后3个月注射可阻止母婴传播。

小试身手 （7~9题共用备选答案）

A.食醋熏蒸　　　　　B.阳光照射　　　　　C.煮沸　　　　　D.过氧乙酸溶液浸泡　E.漂白粉溶液浸泡

7.肺结核病患者衣物的消毒宜采用

8.流行性感冒患者家庭空气的消毒宜采用

9.甲型肝炎患者使用过餐具的消毒宜采用

第四节　肺结核病人的护理与管理

一、病因及发病机制

肺结核是由**结核杆菌**引起的肺部感染，**主要通过呼吸道传播**，其次通过被结核杆菌污染的食物或餐具而引起肠道感染。**传染源主要是排菌的肺结核病人，空气飞沫是常见传播途径。**

小试身手 10.健康人发生肺结核病主要是因为

A.与肺结核病人交谈　　　　　B.饮用污染了结核杆菌的牛奶　　　　　C.触碰肺结核病人使用的痰杯

D.食入肺结核病人触摸过的食物　　　　　E.吸入肺结核病人咳嗽散播的飞沫

二、临床表现

1.**原发型肺结核**　机体初次感染结核杆菌而发生的肺结核，**多见于儿童**。临床症状不明显，少数病人乏力、低热、轻微咳嗽、食欲下降、消瘦、盗汗等。少数病人因机体抵抗力低下和对结核的敏感行为高，病情发展迅速，易发生血行播散。

2.**血行播散型肺结核**　又称粟粒型肺结核，细菌从肺原发病灶进入肺动脉，造成局部血行播散。**病人出现毒血症，高热、寒战、虚弱、脉搏细速、呼吸困难、发绀，但咳嗽不明显。**亚急性病人畏寒、发热、盗汗、疲乏、食欲不振、消瘦、咳嗽、咳少量痰液或血痰。

3.**浸润型肺结核**　临床上最多见，分内源性复燃和外源性感染，**以内源性复燃多见**。早期及轻症病人无明显症状，病变进展时出现低热、乏力、食欲低下、消瘦、月经紊乱、轻微咳嗽、咳少量白色黏痰、胸部不适。如病人抵抗力差，或菌量大，**肺部出现干酪样坏死，病人高热、乏力、剧烈咳嗽、咳脓性痰，甚至可咯血。**

小试身手 11.肺结核的表现特点是

A.多呈慢性过程　B.多为急性发病　C.不会有干酪样坏死　D.不会引起血行播散　E.感染结核杆菌后立即发病

三、治疗原则

1.**药物治疗**　以早期、联合、适量、规律和全程治疗为原则，常用药物包括：①异烟肼、乙胺丁醇抑制DNA合成；②利福平阻止DNA合成；③对氨基水杨酸阻止叶酸合成。

2.**对症治疗**　包括降温、止咳、祛痰、抗感染，必要时应用激素改善严重毒血症症状。

四、护理与管理措施

1.护理措施

（1）通风：室内经常通风，减少细菌数量。

（2）病人咳嗽、打喷嚏时不直接面向他人，用手或手纸遮住口鼻。不随地吐痰，**将痰吐在纸上，连同擦拭口鼻分泌物的纸一起焚烧。**

（3）饮食：适当增加动物、植物蛋白及富含维生素的蔬菜。

（4）休息：疾病进展期卧床休息；无明显中毒症状可进行一般活动，但要限制活动量。

（5）病人咯血过程中如出现胸闷、咯血不畅或呼吸困难，协助病人取头低足高位，轻拍背部，使血块排出。

（6）消毒：**病人就餐后餐具应煮沸消毒**。病人卧具每日在阳光下暴晒2小时。

小试身手 12.下列关于肺结核的护理措施**错误的**是

A.为病人创造良好的休养环境

B.病人的食具煮沸后再用

C.按医生制定的治疗方案坚持按时规律用药

D.保持良好的心情和积极的生活方式

E.饮食宜清淡少蛋白，无需增加营养，以免增加肝脏负担

2.管理措施

（1）**管理传染源**：对痰结核杆菌阳性者行呼吸道隔离，早期发现传染源。

（2）**切断传播途径**：做好个人和环境卫生。**不随地吐痰**，同桌用餐时提倡公筷制、分餐制，减少结核杆菌的传播。

（3）增强人体免疫力：开展体育活动，增强体质。**接种卡介苗以建立特异性免疫力**。

第五节　细菌性痢疾病人的护理与管理

一、病因及发病机制

细菌性痢疾是由志贺菌属（又称痢疾杆菌）引起的肠道传染病。**病人和带菌者是传染源**，**通过粪–口途径传播**，多见于夏秋季。

二、临床表现

潜伏期为数小时至7天，多为1~2天。根据病情轻重和缓急，可分为急性细菌性痢疾和慢性细菌性痢疾。

1.急性细菌性痢疾

（1）普通型（典型）：起病急，全身不适，高热伴寒战，腹痛、腹泻、里急后重。起初为稀便，而后转为黏液脓血便，每日排便10余次，量少。腹痛多于便前加重，便后暂时缓解。左下腹压痛，肠鸣音亢进。自然病程1~2周，早期治疗可逐渐恢复而痊愈。

（2）轻型（非典型）：全身症状轻，无发热或低热，稀便，每日3~5次，有黏液但无脓血，无明显里急后重。病程3~7天，可自愈，亦可转为慢性。

（3）中毒型：多见于2~7岁儿童。起病急骤，高热，体温可达40℃以上。反复惊厥、嗜睡、昏迷，可迅速发生呼吸衰竭和休克，但肠道症状轻，甚至开始无腹痛和腹泻，发病后24小时内出现腹泻及痢疾样大便。分为3型：①休克型（周围循环衰竭型）：表现为感染性休克，面色苍白，四肢厥冷、发绀，血压下降或测不出，脉搏细速测不到，少尿或无尿，此型较常见；②脑型（呼吸衰竭型）：以严重脑部症状为主，脑缺血缺氧、脑水肿、颅内压增高，严重者发生脑疝、呼吸衰竭，此型较严重；③混合型：具有以上两型表现，最为凶险，病死率很高。

2.慢性细菌性痢疾　病程超过2个月未愈。与急性期治疗不及时、耐药菌株感染、病人原有营养不良及免疫功能低下等有关。

三、治疗原则

1.急性细菌性痢疾

（1）一般治疗：呕吐导致不能进食或脱水者给予5%~10%葡萄糖液和生理盐水静脉滴注，一般病人口服补液即可。

（2）病原治疗：目前**最为敏感的药物是喹诺酮类**，常用的药物有诺氟沙星、环丙沙星、左旋氧氟沙星等，疗程5~7d。

（3）对症治疗。

2.慢性细菌性痢疾

（1）全身治疗：积极治疗并存的慢性病。

（2）病原治疗：根据细菌敏感试验选择有效的抗菌药物。联合应用两种抗菌药物治疗1~3个疗程，亦可应用药物保留灌肠。

（3）对症治疗。

四、护理与管理措施

1.护理措施

（1）**消化道隔离**：**隔离至临床症状消失、粪便培养连续2次阴性**。粪便消毒处理至症状消失后1周。

（2）发病早期卧床休息。评估腹泻次数、量，排便性状；评估呼吸和意识。高热者给予温水或酒精擦浴。

（3）**饮食护理**：提供少渣、易消化流食或半流食，忌食刺激性食物，补充水分。

（4）**皮肤护理**：评估肛周皮肤有无破损。每次便后清洗肛周皮肤或温水坐浴。

（5）规律生活，适当锻炼，避免过度劳累与紧张。

2.管理措施

（1）**管理传染源**：及时隔离、治疗病人。对从事饮食、托幼工作者定期作粪便培养，及早发现带菌者并治疗，在排菌前暂时调离工作。

（2）**切断传播途径**：做好"三管一灭"（饮水、食物、粪便的卫生管理及灭蝇），搞好个人及环境卫生。

（3）保护易感人群：口服"依链株"减毒活菌苗，保护率高，免疫力可维持6~12个月。

小试身手 13.细菌性痢疾确诊的重要依据是

A.化验检查白细胞增高　　　　　　B.呕吐、腹泻、里急后重　　　　C.排黏液性脓血便

D.粪便细菌培养阳性　　　　　　　E.有不洁饮食史

小试身手 14.患者，女，43岁。餐厅服务员。因高热、寒战、腹痛、腹泻、里急后重5小时至社区卫生服务中心就诊，诊断为急性细菌性痢疾。正确的处理措施是

A.进行消化道隔离　　　　　　　　B.急性期禁食　　　　　　　　　C.绝对卧床休息

D.症状缓解即可继续从事餐厅服务员工作　E.禁止酒精擦浴

第六节　艾滋病病人的护理与管理

一、病因及发病机制

获得性免疫缺陷综合征，简称艾滋病（AIDS）是由人类免疫缺陷病毒（HIV）所引起的严重传染病。

HIV主要侵犯辅助性T淋巴细胞，即CD_4细胞。CD_4^+T淋巴细胞在HIV的作用下，细胞免疫功能受损，大量细胞被破坏，**病人最后死于各种机会性感染和恶性肿瘤**。

二、临床表现

潜伏期2~10年。HIV侵入人体后可分为4期：急性感染期、无症状感染期、艾滋病前期和艾滋病期。

1.**急性感染期（Ⅰ期）** 发生在感染后12周内，可长达6个月。病人出现感冒症状、发热、腹泻、关节及全身痛、淋巴结肿大。**此期血清抗体可呈阴性，但HIV数量极高，传染性极强。此期又称窗口期。**

小试身手 15.目前国际上公认的AIDS窗口期是

A.1个月　　　　　B.3个月　　　　　C.6个月　　　　　D.9个月　　　　　E.1年

2.**无症状感染期（Ⅱ期）** HIV感染早期出现的症状消失，部分感染者全身淋巴结持续肿大，CD_4细胞数量进行性减少。此期可持续10年。

3.**艾滋病前期（Ⅲ期）** 有间歇性或持续性全身感染症状，还会出现体重下降、乏力、免疫功能降低等。

4.**艾滋病期（Ⅳ期）** 出现艾滋病症状，发生各种机会性感染。如：

（1）全身：疲乏、不明原因发热、盗汗、食欲下降、体重下降。

（2）呼吸系统：咳嗽、胸痛，卡氏肺孢子虫肺炎、卡波西肉瘤、肺炎、肺结核等。

（3）消化系统：腹泻、肝脏病变，蛋白大量丢失。

（4）皮肤：带状疱疹、皮疹、小儿出现水痘，感染性或非感染性损害。

（5）口腔：溃疡、白斑，真菌性口炎。

（6）眼耳鼻喉：视力模糊或丧失，吞咽疼痛，感染及肿瘤。

（7）神经系统：人格改变，记忆力减退，头痛，结核性脑膜炎等。

感染了HIV后处于第一、第二期称为HIV携带者或HIV阳性，进入第三、第四期称为艾滋病病人。

小试身手 （16~17题共用备选答案）

A.带状疱疹　　　　B.红斑　　　　　C.出血　　　　　D.溃烂　　　　　E.白斑

16.艾滋病病人抵抗力低下时，可在身体局部出现

17.评估艾滋病病人口腔，多数病人会出现

三、治疗原则

1.**抗病毒治疗** 是早期治疗的关键，以缓解病情，减少机会性感染。药物可抑制HIV的复制和转录，包括：①叠氮脱氧胸苷（AZT）；②双脱氧肌苷（DDI）；③双脱氧胞苷（DDC）；④双氢双脱氧胸苷（d4T）等。

2.**抗机会性感染治疗** ①戊烷脒治疗卡氏肺孢子虫肺炎；②AZT与α干扰素联合治疗卡波西肉瘤；③对鹅口疮、白假丝酵母菌感染者使用制霉菌素、两性霉素B等；④无环鸟苷治疗带状疱疹。

3.**支持疗法** 输血及营养支持疗法，补充维生素，特别是维生素B_{12}和叶酸。

小试身手 18.关于艾滋病病人抗机会性感染的治疗措施，**错误是**

A.鹅口疮选用制霉菌素治疗　　　　B.带状疱疹选用两性霉素B治疗

C.戊烷脒治疗卡氏肺孢子虫肺炎　　D.卡波西肉瘤选用AZT与α干扰素联合治疗

E.白假丝酵母菌感染可选用制霉菌素治疗

四、护理与管理措施

1.护理措施

（1）口腔及皮肤护理：加强皮肤、黏膜护理，预防发生感染。

（2）健康教育：①传授青春期生理知识、女性防范艾滋病的措施；②告知**日常生活接触不会感染HIV**，如与HIV感染者

握手、拥抱、礼节性接吻、共同进餐、共用学习或办公用品；与HIV感染者共用浴池、游泳池、马桶等；蚊虫叮咬；打喷嚏、咳嗽。

2.管理措施

（1）管理传染源：①发现并管理同性恋、双性恋和静脉吸毒者，采取安全性行为；②高危人群建议主动进行血液检查；③依法无偿献血，调查每位供血者的背景，加强血液检测。

（2）切断传播途径

1）防止血液传播：静脉注射吸毒者禁止与HIV感染者共享注射器；严禁输入被HIV污染了的血液及血液制品；医务人员注射治疗时使用一次性注射器、输液器；可能接触病人血液或体液时，必须戴手套，必要时戴护目镜、穿隔离衣。

2）避免性接触感染：禁欲，忠诚，性行为时戴安全套。

3）阻断母婴传播：怀疑HIV感染的育龄女性，孕前到医疗机构做血液检测，如已感染应避免怀孕。

（3）保护易感人群：日常生活中不与他人共用洗漱刮面用具，不在消毒不严的理发店、美容院刮胡子、文身、修脚。教育人们远离毒品。

小试身手 19.下列措施中哪项**不属于**切断AIDS传播的途径

A.避免多个性伙伴　　　　　　　B.加强血液检测，保证安全用血　　　　　　C.不与他人共用注射器

D.正确使用安全套　　　　　　　E.对病人及病原携带者进行隔离

第七节　梅毒病人的护理与管理

1.病因及发病机制　梅毒是由**梅毒螺旋体**引起的一种性病，**病人是唯一的传染源，性接触是最主要的传播途径**。传染过程分为一期梅毒、二期梅毒和三期梅毒。

2.临床表现

（1）**一期梅毒**：下疳常发生在外生殖器，初为丘疹、硬结或浸润性红斑，继之发生轻度糜烂或溃疡，无脓性分泌物，不痛不痒。不经治疗可在3~8周内自然消失。

（2）**二期梅毒**：头痛、头晕、畏寒、食欲差、乏力、肌痛、骨关节痛、低热等。**特征性表现是皮肤、黏膜的梅毒疹。皮疹数目多、分布广、对称性、不痛不痒，以斑疹（玫瑰疹）最常见**；黏膜梅毒疹多发生于口腔黏膜和阴道黏膜，局部红肿和糜烂，表面有乳白或灰白色渗出物覆盖。皮肤、黏膜损害可在2~3个月内自然消失。

小试身手 20.关于二期梅毒患者临床表现的叙述，正确的是

A.全身症状不明显　　　　　　　B.特征性的表现是皮肤、黏膜的梅毒疹

C.黏膜梅毒疹多发生于呼吸道黏膜　　D.皮肤、黏膜损害可在1个月内自然消失

E.病程一般大于5年

（3）**三期梅毒**：损害侵犯内脏器官或组织。此期破坏性强，病程长，可危及生命。

小试身手 21.下列哪项是三期梅毒的标志

A.梅毒性树胶肿　　　B.结节性梅毒疹　　　C.皮肤性梅毒疹　　　D.梅毒性秃发　　　E.扁平湿疣

3.治疗原则

（1）一经确诊应立即彻底治疗，按时进行规定的治疗，以免复发。

（2）**药物治疗**：①青霉素；②青霉素过敏者改为强力霉素。

4.护理与管理措施

（1）护理措施

1）不与他人共用洗漱用具和餐具。

2）护理病人后用肥皂、流动水洗手，最好用消毒剂消毒手。

3）病人用过的卫生间坐便用消毒药消毒。

4）病人内衣裤煮沸消毒后洗涤。

（2）管理措施

1）早期梅毒治愈前禁止性生活，女性病人治愈前应避免妊娠。

2）3个月内接触过梅毒的性伴侣应接受检查，必要时按早期梅毒治疗。

3）早期梅毒治疗后定期随访2~3年，第一年每3个月检查一次，第二年每6个月检查一次，第三年年末检查一次，如一切正常可停止观察。

4）加强防治常识的教育。

参考答案

1.A　2.D　3.E　4.C　5.C　6.A　7.B　8.A　9.C　10.E　11.A　12.E　13.D　14.A　15.C　16.A　17.E　18.B　19.E　20.B　21.A

第八章　社区急重症病人的急救和转诊

　　1.掌握社区急救的基本原则。

　　2.熟练掌握社区急救的步骤。

　　3.掌握心脏骤停的原因及临床表现。

　　4.熟练掌握心脏骤停病人的社区急救护理措施。

　　5.掌握昏迷的原因及临床表现。

　　6.熟练掌握昏迷病人的社区急救护理措施。

　　7.掌握严重创伤的原因及临床表现。

　　8.熟练掌握严重创伤病人的社区急救护理措施。

　　9.掌握中毒的原因及临床表现。

　　10.熟练掌握中毒病人的社区急救护理措施。

　　11.掌握烧（烫伤）的原因及临床表现。

　　12.熟练掌握烧（烫伤）病人的社区急救护理措施。

　　13.掌握气道梗阻的原因及临床表现。

　　14.熟练掌握气道梗阻病人的社区急救护理措施。

浪里淘沙—核心考点

第一节　概　述

　　急重症病人是指患有各种急性或重症疾病的个体，或由于创伤、中毒等事件所引起的随时可能发生生命危险的伤者。急重症病人的社区救护包括在医院外环境下现场初步诊治处理，基础生命支持，迅速转送病人到就近医疗机构、继续进行救治等全过程。

一、社区现场急救的基本原则

　　社区现场急救的基本原则为**先排险后施救，先重伤后轻伤，先施救后运送**，急救与呼救并重，转送与监护急救相结合，紧密衔接、前后一致。

　　1.**先排险后施救**　是指社区护士在社区中实施**现场救护前应先进行环境评估**，必要时，排险后再实施救护，如因有毒气体造成中毒，护士应先将病人搬运出危险区再进行救护。

　　2.**先重伤后轻伤**　是指**优先抢救危重者，后抢救病情较轻者**。但如果出现大批伤员，在社区人力、物力和时间有限的情况下，社区护士在遵循"先重后轻"原则的同时，重点抢救有可能存活的伤员。

　　小试身手　1.在社区街道一行人突然躺倒在地上，社区护士赶到现场后首先采取的措施应是

　　A.判断意识状态　　　　　B.高声呼救，寻求帮助　C.帮助取适当体位　　　D.开放气道　　　　　　E.判断有无自主呼吸

　　3.**先施救后运送**　是指对社区中垂危重伤病员，社区护士应先进行现场初步的紧急处理后，然后在医疗严密监护下转运至医院。

　　4.**急救与呼救并重**　是指有很多人在现场的情况下，救护与呼救同时进行，以尽快争取外援。当只有一个人的情况下，社区护士应先施救后在短时间内进行电话呼救。

　　5.**转送与监护急救相结合**　指在转运途中要密切观察监护伤员的病情，必要时社区护士要协助专业急救人员进行急救处理，如除颤、心肺复苏等。

　　6.**紧密衔接，前后一致**　是指社区护士应与医院医护人员做好交接工作，以防抢救措施重复、遗漏或出现差错。

二、现场急救步骤

（一）评估现场

　　社区护士通过看、听、闻及现场感受等对社区中紧急情况的发生现场进行评估，以确定威胁生命的情况，确保自身与伤病员的安全。评估内容包括：

　　1.**现场安全性**　社区护士、病人或旁观者受到伤害的可能性以及其进入现场的安全性。现场救护时，造成意外的原因可能会对参与救护的人员产生危险，如对煤气气体中毒病人进行现场救护，须先将病人搬离充满毒气的房屋，将其转移到室外，然后再采取救护措施。

　　2.**受伤情况**　包括受伤人数，确定是否有生命危险。

　　3.引起各种疾病和损伤的原因。

　　4.现场可以应用的资源及需要何种支援、可能采取的救护行动。

（二）现场救护

1.判断病情，**分清轻重缓急，先救命，后治伤**，果断实施救护措施。首先确认病人的意识、气道、呼吸、循环体征等，及时、正确地抢救。

2.采取减轻病人痛苦的措施。在处理危及病人生命的全身症状后，再处理局部。对病人全身各部位进行检查，查看是否有出血的伤口、骨折情况、脏器脱出等。**不要随便移动病人，以避免造成进一步的损伤，需使用夹板固定骨折后方可移动受伤者**。出血者要立即采取**止血**措施。

3.充分利用可支配的人力、物力协助救护。社区护士可利用电话呼救，及时与急救中心联系，打电话时要准确、扼要地报告病人姓名、性别、年龄、发病时间、地点、主要症状及目前的处理措施，报告人姓名及联系电话，并在专业救护人员未到达之前根据自己的急救知识正确处理病人。

（三）协助转运

社区护士应根据不同运输工具的特点和伤病员病情，协助急救人员摆好伤病员体位。如一般病人平卧，**有恶心、呕吐者应当取侧卧位，下肢损伤病人应当适当抬高肢体15°~20°**，以减轻肿胀及出血，**颅脑损伤者应当垫高头部**。同时，社区护士要与专业急救人员做好交接工作。

第二节　心脏骤停病人的急救

一、原因及临床表现

心脏骤停是指各种原因所致的心脏突然停止搏动，有效射血功能丧失，血液循环中断，引起全身严重缺血、缺氧。心脏骤停是心脏性猝死的最主要原因，是临床上最危急的情况。心脏骤停如救治不及时，将迅速发生不可逆转的生物学死亡。一般**认为心脏骤停4~6分钟内，脑细胞仍维持微弱代谢**，如积极抢救病人有可能复活；否则将发生不可逆损伤。

1.心脏骤停的原因

（1）**心源性心脏骤停**：因心脏本身病变所致，如**冠心病**、心肌病、心肌炎等。

（2）非心源性心脏骤停：①意外事故，如电击、溺水、严重创伤等；②严重电解质、酸碱平衡失调；③各种类型休克；④药物中毒、过敏；⑤麻醉和手术意外等。

2.心脏骤停的表现　心脏骤停的**典型"三联征"包括：突发意识丧失、呼吸停止和大动脉搏动消失**。具体表现为：

（1）**意识突然丧失**，可伴有全身短暂性抽搐和大小便失禁，随即全身松软。

（2）**大动脉搏动消失，触摸不到颈动脉搏动**。

（3）呼吸停止或先呈叹息样呼吸，继而停止。

（4）面色苍白或青紫。

（5）双侧瞳孔散大。

二、急救护理措施

心脏骤停发生后立即实施胸外心脏按压和电击除颤等心肺复苏措施。

心肺复苏（CPR）是针对心脏、呼吸停止所采取的抢救措施，即应用胸外按压形成暂时的人工循环并恢复心脏自主搏动和血液循环，用人工通气代替自主呼吸并恢复自主呼吸，达到促进苏醒和挽救生命的目的。心肺复苏主要由三部分组成，即基础生命支持、高级心血管生命支持和心脏停搏后的治疗。

小试身手 2.患者，男，25岁，在执行抢险任务过程中，不慎被电击倒，导致心跳、呼吸骤停。医护人员到达现场首要采取的措施是

A.迅速切断电源　　　B.心脏除颤　　　C.心肺复苏　　　D.包扎伤口　　　E.静脉补液

（一）基础生命支持

基础生命支持（BLS）是指采用徒手和（或）辅助设备来维持心脏骤停病人的循环和呼吸的最基本抢救方法。其关键要点包括**胸外心脏按压（C）、开放气道（A）、人工通气（B），即C-A-B**，有条件的社区医院可考虑实施电除颤（D）治疗等。**基础生命支持若能在心脏骤停后4分钟内实施，可使40%的病人获救**。BLS的基本步骤如下。

1.在安全的情况下，快速识别和判断心脏骤停　采取轻拍或摇动病人双肩的方法，并大声呼叫病人，**判断病人有无反应，同时立即检查呼吸和大动脉搏动**。判断有无呼吸时，可观察病人面部、呼吸情形和胸廓有无呼吸起伏。成人和儿童检查其颈动脉，方法是示指和中指的指尖平齐并拢，从病人气管正中部位向旁滑移2~3cm，在胸锁乳突肌内侧轻触颈动脉搏动；婴儿可检查其肱动脉。**检查时间应至少5秒钟但不超过10秒钟**。

2.启动急救反应系统　如病人无反应，应立即呼叫，请他人或通过手机拨打急救电话"120"或"999"，启动急救反应系统。

3.胸外按压　一旦判断病人心脏骤停，或不确定是否有脉搏时，均应立即开始胸外按压。

（1）病人体位：按压时让病人仰卧于坚实平面上，头部位置尽量低于心脏，使血液容易流向头部。如病人躺卧在软床上，可将木板放置在病人身下。

（2）施救者体位：施救者可根据病人所处位置的高低，采取跪式或站式等体位进行按压。

（3）按压部位：成人胸外按压的部位是胸部正中，**胸骨的中下部**，相当于**男性两乳头连之间的胸骨处**。婴儿按压部位在两乳头连线之间稍下方的胸骨处。

（4）按压方法：对于成人病人，按压时，施救者一只手的掌根放在胸骨按压部位，另一只手平行叠放在其上，两手手指交叉紧紧相扣，手指尽量向上，抬离胸壁，保障手掌根不用力在胸骨上，避免发生肋骨骨折。按压时，身体稍前倾，两肩位于病人胸骨正上方，双臂绷紧伸直，以髋关节为支点，依靠肩部和背部的力量垂直向下用力按压。**按压深度至少为5cm，不超过6cm**。8岁以下的儿童病人单手按压，按压深度至少达到胸廓前后径的1/3，儿童约为5cm；婴儿使用示指和中指按压，按压深度约4cm。每次按压后要全部放松，使胸部恢复其正常位，但掌根不要离开病人胸壁。**按压频率为100~120次/分钟**，按压时应高声匀速计数。**按压通气比例，成人无论是单人操作还是双人操作均为30∶2**。对于**儿童和婴儿**，单人心肺复苏时，按压通气比例同成人；**双人心肺复苏时，按压/通气比例为15∶2**。

（5）注意事项

1）按压部位正确，部位太低易损伤腹部脏器或引起胃内容物反流；太高易损伤大血管；若位置不在中线，则可引起肋骨骨折。

2）**按压时手指要抬离胸壁**，以防压力沿手指传至肋骨引起骨折。

3）按压时双臂保持伸直不弯曲，垂直向下用力。

4）观察有无并发症发生，包括胸骨、肋骨骨折、肝、脾破裂、血胸、气胸、心包积液等。

4.开放气道　常用方法包括：

1）**仰头抬颏法**：适用于没有头和颈部创伤的病人。方法是病人取仰卧位，施救者站在病人一侧，将一只手置于病人前额并向下稍用力使其头后仰，另一手示指和中指置于下颏骨部向上抬颏/颌，使下颌角、耳垂连线与地面垂直。

2）**托颌法**：**适用于疑似头、颈部创伤者**。方法是：病人平卧，施救者位于病人头侧，两手拇指置于病人口角旁，其余四指托住病人下颌部位，在保证头部和颈部固定的前提下，用力将病人下颌向上抬起，使下齿高于上齿。

5.人工通气　如病人没有呼吸或不能正常呼吸（或仅是叹息），应立即给予人工通气。

（1）口对口人工通气：在保持气道通畅和病人口部张开的位置时进行。施救者用置于病人前额部手的拇指和示指捏住病人鼻翼，用口唇把病人的口完全罩住，进行缓慢人工通气。施救者实施人工通气前，正常吸气即可，不需要深呼吸。通气完毕，施救者应立即脱离病人口部，同时放松捏闭病人鼻部的手指，使病人能从鼻孔呼出气体。

（2）口对鼻人工通气：一般适用于不适宜实施口对口人工通气法，如抢救婴幼儿时；病人牙关紧闭；抢救者口唇无法严密包绕病人口唇。采取口对鼻人工通气法时，救护人用举颏的手将病人双唇紧闭，用口唇包严病人鼻孔并吹气。

（3）口对口鼻人工通气：一般适用于婴儿。采取口对口鼻人工通气时，救护人双唇包严婴儿口鼻。

人工通气的注意事项：①**每次通气应持续1秒钟，使胸廓明显起伏**，保证有足够的气体进入肺部，但应注意避免过度通气。②吹气的同时不要按压胸部。

6.早期除颤

CPR的关键起始措施是胸外按压和早期除颤，如果具备AED，应联合应用CPR和AED。除颤具有时间效应，每延迟除颤1分钟，复苏成功率下降7%~10%。但对非目击的心脏骤停（＞4分钟），应先进行5个循环30∶2（大约2分钟）的CPR，然后再给予除颤。除颤之后应立即给予5个循环30∶2的高质量CPR后再检查脉搏和心律，必要时再进行另一次电击除颤。

心肺复苏有效的指标：①**颈动脉搏动**：停止按压后，触摸颈动脉有搏动，说明自主循环已恢复。②**自主呼吸出现**：如果复苏有效，自主呼吸可恢复。③**瞳孔**：复苏有效时，**瞳孔由散大开始回缩**，如瞳孔由小变大、固定，说明复苏无效。④**面色及口唇**：**复苏有效时可见面色由紫绀变为红润**。⑤**神志**：复苏有效，可见病人有眼球活动，睫毛反射与对光反射出现，甚至手脚开始抽动，肌张力增加。

> **小试身手** 3.下列有关胸外心脏按压有效指标的叙述，**错误的**是
> A.缩小的瞳孔恢复正常
> B.能触及大动脉搏动，肱动脉收缩压＞8kPa（60mmHg）
> C.面色、口唇、甲床、皮肤处色泽转红
> D.自主呼吸出现
> E.出现反射及四肢活动

（二）高级心血管生命支持

高级心血管生命支持（ACLS）是在BLS的基础上，通过应用辅助设备、特殊技术和药物等，建立、维持有效的呼吸和循环，并实施监测，可归纳为高级A、B、C、D，即A（airway）—开放气道；B（breathing）—氧疗和人工通气；C（circulation）—循环支持：建立液体通道，使用血管加压药物及抗心律失常药；D（differential diagnosis）—寻找心脏骤停的原因。

（三）心脏骤停后治疗

心脏骤停后的治疗重点是保护脑，积极进行脑复苏。继续维持循环、呼吸功能的同时，采取**降低脑温的方法减少脑部氧耗**，并使用呋塞米或**20%甘露醇等脱水剂降低颅内压**，防治脑水肿。另外还可应用冬眠药物、激素、能量合剂、高压氧等配合复苏治疗。

第三节　昏迷病人的急救

一、原因及临床表现

昏迷是由各种原因导致的中枢神经系统活动受到严重抑制引起的严重意识障碍，不能被唤醒。引起昏迷的原因包括全身性及颅内局部病变。

全身性原因包括：①各种重症感染性病变；②各种内分泌及代谢性疾病，如糖尿病性昏迷、肝性昏迷、尿毒症性昏迷、甲

状腺危象、低血糖昏迷等；③水、电解质平衡紊乱；④各种意外事故，如中毒、中暑、触电、严重创伤等。

颅内局部病变如脑血管病、颅内占位性病变、颅内感染、肺性脑病、脑外伤等。

昏迷病人意识完全丧失，感觉、运动及反射功能障碍，根据轻重程度不同分为3度。**浅昏迷时，呼唤无应答，对强烈疼痛性刺激有反应**，如压眶上缘出现痛苦表情及躲避动作，但不能被唤醒，**角膜反射、瞳孔对光反射、眼球运动、吞咽反射**存在；中度昏迷时，对剧烈刺激可出现防御反射，腱反射亢进，病理反射阳性，角膜反射减弱，瞳孔对光反射迟钝，眼球无转动；**深度昏迷时，意识完全丧失，对外界任何刺激均无反应**，全身肌肉松弛，**深、浅反射均消失**。国际上常用格拉斯哥昏迷量表（GCS）评估意识障碍的程度，根据病人的睁眼反应、语言反应和运动反应三项指标来判断昏迷和意识障碍的程度（表8-8-1）。该量表共计15分，分值越低，脑损害程度越重，预后越差。**15分为正常，14~12分为轻度昏迷，11~9分为中度昏迷，8分以下为重度昏迷**。

表8-8-1　格拉斯哥昏迷量表

项目	评分	项目	评分
睁眼反应		运动反应	
自发睁眼	4	按吩咐动作	6
语言吩咐睁眼	3	对疼痛刺激定位反应	5
疼痛刺激睁眼	2	对疼痛刺激屈曲反应	4
无睁眼	1	异常屈曲（去皮层状态）	3
语言反应		异常伸展（去脑状态）	2
正常交谈	5	无反应	1
言语错乱	4		
只能说出（不适当）单词	3		
只能发音	2		
无发音	1		

二、急救护理措施

昏迷病人的首要处理原则是维持气道、呼吸、循环功能的稳定，严密观察，尽快转运。具体急救措施如下。

1.首先呼唤病人，判断病人是否昏迷、昏迷的程度及昏迷的可能原因。根据评估结果采取急救措施，同时尽快联系专业急救人员获取帮助。

2.保持呼吸道通畅　**昏迷病人院前最常见、最危险的并发症是窒息**。让病人取侧卧位或平卧位、头偏向一侧，松开病人衣领，**清除呼吸道分泌物、异物或呕吐物**，去掉假牙，保持呼吸道通畅。

3.维持循环功能　开放静脉，低血压者补充血容量，遵医嘱给予升压药，纠正酸中毒。

4.及时处理危急情况，如有伤口应及时清创、止血、覆盖无菌敷料，固定伤肢。及时建立静脉通路，补充液体。

5.收集病史资料　通过询问家属、评估环境、查阅病人在社区的健康资料，及时获取病史资料，以便为专业的急救、医疗机构提供病情信息。

6.在病情允许的情况下，协助急救人员将病人立即送往医院。

第四节　严重创伤病人的急救

一、原因及临床表现

创伤有广义和狭义之分。广义的创伤，也称为损伤，是指人体受外界某种物理性（如机械性、高热、电击等）、化学性（如强酸、强碱、农药及毒剂等）或生物性（如虫、蛇、犬等动物咬蜇）致伤因素作用后所出现的组织结构破坏和（或）功能障碍。狭义的创伤是指机械性致伤因素作用于机体，造成组织结构完整性破坏和（或）功能障碍。严重创伤是指危及生命或肢体的创伤，常为多部位、多脏器的多发伤，病情危重，死亡率高。创伤的临床表现：

1.局部症状　疼痛、损伤局部肿胀、局部功能障碍。

2.创伤处表现　不同的原因所致损伤的表现不同：比如撕裂伤会表现为伤口不规则，表浅和深部组织撕脱、断裂；擦伤表现为表皮及部分真皮被不规则地刮除等。

3.全身症状　发热，生命体征变化（如心率加速、血压稍高或偏低、呼吸深快等），其他表现包括失血、失眠、纳差等。

二、急救护理措施

1.保持呼吸道通畅和换气　如病人损伤严重，出现昏迷，应立即清除口腔异物，保持呼吸道通畅。

2.控制外出血　用压迫法、肢体加压包扎、止血带或器械迅速控制伤口大出血，避免休克或死亡。对大出血进行止血的同时应与救援医疗服务系统联系。

3.迅速补充血容量 立即建立静脉通道，输入平衡液或血浆代用品。

4.包扎、封闭体腔伤口 为保护伤口、防止感染，用清洁的水冲净创面，并用干净的软布或毛巾等盖住伤口，并包扎。如切伤或刺伤，创面规则，可挤出少量的血液，以排出伤口中的灰尘或细菌，再行包扎。

5.有效固定骨折、脱位 **骨、关节损伤时必须采取固定措施，以使其制动，避免骨折断端错位或刺伤周围组织、血管和神经。**较严重的软组织损伤宜将其局部固定，保护受伤肢体，减轻疼痛，便于转运。

简单处理后，社区护士应将病人送至医院清创缝合，注射破伤风抗毒素等。**头、胸、腹等部位受伤时，还应检查有无内脏损伤或发生内出血**等。

第五节 中毒病人的急救

一、原因及临床表现

中毒是指化学物质进入人体，在效应部位积累到一定程度，引起器官和组织功能损害。一定量的毒物在短时间内突然进入机体，迅速引起不适症状，产生一系列病理生理改变，甚至危及生命称为急性中毒。对于急性中毒的病人要及时发现、及时诊断、治疗，以挽救生命。

1.中毒的原因 引起中毒的物质称为毒物。常见毒物：①化学性毒物：有机磷、一氧化碳、苯等。②植物性毒物：苦杏仁、毒蕈、含亚硝酸盐的植物等。③动物性毒物：蜂、毒蛇咬伤，误食河豚、生鱼胆、癞蛤蟆等。④引起中毒的常见药物：安定类、酒精、吗啡类等。

当毒物通过呼吸道、消化道、皮肤和黏膜、静脉等途径吸收入血，到达效应部位，即引起中毒性损害。

2.中毒的临床表现 常见的中毒有：

（1）有机磷农药中毒：有有机磷农药接触史，病人身体污染部位或呼出气、呕吐物中可**闻及大蒜臭味**，病人有M样症状和N样症状。M样症状主要表现为恶心、呕吐、腹痛、腹泻、多汗、全身湿冷、流泪、流涎、流涕、尿频、大小便失禁、心率减慢、**瞳孔缩小**、支气管痉挛和分泌物增加、咳嗽、气促等，严重者肺水肿；N样症状主要表现为颜面、眼睑、舌、四肢和全身横纹肌发生肌纤维颤动，甚至强直性痉挛，病人常有肌束颤动、牙关紧闭、抽搐、全身紧束感迫感，后期可出现肌力减退和瘫痪，甚至呼吸肌麻痹，引起周围性呼吸衰竭。另外，还可有头痛、头晕、疲乏、共济失调、烦躁不安、谵妄、抽搐和昏迷等中枢神经系统症状，**部分病人发生呼吸、循环衰竭**而死亡。

（2）一氧化碳中毒：轻度中毒表现为头痛、头晕、乏力、恶心、呕吐、心悸、四肢无力等；中度中毒除上述表现外还表现为**皮肤、黏膜呈樱桃红色**、胸闷、呼吸困难、烦躁、幻觉、视物不清、判断力降低、运动失调、腱反射减弱、嗜睡、浅昏迷等，瞳孔对光反射、角膜反射可迟钝；重度中毒病人迅速出现昏迷、呼吸抑制、肺水肿、心律失常和心力衰竭，各种反射消失，可呈去大脑皮质状态，还可发生脑水肿伴惊厥、上消化道出血、吸入性肺炎等。

3.鼠药中毒 潜伏期一般为10~60分钟，多数中毒者在进食30分钟左右发病。主要症状是头痛、乏力、胸闷、心悸、恶心、呕吐、腹痛，可伴有抽搐等。严重时意识丧失、昏迷，并伴有强直性惊厥。

4.氰化物中毒 中毒早期头痛、恶心、**呼气中有苦杏仁味**，皮肤、黏膜、静脉血呈鲜红色，严重者呼吸困难、痉挛、麻痹、甚至死亡。

二、急救护理措施

（一）急救措施

1.立即终止接触毒物 对**经呼吸道吸入中毒者，应立即将病人撤离有毒环境，转移到空气新鲜处**，并解开衣物；对接触中毒者，立即将病人撤离中毒现场，脱去污染衣物，并用敷料除去肉眼可见的毒物；由胃肠道侵入的毒物应立即停止服用。

小试身手 4.患者，女，50岁，因过冬使用煤炭取暖，通风不良以致CO中毒，医务人员到达现场抢救时首要采取的措施是

A.立即将病人撤离中毒现场　　　　B.给氧

C.人工呼吸　　　　　　　　　　　D.静脉给药

E.脱去污染衣服

2.维持生命体征 若病人出现呼吸、心脏骤停，应立即进行心肺复苏，迅速建立静脉通路，尽快采取相应救治措施。

3.清除体内尚未被吸收的毒物

（1）**对接触中毒者，用大量清水冲洗接触部位的皮肤、黏膜**：毒物性质明确者选用对毒物有对抗、中和作用的清洗剂，但**若眼部接触到毒物，不应试图用药物中和，以免发生化学反应造成角膜、结膜的损伤；若毒物性质不明应以清水或淡盐水冲洗为宜。不宜用热水，以免皮肤血管扩张，促进毒物吸收。**

（2）对吸入性中毒者，将病人撤离有毒环境后，移至上风或侧风方向，使其呼吸新鲜空气；保持呼吸道通畅，及时清除呼吸道分泌物，防止舌后坠。

（3）对食入性中毒者，常用催吐、洗胃、导泻、灌肠、使用吸附剂等方法清除胃肠道内尚未被吸收的毒物。

1）**催吐**：适用于**神志清楚又能合作的病人**。病人先饮温水300~500ml，然后用手指或压舌板、筷子刺激舌根部或咽后壁引起呕吐。如此反复进行，直到胃内容物完全吐出为止。对昏迷、惊厥、强腐蚀剂中毒、食管胃底静脉曲张、主动脉瘤、消化性溃疡、年老体弱、妊娠、高血压、冠心病、休克等病人不宜催吐。

小试身手 5.患者，女，35岁，在一次大量服用苯巴比妥后被家属发现将其送至社区卫生站，医护人员首先采取的抢救措施应是

A.催吐　　　　　　　　　B.补充血容量，维持血压　　　　　　C.保暖

D.利尿　　　　　　　　　E.给氧

2）洗胃：**一般在服毒后6小时内洗胃最有效**，但超过6小时仍有洗胃必要。洗胃时，病人取左侧卧位，头低位并转向一侧，以免溶液误入气管内。昏迷、惊厥病人洗胃宜谨慎，取去枕仰卧位，头转向一侧，以免分泌物误入气管，引起窒息。胃管末端涂石蜡油润滑，经口插入45~55cm，如能吸出胃内容物则证明确实在胃内。

洗胃的注意事项：①根据毒物性质选择洗胃溶液，见表8-8-2；②**中毒物不明时，先抽出胃内容物送检，选温开水或等渗盐水灌洗**，待毒物性质明确后再采用对抗剂洗胃；③**每次注入液体量300~500ml**，如灌入量过多，易引起窒息和急性胃扩张，又易兴奋迷走神经，引起反射性心脏骤停，每次灌后尽量排出，反复灌洗直至灌洗液澄清为止；④洗胃过程中随时观察病人生命体征及腹部情况，**如出现腹痛、抽出血性灌洗液或出现休克现象，应立即停止操作**，通知医师抢救；⑤**吞服强腐蚀性毒物的病人**，插胃管时易引起食管穿孔，**一般不宜洗胃**。可服用蛋清、牛奶等，起保护性作用，并减轻疼痛。食管静脉曲张病人也不宜洗胃。惊厥病人插胃管可诱发惊厥，昏迷病人插胃管易误入气管而引起吸入性肺炎，洗胃应慎重；⑥电动吸引器洗胃**压力不宜过大，保持在13.3kPa（100mmHg）**，以免损伤胃黏膜。

表8-8-2　常见中毒的洗胃溶液（解毒剂）和禁忌药物

毒物种类	洗胃溶液	禁忌药物
氰化物	饮3%过氧化氢催吐，1：15000~20000高锰酸钾	活性炭
敌敌畏	1%盐水；2%~4%碳酸氢钠；1：15000~20000高锰酸钾	
1605、1509、乐果（4049）	2%~4%碳酸氢钠	高锰酸钾
敌百虫	1%盐水或清水；1：15000~20000高锰酸钾	**碱性药物**
DDT，666	温水或生理盐水，5%硫酸镁导泻	油性泻药
煤酚皂（来苏水）、苯酚（石碳酸）	温水、植物油洗胃至无酚味为止，洗胃后多次服用牛奶、蛋清水保护胃黏膜	
巴比妥类（安眠药）	1：15000~20000高锰酸钾；硫酸钠导泻	硫酸镁
异烟肼（雷米封）	1：15000~20000高锰酸钾；硫酸钠导泻	
吗啡、洋地黄	5%硫酸钠	
硫酸钡、氯化钡	0.5%~1%活性炭悬浮液	
灭鼠药（磷化锌）	1：15000~20000高锰酸钾；0.1%硫酸铜洗胃或饮0.5%~1%硫酸铜催吐	牛奶、蛋清、脂肪或其他油类食物
发芽马铃薯、毒蕈	**1%~3%鞣酸**	
河豚鱼、生物碱	1%活性炭悬浮液	

小试身手 6.患者，女，24岁，因家庭矛盾服约300ml的农药，被家属发现送至社区卫生服务站时，出现恶心、呕吐、胸闷、视力模糊、瞳孔缩小等症状，经简要问诊，初步诊断为有机磷农药中毒，应选择以下哪种最佳洗胃液

A.1：1000高锰酸钾　　B.1%盐水或清水　　C.活性炭悬浮液　　D.牛奶　　E.硫酸镁

（4）导泻：洗胃后给予硫酸钠或硫酸镁20~30g，加水200ml，口服或经胃管注入，以清除肠道的毒物。昏迷、呼吸衰竭、严重肾功能不全、**磷化锌或有机磷农药中毒时禁用硫酸镁导泻**；严重脱水及口服强腐蚀性毒物的病人禁止导泻。

（5）灌肠：除腐蚀性毒物中毒外，适用于口服中毒超过6小时、导泻无效者及抑制肠蠕动的毒物（如巴比妥类、颠茄类、阿片类等）中毒病人，一般应用温盐水、清水或1%温肥皂水连续多次灌肠，以达到有效清除肠道内毒物的目的。

4.促进已吸收毒物的排出

（1）吸氧：**一氧化碳中毒**时，吸氧可促进碳氧血红蛋白解离，加速一氧化碳排出。

（2）补液和利尿：在无心功能不全或肺水肿情况下，可静脉滴注葡萄糖或使用呋塞米、甘露醇等，增加尿量，加速毒物排出。

5.解毒剂的应用　特效解毒剂是指对某一种毒物的解毒作用具有特异性，可解除其毒性效应。如氰化物中毒给予亚硝酸异戊酯吸入；有机磷中毒者立即注射解磷定、氯磷定等。**在急救中对特效解毒剂应早期应用，剂量适当**，以更好发挥疗效。

6.支持疗法　针对临床表现及时对症治疗，观察病人神志、瞳孔、生命体征变化，呕吐物和排泄物性状。

（二）健康教育

1.加强防毒宣传　社区护士应定期在社区居民中宣传有关中毒的预防和急救知识。

2.不吃有毒或变质的食品　教育社区居民不要吃有毒或变质的食物。

3.加强毒物管理　社区护士要指导居民严格遵守有关毒物的防护和管理制度，加强毒物保管。如农药和杀鼠剂毒性很大，要指导居民加强保管，标记清楚，防止误食。

第六节　烧（烫）伤病人的急救

一、原因及临床表现

烧（烫）伤简称烧伤，泛指各种热力、电能、化学腐蚀剂、放射线等因素所致，始于皮肤，由表及里的一种损伤。通常烧（烫）伤多指单纯因热力，如火焰、热液、热蒸汽、热金属物体等所致的组织损伤。烧伤的临床表现和严重度估计见表8-8-3和表8-8-4。

表8-8-3　烧伤的临床表现

烧伤程度		症　状
Ⅰ度		红斑性烧伤：有红、肿、痛、热、感觉过敏，皮肤表面干燥，无水疱
Ⅱ度	浅Ⅱ度	水疱性烧伤：剧痛、感觉过敏、有水疱；水疱皮剥脱后，创面均匀发红，水肿明显
	深Ⅱ度	感觉迟钝，有或无水疱，基底苍白，周围红色斑点，创面潮湿
Ⅲ度		疼痛消失，皮肤无弹性，干燥无水疱，呈皮革状、蜡状、焦黄或炭化，严重时伤及肌肉、神经、血管、骨骼和内脏

表8-8-4　烧伤严重性估计

严重程度	烧伤总面积（%）	Ⅲ度面积（%）	并发症
轻度烧伤	≤9	0	无
中度烧伤	10~29	≤9	无
重度烧伤	30~49	10~19	休克，呼吸道烧伤、严重的复合伤
特重烧伤	≥50	≥20	有严重并发症

小试身手　7.患者，男，30岁，因家庭暴力颜面及四肢多处被强酸波及，经评估烧伤总面积达45%时，应诊断为

A.轻度烧伤　　　B.中度烧伤　　　C.重度烧伤　　　D.严重烧伤　　　E.特重烧伤

烧伤面积评估使用九分法或手掌法。九分法：将全身体表面积划分为11个9%，适用于成人大面积烧伤，①头颈部9%×1：头、面、颈各3%；②上肢9%×2：双手、双前臂、双上臂分别为5%、6%、7%；③躯干9%×3：前躯干、后躯干、会阴部分别为13%、13%、1%；④下肢9%×5+1%：双臀、双足、双小腿、双大腿分比为5%、7%、13%、21%。手掌法：病人五指并拢时手的掌面相当于体表面积的1%。此法多用于小面积烧伤，可与九分法结合使用。

烧伤病人存在以下情况预示病情危重：①Ⅱ度和Ⅲ度烧伤面积超过10%；②Ⅲ度烧伤面积超过5%；③Ⅱ度和Ⅲ度烧伤伤及面、手、足、生殖器官或大关节等；④伴明显的吸入性损伤、休克等严重情况；⑤免疫功能低下，如糖尿病、艾滋病、癌症等。

二、急救护理措施

1.去除伤因，脱离环境

（1）火焰烧伤和热液烫伤：尽快离开火源，脱去着火的衣服或卧倒慢慢滚动灭火。也可用毯子、大衣、被子等覆盖着火处或用水浇，跳入水池灭火。切勿奔跑、呼叫或用手扑打。

（2）化学物质烧伤：迅速清除或稀释残留化学物质。被少量强酸、强碱烧伤，立即用纸巾、毛巾等蘸吸，并用大量流动清水冲洗烧伤局部（生石灰烧伤禁用）；大量强酸、强碱烧伤，立即脱去被污染、浸渍的衣服，并用大量流动清水冲洗烧伤局部，冲洗时间应在20分钟以上，以达到除去残留物或稀释的目的；有眼角膜及五官部位损害者优先冲洗。

2.保持呼吸道通畅　清除口、鼻腔分泌物和异物，注意有无呼吸道烧伤。必要时徒手法开放气道，维持气道畅通。呼吸困难者尽快去除原因、给氧。

3.冷疗　热力烧伤后应尽快给予冷水冲洗或浸泡，可用大量流动水持续冲洗降温，冲洗时间无明确限制，一般至患处温度与周围正常皮肤温度一致、不感到剧痛为止，多需0.5~1小时。

4.保护创面　用无菌或洁净的三角巾、烧伤单、床单等包裹，尽量避免移去表皮，尽量不要弄破水疱；不要在受伤部位涂抹酱油、牙膏、肥皂、草灰等；不要外涂某些有颜色的药物。小面积、轻度烧伤的病人可局部涂烫伤膏。

5.补充液体　尽量避免口服补液。若病情平稳，口渴较重，在严密观察下，口服烧伤饮料（每升中含氯化钠0.3g，碳酸氢钠0.15g），切忌喝白开水以免水中毒。应尽早静脉输液。

6.对症治疗　对剧烈疼痛病人给予镇静剂，必要时吗啡止痛。但有呼吸功能障碍、合并颅脑损伤者及婴儿应禁用吗啡类止痛剂。注射抗生素药物和破伤风抗毒素，防治感染。

7.观察生命体征　对于严重烧伤的病人，社区护士应密切观察病人生命体征的变化，及时与救援医疗服务系统联系并转送其到医院治疗，协助病人入院，做好交接记录。

8.转诊　存在以下情况应转诊：①成人烧伤面积>10%或儿童烧伤面积>5%；②Ⅲ度烧伤；③伴有吸入性烧伤或休克；④合并存在基础疾病；⑤烧伤伤口在社区卫生服务机构环境条件不适合治疗、护理。

第七节　气道异物梗阻病人的急救

一、原因及临床表现

气道异物梗阻是分泌物或异物部分或完全堵塞气道引起的，常见原因有：饮食不慎、昏迷或酗酒者、婴幼儿和儿童口含异物等。**目击误吸异物后剧烈呛咳是诊断气道异物最可靠的证据。**

临床表现：①气道部分阻塞者，出现刺激性咳嗽、反射性呕吐、呼吸困难或者咳嗽弱而无力，痛苦貌，面色苍白或发绀，查体可及吸气相高调音；②气道完全阻塞者，病人出现不能咳嗽，不能说话，不能呼吸，面色转为灰暗、发绀，甚至失去知觉，严重者可死亡；③特殊体征，当异物吸入气管时，病人手呈"V"字状紧贴于颈部，这是一个特殊典型体征。

二、急救护理措施

气道异物梗阻有危及生命的危险，应**尽早配合取出异物，以保持呼吸道通畅，防止窒息**。首先快速判断病人是否存在需要紧急处置的危急状况，如有无发绀、呼吸窘迫、窒息、意识不清等。病人出现气道异物梗阻，若设备齐全、**条件许可，应经直接喉镜或支气管镜下迅速钳出异物；若条件不允许，可采用海姆立克（Heimlich）手法进行急救**。此外也可采用自救法、手取异物法、拍背法等。

（一）海姆立克手法

海姆立克手法的原理是迫使气道压力骤然升高，驱使肺内残留的空气形成气流快速进入气管，去除堵在气管内的食物或异物。操作方法如下。

1. 立位腹部冲击法　对于神志清楚的成年病人，施行立位腹部冲击法。病人取立位，弯腰头部前倾；施救者站于病人身后，一足置于病人双足之间，用双臂环抱病人腰部，一手握拳，以拇指侧紧顶住病人腹部正中线肚脐略向上方，远离剑突尖，另一手紧握该拳，用力快速向内、向上冲击腹部，反复冲击直至异物排出。

2. 卧位腹部冲击法　对于意识丧失的成年病人或身材矮小、不能环抱住其腰部的清醒者，行卧位腹部冲击法。将病人仰卧于硬质的床板或地面上，抢救者跪在其大腿旁或骑跨在病人两大腿上，将一手手掌根放在病人腹部正中线肚脐的略上方，另一手叠放在其上，快速向内向上冲击压迫病人腹部，重复操作，直至异物排出。

3. 胸部冲击法　当病人是妊娠末期或过度肥胖时，施救者无法用双臂环抱病人腰部，可使用胸部冲击法代替腹部冲击法。施救者站在病人身后，上肢放于病人腋下，将病人胸部环抱。一只拳的拇指侧在胸骨中线，避开剑突和肋骨下缘，另一只手握住该拳，向后冲击，直至把异物排出。

4. 自行腹部冲击法　此为病人本人的自救方法，让病人一手握拳，用拳头拇指侧顶住腹部，部位同上，另一手紧握该拳，快速用力向内、向上冲击腹部，重复动作，直至异物排出。

5. **小儿气道异物梗阻的处理**　对于1岁以上儿童发生气道异物梗阻时的处理方法同成人的海姆立克手法。**1岁以内的婴儿可采用拍背/冲胸法。** 施救者取坐位，前臂放于大腿上，将患儿骑跨并俯卧于施救者的前臂上，头低于躯干，施救者手指张开托住患儿下颌并固定其头部，用另一只手的掌根部在婴儿背部肩胛区用力叩击5次。小心将婴儿翻转过来，使其仰卧于另一手的前臂上，前臂置于大腿上，仍维持头低位，实施5次胸部冲击，位置同胸外按压，每次1秒钟。如能看到患儿口中异物，可小心将其取出；不能看到异物，重复上述动作，直至异物排出。

6. 呼吸心脏骤停者应立即行CPR，每次通气前检查口腔，看异物是否排出口腔内，若在口腔内，用手取异物法取出。

（二）转诊

若社区卫生服务机构考虑为气道异物，且有条件取出，可采用海姆立克手法或在喉镜或支气管镜下取出，并在社区进一步观察；**若病人情况危急、出现呼吸窘迫、窒息、发绀、意识不清，应及时建立人工气道，行环甲膜穿刺术或切开术开放气道，同时拨打120及时转诊。**

参考答案

1.A　2.C　3.A　4.A　5.A　6.B　7.C

第九章　社区康复护理

统领全局—考试大纲

　　1.了解社区康复护理的概念。
　　2.掌握康复护理的目标及对象。
　　3.熟练掌握社区康复护理工作内容。
　　4.掌握社区康复护理服务特点。
　　5.熟练掌握常用康复护理评估方法。
　　6.熟练掌握常用康复护理技术。

浪里淘沙—核心考点

第一节　社区康复护理概述

一、基本概念

　　1.康复　1981年WHO医疗康复专家委员会把康复定义为："康复是指应用各种有用的措施以减轻残疾的影响和使伤残者重返社会。"康复工作不仅是训练病、伤、残者使其适应环境，而且是调整其周围环境和社会条件以利于他们重返社会，应尽早进行。

　　2.康复医学　是具有基础理论、评定方法及治疗技术的独特医学学科，是医学的一个重要分支，是促进病、伤、残者康复的医学。

　　3.社区康复　社区康复是一项社会整体发展战略，其目的是使社区内所有残疾人享有康复服务、机会均等、减少贫困，增加社会包容性。社区康复通过残疾人和家属、残疾人组织、社区以及相关的政府和民间的卫生、教育、职业、社会机构和其他服务的共同努力，以促进社区康复项目的完成。

　　4.社区康复护理　是将现代整体护理融入社区康复，在康复医师的指导下，在社区层次上，以家庭为单位，以健康为中心，以人的生命为全过程，社区护士依靠社区内各种力量，即康复对象家属、志愿工作者和所在社区的卫生、教育、劳动就业及社会服务等部门的合作，对社区康复对象提供护理服务。

　　5.社区康复的任务　**社区康复的主要任务是预防慢性病，促进伤残者康复，纠正不良行为，预防并发症和伤残的发生，最大限度发挥伤残者的自理、自立能力以及生活应对能力。** 社区护士在工作中依靠社区力量，运用护理技术实施康复训练和家庭护理，与伤残者保持良好的沟通与交流，保证他们得到必要的身体、心理和社会帮助。

二、社区康复护理的目标及对象

（一）社区康复的目标

　　1.**确保病、伤、残者能够得到身心康复**　通过康复训练技术及辅助用具的帮助，使病、伤、残者能够最大程度地恢复生活自理能力，能够独立或使用辅助用具在住所周围活动，能与他人进行沟通和交流。

　　2.**确保病、伤、残者能够完全融入所在社区与社会**　依靠政府和社会力量，确保病、伤、残者能够与正常人群一样享受入学、就业等各种社会服务。对社区群众、残疾人及家属进行宣传教育，使残疾人不受歧视、孤立与隔绝，并能得到医疗、交通、住房、教育、就业等方面的支持，能够参与社会活动。

（二）社区康复护理的对象

　　1.**病伤残者**　指各种先天性和后天性疾病导致功能障碍的病人；各种战争伤、工伤及各类突发事件引起的功能障碍及各类先天或后天因素导致的残疾。

　　小试身手 1.社区康复护理的重点对象是
　　A.急性病患者　　　　B.老年人　　　　C.残疾人　　　　D.癌症患者　　　　E.精神病患者

　　2.**老年人**　老年人身体功能减退，日常生活活动能力和对周围环境适应力减退，需要根据身体功能及健康状态对行为活动进行一定的调整以适应老化状态；同时老年人常患有多种慢性病，患病老人出院后需要长期的康复护理指导。

　　3.**亚健康状态者**　亚健康是指身体处于健康和疾病之间的一种临界状态，机体无明显的临床症状和体征，但已有潜在的发病倾向，各种适应能力不同程度减退，处于一种机体结构退化、生理功能减退以及心理失衡的状态。如果处理得当，可向健康状态转化，反之则易患上各种疾病。

三、社区康复护理工作内容

（一）开展社区康复护理现状调查

　　社区护士在社区范围内进行调查，了解社区康复资源、康复护理对象数量、分布及康复护理需求，为社区康复计划制定提供依据；对残疾人进行残疾功能评定，为制定个体化康复训练计划奠定基础，如指导选择适宜的康复训练项目、选用及制作训练器材和辅助器具、定期康复评定等。

（二）开展社区康复护理服务

1.康复护理技术实施　社区护士根据整体康复护理计划，与其他康复专业人员配合，共同完成病人的康复工作，如对服务对象实施康复护理技术，如体位护理、呼吸训练技术等；熟悉常见康复疾病，如神经疾病、骨骼疾病等的主要功能障碍、康复护理评估及专科康复护理技术，预防相关并发症的发生；在病情允许情况下，训练病人的日常生活活动能力；熟悉自助器、步行器等各种辅助用具的性能、使用方法和注意事项，指导功能障碍者选用合适的辅助用具及使用方法。

2.观察与记录康复疗效及病情　观察病人的残疾情况及康复训练过程中残疾程度的变化，与相关人员保持良好的沟通，记录并提供各类康复信息，做好协调工作。

小试身手 2.社区康复护理最基本的内容

A.辅助器具的使用指导与训练　　　　B.康复训练　　　　　　　　C.独立生活指导

D.心理护理　　　　　　　　　　　E.预防继发性残疾和并发症

3.开展康复教育　残疾人和慢性病病人都有其特殊的、复杂的心理活动，甚至出现精神、心理障碍和行为异常，护理人员应理解患者，了解其心理动态，及时、耐心地做好心理护理。

（三）协助社区康复转介服务

社区护士应掌握社区转介服务的资源与信息，了解康复对象的需求，提供有针对性的转介服务。

（四）开展社区"伤残三级预防"工作

1.一级预防　预防一切可能导致伤残疾病发生的原因。如婚前检查、遗传咨询、优生优育宣传、新生儿筛查、预防接种，减少残疾性疾病的发生。

2.二级预防　对疾病的早期发现、早期诊断、早期治疗，目的在于治愈疾病或减少疾病的影响。如早期发现高血压、糖尿病、精神障碍等疾病。

3.三级预防　限制或逆转已经存在的疾病或损伤的影响，包括对病伤残者进行康复治疗、辅具的配备和技术指导，防治残疾变成残障。如对肢体功能障碍者进行运动功能、生活自理能力、社会适应方面的康复训练，对残疾人生活环境进行改造。

四、社区康复护理服务特点

1.范围广　社区康复护理需要依靠社区人力、财力、物力等资源，在以各类残疾人为主要服务对象的同时，也面向全体社区居民。

2.形式灵活　社区康复护理可根据服务对象的具体需求灵活确定时间和地点，对行动困难者提供上门康复护理服务。

3.对象参与性强　提倡服务对象主动参与，尊重服务对象及其家庭的意见，鼓励其参与康复训练的全过程。

4.以全面康复为目标　社区康复护理关注服务对象的躯体、精神、教育、职业、心理、社会等各个方面的康复水平，与社会各部门配合，实现服务对象的全面康复。

第二节　常用康复护理评估方法

康复的目的是使个体在生理、心理和社会功能方面达到或保持一种最佳状态。康复不仅是要获得日常生活活动（ADL）能力，而且要帮助病伤残者适应生活环境，参与社会生活，进而提高生活质量。

一、活动能力和生存质量评定

（一）日常生活活动（ADL）

定义　日常生活活动（ADL）是指人们在日常生活中为了照顾自己的衣、食、住、行，保持个人卫生整洁和独立的社会活动所必需的一系列基本活动，是人们为了维持生存和适应生存环境而每天必须反复进行的、最基本的、最有共性的活动。

2.日常生活活动能力评定　评定人员可直接观察个体完成动作的情况以评定其能力。常用的标准化ADL评定工具是Barthel指数评定，见表8-9-1。

表8-9-1　Barthel指数评定内容及记分法

项目	自理	稍依赖	较大依赖	完全依赖
进食	10	5	0	0
洗澡	5	0	0	0
修饰（洗脸、梳头、刷牙、刮脸）	5	0	0	0
穿衣	10	5	0	0
控制大便	10	5（偶尔能控制）	0	0
控制小便	10	5（偶尔能控制）	0	0
如厕	10	5	0	0
床椅转移	15	10	5	0

项目	自理	稍依赖	较大依赖	完全依赖
平地走45m	15	10	5（或用轮椅）	0
上下楼梯	10	5	0	0

注：总分为100分。60分以上轻度残疾，但生活基本自理；40~60分者为中度残疾，生活需要帮助；20~40分者为重度残疾，生活需要很大帮助；20分以下者为完全残疾，生活完全依赖。

（二）生活质量

1.定义　生活质量，又称为生存质量，是指个人根据自身所处的文化和价值体系，对于自身生存状态的主观感受，这种感受充分考虑了其目标、期望、标准及所关心的事物，同时受到个人身体健康、心理状态、个人信仰、社会关系和所处环境的综合影响。

2.生活质量评定　评定内容包括六个方面：①躯体功能；②心理功能；③自理能力；④社会关系；⑤生活环境；⑥宗教信仰与精神寄托。常见的评定方法有访谈法、自我报告、观察法及量表评定法。常用的评定量表有生存质量评定量表WHOQOL-100、简明健康状况量表（SF-36）及健康生存质量表QWB等。

二、肌力评定

肌力评定的目的是评定肌肉损害的范围和程度，间接判断神经功能损害的程度，评价康复效果。**肌力评定的方法有徒手肌力检查和简单器械肌力测定。**

（一）徒手肌力评定

ASIA采用徒手肌力测定（MMT），从上到下检查身体两侧各自10个肌节中的关键肌肉（表8-9-2），进行肌力评定。

表8-9-2　徒手肌力评定法

分级	评定标准	正常肌力/%
0	无可测知的肌肉收缩	1
1	有轻微肌肉收缩，但不能引起关节活动	10
2	解除重力的影响，能完成关节活动范围的活动	25
3	能抗重力完成关节全范围运动，但不能抗阻力	50
4	能抗重力及轻度阻力，完成关节全范围运动	75
5	能抗重力及最大抗阻力，完成关节全范围运动	100

（二）器械肌力测定

当肌力能抗阻运动时可采用器械进行肌力测定。**常用检查方法有握力测试、捏力测试、背肌力测试、四肢肌群肌力测试。**

三、关节活动度评定

（一）关节活动范围（ROM）

是指关节的运动弧度或关节的远端向近端运动，远端骨所达到的最终位置与开始位置之间的夹角，即远端骨所移动的度数。可分为主动关节活动范围和被动关节活动范围。评定关节活动范围对于判断病因，评估关节活动障碍的程度，评定治疗效果有重要作用。

（二）测量工具

包括通用量角器、电子角度计、指关节量角器和脊柱活动量角器。

（三）主要关节ROM的测量方法活动范围（表8-9-3）

表8-9-3　主要关节ROM的测量方法

关节	运动	体位	量角器放置位置			正常参考值
			轴心	固定臂	移动臂	
肩关节	屈、伸	坐或立位，臂置于体侧，肘伸直	肩峰	与腋中线平行	与肱骨纵轴平行	屈0~180° 伸0~50°
	外展	坐或站立，臂置于体侧，肘伸直	肩峰	与身体中线平行	与肱骨纵轴平行	0~180°
	内收	坐或站立，臂置于体侧，肘伸直	盂肱关节的前方或后方	通过肩峰与地面垂直的线（前或后面）	与肱骨纵轴平行	0~45°
	内、外旋	仰卧，肩外展90°，屈肘90°	鹰嘴	与腋中线平行	与前臂纵轴平行	各0~90°

关节	运动	体位	量角器放置位置			正常参考值
			轴心	固定臂	移动臂	
肘关节	屈、伸	仰卧或坐或立位，臂取解剖位	肱骨外上髁	与肱骨纵轴平行	与桡骨纵轴平行	0°~150°
腕关节	屈、伸	坐或站位，前臂完全旋前	尺骨茎突	与前臂纵轴平行	与第二掌骨纵轴平行	屈0°~90° 伸0°~70°
	尺、桡侧偏移或外展	坐位，屈肘，前臂旋前，腕中立位	腕背侧中点	前臂背侧中线	第三掌骨纵轴	桡偏0°~25° 尺偏0°~55°
髋关节	屈	仰卧或侧卧，对侧下肢伸直	股骨大转子	与身体纵轴线平行	与股骨纵轴平行	0°~125°
	伸	仰卧，侧卧下肢在上	同上	同上	同上	0°~15°
	内收、外展	仰卧	髂前上棘	左右髂前上棘连线的垂直线	髂前上棘至髌骨中心的连线	各0°~45°
	内旋、外旋	仰卧、两小腿于床缘外下垂	髌骨下端	与地面垂直	与胫骨纵轴平行	各0°~45°
膝关节	屈、伸	仰卧，侧卧或坐在椅子边缘	股骨外踝	与股骨纵轴平行	同上	屈：0°~150° 伸：0°
踝关节	背屈、跖屈	仰卧，踝处于中立位	腓骨纵轴线与足外缘交叉处	与腓骨纵轴平行	与第五跖骨纵轴平行	背屈0°~20° 跖屈0°~45°
	内翻外翻	仰卧，足位于床缘外	踝后方两踝中点	小腿后纵轴	轴心与足跟中点连线	内翻0°~35° 外翻0°~25°

（四）注意事项

确定ROM的起始位置，通常以解剖部位为零度起始点，严格按操作规范进行测试，以保证测量结果准确、可靠。根据所测关节位置和大小不同，选择合适的量角器。**关节存在活动障碍时，主动关节活动范围（AROM）和被动关节活动范围（PROM）均应测量**，并分别记录。**在测量受累关节的活动范围前，应先测量对侧相应关节的活动范围。**

四、心脏功能评定

运动可诱发心血管异常反应，常用运动试验对心功能进行评定。在运动试验中，通过症状、体征、心脏电生理指标、耗氧量和二氧化碳排出量等参数的变化来反映心脏和整个身体的情况。

（一）代谢当量

心功能容量（FC）又称心脏有氧能力，单位是代谢当量（MET），一个代谢当量是指机体在坐位休息时，摄氧3.5ml/（kg·min）。心功能容量是指在有氧运动范围内，机体所能完成的最大运动时的MET值，是和最大耗氧量相当的MET值，即心功能容量是机体最大强度活动时的耗氧量，以MET值表示。MET值可以表示运动强度，判断最大运动能力和心功能水平，各种心功能状态时的代谢当量及可以进行的活动（表8-9-4）。

表8-9-4　各种心功能状态时的代谢当量及可以进行的活动

心功能	MET	可以进行的活动
Ⅰ级	≥7	携带10.90kg重物连续上8级台阶
		携带36.32kg重物进行铲雪、滑雪、打篮球、回力球、手球或踢足球
		慢跑或走（速度为8.045km/h）
Ⅱ级	≥5，<7	携带10.90kg以下的重物上8级台阶
		可以进行正常性生活
		养花种草类型的工作
		步行（速度为6.436km/h）
Ⅲ级	≥2，<5	徒手走下8级台阶
		可以自己沐浴、换床单、拖地、擦窗
		步行（速度为4.02km/h）
		打保龄球、连续穿衣
Ⅳ级	<2	不能进行上述活动

（二）心功能分级

主要采用美国纽约心脏病学会（NYHA）提出的一项分级方案，主要是根据病人自觉的活动能力划分为四级（表8-9-5）。

表8-9-5 心脏功能分级（美国心脏协会）

功能分级	临床情况	持续-间歇活动的能量消耗（千卡/分）	最大代谢当量（METs）
I	患有心脏病，**体力活动不受限制**，一般体力活动不引起疲劳、心悸、呼吸困难或心绞痛	4.0~6.0	6.5
II	患有心脏病，体力活动稍受限。休息时感到舒适，**一般体力活动可引起疲劳、心悸、呼吸困难或心绞痛**	3.0~4.0	4.5
III	患有心脏病，体力活动很受限制，休息时感到舒适，但**轻度体力活动可引起疲劳、心悸、呼吸困难或心绞痛**	2.0~3.0	3
IV	患有心脏病，**体力活动完全丧失**。休息时仍有心衰症状或心绞痛。任何体力活动均可使症状加重	1.0~2.0	1.5

（三）心电运动试验

心电运动试验是指通过逐步增加运动负荷，以心电图为主要检测手段，并通过试验前、中、后心电、症状及体征的反应来判断心肺功能的试验方法。

1.活动平板试验 病人按预先设计的运动方案，在能自动调节坡度和速度（运动强度）的活动平板上进行走-跑的运动，逐步增加心率和心脏负荷，最终达到预期的运动目标。（表8-9-6）

2.踏车试验 是指坐位或卧位下，在固定的功率车上进行运动，可增加踏车阻力，调整运动负荷。（表8-9-7）

3.手摇车运动试验 原理与踏车运动相似，只是将下肢改为上肢摇车。适用于下肢功能障碍者。

表8-9-6 运动平板改良Bruce方案

分级	速度（km/h）	坡度（%）	时间（min）	代谢当量（METs）
0	2.7	0	3	1.7
1/2	2.7	5	3	2.9
1	2.7	10	3	4.7
2	4	12	3	7.1
3	5.5	14	3	10.2
4	6.8	16	3	13.5
5	8	18	3	17.3
6	8.9	20	3	20.4
7	9.7	22	3	23.8

表8-9-7 WHO推荐的运动试验方案

分级	运动负荷 [（kg·m）/min]		运动时间（min）
	男	女	
1	300	200	3
2	600	400	3
3	900	600	3
4	1200	800	3
5	1500	1000	3
6	1800	1200	3
7	2100	1400	3

（四）运动试验结果的判定

1.心率 正常人运动负荷每增加1MET，心率增加8~12次/分钟。运动中反应性心率过慢见于窦房结功能减退、严重左心室功能不全和严重多支血管病变的冠心病病人。心率增加过快，提示体力活动能力较差。

2.血压 运动负荷每增加1MET，收缩压升高5~12mmHg，舒张压改变较小。运动中收缩压越高，心源性猝死的几率越低。运动中舒张压升高，超过安静水平的15mmHg，常见于严重冠心病。运动中收缩压不升高或不超过130mmHg，或血压下降，提示冠状动脉多支病变。

3.**心率-收缩压乘积** 是反映心肌耗氧量和运动强度的重要指标，数值用10^{-2}表达，乘积越高，冠状血管储备越好，乘积越低，提示病情严重。

4.**心电图ST段改变** 正常ST段应始终保持在基线。运动中ST段出现偏移为异常反应，有Q波的ST段上抬提示室壁瘤或室壁运动障碍，见于前壁心肌梗死和下壁心肌梗死病人；无Q波的ST上抬提示严重近段冠脉的病变或痉挛和严重的穿壁性心肌缺血。

（五）冠心病康复护理评估

1.**健康状态评估** ①病人一般情况，包括姓名、性别、年龄、体重等。②家族史和既往史。③吸烟史。④心绞痛、心肌梗死的情况评估：如心绞痛的部位、性质、强度、持续时间、缓解方式、近期服用的药物等。⑤药物的疗效和副作用。⑥运动状况评估。

2.**心电运动试验。**

3.**超声心动图运动试验** 超声心动图可以直接反映心肌活动情况，提示心肌收缩和舒张功能，还可以反映心脏内血流变化情况。检查方式一般采用卧位踏车或活动平板方式。

4.**冠状动脉造影** 用特制的心导管经股动脉、肱动脉或桡动脉送到主动脉根部，分别插入左、右冠状动脉口，注入少量造影剂，使左、右冠状动脉及其主要分支得到清楚显影。可发现各支动脉狭窄性病变的部位及程度。**冠状动脉造影的主要指征**：①在内科治疗中，**心绞痛较重者**。冠脉造影以明确动脉病变情况，选择介入性治疗或旁路移植；②**胸痛似心绞痛而不能确诊者**；③中老年病人心脏增大、心力衰竭、心律失常，疑有冠心病而无创性检查未能确诊者。

冠状动脉造影评估冠脉狭窄程度。一般用TIMI分级指标：①0级，无血流灌注；②Ⅰ级，造影剂部分通过，狭窄远端不能完全充盈；③Ⅱ级，狭窄远端可完全充盈，但显影慢，造影剂消除也慢。④Ⅲ级，狭窄远端造影剂完全且迅速充盈和消除，同正常冠状动脉血流。

5.**心-肺吸氧运动试验** 本试验仅适用于慢性稳定性心衰病人，运动时肌肉的需氧量增高，需要心排血量相应增加。正常人每增加$100ml/(min\cdot m^2)$的耗氧量，心排血量增加$600ml/(min\cdot m^2)$。当病人的心排血量不能满足运动时的需要，肌肉组织就需要从流经它的单位容积的血液中摄取更多的氧，结果使动脉-静脉血氧含量差增大。

五、肺功能评定

（一）目的

肺功能评定的主要目的是为了了解呼吸功能障碍的类型和严重程度，动态观察病人的呼吸功能状况。

（二）气促程度分级

根据病人在体力活动中气促的程度对呼吸功能做出初步判定（表8-9-8）。

表8-9-8 气促程度分级

功能分级	判定标准
0	日常生活能力和正常人无区别
1	一般劳动较正常人容易出现气短
2	登楼，上坡时出现气短
3	慢走100m以内即感气短
4	讲话，穿衣等轻微动作便感到气短
5	安静时就有气短，不能平卧

（三）肺容积与肺容量的测定

肺容积包括潮气量、补吸气量、补呼气量和残气量四种。

1.**潮气量** 是指平静呼吸时每次呼出或吸入的气量，正常值为500ml。

2.**深吸气量** 是指从平静呼气末做最大吸气时所能吸入的气量，是潮气量和补吸气量之和。正常成年人男性为2600ml、女性为1900ml，深吸气量减少，提示限制性通气功能障碍。

3.**补吸气量** 是指平静吸气末再尽力吸气所能吸入的气量，正常男性为910ml。

4.**肺活量** 是指最大吸气后从肺内所能呼出的最大气量，是潮气量、补吸气量和补呼气量之和。正常成年男性约为3500ml，女性为2500ml。肺活量是反映通气功能的基本指标，阻塞性通气功能障碍，肺活量可正常或轻度降低，而限制性通气障碍则明显降低。

5.**功能残气量** 是指平静呼气末尚存留于肺内的气量，是残气量和补呼气量之和。正常成年人约为2500ml。临床中检测方法是让病人在5000ml纯氧中呼吸7分钟，根据氧吸收情况计算而得。功能残气量增加，表示肺弹性减退、气道阻塞等疾病，功能残气量减少见于肺间质纤维化、肺切除术后。

6.**肺总（容）量** 是指肺所能容纳的最大容量，是肺活量和残气量之和。正常成年男性约为5000ml，女性约为3500ml。肺总量增加见于肺气肿等，肺总量减少见于弥漫性肺间质性纤维化。

（四）通气功能测定

1.每分钟静息通气量（VE）　是指平静呼吸时每分钟进或出肺的气体总量。VE=呼吸频率×潮气量。

2.最大通气量（MVV）　是指尽力做深快呼吸时，每分钟所能吸入或呼出的最大气量。它反映单位时间内充分发挥全部通气能力所能达到的通气量，是估计一个人能进行多大运动量的一个生理指标。

3.用力肺活量（FVC）　是指尽力最大吸气后，尽力尽快呼气所能呼出的最大气量。该指标是指将测定肺活量的气体用最快速呼出的能力。<u>正常人3秒内可将肺活量全部呼出，第一秒、2秒、3秒所呼出气量各占FVC的百分率正常分别为83%、96%、99%。</u>

4.通气功能障碍的分型　分为阻塞性、限制性和混合性（表8-9-9）。

表8-9-9　三种类型通气功能障碍的分型

	项目	阻塞型	限制型	混合型
肺容量	肺活量（VC）	正常或下降	明显下降	下降
	功能残气量（FRC）	明显下降	明显下降	不一定
	肺总量（TLC）	正常或上升	明显下降	不一定
	残气量/肺总量（RV/TLC）	上升	不一定	不一定
通气功能	时间肺活量（FVC）	正常或下降	明显下降	明显下降
	第一秒用力呼气量（FVC1）	明显下降	下降	明显下降
	FVC1/FVC	明显下降	正常或上升	正常或下降
	最大通气量（MVV）	明显下降	下降	明显下降
	最大呼气中期流速（MMEF）	明显下降	下降	明显下降

（五）慢性阻塞性肺病康复护理评估

1.一般评估　评估病人有无吸烟史和慢性咳嗽、咳痰史；发病是否与气候变化、职业性质和工作环境中接触职业粉尘和化学物质有关；有无反复感染史；有无大气污染、变态反应因素的慢性刺激。是否有呼吸困难及程度。评估病人的家族史、既往史、吸烟史以及症状、体征、辅助检查结果等。

2.呼吸功能评估

（1）COPD严重程度评估

1）根据有无出现呼吸短促程度：**1级：无气短气急；2级：稍感气短气急；3级：轻度气短气急；4级：明显气短气急；5级：气短气急严重，不能耐受。**

2）根据呼吸功能改善和恶化程度：用以下分值半定量化。-5：明显改善；-3：中等改善；-1：轻改善；0：不变；1：加重；3：中等加重；5：明显加重。

3）根据美国医学会《永久损伤评定指南》（表8-9-10）。

表8-9-10　呼吸困难分级

分级	特点
轻度	在平地行走或上缓坡时出现呼吸困难，在平地行走时，步行速度可与同年龄、同体格的健全人相同，但在上缓坡或上楼梯时则落后
中度	与同年龄、同体格的健康人一起在平地走时或爬一段楼梯时有呼吸困难
重度	在平地上按自己的速度行走超过4~5分钟后出现呼吸困难，患者稍用力即出现气短，或在休息时也有气短

4）根据日常生活活动能力分为0~5级。

0级虽存在不同程度的肺气肿，但活动如常人，对日常生活无影响，活动时无气短。

1级一般劳动时出现气短

2级平地步行无气短，较快行走、上坡或上下楼时气短。

3级慢走不及百步即有气短。

4级讲话或穿衣等轻微动作时即有气短。

5级安静时出现气短、无法平卧。

（2）**肺功能评估**　COPD的严重程度通过测定呼吸通气功能确定，以**第一秒用力呼气容积（FEV₁）百分比预计值和第一秒用力呼气容积占用力肺活量之比（FEV₁/FVC）两个指标反映气道阻力和呼气流速的变化最为实用**。当COPD发展到有小气道阻塞时，表现为最大呼气流量-容量曲线降低，此指标比FEV₁更为敏感。当发展到合并肺气肿时，表现为通气功能障碍，如FEV₁、最大通气量（MMV）等降低。肺活量（VC）正常或轻度下降，功能残气量（FRC）残气量（RV）、肺总量（TLC）均增大。吸入支气管扩张药后，FEV₁<正常预计值的80%，同时，FEV₁/FVC<70%，可确定为不完全可逆性气流受阻，明确诊断为COPD。根据

气流受限的程度进行肺功能分级（表8-9-11）。

表8-9-11 呼吸困难分级

分级	气流受阻程度	FEV$_1$占预计值百分比（%）
Ⅰ级	轻度	≥80%
Ⅱ级	中度	50%~79%
Ⅲ级	重度	30%~49%
Ⅳ级	极重度	30%

第三节　常用康复护理技术

一、日常生活活动训练技术

维持生存及适应环境必须每天反复进行的、最基本的活动，主要包括进食、更衣、如厕、个人卫生清洁等。进行ADL训练应先将日常生活活动动作分解成若干简单运动方式，由易到难，结合护理特点进行床旁训练；然后根据病人的残存功能情况选择适当的方法完成每个动作；训练要以能完成实际生活情况为目标，如拿筷子、端碗；若病人肌力不足或协调能力缺乏，可先做一些如加强手指肌力、增强协调能力的准备训练；在某些特定情况下，指导病人使用自助具做辅助。

（一）饮食训练

根据病人的功能状态选择适宜的餐具，进行体位改变、餐具使用等进餐姿势训练。如床上坐位进餐可分解为体位改变、抓握餐具、送食入口、咀嚼和吞咽动作。

1.进餐体位训练　进餐时宜取坐位或半坐位；若病人无法坐起，应指导病人取健侧在下的侧卧位。

2.抓握餐具训练　开始可抓握木条或橡皮，继之用匙。丧失抓握能力、协调性差或关节活动范围受限的病人应将餐具进行改良，如特制碗、碟，特制横把或长把匙、刀、叉等，并根据情况进行必要的固定。

3.进食动作训练　先训练手部动作再训练进食动作。如将餐具及食物放在病人便于使用的位置，指导病人用健手把食物放在患侧手中，再由患侧手将食物放入口中，以训练两侧手功能的转换。

4.咀嚼和吞咽训练　对吞咽困难者训练前应先做吞咽动作训练。在确定无误吞咽危险并能顺利喝水后，可试行自己进食训练，进食从浓汤、糊状食物等流质饮食逐渐过渡到半流质饮食，再到普食，从少量开始，逐渐过渡到正常饮食。

（二）更衣训练

病人能够保持坐位平衡后，可指导病人穿脱衣服、鞋袜等。对穿戴假肢的病人注意配合假肢穿戴。大部分病人可用单手完成穿脱衣服的动作，偏瘫病人穿衣时应先穿患肢，脱衣时先脱健肢。截瘫病人若可坐稳可自行穿脱上衣；穿裤子时先取坐位将下肢穿进裤子，再站起或转换成卧位抬高臀部，将裤子提上、穿好。如病人关节活动范围受限，穿脱普通衣服困难，应设计特制衣服，如宽大的前开襟衣服；如病人手脚协调性差，不能系、解衣带或纽扣，可使用按扣、拉链、搭扣等，裤带选用松紧带等。穿袜子和鞋时先将患腿抬起放在健腿上，用健手为患足穿袜子和鞋，放下患足，双足着地，重心转移至患侧，再将健侧下肢放到患侧下肢上方，穿好健侧的袜子和鞋；脱袜子和鞋时顺序相反。

（三）个人卫生训练

包括洗脸、洗手、刷牙等，即移到洗漱处、开关水龙头、洗脸、洗手、刷牙等。洗漱用品放在病人便于取用的位置；拧毛巾时指导其将毛巾绕在水龙头上或患肢前臂，再用健手将其拧干；根据病人实际情况，可设计辅助器具，教会其移位如厕、排便活动、洗漱、整容、洗浴等活动，偏瘫病人可利用健侧手代替患侧手操作，训练患侧手操作时健侧手可以辅助患侧手操作，逐步过渡到患侧手独立完成。

（四）体位训练

1.仰卧位　患侧头部枕在枕头上，患侧肩胛和上肢下垫一长枕，上臂前旋后，肘伸直，腕伸直，手指伸展，平放于枕头上；长枕或长浴巾卷起垫于患侧髋下、臀部、大腿外侧，防止下肢外展、外旋；膝下可稍微垫起，保持伸展微屈。

2.侧卧位　健侧卧位强化患侧屈肌优势，患侧卧位强化患侧伸肌优势，偏瘫病人适宜健侧卧位。

（1）健侧卧位：头部垫枕，健侧在下，患侧在上，躯干与床保持直角，不要向前呈半卧位。患侧上肢前臂伸直，掌心向下放于胸前枕头上，后期病人如肌张力较高，手指屈曲，掌心向下握毛巾卷，保持腕背伸；患侧下肢向前屈髋、屈膝，完全放于枕头上，注意足也应完全放于枕头上；背部可用枕头轻塞靠住。

（2）患侧卧位：头部垫枕，患侧在下，健侧在上，患侧上肢外展，与躯干的角度不小于90°，肩关节拉出以防受压，上臂旋后，肘与腕均伸直，掌心向上；健侧上肢放松，置于躯干上；患侧下肢稍屈曲放于健腿后，健侧下肢稍屈曲置于体前枕头上呈迈步位；后背用枕头稳固支撑。

3.俯卧位　如病人心、肺及骨骼情况允许，可采用俯卧位使髋关节充分伸展，并可缓解身体后部骨隆突处受压组织的压力。病人仰卧，把头偏向一侧，两臂屈曲置于头两侧，于胸部、髋部及踝部各垫一软枕。

4.坐位　早期可利用靠背支架、借上肢拉力坐起，并训练坐位平衡。

5.立位　当下肢肌力允许时可行站立训练，站立时注意保护病人。偏瘫病人站立时可先将重心放在健侧，两脚分开3cm，站稳后重心移向患肢，**再做负重训练、转向训练**，早期可用一些辅助器具。

6. 立位移动训练　行走训练通常利用平衡杠、拐杖、手杖在室内进行，顺序是平衡杠内步行、杠外持杖步行、弃杖步行，逐步达到独立行走的目的。扶持病人行走训练时，扶持者应站在病人患侧以保护病人。

7. 拐杖行走训练　拐杖训练是用于假肢或偏瘫病人恢复行走能力的重要锻炼方法。进行拐杖训练前先锻炼双侧上臂、腰背部及腹部肌力，并训练坐起和立位平衡，完成上述训练后方可进行拐杖行走训练。拐杖长度按病人的身高及上肢长度而定，即**拐杖末端着地与同侧足尖中位距离15cm，上臂外展与人体中轴线之间的角度为30°**，紧密接触地面。

（1）双拐行走训练：①将两拐置于足趾前外侧15~20cm，屈肘20°~30°，双肩下沉，将上肢的肌力落在拐杖的横把上；②背靠墙站立，将重心移至一侧拐杖，再提起双侧拐杖；③两拐杖置于两腿前方，向前行走时，提起双拐置于更前方，将身体重心置于双拐上，用腰部力量摆动身体向前。

（2）单拐行走训练：健臂持杖行走时，拐杖与患侧下肢同时向前迈出，然后以健腿承担体重，继之健侧下肢和另一臂摆动向前，由患腿和拐杖共同承担体重；或健臂前移，然后移患腿，再移健腿，或反之亦可，由患者自行选择。

8. 步行训练　（1）步行前准备　在帮助下（扶持或靠墙）能完成步行的分解动作，包括重心转移练习，患肢负重练习交叉侧方迈步，加强膝、髋控制能力的练习等。

（2）平衡杠或扶持步行训练：步行训练初期，最好让个人在平衡杠内进行向前走、向后倒走、转身、侧方走等；**偏瘫病人扶持行走时，护士要站在偏瘫侧**，一手握住病人的患手，使其拇指在上，掌心向前，另一手从患侧腋下穿出置于胸前，手背靠在胸前处，使患手伸直，与病人一起向前缓慢步行。

（3）室内行走：在平衡杠内不扶杠能行走即可在室内行走，开始在室内平坦的地面上短距离行走，可借助助行器、拐杖。

9. 上下楼梯训练　熟悉平地行走后，可尝试坡道行走。**偏瘫病人上楼梯时，健手扶栏，先将患肢伸向前方**，用健足踏上一阶，带动患肢踏上与健肢并行；**下楼时，患者健手扶栏，患足先下一阶，健足再下与患足并行**。借助手杖上楼梯时，先将手杖立在上一级台阶，再蹬上健足，然后跟上患足与健足并行；下楼梯时，先将手杖立在下一级台阶上，健肢先下，患足再下与健足并行。

（五）轮椅训练

1. 从床主动移到轮椅　轮椅置于病人健侧，朝向床尾，与床呈30°~45°，关好轮椅闸。病人按照床上体位训练方法坐起。坐稳后用健手抓住床挡并支撑身体，将身体大部分重量放在健腿上，健手扶住轮椅远侧扶手，以健腿为轴心旋转身体，缓慢而平稳坐在轮椅上。

2. 从轮椅移到床上　移动轮椅到床边，朝向床头，健侧靠近床边，与床呈30°~45°，关好轮椅闸，竖起脚踏板。病人用健手提起患足，将脚踏板移向一边，身体向前倾并移至轮椅前缘，双足下垂，使健足略后于患足。健手抓住床扶手，身体前移，用健侧上、下肢支撑身体站立，转向坐到床边，推开轮椅，将双足收回床上。

3. 轮椅与厕所便器间转移　坐便器一般高于地面50cm。坐便器两侧必须安装扶手。先将轮椅靠近坐便器，关好轮椅闸，脚离开脚踏板并将脚踏板旋开，解开裤子，用健手扶轮椅扶手站起，然后握住墙上扶手，转身坐到坐便器上。

训练的具体方法由病人自己选定；反复练习，循序渐进，多练习肢体的柔韧性和力量；注意保护，防止意外。

（六）排便训练

对便秘、腹泻、大小便失禁等排便功能异常者进行早期排便功能训练，帮助病人建立正常排便规律。常用方法如下：

1. 合理安排饮食　**增加水分和纤维素含量高的食物**，减少高脂肪、高蛋白食物的大量摄入，**病情许可时每日液体摄入量不少于2000ml**。

2. 训练定时排便　每日或隔日训练病人在同一时间排便，以加强排便反射，也可每日早餐后30分钟内进行排便活动，尽量取坐位进行；有照顾者陪伴的病人尽量安排在陪护人员在场的时间内排便，**必要时对便秘者应用缓泻剂，但避免长期应用**。

3. 按摩腹部：病人取仰卧位，屈膝，从盲肠部开始（**自右向左**）用手掌沿顺时针方向做环状按摩，每次5~10分钟，每日2次。

4. 反射性直肠刺激排便　适用于直肠内有大便不能排出者。可戴手套，手指上均匀涂抹润滑剂，轻柔的伸至肛门2~5cm做环行运动，顺时针刺激30~60秒以刺激排便。遇有坚硬的大便应及时用手抠出。

5. 无反射性直肠排便训练　适用于内、外括约肌功能丧失发生大便失禁的病人，训练时应用肛门栓剂顶住直肠壁20分钟，检查直肠发现有大便应及时转移病人至坐便器上排出大便，练习至病人能自行控制大便为止。

6. 指导病人增强腹肌运动　病人坐于坐厕或卧床病人取斜坡位，嘱病人深吸气，往下腹部用力，做排便动作。

二、肌力训练

在卧床或坐位时，主要重视肌力的训练，受损肌肉肌力在0~1级时，主要训练方法为助力运动，应注意循序渐进；受损肌肉肌力在2~3级时，可进行较大范围的助力运动、主动运动及器械性运动，但运动量不宜过大，以免肌肉疲劳；受损肌肉肌力在3~4级时，可进行抗阻练习，以争取肌力的最大恢复，同时进行速度、耐力、灵敏度、协调性和平衡性的专门训练。

（一）运动功能障碍练习

病人意识清楚或有轻度意识障碍，生命体征平稳，但患肢肌力、肌张力低下，腱反射减弱或消失。在不影响临床抢救，不造成病情恶化的前提下，**康复护理**应早期介入，以预防并发症及继发性损害的发生，同时为下一步功能训练做准备。

1. 良肢位摆放姿势　是为了**防止或对抗痉挛的出现**，保护肩关节防止半脱位，防止骨盆后倾和髋关节外展外旋。早期诱发分离运动而设计的一种治疗性体位，能防止上肢屈肌、下肢伸肌的典型痉挛模式。主要有健侧卧位、患侧卧位及仰卧位。

2. 肢体被动运动　若病情稳定，在发病后3~4日，无主动肌力收缩，可由护士对患肢所有关节做全范围的关节被动运动，以防关节挛缩，每日2~3次，从大关节到小关节循序渐进，直至主动运动恢复。

3. **主动运动**　能完成主动运动者，通过各种徒手操、器械练习等，促使肩胛韧带和骨盆带的功能恢复。此期所有主动训练应在床上进行，要循序渐进，<u>幅度从小到大，每次活动范围应达到最大可能范围后再稍用力超出，以轻度疼痛作为终止信号</u>，稍作停顿，再还原。

4. 桥式运动　在床上进行翻身训练时，必须加强患侧伸髋屈膝肌的练习。①双桥式运动：仰卧位，上肢放于体侧；双下肢屈髋屈膝；足跟踏于床面，伸髋使臀部抬离床面，维持该姿势并酌情持续5~10秒后缓慢放下。②单桥式运动：在病人较容易完成双桥式运动后，让病人空悬健腿，仅患侧下肢支撑将臀部抬离床面。③动态桥式运动：病人仰卧屈膝，双足踏于床面，双膝平行并拢，健腿保持不动，患腿做交替小幅内收和外展动作，并尝试控制动作的幅度和速度；之后患腿保持中立位，健腿做内收、外展练习。

5. 按摩　对患肢进行按摩可促进血液、淋巴回流，防止和减轻水肿，同时也是一种运动–感觉刺激，有利于运动功能恢复。按摩要轻柔、缓慢、有节律地进行，不使用强刺激性手法。对肌张力高的肌群用安抚性质的按摩使其放松，对肌张力低的肌群则予以按摩和揉捏。

（二）痉挛期训练

通过抗痉挛姿势的体位来预防痉挛模式和控制异常的运动模式。

抗痉挛训练　大部分病人患侧上肢以屈肌痉挛占优势，下肢以伸肌痉挛占优势。

1. 卧位抗痉挛训练　针对上肢可采用Bobath式握手上举上肢，使患侧肩胛骨向前，患肘伸直；针对下肢可采用卧位式双腿屈曲，用Bobath式握手抱住双膝，将头抬起，前后摆动使下肢更屈曲。此外，桥式运动也有利于抑制下肢伸肌痉挛。

2. 被动活动肩胛带和肩关节　病人仰卧，以Bobath式握手用健手带动患手，伸直和加压患臂。

3. 下肢控制能力训练　可通过髋、膝屈曲训练，踝背屈训练及下肢内收、外展控制训练进行。

（三）恢复期训练

恢复早期患侧肢体和躯干肌力尚弱，还没有足够的平衡能力，坐起后常不能保持良好的稳定状态，故恢复期应先进行平衡训练。

1. 平衡训练　平衡分三级：一级平衡为静态平衡；二级平衡为自动动态平衡；三级平衡为他动动态平衡。平衡训练包括左右和前后平衡。

（1）坐位平衡训练：静态平衡训练：病人取无支撑下床边或椅子上静坐位，髋关节、膝关节和踝关节均屈曲90°，足踏地或踏支撑台，双足分开约一脚宽，双手置于膝上。护士协助病人调整躯干和头至中间位。当感到双手不再用力时松开双手，保持该位置数秒，然后慢慢倒向一侧，要求病人自己调整身体至原位，必要时给予帮助。之后，让病人双手手指交叉在一起，伸向前、后、左、右、上和下方并有重心地相应移动，称为自动动态平衡训练；完成被动态平衡训练后就可认为已完成坐位平衡训练。

（2）立位训练为行走训练做准备。

1）起立训练：病人双足分开约一脚宽，双手手指交叉，上肢伸展前伸，双腿均匀持重，慢慢站起，此时护士站在病人面前，用双膝支撑病人的患侧膝部，双手置于病人臀部两侧帮助病人重心前移，伸展髋关节并挺直躯干。坐下时动作相反，要注意防止仅用健侧支撑站起的现象。

2）站位平衡训练：站位平衡训练是病人站起后松开双手，上肢垂于体侧，护士逐渐去除支撑，让病人保持站位。

3）患侧下肢支撑训练：当患侧下肢负重能力提高后，可以开始进行患侧单腿站立训练，病人站立位身体重心移向患侧，健手可握一固定扶手，以起保护作用。

2. 步行训练　当病人达到自动动态平衡后，患腿持重达体重的一半以上，且可向前迈步时，才可开始步行训练。

3. 上肢控制能力训练　包括臂、肘、腕、手的训练。

（1）前臂的旋前、旋后训练。

（2）肘的控制训练。

（3）腕指屈伸训练。

（4）改善手功能训练。

三、关节活动度训练

训练分为矫正性措施和预防性措施。因各种原因导致关节活动受限，应尽早在不加重病情和不引起难以承受的疼痛的情况下进行主动、被动运动，活动范围尽可能接近正常范围。

1. 保持良肢位　对于应用矫形器、石膏托等的病人，将受损肢体的关节保持功能位，如垂腕时，将腕关节固定于背伸20°~30°，垂足时将踝关节固定于90°。

2. 被动运动　适用于各种原因引起的肢体功能障碍。对不能进行主动运动的病人由本人健侧或他人辅助进行关节活动训练，由护士对其患肢所有的关节做全范围的关节被动运动，以防关节挛缩。<u>每日2~3次，由大关节到小关节循序渐进</u>，强度和范围以可忍受的轻度酸胀或疼痛感觉为主，活动量要逐渐增加，禁止使用暴力引起剧痛或再损伤，待病情缓解后逐步改为辅助主动运动和主动运动。<u>关节伤病急性早期、关节及周围组织有活动性出血、骨关节恶性肿瘤、关节骨性强直、关节伤口未愈合等症禁止被动活动</u>。

3. 主动训练　用于能完成自主运动的病人。主要是采用徒手操，器械练习等，多以关节屈伸活动为主的活动，增强关节活动范围，每天每关节活动2~3次，对不能充分主动运动者，可采取辅助主动运动，辅助力量逐渐减小至最低程度。

（1）翻身训练：指导病人学会两侧翻身，以免长期固定于一种姿势，引起压疮、肺部感染等并发症。

（2）桥式运动：在床上进行翻身训练时，可有效避免病人以后行走时出现偏瘫步态。

4.功能性牵引训练　是一种可用于四肢大部分关节的系统性疗法。利用病人自身身体重量、肢体位置和强制运动的被动牵伸技术，应用于因纤维性挛缩引起的关节活动障碍的早期病人，每天进行2次，每次持续时间10~20分钟。

5.持续被动运动训练　多借助CPM机进行，其特点是作用时间长、运动缓慢、平稳、可以控制，安全有效，用于关节松解术后、人工关节置换术后、关节软骨成形术后、骨折内固定术后、韧带损伤修复术后等，运动速度为每分钟1个周期，每日2次。

四、心脏功能康复技术

（一）临床康复分期

根据冠心病康复治疗的特征，国际上分为三期。

Ⅰ期：指急性心梗或急性冠脉综合征住院期的康复。

Ⅱ期：自病人出院开始，至病情完全稳定为止，时间5~6周。

Ⅲ期：指病情长期处于稳定状态，或Ⅱ期过程结束的冠心病病人，包括陈旧性心肌梗死、

稳定型心绞痛及隐性冠心病。经皮冠状动脉腔内成形术（PTCA）或冠状动脉分流术（CAGB）后的康复也属于此期。一般为2~3个月，病人的自我锻炼应持续终身。

（二）康复护理措施

1.Ⅰ、Ⅱ期康复护理　主要对病人进行心理康复，稳定病人情绪，通过适当活动减少或消除绝对卧床休息带来的不利影响。早期活动，并逐步恢复至一般日常生活活动能力，可参加轻度家务劳动，减少出院后早期死亡率。运动能力达到Ⅰ期康复为2~3METs、Ⅱ期康复为4~6METs。

（1）活动：一般从床上肢体活动开始，先活动远端肢体小关节；做抗阻活动可采用捏气球、皮球或拉皮筋等，一般不需要专用器械；吃饭、洗脸、刷牙、穿衣等日常生活活动也可早期进行。

（2）呼吸训练：呼吸训练主要指腹式呼吸。腹式呼吸的要点是在吸气时腹部隆起，让膈肌尽量下降；呼气时腹部收缩，把肺内的气体尽量排出。呼气与吸气之间要均匀连贯，呼气与吸气之比为2∶1。

（3）坐位训练：是康复起始点，应从第1天就开始，可将床头抬高，把枕头或被子放在背后。应让病人逐步过渡到无依托独立坐位。

（4）步行训练：从床边站立开始，先克服直立性低血压。在站立无问题后，开始床边步行（15~20 METs），出现疲劳或不适时及时能够上床休息。此阶段病人的活动范围明显增大，需加强监护。避免高强度运动，有上肢超过心脏平面的活动均为高强度运动，应避免或减少此类运动。

（5）排便：病人务必保持大便通畅，如出现便秘，应使用通便剂；病人有腹泻时需注意密切观察。**提倡坐位大便，禁忌蹲位大便或在大便时过分用力**。因为卧位大便时由于臀部位置提高，回心血量增加，使心脏负荷增加，同时由于排便时必须克服体位造成的重力，所以需要额外用力。

（6）上下楼：可缓慢上下楼，下楼的运动负荷不大，而**上楼的运动负荷主要取决于上楼的速度；必须保持非常缓慢的上楼速度，每上一节台阶可以休息**，保证没有任何不适症状。

（7）娱乐：可以进行有轻微体力活动的娱乐，但要避免气喘和疲劳。如室内散步、医疗体操、气功。

（8）康复方案调整与监护：如病人在训练过程中没有不良反应，**运动和活动时心率增加<10次/分，次日训练可以进入下一阶段**。**运动中心率增加在20次/分左右，则需要继续同一级别的运动**。心率增加>20次/分，或出现不良反应，则应该返回前一级别，或暂停运动训练。**为保证运动安全，所有新的活动都要在医生或心电监护下开始**。无任何异常情况，重复的活动可以不连续监测。

2.家庭中（Ⅱ期）的心脏康复　Ⅱ期康复训练的运动处方要依据出院前的运动试验结果由医生制定。出院前的宣教内容应包括：

1）了解病人及家属对冠心病的认识程度，回家后处理的要点。

2）如何调整病人和家庭的生活方式，祛除或减轻危险因素的影响。

3）减轻病人的恐惧、焦虑和抑郁状态，使之树立重新恢复正常生活的信心。

4）详细介绍Ⅱ期康复的运动处方：训练的运动量（以自我监测的心率为指标）、每日训练的运动时间、每周训练的频度以及运动的方式、方法等。指导回家后如何进行一般的身体活动，如何减少能量消耗，如何在活动中自我监护，一旦发生紧急情况时如何处理。

5）教会家属心肺复苏技术：家中（Ⅱ期）的心脏康复目的：①防止心脏功能退步，保持和进一步改善出院时的心脏功能水平。②从日常生活自理逐步过渡到恢复正常的社会生活。③在出院前运动试验的基础上，在确保安全的前提下按运动处方从低水平的体力训练开始，使体力（心脏功能容量）恢复到患病前的水平。④获得心理的恢复，克服"重病"和"残疾"的心态，并针对自己的危险因素改变生活方式。**Ⅱ期康复的适应证是临床病情稳定，出院时的心脏功能>3METs**。

病人必须使用在医院中学会的自我监测方法（包括自测心率和自我感觉用力程度）对自己每日的康复训练结果做出判断。确认没有异常时才可以增加到下一个运动强度的训练，直至达到运动处方的要求。这个最初的适应可能需要2~4周时间。

3.Ⅲ期康复护理　巩固Ⅰ、Ⅱ期康复成果，控制危险因素，改善和提高体力活动能力和心血管功能，恢复发病前的生活和

工作。

（1）有氧运动：通常为低、中等强度且持续时间较长的耐力运动，运动形式常为肢体大肌群参与具有节律性、重复性质的运动，如步行、游泳、骑自行车、健身操等。慢跑下肢承受的冲击力显著，运动损伤常见。

（2）运动方式：分为间断性和连续性运动。间断性运动有若干次高峰靶强度，高峰强度之间强度降低。连续性训练是靶强度持续不变，病人容易适应，不主动进行。

（3）运动量：是康复护理的核心，达到一定阈值才能产生训练效果。合理的每周总运动量为700~2000cal（相当于步行10~32km）。运动量<700cal/周，只能维持身体活动水平，不能提高运动能力。运动量>2000cal/周，则不能增加训练效应。**运动强度为60%~80%最大心率，运动时间每次10~60分钟，训练频率每周3~5次，运动时微出汗，轻度呼吸加快但不影响对话，早晨起床时感觉舒适，无持续的疲劳感和其他不适感。**

（4）训练实施：每次训练须包括：①准备活动：即让肌肉、关节韧带和心血管系统逐步适应训练期的运动应激，一般采用医疗体操、太极拳、小强度步行。②训练活动：达到目标训练强度的活动。③结束活动：让兴奋的心血管应激逐步降低，适应运动停止后血流动力学改变。运动方式可以与训练方式相同，但强度逐步减小。

五、肺功能康复技术

（一）保持和改善呼吸道通畅

1.体位 指导病人取坐位或半卧位，有利于肺扩张。

2.有效咳嗽 COPD病人须配合用力呼气技术进行有效咳嗽，避免持续反射性咳嗽，后者可使胸腔内压力过度增高，给病人带来危险。有效咳嗽时，气道内黏液须有一定厚度，有少量稀薄分泌物时，用咳嗽清理气道无效，有时还会加重疲倦、胸痛、呼吸困难和支气管痉挛。多翻身拍背，协助痰液排出，给予祛痰药使痰液稀释。必要时用体外振动排痰机协助排痰。

（二）呼吸训练

包括放松训练、腹式呼吸训练、缩唇呼吸、预防及解除呼吸道气促等。

1.放松训练 选择一个安静的环境，病人取卧位、坐位或站立体位，放松全身肌肉。通过一定肌肉放松训练的程序，有意识地控制自身的心理活动，阻断精神紧张所致的呼吸短促的恶性循环，减少机体能量消耗，改善缺氧状态，提高呼吸效率。放松训练主要是在治疗师或病人自己（默念）的指导语下进行，分三个步骤：①练习与体验呼—吸与紧张—放松的感觉；②各种肌肉放松训练，如头部、颈部、肩部等；③放松训练结束语。

2.腹式呼吸训练 让病人处于舒适放松姿势，斜躺坐姿位。治疗师将手放置在前肋骨下方的腹直肌上。让病人用鼻缓慢地深吸气，病人的肩部及胸廓保持平静，只有腹部鼓起。然后让病人有控制地呼气，将空气缓慢排出体外。重复上述动作3~4次后休息，不要让病人换气过度。让病人双手放于腹直肌上，体会腹部运动，吸气时手上升，呼气时手下降。

3.缩唇呼吸 呼气时将口唇缩成吹笛子状，气体经缩窄的口唇缓慢呼出，吸气2秒，呼气4~6秒，频率<20次/min。

（三）呼吸肌训练

呼吸肌训练主要用来治疗各种急性和慢性肺疾病，主要针对呼气肌无力、萎缩或吸气肌无效，特别是横膈肌和肋间外肌。有以下三种形式。

1.横膈肌阻力训练 病人仰卧位，头稍抬高。让病人掌握横膈吸气，在病人上腹部放置1~2kg的沙袋。让病人深吸气同时保持上胸廓平静，沙袋重量必须以不妨碍膈肌活动及上腹部鼓起为宜。逐渐延长病人阻力呼吸时间，当病人可以保持横膈肌呼吸模式且吸气不会使用到辅助肌约15分钟时，则可增加沙袋重量。

2.吸气阻力训练 病人经手握式阻力训练器吸气。每天进行阻力吸气数次。每次训练逐渐增加到20分钟、30分钟，以增强吸气肌耐力。当病人的吸气肌力/耐力有改善时，逐渐将训练器的管子直径减小。

3.诱发呼吸训练器 病人尽可能深吸气，呼吸训练器提供病人视觉和听觉反馈。诱发呼吸训练器可增加病人吸气容积以预防肺泡陷落。同时也能增强神经肌肉疾病病人的呼吸肌肌力。

病人仰卧或半坐卧位，放松舒适姿势。让病人做4次缓慢、放松的呼吸。让病人在第4次呼吸时做最大呼气。然后将呼吸器放入病人口中，经由呼吸器做最大吸气并且持续吸气数秒钟。每天重复数次，每次练习5~10下。

（四）提高活动能力的训练

1.氧疗 氧疗是吸入一定量的氧气，从而提高肺泡内氧分压，提高动脉血氧分压和血氧饱和度，增加可利用氧的方法。合理氧疗能减轻呼吸做功和降低缺氧性肺动脉高压，减轻右心负担。**纠正缺氧是慢性呼吸衰竭康复治疗的根本目的。病人每日吸氧时间应达到10~15小时（1~2L/min），** 可改善活动耐受度，运动耐力和睡眠。

2.有氧训练 适当的运动训练应主要是有氧训练，应结合病人个人情况、兴趣和环境，简单易行却不昂贵。

（五）作业训练

有针对性地选择可提高全身耐力和肌肉耐力的作业活动，改善心肺功能，恢复活动能力。如训练上肢活动功能、包括日常生活活动能力、自我照顾能力，步行，登楼梯，体操等均可增加全身肌肉力量，提高通气储备。

（六）营养支持

合理的膳食安排、食品调配、科学的烹调方法、合理饮食制度，可改善代谢功能，增加机体抵抗力，促进疾病康复。体重指数下降是导致COPD患者死亡的危险因素。营养过剩易出现肥胖。肥胖者呼吸系统功能做功增加，加剧了症状，减肥是这类病人需要强调的内容。

（七）中国传统康复疗法

太极拳、五禽戏、八段锦等对慢性阻塞性肺疾病有良好的治疗作用，针灸、穴位按摩也有一定作用。

（八）心理康复

通过对病人的指导、劝解、疏导、帮助、安慰、保证，使其克服焦虑、悲观、绝望等心理危机，去应对病残的现状，帮助病人解除焦虑、抑郁、恐惧等心理问题，树立战胜疾病的信心。

（九）戒烟

是保障肺功能康复效果，减少并延缓其并发症的最有效、最经济的独立干预措施。

参考答案

1.C　2.B　3.C

第十章　社区临终病人关怀与护理

　　1.掌握临终的概念。
　　2.熟练掌握临终关怀的概念和临终关怀的原则。
　　3.熟练掌握临终病人的生理特点和心理特点。
　　4.熟练掌握临终病人的护理和临终病人家属的关怀。

第一节　临终关怀概述

浪里淘沙—核心考点

一、临终的概念

　　死亡是生命活动和新陈代谢的终点。临终是指由于疾病末期或意外事故造成人体主要器官生理功能衰竭，现有医疗技术不能治愈，死亡即将发生。
　　目前，世界上不同国家对临终病人的定义未达成一致，日本是指预计只能存活2~6个月的病人；美国是指估计只能存活6个月以内的病人；英国是指预计能活1年以内的病人；我国将预计能存活2~3个月的病人视为临终病人。

　　小试身手 1.我国判断临终病人的标准是生存期为
　　A.2~3个月　　　　B.4~5个月　　　　C.6~7个月　　　　D.8~10个月　　　　E.11~12个月

二、临终关怀的概念

　　临终关怀是一种为临终病人及家属提供全方位的社会卫生服务。专业团队通过对临终病人及家属提供综合性服务，减轻临终病人生理、心理和精神上的痛苦，维护其尊严，使其安宁、平静地走过人生的最后一程，并为其家属提高心理和精神上的支持。

三、临终关怀的原则

　　临终关怀的宗旨是提高临终病人的生活质量，维护临终病人家属身心健康。**临终护理的原则**：①照护为主；②注重心理；③适当治疗；④关心家属。

> 锦囊妙记：临终护理的宗旨不是延长病人的生存时间，而是提高病人的生活质量。临终病人治愈无望，因此是适当治疗而不是充分治疗。

第二节　临终病人的特点

浪里淘沙—核心考点

一、临终病人的生理特点

临终病人的主要生理特点包括以下四点：①循环功能衰竭；②呼吸困难；③胃肠蠕动减弱；④肌张力丧失。

二、临终病人的心理特点

美国罗斯博士将临终病人的心理反应分为五个阶段，社区护士应针对病人处在不同的心理反应阶段，给予不同的心理护理。
　　1.否认阶段　病人不承认自己患绝症，认为医生诊断有误，企图逃避现实，多表现为震惊、焦虑、否定、心神不定等。
　　2.愤怒阶段　病人怨天尤人，责怪命运不公，常迁怒于家属或医护人员，多表现为痛苦、愤怒、怨恨等。
　　3.协议阶段　病人承认已患绝症，乞求治疗，延长生命。
　　4.抑郁阶段　病人认识到治疗无望，面对死亡即将来临，身心非常痛苦，表现为绝望、悲伤、消沉，甚至产生自杀。
　　5.接受阶段　病人接受事实，面对死亡，表现为稳定、平静、少言寡语。

　　小试身手 2.临终病人最早出现的心理反应是
　　A.否认　　　　B.愤怒　　　　C.抑郁　　　　D.接受　　　　E.悲伤

第三节　临终病人及家属的护理

浪里淘沙—核心考点

一、临终病人的护理

（一）减轻疼痛

1.评估疼痛　首先准确评估疼痛原因、部位、性质和程度。**WHO将疼痛分为四级，即：**

0级　无痛；

1级　有疼痛，但不严重，可以忍受，不影响睡眠；

2级　疼痛明显，不能忍受，影响睡眠；

3级　疼痛剧烈，不能忍受，严重影响日常活动。

2.实施镇痛

（1）非药物镇痛：**首选非药物方法**为病人缓解疼痛。方法有：①松弛疗法；②音乐疗法；③针刺疗法；④神经阻滞疗法。

（2）**药物镇痛**：当非药物方法无效时考虑药物镇痛。我国采用WHO建议推广使用的"**三级阶梯镇痛疗法**"见表8-10-1。

表8-10-1　三级阶梯药物镇痛方案

疼痛等级	疼痛描述	镇痛方案
0级	无疼痛	无需处理
1级	有疼痛，可忍受，不影响睡眠	非麻醉药物：阿司匹林、匹米诺定
2级	疼痛明显，无法忍受，影响睡眠	弱麻醉药物：可待因、布桂嗪、曲马多
3级	疼痛剧烈，无法忍受，严重影响日常生活	强麻醉药物：吗啡、哌替啶

为确保镇痛方案有效，社区护士切实做到**按时给药、按需给药及"四个正确"，即正确的药物、剂量、时间和途径**。同时注意观察病人用药后的反应，指导家属妥善管理麻醉性镇痛药。

（二）基础护理

1.环境　环境整洁、安静、阳光充足、空气新鲜。

2.饮食和睡眠　鼓励病人进食高蛋白、高热量食物，少食多餐，指导家属合理搭配，注意食物营养卫生。为保证病人睡眠，指导家属做好睡前准备；必要时遵医嘱使用适量镇静剂或安眠药。

3.口腔和皮肤护理　临终病人易发生口腔和皮肤感染。每次家庭访视时仔细检查病人口腔及皮肤。若发现问题，及时采取措施。

4.排泄护理　临终病人易出现便秘、尿潴留或大小便失禁等，社区护士应加强排泄护理，指导家属保持病人大小便通畅及导尿管清洁卫生。

（三）心理护理

1.心理护理内容

（1）**否认阶段**：逐步将病情告知病人，使他们逐步接受现实。

小试身手 3.患者，女，35岁，患晚期乳腺癌，当医生告知她病情及转归时，即出现本能的否定反应，以暂时逃避眼前压力。下列护理措施**错误**的是

A.与患者沟通　　　　　　　　B.不戳穿患者的防卫　　　　　　C.隐瞒真实情况，以免患者恐惧

D.耐心倾听患者的倾诉　　　　E.因势利导，使其逐步面对现实

（2）**愤怒阶段**：对病人表示同情、理解，耐心倾听病人诉说，容忍病人不礼貌言行。

（3）**协议阶段**：采取合适方法满足病人要求，给予更多关怀和体贴。

（4）**抑郁阶段**：给予关心和安慰，鼓励病人探访亲友、交流，鼓励病人表达真实感受。

（5）**接受阶段**：帮助病人树立正确的死亡观，鼓励其家属多陪伴、照顾病人。

2.心理护理的注意事项

（1）根据病人的接受能力，逐步将病情告知病人。

（2）理解病人，原谅病人的过激言行；倾听病人诉说。

（3）支持病人战胜对死亡的恐惧。

（4）关注病人心理变化，防止自伤等意外的发生。

二、临终病人家属的安慰

临终病人家属面对身受疾病折磨的亲人或即将失去亲人的现实，身心疲惫，心情沉重。社区护士应关心、帮助家属。

1.家属从身心两方面照顾好病人。

2.给予家属精神和心理的关心和支持。

3.协助家属做好善后。

4.帮助家属顺利度过居丧期。

参考答案

1.A 2.A 3.C

第九篇　中医护理学

第一章　阴阳学说

一、阴阳的基本概念

阴阳是中国古代哲学的一对范畴，是对自然界相互关联的某些事物或现象对立双方属性的概括。阴阳代表一切事物的最基本对立面，阴阳最初的含义是指"日光的向背"，向日者为阳，背日者为阴。古人在长期生产活动中，随着观察面扩展，阴阳的含义逐渐引申。一般来说，凡是运动的、外向的、上升的、温热的、无形的、明亮的、兴奋的属于阳；静止的、内守的、下降的、寒冷的、有形的、晦暗的、抑制的属于阴。

二、阴阳的对立制约

阴阳的对立制约是指属性相反的阴阳双方之间相互斗争、相互制约和相互排斥的关系。阴阳学说认为，自然界一切事物或现象都存在相互对立的阴阳两面。阴阳之间的这种相互对立制约能维持阴阳之间的动态平衡，促进事物发生、发展和变化。

三、阴阳的互根互用

阴阳的互根互用是指一切事物或现象中相互对立的阴阳两面，具有相互依存、互为根本的关系。阴阳任何一方都不能脱离另一方而单独存在，每一方都以另一方的存在作为自己存在的前提和条件。阴阳互用是指阴阳双方具有相互资生、促进和助长的关系。

四、阴阳的消长平衡

阴阳的消长平衡是指对立互根的阴阳双方不是一成不变，而是在一定范围内处于阴消阳长或阳消阴长的动态平衡。阴阳消长是阴阳运动变化的一种形式，导致阴阳出现消长变化的根本原因在于阴阳之间存在着对立制约和互根互用的关系。

五、阴阳的相互转化

阴阳的相互转化是指事物的总体属性，在一定条件下可以向其相反的方向转化，即阳可以转化为阴，阴也可以转化为阳。阴阳的相互转化是阴阳运动的又一基本形式。阴阳双方的消长运动发展到一定阶段，事物内部阴与阳的比例出现了颠倒，事物属性发生转化，所以说转化是消长的结果。阴阳的相互转化一般都产生于事物发展变化的"物极"阶段，即所谓"物极必反"。因此，在事物的发展过程中，如果说阴阳消长是一个量变的过程，阴阳的相互转化则是在量变基础上的质变。

第二章 五行学说

五行是指金、木、水、火、土五类物质的运动。它是用来阐释事物之间相互关系的抽象概念，具有广泛的涵义，并非仅指五种具体物质本身。五行学说是以五种物质的功能属性来归纳事物或现象的属性，并以五者之间的相互滋生、相互制约来论述和推演事物或现象之间的相互关系及运动变化规律。

一、五行的特性

1.<u>木</u>　古人称"<u>木曰曲直</u>"。曲，屈也；直，伸也。曲直，是指树木的枝条具有生长、柔和，能屈能伸的特性。引申为<u>凡具有生长、升发、条达、舒畅等作用的事物，归属于木</u>。

2.<u>火</u>　古人称"<u>火曰炎上</u>"。炎，是焚烧、炎热、光明之义；上，是上升。炎上，是指火具有炎热、上升、光明的特性。引申为<u>凡具有温热、上升、光明等作用的事物，归属于火</u>。

3.<u>土</u>　古人称"<u>土爰稼穑</u>"。稼，即种植谷物；穑，即收获谷物。稼穑，泛指人类种植和收获谷物的农事活动。引申为<u>凡具有生化、承载、受纳等作用的事物，归属于土</u>。

4.<u>金</u>　古人称"<u>金曰从革</u>"。从，顺也；革，即变革。从革，是指金有刚柔相济之性。金之质地虽刚硬，可作为兵器以杀戮，但有随人意而更改的柔和之性。引申为<u>凡具有沉降、肃杀、收敛等作用的事物，归属于金</u>。

5.<u>水</u>　古人称"<u>水曰润下</u>"。润，即滋润、濡润；下，即向下、下行。润下，是指水具有滋润、下行的特性。引申为<u>凡具有滋润、下行、寒凉、闭藏等作用的事物，归属于水</u>。

二、事物属性的五行归类

中医学以五行为中心，以空间结构的五方、时间结构的五季、人体结构的五脏为基本框架，将自然界的各种事物和现象及人体的生理病理现象，按其属性进行归纳，从而将人体的生命活动与自然界的事物或现象联系起来，形成了联系人体内外环境的五行结构系统，用以说明人体以及人与自然环境的统一。事物属性的五行归类见表9-2-1。

表9-2-1　事物属性的五行归类

五行	自然界							人体					
	五音	五味	五色	五化	五气	五方	五季	五脏	五腑	五官	形体	情志	五声	变动
木	角	酸	青	生	风	东	春	肝	胆	目	筋	怒	呼	握
火	徵	苦	赤	长	暑	南	夏	心	小肠	舌	脉	喜	笑	忧
土	宫	甘	黄	化	湿	中	长夏	脾	胃	口	肉	思	歌	哕
金	商	辛	白	收	燥	西	秋	肺	大肠	鼻	皮	悲	哭	咳
水	羽	咸	黑	藏	寒	北	冬	肾	膀胱	耳	骨	恐	呻	栗

第三章　脏　腑

一、五脏、六腑

（一）五脏的生理功能

五脏是指心、肺、脾、肝、肾。五脏的共同生理特点是化生和贮藏精气。五脏虽各有所司，但彼此协调，共同维持生命活动。

1.心　心主宰人的整个生命活动，又称为"君主之官""生之本""五脏六腑之大主"。**心主血脉，主神明。**

2.肺　肺覆盖五脏六腑，**位置最高，故有"华盖"之称。**肺叶娇嫩，不耐寒热燥湿诸邪之侵；**肺上通鼻窍，外合皮毛，**与自然界息息相通，易受外邪侵袭，故有"娇脏"之称。**肺主气、司呼吸，**主通调水道，朝百脉。

3.脾　人出生之后生命活动的继续与精、气、血、津液的化生和充实，均赖于脾的运化功能，故称脾为**"后天之本""气血生化之源"。脾主运化，主统血。**

4.肝　肝喜条达而恶抑郁，有"刚脏"之称。**肝主疏泄，主藏血。**

5.肾　肾藏先天之精，**主生殖，**为人体生命之本原，故称肾为**"先天之本"。肾主藏精，主水，主纳气。**

（二）六腑的生理功能

六腑是胆、胃、小肠、大肠、膀胱、三焦。六腑的生理功能是受盛和传化水谷，生理特点是"泻而不藏""实而不能满"。

胆居于六腑之首，又为奇恒之腑，古人认为胆汁是精纯、清净的精微物质，称为"精汁"，故胆有**"中精之府""清净之府"或"中清之府"之称。胆贮藏和排泄胆汁，主决断。**胃是机体对食物进行消化吸收的重要脏器，**胃主受纳，腐熟水谷，**有"太仓""水谷之海"之称。**小肠主受盛化物和泌别清浊。大肠主传导糟粕与主津。膀胱主贮藏尿液和排泄尿液。**三焦是分布于胸腹腔的一个大腑，无与匹配，故有**"孤腑"**之称。三焦主运行津液和通行元气。

二、奇恒之腑

奇恒之腑是脑、髓、骨、脉、胆、女子胞的总称。生理功能为主藏精气而不泻。本章只介绍脑及女子胞。

1.脑的生理功能　脑又名髓海、元神之府。脑主精神、意识、思维和感觉。

2.女子胞的生理功能　女子胞又称胞宫、子宫。女子胞主持月经和孕育胎儿。

三、脏腑之间的关系

（一）脏与脏之间的关系

1.心与肺　**心与肺**的关系主要体现为气和血的关系。**心主血脉，上朝于肺；肺主宗气，贯通心脉。**心肺相互配合保证气血正常运行，维持人体正常生命活动。

2.心与脾　**心与脾**的关系主要表现在**血液的生成和运行**方面的相互为用、相互协同。脾主运化而为气血生化之源，水谷精微经脾转输至心肺，贯注于心脉而化赤为血。心主血脉，心生血养脾以维持其运化功能。血液在脉中正常运行，既有赖于心气的推动而不致迟缓，又依靠脾气的统摄不致逸出脉外，心脾协同，血液运行正常。

3.心与肝　**心与肝**的关系主要表现在**血液和精神、情志**方面。人体的血液，生化于脾，贮藏于肝，通过心以运行全身。心之行血功能正常，则血行正常，肝有所藏；若肝不藏血，则心无所主，血液运行失常。心藏神，主精神活动；肝主疏泄，调畅情志。两者协调，维持正常精神、情志活动。

4.心与肾　**心与肾**的关系主要表现在**水火既济、精神互用、君相安位**方面。心在五行属火，位居于上而属阳；肾在五行属水，位居于下而属阴。从阴阳、水火的升降理论来说，在下者以上升为顺，在上者以下降为和。心火必须下降于肾，与肾阳共同温煦肾阴，使肾水不寒；肾水必须上济于心，与心阴共同涵养心阳使心火不亢。这种心肾阴阳升降的动态平衡，使心肾功能协调，称为"心肾相交"或"水火既济"。

5.肺与脾　**肺与脾**的关系主要表现在**气的生成和津液代谢**方面。气的生成主要依赖于肺的呼吸功能和脾的运化功能，**肺所吸入的清气和脾胃所运化的水谷精气是组成气的主要物质基础。**

6.肺与肝　**肺与肝**的关系主要表现在**调节人体气机升降**方面。**肺气肃降，肝气升发，**两者相互制约协调，以维持人体气机的正常升降出入。

7.肺与肾　**肺与肾**的关系主要表现在**水液代谢、呼吸运动及阴阳互资**方面。肺主宣降，通调水道，由脾上输的水液，赖肺气的宣降作用，敷布于全身，下输于肾，肾主水液，下达于肾之水，经肾阳的气化作用，使清者升腾至肺，浊者流入膀胱变成尿液，通过肾的气化作用排出体外，从而保证正常的水液代谢。

8.肝与脾　**肝与脾**的关系主要表现在**食物的消化和血液生成、贮藏及循行**两方面。肝主疏泄，脾主运化。肝的疏泄功能正常，脾胃升降协调，脾的运化功能健旺；脾气健运，水谷精微才能不断输送和滋养于肝，使肝的功能得以发挥。

9.肝与肾　**肝与肾**的关系主要表现在**精血互生和阴液相通**两方面。肝藏血，肾藏精。精和血都靠饮食营养化生，精和血之间相互资生。肝血有赖肾精的滋养，肾精亦需肝血所化之精补充，肝血肾精之间可相互资生转化，故有"肝肾同源""精血同源"之说。

10.脾与肾　**脾与肾**的关系主要表现在**先后天相互资生和水液代谢**方面。**脾主运化，为后天之本。肾藏精，为先天之本。**脾

778

之运化功能需借助肾阳的温煦，肾中精气有赖于脾运化的水谷精气的培育充养，先后天相互资生，相互促进。肾主水，脾主运化水液。脾运化水液有赖于肾阳的蒸腾气化；肾主水，司开合，有赖脾气制约。两脏相互协作共同参与水液代谢。

（二）六腑之间的关系

六腑之间的关系主要体现在食物的消化、吸收和废物排泄过程中的相互联系和密切配合。

（三）脏与腑之间的关系

五脏与六腑之间的关系主要是阴阳表里的关系。**心与小肠相表里，肺与大肠相表里，脾与胃相表里，肝与胆相表里，肾与膀胱相表里**。

第四章　气、血、津液

一、气

（一）气的基本概念

气是人体内活力很强、运行不息的极精微物质，是构成人体和维持人体生命活动的基本物质之一。气运行不息，推动和调控人体内的新陈代谢，维系人体的生命活动。

（二）气的生理功能

1.**推动作用**　是指气的激发、兴奋和促进等作用。主要表现在激发和促进人体的生长发育及生殖功能，激发和促进各脏腑经络的生理功能，激发和促进精、血、津液的生成与运行，激发和兴奋精神活动。

2.**温煦作用**　是指阳气温煦人体的作用。主要表现在维持机体相对恒定的体温，有助于各脏腑、经络、组织、器官进行正常的生理活动及精、血、津液的正常循行和输布。

3.**防御作用**　是指气护卫机体，抗御邪气的作用。主要表现在邪气不易入侵，或虽有邪气侵入，也不易发病，即使发病，也易于治愈。

4.**固摄作用**　是指气对于体内血、津液等液态物质的固护、统摄和控制作用。主要表现在固摄血液、汗液、精液等，防止其丢失。

5.**气化作用**　是指通过气的运动而产生的各种生理功能效应。主要表现在精、气血、津液各自的新陈代谢及其相互转化。

（三）气的分布和分类

人体之气，由先天之精和水谷之精所化之气，加之吸入的自然界清气，经过脾、胃、肺、肾等脏腑生理功能的综合作用而生成，分布于全身，无处不到。但具体来说，由于生成来源、分布部位及功能特点的不同，气分为元气、宗气、营气和卫气4种。

二、血

（一）血的基本概念

血是循行于脉中富有营养的红色液态物质，是构成人体和维持人体生命活动的基本物质之一，由脾胃运化的水谷之精微所化生。血由心所主，藏于肝，统于脾，循行于脉中，对人体各脏腑组织器官具有濡养作用。

（二）血的生理功能

1.**濡养**　血液由水谷精微所化生，含有人体所需的营养物质。血在脉中循行，内至五脏六腑，外达皮肉筋骨，不断地对全身各脏腑、组织、器官起着濡养和滋润作用。《难经·二十二难》将血液的这一重要功能概括为"血主濡之"。

2.**化神**　血是机体精神活动的主要物质基础，血液充盛，才能产生充沛而舒畅的精神情志活动。若血液亏耗，可出现精神疲惫、健忘、失眠、多梦、烦躁、惊悸，甚至神志恍惚、谵妄、昏迷等病症。《素问·八正神明论》说："血气者，人之神，不可不谨养。"

（三）血的运行

血液运行于脉道之中，循环不已，流布全身，血液的正常运行与心、肺、肝、脾等脏腑的功能密切相关。

三、津液

（一）津液的基本概念

津液是津和液的总称，是机体一切正常水液的总称，包括各脏腑、形体、官窍的内在液体及其正常的分泌物。

（二）津液的代谢

1.**津液的生成**　津液来源于饮食水谷，主要与脾、胃、小肠、大肠等脏腑的生理活动有关。胃主受纳腐熟，小肠泌别清浊，将水谷精微和水液大量吸收后并将食物残渣下送大肠。大肠主津，在传导过程中吸收食物残渣中的水液。胃、小肠、大肠所吸收的水谷精微及水液均上输于脾，通过脾气的传输布散到全身。

2.**津液的输布**　津液的输布主要是依靠脾、肺、肾、肝和三焦等脏腑生理功能的协调配合完成。脾主运化水液，上输于肺；肺主宣发肃降，通调水道；肾为水脏，对津液输布代谢起主宰作用；肝主疏泄，调畅气机，气行则水行，保持水道畅通；三焦为水液和诸气运行的通路。若脾失健运，肺失宣降，肾失气化，肝失疏泄，三焦水道不利，则会导致津液输布代谢障碍，水液停聚，痰饮水湿内生，发为多种病证。

3.**津液的排泄**　津液的排泄主要通过排出尿液和汗液来完成，呼气和粪便也能带走部分津液。因此，津液的排泄主要与肾、肺、脾的生理功能有关。肾为水脏，开窍于前后二阴，司二便的开合，尿液的产生依赖于肾气的蒸化功能，膀胱贮存、排泄尿液的作用依赖于肾气的作用；肺气宣发，将津液外输于体表皮毛，津液在气的蒸腾激发作用下形成汗液，由汗孔排出体外；脾主运化水液，有利于津液的正常排泄。

（三）津液的功能

1.**滋润濡养**　津液布散于体表能滋润皮毛肌肉，渗入体内能濡养脏腑，输注于孔窍能滋润鼻、目、口、耳等官窍，渗注于骨、脊、脑能充养骨髓、脊髓、脑髓，流入关节能滋润骨节使关节滑利、屈伸自如等。

2.**充养血脉**　津液入脉，化生为血液，以循环全身发挥滋润、濡养作用。由于津液和血液都是水谷精微所化生，二者互相渗透转化，故有"津血同源"之说。

第五章　辨　证

一、八纲辨证

八纲，即阴、阳、表、里、寒、热、虚、实八个纲领。八纲辨证是通过四诊收集到的资料，进行分析综合，以概括病变的大体类别、部位、性质及正邪盛衰等方面的情况，并将之归纳为阴、阳、表、里、寒、热、虚、实八类证候。

（一）表里

表里是**辨别疾病部位深浅、病情轻重和病势趋向**的一对纲领。

1.表证　表证是**六淫外邪从皮毛、口鼻侵入机体，病位浅，在肌肤的证候，是外感病的初起阶段。**具有**起病急、病程短、病位浅和病情轻**的特点。

表寒证：恶寒重，发热轻，头身疼痛明显，**无汗，流清涕，**口不渴，舌质淡。

表热证：发热重，恶寒轻，头痛，咽喉疼痛，**有汗，流浊涕，口渴，**舌质稍红，苔薄白不润，脉浮数。

表虚证：恶风，恶寒有汗，舌质淡，舌苔薄白，脉浮而无力。

2.里证　里证是泛指病变部位在内，因脏腑、气血、骨髓等受病所反映的证候。具有**病程长、病位深、病情复杂**等特点。

3.半表半里证　是指病邪既不在表，又未入里，**介于表里之间，**表现为寒热往来，胸胁胀满，口苦咽干，心烦，欲呕，不思饮食，目眩，舌尖红，苔黄白，脉弦。

（二）寒热

寒热是**辨别疾病性质**的一对纲领。

1.寒证　寒证是机体感受寒邪，或阳虚阴盛，功能活动衰退所表现的证候。

实寒证：畏寒，四肢冷痛，口不渴或喜热饮，肤色紫暗，面青，脉细而涩等；寒邪直中脏腑，舌淡，苔润，**脉沉迟**等。

虚寒证：怕冷恶寒，四肢不温，面色白，脘腹冷痛，**喜按喜暖，**舌淡，苔白等。

2.热证　热证是机体感受热邪，或阳盛阴虚，功能活动亢进所表现的证候。

实热证：热邪入侵，里热炽盛，或痰瘀，宿食阻滞所致的热性病证。

虚热证：多为阴不制阳而出现阳的相对偏亢，**多见五心烦热、咽燥口干、舌红、少津、脉细数**等。

（三）虚实

虚实是**辨别邪正盛衰**的一对纲领，主要反映病变过程中人体正气的强弱和致病邪气的盛衰。

1.虚证　虚证是人体正气虚弱、不足所产生的各种虚弱证候。

气虚证：语言低怯，气短懒言，易疲乏，精神不振，体质虚弱。

血虚证：面色淡白或萎黄，口唇、眼睑、爪甲色淡，心悸多梦，手足发麻，头晕眼花，四肢倦怠，肌肉消瘦，妇女经血量少色淡、衍期甚或闭经，舌淡，脉细。

阴虚证：急躁易怒，头痛眩晕，耳鸣，眼干畏光或肢体麻木，面色潮红，舌红，少津。

阳虚证：恶寒肢冷，腰背酸软，男性阳痿、早泄，女性经少，性欲低下。

2.实证　实证反映邪气太盛，而正气尚未虚衰，邪正相争剧烈。

（四）阴阳

阴阳是**概括证候类别**的一对纲领，是八纲辨证的总纲。

1.阴证　阴证为体内阳气虚衰或寒邪凝滞的证候。临床表现为精神萎靡，面色晦暗，**身寒肢冷，**短气懒言，语声低微，喜静，**不渴或喜热饮，**腹痛喜按，舌质淡嫩，舌苔润滑，脉沉迟细弱。

2.阳证　阳证为体内热邪炽盛或阳气亢盛的证候。临床表现为精神亢奋，面色发红，**身热肢温，**卧喜伸展，气粗多言，语声洪亮，喜动，舌质红绛，苔黄，脉象多洪数有力。

二、脏腑辨证

脏腑辨证是根据五脏六腑的生理功能和病理特点，对通过四诊所收集的临床资料进行分析、归纳，从而判断疾病所在的脏腑部位及病性的一种辨证方法。

（一）脏病辨证

1.心

心血虚证：面色不华，脉细无力，唇舌色淡等。

心阴虚证：面颊潮红，盗汗，口干，舌红，少津，脉细数等。

心气虚证：倦怠，神疲无力，舌淡白等。

心阳虚证：畏寒肢冷，胸闷作痛，苔滑，面色暗滞等。

心火亢盛证：失眠梦多，口舌生疮，小便短赤、灼热涩痛，舌尖红绛，苔黄，脉数等。

心脉痹阻证：心悸怔忡，胸前闷痛或刺痛，痛可引肩背部等。

痰迷心窍证：神情呆滞，精神抑郁，行为怪癖，或神志昏迷，舌苔白腻，脉滑或弦脉等。

2.肺

肺气虚证：咳嗽无力、气短喘促，易疲乏、感冒，面色苍白，舌淡，苔白，脉象虚弱等。

肺阴虚证：咳痰难咯、无痰或痰少黏稠或咳痰带血，声音嘶哑，舌红，苔少，脉象细数等。

风寒束肺证：咳嗽喉痒，痰少色白质稀，苔薄白，脉浮，头痛身痛，鼻塞清涕等。

风热犯肺证：咳嗽，气促，咽痛口渴，鼻塞浊涕，发热，舌尖红，苔薄黄，脉浮数等。

燥邪犯肺证：干咳无痰或痰少而黏，鼻干咽燥，苔薄而干，无汗或少汗，脉细数或浮等。

肺热壅盛证：发热，咳喘息粗，咽喉红肿疼痛，舌红，苔黄，脉洪数等。

3.脾

脾气虚证：纳少腹胀，大便溏薄，肢体倦怠，少气懒言，舌淡，苔白，脉缓弱等。

脾阳虚证：腹胀纳少，腹痛喜温喜按，畏寒肢冷，周身浮肿，小便不利，舌淡，苔白，脉沉迟无力等。

脾不统血证：便血，妇女月经过多、崩漏，食少便溏，神疲乏力，面色无华，舌淡，苔白，脉细弱等。

寒湿困脾证：泛恶欲吐，口淡不渴，头身困重，面色晦黄，肢体浮肿，小便短少，舌淡，苔白，脉濡缓等。

4.肝

肝气郁结证：肝失疏泄、气机郁滞所表现的证候。可见情志抑郁或急躁易怒，胸闷不舒，痛经，或乳房胀痛，脉弦等。

肝阳上亢证：易怒，头痛，目胀，面红目赤，头晕耳鸣，失眠多梦，腰膝酸软，舌红，少津，脉弦细数等。

肝火炽盛证：头晕胀痛，面红目赤，口苦咽干，大便秘结，小便黄赤，舌红，苔黄，脉弦数等。

肝风内动证：眩晕欲仆、抽搐、震颤等，可分为肝阳化风、热极生风及血虚生风等。

肝阴虚证：头晕耳鸣，两目干涩，面部烘热，潮热盗汗，胁肋胀痛，舌红，少津，脉弦细数等。

寒凝肝脉证：少腹牵引睾丸坠胀冷痛，受寒则盛，得热则缓，舌苔白滑，脉沉弦或迟等。

肝胆湿热证：胁肋胀痛，口苦，腹胀，纳少呕恶，大便不调，小便短赤，舌红，苔黄腻，脉弦数等。

5.肾

肾阳虚证：腰膝酸软而痛，畏寒肢冷，精神萎靡，舌淡苔白，脉沉弱，**或男子阳痿、女子宫寒不孕**等。

肾阴虚证：腰膝酸软，眩晕耳鸣，失眠多梦，男子遗精早泄，女子经少经闭，形体消瘦，潮热盗汗，舌红，少津，脉细数等。

肾不纳气证：久病咳喘，呼多吸少，气短，声音低怯，舌淡苔白，冷汗淋漓，肢冷面青，脉浮大无根或脉细数，舌红等。

肾虚水泛证：水肿，小便短少，心悸气短，畏寒肢冷，面色㿠白，甚者心悸胸闷，喘促难卧，腹大胀满，舌淡，苔白，脉沉迟等。

（二）腑病辨证

1.胆

虫扰胆腑证：右胁绞痛，痛引肩背，痛时弯腰屈膝，辗转不安，恶心、呕吐，脉微而伏等。

胆郁痰扰证：头晕，目眩，耳鸣，惊悸不安，烦躁不寐，胸闷，呕恶，舌黄，苔腻，脉弦滑等。

2.胃

胃热炽盛证：胃脘灼痛，吞酸嘈杂，或渴喜冷饮，消谷善饥，大便秘结，小便短赤，舌红，苔黄，脉滑数等。

胃阴不足证：胃脘隐痛，饥不欲食，大便干结，或时作干呕，舌红，少津，脉细数等。

3.小肠

小肠虚寒证：神疲乏力，畏寒肢冷，腹痛绵绵或时有隐痛，喜暖喜按，肠鸣泄泻，舌质淡，苔薄白，脉沉细等。

小肠实热证：心中烦热，口渴喜凉饮，口舌生疮，尿道灼痛，尿血，舌质红，苔黄，脉数等。

小肠气痛证：小腹隐痛，连及腰背，苔白，脉沉弦或弦滑等。

4.大肠

大肠湿热证：腹痛，下痢脓血，里急后重，色黄而臭，肛门灼热，身热口渴，舌红，苔黄腻，脉滑数等。

大肠液亏证：大便秘结干燥，难以排出，口干咽燥，或伴见口臭，头晕，舌红，少津，脉细涩等。

5.膀胱

膀胱湿热证：尿频尿急，排尿艰涩，尿道灼痛，尿黄赤、浑浊或尿血，小腹痛胀迫急，舌红，苔黄腻，脉滑数等。

膀胱虚寒证：遗尿、尿急、尿频，苔薄润，脉细弱等。

6.三焦

上焦病证：病邪顺传入中焦，出现脾胃经证候；逆传入心包，出现邪陷心包的证候。

中焦病证：见脾胃之证，如阳明燥热，面红目赤，发热，头胀身重，呼吸气粗，舌苔黄腻等。

下焦病证：多为肝肾阴伤之证，表现为身热面赤，手足心热，口干，舌燥，神倦耳聋，舌绛苔少等。

三、卫气营血辨证

卫气营血辨证是一种论治外感温热病的辨证方法。其将外感温热病发展过程中，不同病理阶段所反映的证候分为卫分证、气分证、营分证和血分证，用以说明病位的浅深、病情的轻重和传变的规律。

1.**卫分证** 温热病的初期阶段，温热病邪入侵肌表，卫气功能失调，**主要表现为发热，微恶风寒，脉浮数等，**属于八纲证候中的表热证。

2.**气分证** 温热病邪侵入脏腑，**证候特点有发热不恶寒，口渴，苔黄等。**属正盛邪实，阳热炽盛里证。

3. 营分证　湿热之邪，内陷心营，以实质性损害为主要病机。主要证候表现为身热夜甚，舌红绛，心烦不寐，或神昏等。

4. 血分证　温邪深入血分，导致血热亢盛、动血耗血所表现的一类证候，以斑疹密布、出血及舌质深绛为辨证要点。多由营分邪热未解，卫分或气分病邪传入血分或血分的伏邪自里而发等引起。

八纲辨证、脏腑辨证、卫气营血辨证的护理要点见"第八章　中医护理的基本内容"。

第六章　经　络

一、经络的基本知识

1.**经络的概念**　经络是人体内运行气血、联络脏腑、沟通内外、贯穿上下的通路，包括经脉和络脉。经脉是经络的主干部分，以上下纵行为主；络脉是经络的细小部分，从经脉中分出侧行。经络纵横交错，遍布全身，是人体的重要组成部分。

2.**经络的组成**　经络系统由经脉和络脉组成。其中经脉包括十二经脉、奇经八脉，以及附属于十二经脉的十二经别、十二经筋和十二皮部；络脉包括十五络脉和难以计数的浮络、孙络等。

二、经脉

1.**十二经脉名称**　十二经脉为十二脏腑所属络的经脉，是经络系统的核心部分，又称为"正经"。十二经脉的名称由手足、阴阳和脏腑三部分组成，分别为手太阴肺经、手阳明大肠经、足阳明胃经、足太阴脾经、手少阴心经、手太阳小肠经、足太阳膀胱经、足少阴肾经、手厥阴心包经、手少阳三焦经、足少阳胆经和足厥阴肝经。十二经脉名称分类见表9-6-1。

表9-6-1　十二经脉名称分类

部位经络	阴经（属脏）	阳经（属腑）	分布部位（阴经行内侧、阳经行外侧）	
手	手太阴肺经	手阳明大肠经	上肢	前缘
	手厥阴心包经	手少阳三焦经		中线
	手少阴心经	手太阳小肠经		后缘
足	足太阴脾经*	足阳明胃经	下肢	前缘
	足厥阴肝经*	足少阳胆经		中线
	足少阴肾经	足太阳膀胱经		后缘

＊在小腿下半部和足背部，肝经在前缘，脾经在中线。至内踝8寸处交叉之后，脾经在前缘，肝经在中线。

十二经脉走向规律：手三阴经从胸走手，手三阳经从手走头，足三阳经从头走足，足三阴经从足走腹胸。手三阴经均起于胸中，从胸腔走向手指末端，交手三阳经；手三阳经均起于手指，从手指末端走向头面部，交足三阳经；足三阳经均起于头面部，从头面部走向足趾末端，交足三阴经；足三阴经均起于足趾，从足趾走向腹腔、胸腔，交手三阴经。

第七章　病因病机

一、病因

中医学病因主要以病证的临床表现为依据，通过分析疾病的症状、体征来推求病因，为治疗护理提供依据。目前常见的病因有7类，此处仅介绍外感病因及内伤病因。

（一）外感病因

1.六淫的概念及致病特点

（1）概念：六淫是风、寒、暑、湿、燥、火六种外感病邪的统称。

（2）六淫的致病特点

1）外感性：六淫致病，其侵犯途径多从肌表、口鼻而入，或两种同时受邪。

2）季节性：六淫致病常具有明显的季节性。

3）地域性：六淫致病与生活、工作的区域环境密切相关。

4）相兼性：六淫邪气既可单独伤人致病，又可两种以上同时侵犯人体致病。

2.疫病的致病特点　疫病具有传染性强，易于流行；发病急骤，病情危笃；一气一病，症状相似的致病特点。

（二）内伤病因

1.七情内伤的概念及致病特点

（1）概念：七情是指喜、怒、忧、思、悲、恐、惊七种正常的情志活动，一般情况下不会导致疾病。如果人的情志异常强烈持久，偏激过甚，超越了人体的生理和心理适应能力，或人体正气虚弱，脏腑精气虚衰，对情志刺激的调节适应能力低下，七情就会导致疾病发生或成为疾病发生的诱因，称为"七情内伤"。

（2）七情内伤的致病特点：七情内伤直接伤及脏腑，影响脏腑气机，多发为情志病，影响病情变化。

2.饮食失宜　饮食失宜是指饮食摄入的质和量不适合人体生命活动的需要而致病。主要包括饮食不节、饮食不洁、饮食偏嗜。

3.劳逸失度　劳逸失度分为过度劳累和过度安逸。其中过度劳累包括劳力过度、劳神过度和房劳过度。过度安逸包括安逸少动、气机不畅、阳气不振、正气虚弱，长期用脑过少。

二、病机

病机即疾病发生、发展与变化的机制。

1.邪正盛衰　邪正盛衰是指在疾病过程中，机体的抗病能力与致病邪气之间相互斗争所发生的盛衰变化。其直接关系着疾病的发生发展、转归和病证的虚实变化。

2.阴阳失调　阴阳失调是阴阳消长失去平衡协调，是人体阴精、阳气等各种生理性矛盾和关系遭到破坏的概括，是疾病发生、发展的内在根据。

3.气、血、津液失常

（1）气的失常

1）气不足：又称"气虚"，是指元气耗损，功能失调，脏腑功能衰退，抗病能力下降的病理状态。

2）气行失常：是指气的升降出入运行失常的病理状态。

（2）血的失常：是指血不足和血行失常（出血和血瘀）的病理变化。

（3）津液的失常

1）津液不足：是指津液在数量上的亏少，导致内则脏腑，外而孔窍、皮毛，失其濡润滋养作用，因之产生一系列干燥失润的病理状态。常见口、鼻、皮肤干燥，大吐，大泻，多尿时所出现的目陷、螺瘪，甚则转筋等。若热病后期或久病伤阴，则见舌光红、无苔或少苔，唇舌干燥而不引饮，形瘦肉脱，肌肤毛发枯槁，甚则肉瞤，手足震颤蠕动等临床表现。

2）津液输布、排泄障碍：是指津液得不到正常的输布，导致津液在体内环流迟缓，或在体内某一局部发生滞留，因之产生的津液不化、水湿内生、酿痰成饮的一系列病理状态。

第八章　防治原则

一、预防

1.**未病先防**　未病先防是指**在疾病未发生之前，采取各种预防措施**，增强机体的正气，消除有害因素的侵袭，以**防止疾病的发生**。

（1）**护正气以抵外邪**　《素问·刺法论》中指出"正气存内，邪不可干"。正气充足，阴阳气血旺盛，脏腑功能健全，机体抗病能力强，故**调养正气是提高抗病能力的关键**。可适时起居，劳逸结合；调理饮食，顾护脾胃，**调摄精神**，锻炼身体；房劳有度，保精抗衰。

（2）**避虚邪以安其正**　病邪疫毒是导致疾病发生的重要条件。因此，未病先防除了要养护人体的正气，还应注意避免病邪的**侵害**。

2.**既病防变**　既病防变是指在发生疾病以后要早期诊断、早期治疗，防止疾病进一步发展。疾病初期，病情较轻，病位表浅，正气未衰，如积极治疗，较易治愈。

二、治则

1.**正治与反治**　在疾病过程中，病有本质与征象一致者，有本质与征象不一致者，故有正治与反治的不同。**正治与反治，是指所用药物性质的寒热、补泻效用与疾病的本质、征象之间的从逆关系**。

2.**治标与治本**　"本"和"标"是一个相对的概念，主要是用以说明病变过程中各种矛盾的主次关系。如从邪正双方来说，则**正气是本，邪气是标**；从病因与症状来说，则**病因是本，症状是标**；从疾病先后来说，则**旧疾、原发病是本，新病、继发病是标**。

3.**扶正与祛邪**　疾病过程是正气与邪气矛盾双方互相斗争的过程。邪正斗争的胜负决定着疾病的进退。故扶正祛邪是指导临床治疗的一个重要法则。

4.**三因制宜**　**因时制宜**是指根据不同季节气候的特点；**因地制宜**是指根据地理环境与生活习惯的特点；**因人制宜**是指根据病人的年龄、性别、体质等不同特点，制定适宜的治疗、护理原则。

第九章　中医护理的基本特点和原则

一、中医护理的基本特点

1.**整体观念**　所谓整体观念，即认为事物是一个整体。组成事物整体的各个要素互相联系、不可分割，事物与事物之间密切联系，相互影响。中医护理学整体观念将其研究对象"人"看作一个有机整体，重视人体五脏六腑之间的统一，人与自然环境、社会环境的统一。

2.**辨证施护**　辨证施护由辨证和施护两部分组成。辨证是指将四诊所收集的病情资料进行分析概括，并判断为某种性质的证。施护则是根据辨证的结果，确立相应的护理原则和方法，制订出护理计划和具体的护理措施。

二、中医护理的基本原则

1.**预防为主**　所谓预防是指采取一定的措施，防止疾病的发生与发展。护理工作中要做好预防疾病的宣传教育，并实施具体措施。

2.**护病求本**　护病求本是治病求本在中医临床护理中的应用。护病求本是指在治疗疾病时必须寻找出疾病的本质，针对本质进行治疗。在疾病发生、发展的过程中，会出现病情表现与疾病本质一致或不一致的情况，故有正护法与反护法。

（1）正护法：又称为逆护法，是指疾病的临床表现和其本质相一致情况下所实施的治疗护理方法。"逆"指的是逆其证候性质和表象而治疗护理。

（2）反护法：又称为从护法，是指顺从疾病外在表现的假象性质而治的一种治疗护理方法。它所采用的方药性质及方法与疾病证候中假象的性质相同，故称为从治（从护）。它适用于疾病的征象与其本质不完全一致的病证。

3.**标本缓急**　是指分清疾病的标与本，有利于从复杂的疾病矛盾中找出和处理其主要矛盾或矛盾的主要方面。从护病而言，总以护本为要务，但是在疾病发展过程中的不同阶段，会受到多种不同因素的影响，病情出现轻重缓急的不同表现，护理上应了解疾病的全过程，综合进行分析，才能透过现象看到本质，然后配合治疗，采用"急则护其标，缓则护其本，标本俱急则宜标本兼护"。这是处理疾病过程中不同矛盾的灵活方法，同样也是针对疾病的本质而言。

4.**同病异护，异病同护**　是指临床上一种病可以包括几种不同的证，不同的病在其发展过程中也可以出现同一种证，治疗护理时不仅辨病，更应辨证，以证而确定施治和施护方法，则出现了中医学特有的"同病异护"和"异病同护"。这种针对疾病发展过程中不同质的矛盾用不同方法来解决的治疗护理方法，是辨证施护的精神实质。

5.**三因制宜**　是指因时制宜、因地制宜和因人制宜。由于天时、气候因素，地域、环境因素，患病个体的性别、年龄、体质、生活习惯等因素对于疾病的发生、发展变化与转归有着不同程度的影响，因而在临床护理中，要学会全面看问题。除了掌握一般护理原则，还要根据具体情况具体分析，掌握每一位病人每一种疾病的共性以及特性，灵活对待，根据病人所处的季节、地域、病人个体情况制订不同的护理措施。

第十章　中医护理的基本内容

一、病情观察

（一）目的

护理人员准确地发现病情变化，掌握疾病发展变化的规律，做到及时发现，及早治疗，防止疾病恶化，减少并发症发生，为治疗和护理提供依据。

（二）主要方法及内容

1.运用四诊的方法，收集病情资料　《医宗金鉴·四诊心法要诀》指出："望以目察，闻以耳占，问以言审，切以指参。"护理人员在临床工作中应运用四诊的方法，有目的地对病情进行观察和分析，以收集病情变化的资料，从而为制订护理计划、实施辨证护理提供依据。

（1）望诊：是指运用视觉，对病人全身和局部的病情，如色、神、形、态、头颈、五官、躯体、四肢、皮肤、络脉及排泄物、舌苔等有目的地进行观察，以推断体内的变化，作为辨证施护的依据。

（2）闻诊：是通过听声音和嗅气味以了解病人病情变化的诊察方法。听声音是指通过听病人的语言、呼吸、咳嗽、呕吐、呃逆等各种声响，来判断疾病的寒热虚实。嗅气味是指通过嗅辨病人身体之气，其分泌物、排泄物之气及所居病室之气的变化，以观察疾病的方法。

（3）问诊：是在望诊、闻诊的基础上，通过有目的地询问病人本人或陪诊者，以了解病情的一种方法。问诊可问寒热、汗、疼痛、头身胸腹不适、耳目、睡眠、饮食口味、二便、经带等。

（4）切诊：包括脉诊和按诊，是医护人员用手在病人体表的一定部位进行触、摸、按、压，以了解疾病内在变化和体表反应的一种诊察方法。

2.确定护理问题，明确护理措施　通过四诊所获得的病情资料进行辨证分析，辨明疾病病因、病位、病性，提出护理问题，为辨证施护提供依据。

3.评价护理效果，及时修订护理措施　辨证施护后观察护理效果，及时评价，修改和补充所制订的护理计划及措施，使其能够符合病情变化的规律。

二、情志护理

（一）情志护理的原则

诚挚体贴、因人施护、怡情养性、避免刺激是情志护理的原则。护理人员应以和蔼、诚恳的态度和同情、关怀的心情，运用科学知识处理病人的心理反应。

（二）情志护理的方法

1.说理开导法　是指通过运用正确、巧妙的语言，对病人进行劝说开导，使病人端正对事物的看法，从而自觉地调摄情志，提高战胜疾病的信心，积极配合治疗，使机体早日康复。

2.释疑解惑法　是指根据病人存在的心理疑虑，通过一定的方法，解除病人对事物的误解、疑惑，从而恢复健康。

3.宣泄解郁法　是让病人把抑郁于胸中的不良情绪宣达、发泄出去，从而尽快恢复正常情志活动，维系愉悦平和心境的方法。

4.移情易性法　是通过一定的方法和措施转移或改变人的情绪和注意力，以摆脱不良情绪的方法。

5.以情胜情法　是指有意识地采用一种情志抑制另一种情志，达到淡化，甚至消除不良情志，保持良好精神状态的一种方法。

6.暗示法　是指医护人员运用语言、情绪、行为、举止等给病人以暗示，从而使病人解除精神负担，相信疾病可以治愈，增强战胜疾病信心的治疗及护理方法。

7.顺情从欲法　是指顺从病人的意志、情绪，满足病人的身心需要，以解除病人因情志意愿不遂所致病证的一种方法。

三、饮食护理

（一）饮食调护的基本要求

1.饮食有节　饮食要有节制，不可过饥过饱。切忌饥饱不定、暴饮暴食，以免伤及脾胃。

2.饮食有方　饮食要正确，进食细嚼慢咽，不可过快或没嚼烂就咽下，食物硬软适当、冷热适宜。

3.合理膳食　食物有四气五味，各有归经，若饮食偏嗜，则可导致人体脏腑阴阳失调而发生多种疾病，如过食寒凉易损伤脾胃阳气，过食辛热则易助火伤阴。

4.辨证施食　饮食护理中应根据病证、病位、病性及年龄、体质、天时地利诸因素，结合食物的性味归经选择食物，遵循"寒者热之""热者寒之""虚则补之""实则泻之"的调护原则，注意饮食宜忌，做到因证施食、因时施食、因地施食和因人施食。

（二）饮食的性味与功效

食物具有寒、热、温、凉之四性，辛、甘、酸、苦、咸之五味，以及升降浮沉四种不同的作用趋向。食物性味及功效见表9-10-1。

表9-10-1　食物性味及功效

性味	功效	食物举例
寒性（苦寒、甘寒）	清热、泻火、解毒	苦瓜、冬瓜、马齿苋、茭白、芦笋、海带、紫菜、蛤蜊、蟹、藕、柚、甘蔗、香蕉、西瓜、荞麦
凉性（甘凉）	清热、养阴	芹菜、丝瓜、黄瓜、茄子、萝卜、荸荠、莴苣、枇杷、草莓、柠檬、苹果、粟米、大麦
热性（辛温、辛热）	温中散寒、益火助阳	辣椒、桂皮、胡椒
温性（甘温）	温中、补气、通阳、散寒	芫荽、蒜、葱、韭菜、花椒、鳝鱼、鸡肉、红糖、石榴、荔枝、桃、杏、糯米、高粱

（三）饮食宜忌

饮食宜忌是根据病证的寒热虚实、阴阳偏盛，结合食物的五味、四性、升降浮沉及归经等特性确定的。食物的性味、功效等应与疾病的属性相适应，否则会影响治疗结果。如脾胃虚寒腹泻病人忌食寒凉生冷食物；热证病人宜食寒凉平性之品，忌食辛辣醇酒炙烤等热性食物，如辣椒、姜、葱、蒜、酒及油炸之品；阳虚者宜温补，忌用寒凉；阴虚者宜滋补、清淡，忌用温热；虚证病人多伴有脾胃虚弱、消化吸收功能减退，应以清淡而富于营养的食物为宜，不宜食耗气损津、腻滞难化的食物。另外，中医学将能引起旧疾复发，新病增重的食物称为发物，如腥、膻、辛辣等食物，为风热证、痰热证、斑疹疮疡病人所禁忌。

四、服药护理

（一）服药时间

汤剂一般每日1剂，煎2次分服，2次间隔时间为4~6小时，服药与进食间隔1小时左右。对胃肠有刺激性的药物及消食药宜饭后服；补益药宜空腹服；驱虫药、攻下药宜空腹服；峻下逐水药宜晨起空腹时服。

部分药物还应在特定的时间服用，如截疟药宜在疟疾发作前的2小时服用；安神药治疗失眠多梦时宜在睡前服；涩精止遗药也应晚间服；缓泻通便药宜睡前服。

（二）服药温度

服药温度是指中药汤剂的温度或用于送服的水、酒、药汁等液体的温度。常有温服、热服、冷服之分。

1. 温服　一般汤剂均宜温服。对胃肠有刺激的药物，如乳香、没药等易引起恶心、呕吐，温服则可减轻其不良反应。
2. 热服　寒证宜热药热服，属"寒者热之"。回阳补益药、发汗解表药、活血化瘀药均应热服。
3. 冷服　热证宜寒药冷服，属"热者寒之"。止血、收敛、清热、解毒、祛暑等汤剂均应冷服。

（三）服药剂量

每日1剂，视病情2~3次分服，每次200~250ml。病情急重者，可每隔4小时左右服用1次。应用药力较强的药，如发汗药、泻下药，服药应中病即止，避免损伤正气。呕吐病人宜小量频服。小儿等特殊病人根据病情需要可浓煎顿服。中成药根据剂型不同及要求可给予片、丸、粒、克等单位药量服用，小儿按要求和年龄酌情减量。

（四）服药方法

1. 一般丸剂、片剂、胶囊、滴丸等用白开水送服。祛寒药可用姜汤送服，祛风湿药宜用黄酒送服。
2. 散剂、酊剂、膏剂、细丸及某些贵重细料药物，不必煎煮，可用白开水或汤药冲服或含服。
3. 番泻叶、胖大海等容易出味的药，可用沸水浸泡后代茶饮。
4. 呕吐病人在服药前先服少量姜汁，亦可先嚼少许生姜片或橘皮，预防呕吐。汤药应浓煎，少量多次服用。
5. 婴幼儿、危重病人，可将药调化后喂服。

（五）服药期间的观察护理

1. 观察汗出　如服用解表药后应多饮热开水、热汤或稀粥，以助药力、助发汗。
2. 观察大便　如服泻下药、驱虫药后，注意观察大便的性状、颜色、数量、气味、有无虫体的排出等。
3. 观察小便　如服排石药后要注意病人小便中有无结石排出。

（六）汤药煎煮法

1. 容器　容器通常选择带盖的陶瓷砂锅、瓦罐。
2. 用水　煎药用水以洁净、矿物质少为原则。水量应根据药物的性质、药量、吸水程度和煎煮时间而定。一般汤剂经水煎2次。第一煎加水至以淹过药物表面3~5cm为宜，第二煎加水至以淹过药物表面2~3cm为宜。
3. 浸泡　煎药前多数药物宜用冷水浸泡，一般浸泡半个小时到1个小时为宜。夏季浸泡时间不宜过长，以免变质。
4. 火候　一般药物先用武火（火力大而急）煮沸后改用文火（火力小而缓）；祛寒解表药宜武火快煎；滋补类调理药物先用武火煎沸后改用文火慢熬。
5. 时间　时间应根据药物气味、质地的不同而定。一般药物头煎20~30分钟（按煮沸后计时，下同），二煎10~15分钟；解表、气味芳香的药物头煎10~15分钟，二煎10分钟左右；滋补类及质地坚实的药物头煎40~60分钟，二煎30~40分钟。

6.特殊药物煎法　矿物类、介壳类药物如石膏、牡蛎，毒性较强的药物如附子、乌头，泥沙多和质轻量大的药物如灶心土（布包）、玉米须先煎。气味芳香类药物如薄荷、砂仁、藿香后下。绒毛类、粉末类药物如辛夷、滑石粉、旋覆花用纱布包好包煎。贵重药物如人参、羚羊角单味煎煮，即另煎。胶质类或黏性大且易溶的药物如阿胶、鹿角胶需单独加温烊化。某些贵重药物、细料药物、量少的药物和汁液性药物如三七粉、牛黄等不需煎煮，用煎好的其他药液或温开水冲服即可。某些挥发性强、易出味的药物如番泻叶、胖大海等不宜煎煮，泡服即可。

（七）口服中药的不良反应与处理

过敏是较常见的不良反应。如出现全身皮肤发红、瘙痒、起皮疹，面部浮肿，头痛，头晕，胸闷，心慌，口腔溃疡，肾损伤，胃肠道症状等。一旦出现过敏应立即停药，大部分可痊愈。

第十一章 常用中医护理适宜技术

一、耳穴压丸法

（一）概述

耳穴压丸法（耳穴贴压）是采用王不留行籽，刺激耳郭上的穴位或反应点，使局部产生热、麻、胀、痛等刺激的反应，通过经络传导，调整脏腑气血功能，促进机体阴阳平衡，达到防治疾病目的的一种操作方法。

（二）适应证与禁忌证

1.适应证　常用于缓解各种急、慢性疾病的**失眠、疼痛、便秘、恶心和呕吐**等临床症状。

2.禁忌证　耳郭局部有炎症、冻疮或皮肤溃破者，孕妇。

（三）操作流程

1.核对医嘱，做好解释。

2.备齐用物携至床旁。

3.协助病人取合理、舒适体位。

4.遵医嘱观察耳部反应点，探查耳穴敏感点，确定贴压穴位。

5.用75%酒精自上而下、由内到外消毒耳部皮肤。

6.将王不留行籽贴压于选好的穴位上，并根据病人的疼痛耐受度，给予适当按压，使病人有热、麻、胀、痛的感觉，即"得气"。

7.观察病人局部皮肤，询问有无不适感。

8.操作完毕再次核对医嘱，告知病人注意事项。

9.处理用物。

（四）注意事项

1.耳穴贴压每次选择一侧耳穴，双侧耳穴轮流使用。

2.夏季易出汗，留置时间为1~3天，冬季留置3~7天。

二、湿热敷法

（一）概述

湿热敷法是将中药煎汤或用其他溶媒浸泡，根据治疗需要选择常温或加热，将中药浸泡的敷料敷于患处，通过疏通气机、调节气血、平衡阴阳，达到**清热解毒、消肿止痛、收敛止痒、控制感染、促进皮肤愈合**的一种操作方法。

（二）适应证与禁忌证

1.适应证　适用于软组织损伤，骨折临床愈合后肢体功能障碍，肩、颈、腰腿痛，膝关节痛，药物外渗引起静脉炎及疖、痈等急性化脓性感染未破溃等症状。

2.禁忌证　**外伤后患处有伤口，皮肤急性传染病**等。

（三）操作流程

1.核对医嘱，做好解释，注意保暖。

2.备齐用物，携至床旁，根据敷药部位，协助病人取舒适体位。

3.充分暴露患处，必要时用屏风遮挡病人。

4.测试温度，**将敷料浸于38~43℃的药液中**，将敷料拧至不滴水为止，然后敷于患处。

5.及时更换敷料或频淋药液于敷料上，以保持湿度及温度，观察病人皮肤反应，询问病人感受。

6.操作完毕，清洁皮肤，协助病人取舒适体位。

（四）注意事项

1.将湿热敷垫与皮肤紧密贴附，尤其是颜面、耳后、肛周等部位。

2.湿热敷时单次面积不可过大，应随季节、室温而定，**一般不超过全身面积的1/3**，以免过度的体表蒸发造成脱水。

3.湿热敷药液应新鲜配制，防止药液变质。

三、中药泡洗法

（一）概述

中药泡洗法是借助泡洗时洗液的温热之力及药物本身的功效，浸洗全身或局部皮肤，达到**活血、消肿、止痛、祛瘀生新**等作用的一种操作方法。

（二）适应证与禁忌证

1.适应证　适用于治疗**外感发热、失眠、便秘、皮肤感染及中风恢复期的手足肿胀**等症状。

2.禁忌证　心肺功能障碍、出血性疾病病人及孕妇。

（三）操作流程

1.核对医嘱，评估病人，做好解释，调节室内温度。嘱病人排空大小便。

2.备齐用物，携至床旁。根据泡洗部位协助病人取合理、舒适体位，注意保暖。

3.将一次性药浴袋套入泡洗装置内。

4.常用泡洗法

（1）全身泡洗法：将药液注入泡洗装置内，药液温度保持在40℃左右，水位在病人膈肌以下，全身浸泡30分钟。

（2）局部泡洗法：将40℃左右的药液注入盛药容器内，将浸洗部位浸泡于药液中，浸泡30分钟。

5.观察病人的反应，若感到不适，立即停止，协助病人卧床休息。

6.操作完毕，清洁局部皮肤，协助穿衣，安置舒适体位。

（四）注意事项

1.糖尿病、心脑血管病人及妇女月经期间慎用。

2.防烫伤，糖尿病、足部皲裂病人的泡洗温度应适当降低。

3.泡洗过程中关闭门窗，避免病人感受风寒。

4.泡洗过程中加强巡视，注意观察病人的面色、呼吸、汗出等情况，出现头晕、心慌等异常症状，停止泡洗，报告医师。

四、灸法

（一）概述

灸法是借灸火的温热以及药物的作用，刺激经络腧穴或疼痛部位，从而达到防病保健、治病强身的目的。灸法包括艾条灸（悬灸）、艾炷灸（直接灸、间接灸）、温针灸、雷火灸、天灸疗法等。此处介绍悬灸法。悬灸法是采用点燃的艾条悬于选定的穴位或病痛部位之上，通过艾条的温热和药力作用刺激穴位或病痛部位，达到温经散寒、扶阳固脱、消瘀散结、防治疾病的目的。

（二）适应证与禁忌证

1.适应证　常用于各种虚寒性病证的临床症状，如胃脘痛、泄泻、风寒湿痹、疮疡久溃不敛、月经不调等。

2.禁忌证

（1）凡属实热、阴虚阳亢、邪热内炽引起的发热、咳嗽等症状均不宜施灸。

（2）颜面部、大血管部位有破溃或溃疡的皮肤不宜施灸。

（3）心前区、大血管处、乳头、腋窝、肚脐、会阴、孕妇腹部和腰骶部不宜施灸。

（三）操作流程

1.核对医嘱，做好解释。

2.备齐用物，携至床旁，再次核对医嘱，遵医嘱确定施灸部位。

3.协助病人取舒适体位，暴露施灸部位，注意保暖及保护病人隐私，必要时屏风遮挡。

4.常用悬灸方法

（1）温和灸：将点燃的艾条对准施灸部位，距离皮肤约2~3cm，使病人局部有温热感为宜，每处灸10~15分钟，至皮肤出现红晕为度。

（2）雀啄灸：将点燃的艾条对准施灸部位约2~3cm，一上一下进行施灸，如此反复，一般每穴灸10~15分钟，至皮肤出现红晕为度。

（3）回旋灸：将点燃的艾条悬于施灸部位上方约2cm处，反复旋转移动范围约3cm，每处灸10~15分钟，至皮肤出现红晕为度。

5.施灸的顺序一般先上后下，先阳后阴，先灸头项、颈背，后灸腹部、四肢。

6.操作完毕，再次核对医嘱，告知注意事项。

（四）注意事项

1.一次施灸部位不宜过多，热力要均匀。

2.施灸过程中，严防艾灰、艾火烫伤病人皮肤或衣物。施灸完毕，必须将艾火彻底熄灭。

3.艾灸后如出现小水疱，无须处理，可自行吸收。如水疱较大，可用无菌注射器抽取疱内液体，覆盖无菌纱布，保持干燥，防止感染。

4.孕妇应谨慎施灸，其腹部及腰骶部禁止施灸。

5.小儿和皮肤感觉迟钝的病人，操作时用手指轻触施灸部位皮肤，以感知局部受热程度，防止烫伤。

6.对于体质虚弱、空腹、疲劳的病人，施灸过程中刺激量不可过强，以防发生"晕灸"。晕灸表现为轻者心慌、胸闷、恶心、呕吐，重者可突然意识丧失、昏仆在地、大汗淋漓、面色苍白等。

五、拔罐法

（一）概述

拔罐法是以罐为工具，利用燃烧、抽吸、蒸汽等方法形成罐内负压，使罐吸附于腧穴或相应体表部位，使局部皮肤充血或瘀血，达到温通经络、祛风散寒、消肿止痛、吸毒排脓的一种方法。拔罐方法包括留罐法、闪罐法及走罐法。

（二）适应证与禁忌证

1.适应证　用于治疗风寒湿痹、外感风寒、咳嗽、喘逆、跌打损伤、**胃肠功能失调**及神经、血液、妇科等疾病。

2.禁忌证　**高热**、昏迷、抽搐、全身水肿、恶性肿瘤、各种皮肤病及溃疡、出血性疾病、凝血功能障碍、肌肉瘦削、体质虚弱者不宜拔罐；骨骼凹凸不平及毛发多处、**大血管部位**、孕妇腹部及腰骶部不宜拔罐。

（三）操作流程

1.核对医嘱，根据拔罐部位选择火罐大小及数量，检查罐口周围是否光滑，有无缺损裂痕。排空大小便，做好解释。

2.备齐用物，携至床旁。

3.协助病人取舒适体位。

4.充分暴露拔罐部位，注意保护隐私及保暖。

5.以玻璃罐为例，使用**闪火法、投火法或贴棉法**将罐体吸附在选定部位上。

6.观察罐体吸附情况和皮肤颜色，询问有无不适感。

7.起罐时，左手轻按罐具，向左倾斜，右手食指或拇指按住罐口右侧皮肤，使罐口与皮肤之间形成空隙，空气进入罐内，顺势将罐取下。**不可硬行上提或旋转提拔**。

8.操作完毕，协助病人整理衣着，安置舒适体位，整理床单位。

（四）注意事项

1.拔罐时应选肌肉丰厚部位，尽量避开骨骼凹凸不平处、毛发较多的部位，以及皮肤松弛、瘢痕处，防止罐体脱落。

2.拔罐过程中尽量减少体位变换，以免罐体脱落。

3.根据治疗部位面积大小选择合适的火罐。

4.**酒精棉球干湿度适宜，防止酒精滴落，烧伤皮肤**。

5.火罐排列距离不宜太近，以免牵拉产生疼痛，或不易吸附牢固。

6.注意观察病人反应，**如有不适立即取罐**。

7.拔罐后皮肤如出现小水疱，无须处理，可外敷纱布，防止擦破。**水疱较大者应消毒后用无菌注射器将水疱内液体抽出，再用无菌敷料覆盖**以防感染。

六、刮痧法

（一）概述

刮痧技术是在**中医经络腧穴理论**指导下，应用边缘光滑的器具，如牛角类、砭石类等刮板，蘸上刮痧油、水或润滑剂等介质，在病人体表一定部位进行相应手法的反复刮动，使局部皮肤出现瘀斑，**通过其疏通腠理、经络，驱邪外出，通调营卫，使脏腑功能和谐**，达到防治疾病目的。

（二）适应证与禁忌证

1.适应证　**刮痧技术在临床上常用于外感性疾病所致的不适**，如高热、头痛、恶心、呕吐、腹痛、腹泻等，各类骨关节病引起的疼痛，如腰腿痛、肩关节疼痛等症状，以及粉刺等。

2.禁忌证

（1）**严重心脑血管、肝肾功能不全等疾病出现浮肿者**。

（2）**有出血倾向的疾病**，如严重贫血、血小板减少性紫癜、白血病、血友病等。

（3）**感染性疾病**，如急性骨髓炎、结核性关节炎、传染性皮肤病、皮肤疖肿包块等。

（4）**急性扭挫伤、皮肤出现肿胀破溃者**。

（5）刮痧不配合者，如醉酒、精神分裂症、抽搐等。

（6）孕妇的腹部、腰骶部。

（三）操作流程

1.核对医嘱，评估病人，遵照医嘱确定刮痧部位，排空大小便，做好解释。

2.检查刮痧板边缘有无缺损。备齐用物，携至床旁。

3.协助病人取合理体位，暴露刮痧部位，注意保护隐私及保暖。

4.用刮痧板蘸取适量介质涂抹于刮痧部位。

5.单手握板，将刮痧板放置掌心，用拇指和食指、中指夹住刮痧板，无名指、小指紧贴刮痧板边角，从3个角度固定刮痧板。刮痧时利用指力和腕力调整刮痧板角度，**使刮痧板与皮肤之间夹角约为45°**，以肘关节为轴心，前臂做有规律的移动。

6.**刮痧顺序一般为先头面后手足，先腰背后胸腹，先上肢后下肢，先内侧后外侧**。逐步按顺序刮痧。

7.**刮痧时用力要均匀，由轻到重，以病人能耐受为度，单一方向，不要来回刮**。一般刮至皮肤出现红紫为度，或出现粟粒状、丘疹样斑点，或条状斑块等形态变化，并伴有局部热感或轻微疼痛。对一些不易出痧或出痧较小的病人，不可强求出痧。

8.观察病情及局部皮肤颜色变化，询问病人有无不适，调节手法力度。

9.**每个部位一般刮20~30次，局部刮痧一般为5~10分钟**。

10.刮痧完毕，清洁局部皮肤，协助病人穿衣，安置舒适体位，整理床单位。

（四）注意事项

1.室内空气流通，但忌对流风，以防复感风寒而加重病情。

2.操作前仔细检查刮痧板其边缘必须光滑无缺，防止刮破皮肤。

3.刮痧时取单一方向，不宜来回刮，用力均匀、适中，勿损伤皮肤。

4.刮痧过程中严密观察病情变化，发现异常应立即停止刮痧，并报告医生处理。

5.刮痧后嘱病人卧床休息，保持情绪安定，饮食清淡，忌食生冷油腻之品。

6.体弱病重、出血性疾病病人，有皮肤病变处禁用刮痧疗法。

7.使用过后的刮痧板应消毒后备用。

8.刮痧效果欠佳，要及时改用其他方法。

复习方法解析

主管护师技术资格考试涉及内科护理学、外科护理学、妇产科护理学、儿科护理学、社区护理学、护理健康教育学、医院感染护理学、护理管理学等课程，考核知识点众多。广大考生大多为临床在职护士，临床工作任务十分繁重。考生边工作，边复习考试，短期内很难达到满意的复习效果，极大地影响了考试通过率。笔者根据多年的考试辅导经验，总结了科学的复习技巧与广大考生分享。

一、明确所报考亚专业的考试范畴

报考主管护师技术资格考试的考生可选择护理学、内科护理、外科护理、妇产科护理、儿科护理和社区护理六个亚专业。不同亚专业考核的内容不尽相同，其中基础知识和相关专业知识两门考核内容相同，专业知识和专业实践能力两门考核内容不同。考生一定要根据自己所报考的亚专业重点复习相应内容。

表1　主管护师技术资格考试考查科目及对应关系表

分类	基础知识	相关专业知识	专业知识	专业实践能力
护理学	常见病、多发病的病因、发病机制和辅助检查	健康教育学、医院感染护理学、护理管理学	内、外、妇、儿疾病的临床表现、治疗要点	内、外、妇、儿综合护理
内科护理			内科疾病的临床表现、治疗要点	内科护理学内容
外科护理			外科疾病的临床表现、治疗要点	外科护理学内容
妇产科护理			妇产科疾病的临床表现、治疗要点	妇产科护理内容
儿科护理			儿科疾病的临床表现、治疗要点	儿科护理内容
社区护理			社区护理基本知识、基本理论和基本方法	社区护理内容
所占比例	内科35%、外科35%、妇产科15%、儿科15%	护理健康教育学30%、医院感染护理学35%、护理管理学35%	除护理学考查内、外、妇、儿科护理（内、外各占30%，妇、儿各占20%），其余均考查本专业对应的内容	除护理学考查内、外、妇、儿（内、外各占30%，妇、儿各占20%），其余均考查本专业对应的内容

二、科学记忆

主管护师技术资格考试涉及科目达8门，需要考生记住的内容繁杂，如何提高记忆效果是考生非常关注的话题。考生可通过下列技巧加强记忆。

（一）总结归纳

系统化的知识更容易记忆。考生在复习过程中应对于不同学科中相同或相似的知识点进行归纳总结，使零散的知识系统化、条理化。

1.不同疾病的致病菌

历年考试多次考查了疾病的致病菌，考生可将不同疾病的主要致病菌进行归纳总结，以加强记忆的准确性。

表2　不同疾病的致病菌

致病菌	常见疾病
金黄色葡萄球菌	医院获得性肺炎、急性乳腺炎、疖、痈、指头炎、新生儿脐炎、化脓性关节炎、急性血源性骨髓炎、急性感染性心内膜炎
A组乙型溶血性链球菌	淋巴管炎、淋巴结炎、急性蜂窝织炎、风湿性瓣膜病、猩红热、急性肾小球肾炎、风湿热
草绿色链球菌	亚急性感染性心内膜炎
肺炎链球菌	肺炎链球菌肺炎、溃疡性口腔炎（链球菌）
大肠埃希菌	肾盂肾炎、细菌性肝脓肿、急性梗阻化脓性胆管炎、继发性腹膜炎
厌氧菌	产褥感染、破伤风（破伤风杆菌）
幽门螺杆菌	胃炎、胃溃疡、胃癌
病毒	急性上呼吸道感染

致病菌	常见疾病
轮状病毒	小儿腹泻
柯萨奇病毒A	疱疹性咽峡炎
柯萨奇病毒B	病毒性心肌炎、扩张型心肌病

例1 引起慢性萎缩性胃炎的主要病原菌是（ ）（2018年）[C]

A.大肠埃希菌 B.粪链球菌 C.幽门螺杆菌

D.沙门菌 E.痢疾杆菌

例2 产褥感染最常见的致病菌是（ ）（2018年）[A]

A.厌氧性链球菌 B.溶血性链球菌 C.葡萄球菌

D.大肠埃希菌 E.肺炎球菌

2.不同疾病确诊的方法

表3 不同疾病首选或确诊的方法

首选/确诊方法	疾病
X线	骨折、气胸、胃肠穿孔、肠梗阻、肾结石
B超	胆道疾病、妊娠、葡萄胎、多胎妊娠、子宫肌瘤、前置胎盘
超声心动图	先心病、心肌病、瓣膜病
心电图	心律失常、冠心病、心肌梗死
CT	脑血管疾病、小肝癌、支气管扩张
血管造影	蛛网膜下隙出血、静脉曲张、血栓闭塞性脉管炎
血气分析	ARDS、呼吸衰竭
内镜	空腔脏器肿瘤、子宫内膜异位症（腹腔镜）
细菌培养	肺结核、痢疾
脑电图	癫痫、睡眠障碍
穿刺	胸腔、腹腔脏器内出血，肝癌，异位妊娠，心包炎

例3 确诊细菌性痢疾的重要依据是（ ）（2018年）[A]

A.大便细菌培养阳性 B.典型脓血便 C.血常规计数白细胞升高

D.粪便免疫学检查抗原阳性 E.粪便镜检有大量脓细胞

例4 胆道疾病首选的检查是（ ）（2018年）[A]

A.B超 B.腹部平片 C.经皮肝穿刺胆管造影 D.胆道镜 E.内镜逆行胰胆管造影

例5 患者，男，58岁。高血压病史多年，平素有心前区不适，持续3~5分钟，含服硝酸甘油可缓解。今晨患者出现心前区疼痛，持续2小时缓解，为明确诊断，首选的检查是（ ）（2018年）[C]

A.X线胸片 B.运动试验 C.心电图+心肌酶学 D.超声心动图 E.Holter

（二）利用口诀进行记忆

1.烧伤面积的口诀

三三三，五六七/十三，十三，二十一/双臀占五会阴一/小腿十三双足七。

上述顺口溜的含义为：3、3、3（头、面、颈），5、6、7（双手、双前臂、双上臂），5、7、13、21（双臀、双足、双小腿、双大腿），13、13（躯干），会阴1。

例6 根据中国新九分计算烧伤面积，人躯干和会阴占全身面积的（ ）（2018年）[C]

A.20% B.25% C.27% D.30% E.35%

2.小儿预防接种时间的口诀

"出生乙肝卡介苗，二月脊灰炎正好；三四五月百白破，八月麻疹岁乙脑。"

例7 小儿，出生后第3天，护士应指导家长为小儿接种的疫苗是（ ）（2018年）[A]

A.卡介苗、乙肝疫苗 B.麻疹减毒活疫苗 C.脊髓灰质炎疫苗 D.百、白、破混合制剂 E.乙脑疫苗

3.内痔分期的口诀

内痔的四期：即一便血，二自行（回纳），三（用手）托回，四长期（脱出）。

例8 患者，女，38岁。喜食辛辣食物，患痔疮4年，近期无痛性便血加重，在排便时歇滴血，痔核股出肛门外，便后不可自行还纳。该患者的病情属于（ ）（2018年）[C]

A.内痔疮第Ⅰ期　　　　B.内痔疮第Ⅱ期　　　　C.内痔疮第Ⅲ期　　　　D.血栓性外痔　　　　E.混合痔

（三）学会提炼关键信息，准确做出判断

病例分析题通常题干较长，干扰信息多，考生通常不知如何下手。事实上，考生只要找出题干中的关键信息，即可做出准确判断。

例9　患者，男，59岁，劳累后乏力，心悸3周。查体，心率85次/分，律齐，心尖部闻及收缩期吹风样杂音且向左腋下传导，最可能的诊断是（　　　　）（2018年）[B]

A.二尖瓣狭窄　　　　B.二尖瓣关闭不全　　　　C.主动脉瓣狭窄　　　　D.主动脉瓣关闭不全　　E.主动脉瓣狭窄伴关闭不全

分析：上述题干中提到心尖部杂音，肯定为二尖瓣疾病，考虑到病人是收缩期杂音，应为二尖瓣关闭不全（二尖瓣关闭不全，心脏收缩时血液返流产生杂音）。

（四）总结规律

一般来讲，实质性脏器损（肝、脾、肾等）伤或部分切除术后的病人应卧床休息，避免早期下床，防止断面出血；空腔脏器（小肠、阑尾、子宫等）损伤应早期下床活动，防止肠粘连。

例10　患者，男，56岁，B超检查发现"右肾占位性病"，入院后CT示右肾上极4.4cm×3.2cm×3.5cm肿物，提示为右肾癌。在全麻下行肾部分切除术。术后护理要点不正确的是（　　　　）（2018年）[E]

A.积极补液　　　　　　　　　B.应用抗生素预防感染　　　　　　　C.密切观察病情变化

D.生命体征平稳后取半坐卧位　　　E.术后早期下床活动

由于篇幅有限，考试复习方法不能一一详述，欢迎大家参加本书官方群（QQ群：820091258）继续讨论。让我们一起快乐复习，高分过关。